VOLUME 2

PARTIE 8

Évaluation de la santé...777

PARTIE 9

Composantes essentielles des soins cliniques...933

PARTIE 10

Promotion de la santé physiologique...1291

DANS LES DEUX VOLUMES

SOINS INFIRMIERS

Théorie *et* pratique

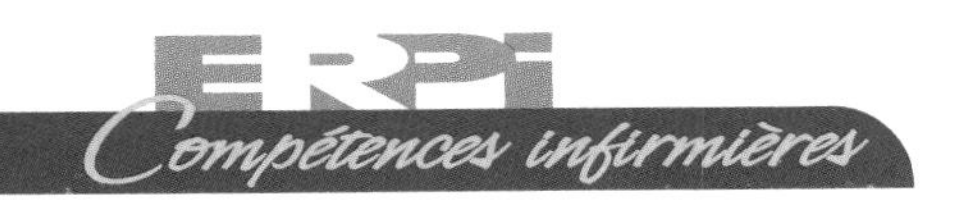

Ouvrages parus dans cette collection :

Notes au dossier – Guide de rédaction pour l'infirmière, Diane St-Germain avec la collaboration de Sylvie Buisson, Francine Ménard et Kim Ostiguy, 2001.

Diagnostics infirmiers, interventions et bases rationnelles – Guide pratique, 4e édition, Marilynn E. Doenges, Monique Lefebvre et Mary Frances Moorhouse, 2001.

L'infirmière et la famille – Guide d'évaluation et d'intervention, 2e édition, Lorraine M. Wright et Maureen Leahy, adaptation française de Lyne Campagna, 2001.

L'examen clinique dans la pratique infirmière, sous la direction de Mario Brûlé et Lyne Cloutier avec la collaboration de Odette Doyon, 2002.

Manuel de diagnostics infirmiers, traduction de la 9e édition, Lynda Juall Carpenito, adaptation française de Lina Rahal, 2003.

Guide des médicaments, 2e édition, Judith Hopfer Deglin et April Hazard Vallerand, adaptation française sous la direction de Nathalie Archambault et Sylvie Delorme, 2003.

Soins infirmiers en pédiatrie, Jane Ball et Ruth Bindler, adaptation française de Kim Ostiguy et Isabelle Taillefer, 2003.

Soins infirmiers en périnatalité, 3e édition, Patricia Wieland Ladewig, Marcia L. London, Susan M. Moberly et Sally B. Olds, adaptation française de Francine Benoit, Manon Bernard, Pauline Roy et France Tanguay, 2003.

Soins infirmiers – Psychiatrie et santé mentale, Mary C. Townsend, adaptation française de Pauline Audet avec la collaboration de Sylvie Buisson, Roger Desbiens, Édithe Gaudet, Jean-Pierre Ménard, Irène Robitaille et Denise St-Cyr-Tribble, 2004.

La dose exacte – De la lecture de l'ordonnance à l'administration du médicament, Lorrie N. Hegstad et Wilma Hayek, adaptation française de Monique Guimond avec la collaboration de Julie Bibeau, 2004.

Pour plus de renseignements sur ces ouvrages, consultez notre site Internet :
erpi.com/competencesinfirmieres

SOINS INFIRMIERS

Théorie et pratique

BARBARA KOZIER, GLENORA ERB,
AUDREY BERMAN, SHIRLEE SNYDER

Adaptation française sous la direction de
SOPHIE LONGPRÉ ET LYNE CLOUTIER

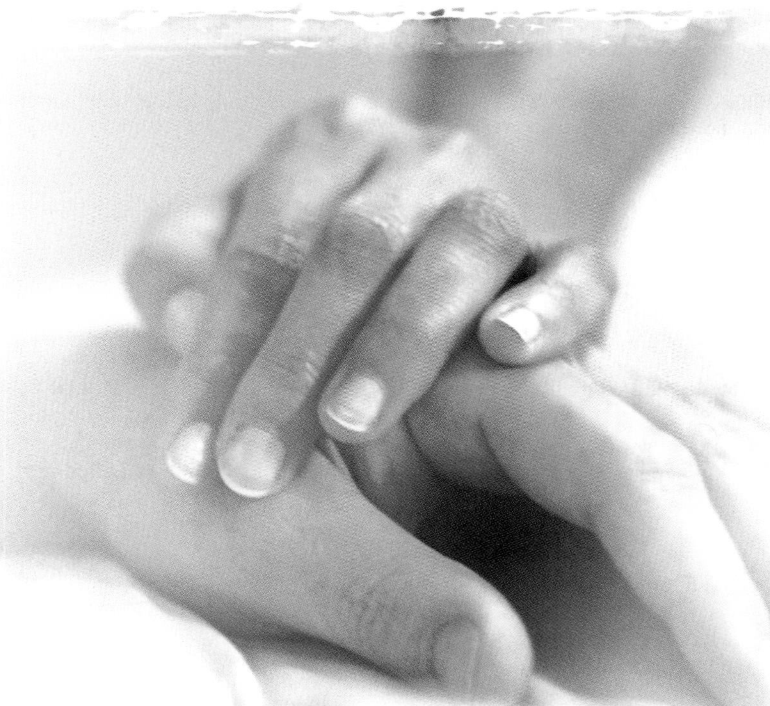

avec la participation de
CAROLINE LONGPRÉ
MICHÈLE CÔTÉ
LIETTE ST-PIERRE
MARIE-JOSÉE MARTEL
ALEXANDRINE CÔTÉ
CHANTAL SAINT-PIERRE
CLÉMENCE DALLAIRE
LUC MATHIEU

et la collaboration de
HUGO LAPLANTE

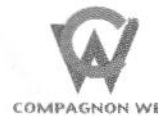

Le Compagnon Web (www.erpi.com/kozier.cw) est réalisé et mis à jour sous la direction de
MARIE DALBEC

ERPI
ÉDITIONS DU RENOUVEAU PÉDAGOGIQUE INC.
5757, RUE CYPIHOT, SAINT-LAURENT (QUÉBEC) H4S 1R3
TÉLÉPHONE : (514) 334-2690 TÉLÉCOPIEUR : (514) 334-4720
erpidlm@erpi.com www.erpi.com

Direction, développement de produit :
Sylvain Giroux

Supervision éditoriale :
Sylvie Chapleau

Traduction :
Annie Desbiens, Marie-Claude Désorcy, Catherine Ego, Pénélope Mallard, Angèle Maranda, Pierrette Mayer

Révision linguistique :
Jacques Audet, Émery Brunet, Jacqueline Gendrot, Véra Pollak, Andrée Quiviger, Jean-Pierre Regnault, Philippe Sicard

Correction d'épreuves :
Odile Dallaserra, Carole Laperrière

Demande de droits de reproduction :
Chantal Bordeleau

Direction artistique :
Hélène Cousineau

Supervision de la production :
Muriel Normand

Conception graphique et couverture :
Frédérique Bouvier, Marie-Hélène Martel

Infographie :
Infographie DN

Dans cet ouvrage, les termes désignant les professionnels de la santé ont valeur de générique et s'appliquent aux personnes des deux sexes.

Les auteurs et l'éditeur ont pris soin de vérifier l'information présentée dans ce manuel. Ils se sont également assurés que la posologie des médicaments est exacte et respecte les recommandations et les pratiques en vigueur au moment de la publication de ce manuel. Cependant, étant donné l'évolution constante des recherches, des modifications dans les traitements et l'utilisation des médicaments deviennent nécessaires. Nous vous prions de vérifier l'étiquette-fiche de chaque médicament et les instructions de chaque appareil avant de procéder à une intervention. Cela est particulièrement important dans le cas de nouveaux médicaments, de médicaments peu utilisés et de techniques peu courantes. Les auteurs et l'éditeur déclinent toute responsabilité pour les pertes, les lésions ou les dommages entraînés, directement ou indirectement, par la mise en application de l'information contenue dans ce manuel.

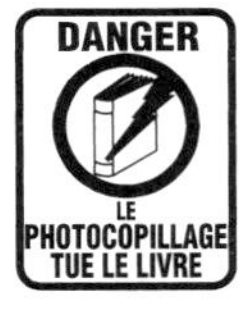

Dépôt légal : 2e trimestre 2005
Bibliothèque nationale du Québec
Bibliothèque nationale du Canada
Imprimé au Canada

20329 ISBN 2-7613-1576-6 (volume 1)
20371 ISBN 2-7613-1858-7 (volume 2)
30255 ISBN 2-7613-1859-5 (ensemble)

1234567890 II 098765
20329 LHM9

Préface

De nos jours, l'infirmière doit constamment évoluer et se perfectionner pour être en adéquation avec les exigences d'un système de santé qui connaît de profonds bouleversements. L'infirmière doit avoir des compétences théoriques, pratiques et relationnelles afin de participer efficacement aux activités d'une équipe de professionnels de la santé, dont le travail repose sur la collaboration. Elle doit recourir à la pensée critique et faire preuve de créativité pour appliquer des stratégies pertinentes à des personnes ayant différents antécédents culturels, et ce, dans des contextes de plus en plus diversifiés. Elle se doit aussi d'être enseignante, leader et gestionnaire. L'infirmière doit savoir gérer le changement, et être prête à prodiguer des soins dans des milieux divers, à des personnes de tous âges, notamment à un nombre croissant de personnes âgées. Elle doit comprendre les approches complémentaires et parallèles en santé, sans pour autant perdre de vue son rôle unique — une combinaison de dévouement, de sensibilité, de caring, d'empathie, d'engagement et de compétences — qui repose sur des connaissances scientifiques et des données probantes.

Soins infirmiers – Théorie et pratique est divisé en deux volumes. Le premier aborde les fondements de la pratique infirmière. Le second est davantage orienté vers les questions cliniques et on y trouve de très nombreux procédés de soins, allant des procédés de base jusqu'aux procédés plus avancés comme ceux qui portent sur les soins relatifs à une trachéostomie.

Dans son ensemble, l'ouvrage rend compte des recherches les plus récentes et de l'importance croissante du vieillissement, du bien-être et des soins à domicile. Nous avons élaboré le texte de telle manière qu'il puisse convenir à une grande variété de théories et de modèles conceptuels.

Organisation du manuel

Le sommaire présenté en page deux de couverture permet une consultation et un repérage rapide des chapitres. La table des matières détaillée qui se trouve au début du manuel est claire et facile à suivre. L'ouvrage se divise en dix parties. La partie 1, *Nature des soins infirmiers*, regroupe cinq chapitres présentant de façon complète les concepts préliminaires des soins infirmiers. Ces chapitres ont été adaptés en profondeur afin, notamment, de présenter les nombreux et récents changements survenus dans les aspects juridiques de la profession infirmière. On traite également de l'organisation des soins de santé au Québec, un enjeu de société aujourd'hui. Les cinq chapitres de la partie 2, *Soins de santé contemporains*, reflètent les changements du système de distribution des soins de santé, des soins communautaires, de la promotion de la santé, des soins à domicile et de l'informatique. Dans la partie 3, *Croyances et pratiques en matière de santé*, quatre chapitres présentent les croyances et les pratiques en matière de santé de personnes et de familles ayant des antécédents culturels différents. La partie 4, *Démarche systématique dans la pratique infirmière*, expose ce modèle important. Chaque chapitre est consacré à une étape spécifique de la démarche. Le chapitre 15 associe pensée critique et pratique infirmière. Une étude de cas aidera les étudiantes à appliquer le contenu de cette partie à toutes les étapes de la démarche, soit: chapitre 16, *Collecte des données*; chapitre 17, *Analyse et interprétation des données*; chapitre 18, *Planification* et chapitre 19, *Interventions et évaluation*. Dès cette partie et tout au long du manuel, nous faisons référence aux nouveaux diagnostics de NANDA International de 2003-2004. La partie 5, *Développement au cours des âges de la vie* se compose de trois chapitres dans lesquels les auteures abordent les âges de la vie et le développement, de la conception à l'âge adulte. Le caring, la compassion, le réconfort, la communication, l'enseignement, la délégation des tâches, la gestion et le leadership sont abordés dans la partie 6, *Aspects essentiels du rôle de l'infirmière*. Il s'agit là d'éléments indispensables pour offrir des soins infirmiers pertinents et efficaces. La partie 7, *Promotion de la santé psychosociale*, comprend six chapitres exposant un vaste éventail d'éléments qui influent sur la santé, notamment la perception sensorielle, le concept de soi, la sexualité, la spiritualité, le stress et l'adaptation, et la perte, le deuil et la mort. L'infirmière doit tenir compte de tous ces aspects pour donner des soins adaptés. Le volume deux débute avec la partie 8, *Évaluation de la santé*, qui couvre les signes vitaux et l'examen physique dans deux chapitres distincts, de sorte que les novices comprendront les résultats normaux de la collecte des données avant de découvrir ce que sont des résultats anormaux. Dans la partie 9, *Composantes essentielles des soins cliniques*, les auteures mettent l'accent sur les aspects universels des soins, à savoir asepsie, sécurité, hygiène, examens paracliniques, administration des médicaments, intégrité de la peau et soins des plaies, et soins infirmiers périopératoires. La partie 10, *Promotion de la santé physiologique*, présente plusieurs concepts physiologiques qui constituent la pierre angulaire des soins infirmiers, notamment activité et exercice, sommeil et repos, soulagement de la douleur, nutrition et alimentation, élimination intestinale, élimination urinaire, oxygénation, circulation, et équilibre hydrique, électrolytique et acidobasique.

Encadrés

Le texte de ce manuel est enrichi par de nombreux encadrés de divers types, qui viennent en général préciser des aspects pratiques des soins infirmiers.

EXERCICES D'INTÉGRATION. Tout au long du manuel, les questions posées dans cette rubrique encouragent la novice à faire preuve d'esprit critique, c'est-à-dire à analyser, comparer, examiner, interpréter, évaluer l'information, etc. Ces encadrés contiennent des questions tirées de brèves études de cas. Un ensemble de questions suit la plupart des plans de soins et de traitements infirmiers. Puisqu'il n'y a ni bonnes ni mauvaises réponses à ces questions, des *Pistes de réflexion* correspondant à chaque question se trouvent à l'Appendice A.

DIAGNOSTICS INFIRMIERS, RÉSULTATS ESCOMPTÉS ET INTERVENTIONS. La Classification des interventions de soins infirmiers (CISI/NIC) et la Classification des résultats de soins infirmiers (CRSI/NOC) se trouvent dans les plans de soins et de traitements infirmiers et dans les encadrés *Diagnostics infirmiers, résultats de soins infirmiers et interventions*. Au chapitre 18, *Planification*, ces systèmes de classification sont expliqués avec des exemples afin de familiariser les novices avec ce nouveau langage. L'appendice D présente les domaines et les catégories de la taxinomie de la CISI/NIC et l'appendice E donne les échelles d'évaluation de la CRSI/NOC.

ÉVALUATION POUR LES SOINS À DOMICILE. Dans le contexte du virage ambulatoire, toutes les infirmières doivent être en mesure de participer à la planification et au suivi des soins à domicile. Dans les chapitres cliniques, la rubrique *Évaluation pour les soins à domicile* guide l'infirmière et l'incite à évaluer: (a) la personne: autonomie, niveau de connaissance, besoin d'aides techniques et ainsi de suite; (b) la famille/les proches aidants: réactions et capacités d'aider la personne; (c) les ressources communautaires, notamment les organismes qui prodiguent des soins à domicile, les groupes de soutien et les entreprises de fournitures et d'équipement.

ENSEIGNEMENT. Les étudiantes trouveront dans ces encadrés les concepts et les outils dont elles ont besoin pour aider les personnes qu'elles soignent à faire preuve d'autonomie, à résoudre leurs problèmes, à comprendre les effets des médicaments, à observer les traitements prescrits et à modifier leurs habitudes de vie.

PROCÉDÉS. Les procédés intégrés dans ce manuel, très abondamment illustrés, respectent le cadre de la démarche systématique de la pratique infirmière au Québec. Les étudiantes y trouveront ce qui suit: objectifs, collecte des données, planification, liste de matériel, intervention – comprenant la préparation et l'exécution étape par étape – et évaluation. Afin de ne pas alourdir indûment la présentation des procédés et d'en signaler les particularités, les justifications données dans chaque procédé sont uniquement celles qui lui sont propres. Ainsi, on n'expliquera pas chaque fois pourquoi il faut se laver les mains. Les justifications des actions qu'il faut répéter chaque fois qu'on exécute un procédé sont présentées dans l'aide-mémoire qui accompagne l'ouvrage.

LES ÂGES DE LA VIE. Ces encadrés présentent des soins infirmiers adaptés aux nourrissons, aux enfants, aux adolescents et aux personnes âgées.

SOINS À DOMICILE. On explique à l'infirmière les modifications à apporter aux soins lorsqu'ils sont prodigués à domicile. On y trouve également les informations dont l'infirmière a besoin pour faire son enseignement avant le congé.

CONSEILS PRATIQUES. Ici, les étudiantes ont instantanément accès à des résumés de ce qu'il faut et ne faut pas faire en matière clinique. Les novices y découvriront des conseils d'une grande sagesse et des rappels alors qu'elles se préparent à vivre leurs premières expériences cliniques.

RÉSULTATS DE RECHERCHE. Ces encadrés mettent en lumière les recherches en soins infirmiers et des pratiques fondées sur des données probantes appliquées à la pratique infirmière. À maintes reprises, des recherches typiquement québécoises ont été ajoutées.

ENTREVUE D'ÉVALUATION. Ces encadrés proposent une série de questions relatives à un problème de santé particulier. Ils guident l'infirmière dans le choix des questions à poser afin de recueillir les données subjectives nécessaires à l'élaboration de l'anamnèse.

PLAN DE SOINS ET DE TRAITEMENTS INFIRMIERS. Ces plans se trouvent dans certains chapitres cliniques et fournissent une collecte des données, des diagnostics infirmiers de NANDA, des résultats escomptés et des interventions infirmières propres à un scénario clinique spécifique. La plupart des plans sont suivis d'exercices d'intégration.

SCHÉMA DU PLAN DE SOINS ET DE TRAITEMENTS INFIRMIERS. Un *Schéma du plan de soins et de traitements infirmiers* suit chaque *Plan de soins et de traitements infirmiers*. Ces schémas représentent le plan de soins et de traitements de la personne en mettant l'accent sur le processus de prise de décision. La présentation visuelle met en lumière les priorités du plan pour les novices.

ALERTE CLINIQUE. Ces alertes mettent en évidence des informations particulièrement importantes pour l'infirmière, notamment en matière de sécurité.

CONSIDÉRATIONS CULTURELLES. Ces encadrés orientés vers la pratique proposent des réponses à la question suivante: « Qu'est-ce que l'infirmière doit faire différemment pour tenir compte des antécédents culturels de la personne qu'elle soigne ? ». Les considérations culturelles ont été adaptées à la réalité canadienne ; c'est ainsi qu'on invite les infirmières à tenir compte, par exemple, des heures d'ensoleillement dans le chapitre sur le sommeil.

RÉVISION DU CHAPITRE. À la fin de chaque chapitre, une section présente une synthèse. Les *Concepts clés* se composent d'un résumé des concepts du chapitre (sous forme de liste à puces). Les étudiantes qui liront ces concepts avant de prendre connaissance du chapitre cibleront mieux leur attention. Cette rubrique est également utile pour réviser rapidement le contenu du chapitre après en avoir terminé la lecture.

QUESTIONS DE RÉVISION. Ces questions permettront aux étudiantes de procéder à une révision rapide sous forme de questions à choix multiple, de faire le point sur leurs connaissances et d'étoffer ce qu'elles auront appris après avoir lu le chapitre. Les réponses se trouvent à l'Appendice B.

BIBLIOGRAPHIE. Une bibliographie en anglais et en français pertinente aux sujets du chapitre peut inciter l'étudiante à rechercher des informations supplémentaires et ainsi à approfondir ses connaissances.

Matériel complémentaire

L'ouvrage est accompagné d'un Compagnon Web accessible à l'adresse www.erpi.com/kozier. L'étudiante y trouvera des questions préparatoires à l'exécution de certains procédés de même que des grilles à utiliser lorsqu'elle s'exerce à l'application de ces procédés. Ces grilles font ressortir les étapes clés de chaque procédé. Le Compagnon Web offre en outre une section réservée aux professeures qui utilisent l'ouvrage dans leur enseignement ; on y présente les réponses à toutes les questions.

L'ouvrage est aussi accompagné d'un aide-mémoire qui sera fort utile à l'étudiante en stage. On y trouve des abréviations qu'elle devra utiliser dans la consignation des notes au dossier, des valeurs normales des signes vitaux et une foule d'autres informations qui l'aideront à mieux interpréter les données qu'elle recueillera auprès de la personne. Cet aide-mémoire rappelle aussi les justifications des actions les plus courantes (se laver les mains, s'assurer que l'intimité de la personne est préservée, etc.). Ainsi, l'aide-mémoire, facile à manipuler et à portée de main, répond clairement à plusieurs questions pertinentes en pratique clinique.

Adaptation française

La version française a été réalisée par une équipe chevronnée de professeures et de cliniciennes du Québec. Toutes ont eu le souci de mettre à jour les notions contenues dans l'édition américaine en adaptant, chaque fois que c'était pertinent, le contenu à la réalité québécoise et ce, toujours en utilisant le vocabulaire le plus précis et actualisé possible. Parmi les très nombreux ajouts, notons qu'on a notamment modifié certains procédés (selon les Principes pour le déplacement sécuritaire des bénéficiaires – chapitre 42) et remplacé certaines photographies par d'autres plus exactes et précises. De nouvelles illustrations ont aussi été ajoutées dans le texte courant, tout comme des tableaux qui résument des informations clés. Un pharmacien a révisé tout ce qui concerne la pharmacologie, et particulièrement le chapitre portant sur l'administration des médicaments (chapitre 39). On a en outre ajouté des appendices afin de rendre l'ouvrage encore plus pratique. Ces appendices portent sur les diagnostics infirmiers, la taxinomie de la CISI/NIC, les abréviations, symboles, préfixes et suffixes courants, et l'outil PUSH (Pressure Ulcer Scale for Healing) pour l'évaluation des plaies de pression.

Remerciements

Un tel travail d'adaptation nécessite la collaboration de nombreuses personnes. Nous tenons d'abord à souligner le travail remarquable fait par les adaptatrices qui ont eu non seulement le souci de mettre à jour les informations américaines mais qui ont de plus fait un travail de recherche impressionnant afin de s'assurer de l'adéquation avec la réalité québécoise.

De nombreux consultants de tous les milieux ont été sollicités, ce qui a permis de confirmer que nous utilisons les plus récents outils élaborés par nos propres collègues ainsi que de vérifier l'application clinique des différents procédés ou autres activités de soins. Évidemment, tous les traducteurs et les réviseurs linguistiques, travaillant dans l'ombre d'une telle production, ont donné le meilleur d'eux-mêmes, allant au-delà du mot ou du verbe, tentant de comprendre la réalité très complexe des sciences infirmières.

Nos plus sincères remerciements vont sans nul doute à toute l'équipe des Éditions du Renouveau Pédagogique, particulièrement à M. Jean-Pierre Albert, vice-président, qui nous a fait confiance et nous a soutenues tout au long de cette aventure, à M. Sylvain Giroux, directeur, développement de produits, pour son engagement, et à Mme Sylvie Chapleau, éditrice, qui, par son exceptionnel sens du professionnalisme, nous a permis de faire plus d'un pas en avant.

Pour terminer, un merci tout spécial à nos conjoints, enfants et familles qui, malgré eux, ont accepté de sacrifier un peu, beaucoup, de leur temps avec nous afin que nous puissions mener à terme, et à bien, cette extraordinaire aventure.

Sophie Longpré
Lyne Cloutier

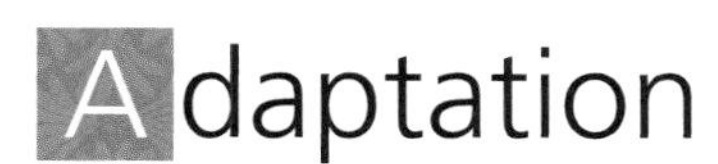

Adaptation

Cet ouvrage a été adapté sous la direction de

Sophie Longpré, inf., M.Sc.
Professeure, Département des sciences infirmières – Université du Québec à Trois-Rivières

Lyne Cloutier, inf., M.Sc.
Professeure, Département des sciences infirmières – Université du Québec à Trois-Rivières

avec la participation de

Alexandrine Côté, inf., avocate
Gestionnaire d'unités spécialisées en cardiologie ; Chargée de projet en interdisciplinarité – Hôpital Charles Lemoyne, Centre affilié universitaire et régional de la Montérégie

Michèle Côté, inf., Ph.D.
Professeure, Département des sciences infirmières ; Directrice, Comité de programmes de premier cycle en sciences infirmières – Université du Québec à Trois-Rivières

Clémence Dallaire, inf., Ph.D.
Professeure agrégée, Faculté des sciences infirmières – Université Laval

Caroline Longpré, inf., M.Sc.
Enseignante en soins infirmiers – Cégep régional de Lanaudière à Joliette

Marie-Josée Martel, inf., M.Sc.
Professeure, Département des sciences infirmières – Université du Québec à Trois-Rivières

Luc Mathieu, inf., DBA
Professeur adjoint, Département des sciences infirmières, Faculté de médecine et des sciences de la santé – Université de Sherbrooke

Chantal Saint-Pierre, inf., Ph.D.
Directrice, Département des sciences infirmières ; Directrice, Module des sciences de la santé – Université du Québec en Outaouais

Liette St-Pierre, inf., Ph.D.
Professeure, Département des sciences infirmières – Université du Québec à Trois-Rivières

et la collaboration de

Hugo Laplante, B. Pharm., M.Sc.
Pharmacien – Hôpital Saint-François d'Assise – CHUQ

et, pour la réalisation du Compagnon Web,

Marie Dalbec, B.Sc.inf.

L'équipe d'adaptation et l'éditeur tiennent à remercier les personnes suivantes, qui ont apporté des commentaires utiles sur différentes parties de l'ouvrage.

Jocelyne Aupin
Infirmières premières assistantes en chirurgie

Nathalie Beaulieu
Cégep de Sainte-Foy

Hélène Bédard
Cégep André-Laurendeau

Manon Bellehumeur
Ordre des infirmières et infirmiers du Québec

Gisèle Besner
Centre hospitalier de l'Université de Montréal

Noëlla Bisaillon
Cégep Saint-Jean-sur-Richelieu

Francine Boily
Collège François-Xavier-Garneau

Anne Bourbonnais
Institut gériatrique de Montréal

Josée Bureau
Cégep de Trois-Rivières

Louise Campagna
Hôpital Maisonneuve-Rosemont

Franco Carnevale
Hôpital de Montréal pour enfants du Centre universitaire de santé McGill

Francine Cloutier
Corporation des infirmières et infirmiers de salle d'opération du Québec

Françoise Côté
Université Laval

Solange Coulombe
Collège de Bois-de-Boulogne

Josée Courchesne
Collège de Bois-de-Boulogne

Rolande d'Amour
Agence de santé publique du Canada

France Désilet
Cégep André-Laurendeau

Maryse Dumas
Collège Édouard-Montpetit

Marcelle Fleury
Ordre des infirmières et infirmiers du Québec

Anabelle Fréchette
Hôpital Maisonneuve-Rosemont

Guylaine Germain
Collège Édouard-Montpetit

Françoise Giguère
Cégep de Saint-Jérôme

Lucie Hogue
Association des CLSC et des CHSLD du Québec

Danièle Laferrière
Collège Montmorency

Martine Laplaca
Cégep de Saint-Jérôme

Céline Laramée
Collège de Maisonneuve

Kathleen Lechasseur
Université Laval

Marthe L'Espérance
Cégep de Chicoutimi

Renée Martin
Collège de Sherbrooke

Jacinthe Naud
Centre hospitalier régional de Lanaudière

Patricia O'Loulke
Hôpital Royal Victoria

Caroline Paradis
Hôpital Maisonneuve-Rosemont

Jocelyne Paquette
Hôpital Charles LeMoyne

Sylvain Poulin
Cégep de Limoilou

Diane Pronovost
Collège de Shawinigan

Hélène Racine
Centre hospitalier universitaire McGill

Marie-Josée Robitaille
Association pour la santé et la sécurité du travail secteur affaires sociales

Odette Roy
Hôpital Maisonneuve-Rosemont

Marie Savaria
Hôpital du Haut-Richelieu

André St-Julien
Cégep du Vieux Montréal

Sophie Tessier
Cégep de Trois-Rivières

Esther Therrien
Psychologue spécialisée dans l'accompagnement des familles vivant un deuil

Monique Tremblay
CLSC Paul-Gilbert

Catherine Vachon-Michaud
Centre hospitalier Pierre-Le Gardeur

Mélanie Valade
Collège Édouard-Montpetit

Lorraine Vanier
Clinique de la douleur du Centre hospitalier de l'Université de Montréal

Guide visuel

Soins infirmiers – Théorie et pratique

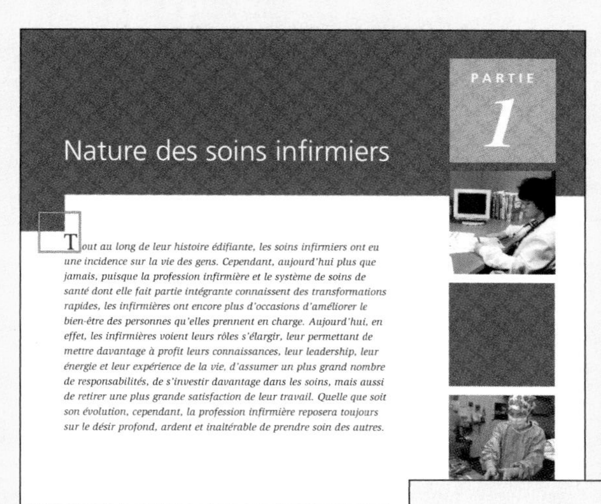

PARTIE 1

Nature des soins infirmiers

Tout au long de leur histoire édifiante, les soins infirmiers ont eu une incidence sur la vie des gens. Cependant, aujourd'hui plus que jamais, puisque la profession infirmière et le système de soins de santé dont elle fait partie intégrante connaissent des transformations rapides, les infirmières ont encore plus d'occasions d'améliorer le bien-être des personnes qu'elles prennent en charge. Aujourd'hui, en effet, les infirmières voient leurs rôles s'élargir, leur permettant de mettre davantage à profit leurs connaissances, leur leadership, leur énergie et leur expérience de la vie, d'assumer un plus grand nombre de responsabilités, de s'investir davantage dans les soins, mais aussi de retirer une plus grande satisfaction de leur travail. Quelle que soit son évolution, cependant, la profession infirmière reposera toujours sur le désir profond, ardent et inaltérable de prendre soin des autres.

CHAPITRES

Objectifs d'apprentissage

Points les plus importants que l'étudiante devrait comprendre après avoir étudié le chapitre.

Mots clés

Termes relatifs aux notions fondamentales du chapitre, qui apparaissent en caractères gras à la page indiquée.

OBJECTIFS D'APPRENTISSAGE

Après avoir étudié ce chapitre, vous pourrez :

- Décrire sommairement la structure et le fonctionnement du système respiratoire.
- Décrire les processus de ventilation (inspiration et expiration) et de respiration (échanges gazeux).
- Expliquer le rôle et la fonction du système respiratoire dans le transport de l'oxygène vers les tissus de l'organisme et du gaz carbonique provenant de ceux-ci.
- Nommer les facteurs qui influent sur la fonction respiratoire.
- Nommer des manifestations courantes d'une perturbation de la fonction respiratoire.
- Nommer et décrire des interventions infirmières qui visent à stimuler la fonction respiratoire et l'oxygénation.
- Expliquer l'emploi de mesures thérapeutiques visant à améliorer la fonction respiratoire, telles que la médication, l'inhalothérapie, l'oxygénothérapie, l'utilisation d'une canule oropharyngée ou nasopharyngée, la trachéostomie, l'aspiration des sécrétions, la percussion et le drainage postural.
- Énoncer des critères pour évaluer la réaction d'une personne aux mesures visant à assurer une oxygénation adéquate.

PARTIE 10 Promotion de la santé physiologique

CHAPITRE 48

OXYGÉNATION

Adaptation française :
Sophie Longpré, inf., M.Sc.
Professeure, Département des sciences infirmières
Université du Québec à Trois-Rivières

Gaz incolore et inodore, l'oxygène constitue environ 21 % de l'air que nous respirons et est essentiel à toutes les cellules vivantes : son absence entraîne la mort. Bien que toutes les fonctions organiques influent sur la distribution d'oxygène aux tissus, c'est la fonction respiratoire qui intervient le plus directement dans ce processus. La perturbation de celle-ci peut altérer la capacité de bien respirer, la qualité des échanges gazeux et la participation de la personne aux activités de la vie quotidienne.

Processus par lequel se font les échanges gazeux entre la personne et son environnement, la **respiration** comprend deux composantes :

1. La ventilation pulmonaire, à savoir le mouvement de l'air entre l'atmosphère et les alvéoles pulmonaires.
2. La diffusion de l'oxygène et du gaz carbonique entre les alvéoles et les capillaires pulmonaires.

MOTS CLÉS

Étapes des examens paracliniques

Les examens paracliniques comprennent trois étapes : avant l'examen, pendant l'examen et après l'examen.

Avant l'examen

La préparation de la personne représente l'aspect le plus important de cette étape. Une bonne évaluation et une collecte des données approfondie (données biologiques, sociologiques, culturelles et spirituelles, par exemple) aident l'infirmière à établir ses stratégies de communication et d'enseignement. Ainsi, avant de soumettre une femme en âge de procréer à un examen radiologique, il est important de lui demander s'il se peut qu'elle soit enceinte. Il faudra alors prendre des précautions particulières ou reporter l'examen si nécessaire.

L'infirmière doit aussi savoir quel matériel et quelles fournitures requiert l'examen lui-même. Elle peut se poser les questions suivantes : Quel genre d'échantillon faudra-t-il prélever et de quelle manière le sera-t-il ? La personne devra-t-elle être à jeun avant l'examen ? Si oui, depuis combien de temps ? L'examen exige-t-il l'administration d'une substance de contraste et, si c'est le cas, sera-t-elle injectée ou avalée ? Faut-il demander à la personne de ne pas boire de liquides ou, au contraire, doit-elle en absorber ? Doit-elle prendre ses médicaments ou non ? Quelle est la durée de l'examen ? Doit-elle signer un formulaire de consentement ? Répondre à ces questions permet d'éviter des erreurs coûteuses et certains désagréments pour toutes les personnes en cause. La plupart des établissements de soins mettent à la disposition de l'équipe soignante des renseignements pertinents sur les différents examens paracliniques. Le laboratoire et l'établissement de soins peuvent aussi fournir de l'information supplémentaire.

ENSEIGNEMENT

Préparation aux examens paracliniques

- Expliquer à la personne et à sa famille ce qu'elle doit faire et ne pas faire (par exemple, quand et quoi boire ou manger, le nombre d'heures durant lesquelles elle doit être à jeun).
- Expliquer à la personne comment elle se sentira au cours de l'examen (sensation de chaleur après l'injection d'une substance de contraste, par exemple).
- Demander à la personne si une description du matériel utilisé l'aiderait à se préparer à l'examen.
- Encourager la personne à poser des questions et à exprimer ses peurs et ses inquiétudes. Découvrir ce que d'autres personnes ont pu lui dire sur l'examen qu'elle doit subir.
- Dire à la personne dans combien de temps les résultats seront disponibles.
- Inscrire au dossier de la personne ce qui lui a été enseigné ainsi que ses réponses. S'il y a lieu, inscrire les titres de la documentation ou du matériel audiovisuel utilisés.

Sources : *A Manual of Laboratory & Diagnostic Tests*, 6e éd., de F. Fischbach, 2000, Philadelphie : Lippincott ; *Nurse's Quick Reference to Common Laboratory and Diagnostic Tests*, 3e éd., de F. Fischbach, 2002, Philadelphie : Lippincott.

Pendant l'examen

Au cours de l'examen, il s'agit principalement de prélever des échantillons et d'effectuer certains examens paracliniques ou d'aider à les faire. L'infirmière respecte les précautions habituelles et fait appel aux techniques stériles appropriées. Pendant l'intervention, elle fournit à la personne un soutien psychologique et physique, tout en assurant une surveillance appropriée (signes vitaux, saturation en O_2, ECG). Elle s'assure aussi que les échantillons sont étiquetés, entreposés et transportés correctement, car des erreurs ou des retards risquent de fausser les résultats des examens.

Après l'examen

Cette étape est marquée par des activités de suivi et d'observation. Au besoin, l'infirmière compare les résultats des examens précédents et actuels, et elle adapte les interventions infirmières. De plus, elle transmet les résultats aux membres de l'équipe soignante concernés.

recherche a montré que certains nouveaux matériaux utilisés dans la fabrication des pansements sont préférables aux compresses (Ovington, 2001b). Voir l'encadré *Conseils pratiques – Questions relatives à l'utilisation de pansements humides*.

Conseils pratiques

Recommandations sur les choses à faire et à ne pas faire auprès des personnes soignées.

CONSEILS PRATIQUES

Questions relatives à l'utilisation de pansements humides

- Afin que la compresse reste humide, changez-la fréquemment ou réhumidifiez-la en versant régulièrement de la solution saline. Si vous la laissez sécher et qu'elle adhère à la surface des tissus, vous provoquerez une douleur chez la personne et vous romprez le tissu cicatriciel en la retirant.
- Afin de bien se cicatriser, une plaie a besoin de chaleur et d'humidité. L'évaporation de la solution saline provoque le refroidissement, la vasoconstriction et la déshydratation de la plaie.

Enseignement

Résumés des éléments les plus importants de l'enseignement à la personne soignée et aux proches aidants.

ENSEIGNEMENT

Promotion d'une bonne respiration

- Tenez-vous droit lorsque vous êtes assis ou debout, afin de permettre une dilatation maximale des poumons.
- Faites régulièrement de l'exercice.
- Respirez par le nez.
- Inspirez de manière à permettre une expansion maximale de la cage thoracique.
- Abstenez-vous de fumer la cigarette, le cigare ou la pipe.
- Renoncez à l'emploi de pesticides et de produits d'entretien domestique irritants, ou réduisez-en l'utilisation.
- Ne faites pas brûler de déchets dans la maison.
- Évitez l'exposition à la fumée secondaire.
- Utilisez des matériaux de construction qui ne libèrent pas de vapeurs.
- Assurez-vous, s'il y a lieu, que la fournaise, le four et le poêle à bois sont adéquatement ventilés.
- Militez en faveur d'un environnement sain.

s'assoient fréquemment sur le lit et se penchent au-dessus de la table de lit (placée à une hauteur appropriée) en utilisant habituellement un oreiller comme support. Cette position orthopnéique constitue une variante de la position de Fowler haute. Elle présente un avantage supplémentaire du fait que les organes abdominaux n'exercent pas ...

de les examiner pour noter leurs caractéristiques ni d'obtenir un prélèvement pour l'analyse. Les expectorations peuvent être décrites selon plusieurs caractéristiques, telles que la couleur, l'aspect, la consistance et la quantité (voir le tableau 48-4).

Résultats de recherche

Résumés de recherche en soins infirmiers qui mettent l'accent sur la pratique fondée sur des données probantes et sa pertinence pour l'infirmière novice.

RÉSULTATS DE RECHERCHE

Les crises de dyspnée à domicile : l'expérience de couples

Le but de cette étude consistait à déterminer comment les couples vivent l'expérience d'une crise de dyspnée. Pour qu'un couple soit sélectionné, l'homme devait avoir fait l'objet d'un diagnostic de bronchopneumopathie chronique obstructive et avoir expérimenté une crise de dyspnée au cours de la dernière année. À l'aide de deux entrevues semi-structurées, le conjoint et la conjointe décrivaient l'expérience de la crise de dyspnée. Trois grands thèmes ont émergé de l'analyse de contenu des entrevues : la mort d'un des conjoints est imminente et terrifiante ; l'échec des efforts personnels et des traitements ou, au contraire, le désir de relever à nouveau le défi avec les professionnels de la santé ; la transformation de la vie de couple par suite de cet épisode. À ces trois thèmes se rattachent une série de sous-thèmes, desquels on peut tirer des conclusions et proposer des interventions infirmières spécifiques.

Implications : Voici les recommandations que cette étude propose à la pratique infirmière : les programmes d'enseignement devraient inclure les conjoints afin d'accroître leur confiance et leur capacité à gérer la crise ; l'infirmière devrait sensibiliser ceux-ci aux signes précurseurs d'une crise ; elle devrait porter une plus grande attention aux pensées et aux sentiments des couples concernant la répétition des crises ; finalement, elle devrait promouvoir le respect de la perception de la personne quant à sa qualité de vie.

Source : « Les crises de dyspnée à domicile : l'expérience de couples », de L. Gagné, J. Pépin et C. Michaud, 2000, *L'infirmière du Québec*, vol. 7, nº 6, p. 20-30.

Considérations culturelles

Encadrés précisant comment l'infirmière peut modifier les soins qu'elle prodigue en fonction du milieu culturel de la personne.

CONSIDÉRATIONS CULTURELLES

Douleur

L'infirmière est en position de pouvoir lorsqu'elle a à décider de croire ou non à la description subjective que la personne fait de sa douleur. Par conséquent, il est important qu'elle établisse une relation efficace et constructive avec cette personne souffrante. Pour ce faire, l'infirmière doit adopter les comportements suivants :

- Respecter l'individualité de la personne :
  - En admettant qu'elle peut avoir des croyances différentes en matière de douleur.
  - En s'informant de ses croyances et de ses moyens de soulager la douleur.
- Respecter la réaction de la personne à la douleur :
  - En lui reconnaissant le droit de manifester face à la douleur la réaction qu'elle a apprise dans sa culture.
  - En gardant à l'esprit que les manières d'exprimer la douleur varient considérablement et qu'aucune n'est bonne ou mauvaise.

EXPÉRIENCES PASSÉES

Les expériences de douleur passées modifient la sensibilité d'une personne à la douleur. Souvent, les gens qui ont déjà éprouvé de la douleur ou qui ont été témoins de celle d'un proche redoutent davantage une douleur anticipée que les gens qui n'ont jamais souffert. En outre, l'efficacité ou l'échec des mesures de soulagement de la douleur expérimentées par le passé influent sur les attentes reliées à l'analgésie. Par exemple, une personne qui a tenté en vain diverses mesures de soulagement peut accueillir avec pessimisme les interventions infirmières.

SENS DE LA DOULEUR

Certaines personnes acceptent la douleur mieux que les autres, selon les circonstances et l'interprétation qu'elles lui donnent. Une personne qui associe la douleur à une issue positive peut manifester une tolérance étonnante. Ainsi, une femme qui donne naissance à un enfant et un athlète qui subit une intervention chirurgicale pour prolonger sa carrière supportent bien la douleur en raison des bénéfices qui lui sont associés. Ces personnes ... passager et non ... vie quotidienne. ... une souffrance ... peuvent y réagir ... elles ne lui trou... voir la douleur ... à leur mode de ... ente.

Cheminement clinique

Plans de soins en collaboration portant sur certains diagnostics ; les soins d'urgence ; les interventions chirurgicales. Définissent la collecte des données, les interventions, les traitements et les résultats escomptés qu'on désire atteindre en une période prédéterminée.

CHEMINEMENT CLINIQUE

Traitement des plaies

COLLECTE DES DONNÉES

Jean Alary est un ouvrier du bâtiment âgé de 42 ans. Il s'est blessé au travail lorsqu'il a été heurté par une brouette pleine de ciment et propulsé en bas d'un échafaudage d'une hauteur de 2 m. Il a souffert de plusieurs ecchymoses et d'une lacération de 9 m sur la face antérieure de la jambe gauche. Sur le lieu de l'accident, les ambulanciers ont couvert la lacération d'un pansement de compression stérile. Avant l'irrigation et le nettoyage de la plaie avec du peroxyde et du soluté physiologique, on avait trouvé des particules de ciment et des saletés. Sa plaie a été suturée à l'aide d'un fil de soie et il a obtenu son congé. M. Alary doit se présenter au service de consultation externe dans 10 jours pour faire retirer ses points de suture. Il a demandé à l'infirmière s'il pouvait appliquer une crème à l'aloès sur la plaie et boire une tisane que prépare sa femme.

EXAMEN PHYSIQUE

Taille : 1,78 m (5 pi 10 po)
Poids : 72,6 kg (160 lb)
Température : 37 °C
Pouls : 88 bpm
Fréquence respiratoire : 24/min
Pression artérielle : 136/90 mm Hg

DURÉE PRÉVUE DU TRAITEMENT: de 7 à 10 jours

Résultats escomptés	La personne exprime sa compréhension de ce qu'on lui enseigne, notamment des soins à apporter à la plaie, des signes et des symptômes à signaler, ainsi que du suivi à assurer.	Au moment de l'enlèvement des points de suture : • La personne est afébrile. • Elle a une plaie sèche et propre dont les lèvres sont bien fermées ; cicatrisation par première intention.
	Date ______ Consultation externe	Date ______ Activités quotidiennes de la personne pendant 10 jours
Connaissances insuffisantes	Fournir des directives simples et brèves au sujet de la plaie et du traitement. Inciter la personne à poser des questions et à demander de l'aide.	Observer les indications écrites sur les soins à apporter à une plaie et sur le changement du pansement. Téléphoner à l'infirmière pour toute question ou problème et revenir à la clinique dans 10 jours.

Plan de soins et de traitements infirmiers

Ces plans aident l'étudiante à aborder les soins et les traitements sous l'angle de la démarche systématique dans la pratique infirmière. Ils sont suivis d'exercices d'intégration qui permettent l'application des connaissances.

PLAN DE SOINS ET DE TRAITEMENTS INFIRMIERS

Troubles de la perception sensorielle

COLLECTE DES DONNÉES		*DIAGNOSTIC INFIRMIER*	RÉSULTATS DE SOINS INFIRMIERS [N° CRSI/NOC] ET INDICATEURS*
Anamnèse Julie Berger, une veuve âgée de 80 ans, vient d'emménager dans un établissement de soins prolongés après avoir été opérée pour une cataracte. Elle éprouve depuis peu certaines difficultés d'audition. Inquiets de sa sécurité physique et de son manque de contacts sociaux, ses enfants l'ont incitée à quitter sa maison. Auparavant, Mme Berger a	**Examen physique** Taille : 1,60 m (5 pi 3 po) Poids : 55,3 kg (122 lb) Température : 37 °C Pouls : 72 bpm Respirations : 18/minute Pression artérielle : 128/74 mm Hg Épreuve de Rinne : négative	*Trouble de la perception sensorielle (surcharge sensorielle), relié au changement de cadre de vie et au déficit auditif, comme en témoignent la désorientation par rapport au temps, aux lieux et aux personnes, l'agitation et les perturbations du comportement.*	Orientation [0901]. Indicateurs constamment démontrés : • S'identifie soi-même. • Reconnaît les personnes clés. • Reconnaît les endroits habituels. • Identifie correctement le jour, le mois, l'année, la saison.

Schéma du plan de soins et de traitements infirmiers

Faisant suite au plan de soins et de traitements infirmiers, ces schémas en constituent une représentation visuelle qui reprend le processus de prise de décision clinique.

SCHÉMA DU PLAN DE SOINS ET DE TRAITEMENTS INFIRMIERS

Troubles de la perception sensorielle

J. B.
80 ans, ♀,
veuve

• A vécu seule dans sa maison de manière autonome pendant 15 ans.
• Vient d'être opérée pour une cataracte.
• Éprouve certaines difficultés d'audition.
• Enfants inquiets pour sa sécurité physique et son manque de contacts sociaux ; l'ont incitée à quitter sa maison.
• Est hospitalisée à l'unité de soins prolongés depuis trois jours.
• Présente des signes de confusion.
• Désorientée par rapport aux personnes, au temps et aux lieux.
• Agitée.
• Repliée sur elle-même.
• Ses phrases manquent de logique.
• « J'ai peur des étranges créatures qui vivent dans cet orphelinat », a-t-elle dit.
• Signes vitaux : dans les limites normales.
• Radiographie des poumons, hémogramme, analyse d'urine : rien à signaler.

Trouble de la perception sensorielle (surcharge sensorielle), relié au changement de cadre de vie et au déficit auditif

Orientation. Indicateurs constamment démontrés :
• s'identifie elle-même, reconnaît les personnes clés, s'oriente correctement dans les endroits habituels, identifie le jour, le mois, l'année, la saison.
Comportements visant à compenser un déficit auditif. Indicateurs souvent démontrés :
• La personne adopte des postures qui favorisent l'audition.
• informe son entourage des techniques qui favorisent son audition.
• élimine les bruits ambiants.
• utilise un appareil auditif ou autres auxiliaires sensoriels.

S'adresser à la personne sur un ton clair, lent et au volume adéquat.

Créer un environnement comportant peu de stimuli pour une personne dont la désorientation augmente avec la stimulation.

Encourager la personne dans des activités concrètes, qui se concentrent sur un élément en dehors de soi, concret et orienté par rapport à la réalité.

Amélioration de la communication : déficience auditive

Aider la personne à utiliser des auxiliaires auditifs.

Toucher la personne afin d'obtenir son attention.

Écouter attentivement la personne.

Utiliser des mots simples et des phrases courtes.

Les résultats escomptés ont été obtenus. La personne :
• Reconnaît l'infirmière à son nom.
• Sait que Noël arrive dans trois semaines.
• Est impatiente d'aller faire des emplettes avec son groupe.
• Se lave et fait son lit.
• Utilise son appareil auditif toute la journée.

Diagnostic infirmier ☐ Résultats escomptés ☐ Interventions infirmières ☐ Activités ☐ Évaluation ☐

Évaluation pour les soins à domicile

Éléments de la collecte des données qui guideront les soins infirmiers à domicile.

ÉVALUATION POUR LES SOINS À DOMICILE

Oxygénation

PERSONNE
- Capacités en matière de soins personnels : capacité de se déplacer et d'effectuer sans aide les activités de la vie quotidienne.
- Exercice et activité : nature et fréquence de l'exercice physique ; perception de l'énergie nécessaire pour pratiquer les activités de loisirs par opposition à l'énergie qu'il faut réellement.
- Aides techniques requises : oxygène d'appoint ; humidificateur ; nébuliseur ou inhalateur ; déambulateur, canne ou fauteuil roulant ; barres d'appui, chaise de douche ou tout autre dispositif visant à améliorer la sécurité et à réduire au minimum la dépense d'énergie ; pèse-personne pour vérifier régulièrement le poids.
- Facteurs nuisant au dégagement des voies respiratoires ou aux échanges gazeux, ou réduisant la tolérance à l'activité : polluants à l'intérieur du domicile, comme la fumée de cigarette, la poussière et les allergènes, dus notamment à la présence d'animaux ; taux d'humidité de l'air trop faible ; obstacles tels les escaliers.
- Niveau actuel des connaissances : nécessité d'éviter la consommation de tabac et d'éliminer les autres polluants en général ; réduction de la teneur en sel des aliments et application d'autres restrictions alimentaires s'il y a lieu ; activités recommandées ; médication ; nécessité de réduire au minimum les risques d'infection pulmonaire ; utilisation du nébuliseur, de l'inhalateur ou du matériel dispensateur d'oxygène prescrit ; niveau d'activité.

FAMILLE ET AIDANTS NATURELS
- Disponibilité, habiletés et réactions de l'aidant naturel : capacité et volonté de fournir les soins requis (préparation des repas ; aide pour les activités de la vie quotidienne, pour le transport et les emplettes, pour les soins et les traitements tels les percussions et le drainage postural).
- Modifications des rôles au sein de la famille et capacité d'adaptation : effets sur la situation financière, l'exercice du rôle de parent et de conjoint, la sexualité, le rôle social.
- Substituts potentiels du principal aidant naturel ou soins de relève : un autre membre de la famille ou un bénévole, par exemple ; soignant ou service d'aide ménagère rétribués ; service de relève communautaire (un centre de jour pour adultes ou pour personnes âgées, par exemple).

COMMUNAUTÉ
- Environnement : température et humidité ambiantes habituelles ; présence de polluants atmosphériques comme les gaz d'échappement des voitures ; fumée et polluants industriels ; fumée provenant de la combustion de champs de culture.
- Connaissances actuelles et expérience relatives aux ressources communautaires : équipement médical, accessoires fonctionnels et fournisseurs ; services d'inhalothérapie et de physiothérapie ; soins à domicile ; pharmacies de quartier ; possibilités d'aide financière ; organismes de soutien et d'éducation tels une association pulmonaire locale ou un groupe d'entraide pour personnes atteintes de BPCO.

...me facteur influant sur le transport de l'oxygène a ...re d'**érythrocytes** (ou globules rouges) et à l'hé**matocrite** est le pourcentage du volume sanguin ...upent les érythrocytes. Chez les hommes, le taux ...throcytes circulant dans le sang s'élève normale...on 5×10^{12}/L, tandis qu'il est approximativement de $4,5 \times 10^{12}$/L chez les femmes. Habituellement, l'hématocrite se situe entre 40 et 54 % chez les hommes, et entre 37 et 48 % chez les femmes. Un accroissement excessif de l'hématocrite entraîne une augmentation de la viscosité du sang, ce qui ralentit le débit cardiaque et, par conséquent, le transport d'oxygène. Une diminution excessive de l'hématocrite, comme celle qu'on observe dans les cas d'anémie, réduit également le transport d'oxygène.

L'exercice influe aussi directement sur le transport d'oxygène. Chez les athlètes qui s'entraînent intensivement, le transport d'oxygène atteint jusqu'à 20 fois le taux normal, ce qui s'explique en partie par l'augmentation du débit cardiaque et de la quantité d'oxygène qu'utilisent les cellules.

...roduit continuellement le processus ...asse des cellules aux poumons sous

la ventilation. Des variations des trois gaz sanguins (oxygène, gaz carbonique et hydrogène) susceptibles de déclencher l'action des chimiorécepteurs, c'est normalement l'accroissement de la concentration de gaz carbonique qui stimule le plus la respiration. Toutefois, chez les personnes atteintes de certaines insuffisances respiratoires chroniques, comme l'**emphysème**, la concentration d'oxygène, et non celle de gaz carbonique, joue le rôle le plus important dans la régulation de la respiration. Pour ces personnes, la réduction de la concentration d'oxygène constitue le facteur qui stimule le plus fortement la respiration. On appelle parfois ce phénomène « pulsion hypoxique ». Chez ces personnes, si la concentration d'oxygène dans le sang augmente, la fréquence respiratoire diminue. C'est pourquoi on ne leur donne de l'oxygène d'appoint qu'en faible concentration.

! ALERTE CLINIQUE *L'administration d'oxygène d'appoint à une personne souffrant d'une bronchopneumopathie chronique obstructive risque en fait de causer un arrêt de la respiration.* ■

Entrevue d'évaluation

Encadrés présentant le type et l'éventail de questions pertinentes dans des cas précis de collecte des données.

ENTREVUE D'ÉVALUATION

Oxygénation

PROBLÈMES RESPIRATOIRES ACTUELS
- Avez-vous remarqué quelque changement que ce soit dans votre respiration (par exemple, de l'essoufflement, de la difficulté à respirer, le besoin d'être en position assise ou debout pour respirer, ou une respiration rapide et superficielle) ?
- Si vous avez noté des changements, quelles activités provoquent les symptômes ?
- Combien d'oreillers utilisez-vous pour dormir ?

ANTÉCÉDENTS D'AFFECTIONS RESPIRATOIRES
- Avez-vous souffert de rhumes, d'allergies, d'asthme, de tuberculose, de bronchite, de pneumonie ou d'emphysème ?
- À quelle fréquence avez-vous souffert de ces affections ? Combien de temps ont-elles duré ? Comment ont-elles été traitées ?
- Avez-vous été exposé à un polluant quelconque ?

MODE DE VIE
- Fumez-vous ? Si oui, en quelle quantité ? Sinon, avez-vous déjà fumé et quand avez-vous cessé ?

DESCRIPTION DES EXPECTORATIONS
- Quand crachez-vous ?
- Quelle est la quantité, la couleur, la consistance et l'odeur des crachats ?
- Du sang est-il parfois mêlé aux crachats ?

PRÉSENCE DE DOULEUR THORACIQUE
- Ressentez-vous de la douleur quand vous respirez ou que vous faites une activité physique ?
- À quel endroit ressentez-vous de la douleur ?
- Décrivez la douleur. Que ressentez-vous ?
- Avez-vous mal lorsque vous inspirez ou expirez ?
- Combien de temps la douleur dure-t-elle et de quelle façon agit-elle sur votre respiration ?
- Éprouvez-vous d'autres symptômes lorsque la douleur est présente (par exemple, de la nausée, de l'essoufflement, de la difficulté à respirer, des étourdissements ou des palpitations) ?
- Après quelles activités ressentez-vous de la douleur ?
- Que faites-vous pour soulager la douleur ?

Alerte clinique

Informations importantes, relatives notamment à la sécurité. On les a détachées du texte afin de les mettre en évidence.

Diagnostics infirmiers, résultats de soins infirmiers et interventions

Guides pour l'établissement des diagnostics infirmiers, des résultats de soins infirmiers et des interventions. Ils présentent une collecte des données ainsi que la CRSI/NOC et la CISI/NIC associées aux diagnostics infirmiers dont on traite dans le chapitre.

DIAGNOSTICS INFIRMIERS, RÉSULTATS DE SOINS INFIRMIERS ET INTERVENTIONS

Douleur

COLLECTE DES DONNÉES	*DIAGNOSTICS INFIRMIERS: DÉFINITION*	EXEMPLES DE RÉSULTATS DE SOINS INFIRMIERS [Nº CRSI/NOC]: *DÉFINITION*	INDICATEURS	INTERVENTIONS CHOISIES [Nº CISI/NIC]: *DÉFINITION*	EXEMPLES D'ACTIVITÉS CISI/NIC
Marie-Louise Audette, âgée de 75 ans, a fait une chute et s'est fracturé la hanche droite. Elle a subi hier une intervention chirurgicale visant à réduire la fracture. Elle évalue la douleur ressentie au siège de l'opération à 6 sur une	*Douleur aiguë: Expérience sensorielle et émotionnelle désagréable, associée à une lésion tissulaire réelle ou potentielle, ou décrite dans des termes évoquant une telle lésion (Association*	Contrôle de la douleur [1605]: *Actions personnelles mises en place afin de contrôler la douleur.*	Souvent démontrés: • Identifie les facteurs favorisants. • Utilise des analgésiques à bon escient. • Signale les symptômes à un profes-	Administration d'analgésiques [2210]: *Utilisation d'agents pharmacologiques pour réduire ou éliminer la douleur.*	• Déterminer la localisation de la douleur, ses caractéristiques, son type et son intensité avant d'administrer un médicament. • Conseiller à la personne de faire la demande de l'analgésique si besoin avant que la douleur ne devienne trop intense. • Assurer le bien-être de la personne, lui faire pratiquer des activités de relaxation, pour favoriser l'action de ... fausses de ... ses proches ... algésiques, ... opioïdes (par

Procédé

Description détaillée des techniques que l'étudiante devra utiliser auprès des personnes qu'elle soigne. Exposées selon la démarche systématique, les étapes des procédés sont accompagnées de justifications en caractères italiques de couleur.

PROCÉDÉ 48-1

Administration d'oxygène au moyen de lunettes nasales, d'un masque facial ou d'une tente faciale

Avant d'administrer de l'oxygène, vérifier: (a) quelle est l'ordonnance d'oxygène, notamment quel dispositif et quel débit ou concentration d'oxygène (en litres par minute) il faut utiliser; (b) la teneur en oxygène (PO_2) et en gaz carbonique ($PaCO_2$) du sang artériel de la personne (la PaO_2 se situe normalement entre 80 et 100 mm Hg, et la $PaCO_2$ entre 35 et 45 mm Hg); (c) si la personne souffre de BPCO.

Objectifs

Lunettes nasales

- Administrer de l'oxygène en concentration relativement faible, lorsqu'un apport minimal en oxygène est requis.
- Permettre l'administration continue d'oxygène pendant que la personne boit ou mange.

Masque facial

- Fournir un apport modéré d'oxygène; la concentration d'oxygène et la teneur en vapeur d'eau que fournit un masque facial sont plus élevées que celles de lunettes nasales.

Tente faciale

- Procurer une teneur en vapeur d'eau élevée.
- Administrer de l'oxygène lorsque la personne supporte mal un masque.
- Administrer de l'oxygène à un débit élevé lorsque le dispositif est relié à un système de type Venturi.

COLLECTE DES DONNÉES

Voir le procédé 34-11: Examen du thorax et des poumons, à la page 877.

Évaluez

- La couleur de la peau et des membranes: notez s'il y a lieu la présence de cyanose.
- La présence de signes cliniques d'intoxication par l'oxygène: irritation de la trachée, toux, dyspnée et réduction de la ventilation pulmonaire.

Déterminez

- Les signes vitaux, en particulier le pouls et la qualité de celui-ci, de même que la fréquence, le rythme et l'amplitude ... de gaz carbonique ... respiration ... de BPCO ... niquement ... piration ... le alors l'inspi- ... Si de l'oxygène ... l'hypoxémie ... s sanguins ... PaO_2) et en ... ue la saturation ... s artériels ... globulaire

Les âges de la vie

Particularités de l'application d'un procédé ou d'une activité de soins en fonction de l'âge de la personne soignée.

LES ÂGES DE LA VIE

Développement du système respiratoire

NOUVEAU-NÉS ET NOURRISSONS

- La fréquence respiratoire atteint sa valeur maximale chez les nouveau-nés, chez qui elle est très variable: elle se situe entre 40 et 80 respirations par minute.
- Chez les nourrissons, la fréquence respiratoire est en moyenne d'environ 30 respirations par minute.
- À cause de la structure de leur cage thoracique, les nourrissons pratiquent presque uniquement la respiration diaphragmatique, aussi appelée « respiration abdominale », car l'abdomen se soulève et s'abaisse à chaque respiration.

ENFANTS

- La fréquence respiratoire diminue graduellement, de sorte qu'elle est en moyenne d'environ 25 respirations par minute chez les enfants d'âge préscolaire, et de 12 à 18 respirations par minute à la fin de l'adolescence, ce qui est aussi la fréquence chez les adultes.
- Les infections du système respiratoire supérieur sont fréquentes chez les nouveau-nés, les nourrissons et les enfants. Le risque d'obstruction des voies aériennes par un corps étranger, comme une pièce de monnaie ou un petit jouet, est également élevé chez les nourrissons et les enfants d'âge préscolaire. La fibrose kystique du pancréas est une affection héréditaire touchant les poumons, qu'un mucus épais et tenace (qui ne s'écoule pas facilement) obstrue éventuellement. L'asthme est aussi une affection chronique qui apparaît souvent durant l'enfance. Chez un enfant asthmatique, divers stimuli, tels les allergènes, l'exercice et l'air froid, provoquent une réaction des voies aériennes, qui se contractent, deviennent œdémateuses et sécrètent une quantité excessive de mucus. La circulation de l'air s'en trouve ralentie, et la respiration de l'enfant peut devenir sifflante parce que l'air se déplace dans des voies rétrécies.

PERSONNES ÂGÉES

- Le risque d'affections respiratoires aiguës, comme la pneumonie, ou chroniques, comme l'emphysème pulmonaire et la bronchite chronique, est plus élevé chez les personnes âgées. Celles-ci sont aussi susceptibles de souffrir de bronchopneumopathie chronique obstructive (BPCO), surtout si elles ont été exposées à la fumée de cigarette ou à des polluants industriels pendant plusieurs années.
- La pneumonie ne présente pas nécessairement le symptôme habituel de la fièvre; elle présente plutôt des symptômes atypiques, tels la confusion, la faiblesse, un manque d'appétit et une augmentation des fréquences cardiaque et respiratoire.
- Les interventions de l'infirmière devraient viser à optimiser l'effort respiratoire et les échanges gazeux. Ainsi, l'infirmière devrait:
  - Inciter au bien-être et à la prévention des affections en insistant sur la nécessité de bien s'alimenter, de faire de l'exercice et de se faire vacciner, notamment contre la grippe (influenza) et la pneumonie.
  - Inciter la personne à ingérer une plus grande quantité de liquide, à moins que ce ne soit contre-indiqué en raison d'un autre problème de santé, comme une insuffisance cardiaque ou rénale.
  - Inviter la personne à adopter une posture appropriée et à changer fréquemment de position, ce qui facilite la dilatation des poumons, de même que le mouvement de l'air et des liquides.
  - Enseigner à la personne des exercices de respiration de manière à améliorer les échanges d'air (voir les encadrés *Enseignement* insérés dans le présent chapitre).
  - Espacer ou regrouper les activités de la personne de manière à ne pas l'épuiser.
  - Inciter la personne à prendre de petits repas, quitte à en prendre plus souvent, afin de réduire la distension gastrique, qui risque d'accroître la pression qui s'exerce sur le diaphragme.
  - Enseigner à la personne à éviter les températures très froides ou très chaudes, qui exigent un effort accru du système respiratoire.
  - Informer la personne de l'action et des effets secondaires des médicaments, y compris ceux qui sont administrés par inhalation, et des traitements.

pas stériles, il est recommandé d'appliquer une technique stérile à toute intervention d'aspiration, pour ne pas introduire d'agents pathogènes dans les voies respiratoires.

Il existe des cathéters d'aspiration à extrémité distale ouverte et des cathéters à extrémité distale biseautée (figure 48-31 ■). Les seconds irritent moins les tissus respiratoires, mais les premiers sont plus efficaces pour éliminer les bouchons de mucus épais. On utilise un cathéter d'aspiration buccale, ou dispositif de Yankauer, pour aspirer les sécrétions de la cavité buccale (figure 48-32 ■). La majorité des cathéters d'aspiration sont munis d'un orifice qui permet de régler l'aspiration et qui se trouve sur le côté. Le cathéter est relié à une tubulure, qui est elle-même reliée à un récipient collecteur et à une jauge de régulation d'aspiration (figure 48-33 ■).

L'aspiration oropharyngée ou nasopharyngée élimine les sécrétions des voies respiratoires supérieures. L'aspiration endotrachéale permet d'éliminer les sécrétions de la trachée et des bronches. L'infirmière doit décider à quel moment il est nécessaire de procéder à l'aspiration, en se fondant sur les signes de détresse respiratoire qu'émet la personne ou sur certaines indications démontrant que celle-ci est incapable de tousser et d'expectorer ses sécrétions. La dyspnée, des bruits respiratoires tels des crépitants rudes, un changement de la coloration de la peau (cyanose) ou une diminution de la SaO_2 (saturation du sang artériel en oxyhémoglobine) indiquent qu'il est nécessaire de procéder à une aspiration. À cet égard, l'infirmière doit faire preuve de jugement clinique, car l'aspi-

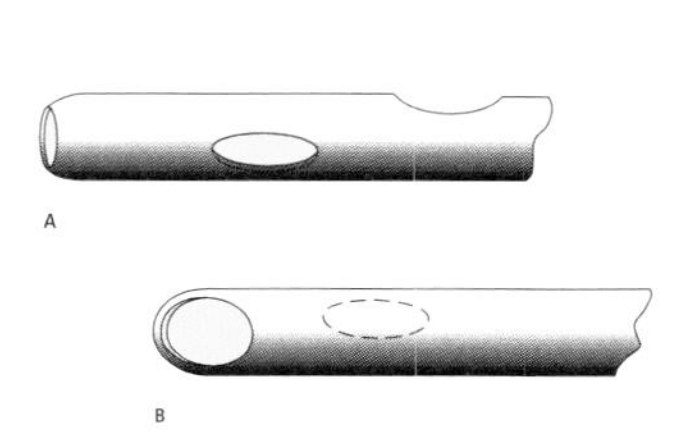

FIGURE 48-31 ■ Deux types de cathéters d'aspiration des sécrétions: *A*, cathéter à extrémité distale ouverte. *B*, cathéter à extrémité distale biseautée.

SOINS À DOMICILE

Soins relatifs à une trachéostomie

- Pour les trachéostomies ayant plus d'un mois, appliquer une simple technique propre pour les soins (Humphrey, 1998).
- Sensibiliser l'aidant naturel à l'importance d'une bonne technique de lavage des mains.
- Indiquer à l'aidant naturel qu'il est possible de rincer la canule interne à l'eau du robinet.
- Enseigner à l'aidant naturel le procédé relatif aux soins de la trachéostomie et l'observer pendant qu'il l'applique.
- Expliquer à l'aidant naturel les signes et les symptômes d'infection du siège de la trachéostomie ou des voies respiratoires inférieures.
- Fournir à la personne et à l'aidant naturel le nom et le numéro de téléphone de professionnels de la santé avec qui ils peuvent communiquer en tout temps en cas d'urgence ou s'ils ont besoin de conseils.

Soins à domicile

Modifications des procédés qui sont nécessaires lorsque la personne est soignée à domicile.

EXERCICES D'INTÉGRATION

M. Curry, un Afro-Canadien de 50 ans souffrant de diabète, a fait un infarctus il y a trois semaines. Il va bien et suit actuellement un programme de réadaptation cardiaque. Un régime alimentaire lui a été prescrit pour le diabète. Son traitement médicamenteux se limite à une aspirine par jour et à un antihypertenseur. À l'occasion d'un examen de routine, vous lui demandez comment il se sent et si ses médicaments lui conviennent. Avec réticence, il vous avoue qu'il a certains problèmes sexuels. Pour l'inciter à s'exprimer plus librement sur le sujet, vous manifestez de l'intérêt envers ses préoccupations en soulignant qu'il est tout à fait normal qu'il vous expose ses inquiétudes dans ce domaine. M. Curry déclare qu'il a de la difficulté à atteindre l'érection mais, surtout, qu'il craint d'avoir une autre crise cardiaque pendant l'acte sexuel.

- Selon vous, pourquoi M. Curry hésite-t-il à vous parler de ses problèmes sexuels ?
- Quels sont les facteurs qui déterminent la capacité de l'infirmière à analyser les inquiétudes sexuelles des personnes en leur présence ?
- Quel rapport existe-t-il entre la santé et la fonction sexuelle ?
- Quelle serait, selon vous, l'intervention la plus judicieuse à mettre en œuvre auprès de M. Curry ?

Voir l'appendice A : Exercices d'intégration – Pistes de réflexion.

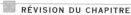

RÉVISION DU CHAPITRE

Concepts clés

- La sexualité joue un rôle important dans le développement de l'identité personnelle, des relations interpersonnelles, de l'intimité et de l'amour.
- Dans l'acception la plus large du terme, la sexualité touche toutes les dimensions de l'être et du comportement.

posséder des connaissances précises et complètes sur la sexualité ; cerner et accepter ses propres valeurs et comportements sexuels et ceux des autres ; et enfin, se sentir très à l'aise pour recueillir et transmettre l'information sur la sexualité.

Exercices d'intégration

Brève étude de cas suivie en général de cinq questions destinées à stimuler l'application de la pensée critique. Des pistes de réflexion se trouvent à l'appendice A.

Révision du chapitre

Concepts clés

Résumé du contenu du chapitre. L'étudiante peut lire ce résumé avant d'étudier le chapitre afin de prendre connaissance des concepts les plus importants. Elle peut également s'en servir pour faire une révision rapide après avoir étudié le chapitre.

RÉVISION DU CHAPITRE

Concepts clés

- Les accidents sont une cause importante de décès dans tous les groupes d'âge au Canada.
- L'infirmière doit bien connaître les caractéristiques d'un environnement sécuritaire, que ce soit pour une personne ou un groupe, qu'il s'agisse d'un établissement de soins, d'un domicile ou d'un lieu public.
- Le risque d'accident et de blessure involontaire est présent dans tous les groupes d'âge ; le risque varie selon l'âge et le stade de développement de la personne.
- L'infirmière doit évaluer les facteurs ayant une incidence sur la sécurité d'un individu : l'âge et le stade de développement, le mode de vie, la mobilité et l'état de santé, les fonctions sensorielles, le niveau de cognition, l'état psychosocial, la capacité de communiquer, le sens de la prudence et la sensibilisation à la sécurité ainsi que

instructions ; (g) demeurer disponible aussi longtemps que la situation n'est pas revenue à la normale.

- Les chutes sont une cause fréquente de blessure chez la personne âgée.
- La prévention des chutes est une préoccupation constante dans les établissements de soins.
- Les ridelles du lit ne protègent pas une personne contre les chutes. Au contraire, une personne qui tente de contourner ou d'enjamber une ridelle pour sortir de son lit court un plus grand risque de tomber.
- Les précautions à prendre en cas de crise convulsive sont des mesures de sécurité qu'applique l'infirmière pour protéger la personne contre les blessures.
- Le manque de surveillance et le rangement inadéquat des

Questions de révision

Ces questions à choix multiple aident l'étudiante à vérifier ses connaissances et à les approfondir. Les réponses ainsi que les justifications se trouvent à l'appendice B.

Questions de révision

1. Un incendie se déclare dans une chambre d'un établissement de soins. Que doit d'abord faire l'infirmière ?
   a) Composer le code d'urgence de l'établissement.
   b) Éloigner toute personne en danger.
   c) Lutter contre le feu.
   d) Fermer les portes et les fenêtres.
2. Quelle est la principale cause d'accident chez le jeune adulte et l'adulte d'âge moyen ?
   a) Les accidents de la route.
   b) La noyade et les armes à feu.
   c) Les chutes.
   d) Le suicide et l'homicide.
3. Une femme âgée est hospitalisée. Elle utilise un déambulateur dans ses déplacements. Comme elle prend des diurétiques, elle se lève souvent la nuit pour aller aux toilettes. Que doit faire l'infirmière pour assurer la sécurité de cette personne ?
   a) Laisser la lumière allumée dans les toilettes.
   b) Différer l'administration des diurétiques.
   c) Mettre une chaise d'aisances à sa disposition.
   d) Relever les ridelles de son lit.
4. Lequel des diagnostics infirmiers suivants de NANDA s'applique le plus au trottineur ?
   a) Le risque de suffocation.
   b) Le risque d'accident.
   c) Le risque d'intoxication.
   d) Le risque de syndrome d'immobilisation.
5. Un homme âgé de 75 ans a été hospitalisé à la suite d'un accident vasculaire cérébral. Il est incapable de se déplacer seul ; il est parfois désorienté et tente de sortir de son lit. Parmi les mesures de sécurité suivantes, quelle est la mieux adaptée à cette personne ?
   a) Immobiliser l'homme dans son lit.
   b) Demander à un proche de rester à son chevet.
   c) Évaluer son état toutes les 15 minutes.
   d) Installer un détecteur de mouvement qui signale ses tentatives de sortir du lit.

Voir l'appendice B : Réponses aux questions de révision.

Bibliographie

Chacun des chapitres propose des références pertinentes et à jour en anglais et en français permettant à l'étudiante de se documenter davantage sur un thème en particulier ou de connaître l'état de la recherche sur une pratique ou une affection.

BIBLIOGRAPHIE

En anglais

Ball, J., & Bindler, R. (2003). *Pediatric nursing : Caring for children.* (3rd ed.) Upper Saddle River NJ : Prentice Hall Health.

Bernardo, L. M. (2002). Emergency nurses' role in pediatric injury prevention. *Nursing Clinics of North America, 37*(1), 135–143.

Brenner, Z. R. (1999). Toward restraint-free care. *American Journal of Nursing, 98*(12), 16F–16I.

Capezuti, E., Talerico, K. A., Cochran, I., Becker, H., Strumpf, N., & Evans, L. (1999). Individualized interventions to prevent bed-related falls and reduce siderail use. *Journal of Gerontological Nursing, 25*(11), 26–34.

Centers for Medicare & Medicaid Services, Department of Health and Human Services. (2001). *Conditions of participation for hospitals : Patients' rights* (CMS-DHHS Publication No. 42CFR482.13). Retrieved March 31, 2003, from http ://www.access.gpo.gov/nara/cfr/waisidx_01/42cfr482_01.html

Cohen, S. M. (2001). Lead poisoning : A summary of treatment and prevention. *Pediatric Nursing, 27*(2), 125–130.

Dibartolo, V. (1998). 9 steps to effective restraint use. *RN, 61*(12), 23–24.

Dunn, K. S. (2001). The effect of physical restraints on fall rates in older adults who are institutionalized. *Journal of Gerontological Nursing, 27*(10), 41–48.

Gentleman, B., & Malozemoff, W. (2001). Falls and feelings : Description of a psychosocial group nursing intervention. *Journal of Gerontological Nursing, 27*(10), 35–39.

Grossman, D. C., Cummings, P., Koepsell, T. D., Marshall, J., D'Ambrosio, L., Thompson, R. S., et al. (2000). Firearm safety counseling in primary care pediatrics : A randomized, controlled trial. *Pediatrics, 106*(1), 22–26.

Hall-Long, B. A., Schell, K., & Corrigan, V. (2001). Youth safety education and injury prevention program. *Pediatric Nursing, 27*(2), 141–146.

Harrison, B., Booth, D., & Algase, D. (2001). Studying fall risk factors among nursing home residents who fell. *Journal of Gerontological Nursing, 27*(10), 26–34.

Heinzer, M. M. (2002). The walking wounded : The faces of domestic violence in the community. *Holistic Nursing Practice, 16*(3), vi–viii.

Heinzer, M. M., and Krumm, J. R. (2002). Barriers to screening for domestic violence in an emergency department. *Holistic Nursing Practice, 16*(3), 24–33.

Howard, P. K. (2001). Firearm safety and children : Access and attitudes. *Journal of Emergency Nursing, 27*(3), 272–275.

Howard, P. K. (2001). An overview of a few well-known national children's gun safety programs and ENA's newly developed program. *Journal of Emergency Nursing, 27*(5), 485–488.

Jackman, G. A., Farah, M. M., Kellermann, A. L., & Simon, H. K. (2001). Seeing is believing : What do boys do when they find a real gun ? *Pediatrics, 107*(6), 1247–1250.

Jech, A. O. (2001). Of human bondage. Alternatives to restraints help reduce risks to patients. *Nurse Week, 2*(6), 21–22.

Johnson, M., Maas, M., & Moorhead, S. (Eds.). (2000). *Nursing outcomes classification (NOC)* (2nd ed.). St. Louis, MO : Mosby.

Kimbell, S. (2001). Before the fall. Keeping your patient on his feet. *Nursing, 31*(8), 44–45.

Kobs, A. (1998). Questions and answers from the JCAHO. Restraints revisited. *Nursing Management, 29*(1), 17–18.

McCloskey, J. C., & Bulechek, G. M. (Eds.). (2000). *Nursing interventions classification (NIC)* (3rd ed.). St. Louis, MO : Mosby.

Melillo, K. D., & Futrell, M. (1998). Wandering and technological devices. Helping caregivers ensure the safety of confused older adults. *Journal of Gerontological Nursing, 24*(8), 32–38.

Morse, J. M. (2001). Preventing falls in the elderly. *Reflections on Nursing Leadership, 27*(1), 26–27.

NANDA International. (2003). *NANDA nursing diagnoses : Definitions and classification* 2003-2004. Philadelphia : Author.

Patrick, L., & Blodgett, A. (2001). Selecting patients for falls—prevention protocols. An evidence-based approach on a geriatric rehabilitation unit. *Journal of Gerontological Nursing, 27*(10), 19–25.

Patrick, L., Leber, M. Scrim, C., Gendron, I., & Eisenrr-Parsche, P. (1999). A standarized assessment and intervention protocol for managing risk for falls on a geriatric rehabilitation unit. *Journal of Gerontological Nursing, 25*(4), 40–47.

Rawsky, E. (1998). Review of literature on falls among the elderly. *Image : Journal of Nursing Scholarship, 30*(1), 47–52.

Resnick, B. (1999). Falls in a community of older adults : Putting research into practice. *Clinical Nursing Research, 8*(3), 251–266.

Rigler, S. K. (1999). Preventing falls in older adults. *Hospital Practice, 34,* 117–120.

Rubriques

CONSEILS PRATIQUES

CONSIDÉRATIONS CULTURELLES

DIAGNOSTICS INFIRMIERS, RÉSULTATS DE SOINS INFIRMIERS ET INTERVENTIONS

ENSEIGNEMENT

ENTREVUE D'ÉVALUATION

ÉVALUATION DU DÉVELOPPEMENT

ÉVALUATION POUR LES SOINS À DOMICILE

EXERCICES D'INTÉGRATION

LES ÂGES DE LA VIE

PLAN DE SOINS ET DE TRAITEMENTS INFIRMIERS

PROCÉDÉ

RÉSULTATS DE RECHERCHE

Schéma

Schéma du plan de soins et de traitements infirmiers

Soins à domicile

Table des matières

VOLUME 1

VOLUME 2

PARTIE 9

Composantes essentielles des soins cliniques...933

Chapitre 37
Hygiène

Chapitre 38
Examens paracliniques

Chapitre 41

PARTIE 10

10

Chapitre 42

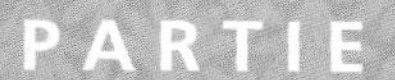

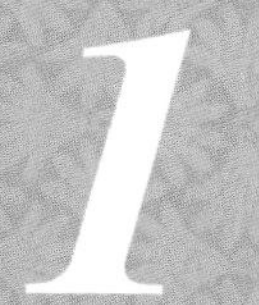

Nature des soins infirmiers

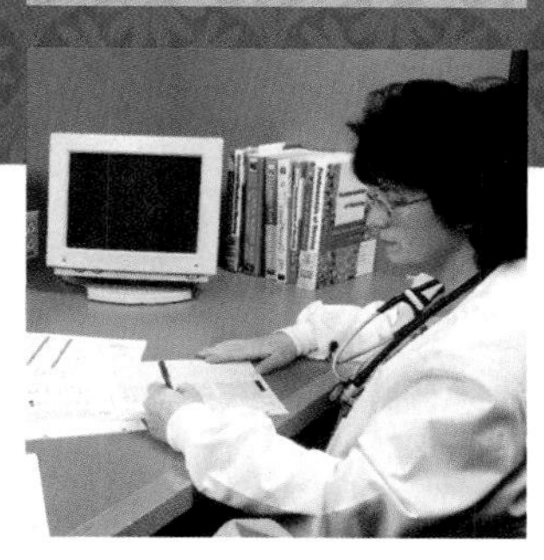

Tout au long de leur histoire édifiante, les soins infirmiers ont eu une incidence sur la vie des gens. Cependant, aujourd'hui plus que jamais, puisque la profession infirmière et le système de soins de santé dont elle fait partie intégrante connaissent des transformations rapides, les infirmières ont encore plus d'occasions d'améliorer le bien-être des personnes qu'elles prennent en charge. Aujourd'hui, en effet, les infirmières voient leurs rôles s'élargir, leur permettant de mettre davantage à profit leurs connaissances, leur leadership, leur énergie et leur expérience de la vie, d'assumer un plus grand nombre de responsabilités, de s'investir davantage dans les soins, mais aussi de retirer une plus grande satisfaction de leur travail. Quelle que soit son évolution, cependant, la profession infirmière reposera toujours sur le désir profond, ardent et inaltérable de prendre soin des autres.

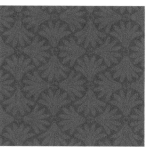

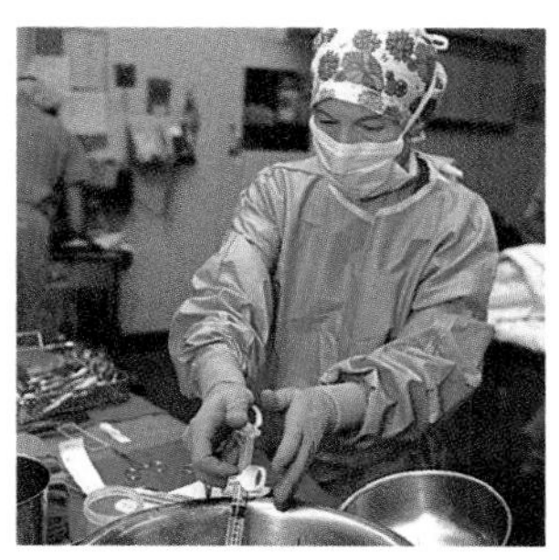

CHAPITRES

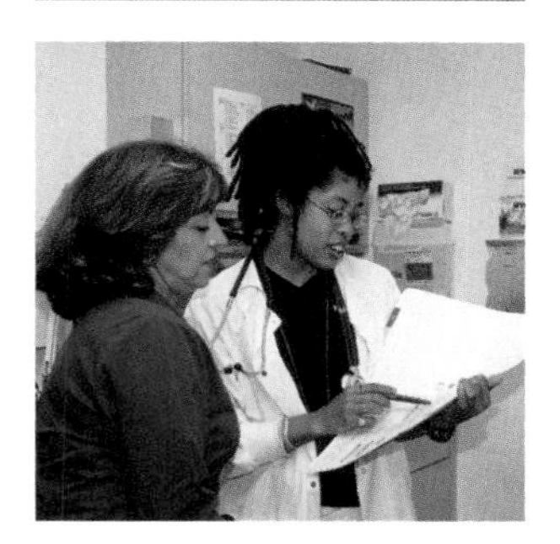

PARTIE 1 Nature des soins infirmiers

OBJECTIFS D'APPRENTISSAGE

Après avoir étudié ce chapitre, vous pourrez :

- Comprendre pourquoi il est important de connaître l'histoire des soins infirmiers.
- Énoncer les facteurs passés et actuels qui exercé une influence considérable sur l'évolution des soins infirmiers.
- Analyser l'influence des changements sociaux, politiques et économiques sur l'exercice de la profession infirmière.
- Décrire le cadre et les normes de la pratique infirmière.
- Examiner les rôles des infirmières dans la prestation de soins primaires.
- Analyser les objectifs de carrière élargis et les fonctions qui y sont rattachées.
- Examiner les critères d'une profession et la professionnalisation de la pratique infirmière.

CHAPITRE 1

LES SOINS INFIRMIERS D'HIER À AUJOURD'HUI

Adaptation française :
Chantal Saint-Pierre, inf., Ph.D.
Directrice, Département des sciences infirmières
Directrice, Module des sciences de la santé
Université du Québec en Outaouais

Les soins infirmiers ont évolué de manière semblable dans la plupart des pays occidentaux. L'industrialisation, l'urbanisation, les guerres mondiales, les cycles de dépression et d'essor économique ainsi que l'évolution de la condition de la femme ont changé les structures de la société et les relations sociales. Par ailleurs, les percées scientifiques et technologiques et les progrès réalisés en médecine ont fortement modifié les courbes de santé et de maladie des populations de tout l'Occident, avec cependant quelques variations, compte tenu du contexte local. La pratique infirmière a laissé son empreinte sur ces changements de la société, mais en a également subi l'influence. Un grand nombre de chercheurs en histoire des soins infirmiers ont tenté de mieux comprendre les relations entre les soins infirmiers et l'évolution des conditions sociales, politiques et économiques. La connaissance du passé et de l'évolution des soins infirmiers dans différents contextes et circonstances permet à l'infirmière de mieux comprendre la situation actuelle de sa

MOTS CLÉS

pratique et, tout particulièrement, les liens entre certains problèmes et la structure d'ensemble de la société. Par conséquent, l'histoire des soins infirmiers non seulement nous renseigne sur le passé, mais nous aide aussi à mieux interpréter la situation de la pratique infirmière d'aujourd'hui (Cohen, 2000 ; Collière, 1982 ; Kerr et MacPhail, 1996 ; Petitat, 1989 ; Ross-Kerr et Wood, 2003).

Dans le présent chapitre, nous tenterons de situer les soins infirmiers historiquement, c'est-à-dire en relation avec l'évolution des conditions sociales, politiques et économiques. Les premières auteures qui ont relaté l'histoire des soins infirmiers ont surtout exploré les questions liées à la professionnalisation, à l'enseignement et au leadership ou ont étudié la pratique infirmière en tant que composante de l'histoire de la médecine et des services de soins de santé. Depuis les années 1980, cependant, les historiennes de la profession ont commencé à situer l'histoire de la pratique infirmière dans un contexte social plus large. Leur démarche nous permet de mieux comprendre la complexité de la position de la pratique infirmière au sein de la société au regard du sexe, de la race, de l'ethnie et de la classe sociale, et de réaliser que cette évolution n'a pas été purement séquentielle. Les soins infirmiers ont aidé à définir la nature des services de soins de santé au Canada, mais on les comprendra davantage en examinant leur histoire par rapport à des questions sociales, économiques, politiques et culturelles plus vastes. Ce faisant, on explore plus en profondeur l'organisation sociale et les relations de pouvoir ainsi que les valeurs et les croyances au sujet des femmes et du travail, tout particulièrement au sujet des valeurs rattachées au travail des femmes, qui ont influé sur la position des infirmières et des soins infirmiers dans la société canadienne.

Évolution des contextes de la pratique infirmière au Canada

Dans la plupart des pays occidentaux, à la fin du XIXe siècle, la pratique infirmière a connu une transformation notable : elle est devenue un travail salarié. Au Canada, cependant, elle présentait une caractéristique distinctive : elle était issue, à ses débuts, de la tradition française des communautés religieuses et, plus tard, de la tradition anglaise laïque établie par Florence Nightingale (Allemang, 1995 ; Cohen, 2000 ; McPherson, 1996 ; Petitat, 1989 ; Ross-Kerr, 2003a, 2003b). Avant de devenir au Canada un travail salarié, la pratique infirmière était exercée principalement par des femmes au sein de leur famille et de leur collectivité, à l'exemple de Marie Rollet Hébert (Québec, 1617) et de Jeanne Mance (Montréal, 1642), ainsi que par des communautés religieuses (Les sœurs de la Charité de Montréal, communauté fondée par Marguerite D'Youville en 1736). Un premier groupe de religieuses européennes, les Augustines de la Miséricorde de Jésus, sont arrivées dans la région de Québec en 1639 (figure 1-1 ■) ; leur mission était de soigner le corps et l'âme des colons européens et des autochtones. Ces femmes, qui croyaient profondément en la charité chrétienne, prenaient soin des malades et des indigents. Elles ont fondé et dirigé des hôpitaux pour servir une population décimée par la guerre et les épidémies de maladies infectieuses, et exposée aux risques inhérents à la vie de pionnier. À mesure que les immigrants s'établissaient dans l'Est du Canada, les religieuses infirmières ont poursuivi leur mission en se dirigeant vers l'Ouest. Dans de nombreuses régions, des soins infirmiers compétents étaient les seuls soins dont disposait la population, et les infirmières pionnières qui les prodiguaient ont su prouver que leur pratique donnait de bons résultats (Ross-Kerr, 2003b).

Les premières villes et les premiers villages du Canada n'étaient pas dotés d'équipements sanitaires ni de réseaux d'égouts appropriés. Les épidémies de typhus, de grippe et de variole ont régulièrement décimé les populations autochtones et immigrantes. À la fin du XIXe siècle, certaines améliorations apportées à la santé publique (par exemple, protection des sources d'eau et de la nourriture contre la contamination) et l'élaboration de stratégies visant à

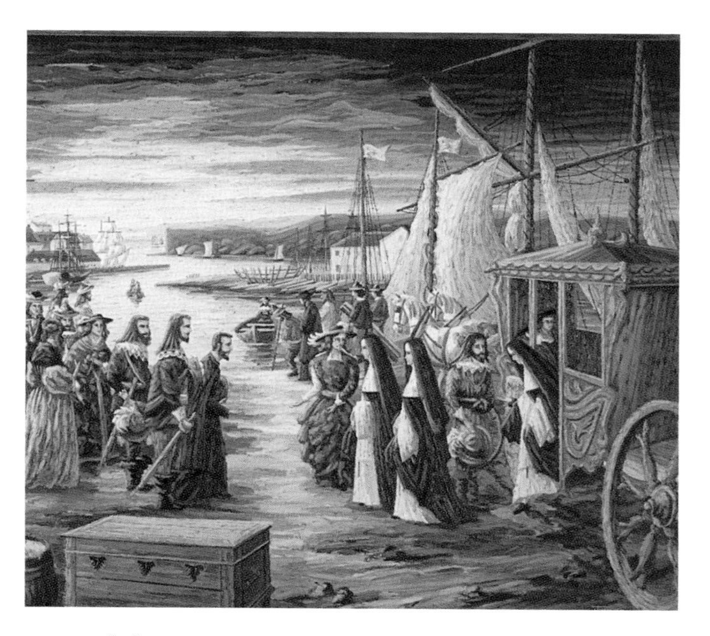

FIGURE 1-1 ■ Départ de Dieppe des Augustines de la Miséricorde de Jésus, en 1639. (Source : Musée des Augustines de l'Hôtel-Dieu de Québec.)

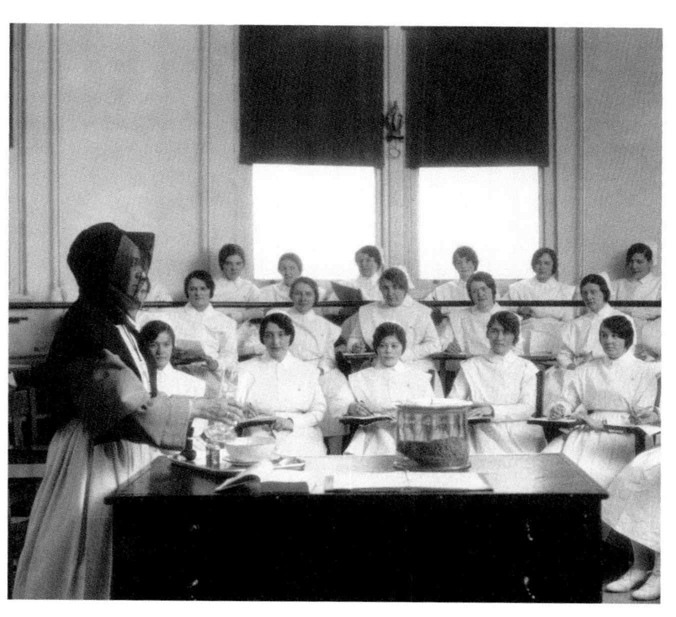

FIGURE 1-2 ■ Classe d'infirmières de l'Hôpital Notre-Dame dans les années 1920. (Source : Archives des Sœurs Grises de Montréal.)

contenir les épidémies ont contribué à allonger l'espérance de vie. Les infirmières expérimentées de l'époque ont joué un rôle crucial dans la mise en œuvre de ces stratégies, fondées sur la toute nouvelle théorie scientifique sur les germes, ainsi que dans la sensibilisation de la population aux dangers de la contamination. La première école d'infirmières du Canada a ouvert ses portes en 1874, à St. Catharines, en Ontario. Au Québec, l'Hôpital général de Montréal ouvrira la première école d'infirmières laïques en 1890 (Ross-Kerr, 2003c), puis, dès le début du XXe siècle, les hôpitaux Sainte-Justine et Notre-Dame de Montréal (figure 1-2 ■) et l'hôpital de Sherbrooke fondent à leur tour leurs écoles (Cohen, 2000). En l'espace de quelques années, près de 70 écoles voient le jour au Canada (Cohen, 2000), ce qui amène une augmentation considérable des effectifs. En effet, le nombre d'infirmières est passé de 463 en 1911 à 3 142 en 1921 et à 7 224 en 1951 (Cohen, 2000). Les toutes premières écoles d'infirmières suivaient le modèle de Florence Nightingale, selon lequel le rôle de l'infirmière était de soutenir le pouvoir de guérison de la nature. Le modèle de Nightingale était rigoureusement enraciné dans la pensée scientifique de l'époque, mais la pratique infirmière au Canada, comme dans les autres pays d'ailleurs, a également subi l'influence des idéaux religieux et culturels, faisant de la femme un être serviable et altruiste qui accomplissait son devoir et se dévouait aux autres (Blondeau, 2002). Les idéaux scientifiques de l'époque, tout comme l'idée particulière que l'on se faisait de la respectabilité de la femme, ont favorisé l'élargissement du rôle traditionnel de la soignante : auparavant exercé à la maison auprès des siens, ce rôle allait maintenant être exercé à l'hôpital auprès d'étrangers.

À la fin du XIXe siècle, la majeure partie des soins médicaux et infirmiers étaient administrés à domicile. Cependant, en raison du changement des conditions sociales (notamment la séparation des familles par la migration et l'urbanisation croissante) et de l'évolution de la pensée et de la pratique médicales, on a constaté qu'il était désormais nécessaire de centraliser les soins dans des hôpitaux. La formation des infirmières étant essentielle au développement de l'hôpital moderne en tant qu'établissement respectable pouvant assurer des traitements efficaces, tous les grands et les petits hôpitaux ont ouvert une école d'infirmières. Jusque dans les années 1940, le personnel de la plupart des hôpitaux était presque exclusivement constitué d'étudiantes en soins infirmiers. En fait, jusque dans les années 1970, les programmes de stages en milieu hospitalier représentaient encore la majeure partie de la formation des infirmières. Même si cette méthode d'apprentissage exploitait les futures infirmières, elle leur permettait aussi d'acquérir une culture de travail et une identité professionnelle collectives, souvent conformes à l'identité des établissements où elles suivaient leur formation (Goulet, 2002 ; Lambert, 1993 ; McPherson, 1996 ; Petitat, 1989 ; Ross-Kerr, 2003c).

Au cours des premières décennies du XXe siècle, certains événements ont transformé graduellement la perception de la société à l'égard des soins de santé. Jusque-là, on considérait généralement la santé comme une affaire privée et comme une responsabilité familiale ou individuelle, mais les épidémies récurrentes de maladies infectieuses qui décimaient les communautés, ont démontré que la maladie avait des conséquences néfastes non seulement sur l'individu, mais aussi sur la société. L'épidémie particulièrement dévastatrice de grippe espagnole de 1917 et 1918 a cruellement fait sentir le manque de coordination et d'efficacité des services sanitaires canadiens (Allemang, 1995). L'examen médical des recrues de l'armée avant la Première Guerre mondiale a également révélé le piètre état de santé de l'ensemble de la population, et il est devenu évident pour de nombreux réformateurs qu'il fallait désormais s'occuper de la santé publique en général. On a donc entrepris des réformes et apporté des améliorations à l'état de santé de la population, principalement au moyen de programmes de santé publique financés par les gouvernements fédéral et provinciaux. Dans le cadre de ces programmes, des infirmières dûment formées mettaient en pratique au sein des familles et des communautés les nouvelles théories scientifiques sur la santé, notamment en matière d'hygiène sociale et mentale. Dans les foyers et les écoles d'un bout à l'autre du pays, des infirmières hygiénistes enseignaient les règles d'hygiène, dépistaient les maladies et assuraient l'insertion des nouveaux immigrants. Dans les régions moins peuplées, des infirmières de district élargissaient leur pratique de manière à répondre aux besoins des populations qui n'avaient pas accès à d'autres services de santé. Dans les régions où les médecins ne voulaient ou ne pouvaient pas se rendre, les infirmières assumaient un rôle accru, ce qui confirme que le champ d'action de la pratique infirmière a toujours fait l'objet de changements et a toujours été tributaire de la structure de pouvoir des différents milieux de pratique (Storch, 2003).

La conduite des infirmières au cours de la Première Guerre mondiale, lors des crises survenues au Canada et à l'étranger, a consolidé leur position de membres importants et légitimes de toute équipe de soins (McPherson, 1996 ; Ross-Kerr, 2003b). La période entre les deux guerres mondiales a toutefois été très difficile pour beaucoup d'infirmières. À mesure que les hôpitaux devenaient un lieu privilégié de diagnostic et de traitement, le besoin de main-d'œuvre étudiante augmentait sans cesse, et il fallait assurer un flot constant d'étudiantes pour élargir rapidement les effectifs. Cette pratique a fini par entraîner un surplus de main-d'œuvre et le sous-emploi des infirmières diplômées, dont la majorité cherchaient à se placer dans les services privés, marché offrant de moins en moins de perspectives. Ces conditions ont porté préjudice à un grand nombre d'infirmières, et la crise économique des années 1930 a rendu leur vie encore plus difficile.

Lors de la Seconde Guerre mondiale, le surplus de main-d'œuvre infirmière s'est vite transformé en pénurie. D'une part, l'armée manquait d'infirmières ; d'autre part, les nouvelles découvertes dans le domaine des traitements médicaux ont ouvert les portes des hôpitaux à un plus grand nombre d'usagers, d'où une demande accrue d'infirmières spécialisées et compétentes. Au cours de cette période, le lien entre la pratique infirmière et la science s'est resserré, ce qui a aidé, en partie du moins, à distinguer le travail des infirmières de celui des auxiliaires, dont il fallait également augmenter le nombre pour combler la pénurie d'infirmières diplômées (McPherson, 1994). Cependant, le rapprochement avec la science ne s'est pas fait sans heurts. Durant les années 1930 et 1940, la revue *L'infirmière canadienne* publiait des articles présentant la pratique infirmière comme une profession fondée sur la connaissance, mais aussi des articles qui mettaient en garde l'infirmière scientifique contre le danger de perdre son principal attribut : sa féminité. Au même moment, la commission Weir faisait ressortir dans son rapport paru en 1932 la nécessité d'asseoir la profession infirmière sur des fondements scientifiques solides (Goulet, 1999 ; Ross-Kerr, 2003c).

Après la Seconde Guerre mondiale, l'hôpital s'est imposé comme le milieu thérapeutique de choix. Aujourd'hui, les centres hospitaliers accueillent environ 72 % de la main-d'œuvre infirmière (OIIQ, 2004a). Les nouveaux traitements médicamenteux et chirurgicaux ont modifié les courbes de santé et de maladie des populations tout en contribuant fortement à la définition de la nature et des cadres de la pratique infirmière. L'essor des connaissances et de la technologie a donné naissance à une main-d'œuvre infirmière de mieux en mieux formée, qui exerce tant à l'intérieur qu'à l'extérieur du milieu hospitalier. Graduellement, la santé et le bien-être de la population sont devenus un domaine de compétence fédérale et provinciale dans lequel les gouvernements se sont investis davantage (cette position gouvernementale est d'ailleurs précisée dans la *Loi sur l'assurance-maladie* de 1968). De ce fait, les Canadiens ont pris conscience que la présence d'infirmières qualifiées et dûment formées était essentielle pour compléter les services de soins de santé, comme le souligne sans équivoque le rapport, paru en 1964, de la Commission royale d'enquête sur les services de santé, présidée par Emmett M. Hall (Goulet, 1999 ; Ross-Kerr, 2003c. Le tableau 1-1 présente un aperçu des événements qui ont marqué la profession infirmière au Québec.

Thèmes historiques

L'histoire des soins infirmiers peut être abordée sous différents angles. Ainsi, on pourrait examiner plus particulièrement la question du sexe ou de la condition féminine, les problèmes de main-d'œuvre et de conditions de travail, la recherche d'un statut professionnel et le désir d'améliorer la formation, ou encore le leadership infirmier. Le regard que chaque auteur porte sur l'histoire des soins infirmiers reflète sa façon de choisir et d'interpréter les données historiques. Cette diversité de points de vue donne parfois naissance à des récits historiques en apparence contradictoires dont l'objectivité est discutable. En fait, aucun récit n'est réellement objectif. En effet, il faut tenir compte de plusieurs points de vue pour rendre compte de l'histoire infirmière dans son intégralité. Cohen (2000) propose une analyse qui gravite autour de l'identité sociale du genre. Elle divise son histoire des soins dans les hôpitaux du Québec en trois grandes périodes : « les balbutiements d'une profession de 1880 à 1920 ; la professionnalisation de 1920 à 1946 ; la distinction entre le travail et la profession de 1946 à nos jours » (Cohen, 2000, p. 14).

L'évolution du rôle et du statut de la femme dans la société a déterminé le type de femmes attirées par la profession d'infirmière et les raisons qui motivent ce choix. En effet, bien que les infirmières aient presque toujours été des femmes, la façon de valoriser la pratique en tant que travail féminin a changé avec le temps. L'image de l'infirmière moderne reflétait un certain idéal féminin à l'époque de la réforme de la profession à la fin du XIXe siècle. Cet idéal s'inspirait du rôle de la femme dans la famille de classe moyenne de l'Angleterre victorienne : l'infirmière moderne allait être l'épouse du médecin et la mère du patient, et sa fonction serait simplement le prolongement naturel du travail que la femme accomplissait chez elle. Cette façon de voir l'infirmière et les soins infirmiers est parfois mise de l'avant lorsqu'on veut expliquer pourquoi les infirmières ont été incapables de changer leur position subalterne dans les systèmes de soins de santé. Autrement dit, malgré l'évolution du rôle professionnel et les progrès du savoir infirmier, certaines idées tenaces demeurent quant à la féminité et aux sphères d'activité réservées à la femme.

TABLEAU 1-1 Aperçu des événements qui ont marqué la profession infirmière au Québec

Année	Événement
1639	Les religieuses hospitalières de Saint-Augustin fondent l'Hôtel-Dieu de Québec.
1642	Jeanne Mance arrive à Montréal.
1659	Arrivée des religieuses hospitalières de Saint-Joseph.
1760	Conquête par les Britanniques.
1820	Fondation du Montreal General Hospital (soins infirmiers prodigués par des laïques).
1890	Première école d'infirmières au Québec selon le modèle de Florence Nightingale, ouverte au Montreal General Hospital.
1917	Début des pourparlers avec la Canadian Association of Trained Nurses.
1919	Affiliation à la Canadian Association of Trained Nurses.
1920	Création (à Montréal) de l'Association des gardes-malades enregistrées de la province de Québec (ancêtre de l'Ordre des infirmières et infirmiers du Québec).
1925	Implantation de l'examen d'autorisation du droit d'exercice.
1928	Création (à Québec) de l'Association des gardes-malades catholiques licenciées (ancêtre de la Fédération des infirmières et infirmiers du Québec).
1943	Amendement de la loi de 1920; dissolution de l'AGMCL qui devient l'AICC, qui deviendra plus tard la Fédération des syndicats professionnels d'infirmières et d'infirmiers du Québec.
1946	Loi du permis d'exercice (première canadienne). L'AGMEPQ devient l'Association des infirmières de la province de Québec; création de l'Alliance des infirmières de Montréal (CSN).
1950	Le Québec compte 10 000 infirmières.
1960	Le Québec compte 17 000 infirmières.
1969	Entrée des hommes dans la profession.
1970	Le Québec compte 37 000 infirmières.
1973	Adoption du *Code des professions*.
1976	Adoption du *Code de déontologie*; création du comité d'inspection professionnelle et mise en place du comité de discipline.
	Sortie de l'Alliance de la CSN et création de la FIIQ (fusion de l'Alliance et de la FSPIIQ).
1983	Le Québec compte 52 000 infirmières et infirmiers.
1984	L'OIIQ se retire de l'Association des infirmières et infirmiers du Canada.
1993	Le Québec compte 66 000 infirmières et infirmiers.
2002	Adoption de la Loi C-33.
2004	66 955 infirmières et infirmiers sont inscrits au tableau de l'OIIQ; un membre sur cinq poursuit des études universitaires (20,6 %).

Certains historiens estiment que pour saisir toute la complexité de l'histoire des soins infirmiers, il faut comprendre que ceux-ci ont occupé une position sociale définie non seulement par le sexe, mais aussi par la classe sociale, la race et la culture. Par exemple, les infirmières canadiennes ont presque toujours été des femmes, mais elles n'étaient pas toutes accueillies à bras ouverts dans la profession. L'image de la féminité respectable à laquelle la pratique infirmière était associée était presque toujours celle d'une femme blanche, née au Canada (Ceci, 2003; McPherson, 1996). Les femmes de couleur qui étudiaient les soins infirmiers le faisaient principalement pour servir leurs propres communautés. Les infirmières étaient très majoritairement des subalternes dans les services de soins de santé, mais, si on compare leur statut à celui d'autres travailleuses, on peut dire qu'elles occupaient souvent une position privilégiée. Dans notre société, le pouvoir est intimement lié aux idéologies sur le sexe, la race et la classe sociale. On ne peut donc pas définir les infirmières seulement en fonction de leur race et de leur classe sociale. (Notons à ce propos qu'au Québec les hommes ont obtenu le droit d'exercer la profession en 1969, bien qu'une formation leur ait été accessible dès les années 1950 [Lalancette, 1993].)

Durant certaines périodes historiques, les infirmières ont défini des contextes sociaux, politiques et économiques qui ont parfois bénéficié mais parfois nui aux femmes. Les forces conflictuelles qui ont tissé l'histoire et les idéologies des soins infirmiers méritent qu'on continue de les étudier, non seulement pour approfondir notre connaissance du domaine, mais aussi pour mieux comprendre le rôle des soins infirmiers dans le monde.

Florence Nightingale (1820-1910)

Florence Nightingale est bien connue pour le rôle important qu'elle a joué dans le développement des soins infirmiers. Les améliorations qu'elle a apportées aux soins prodigués aux blessés de la guerre de Crimée, principalement en ce qui concerne la surveillance des malades pendant la nuit, lui ont valu le titre de « Lady with the Lamp ». Ses efforts de réforme des hôpitaux, de même que son travail d'élaboration et de mise en œuvre des politiques de santé publique, ont également fait d'elle une infirmière politique accomplie ; en fait, elle a été la toute première infirmière à exercer des pressions sur le gouvernement. Elle a aussi grandement contribué à la formation des infirmières – c'est probablement là sa plus grande réalisation. Par ailleurs, son ouvrage intitulé *Notes on Nursing : What It Is, and What It Is Not* lui confère le titre de première théoricienne scientifique des soins infirmiers (figure 1-3 ■).

Pour Nightingale, les infirmières devaient également participer à la promotion de la santé et aux programmes de santé publique, mais, à cette époque où l'on cherchait d'abord à développer la profession dans les hôpitaux, cet aspect des soins infirmiers n'a guère été exploité.

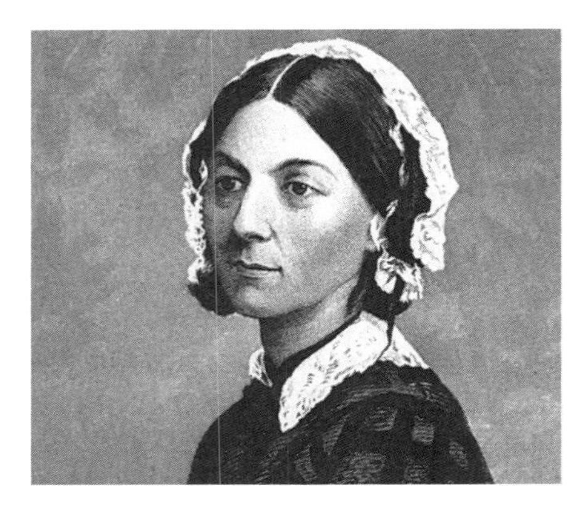

FIGURE 1-3 ■ Considérée comme la mère de la pratique infirmière moderne, Florence Nightingale (1820-1910) a joué un rôle important dans le développement de la formation en soins infirmiers, tout comme dans la pratique et la gestion de la profession. (Source : Betmann/Corbis.)

Pratique infirmière contemporaine

Pour dresser un portrait complet de la pratique infirmière contemporaine, il faut examiner certaines définitions des soins infirmiers, la structure du système de santé canadien, les objectifs de l'infirmière au sein de ce système, les lois qui régissent les soins de santé et l'exercice de la profession infirmière, ainsi que le cadre et les normes de pratique.

Définitions des soins infirmiers

Pour comprendre ce qu'est la pratique infirmière, on doit d'abord la définir. Bien qu'il existe plusieurs définitions, certaines ne rendent pas compte de l'ensemble complexe de connaissances et de compétences que nécessite l'exercice de cette profession. Le dictionnaire, par exemple, définit l'infirmière comme « une personne qualifiée qui assure la surveillance des malades, leur prodigue des soins et leur administre des médicaments [...] » (*Le Petit Robert*). La définition est suivie d'exemples utilisant presque exclusivement le mot « infirmière » au féminin. Or, de nos jours, beaucoup d'hommes choisissent de devenir infirmiers : ils représentent près de 9 % des membres de la profession au Québec et 4,75 % en moyenne dans l'ensemble du Canada (OIIQ, 2004a ; Ross-Kerr, 2003d). Les infirmières ne font pas que soigner les malades, elles s'occupent également de prévention et de promotion de la santé auprès de gens bien portants. Cette section présente quelques définitions des soins infirmiers (voir l'encadré 1-1). Le chapitre 3 propose d'autres définitions formulées par des théoriciennes des soins infirmiers.

Il y a plus de 100 ans, Florence Nightingale a écrit que les soins infirmiers consistaient « à utiliser l'environnement du patient pour l'aider à se rétablir » (Nightingale, 1860). Elle estimait que, pour la guérir, il fallait installer la personne malade dans un environnement propre, bien aéré et tranquille. Souvent considérée comme la première infirmière théoricienne, Nightingale a entre autres contribué à rehausser le statut des infirmières par le biais de la formation. Les étudiantes en soins infirmiers n'étaient plus des gouvernantes ignorantes, mais des soignantes dûment formées.

Virginia Henderson a été une des premières infirmières modernes à définir les soins infirmiers. En 1966, elle écrit :

> L'unique fonction de l'infirmière est d'aider la personne malade ou bien portante à accomplir les tâches reliées à la préservation ou au rétablissement de la santé (ou celles qui l'aident à mourir paisiblement), tâches dont elle pourrait s'acquitter sans aide si elle en avait la force, la volonté ou si elle possédait les connaissances nécessaires. L'infirmière doit exercer cette fonction de manière à aider la personne à redevenir autonome le plus rapidement possible. (Henderson, 1966, p. 3)

À l'instar de Nightingale, Henderson décrivait les soins infirmiers en relation avec la personne soignée et son environnement. Contrairement à Nightingale, cependant, Henderson considérait que l'infirmière avait un rôle à jouer à la fois auprès des malades et auprès des bien portants, qu'elle devait interagir avec la personne soignée même si le rétablissement n'était pas envisageable et qu'elle exerçait en même temps les rôles d'enseignante et de protectrice des droits de la personne.

Les associations professionnelles d'infirmières, qui ont le double mandat de protéger le public et de représenter la profes-

ENCADRÉ 1-1

Thèmes communs à la plupart des définitions des soins infirmiers

- Les soins infirmiers supposent qu'on prend soin de la personne.
- Les soins infirmiers sont un art.
- Les soins infirmiers sont une science.
- Les soins infirmiers sont centrés sur la personne soignée.
- Les soins infirmiers sont holistiques.
- Les soins infirmiers sont adaptatifs.
- Les soins infirmiers visent à promouvoir, à préserver et à rétablir la santé.
- Les soins infirmiers sont une profession d'aide.

sion et ses membres, ont elles aussi analysé les soins infirmiers et formulé leurs propres définitions. L'Ordre des infirmières et infirmiers du Québec donne la définition suivante des soins infirmiers (OIIQ, 2004b):

> Processus dynamique visant le maintien, le rétablissement ou l'amélioration de la santé, du bien-être et de la qualité de vie d'une personne (famille, groupe ou collectivité), la prévention de la maladie, des accidents ou des problèmes sociaux, et la réadaptation. Ce processus englobe l'évaluation et la surveillance de l'état de santé physique et mentale, la détermination et l'ajustement du plan thérapeutique infirmier, les activités liées aux soins et aux traitements infirmiers et médicaux ainsi que l'information, le conseil professionnel, l'enseignement, l'orientation et le soutien au client. Ces activités sont effectuées dans une relation de partenariat avec le client et dans le respect de ses capacités (p. 7).

Durant la seconde moitié du XXe siècle, un certain nombre d'infirmières théoriciennes ont formulé leurs propres définitions des soins infirmiers. Les définitions théoriques sont importantes parce qu'elles sont plus poussées que les définitions courantes, qui simplifient trop. Elles décrivent ce que devraient être les soins infirmiers et insistent sur le fait que l'environnement, les soins infirmiers, les personnes soignées et l'objectif visé, qui est la santé, sont interdépendants (Kérouac, Pepin, Ducharme et Major, 2003). (Voir les chapitres 5 et 26.)

L'essence des soins infirmiers réside dans la notion de *caring,* qui signifie beaucoup plus que «prendre soin» (Leininger, 1984). Il s'agit, en effet, d'une notion complexe qui définit plusieurs aspects des soins: affectif, cognitif et éthique. De plus en plus de recherches portent sur la signification de cette notion en soins infirmiers, car la profession infirmière, plus que toute autre profession, possède «cette particularité d'être responsable des soins que les patients reçoivent au sein du système de santé» (Miller, 1995, p. 29). On trouve plus de détails sur cette notion au chapitre 24; voir également les postulats de Watson sur le concept de caring, au chapitre 3.

Bénéficiaires des soins infirmiers

Les bénéficiaires des soins infirmiers sont parfois appelés *consommateurs*, *patients, clients* ou *usagers,* mais le terme que nous privilégions est *personne soignée*. Un **consommateur** est un individu, un groupe ou une communauté qui utilise un service ou un bien. Les personnes qui utilisent les produits ou les services du système de soins de santé sont des consommateurs de soins de santé.

Un **patient** est une personne qui attend ou reçoit un traitement médical et des soins. Le mot *patient* vient du mot latin *patientia* qui veut dire «souffrir». Auparavant, on appelait «patient» la personne qui recevait des soins de santé. Habituellement, un individu devient un patient quand il cherche à se faire traiter ou quand il doit subir une intervention chirurgicale. Certaines infirmières trouvent que le mot «patient» suppose l'acceptation passive des décisions et des soins des professionnels de la santé. En outre, comme on met aujourd'hui l'accent sur la promotion de la santé et sur la prévention de la maladie, un grand nombre de bénéficiaires de soins infirmiers ne peuvent être appelés des patients. Enfin, les infirmières ne font pas que soigner le patient, elles interagissent également avec la famille et les proches qu'elles soutiennent, informent et réconfortent.

Certaines infirmières préfèrent appeler les bénéficiaires de soins de santé des «clients». Un **client** est une personne qui reçoit les conseils ou les services d'une personne qualifiée. Dans cette acception, le client devient partenaire des soins, c'est-à-dire responsable de sa propre santé. Par conséquent, l'état de santé d'un client est la responsabilité commune de la personne et des professionnels de la santé. Dans le présent ouvrage, nous donnerons préférence au terme **personne soignée**.

Champs d'activité

Selon les lois en vigueur au Québec, l'infirmière peut donner des soins à quatre types de bénéficiaires: une personne, une famille, un groupe ou une communauté. On trouve aux chapitres 12, 22 et 23 des explications détaillées sur chacun de ces types de bénéficiaires ainsi que sur la collecte des données nécessaires dans chaque cas.

La pratique infirmière couvre quatre champs d'activité: la promotion de la santé et du mieux-être, la prévention de la maladie, le recouvrement de la santé et l'accompagnement du mourant (AIIC, 2000d). Dans le document intitulé *Perspectives de l'exercice de la profession d'infirmière* (1996, 2004b), l'OIIQ fournit les grandes lignes du rôle professionnel à partir de sept énoncés descriptifs: (1) partenariat infirmière-personne soignée; (2) promotion de la santé; (3) prévention de la maladie, des accidents et des problèmes sociaux; (4) processus thérapeutique; (5) réadaptation fonctionnelle; (6) qualité de vie; (7) engagement professionnel.

PARTENARIAT INFIRMIÈRE-PERSONNE SOIGNÉE

Cet énoncé descriptif est basé sur le postulat que chaque personne est responsable de sa santé. L'infirmière l'invite à mobiliser ses ressources personnelles et celles de son environnement dans un cadre de respect mutuel où l'on poursuit les mêmes buts.

La reconnaissance du caractère unique de chaque personne devient la pierre angulaire de ce partenariat. L'infirmière prodigue ses soins en vertu d'une démarche systématique qui permet d'élaborer le plan thérapeutique infirmier en fonction des besoins et des attentes de la personne soignée.

PROMOTION DE LA SANTÉ

En partant du principe que tout être humain aspire à la santé et au bien-être, chacun doit adopter des attitudes et des comportements qui rehaussent la qualité de vie et qui maximisent le potentiel personnel (Anspaugh *et al.*, 1991). Les infirmières doivent faire la promotion de la santé autant auprès de la personne malade que de la personne bien portante et, à cet égard, promouvoir des activités individuelles et communautaires qui *favorisent* des comportements de maintien de la santé (par exemple, mieux manger, faire de l'exercice régulièrement, éviter la consommation de drogues, de produits du tabac et l'abus d'alcool, prévenir les accidents et les blessures à la maison et au travail). La promotion de la santé doit se fonder sur les choix de la personne en fonction de ses attentes et de ses ressources, ainsi que des ressources que peut lui offrir son environnement (OIIQ, 2004b).

PRÉVENTION DE LA MALADIE, DES ACCIDENTS ET DES PROBLÈMES SOCIAUX

L'objectif de tout programme de prévention de la maladie est de *conserver* une santé optimale en évitant les facteurs de risque. Parmi les activités infirmières qui contribuent à prévenir la maladie, citons l'élaboration et la mise en œuvre de programmes de prévention des infections, des maladies, des accidents, des situations de crise et de la violence. Entre autres, l'infirmière doit élaborer des plans thérapeutiques infirmiers qui comportent des mesures préventives et des mécanismes de dépistage, de surveillance et de suivi; établir des paramètres de surveillance clinique des mesures de contention visant à protéger la personne soignée; et prendre des mesures diagnostiques à des fins de dépistage. Par exemple, elle procède à la vaccination, elle prodigue des soins prénataux et des soins au nourrisson, et elle cherche à prévenir les infections transmissibles sexuellement. Elle s'engage aussi parfois dans des activités qui visent à modifier les pratiques et les politiques susceptibles d'engendrer des problèmes sanitaires et sociaux, comme les programmes antitabac et les politiques sur l'énergie propre et la protection de l'environnement (OIIQ, 2004b).

PROCESSUS THÉRAPEUTIQUE

La personne soignée veut se rétablir et, pour ce faire, elle a besoin d'être soignée, traitée, renseignée, rassurée et réconfortée. Le processus thérapeutique englobe des activités allant de l'évaluation de l'état de santé à la liaison avec les différents services, professionnels et établissements concernés. Les activités de soins et de traitements qui visent le recouvrement de la santé sont les suivantes:

- Évaluation de l'état de santé et élaboration d'un plan thérapeutique infirmier en collaboration avec la personne soignée.
- Soins directs à la personne, conformément au plan thérapeutique infirmier.
- Coordination et mise en œuvre du plan thérapeutique infirmier.
- Enseignement.
- Accompagnement de la personne et de sa famille au cours des phases du deuil ou de l'acceptation d'une perte en les aidant à découvrir le sens de ces expériences.
- Transmission de renseignements sur les mesures, les examens cliniques et paracliniques prévus ainsi que sur les soins médicaux qui seront prodigués. Si le médecin l'autorise, l'infirmière peut effectuer des examens diagnostiques effractifs et peut s'engager dans des traitements médicaux, notamment l'ajustement des doses de médicaments. Ces interventions se font selon une ordonnance individuelle ou collective et selon le protocole en usage dans l'établissement.
- Transmission de renseignements sur les effets souhaitables et indésirables des médicaments administrés.
- Intervention dans des situations d'urgence, de crise ou de violence.
- Évaluation des effets des soins, des traitements et des médicaments dans une perspective d'ajustement du plan thérapeutique infirmier, si besoin est.
- Surveillance clinique de l'état de santé physique et mentale de la personne soignée et évaluation des effets des soins et des traitements afin d'ajuster le plan thérapeutique infirmier selon les besoins.
- Suivi de la grossesse, soins postnataux et pratique des accouchements.
- Suivi clinique des personnes atteintes d'une affection chronique complexe dans le cadre d'une démarche interdisciplinaire, en collaboration avec ces personnes; liaison avec les services, les professionnels ou les établissements concernés.
- Inscription dans les dossiers de tous les renseignements pertinents et mise à jour des dossiers pour assurer la continuité des soins et des traitements.

RÉADAPTATION FONCTIONNELLE

L'infirmière aide la personne dont les capacités sont limitées à trouver un nouvel équilibre, à concevoir une nouvelle image de soi et à s'adapter à son environnement. Pour ce faire, elle doit exploiter le potentiel de la personne, l'aider à recouvrer son autonomie et lui enseigner les moyens qui assureront sa sécurité et son bien-être. Elle doit accomplir ces tâches en collaboration avec les divers professionnels de l'équipe de soins. Ces tâches doivent figurer dans le plan d'intervention interdisciplinaire.

QUALITÉ DE VIE

L'infirmière doit aussi aider la personne à donner un sens à sa situation. La notion de qualité de vie doit tenir compte de la perspective de la personne soignée. Celle-ci, qui doit trouver par elle-même un sens à sa maladie ou à son accident, doit sentir qu'elle est accompagnée et bien soignée, qu'on respecte ses valeurs et qu'on protège ses droits. Il incombe à l'infirmière de communiquer ces droits à la personne et de s'assurer qu'ils sont respectés. Elle doit aussi expliquer à la personne comment elle peut avoir accès à son dossier, si elle le désire.

ENGAGEMENT PROFESSIONNEL

L'infirmière est tenue d'appuyer sa pratique sur de solides connaissances scientifiques mises continuellement à jour, de s'engager envers sa profession et d'être solidaire des autres infirmières. Tout en étant consciente de son identité professionnelle, elle reconnaît l'importance de l'interdisciplinarité.

Milieux de pratique

Dans le passé, la plupart des infirmières travaillaient dans les centres hospitaliers de soins actifs (soins de courte durée). En 2004, environ 69 % y travaillent encore, mais de plus en plus d'infirmières travaillent également dans d'autres types d'établissements du réseau de la santé et des services sociaux: 13,9 % dans des centres d'hébergement et de soins de longue durée; 11,7 % dans les centres locaux de services communautaires; 3,2 % dans des centres hospitaliers psychiatriques; 0,9 % dans des centres de réadaptation (OIIQ, 2004a). La figure 1-4 ■ illustre différents milieux de pratique infirmière.

Le degré d'autonomie et de responsabilité que l'infirmière doit assumer dépend du milieu où elle travaille. Elle aura notamment comme tâches de donner des soins directs, d'enseigner et de réconforter, de devenir porte-parole et agent de changement ou d'aider à l'élaboration des politiques de santé qui ont des répercussions sur les usagers des services communautaires et des centres hospitaliers. Pour plus de détails sur les modèles de prestation de soins infirmiers, voir le chapitre 3.

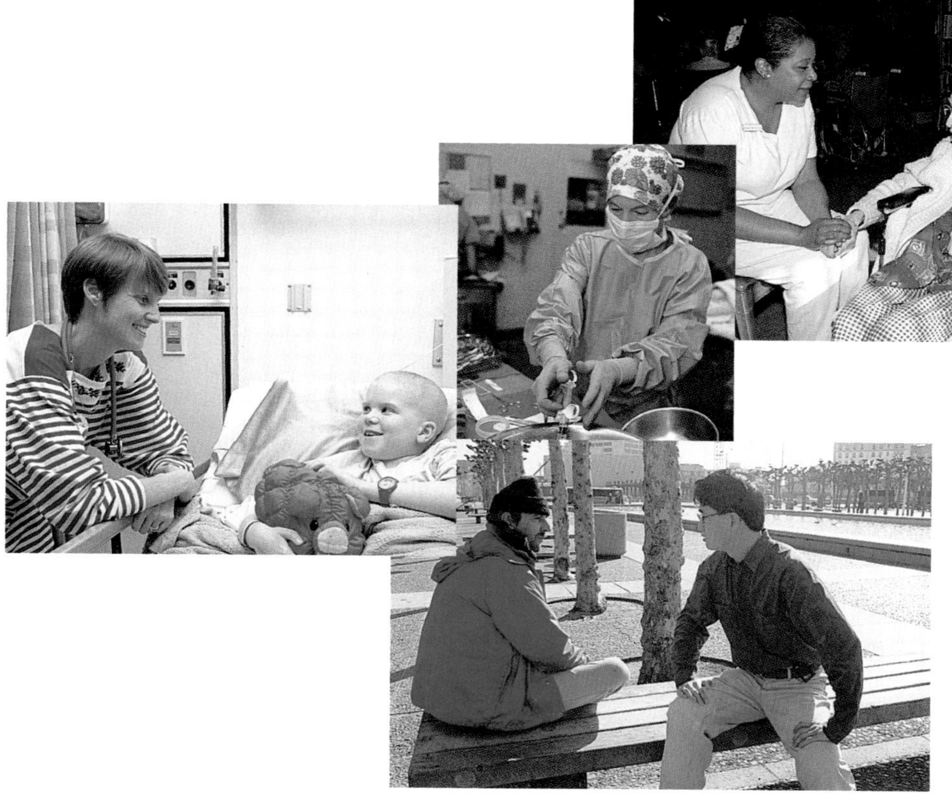

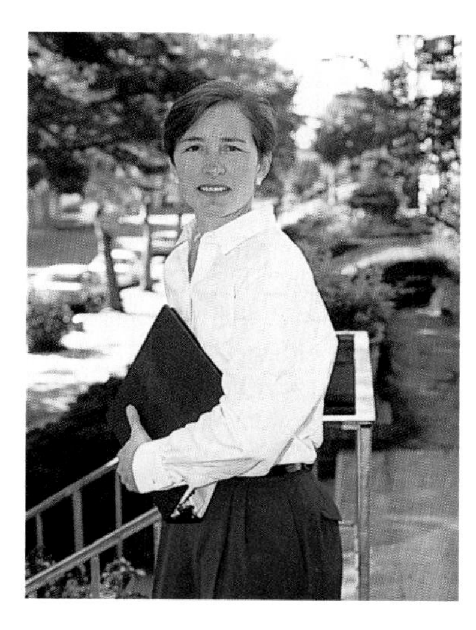

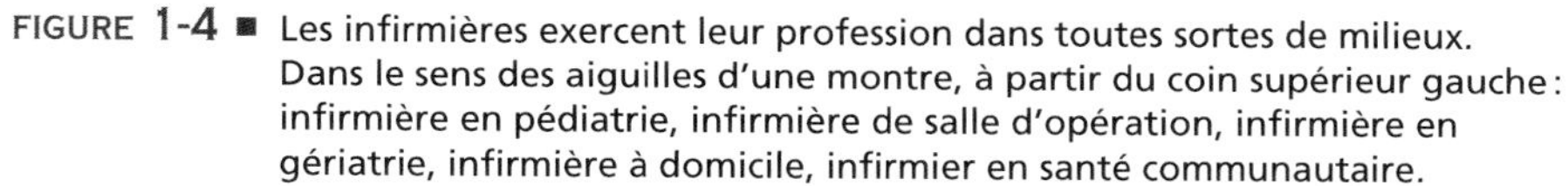

FIGURE 1-4 ■ Les infirmières exercent leur profession dans toutes sortes de milieux. Dans le sens des aiguilles d'une montre, à partir du coin supérieur gauche : infirmière en pédiatrie, infirmière de salle d'opération, infirmière en gériatrie, infirmière à domicile, infirmier en santé communautaire.

Les regroupements professionnels, comme l'Ordre des infirmières et infirmiers du Québec (OIIQ) et l'Association des infirmières et infirmiers du Canada (AIIC), maintiennent que la santé d'un individu influe sur sa qualité de vie. La santé dépend non seulement du système de soins de santé, mais aussi de l'état physiologique de la personne, de son choix de mode de vie et de son environnement. En tenant compte de ces facteurs, l'AIIC (2000a) préconise l'utilisation d'un cadre qui oriente le système de soins de santé du Canada et qui est régi par les *conditions* de soins énoncées dans la *Loi canadienne sur la santé* (AIIC, 2000b) et les *principes* des soins intégrés (AIIC, 2000c).

La *Loi canadienne sur la santé* (1984) stipule les conditions ou les normes nationales que le régime d'assurance maladie de la province ou du territoire doit respecter pour recevoir des contributions pécuniaires du gouvernement fédéral. Les cinq conditions stipulées dans cette loi sont la gestion publique, l'accessibilité, l'intégralité, l'universalité et la transférabilité. L'AIIC croit que ces conditions sont essentielles au système de soins de santé du Canada (AIIC, 2000b ; Commission sur l'avenir des soins de santé au Canada, 2002).

1. La *gestion publique* signifie que les régimes d'assurance maladie offerts par les gouvernements fédéral, provinciaux et territoriaux doivent être des régimes sans but lucratif, gérés par des pouvoirs publics désignés par le gouvernement.
2. L'*accessibilité* signifie que le système de soins de santé doit s'assurer que les Canadiens ont un accès raisonnable aux services de santé essentiels, sans barrière financière susceptible d'entraver cet accès (tels les tickets modérateurs).
3. L'*intégralité* signifie que les lois sur les régimes d'assurance santé des gouvernements fédéral, provinciaux et territoriaux doivent prévoir la couverture intégrale de la gamme complète de services de santé pour tous les Canadiens, soit la promotion de la santé, la prévention de la maladie et de l'invalidité, le traitement de la maladie et de l'invalidité, le rétablissement, la réadaptation et le soutien.
4. L'*universalité* signifie que tous les Canadiens ont droit aux services de santé essentiels, sans égard à leur sexe, à leur culture, à leur revenu, à leur langue, à leur niveau de scolarité, à leur état matrimonial ou à leur âge.
5. La *transférabilité* signifie que les Canadiens ont droit à une couverture égale où qu'ils se trouvent au Canada.

Soins de santé primaires

Les soins primaires sont des soins essentiels (promotion, prévention, traitement, réadaptation et soutien) axés sur la prévention de la maladie et sur la promotion de la santé. Ce concept englobe à la fois la philosophie qui régit les soins de santé et la démarche qui sous-tend la prestation des services de santé. L'Organisation mondiale de la santé et les autorités sanitaires du Canada misent sur les soins primaires pour assurer la santé de la société. Les bénéficiaires des soins de santé primaires peuvent être des individus, des familles, des groupes, des communautés et des populations (AIIC, 2000b, 2002a, 2003 ; OMS, 1978).

Les principes des soins primaires sont l'accessibilité, la participation publique, la promotion de la santé, les compétences et les technologies appropriées ainsi que la collaboration intersectorielle. L'*accessibilité* signifie que les soins de santé essentiels sont accessibles à tous les citoyens d'une manière acceptable et abordable, quelle que soit la situation géographique. La *participation publique* signifie que les personnes soignées doivent être encouragées à participer aux prises de décision concernant leur santé. La *promotion de la santé* signifie que le système de soins de santé doit mettre davantage l'accent sur la conservation de la santé des personnes bien portantes que sur le traitement des personnes en période de maladie. Le principe de *compétences* et de *technologies appropriées* signifie que les technologies et les modes de soins doivent être adaptés de façon à correspondre au développement social, économique et culturel de la communauté. La *collaboration intersectorielle* signifie que les activités relatives à la santé doivent aller de pair avec des mesures visant à améliorer le développement social et économique (éducation, services sociaux, environnement, etc.) (AIIC, 2002b).

La *Loi canadienne sur la santé* et les principes des soins primaires forment ensemble un cadre complet qui donne une orientation à la prestation des soins de santé et au développement futur du système canadien des soins. Les conditions énoncées dans la loi et les principes des soins concordent avec la perspective de l'AIIC quant à la pratique infirmière. Par conséquent, toutes les infirmières jouent un rôle vital dans la mise en œuvre des conditions stipulées par la *Loi canadienne sur la santé* et des principes des soins primaires (AIIC, 2000a, 2000b, 2002c ; OMS, 1978).

Au Québec, deux grandes orientations ont guidé l'élaboration des *Perspectives de l'exercice de la profession d'infirmière* (OIIQ, 1996, 2004b). Citons d'abord la politique qui régit les soins de santé au Québec, qui est centrée sur les résultats obtenus chez la personne soignée, et la démarche de soins primaires préconisée par l'AIIC, qui met l'accent sur le partenariat avec la personne soignée et sa participation à ses soins. Par ailleurs, la pratique professionnelle existante, les orientations du système de santé et les tendances émergentes en matière d'évaluation ont servi de fondement à l'élaboration de nouvelles perspectives. Le champ d'exercice de la profession a été actualisé à la suite de l'adoption, en juin 2002, de la *Loi modifiant le Code des professions et d'autres dispositions législatives dans le domaine de la santé* (L.Q. 2002, c. 33). Au même moment, 14 activités professionnelles réservées aux infirmières ont été ajoutées au texte de la *Loi sur les infirmières et les infirmiers* (L.R.Q., c. I-8, art. 36). Cette nouvelle loi prévoit aussi que certaines infirmières possédant des compétences spécifiques pourront s'engager dans cinq activités antérieurement réservées aux médecins (art. 36.1) (OIIQ, 2003a, 2003b, 2004b).

SOINS PRIMAIRES ET SOINS INFIRMIERS INTÉGRAUX

Les soins primaires ne sont pas synonymes de « soins infirmiers intégraux ». Les soins primaires représentent les soins généraux offerts à la population en cas de maladie ou de problème de santé particulier, soit le diagnostic médical, le traitement qui s'impose et le suivi nécessaire. Les soins infirmiers intégraux concernent quant à eux un système de prestation de soins infirmiers, dans lequel l'infirmière doit planifier les soins qui seront donnés à la personne 24 heures sur 24. Les deux concepts sont axés sur la maladie (AIIC, 2000b).

Rôles de l'infirmière

Le but des soins infirmiers est d'améliorer la santé au moyen de partenariats conclus avec les personnes soignées, les autres soignants, les organismes communautaires apparentés et le gouvernement. Comme nous l'avons mentionné plus haut, l'infirmière doit assumer de nombreux rôles dans l'exercice de ses fonctions, dont celui de soignante, d'enseignante, de gestionnaire, de consultante, de conseillère et de chercheuse. Les principes des soins primaires, énoncés plus haut, s'appliquent aux infirmières dans chacun de ces rôles (AIIC, 2000b, 2002b ; OIIQ, 2004b).

Pour s'assurer que les Canadiens ont un *accès raisonnable* aux services de santé essentiels, les infirmières facilitent l'accessibilité : (1) en accueillant les personnes à leur entrée dans le système de santé ; (2) en prodiguant des soins infirmiers et en administrant les traitements recommandés ; (3) en incitant les personnes à utiliser toutes les ressources disponibles en matière de santé ; (4) en fournissant des renseignements en matière de santé à toute personne qui en a besoin (AIIC, 2000b, 2000c).

Pour inciter la communauté à participer à la planification des soins et à la prise de décision concernant la santé, l'infirmière : (1) s'assure que la personne soignée participe aux décisions concernant sa santé ; (2) l'encourage à agir dans l'intérêt de sa santé ; (3) l'aide à déterminer ses besoins en matière de soins de santé ; (4) l'incite à planifier, à utiliser et à évaluer les services de soins de santé dont elle a besoin ; (5) participe à l'élaboration de méthodes de développement communautaire et les applique dans le cadre de son travail (AIIC, 1995).

Santé publique

En faisant la promotion d'un système de soins axé sur le maintien de la santé, les infirmières peuvent assumer un rôle de leadership dans les activités de promotion de la santé et prendre des initiatives en matière d'éducation sanitaire et d'autres activités qui aident et incitent les personnes à atteindre le meilleur état de santé possible (OIIQ, 1996, 2003a, 2003b, 2004b).

Pour promouvoir la santé, il faut avoir la volonté de réduire les inégalités, d'étendre la portée des mesures de prévention et d'aider les gens à s'adapter à leurs conditions de vie. Pour ce faire, les infirmières doivent s'appuyer sur la participation de la population, renforcer les services de santé communautaire et coordonner les politiques de santé publique. Elles doivent aussi créer des environnements propices à la santé qui favorisent les activités d'autosoins. Enfin, elles doivent s'aider les unes les autres à résoudre et à gérer les problèmes de santé publique (AIIC, 2000a).

L'état de santé de la personne est déterminé par plusieurs facteurs, notamment les normes sociales, les valeurs culturelles, les conditions et les politiques économiques et environnementales, mais aussi par ses habitudes de vie (alimentation et exercice, sécurité, usage de tabac, d'alcool et de drogues, etc.)

(Comité consultatif fédéral-provincial-territorial sur la santé de la population, 1999). L'AIIC estime qu'il est essentiel de tenir compte de ces facteurs lors de l'élaboration de toute stratégie de promotion de la santé qui se veut efficace. Les stratégies visant à promouvoir la santé doivent avoir une très large portée ; on doit également commencer à les appliquer dès le plus jeune âge et les poursuivre toute la vie durant. L'AIIC appuie le concept selon lequel les stratégies de promotion de la santé doivent être mises en œuvre en collaboration avec divers organismes, dont les organismes sanitaires, éducatifs et sociaux, pour répondre aux besoins des individus, des familles et des communautés. Selon l'AIIC, c'est en insistant sur la promotion de la santé qu'on peut renforcer et enrichir le système de soins (AIIC, 2003).

Les infirmières doivent participer à toute initiative de promotion de la santé en donnant l'exemple et en adoptant elles-mêmes un mode de vie sain, en incitant la personne malade ou bien-portante, les divers groupes et toute la communauté à s'engager dans des activités d'autosoin leur permettant d'atteindre le meilleur état de santé possible, et en favorisant ce genre d'activités. Les programmes d'études en soins infirmiers et en sciences infirmières doivent mettre en valeur ce rôle de leadership et fournir aux futures infirmières la possibilité d'acquérir des compétences dans ce sens (AIIC, 2003).

Pour que les *technologies* et les *modes de soins* soient basés sur des besoins en matière de santé qui concordent avec le développement social, économique et culturel de la communauté, les infirmières doivent : (1) prodiguer des soins efficaces, basés sur les besoins de la personne, sur la recherche et sur des résultats escomptés mesurables ; (2) participer avec les autres professionnels de la santé à l'élaboration et à la mise en œuvre de méthodes de soins efficaces, et à l'évaluation de nouvelles technologies et de modèles de soins adaptés mais rentables (AIIC, 2002b).

En collaboration avec les personnes soignées, les autres infirmières, les professionnels des autres secteurs et les gouvernements, les infirmières coordonnent les soins prodigués en intégrant les services de santé chaque fois que cela est possible. En partenariat avec les personnes soignées, elles élaborent constamment des politiques en matière de santé publique en partant du principe que la santé est un droit universel. Elles continueront de travailler avec les personnes soignées et avec les autres professionnels des soins pour mettre en œuvre les principes dont il a été question plus haut. L'AIIC appuie les infirmières qui s'engagent dans cette voie et suit de près les progrès des soins primaires au Canada (AIIC, 2002b).

Lois sur la pratique infirmière

Les lois sur la pratique infirmière, c'est-à-dire les actes juridiques sur l'exercice professionnel des soins infirmiers, régissent les soins infirmiers prodigués au Canada. Chaque province et territoire a sa propre loi. Même si ces lois diffèrent d'une région à l'autre, elles ont toutes un but commun : protéger le public.

Les règlements constituent l'un des moyens de protéger le public ; c'est en fait leur but premier (OIIQ, 2004b). On peut réglementer une profession de deux façons : soit par l'intermédiaire du gouvernement, soit par l'intermédiaire de la profession elle-même. Dans toutes les provinces du Canada, sauf l'Ontario qui possède un organe de réglementation distinct, les organisations professionnelles s'autoréglementent. L'autoréglementation signifie que les gouvernements des provinces et des territoires délèguent aux organisations professionnelles, par la loi, « le pouvoir de réglementer les activités de leurs pairs ». L'autoréglementation est un privilège que les gouvernements octroient aux organisations professionnelles.

La réglementation du titre est une des façons de réglementer la pratique infirmière canadienne. « L'emploi du titre d'*infirmière* est protégé par la loi. Seuls les individus autorisés par un organe de réglementation peuvent utiliser ce titre. » (AIIC, 2001a)

Les organes de réglementation des soins infirmiers, soit le Conseil international des infirmières (CII), l'AIIC et les organisations professionnelles provinciales et territoriales, dont l'OIIQ pour la province de Québec, sont appelés à travailler ensemble pour élaborer des cadres qui permettent de réglementer les différents aspects de la profession, par exemple les normes de pratique, le cadre des fonctions et l'acquisition constante de nouvelles compétences. Les *normes de pratique* « reflètent les valeurs de la profession infirmière, clarifient les attentes de la profession envers ses membres, définissent les attentes de la population et des employeurs, et indiquent le seuil en deçà duquel une pratique est inacceptable » (AIIC, 2002c, p. 6). Le *cadre des fonctions* décrit les tâches pour lesquelles les infirmières sont formées et qu'elles ont le droit de pratiquer. Les tâches que les infirmières peuvent accomplir et auxquelles elles ont été préparées ont toujours évolué en fonction des besoins changeants du public. Depuis peu, « la profession s'oriente vers un cadre de pratique élargi et accorde une plus grande priorité aux normes de pratique » (AIIC, 2002c, p. 6). Les organisations professionnelles conçoivent des programmes d'*acquisition de nouvelles compétences* « pour préconiser les pratiques infirmières sûres, éthiques et compétentes et pour s'assurer que les infirmières ont la possibilité de poursuivre leur développement professionnel au cours de leur carrière » (p. 7).

Certaines différences dans la réglementation de la profession sont liées aux particularités des lois des provinces ou des territoires. D'autres professions de la santé, par exemple celle d'infirmière auxiliaire, sont réglementées selon d'autres lois. Le système de soins de santé emploie également des travailleurs dont les activités ne sont pas réglementées.

Normes régissant la pratique infirmière

Les normes de pratique sont obligatoires pour toute profession autoréglementée. L'objectif global des normes de pratique infirmière, qui sont fondées sur les valeurs de la profession, est de fournir des lignes directrices qui définissent la qualité des soins infirmiers donnés aux personnes.

Puisque la profession infirmière est la profession du secteur de la santé qui compte le plus grand nombre de membres et que l'infirmière prodigue des soins à des personnes, des familles, des groupes, des communautés et des populations dans toutes sortes de contextes, les normes sont d'une importance capitale, du fait qu'elles guident l'exercice de la profession.

Conformément à la loi, les organismes de réglementation des provinces et des territoires sont tenus d'établir des normes sur l'exercice de la profession et la conduite professionnelle, et de s'assurer qu'elles sont suivies. Par exemple, au Québec, les *Perspectives de l'exercice de la profession d'infirmière* (OIIQ,1996, 2004b) tiennent lieu de normes.

Principales fonctions de l'infirmière

Dans le système de soins, les infirmières doivent assumer un certain nombre de rôles. Selon Dallaire (2002), les principales fonctions de l'infirmière sont de soigner, d'éduquer, de collaborer, de coordonner et de superviser. En général, ces fonctions sont exercées en même temps. Par exemple, il arrive souvent que l'infirmière fournisse un enseignement en même temps qu'elle donne des soins. Les rôles à assumer dans une situation donnée dépendent du processus thérapeutique en cours (OIIQ, 2004a). En exerçant sa principale fonction, qui est de soigner, l'infirmière vise à faciliter les transitions ou l'adaptation (Roy et Andrews, 1999), à promouvoir la santé (Gottlieb et Ezer, 2001 ; Pender *et al.*, 2002), à favoriser l'autonomie (Henderson, 1991), à rétablir ou à enseigner les capacités d'autosoins (Orem *et al.*, 2003) et à améliorer la qualité de vie (OIIQ, 2004b).

Soignante

Le rôle de soignante est central et traditionnel (Collière, 1982). Les activités infirmières associées à cette fonction importante sont nombreuses : être avec, remplacer, se substituer à, faire à la place de, soutenir (Dallaire, 2002). Des classifications internationales des interventions de soins infirmiers sont actuellement en processus de validation, soit la Classification des interventions de soins infirmiers (McCloskey et Bulechek, 2000) et la Classification internationale de la pratique des soins infirmiers (ICNP), établie par le Conseil international des infirmières. Ces soins, dits d'« entretien de la vie », pour reprendre l'expression de Dallaire (2002), « comptent pour beaucoup dans la vie des personnes qui vivent des situations qui leur étaient jusqu'alors inconnues et auxquelles elles doivent être initiées afin d'être capables d'autosoins » (p. 83). Dans sa fonction de soignante, l'infirmière collabore avec la personne elle-même, avec ses proches et avec d'autres professionnels. Pour l'exercer, trois conditions essentielles doivent être réunies : le temps, la continuité et le jugement clinique (Dallaire, 2002).

Communicatrice

Dans tous les rôles qu'elle assume, l'infirmière doit constamment communiquer avec la personne soignée, avec ses proches, avec les autres professionnels de la santé et avec les organismes communautaires.

Après avoir évalué les problèmes de la personne, l'infirmière doit les communiquer verbalement ou par écrit à d'autres membres de l'équipe de soins. La qualité de ses communications est un élément important des soins. L'infirmière doit être capable de communiquer clairement et avec précision pour s'assurer qu'on répondra correctement aux besoins de la personne (voir le chapitre 24).

Enseignante

Dans son rôle d'enseignante, l'infirmière renseigne constamment la personne soignée sur sa santé et sur les mesures à prendre pour la recouvrer ou la préserver. Elle détermine, en collaboration avec la personne, ce qu'elle doit apprendre et ce qu'elle est disposée à apprendre au sujet de sa santé, des soins et des traitements qu'elle reçoit et des examens paracliniques (examens ou tests effractifs et traitements médicaux, entre autres). Il lui incombe également de déterminer les connaissances et les habiletés qu'exige la situation de la personne, afin que celle-ci puisse prendre des décisions éclairées concernant sa santé. On trouve d'autres détails sur les processus d'enseignement et d'apprentissage au chapitre 25.

Par ailleurs, l'infirmière doit également aider la personne à exercer ses droits et à faire connaître son point de vue (voir le chapitre 4).

Collaboratrice

Cette fonction importante s'exerce à deux niveaux : avec la personne soignée et sa famille, d'une part et avec les autres professionnels de la santé, d'autre part. L'énoncé descriptif « partenariat infirmière-client (personne soignée) » des *Perspectives de l'exercice de la profession d'infirmière* (OIIQ, 2004b) reflète la collaboration que l'infirmière doit établir avec la personne soignée et sa famille.

Cependant, il est essentiel que les infirmières collaborent également avec les autres professionnels de la santé afin d'éviter le morcellement des soins et de favoriser une « vision holistique de la personne soignée et une vision globale de la situation de soin » (Dallaire, 2002, p. 89).

De plus, une telle collaboration peut mener à des initiatives « visant à modifier les pratiques et les politiques susceptibles d'engendrer des problèmes de santé et des problèmes sociaux ». (OIIQ, 2004b, p. 15).

Conseillère

Dans son rôle de conseillère, l'infirmière aide la personne soignée à cerner les problèmes psychologiques ou sociaux stressants, à les résoudre, à améliorer ses rapports avec les autres et à favoriser sa croissance personnelle. Dans ce rôle, elle doit soutenir la personne sur le plan affectif, intellectuel et psychologique. Contrairement au psychothérapeute, qui aide la personne aux prises avec des problèmes psychologiques précis, l'infirmière conseille la personne qui connaît des difficultés d'adaptation normales et l'aide à adopter de nouvelles façons d'agir, de réagir et de penser, à explorer d'autres façons de faire, à examiner toutes les options possibles et à gagner une plus grande emprise sur sa vie.

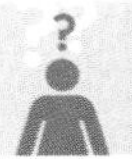

EXERCICES D'INTÉGRATION

En juin 2002, un événement important marque la pratique infirmière au Québec.

1. Quel est cet événement ?
2. Quels sont les principaux changements que la profession d'infirmière a subis à la suite de cet événement ?
3. Quelle publication importante de l'Ordre des infirmières et infirmiers du Québec a été élaborée à partir des attentes des clients et du rôle des infirmières, compte tenu de la diversité des secteurs d'activité, des milieux de soins, des champs de pratique et des régions du Québec ?
4. Quels changements survenus au Canada influent sur l'exercice de la profession d'infirmière ?

Voir l'appendice A : Exercices d'intégration – Pistes de réflexion.

Agent de changement

L'infirmière exerce un rôle d'agent de changement lorsqu'elle aide la personne soignée à modifier son comportement. Elle peut aussi proposer des changements dans un système, par exemple dans les soins cliniques, si ce système n'aide pas la personne à recouvrer la santé. Par ailleurs, l'infirmière doit constamment s'adapter aux changements qui se produisent dans le système de soins de santé, dans la technologie, dans les traitements médicamenteux et dans la société ; par exemple, la profession a dû s'adapter au changement majeur que représente le vieillissement de la population. La question du changement est abordée plus en détail au chapitre 26.

Leader

L'infirmière exerce son rôle de leader auprès de personnes, de familles ou de groupes. Mais elle peut aussi être un leader dans sa profession et dans sa communauté. Un leadership efficace est un processus qui s'acquiert. Un leader efficace est celui qui comprend les besoins et les objectifs des gens qui l'entourent, sait utiliser à bon escient ses talents de leadership et acquiert les habiletés interpersonnelles qui l'aide à exercer une influence sur les autres (AIIC, 2001b). Le chapitre 26 examine plus en détail le rôle de leader de l'infirmière.

Gestionnaire

Dans son rôle de gestionnaire, l'infirmière a la responsabilité des soins infirmiers prodigués aux personnes, aux familles et à la communauté. Elle peut déléguer certaines tâches reliées à ce rôle à des auxiliaires et à d'autres infirmières, mais il lui incombe ensuite de superviser et d'évaluer leur travail. Pour jouer efficacement le rôle de gestionnaire, l'infirmière doit connaître la structure et la dynamique l'établissement, ainsi que les autorités qui le dirigent. Elle doit aussi posséder de solides connaissances en comptabilité, faire montre de leadership, s'adapter au changement, se faire le porte-parole des personnes soignées, et savoir déléguer des tâches, superviser le travail de son équipe et l'évaluer (voir le chapitre 26).

L'infirmière qui exerce la fonction de directrice des soins infirmiers doit faire montre de leadership dans la prestation de services infirmiers efficaces et de qualité. La formation avancée de la directrice des soins infirmiers rehausse la qualité des services infirmiers de tout établissement de soins de santé. Avec l'aide des administrateurs et des infirmières, la directrice des soins infirmiers définit la pratique infirmière et veille à la maintenir. Cette pratique, qui se fonde sur la théorie, doit poursuivre des objectifs mesurables en ce qui a trait à la santé de la personne. La directrice des soins infirmiers favorise une gestion coopérative et interdisciplinaire et l'établissement de processus qui améliorent la qualité des soins ; elle exerce un leadership visionnaire au sein de la profession infirmière et de l'établissement, pour que celui-ci puisse accomplir sa mission. Elle veille aussi au maintien d'un environnement professionnel. Pour exercer ce rôle, elle doit collaborer avec le directeur de l'établissement et assister aux réunions du conseil de direction à titre de consultante. En tant que membre à part entière de l'équipe de gestionnaires cadres, la directrice des soins infirmiers est responsable de la qualité des services infirmiers. Elle doit avoir le pouvoir et les ressources nécessaires pour assurer le maintien des normes de pratique (OIIQ, 2004c).

En collaboration avec les établissements d'enseignement, la directrice des soins infirmiers doit contribuer à la qualité de la formation des futures infirmières. Dans ce but, elle doit sensibiliser les étudiantes au continuum de la prestation des services (en assurant, par exemple, la liaison entre les hôpitaux, les centres de soins de longue durée et les services communautaires). Dans le contexte actuel où l'on implante toutes sortes de nouvelles structures organisationnelles dans les établissements de soins de santé, il est essentiel de préserver le leadership des directrices des soins infirmiers pour assurer la bonne qualité des soins infirmiers prodigués au Canada (AIIC, 2001b, 2002e).

Chercheuse

L'infirmière doit également veiller au développement et au transfert des connaissances. En effet, les infirmières doivent se tenir au courant des recherches afin d'améliorer les soins. En milieu clinique, les infirmières doivent : (1) se familiariser avec le processus et le langage de la recherche ; (2) se sensibiliser aux débats sur la protection des droits de la personne ; (3) participer à la définition de problèmes assez importants pour faire l'objet d'une recherche ; (4) faire preuve de discernement dans l'interprétation des résultats des recherches.

Profils de carrière

De nos jours, les infirmières doivent accomplir des tâches plus spécialisées qu'autrefois. Les carrières qu'elles embrassent sont de ce fait très diversifiées : infirmière praticienne, infirmière clinicienne spécialisée, infirmière sage-femme (dans certaines provinces du Canada), infirmière enseignante, infirmière gestionnaire et infirmière chercheuse. Cette diversification de la pratique permet une plus grande autonomie de travail (voir l'encadré 1-2).

Au Canada, l'infirmière clinicienne spécialisée possède une maîtrise ou un doctorat en sciences infirmières, avec spécialisation en soins cliniques. En tant que praticienne spécialisée, elle donne des soins directs, mais elle exerce également la fonction d'enseignante et de consultante auprès de l'équipe de soins de santé. Comme la technologie des soins et le traitement des maladies deviennent de plus en plus complexes, les infirmières sont appelées à donner des soins de plus en plus spécialisés, d'où cette tendance à la spécialisation. Dans le cadre de ses études de deuxième cycle, l'infirmière clinicienne spécialisée choisit un champ de spécialisation, par exemple, la santé mentale ou les soins cardiovasculaires. Elle peut ainsi intervenir dans des cas complexes, soit directement à titre de soignante, soit indirectement à titre de conseillère. Elle doit constamment promouvoir l'excellence dans la pratique et devenir un modèle à suivre.

L'infirmière clinicienne spécialisée, une infirmière en pratique avancée, joue simultanément plusieurs rôles (Hamric, Spross et Hanson, 2000) : praticienne, enseignante, consultante, chercheuse et leader, en fonction des besoins des personnes soignées et des établissements où elle pratique. Grâce à sa formation, elle peut assumer le rôle de *praticienne* chargée de la collecte des données, intervenir dans des cas complexes à l'intérieur de sa spécialité clinique, prodiguer des soins spécialisés basés sur sa connaissance approfondie des soins infirmiers et des autres sciences connexes. Ses soins s'adressent à des personnes, des familles, des groupes ou des communautés.

ENCADRÉ 1-2

Profils de carrière en soins infirmiers

INFIRMIÈRE (PRATICIENNE)

L'infirmière praticienne possède un diplôme d'études postsecondaires en soins infirmiers. Elle doit maîtriser les compétences de base suivantes :

- Capacité de prodiguer des soins directs, de procéder à des évaluations avancées, de poser le diagnostic approprié et d'intervenir
- Capacité de travailler en équipe dans un milieu de soins
- Capacité de donner des consultations et d'orienter la personne soignée selon ses besoins ; promotion de la santé
- Capacité de travailler simultanément dans plusieurs systèmes
- Capacité de faire une analyse critique de la littérature scientifique et des données issues des recherches
- Capacité de rehausser l'image de la profession et de sensibiliser le public au rôle de l'infirmière

INFIRMIÈRE EN PRATIQUE AVANCÉE

L'infirmière en pratique avancée exerce à un niveau hiérarchique élevé, surtout à titre d'infirmière clinicienne spécialisée (voir ci-dessous). Cependant, d'autres fonctions se rattachent à sa pratique, comme celle de gestionnaire de cas. Selon l'AIIC (2002f), ce niveau de pratique infirmière maximise l'utilisation des compétences spécialisées et du savoir infirmier approfondi pour répondre aux besoins des particuliers, des familles, des groupes, des populations ou des communautés. L'infirmière en pratique avancée repousse ainsi les frontières du champ d'exercice, améliore le savoir infirmier et contribue à l'épanouissement et au progrès de la profession.

INFIRMIÈRE CLINICIENNE SPÉCIALISÉE

L'infirmière clinicienne spécialisée possède un diplôme de maîtrise ou de doctorat en sciences infirmières et s'appuie sur une grande expérience dans une spécialité clinique (comme la gérontologie ou l'oncologie). Elle donne des soins directs ou assure la gestion des soins de son équipe, enseigne, conseille et fait de la recherche.

INFIRMIÈRE SAGE-FEMME

Dans certaines provinces du Canada, il existe des infirmières sages-femmes. Ce sont des infirmières qui ont suivi une formation complète de sage-femme en plus de leur formation de base. L'infirmière sage-femme donne des soins prénataux et postnataux et dirige les accouchements lorsque les grossesses sont normales. L'infirmière sage-femme exerce ses fonctions en association avec un établissement de soins de santé, qui peut lui fournir des services médicaux si des complications surviennent.

Au Québec, les professions de sage-femme et d'infirmière sont distinctes, mais les membres des deux professions collaborent étroitement entre eux (OIIQ, 1998).

INFIRMIÈRE ENSEIGNANTE

Les infirmières enseignantes travaillent dans des établissements d'enseignement et auprès du personnel des centres hospitaliers.

INFIRMIÈRE GESTIONNAIRE

L'infirmière gestionnaire doit posséder au moins un diplôme de baccalauréat et, souvent, un diplôme de maîtrise ou de doctorat. Son travail consiste à gérer les soins et la prestation des services infirmiers. Elle peut occuper un poste de cadre intermédiaire, par exemple infirmière gestionnaire ou superviseure, ou un poste de cadre supérieur, par exemple directrice des soins infirmiers. Les fonctions de l'infirmière gestionnaire sont notamment l'établissement de budgets, la dotation en personnel et l'élaboration de programmes.

INFIRMIÈRE CHERCHEUSE

L'infirmière chercheuse possède habituellement un diplôme de doctorat et fait de la recherche sur des problèmes de soins infirmiers dans le but d'améliorer la pratique et d'approfondir le savoir infirmier. Les infirmièeres chercheuses travaillent dans des établissements d'enseignement universitaire, dans des hôpitaux et dans des centres de recherche.

L'infirmière clinicienne spécialisée exerce son rôle d'*enseignante* auprès des personnes soignées et de leur famille. Elle doit aussi s'assurer que le milieu de pratique est propice à l'apprentissage pour les infirmières, les étudiantes et les autres professionnels de la santé. Ses fonctions sont celles de personne-ressource, de planificatrice de programmes, d'enseignante et de formatrice. Dans son rôle de *consultante*, l'infirmière clinicienne spécialisée partage ses connaissances spécialisées avec les personnes soignées, les infirmières et les autres professionnels de la santé ainsi qu'avec les établissements, les organisations et les décideurs du système des soins de santé. Par ailleurs, elle doit consulter d'autres professionnels pour améliorer les soins et pour résoudre des problèmes complexes et difficiles. Dans son rôle de *chercheuse*, elle doit resserrer les liens entre les soins cliniques et la recherche. Dans sa pratique, l'infirmière clinicienne spécialisée doit se fonder en toute circonstance sur des données probantes qu'elle sait trier grâce à ses connaissances de la méthodologie de la recherche. Par ailleurs, elle effectue de la recherche en soins infirmiers et elle participe à la recherche interdisciplinaire. Elle encourage aussi les infirmières à formuler des questions de recherche, à participer à la recherche et à appliquer les résultats à la pratique. Dans son rôle de *leader*, l'infirmière clinicienne spécialisée milite en faveur de soins de qualité par l'élaboration de politiques, de normes de soins et de programmes cliniques ; elle dirige les activités de soins et planifie les changements à apporter dans la pratique clinique, les applique et les évalue. Elle est aussi une personne-ressource, une coordonnatrice, un modèle et une protectrice des droits de la personne soignée (AIIC,2002e).

Profession infirmière

Les soins infirmiers sont de plus en plus reconnus comme une profession. On définit une **profession** comme un métier qui nécessite une formation supérieure ou qui exige des connaissances, des compétences ou une préparation particulières. Une profession se distingue généralement des autres métiers par deux aspects : elle demande une formation prolongée et spécialisée durant laquelle la personne acquiert le bagage de connaissances nécessaire pour exercer son rôle et elle est centrée sur la prestation de services dans une communauté ou un établissement. Les normes de formation et de pratique de la profession infirmière sont déterminées par les membres de la profession plutôt que par des personnes de l'extérieur. La formation d'une professionnelle est un processus complet qui, sur les plans social et technique ainsi que sur celui des attitudes, va plus loin que le processus de socialisation associé à d'autres métiers (AIIC, 2002b).

L'autoréglementation est basée sur la conviction que la profession infirmière possède suffisamment de savoir pour établir elle-même ses normes de pratique et pour évaluer la conduite de ses membres au moyen de la surveillance par les pairs. Les membres de la profession infirmière sont tenus, conformément aux valeurs éthiques de leur profession (voir le chapitre 5), de fonder leur pratique sur des connaissances pertinentes, constamment mises à jour. La plupart des organisations professionnelles utilisent les critères suivants pour définir la profession : la profession tient ses praticiens responsables ; elle requiert un ensemble de connaissances spécialisées ; elle préconise l'application compétente de ces connaissances ; elle est soumise à un code de déontologie ; elle possède une tradition de service à la communauté ; elle s'autoréglemente (Ross-Kerr, 2003e).

Critères d'une profession

FORMATION SPÉCIALISÉE

La formation spécialisée est un aspect important du statut professionnel. De nos jours, la formation menant aux professions s'acquiert de plus en plus par le biais de programmes collégiaux et universitaires. Un grand nombre d'infirmières enseignantes croient que le programme de baccalauréat en sciences infirmières devrait comprendre des cours de formation générale en plus de cours de biologie, de sciences sociales et de soins infirmiers.

L'AIIC recommande que les personnes qui veulent devenir infirmières détiennent au moins un diplôme de baccalauréat.

Au Québec, on préconise une formation de cinq ans, appelée Formation infirmière intégrée (ministère de l'Éducation du Québec, 2000). Ce cursus comporte trois années d'études collégiales menant à un D.E.C. en soins infirmiers et au droit de pratique, suivies de deux années d'études universitaires en vue de l'obtention du baccalauréat en sciences infirmières.

BAGAGE DE CONNAISSANCES SPÉCIALISÉES

En tant que profession, les soins infirmiers représentent un ensemble de mieux en mieux défini et spécifique de connaissances et d'expertise. Un certain nombre de cadres conceptuels (voir le chapitre 3) font partie du bagage de connaissances de l'infirmière ; ils servent à orienter la pratique, la formation et la recherche.

La recherche en soins infirmiers contribue constamment à améliorer la pratique infirmière. Depuis que les infirmières ont franchi les portes des universités, en 1919, l'enrichissement des connaissances par la recherche est devenu une tradition que l'on veut conserver. On assiste dans ce domaine à un essor marqué surtout à partir de 1960 (Pringle, 2003). Durant les années 1980, un financement accru de la part du gouvernement fédéral et un soutien plus marqué accordé à la profession ont permis la création de centres de recherche en soins infirmiers. Auparavant, la recherche dans ce domaine était axée sur la formation des infirmières. Durant les années 1960, par exemple, la recherche en soins infirmiers portait souvent sur la nature des connaissances qui sous-tendent la pratique. Depuis les années 1970, cependant, la recherche est davantage centrée sur la pratique. À partir des années 1990, la formation de chercheuse par le biais de programmes de doctorat en sciences infirmières a énormément enrichi les connaissances. Malgré une tradition relativement jeune, la recherche en sciences infirmières a grandement contribué à la compréhension de la perspective des personnes soignées et de leurs préférences en matière de traitement, d'information et de démarche thérapeutique. Les nouvelles connaissances nous ont appris à mieux soigner les personnes aux prises avec divers problèmes de santé, à gérer le système de prestation de soins plus efficacement et à aider les personnes à vivre plus sainement (Pringle, 2003). Le chapitre 2 traite de la recherche en soins infirmiers en tant qu'un aspect des nombreux rôles de l'infirmière.

CODE DE DÉONTOLOGIE

Les infirmières ont toujours cru à la valeur et à la dignité humaines. La profession infirmière exige tout d'abord que tous ses membres fassent preuve d'intégrité ; autrement dit, les membres de la profession sont tenus de faire ce qui est considéré comme approprié.

Les codes de déontologie évoluent en même temps que les besoins et les valeurs de la société. La profession infirmière a élaboré ses propres codes de déontologie et, dans la plupart des cas, a mis sur pied des mécanismes de surveillance de la conduite professionnelle de ses membres. Plusieurs codes de déontologie réglementent la profession, notamment ceux du Conseil international des infirmières, de l'Association des infirmières et infirmiers du Canada et de l'Ordre des infirmières et infirmiers du Québec. On trouve au chapitre 5 plus d'informations sur l'éthique professionnelle.

AUTONOMIE

Une profession est autonome si elle s'autoréglemente et si elle établit les normes de pratique que ses membres doivent suivre. L'une des raisons d'être d'une association professionnelle est de rendre ses membres autonomes. Pour maintenir un statut professionnel, les infirmières doivent élaborer leurs propres politiques et mécanismes de surveillance de leurs activités. Pour être autonome, un groupe professionnel doit détenir l'autorité légale de définir son champ d'activité, de décrire ses fonctions et ses rôles propres et de déterminer ses objectifs et ses responsabilités dans la prestation des services qu'il offre.

En tant que membre d'un groupe professionnel, l'infirmière doit être capable de s'acquitter de ses tâches de façon autonome et d'assumer la responsabilité de son travail.

VOCATION DE RENDRE SERVICE

La vocation de rendre service distingue la profession infirmière des métiers dont le principal but est le profit. Nombreux sont ceux qui considèrent l'altruisme (dévouement à autrui) comme le trait distinctif d'une profession. La profession infirmière a toujours été axée sur le service. Cependant, ce service doit se conformer à un certain nombre de règles, de politiques ou de codes déontologiques. Les soins infirmiers sont une composante incontournable du système de prestation des soins de santé.

ORGANISATION PROFESSIONNELLE

Une profession se distingue d'un métier par le fait qu'elle est chapeautée par une organisation professionnelle. Au Canada, la profession infirmière est régie par l'AIIC, en collaboration avec diverses organisations des provinces et des territoires. L'Ordre des infirmières et infirmiers du Québec régit la profession au Québec.

Socialisation

La **socialisation** se définit simplement comme le processus par lequel une personne apprend à devenir membre d'un groupe et de la société et intègre les règles sociales qui régissent les relations dans lesquelles elle va s'engager. La socialisation professionnelle consiste à apprendre les façons de faire, de penser et de se comporter qui sont communes aux personnes exerçant des fonctions identiques (Hardy et Conway, 1988). Le but de la socialisation professionnelle est d'inciter les membres à épouser les normes, les valeurs, les attitudes et les comportements jugés essentiels à la survie de la profession (AIIC, 2002b).

Il existe plusieurs modèles de processus de socialisation. Le modèle de Benner (1995, 2001) décrit cinq niveaux de maîtrise de la profession infirmière, basés sur le modèle général d'acquisition de compétences de Dreyfus. Ces cinq niveaux, qui ont une incidence sur la formation et l'apprentissage, sont les suivants : novice, débutante, compétente, performante, experte. Selon Benner, l'expérience est essentielle au développement de la compétence (voir l'encadré 1-3).

L'interaction entre étudiantes est l'un des mécanismes de socialisation professionnelle les plus efficaces (Hardy et Conway, 1988). Se fondant sur une culture commune, les étudiantes établissent ensemble les efforts qu'elles doivent investir dans leurs études et l'orientation qu'elles veulent leur donner. Elles acquièrent une façon de penser quant à leurs études, aux objectifs à atteindre et aux activités appropriées et, dans cette perspective, elles élaborent un ensemble de pratiques conformes à cette vision. Les étudiantes sont liées par un sentiment de coopération, de soutien mutuel et de solidarité.

Valeurs critiques de la profession infirmière

C'est durant ses études en soins infirmiers que la future infirmière apprend, clarifie et intériorise les valeurs de sa profession. Les valeurs propres à la profession infirmière sont indiquées dans les codes de déontologie (voir le chapitre 5), dans les *Perspectives de l'exercice de la profession d'infirmière* (OIIQ, 2004b) et dans le système juridique lui-même (voir le chapitre 4).

Facteurs qui influent sur la pratique d'aujourd'hui

Pour comprendre la profession infirmière telle qu'on l'exerce aujourd'hui et telle qu'on l'exercera demain, il faut connaître les forces sociales qui l'influencent actuellement. Ces forces agissent généralement sur l'ensemble du système de soins de santé ; en tant que composante majeure de ce système, la pratique infirmière y est également soumise.

Facteurs économiques

L'accroissement du soutien financier des régimes d'assurance maladie privés (30 % des dépenses en soins de santé au Canada) (Santé Canada, 2002, cité dans Storch, 2003) et publics (70 % des dépenses en soins de santé au Canada) (*ibid.*) a augmenté la demande en soins infirmiers. Les services de soins de santé, tels les soins en salle d'urgence, le counseling en santé men-

ENCADRÉ 1-3

Niveaux d'expertise

NIVEAU I : NOVICE
À ce niveau, aucune expérience n'est nécessaire (par exemple, étudiante en soins infirmiers). La performance est limitée, moins flexible et régie par des règles générales plutôt que par l'expérience.

NIVEAU II : DÉBUTANTE
Ce niveau exige un certain degré de performance. L'infirmière doit reconnaître les aspects significatifs d'une situation réelle. Puisqu'elle a déjà fait ses preuves dans plusieurs situations réelles, elle peut agir avec discernement dans des situations semblables.

NIVEAU III : COMPÉTENTE
Une infirmière de ce niveau doit avoir deux ou trois années d'expérience. Elle est capable d'organiser et de planifier son travail, de reconnaître les aspects les plus importants des soins et de coordonner plusieurs tâches complexes.

NIVEAU IV : PERFORMANTE
Une infirmière de ce niveau a acquis de trois à cinq années d'expérience. Contrairement à l'infirmière de débutante, qui ne saisit que certains aspects d'un cas, elle est capable d'avoir une vue d'ensemble d'une situation. Pour agir dans une situation complexe, elle suit des maximes et prend des décisions de soins en adoptant une vision holistique de la personne. Elle poursuit des objectifs à long terme.

NIVEAU V : EXPERTE
L'infirmière de ce niveau exerce sa profession avec aise et souplesse. Elle est très performante et n'a plus besoin de règles, de lignes directrices ou de maximes pour comprendre une situation et agir adéquatement. Elle se fie à son intuition et met à profit son excellente capacité d'analyse dans toute nouvelle situation. Elle est encline à agir de telle ou telle façon parce qu'elle « sent » que c'est la chose à faire.

Source : *De novice à expert : Excellence et expertise en soins infirmiers,* (p. 23-34), de P. Benner, 1995, Saint-Laurent : Éditions du Renouveau Pédagogique.

tale et les examens physiques préventifs, sont de plus en plus utilisés par une population qui n'en avait pas les moyens dans le passé.

Ces changements sont autant de défis pour l'infirmière. À l'heure actuelle, l'industrie des soins de santé met moins l'accent sur les soins aux personnes hospitalisées et insiste plutôt sur la consultation externe avec des tests de préadmission, la chirurgie d'un jour, la réadaptation après hospitalisation, les soins à domicile, le maintien de la santé, les programmes de conditionnement physique et les programmes de santé publique. En conséquence, un plus grand nombre d'infirmières travaillent en milieu communautaire (soins à domicile, centres privés d'hébergement et centres de soins ambulatoires). Cette nouvelle répartition des emplois a une incidence sur la formation des infirmières, sur la recherche en soins infirmiers et sur la pratique elle-même.

De plus, puisque les infirmières constituent le plus grand nombre de travailleuses dans le système de santé, les modes de financement du secteur public peuvent avoir de très fortes répercussions sur l'exercice de la profession infirmière (Ross-Kerr, 2003f ; Storch, 2003).

Demandes des consommateurs

Les consommateurs de services de soins infirmiers (le public) exercent également une influence de plus en plus grande sur l'évolution de la pratique infirmière. De manière générale, les consommateurs sont plus instruits et ont plus de connaissances sur la santé et la maladie que par le passé. Ils sont également devenus plus conscients des besoins en matière de soins de leurs concitoyens. Les questions éthiques et morales que la pauvreté et la négligence soulèvent ont incité les gens à militer davantage en faveur des besoins des groupes minoritaires ou défavorisés. En raison des nouvelles attentes des consommateurs envers le système de santé, celui-ci, qui était centré sur la maladie, est aujourd'hui davantage axé sur la prévention. De plus, la santé des femmes et les soins nécessaires aux personnes vieillissantes sont devenus des sujets de préoccupation qu'on ne peut plus ignorer (Boyle, 2003).

Le regard que la communauté jette sur la santé et la profession infirmière a également changé. Aujourd'hui, la plupart des gens estiment que la santé est un droit pour tous et non pas un privilège réservé aux riches. Les médias véhiculent abondamment l'idée que chacun doit assumer la responsabilité de sa santé (par des examens médicaux réguliers, un suivi attentif des sept signaux de danger du cancer, la préservation de la santé mentale par un juste équilibre entre le travail et les loisirs, etc.). Bref, on s'intéresse de plus en plus à la santé et aux services de soins de santé. Cette préoccupation va au-delà du simple fait de ne pas être malade : on veut avoir de l'énergie, de la vitalité, et se sentir bien.

Le consommateur participe de plus en plus activement aux prises de décision sur la santé et les soins infirmiers. Des consommateurs actifs s'engagent dans les travaux des comités de planification chargés de la prestation des services infirmiers à la communauté. Reconnaissant la légitimité de la participation de la communauté, plusieurs associations et organismes de réglementation en soins infirmiers, que ce soit à l'échelle fédérale, provinciale ou territoriale, comptent des consommateurs parmi les membres de leur conseil d'administration.

Structure familiale

Les nouvelles structures familiales font aussi partie des facteurs qui influent sur les besoins et les services en soins infirmiers. Beaucoup de gens vivent désormais loin de la famille élargie et de la famille nucléaire, et le pourvoyeur n'est plus nécessairement le mari. Beaucoup d'hommes et de femmes célibataires élèvent seuls leurs enfants, et, dans un grand nombre de familles biparentales, les deux parents travaillent. Il est également courant que les jeunes parents vivent loin de leurs propres parents. Ces jeunes parents ont tout particulièrement besoin de services de soutien tels que les services de garde. Pour plus d'information sur la santé de la famille, voir le chapitre 12.

Les mères adolescentes ont aussi besoin de services infirmiers spécialisés, tant durant la grossesse qu'après l'accouchement. Habituellement, ces jeunes mères ont les besoins habituels des adolescentes de leur âge en même temps que les besoins particuliers des nouvelles mamans. Beaucoup de mères adolescentes élèvent leurs enfants seules, sans l'aide du père. Ce type de famille monoparentale est particulièrement vulnérable, car les difficultés de la maternité viennent s'ajouter aux difficultés de l'adolescence. De plus, étant donné que beaucoup de ces familles vivent dans la pauvreté, les nourrissons sont souvent exposés au risque de souffrir de carences nutritionnelles et d'autres problèmes.

Progrès technologiques

Les progrès de la science, de l'informatique et de la technologie représentent un autre facteur qui influe sur la pratique infirmière (AIIC, 2002b ; Care, Gregory, Whittaker et Chernomas, 2003 ; Ross-Kerr, 2003g). Par exemple, les personnes atteintes du sida reçoivent de nouveaux traitements médicamenteux qui prolongent la vie et retardent l'apparition des maladies induites par cette infection. Or, les infirmières doivent connaître les effets de ces nouveaux médicaments et les besoins des personnes qui les prennent. Souvent, les infirmières doivent acquérir des connaissances et des compétences en même temps qu'elles s'adaptent aux nouveaux besoins des personnes soignées.

Dans certains milieux, les progrès technologiques ont obligé les infirmières à devenir hautement spécialisées. Pour donner des soins, elles sont souvent appelées à utiliser un matériel informatisé complexe. À mesure que les technologies évoluent, en fait, la formation des infirmières change, et elles doivent suivre une formation plus avancée pour pouvoir donner des soins plus efficaces et plus adéquats.

Par ailleurs, le programme spatial a favorisé la création de technologies de pointe qui facilitent les voyages dans l'espace. Ces technologies sont nées de la nécessité de surveiller à distance les astronautes et le vaisseau, de disposer de matériaux ultralégers et de miniaturiser le matériel. Les soins de santé ont bénéficié de ces nouvelles technologies, qui ont notamment permis de mettre au point Viewstar (un dispositif d'aide pour les handicapés visuels), la pompe à perfusion d'insuline, le fauteuil roulant à commande vocale, l'imagerie par résonance magnétique, la chirurgie au laser, les dispositifs de filtrage dont sont munis les appareils d'administration de liquides intraveineux et les systèmes de monitorage utilisés dans les services de soins intensifs.

La pratique à distance est un moyen qui permet aux infirmières de contribuer au maintien à domicile de personnes qui, autrefois, auraient dû être hospitalisées (AIIC, 2000e; Ross-Kerr, 2003g).

Facteurs démographiques

La **démographie**, qui est la science statistique de la population, étudie notamment la répartition selon les âges et les lieux de résidence, la mortalité (nombre de décès) et la morbidité (incidence de la maladie). Les données démographiques permettent d'évaluer les besoins de la population en matière de services de soins infirmiers. Voici des exemples de données d'intérêt pour la profession infirmière:

- La population totale du Canada augmente. La proportion d'adultes vieillissants a augmenté également, ce qui crée un besoin croissant pour des services de soins infirmiers destinés à ce groupe d'âge.
- En raison du processus d'urbanisation massive, on doit actuellement prendre en charge un plus grand nombre de problèmes de santé dus à la pollution et à l'impact de la concentration démographique sur l'environnement.
- Les études sur la mortalité et la morbidité révèlent la présence de facteurs de risque. Un grand nombre de ces facteurs de risque (comme le tabagisme) sont des causes importantes de décès et de maladie que la modification du mode de vie peut réduire. Le chapitre 11 traite de l'évaluation des facteurs de risque et des moyens à prendre pour apporter des changements à son mode de vie.

Mouvement féministe

Autre facteur qui a modifié la pratique infirmière, le mouvement féministe a notamment dirigé l'attention du public sur les droits de la personne. Aujourd'hui, les gens recherchent l'égalité dans tous les domaines, particulièrement pour ce qui a trait à la formation et aux droits politiques, économiques et sociaux. Comme la majorité des infirmières sont des femmes, le mouvement féministe a changé le point de vue des infirmières au sujet des besoins économiques et éducationnels. De ce fait, les infirmières s'affirment de plus en plus en tant que professionnelles ayant les mêmes droits que les professionnels de la santé de sexe masculin, et elles revendiquent plus d'autonomie dans les soins qu'elles prodiguent.

Le mouvement féministe a aussi permis aux infirmières de reconnaître « la communauté et l'interdépendance des expériences infirmières, en tant que femmes et hommes et en tant que professionnels de la santé » (Mason, Backer et Georges, 1993, p. 107). Du même coup, il leur a permis d'accroître leur autonomie et leur conscience collective, ce qui a favorisé la prise en charge professionnelle et l'action politique. Grâce aux récentes initiatives de recherche, on se préoccupe de plus en plus de la santé des femmes.

Pour sa part, l'AIIC (2002b) met en lumière d'autres facteurs: une priorité accrue accordée aux soins de santé primaires, de nouveaux modèles de pratique en collaboration, le passage des soins en établissement vers les soins communautaires et l'offre et la demande engendrées par divers professionnels de la santé possédant des compétences particulières.

À tous ces facteurs s'ajoutent également la diversité culturelle (AIIC, 2002b, 2004; Purnell, 2001), de nouvelles épidémies, comme celle du syndrome respiratoire aigu sévère (SRAS) (Hynes-Gay, Bennett, Sarjoo-Devries, Jones et McGeer, 2003), les problèmes particuliers soulevés par les populations vulnérables et éloignées (OIIQ, 2004d, 2004e; Todero, 2001), l'interdisciplinarité, la pratique basée sur des données probantes, la pénurie de personnel infirmier (particulièrement celui formé à l'université) (OIIQ, 2003c), l'implantation des services intégrés (OIIQ, 2004e, 2004f; Pinkerton, 2001) et les services communautaires parallèles (OIIQ, 1993; Snyder, Kreitzer et Loen, 2001).

Organisations professionnelles

Au cours de l'évolution de la profession infirmière, un nombre croissant d'organisations professionnelles ont vu le jour à l'échelle locale, provinciale ou territoriale, nationale et internationale. Les organisations qui comptent le plus d'infirmières canadiennes sont l'AIIC, le Conseil international des infirmières et le Canadian Nurse Specialists Association (CNSA). Le nombre d'organisations d'infirmières spécialisées, comme l'Association canadienne des infirmières en oncologie, s'est également accru. L'OIIQ a publié une mise à jour des associations et des regroupements du Québec (OIIQ, 2004g). La participation aux activités de ces associations favorise la croissance professionnelle des infirmières et leur permet de jouer un rôle de premier ordre dans l'élaboration de politiques relatives à la pratique.

Ordre des infirmières et infirmiers du Québec

En vertu des dispositions du *Code des professions* du Québec, loi d'application générale qui régit l'ensemble du système professionnel au Québec, l'Ordre des infirmières et infirmiers du Québec (OIIQ) a été créé en 1973. La protection du public au moyen du contrôle de l'exercice de la profession infirmière constitue le mandat principal de l'OIIQ. En 2004, il comptait 64 000 membres, ce qui en faisait l'un des partenaires majeurs du réseau de la santé et des services sociaux.

Chargé de veiller à l'application du *Code des professions*, de la *Loi sur les infirmières et infirmiers* et des règlements adoptés conformément à ces lois, le Bureau de l'Ordre se compose de 28 administrateurs et administratrices, dont 24 sont élus par les conseils de section des Ordres régionaux, et de 4 personnes nommées par l'Office des professions du Québec. Le Bureau est chargé de l'administration générale des affaires de l'Ordre (sauf de celles qui sont du ressort des membres réunis en assemblée générale).

Ses principales fonctions sont les suivantes:

- Établir, tenir à jour et publier le tableau des membres de l'Ordre.
- Élaborer des normes et des critères d'admission à la profession.
- Approuver les règlements des comités prévus par le *Code des professions*.
- Adopter par règlement un code de déontologie (règles de conduite des infirmières envers la population, leur profession et les autres membres de la profession).
- Déterminer quels actes, parmi ceux qui constituent l'exercice de la profession, peuvent être posés par d'autres personnes que les infirmières, suivant certaines conditions.

- Formuler des avis aux ministères et aux organismes concernés sur l'accès à la profession, la formation, la protection du public, la qualité et les normes de distribution des soins infirmiers dans les différents milieux d'exercice. (OIIQ, 2005)

De nombreux autres comités sont constitués pour accomplir des mandats précis. Par exemple, le comité administratif voit aux affaires courantes et le comité d'inspection professionnelle surveille l'exercice de la profession par les membres et enquête sur la compétence de tout membre, s'il y a lieu. Existent également le comité de discipline, le comité de révision, le comité consultatif de la formation continue, le comité de révision des actes, le comité de sélection des récipiendaires, le comité de l'insigne du mérite, le comité des bourses, le comité des finances, le comité des placements financiers et le comité jeunesse.

L'OIIQ est responsable de la préparation et de l'administration de l'Examen professionnel d'admission à la profession, qui constitue la norme pour obtenir l'autorisation d'exercer la profession infirmière au Québec. Le comité d'examen professionnel l'épaule dans cette responsabilité.

La Fondation de recherche en sciences infirmières du Québec (FRESIQ) est associée à l'OIIQ ; son rôle est d'octroyer des bourses d'études et de recherche. Les bourses d'études visent à encourager les infirmières à poursuivre et à terminer des études universitaire de baccalauréat, de maîtrise et de doctorat.

La revue officielle de l'OIIQ, *Perspective infirmière*, paraît six fois par année et est envoyée à chaque membre. L'OIIQ publie également, cinq fois par année, *Le Journal,* qui traite des prises de position publiques et des activités légales de l'Ordre, de même que des plus récentes actualités professionnelles. Un bulletin d'information, *Le CII à l'écoute,* est destiné aux membres des conseils des infirmières et infirmiers. Il fait la promotion des projets et des initiatives réalisés par les CII à travers le Québec et rapporte les faits saillants de l'actualité du réseau de la santé. Un autre bulletin d'information, *Le Scribe*, s'adresse plus particulièrement aux infirmières enseignantes.

Association des infirmières et infirmiers du Canada

L'Association des infirmières et infirmiers du Canada est une fédération de 11 associations provinciales et territoriales d'infirmières autorisées représentant plus de 120 000 membres. La mission de l'AIIC est de faire progresser les soins infirmiers dans l'intérêt du public. Elle préconise des normes élevées de pratique, de formation, de recherche et de gestion des soins.

L'AIIC est l'association nationale des infirmières et des infirmiers du Canada. Les infirmières ne se joignent pas individuellement à l'AIIC ; elles en deviennent membres en payant leur adhésion à leur organisation provinciale ou territoriale. En novembre 1985, l'Ordre des infirmières et infirmiers du Québec s'est retiré de l'AIIC. Cependant, les infirmières québécoises qui le désirent peuvent en devenir membres par le biais d'une autre association provinciale ou territoriale.

L'AIIC a élaboré des normes nationales ainsi qu'un code de déontologie, et elle offre son soutien à toutes les organisations provinciales ou territoriales. L'AIIC est responsable de la préparation et de l'administration de l'examen donnant lieu au droit d'exercer au Canada (Examen d'autorisation infirmière au Canada – EAIC). Les infirmières de toutes les provinces et de tous les territoires peuvent passer cet examen. Au Québec, cependant, l'OIIQ administre son propre examen d'autorisation d'exercice de la pratique infirmière depuis 2000 (OIIQ, 2003d, 2003e). Avec l'aide de la Fondation des infirmières et infirmiers du Canada, l'AIIC octroie des subventions et des bourses de recherche et d'études à des infirmières canadiennes. La revue officielle de l'AIIC, *L'infirmière canadienne*, paraît mensuellement et est envoyée à chaque membre.

Selon l'AIIC, toute initiative de promotion de la santé doit favoriser l'estime de soi des individus, des familles et des communautés ; aider les gens à comprendre les facteurs déterminants de la santé et du bien-être ; et les habiliter à prendre en charge ces facteurs. L'AIIC estime que les infirmières doivent participer à la recherche, à la planification, à la mise en œuvre et à l'évaluation des stratégies de promotion de la santé dans les divers milieux de pratique hospitaliers ou communautaires (AIIC, 2000b).

Conseil international des infirmières

Le Conseil international des infirmières (CII) a vu le jour en 1899. Des infirmières du Royaume-Uni, des États-Unis et d'Allemagne (Ross-Kerr, 2003b) ont fait partie des membres fondateurs. Cinq infirmières du Canada ont également participé à sa fondation, dont Mary Agnes Snively, de l'Hôpital général de Toronto, qui devint la première trésorière. Le Conseil est une fédération d'associations nationales d'infirmières, telles l'American Nurses Association (ANA) et l'AIIC. En 1993, le CII réunissait 111 associations nationales d'infirmières, ce qui représente 1,4 million d'infirmières à travers le monde.

Le CII aide les associations nationales membres à travailler ensemble en vue de promouvoir la santé et de combattre les maladies. Les objectifs du CII sont les suivants : (1) améliorer les normes et le statut de la profession infirmière ; (2) promouvoir l'établissement d'associations nationales puissantes ; (3) accroître le pouvoir des infirmières et de la profession partout dans le monde (Backus, 1990). La revue officielle du CII est l'*International Nursing Review*.

Secrétariat international des infirmières et infirmiers de l'espace francophone (SIDIIEF)

Le Secrétariat international des infirmiers et infirmières de l'espace francophone (SIDIIEF) a été créé officiellement le 1er décembre 1998 en réponse au besoin exprimé à plusieurs reprises par les infirmières et les infirmiers francophones de se regrouper pour discuter en français de leur pratique et de leur expérience. L'Ordre des infirmières et infirmiers du Québec (OIIQ) a participé à la création de cet organisme sans but lucratif. L'école La Source de Lausanne, la première école d'infirmières laïques du monde, fondée en 1859, s'est jointe à cette association à l'été 2000.

La mission du SIDIIEF est la suivante :

> Favoriser le rapprochement entre les associations professionnelles et les institutions d'enseignement en soins infirmiers, ainsi que les établissements de santé des pays francophones et des pays qui utilisent le français dans leurs échanges avec d'autres pays, comme la Pologne, la Roumanie et le Portugal. Ce regroupement était nécessaire non seulement pour échanger en français, mais également pour développer des activités en vue de rendre accessibles les soins de santé pour tous ». (SIDIIEF, 2004)

Le SIDIIEF cherche à:

- Promouvoir les échanges scientifiques, universitaires et professionnels entre les infirmières et les infirmiers francophones.
- Soutenir le développement des volets scientifique, universitaire, technologique et professionnel de la pratique infirmière auprès de ses partenaires.
- Planifier des missions d'études entre les infirmières, les infirmiers, les associations et les institutions membres.
- Engager les secteurs public et privé dans les actions de l'organisme.
- Soutenir la recherche, la formation et la création de projets visant le développement professionnel infirmier dans les pays de la francophonie.
- Consolider les échanges par des publications, des colloques et des congrès.

Société internationale honorifique: Sigma Theta Tau

La société Sigma Theta Tau est une organisation internationale honorifique, fondée en 1922, dont le siège social se trouve à Indianapolis (aux États-Unis). Son nom vient des mots grecs *Storga, tharos* et *tima* qui signifient «amour», «courage» et «honneur». La société est membre de l'Association des sociétés honorifiques universitaires. Le but de la société Sigma Theta Tau est d'ordre professionnel plutôt que social, et ses membres doivent avoir un haut niveau d'érudition. Les étudiantes inscrites à un programme de baccalauréat, de maîtrise, de doctorat ou de postdoctorat peuvent en devenir membres.

La revue officielle de la société Sigma Theta Tau, *Image: Journal of Nursing Scholarship*, paraît quatre fois par année. On y publie des articles scientifiques d'intérêt pour les infirmières. La société publie également *Reflections*, un bulletin trimestriel qui fournit des informations sur l'organisation et ses services.

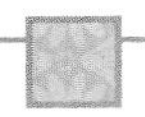

RÉVISION DU CHAPITRE

Concepts clés

- L'étude de la pratique infirmière dans une perspective historique révèle des thèmes récurrents et des facteurs d'influence. Par exemple, les femmes ont toujours pris soin des autres, mais souvent dans des rôles subalternes. En instillant des valeurs telles que la compassion, le dévouement et le travail acharné, les communautés religieuses ont laissé leurs empreintes sur la profession infirmière. À cause des guerres, les besoins en infirmières et en spécialistes médicaux ont augmenté. Les grandes tendances sociales ont également modifié l'image de la profession infirmière. Certains leaders visionnaires ont contribué de manière notable à l'amélioration du statut d'infirmière.
- Il existe plusieurs définitions et descriptions de la profession infirmière, mais, essentiellement, les soins infirmiers se fondent sur une approche holistique de la personne soignée.
- Le cadre de la pratique infirmière est défini par les associations (ou organisations) professionnelles de chaque province ou territoire, qui déterminent ce que les infirmières d'une province ou d'un territoire donnés sont autorisées à faire.
- Même si la plupart des infirmières ont longtemps travaillé en milieu hospitalier, un nombre croissant d'entre elles fournissent dorénavant des soins à domicile, des soins ambulatoires et des soins communautaires.
- La pratique infirmière varie d'une province à l'autre, et les infirmières ont la responsabilité de connaître la loi qui régit leur pratique.
- Les normes de pratique clinique reflètent les valeurs de la profession et clarifient ce que les organisations professionnelles attendent de leurs membres.
- L'infirmière peut exercer divers rôles, aucun n'excluant les autres. Dans la réalité, ces rôles sont souvent exercés parallèlement et permettent de mieux circonscrire les activités de l'infirmière. Le rôle principal de l'infirmière consiste à soigner, puis à éduquer, à collaborer, à coordonner et à superviser. En même temps, l'infirmière est également une communicatrice, une enseignante, une protectrice des droits de la personne soignée, une conseillère, un agent de changement, un leader et une chercheuse.
- Les infirmières ayant une maîtrise ou un doctorat peuvent remplir des fonctions de pratique avancée: infirmière clinicienne spécialisée, infirmière praticienne, sage-femme, enseignante, gestionnaire et chercheuse.
- Un des buts poursuivis par la profession infirmière est la professionnalisation de la pratique, qui ne peut s'obtenir sans une formation spécialisée, un ensemble de connaissances unique, des compétences et des habiletés particulières, une recherche continue, un code de déontologie, l'autonomie dans le travail, une pratique axée sur le service et une organisation professionnelle.
- La socialisation est un processus par lequel une personne devient un membre actif d'une société ou d'un groupe. C'est un processus d'apprentissage interactif qui établit des limites de comportement. La socialisation professionnelle est le processus par lequel l'infirmière intériorise les valeurs et les normes de sa profession dans sa propre façon de faire, d'être et de penser. Elle acquiert ainsi les connaissances, les compétences et les attitudes que lui dicte sa profession.
- Il existe plusieurs modèles de socialisation. Celui de Patricia Benner comprend cinq niveaux: novice, débutante, compétente, performante et experte. Ces niveaux définissent l'étendue de la socialisation professionnelle de l'infirmière.
- Dans le cas de l'infirmière, le processus de socialisation implique l'acquisition de valeurs critiques, par exemple

Concepts clés (suite)

la prestation de soins sûrs et efficaces, la confidentialité, le choix, la dignité et la responsabilité.

- La pratique infirmière contemporaine est influencée par l'économie, l'évolution des besoins en matière de soins infirmiers, les demandes des consommateurs, les structures familiales, les progrès scientifiques et technologiques, les lois, les changements démographiques et sociaux, le mouvement féministe et le travail des associations d'infirmières.
- Les organisations et les associations professionnelles et non professionnelles d'infirmières remplissent des fonctions essentielles pour la profession et pour leurs membres.
- La participation aux activités des associations d'infirmières favorise la croissance professionnelle et aide les infirmières à jouer un rôle de premier ordre dans l'élaboration de politiques relatives à la pratique infirmière.

Questions de révision

1-1. Laquelle des activités suivantes sera effectuée par une infirmière qui fait la promotion de la santé ?
   a) Administrer un vaccin.
   b) Donner un bain.
   c) Prévenir les accidents à la maison.
   d) Effectuer des examens paracliniques.

1-2. Parmi ces types d'exercice de la profession d'infirmière, lequel représente celui d'une infirmière qui prodigue des soins ambulatoires de première ligne ?
   a) Infirmière clinicienne spécialiste.
   b) Infirmière praticienne.
   c) Infirmière enseignante.
   d) Infirmière chercheuse.

1-3. En vous référant aux niveaux de maîtrise de la profession infirmière de Benner, à quel stade situez-vous une infirmière qui possède 2 à 3 années d'expérience et qui peut coordonner une multitude de demandes de soins complexes ?
   a) Débutante.
   b) Compétente.
   c) Performante.
   d) Experte.

1-4. Laquelle des forces sociales suivantes influera sur l'offre et la demande en soins infirmiers à l'avenir ?
   a) Le vieillissement de la population.
   b) Les facteurs économiques.
   c) La science et la technologie.
   d) Les télécommunications.

Voir l'appendice B : Réponses aux questions de révision.

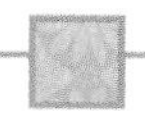

BIBLIOGRAPHIE

En anglais

Allemang, M. (1995). The development of community health nursing in Canada. In M. Stewart (Ed.). *Community nursing : Promoting Canadian's health* (pp. 2-36). Toronto : W. B. Saunders.

Anspaugh, D. J., Hamrick, M. H., & Rosata, F. D. (1991). *Wellness : Concepts and applications.* St. Louis : Mosby Year Book.

Backus, K. (1990). *Medical and health information directory* (5th ed.). Vol. 1 : *Organizations, agencies, and institutions.* Detroit : Gale Research.

Benner, P. E. (2001). *From novice to expert : excellence and power in clinical nursing practice.* Upper Saddle River, NJ : Prentice-Hall.

Boyle, I. (2003). The consumer movement. In M. McIntyre & E. Thomlinson (Eds.), *Realities of Canadian nursing : Professional, practice and power issues.* (chap. 20, pp. 374-390). Philadelphia : Lippincott.

Care, W. D., Gregory, D., Whittaker, C., & Chernomas, W. (2003). Nursing, technology and informatics : An easy or uneasy alliance ? In M. McIntyre & E. Thomlinson (Eds.), *Realities of Canadian nursing : Professional, practice and power issues* (chap. 13, pp. 243-261). Philadelphia : Lippincott.

Ceci, C. (2003). When difference matters : The politics of privilege and marginality. In M. McIntyre & E. Thomlinson (Eds.). *Realities of Canadian nursing : Professional, practice and power issues* (chap. 23, pp. 427-446). Philadelphia : Lippincott.

Chaska, N. L. (Ed.). (2001). *The nursing profession : Tomorrow and beyond.* Thousand Oaks : Sage.

CNA. (1995). *The role of the nurse in primary health care.* Ottawa : Author.

Gottlieb, L., & Ezer, H. (Eds.). (2001). *A perspective on health, family, learning, & collaborative nursing : A collection of writings on the McGill model of nursing.* Montreal : McGill University School of Nursing.

Hamric, A. B., Spross, J. A., & Hanson, C. M. (2000). *Advanced nursing practice : An integrative approach.* Toronto : W. B. Saunders.

Hardy, M. E., & Conway, M. E. (1988). *Role theory : Perspectives for healthy professionals* (2nd ed.). Norwalk, CT : Appleton & Lange.

Henderson, V. (1966). *The nature of nursing : A definition and its implications for practice, research, and education.* New York : Macmillan.

Henderson, V. A. (1991). *The nature of nursing : A definition and its implications for practice, research, and education : Reflections after 25 years.* New York : National League for Nursing.

Hynes-Gay, P., Bennett, J., Sarjoo-Devries, A., Jones, H., & McGeer, A. (2003). Severe acute respiratory syndrome : The Mount Sinaï experience. *Canadian Nurse/L'infirmière canadienne, 99,* 16-19.

Kerr, J. C., & MacPhail (1996). *Canadian nursing : Issues perspectives.* Toronto : Mosby.

Leininger, M. (1984). *Care : The essence of nursing and health.* Thorofare, NJ : Slack.

Mason, D. J., Backer, B. A., & Georges, C. A. (1993, Spring). Feminism and nursing : Toward a feminist model for the political empowerment of nurses. *Revolution : The Journal of Nurse Empowerment, 3,* 62-65, 68, 70-71, 106-107.

McIntyre, M., & Thomlinson, E. (2003). *Realities of Canadian nursing : Professional, practice and power issues.* Philadelphia : Lippincott.

McPherson, K. (1996). *Bedside matters : The transformation of Canadian nursing, 1900-1990.* Toronto : Oxford University Press.

McPherson, K., & Stuart, M. (1994). Writing nursing history in Canada : Issues and approaches. *Canadian Bulletin of Medical History, 11,* 3-22.

Miller, K. L. (1995). Keeping the care in nursing care : Our biggest challenge. *JONA, 25*(11), 29-32.

Nightingale, F. (1860). *Notes on nursing : What it is, and what it is not.* Commemorative Edition. Philadelphia : Lippincott.

Orem, D. E., Repenning, K. M., & Taylor, S. G. (2003). *Self-care theory in nursing : Selected papers of Dorothea Orem.* New York : Springer.

BIBLIOGRAPHIE (SUITE)

Pender, N. J., Murdaugh, C. L., & Parsons, M. A. (2002). *Health promotion in nursing practice* (4th ed.). Upper Saddle River, N.J. : Prentice-Hall.

Pinkerton, S. (2001). Organizing nursing in an integrated delivery system (IDS). In N. L. Chaska (Ed.), *The nursing profession : tomorrow and beyond* (chap. 56, p. 681-690). Thousand Oaks : Sage.

Pringle, D. (2003).The realities of Canadian nursing research. In M. McIntyre & E. Thomlinson (Eds.), *Realities of Canadian nursing : professional, practice and power issues* (chap. 14, pp. 262-285). Philadelphia : Lippincott.

Purnell, L. (2001). Cultural competence in a changing health care environment. In N. L. Chaska (Ed.), *The nursing profession : tomorrow and beyond* (chap. 37, pp. 451-460). Thousand Oaks : Sage.

Ross-Kerr, J. C. (2003a). Early nursing in Canada, 1600 to 1760 : A legacy for the future. In J. C. Ross-Kerr & M. J. Wood (Eds.), *Canadian nursing : Issues and perspectives.* (4th ed., chap.1, pp. 3-13). Toronto : Mosby.

Ross-Kerr, J. C. (2003b). Nursing in Canada from 1760 to the present : The transition to modern nursing. In J. C. Ross-Kerr & M. J. Wood (Eds.), *Canadian nursing : Issues and perspectives.* (4th ed., chap. 2, pp. 14-28). Toronto : Mosby.

Ross-Kerr, J. C. (2003c). The origins of nursing education in Canada : The emergence and growth of diploma programs. In J. C. Ross-Kerr & M. J. Wood (Eds.), *Canadian nursing : Issues and perspectives.* (4th ed., chap. 21, pp. 330-348). Toronto : Mosby.

Ross-Kerr, J. C. (2003d). Gender issues in nursing. In J. C. Ross-Kerr & M. J. Wood (Eds.), *Canadian nursing : Issues and perspectives.* (4th ed., chap. 6, pp. 82-99). Toronto : Mosby.

Ross-Kerr, J. C. (2003e). Professionnalization in canadian nursing. In J. C. Ross-Kerr & M. J. Wood (Eds.), *Canadian nursing : Issues and perspectives.* (4th ed., chap. 3, pp. 29-38). Toronto : Mosby.

Ross-Kerr, J. C. (2003f). Issues in the organization and financing of health care. In J. C. Ross-Kerr & M. J. Wood (Eds.), *Canadian nursing : Issues and perspectives.* (4th ed., chap. 16, pp. 254-268). Toronto : Mosby.

Ross-Kerr, J. C. (2003g). Computer technology in nursing practice and research. In J. C. Ross-Kerr & M. J. Wood (Eds.), *Canadian nursing : Issues and perspectives.* (4th ed., chap. 17, pp. 269-279). Toronto : Mosby.

Ross-Kerr, J. C., & Wood, M. J. (2003). *Canadian nursing : Issues and perspectives* (4th ed.). Toronto : Mosby.

Roy, C., & Andrews, H. A. (1999). *The Roy Adaptation Model* (2th ed.). Stamford, CT : Appleton & Lange.

Snyder, M., Kreitzer, M. J., & Loen, M. (2001). Complementary and healing practices in nursing. In N. L. Chaska (Ed.), *The nursing profession : Tomorrow and beyond.* (chap. 43, p. 527-536). Thousand Oaks : Sage.

Storch, J. (2003). The Canadian health care system and Canadian nurses. In M. McIntyre & E. Thomlinson (Eds.), *Realities of Canadian nursing : professional, practice and power issues.* (chap. 3, pp. 34-59). Philadelphia : Lippincott.

Todero, C. M. (2001). Mobile nursing center for vulnerable populations. In N. L. Chaska (Ed.), *The nursing profession : Tomorrow and beyond.* (chap. 51, pp. 621-630). Thousand Oaks : Sage.

En français

Association des infirmières et infirmiers du Canada (AIIC). (1995). *Le rôle de l'infirmière dans la prestation des soins de santé primaires.* Ottawa : auteur.

Association des infirmières et infirmiers du Canada (AIIC). (2000a). Un cadre pour le système de santé au Canada, *Fiche d'information,* Ottawa : AIIC.

Association des infirmières et infirmiers du Canada (AIIC). (2000b). Les principes de soins de santé primaires, *Fiche d'information,* Ottawa : AIIC.

Association des infirmières et infirmiers du Canada (AIIC). (2000c). La loi canadienne sur la santé, *Fiche d'information,* Ottawa : AIIC.

Association des infirmières et infirmiers du Canada (AIIC). (2000d). Enjeux liés à la fin de vie, *Énoncé de position,* Ottawa : AIIC.

Association des infirmières et infirmiers du Canada (AIIC). (2000e). Télésanté : Possibilités et responsabilités, *Zoom sur les soins infirmiers : Enjeux et tendances dans la profession infirmière au Canada,* Ottawa : AIIC.

Association des infirmières et infirmiers du Canada (AIIC). (2001a). Cadre de réglementation de la profession infirmière, *Énoncé de position,* Ottawa : AIIC.

Association des infirmières et infirmiers du Canada (AIIC). (2001b). *Leadership dans la profession infirmière : Pour utiliser notre force,* Ottawa : AIIC.

Association des infirmières et infirmiers du Canada (AIIC). (2002a). Soins de santé efficaces = soins de santé primaires (SSP), *Fiche d'information,* Ottawa : AIIC.

Association des infirmières et infirmiers du Canada (AIIC). (2002b). *Guide de discussion : La contribution unique de l'infirmière,* Ottawa : AIIC.

Association des infirmières et infirmiers du Canada (AIIC). (2002c). *Atteindre l'excellence dans l'exercice de la profession : Guide d'élaboration et de révision de normes*, Ottawa : AIIC.

Association des infirmières et infirmiers du Canada (AIIC). (2002d). *Code de déontologie des infirmières et infirmiers*, Ottawa : AIIC.

Association des infirmières et infirmiers du Canada (AIIC). (2002e). Leadership de la profession infirmière, *Énoncé de position,* Ottawa : AIIC.

Association des infirmières et infirmiers du Canada (AIIC). (2002f). *La pratique avancée : Un cadre national,* Ottawa : AIIC.

Association des infirmières et infirmiers du Canada (AIIC). (2003). Les soins de santé primaires : Le moment est venu, *Zoom sur les soins infirmiers : Enjeux et tendances dans la profession infirmière au Canada*, Ottawa : AIIC.

Association des infirmières et infirmiers du Canada (AIIC). (2004). Le développement de soins de santé adaptés sur le plan culturel, *Énoncé de position,* Ottawa : AIIC.

Benner, P. E. (1995). *De novice à expert : Excellence en soins infirmiers,* Saint-Laurent : Éditions du Renouveau Pédagogique.

Blondeau, D. (2002). Les valeurs de la profession infirmière d'hier à aujourd'hui. Dans O. Goulet et C. Dallaire (dir.), *Les soins infirmiers : Vers de nouvelles perspectives,* (chap. 4, p. 63-76), Montréal : Gaëtan Morin Éditeur.

Cohen, Y. (2000). *Profession infirmière : Une histoire des soins dans les hôpitaux du Québec,* Montréal : Les presses de l'Université de Montréal.

Collière, M.-F. (1982). *Promouvoir la vie. De la pratique des femmes soignantes aux soins infirmiers,* Paris : Inter Éditions.

Commission sur l'avenir des soins de santé au Canada. (2002). *Guidés par nos valeurs : L'avenir des soins de santé au Canada,* Ottawa : Auteur.

Comité consultatif fédéral-provincial-territorial sur la santé de la population. (1999). *Pour un avenir en santé : deuxième rapport sur la santé de la population canadienne,* Ottawa : Institut canadien d'information sur la santé.

Dallaire, C. (2002). Les grandes fonctions de la pratique infirmière. Dans O. Goulet et C. Dallaire (dir.), *Les soins infirmiers : vers de nouvelles perspectives,* Montréal : Gaëtan Morin Éditeur.

Goulet, O. (1999). La consolidation de la formation. Dans O. Goulet et C. Dallaire (dir.), *La profession infirmière : Valeurs, enjeux, perspectives* (chap. 11, p. 225-256), Montréal : Gaëtan Morin Éditeur.

Goulet, O. (dir.). (1993). *La profession infirmière : Valeurs, enjeux, perspectives.* Montréal : Gaëtan Morin Éditeur.

Goulet, O. et Dallaire, C. (dir.). (1999). *Soins infirmiers et société,* Montréal : Gaëtan Morin Éditeur.

Goulet, O. et Dallaire, C. (dir.). (2002). *Les soins infirmiers : Vers de nouvelles perspectives,* Montréal : Gaëtan Morin Éditeur.

Kérouac, S., Pepin, J., Ducharme, F. et Major, F. (2003). *La pensée infirmière,* 2e éd., Laval : Éditions Beauchemin.

Lalancette, D. (1993). L'ordre professionnel. Dans O. Goulet (dir.), *La profession infirmière : Valeurs, enjeux, perspectives* (chap. 5, p. 93-112), Montréal : Gaëtan Morin Éditeur.

Lambert, C. (1993). La formation infirmière dans les cégeps. Dans O. Goulet (dir.), *La profession infirmière : Valeurs, enjeux, perspectives* (chap. 8, p. 149-177), Montréal : Gaëtan Morin Éditeur.

Mable, A. L. et Marriott, J. (2002). *Fonds pour l'adaptation des services de santé – Soins de santé primaires : Canada.* Ottawa : Fonds pour l'adaptation des services de santé.

McCloskey, J. C. et Bulecheck, G. M. (dir.). (2000). *Classification des interventions de soins infirmiers CISI/NIC,* 2e éd., Paris : Masson.

Ministère de l'Éducation du Québec. (2000). *La formation infirmière intégrée*, Gouvernement du Québec : Auteur.

Ordre des infirmières et infirmiers du Québec (OIIQ). (1993). *Pratiques complémentaires de soins,* Montréal : OIIQ.

Ordre des infirmières et infirmiers du Québec (OIIQ). (1996). *Perspectives de l'exercice de la profession d'infirmière,* Montréal : OIIQ.

Ordre des infirmières et infirmiers du Québec (OIIQ). (1998). *Possibilité de cohabitation structurelle avec les sages-femmes,* Montréal : OIIQ.

Ordre des infirmières et infirmiers du Québec (OIIQ). (2003a). *Guide d'application de la nouvelle* Loi sur les infirmières et les infirmiers *et de la* Loi modifiant le Code des professions et d'autres dispositions législatives dans le domaine de la santé, Montréal : OIIQ.

Ordre des infirmières et infirmiers du Québec (OIIQ). (2003b). *Notre profession prend une nouvelle dimension : Les pistes pour mieux comprendre la* Loi sur les infirmières et les infirmiers *et en tirer avantage dans notre pratique,* Montréal : OIIQ.

Ordre des infirmières et infirmiers du Québec (OIIQ). (2003c). *La pénurie d'infirmières de formation universitaire : Une analyse complémentaire à la planification de l'effectif des infirmières pour les 15 prochaines années,* Montréal : OIIQ.

Ordre des infirmières et infirmiers du Québec (OIIQ). (2003d). *Guide de préparation à - l'examen professionnel de l'Ordre des infirmières et infirmiers du Québec,* Montréal : OIIQ.

Ordre des infirmières et infirmiers du Québec (OIIQ). (2003e). *Être infirmière au Québec : Supplément au guide de préparation à l'examen professionnel de l'Ordre des infirmières et infirmiers du Québec,* Montréal : OIIQ.

Ordre des infirmières et infirmiers du Québec (OIIQ). (2004a). *Données sur la population infirmière par région administrative à partir du fichier des membres au 31 mars 2004,* Montréal : OIIQ.

Ordre des infirmières et infirmiers du Québec (OIIQ). (2004b). *Perspectives de l'exercice de la profession d'infirmière,* Montréal : OIIQ.

Ordre des infirmières et infirmiers du Québec (OIIQ). (2004c). *Une direction des soins infirmiers pour chaque établissement,* Montréal : OIIQ.

Ordre des infirmières et infirmiers du Québec (OIIQ). (2004d). *La reconnaissance de la pratique infirmière en région éloignée : Mémoire du comité consultatif sur la reconnaissance de la spécificité de la pratique infirmière en région éloignée,* Montréal : OIIQ.

Ordre des infirmières et infirmiers du Québec (OIIQ). (2004e). *Dépister la violence conjugale pour mieux prévenir : Prise de position,* Montréal : OIIQ.

Ordre des infirmières et infirmiers du Québec (OIIQ). (2004f). *La gouverne des soins infirmiers dans le cadre d'une organisation de services intégrés : Une contribution essentielle à la réussite du projet clinique,* Montréal : OIIQ.

Ordre des infirmières et infirmiers du Québec (OIIQ). (2004g). *Répertoire 2004-2005 : Associations et regroupements d'infirmières et d'infirmiers au Québec,* Montréal : OIIQ. <http ://www.oiiq.org/uploads/publications/associations/index.htm>.

Ordre des infirmières et infirmiers du Québec (OIIQ). (2005). Le Bureau de l'Ordre, [en ligne], (page consultée le 1er mars 2005), <http :/www.oiiq.org/oiiq/siege_social/bureau_ordre.asp>.

Organisation mondiale de la santé (OMS). (1978). Les soins de santé primaires : Rapport de la conférence internationale sur les soins de santé primaires, Alma-Ata (URSS), 6-12 septembre 1978 ; rapport conjoint de l'Organisation mondiale de la santé et du fonds des Nations Unies pour l'enfance. Genève : Auteur.

Petitat, A. (1989). *Les infirmières de la vocation à la profession,* Montréal : Les éditions du Boréal.

Secrétariat international des infirmières et infirmiers de l'espace francophone. (2004). <http ://www.sidiief.org/1_0f.htm>.

OBJECTIFS D'APPRENTISSAGE

Après avoir étudié ce chapitre, vous pourrez :

- Décrire les différentes voies de formation menant à l'examen professionnel.
- Expliquer les différents programmes de formation en soins infirmiers ou en sciences infirmières au Québec et dans le reste du Canada.
- Circonscrire les défis contemporains de la formation infirmière.
- Faire la distinction entre les approches de recherche quantitative et les approches de recherche qualitative.
- Décrire les liens qui unissent la pratique, la théorie et la recherche.
- Nommer les phases de la recherche quantitative et de la recherche qualitative.
- Décrire le rôle de l'infirmière qui travaille en recherche, plus particulièrement en ce qui concerne la protection des droits des personnes qui participent à des études.
- Expliquer pourquoi l'infirmière doit utiliser de manière judicieuse, dans sa pratique, les résultats probants issus de la recherche, et principalement de la recherche infirmière.

FORMATION ET RECHERCHE INFIRMIÈRES AU QUÉBEC ET DANS LE RESTE DU CANADA

Adaptation française :
Michèle Côté, inf., Ph.D.
Professeure, Département des sciences infirmières
Directrice, Comité de programmes de premier cycle en sciences infirmières
Université du Québec à Trois-Rivières

Pendant longtemps, la formation infirmière a consisté à enseigner aux futures infirmières les connaissances et les habiletés cliniques nécessaires pour exercer en milieu hospitalier. La diversification des lieux de prestation des soins de santé et la complexification des approches thérapeutiques ont contribué grandement à transformer les pratiques de soins. Ainsi, la formation des infirmières a dû s'adapter aux progrès scientifiques, à l'avancement technologique de même qu'aux changements culturels, politiques et socioéconomiques. De nos jours, les programmes de formation visent autant l'acquisition d'un vaste éventail de connaissances en sciences infirmières, en sciences biologiques, en sciences humaines et en sciences sociales que l'acquisition d'une solide formation générale. Ces programmes sont davantage axés sur la pensée critique et sur l'application du savoir infirmier, complémentaire à la promotion, au maintien et au recouvrement de la santé.

MOTS CLÉS

En plus des facteurs externes à la profession infirmière, le corpus des connaissances engendrées par la recherche en sciences infirmières influe grandement sur l'évolution des programmes d'études. L'accroissement du nombre d'infirmières ayant une formation universitaire a favorisé l'émergence de la recherche et, par ricochet, la recherche contribue à modifier la pratique des infirmières ainsi que les programmes de formation. De fait, les résultats des recherches menées par des infirmières permettent de confirmer (ou d'infirmer) les intuitions, les traditions et l'expérience professionnelle individuelle. Dans cette dynamique, les résultats de la recherche contribuent à créer un nouveau corpus de connaissances, qui sera par la suite inclus dans les programmes de formation. La recherche fait l'objet de la seconde partie de ce chapitre.

Formation infirmière

Le *Code des professions du Québec,* adopté en 1973, reconnaît deux catégories d'infirmières : l'*infirmière autorisée* et l'*infirmière auxiliaire autorisée.* Les responsabilités professionnelles varient selon le titre. Dans le reste du Canada, les lois reconnaissent une troisième catégorie d'infirmière : l'*infirmière psychiatrique autorisée.*

Trois voies de formation, dont l'une est peu connue, s'offrent à l'étudiante qui veut passer l'examen professionnel d'admission à la profession d'infirmière de l'Ordre des infirmières et infirmiers du Québec (OIIQ) :

- *Le programme d'études collégiales en soins infirmiers.* L'étudiante s'inscrit dans l'un des 42 collèges qui offrent cette formation professionnelle au Québec. Après avoir terminé trois années d'études et rempli toutes les exigences du programme, elle obtient un diplôme d'études collégiales (DEC) en soins infirmiers et elle peut se présenter à l'examen professionnel d'admission.
- *Le programme d'études universitaires de premier cycle en sciences infirmières (formation initiale).* Après avoir obtenu un DEC dans un programme de formation générale de deux ans en sciences de la nature, l'étudiante s'inscrit dans l'une des six universités québécoises qui offrent ce programme : Université de Montréal, Université du Québec à Chicoutimi, Université du Québec à Trois-Rivières, Université du Québec en Outaouais, Université Laval et Université McGill. Certaines de ces universités acceptent également des étudiantes qui ont terminé un DEC en sciences humaines. Avant de renoncer à suivre sa formation d'infirmière dans un programme de premier cycle, l'étudiante qui a un profil de scolarité particulier devrait toujours vérifier son admissibilité auprès des universités concernées.
- *Le programme d'études universitaires de deuxième cycle en sciences infirmières (formation initiale).* Beaucoup moins connue que les précédentes, cette voie de formation peut intéresser l'étudiante qui a déjà un baccalauréat dans une discipline autre que les sciences infirmières. Présentement au Québec, seule l'Université McGill offre cette possibilité.

Au Québec, après avoir satisfait aux exigences de l'une ou l'autre de ces trois voies de formation, les candidates à la profession doivent toutes passer le même examen d'admission de l'OIIQ. Lorsqu'elles réussissent l'examen, elles obtiennent leur permis d'exercice et doivent s'inscrire au tableau de l'Ordre : elles portent donc le titre d'infirmière et peuvent exercer la profession.

L'examen professionnel d'admission comprend deux volets :

- *Le volet pratique.* La candidate doit faire face à des situations cliniques simulées de la pratique courante d'une infirmière débutante. À l'intérieur de chaque station, elle interagit avec une personne simulant un problème de santé dans le but de résoudre la situation présentée. Elle doit démontrer son jugement clinique, que des examinatrices externes formées à cet effet évaluent. Ce genre d'examen est appelé « examen clinique objectif structuré » (ECOS).

- *Le volet théorique.* Dans le second volet, l'étudiante se présente à un examen écrit qui comporte une série de questions portant sur des aspects théoriques de la pratique infirmière, comme les soins aux enfants malades, les soins aux personnes âgées et les soins aux familles vivant une crise particulière.

La candidate doit obtenir la note de passage dans chacune des deux parties de l'examen. L'OIIQ informe la candidate de sa réussite ou de son échec, sans préciser la note obtenue dans chacun des volets.

La candidate qui réussit l'examen reçoit l'autorisation d'exercer la profession après s'être inscrite au tableau de l'OIIQ. Pour demeurer valide, cette inscription doit être renouvelée annuellement. L'autorisation d'exercer la profession est valide exclusivement dans la province où l'infirmière a terminé sa formation. L'infirmière qui désire pratiquer dans une autre province doit en faire la demande à l'association professionnelle de la province d'accueil et obtenir l'autorisation.

Les diverses voies de formation des autres provinces ressemblent à celles du Québec. Toutefois, plusieurs provinces exigent le baccalauréat en sciences infirmières pour l'entrée dans la profession d'infirmière : Colombie-Britannique, Manitoba, Nouveau-Brunswick, Nouvelle-Écosse, Île-du-Prince-Édouard, Terre-Neuve-et-Labrador, Saskatchewan et Ontario. (AIIC, 2003) Les infirmières qui ont reçu leur formation dans un autre pays doivent satisfaire aux exigences fixées par l'ordre professionnel de la province d'accueil avant d'être autorisées à exercer.

Programmes de formation

Après un bref historique de l'évolution des programmes de formation infirmière au Québec, il sera question des orientations actuelles en la matière. Nous traiterons tout aussi bien de la formation initiale que de la formation continue. La formation initiale permet de passer l'examen professionnel d'admission à la profession, et la réussite de cet examen donne le droit d'exercer la profession. La formation continue vise, d'une part, l'approfondissement des connaissances acquises au cours de la formation initiale et, d'autre part, l'acquisition de nouvelles connaissances dans une perspective de maintien, d'amélioration ou d'acquisition de compétences (Goulet, 1999).

DIPLÔMES DÉLIVRÉS PAR UN HÔPITAL

En 1860, en Angleterre, Florence Nightingale met sur pied une école d'infirmières (la Nightingale Training School for Nurses) au St. Thomas' Hospital. En Amérique du Nord, les administrateurs d'hôpital accueillent très favorablement l'idée, qui fait rapidement son chemin : les écoles d'infirmières représentent une source de personnel gratuit ou très peu coûteux. À cette époque, la formation infirmière consistait principalement à apprendre par la pratique, un peu comme dans un stage. Comme il y avait peu de cours théoriques, les étudiantes apprenaient en prenant soin des personnes hospitalisées. Il n'y avait pas de programme de formation standardisé ni d'autorisation d'exercer. Les programmes étaient conçus en fonction des services dont les hôpitaux avaient besoin, et non en fonction des apprentissages dont les étudiantes avaient besoin.

Au Canada, c'est à St. Catharines, en Ontario, que la première école d'infirmières a ouvert ses portes en 1874, selon le modèle de l'école de Florence Nightingale : la Mack Training School, au General and Marine Hospital. Au Québec, les premières écoles d'infirmières ont été créées en association avec les hôpitaux anglophones : le Women's Hospital, devenu en 1886 le Reddy Memorial Hospital, et la Montreal General Hospital's School of Nursing en 1890 (Petitat, 1989). Il faudra attendre jusqu'en 1898 avant l'ouverture d'une première école francophone : l'École d'infirmières de l'Hôpital Notre-Dame à Montréal. Par la suite, le nombre de programmes menant à un diplôme d'infirmière a augmenté rapidement.

Les programmes élaborés par les différentes écoles canadiennes ont fait l'objet de plusieurs remises en question au fil des années. Entre 1932 et 1964, deux commissions d'enquête examinent la formation des infirmières. La première, parrainée par l'Association des infirmières canadiennes (AIC) et appuyée par l'Association médicale du Canada (AMC), est présidée par le Dr George Weir (1932). La seconde est la Commission royale d'enquête sur les services de santé au Canada (Gouvernement du Canada, 1964), mieux connue sous l'appellation « commission Hall », du nom de son président. À plus de 30 ans d'écart, ces deux commissions formulent des conclusions similaires. Ainsi, elles font ressortir qu'une trop grande partie du temps de la formation des infirmières est consacrée à l'acquisition d'habiletés ménagères associées plus ou moins directement au soin des personnes malades (Trottier, 1982). Bref, la formation dans les écoles d'infirmières ne peut être qualifiée de professionnelle, puisque les savoirs ne sont pas structurés ni spécifiques, que la formation fondamentale est inexistante et que le niveau de scolarité préalable est insuffisant pour favoriser le développement du jugement moral et clinique essentiel (Goulet, 1999).

AVÈNEMENT DE LA FORMATION COLLÉGIALE

Au début des années 1960, le gouvernement du Québec institue la Commission royale d'enquête sur l'enseignement dans la province de Québec (Gouvernement du Québec, 1965), mieux connue sous le nom de « commission Parent », du nom de son président. La mission de cette commission est d'examiner l'ensemble du réseau d'éducation québécois en vue de le moderniser. Le rapport Parent, issu de cette commission, recommande notamment que l'État se charge de la formation des infirmières et qu'il transfère celle-ci des écoles hospitalières aux collèges d'enseignement général et professionnel (cégeps) qui viennent d'être créés. Les écoles d'infirmières des hôpitaux cesseront graduellement d'admettre des étudiantes. À la rentrée d'automne 1967, 3 collèges offrent la formation en techniques infirmières, et 17 collèges emboîteront le pas en septembre 1968 ; en septembre 1969, leur nombre passera à 25 (Lambert, 1979). En septembre 1970, il ne reste que 15 écoles hospitalières offrant un programme de formation pour les infirmières et elles n'acceptent plus de nouvelles étudiantes (Baumgart et Larsen, 1992). Le transfert de la formation des écoles d'hôpitaux vers les cégeps va bien au-delà d'un simple changement de lieu. Avec la création des programmes de formation collégiale destinés aux étudiantes infirmières, l'État devient le maître d'œuvre de la formation infirmière. Dorénavant, la responsabilité de définir les contenus des programmes de formation en soins infirmiers est confiée à la Direction générale de l'enseignement collégial (DGEC) du ministère de l'Éducation (Lambert, 1993). Cette direction porte maintenant le nom de Direction générale de la formation professionnelle et technique (DGFPT).

PROGRAMME COLLÉGIAL

À la fin des années 1960, les conceptrices du programme de formation collégiale en soins infirmiers veulent répondre aux nombreuses critiques formulées par le passé sur la formation des infirmières. D'emblée, elles proposent aux étudiantes une formation générale et scientifique, tout en garantissant une formation pratique et clinique afin de satisfaire aux objectifs déterminés par le ministère de l'Éducation (Goulet, 1999).

Les différentes révisions du programme collégial en soins infirmiers qui ont eu lieu entre 1968 et 1988 ont entraîné des changements dans la répartition des heures consacrées aux sciences naturelles, aux sciences humaines et aux sciences infirmières, mais il n'a jamais été question de retirer l'un ou l'autre de ces aspects de la formation. Toutes ces révisions ont été réalisées dans le but d'offrir aux étudiantes une formation leur permettant de répondre toujours mieux aux nouveaux besoins de santé de la population et de parfaire leur autonomie.

DEC-BACC EN FORMATION INFIRMIÈRE INTÉGRÉE

À partir du milieu des années 1990, le programme collégial en soins infirmiers a fait l'objet d'une autre révision par le ministère de l'Éducation. Parallèlement, on a mené des travaux afin de favoriser une meilleure intégration de la formation collégiale et de la formation universitaire. C'est ainsi que des professeures des deux ordres d'enseignement ont collaboré à l'élaboration d'un programme de formation infirmière intégrée qui s'échelonne sur cinq ans : **Dec-Bacc en formation infirmière intégrée**. Cette nouvelle approche permet à une étudiante de s'inscrire au programme collégial de soins infirmiers à temps complet, d'y suivre sa formation pendant trois ans et de poursuivre ses études à l'université pendant deux ans. L'étudiante peut ainsi obtenir un diplôme d'études collégiales en soins infirmiers et un baccalauréat en sciences infirmières en cinq ans. Le programme Dec-Bacc en formation infirmière intégrée a admis les premières étudiantes à la session d'automne 2001. Ce nouveau programme permet de réduire la discontinuité entre la formation collégiale et la formation universitaire. Bien qu'il s'agisse d'un programme de cinq ans, chaque ordre d'enseignement conserve son autonomie et la responsabilité d'émettre un diplôme. Le volet collégial du programme Dec-Bacc en formation infirmière intégrée porte le numéro 180.A0.

> [Ce progamme] s'inscrit dans les finalités et les orientations de la formation technique qui guident l'action de la Direction générale de la formation professionnelle et technique [...]. [Il] est défini par compétences, formulé par objectifs et par standards [...]. [Il] comprend une composante de formation générale qui est commune à tous les programmes d'études (16 2/3 unités), une composante de formation générale qui est propre au programme (6 unités), une composante de formation générale qui est complémentaire aux autres composantes (4 unités) et une composante de formation spécifique (65 unités). (MEQ, 2004, p. 1)

Les compétences liées à la formation spécifique (voir l'encadré 2-1) que les étudiantes doivent acquérir pendant leur formation de trois années leur assurent les connaissances et les habiletés nécessaires pour assumer les fonctions d'une infirmière débutante.

ENCADRÉ 2-1

Compétences liées à la formation spécifique du programme d'études collégiales en soins infirmiers

- Analyser la fonction de travail.
- Développer une vision intégrée du corps humain et de son fonctionnement.
- Composer avec les réactions et les comportements d'une personne.
- Se référer à une conception de la discipline infirmière pour définir sa pratique professionnelle.
- Utiliser des méthodes d'évaluation et des méthodes de soins.
- Établir une communication aidante avec la personne et ses proches.
- Composer avec des réalités sociales et culturelles liées à la santé.
- Relier des désordres immunologiques et des infections aux mécanismes physiologiques et métaboliques.
- Interpréter une situation clinique en se référant aux pathologies et aux problèmes relevant du domaine infirmier.
- Établir des liens entre la pharmacothérapie et une situation clinique.
- Enseigner à la personne et à ses proches.
- Assister la personne dans le maintien et l'amélioration de la santé.
- S'adapter à différentes situations de travail.
- Établir des relations de collaboration avec les intervenantes et les intervenants.
- Intervenir auprès d'adultes et de personnes âgées hospitalisés requérant des soins infirmiers de médecine et de chirurgie.
- Concevoir son rôle en s'appuyant sur l'éthique et sur les valeurs de la profession.
- Appliquer des mesures d'urgence.
- Intervenir auprès d'une clientèle requérant des soins infirmiers en périnatalité.
- Intervenir auprès d'enfants ainsi que d'adolescentes et adolescents requérant des soins infirmiers.
- Intervenir auprès de personnes recevant des soins infirmiers en médecine et en chirurgie dans des services ambulatoires.
- Intervenir auprès de personnes requérant des soins infirmiers en santé mentale.
- Intervenir auprès d'adultes et de personnes âgées en perte d'autonomie requérant des soins infirmiers en établissement.

Source : *Santé. Programmes conduisant au diplôme d'études collégiales (DEC). 180.A0 Soins infirmiers (2004)*, du Ministère de l'Éducation du Québec, 2004, (page consultée le 24 septembre 2004), [en ligne], <www.meq.gouv.qc.ca/ens-sup/ENS-COLL/Cahiers/program/180A0.asp>. Reproduction autorisée par Les Publications du Québec.

Présentement, chacun des 42 collèges québécois qui donnent le programme en soins infirmiers est associé avec l'une des neuf universités suivantes : Université de Montréal, Université de Sherbrooke, Université du Québec à Chicoutimi, Université du Québec à Rimouski, Université du Québec à Trois-Rivières, Université du Québec en Abitibi-Témiscamingue, Université du Québec en Outaouais, Université Laval et Université McGill.

L'étudiante inscrite au programme Dec-Bacc en formation infirmière intégrée a deux possibilités : se présenter à l'examen de l'OIIQ immédiatement après avoir satisfait à toutes les exigences de la formation collégiale ou pendant sa formation universitaire.

Les deux années du volet universitaire du programme Dec-Bacc en formation infirmière intégrée, à savoir la quatrième et la cinquième année, permettent à l'étudiante d'atteindre les buts de la formation universitaire de premier cycle. Au cours de ses études universitaires, l'étudiante est appelée à réinvestir et à enrichir les compétences acquises durant les trois premières années de sa formation (Côté, 2003). De plus, elle acquiert de nouvelles connaissances dans divers domaines : les soins à la famille, aux groupes et aux communautés ; le suivi systématique de clientèles ; l'évaluation de la qualité des soins ; la recherche. Finalement, elle doit acquérir des habiletés cliniques en regard des soins en milieu critique, en milieu communautaire et à domicile ainsi qu'en réadaptation (phases II à IV) (Comité directeur sur la formation infirmière intégrée, 2000). Toutefois, le volet universitaire du Dec-Bacc ne permet pas à l'étudiante de se spécialiser dans un domaine clinique particulier ; la formation spécialisée s'acquiert au deuxième cycle universitaire.

Cette nouvelle réforme de la formation collégiale en soins infirmiers pose des défis de taille, surtout dans le contexte où un grand nombre de professeures se préparent à prendre leur retraite et où le Québec doit faire face à une pénurie importante d'infirmières.

PROGRAMMES UNIVERSITAIRES DE PREMIER CYCLE

Au Canada, l'Université de la Colombie-Britannique à Vancouver a été la première, en 1919, à offrir un baccalauréat en sciences infirmières (Street, 1973). C'est grâce à la mise sur pied de ce programme que les soins infirmiers ont fait leur entrée à l'université. En 1920, l'Université McGill, avec la création de la School for Graduates Nurses, fut la première université québécoise à proposer un programme de perfectionnement d'une année devant favoriser l'acquisition de connaissances en regard de l'enseignement et de l'administration des soins ainsi que de l'hygiène publique (Petitat, 1989 ; Trottier, 1982). En 1923, l'Université de Montréal emboîte le pas et propose aux infirmières diplômées un premier cours d'été. Il faudra attendre jusqu'en 1934 avant que cette université offre une formation complète de baccalauréat aux infirmières diplômées d'hôpital. Petitat (1989, p. 208) signale qu'en 1950 1 100 infirmières possédaient un diplôme universitaire dans le secteur anglophone, comparativement à 550 dans le secteur francophone. Il est important de souligner qu'à ce moment-là le secteur francophone du Québec comptait six fois plus de lits d'hôpitaux que le secteur anglophone.

Dans les années 1970, plusieurs établissements d'enseignement du réseau des Universités du Québec commencent à offrir des programmes de baccalauréat en sciences infirmières aux personnes qui ont terminé une formation d'infirmière. Finalement, l'Université de Sherbrooke offre un programme de perfectionnement en 1977 (Commission des universités sur les programmes, 1999).

Parallèlement à la création des programmes de formation destinés à des infirmières ayant déjà leur droit de pratique, les universités québécoises mettent en place des programmes de formation initiale pour les étudiantes qui veulent devenir infirmières. C'est en 1957 que l'Université McGill ouvre un programme de baccalauréat en sciences infirmières qui s'adresse à cette clientèle. En 1961, l'Institut Marguerite-d'Youville, qui deviendra par la suite la Faculté de nursing de l'Université de Montréal, accepte d'inscrire des étudiantes dans un programme de baccalauréat (Trottier, 1982). L'École des sciences infirmières de l'Université Laval, ouverte en 1967, offrira dès sa création deux programmes de baccalauréat en sciences infirmières : perfectionnement et formation initiale. Finalement, trois établissements du réseau des Universités du Québec proposeront des programmes de baccalauréat de formation initiale : en 1993, l'Université du Québec à Hull, qui deviendra par la suite l'Université du Québec en Outaouais ; en 2001, l'Université du Québec à Chicoutimi et l'Université du Québec à Trois-Rivières.

Contrairement au programme collégial en soins infirmiers, qui exige l'atteinte de compétences uniformes dans tous les collèges, le programme de baccalauréat en sciences infirmières varie d'une université à l'autre. Ainsi, le **baccalauréat en sciences infirmières** (formation initiale) comporte entre 90 et 108 crédits, selon l'université. Par contre, tous les programmes de formation initiale en sciences infirmières intègrent la formation scientifique, l'initiation à la recherche, aux concepts et aux méthodes de la discipline infirmière, et l'acquisition de l'autonomie professionnelle et du jugement clinique. À titre d'exemple, l'encadré 2-2 présente les finalités du programme de baccalauréat (formation initiale) de l'Université du Québec à Trois-Rivières.

Les programmes de baccalauréat en sciences infirmières procurent donc aux diplômées les connaissances et les habiletés psychomotrices leur permettant d'assumer des responsabilités accrues sur le marché du travail, de viser l'avancement de la discipline et de poursuivre des études supérieures.

Les changements survenus dans les milieux de pratique au cours des dernières années ont fait en sorte que l'infirmière bachelière commence à récolter les avantages que son diplôme peut lui procurer : accroissement de l'autonomie, des responsabilités, de la participation aux processus décisionnels de l'établissement et des possibilités d'avancement. Le contexte actuel incite d'ailleurs un grand nombre d'infirmières titulaires d'un diplôme d'études collégiales à continuer leur formation à l'université pour obtenir un baccalauréat.

Outre le baccalauréat en sciences infirmières (formation initiale) et le volet universitaire du programme Dec-Bacc en formation infirmière intégrée, les universités québécoises offrent d'autres programmes de premier cycle pour les personnes qui sont déjà infirmières. C'est le cas notamment du baccalauréat en sciences infirmières (perfectionnement). Ce programme de 90 crédits s'adresse aux infirmières qui ont une formation collégiale autre que le programme 180.AO. Il est possible de le suivre à temps complet ou à temps partiel. Toujours au premier cycle,

ENCADRÉ 2-2

Finalités visées par le baccalauréat en sciences infirmières (formation initiale) de l'Université du Québec à Trois-Rivières

Ce programme a pour but de former des infirmières autonomes aptes à répondre aux besoins de santé des personnes, des familles, des groupes, de la communauté et de la société.

À la fin du programme, l'étudiante aura :

- acquis et approfondi des connaissances fondamentales en sciences infirmières, en sciences pures et de la santé et en sciences psychosociales devant servir de base à la démarche de soins infirmiers ;
- développé sa capacité d'adaptation selon des valeurs humanistes et selon une vision holistique de la personne et de la santé ;
- acquis et pourra appliquer un processus de résolution de problèmes à tous les aspects de la pratique infirmière ;
- développé et approfondi sa capacité à intervenir et à générer des soins infirmiers innovateurs afin de contribuer à améliorer l'état de santé de l'individu, sa qualité de vie et lui permettre de mourir dignement ;
- acquis et approfondi des compétences cliniques en vue de participer à l'avancement de la pratique infirmière et de la profession, tant dans les milieux naturels qu'institutionnels ;
- développé un esprit de synthèse, d'autonomie, d'imputabilité et d'ouverture à l'autre dans sa pratique professionnelle ;
- acquis une formation universitaire lui donnant accès à des études de deuxième cycle et une motivation pour la recherche.

Source : *7929 Baccalauréat en sciences infirmières (formation initiale). Objectifs,* de l'Université du Québec à Trois-Rivières.

les universités offrent également différents programmes de certificats. Ces programmes de 30 crédits ont trait, notamment, aux soins infirmiers cliniques, aux soins infirmiers critiques, aux soins infirmiers périopératoires, aux soins infirmiers communautaires ou de santé publique et à la santé mentale. Finalement, les universités ont créé des programmes courts, ou microprogrammes, qui s'adressent à des infirmières ayant des besoins spécifiques sur le plan de la formation. Les microprogrammes comportent entre 9 et 15 crédits. Il existe des microprogrammes en soins infirmiers cardiovasculaires, en soins infirmiers critiques (urgence), en soins infirmiers en milieu isolé, en soins infirmiers aux personnes âgées, en soins infirmiers de salle d'opération et en soins infirmiers d'hémodialyse. Les annuaires des universités répertorient les programmes qui y sont offerts.

PROGRAMMES UNIVERSITAIRES DE DEUXIÈME ET TROISIÈME CYCLES

L'intérêt grandissant suscité par les programmes de baccalauréat en sciences infirmières a entraîné la création de programmes de maîtrise et de doctorat dans la discipline.

Programmes de maîtrise. Au Canada, le premier programme de maîtrise en sciences infirmières a vu le jour à la University of Western Ontario, à London, en 1959. En 1961, l'Université McGill emboîte le pas. L'Université de Montréal fera de même en 1965 et l'Université Laval, à la session d'automne 1991. Depuis l'automne 2000, quatre établissements du réseau des Universités du Québec (Chicoutimi, Outaouais, Rimouski et Trois-Rivières) offrent un programme conjoint de diplôme d'études supérieures spécialisées (DESS). Le programme réseau de maîtrise en sciences infirmières a été ajouté à la session d'automne 2001.

Les programmes de maîtrise comprennent habituellement 45 crédits et durent de un an et demi à deux ans. Ces programmes proposent aux infirmières des connaissances et des habiletés spécialisées qui leur permettent d'assumer le rôle de personne-ressource dans leur pratique. Cette catégorie de diplôme ouvre également la porte à une carrière dans l'enseignement, l'administration ou la recherche.

Programmes de doctorat et études postdoctorales. Jusqu'à tout récemment, le choix était limité pour les infirmières qui désiraient poursuivre des études de troisième cycle en sciences infirmières. Dans ce contexte, plusieurs ont choisi de faire un doctorat dans une autre discipline (par exemple, en sociologie ou en éducation). En 1996, moins de 0,1 % des infirmières canadiennes possédaient un diplôme de troisième cycle. Ce pourcentage devrait augmenter au cours des prochaines années, car de plus en plus d'universités canadiennes offrent un programme de doctorat en sciences infirmières. Le contenu et l'approche peuvent varier. Certains programmes sont axés sur les domaines cliniques, comme les soins infirmiers médicaux et chirurgicaux, tandis que d'autres mettent l'accent sur des domaines de pratique non traditionnels, comme les soins infirmiers transculturels ; d'autres encore sont centrés sur le développement de la théorie ; cependant, tous ces programmes font une large place à la recherche.

Les docteures en sciences infirmières sont en demande, aussi bien dans les établissements d'enseignement que dans les établissements de soins. En milieu hospitalier, ces infirmières occuperont un poste de clinicienne, de gestionnaire ou de chercheuse. Dans l'enseignement, elles seront en mesure d'intervenir à tous les ordres, plus particulièrement aux deuxième et troisième cycles universitaires.

Après son doctorat, l'infirmière peut poursuivre ses études en effectuant un stage postdoctoral.

> Le statut accordé au stagiaire postdoctoral lui permet de développer davantage ses habiletés de chercheur au-delà des études doctorales (Ph.D.). Au terme de son stage, le stagiaire peut solliciter un poste de chercheur autonome ou de professeur dans une université, un institut ou l'industrie. L'octroi d'un statut au stagiaire postdoctoral vise à valoriser la pratique de la recherche, à faciliter son intégration à la communauté universitaire et à tenir compte de sa présence dans l'évaluation de l'activité de l'Université, des départements et des professeurs. (Université de Montréal, 1999)

Actuellement, rares sont les infirmières qui ont accompli un stage postdoctoral, mais leur nombre devrait augmenter au cours des prochaines années, puisque celui-ci est fortement recommandé.

NOUVELLES VOIES DE FORMATION INFIRMIÈRE

À l'occasion de la Commission d'étude sur les services de santé et les services sociaux (2000), appelée communément « commission Clair », les commissaires ont reconnu que, pour améliorer la flexibilité dans l'organisation des soins, il était souhaitable de proposer « un enrichissement du rôle de l'infirmière pratiquant à l'hôpital et ailleurs ; la formation et l'intégration graduelle d'infirmières praticiennes (*nurses practitioners*), au moyen de projets d'implantation » (p. 95). La présence d'infirmières praticiennes permettrait d'améliorer certaines activités en promotion de la santé, en prévention de la maladie et en dépistage ainsi que lors de traitements. Dans ce contexte, de nouveaux domaines de pratique se dessinent pour ces professionnelles de la santé. Dans la *Loi sur les infirmières et les infirmiers,* le législateur utilise l'expression « infirmière praticienne en spécialité médicale » pour désigner ces infirmières.

Actuellement, on reconnaît que certaines spécialités médicales sont propices à l'établissement d'un rôle différent pour l'infirmière : la cardiologie, la néphrologie et la pédiatrie. D'autres spécialités médicales pourraient bénéficier de la présence d'infirmières praticiennes, notamment l'oncologie, les soins d'urgence, les soins de première ligne, la psychiatrie et la gériatrie (Commission d'étude sur les services de santé et les services sociaux, 2000). La formation des infirmières praticiennes en spécialité médicale se fait au deuxième cycle universitaire. Les programmes de formation permettent à l'étudiante d'acquérir un solide corpus de connaissances, tant sur le plan clinique que sur le plan théorique. Actuellement, ces programmes sont encore au stade de l'implantation dans quelques universités québécoises.

PROGRAMMES DE FORMATION DES INFIRMIÈRES AUXILIAIRES AUTORISÉES

Les programmes de formation des infirmières auxiliaires autorisées se donnent dans les écoles secondaires et conduisent à un diplôme d'études professionnelles (DEP) en soins infirmiers. D'une durée de 18 à 24 mois, ces programmes permettent à l'étudiante d'acquérir des notions théoriques et pratiques qui lui serviront dans son rôle de soignante. Les infirmières auxiliaires autorisées peuvent travailler dans différents milieux de soins, mais c'est toujours à l'infirmière autorisée que revient la responsabilité d'évaluer l'état des personnes, de planifier les soins et d'évaluer les résultats.

Les infirmières auxiliaires peuvent devenir infirmières en faisant des études collégiales. Le programme 180.B0 qui leur est offert tient compte des acquis de leur formation en soins infirmiers. Après avoir satisfait à l'ensemble des exigences de la formation collégiale, elles doivent se présenter à l'examen d'admission à la profession d'infirmière.

Influence des associations d'infirmières sur l'enseignement

L'Association des infirmières et infirmiers du Canada (AIIC) et les ordres professionnels provinciaux exercent une influence significative sur l'évolution des programmes de formation infirmière au Canada, soit en finançant la recherche, soit en pilotant des projets d'enseignement, soit en collaborant à l'élaboration de certaines politiques. Nous examinerons plus particulièrement la contribution de l'AIIC et celle de l'OIIQ.

ASSOCIATION DES INFIRMIÈRES ET INFIRMIERS DU CANADA

L'AIIC est un organisme pancanadien qui regroupe toutes les associations provinciales d'infirmières, à l'exception de l'OIIQ, qui s'en est dissocié en 1985. Cet organisme s'est investi de différentes façons dans les programmes de formation des infirmières dans le reste du Canada. En 1982, l'AIIC proposait d'établir la règle suivante à partir de l'an 2000 : « la scolarité minimale requise pour entreprendre l'exercice de la profession infirmière devrait être le baccalauréat en sciences infirmières ». Toutes les associations provinciales d'infirmières ont appuyé cet énoncé de politique. Cependant, il faut admettre que les associations provinciales ne sont pas toutes parvenues à rallier l'ensemble de leurs membres à ce sujet. Les infirmières québécoises ont été très divisées par cette question au cours des dernières années.

L'AIIC s'est également engagée dans la formation en mettant en place un programme de certification (voir l'encadré 2-3). La **certification** est un processus volontaire et périodique (recertification) par lequel un groupe spécialisé et organisé atteste que les compétences d'une infirmière dans sa spécialité satisfont aux normes établies par l'AIIC. Il est possible d'obtenir une certification dans l'une ou l'autre des 14 spécialités suivantes : sciences neurologiques, santé au travail, néphrologie, soins d'urgence, soins intensifs, psychiatrie et santé mentale, soins périopératoires, oncologie, gérontologie, périnatalité, soins cardiovasculaires, soins intensifs en pédiatrie, soins palliatifs et gastroentérologie. Signalons que la certification ne permet pas d'obtenir de crédits universitaires.

ORDRE DES INFIRMIÈRES ET INFIRMIERS DU QUÉBEC

La principale mission des différents ordres professionnels est de veiller à la protection du public. L'OIIQ n'échappe pas à cette mission ; il doit donc s'assurer que les infirmières en exercice donnent des soins qui respectent les normes modernes de pratique. C'est dans ce contexte que l'OIIQ a produit des documents pour baliser d'une manière certaine les compétences cliniques exigées des infirmières au moment de leur entrée sur le marché du travail.

ENCADRÉ 2-3

Objectifs du programme de certification de l'AIIC

1. Favoriser l'excellence des soins infirmiers dans l'intérêt de la population canadienne en établissant des normes de pratique nationales dans les spécialités infirmières.
2. Donner aux infirmières la possibilité de prouver leur niveau de compétence dans une spécialité.
3. Distinguer, par un titre reconnu, les infirmières qui respectent les normes nationales dans une spécialité.

Source : Définition et objet du programme de certification d'AIIC, (page consultée le 9 mars 2005), [en ligne], <http ://cna-aiic/CNA/nursing/certification/about/history/default_f.aspx>.

Notre attention se porte plus particulièrement sur le cadre de référence proposé dans les *Perspectives de l'exercice de la profession d'infirmière* (OIIQ, 2004) et sur la *Mosaïque des compétences cliniques de l'infirmière* (OIIQ, 2000). Le premier document précise les assises de la profession (voir la figure 3-1 du chapitre 3) : « Ensemble de croyances et de valeurs, liées à une façon de voir la personne, la santé, l'environnement et le soin, qui orientent l'exercice de la profession d'infirmière. » (OIIQ, 2004, p. 7) Dans le second document, l'OIIQ « modélise la globalité de la compétence requise pour l'exercice de la profession » (OIIQ, 2000, p. 10). Un autre élément qui intervient indirectement dans la formation des étudiantes infirmières est le plan directeur de l'examen professionnel. Cet examen vise à « évaluer l'aptitude à exercer des candidates en vue de leur accorder un permis d'exercice » (OIIQ, 1999, p. 3).

Finalement, l'OIIQ participe à différents comités ou à différentes prises de position touchant la formation des infirmières. Bref, l'OIIQ, contrairement à d'autres ordres provinciaux, n'exerce pas de pouvoir direct sur l'élaboration des programmes de formation des infirmières ; par contre, ses différentes interventions l'amènent à influer de matière significative sur les orientations prises par les différentes instances dirigeantes en santé et en éducation.

Enjeux de la formation infirmière

Parmi les enjeux de la formation des infirmières, certains ont trait à l'évolution des besoins de la population et à l'évolution des modes de prestation des soins de santé, alors que d'autres touchent directement les infirmières et les futures infirmières.

ÉVOLUTION DES BESOINS DE LA POPULATION EN MATIÈRE DE SOINS DE SANTÉ

Divers changements sociaux semblent influer sur les orientations de la formation infirmière.

Premièrement, l'augmentation du nombre de personnes qui souffrent d'affections chroniques suppose que les infirmières sont en mesure d'accorder une plus grande place au caring (« prendre soin ») par rapport à la guérison dans les soins qu'elles prodiguent. Il faut prendre soin des personnes que les exploits de la médecine moderne permettent de traiter. Dans cette perspective, l'apprentissage d'interventions infirmières qui visent à améliorer la qualité de vie des personnes soignées est primordial. Par ailleurs, ces personnes requièrent que l'infirmière assume plus régulièrement le rôle d'avocate pour défendre leurs intérêts et leurs valeurs.

Deuxièmement, comme la durée des séjours hospitaliers a considérablement diminué, les personnes qu'on renvoie à domicile ont des besoins particuliers en matière de soins complexes. À titre d'exemple, pensons aux traitements d'antibiothérapie à domicile, qui sont devenus chose courante. L'entourage de ces personnes a également des besoins, notamment de formation et de soutien. Dès lors, la formation infirmière doit inclure des cours favorisant davantage l'acquisition du jugement clinique et de l'autonomie. L'infirmière doit être en mesure d'évaluer correctement la situation des personnes concernées, de faciliter leur apprentissage au regard des soins et de les accompagner dans leurs choix en matière de santé. Elle doit également être en mesure de collaborer avec le reste de l'équipe disciplinaire, multidisciplinaire ou interdisciplinaire, afin d'assurer le suivi des soins.

Troisièmement, la population vieillit, et les besoins en soins de proximité deviennent donc plus importants. Les personnes veulent vivre dans leur environnement et, le moment venu, y mourir. On doit s'assurer que les programmes de formation permettent à l'étudiante d'acquérir les connaissances nécessaires pour assumer un rôle de gestionnaire de cas ou de suivi systématique, de chargée de programme ou d'agente de développement communautaire. Comme les besoins de la société se transforment, la formation des infirmières devra s'adapter à ces nouvelles réalités.

MODIFICATIONS DANS LES MODES DE PRESTATION DES SOINS DE SANTÉ

Alors que jusqu'à tout récemment les soins se donnaient principalement dans les centres hospitaliers, le virage ambulatoire est venu changer les habitudes. On parle maintenant d'hôpital à domicile, de services ambulatoires, de médecine de jour et de chirurgies d'un jour. Quant aux personnes hospitalisées, elles requièrent des soins forts complexes.

Dans la foulée de ces transformations est apparue la nécessité de pouvoir compter sur des infirmières dotées de solides connaissances théoriques et d'habiletés psychomotrices particulières. Plusieurs intervenants croient que le nombre d'infirmières bachelières doit être considérablement augmenté afin de relever les défis. Cette question du niveau de formation reste, encore de nos jours, un sujet de tiraillement au sein même de la profession.

PÉNURIE D'INFIRMIÈRES

Aussi bien au Québec que dans le reste du Canada, la planification de l'effectif infirmier s'est faite de manière très aléatoire au cours des années : les périodes de surplus de personnel ont alterné avec les périodes de pénurie. Ainsi, en 1997 et 1998, c'est afin de pallier un surplus d'infirmières que le ministère de l'Éducation du Québec a contingenté l'admission dans les programmes de formation et que le ministère de la Santé et des Services sociaux a instauré un programme de retraite anticipée.

Comme résultat de ces mesures, nous connaissons actuellement une pénurie d'infirmières, et les données statistiques laissent présager que celle-ci durera au moins jusqu'en 2015. Bien que le nombre de places disponibles dans les programmes d'études en formation infirmière des différents établissements d'enseignement ait augmenté, le nombre d'infirmières diplômées demeure encore insuffisant, tant pour assurer le remplacement de celles qui prennent ou prendront leur retraite que pour répondre aux besoins en matière de santé.

La pénurie d'infirmières touche plus fortement certaines régions du Québec et certains secteurs de soins infirmiers. Au cours des prochaines années, on s'attend à une demande importante de professeures, de gestionnaires de soins et d'infirmières spécialisées, notamment en cardiologie et en soins intensifs. La pénurie de professeures soulève de graves questions. Où recrutera-t-on les candidates ? Jusqu'à quel point seront-elles préparées ? Auront-elles un diplôme de deuxième cycle, ce qui est plus que souhaitable ?

Les instances gouvernementales pourraient être tentées de réduire la durée de la formation ou d'inclure une spécialisation dans la formation initiale. Cette position va pourtant à l'encontre des tendances observées dans les pays industrialisés. Il faudra poursuivre la réflexion avec les décideurs afin de s'assurer que les infirmières sont formées de façon à répondre adéquatement et efficacement aux besoins changeants de la société.

ÉVOLUTION DÉMOGRAPHIQUE DE LA POPULATION ÉTUDIANTE

La population étudiante des programmes de soins infirmiers change. De plus en plus de personnes au profil non traditionnel s'inscrivent dans les programmes de formation infirmière, notamment des étudiantes plus âgées, des hommes et des personnes ayant certaines limitations. Par ailleurs, un plus grand nombre d'étudiantes travaillent durant leurs études pour payer leurs frais de scolarité et de subsistance. Ces changements signifient que les professeures doivent répondre à de nouveaux besoins d'apprentissage et que les programmes d'enseignement doivent continuer de s'adapter. Actuellement, on met à l'essai de nouvelles formules qui permettent d'étudier à temps partiel et, donc, de travailler pendant ses études.

PROGRÈS DE LA FORMATION À DISTANCE

Les progrès de la technologie virtuelle et de l'enseignement en ligne, entre autres, permettent d'offrir des activités d'apprentissage flexibles, autonomes et interactives aux étudiantes inscrites à un programme. Grâce aux réseaux informatiques et à Internet, la formation à distance assistée par ordinateur rend accessibles les cours dans des régions éloignées. Cette approche est relativement nouvelle en soins infirmiers. Par ailleurs, certains programmes d'enseignement intègrent des vidéoconférences et d'autres techniques de formation à distance. Quoi qu'il en soit, il faut s'attendre à ce que la formation des infirmières fasse l'objet de nouvelles remises en question.

Maintien des compétences grâce à la formation continue

Les besoins en soins de santé de la population évoluent et le système de prestation des soins se transforme également ; les infirmières doivent donc constamment enrichir leur formation de base, c'est-à-dire leur jugement clinique ainsi que leurs connaissances et leurs habiletés. De fait, les infirmières en exercice doivent respecter les normes professionnelles, fonder leur pratique sur des résultats probants de recherche et, conformément au *Code de déontologie des infirmières et infirmiers*, acquérir de façon constante de nouvelles habiletés et connaissances dans leur champ disciplinaire. La formation continue est la réponse à ces exigences. La **formation continue** désigne les activités d'apprentissage organisées que l'infirmière accomplit après sa formation de base. Ces activités sont habituellement conçues selon l'un ou l'autre des buts suivants :

- Familiariser les infirmières avec de nouvelles techniques ou connaissances. Par exemple, un employeur peut offrir un programme de formation sur les lieux de travail dans le but de familiariser les infirmières avec un nouvel appareil, avec de nouvelles mesures d'isolement ou avec de nouvelles méthodes d'application proposées par une infirmière clinicienne. Certains programmes de formation en milieu de travail sont obligatoires, notamment ceux qui touchent la réanimation cardiorespiratoire ou la sécurité en cas d'incendie. On parle alors de « formation en cours d'emploi ».
- Aider les infirmières à acquérir une expertise dans une spécialité (par exemple, soins coronariens ou soins d'urgence). Plusieurs universités offrent des microprogrammes de formation qui s'adressent aux infirmières en exercice.
- Donner aux infirmières des informations essentielles à leur pratique (par exemple, les aspects juridiques des soins infirmiers).

Bien qu'au moment de l'agrément des centres hospitaliers, une attention particulière soit accordée à la formation en cours d'emploi des infirmières, il faut admettre que ces dernières n'ont pas encore l'obligation de faire un certain nombre d'unités de formation continue pour le renouvellement de leur inscription au tableau de l'Ordre. Actuellement, la formation continue est la responsabilité de chaque infirmière. Toutefois, l'OIIQ encourage les infirmières à participer volontairement à des activités de formation continue appropriées à leur expérience, à leur style d'apprentissage et aux exigences de leur pratique. D'ailleurs, depuis quelques années, l'OIIQ propose à ses membres un programme de formation continue dans toutes les régions du Québec.

Recherche infirmière

Les résultats des recherches menées par des infirmières contribuent, à n'en pas douter, à l'amélioration des soins donnés aux personnes et à l'enrichissement des connaissances propres à la discipline. L'utilisation des résultats de la recherche par les infirmières elles-mêmes comporte au moins deux avantages pour les usagers des services de santé : d'une part, comme les infirmières connaissent mieux les différentes problématiques des personnes qu'elles soignent, elles sont davantage en mesure de trouver des solutions qui contribuent à améliorer la qualité de vie de la population ; d'autre part, puisque les infirmières deviennent ainsi au fait des progrès de la recherche, elles sont à même d'améliorer leur pratique en la modifiant de façon pertinente. Bref, sur le plan social, on assiste donc à l'amélioration des pratiques de soins et de la santé de la population.

Toutefois, un fossé important sépare toujours les chercheuses des infirmières soignantes : d'une part, les infirmières soignantes se sentent très peu interpellées par les résultats probants de la recherche et n'ont pas tendance à en tenir compte pour modifier leur pratique ; d'autre part, les chercheuses sont souvent préoccupées par des considérations qui ont bien peu à voir avec la pratique. Comment réconcilier ces deux attitudes apparemment contradictoires ?

Différentes tentatives ont été faites afin de déterminer les éléments qui contribuent à cette situation. Kérouac, Pepin, Ducharme et Major (2003) les regroupent selon quatre ensembles :

> Les caractéristiques liées aux recherches conduites par les infirmières (p. ex. : les recherches répondent-elles à des préoccupations cliniques ?) ; les caractéristiques de la diffusion des résultats de recherche (p. ex. : sous quelles formes les résultats de recherche sont-ils transmis ?) ; les caractéristiques des utilisatrices et des utilisateurs (p. ex. : ont-ils la formation nécessaire pour interpréter les résultats ?) et les facteurs organisationnels liés aux milieux de pratique (p. ex. : quel soutien les gestionnaires des soins infirmiers accordent-ils à l'innovation clinique ?). (p. 171)

À la suite de ce constat, il est logique de vouloir établir de nouveaux modes de collaboration entre les infirmières soignantes et les chercheuses. La figure 2-1 ■, inspirée de Saint-Arnaud (1992), montre clairement que la pratique et la recherche peuvent faire partie d'une même réalité. Cette approche se démarque des modèles habituellement proposés pour décrire les relations qui existent entre la pratique et la recherche. Selon Saint-Arnaud (1992, p. 33), « l'objectif premier d'une activité de recherche action n'est pas l'avancement de la science, mais le changement d'une situation particulière ». De fait, le point de départ est une situation à changer et le produit visé est un changement. Dans ce genre de démarche, l'infirmière soignante et la chercheuse font partie d'une même réalité. Elles sont intimement associées dans le processus de changement. Le changement dans les interventions infirmières est encadré par la chercheuse, qui exerce un contrôle sur le processus. Cette approche théorique élimine l'opposition entre l'univers des infirmières soignantes et celui des chercheuses, l'opposition entre l'action et le discours (Saint-Arnaud, 1992). Plus précisément, les infirmières soignantes cernent des malaises que les investigatrices en sciences infirmières devraient aider à reconnaître, à décrire, à explorer, à prédire ou à maîtriser (Loiselle, Profetto-McGrath, Polit et Beck, 2004). Dans cette section, nous voulons justement favoriser chez l'infirmière soignante l'appropriation du langage et de la démarche de recherche.

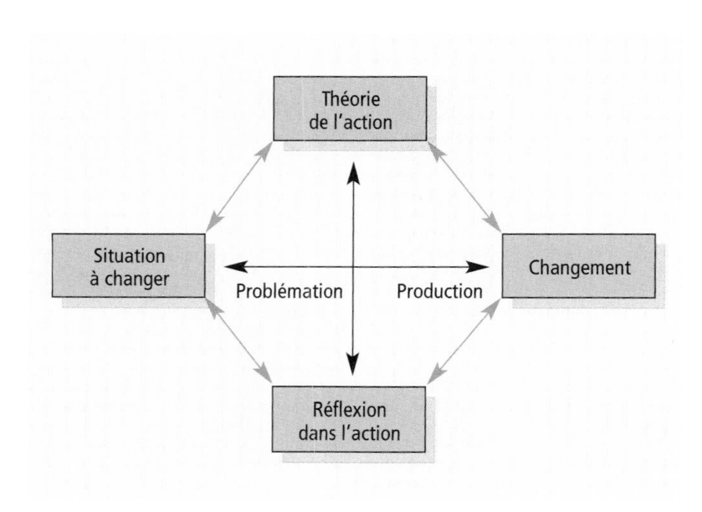

FIGURE 2-1 ■ Schéma de la science-action. (Source : *Connaître par l'action,* (p. 37), de Y. Saint-Arnaud, 1992, Montréal : Les Presses de l'Université de Montréal.)

Définitions et objectifs

La **recherche en sciences infirmières** est l'étude systématique et objective de phénomènes (expériences, événements, circonstances) qui revêtent une importance pour les soins infirmiers. Elle peut notamment avoir pour objet les clientèles, les pratiques de soins et leurs effets sur la personne et les proches ainsi que les contextes de soins (Fortin, 1996). L'objectif de la recherche infirmière est de répondre à des questions ou de résoudre des problèmes qui relèvent des soins infirmiers de manière à améliorer la pratique (Loiselle *et al.,* 2004). Par exemple, l'infirmière soignante pourrait se demander comment elle peut favoriser l'acquisition de pratiques d'autosoins chez les personnes âgées en perte d'autonomie ou se demander pourquoi une attitude d'écoute auprès des mères adolescentes entraîne une meilleure compréhension des consignes relatives à des habitudes de vie saine.

Le but poursuivi permet de distinguer entre la recherche fondamentale et la recherche appliquée. La **recherche fondamentale** (ou **recherche pure**) sert à vérifier des théories, des lois scientifiques, des principes de base. La finalité de ce genre de recherche est d'accroître le savoir et non d'améliorer les pratiques (Fortin, 1996). La **recherche appliquée** consiste plutôt à utiliser les connaissances existantes pour résoudre des problèmes concrets. Plusieurs des recherches menées par les infirmières appartiennent à cette seconde catégorie ; elles visent à « trouver des solutions à des problèmes cliniques et à induire des changements dans la pratique des soins » (Ducharme, 2002, p. 384).

Toutes les infirmières doivent fonder leur pratique sur les résultats de la recherche, et ce, peu importe leur niveau de scolarité, leur situation professionnelle, leur expérience ou leur domaine de pratique. L'encadré 2-4, inspiré des travaux de Fortin (1996), permet de mieux comprendre la contribution de l'infirmière à la recherche selon son niveau de scolarité.

Historique

DE FLORENCE NIGHTINGALE AUX ANNÉES 1960

On admet communément le fait que Florence Nightingale a été la première chercheuse en soins infirmiers (Loiselle *et al.,* 2004). Dès 1854, elle a montré l'importance de la recherche en mettant l'accent sur la personne à soigner et sur son environnement. Lorsqu'elle arrive en Crimée, en novembre 1854, les unités médicales de l'hôpital militaire sont surpeuplées, sales, infestées de poux et de rats ; on y manque de nourriture, de médicaments et de fournitures médicales essentielles. Dans ces conditions, des hommes meurent de faim et de maladies, telles que la dysenterie, le choléra et le typhus (Woodham-Smith, 1950). En observant rigoureusement la situation, en recueillant des données de manière systématique, en les organisant et en les consignant, Florence Nightingale a disposé de sources d'informations lui permettant de justifier la mise en œuvre de réformes sanitaires qui ont permis de réduire considérablement le taux de mortalité lié aux affections contagieuses.

De 1900 à 1950, les activités de recherche en sciences infirmières au Québec et dans le reste du Canada ne sont pas bien établies. Il faut attendre le début des années 1950 pour voir la recherche en ce domaine prendre de l'importance. Les principaux facteurs qui ont contribué à cet essor sont les suivants : l'augmentation du nombre d'infirmières diplômées des premier et deuxième cycles universitaires, le lancement de la revue américaine *Nursing Research,* la création de programmes visant le financement de la recherche en sciences infirmières aux États-Unis et la reconnaissance de l'importance de la recherche dans ce domaine (Fortin, 1996 ; Loiselle *et al.,* 2004). Pendant cette période, les résultats de la recherche permettent aux chercheuses en sciences infirmières d'apporter un éclairage sur les infirmières elles-mêmes (caractéristiques personnelles et formation) et sur leurs conditions de travail (Fortin, 1996).

ENCADRÉ 2-4

Contribution de l'infirmière à la recherche selon son niveau de scolarité

INFIRMIÈRE TITULAIRE D'UN DIPLÔME D'ÉTUDES COLLÉGIALES

- Participer à la délimitation des situations qui nécessitent d'être modifiées ou améliorées et des situations qui méritent d'être mieux comprises en raison de leurs aspects positifs pour la santé. Par exemple, pourquoi est-il fréquent que les proches aidants souffrent d'isolement ? Comment les groupes de soutien contribuent-ils à favoriser l'acceptation du diabète chez les adolescents qui viennent d'en recevoir le diagnostic ?
- Lire des articles scientifiques rapportant des résultats de recherche.
- Participer à des clubs de lecture.
- Intégrer les résultats de la recherche dans sa pratique en vue d'amener des changements.

INFIRMIÈRE TITULAIRE D'UN BACCALAURÉAT

- Réaliser les activités relatives au niveau de scolarité précédent.
- Collaborer à la collecte des données nécessaires à la recherche.
- Collaborer à l'évaluation et à l'interprétation des résultats de la recherche.
- Participer à des ateliers de perfectionnement en recherche.
- Participer à la diffusion et à l'utilisation des résultats de la recherche.

INFIRMIÈRE TITULAIRE D'UNE MAÎTRISE

- Réaliser les activités relatives aux niveaux de scolarité précédents.
- Collaborer avec les infirmières soignantes dans leur démarche de délimitation des situations qui nécessitent d'être modifiées ou améliorées et des situations qui méritent d'être mieux comprises en raison de leurs aspects positifs, tant en soins infirmiers que dans les autres domaines de la santé.
- Participer à la réalisation de chacune des étapes de la recherche.
- S'assurer que la recherche est conforme à l'éthique.
- Soutenir les infirmières soignantes dans l'implantation des changements dans leur pratique.
- Favoriser le transfert des connaissances par différentes actions. Par exemple, former un club de lecture.
- Contribuer à créer un milieu propice à la recherche ; faire en sorte que la recherche soit acceptée, encouragée et facilitée.
- Maintenir la motivation des différents partenaires tout au long de la démarche de recherche.

INFIRMIÈRE TITULAIRE D'UN DOCTORAT

- Réaliser les activités relatives aux niveaux de scolarité précédents.
- Concevoir des projets de recherche pour répondre à des questions ou résoudre des problèmes en soins infirmiers ou dans d'autres domaines de la santé.
- Coordonner la réalisation de chacune des étapes des projets de recherche.
- Élaborer des explications théoriques au sujet de phénomènes qui touchent les infirmières soignantes.
- Communiquer et diffuser les résultats de ses recherches.
- Soutenir l'implantation des changements dans la pratique des infirmières soignantes.
- Mettre en place des structures qui favorisent la constitution d'équipes de recherche.
- Participer à différents comités. Par exemple, en éthique ou en évaluation de projets de recherche.

INFIRMIÈRE QUI A FAIT UN STAGE POSTDOCTORAL

- Réaliser les activités relatives aux niveaux de scolarité précédents.
- Participer à l'élaboration de politiques pour favoriser le financement de la recherche en sciences infirmières.
- Gérer des équipes de recherche.

Source : Cet encadré est inspiré de l'ouvrage suivant et a été adapté par Michèle Côté. *Le processus de la recherche : de la conception à la réalisation,* de M.-F. Fortin, 1996, Montréal : Décarie Éditeur.

DE 1960 À NOS JOURS

À compter des années 1960, le nombre de recherches menées par des infirmières s'accroît de manière considérable et les problématiques traitées se diversifient. Dorénavant, les chercheuses s'intéressent également à l'amélioration des soins aux personnes et à l'étude de problèmes cliniques (Fortin, 1996). En 1969, un premier projet de recherche en sciences infirmières, soumis par Moyra Allen, chercheuse de l'Université McGill, est subventionné par le ministère de la Santé nationale et du Bien-être social (Thibaudeau, 1993). Les travaux menés par Allen vont déboucher sur une approche en soins infirmiers, bien connue sous le nom de « modèle McGill ». En 1972, une équipe de professeures en sciences infirmières dirigée par Marie-France Thibaudeau de l'Université de Montréal reçoit une subvention pour étudier « le comportement des mères qui ont amené leur enfant de moins de cinq ans à une consultation médicale pour une infection des voies respiratoires supérieures » (Thibaudeau, 1993, p. 213). Les résultats font ressortir que le comportement des mères est influencé plus par les soins globaux de l'infirmière clinicienne que par les soins purement médicaux ou que par la structure du service des soins (CLSC, clinique d'urgence de l'hôpital, cabinet de l'omnipraticien) (Thibaudeau, 1993). Après des débuts plutôt lents, la recherche en sciences infirmières représente de nos jours le fer de lance de l'amélioration de la qualité des soins donnés à la population.

Soutien à la recherche

La recherche en sciences infirmières nécessite de l'argent, et les sources de financement sont très souvent difficiles à obtenir. En effet, la plupart du temps, les sphères de la recherche infirmière sont peu prioritaires ou ne le sont pas selon les organismes subventionnaires. De plus, plusieurs de ces organismes exigent des chercheuses un profil qu'elles sont justement en train d'acquérir. Pour les nouvelles chercheuses, la situation est encore plus difficile en raison de la compétition. Par ailleurs, aujourd'hui, les grands organismes subventionnaires encouragent les études interdisciplinaires et les études conjointes, ce qui diminue la possibilité de subventions pour des projets qui touchent principalement des problématiques en soins infirmiers.

L'OIIQ a bien compris les difficultés que les infirmières chercheuses éprouvent. En 1987, il collabore avec des chercheuses à la mise sur pied de la Fondation de recherche en sciences infirmières du Québec (FRESIQ). Cet organisme a pour mission « de promouvoir l'avancement des sciences infirmières et l'amélioration continue des soins infirmiers au Québec par le soutien à la recherche et au transfert de connaissances. Son but ultime demeure l'amélioration de la santé et du bien-être des Québécoises et des Québécois » (FRESIQ, 2005). Les fonds proviennent de différentes sources, y compris des cotisations volontaires des membres de l'OIIQ.

Pratique, théorie et recherche

En sciences infirmières, la pratique, la théorie et la recherche sont intimement liées. La pratique soulève des questions ou permet d'émettre des hypothèses ; elle rend possible la vérification empirique des concepts que la recherche contribue à définir. Par ailleurs, la recherche est influencée, d'une part, par la pratique, qui représente les éléments concrets, et, d'autre part, par la théorie, qui fournit les éléments abstraits de la démarche (Fortin, 1996 ; Kérouac *et al.*, 2003). Enfin, la diffusion des résultats de la recherche entraîne leur intégration à la pratique et, s'il y a lieu, leur intégration à la théorie. De fait, la pratique, la théorie et la recherche entretiennent une relation constante, enrichissante pour chacune des composantes (figure 2-2 ■).

Voici des exemples de questions de recherche qui pourraient transformer les pratiques des infirmières :

- L'inclusion des personnes soignées dans le processus décisionnel peut-elle contribuer à améliorer l'observance thérapeutique ?
- Le lever précoce des personnes opérées peut-il contribuer à diminuer les complications d'ordre respiratoire ?
- Un programme visant à diminuer les stimuli chez les bébés prématurés peut-il contribuer à réduire les complications ?

Pratique fondée sur des résultats probants

De plus en plus, les infirmières sont invitées à adopter des pratiques de soins fondées sur des résultats probants, c'est-à-dire des résultats qui proviennent de recherches conduites de manière rigoureuse. L'AIIC (2002a) utilise les expressions « prise de décision factuelle » et « pratique infirmière factuelle » pour désigner la pratique infirmière fondée sur des résultats probants (voir l'encadré 2-5). Nous croyons que l'expression « résultats probants » est préférable à « données probantes », car la pratique doit se fonder sur les résultats eux-mêmes. Closs et Cheater (1999) définissent la **pratique fondée sur des résultats probants** comme suit : une approche où l'infirmière utilise les meilleurs résultats probants disponibles, tout en tenant compte des préférences des personnes, afin d'établir une conduite thérapeutique qui lui assure des soins efficaces et efficients. Selon Rolfe (1999), l'infirmière soignante experte est une personne qui a accumulé beaucoup de connaissances au fil de différentes expériences. Toutefois, cette expérience n'est pas utilisée d'une manière aveugle. De fait, l'infirmière est en

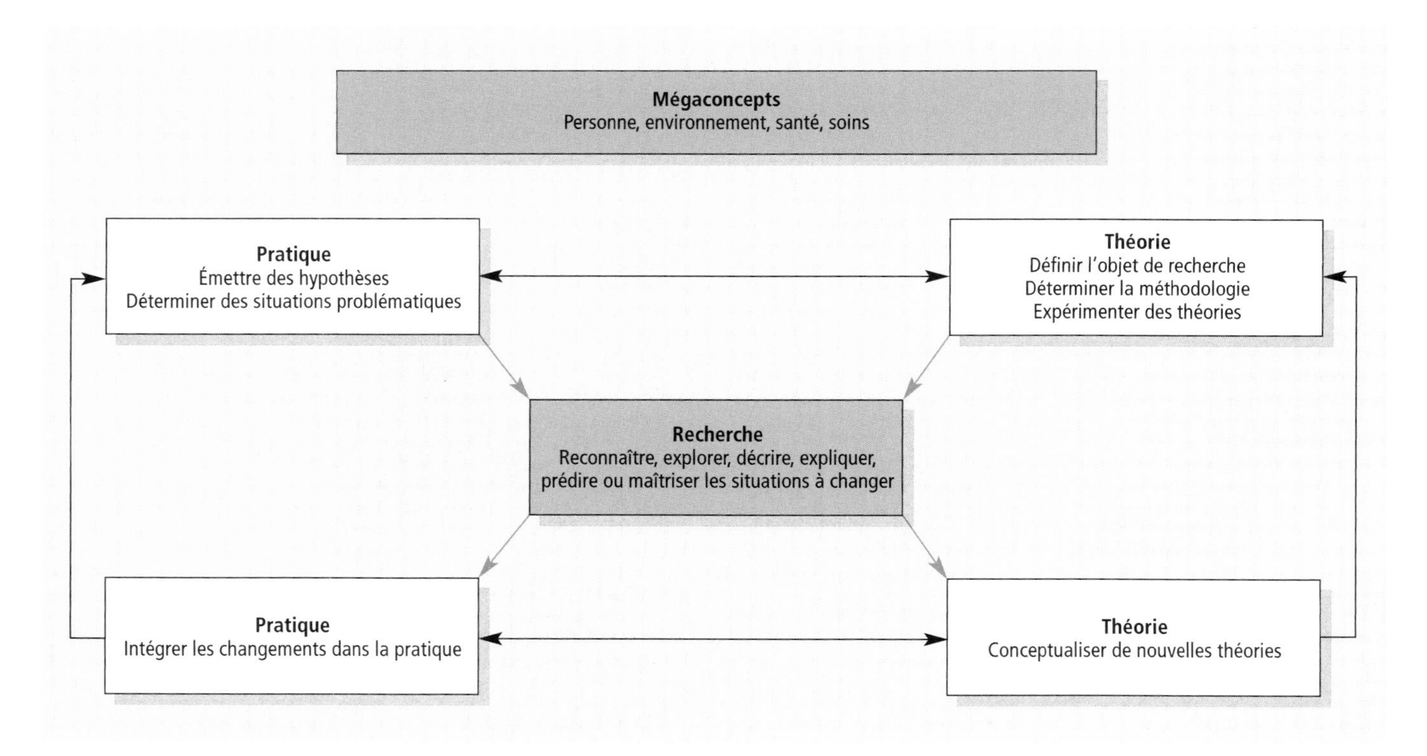

FIGURE 2-2 ■ Développement des connaissances : pratique, théorie et recherche. (Source : Cette figure est inspirée de l'ouvrage suivant et a été adaptée par Michèle Côté. *La pensée infirmière*, 2e éd., de S. Kérouac, J. Pepin, F. Ducharme et F. Major, 2003, Laval : Groupe Beauchemin.)

ENCADRÉ 2-5

Prise de décision et pratique infirmière factuelles

POSITION DE L'AIIC

La prise de décision factuelle (ou fondée sur des données probantes) constitue un élément important des soins de qualité dans tous les domaines de la pratique infirmière[1].

La prise de décision factuelle joue un rôle essentiel lorsqu'il s'agit d'optimiser les résultats des soins donnés aux patients, d'améliorer la pratique clinique, de rentabiliser les soins infirmiers et de garantir que la prise de décision est transparente et responsable.

CONTEXTE

La prise de décision factuelle constitue un processus interactif continu qui oblige à tenir compte de façon explicite, consciencieuse et judicieuse des meilleures données probantes disponibles pour dispenser des soins. Même si l'on a mis au point des systèmes d'évaluation pour classer ces données probantes, il est impératif de reconnaître que le recours aux niveaux plus élevés des données probantes n'élimine pas la nécessité de faire preuve de jugement clinique et professionnel et de tenir compte des préférences du client[2].

Les données probantes sont des informations acquises au moyen de l'évaluation scientifique de la pratique. Elles comprennent des études expérimentales comme les essais contrôlés et randomisés et les méta-analyses, des études non expérimentales qui incluent des études quasi expérimentales et des observations, des avis d'experts sous forme de documents consensuels et de rapports de commissions, ainsi que de l'information historique ou expérientielle.

Quand on parle de soins infirmiers factuels, on fait allusion au fait d'intégrer à la prise des décisions reliées aux clients les données probantes tirées de la recherche, de l'expertise clinique, des préférences des clients et d'autres sources disponibles[3]. Dans la pratique des soins infirmiers, la prise des décisions est influencée par les données probantes et aussi par les valeurs individuelles, les choix des clients, les théories, le jugement clinique, l'éthique, la législation et les milieux de travail.

Les infirmières[4] ont recours à tout un éventail de sources qui les aident à utiliser des données probantes. Ces sources comprennent les critiques systématiques, les études de recherche et les revues analytiques qui résument des études publiées sérieuses et utiles sur le plan clinique.

Les directives de pratique clinique que les infirmières peuvent utiliser comme source de données probantes ont aussi proliféré rapidement. Ces directives sont des « énoncés systématiques qui visent à aider les intervenants à prendre des décisions sur les soins de santé appropriés dans des circonstances cliniques précises[5] ». Les directives reposent sur les résultats de recherche les plus rigoureux qui existent et, lorsqu'il n'y en a pas, sur l'avis et le consensus d'experts, ce qui incite certains à les qualifier de directives de pratique optimale.

Appliquées au niveau du client, les directives fournissent une série de consignes comportant une logique conditionnelle portant sur la résolution de problèmes ou l'exécution de tâches. Appliquées comme il se doit, les directives peuvent réduire les incertitudes dans lesquelles baignent les décisions cliniques, diminuer les variations relatives aux pratiques usuelles, démystifier la terminologie inconnue et réduire le besoin d'effectuer des recherches dans des revues et des articles scientifiques.

Il importe d'évaluer, au moyen d'outils acceptables[6], la qualité des directives avant de les mettre en œuvre.

RESPONSABILITÉ DE LA PRATIQUE FACTUELLE DES SOINS INFIRMIERS

Les associations professionnelles, les organismes de réglementation, les groupes de spécialités infirmières, les infirmières à titre individuel, les écoles d'infirmières, les employeurs d'infirmières, les conseils d'agrément, les gouvernements, les organismes de formation sur la santé et les infirmières chercheuses se partagent la responsabilité de faciliter la prise de décision et la pratique factuelles. Ces responsabilités vont jusqu'à celle de repérer les obstacles à la pratique factuelle et de favoriser les facteurs qui, au sein des structures organisationnelles, la facilitent et la préconisent.

- Infirmières à titre individuel :
  - se positionner de façon à dispenser des soins optimaux en acquérant les compétences[7] nécessaires à la pratique factuelle des soins infirmiers ;
  - produire des questions qui peuvent faire l'objet de recherches et les transmettre aux chercheurs ;
  - évaluer, utiliser et promouvoir la pratique factuelle des soins infirmiers.
- Associations professionnelles, organismes de réglementation et associations de spécialité infirmière :
  - fonder les normes et les directives sur les meilleures données probantes disponibles ;
  - exercer des pressions sur les gouvernements pour obtenir le financement susceptible d'appuyer la recherche en sciences infirmières et des systèmes d'information sur la santé qui incluent des données infirmières.
- Chercheurs :
  - relever les connaissances qui manquent et se fonder sur ces lacunes pour établir, en collaboration avec les intervenants, des priorités dans le domaine de la recherche ;
  - produire des données probantes de grande qualité au moyen de la recherche ;
  - prendre des mesures pour assurer l'efficacité du transfert, de la traduction et de l'échange du savoir, afin de diffuser à ceux qui en ont besoin les constatations pertinentes découlant des résultats de recherche ;
  - élaborer et réaliser des recherches continues afin d'explorer les concepts reliés aux données probantes, à leur diffusion et à leur utilisation dans la pratique des soins infirmiers.
- Éducateurs et établissements d'enseignement :
  - veiller à ce que les personnes qui suivent les programmes de formation infirmière de base et de formation continue acquièrent les compétences nécessaires pour dispenser des soins infirmiers fondés sur des données probantes ;
  - utiliser et mettre au point des programmes d'études factuels ;
  - promouvoir la curiosité, la réflexion critique et une philosophie d'acquisition continue du savoir.
- Employeurs d'infirmières :
  - réduire, dans les organisations, les obstacles à la pratique factuelle et favoriser les facteurs qui l'appuient ;
  - offrir des possibilités d'éducation continue afin d'aider les infirmières à maintenir et à accroître leur compétence en ce qui concerne la pratique factuelle.
- Gouvernements :
  - soutenir la création de systèmes d'information sur la santé qui facilitent la pratique factuelle des soins infirmiers ;
  - soutenir les institutions d'information sur la santé ;

ENCADRÉ 2-5

Prise de décision et pratique infirmière factuelles (suite)

- fournir un financement suffisant pour appuyer tous les stades de la recherche infirmière.
- Institutions nationales ou provinciales d'information sur la santé :
  - recueillir, stocker, maintenir et extraire des données sur la santé en recourant aux systèmes plus vastes d'information sur la santé ;
  - fournir des systèmes détaillés, intégrés et relationnels qui incluent des données sur les soins infirmiers et sur leurs résultats au niveau des patients ;
  - recueillir des données au moyen de langages normalisés, afin que les données infirmières puissent être regroupées et comparées entre les sites.

1. Les domaines de la pratique infirmière comprennent la pratique, l'enseignement, le leadership et la recherche.
2. (Trammer *et al.*, 1998 ; Youngblut et Brooten, 2001).
3. (Ciliska, Pinelli, DeCenso et Cullum, 2001 ; Mulhall, 1998).
4. Dans le présent document, le terme *infirmière* désigne l'*infirmière autorisée* ou l'*infirmière immatriculée*, et le féminin englobe le masculin, et vice versa, si le contexte s'y prête.
5. (Field, 1995, p. 38).
6. (Glanville, Schrim et Wineman, 2000).
7. On entend par compétences les connaissances, les techniques, le jugement et les qualités personnelles spécifiques dont une infirmière a besoin pour pratiquer en toute sécurité et conformément à l'éthique, dans un rôle et un contexte désignés.

Références :

Association des infirmières et infirmiers du Canada. (2002). *Code de déontologie des infirmières et infirmiers.* Ottawa : auteur.

Ciliska, D., Pinelli, J., DeCenso, A. et Cullum, N. (2001). Resources to enhance evidence-based nursing practice. *AACN Clinical Issues, 12*(4), 520-528.

Field, M. (éd.). (1995). *Committee on methods for setting priorities for guidelines development.* Washington : Institute of Medicine.

Glanville, I., Schrim, V. et Wineman, N. (2000). Using evidence-based practice for managing clinical outcomes in advanced practice nursing. *Journal of Nursing Care Quality 15*(1), 1-11.

Mulhall, A. (1998). Nursing, research and the evidence. *Evidence-Based Nursing, 1*(1), 4-6.

Trammer, J., Squires, S., Brazil, K., Gerlach, J., Johnson, J., Muisiner, D., *et al.* (1998). Les facteurs qui influent sur la prise de décisions fondées sur des données probantes. *La santé au Canada : un héritage à faire fructifier :* vol. 5. La prise de décisions : données probantes et information. Sainte-Foy (Québec) : Multimondes et le Forum national sur la santé.

Youngblut, J. et Bronte, D. (2001). Evidence-based nursing practice : Why is it important ? *AACN Clinical Issues, 12*(4), 468-476.

Voir aussi :

Prise de position du Conseil international des infirmières : *La recherche en soins infirmiers* (1999).

Source : Énoncé de position : *La prise de décision et la pratique infirmière factuelles,* de l'Association des infirmières et infirmiers du Canada, 2002a, (page consultée le 9 mars 2002), [en ligne], <www.cna-aiic.ca/CNA/documents/pdf/publications/PS63_Evidence_based_Decision_making_Nursing_Practice_f.pdf>.

mesure d'intégrer et de synthétiser les connaissances qui proviennent de recherches antérieures ou de son expérience clinique, tout en faisant appel à ses connaissances personnelles, qui incluent les préférences des personnes soignées. L'infirmière prend aussi en considération les ressources disponibles au moment de faire des choix. Bref, l'infirmière qui fonde ses soins sur des résultats probants doit être en mesure de faire appel, de manière simultanée, à sa compétence et à son expertise clinique personnelle ainsi qu'aux résultats des travaux de recherche récents dans le but de faire profiter les personnes des dernières découvertes en matière de suivi thérapeutique. L'utilisation des résultats probants vient renforcer le jugement professionnel en le soutenant (Forum national sur la santé, 1997).

Approches de recherche

Les deux principales approches de recherche sont la recherche quantitative et la recherche qualitative. La *recherche quantitative* est utilisée lorsque l'objet de recherche se prête à la vérification à l'aide de techniques de collecte de données standardisées. La *recherche qualitative* permet d'étudier des phénomènes dans leur milieu naturel d'apparition et d'interpréter la signification que les gens y accordent. Les deux méthodes découlent de conceptions différentes et recourent à des techniques distinctes de collecte et d'analyse des données. Les chercheuses en sciences infirmières utilisent les deux genres de recherche, soit séparément, soit en combinaison.

RECHERCHE QUANTITATIVE

La recherche quantitative désigne l'étude de phénomènes qui se prêtent à une mesure et à une quantification précises, ce qui nécessite habituellement une méthodologie rigoureuse et contrôlée (Polit, Beck et Hungler, 2004, p. 729). Le plus souvent, cette méthode de recherche est associée au courant *positiviste logique*, une philosophie selon laquelle le savoir scientifique est le seul savoir factuel. Considérée comme une science « dure », la recherche quantitative a tendance à mettre l'accent sur le raisonnement déductif et sur les attributs *mesurables* de l'expérience humaine. Cette approche permet à la chercheuse de décrire ou de vérifier des relations entre des variables, ou encore d'examiner les changements subis par une variable dépendante à la suite de l'introduction d'une variable indépendante (Fortin, 1996). On parle alors de relation de cause à effet (ou relation causale). Par ailleurs, la relation entre les variables étudiées peut être une relation associative ou une relation fonctionnelle (Loiselle *et al.*, 2004). La chercheuse travaille alors avec des variables antécédentes et des variables conséquentes. En recherche quantitative, on recueille habituellement les données avec des méthodes structurées et on les analyse à l'aide de procédés statistiques.

Voici des exemples de questions de recherche qui se prêtent à une investigation d'orientation quantitative :

- Quel est l'effet des visites d'une infirmière à domicile sur les compétences parentales des mères adolescentes ? (relation de causalité)

- Chez les personnes âgées, le fait de se bercer provoque-t-il des changements physiologiques qui amènent la relaxation ? (relation d'association)
- Quel est l'effet des interventions en soutien social sur l'adaptation des nouvelles infirmières qui travaillent aux soins intensifs ? (relation de causalité)

Le tableau 2-1 présente la hiérarchie des niveaux en recherche quantitative selon les buts poursuivis et la nature du devis. Ce tableau est inspiré des travaux de Fortin (1996) et de Munhall (2001).

RECHERCHE QUALITATIVE

La recherche qualitative consiste à étudier des phénomènes, habituellement de manière détaillée et holistique, en recueillant beaucoup de matériel narratif selon une méthodologie flexible (Polit, Beck et Hungler, 2004, p.729). La recherche qualitative est le plus souvent associée au *courant naturaliste,* qui a d'abord vu le jour en opposition au positivisme. Selon cette philosophie, il existe plusieurs façons de voir la réalité, chacune appartenant à un contexte particulier. On regroupe sous l'étiquette de « recherche qualitative » différentes méthodes, notamment l'étude phénoménologique, la théorie ancrée (*grounded theory*) et l'ethnométhodologie. Bien que ces méthodes partagent certaines caractéristiques, elles poursuivent des objectifs différents. Rousseau et Saillant (1996) définissent ainsi ces trois méthodes : l'**étude phénoménologique** « vise à comprendre un phénomène, à en saisir l'essence du point de vue de ceux et celles qui en font ou en ont fait l'expérience » (p. 148) ; la **théorie ancrée** (*grounded theory*) a pour but d'examiner un processus et de « générer une théorie à partir des données recueillies sur le terrain et auprès des personnes possédant une expérience pertinente » (p. 148) ; on utilise l'**ethnométhodologie** pour « décrire un phénomène culturel du point de vue des personnes qui partagent la culture étudiée » (p. 148).

En recherche qualitative, la personne experte de la situation est la personne observée, non la chercheuse. Le rapport entre la chercheuse et la population étudiée est différent de celui qui caractérise les recherches quantitatives. La chercheuse reconnaît que la personne observée possède un savoir et qu'elle est productrice de sens. Ainsi, les chercheuses rencontreront des personnes qui ont fait l'expérience d'un phénomène particulier (par exemple, tentative de suicide, fausse couche, affection grave), qui possèdent une expérience dans un domaine précis (par exemple, travail en établissement carcéral) ou qui partagent une même culture (par exemple, membres d'un club de l'âge d'or) (Rousseau et Saillant, 1996). Pour réaliser la collecte des données, la chercheuse utilise des instruments souples, comme l'entrevue non dirigée, l'histoire de cas ou la sélection d'événements critiques. L'analyse des données ne vise pas à établir des relations, mais elle cherche plutôt à dégager les thèmes et les tendances qui émergent de ces données.

Voici quelques exemples de questions de recherche qui se prêtent à une investigation d'orientation qualitative :

- Comment les personnes souffrant de diabète et d'hypertension appréhendent-elles le fait de devenir malade chronique ? (théorie ancrée)
- Comment les mères vivent-elles la mort subite d'un nouveau-né ? (étude phénoménologique)
- Comment des hommes atteints d'affections cardiaques chroniques décrivent-ils leur expérience d'hospitalisation pour une affection aiguë ? (ethnométhodologie)
- Comment les adolescentes construisent-elles leur « devenir-femme » ? (théorie ancrée)

Processus de recherche

Comme nous l'avons déjà mentionné, le choix d'une approche de recherche est largement influencé par l'objet de recherche lui-même. Toutefois, que l'approche utilisée soit quantitative

TABLEAU 2-1

Hiérarchie des niveaux en recherche quantitative

Niveau	Type de question	But	Nature du devis
I	Qu'est-ce que c'est ? Quel est ? Quelles sont les perceptions ?	Reconnaître. Nommer. Décrire. Découvrir. Se familiariser.	Exploratoire Descriptif
II	Existe-t-il des relations entre les variables ?	Décrire les variables et les relations découvertes.	Descriptif Descriptif-corrélatif
III	Qu'arrive-t-il si telle relation existe ?	Préciser la relation entre les variables.	Corrélatif Non expérimental Prédictif
IV	Si j'introduis tel traitement, que se passe-t-il ?	Prédire une relation de cause à effet.	Quasi expérimental Expérimental

Sources : Ce tableau est inspiré des ouvrages suivants et a été adapté par Michèle Côté. *Le processus de la recherche : de la conception à la réalisation,* (p. 136), de M.-F. Fortin, 1996, Montréal : Décarie Éditeur ; *Nursing Research : A Qualitative Perspective,* 3e éd., de P. L. Munhall, 2001, Sudbury : Jones and Bartlett Publishers.

ou qualitative, la chercheuse doit toujours planifier la recherche méticuleusement, l'exécuter de manière systématique et analyser les résultats soigneusement. On peut découper chaque processus de recherche en phases et en étapes.

PHASES DE LA RECHERCHE QUANTITATIVE

La recherche quantitative se déroule en quatre phases : phase conceptuelle, phase méthodologique, phase empirique et phase de diffusion (voir l'encadré 2-6). Le déroulement que nous présentons est inspiré et adapté des travaux de Fortin (1996), de Loiselle *et al.* (2004) ainsi que de Polit, Beck et Hungler (2004).

Phase 1 ou phase conceptuelle

Étape 1 – Formuler le problème et délimiter le sujet de recherche. La première tâche d'une chercheuse est de réduire un domaine d'intérêt à un problème précis qui exprime de manière exacte l'objet de l'étude. Loiselle *et al.* (2004) proposent de s'interroger d'abord sur les dimensions suivantes avant de commencer une recherche :

- La signification : ce problème est-il important pour l'amélioration des soins ou la consolidation de la théorie ?
- La méthodologie : quelle méthode de recherche permet la meilleure appréhension du problème ?
- La faisabilité : des ressources (temps, argent, personnel) sont-elles disponibles pour conduire cette recherche ?
- L'éthique : cette recherche comporte-t-elle des risques de préjudice pour les individus de la population étudiée ?

Étape 2 – Recenser la littérature portant sur le problème. Au cours de cette étape, la chercheuse circonscrit le problème à étudier : ce qu'on sait et ce qu'on ne sait pas. Le recensement de la littérature scientifique selon la méthode quantitative permet d'établir les bases sur lesquelles on ajoutera de nouvelles connaissances. De plus, en analysant la littérature écrite sur le sujet, la chercheuse se renseignera sur les techniques, les instruments et les méthodes d'analyse de données qui ont déjà été utilisés ; elle pourra également en savoir davantage sur les difficultés ou les lacunes liées au sujet de recherche et sur la façon de les éviter.

Étape 3 – Discuter du problème avec les infirmières soignantes. La chercheuse vérifie si le problème est bien ancré dans la réalité de la pratique (Polit, Beck et Hungler, 2004). Elle tente de créer des liens privilégiés avec les infirmières et d'obtenir leur collaboration.

Étape 4 – Définir le cadre théorique. Le cadre théorique permet d'expliquer les relations existant entre les différents concepts étudiés. Il sert à préciser la perspective dans laquelle le problème sera étudié et situe l'étude dans un contexte significatif (Fortin, 1996). Il faut faire la distinction entre le cadre théorique et le cadre conceptuel : le premier permet d'expliquer les relations entre les concepts, alors que le second fait référence aux concepts provenant de théories, d'expériences ou de recherches antérieures (Fortin, 1996).

Étape 5 – Formuler le but, les questions de recherche ou les hypothèses. Le but de l'étude indique les éléments suivants : la délimitation du travail de recherche, la sélection des sujets étudiés et la planification de la collecte des données. Par la suite, la chercheuse est prête à formuler la question de recherche. Ainsi, si elle veut avoir davantage de données sur une problématique particulière, elle pourrait poser la question suivante (description de situation) : « Quels sont les modèles de communication utilisés par les infirmières qui travaillent avec des personnes en phase terminale ? » Lorsque la chercheuse conduit une recherche expérimentale ou quasi expérimentale, elle doit formuler également une hypothèse au sujet des résultats attendus. Les analyses statistiques appliquées aux données permettront de vérifier cette hypothèse. Par exemple, l'hypothèse suivante est vérifiable : « Les membres de la famille des personnes hospitalisées en soins palliatifs qui participent à des

ENCADRÉ 2-6

Phases de la recherche quantitative

PHASE 1 OU PHASE CONCEPTUELLE

Étape 1 – Formuler le problème et délimiter le sujet de recherche.
Étape 2 – Recenser la littérature portant sur le problème.
Étape 3 – Discuter du problème avec les infirmières soignantes.
Étape 4 – Définir le cadre théorique.
Étape 5 – Formuler le but, les questions de recherche ou les hypothèses.

PHASE 2 OU PHASE MÉTHODOLOGIQUE

Étape 6 – Élaborer le devis de recherche.
Étape 7 – Déterminer la population à étudier et l'échantillon.
Étape 8 – Définir les variables.
Étape 9 – Établir les méthodes de collecte et d'analyse des données.
Étape 10 – Rédiger le protocole en matière d'éthique afin d'assurer la protection des participants.
Étape 11 – Réaliser une étude pilote et procéder aux ajustements nécessaires.

PHASE 3 OU PHASE EMPIRIQUE

Étape 12 – Recueillir les données.
Étape 13 – Organiser les données pour l'analyse.
Étape 14 – Analyser les données.
Étape 15 – Interpréter les résultats.

PHASE 4 OU PHASE DE DIFFUSION

Étape 16 – Communiquer les résultats de la recherche.
Étape 17 – Disséminer les résultats de la recherche (diffusion).

Source : Cet encadré et le texte des sections correspondantes sont inspirés des ouvrages suivants et ont été adaptés par Michèle Côté. *Le processus de la recherche : de la conception à la réalisation,* de M.-F. Fortin, 1996, Montréal : Décarie Éditeur ; *Canadian Essentials of Nursing Research,* de C. G. Loiselle, J. Profetto-McGrath, D. F. Polit et C. T. Beck, 2004, Philadelphie : Lippincott Williams & Wilkins ; *Nursing Research. Principles and Methods,* 7e éd., de D. F. Polit et C. T. Beck, 2004, Philadelphie : Lippincott, Williams & Wilkins.

groupes de soutien ont des stratégies d'adaptation plus positives que ceux qui n'y participent pas. » La formulation de la question de recherche ainsi que de l'hypothèse doit toujours être claire et précise.

Phase 2 ou phase méthodologique

Étape 6 – Élaborer le devis de recherche. Le devis de recherche est un plan d'ensemble ou une stratégie d'investigation qui permettra d'obtenir une « réponse valable aux questions de recherche, ou aux hypothèses formulées » (Fortin, 1996, p. 361). Le devis doit préciser la méthodologie utilisée, l'échantillonnage, les différents contrôles mis en place afin de s'assurer de l'authenticité des résultats obtenus, les méthodes de collecte des données et les méthodes d'analyse (Fortin, 1996).

Étape 7 – Déterminer la population étudiée et l'échantillon. La **population** inclut tous les éléments (personnes, groupes, objets) qui satisfont aux critères de l'étude. L'**échantillon** est le segment de population visé par la collecte des données. La chercheuse détermine la population à l'étude, précise les critères de l'échantillonnage et détermine la taille de l'échantillon.

Étape 8 – Définir les variables. On conduit une recherche quantitative dans le but de déterminer des variables (recherche descriptive), de vérifier la relation entre des variables (recherche corrélative) ou de vérifier les façons de modifier des variables (recherche quasi expérimentale ou expérimentale). À cette étape de la recherche, il s'agit de définir les variables (données à recueillir) de manière claire et opérationnelle, et de préciser comment les variables seront observées (mesures physiologiques, entrevues, observation et autres méthodes) (Loiselle *et al.*, 2004).

Étape 9 – Établir les méthodes de collecte et d'analyse des données. D'abord, la chercheuse décrit les différents outils qui seront utilisés pour recueillir les données ou mesurer les variables visées par l'étude. Les méthodes de collecte des données les plus couramment utilisées par les chercheuses en sciences infirmières sont les suivantes : entrevues, questionnaires, grilles d'observation, échelles de mesure et mesures biophysiques.

Ensuite, la chercheuse doit s'assurer de la validité et de la fidélité de ses outils de mesure avant de commencer à recueillir les données. La **validité** est le degré d'adéquation entre ce qu'un instrument mesure et ce qu'il est censé mesurer. La **fidélité** (ou **fiabilité**) est le degré de constance avec lequel un instrument mesure un concept ou une variable. Si un instrument est fiable, la mesure répétée de la même variable devrait donner des résultats identiques ou presque identiques.

Finalement, la chercheuse doit préciser la méthode d'analyse des données. Cette analyse peut comporter l'utilisation de la statistique descriptive ou de la statistique déductive. La **statistique descriptive** est un ensemble de méthodes qui permet de synthétiser une grande quantité de données. On l'utilise pour décrire et condenser des résultats, pour faire ressortir des tendances et des orientations. Elle comprend les **mesures de tendance centrale** (**moyenne**, **médiane** et **mode**) et les **mesures de dispersion** (**mesures de variabilité**) (**étendue**, **écart type** et **variance**) (voir l'encadré 2-7).

Étape 10 – Rédiger le protocole en matière d'éthique afin d'assurer la protection des participants. La chercheuse a la responsabilité de s'assurer que l'étude ne présente aucun danger pour l'intégrité des individus qui y participeront. Elle doit soumettre son projet de recherche aux différents comités d'éthique concernés et y apporter les modifications demandées (Polit, Beck et Hungler, 2004). Plus loin, nous traitons des droits des personnes qui participent à une recherche.

Étape 11 – Réaliser une étude pilote et procéder aux ajustements nécessaires. L'étude pilote est une « répétition », une mise à l'essai de la véritable étude. Elle permet à la chercheuse de déceler les difficultés et les lacunes de son projet, de façon à pouvoir apporter des améliorations à son plan et à sa méthodologie avant d'entreprendre véritablement l'étude. La chercheuse fait l'essai de sa méthodologie sur quelques sujets pour les raisons suivantes : examiner la faisabilité de l'étude proposée ; vérifier si le plan de recrutement des sujets est adéquat ; vérifier si les outils prévus pour la collecte des données sont pertinents (Polit, Beck et Hungler, 2004).

Phase 3 ou phase empirique

Étape 12 – Recueillir les données. La collecte des données doit respecter le plan établi dans les étapes antérieures. Au cours de cette étape, la chercheuse doit obtenir le consentement des participants à la recherche.

Étape 13 – Organiser les données pour l'analyse. Avant d'entreprendre l'analyse des matériaux amassés pendant l'étape précédente, il faut les classer et les coder. Après cette opération, le matériau pourra être traité à l'aide de logiciels de recherche. Ainsi, lorsqu'un répondant indique son sexe par « femme » ou « homme », il faut coder cette donnée brute (par exemple, « 1 » pour femme et « 2 » pour homme) afin de pouvoir la traiter informatiquement.

Étape 14 – Analyser les données. Au moment de l'analyse, la question de recherche ou l'hypothèse formulée au départ aide la chercheuse à déterminer les variables et les liens qui les unissent. Quelle que soit la méthode d'analyse employée, elle doit être objective. Cela veut dire que le système de mesure doit donner les mêmes résultats, peu importe la personne qui l'utilise. Au terme de l'analyse des données, la chercheuse

ENCADRÉ 2-7

Mesures des séries statistiques

MESURES DE TENDANCE CENTRALE

Moyenne Somme de toutes les valeurs d'une série statistique divisée par le nombre de valeurs. Habituellement notée $\bar{X}$ ou *M*.

Médiane Valeur située exactement au milieu d'une série statistique ; elle sépare la série en deux groupes de valeurs égaux.

Mode Valeur la plus fréquente d'une série statistique.

MESURES DE DISPERSION (MESURES DE VARIABILITÉ)

Étendue Différence entre la plus grande valeur et la plus petite valeur d'une série statistique.

Écart type Mesure de dispersion la plus utilisée ; moyenne des écarts par rapport à la moyenne arithmétique d'une série statistique. Habituellement notée *SD* ou *S*.

Variance Valeur égale au carré de l'écart type.

doit déterminer si les résultats sont attribuables à l'intervention ou au hasard. S'il s'agit de **résultats statistiquement significatifs**, il est probable que les changements sont attribuables à l'intervention.

Étape 15 – Interpréter les résultats. Quelle signification peut-on donner aux résultats obtenus ? À cette étape, la chercheuse tente d'expliquer les résultats de sa recherche, qu'elle compare ensuite avec les résultats d'études antérieures sur le même sujet ou sur un sujet semblable. Elle doit relever tous les résultats inattendus. Elle doit aussi signaler les difficultés éprouvées au cours de l'étude et toutes les limites susceptibles d'avoir influé sur les résultats. Enfin, elle expose la portée de ses résultats pour la pratique, l'administration et l'enseignement. C'est également à cette étape qu'elle propose des façons d'aborder le phénomène à l'avenir.

Phase 4 ou phase de diffusion

Étape 16 – Communiquer les résultats de la recherche. Trop souvent, la communication des résultats d'une recherche se limite malheureusement au rapport remis à l'organisme subventionnaire. Il est souhaitable de transmettre les résultats de la recherche en écrivant des articles dans des revues spécialisées, en donnant des conférences et en faisant des séances d'affichage à l'occasion de congrès. La meilleure façon de toucher le plus grand nombre d'infirmières est sans aucun doute la publication des résultats de recherche dans une revue infirmière, notamment *Perspective infirmière*. La Fondation canadienne de la recherche sur les services de santé (2004) recommande d'inclure les points suivants dans l'élaboration d'un plan de diffusion : décrire le milieu ou le contexte actuel qui a motivé la recherche ; exposer brièvement l'essentiel du projet ; préciser les objectifs de diffusion ; préciser les publics cibles ; élaborer des messages clairs, simples et centrés sur l'action ; déterminer des porte-parole influents ; décrire les activités ; préciser le budget ; prévoir l'évaluation des activités.

Étape 17 : Disséminer les résultats de la recherche. De préférence, la chercheuse devrait prévoir un plan de dissémination des résultats afin de toucher différents publics cibles.

PHASES DE LA RECHERCHE QUALITATIVE

La recherche qualitative est soumise aux mêmes critères scientifiques que la recherche quantitative : l'objectivité, la validité et la fidélité (Lessard-Hébert, Goyette et Boutin, 1996). C'est la manière de respecter ces critères qui varie d'une méthode à l'autre. La recherche qualitative comporte trois phases : conception et planification ; conduite de l'étude ; diffusion et dissémination des résultats (voir l'encadré 2-8). Il est à noter que ces phases s'effectuent souvent de manière simultanée ou itérative (Fortin, 1996).

Phase 1 ou phase de conception et de planification

Étape 1 – Déterminer un problème de recherche. Tout comme une recherche quantitative, une recherche qualitative débute par la délimitation d'un problème de recherche. Toutefois, selon la méthodologie retenue, les problèmes seront abordés sous un angle d'observation différent. Par exemple, une chercheuse peut être intéressée à décrire un phénomène, à préciser un processus ou à comprendre une situation atypique. Il est bon de souligner que les problèmes en recherche qualitative sont habituellement peu documentés.

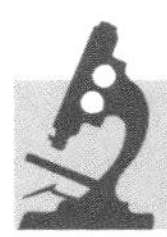

RÉSULTATS DE RECHERCHE

Étude quantitative

Les auteures ont utilisé un questionnaire portant sur la violence en milieu de travail. Elles l'ont distribué à des infirmières de 210 centres hospitaliers de l'Alberta et de la Colombie-Britannique. Les résultats font ressortir que de très nombreuses infirmières subissent des comportements violents dans le cadre de leur milieu de travail. Presque la moitié (46 %) des infirmières interrogées ont indiqué avoir subi une ou plusieurs formes de violence au cours de leurs cinq derniers quarts de travail. Étonnamment, 70 % de celles qui avaient subi de la violence ont dit ne pas l'avoir signalé. Les personnes soignées représentaient la principale source de tous les incidents violents. La fréquence variait selon le type de violence : violence psychologique (38 %), menace d'agression (19 %), violence physique (18 %), harcèlement sexuel verbal (7,6 %) et agression sexuelle (0,6 %). Ces données donnent à penser que le bien-être des infirmières et des autres membres du personnel soignant qui travaillent dans un établissement de soins de santé peut être compromis.

Les auteures ont par ailleurs examiné de plus près le type de violence le plus courant, soit la violence psychologique, pour en dégager les déterminants possibles, étant donné que c'était le type de violence le plus également réparti entre les sources (personnes soignées, membres de la famille de ces dernières, collègues, médecins). En utilisant l'infirmière comme unité d'analyse, le modèle de régression multiple a permis de cerner les variables explicatives significatives de la violence psychologique : âge, emploi occasionnel, qualité des soins, degré de restructuration de l'établissement, catégorie de l'unité de soins, relations entre les membres du personnel soignant, ratio infirmière-personnes soignées et mesures de prévention de la violence. Lorsque les auteures ont utilisé l'établissement de soins plutôt que l'infirmière comme unité d'analyse, les variables explicatives étaient les suivantes : qualité des soins, âge, rapports avec le personnel soignant, présence de mesures de prévention de la violence et province. Ces résultats montrent que des différences importantes ressortent selon qu'on utilise l'individu ou l'établissement comme unité d'analyse.

Implications : Pour réduire le risque de violence en établissement de soins, il faut mettre en place des stratégies axées aussi bien sur l'infirmière que sur l'établissement.

Source : « Nurses' Experience of Violence in Alberta and British Columbia Hospitals », de S. M. Duncan, K. Hyndman, C. A. Estabrooks, K. Hesketh, C. K. Humphrey, J. S. Wong, S. Acorn et P. Giovannetti, 2001, *Canadian Journal of Nursing Research, 32*(4), p. 57-78.

ENCADRÉ

Phases de la recherche qualitative 2-8

PHASE 1 OU PHASE DE CONCEPTION ET DE PLANIFICATION

Étape 1 – Déterminer un problème de recherche.

Étape 2 – Recenser la littérature portant sur le problème.

Étape 3 – Choisir l'endroit où se fera la recherche et se faire accepter par les personnes concernées.

PHASE 2 OU PHASE DE CONDUITE DE L'ÉTUDE

PHASE 3 OU PHASE DE DIFFUSION ET DE DISSÉMINATION DES RÉSULTATS

Source : Cet encadré est inspiré de l'ouvrage suivant et a été adapté par Michèle Côté. *Canadian Essentials of Nursing Research,* de C. G. Loiselle, J. Profetto-McGrath, D. F. Polit et C. T. Beck, 2004, Philadelphie : Lippincott Williams & Wilkins.

Étape 2 – Recenser la littérature. La revue de la documentation se fait en deux temps. D'abord, la chercheuse examine la littérature pour établir quelques points de repère d'ordre général. Il n'est pas question d'avoir un cadre de référence strict, car la chercheuse doit respecter une certaine objectivité par rapport au phénomène étudié. Au cours de l'analyse des données, la chercheuse procède à une seconde revue de la documentation. À ce moment, la revue de la littérature permet de confronter les données obtenues avec les résultats d'autres recherches.

Étape 3 – Choisir l'endroit où se fera la recherche et se faire accepter par les personnes concernées. La chercheuse doit déterminer l'endroit où sera menée la recherche (par exemple, dans la rue, une clinique, une résidence pour personnes âgées ou des habitations à loyer modique). Si une chercheuse veut mener une recherche auprès des jeunes prostituées afin de connaître leurs habitudes en matière de méthodes prophylactiques contre les infections transmissibles sexuellement (ITS), elle doit d'abord se renseigner sur les endroits où elle peut rencontrer ces personnes et ensuite se faire accepter par ces dernières.

Phase 2 ou phase de conduite de l'étude qualitative. La recherche qualitative commence par la rencontre de chacune des personnes possédant les caractéristiques déterminées. La plupart du temps, la collecte et l'analyse des données se font simultanément. Il est important de procéder de cette manière, car l'analyse permet de déterminer d'autres personnes à rencontrer par la suite. Il s'agit d'un échantillonnage théorique ou « en boule de neige ». Le nombre de personnes qui composent l'échantillon n'est donc pas prédéterminé comme en recherche quantitative. Au fur et à mesure de l'analyse et de l'interprétation des données, la chercheuse circonscrit les thèmes et les catégories qui s'y rapportent. Les thèmes et leurs catégories qui émergent permettent d'expliquer la situation (Loiselle *et al.*, 2004). La phase de réalisation se termine habituellement lorsque la chercheuse constate que l'ajout de nouvelles données fournies par la rencontre éventuelle d'autres personnes n'apporterait pas d'éléments supplémentaires aux construits en cours d'élaboration.

Phase 3 ou phase de diffusion et de dissémination des résultats. La chercheuse procède de la même façon qu'en recherche quantitative.

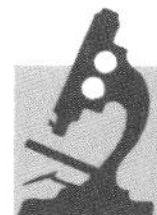

RÉSULTATS DE RECHERCHE

Étude qualitative

Le confort de la personne est un des résultats visés par les soins infirmiers. L'objectif de l'étude qualitative que nous résumons ici était de décrire les mesures de bien-être appliquées par l'infirmière du point de vue des personnes soignées au service des urgences. L'étude s'est déroulée dans un hôpital de soins de courte durée d'une région rurale canadienne. On a interrogé à deux reprises un échantillon de volontaires constitué de 14 personnes hospitalisées qui avaient reçu un traitement initial en salle d'urgence : 9 femmes et 5 hommes, âgés de 20 à 75 ans.

L'auteure a enregistré et transcrit les entrevues initiales. Elle a fait une analyse de contenu des transcriptions. La seconde entrevue a permis aux participants d'apporter des corrections à la transcription de leur première entrevue. Les participants classaient dans les catégories suivantes les mesures de bien-être appliquées par les infirmières : soins techniques ou physiques immédiats et compétents, paroles positives, vigilance, soulagement des malaises physiques, inclusion et soutien de la famille.

Implications : Les mesures de bien-être appliquées par les infirmières peuvent influer sur le bien-être physique et émotionnel des personnes soignées.

Source : « Nurse Comforting Strategies : Perceptions of Emergency Department Patients », de M. P. Hawley, 2000, *Clinical Nursing Research, 9*(4), p. 441-451.

Comment trouver des résultats de recherche

Les outils les plus efficaces pour trouver des résultats de recherche en sciences infirmières sont les index informatisés d'articles de revues scientifiques (voir l'encadré 2-9). Les bibliothèques mettent à la disposition des usagers des programmes de recherche informatisée. La plupart des outils de recherche de documents sont en anglais ; cependant, certains d'entre eux répertorient les articles écrits en français et certains périodiques proposent au lecteur des résumés en français. L'utilisation d'Internet exige deux précautions : il faut s'assurer de la crédibilité des sites consultés et vérifier si l'information trouvée est bien à jour. Par ailleurs, le *Canadian Journal of Nursing*

ENCADRÉ

Quelques banques de données et index informatisés qui répertorient des recherches en sciences infirmières 2-9

- CINAHL (Cumulative Index to Nursing and Allied Health Literature) (www.cinahl.com)
- Medline (Medical Literature On-Line) (www.ncbi.nlm.nih.gov/entrez/query.fcgi)
- PsycINFO (Psychology Information) (www.apa.org/psycinfo)
- Repère (www.repere.sdm.qc.ca/)
- Research Library (ProQuest) (www.il.proquest.com/proquest)

Research propose des recherches en sciences infirmières qui se sont déroulées au Canada. Enfin, il faut savoir que bon nombre d'articles sont en version intégrale en ligne. L'encadré 2-10 fournit les coordonnées de quelques revues scientifiques qui publient des travaux de recherche.

ENCADRÉ 2-10

Quelques revues scientifiques

PÉRIODIQUES SPÉCIALISÉS EN RECHERCHE INFIRMIÈRE

- *Canadian Journal of Nursing Research* (www.cjnr.nursing.mcgill.ca)
- *Clinical Nursing Research* (cnr.sagepub.com)
- *International Journal of Nursing Studies* (www.harcourt-international.com/journals/ijns)
- *Nursing Research* (ninr.nih.gov/ninr)
- *Western Journal of Nursing Research* (wjn.sagepub.com)

PÉRIODIQUES SPÉCIALISÉS (PUBLIENT DES TRAVAUX DE RECHERCHE INFIRMIÈRE LIÉS À LEUR SPÉCIALITÉ)

- *Canadian Journal of Nursing Leadership* (www.nursingleadership.net)
- *L'infirmière canadienne/Canadian Nurse* (www.infirmiere-canadienne.com)
- *Perspective infirmière* (www.oiiq.org/publications/periodiques.asp?catperiodique=perspective)
- *Revue canadienne de santé publique/Canadian Journal of Public Health* (www.cpha.ca/francais/cjph/cjph.htm)
- *The Australian Journal of Nursing Education* (www.scu.edu.au/schools/nhcp/aejne)

Pour effectuer efficacement une recherche de documentation dans Internet, il est préférable de procéder comme suit :

1. Délimiter le plus clairement possible le sujet de la recherche. Il peut s'avérer efficace d'utiliser le titre exact du projet de recherche.
2. Préciser les mots clés ou les concepts. Les titres comportent souvent plusieurs mots clés.
3. Utiliser les opérateurs booléens (par exemple, « et », « ou », « sauf ») quand l'outil de recherche le permet. Selon la logique booléenne, le mot « et » précise la question, le mot « ou » élargit le champ de la recherche et le mot « sauf » limite ce dernier.
4. Examiner la liste des documents trouvés et raffiner la recherche s'il y a lieu.

Appréciation critique d'une recherche

Toutes les infirmières doivent apprendre à faire une appréciation critique des articles publiés dans la littérature scientifique. L'appréciation critique permet à l'infirmière d'évaluer le mérite scientifique d'une étude et de voir comment les résultats de celle-ci pourraient servir à la pratique. Pour faire une appréciation critique, il faut examiner attentivement l'étude, notamment pour déterminer ses points forts et ses lacunes, sa signification statistique et clinique, ainsi que les possibilités de généralisation des résultats (voir le tableau 2-2). Selon Loiselle *et al.* (2004), pour faire l'appréciation critique d'une recherche quantitative, il faut se poser des questions sur les aspects suivants : contribution, théorie, méthodologie, interprétation, éthique, limites, présentation et style.

TABLEAU 2-2

Lecture critique d'un article de recherche

Questions à se poser	Façon de trouver des réponses
Le contenu semble-t-il intéressant ?	Lire le résumé.
Le contenu est-il lié à ma pratique ?	
Quand a-t-on fait la recherche ? S'agit-il d'une recherche classique, actuelle ou désuète ?	Vérifier la date de publication.
Quelle est la question de recherche ?	Lire l'énoncé du problème.
Quelle est la méthode de recherche utilisée : quantitative, qualitative ou une combinaison des deux ?	Lire la section qui porte sur la méthodologie.
Comment a-t-on choisi le groupe de sujets ?	Lire la section qui porte sur l'échantillonnage. Examiner les tableaux qui décrivent le groupe de sujets.
Comment a-t-on protégé les droits des participants ?	Lire la section qui porte sur l'éthique.
Quelles sont les caractéristiques du groupe étudié ?	Lire les sections qui portent sur la méthodologie et sur les résultats.
D'où viennent les données utilisées ?	Lire les sections qui portent sur la collecte des données et sur les résultats.
Quelles données a-t-on recueillies ?	Examiner les tableaux et les figures.
Quelles méthodes d'analyse de données a-t-on utilisées ?	
Quels sont les résultats de l'étude ?	
Suis-je d'accord avec les conclusions des auteurs de l'étude ?	Se demander si les résultats peuvent être utiles à sa propre pratique.

- *Contribution.* Le problème étudié est-il observé fréquemment par les infirmières ? Quelle est la signification du problème pour les soignantes ? La recherche apporte-t-elle une contribution importante à l'amélioration des soins ?
- *Théorie.* La théorie retenue fournit-elle un cadre adéquat permettant de définir les concepts étudiés ? Permet-elle de répondre à la question de recherche ? Fournit-elle de l'information sur les méthodes à utiliser ?
- *Méthodologie.* La taille de l'échantillon est-elle représentative de la population étudiée ? Les outils utilisés permettent-ils de recueillir des matériaux pertinents pour répondre aux interrogations de la chercheuse ? Les instruments sont-ils valides et fidèles ? Les méthodes d'analyse de données sont-elles appropriées ?
- *Interprétation.* La chercheuse a-t-elle interprété adéquatement les données ? Les liens entre les questions ou les hypothèses de départ et les résultats sont-ils mis en lumière ? Les conclusions sont-elles en lien avec les données ?
- *Éthique.* Les droits des participants à l'étude ont-ils été protégés ?
- *Limites.* La chercheuse précise-t-elle la portée et les limites de l'étude ?
- *Présentation et style.* Le texte est-il construit selon un plan logique ? Le vocabulaire utilisé est-il compréhensible ?

Droits des personnes qui participent à une recherche

En menant une recherche sur des sujets humains, la chercheuse et l'infirmière soignante ont la responsabilité de protéger les individus contre tout préjudice que leur participation à l'étude pourrait entraîner. En tant que protectrice de la personne soignée, l'infirmière doit s'assurer que les droits de cette dernière sont protégés.

Tous les établissements où l'on fait de la recherche devraient avoir accès à un comité d'éthique de la recherche (CER). Il s'agit d'un organisme indépendant, composé d'individus qualifiés pour approuver les activités de recherche et pour s'assurer que les droits des personnes soignées sont protégés. Les grands organismes subventionnaires, tels que les instituts de recherche en santé du Canada (IRSC) et le Conseil de recherches en sciences humaines (CRSH), incitent les chercheurs à respecter le principe de la protection des droits de la personne et accordent leurs subventions conditionnellement à l'approbation d'un CER. Les CER ont le pouvoir d'exiger qu'on apporte des modifications à un projet de recherche et ils peuvent mettre fin à une étude qui ne se déroule pas selon certaines conditions. Au Canada, les infirmières chercheuses peuvent également consulter l'*Énoncé de politique des trois conseils : éthique de la recherche avec des êtres humains* (CRM, 1998) et le *Code de déontologie des infirmières et infirmiers* de l'Association des infirmières et infirmiers du Canada (2002). L'AIIC a récemment mis à jour son code de déontologie et les *Lignes directrices déontologiques à l'intention des infirmières effectuant des recherches* (AIIC, 2004).

Qu'elle pratique dans un milieu où l'on fait de la recherche avec des participants ou qu'elle collabore à ce genre de recherche en recueillant des données, l'infirmière a un rôle important à jouer dans la protection des droits des individus qui y participent.

DROIT AU CONSENTEMENT LIBRE ET ÉCLAIRÉ

L'obtention du **consentement libre et éclairé** est la responsabilité de la chercheuse principale. Il s'agit d'un contrat entre la chercheuse et le participant. Celui-ci doit toujours être informé des conséquences de son consentement avant de pouvoir participer à une étude. Il doit être en mesure de déterminer s'il y a un équilibre raisonnable entre le risque de participer à l'étude et les avantages qu'il pourrait en tirer.

Le principe du consentement libre et éclairé peut sembler facile et simple à appliquer, mais ce n'est pas toujours le cas. Parfois, les chercheuses évitent le consentement libre et éclairé parce qu'elles croient qu'en se sentant observée, la personne n'aura pas le même comportement, ce qui pourrait fausser les résultats. Il revient à l'infirmière de préserver les droits des participants et de s'assurer qu'on respecte le principe du consentement éclairé quand on demande à quelqu'un de participer à une étude.

Le consentement éclairé suppose la transmission d'explications écrites et verbales à la personne concernée. On doit donner ces explications dans la langue du participant à l'étude et les adapter à son niveau de compréhension. Il est important de consigner le consentement du participant en lui faisant signer le formulaire prévu à cet effet. Lorsque le participant ne peut donner son consentement que de façon verbale, il doit avoir un témoin. Si le participant est mineur ou incapable de consentir en raison d'une incapacité physique ou mentale, un représentant légal (par exemple, parent ou tuteur) peut signer le formulaire de consentement. Le consentement doit être volontaire et éclairé, et il ne doit y avoir aucun risque, aucun malaise, aucune atteinte à la vie privée autres que ceux mentionnés dans le formulaire de consentement. De plus, le participant doit avoir l'assurance que son refus de participer à l'étude ne compromettra pas la qualité des soins infirmiers qui lui sont prodigués.

DROIT DE NE SUBIR AUCUN PRÉJUDICE

Pour le participant à une étude, le **risque de préjudice** est l'exposition à une atteinte possible qui dépasse les situations de la vie quotidienne. Le risque peut être d'ordre physique, affectif, légal, financier ou social. Par exemple, la décision de ne pas donner les soins standard à une parturiente, sous prétexte qu'on veut étudier le déroulement d'un accouchement naturel, représente, de toute évidence, un risque de danger physique. Parfois, les risques sont peu apparents et comportent des aspects psychologiques (par exemple, exposition au stress ou à l'anxiété) ou des aspects sociaux (par exemple, perte de confidentialité ou atteinte à la vie privée).

DROIT À UNE INFORMATION COMPLÈTE

Même s'il est possible, dans le contexte des soins courants, de recueillir des données sur un individu sans que celui-ci le sache et sans qu'il donne son consentement, cette pratique est considérée comme contraire à l'éthique. Le **principe de l'information complète** est un droit fondamental. Il signifie qu'on ne trompera pas la personne, que ce soit en ne divulguant pas toute l'information nécessaire au sujet de sa participation à l'étude ou en lui donnant une information fausse ou trompeuse.

DROIT À L'AUTODÉTERMINATION

Les personnes non autonomes, comme celles qui vivent dans un établissement de soins de santé, se sentent parfois obligées de participer à des études. Elles ont l'impression de devoir plaire aux médecins et aux infirmières responsables de leurs traitements et de leurs soins. Le **droit à l'autodétermination** signifie que les participants doivent se sentir libres de toute contrainte, coercition ou influence indue relativement à leur participation à une étude. On doit absolument éviter l'incitation masquée, par exemple en disant aux participants éventuels qu'ils deviendront célèbres, qu'ils feront une contribution importante à la science ou qu'ils bénéficieront d'une plus grande attention. Les infirmières doivent défendre activement ce droit essentiel des personnes soignées.

DROIT À LA VIE PRIVÉE ET CONFIDENTIALITÉ

Le droit à la vie privée garantit à une personne soignée qui participe à une étude qu'on ne portera pas atteinte à sa vie privée. On considère que l'anonymat du participant est assuré si personne (pas même la chercheuse elle-même) ne peut faire le lien entre les individus et les données recueillies. La **confidentialité** signifie que l'information qu'une personne fournit ne peut pas être rendue publique ou accessible à quelqu'un d'autre sans son consentement. Les chercheuses doivent renseigner les participants sur les mesures qui sont prises pour respecter leurs droits. Afin d'assurer la confidentialité, par exemple, on peut utiliser des pseudonymes ou des numéros, ou ne publier que des données agrégées ou globales.

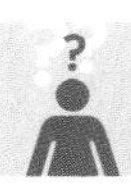

EXERCICES D'INTÉGRATION

1. Marie, âgée de 23 ans, est sur le marché du travail depuis l'obtention de son diplôme d'études collégiales en sciences humaines. Elle songe à devenir infirmière. Pour prendre sa décision, elle vous demande de l'informer sur les principales habiletés et connaissances à acquérir au cours de la formation d'infirmière.
   a) Quelles questions devriez-vous lui poser avant de répondre à ses interrogations ?
   b) Quelles sont, selon vous, ces principales habiletés et connaissances ?
   c) Dans votre cas, qu'est-ce qui a influencé votre choix de devenir infirmière ?
2. Une étude se déroule dans l'unité de soins où Jean, un étudiant de troisième année du programme collégial, commence un stage en médecine-chirurgie. Il assiste à la séance d'orientation que les chercheuses ont organisée pour informer le personnel de l'étude qu'elles veulent mener. Le but de cette étude est de comprendre l'expérience préchirurgicale vécue par les personnes qui doivent subir une intervention. Jean est intéressé à travailler avec les chercheuses.
   a) Indiquez les responsabilités des infirmières débutantes au regard de la recherche, que devrait connaître Jean.
   b) Quelles questions Jean pourrait-il poser aux chercheuses avant de décider de participer à l'étude ?
   c) Comment Jean peut-il s'assurer qu'il protège les droits des personnes qu'il soigne tout en participant à l'étude ?

Voir l'appendice A : Exercices d'intégration – Pistes de réflexion.

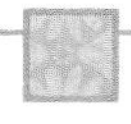

RÉVISION DU CHAPITRE

Concepts clés

- On révise périodiquement les programmes de formation infirmière afin de les adapter aux progrès scientifiques et technologiques de même qu'aux changements culturels, politiques et socioéconomiques.
- Historiquement, les premiers programmes de formation infirmière étaient conçus pour répondre aux besoins des hôpitaux en matière de services et non pas aux besoins d'apprentissage des étudiantes. Aujourd'hui, la formation infirmière s'acquiert principalement dans les établissements d'enseignement collégial et universitaire, qui sont autonomes par rapport aux centres hospitaliers.
- Les premiers programmes de baccalauréat en sciences infirmières ont vu le jour au début des années 1900, mais ils ne se sont véritablement établis qu'après la publication du rapport Weir.
- Les programmes de maîtrise et de doctorat en sciences infirmières se sont développés considérablement à la fin du XXe siècle.
- La formation continue, responsabilité de chaque infirmière, permet de demeurer au courant des progrès scientifiques et technologiques ainsi que de l'évolution de la profession infirmière elle-même.
- Au Québec et dans le reste du Canada, la recherche en sciences infirmières a pris son essor dans les années 1960. Le phénomène a coïncidé avec l'augmentation du nombre d'infirmières diplômées d'université.
- La recherche aide les infirmières à mieux comprendre la situation des personnes qu'elles soignent, à faire de meilleures collectes des données et à intervenir plus efficacement.

Concepts clés (suite)

- Toutes les infirmières doivent participer à des activités de recherche. De plus, elles exercent un rôle dans la préservation des droits des participants aux projets de recherche.
- Qu'elles conduisent des recherches quantitatives ou des recherches qualitatives, les chercheuses utilisent une démarche systématique selon les phases suivantes : phase conceptuelle, phase méthodologique, phase empirique et phase de diffusion et de dissémination. Dans les approches de recherche qualitative, les phases varient légèrement, mais la démarche demeure tout aussi systématique.
- Toutes les infirmières devraient prendre des décisions quant aux soins à prodiguer aux personnes en se référant explicitement aux résultats de recherche. Cette catégorie de pratique s'appelle « pratique fondée sur des résultats probants ».

Questions de révision

2-1. Déterminez lequel des exemples suivants fait référence à un programme de formation continue pour les infirmières.
   a) Participer à un exercice d'évacuation des personnes soignées en cas d'incendie.
   b) Discuter avec un représentant médical d'une nouvelle pièce d'équipement.
   c) Suivre une formation de six heures sur les aspects légaux de la mise en place de mesures de contention en milieu hospitalier.
   d) Se procurer de la documentation sur un nouveau système informatique.

2-2. Si vous conduisez une recherche sur la complexité du vécu de personnes atteintes d'une affection, quel type d'approche devriez-vous privilégier ?
   a) Positiviste.
   b) Qualitative.
   c) Constructiviste.
   d) Quantitative.

2-3. Parmi les sujets de recherche suivants, lequel associez-vous davantage à une démarche quasi expérimentale ou expérimentale ?
   a) Étude de l'impact d'un programme d'enseignement sur les habitudes de sommeil des infirmières travaillant de nuit.
   b) Étude des perceptions des femmes dont le conjoint est atteint d'un cancer du cerveau en phase terminale.
   c) Étude des comportements en matière de santé de jeunes mères de 18 à 20 ans sans domicile fixe.
   d) Étude de la représentation du corps chez des femmes de 40 à 50 ans qui ont subi une mastectomie radicale depuis moins d'un an.

2-4. Parmi les sujets de recherche suivants, lequel associez-vous davantage à une démarche qualitative ?
   a) Étude de la relation entre le fait d'être séropositif et l'utilisation d'un préservatif lors de pratiques sexuelles avec un nouveau partenaire.
   b) Étude comparative du taux de saturation artérielle en oxygène avant et après une aspiration endotrachéale.
   c) Étude de la perception de mort imminente de personnes ayant subi une intervention chirurgicale à cœur battant.
   d) Étude de la variation de la pression artérielle de personnes âgées souffrant d'hypertension avant et après leur visite chez leur médecin de famille.

2-5. Une femme âgée de 80 ans, hébergée à l'unité de soins de longue durée où vous travaillez, vous fait part de ses sentiments à propos du projet de recherche auquel elle participe. « J'ai signé le formulaire de consentement parce que mon médecin y tenait et que j'avais l'impression qu'il refuserait de me soigner si je n'acceptais pas ». Quel droit a été bafoué dans cette situation ?
   a) Droit à la confidentialité.
   b) Droit à l'intégrité.
   c) Droit à la sécurité.
   d) Droit à l'autodétermination.

Voir l'appendice B : Réponses aux questions de révision.

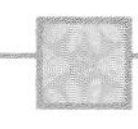

BIBLIOGRAPHIE

En anglais

Baumgart, A. J., & Larsen, J. (Eds.). (1992). *Canadian nursing faces the future* (2nd ed.). Toronto : C. V Mosby.

Closs, S. J., & Cheater, F. M. (1999). Evidence for nursing practice : A clarification of the issues. *Journal of Advanced Nursing, 30*, 10-17.

Duncan, S. M., Hyndman, K., Estabrooks, C. A., Hesketh, K., Humphrey, C. K., Wong, J. S., Acorn, S., & Giovannetti, P. (2001). Nurses' experience of violence in Alberta and British Columbia hospitals. *Canadian Journal of Nursing Research, 32*(4), 57-78.

Hawley, M. P. (2000). Nurse comforting strategies : Perceptions of emergency department patients. *Clinical Nursing Research, 9*, 441-459.

Loiselle, C. G., Profetto-McGrath, J., Polit, D. F., & Beck, C. T. (2004). *Canadian essentials of nursing research.* Philadelphia : Lippincott Williams & Wilkins.

Munhall, P. L. (2001). *Nursing research : A qualitative perspective* (3rd ed.). MA : Jones and Bartlett Publishers.

Polit, D. F., Beck, C. T. & Hungler, B. P. (2004). *Nursing research : Principles and methods* (7th ed.). Philadelphia : Lippincott, Williams & Wilkins.

Rolfe, G. (1999). Insufficient evidence : The problems of evidence-based nursing. *Nurse Education Today, 19*, 433-442.

Street, M. M. (1973). *Watch-fires on the mountains : The life and writings of Ethel Johns.* Toronto : University of Toronto Press.

Weir, G. (1932). *Survey of nursing education in Canada.* Toronto : University of Toronto Press.

Woodham-Smith, C. (1950). *Florence Nightingale.* London, U.K. : Constable & Co. (Classic).

En français

Association des infirmières et infirmiers du Canada (AIIC). (2002). *Code de déontologie des infirmières et infirmiers,* (page consultée le 4 octobre 2004), [en ligne], <www.cna-nurses.ca/pages/ethics/Code%20of%20Ethics%202002%20French.pdf>.

Association des infirmières et infirmiers du Canada (AIIC). (2002a). *Énoncé de position : La prise de décision et la pratique infirmière factuelles,* Ottawa : AIIC, (page consultée le 7 mars 2005), [en ligne], <www.cna-aiic.ca/CNA/documents/pdf/publications/P563_Evidence_based_Decision_making_Nursing_Practice_f.pdf>.

Association des infirmières et infirmiers du Canada (AIIC). (2003). *La profession infirmière au Canada,* Ottawa : AIIC, (page consultée le 7 mars 2005), [en ligne], <www.cna-aiic.ca/CNA/documents/pdf/publications/FS19_Nursing_in_Canada_June_2003_f.pdf>.

Association des infirmières et infirmiers du Canada (AIIC). (2004). *Énoncé de position. Code de déontologie des infirmières et infirmiers du Canada. Position de l'AIIC,* (page consultée le 4 octobre 2004), [en ligne], < www.cna-nurses.ca/_frames/search/searchframe_fr.htm>.

Comité directeur sur la formation infirmière intégrée. (décembre 2000). *Projet de formation infirmière intégrée. Rapport du Comité des spécialistes,* Québec : Ministère de l'Éducation du Québec, (page consultée le 4 octobre 2004), [en ligne], <www.meq.gouv.qc.ca/ens-sup/ens-coll/specialistes.PDF>.

Commission des universités sur les programmes. (1999). *Les programmes en sciences infirmières, santé communautaire, épidémiologie, hygiène du milieu, travail social, animation sociale et culturelle, gérontologie et gestion des services de santé dans les universités du Québec. Rapport n° 9,* (page consultée le 24 septembre 2004), [en ligne], <crepuq.qc.ca/documents/cup/Rapports/RapportSITS.pdf>.

Commission d'étude sur les services de santé et les services sociaux (commission Clair). (2000). *Les solutions émergentes. Rapport et recommandations,* Québec : Ministère de la Santé et des Services sociaux du Québec, (page consultée le 4 octobre 2004), [en ligne], <206.167.52.1/fr/document/publication.nsf/0/6c397fad530bc545852569d6006ef6ef?OpenDocument>.

Conseil de recherches médicales du Canada (CRM). (1998). *Énoncé de politique des trois conseils : éthique de la recherche avec des êtres humains,* édition comprenant les mises à jour de 2000 et 2002, Ottawa : Approvisionnements et Services Canada, (page consultée le 4 octobre 2004), [en ligne], <www.pre.ethics. gc.ca/francais/policystatement/policystatement. cfm>.

Côté, M. (2003). *Programme Dec-Bacc de cinq ans en formation infirmière intégrée. Création du volet universitaire,* Trois-Rivières : Université du Québec à Trois-Rivières.

Ducharme, F. (2002). Les soins infirmiers et la recherche : perspectives au seuil du troisième millénaire, dans O. Goulet et C. Dallaire (dir.), *Les soins infirmiers : vers de nouvelles perspectives,* Boucherville : Gaëtan Morin Éditeur, 383-402.

Fondation canadienne de la recherche sur les services de santé (FCRSS). (2004). *Notions de communication,* (page consultée le 2 octobre 2004), [en ligne], <www.fcrss.ca>.

Fondation de recherche en sciences infirmières du Québec (FRESIQ). (2005). *À propos de la FRESIQ,* (page consultée le 7 mars 2005), [en ligne], <http ://fresiq.oiiq.org/apropos/index.htm>.

Fortin, M.-F. (dir.). (1996). *Le processus de la recherche : de la conception à la réalisation,* Montréal : Décarie Éditeur.

Forum national sur la santé. (1997). *La santé au Canada : un héritage à faire fructifier,* vol. II, Ottawa : Travaux publics et Services gouvernementaux Canada.

Goulet, O. (1999). La consolidation de la formation, dans O. Goulet et C. Dallaire (dir.), *Soins infirmiers et société,* Boucherville : Gaëtan Morin Éditeur, 225-256.

Gouvernement du Canada. (1964). *Rapport de la Commission d'enquête sur les services de santé (Rapport de la Commission Hall),* Ottawa : Éditeur de la Reine.

Gouvernement du Québec. (1965). *Rapport de la Commission royale d'enquête sur l'enseignement dans la province de Québec (Rapport Parent),* tome II, Québec : Gouvernement du Québec.

Kérouac, S., Pepin, J., Ducharme, F. et Major, F. (2003). *La pensée infirmière,* 2e édition, Laval : Groupe Beauchemin.

Lambert, C. (1979). *Historique du programme de Techniques infirmières 1962-1978. Rapport présenté à la Direction générale de l'enseignement collégial en vue de l'évaluation du programme des techniques infirmières,* Québec : Ministère de l'Éducation du Québec.

Lambert, C. (1993). La formation infirmière dans les cégeps, dans O. Goulet (dir.), *La profession infirmière : valeurs, enjeux, perspectives,* Boucherville : Gaëtan Morin Éditeur, 149-177.

Lessard-Hébert, M., Goyette, G. et Boutin, G. (1996). *La recherche qualitative : fondements et pratiques,* 2e éd., Montréal : Éditions Nouvelles.

Ministère de l'Éducation du Québec (MEQ). (2004). *Santé. Programmes conduisant au diplôme d'études collégiales (DEC). 180.A0 Soins infirmiers,* (page consultée le 24 septembre 2004, [en ligne], < www.meq.gouv.qc.ca/ens-sup/ENS-COLL/Cahiers/program/180A0.asp>.

Ordre des infirmières et infirmiers du Québec (OIIQ). (1999). *Plan directeur de l'examen professionnel de l'Ordre des infirmières et infirmiers du Québec,* Montréal : OIIQ.

Ordre des infirmières et infirmiers du Québec (OIIQ). (2000). *Mosaïque des compétences cliniques de l'infirmière. Compétences initiales,* Montréal : OIIQ.

Ordre des infirmières et infirmiers du Québec (OIIQ). (2004). *Perspectives de l'exercice de la profession d'infirmière,* Montréal : OIIQ, (page consultée le 16 février 2005), [en ligne], <www.oiiq.org/uploads/publications/autres_publications/perspective2004.pdf>.

Petitat, A. (1989). *Les infirmières : de la vocation à la profession,* Montréal : Les Éditions du Boréal.

Rousseau, N. et Saillant, F. (1996). Approches de recherche qualitative, dans M.-F. Fortin (dir.), *Le processus de la recherche : de la conception à la réalisation,* Montréal : Décarie Éditeur, 147-160.

Saint-Arnaud, Y. (1992). *Connaître par l'action,* Montréal : Les Presses de l'Université de Montréal.

Thibaudeau, M. F. (1993). L'évolution de la recherche au Québec, dans O. Goulet (dir.), *La profession infirmière : valeurs, enjeux, perspectives,* Boucherville : Gaëtan Morin Éditeur, 209-228.

Trottier, L.-H. (1982). *Évolution de la profession infirmière au Québec de 1920 à 1980,* mémoire de maîtrise non publié, Montréal : Université de Montréal, Faculté des arts et des sciences, Département de sociologie.

Université de Montréal. (1999). *Politique sur le statut des stagiaires postdoctoraux,* Montréal : Faculté des études supérieures, (page consultée le 20 février 2005), [en ligne], <www.fes.umontreal.ca/stages_postdoctoraux.html>.

OBJECTIFS D'APPRENTISSAGE

Après avoir étudié ce chapitre, vous pourrez :

- Expliquer les principaux constituants et la portée des théories infirmières.
- Expliquer le but et le rôle des philosophies infirmières dans la pratique de tous les jours.
- Décrire trois principaux domaines de questionnement philosophique.
- Décrire deux traditions de recherche.
- Comparer des courants philosophiques sous l'angle des questions de pratique infirmière qu'ils soulèvent.
- Décrire des théories en soins infirmiers selon leur conceptualisation des soins infirmiers et leurs postulats de base.
- Distinguer les notions suivantes : philosophie, paradigme, postulat, concept, cadre conceptuel, modèle conceptuel et théorie.

PENSÉE PHILOSOPHIQUE ET SOINS INFIRMIERS

Adaptation française :
Caroline Longpré, inf., M.Sc.
Enseignante en soins infirmiers
Cégep régional de Lanaudière à Joliette

Théories et disciplines

Une théorie est un système d'idées organisées en vue d'expliquer un phénomène donné ou des idées parfaitement articulées autour de quelque chose d'important. La *théorie de l'aliénation* de Marx, la *théorie de l'inconscient* de Freud, la *théorie de l'évolution* de Darwin et la *théorie de la relativité* d'Einstein ont eu une influence considérable sur l'émergence des connaissances et des nouvelles théories du XXe siècle. Un grand nombre de penseurs, de chercheurs et d'autres spécialistes de la communauté scientifique ont lancé ces grandes théories ou s'en sont inspirés dans leur discipline, alors que d'autres les ont critiquées ou les ont modifiées selon leurs croyances et leurs postulats. En psychologie, par exemple, Sullivan et Piaget, dans leur *théorie du développement,* et Skinner, dans sa *théorie du comportement,* se sont inspirés de Freud. Par ailleurs, certains sociologues, influencés par Marx ou Webers (*théorie du travail moderne*), ont critiqué ces approches. En physique, on peut constater la progression historique des théories émises par Copernic, Newton et Einstein.

Les spécialistes en sciences naturelles étudient et critiquent les théories existantes, ils en élaborent de nouvelles, ils cherchent à approfondir leurs connaissances et à mettre au point de nouvelles méthodes de recherche. Ainsi, malgré l'importante influence de la *théorie de l'évolution* de Darwin sur un grand

MOTS CLÉS

Concept, 57
Cadre conceptuel, 56
Épistémologie, 53
Éthique, 53
Méthode scientifique, 53
Modèle conceptuel, 56
Métaparadigme, 57
Ontologie, 53
Paradigme (vision du monde), 53
Pensée philosophique, 52
Philosophie, 52
Postulat, 53
Pratique disciplinaire, 52
Théorie, 56
Tradition empiriste, 53
Tradition interprétative, 53

nombre de théories en biologie, certains chercheurs la contestent. Alors que Darwin explique l'évolution et la transformation des espèces par le principe de sélection naturelle, Gould critique et modifie cette théorie de l'évolution par l'interprétation qu'il donne aux fossiles. Selon ce dernier, la plupart des espèces demeurent stables, alors que de nouvelles espèces apparaissent, relativement rapidement sur une échelle de « temps géologiques » qu'on calcule en milliers d'années. À l'opposé, les disciplines orientées sur la **pratique disciplinaire** (notamment les soins infirmiers, l'enseignement, la gestion et la musique) puisent dans les théories et les connaissances tant pour la recherche que pour l'avancement de cette pratique. La pratique disciplinaire s'intéresse en premier lieu à la performance et au rôle professionnel. Dans cet esprit, les théories et la recherche doivent avant tout offrir de nouvelles possibilités de compréhension des éléments clés de leur discipline. Soulignons cependant que toute théorie, quelle qu'elle soit, émerge de la « pensée philosophique ».

Pensée philosophique

La **pensée philosophique** est un élément indispensable de notre vie de tous les jours. Lorsque nous essayons de trouver un sens à nos expériences, de savoir comment évaluer le *bien-fondé* d'une observation ou de déterminer la *meilleure* façon d'agir dans une situation donnée, nous devons nécessairement recourir à la pensée philosophique. Le mot *philosophe*, d'origine grecque, veut simplement dire « ami de la sagesse ». La pensée philosophique est également la source à laquelle nous puisons les connaissances nécessaires pour avancer le plus sagement possible sur le chemin de la vie. La sagesse consiste, en partie, à utiliser le savoir à bon escient. La pensée philosophique aide l'infirmière à mieux comprendre les valeurs, les croyances et les postulats qui nourrissent ses réflexions et qui déterminent ses paroles ainsi que ses faits et gestes.

C'est la pensée philosophique qui sert de fondement à l'élaboration et à l'analyse des concepts, des modèles et des cadres conceptuels, tout comme des théories qui permettent d'organiser le savoir infirmier. Un concept est la représentation mentale, générale et abstraite d'un objet. L'infirmière se sert de concepts pour faire ressortir les idées importantes qui régissent sa discipline. Un *cadre* conceptuel est un groupe de concepts apparentés qui s'articulent autour d'un même sujet. Un *modèle* conceptuel est un diagramme ou une illustration des rapports qu'on établit entre diverses entités conceptuelles. La *théorie* va plus loin que les modèles et les cadres conceptuels. Elle explique la nature et le sens des rapports entre les concepts. La théorie permet d'aborder (conceptualiser) une discipline – par exemple, les soins infirmiers – en termes explicites, clairs et communicables.

C'est en se fondant sur la pensée philosophique et théorique que l'infirmière exerce sa profession et établit des rapports avec les autres professionnels de la santé. L'infirmière doit communiquer clairement les éléments indispensables de son rôle au sein de l'équipe interdisciplinaire. Pour y arriver, il lui faut organiser et analyser le savoir infirmier à l'aide de concepts et de théories. Pour utiliser correctement ce savoir, il lui faut clarifier les croyances philosophiques et les postulats qui ont servi à l'élaboration du savoir infirmier et à sa diffusion.

Qu'est-ce que la philosophie ?

On fait souvent référence à la **philosophie** dans le quotidien. On n'a qu'à penser à la *philosophie de vie* de chacun, c'est-à-dire l'ensemble des croyances qu'un individu entretient sur la vie et la place qu'il occupe dans le monde. Par ailleurs, la philosophie est aussi une discipline scientifique. On dit qu'elle est scientifique parce qu'elle permet la formulation systématique d'un ensemble de connaissances. À proprement parler, la philosophie est donc une discipline scientifique qui pose des questions sur l'idée que nous nous faisons de notre expérience, de l'univers et des choses humaines, et qui explore ces questions pour tenter d'y répondre (Fry, 1992, p. 87). La philosophie se sert de l'analyse critique pour poursuivre ses objectifs de recherche.

La pensée philosophique est fort utile sur divers plans :

- Poser des postulats et les remettre en question.
- Expliquer comment on utilise les concepts et comment ils prennent leur sens.
- Évaluer les arguments avancés pour défendre ou pour critiquer certaines manières de penser.

Principaux domaines de la recherche philosophique

En philosophie, les trois principaux domaines de recherche sont l'*ontologie*, l'*épistémologie* et l'*éthique*. L'**ontologie** étudie la nature de l'être. Elle pose des questions comme celles-ci : Quelle est la nature de la réalité ? Quels sont le sens et le but de notre existence ? Que signifie être une personne ? L'**épistémologie** étudie la nature du savoir : Comment savons-nous quelque chose ? Quelles sont les limites de notre savoir ? Qu'est-ce qui permet de dire qu'une chose est vraie ? Quelle est la différence entre ce qu'on sait et ce qu'on pense ? L'**éthique** étudie la nature du comportement moral et du jugement : Qu'est-ce que le bien ? Comment doit-on agir ou réagir dans telles ou telles circonstances ? Comment doit-on juger les actions d'autrui ? La façon dont nous répondons à ce genre de questions, qu'elles soient ontologiques, épistémologiques ou éthiques, reflète l'idée que nous nous faisons du monde.

Paradigmes ou visions du monde

Un **paradigme** (ou **vision du monde**) est une manière de penser, fondée sur un ensemble de croyances, de valeurs et de postulats. Notre vision du monde influence la façon dont nous percevons, comprenons et interprétons notre environnement. Elle façonne notre compréhension des événements et les moyens que nous employons pour acquérir des connaissances. Cependant, il arrive souvent que les croyances, les valeurs et les postulats qui sous-tendent cette vision du monde émergent de notre inconscient. C'est le cas, tout particulièrement, des postulats. En effet, l'énonciation d'un **postulat** tire souvent son origine dans les croyances que nous tenons pour acquises, sans que nous cherchions systématiquement des preuves pour l'appuyer.

Une bonne partie de l'organisation sociale repose uniquement sur des postulats. Par exemple, l'idée que la pratique des soins infirmiers est un « travail de femme » repose sur le postulat suivant : certaines tâches conviennent davantage aux femmes et d'autres conviennent davantage aux hommes. Ce postulat se fonde généralement sur la croyance répandue suivant laquelle les femmes ont une propension « naturelle » à soigner les autres et à s'en occuper. Pour critiquer ce postulat de division des tâches, on pourrait examiner certaines croyances et certaines valeurs : les concepts de soins et de compassion, les rôles sociaux qui « conviennent » davantage à l'homme ou à la femme, les différences entre l'homme et la femme ou la valeur sociale attribuée aux diverses catégories de travail. Ce questionnement peut mener à la réflexion suivante : le fait d'attribuer à la femme une propension à prendre soin d'autrui est moins lié à sa nature profonde qu'à la répartition des responsabilités et des rôles sociaux. On le voit bien : le questionnement philosophique contribue à expliciter les fondements des postulats.

Tradition empiriste et tradition interprétative

Parmi les nombreux paradigmes (ou visions du monde), deux ont eu une influence particulière sur les soins infirmiers : ceux issus de la tradition *empiriste* et ceux issus de la tradition *interprétative*. Selon la **tradition empiriste**, il n'existe qu'une seule réalité, indépendante de la connaissance que nous pouvons en avoir. Le monde existe en lui-même, en dehors de la connaissance humaine. On acquiert la connaissance par l'observation et par l'expérience – autrement dit, grâce à la **méthode scientifique**. On peut dégager la vérité en comparant la connaissance prétendue avec la réalité. Lorsque les scientifiques font des découvertes qui leur révèlent le monde tel qu'il est réellement, ils peuvent et doivent empêcher les croyances et les biais subjectifs de modifier leurs perceptions. La tradition empiriste nous enseigne qu'il est possible d'acquérir une connaissance objective du monde.

À l'opposé, les défenseurs de la **tradition interprétative** soutiennent qu'on ne peut pas mesurer les connaissances en se fondant sur une réalité unique et immuable. En d'autres mots, le monde n'a pas d'existence propre ; il n'existe qu'en fonction des théories que nous avançons à son sujet. Notre connaissance du monde passe toujours par nos postulats. En fait, d'après certains chercheurs de l'école interprétative, la nature de la compréhension humaine est elle-même interprétative, et c'est dans la nature de l'être humain de donner un sens à ses expériences.

Chacune de ces deux traditions philosophiques comporte des variantes. Les tenants de l'une ou de l'autre tradition nuancent le plus souvent leurs croyances et leurs postulats. Par conséquent, étiqueter une recherche comme « empiriste » ou « interprétative » n'est pas très pertinent en soi. Il est beaucoup plus utile d'examiner les croyances et les postulats qui servent de fondements à un auteur.

Les deux traditions, empiriste et interprétative, ont chacune leurs adeptes. Notre propos n'est pas de déterminer si une approche est meilleure que l'autre. L'important est plutôt de comprendre qu'une vision du monde donnée oriente de façon particulière l'organisation des perceptions et des expériences. Dans les activités qui permettent d'acquérir des connaissances, les paradigmes influent sur l'orientation de la recherche, sur la formulation des problèmes et sur le sens du questionnement ou de l'action. Étant donné que les chercheurs n'explicitent pas toujours leur vision du monde, il faut systématiquement chercher à déterminer les postulats qui sous-tendent leurs travaux ou leurs théories.

Philosophie des soins infirmiers

La philosophie est la pierre angulaire de toutes les disciplines scientifiques, et les soins infirmiers ne font pas exception. L'étude de la philosophie des soins infirmiers nous permet de mieux en comprendre les valeurs, les croyances, les postulats et le savoir. De façon générale, cette étude doit être abordée

> sous l'angle du questionnement philosophique des rôles sociaux et humanitaires des soins infirmiers, de la réflexion qui sous-tend ces rôles, tout comme sous l'angle de leur nature, de leur portée, de leur but, de leurs méthodes, de leur langage et de leurs présupposés moraux ainsi que sous l'angle du savoir qui oriente la discipline. (Fry, 1999, p. 6)

La philosophie des soins infirmiers comporte l'étude du même genre de questions ontologiques, épistémologiques et éthiques que celui dont il a été question plus haut, mais ces questions doivent être posées en rapport avec l'art, la science et la pratique des soins infirmiers. Ainsi, la recherche ontologique porte sur la nature des soins infirmiers, la recherche épistémologique se penche sur le savoir infirmier et la recherche éthique s'intéresse aux questions morales qui se posent dans la pratique.

L'infirmière se tourne vers la philosophie pour entreprendre une réflexion, pour examiner des postulats, pour analyser des concepts et pour évaluer le bien-fondé de certains arguments. En ce sens, la philosophie des soins infirmiers est une activité pratique, d'une valeur inestimable, à laquelle toutes les infirmières devraient participer.

Pour élaborer une philosophie particulière des soins infirmiers, il importe de préciser et d'examiner ce que les infirmières essaient de faire, et de définir leurs motivations et les connaissances qu'elles mettent à profit. Cette démarche doit s'appuyer sur une philosophie de base des soins infirmiers. Une telle philosophie aidera d'abord à définir les phénomènes fondamentaux de la discipline; elle permettra ensuite d'articuler les soins infirmiers autour d'une certaine vision du monde ou de les relier à une tradition philosophique; enfin, elle déterminera un certain nombre de critères pour évaluer le développement des connaissances dans la discipline (Salsberry, 1994). L'élaboration d'une philosophie infirmière permettra par-dessus tout de donner un cadre de référence pour expliquer la place de cette discipline dans le monde (Smith, 1994).

La recherche scientifique demeure le mode d'investigation le plus utilisé en sciences infirmières. Cependant, il existe des questions de pratique auxquelles la science ne peut pas répondre (Kikuchi, 1992). La recherche scientifique est centrée sur le monde matériel, sur ce qu'on peut mesurer ou observer par les sens. Par conséquent, la méthode scientifique n'est pas très utile pour répondre à certaines questions sur la nature des soins infirmiers, sur le fondement moral de la pratique infirmière ou sur la signification particulière des rapports entre l'infirmière et la personne soignée. En fait, la démarche interprétative, tout comme la démarche empiriste, occupe une place particulièrement importante dans la philosophie infirmière.

La pensée philosophique en soins infirmiers a évolué à plusieurs égards, et les infirmières ont recours à la philosophie de bien des façons. Depuis les années 1980, les infirmières ont publié nombre d'articles et d'ouvrages sur la philosophie infirmière, et elles ont organisé de nombreuses conférences sur des thèmes philosophiques. C'est l'une des raisons de la création, en 1988, de l'Institute for Philosophical Nursing Research, chapeauté par l'Université de l'Alberta. En effet, si l'on considère que la philosophie infirmière est une activité qui emploie des méthodes philosophiques et qui soulève des questions sur les soins infirmiers, on peut comprendre la nécessité de favoriser certaines approches philosophiques au sein de la profession.

Principales approches philosophiques infirmières

La lecture des travaux de philosophes qui se sont penchés sur les soins infirmiers nous permet de comprendre l'utilité de la philosophie dans le domaine et d'appréhender les questions auxquelles elle peut répondre. Nous avons regroupé en quatre catégories quelques approches philosophiques infirmières pouvant guider le questionnement sur la pratique ou la recherche en soins infirmiers: la philosophie comme sujet d'étude, l'influence ontologique, l'influence épistémologique et l'influence éthique (voir le tableau 3-1). Cette classification est forcément partielle, mais elle permet néanmoins de distinguer les diverses approches.

TABLEAU 3-1 **Infirmières et philosophies**

Catégorie	Auteures	Démarche
Philosophie	Kikuchi et Simmons (1992)	Analyse philosophique
	Johnson (1994)	Analyse philosophique
Influence ontologique	Bergum (1989)	Phénoménologie interprétative
	Cameron (1992)	Phénoménologie interprétative
Influence épistémologique	Edwards (1997)	Analyse philosophique
Influence éthique	Gadow (1994)	Éthique relationnelle
	Storch (1993)	Bioéthique

Philosophie comme sujet d'étude

Certains philosophes font de la philosophie infirmière en elle-même le sujet de leur étude. Par exemple, Kikuchi et Simmons (1992) sont d'avis que la recherche philosophique a sa place en soins infirmiers puisque la science ne peut pas répondre à toutes les questions que pose la discipline. Dans une étude plus récente, Kikuchi et Simmons (1994) apportent un argument philosophique à l'appui de la pertinence d'une philosophie propre aux soins infirmiers. Salsberry (1994) avance de son côté qu'une philosophie infirmière devrait permettre de dégager les principaux phénomènes de la discipline et de relier les soins infirmiers à une vision du monde ou à une tradition philosophique en particulier. Smith (1994) estime qu'une philosophie infirmière permet de rendre explicite le cadre de référence de notre existence. Dans son exploration de la philosophie infirmière, Edwards (1997) se demande, d'une part, quelles devraient être les questions clés que cette philosophie devrait aborder et, d'autre part, comment ces questions devraient s'organiser les unes par rapport aux autres. Selon Edwards, une philosophie infirmière ne pourrait se passer d'une analyse des concepts considérés comme fondamentaux en soins infirmiers. Une telle analyse doit s'appuyer sur une logique et des valeurs ontologiques et épistémologiques. Johnson (1994) s'interroge sur l'art des soins infirmiers en utilisant une méthode d'argumentation philosophique pour définir les soins infirmiers comme un art qui exige expressivité, créativité et intuition.

Dans une perspective philosophique différente, Bishop et Scuder (1999) utilisent une démarche interprétative pour définir les soins infirmiers selon le point de vue de l'infirmière. Elles proposent une interprétation de la signification des soins infirmiers qui s'appuie sur le principe que l'infirmière a le rôle de prendre soin d'autrui, d'être «présente» et de s'investir dans la relation avec la personne soignée. Dans tous ces travaux, on ne prétend pas détenir les «clés du savoir» comme c'est parfois le cas dans les travaux scientifiques. On apporte plutôt des arguments, on défend des positions et on invite le lecteur à examiner la pertinence des analyses et des conclusions. Dans le même ordre d'idées, Benner, Tanner et Chesla (1996) abordent les notions liées au «savoir pratique», selon lequel les compétences sont déterminées par une application adéquate des connaissances, des attitudes et des habiletés qu'une fonction exige dans un milieu déterminé. L'expérience et les connaissances se définissent par une augmentation de la compréhension clinique, de la connaissance technique, de l'aptitude à organiser et de l'habileté à prévoir les événements imprévus.

Influence ontologique

Un deuxième groupe d'infirmières philosophes s'inspirent de l'influence ontologique pour répondre à des questions de recherche. Souvent, leur démarche est ontologicophénoménologique, c'est-à-dire qu'elles explorent, décrivent et tentent de comprendre les significations de l'expérience de phénomènes particuliers et la manière dont ils sont réellement vécus dans la pratique infirmière. Cette démarche fait référence à une « coconstruction » de la réalité et à une épistémologie subjectiviste. La philosophie de Benner (1994), phénoménologue influent, consiste à rendre visible l'invisible en demandant à l'infirmière d'exprimer ce qu'elle fait et parfois même de l'exprimer de manière intuitive. L'analyse des résultats de ces expériences individuelles permet de dégager les structures qui gouvernent l'expérience vécue (Bécherraz, 2002). On accorde une importance aux savoirs pratiques acquis au cours de la pratique infirmière (Benner *et al.,* 1996).

Les sujets abordés dans ce genre de recherche sont très diversifiés ; on peut aussi bien y traiter de l'expérience de la maladie ou du deuil que de l'expérience de l'itinérance. Par exemple, Cameron (1992) examine le sens particulier que peut revêtir la question « Comment allez-vous ? » dans le contexte de la relation infirmière-personne soignée afin de montrer qu'il ne faut pas tenir pour acquis le sens général de cette question. Bergum (1989) explore dans une perspective philosophique l'expérience de la maternité, telle qu'elle est vécue par les femmes enceintes. Ces travaux philosophiques incitent l'infirmière à réfléchir à la signification d'expériences et de phénomènes qu'on pense comprendre d'emblée. Autrement dit, ce genre de questionnement philosophique fournit une matière première à notre réflexion (voir l'encadré *Résultats de recherche – Pourquoi les Québécoises primipares francophones allaitent-elles moins que les autres femmes ?*).

Influence épistémologique

Un troisième groupe d'infirmières philosophes se posent des questions épistémologiques sur la pratique infirmière. Certaines s'inspirent des autres philosophes ou traditions philosophiques pour expliquer la pratique infirmière. Ainsi, Purkis (1997) reprend les notions de « regard disciplinaire » et de « regard clinique » du philosophe français Michel Foucault (1924-1964), à la fois pour expliquer comment l'infirmière transmet les informations importantes en matière de santé et de promotion de la santé et pour examiner les conséquences du discours et de la pratique en matière de promotion de la santé.

Lawler (1997) s'inspire également de Foucault pour avancer que la science et l'économie ont influencé la pensée et le discours qui prévalent en soins infirmiers. En particulier, les visions du monde qui prédominent en science et en économie ne reconnaissent pas l'importance des relations interpersonnelles et du contexte ; or, ce sont des concepts que les infirmières considèrent comme faisant partie intégrante de leur pratique. Carper, infirmière épistémologue, souligne que la pratique des soins infirmiers repose sur différentes méthodes d'apprentissage. Les *connaissances empiriques* découlent d'une base scientifique et comprennent des faits, des modèles et des théories. Les *connaissances esthétiques* ont trait à l'« art » des soins infirmiers et elles proviennent du rapport empathique que l'infirmière établit avec les personnes qu'elle soigne. Les *connaissances éthiques*, qui découlent de théories et de principes de déontologie, se développent par l'évaluation, l'éclaircissement des situations

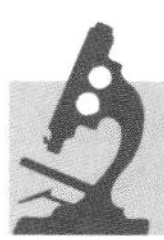

RÉSULTATS DE RECHERCHE

Pourquoi les Québécoises francophones primipares allaitent-elles moins que les autres femmes ?

Bien que l'allaitement maternel constitue un élément clé de la santé néonatale, infantile et maternelle, le taux actuel d'allaitement maternel ne correspond pas au seuil souhaité par les instances provinciales. Il s'avère donc important d'explorer la question de la poursuite de l'allaitement maternel chez les femmes primipares, puisque, si ces dernières réussissent l'allaitement de façon satisfaisante pour elles, elles seront sans doute plus enclines à allaiter de nouveau. Si on considère l'allaitement comme un phénomène socioculturel, il devient nécessaire d'étudier plus particulièrement l'expérience de l'allaitement chez les Québécoises francophones, puisqu'elles allaitent moins que les autres femmes, ce qui a été démontré par des études scientifiques. Inspirée de la philosophie du caring de Watson (1985, 1988 et 1999), cette étude qualitative de type phénoménologique s'est proposé de décrire et de comprendre l'expérience de la poursuite de l'allaitement maternel, comme la vivent des Québécoises francophones primipares qui ont allaité au sein de façon exclusive pendant au moins trois mois. La lecture des comptes rendus des participantes nous enseigne quelques faits nouveaux sur l'expérience de la mère qui allaite son enfant de façon continue, notamment la détermination de celle-ci, ce qui l'aide à surmonter les obstacles, et l'actualisation de l'expérience lorsqu'elle allaite son enfant avec amour.

Implications : Selon les résultats de cette étude, il serait souhaitable que, dans leur enseignement aux femmes qui allaitent, les infirmières insistent sur la détermination, sur l'engagement profond pour l'allaitement, sur les aspects enrichissants de cette expérience et sur les avantages de poursuivre l'allaitement. Il pourrait s'avérer utile d'explorer sous un angle qualitatif l'expérience du conjoint qui aide la mère à allaiter et d'examiner de plus près la dynamique du couple qui vit l'expérience de la poursuite de l'allaitement.

Source : *L'expérience de persistance à l'allaitement maternel de femmes primipares, francophones et québécoises,* de M. Allard, 2002, mémoire présenté à la Faculté des études supérieures de l'Université de Montréal en vue de l'obtention d'une maîtrise ès sciences (sciences infirmières).

et la défense des droits. Les *connaissances personnelles* touchent la connaissance par l'actualisation du soi. On tente de connaître le soi, qui nous permet de nous situer et de faire face à une autre personne (Carper, 1978).

Influence éthique

Un quatrième groupe d'infirmières philosophes abordent des questions d'éthique inhérentes à la pratique infirmière. Gadow (1994) affirme que l'incapacité de la personne soignée de trouver un sens à ses propres expériences pose à l'infirmière un problème de morale. Liaschenko (1997) estime que l'infirmière se trouve à maintes reprises devant de sérieux dilemmes éthiques à cause des systèmes et des structures qui les rendent parfois impuissantes dans leur pratique.

Cette brève présentation d'infirmières philosophes montre bien qu'on peut aborder la philosophie infirmière sous plusieurs angles. Il est important de souligner que, même si les idées philosophiques sont rarement énoncées, elles font quand même partie intégrante de la pratique, de la recherche et de la théorie en soins infirmiers. En mettant de l'avant la pensée philosophique, nous pouvons mieux comprendre la pratique infirmière au quotidien et exercer plus efficacement notre profession.

Théories, cadres conceptuels, modèles conceptuels et concepts

La pensée philosophique sert de fondement au développement et à l'analyse critique du savoir infirmier. Le savoir infirmier est organisé et communiqué au moyen de concepts, de modèles, de cadres et de théories. Toute théorie des soins infirmiers abordera le sujet de la pratique infirmière en fonction d'une philosophie particulière. Par exemple, une théorie conceptualisera la nature des soins infirmiers, leur portée et leur but. Elle définira et décrira les principaux concepts infirmiers, par exemple, la personne, la santé, les soins et l'environnement, et elle proposera une façon d'examiner ces concepts. Elle pourra également aborder des questions d'éthique en expliquant les phénomènes moraux que l'infirmière peut rencontrer dans sa pratique. Les *concepts* constituent la pierre angulaire d'une théorie. Comme nous l'avons mentionné au début de ce chapitre, la **théorie** est une hypothèse ou un système d'idées proposé pour expliquer un phénomène donné. Par exemple, Newton a proposé sa théorie de la gravitation universelle pour expliquer pourquoi les pommes tombaient toujours de l'arbre vers le sol. Comme nous l'avons aussi expliqué, la *théorie* va plus loin que le *cadre conceptuel*; elle relie des concepts à l'aide de définitions qui précisent les rapports établis entre ces représentations abstraites. L'encadré 3-1 passe en revue les principales fonctions des théories infirmières.

Dans la littérature infirmière, on emploie souvent indistinctement les termes *théorie* et *cadre conceptuel*, bien qu'à proprement parler un cadre conceptuel soit plus abstrait qu'une théorie. Dit simplement, un **cadre conceptuel** est un groupe de concepts apparentés. Il donne une vue d'ensemble ou une orientation générale qui schématise des pensées. Un cadre conceptuel est un peu comme un parapluie qui recouvre plusieurs concepts. Un **modèle conceptuel**, expression qu'on utilise parfois comme synonyme de *cadre conceptuel*, est la représentation d'un cadre conceptuel sous la forme d'une illustration ou d'un diagramme. L'encadré 3-2 passe en revue les constituants essentiels d'un modèle conceptuel.

Le principal objectif d'un cadre conceptuel est de donner une orientation claire et explicite aux trois champs d'action des soins infirmiers : la pratique, l'enseignement et la recherche. Une théorie, au contraire, a une portée limitée. Son but premier est de produire des connaissances dans un domaine. Une théorie explore des phénomènes, exprime des relations entre des faits, engendre des hypothèses et prédit des événements et des liens.

Étant donné que le but premier de la théorie infirmière est de produire des connaissances scientifiques, la théorie et la recherche en soins infirmiers sont intimement liées. Le savoir infirmier émane à la fois des traditions de recherche empiriste

ENCADRÉ 3-1

Fonctions des théories infirmières et des cadres conceptuels

EN GÉNÉRAL

Orienter et guider : (1) la structuration de la pratique infirmière, la formation et la recherche ; (2) la caractérisation des soins infirmiers en vue de les distinguer des autres professions.

DANS LA PRATIQUE

- Aider les infirmières à décrire, à expliquer et à prévoir les expériences quotidiennes.
- Orienter la collecte des données, les interventions infirmières et l'évaluation des soins infirmiers.
- Justifier la nécessité de recueillir des données fiables et valides sur l'état de santé de la personne, de façon à prendre des décisions efficaces et les mesures adéquates.
- Aider à établir des critères qui permettent de mesurer la qualité des soins infirmiers.
- Aider à mettre sur pied une terminologie infirmière commune, permettant une communication efficace avec les autres professionnels de la santé ; aider à l'élaboration d'idées claires et de définitions justes.
- Favoriser l'autonomie (indépendance et autodétermination) de la profession par la définition des fonctions qui lui sont propres.

DANS L'ENSEIGNEMENT

- Donner une orientation générale à l'élaboration des programmes d'enseignement.
- Orienter la prise de décision relativement aux programmes.

DANS LA RECHERCHE

- Fournir un cadre qui favorise l'émergence de nouvelles connaissances et de nouvelles idées.
- Promouvoir de nouvelles recherches dans ce champ d'études.
- Adopter une démarche uniforme dans la formulation des sujets de recherche, le choix des variables, l'interprétation des résultats et la validation des interventions infirmières.

ENCADRÉ 3-2

Constituants essentiels d'un modèle conceptuel

- Les postulats sont le fondement du modèle conceptuel (support théorique et scientifique du modèle, ils constituent le « comment » de la conception).
- Les valeurs ou croyances encadrent le modèle conceptuel (elles constituent le « pourquoi » du modèle et concordent avec les valeurs de la société que sert la profession).
- Les éléments (ils constituent le « quoi » de la conceptualisation). Ils expliquent :
  - les buts, l'idéal et la finalité (la fin vers laquelle tendent les membres de la profession) ;
  - la cible de l'activité professionnelle (dans les professions qui se fondent sur la relation d'aide, la cible est une personne ou un groupe de personnes) ;
  - le rôle du professionnel (rôle social reconnu et accepté par la société) ;
  - la source des problèmes soulevés par la cible (l'origine probable de la difficulté, qui relève d'une ou de plusieurs disciplines) ;
  - l'intervention du professionnel (notamment le centre de l'intervention, qui concerne l'attention portée à la personne et les modes d'intervention, c'est-à-dire les moyens dont l'infirmière dispose pour intervenir ou agir) ;
  - les conséquences (les résultats escomptés).

Source : Adapté de *Être infirmière, un modèle conceptuel,* d'E. Adam et J. Pépin, 1991, Montréal : Études vivantes.

et interprétative. La démarche empiriste permet d'élaborer ou de vérifier des théories, tandis que la démarche interprétative propose des façons de comprendre une expérience. Le savoir scientifique repose sur la vérification des hypothèses (postulats) engendrées par les théories infirmières. La recherche détermine l'utilité de ces hypothèses, et les résultats de la recherche peuvent donner lieu à la formulation de théories infirmières. Dans le processus de recherche, on fait des comparaisons entre les résultats effectifs de la recherche et le lien prédit par les hypothèses.

Un **concept** est une idée abstraite ou une image mentale qui représente un phénomène. Les concepts traduisent les propriétés et le sens d'un objet, d'un événement ou d'une chose. Un concept peut être : (1) directement observable, c'est-à-dire *concret*, comme un thermomètre, une plaie ou une lésion ; (2) indirectement observable, c'est-à-dire *inférentiel*, comme la douleur et la température ; (3) non observable, c'est-à-dire *abstrait*, comme l'équilibre, l'adaptation, le stress et l'impuissance d'agir. Un grand nombre de concepts s'appliquent aux soins infirmiers, notamment les concepts liés à l'être humain, à la santé, aux relations d'aide et à la communication.

Métaparadigme infirmier

Les théories infirmières définissent et décrivent les relations entre des concepts abstraits qui constituent le **métaparadigme** infirmier, c'est-à-dire le cadre philosophique ou conceptuel le plus global d'une profession. Un métaparadigme se situe à un niveau d'abstraction plus élevé que le paradigme. Il désigne les concepts essentiels de la discipline sans faire de liens avec les postulats d'une vision du monde en particulier. Même si on s'entend pour dire que les quatre concepts suivants constituent le métaparadigme infirmier (Fawcett, 1984), d'autres auteures ont proposé un métaparadigme différent (Newman, Sime et Corcoran-Perry, 1991 ; Parse, 1987) :

- La *personne*, c'est-à-dire celle qui reçoit les soins infirmiers (il peut s'agir d'une seule personne, d'une famille, d'un groupe ou d'une communauté).
- L'*environnement*, c'est-à-dire les conditions internes et externes qui influent sur la personne. L'environnement sous-entend aussi l'entourage, comme la famille, les amis et les proches.
- La *santé*, c'est-à-dire le degré de bien-être et de prédisposition à la santé de la personne.
- Les *soins infirmiers*, c'est-à-dire les attributs, les caractéristiques et les actions de l'infirmière qui prodigue des soins à la personne, en collaboration avec cette dernière.

Les définitions que chaque infirmière théoricienne donne aux principaux concepts infirmiers varient selon sa vision du monde, sa philosophie et son expérience des soins infirmiers. La figure 3-1 ■ illustre la définition du métaparadigme infirmier de ces quatre concepts selon l'OIIQ (2004).

Quelques théories infirmières

Le développement de la théorie a connu un grand essor au cours des années 1960 et a beaucoup progressé depuis. Comme les points de vue à l'égard de la nature et de la structure des soins infirmiers varient, l'élaboration des théories se poursuit. Chaque théorie porte le nom de la personne ou du groupe qui l'a élaborée et en reflète les croyances.

Les théories infirmières décrites dans les pages suivantes sont très différentes les unes des autres. Les différences portent sur les éléments suivants : (1) le degré d'abstraction ; (2) la conceptualisation de la personne, de la santé, de l'environnement et des soins infirmiers ; (3) la capacité de décrire, d'expliquer ou de prédire. Certaines théories ont une portée générale et d'autres une portée plus limitée. Le tableau 3-2 passe en revue les conceptualisations des soins infirmiers selon quelques théoriciennes.

Théorie environnementale de Nightingale

Souvent considérée comme la première infirmière théoricienne, Florence Nightingale a défini les soins infirmiers il y a plus de 100 ans : « Les soins infirmiers consistent à exploiter l'environnement de la personne de manière à favoriser son rétablissement. » (Nightingale, 1860) Nightingale mettait la santé en rapport avec cinq facteurs environnementaux : (1) l'air pur ou frais ; (2) l'eau pure ; (3) un drainage efficace ; (4) la propreté ; (5) la lumière, surtout la lumière directe du soleil. Un déficit sur le plan de l'un de ces cinq facteurs entraînait, selon elle, la perte de la santé ou une affection.

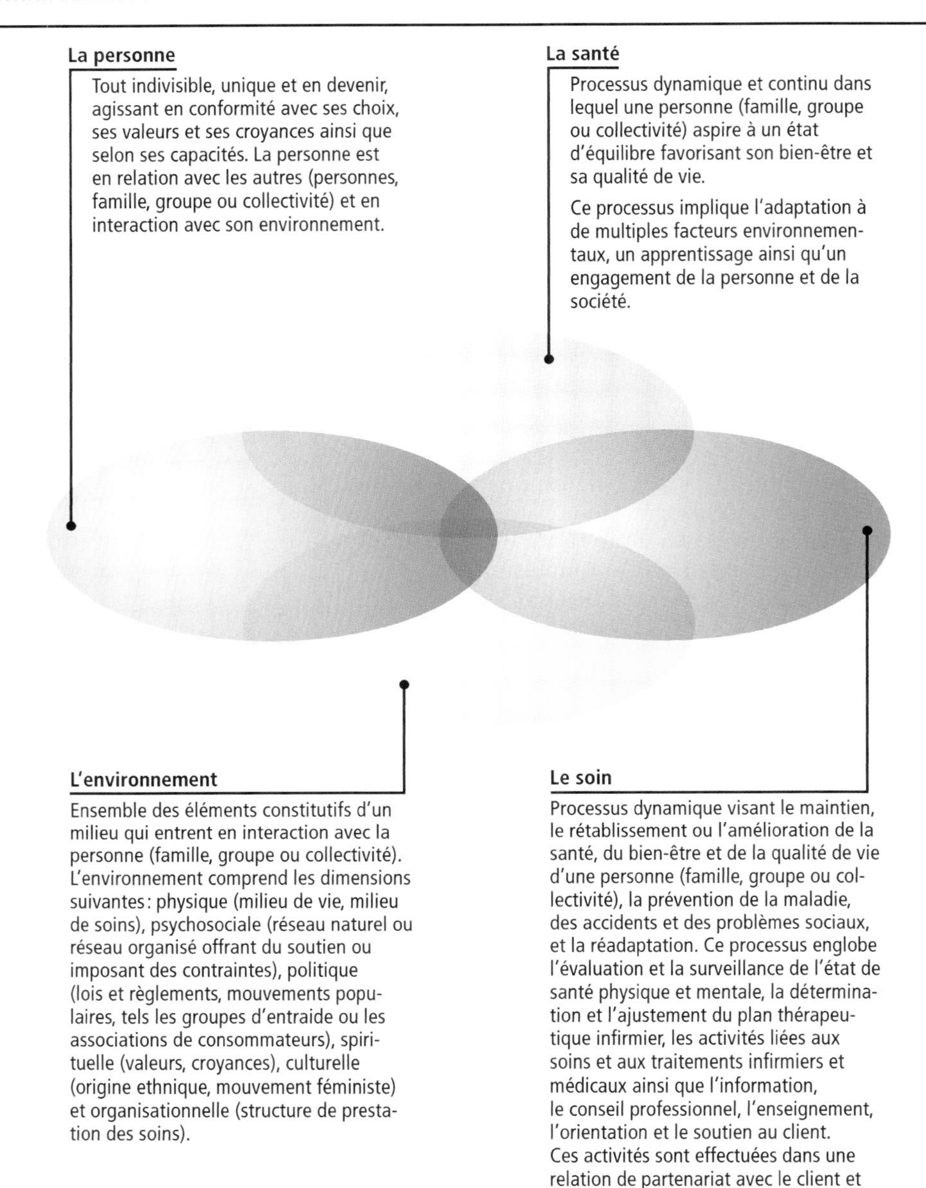

Ensemble de croyances et de valeurs, liées à une façon de voir la personne, la santé, l'environnement et le soin, qui orientent l'exercice de la profession d'infirmière.
La personne
Tout indivisible, unique et en devenir, agissant en conformité avec ses choix, ses valeurs et ses croyances ainsi que selon ses capacités. La personne est en relation avec les autres (personnes, famille, groupe ou collectivité) et en interaction avec son environnement.
La santé
Processus dynamique et continu dans lequel une personne (famille, groupe ou collectivité) aspire à un état d'équilibre favorisant son bien-être et sa qualité de vie.
Ce processus implique l'adaptation à de multiples facteurs environnementaux, un apprentissage ainsi qu'un engagement de la personne et de la société.
L'environnement
Ensemble des éléments constitutifs d'un milieu qui entrent en interaction avec la personne (famille, groupe ou collectivité). L'environnement comprend les dimensions suivantes: physique (milieu de vie, milieu de soins), psychosociale (réseau naturel ou réseau organisé offrant du soutien ou imposant des contraintes), politique (lois et règlements, mouvements populaires, tels les groupes d'entraide ou les associations de consommateurs), spirituelle (valeurs, croyances), culturelle (origine ethnique, mouvement féministe) et organisationnelle (structure de prestation des soins).
Le soin
Processus dynamique visant le maintien, le rétablissement ou l'amélioration de la santé, du bien-être et de la qualité de vie d'une personne (famille, groupe ou collectivité), la prévention de la maladie, des accidents et des problèmes sociaux, et la réadaptation. Ce processus englobe l'évaluation et la surveillance de l'état de santé physique et mentale, la détermination et l'ajustement du plan thérapeutique infirmier, les activités liées aux soins et aux traitements infirmiers et médicaux ainsi que l'information, le conseil professionnel, l'enseignement, l'orientation et le soutien au client. Ces activités sont effectuées dans une relation de partenariat avec le client et dans le respect de ses capacités.

FIGURE 3-1 ■ Assises de l'exercice de la profession d'infirmière. (Source : *Perspectives de l'exercice de la profession d'infirmière,* (p. 7), de H. Lévesque-Barbès, Montréal : OIIQ, (page consultée le 16 février 2005), [en ligne], <www.oiiq.org/uploads/publications/autres_publications/perspective2004.pdf>.)

Ces facteurs environnementaux prennent tout leur sens lorsqu'on sait que les conditions d'hygiène dans les hôpitaux des années 1800 étaient extrêmement insatisfaisantes et que les femmes qui y travaillaient n'avaient souvent ni la formation ni la compétence nécessaires pour soigner les personnes malades.

En plus de ces facteurs, Nightingale mettait l'accent sur l'importance de garder la personne au chaud, dans un environnement sans bruit, et de répondre à ses besoins nutritionnels, notamment en surveillant son apport alimentaire, en conservant un horaire fixe de repas et en évaluant les effets de ces variables sur la personne.

Nightingale a préparé le terrain à l'élaboration de plusieurs autres théories infirmières. Aujourd'hui, ses concepts généraux au sujet de l'air, de la propreté, de la tranquillité, de la chaleur ambiante et de l'alimentation font encore partie des grands principes qui régissent les soins infirmiers en particulier et les soins de santé en général.

TABLEAU 3-2

Conceptualisation des soins infirmiers selon quelques théoriciennes

Théoricienne	Conceptualisation
Nightingale (1860)	Les soins infirmiers se fondent sur l'environnement de la personne dans le but de l'aider à se rétablir.
Peplau (1952)	Les soins infirmiers s'appuient sur la relation thérapeutique qui s'établit entre l'infirmière et la personne.
Henderson (1966)	Les soins infirmiers aident la personne à répondre à ses besoins d'une manière favorisant son indépendance.
Orem (1971)	Les soins infirmiers visent à pallier les limites de la personne dans l'autosoin, limites qui lui sont imposées par sa santé, et à renforcer ses capacités d'autosoin.
Roy (1976)	Les soins infirmiers consistent à aider la personne à prendre conscience de ses capacités et à faire des choix lui permettant de s'adapter à son environnement.
Watson (1979)	Les soins infirmiers consistent à soigner autrui (il s'agit de l'essence de la pratique) et à aider la personne à mieux mettre en harmonie son âme, son corps et son esprit.
Parse (1981)	Les soins infirmiers consistent à créer une situation dans laquelle la personne choisit ses habitudes de santé et en assume la responsabilité.
Leininger (1985)	Les soins infirmiers sont orientés sur la promotion et le maintien des comportements de santé ou sur la guérison grâce à des soins qui tiennent compte de la culture de la personne.
Allen (1986)	Les soins infirmiers constituent une réaction professionnelle à la façon dont la personne réagit à un mode de vie sain.
Campbell (1987)	Les soins infirmiers consistent à soigner des personnes qui traversent des périodes critiques dans leur cycle de vie, afin de les aider à atteindre une santé optimale.
Roach (1992)	Les soins infirmiers se fondent sur la compétence, la compassion, la confiance, la conscience et l'engagement.

Modèle des relations interpersonnelles de Peplau

Hildegard Peplau, une infirmière psychiatrique, a proposé ses concepts sur la relation interpersonnelle en 1952. La théorie de Peplau est centrée sur la relation thérapeutique qui s'établit entre l'infirmière et la personne soignée.

L'infirmière tisse un lien personnel avec la personne lorsque le besoin se fait sentir. Selon Peplau, cette relation infirmière-personne soignée se bâtit en quatre phases :

1. L'*orientation*. Durant cette phase, la personne cherche de l'aide, et l'infirmière l'aide à comprendre son problème et l'ampleur de son besoin d'aide.
2. L'*identification*. Durant cette phase, la personne prend une position de dépendance, d'interdépendance ou d'indépendance par rapport à l'infirmière (caractéristique de la relation thérapeutique).
3. L'*exploitation*. Durant cette phase, la personne tire tout ce qu'elle peut de ce que l'infirmière lui offre dans le cadre de la relation infirmière-personne soignée. Elle utilise les services disponibles selon ses intérêts et ses besoins. Le pouvoir passe de l'infirmière à la personne.
4. La *résolution*. Durant cette dernière phase, la personne met de côté ses anciens besoins et objectifs et en adopte de nouveaux. Une fois les anciens besoins satisfaits et les anciens objectifs atteints, de nouveaux, plus raisonnés, émergent.

Pour aider la personne à satisfaire ses besoins, l'infirmière assume de nombreux rôles. Elle est à la fois une étrangère, une enseignante, une personne-ressource, un substitut, un leader et une conseillère. Les cliniciens d'aujourd'hui utilisent encore le modèle de Peplau lorsqu'ils travaillent auprès de personnes aux prises avec des problèmes psychologiques.

Définition des soins infirmiers selon Henderson

En 1966, Virginia Henderson a donné sa définition du rôle exclusif des soins infirmiers. Cette définition a joué un rôle capital dans l'émergence des soins infirmiers en tant que discipline distincte de la médecine. Comme Nightingale, Henderson a décrit les soins infirmiers en rapport avec la personne et l'environnement. Contrairement à Nightingale, cependant, Henderson considérait que l'infirmière s'occupait à la fois des personnes en bonne santé et des personnes malades, qu'elle devait continuer d'interagir avec la personne même lorsque le rétablissement n'était pas envisageable et qu'elle exerçait en même temps les rôles d'enseignante et de protectrice des droits de l'individu.

Selon Henderson, le rôle de l'infirmière consiste à aider autant la personne bien-portante que la personne malade à satisfaire de façon autonome les quatorze besoins fondamentaux suivants (Henderson, 1966) :

- Respirer normalement.
- Boire et manger adéquatement.
- Éliminer tous les déchets corporels.
- Bouger et conserver une bonne posture.
- Dormir et se reposer.
- Se vêtir et se dévêtir, choisir les vêtements appropriés.
- Maintenir une température corporelle normale.

- Maintenir une bonne hygiène corporelle et une apparence soignée pour préserver l'intégrité de la peau.
- Éviter les dangers de l'environnement et éviter de blesser autrui.
- Communiquer avec autrui pour exprimer des émotions, des besoins, des peurs, des points de vue.
- Agir conformément à ses croyances et à ses valeurs.
- Exercer un métier qui donne un sentiment d'accomplissement.
- Prendre part à diverses activités récréatives ou ludiques.
- Apprendre, découvrir ou satisfaire sa curiosité dans le but de se développer normalement et de conserver une bonne santé.

Henderson a publié plusieurs travaux et continue d'être citée dans la littérature infirmière actuelle. Sa notoriété provient notamment du fait qu'elle considérait comme important que les soins infirmiers soient indépendants mais aussi interdépendants, c'est-à-dire liés aux autres disciplines du domaine de la santé.

Théorie du déficit de l'autosoin d'Orem

La théorie de Dorothy Orem, publiée pour la première fois en 1971, porte sur trois concepts apparentés : l'autosoin, le déficit d'autosoin et les systèmes de soins infirmiers. La théorie de l'autosoin (AS) se fonde sur quatre concepts : l'autosoin, la capacité d'accomplir l'autosoin (CAS), les nécessités d'autosoin (NAS) et les exigences d'autosoin thérapeutique (EAST). L'autosoin est une activité dans laquelle une personne s'engage de manière autonome tout au long de sa vie afin de favoriser et de préserver son bien-être. Il dépend de la capacité de la personne de poursuivre les activités qui y sont reliées : soit la personne les mène à bien elle-même, soit elle a besoin de quelqu'un pour les accomplir à sa place. La plupart des adultes sont capables de prendre soin d'eux-mêmes, tandis que les enfants et les personnes affaiblies par une affection ou une invalidité ont besoin d'aide.

L'autosoin vise à satisfaire des nécessités précises : les nécessités d'autosoin (NAS). Il y a trois sortes de nécessités d'autosoin.

Les nécessités d'autosoin universelles, communes à toutes les personnes, quels que soient leur âge et leur état de santé : apport suffisant d'air, d'eau et de nourriture ; soins associés aux processus d'élimination et à l'évacuation des excréments ; équilibre entre l'activité et le repos, entre la solitude et l'interaction sociale ; prévention des risques qui menacent la vie, la santé et le bien-être ; promotion de la santé et du développement humain, notamment du fonctionnement humain normal.

Les nécessités d'autosoin reliées au développement émergent au cours du passage à un nouveau stade de développement ou à l'occasion d'un changement exigeant une adaptation (changement d'image corporelle, perte du conjoint, etc.).

Les nécessités d'autosoin reliées à l'altération de la santé s'imposent au moment d'une affection, d'une blessure, d'un problème de santé ou de son traitement. Il s'agit, dans ce cas, de la capacité de chercher à se soigner, de suivre le traitement prescrit et d'apprendre à vivre avec les répercussions de l'affection ou du traitement. En voici quelques exemples :

- Rechercher une aide médicale appropriée pour surmonter une affection.
- Gérer les effets d'une affection ou d'un problème de santé.
- Respecter et mettre en œuvre les mesures de diagnostic, de traitement et de réadaptation prescrites par le médecin.
- Prendre conscience des effets négatifs du traitement et des médicaments, et les corriger.
- Modifier son concept de soi.
- Apprendre à vivre avec les effets de l'affection sur le plan du diagnostic et des traitements.

Les exigences d'autosoin thérapeutique englobent toutes les activités qu'il faut poursuivre pour satisfaire les nécessités d'autosoin, autrement dit, les activités qui permettent de maintenir la santé et le bien-être.

Orem mentionne les facteurs de conditionnement fondamentaux (FCF), qui aident à déterminer la qualité des exigences d'autosoin thérapeutique et la capacité d'autosoin de la personne. Il s'agit du sexe, de l'âge, du stade de développement, du mode de vie, des éléments du système familial, de l'état de santé, de l'orientation socioculturelle, des éléments de l'environnement, de la disponibilité et de la pertinence des ressources et des éléments du système de santé.

On dit qu'il y a déficit d'autosoin quand la personne engagée dans des activités d'autosoin ne peut les mener à bien de façon satisfaisante. La figure 3-2 ■ illustre la structure conceptuelle de la théorie du déficit d'autosoin. Orem précise non seulement le moment où des soins infirmiers sont nécessaires, mais aussi les moyens de soutenir la personne : agir à sa place, la guider, la soutenir, lui procurer un environnement et lui enseigner. En appliquant ces modes de soutien, on améliore la capacité de la personne de répondre à ses besoins actuels et futurs.

Orem fait ressortir trois catégories de systèmes infirmiers :

- Un système entièrement compensatoire, qui convient à la personne incapable de s'engager dans des activités d'autosoin, de maîtriser et de gérer son environnement et de traiter les informations, ou à celle qui s'est vu interdire ces activités par le médecin.
- Un système partiellement compensatoire, qui convient à la personne incapable de mener à bien une partie des activités d'autosoin sans l'aide de l'infirmière.
- Un système de soutien-éducation (système de soutien au développement), qui convient à la personne qui est capable de mener à bien ses tâches d'autosoin, orientées vers elle-même (motivation) ou vers l'extérieur (environnement), mais qui a besoin d'apprendre comment les accomplir et qui a besoin qu'on l'aide à cet égard.

Les cinq modes de soutien qui s'appliquent au déficit d'autosoin peuvent être utilisées selon chacun de ces systèmes et selon la situation de la personne.

Modèle d'adaptation de Roy

Le modèle d'adaptation de sœur Callista Roy a été publié sous forme de livre en 1976. La santé, selon Roy (1984), est un état et un processus d'être et de devenir d'une personne intégrée et entière. Roy définit l'*adaptation,* qui est le concept central du modèle, comme « le processus et l'issue dont se sert la personne qui pense et qui ressent pour prendre conscience et faire des choix afin d'arriver à s'intégrer dans son entourage humain et physique » (Roy, 1997, p. 44). Ce processus comprend les

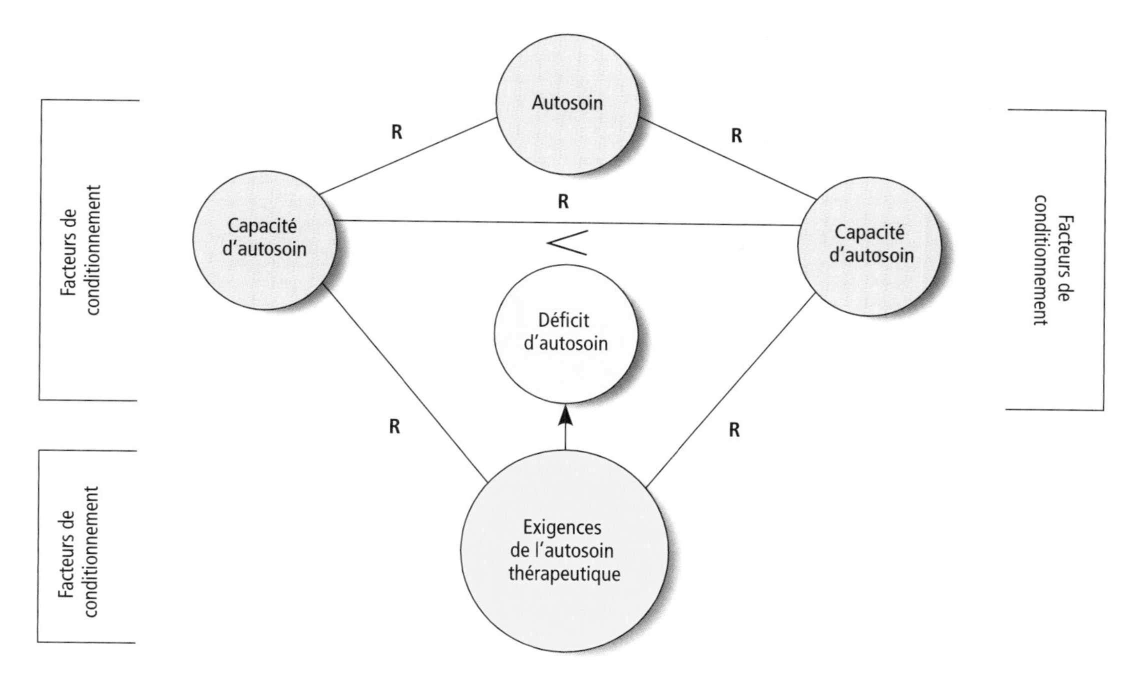

FIGURE 3-2 ■ **Structure conceptuelle de la théorie du déficit d'autosoin. R indique la relation entre les éléments; < indique un déficit réel ou potentiel qui nécessite l'aide de l'infirmière.** (Source : *Nursing : Concepts of practice,* (p. 491), de D. E. Orem, S. G. Taylor et K. M. Renpenning (2001), 6e éd., St. Louis, MO : Mosby. Reproduit avec l'autorisation de Elsevier.)

entrées (stimuli internes, qui se trouvent à l'intérieur de soi, et stimuli externes, provenant de l'environnement), les sorties (réponses ou comportements en fonction des stimuli entrants et du niveau d'adaptation individuel), un système de contrôle (mécanisme d'adaptation) et une rétroaction.

Les principaux stimuli sont le stimulus focal (stimulus auquel la personne doit faire face et s'adapter, par exemple, changement dans l'environnement ou dans les rapports familiaux), le stimulus contextuel (celui qui étaye le comportement motivé par le stimulus focal, par exemple, vécu, stress induit par une affection, douleur, isolement) et le stimulus résiduel (tout facteur pouvant modifier le comportement, mais dont on ne peut vérifier les effets, par exemple, les croyances, les attitudes, les valeurs culturelles). Les modes d'intervention visent à supprimer, à augmenter, à maintenir, à modifier ou à diminuer les stimuli.

Voici la démarche de soins selon Roy :

- Évaluation des comportements observables ou non, internes ou externes, qui se manifestent dans des circonstances particulières. L'évaluation permet de savoir si le comportement en question peut être adapté ou non.
- Évaluation des stimuli. À cette étape, on définit les facteurs qui influent sur le comportement, soit la culture, la famille, le stade de développement, le niveau d'intégration, le système cognitif, l'environnement.
- Définition des problèmes. À cette étape, on détermine le niveau d'adaptation de la personne d'après son comportement et les stimuli les plus importants qui entrent en jeu.
- Formulation du but. Il s'agit à cette étape de changer les comportements inadaptés en comportements adaptés ainsi que de maintenir et de renforcer les comportements adaptés.
- Interventions infirmières. Elles visent à modifier les stimuli.
- Évaluation des interventions. À cette étape, on évalue les buts fixés au cours de la quatrième étape (par l'observation, des mesures et des entretiens).

Récemment, Roy a reformulé ses postulats scientifiques et philosophiques. Ces postulats sont axés sur la complexité croissante de la personne et de son environnement, sur l'organisation personnelle ainsi que sur la relation de la personne avec autrui, avec l'univers et avec ce qu'elle considère comme l'être suprême ou Dieu. Roy a précisé ses postulats philosophiques en invoquant les grandes lignes de la « spiritualité de création », un point de vue selon lequel « les personnes et la Terre ne font qu'un, elles vivent en Dieu et par Dieu » (Roy, 1997, p. 46).

La pensée de Callista Roy est centrée sur la personne en tant que système adaptatif biopsychosocial (figure 3-3 ■) qui utilise un cycle rétroactif d'entrées (stimuli), de traitement (processus de contrôle) et de sorties (comportements et réactions adaptatives). La personne et son environnement, tous deux en constante évolution, sont des sources de stimuli qu'il faut modifier pour favoriser l'adaptation ; il s'agit d'une réaction continue qui tend vers un but. Les réactions adaptatives contribuent à la santé, que Roy définit comme le processus qui consiste à être intégré et à le devenir, tandis que les réactions inefficaces ou inadaptées ne favorisent pas la santé. La faculté d'adaptation de chaque personne est unique et change constamment ; tout comportement inadapté risque de mettre en péril son intégration.

En somme, l'activité infirmière permet à la personne de conserver l'énergie nécessaire à la guérison et d'augmenter sa capacité d'adaptation. La personne doit être vue comme un être biopsychosocial qui s'adapte aux stimuli selon quatre modes : mode physiologique, mode du concept de soi, mode de l'exercice des rôles et mode de l'interdépendance.

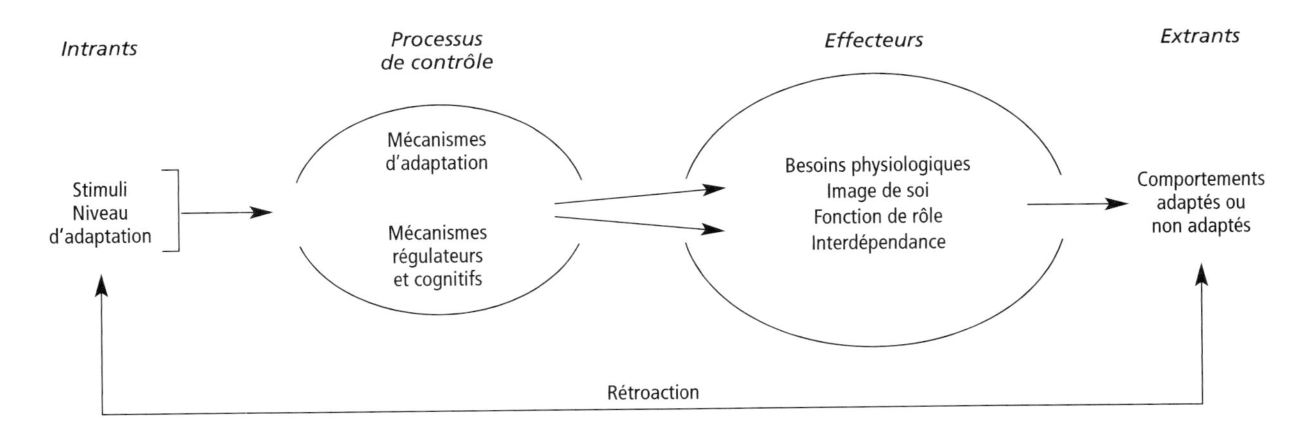

FIGURE 3-3 ■ L'individu en tant que système d'adaptation. (Source : *Introduction aux soins infirmiers : un modèle de l'adaptation,* (p. 21), de C. Roy, 1986, traduction de Louise Berger, Chicoutimi : Gaëtan Morin éditeur.)

1. Le *mode physiologique* renvoie aux besoins fondamentaux d'intégration physiologiques ou biologiques de l'organisme et aux façons dont celui-ci s'adapte (liquides et électrolytes, activité et repos, circulation et apport d'oxygène, nutrition et élimination, protection, cinq sens, fonction neurologique et fonction endocrinienne). Ces besoins sont régis par quatre processus régulateurs : sens, liquides et électrolytes, fonction neurologique et fonction endocrinienne. Les réponses d'adaptation se traduisent par des comportements ou des actions directes et surtout par les réactions physiologiques de l'organisme.
2. Le *mode du concept de soi* représente le besoin d'intégration psychique de la personne. Il se compose de deux éléments : le soi *physique*, qui renvoie à la sensation et à l'image corporelle, représente la façon dont la personne se perçoit physiquement ; le soi *personnel*, qui renvoie à l'idéal de soi, à la cohérence intérieure, à la consistance (soit la stabilité et la continuité) et au soi idéal (ce que la personne attend d'elle-même et ce qu'elle veut accomplir). Le soi personnel correspond au soi moral, éthique et spirituel.
3. Le *mode de l'exercice des rôles* est déterminé par le besoin d'intégration sociale. Il fait référence à l'accomplissement des devoirs selon les trois rôles que la personne joue dans la société. Le rôle principal est déterminé par l'âge, le sexe et le stade de développement ; c'est lui qui influence la plupart des comportements. Le rôle secondaire permet à la personne d'accomplir les tâches reliées au rôle principal. Le troisième rôle exerce une certaine influence sur les autres rôles, par exemple, ceux exercés dans le cadre d'associations, de clubs, etc.
4. Le *mode de l'interdépendance* désigne la relation d'une personne avec ses proches et avec les réseaux de soutien qui lui offrent aide et affection et qui s'intéressent à elle. Il sous-entend la volonté et la capacité d'aimer, de respecter les autres, etc.

Théorie du caring de Watson

Jean Watson (1979) croit que le *caring* est l'essence des soins infirmiers, la force unificatrice de la pratique. L'encadré 3-3

ENCADRÉ 3-3

Postulats de Watson sur le concept de caring

- Le caring en soins infirmiers n'englobe pas uniquement les émotions, la compassion, l'attitude empathique et le désir d'aider ; il implique une réaction personnelle.
- Le caring est un processus humain intersubjectif et l'idéal moral des soins infirmiers.
- Le caring ne prend tout son sens que dans les rapports interpersonnels.
- Un caring efficace favorise la santé ainsi que la croissance individuelle et familiale.
- Les réactions que le caring entraîne permettent d'accepter la personne non seulement telle qu'elle est, mais aussi telle qu'elle peut devenir.
- Un climat de caring permet à la personne de développer son potentiel et de choisir la meilleure façon d'agir à tel ou tel moment.
- Le caring suppose que l'infirmière et la personne soignée peuvent agir et choisir. Comme le caring est transpersonnel, les limites de l'ouverture, tout comme celles des capacités humaines, sont repoussées.
- La caractéristique la plus abstraite d'une personne qui fait preuve de caring et de compassion est qu'elle considère autrui comme une entité unique, est sensible à ses sentiments et le traite comme un être à part entière.
- La compassion humaine suppose des valeurs, un désir et une volonté de soigner, des connaissances, des gestes bienveillants et des conséquences.
- L'idéal et la valeur du caring sont un point de départ, une position et une attitude qui doivent se transformer en volonté, en intention, en engagement et en jugement conscient, ce qui se traduit en gestes concrets.

passe en revue les principaux postulats de Watson au sujet du caring, inspirés de la philosophie existentielle et phénoménologique. Dix processus de « caritas clinique » découlant du caring (Watson, dans Parker, 2001, p. 345, cité dans Kérouac *et al.*, 2003, p. 53) constituent « la base non seulement pour développer la science infirmière, mais aussi pour orienter la pratique et conférer à la discipline une maturité qui la place à l'avant-garde des exigences actuelles et futures » (Kérouac *et al.*, p. 53). Ces processus offrent des pistes permettant de mettre en pratique le caring dans une perspective de spiritualité et d'amour (Watson, 1997). Les objectifs du caritas clinique sont les suivants :

- Former un système de valeurs humanitaires et altruistes.
- Inspirer foi et espoir.
- Cultiver la sensibilité à soi et à autrui.
- Établir une relation d'aide et de confiance (soins humains).
- Favoriser et accepter l'expression de sentiments négatifs et positifs.
- Utiliser systématiquement la méthode scientifique de résolution de problèmes pour prendre des décisions.
- Favoriser une dynamique interpersonnelle de l'enseignement-apprentissage.
- Créer un environnement mental, physique, socioculturel et spirituel qui procure soutien, protection ou correction.
- Aider en tenant compte de la satisfaction des besoins humains.
- Favoriser les forces existentielles phénoménologiques et spirituelles.

Universellement connu, le caring de Watson contribue à la redéfinition des soins infirmiers. L'intentionnalité, la conscience et le champ d'énergie sont à la base du caring et soutiennent la dyade infirmière-personne soignée. Il importe de considérer le contexte et de comprendre la signification de l'expérience vécue et perçue par la personne. La personne est un « être dans le monde » qui se situe sur un continuum spatiotemporel ; il se compose d'une âme, d'un corps et d'un esprit indivisibles, qui tendent vers l'harmonie. La santé se maintient lorsque le soi perçu et le soi vécu sont en harmonie. La personne interagit avec son milieu physique, matériel ou spirituel. Le milieu interne comprend la culture, la spiritualité, les attitudes et les perceptions de la personne. Le milieu externe correspond au milieu de vie (confort, éducation, intimité et rapports avec l'univers).

Théorie de l'humain en devenir de Parse

Rosemarie Rizzo Parse a publié sa théorie pour la première fois en 1981, dans *Man-Living-Health : A Theory for Nursing*. Depuis, elle a rebaptisé sa théorie pour l'appeler « théorie de l'humain en devenir » (Parse, 1998).

Au sujet de l'humain en devenir, Parse (1995) propose trois postulats qui découlent de la pensée phénoménologique existentielle :

1. Devenir humain, c'est donner librement une *signification* personnelle aux situations ; il s'agit d'un libre choix dans le contexte d'un processus subjectif qui consiste à hiérarchiser les valeurs.

   La *signification* découle de la relation de la personne avec le monde et renvoie aux événements auxquels elle donne divers degrés d'importance. La personne choisit la signification qu'elle donne aux expériences qu'elle vit tout au long de son processus de devenir.

2. Devenir humain, c'est participer à la création d'une *rythmicité (« patterns » rythmiques)* ou être en relation avec l'univers ; c'est un processus interactif.

   La *rythmicité* désigne le mouvement menant vers une diversité accrue. La personne « a des intentions, elle est engagée dans le monde et crée un devenir personnel qui reflète des patterns rythmiques de relation » (cité dans Kérouac *et al.*, 2003, p. 49).

3. Devenir humain, c'est participer à la *transcendance* multidimensionnelle des possibilités.

   La *transcendance* renvoie au processus de dépassement de soi.

Le *modèle de l'humain en devenir* de Parse met l'accent sur la façon dont la personne choisit ses habitudes de santé et en assume la responsabilité. Parse soutient que c'est la personne soignée, et non l'infirmière, qui est le symbole d'autorité et qui prend les décisions. Le rôle de l'infirmière consiste à aider la personne et sa famille à choisir la possibilité de changer le processus de santé. Plus précisément, le rôle de l'infirmière est de faire ressortir la signification (découvrir le sens de ce qui était et de ce qui sera), de synchroniser les rythmes (mener l'interaction de manière à trouver l'harmonie) et de mobiliser la transcendance (rêver de possibilités et planifier leur réalisation). La personne est « pandimensionnelle, indivisible, libre de choisir un sens alors qu'elle est dans un contexte en changement. Elle participe à la création de « patterns » de relation tout en échangeant de façon mutuelle et simultanée avec l'environnement. » (Parse, 2002, cité dans Kérouac *et al.*, 2003, p. 49) L'environnement et la personne participent à leur « cocréation » (terme créé par Parse), en favorisant la diversité et en « cocréant » leurs « patterns » rythmiques respectifs. Pour parler de l'environnement au sens large, Parse utilise le terme « univers ». L'univers et la personne sont indissociables, d'où l'expression « humain-univers » (Kérouac *et al.*, 2003, p. 49).

Dans la relation qu'elle entretient avec la personne soignée, l'infirmière, selon Parse, utilise la « présence vraie ».

> La présence vraie est une écoute intentionnelle basée sur un art interpersonnel qui est lui-même enraciné dans les connaissances issues de l'humain en devenir. L'infirmière est un témoin attentif aux changements de sens alors que la personne vit ses priorités de valeurs. (Kérouac *et al.*, 2003, p.49)

Théorie de l'universalité et de la diversité des soins selon la culture de Leininger

C'est en 1985, dans le journal *Nursing and Health Care,* que Madeleine Leininger, infirmière anthropologue bien connue, a publié sa théorie sur la diversité et l'universalité des soins selon la culture de la personne soignée ; elle l'a ensuite expliquée plus en détail en 1988, puis en 1991, dans son ouvrage *Culture care diversity and universality : A theory of nursing*.

En s'appuyant sur des concepts anthropologiques et ethnographiques, Leininger soutient que le caring et le soin selon la culture sont les essences des soins infirmiers, les caractéristiques dominantes, distinctives et unificatrices de la pratique infirmière. Selon Leininger, même s'il s'agit d'un phénomène universel, le « soin culturel » varie d'une culture à l'autre dans son expression, dans les façons de faire et dans les habitudes. Le soin est très influencé par la culture. Les soins infirmiers comprennent des activités et des processus de soins personnalisés, dirigés vers la promotion de comportements de santé, vers leur maintien et vers le rétablissement de la santé. Les soins que doit prodiguer l'infirmière sont transculturels, c'est-à-dire respectueux des valeurs culturelles, sociales et religieuses et du mode de vie des personnes (Luna, 1994 ; Luna et Cameron, 1989). Les soins infirmiers sont basés sur des connaissances transculturelles, acquises grâce à l'examen de la structure sociale, de la vision du monde, des valeurs, de la langue et des contextes environnementaux de divers groupes culturels (Kérouac *et al.*, 2003). Le modèle Sunrise, qui illustre la théorie de Leininger, est illustré à la figure 13-3 du chapitre 13. Ce modèle met en évidence l'influence qu'ont, sur la santé et les soins, certains éléments de la structure sociale, notamment des facteurs religieux, philosophiques, familiaux, sociaux, technologiques, politiques et légaux, des valeurs culturelles, des facteurs économiques et des facteurs éducationnels. Il faut aussi prendre en compte le contexte environnemental, l'expression du langage et les aspects ethnohistoriques. Les soins de santé, les « patterns » sociaux et les pratiques de soins font aussi partie intégrante de la structure sociale (Leininger, 1993).

Leininger et McFarland (2002) proposent trois modèles de soins à l'infirmière qui travaille auprès de personnes de diverses appartenances culturelles :

- La préservation et le maintien de soins adaptés à la culture par des activités d'assistance et de facilitation, qui tiennent compte de la culture de la personne et qui permettent le maintien ou le rétablissement de la santé.
- L'adaptation des soins ou des négociations à la culture par des activités d'assistance et de facilitation qui sont adaptées à l'état de santé de la personne ou qui donnent lieu à des compromis.
- La restructuration et le remodelage des soins selon la culture par des activités qui permettent à la personne de découvrir de nouvelles significations aux habitudes de vie, permettant ainsi d'apporter les modifications souhaitées.

Modèle des soins infirmiers de Campbell (University of British Columbia)

En élaborant son modèle de soins infirmiers (UBC Model of Nursing), Margaret Campbell (1987) voulait que les infirmières soignantes, tout autant que celles engagées dans la recherche et dans l'enseignement, orientent leur travail en tenant compte de la « vision de la personne » et en prenant également en considération le « rôle et la fonction de l'infirmière par rapport à la personne soignée en tant que membre distinct de l'équipe de professionnels de la santé » (p. 5). Dans le modèle de Campbell, le principal thème est un système comportemental composé de sous-systèmes d'interaction et d'interdépendance, chacun représentant un besoin humain fondamental. D'après Campbell, l'être humain a neuf besoins fondamentaux, qu'il s'efforce constamment de satisfaire au moyen de différents comportements d'adaptation innés ou acquis. Dans ce modèle, l'environnement est l'élément qui se trouve à l'extérieur des limites du système. L'infirmière est considérée comme quelqu'un qui soigne « des individus vivant une période critique afin qu'ils développent et utilisent un éventail de comportements d'adaptation qui leur permettront de satisfaire leurs besoins fondamentaux, de parvenir à la stabilité et d'atteindre une santé optimale » (Campbell, 1987, p. 10).

Campbell fonde son modèle sur des postulats au sujet de la société canadienne. Elle tient notamment pour acquis que la société considère la santé optimale comme un objectif souhaitable pour tous ses membres ; il incombe aux membres de la société de choisir les comportements qui favorisent et préservent leur santé. Selon Campbell, la société attend de ses membres qu'ils agissent de manière à ne pas nuire ni à eux-mêmes ni à autrui dans leur démarche pour satisfaire leurs besoins fondamentaux. D'un autre côté, la société demande aux professionnels de la santé d'agir de manière compétente et éthique. Campbell avance, comme dernier postulat, que la société souhaite que les modèles de soins infirmiers (y compris celui qu'elle propose) correspondent aux valeurs qui gouvernent la société. Ce sont ces postulats sur les valeurs et les croyances que les Canadiens entretiennent à l'égard des soins infirmiers qui ont permis à Campbell de conceptualiser son modèle.

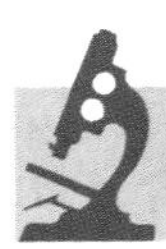

RÉSULTATS DE RECHERCHE

Les valeurs culturelles empêchent-elles les jeunes Haïtiennes d'adopter des comportements à risque en ce qui a trait au sida ?

Cette étude, fondée sur l'approche ethnographique proposée par Leininger (1988), avait pour but de capter les perceptions de quatre Haïtiennes sur le plan de leurs valeurs, de leurs croyances et de leurs pratiques préventives en ce qui a trait au sida. Les données ont été recueillies à l'aide d'entrevues semi-structurées et analysées dans la perspective du cadre théorique de Leininger. L'étude montre que, malgré les connaissances acquises sur la transmission du virus, ces femmes conservent des comportements affectifs à risque, même quand elles savent qu'il faut les éviter. Ces femmes ont expliqué leurs valeurs culturelles qui sous-tendent leur attitude par rapport au sida. Elles savent et reconnaissent le bien-fondé des comportements préventifs qu'elles doivent adopter en ce qui a trait au sida, mais le plaisir, l'amour et la confiance qu'elles recherchent auprès de leurs partenaires freinent toute rationalité et les poussent à adopter des comportements à risque.

Implications : Les résultats de cette étude font ressortir l'importance des perceptions culturelles dans les processus de promotion de la santé et d'éducation à la santé liés au sida et destinés aux jeunes Haïtiennes.

Source : *Étude des valeurs, croyances et pratiques préventives de santé de jeunes femmes d'origine haïtienne face à l'infection par le VIH*, (sommaire), de C. Thomas, 1996, Montréal : Université de Montréal, mémoire présenté à la Faculté des études supérieures, en vue de l'obtention d'une maîtrise ès sciences (sciences infirmières).

Le modèle de Campbell (figure 3-4 ■) est un système comportemental qui comprend neuf sous-systèmes, chacun représentant un besoin fondamental. Les sous-systèmes sont interreliés et s'articulent autour de l'ensemble du système, ce qui constitue une caractéristique importante en soins infirmiers. Par exemple, tout ce qui se passe dans un sous-système (y compris les interventions infirmières) peut influer sur l'ensemble du système. Chaque sous-système a sa structure (figure 3-5 ■) et est responsable de la satisfaction d'un besoin fondamental ; il comprend : (1) une région intérieure, qui concerne le besoin ou les capacités requises pour satisfaire ce besoin ; (2) une région extérieure, qui correspond à l'objectif inhérent à ce besoin et aux forces qui contribuent à l'atteinte de cet objectif. Les parties d'un sous-système sont en interrelation (figure 3-6 ■). Les déterminants des comportements d'adaptation renvoient à la fois à la cognition (savoir ce qu'il faut faire) et à l'action (accomplir ce qu'il faut faire). Certaines forces peuvent faciliter ou entraver l'atteinte des objectifs. C'est en comprenant intimement la structure et la fonction d'un sous-système donné, ainsi que sa relation avec les autres sous-systèmes et avec le système comportemental dans son ensemble, que l'infirmière peut prendre des décisions relatives à la prestation des soins.

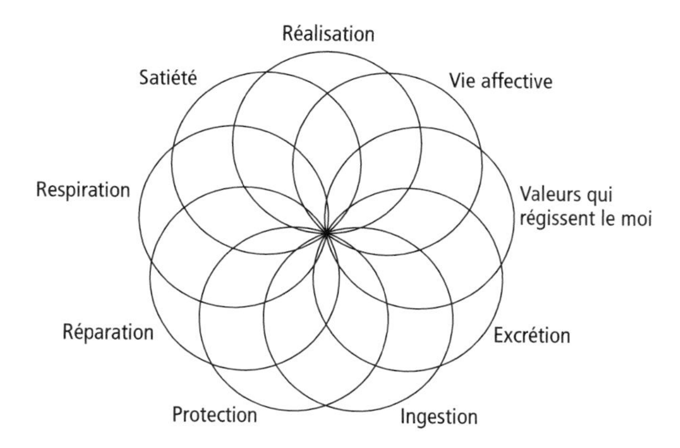

FIGURE 3-4 ■ Neuf besoins fondamentaux de l'être humain. (Source : *The UBC Model for Nursing : Directions for Practice,* (p. 32), de M. Campbell, 1987, Vancouver : University of British Columbia School of Nursing.)

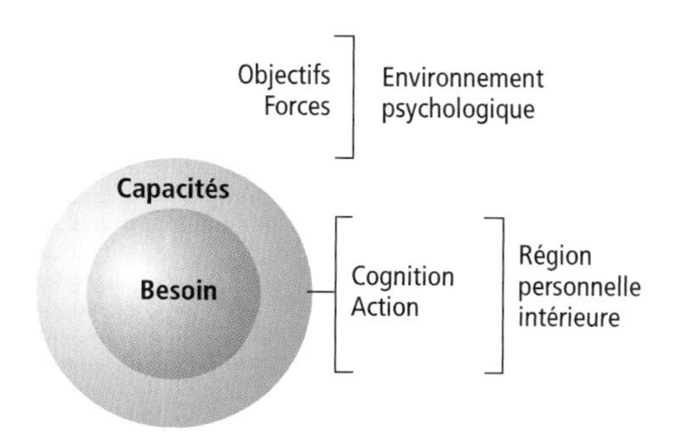

FIGURE 3-5 ■ Structure d'un sous-système : les parties. (Source : *The UBC Model for Nursing : Directions for Practice,* (p. 33), de M. Campbell, 1987, Vancouver : University of British Columbia School of Nursing.)

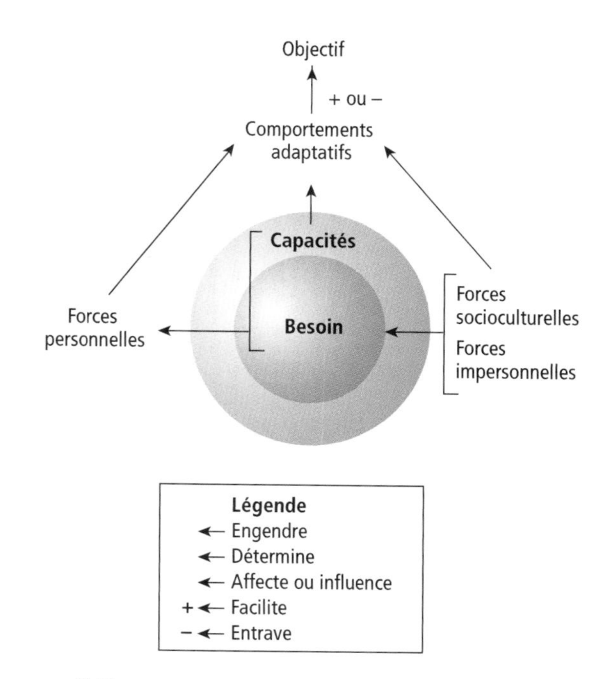

FIGURE 3-6 ■ Structure d'un sous-système : relations entre les parties. (Source : *The UBC Model for Nursing : Directions for Practice,* (p. 34), de M. Campbell, 1987, Vancouver : University of British Columbia School of Nursing.)

Modèle d'Allen ou modèle McGill

Un autre exemple de modèle infirmier est le modèle McGill (1986), élaboré par une théoricienne canadienne, Moyra Allen. Selon ce modèle orienté vers la promotion de la santé de la famille, l'essence des soins infirmiers réside dans la nature d'un mode de vie sain. C'est d'ailleurs sur ce modèle que se fondent le programme en sciences infirmières de l'Université McGill et plusieurs autres programmes de soins infirmiers. Allen s'est inspirée de la théorie de l'apprentissage social de Bandura (1977), de l'approche systémique et de la philosophie des soins de santé primaires. Selon Allen, la personne, la famille et la communauté qui désirent un mode de vie sain et une bonne santé sont motivées à entreprendre cette « quête ». Le thème principal du modèle d'Allen est la famille ou le groupe social dans lequel l'apprentissage par le vécu est amorcé, encouragé et dirigé. L'environnement est le contexte dans lequel l'apprentissage a lieu. Ce contexte peut être le domicile, le lieu de travail, une organisation communautaire, un établissement de soins ou une clinique. Selon Allen, la santé est une chose que l'on peut mesurer et modifier. « La santé est un processus social qui renferme des attributs interpersonnels appris et développés avec le temps. » (Kérouac *et al.*, 2003, p. 64) Parmi ces attributs, citons l'adaptation (*coping*), qui est la maîtrise ou la résolution de problèmes, et le développement de la famille et de ses membres. Dans le modèle McGill, les soins infirmiers sont la réponse que fait un professionnel à l'expression de la recherche d'une vie saine qu'une personne exprime, en suivant un processus attentif à la situation de cette personne. Les objectifs des soins infirmiers sont d'aider les gens, avec leur collaboration, à augmenter leur capacité de résolution de problèmes de santé, à maintenir, à renforcer et à améliorer la santé, par des initiatives de promotion de la santé. Il est primordial d'apprendre des comportements de santé ou des processus qui permettent l'acquisition d'un potentiel de santé.

> L'individu et la famille sont des systèmes ouverts en interaction constante l'un avec l'autre et avec l'environnement et la communauté. Ainsi, les changements dans l'un ou l'autre des systèmes occasionnent des changements dans les autres systèmes et dans leurs interactions. La famille est active, elle tend à résoudre ses problèmes, elle apprend de ses propres expériences, ce qui lui permet d'accomplir les buts qu'elle vise. (Kérouac *et al.*, 2003, p. 44)

Le modèle McGill permet d'attribuer des fonctions à l'infirmière qui travaille dans une équipe interdisciplinaire. Parmi ces fonctions réservées à l'infirmière, citons les suivantes : fournir un cadre permettant de conceptualiser son rôle, évaluer les besoins des familles et développer le savoir infirmier (Feeley et Gerez-Lirette, 1992). Le modèle McGill est considéré comme un modèle bien adapté aux soins infirmiers communautaires, car il est axé sur la promotion de la santé et rend plus cohérente la démarche des soins centrée sur la famille. Au cours des dernières années, on a constaté que les intervenants en pratique clinique familiale devaient davantage axer leurs interventions sur les forces de la famille plutôt que sur ses carences ; cette façon de voir se trouve au cœur du modèle des soins infirmiers d'Allen (Feeley et Gottlieb, 2000).

Le modèle McGill guide l'infirmière dans la démarche systématique :

1. *Collecte des données ou exploration de la situation de santé.* L'infirmière recueille des informations sur la situation actuelle de la personne et de sa famille ainsi que sur la situation qui semble souhaitable de part et d'autre. Le tableau 3-3 passe en revue les éléments de l'évaluation de la situation actuelle du client/famille.
2. *Analyse et interprétation des données en collaboration.* Selon le modèle McGill, l'infirmière ne doit pas chercher à déterminer ce qui est bon ou mauvais pour la famille :

   > Le rôle de l'infirmière consiste à répondre aux besoins exprimés par le client/famille et à choisir des interventions et des activités selon ses buts, ses capacités, ses moyens, son potentiel et ses forces. (Sauvé *et al.*, 2003a, p. 2)

   Ainsi, plutôt que de s'appuyer sur ses propres opinions, l'infirmière doit tenter de comprendre ce que la famille pense de sa situation. Cette étape doit se faire en collaboration, ce qui implique la participation active de la personne ou de la famille,

TABLEAU 3-3

Évaluation de la situation actuelle de la personne ou de la famille

SITUATION ACTUELLE DU CLIENT/FAMILLE Attention ! Donner la priorité aux éléments pertinents selon la situation du client/famille		
	SITUATION ACTUELLE	
Situation de santé ou problème Description des éléments suivants : ▪ les diagnostics médicaux ; ▪ les diagnostics médicaux associés ; ▪ les traumatismes ; ▪ les interventions chirurgicales ; ▪ les signes et les symptômes cliniques ; ▪ les événements (par exemple, deuil, naissance, violence) ; ▪ la prise de médicaments ; ▪ le suivi médical, infirmier, etc. ; ▪ d'autres informations pertinentes.	**Impacts** Réactions du client/famille et de son environnement aux faits rapportés, perception de la situation : ▪ impacts de la situation de santé ou du problème sur le client/famille et l'environnement : • les rôles ; • les tâches et les activités ; • la communication ; • les croyances ; • la scolarité ; • la situation financière ; • les capacités liées aux fonctions suivantes : – intellectuelles et cognitives ; – cardiorespiratoires ; – motrices ; – vésicales/intestinales ; – digestives ; – comportementales et affectives ; – sensorielles ; – de protection et de résistance ; – de reproduction ; • les habitudes de vie ; ▪ impacts du client/famille et de l'environnement sur la situation de santé ou le problème.	**Coping** ▪ Le *coping* relativement aux impacts et aux résultats obtenus. ▪ Les forces et le potentiel. ▪ Les obstacles. ▪ La motivation. ▪ La collaboration du client/famille.
	FAMILLE	
	ENVIRONNEMENT	

(Source : *Profession infirmière. Analyse et interprétation des données, planification des interventions. Reconnaître la problématique et planifier le changement. Une méthode d'accompagnement novatrice inspirée du modèle McGill,* (Annexe, « Description des thèmes de la situation actuelle »), de J. Sauvé, D. Paquette-Desjardins *et al.*, 2003, Montréal : Chenelière/McGraw-Hill.)

un processus de négociation (démarche entreprise en vue de parvenir à un accord), le partage du pouvoir et une approche exploratoire (pour trouver d'autres possibilités de négociation). Cette approche consiste à « explorer les liens établis entre les données et le sens que la famille leur attribue » (Sauvé *et al.*, 2003a, p. 2).

Le modèle McGill peut s'appliquer à deux niveaux. Le premier niveau est la définition du problème (la personne ou la famille n'arrive pas à comprendre le problème) et le second correspond à la planification du changement (la personne ou la famille comprend sa situation et s'apprête à changer). L'infirmière émet alors des hypothèses de travail.

> L'hypothèse se définit comme étant une explication plausible, une représentation ou une interprétation de la situation du client/ famille. Elle sert de guide dans la poursuite de la démarche systématique, c'est-à-dire la planification des activités et des interventions. (Sauvé *et al.*, 2003a, p. 6)

Les hypothèses aident la personne ou la famille à trouver des solutions et à concevoir des stratégies d'adaptation. La figure 3-7 ■ passe en revue les facteurs qui influencent l'infirmière dans sa recherche d'hypothèses de travail.

3. *Planification des interventions en collaboration.* « L'infirmière doit négocier avec le client/famille pour que les deux puissent s'entendre sur les objectifs à atteindre, les activités à réaliser, les interventions à effectuer, le rôle de chacun et les échéanciers. » (Sauvé *et al.*, 2003a, p. 30) Le plan d'action a pour but de maximiser le potentiel et les forces de la personne ou de la famille plutôt que de tenter de composer avec ses incapacités. Cette démarche fait appel à la responsabilisation, à l'autodétermination et aux stratégies d'adaptation. La personne en bonne santé est celle qui maîtrise sa situation.

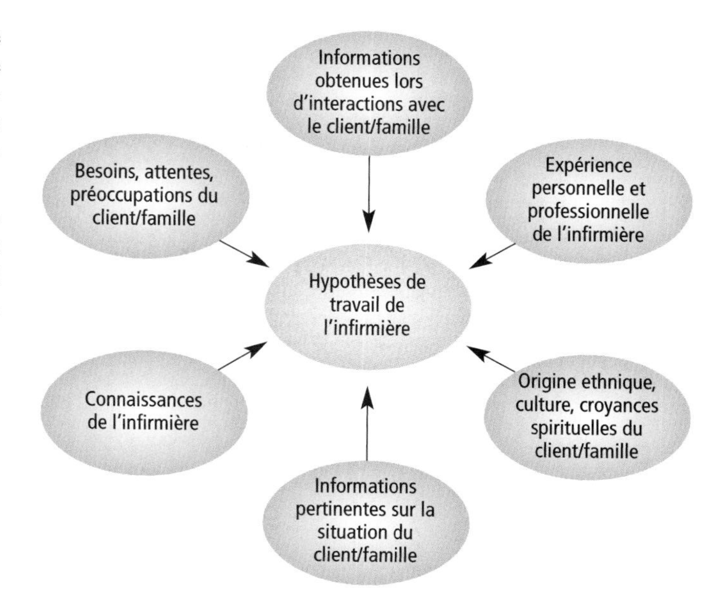

FIGURE 3-7 ■ Les facteurs qui influencent l'infirmière lorsqu'elle émet des hypothèses. (Source : *Profession infirmière. Analyse et interprétation des données, planification des interventions. Reconnaître la problématique et planifier le changement. Une méthode d'accompagnement novatrice inspirée du modèle McGill,* (p. 7), de J. Sauvé, D. Paquette-Desjardins *et al.,* 2003, Montréal : Chenelière/McGraw-Hill.)

L'encadré 3-4 présente la planification des interventions selon les niveaux d'application du modèle McGill.

4. *Exécution des interventions.* Les tâches planifiées à l'aide d'outils de travail, comme le plan de soins et de traitements infirmiers, se font en collaboration avec la personne et sa famille.

ENCADRÉ 3-4

Planification des interventions selon les niveaux d'application du modèle McGill

1er niveau : **Identification du problème**
Ce niveau de planification sert à articuler et à orienter le travail du client/famille et de l'infirmière, qui mène à la compréhension du problème et à la recherche de solutions.

- L'infirmière détermine les besoins d'apprentissage du client/famille.
- L'infirmière vérifie auprès du client/famille ses besoins d'apprentissage.
- L'infirmière détermine avec le client/famille quelles activités peuvent répondre à ses besoins.
- Le client/famille et l'infirmière établissent l'échéancier.
- L'infirmière effectue des interventions pour faciliter la réalisation des activités d'apprentissage.
- L'infirmière doit obtenir l'accord du client/famille pour prendre des actions en vue de réaliser les activités d'apprentissage.

2e niveau : **Planification du changement**
Ce niveau s'applique lorsque le client/famille comprend le problème et veut travailler à effectuer les changements planifiés.

- Le client/famille participe aux décisions et aux choix des différentes possibilités, des solutions et des changements qu'il souhaite effectuer en regard du problème ou de la situation.
- L'infirmière aide le client/famille à clarifier ce qu'il souhaite changer et à choisir les solutions les plus appropriées.
- L'infirmière tient compte des ressources du client/famille, ainsi que de sa croyance en son efficacité personnelle.
- Le client/famille détermine avec l'infirmière le temps requis pour réaliser les activités.
- Le client/famille participe à l'actualisation du plan d'intervention et en vérifie l'évolution avec l'infirmière.

Inspiré de : *Le modèle conceptuel en soins infirmiers McGill et la démarche systématique,* de C. Martin, 1994, Québec : Cégep de Saint-Jérôme.

Source : *Profession infirmière. Analyse et interprétation des données, planification des interventions. Reconnaître la problématique et planifier le changement. Une méthode d'accompagnement novatrice inspirée du modèle McGill,* (p. 31-32), de J. Sauvé, D. Paquette-Desjardins *et al.,* 2003, Montréal : Chenelière/McGraw-Hill.

L'infirmière agit à titre de facilitatrice, de collaboratrice, de conseillère, de soignante et d'experte, et ses comportements servent de modèles. Grâce à ces rôles et à ces responsabilités, l'infirmière favorise l'atteinte des objectifs (voir le tableau 3-4).

5. *Évaluation des résultats.* À cette étape, on fait, toujours en collaboration, le bilan des apprentissages réalisés. « Il s'agit d'un regard critique sur le déroulement de l'épisode de soins et sur les moyens qui ont permis au client/famille de stabiliser son état ou de résoudre son problème. » (Sauvé *et al.*, 2003b, p. 26) L'évaluation permet de déterminer le degré d'autonomie de la personne et de confirmer sa capacité de résoudre les problèmes. Elle vise à faire le lien entre, d'une part, les stratégies d'adaptation utilisées et les interventions infirmières et, d'autre part, les résultats obtenus ; elle vise également à assurer la qualité des soins (Sauvé *et al.*, 2003b, p. 29).

Théorie de sœur Simone Roach

Dans son ouvrage publié en 1992, *The human act of caring*, Simone Roach met de l'avant l'idée suivante : « l'acte de soigner est un ingrédient essentiel du développement de l'humain et de sa survie » (p. 2). Roach affirme que, pour soigner professionnellement, les infirmières doivent posséder cinq qualités : la compassion, la compétence, la confiance, la conscience et l'engagement (voir l'encadré 3-5).

TABLEAU 3-4

Rôles et responsabilités de l'infirmière et de la personne (ou famille)

RÔLE ET RESPONSABILITÉS	
Client/famille	**Infirmière**
Apprenant actif.	Facilitatrice d'apprentissage.
Exploiter ses forces.	Apporter du soutien.
Utiliser ses ressources.	Superviser les activités d'apprentissage.
Donner son opinion sur la façon de faire, sur le sentiment de maîtrise de la situation.	Susciter la motivation du client/famille.
Exprimer ses besoins particuliers en tant qu'apprenant.	Valoriser les efforts.
Participer au processus de résolution de problèmes.	Rappeler les objectifs poursuivis.
	Réajuster au besoin les activités ou les objectifs.
	Permettre au client/famille de faire des essais et d'accomplir les actions planifiées.
	Manifester de la confiance dans les capacités du client/famille.

Source : *Profession infirmière. Exécution des interventions et évaluation des résultats. Accompagner le client/famille vers la réussite. Une méthode d'accompagnement novatrice inspirée du modèle McGill,* (p. 4), de J. Sauvé, D. Paquette-Desjardins *et al.*, 2003, Montréal : Chenelière/McGraw-Hill.

ENCADRÉ 3-5

Qualités requises par le caring selon Roach

Compassion – Sensibilité à la souffrance et à la douleur d'autrui ; qualité de la présence qui favorise le partage avec autrui et qui laisse de la place à ce dernier.

Compétence – Connaissances, jugement, habiletés, énergie, expérience et motivation nécessaires pour réagir adéquatement selon les exigences de ses responsabilités professionnelles.

Confiance – Attitude qui favorise la création de liens dénués de méfiance.

Conscience – État de conscience morale que l'expérience fait grandir.

Engagement – Réaction affective complexe, caractérisée à la fois par la convergence des désirs et des obligations et par le choix délibéré d'agir en fonction de ces derniers.

Source : *The Human Act of Caring : A Blueprint for the Health Professions,* de s. S. Roach, 1992, Ottawa : Canadian Hospital Association Press.

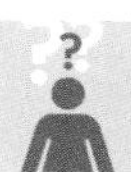

EXERCICES D'INTÉGRATION

Le développement d'un ensemble de connaissances spécialisées est le fondement de toute profession, y compris les soins infirmiers. En effet, en soins infirmiers comme dans bien d'autres disciplines, l'organisation du savoir en vue d'orienter la pratique s'appuie sur la pensée philosophique, les théories, les cadres conceptuels et les modèles.

1. Le fait de penser *dans une perspective philosophique* a changé la façon de voir la pratique chez les infirmières. Qu'entend-on par « pensée philosophique » ?
2. Définissez les quatre concepts qui constituent le métaparadigme des soins infirmiers.

Voir l'appendice A : Exercices d'intégration – Pistes de réflexion.

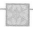

RÉVISION DU CHAPITRE

Concepts clés

- Comme les soins infirmiers constituent une pratique en évolution, il faut en délimiter le savoir qui lui est propre, c'est-à-dire le savoir essentiel à la pratique.
- L'infirmière doit communiquer clairement les aspects de son travail qui lui donnent une place unique et importante au sein de l'équipe interdisciplinaire.
- Ce sont les théories qui permettent de conceptualiser une discipline, grâce à des termes clairs et explicites avec lesquels on peut communiquer avec les autres.
- Comme les opinions sur la nature et la structure des soins infirmiers varient, on continue d'élaborer de nouvelles théories. Chaque théorie en soins infirmiers porte le nom de la personne ou du groupe qui l'a élaborée et reflète les croyances de ces derniers.
- Les éléments suivants peuvent différer grandement d'une théorie à l'autre : (1) le niveau d'abstraction ; (2) la conceptualisation de la personne soignée, de l'environnement, de la santé et des soins infirmiers ; (3) la capacité de décrire, d'expliquer ou de prédire. La portée d'une théorie peut-être très grande ou limitée.
- Les théories en soins infirmiers sont importantes à plusieurs égards. Elles permettent de distinguer la profession infirmière des autres professions ; elles permettent de structurer la pratique professionnelle, la formation et la recherche ; elles contribuent à la création d'une terminologie infirmière commune, ce qui facilite la communication avec les autres professionnels de la santé ; elles favorisent l'autonomie de la profession grâce à la définition des fonctions qui lui sont propres.
- Étant donné que le but premier de la théorie infirmière est de produire des connaissances scientifiques, la théorie et la recherche sont intimement liées. Les connaissances scientifiques découlent de la vérification des hypothèses émises dans la théorie. La recherche permet de déterminer l'utilité de ces hypothèses, et les résultats obtenus peuvent servir à l'élaboration de nouvelles conceptualisations.
- La principale différence entre une théorie et un cadre ou un modèle conceptuel est le niveau d'abstraction, le cadre conceptuel étant plus abstrait que la théorie. Un modèle conceptuel est un système de concepts apparentés ou un diagramme conceptuel ; son principal objectif est de donner une orientation claire et explicite aux trois champs d'action des soins infirmiers : pratique, formation et recherche. Une théorie produit des connaissances dans un domaine donné.
- Les théories infirmières exposent et précisent les liens qui existent entre les quatre grands concepts constitutifs de la discipline infirmière : personne, environnement, santé et soins infirmiers.
- Les définitions que donne chaque infirmière théoricienne de ces quatre concepts varient selon sa philosophie personnelle, son orientation scientifique, son expérience en soins infirmiers et la façon dont cette expérience a influé sur sa perception de sa profession.
- Les modèles conceptuels s'appliquent au processus de soins dans la mesure où ils sont opérationnels. La façon dont l'infirmière voit les êtres humains a des répercussions sur sa façon de recueillir les données et sur ses interventions.
- Au XXIe siècle, les modèles de soins infirmiers seront utiles dans la mesure où ils seront adaptés à l'évolution des besoins de la société.

Questions de révision

3-1. À l'aide de quel élément définit-on une hypothèse ou un système d'idées proposé pour expliquer un phénomène donné ?
- a) Un concept.
- b) Un cadre conceptuel.
- c) Une théorie.
- d) Un paradigme.

3-2. Comment appelle-t-on ce qui donne une vue d'ensemble ou une orientation générale dans l'organisation des pensées ?
- a) Une philosophie.
- b) Un cadre conceptuel.
- c) Une théorie.
- d) Un paradigme.

Questions de révision (suite)

3-3. Comment appelle-t-on une manière de penser fondée sur un ensemble de valeurs, de croyances et de postulats ?
a) Un concept.
b) Un cadre conceptuel.
c) Une pratique disciplinaire.
d) Un paradigme.

3-4. Laquelle des disciplines suivantes n'est pas orientée vers la pratique disciplinaire ?
a) La physique.
b) La psychologie.
c) Les soins infirmiers.
d) La gestion ou le management.

3-5. Quel groupe de mots représente les concepts centraux du métaparadigme infirmier ?
a) Processus infirmier, diagnostic infirmier, théorie infirmière, recherche en soins infirmiers.
b) Personne, environnement, santé, soins infirmiers.
c) Collecte des données, analyse, planification, évaluation.
d) Individu, famille, groupe, communauté.

Voir l'appendice B : Réponses aux questions de révision.

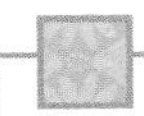

BIBLIOGRAPHIE

En anglais

Allen, M. (1983). Primary care nursing : Research in action, In L. Hockey (ed.), *Primary care nursing* (pp. 32-77), Edinburgh : Churchill Livingstone.

Arndt, M. J. (1995, Summer). Parse's theory of human becoming in practice with hospitalized adolescents. *Nursing Science Quarterly, 8*(2), 86–90.

Bandura, A. (1977). *Social learning theory*, Englewood Cliffs (New Jersey) : Prentice Hall.

Benner, P. (1994). *Interpretative phenomenology*, Thousand Oaks : Sage Publications.

Benner, P. (2000). The roles of embodiment, emotion and lifeworld for rationality and agency in nursing practice. *Nursing Philosophy, 1*(1), 5–19.

Benner, P., Hooper-Kyriakidis, P., & Stannard, D. (1999). *Clinical wisdom and interventions in critical care.* Philadelphia : W. B. Saunders.

Benner, P., Tanner, C. A., & Chesla, C. (1992). From beginner to expert : Gaining a differentiated clinical world in critical care nursing. *Advances in Nursing Science, 14*(3), 13–28.

Benner, P., Tanner, C. A., & Chesla, C. (1996). *Expertise in nursing practice. Caring, clinical judgment and ethics,* New York : Springer.

Benner, P., Tanner, C. A., & Chesla, C. (1996). *Expertise in nursing practice : Caring, clinical judgment and ethics.* New York : Springer.

Bergum, V. (1989). *Woman to mother : A Transformation.* Granby, MA : Bergin & Garvey.

Bettelheim, B. (1983). *Freud and man's soul.* New York : Alfred A. Knopf.

Bishop, A., & Scudder, J. (1999). A philosophical interpretation of nursing. *Scholarly Inquiry for Nursing Practice, 13*(1), 17–27.

Campbell, M. (1987). *The UBC Model for Nursing : Directions for Practice.* Vancouver : University of British Columbia School of Nursing.

Cameron, B. (1992). The nursing "how are you ?" *Phenomenology & Pedagogy, 10, 173–185.*

Carper, B. A. (1978). Fundamental patterns of knowing in nursing. *Advances in Nursing Science, 1*(1), 13–23.

Edwards, S. (1997). What is philosophy of nursing ? *Journal of Advanced Nursing, 25,* 1089-1093.

Fawcett, J. (1984). *Analysis and evaluation of conceptual models.* Philadelphia : F. A. Davis.

Fawcett, J. (2001). The nurse theorists : 21st-century updates—Betty Neuman. *Nursing Science Quarterly, 14,* 211–214.

Feeley, N., & Gerez-Lirette, T. (1992). Development of professional practice based on the McGill model of nursing in an ambulatory care setting. *Journal of Advanced Nursing, 17*(7) : 801–8.

Feeley, N., & Gottlieb, L. N. (2000). Nursing approaches for working with family strengths and resources. *Journal of Family Nursing, 6*(1) : 9–24.

Forbes, M. (1999). Hope in the older adult with chronic illness : A comparison of two research methods in theory building. *Advances in Nursing Science, 22,* 74–87.

Freud, S. (1949). *An outline of psycho-analysis* (J. Strachey, Trans.). New York : W.W. Norton. (Original work published 1940.)

Fry, S. (1992). Neglect of philosophical inquiry in nursing : Cause and effect. In J. Kikuchi & H. Simmons (Eds.), *Philosophic Inquiry in Nursing* (pp. 85–96). Newbury Park, CA : Sage.

Fry, S. (1999). The philosophy of nursing. *Scholarly Inquiry for Nursing Practice, 13*(1), 5–15.

Gadow, S. (1994). Whose body ? Whose Story ? The question about narrative in women's health care. *Soundings, 77*(3/4), 295–307.

Gless, P. A. (1995, January/February). Applying the Roy adaptation model to the care of clients with quadriplegia. *Rehabilitation Nursing, 20*(1), 11–16.

Henderson, V. A. (1966). *The nature of nursing : A definition and its implications for practice, research, and education.* Riverside, NJ : Macmillan.

Henderson, V. A. (1991). *The nature of nursing : Reflections after 25 years.* New York : National League for Nursing Press.

Im, E., & Meleis, A. I. (2001). An international imperative for gender-sensitive theories in women's health. *Journal of Nursing Scholarship, 33,* 309–314.

Johnson, A. (1994). Dialectical examination of nursing art. *Advances in Nursing Science, 17*(1), 1–14.

Kikuchi, J. (1992). Nursing questions that science cannot answer. In J. Kikuchi & H. Simmons (Eds.), *Philosophic inquiry in nursing* (pp. 26–37). Newbury Park, CA : Sage.

Kikuchi, J., & Simmons, H. (Eds.) (1992). *Philosophic inquiry in nursing.* Newbury Park, CA : Sage.

Kikuchi, J., & Simmons, H. (1994). A pragmatic philosophy of nursing : Threat or promise ? In J. Kikuchi & H. Simmons (Eds.), *Developing a philosophy of nursing* (pp. 79–94). Thousand Oaks, CA : Sage.

King, I. M. (1981). *A theory for nursing : Systems, concepts, process.* Albany, NY : Delmar.

Lawler, J. (1997). *The body in nursing.* Melbourne, Australia : Churchill Livingstone.

Leddy, S., & Pepper, J. M. (1998). *Conceptual bases of professional nursing* (4th ed.). Philadelphia : Lippincott.

Leininger, M. M. (1985). Transcultural care diversity and universality : A theory of nursing. *Nursing and Health Care, 6,* 208–212.

Leininger, M. M. (1988). Leininger's theory of nursing : Cultural care, diversity and universality, *Nursing Science Quarterly, 1*(4), 152–160.

Leininger, M. M. (Ed.). (1991). *Culture care diversity and universality : A theory of nursing.* New York : National League for Nursing Press.

Leininger, M. M. (1993). Towards conceptualization of transcultural health care systems : Concepts and a model. *Journal of Transcultural Nursing. 4,* 32–40.

Leininger, M., & McFarland, M. R. (2002). *Culture care diversity and universality : A theory of nursing* (3rd ed.). New York : McGraw-Hill.

Liaschenko, J. (1997). Ethics and the geography of nurse-patient relationship : Spatial vulnerabilities and gendered space. *Scholarly Inquiry for Nursing Practice, 11*(1), 45–59.

Luna, L. (1994). Care and cultural context of Lebanese Muslim immigrants with Leininger's theory. *Journal of Transcultural Nursing, 5*(2), 12-20.

Luna, L., & Cameron, C. (1989). Leininger's transcultural nursing. In J. J. Fitzpatrick &

A. L. Whall (Eds.), *Conceptual models of nursing : Analysis and application,* (pp. 227-239), (2nd ed.), Norwalk : Appleton & Lange.

MacIntyre, R. C. (2001). Interpretive analysis. In P. Munhall (Ed.). *Nursing research : A qualitative perspective* (3rd ed.), (pp. 439–466). Boston : Jones and Bartlett.

Madrid, M., Windstead-Fry, P., & Malinski, V. M. (2001). Nursing research on the health patterning modalities of therapeutic touch and imagery. *Nursing Science Quarterly, 14,* 187–193.

Marckx, B. B. (1995, July). Watson's theory of caring : A model for implementation in practice. *Journal of Nursing Care Quality, 9*(4), 43–54.

Munhall, P. L. (Ed.). (2001). *Nursing research : A qualitative perspective* (3rd ed.). Boston : Jones and Bartlett.

Neuman, B., & Fawcett, J. (2002). *The Neuman systems model* (4th ed.). Upper Saddle River, NJ : Prentice Hall.

Newman, M. A., Sime, A. M., & Corcoran-Perry, S. A. (1991). The focus of the discipline of nursing. *Advances in Nursing Science, 14*(1), 1-6.

Nightingale, F. (1969). *Notes on nursing : What it is, and what it is not.* New York : Dover. (Original work published in 1860.)

Orem, D. E. (1971). *Nursing : Concepts of practice.* Hightstown, NJ : McGraw-Hill.

Orem, D. E., Taylor, S. G., & Renpenning, K. M. (2001). *Nursing : Concepts of practice* (6th ed.). St. Louis, MO : Mosby.

Parker, M. E. (2001). *Nursing theories and nursing practice,* Philadelphie : F.A. Davis.

Parse, R. R. (1981). *Man–living–health : A theory of nursing.* New York : Wiley.

Parse, R. R. (1987). Man-living-health theory of nursing. In R. R. Parse (Ed.), *Nursing science : Major paradigms, theories and critiques,* (pp. 159-180). Philadelphia : W. B. Saunders Co.

Parse, R. R. (1994). Quality of life : Sciencing and living the art of human becoming. *Nursing Science Quarterly, 7*(1), 16–21.

Parse, R. R. (Ed.). (1995). *Illumination : The human becoming theory in practice and research.* New York : National League for Nursing Press.

Parse, R. R. (1996, Fall). Quality of life for persons living with Alzheimer's disease : The human becoming perspective. *Nursing Science Quarterly, 9,* 126–133.

Parse, R. R. (1997). The human becoming theory : The was, is, and will be. *Nursing Science Quarterly, 10*(1), 32–37.

Parse, R. R. (1998). *The human becoming school of thought : A perspective for nurses and other health professionals,* Thousand Oaks (Californie) : Sage.

Parse, R. R. (2002). Transforming healthcare with a unitary view of the human. *Nursing Science Quarterly, 15*(1), 46–50.

Peplau, H. E. (1952). *Interpersonal relations in nursing.* New York : Putnam.

Purkis, M. E. (1997). The "social determinants" of practice : A critical analysis of the discourse of health promotion. *Canadian Journal of Nursing Research, 29*(1), 47–62.

Riehl, J. P., & Roy, C. (Eds.). (1989). *Conceptual models for nursing practice* (2nd ed.). New York : Appleton-Century-Crofts.

Roach, Sr. S. (1992). *The Human act of caring : A blueprint for the health professions.* Ottawa : Canadian Hospital Association Press.

Rogers, M. E. (1970). *An introduction to the theoretical basis of nursing.* Philadelphia : F. A. Davis.

Rogers, M. E. (1994). The science of unitary human beings : Current perspectives. *Nursing Science Quarterly, 7*(1), 33–35.

Roy, C. (1976). *Introduction to nursing : An adaptation model.* Englewood Cliffs, NJ : Prentice-Hall.

Roy, C. (1984). *Introduction to nursing : An adaptation model* (2nd ed.). Englewood Cliffs, NJ : Prentice-Hall.

Roy, C. (1997). Future of the Roy model : Challenge to redefine adaptation. *Nursing Science Quarterly, 10*(1), 42–48.

Roy, C. (1999). *The Roy adaptation model* (2nd ed.). Upper Saddle River, NJ : Prentice Hall.

Roy, C., & Andrews, H.A. (1999). *The Roy adaptation model,* (2nd ed.). Stanford (Connecticut) : Appleton & Lange.

Salsberry, P. (1994). A philosophy of nursing : What it is ? What it is not ? In J. Kikuchi & H. Simmons (Eds.), *Developing a philosophy of nursing* (pp. 11–19). Thousand Oaks, CA : Sage.

Schafer, P. (1999). Working with Dave : Application of Peplau's interpersonal nursing theory in the correctional environment. *Journal of Psychosocial Nursing & Mental Health Services, 37*(9), 19–24.

Smith, M. (1994). Arriving at a philosophy of nursing : Discovering ? Constructing ? Evolving ? In J. Kikuchi & H. Simmons (Eds.), *Developing a philosophy of nursing* (pp. 43–59). Thousand Oaks, CA : Sage.

Tomey, A. M., & Alligood, M. R. (1998). *Nursing theorists and their work* (4th ed.). St. Louis, MO : Mosby.

Watson, J. (1979). *Nursing : The philosophy and science of caring.* Boston : Little, Brown.

Watson, J. (1985). *Nursing : Human science and human care : A theory of nursing.* Norwalk, CT : Appleton-Century-Crofts.

Watson, J. (1988). *Nursing : Human science and human care : A theory of nursing.* New York : National League for Nursing Press. Pub. No. 15-2236.

Watson, J. (1997). The theory of human caring : Retrospective and prospective. *Nursing Science Quarterly, 10,* 49–52.

Watson, J. (1999). *Postmodern nursing and beyond,* Toronto : Churchill Livingstone.

Watson, J. (2002). Intentionality and caring-healing consciousness : A practice of transpersonal nursing. *Holistic Nursing Practice, 16*(4), 12–19.

Wright, P. S., Piazza, D., Holcombe, J., & Foote, A. (1994, January). A comparison of three theories of nursing used as a guide for the nursing care of an 8-year-old child with leukemia. *Journal of Pediatric Oncology Nursing, 11,* 14–19.

En français

Adam, E. et Pépin, J. (1991). *Être infirmière : un modèle conceptuel,* Montréal : Études vivantes.

Allard, M. (2002). *L'expérience de persistance à l'allaitement maternel de femmes primipares, francophones et québécoises,* mémoire présenté à la Faculté des études supérieures de l'Université de Montréal en vue de l'obtention d'une maîtrise ès sciences (sciences infirmières).

Bécherraz, M. (2002). *De l'intérêt de la phénoménologie pour le développement de la recherche en analyse transactionnelle,* Association suisse d'analyse transactionnelle (ASAT-SR), (page consultée le 15 février 2005), [en ligne], <www.asat-sr.ch/recherchesenat.html>.

Brooks, F. (2000). *Les vrais penseurs de notre temps. Stephen Gould. Paléontologue américain,* (page consultée de 15 février 2005), [en ligne], <www.philo5.com/Les%20vrais%20penseurs/05%20-%20Stephen%20Gould.htm>.

Gosselin, D., Fiset, F., Rousseau, C. et Poirier-Picher, N. (1985). *Démarche de soins selon la théorie de Dorothea Orem. Expérimentation portant sur la cohérence des instruments,* Mont-Royal : Décarie éditeur inc.

Kérouac, S., Pépin, J., Ducharme, F. et Major, F. (2003). *La pensée infirmière,* Montréal : Groupe Beauchemin.

Ordre des infirmières et infirmiers du Québec (OIIQ) / Lévesque-Barbès, H. (2004). *Perspectives de l'exercice de la profession d'infirmière,* Montréal : OIIQ, (page consultée le 16 février 2005), [en ligne], <www.oiiq.org/uploads/publications/autres_publications/perspective2004.pdf>.

Roy, C. (1986). *Introduction aux soins infirmiers : un modèle de l'adaptation,* traduction de Louise Berger, Chicoutimi : Gaëtan Morin éditeur.

Sauvé, J., Paquette-Desjardins, D. *et al.* (2003a). *Profession infirmière. Analyse et interprétation des données, planification des interventions. Reconnaître la problématique et planifier le changement. Une méthode d'accompagnement novatrice inspirée du modèle McGill,* Montréal : Chenelière/McGraw-Hill.

Sauvé, J., Paquette-Desjardins, D. *et al.* (2003b). *Profession infirmière. Exécution des interventions et évaluation des résultats. Accompagner le client/famille vers la réussite. Une méthode d'accompagnement novatrice inspirée du modèle McGill,* Montréal : Chenelière/McGraw-Hill.

Thomas, C. (1996). *Étude des valeurs, croyances et pratiques préventives de santé de jeunes femmes d'origine haïtienne face à l'infection par le VIH,* mémoire présenté à la Faculté des études supérieures en vue de l'obtention d'une maîtrise ès sciences (sciences infirmières), Montréal : Université de Montréal.

OBJECTIFS D'APPRENTISSAGE

Après avoir étudié ce chapitre, vous pourrez :

- Décrire le système de droit au Québec.
- Faire la distinction entre les différentes cours de justice du Québec.
- Préciser les grandes lignes de l'évolution de la réglementation relative à la profession infirmière au Québec.
- Décrire l'encadrement de la profession infirmière au Québec.
- Décrire le processus qui mène à l'obtention du permis d'exercice délivré par l'OIIQ.
- Discuter des normes de la pratique infirmière.
- Énumérer les 14 activités réservées à l'infirmière.
- Expliquer en quoi consistent les quatre éléments qui constituent les fondements de la responsabilité civile (capacité de discernement, dommage, faute et causalité).
- Décrire les obligations de l'étudiante infirmière qui effectue un stage en établissement de soins.
- Énoncer les erreurs qui peuvent constituer des fautes professionnelles.
- Expliquer l'importance des notes au dossier de santé sur le plan juridique.
- Énoncer les conditions fondamentales que doit respecter un contrat de travail.
- Donner les principales caractéristiques de la négociation collective.
- Discuter des aspects juridiques suivants de la pratique infirmière : confidentialité ; consentement éclairé ; usage de substances contrôlées et abus d'alcool ou de drogues ; testament ; cadeaux et dons des personnes soignées ; testament biologique ; administration de médicaments ou de traitements et ordonnance médicale ; consultation téléphonique ; rapport d'accident ou d'incident et autres rapports administratifs ; compétence et sécurité dans la prestation des soins infirmiers.

CHAPITRE 4

CADRE JURIDIQUE DE LA PROFESSION INFIRMIÈRE

Adaptation française :
Alexandrine Côté, inf., avocate
Gestionnaire d'unités spécialisées en cardiologie
Chargée de projet en interdisciplinarité
Hôpital Charles Lemoyne
Centre affilié universitaire et régional de la Montérégie

Il faudrait bien plus que la simple lecture d'un chapitre de manuel consacré aux soins infirmiers pour approfondir et comprendre vraiment toutes les subtilités du cadre juridique de la profession d'infirmière au Québec. Néanmoins, il est important que l'infirmière connaisse l'évolution du cadre juridique de sa profession et qu'elle comprenne bien les obligations professionnelles et légales de sa pratique, de façon à accomplir des actes adéquats et à prendre des décisions éclairées tout en assumant pleinement ses responsabilités. La législation québécoise en la matière diffère de celle des autres provinces et territoires ; c'est donc surtout sous cet éclairage que nous traitons le sujet.

MOTS CLÉS

- Activités réservées à l'infirmière, 77
- Assurance responsabilité (assurance responsabilité civile professionnelle), 81
- Candidate à l'exercice de la profession d'infirmière, 76
- Champ de compétence, 75
- *Code de déontologie des infirmières et infirmiers*, 76
- Code des professions, 75
- Comité de discipline, 76
- Comité d'inspection professionnelle, 76
- Common law (droit commun), 74
- Conciliation, 76
- Conseil interprofessionnel du Québec, 75
- Consentement éclairé, 83
- Consentement explicite, 83
- Consentement implicite, 83
- Droit civil, 74
- Droit pénal, 74
- Exercice infirmier, 77
- Externat en soins infirmiers, 76
- Grief, 82
- Immatriculation, 76
- *Loi modifiant le Code des professions et d'autres dispositions législatives dans le domaine de la santé*, 75
- *Loi sur les infirmières et les infirmiers*, 75
- Négligence, 83
- Négociation collective, 82
- Obligation légale (obligation juridique), 78
- Office des professions du Québec, 75
- Permis d'exercice, 76
- Rapport d'incident-accident, 87
- Relation contractuelle, 81
- Responsabilité civile, 79
- Responsabilité du fait d'autrui, 74
- Révocation de l'immatriculation, 76
- Syndic, 76
- Témoin expert, 79
- Testament, 85
- Testament biologique (testament de vie, testament de fin de vie), 85
- Voie de fait, 83

Système de droit

Contrairement à ce qui a cours dans le reste du Canada, le système de droit québécois (ou système judiciaire) renvoie au droit civil, lui-même fondé sur le droit romain, dans les litiges entre individus qui touchent, par exemple, le mariage, la responsabilité civile et les dommages causés à autrui, les testaments et les contrats. Le **droit civil** régit les litiges (en droit civil, il ne s'agit pas d'infractions), tels les fautes professionnelles et les préjudices qui touchent un individu ou un bien et qui ne constituent pas une menace pour la société. Les droits et les obligations liés à ce système ont leur source dans le *Code civil du Québec* (L.Q., 1991, c. 64). Prenons l'exemple d'une infirmière qui travaille dans un établissement de soins. Un jour, elle administre à Mme Blais un médicament qui était destiné à une autre personne. Mme Blais commence à faire de l'hypotension. Il s'ensuit une chute, provoquée par l'hypotension, et Mme Blais se brise la hanche. L'infirmière pourrait être poursuivie en justice pour des dommages causés à autrui par sa faute.

En matière pénale, il existe la **common law** (ou **droit commun**) ; ce système de droit d'origine anglaise s'établit à partir des décisions prises antérieurement par les tribunaux (ce qu'on appelle la «jurisprudence») et dont le juge interprète les principes. Le **droit pénal** tire sa source du *Code criminel du Canada* (L.R.C., 1985, c. C-46) ; il porte sur les comportements et les actions qui constituent une menace pour la société. Par exemple, une infirmière qui vole ou agresse physiquement une personne qu'elle soigne doit répondre de ses actes en vertu de la common law et non en vertu des principes du droit civil. Comme nous le verrons plus loin, l'infirmière doit aussi répondre de ses actes devant son ordre professionnel.

Cours de justice

Au Québec, il existe différentes cours de justice, devant lesquelles on peut intenter une action (Ministère de la Justice du Québec, 2004) :

- La *Cour municipale* concerne, entre autres, les réclamations de taxes, les infractions aux règlements municipaux, les infractions aux lois québécoises telles que le *Code de la sécurité routière* ou les infractions au *Code criminel du Canada* punissables sur déclaration sommaire de culpabilité. En matière de déclaration sommaire, l'infirmière qui est reconnue coupable d'une infraction doit en informer son ordre professionnel. Le formulaire *Déclaration obligatoire et demande d'inscription au tableau de l'OIIQ* (OIIQ, 2005b) comprend d'ailleurs une section intitulée «Décision judiciaire ou professionnelle» et apporte les précisions suivantes : «Tout professionnel doit, dans les 10 jours à compter de celui où il en est lui-même informé, informer la secrétaire générale de son ordre qu'il a été déclaré coupable d'une infraction criminelle et/ou d'une décision disciplinaire au Canada ou à l'étranger.» (L.R.Q., c. C-26, art. 59.3)
- La *Cour du Québec* a compétence en matière civile, criminelle et pénale ; elle compte trois chambres :
  - La Chambre civile entend les causes dont la somme en litige est inférieure à 70 000 $. Cette chambre comprend la Division des petites créances (anciennement Cour des petites créances) pour les litiges de moins de 7 000 $.
  - La Chambre criminelle et pénale entend les causes en vertu du *Code criminel du Canada*, du *Code de procédure pénale* et de toute autre loi pénale.
  - La Chambre de la jeunesse entend toute cause qui implique une personne mineure.
- Parmi divers tribunaux, le *Tribunal des professions* est chargé surtout d'entendre les appels des décisions rendues par les comités de discipline des différents ordres professionnels.
- La *Cour supérieure* entend, entre autres, des causes de plus de 70 000 $ en matière familiale (par exemple, pension alimentaire, divorce et garde d'enfants) ou des recours collectifs. Elle entend aussi les appels concernant les décisions des cours d'instance inférieure (nommées précédemment).
- La *Cour d'appel* est la plus haute instance au Québec. En matière civile, elle entend les appels de jugements rendus par la *Cour supérieure* ou par la *Cour du Québec*. Elle a également compétence pour entendre les appels de verdicts et de peines dans la plupart des matières criminelles et pénales.
- La *Cour suprême du Canada* est le plus haut tribunal au pays. Elle peut entendre l'appel de décisions prises par la *Cour d'appel* quand l'intérêt national ou un point de droit est en jeu.

Au pays, le Parlement du Canada et les législatures provinciales (au Québec, l'Assemblée nationale) ont la compétence législative pour adopter, amender ou abroger des lois, des règles et des principes.

Réglementation de la profession infirmière au Québec

Au Canada, la législation provinciale ou fédérale permet aux associations professionnelles et aux ordres professionnels d'établir des règles et des règlements pour la reconnaissance de la pratique infirmière. La loi interdit à quiconque de s'autoproclamer infirmière à moins d'être membre d'un ordre reconnu.

Les lois actuelles qui encadrent la profession infirmière dans les provinces et les territoires du Canada (à l'exception de l'Ontario et du Québec) se ressemblent. En matière de santé, plusieurs provinces disposent d'un « parapluie législatif », c'est-à-dire un ensemble de lois qui visent tous les professionnels de la santé et auxquelles s'ajoutent certaines lois complémentaires. Au Québec, le **Code des professions** (L.R.Q., c. C-26) est une loi-cadre du système professionnel qui s'applique à l'ensemble des ordres et qui s'accompagne de 25 lois particulières conférant aux membres de chacun des ordres le droit exclusif d'exercer leurs activités dans un champ professionnel (voir l'encadré 4-1).

ENCADRÉ 4-1

Comment s'y retrouver avec les lois et les règlements

ABRÉVIATIONS

L.C.	Lois du Canada
L.Q.	Lois du Québec
L.R.C.	Lois révisées du Canada
L.R.Q.	Lois refondues du Québec
art.	article
c.	chapitre
p.	paragraphe
r.	règlement correspondant à une loi donnée

EXEMPLES

Loi sur les infirmières et les infirmiers: L.R.Q., c. I-8, art. 36.1. La référence se trouve dans les statuts des *Lois refondues du Québec* (L.R.Q.); « c. » est mis pour *chapitre* (I-8), et « art. », pour *article* (36); le « I » qui suit chapitre renvoie à *infirmières*, un mot clé dans le nom de la loi.

Règlement sur les conditions et modalités de délivrance des permis de l'Ordre des infirmières et infirmiers du Québec: L.R.Q., c. I-8, r. 6.1.1. Le « r. » renvoie au règlement 6.1.1 du chapitre I-8, c'est-à-dire à la *Loi sur les infirmières et les infirmiers,* qui se trouve dans les *Lois refondues du Québec.*

Code des professions: L.R.Q., c. C-26, art. 16. Il s'agit de l'article 16 du chapitre C-26 des *Lois refondues du Québec* (« C » pour code, un mot clé dans le nom de la loi).

CONSULTATION DES TEXTES DE LOI

Les textes de lois québécoises sont accessibles en ligne sur le site des Publications du Québec (www2.publicationsduquebec.gouv.qc.ca/home.php). L'infirmière curieuse de consulter les textes de lois qui touchent sa profession pourra visiter ce site ou celui de l'Ordre des infirmières et infirmiers du Québec (www.oiiq.org/infirmieres/lois_reglements.asp).

Historique

Au Québec, c'est en 1920 que le législateur a reconnu les infirmières en protégeant leur exercice et en leur accordant le titre de « garde-malade enregistrée ». En 1946, une autre loi a été adoptée : elle obligeait les infirmières à devenir membres d'une association pour pouvoir pratiquer. Ce n'est qu'en 1973 que le législateur a défini, à l'article 36 de la ***Loi sur les infirmières et les infirmiers*** (L.Q., 1973, c. 43), l'exercice infirmier et la pratique infirmière. En 1980, dans le but de favoriser la collaboration interprofessionnelle, on a adopté des règlements sur la délégation d'actes médicaux et infirmiers (L.Q., 1973, c. 48 ; R.R.Q., 1981, c. M-9, r. 1.1 ; R.R.Q., 1981, c. I-8, r.1). Puis, en 2002, le législateur a adopté la ***Loi modifiant le Code des professions et d'autres dispositions législatives dans le domaine de la santé*** (L.Q., 2002, c. 33), qui offre un nouveau cadre définissant le champ d'exercice et de nouvelles activités réservées aux infirmières. Cette loi clarifie le rôle des infirmières dans les équipes soignantes, en plus de légitimer des pratiques qui s'étaient développées en marge durant les 30 années précédentes. Ainsi, la *Loi sur les infirmières et les infirmiers* a été révisée et a donné lieu à des ajouts, à des amendements et à l'abrogation de certains articles. Cette évolution a mené à un nouvel encadrement des activités professionnelles de la santé en général et de la pratique infirmière en particulier.

Encadrement de la pratique infirmière

SYSTÈME PROFESSIONNEL

Au Canada, c'est le **champ de compétence** (AANB, 1867) qui détermine le pouvoir d'adopter des lois ou des règlements. Par exemple, les banques, l'aviation, l'immigration, les postes, les télécommunications, les aliments et les drogues sont du ressort fédéral, alors que l'éducation, le mariage et les lois qui portent sur les professions sont du ressort provincial. Avec l'évolution de la loi sur la pratique infirmière que nous avons mentionnée plus haut, l'encadrement de l'exercice par un système professionnel s'est concrétisé en 1973. Le *Code des professions,* récemment révisé (L.Q., 2002, c. 33), est appliqué par le ministre responsable des lois professionnelles.

Le législateur a délégué aux ordres professionnels la responsabilité d'assurer la protection du public. Dans le même esprit, il a créé les deux organismes suivants :

- L'**Office des professions du Québec** dispose d'un pouvoir d'intervention et de recommandation auprès du gouvernement.
- Le **Conseil interprofessionnel du Québec** est reconnu en vertu du *Code des professions* comme organisme-conseil auprès de l'autorité gouvernementale, et tous les ordres professionnels y sont représentés.

VOIES D'ACCÈS À LA PROFESSION INFIRMIÈRE

Le législateur a prévu des mécanismes pour encadrer la profession infirmière et en interdire la pratique aux individus qui ne sont pas membres de l'Ordre des infirmières et infirmiers du Québec : formation, immatriculation, externat et permis d'exercer.

Trois voies de formation s'offrent à l'étudiante qui veut devenir infirmière (voir le chapitre 2) : le programme d'études collégiales en soins infirmiers, le programme d'études universitaires de premier cycle en sciences infirmières (formation initiale) et le programme d'études universitaires de deuxième cycle en sciences infirmières (formation initiale). Peu importe le cheminement choisi, l'étudiante doit s'immatriculer auprès de l'OIIQ (L.R.Q., c. I-8, art. 33 et 34) dès le début de son programme d'études.

> L'**immatriculation** est l'enregistrement obligatoire des étudiantes en soins infirmiers à l'Ordre professionnel. Ce processus permet de connaître la population étudiante en soins infirmiers et d'assurer la protection du public. L'immatriculation est attestée par un certificat délivré par la secrétaire de l'Ordre. (OIIQ, 2005a)

Par ailleurs, le Bureau de l'Ordre peut décider de la **révocation de l'immatriculation** d'une étudiante pour l'une des raisons suivantes:

> pour renvoi d'un établissement d'enseignement, conduite contraire à l'éthique en milieu clinique, condamnation criminelle, narcomanie, alcoolisme, troubles d'ordre physique ou psychologique incompatibles avec l'exercice des soins infirmiers et pour tout acte dérogatoire à la dignité de la profession. (L.R.Q., c. I-8, art. 35)

L'admissibilité à l'**externat en soins infirmiers** est aussi encadrée. Pour travailler comme externe (du 15 mai au 31 août et du 15 décembre au 20 janvier), l'étudiante en soins infirmiers doit remplir les conditions suivantes:

> - elle produit à l'Ordre une attestation signée par le responsable du programme d'études en soins infirmiers de l'établissement d'enseignement où elle est inscrite, comme quoi elle a, depuis moins de 18 mois, complété avec succès sa deuxième année, ou au moins 60 crédits, dans ce programme d'études;
> - elle a été sélectionnée par un établissement de santé visé à l'article 4 et cet établissement a avisé l'Ordre qu'il a retenu les services de cette étudiante. (L.R.Q, c. I-8, r. 0.2)

L'étudiante qui a terminé son programme et obtenu son diplôme « donnant ouverture au permis de l'OIIQ » (c'est-à-dire qu'elle peut se présenter à l'examen professionnel) acquiert le statut de **candidate à l'exercice de la profession d'infirmière**; elle peut exercer les mêmes activités qu'une infirmière professionnelle, à l'exception de certaines et selon certaines conditions (L.R.Q., c. I-8, r. 0.1).

Pour obtenir un **permis d'exercice** délivré par l'OIIQ, l'étudiante doit réussir l'examen professionnel prévu au règlement et remplir toutes les conditions et modalités également prévues au règlement (L.R.Q., c. I-8, r. 6.1.1). Après avoir réussi l'examen, la candidate doit acquitter les frais annuels du permis d'exercice. Elle peut ensuite utiliser le titre d'infirmière au Québec.

PROTECTION DU PUBLIC

Par ces exigences dans le processus à suivre pour devenir infirmière, le législateur a voulu s'assurer que la personne qui prodigue des soins de santé possède les connaissances pour le faire. Le législateur a également prévu, dans le *Code des professions,* l'adoption, par chaque ordre professionnel, de mécanismes qui visent à assurer la protection du public:

- Le ***Code de déontologie des infirmières et infirmiers*** est un règlement dont les dispositions décrivent l'ensemble des devoirs et des obligations d'application morale propres à la profession.
- Un **comité d'inspection professionnelle** doit être constitué. Il a pour mandat de surveiller l'exercice de la profession par les membres de l'Ordre. Cette surveillance porte sur l'exercice à la fois collectif et individuel (L.R.Q., c. C-26, art. 109 et suivants).
- Le **comité de discipline** doit être saisi de toute plainte déposée contre un membre de l'Ordre (L.R.Q., c. C-26, art. 116 et suivants) pour une infraction aux dispositions du *Code des professions,* de la *Loi sur les infirmières et les infirmiers* et des règlements de cette dernière.

Dans chaque province, l'ordre professionnel (ou association professionnelle) des infirmières dispose de mécanismes pour évaluer la conduite de ses membres de façon à assurer une pratique conforme à des normes de soins. Au Québec, en cas de plainte déposée contre une infirmière, l'OIIQ doit mener une enquête et sanctionner, s'il y a lieu, le membre fautif, c'est-à-dire le membre qui n'a pas respecté les plus hauts standards de la profession (L.R.Q., c. C-26, art. 122 et suivants). Les plaintes écrites contre la conduite d'une infirmière ou sa pratique sont soumises à l'Ordre; le **syndic** ou le syndic adjoint doit alors faire une enquête, rédiger un rapport et prendre les mesures qui s'imposent, s'il y a lieu. Cependant, si la protection du public n'est pas compromise et que l'enquête n'a révélé aucun acte dérogatoire, la **conciliation** est possible:

> Le syndic ou le syndic adjoint qui estime que les faits allégués au soutien de la demande de la tenue de l'enquête peuvent faire l'objet d'un règlement peut proposer à la personne qui a demandé la tenue de l'enquête et au professionnel la conciliation et ce, en tout temps avant le dépôt d'une plainte contre ce professionnel au comité de discipline. (L.R.Q., c. C-26, art. 123.6)

En vertu de l'article 122.1 du *Code des professions,* le syndic peut informer le comité d'inspection professionnelle s'il a des motifs de croire que la compétence du professionnel doit faire l'objet d'une vérification visée par l'article 112 du même code. Le syndic doit informer par écrit toute personne qui a demandé une enquête et lui faire part de sa décision. Si le syndic décide de ne pas porter plainte devant le comité de discipline, il doit en informer le plaignant et lui faire part de la possibilité de demander un avis au comité de révision dans les 30 jours suivant la date de réception de cette décision (L.R.Q., c. C-26, art. 122 à 123.5). S'il y a eu infraction au *Code de déontologie des infirmières et infirmiers,* le syndic peut porter l'affaire devant le comité de discipline: si ce comité conclut à la culpabilité de l'infirmière, il a le pouvoir de lui imposer une sanction (par exemple, réprimande, radiation temporaire ou permanente, révocation du permis, amende d'au moins 600 $ et d'au plus 6 000 $ par chef d'accusation) (L.R.Q., c. C-26, art. 116 et 150 et suivants). La partie défenderesse ou le syndic peuvent, selon certaines conditions, en appeler de la décision du comité de discipline devant le *Tribunal des professions*; la décision de ce tribunal est sans appel (L.R.Q., c. C-26, art. 162 à 164). Une infirmière qui n'exerce pas sa profession avec compétence et diligence s'expose à des répercussions; ainsi, à la suite d'une décision du comité de discipline, un plaignant peut évaluer la pertinence d'intenter une poursuite au civil ou au criminel contre cette infirmière. Il est donc primordial pour l'infirmière d'être consciente des conséquences des ses actes, de bien connaître le cadre de son exercice professionnel, de s'assurer qu'elle a la compétence pour faire une intervention et d'avoir un comportement compatible avec la profession.

EXERCICE INFIRMIER

L'infirmière qui exerce des activités professionnelles doit le faire dans le cadre prescrit par l'article 36 de la *Loi sur les infirmières et les infirmiers*:

> L'**exercice infirmier** consiste à évaluer l'état de santé d'une personne, à déterminer et à assurer la réalisation du plan de soins et de traitements infirmiers, à prodiguer les soins et les traitements infirmiers et médicaux dans le but de maintenir la santé, de la rétablir et de prévenir la maladie ainsi qu'à fournir les soins palliatifs. (L.R.Q., c. I-8, art. 36)

L'article 36 de la *Loi sur les infirmières et les infirmiers,* modifié par l'adoption de la *Loi modifiant le Code des professions et d'autres dispositions législatives dans le domaine de la santé* (L.Q., 2002, c. 33, art. 12), précise également les **activités réservées à l'infirmière** dans le cadre de l'exercice infirmier (voir l'encadré 4-2). Ces dispositions favorisent l'évolution de la pratique infirmière et le partage des activités, source de collaboration interprofessionnelle. Ce nouveau cadre législatif reflète bien l'évolution des récentes compétences acquises et l'intégration des pratiques qui s'étaient développées en marge de ce cadre. On confirme ainsi l'autonomie de l'infirmière et on reconnaît sa capacité de jugement.

En pratique, cette évolution s'actualise dans plusieurs situations. Par exemple, au cours de l'évaluation initiale de l'état de santé d'une personne, l'infirmière peut mettre en œuvre des mesures diagnostiques ou des traitements en vertu d'une ordonnance. Par ailleurs, l'infirmière voit ses responsabilités accrues en matière de surveillance clinique et de suivi infirmier. Enfin, l'infirmière joue désormais un rôle important en santé publique et dans les domaines d'intervention suivants: le maintien et le rétablissement de la santé (y compris la réadaptation et le traitement), la prévention de la maladie et les soins en fin de vie (OIIQ, 2003, p. 3, 23 et 24). L'application de ces nouvelles activités demande un bon jugement clinique, la mise à jour continue des connaissances et le souci de la qualité des soins. L'article 36.1 de la *Loi sur les infirmières et les infirmiers* (L.R.Q., c. I-8) décrit le cadre légal de l'exercice de la pratique avancée.

Normes de la pratique infirmière

L'adoption de normes de pratique est indispensable à l'autoréglementation de la profession infirmière. Pour évaluer la qualité des soins fournis par les infirmières, il est essentiel de disposer de critères objectifs permettant d'évaluer si les soins fournis sont bons, adéquats ou dangereux. Le caractère général de ces normes reflète bien la diversité à la fois des rôles de l'infirmière et des environnements professionnels où elle travaille.

Les normes d'évaluation concernant la qualité de l'exercice infirmier ne font pas l'objet, en général, de lois ou de règlements particuliers, sauf dans le cas des normes qui y sont incluses. Voyons quelques exemples de ces normes incluses: le *Code de déontologie des infirmières et infirmiers* (L.R.Q., c. I-8, r. 4.1, art. 17) précise qu'il faut tenir compte des limites de ses habiletés et de ses connaissances; le *Code des professions* (L.R.Q., c. C-26, art. 59.1) stipule qu'il ne faut pas faire de gestes abusifs; la *Loi sur les infirmières et les infirmiers* (L.R.Q., c. I-8, art. 41) énonce qu'il ne faut pas permettre à un non-membre d'accomplir des actes infirmiers. Toutefois, les normes ont des répercussions sur l'appréciation du comportement qu'une infirmière prudente et diligente aurait eu dans des circonstances données. Ces normes constituent des « standards de pratique » en soins infirmiers et elles servent à déterminer s'il y a eu ou non une négligence, une mauvaise pratique ou une faute qui peut entraîner soit une plainte à l'OIIQ ou à

ENCADRÉ 4-2

Activités réservées à l'infirmière dans le cadre de l'exercice infirmier

1. Évaluer la condition physique et mentale d'une personne symptomatique.
2. Exercer une surveillance clinique de la condition des personnes dont l'état de santé présente des risques, incluant le monitorage et les ajustements du plan thérapeutique infirmier.
3. Initier des mesures diagnostiques et thérapeutiques, selon une ordonnance.
4. Initier des mesures diagnostiques à des fins de dépistage dans le cadre d'une activité découlant de l'application de la *Loi sur la santé publique* (L.Q., 2001, c. 60).
5. Effectuer des examens et des tests diagnostiques invasifs, selon une ordonnance.
6. Effectuer et ajuster les traitements médicaux, selon une ordonnance.
7. Déterminer le plan de traitement relié aux plaies et aux altérations de la peau et des téguments et prodiguer les soins et les traitements qui s'y rattachent.
8. Appliquer des techniques invasives.
9. Contribuer au suivi de la grossesse, à la pratique des accouchements et au suivi postnatal.
10. Effectuer le suivi infirmier des personnes présentant des problèmes de santé complexes.
11. Administrer et ajuster des médicaments ou d'autres substances, lorsqu'ils font l'objet d'une ordonnance.
12. Procéder à la vaccination dans le cadre d'une activité découlant de l'application de la *Loi sur la santé publique*.
13. Mélanger des substances en vue de compléter la préparation d'un médicament, selon une ordonnance.
14. Décider de l'utilisation des mesures de contention.

Source: *Loi modifiant le Code des professions et d'autres dispositions législatives dans le domaine de la santé,* L.Q., 2002, c. 33, art. 12. Reproduction autorisée par Les Publications du Québec.

l'établissement de santé, soit une poursuite au civil. Les normes d'évaluation de la pratique guident l'infirmière dans sa façon d'exercer sa profession pour prodiguer des soins sécuritaires de qualité. On trouve ces normes dans le *Code de déontologie des infirmières et infirmiers*, les directives de l'OIIQ, les revues scientifiques ainsi que la politique et les directives de chaque établissement de santé.

En 1996, l'OIIQ a publié un document intitulé *Perspectives de l'exercice de la profession d'infirmière,* qui a fait l'objet d'une réédition (OIIQ, 2004). L'OIIQ y présente le but de la pratique infirmière, les divers aspects de la profession (partenariat infirmière-personne, promotion de la santé, prévention, processus thérapeutique, réadaptation fonctionnelle, qualité de vie et engagement professionnel) et les aspects juridiques de l'exercice. Actuellement, l'Association des infirmières et infirmiers de l'Ontario, en collaboration avec Santé Canada, a mis au point des normes de pratiques (*clinical practice guidelines*) basées sur des résultats probants. On a déjà établi 26 pratiques, qui seront révisées tous les 3 ans. Au Québec, deux établissements sont engagés dans l'implantation de ce qu'on appelle les « pratiques exemplaires » : le Centre universitaire et régional de la Montérégie (Hôpital Charles-Lemoyne) et le Centre universitaire de santé McGill. Ces pratiques exemplaires prendront tout leur sens dans le contexte québécois de la qualité des soins et de la gestion des risques. En effet, la *Loi sur les services de santé et les services sociaux* comporte des dispositions pour protéger le droit de la personne soignée d'être informée et son droit de connaître les différentes options qui s'offrent à elle (L.R.Q., c. S-4.2, art. 8, 183.2, 233.1, 235.1 et 431).

En matière de consentement éclairé, la personne a le droit de connaître les risques et les conséquences d'un traitement avant de l'accepter ; elle a aussi le droit d'être informée de tout accident survenu au cours de son séjour dans l'établissement de soins et des mesures prises pour en prévenir la répétition. Par conséquent, l'infirmière qui doute de ses connaissances, de ses compétences ou de son habileté dans un domaine donné devrait y remédier. Chaque établissement de soins a un formulaire de déclaration d'accident ou d'incident ; sur le plan juridique, ce formulaire doit être rempli soit par la personne qui a causé l'événement, soit par une personne qui constate l'événement. Le *Code de déontologie des infirmières et infirmiers* stipule à cet effet que l'infirmière « doit dénoncer tout incident ou accident qui résulte de son intervention ou de son omission » et doit sans délai prendre les moyens pour corriger la situation (L.R.Q., c. I-8, r. 4.1, art. 12). Nous verrons plus en détail cette responsabilité de l'infirmière dans la section « Rapport d'accident ou d'incident et autres rapports administratifs ». Nous ne saurions trop souligner qu'une bonne connaissance des normes de pratique permet à l'infirmière de prodiguer des soins de qualité.

Obligations et responsabilités de l'infirmière

Compte tenu de la nature de ses activités, l'infirmière doit être sensibilisée à la protection et au respect des droits de la personne. La *Charte canadienne des droits et libertés* (L.R.C., 1985, app. II, n° 44, annexe B, partie I) et la *Charte des droits et libertés de la personne* du Québec (L.R.Q., c. C-12) ont consacré les droits fondamentaux, tels que le droit à l'inviolabilité, à l'autonomie, à la vie privée, au secret professionnel, à l'égalité et à la non-discrimination. Le *Code civil du Québec* (L.Q., 1991, c. 64) intègre des dispositions similaires, et les lois ne manquent pas en la matière. Ainsi, la *Loi sur les services de santé et les services sociaux* régit le milieu de la santé : le droit de tout individu de recevoir des soins, l'obtention du consentement, les conditions de pratique en établissement, la tenue du dossier d'une personne soignée, l'accès à l'information, etc. La *Loi sur la protection de la jeunesse* (L.R.Q., c. P-34.1) oblige le professionnel de la santé à signaler les mauvais traitements infligés à un mineur lorsque la sécurité de ce dernier est menacée, et ce, en dépit du secret professionnel. D'autres lois, encore, font état des droits de la personne, entre autres les suivantes :

- *Loi sur l'accès aux documents des organismes publics et sur la protection des renseignements personnels* (L.R.Q., c. A-2.1)
- *Loi sur la protection de la santé publique* (L.R.Q., c. P-35)
- *Loi sur la santé et la sécurité du travail* (L.R.Q., c. S-2.1)
- *Loi sur la protection des personnes dont l'état mental présente un danger pour elles-mêmes ou pour autrui* (L.R.Q., c. P-38.001)
- *Loi sur le curateur public* (L.R.Q., c. C-81)

Toutes ces lois concernent d'une manière ou d'une autre les activités professionnelles de l'infirmière, et celle-ci a l'obligation de se conformer à leurs dispositions. Une **obligation légale** (ou **obligation juridique**) est un lien de droit en vertu duquel une personne peut être contrainte de donner, de faire ou de ne pas faire. Ainsi, l'infirmière qui ferait preuve de discrimination, en raison de la race ou de la religion, envers une personne qu'elle soigne pourrait avoir à répondre de son comportement devant son ordre professionnel pour ne pas avoir respecté son obligation, comme il est mentionné dans le *Code de déontologie des infirmières et infirmiers* (L.R.Q., c. I-8, r. 4.1, art. 2), mais elle pourrait aussi avoir à répondre devant d'autres instances, par exemple pour ne pas avoir respecté la *Charte des droits et libertés de la personne* (L.R.Q., c. C-12, art. 10).

Recours de la personne soignée

En santé, tant au Québec que dans le reste du Canada, une plainte n'implique habituellement pas de poursuite dès le départ (Keatings et Smith, 2000). D'autres avenues sont possibles. Ainsi, un individu peut porter plainte à l'OIIQ en vertu du *Code des professions* (L.R.Q., c. C-26, art. 126 et suivants) ou au commissaire local à la qualité des services (personne qui traite les plaintes des usagers) en vertu de la *Loi sur les services de santé et les services sociaux* (L.R.Q., c. S-4.2, art. 29, 30, 34, 39 et 60) ou encore de la *Loi sur le protecteur des usagers en matière de santé et de services sociaux* (L.R.Q., c. P-31.1, art. 8 et suivants). Toutefois, si le but de la plainte n'est pas simplement de faire corriger la situation ou d'établir les correctifs destinés à empêcher la répétition de cette situation, mais plutôt de demander un dédommagement pour des préjudices subis, il pourrait y avoir une poursuite au civil. Prenons un exemple semblable à celui donné au début du chapitre. Dans un établissement de soins, une infirmière administre à Mme Julien un médicament qui lui est bel et bien destiné, mais sans en respecter la posologie. La personne commence à faire de l'hypotension. Il s'ensuit une chute, provoquée par l'hypotension, et Mme Julien se brise la hanche. Cette infirmière peut faire l'objet de diverses plaintes : par exemple, Mme Julien peut porter plainte à l'OIIQ pour l'erreur de posologie, elle peut porter plainte au commissaire local à la qualité des services en raison de son insatisfaction des soins reçus et elle peut, en plus, intenter une poursuite au civil dans le but d'obtenir une indemnisation pour le dommage subi.

Responsabilité civile de l'infirmière

Selon le *Code de déontologie des infirmières et infirmiers* (L.R.Q., c. I-8, r. 4.1, art. 9), l'infirmière a la responsabilité pleine et entière des décisions qu'elle prend et des actes qu'elle effectue dans l'exercice de ses fonctions. Bien sûr, sa responsabilité civile est encadrée par le régime général du droit civil qui touche tout le monde, mais cette responsabilité va au-delà de celle du simple citoyen. En effet, le contexte dans lequel l'infirmière accomplit des actes professionnels, la nature de l'obligation et la gravité des conséquences subies par la personne soignée font partie de l'appréciation portée sur son comportement et établie par rapport à ce qu'aurait fait une infirmière prudente et diligente dans des circonstances semblables.

Les fondements de la **responsabilité civile** (Baudoin et Deslauriers, 2003) se trouvent dans le *Code civil* du *Québec* (L.Q., 1991, c. 64, art. 1457). Pour bien comprendre l'application de l'article en question, il faut considérer les quatre éléments suivants : capacité de discernement, dommage, faute et causalité.

La *capacité de discernement* est l'aptitude mentale qui permet à un individu de prévoir et d'évaluer les conséquences et la portée de ses actes. Le *dommage* est l'élément essentiel d'une poursuite entreprise en vue d'obtenir une compensation financière. En fait, s'il n'y a pas de dommage, il ne peut pas y avoir de poursuite. Le dommage doit être certain ; il ne peut pas être simplement probable, sauf s'il est démontré qu'il se produira bel et bien dans l'avenir. Le dommage est soit matériel, soit moral. Toute somme réclamée doit être justifiée, car les tribunaux visent à compenser les dommages causés. La *faute* est l'élément déterminant de la responsabilité. Ainsi, dans l'exemple de Mme Julien donné précédemment, il faut pouvoir démontrer que le comportement de l'infirmière a été fautif. Au cours de son travail, une infirmière est tenue à l'obligation de moyens, non à l'obligation de résultats : en effet, la réaction de chaque individu est imprévisible et personne ne peut garantir la santé à qui que ce soit. C'est l'appréciation du comportement par rapport à l'appréciation des soins donnés qui permettra de déterminer s'il y a eu une faute, s'il y a eu un manquement à une obligation professionnelle précisée dans les lois et règlements et selon les normes de soins. La *causalité* est le lien de cause à effet entre la faute et le dommage. Pour que le lien de causalité soit établi, il faut démontrer au tribunal que le dommage subi est la conséquence directe du comportement reproché (*Bérubé c. Hôtel-Dieu de Lévis,* 2003). En d'autres mots, il faut démontrer que, si la faute n'avait pas été commise, aucun préjudice n'aurait été causé. S'il est démontré que le dommage allégué n'est pas la conséquence d'un comportement, mais plutôt le résultat fortuit d'une cause sans lien avec l'acte accompli, la personne poursuivie peut être disculpée. Reprenons notre exemple avec Mme Julien en le modifiant quelque peu. L'infirmière administre à Mme Julien un médicament qui lui est destiné, mais sans en respecter la posologie. Quelques minutes plus tard, Mme Julien subit une rupture d'anévrisme (sans lien avec le médicament) qui la fait tomber et se briser la hanche. Si la chute a vraiment été causée par la rupture d'anévrisme, l'infirmière pourrait ne pas être tenue responsable du dommage lié à la fracture de la hanche. Cependant, l'infirmière pourrait être tenue responsable par son ordre professionnel de l'erreur de posologie.

Témoignage de l'infirmière

Par ailleurs, en plus d'avoir à répondre de ses actes, l'infirmière peut aussi être appelée à témoigner dans une poursuite dont elle ne fait pas directement l'objet. En effet, elle peut avoir fait partie d'une équipe soignante qui a prodigué des soins à la partie demanderesse. Dans ce cas, l'avocat de son employeur lui offrira soutien et conseils tout au long du processus judiciaire.

L'infirmière peut également être appelée à la barre à titre de témoin expert. Un **témoin expert** est une personne qui possède une formation avancée, une expérience ou des compétences dans un domaine particulier et qui est autorisée par un tribunal à offrir son opinion sur certains sujets. Dans le cas d'une infirmière, son expertise relève de sa profession. On fait généralement appel à une infirmière comme témoin expert pour aider le juge ou les membres du jury à comprendre l'étendue du dommage subi par une personne ou à bien saisir les normes de soins.

Responsabilités de l'étudiante infirmière

L'étudiante infirmière peut exercer sa future profession dans un établissement de santé (comme stagiaire) en vertu d'un contrat d'affiliation approuvé par le ministère de la Santé et des Services sociaux et par le ministère de l'Éducation ; les soins prodigués et les personnes soignées demeurent cependant sous la responsabilité de l'infirmière. Quant à la professeure, elle a la responsabilité d'encadrer et de superviser l'étudiante, d'être disponible pour elle et de faire le suivi de son travail d'infirmière. Prenons l'exemple d'une étudiante infirmière qui remplit son rapport à la fin de sa journée. Elle signale qu'elle n'a pas eu le temps de faire une transfusion prescrite pour le début de son quart de travail. Il s'agit d'une situation inacceptable : (1) l'étudiante aurait dû le mentionner à sa professeure ou à l'infirmière soignante dès l'heure prescrite pour la transfusion ; (2) la professeure aurait alors dû faire le suivi auprès de l'infirmière soignante ; (3) celle-ci aurait alors dû vérifier le dossier et faire elle-même la transfusion, s'il y avait lieu. Dans l'éventualité d'une poursuite pour dommage causé par le retard de la transfusion, l'étudiante, la professeure et l'infirmière soignante auraient toutes trois à répondre de leurs actes. La jurisprudence comprend plusieurs décisions dans ce sens. Voici deux exemples : une étudiante infirmière a été reconnue négligente, alors que la professeure et l'infirmière soignante ont manqué de vigilance et de supervision (*Mainville c. Cité de la santé de Laval, M.L. et A.E.* (1998) ; une autre étudiante infirmière a fait une injection dans le nerf sciatique d'une personne et a aussi été reconnue coupable de négligence (*Roberts c. Cape Breton Regional Hospital* (1998). Étudiante infirmière, professeure ou infirmière soignante doivent garder à l'esprit qu'elles sont personnellement et civilement responsables des actes qu'elles accomplissent et qu'elles doivent, en conséquence, s'assurer qu'elles prodiguent des soins avec compétence et diligence.

Par ailleurs, le *Code de déontologie des infirmières et infirmiers* (L.R.Q., c. I-8, r. 4.1, art. 17, 18 et 42) stipule que l'infirmière doit agir avec compétence et qu'elle doit tenir compte des limites de ses habiletés et de ses connaissances, qu'elle doit prendre des moyens raisonnables pour assurer la sécurité des personnes qu'elle soigne et qu'elle ne doit pas faire preuve de négligence. Ces dispositions s'appliquent aussi à l'étudiante infirmière. Pour assumer ses responsabilités envers les personnes qu'elle soigne et pour réduire le risque de plainte ou de poursuite, l'étudiante infirmière qui effectue un stage en établissement de soins devrait prendre les précautions suivantes :

- S'assurer qu'elle a les connaissances suffisantes et qu'elle est adéquatement préparée pour s'occuper des personnes auxquelles elle est affectée.
- S'informer, vérifier ses connaissances et faire le suivi des soins qu'elle donne auprès de sa professeure et de l'infirmière soignante.
- Demander d'être aidée ou supervisée quand elle se sent insuffisamment formée ou quand elle a le moindre doute sur ses compétences.
- Se conformer aux normes de pratique et à la politique de l'établissement dans lequel elle acquiert son expérience clinique.
- Se conformer aux lois professionnelles.

Il est important de souligner le cas de l'étudiante infirmière qui travaille pendant ses études comme infirmière auxiliaire ou préposée aux bénéficiaires : légalement, cette étudiante n'a pas le droit de poser des actes infirmiers. En d'autres mots, elle n'a pas accès aux activités réservées à l'infirmière, même si elle a suivi des cours et appris comment faire ces activités (par exemple, administrer une injection). Si elle le fait, elle s'expose à une plainte pour exercice illégal de la profession (L.R.Q., c. I-8, art. 41 ; L.R.Q., c. C-26, art. 188).

Erreur et faute professionnelle

Une plainte peut être liée à plusieurs genres d'erreurs ou de fautes professionnelles. En voici quelques exemples.

- **Erreurs d'évaluation**
  - Ne pas recueillir ni consigner adéquatement les renseignements sur la personne soignée.
  - Ne pas reconnaître l'importance de certaines informations (par exemple, mise à jour du plan de soins et de traitements infirmiers ou de la fiche des médicaments administrés, résultats de laboratoire, signes vitaux) ou ne pas faire le suivi nécessaire.
  - Faire une évaluation sans avoir les connaissances requises.
- **Erreurs de planification**
  - Ne pas consigner au dossier les problèmes décelés chez la personne.
  - Dans le plan de soins et de traitements infirmiers, ne pas utiliser un langage compréhensible par les autres membres du personnel soignant.
  - Ne pas assurer la continuité des soins selon le plan de soins et de traitements.
  - Ne pas donner à la personne soignée ou à sa famille des directives claires et compréhensibles au sujet du congé de l'établissement de santé.
  - Ne pas faire un rapport interservice adéquat.
  - Ne pas informer le médecin ou l'équipe interdisciplinaire de certaines informations.
  - Ne pas assurer la sécurité de la personne.
- **Erreurs d'intervention**
  - Mal interpréter ou mal exécuter les ordonnances médicales.
  - Effectuer incorrectement un acte infirmier.
  - Dans le cas où le médecin ne répond pas à un premier appel, ne pas chercher à entrer en contact de nouveau avec lui ni prévenir l'infirmière responsable ou toute autre personne responsable si le médecin n'est pas disponible.
  - Ne pas prendre la pression artérielle et le pouls de la personne lorsque cela est justifié.
  - Ne pas prêter attention à l'effet que les médicaments, les soins ou les traitements ont sur la personne.
  - Ne pas vérifier le pansement d'une personne qui vient de subir une chirurgie abdominale.
  - Ne pas exercer une surveillance appropriée à l'état de la personne
  - Faire preuve d'un mauvais jugement clinique.
  - Ne pas avoir des connaissances en accord avec les données actuelles de la science.

L'affaire *Downey contre Rothwell* (Alberta, 1974) est une bonne illustration de ce qui peut constituer une faute professionnelle en rapport avec le devoir de diligence qui incombe à l'infirmière. Mme Downey, la partie demanderesse, était âgée de 35 ans et avait des antécédents de crises tonicocloniques (grand mal). Elle avait depuis longtemps cessé de prendre le phénobarbital (anticonvulsivant) qui lui était prescrit. Elle se trouvait dans une clinique et s'était blessée gravement en tombant en bas d'une table d'examen alors qu'elle était sous la responsabilité d'une infirmière. Celle-ci avait 40 ans d'expérience et travaillait dans cette clinique depuis 22 ans. Mme Downey avait informé l'infirmière qu'elle ressentait les signes avant-coureurs d'une crise, et l'infirmière était restée dans la pièce environ une demi-heure. Puis, comme rien ne s'était produit, l'infirmière était sortie de la pièce chercher le dossier de Mme Downey, laissant cette dernière seule. Pendant l'absence de l'infirmière, Mme Downey avait subi une crise grave et s'était fracturé le bras en tombant sur le sol. L'infirmière aurait dû tenir compte des signes avant-coureurs dont Mme Downey lui avait fait part et elle aurait dû assurer la sécurité de cette dernière en restant auprès d'elle.

Soulignons trois éléments importants de cette affaire : l'engagement de l'infirmière à prodiguer des soins ; le lien de confiance entre la personne et l'infirmière ; le fait de ne pas avoir tenu compte d'un risque prévisible. Le juge a conclu que le comportement de l'infirmière se situait en deçà de la norme reconnue à l'époque pour une infirmière. L'opinion d'une professeure en soins infirmiers, appelée à titre de témoin expert, était en accord avec toute la littérature médicale consultée : dans une telle situation, l'infirmière aurait dû rester auprès de Mme Downey. L'infirmière a été reconnue coupable d'une faute professionnelle et, pour cette négligence, ses employeurs ont été déclarés responsables du fait d'autrui. En matière de faute professionnelle au Québec, plusieurs causes ont montré l'importance d'une évaluation appropriée et d'une surveillance adéquate ; d'autres causes mettent en évidence le fait de ne pas avoir appelé un médecin et la mise en œuvre incorrecte d'un procédé. L'infirmière n'a pas agi de manière prudente et diligente, comme aurait dû le faire toute infirmière dans les mêmes circonstances, et la jurisprudence abonde dans le même sens : *Camden-Bourgault c. Brochu* (1996) ; *Lacombe c. Hôpital Maisonneuve-Rosemont* (2004) ; *Hôtel-Dieu d'Amos c. Gravel* (1989).

Par ailleurs, il convient de souligner les nombreuses causes dans lesquelles l'infirmière ou le personnel infirmier ont été reconnus non coupables pour avoir agi avec prudence et diligence, et pour avoir respecté les règles de l'art (par exemple, *Bordeleau c. Solonyna*, 2003 ; *Laviolette c. Centre hospitalier Hôtel-Dieu de Saint-Jérôme*, 2003).

NOTES AU DOSSIER ET RESPONSABILITÉ CIVILE

Le tribunal reconnaît que le dossier peut constituer un élément de preuve à l'occasion d'une poursuite (*Ares c. Venner,* 1970). Par conséquent, la qualité et la justesse des notes que l'infirmière y consigne sont essentielles. Ces notes sont le reflet des soins et des services que la personne reçoit ; elles doivent donc être le plus fidèles possible à la réalité. La notation au dossier de ses observations est une obligation légale pour le professionnel de la santé. On trouve cette obligation dans le *Règlement sur l'organisation et l'administration des établissements* (*Décret 1320-84,* 1984) de la *Loi sur les services de santé et les services sociaux* (L.R.Q., c. S-4.2) ainsi que dans les normes de l'OIIQ (2004). Un dossier sans notes ou comportant des notes incomplètes est le signe soit d'un manque de surveillance, soit d'un manque d'évaluation de la part de l'infirmière. Un dossier de santé incomplet peut semer le doute sur la compétence et les connaissances de l'infirmière : au moment de recevoir l'avis d'une plainte ou de témoigner devant le tribunal, l'infirmière aura de la difficulté à bien se rappeler les événements ou même à paraître crédible. Un dossier mal tenu peut être révélateur du style de pratique de l'infirmière qui y consigne les renseignements : l'infirmière fait preuve de négligence, elle expédie son travail, elle ne maintient pas ses connaissances à jour, elle communique mal ou insuffisamment ses observations, etc. Au contraire, les notes consignées au dossier doivent plutôt démontrer le respect des normes de soins, la justesse des connaissances, le jugement clinique, le sens de la planification dans les interventions, l'écoute de la personne soignée et l'observation des besoins de cette dernière. Au bout du compte, ces notes doivent démontrer que l'infirmière remplit ses obligations en matière d'évaluation, de soins, de traitements, de sécurité, de surveillance, de suivi et de résultats.

Le dossier est un document qui a une portée légale ; comme nous l'avons mentionné, il peut servir de preuve devant les tribunaux (*Hôtel-Dieu d'Amos c. Gravel,* 1989). Par ailleurs, il sert à assurer la continuité des soins en permettant la communication entre professionnels, et à soutenir la recherche ainsi que l'enseignement. Par conséquent, l'infirmière doit consigner de manière complète et exacte les soins qu'elle prodigue. Le défaut de tenir adéquatement un dossier peut constituer une négligence professionnelle et faire l'objet d'une responsabilité civile délictuelle ou disciplinaire. Pour en apprendre davantage sur la tenue des dossiers, voir le chapitre 20.

CONTRAT DE TRAVAIL, RESPONSABILITÉ ET ASSURANCE RESPONSABILITÉ

Qu'elle travaille à son compte ou qu'elle occupe un emploi, l'infirmière est liée par un contrat de travail, c'est-à-dire une « entente qui intervient entre deux ou plusieurs personnes et qui crée une obligation de faire ou de ne pas faire certaines choses précises » (Black, 1979, p. 291). Un contrat doit respecter les conditions suivantes (Parisi, 1999) :

- Il doit avoir une fin légitime.
- Chacune des parties doit être apte à signer le contrat et en comprendre les termes.
- Chacune des parties doit bien comprendre les obligations stipulées.
- Chacune des parties doit avoir des obligations à remplir et des avantages à retirer.
- Un contrat de travail doit, à tout le moins, respecter les exigences des lois, des codes et des règlements en vigueur.

Un contrat de travail peut être verbal, écrit ou implicite. Si aucun syndicat n'entre en jeu, l'infirmière et l'employeur peuvent négocier un contrat de travail individuel, dans lequel on précise les droits et les obligations de chaque partie.

Au Québec, peu importe la nature du contrat de travail, l'infirmière doit contracter une **assurance responsabilité** (ou **assurance responsabilité civile professionnelle**) pour pouvoir exercer ; cette assurance la protège contre les fautes ou les négligences professionnelles qu'elle pourrait commettre. Il s'agit d'une assurance renouvelable annuellement. Le renouvellement se fait au 31 mars, en même temps que celui de l'inscription au tableau de l'OIIQ (L.R.Q., c. I-8, r. 3). Il est important de souligner que l'assurance responsabilité ne couvre ni les actes criminels ni les actes de négligence grave que l'infirmière pourrait commettre à l'encontre d'une personne qu'elle soigne.

L'infirmière qui exerce dans le secteur privé signe habituellement un contrat avec une personne qu'elle soigne ou avec une entreprise, contrat en vertu duquel elle accepte de fournir des services professionnels en échange d'un tarif convenu (L.R.Q., c. I-8, r. 4.1, art. 52 et suivants). Dans un établissement où les infirmières sont syndiquées, les conditions du contrat de travail sont régies par la convention collective intervenue entre le syndicat et l'employeur.

Un contrat de travail verbal peut poser un problème en raison de l'incapacité de prouver les termes négociés. Il est recommandé à l'infirmière qui conclut une entente verbale de mettre par écrit au moins les conditions suivantes : durée du contrat, période de probation, congés payés, préavis de cessation d'emploi et description des tâches. Le lien d'emploi est régi à plusieurs niveaux : par le *Code du travail* du Québec (par le *Code canadien du travail* dans les autres provinces et territoires), par les normes de l'industrie, par les normes d'agrément, par les lois sur les droits de la personne, par la politique et les directives de l'établissement, par le contrat de travail et par la convention collective (s'il y a lieu).

La **relation contractuelle** varie selon l'environnement professionnel. Une infirmière qui travaille à son propre compte a une relation contractuelle de nature indépendante avec la personne qui retient ses services. L'infirmière à l'emploi d'un établissement de santé travaille dans le contexte d'une relation employeur-employé : elle représente l'établissement et agit en son nom ; par conséquent, elle doit en respecter la politique et les directives. Quand un employé commet une faute professionnelle, son employeur en est normalement tenu responsable sur le plan juridique en vertu d'une doctrine appelée **responsabilité du fait d'autrui**. Les fondements juridiques de cette responsabilité se trouvent dans le *Code civil du Québec* (L.Q., 1991, c. 64, art. 1463). En vertu de la loi, l'employeur est responsable des actes accomplis par ses employés dans l'exercice de leurs fonctions, et ce, sans qu'il y ait faute de sa part. Bien sûr, la faute de l'employé doit être prouvée pour que l'employeur en soit responsable. Il faut aussi savoir que l'employeur a le pouvoir de donner à ses employés des directives sur la façon d'exécuter le travail ; il a un pouvoir d'autorité et de surveillance. C'est ce lien de « subordination juridique » qui justifie la responsabilité du fait causé par autrui (L.R.Q., c. I-8, r. 4.1 ; Baudoin et Deslauriers, 2003 ; Ménard et Martin, 1992). Soulignons que la responsabilité du fait d'autrui incluse dans le lien d'emploi ne dégage pas l'infirmière de ses responsabilités et obligations professionnelles. Ainsi, selon le *Code de déontologie des infirmières et infirmiers* (L.R.Q., c. I-8, r. 4.1, art. 9), en pratique privée, l'infirmière ne pourrait pas faire insérer une clause dans son contrat de service visant à exclure toute responsabilité de sa part.

Dans l'affaire *Joseph Brant Memorial Hospital c. Koziol* (1979), une personne hospitalisée est morte après avoir aspiré un corps étranger au cours d'une chirurgie au dos. L'infirmière n'avait pas soulevé la personne afin de lui permettre de tousser ou de respirer profondément, et le dossier de santé ne comportait aucune mention de soins à cet effet. On a déterminé que les soins infirmiers avaient été en deçà des normes établies et que l'hôpital était responsable du fait d'autrui. Rappelons que la responsabilité du fait d'autrui ne dégage pas l'infirmière de toute responsabilité individuelle ; en effet, cette responsabilité n'a pas préséance lorsque les gestes accomplis par l'employé sont extraordinairement inappropriés par rapport aux gestes attendus ou prévus par l'employeur. Par exemple, si une infirmière frappe au visage une personne qu'elle soigne, l'employeur peut décliner toute responsabilité en invoquant le motif que ce comportement dépasse les limites du comportement normalement attendu d'une infirmière. Un acte criminel (par exemple, voler des tranquillisants à une personne qu'on soigne) est aussi considéré comme un comportement extraordinairement inapproprié. Par ailleurs, l'omission d'un acte peut également engager la responsabilité pour motif de négligence : par exemple, une infirmière n'intervient pas en apercevant une autre infirmière en train d'agresser une personne hospitalisée.

L'infirmière salariée a des obligations envers son employeur, les personnes qu'elle soigne et les autres membres du personnel. Les soins qu'elle prodigue doivent se situer dans les limites de ses compétences et selon les termes prévus à son contrat de travail. L'infirmière ne doit donc pas s'engager à faire des tâches pour lesquelles elle n'a pas les compétences.

L'infirmière est tenue de respecter les droits et les responsabilités des autres professionnels de la santé avec lesquels elle travaille. Par exemple, même si l'infirmière a la responsabilité d'expliquer les interventions infirmières à une personne qu'elle soigne, elle n'est pas autorisée à lui commenter les interventions médicales d'une manière susceptible de semer le doute ou la confusion ou de porter préjudice au médecin. En retour, l'infirmière est en droit de s'attendre à une conduite raisonnable et prudente de la part des autres professionnels de la santé avec qui elle travaille.

RELATIONS DE TRAVAIL

Une étude faite par l'OIIQ (2000) montre que les principaux secteurs d'emploi au Québec sont le réseau de la santé et des services sociaux, l'éducation et le secteur privé. Le principal employeur des infirmières au Québec est donc l'État, puisque les deux tiers des infirmières travaillent pour le gouvernement. Toutes ces infirmières sont syndiquées. La **négociation collective** est un processus décisionnel organisé que les représentants de l'employeur et les représentants du syndicat (par exemple, Fédération des infirmières et infirmiers du Québec) utilisent pour négocier les salaires et les conditions de travail, notamment les heures de travail, l'environnement de travail et les avantages sociaux (vacances, congés de maladie, congés pour raisons personnelles, etc.). Sur le plan juridique, c'est par une entente écrite (convention collective de travail) que l'employeur et les employés s'engagent à respecter les conditions d'emploi. La négociation collective est bien plus que la simple négociation du salaire et des heures de travail ; c'est un processus continu par lequel on peut régler de façon ordonnée et démocratique les problèmes au quotidien. Un **grief** est une plainte (faite par un employé, un syndicat ou un employeur) au sujet d'un conflit, d'un différend, d'une controverse ou d'un désaccord en rapport avec les conditions d'emploi. Pour régler ce genre de problème, on a recours à la procédure de règlement des griefs, dont la marche à suivre est précisée dans la convention collective.

Au Canada, les lois qui régissent le travail varient selon la province ou le territoire ; l'infirmière qui décide de pratiquer dans un autre endroit doit donc se renseigner sur les différences qui ont trait à l'exercice de sa profession.

En acceptant un emploi, l'infirmière conclut une entente avec un employeur. Elle s'engage à être présente et à accomplir ses tâches professionnelles de manière compétente et dans le respect de la politique et des directives de l'établissement. En retour, l'employeur s'engage non seulement à rémunérer l'infirmière pour ses services professionnels, mais aussi à lui fournir un environnement et un matériel qui lui permettront d'accomplir ses tâches de façon compétente et sécuritaire. La convention collective ainsi que la politique et les directives de l'établissement de santé font partie intégrante des conditions de l'entente (contrat) que l'infirmière doit respecter.

Autres aspects juridiques de la pratique infirmière

CONFIDENTIALITÉ

Le respect du principe de confidentialité est une obligation professionnelle capitale dans la relation infirmière-personne soignée. Ce principe implique pour l'infirmière des obligations morales et des obligations légales. Dans la mesure du possible, l'infirmière doit respecter le principe de confidentialité, sauf si cela peut causer un tort à la personne soignée ou à d'autres individus, ou si la loi exige la divulgation de certains renseignements (par exemple, soupçons de mauvais traitements infligés à un mineur, maladie infectieuse à déclaration obligatoire, obligation d'informer la Commission de la santé et de la sécurité du travail [CSST] ou ordonnance d'un tribunal).

Le *Code des professions* (L.R.Q., c. C-26, art. 31 à 36) prévoit des sanctions pour le professionnel qui enfreint le principe de confidentialité. Le *Code de déontologie des infirmières et infir-*

miers (L.R.Q., c. I-8, r. 4.1, art. 31 à 36) comporte des dispositions pour préserver le secret des renseignements de nature confidentielle. L'une de ces dispositions oblige le professionnel de la santé à ne pas révéler qu'une personne a fait appel à ses services ; une autre disposition l'oblige à prendre les moyens raisonnables pour que les personnes qui travaillent sous son autorité, sous sa supervision ou qui sont à son emploi ne divulguent pas de renseignements confidentiels. Ainsi, l'infirmière ne doit pas utiliser des renseignements relatifs à une personne soignée au préjudice de cette dernière ; elle doit s'assurer que la personne qu'elle soigne est au courant de l'utilisation possible de ses propos confidentiels ; enfin, elle doit éviter de commettre des indiscrétions sur les personnes qu'elle soigne. Du point de vue juridique, la divulgation de renseignements fournis par la personne soignée est considérée comme une faute professionnelle et peut, à ce titre, entraîner l'application d'une mesure disciplinaire pour atteinte à la vie privée ou non-respect du secret professionnel, selon le cas.

CONSENTEMENT ÉCLAIRÉ

Le **consentement éclairé** est l'autorisation que donne une personne pour accepter un traitement ou une intervention. Toute personne a le droit de prendre des décisions en ce qui concerne les soins qui lui sont prodigués ; en conséquence, elle a le droit d'obtenir toute l'information qui lui est nécessaire pour le faire. L'obtention du consentement éclairé n'est pas un événement discret ; il s'agit plutôt d'un processus continu qui se déroule dans le contexte de la relation qui unit le professionnel de la santé et la personne. Pour donner ou refuser son consentement de façon valide, la personne doit comprendre librement et sans contrainte la nécessité du traitement ou de l'intervention en jeu.

L'inviolabilité de la personne est un droit reconnu par la *Charte des droits et libertés de la personne* et par la *Charte canadienne des droits et libertés*. L'obtention du consentement éclairé s'avère un moyen de protéger l'autonomie et l'intégrité de l'individu. Les fondements juridiques de l'obligation d'obtenir le consentement aux soins se trouve dans le *Code civil du Québec* (L.Q., 1991, c. 64, art. 10 et 11) ; le *Code de déontologie des infirmières et infirmiers* en traite également. Une atteinte à l'intégrité de la personne peut constituer une voie de fait ou une tentative de voie de fait. Toutefois, la loi prévoit des exceptions, comme les situations d'urgence, les maladies à traitement obligatoire et la garde en établissement.

Le consentement peut être explicite ou implicite. Le **consentement explicite** est l'acceptation que la personne donne clairement (verbalement ou par écrit) au sujet de traitements ou d'interventions. Au Québec, en vertu de l'article 24 du *Règlement sur l'organisation et l'administration des établissements,* la personne admise dans un établissement de santé doit signer un consentement général aux soins hospitaliers, en plus d'un consentement propre à certains procédés effractifs (par exemple, angiographie, coronographie, don d'organe et expérimentation), aux traitements qui demandent une anesthésie générale et aux chirurgies. Les établissements de santé utilisent à cette fin un formulaire de consentement qui fournit à la personne des renseignements supplémentaires sur le sujet. Toutefois, la transmission de ce formulaire ne remplace en aucun cas l'obligation d'informer verbalement la personne des actes que le professionnel de la santé va effectuer à son égard (Lesage-Jarjoura et Philips-Nootens, 2001). L'infirmière doit consigner la réaction de la personne soignée à la communication de ces renseignements.

On parle de **consentement implicite** quand le comportement non verbal de la personne indique qu'elle accepte le traitement ou l'intervention. En voici quelques exemples :

- En situation d'urgence, quand la personne ne peut pas donner son consentement.
- Au cours d'une intervention chirurgicale, quand d'autres procédés deviennent nécessaires dans le cadre de l'intervention chirurgicale à laquelle la personne a déjà consenti.
- Lorsqu'une personne poursuit sa participation à un traitement sans retirer son consentement initial.

L'obtention du consentement aux soins médicaux et aux soins infirmiers est une obligation légale. L'administration d'un traitement à une personne sans son consentement ou après un refus de sa part constitue une **voie de fait**, tandis que le traitement d'une personne qu'on n'a pas suffisamment informée constitue une **négligence** (Parisi, 1999). Le consentement ne doit pas être obtenu sous la contrainte, ce qui implique que la personne ne doit pas se sentir contrainte à donner ce consentement. Par exemple, une personne qui le donne de crainte d'être désapprouvée par le professionnel de la santé ne le fait pas de son plein gré.

L'obtention du consentement à un traitement *médical* ou *chirurgical* particulier relève du médecin. Dans certains établissements, cette responsabilité est déléguée à l'infirmière ; bien qu'aucune loi n'interdise à l'infirmière de participer au processus d'information (c'est-à-dire expliquer à la personne ce que le médecin fera pendant l'intervention), la délégation n'est pas une pratique souhaitable en la matière. En effet, l'infirmière n'accomplit pas d'actes médicaux proprement dits et elle n'a pas les connaissances médicales du médecin traitant. C'est la responsabilité du médecin d'obtenir le consentement à des soins médicaux. Par ailleurs, il n'incombe pas à l'infirmière de combler les lacunes du dialogue entre le médecin et la personne, mais elle doit s'assurer que cette dernière a toute l'information nécessaire et prévenir le médecin dans le cas contraire (Sneiderman, Irvine et Osborne, 1995, p. 164). L'infirmière a fréquemment la responsabilité d'agir à titre de témoin à la signature du consentement éclairé avant une intervention médicale : idéalement, elle devrait assister à l'échange qui a lieu entre le médecin et la personne, ce qui n'est pas toujours chose possible dans la pratique ; elle doit néanmoins vérifier si la personne comprend vraiment les raisons de l'intervention et informer le médecin si ce n'est pas le cas.

L'obtention du consentement à des *interventions infirmières* relève de l'infirmière. Le *Code de déontologie des infirmières et infirmiers* (L.R.Q., c. I-8, r. 4.1, art. 40 et 41) oblige d'ailleurs l'infirmière à fournir à la personne toutes les informations et les explications nécessaires à la compréhension des soins et des traitements qu'elle prodigue. L'infirmière doit donc obtenir un consentement libre et éclairé de la personne en lui fournissant toutes les informations requises. Cette disposition s'applique en particulier à l'infirmière en pratique privée et à l'infirmière qui applique un procédé de pratique avancée. Elle peut aussi s'appliquer à l'infirmière qui prodigue des soins directs (par exemple, insertion d'une sonde nasogastrique ou installation d'une perfusion intraveineuse). Il peut parfois être difficile de déterminer la nature et l'étendue des renseignements que la personne souhaite obtenir ou dont elle a besoin pour prendre une décision éclairée. Quoi qu'il en soit, les principaux éléments d'information à fournir sont les suivants :

- But du traitement.
- Ce que la personne peut s'attendre à éprouver.
- Résultats escomptés du traitement.
- Risques ou résultats négatifs potentiels.
- Avantages et désavantages des autres options de traitement (y compris l'absence de traitement) ; effets et risques de ces autres options.

Pour s'assurer que l'information est bien comprise, l'infirmière doit pallier les barrières linguistiques : il faut lire le formulaire de consentement à une personne qui ne sait pas lire ; il faut recourir aux services d'un interprète si la personne ne maîtrise pas bien la langue du médecin.

Même si la personne a consenti aux soins généraux à son admission dans l'établissement de santé, elle peut en tout temps retirer son consentement : les exigences et les conditions qui se rapportent au consentement éclairé s'appliquent aussi. Dans le cas du consentement éclairé, l'infirmière doit consigner au dossier les informations transmises à la personne et le degré de compréhension de cette dernière. Dans le cas d'un refus des soins (ou retrait du consentement), l'infirmière doit consigner au dossier les motifs de la personne, ses propres observations et les interventions déjà faites en vertu du consentement initial ; elle doit également demander à la personne de signer le formulaire de refus, mais elle ne peut l'y contraindre.

Toute personne ayant la capacité de décision est censée être en mesure de décider au sujet de sa santé. Au Québec, on reconnaît qu'à partir de 14 ans, la personne a la capacité de décider et la capacité de donner un consentement aux soins (L.Q., 1991, c. 64, art. 14 et suivants). Dans les autres provinces et territoires, cet âge peut varier. Il faut garder à l'esprit que la capacité de décision d'une personne peut varier selon les circonstances. Ainsi, on ne considère pas qu'une personne désorientée ou endormie a la capacité de décision ; les états temporaires demandent d'être réévalués par un professionnel de la santé. Dans le cas d'une personne incapable de donner son consentement à la suite d'une perte de connaissance ou de blessures, il faut obtenir le consentement d'un tiers. Ce tiers doit être quelqu'un qui connaît très bien la personne, ses souhaits, ses valeurs et ses croyances par rapport à la situation. On choisit de préférence quelqu'un qui est capable de prendre la décision la plus rapprochée possible de celle que prendrait la personne si elle était en état de le faire. En l'absence d'un représentant légal, on doit tenir compte de l'ordre de préséance établi par le législateur (L.Q., 1991, c. 64, art. 12 et 15). S'il s'agit d'un mineur âgé de moins de14 ans, le consentement doit être donné par le titulaire de l'autorité parentale ou le tuteur (L.Q., 1991, c. 64, art. 18, 192, 193, 197 et 600). Quant au mineur âgé de 14 ans et plus, il peut consentir lui-même aux soins requis par son état de santé, sauf si ces soins présentent un risque sérieux pour sa santé ou s'ils peuvent entraîner chez lui des conséquences graves et permanentes, auquel cas le consentement des parents ou du tuteur est nécessaire (L.Q., 1991, c. 64, art. 17).

Dans le cas d'une personne qui souffre d'un problème de santé mentale, la *capacité* de consentir est valide pour autant que ce problème ne la rende pas incapable d'apprécier la nature, la qualité et les conséquences du traitement proposé. En matière de santé mentale, le professionnel de la santé peut mettre en doute la capacité de décision de la personne, qu'il faut alors examiner soigneusement (ce qui dépasse le cadre du présent chapitre). Si l'examen ne chasse pas les doutes du professionnel de la santé, on doit procéder à une évaluation plus approfondie en collaboration avec le comité d'éthique de l'établissement de santé (Etchells *et al.*, 1999). Les lois provinciales et territoriales sur la santé mentale ou les textes législatifs s'y rapportant donnent généralement les orientations et stipulent les droits des personnes souffrant de problèmes de santé mentale ainsi que les droits des professionnels de la santé qui les soignent. Au Québec, le *Code civil du Québec* et les lois sur la santé mentale précisent ces conditions.

USAGE DE SUBSTANCES CONTRÔLÉES ET ABUS D'ALCOOL OU DE DROGUES

Au Canada, la *Loi réglementant certaines drogues et autres substances* (L.C., 1996, c. 19) régit la distribution et l'utilisation des substances contrôlées (par exemple, stupéfiants, dépresseurs, stimulants et hallucinogènes). Le mauvais usage de substances contrôlées peut entraîner des sanctions pénales. L'abus de certaines substances et la chimiodépendance sont de sérieux problèmes de toxicomanie qui menacent la santé de l'infirmière et la sécurité du public. Plusieurs facettes de l'environnement de travail peuvent contribuer aux problèmes de toxicomanie chez l'infirmière. Le travail par quarts, le stress lié au travail, l'horaire de travail chargé et l'accès à un vaste éventail de substances pharmaceutiques sont autant de facteurs qui contribuent au risque de toxicomanie (RNABC, 1990). La prévention, la détection précoce et la mise en place de programmes de traitement efficaces sont essentielles à la promotion de la santé auprès des infirmières et à la sécurité du public.

L'infirmière a la responsabilité juridique de protéger la personne qu'elle soigne. C'est pourquoi, en matière de toxicomanie, l'éducation et la prévention doivent commencer dès la formation en soins infirmiers et se poursuivre en milieu de travail, de façon à favoriser la sensibilisation et la détection précoce. Le refus d'admettre un problème de toxicomanie est souvent le premier signe de la toxicomanie. L'acceptation de son problème de toxicomanie (y compris la narcomanie) est parfois l'étape la plus difficile. Il n'est pas rare que des collègues tentent de justifier ou d'excuser le comportement inacceptable d'une infirmière plutôt que d'envisager la possibilité qu'elle présente un problème de toxicomanie. Le *Code des professions* (L.R.Q., c. C-26, art. 54) et le *Code de déontologie des infirmières et infirmiers* (L.R.Q., c. I-8, r. 4.1, art. 16) sont clairs : l'infirmière doit s'abstenir d'exercer dans un état susceptible de compromettre la qualité des soins qu'elle prodigue, quand elle est, par exemple, sous l'effet de l'alcool, de stupéfiants, d'hallucinogènes, de préparations anesthésiques ou de toute autre substance pouvant causer l'*ivresse*. Pour détecter et régler les problèmes de toxicomanie d'une infirmière et son incapacité qui en résulte, l'employeur doit disposer d'une politique et de directives fiables (par exemple, programme d'aide confidentielle). L'employeur et le personnel infirmier doivent d'abord et avant tout assurer la protection des personnes soignées. Dans les infractions liées à la toxicomanie, qui constituent un danger pour les personnes soignées, la jurisprudence est claire et non clémente.

TESTAMENT, CADEAUX ET DONS DES PERSONNES SOIGNÉES

Le *Code civil du Québec* (L.Q., 1991, c. 64, art. 703 et suivants) régit les dispositions testamentaires. Le **testament** est une déclaration dans laquelle une personne explique comment elle veut qu'on dispose de ses biens après sa mort. L'auteur du testament est le *testateur*, et le bénéficiaire d'un legs est un *légataire* ; si le légataire est un parent, c'est un *héritier*. Le testament est habituellement sous forme écrite et il est signé par le testateur. Pour qu'un testament soit valide, les deux conditions suivantes doivent être remplies :

- L'auteur du testament doit être sain d'esprit, c'est-à-dire capable de comprendre et de retenir mentalement les éléments suivants : la nature générale et l'étendue de ses biens, ses rapports avec ses légataires et avec les parents à qui il ne laisse rien ; la disposition de ses biens. Il est quand même possible qu'une personne sérieusement malade et incapable d'exercer ses rôles habituels puisse être capable de préparer son testament.
- La personne ne doit pas subir l'influence indue de qui que ce soit. Par exemple, un proche circonstanciel (c'est-à-dire quelqu'un qui est devenu un proche de la personne à cause de la situation) pourrait persuader la personne de faire de lui son légataire ; on persuade parfois la personne de léguer ses biens aux gens qui prennent soin d'elle plutôt qu'à ses proches parents. Dans de telles situations, il arrive fréquemment que les proches parents contestent le testament devant les tribunaux.

On comprendra aisément qu'une infirmière ne peut pas être légataire d'une personne qu'elle soigne ni accepter personnellement des biens de cette dernière ou des membres de sa famille : elle serait en conflit d'intérêts. L'infirmière ne peut pas tirer avantage d'une personne qu'elle soigne, pas plus qu'elle ne peut abuser de la confiance que celle-ci lui accorde. Elle ne peut pas utiliser son pouvoir d'influence à des fins personnelles (par exemple, en influençant une personne qu'elle soigne ou le conjoint de cette dernière pour leur faire contracter un emprunt) (L.R.Q., c. I-8, r. 4.1, art. 23 ; L.R.Q., c. S-4.2, art. 275 et 276 ; *Vézina c. Ordre des infirmières et infirmiers du Québec,* 2003). Afin de prévenir les abus, la *Loi sur les services de santé et les services sociaux* prévoit également des dispositions sur les dons que pourraient faire les personnes soignées ou des membres de leur famille.

En établissement de santé, il arrive que l'infirmière soit appelée à exercer le rôle de témoin testamentaire à titre d'individu qui n'est pas en conflit d'intérêts (donc neutre). Au Québec (et dans la plupart des autres provinces et territoires), la loi exige que la signature du testament se fasse en présence de deux ou trois témoins ayant la capacité de décision (L.Q., 1991, note 30, c. 64, art. 727 et suivants). Dans certaines situations où le testateur est incapable de signer, une marque peut suffire. Lorsqu'une infirmière est témoin testamentaire, elle atteste : (1) que la personne a signé un document désigné comme étant son testament ; (2) qu'elle semble saine d'esprit et peut juger de la portée de ses actes (Bernzweig, 1996). Si le testament est déjà signé au moment où elle doit agir à titre de témoin, l'infirmière doit : (1) soit demander au testateur de signer de nouveau ; (2) soit déclarer que le testament et la signature sont bien ceux du testateur et que ce dernier avait la capacité de signer quand il l'a fait.

Lorsque l'infirmière agit à titre de témoin testamentaire, elle doit noter au dossier de la personne qu'un testament a été fait et y préciser l'évaluation de l'état physique et mental de cette dernière. Ainsi, si jamais l'infirmière est appelée à témoigner en cour, elle disposera de données précises. Si l'infirmière ne souhaite pas agir à titre de témoin (par exemple, dans le cas où elle estimerait que la personne a subi une influence indue), elle a le droit de refuser.

TESTAMENT BIOLOGIQUE

Le **testament biologique** (**testament de vie** ou **testament de fin de vie**) est une *directive préalable,* constituée d'instructions (par exemple, refus de la respiration assistée) qu'une personne donne à l'avance au cas où elle ne serait pas en mesure de le faire à un moment donné (par exemple, à cause d'un état végétatif prolongé). Le testament biologique est de plus en plus courant ; au Canada, il n'est cependant reconnu en droit que dans certaines provinces : Ontario (*Substitute Decisions Act*, 1992), Manitoba (*Health Care Directives Act*), Nouvelle-Écosse (*Medical Consent Act*), Alberta (*Personal Directives Act*) (Keatings et Smith, 2000) et Saskatchewan (*The Health Care Directives and Substitute Decision Makers Act*, 1997). Au Québec, il n'a aucune reconnaissance juridique. En effet, le législateur (L.Q., 1991, c. 64, art. 256 et suivants) privilégie le mandat qui concerne l'administration des biens et la protection de la personne, alors que le testament biologique ne porte que sur les soins à prodiguer à l'approche de la mort. C'est en raison d'une portée limitée que le *Code civil du Québec* ne réglemente pas de façon particulière le testament biologique, mais il permet d'en prendre acte comme de toutes les autres manifestations de volonté qu'une personne peut exprimer (Ministère de la Justice, 1993, vol. 1, p. 14). Pour en apprendre davantage sur le testament biologique, voir le chapitre 32.

ADMINISTRATION DE MÉDICAMENTS OU DE TRAITEMENTS ET ORDONNANCE MÉDICALE

L'*erreur de médication* est une erreur facile à commettre. Étant donné la grande quantité de médicaments à administrer et la diversité de leurs appellations commerciales, l'infirmière doit absolument redoubler de prudence pour s'assurer qu'elle donne toujours le bon médicament à la bonne personne, selon la bonne posologie, au bon moment et selon la bonne voie. L'accusation d'erreur de médication guette l'infirmière dans plusieurs situations : ne pas lire l'étiquette d'un médicament ; lire ou interpréter incorrectement les instructions de la posologie ; se tromper de personne ; mélanger incorrectement une préparation ; administrer un médicament selon une autre voie que celle prescrite (par exemple, voie intraveineuse plutôt qu'intramusculaire). L'infirmière doit toujours vérifier tous les aspects de la médication avant d'administrer un médicament. La contre-vérification est également de mise, et l'infirmière doit être particulièrement vigilante aux remarques des personnes qu'elle soigne (par exemple, « C'est la première fois qu'on me donne ce petit comprimé vert »).

Les établissements de santé disposent de règles de soins et de directives particulières en matière d'administration de médicaments et de traitements ; ils ont également des normes pour le suivi des erreurs (par exemple, notes au dossier et rapport administratif). L'infirmière a la responsabilité de se tenir au courant des derniers développements professionnels et technologiques (par exemple, connaître les nouveaux modèles de sonde ou de pompe intraveineuse); elle doit acquérir la formation nécessaire pour maintenir ses compétences conformes aux normes en vigueur.

Nous ne saurions trop répéter l'importance des « cinq bons éléments » : le *bon* médicament, la *bonne* dose, la *bonne* personne, la *bonne* voie et le *bon* moment. Plusieurs infirmières ignorent qu'elles peuvent être tenues responsables d'avoir contribué à une erreur de médication même si elles n'ont pas elles-mêmes administré le médicament. Dans l'affaire *Bugden c. Harbour View Hospital* (1947), dont le jugement n'est pas récent, les événements sont encore d'actualité. Un médecin avait demandé à une infirmière d'aller chercher de la novocaïne pour l'injecter dans le pouce d'une personne. L'infirmière est allée dans une autre pièce où elle a demandé à une autre infirmière de lui donner de la novocaïne ; elle est ensuite revenue donner le médicament au médecin, qu'il l'a injecté. Malheureusement, le flacon contenait de l'adrénaline, et la personne est morte par la suite. Ni les infirmières ni le médecin n'avaient vérifié le contenu du flacon. Par conséquent, les deux infirmières ont été trouvées coupables de négligence. Quant au médecin, le tribunal a déclaré qu'il n'avait pas été négligent parce qu'il avait de bonnes raisons de se fier à la compétence des infirmières, qui auraient dû vérifier l'étiquette afin de donner le « bon » médicament.

Il est clair que l'infirmière a la responsabilité d'analyser les ordonnances médicales d'intervention ou d'administration de médicaments. Elle a le devoir de clarifier toute ordonnance médicale ambiguë ou apparemment erronée auprès soit du médecin prescripteur, soit du médecin de garde. Ainsi, l'exécution d'une ordonnance médicale ne dégage pas l'infirmière de toute responsabilité. En effet, l'infirmière doit comprendre les causes et les effets d'un traitement qu'elle met en œuvre. L'infirmière qui administre à une personne un traitement ou un médicament qu'elle sait être néfaste commet bel et bien une faute professionnelle. Par ailleurs, l'infirmière a la responsabilité d'administrer un traitement selon l'ordonnance médicale. Par exemple, si le médecin a prescrit à une personne de l'oxygène à un taux de 4 L/min, l'infirmière ne doit pas administrer l'oxygène à un taux de 2 L/min ou de 6 L/min. Si le médecin interdit toute nourriture solide à une personne qui vient de subir une résection de l'intestin, l'infirmière doit s'assurer que cette ordonnance est respectée.

En matière d'ordonnances médicales, l'infirmière doit être particulièrement vigilante ; elle a les responsabilités suivantes dans certaines situations :

1. *Mettre en doute une ordonnance que la personne met elle-même en doute.* Par exemple, une personne sur le point de recevoir une injection intramusculaire indique à l'infirmière que le médecin a modifié l'ordonnance et demandé que le médicament soit administré par voie orale. L'infirmière doit contre-vérifier l'ordonnance avant d'administrer le médicament.
2. *Mettre en doute une ordonnance en raison du changement de l'état de la personne.* L'infirmière a la responsabilité d'informer le médecin de tout changement significatif de l'état de la personne soignée, peu importe si le médecin en a fait la demande ou non. Par exemple, si une personne sous perfusion intraveineuse se met à tousser, à se plaindre de douleurs à la poitrine et à subir une brusque accélération de fréquence cardiaque, l'infirmière doit en aviser immédiatement le médecin et mettre en doute le taux de perfusion prescrit ; si une personne qui reçoit de la morphine contre la douleur présente les symptômes d'une détresse respiratoire, l'infirmière doit immédiatement interrompre le traitement et en aviser le médecin.
3. *Mettre en doute une ordonnance verbale et la consigner au dossier.* En plus de noter l'heure, la date, le nom du médecin et la transcription de l'ordonnance, l'infirmière doit préciser les circonstances qui ont précédé l'intervention du médecin, demander au médecin de vérifier la transcription et consigner au dossier l'approbation du médecin.
4. *Mettre en doute toute ordonnance illisible, vague ou incomplète.* Il est facile de mal interpréter le nom d'un médicament ou sa posologie sur une ordonnance écrite à la main. L'infirmière a la responsabilité de s'assurer que l'ordonnance est interprétée correctement, qu'elle est sans danger et qu'elle est exécutée dans l'ordre voulu. Par ailleurs, le médecin est tenu de rédiger ses ordonnances de manière adéquate, non erronée, suffisante et lisible (L.R.Q., c. M-9, r. 11.1).

Une décision récente du comité de discipline (*Ordre des infirmières et infirmiers du Québec c. Gervais,* 2004) a sanctionné une infirmière qui n'avait pas respecté les principes d'administration d'un médicament ni assuré la continuité des soins en faisant des inscriptions non conformes au profil de médicaments d'une personne qu'elle soignait. Dans une autre affaire (*Deziel c. Hôpital Cité de la santé,* 2002), une action en justice a été intentée contre une infirmière qui avait donné en soluté 100 mg de Gravol sur une période de 90 minutes, alors qu'une dose de 50 mg à 100 mg doit être donnée sur une période de 4 heures. La personne soignée a éprouvé des céphalées violentes, des frissons et des étourdissements. Le tribunal a accordé une compensation financière pour la souffrance et les inconvénients subis. L'infirmière se doit d'être toujours très vigilante et attentive quand elle administre des médicaments.

CONSULTATION TÉLÉPHONIQUE

Dans le cadre de son travail, l'infirmière doit souvent donner des conseils par téléphone. Cette pratique deviendra probablement de plus en plus courante, surtout dans le contexte de la diversification des soins de santé (par exemple, soins à domicile, soins communautaires, prise en charge et consultation dans l'indemnisation des accidentés du travail, soins infirmiers avancés). La consultation téléphonique demande des compétences particulières et pose certaines difficultés (par exemple, collecte des données, pertinence des conseils à fournir, aiguillage vers les services ou les professionnels adéquats et mise en place d'une relation thérapeutique).

L'infirmière doit être vigilante tout au long d'une consultation téléphonique, d'une part, pour respecter le principe de confidentialité et le secret professionnel et, d'autre part, pour donner des conseils judicieux. Il arrive en effet souvent que l'infirmière n'a pas accès au dossier médical (écrit ou informatique) de la personne. Il est important de savoir qu'en cas de préjudice causé à la personne, l'infirmière encourt l'une ou l'autre des conséquences suivantes : (1) mesure disciplinaire prise par l'employeur ; (2) sanction prise par l'OIIQ ; (3) condamnation dans le cas d'une poursuite au civil. En cas de doute sur l'état de la personne qui consulte par téléphone, l'infirmière doit l'adresser au professionnel ou à l'établissement de santé approprié.

RAPPORT D'INCIDENT-ACCIDENT ET AUTRES RAPPORTS ADMINISTRATIFS

Événements inhabituels. Le **rapport d'incident-accident** est un compte rendu d'établissement qu'on rédige quand un événement inhabituel, comme un accident ou un incident, se produit. Bien sûr, de tels rapports sont utiles pour assurer la qualité des soins et la gestion des risques dans un établissement de santé, mais c'est aussi une obligation en vertu de la *Loi sur les services de santé et les services sociaux,* et la déclaration d'accident est obligatoire en vertu du *Code de déontologie des infirmières et infirmiers* (art. 12). En général, on inclut ses recommandations dans le rapport.

La plupart des établissements de santé ont une politique ou des directives précises relativement à la rédaction de ces rapports, qui sont accessibles à tous les membres du personnel ; leur consultation peut ainsi favoriser la prévention. Comme ces rapports ne font pas partie du dossier médical, il faut aussi en noter les faits dans ce dernier.

Le rapport doit être rédigé le plus tôt possible après la constatation de l'événement, soit par l'infirmière en cause, soit par une infirmière qui en a été témoin (autrement dit, par une infirmière qui a une connaissance directe de l'événement). Par exemple, l'infirmière qui découvre qu'une personne a reçu un médicament autre que celui prescrit doit rédiger le compte rendu, même si c'est une autre infirmière qui a administré ce médicament. De plus, le nom de tous les témoins d'un accident (par exemple, chute d'une personne hospitalisée) doivent figurer sur le rapport, même si l'événement ne les concerne pas directement.

Le comité de gestion des risques (ou une personne désignée) de l'établissement de santé examine les rapports d'accident ou d'incident pour déterminer s'il y a lieu de mener une enquête. On interroge parfois les infirmières pour déterminer plus précisément les causes de l'événement, les moyens qu'on aurait pu prendre pour l'empêcher et, s'il y a lieu, le matériel qui est défectueux ou qui a besoin d'être modifié afin d'éviter la répétition de l'accident ou de l'incident.

Les premières choses que doit faire l'infirmière en cas d'accident sont d'évaluer l'état de la personne en cause et d'intervenir pour lui éviter des blessures. Si la personne est blessée, l'infirmière doit prendre les mesures nécessaires pour la protéger et pour se protéger elle-même, et elle doit informer les personnes responsables ou les personnes qui peuvent remédier à la situation. Il est important de respecter la politique de l'établissement et de ne pas présumer que quelqu'un a fait preuve de négligence : on ne doit pas oublier qu'un accident peut se produire même quand toutes les précautions pour l'éviter ont été prises.

Habitudes ou comportements nuisibles. L'infirmière qui a connaissance d'habitudes ou de comportements nuisibles (par exemple, consommation d'alcool ou de drogues, vol d'objets appartenant à une personne soignée, pratique dangereuse) chez un autre professionnel de la santé doit le signaler à son supérieur ou à l'OIIQ. Décider de faire un rapport administratif pour signaler un méfait n'est généralement pas une chose facile, mais la sécurité des personnes doit primer. L'infirmière ne peut avoir un comportement qui compromet la qualité des services (L.R.Q., c. I-8, r. 4.1, art. 16 ; L.R.Q., c. C-26, art. 54 ; *Ordre des infirmières et infirmiers du Québec c. Gasse*, 2003). Le processus de plainte est semblable à ceux dont nous avons déjà parlé dans ce chapitre.

Harcèlement psychologique et violence. Il est tout aussi important de dénoncer la violence en milieu de travail, qu'il s'agisse de violence physique ou psychologique. Depuis le 1er juin 2004, la *Loi sur les normes du travail* (L.R.Q., c. N-1.1, art. 81.18 à 81.20 et 123.6 à 123.16) inclut des dispositions sur le harcèlement psychologique, et il existait déjà des dispositions similaires dans la *Charte des droits et libertés de la personne.* Chaque établissement de santé a une politique de non-violence ; c'est le reflet concret de l'obligation de fournir aux membres du personnel un milieu de travail dénué de tout harcèlement. Cette politique inclut des mécanismes de plainte et de soutien pour les victimes. Enfin, le *Code de déontologie des infirmières et infirmiers* (L.R.Q., c. I-8, r. 4.1, art. 37 et 48) stipule que l'infirmière ne doit pas faire preuve de violence physique, verbale ou psychologique envers une personne qu'elle soigne (*Ordre des infirmières et infirmiers du Québec c. Tremblay,* 2004) et qu'elle ne doit harceler, intimider ou menacer aucune personne avec laquelle elle est en rapport dans l'exercice de ses fonctions.

COMPÉTENCE ET SÉCURITÉ DANS LA PRESTATION DES SOINS INFIRMIERS

Le souci constant d'une pratique consciencieuse, sans faille, est sans doute la meilleure protection juridique dont l'infirmière puisse se doter. L'infirmière doit toujours se préoccuper de prodiguer des soins dans les limites légales de sa pratique et dans les limites prescrites par la politique et les directives de l'établissement de santé où elle travaille. Elle doit bien connaître la description de ses tâches (qui peuvent varier selon l'établissement de santé) et s'assurer que sa formation et son expérience l'autorisent à assumer adéquatement les responsabilités qui sont liées à ses tâches.

L'infirmière doit aussi être compétente en matière de soins qui visent à protéger la personne contre tout préjudice. Elle doit pouvoir anticiper les dangers, sensibiliser la personne à ces dangers et mettre en œuvre des mesures de prévention. Ainsi, pour éviter d'être accusée d'avoir commis une faute professionnelle, l'infirmière doit être capable de reconnaître les situations où les actes de négligence sont le plus susceptibles de se produire et elle doit connaître également les mesures pour prévenir de tels actes. L'encadré *Conseils pratiques* passe en revue les principaux éléments d'une pratique professionnelle consciencieuse.

La pratique exemplaire est un élément essentiel de la prestation de soins efficaces et sécuritaires. La personne soignée doit être évaluée et guidée adéquatement (*Granger c. Ottawa General Hospital,* 1996). On doit la faire participer à toutes les décisions qui la concernent. Les évaluations et les soins prodigués doivent être soigneusement consignés au dossier. L'infirmière doit remplir ses obligations de soins, de surveillance, de suivi, de sécurité et de confidentialité tout en respectant le cadre juridique de sa pratique.

CONSEILS PRATIQUES

Pratique professionnelle consciencieuse

La meilleure protection juridique dont l'infirmière puisse se doter réside dans une pratique professionnelle consciencieuse :

- Ne pas dépasser les limites de ses compétences, de la définition des actes infirmiers et de la législation qui touche sa profession.
- Veiller à administrer le bon médicament à la bonne personne, selon la bonne posologie, au bon moment et selon la bonne voie. Pour en apprendre davantage sur l'administration des médicaments, voir le chapitre 39.
- Respecter la politique et les directives de son employeur.
- Respecter les règles de soins.
- S'assurer que la personne à qui on délègue des responsabilités infirmières comprend ce qu'elle doit faire et qu'elle possède les connaissances et les compétences pour le faire. L'infirmière peut être tenue responsable du tort causé à une personne par un tiers à qui elle a délégué des responsabilités.
- Établir et maintenir de bons rapports avec la personne soignée. Informer cette dernière sur le diagnostic et le plan de soins et de traitements ainsi que sur l'évolution de son état. Se montrer intéressée aux résultats des soins, ce qui évite de susciter chez la personne un sentiment d'impuissance ou de l'hostilité.
- Protéger la personne contre tout préjudice. L'informer des dangers potentiels, utiliser les dispositifs de sécurité appropriés et appliquer les mesures nécessaires pour prévenir les chutes, les brûlures ou tout autre genre de blessure.
- Toujours vérifier l'identité de la personne et le bracelet d'identification. Être encore plus vigilante dans les situations qui présentent des risques accrus (par exemple, arrivée d'une personne en provenance de l'urgence, transfert d'une personne, période préopératoire, intervention effractive, administration de médicaments, transfusion sanguine).
- Signaler tout accident concernant une personne soignée. La promptitude à signaler ce genre d'événement permet aux responsables d'en analyser la cause et d'en prévenir la répétition.
- Observer et surveiller adéquatement l'évolution de l'état de santé de la personne. Noter les changements significatifs de l'état de la personne et les communiquer au médecin, à l'infirmière qui prend la relève durant les pauses et les repas ou à celle qui commence un nouveau quart de travail.
- Toujours vérifier une ordonnance que la personne met elle-même en doute et s'assurer que les ordonnances verbales sont exactes et consignées adéquatement. Confirmer régulièrement les ordonnances collectives. Dans le doute, demander l'avis d'une infirmière expérimentée ou d'un pharmacien.
- Consigner avec diligence et exactitude toutes les évaluations effectuées et tous les soins donnés. Le dossier doit montrer que l'infirmière a donné à la personne les soins et la supervision nécessaires à intervalles réguliers (la fréquence requise des notes au dossier varie d'un établissement à l'autre).
- Connaître ses points forts et ses points faibles. Se faire aider ou superviser en cas de doute sur sa formation et son expérience. Faire part de ses besoins en perfectionnement ou consulter une personne-ressource afin d'établir ces besoins.
- Faire preuve de vigilance au cours de chaque intervention infirmière ; y consacrer toute son attention et toute son expertise.
- Maintenir ses compétences cliniques. L'étudiante infirmière a besoin de beaucoup d'étude et de pratique avant de pouvoir prodiguer des soins. Le perfectionnement est essentiel au maintien et à la mise à jour des connaissances et des compétences cliniques.
- Faire les interventions adéquatement. Les accidents qui surviennent au cours d'une intervention ont généralement trait à la défaillance du matériel, à une technique inadéquate ou à l'exécution inadéquate d'un l'acte infirmier. Par exemple, l'infirmière doit savoir comment protéger la personne en cas de défaillance du respirateur ou d'un autre appareil.
- Prêter attention aux facteurs de risque d'erreur.

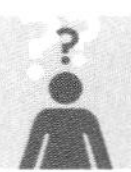

EXERCICES D'INTÉGRATION

Le médecin estime que Mme Jiminez ne se rétablit pas bien d'une opération majeure liée à un cancer. Il décide de faire installer un cathéter subclavier en vue d'une alimentation parentérale totale et téléphone au poste des infirmières. Il demande à l'infirmière qui lui répond d'obtenir le consentement éclairé de Mme Jiminez pour cette intervention effractive. L'infirmière remplit le formulaire de consentement et se rend auprès de Mme Jiminez. Elle lui explique que le médecin veut installer un cathéter dans sa veine subclavière afin de lui administrer plus de nutriments. Elle lui explique également que ces nutriments l'aideront à guérir et à reprendre des forces. Mme Jiminez demande : « Est-ce que ça va faire mal ? Je suis fatiguée de toute cette douleur. Je ne suis pas certaine de vouloir subir encore autre chose. » L'infirmière répond : « Oh ! Ne vous inquiétez pas, nous allons faire en sorte que vous ne sentiez rien. Votre médecin sera ici tout à l'heure et il imerait que vous signiez ce formulaire de consentement. Pouvez-vous le signer maintenant ? »

1. Comment l'infirmière peut-elle s'assurer que Mme Jiminez donne un consentement éclairé à cette intervention ?
2. Qu'est-ce qui distingue l'obtention du consentement éclairé et la signature d'un formulaire de consentement éclairé ?
3. Évaluez le comportement de l'infirmière envers Mme Jiminez au sujet de l'intervention effractive.
4. Quels facteurs l'infirmière doit-elle considérer quand elle veut obtenir le consentement éclairé d'une personne pour une intervention médicale comme l'insertion d'un cathéter subclavier en vue d'une alimentation parentérale totale ?
5. En quoi l'accomplissement d'une intervention effractive sans le consentement éclairé de la personne est-il comparable à une voie de fait, même si la personne a signé le formulaire de consentement ?

Voir l'appendice A : Exercices d'intégration – Pistes de réflexion.

RÉVISION DU CHAPITRE

Concepts clés

- La responsabilité est un concept intrinsèque à la profession infirmière.
- L'infirmière doit comprendre les lois qui régissent et touchent sa profession afin de s'assurer que ses actes sont conformes aux principes juridiques en vigueur et afin de se protéger contre les poursuites.
- Les lois qui régissent la profession infirmière définissent et décrivent l'étendue de la pratique infirmière.
- La compétence d'une infirmière est confirmée et maintenue grâce aux mécanismes prévus par le *Code des professions* et par la *Loi sur les infirmières et les infirmiers* et ses règlements.
- Au Québec, plusieurs éléments contribuent à définir l'étendue et la qualité de la pratique infirmière : les normes de pratique établies par l'OIIQ, la définition des actes infirmiers selon la *Loi sur les infirmières et les infirmiers,* le *Code de déontologie des infirmières et infirmiers,* la politique et les directives propres à chaque établissement de santé.
- En plus des droits et des responsabilités qui touchent n'importe quel citoyen, l'infirmière a des obligations légales et professionnelles précises envers les personnes qu'elle soigne et envers son employeur.
- La négociation collective est un processus décisionnel organisé que les représentants de l'employeur et les représentants du syndicat utilisent pour négocier les salaires et les conditions de travail, notamment les heures de travail, l'environnement de travail et les avantages sociaux (vacances, congés de maladie, congés pour raisons personnelles, etc.).
- Une infirmière peut avoir à répondre des actes qu'elle a accomplis dans le cadre de sa profession devant son ordre professionnel, les tribunaux et son employeur.
- Pour établir la négligence ou la faute professionnelle d'une infirmière, les conditions suivantes doivent être remplies : (1) l'infirmière (la défenderesse) est tenue d'un devoir envers une personne qu'elle soigne ; (2) l'infirmière n'accomplit pas ce devoir selon les normes de pratique ; (3) la personne soignée (la demanderesse) subit un préjudice ; (4) ce préjudice est causé par le défaut de l'infirmière de se conformer aux normes.
- Dans un établissement de santé, lorsqu'une personne soignée se blesse accidentellement ou subit une situation inhabituelle, l'infirmière doit protéger la personne, aviser les responsables de l'établissement et faire un rapport concernant l'incident.
- Avant le début d'un traitement ou d'une intervention, l'infirmière a la responsabilité de s'assurer que le formulaire de consentement éclairé se trouve dans le dossier médical de la personne concernée.
- Pour qu'un consentement soit éclairé, les conditions suivantes doivent être respectées : il est donné librement ; la personne qui le donne a la capacité de décision et de compréhension ; la personne a reçu suffisamment d'information pour prendre une décision.
- L'infirmière doit contracter une assurance responsabilité pour pouvoir exercer sa profession.
- L'abus de drogues ou d'alcool chez les professionnels de la santé est un problème de plus en plus répandu pour les raisons suivantes : le travail par quarts, le stress lié au travail, l'horaire de travail chargé et l'accès à un vaste éventail de substances pharmaceutiques.
- L'infirmière qui a connaissance d'habitudes ou de comportements nuisibles (par exemple, consommation d'alcool ou de drogues, vol d'objets appartenant à une personne soignée, pratique dangereuse) chez un autre professionnel de la santé doit le signaler aux responsables. La sécurité de la personne doit primer.
- L'étudiante infirmière doit s'assurer qu'elle a les connaissances suffisantes et qu'elle est adéquatement préparée pour s'occuper des personnes auxquelles elle est affectée ; elle doit s'informer, vérifier ses connaissances et faire le suivi des soins qu'elle donne auprès de sa professeure et de l'infirmière soignante ; elle doit demander d'être aidée ou supervisée quand elle se sent insuffisamment formée ou quand elle a le moindre doute sur ses compétences ; elle doit se conformer aux normes de pratique et à la politique de l'établissement dans lequel elle acquiert son expérience clinique ; elle doit se conformer aux lois professionnelles.
- La consultation téléphonique est une tâche exigeante. L'infirmière qui assume une telle tâche doit effectuer une évaluation complète et juste de la personne, juger de la pertinence des conseils à donner et adresser la personne à l'établissement ou au professionnel approprié ; elle doit aussi respecter le principe de confidentialité et le secret professionnel.

Questions de révision

4-1. Quel est le tribunal de la plus haute instance au Québec ?
   a) La Cour du Québec.
   b) La Cour suprême du Canada.
   c) La Chambre criminelle.
   d) La Cour d'appel du Québec.

4-2. Quelles sont les dates charnières de l'évolution de la réglementation relative à la profession infirmière ?
   a) 1920 et 1993.
   b) 1980 et 2002.
   c) 1946.
   d) Toutes ces réponses.

4-3. Quels sont les quatre éléments qui constituent les fondements de la responsabilité civile ?
   a) Le *Code de déontologie des infirmières et infirmiers* et le *Tribunal des professions* du Québec.
   b) La faute et le droit pénal.
   c) La capacité de discernement, le dommage, la faute et le lien de causalité.
   d) a) et b).

4-4. En matière de plainte portée contre une infirmière, lequel de ces énoncés est faux ?
   a) Une plainte portée auprès de l'OIIQ vise à ce que l'infirmière ne commette plus d'actes ou n'ait plus de comportements inappropriés dans l'exercice de ses fonctions.
   b) La Chambre criminelle et pénale entend des plaintes pour des infractions prévues au *Code de déontologie des infirmières et infirmiers* du Québec.
   c) Une plainte portée auprès du commissaire local est liée à l'insatisfaction d'une personne soignée à l'égard des services qu'elle a reçus.
   d) Une poursuite au civil vise à obtenir l'indemnisation d'un dommage subi par la faute d'une infirmière.

4-5. Relativement aux obligations de l'étudiante infirmière, lequel de ces énoncés est faux ?
   a) L'étudiante infirmière doit s'assurer qu'elle a les connaissances suffisantes et qu'elle est adéquatement préparée pour s'occuper des personnes auxquelles elle est affectée.
   b) L'étudiante infirmière doit s'informer, vérifier ses connaissances et faire le suivi des soins qu'elle donne uniquement auprès de sa professeure.
   c) L'étudiante infirmière doit demander d'être aidée ou supervisée quand elle se sent insuffisamment formée ou quand elle a le moindre doute sur ses compétences.
   d) L'étudiante infirmière doit se conformer aux normes de pratique et à la politique de l'établissement dans lequel elle acquiert son expérience clinique.

Voir l'appendice B : Réponses aux questions de révision.

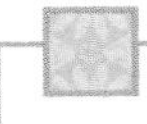

BIBLIOGRAPHIE

En anglais

Bernzweig, F. P. (1996). *The nurse's liability for malpractice : A programmed course* (6th ed.). St. Louis : Mosby.

Black's law dictionary. (1979). (5th ed.). St Paul, MN : West Publishing.

Bugden v. Harbour View Hospital. (1947). 2 D.L.R. 338 (N.S.S.C.).

Downey v. Rothwell. (1974). 5W.W.R. 311, 49 D.L.R. (3d) 82 (Alta, S.C.).

Etchells, E., Sharpe, G., Walsh, P., Williams, L., & Singer, P. (1999). Consent. In P. Singer (Ed.), *Bioethics at the bedside : A clinician's guide* (pp. 1-7). Ottawa : Canadian Cataloguing in Publication Data.

Etchells, E., Sharpe, G., Elliott, C., & Singer, P. (1999). Capacity. In P. Singer (Ed.), *Bioethics at the bedside : A clinician's guide* (pp. 17-24). Ottawa : Canadian Cataloguing in Publication Data.

Joseph Brant Memorial Hospital v. Koziol. (1979). 2 C.C.L.T. 170 (S.C.C.).

Keatings, M., & Smith, O. (2000). The Canadian legal system. In M. Keatings & O. Smith (Eds.), *Ethical and legal issues in Canadian nursing* (pp. 51-94). Toronto : W.B. Saunders.

Parisi, L. (1999). Legal framework for health-care services. In J. Hibbard & D. Smith (Eds.), *Nursing management in Canada* (2nd ed.). Toronto : W.B. Saunders.

Registered Nurses Association of British Columbia (RNABC). (1990). *Substance abuse and the nursing profession : A guide for recognition and intervention.* Vancouver : Author.

Sneiderman, B., Irvine, J., & Osborne, P. (1995). Nursing Liability. In B. Sneiderman, J. Irvine & P. Osborne (Eds.), *Canadian medical law : An introduction for physicians, nurses and other Health care professionals* (2nd ed., pp. 158-183). Scarborough : Carswell Thomson Professional Publishing.

En français

Ares c. Venner. (1970). RCS 609-626.

Baudoin, J.-L. et Deslauriers, P. (2003). *La responsabilité civile,* 6e éd., Cowansville : Éditions Yvon Blais.

Bérubé c. Hôtel-Dieu de Lévis. (2003). CA 200-09-003122-006, avril.

Bordeleau c. Solonyna. (2003). Montréal, CA 500-09-009347-006, 21 janvier.

Camden-Bourgault c. Brochu et *l'Hôpital de l'Enfant Jésus.* (1996). CS 200-05-000-293-881, 19 avril.

Deziel c. Hôpital Cité de la santé. (2002). Terrebonne, CS 700-32-009-028-018, avril.

Granger c. Ottawa General Hospital. (1996). CO 18473190, juin.

Gravel c. Hôtel-Dieu d'Amos. (1989). R.J.Q., 64 (C.A).

Lacombe c. Hôpital Maisonneuve-Rosemont. (2004). Montréal, CS 500-17-00556294, 29 janvier.

Laviolette c. Centre hospitalier Hôtel-Dieu de Saint-Jérôme. (2003). Terrebonne, CS 700-05-011567-025.

Lesage-Jarjoura, P. et Philips-Nootens, S. (2001). *Éléments de responsabilité civile médicale. Le droit dans le quotidien de la médecine,* 2e éd., Cowansville : Éditions Yvon Blais.

Mainville c. Cité de la santé de Laval, et *A.E.M.L.* (1998). Laval, AE 540-05000102-925 10 juillet.

Ménard, J.-P. et Martin, D. (1992). *La responsabilité médicale pour la faute d'autrui,* Cowansville : Éditions Yvon Blais.

Ministère de la Justice du Québec. (1993). *Commentaires du ministre de la Justice, tome 1. Le Code civil du Québec : un mouvement de société,* Les Publications du Québec.

Ministère de la Justice du Québec. (2004). *Le système judiciaire,* (page consultée le 8 janvier 2005), [en ligne], <www.justice.gouv.qc.ca/francais/tribunaux/quebec/quebec.htm>.

Ordre des infirmières et infirmiers du Québec (OIIQ). (2000). *Statistiques sur la population infirmière par région administrative à partir du fichier des membres au 1er novembre. Profil régional, Marie Valois, février 2000,* Montréal : OIIQ.

Ordre des infirmières et infirmiers du Québec (OIIQ). (2003). *Guide d'application de la nouvelle* Loi sur les infirmières et les infirmiers *et de la* Loi modifiant le Code des professions et d'autres dispositions législatives dans le domaine de la santé, Montréal : OIIQ, (page consultée le 11 janvier 2005), [en ligne],

<www.oiiq.org/uploads/publications/autres_publications/Guide_application_loi90.pdf>.

Ordre des infirmières et infirmiers du Québec (OIIQ). (2004). *Perspectives de l'exercice de la profession d'infirmière,* Montréal : OIIQ, (page consultée le 16 février 2005), [en ligne], <www.oiiq.org/uploads/publications/autres_publications/perspective2004.pdf>.

Ordre des infirmières et infirmiers du Québec (OIIQ). (2005a). *Être infirmière au Québec. Étudiantes. Immatriculation,* (page consultée le 10 janvier 2005), [en ligne], <www.oiiq.org/infirmieres/etudiants/immatriculation.asp>.

Ordre des infirmières et infirmiers du Québec (OIIQ). (2005b). *Formulaire d'inscription au Tableau 2005-2006,* Montréal : OIIQ, (page consultée le 14 février 2005), [en ligne], <www.oiiq.org/infirmieres/inscription/formulaires_pdf/2005_2006/inscription_francais.pdf>.

Ordre des infirmières et infirmiers du Québec c. Gasse. (2003). CD 20-2002-00263.

Ordre des infirmières et infirmiers du Québec c. Gervais. (2004). CD 20-2002-00273,2003.

Ordre des infirmières et infirmiers du Québec c. Tremblay. (2004). CD 200-2003-00281.

Roberts c. Cape Breton Regional Hospital. (1998). 162 N.S.P(2d) 342.

Vézina c. Ordre des infirmières et infirmiers du Québec. (2003). Rouyn, 600-07-000002-024, décembre.

LOIS ET RÈGLEMENTS

Acte de l'Amérique du Nord britannique (AANB), loi constitutionnelle de 1867, 30&31, Victoria (R-U).

Charte canadienne des droits et libertés, L.R.C., 1985, app. II, n° 44, annexe B, partie I.

Charte des droits et libertés de la personne, L.R.Q., c. C-12.

Code civil du Québec, L.Q., 1991, c. 64.

Code criminel du Canada, L.R.C., 1985, c. C-46.

Code de déontologie des infirmières et infirmiers, L.R.Q., c. I-8, r. 4.1.

Code des professions, L.R.Q., c. C-26.

Loi médicale, L.R.Q., c. M-9.

Loi modifiant le Code des professions et d'autres dispositions législatives dans le domaine de la santé, L.Q., 2002, c. 33.

Loi réglementant certaines drogues et autres substances, L.C., 1996, c. 19.

Loi sur la protection de la jeunesse, L.R.Q., c. P-34.1.

Loi sur la protection de la santé publique, L.R.Q., c. P-35.

Loi sur la protection des personnes dont l'état mental présente un danger pour elles-mêmes ou pour autrui, L.R.Q., c. P-38.001.

Loi sur la santé et la sécurité du travail, L.R.Q., c. S-2.1.

Loi sur la santé publique, L.Q., 2002, c. 60.

Loi sur l'accès aux documents des organismes publics et sur la protection des renseignements personnels, L.R.Q., c. A-2.1.

Loi sur le protecteur des usagers en matière de santé et de services sociaux, L.R.Q., c. P-31.1.

Loi sur les infirmières et les infirmiers, L.Q., 1973, c. 43.

Loi sur les infirmières et les infirmiers, L.R.Q., c. I-8.

Loi sur les normes du travail, L.R.Q., c. N-1.1.

Loi sur les services de santé et les services sociaux, L.R.Q., c. S-4.2.

Lois refondues du Québec, L.R.Q.

Lois révisées du Canada, L.R.C.

Règlement sur l'assurance-responsabilité professionnelle des infirmières et infirmiers, L.R.Q., c. I-8, r. 3.

Règlement sur l'organisation et l'administration des établissements. Décret 1320-84, 1984, 116 GO II, 274 (S-5, r. 3.01, R-10.3).

Règlement sur les actes professionnels qui, suivant certaines conditions et modalités, peuvent être posés par une externe en soins infirmiers, L.R.Q., c. I-8, r. 0.2.

Règlement sur les activités professionnelles pouvant être exercées par des personnes autres que des infirmières et infirmiers, L.R.Q., c. I-8, r. 0.1.

Règlement sur les conditions et formalités de la révocation de l'immatriculation d'un étudiant en soins infirmiers, L.R.Q., c. I-8, r. 6.

Règlement sur les conditions et modalités de délivrance des permis de l'Ordre des infirmières et infirmiers du Québec, L.R.Q., c. I-8, r. 6.1.1.

Règlement sur les normes relatives à la forme et au contenu des ordonnances verbales ou écrites faites par un médecin, L.R.Q., c. M-9, r. 11.1.

PARTIE 1 *Nature des soins infirmiers*

OBJECTIFS D'APPRENTISSAGE

Après avoir étudié ce chapitre, vous pourrez :

- Expliquer comment le développement cognitif, les valeurs, les cadres moraux et le code de déontologie peuvent influer sur les décisions morales.
- Expliquer comment les valeurs peuvent influer sur la prise de décision éthique par les personnes soignées et les infirmières.
- Reconnaître les problèmes et les principes moraux qui sont en jeu dans une situation relevant de l'éthique.
- Expliquer les objectifs des codes de déontologie et leurs limites.
- Examiner les enjeux éthiques auxquels les professionnels de la santé se heurtent le plus souvent.
- Expliquer de quelle façon les infirmières peuvent améliorer leur prise de décision et leur pratique en matière d'éthique.
- Examiner le rôle de l'infirmière dans la défense des intérêts des personnes.

CHAPITRE 5

VALEURS, MORALE ET ÉTHIQUE

Adaptation française :
Sophie Longpré, inf., M.Sc.
Professeure, Département des sciences infirmières
Université du Québec à Trois-Rivières

Dans leur travail quotidien, les infirmières participent aux événements humains les plus intenses et les plus profonds de la vie : la naissance, la mort et la souffrance, par exemple. Lorsqu'elles sont aux prises avec les nombreuses considérations éthiques liées à ces épisodes délicats, elles doivent déterminer la moralité de leurs propres actes. Étant donné leur relation particulière avec les personnes soignées, ce sont les infirmières qui les soutiennent, elles et leur famille, et défendent leurs droits lorsqu'elles font face à des choix difficiles. Elles épaulent également les personnes qui subissent les conséquences de décisions qui les concernent mais que d'autres prennent à leur place.

Étant donné les coûts exorbitants du système de santé, il est possible que certaines décisions soient prises en considérant principalement l'aspect économique. Cette situation engendre de nouveaux problèmes moraux, exacerbe des problèmes plus anciens et oblige plus que jamais les infirmières à prendre de bonnes décisions morales. Dans un tel contexte, elles doivent : (a) se sensibiliser aux dimensions éthiques de

MOTS CLÉS

Attitudes, 94
Autonomie (autodétermination), 98
Bienfaisance, 98
Bienveillance, 98
Bioéthique, 97
Clarification des valeurs, 95
Code de déontologie, 99
Croyances, 94
Développement moral, 97
Ensemble de valeurs, 94
Éthique, 97
Éthique infirmière, 97
Euthanasie active, 106
Euthanasie passive, 107
Justice, 98
Loyauté, 98
Moralité, 97
Protecteur des usagers en matière de santé et de services sociaux, 108
Protectrice des intérêts de la personne, 111
Règles morales, 98
Rendre des comptes, 99
Responsabilité, 99
Suicide assisté, 107
Système de valeurs, 94
Théories basées sur les conséquences (téléologiques), 97
Théories basées sur les principes (déontologiques), 97
Théories basées sur les relations humaines (humanistes), 97
Utilitarisme, 97
Utilité, 97
Valeurs, 94
Valeurs personnelles, 95
Valeurs professionnelles, 95
Véracité, 99

la pratique infirmière ; (b) examiner leurs propres valeurs et celles des personnes auxquelles elles prodiguent des soins ; (c) comprendre dans quelle mesure les valeurs influent sur leurs décisions ; (d) anticiper les types de problèmes moraux qu'elles seront susceptibles de rencontrer. Ce chapitre traite des influences des valeurs et des cadres moraux sur les dimensions éthiques de la pratique infirmière et sur le rôle de l'infirmière comme protectrice des intérêts des personnes qu'elle soigne.

Valeurs

Les **valeurs** sont les croyances ou les attitudes librement choisies et profondément ancrées d'un individu à l'égard d'une personne, d'un objet, d'une idée ou d'un acte. Les valeurs jouent un rôle important chez l'infirmière ; en effet, elles influencent ses décisions et ses actions, y compris sa prise de décision éthique. Même dans le cas où elles relèvent du non-dit ou encore de l'inconscient, les valeurs restent à la base de tous les dilemmes moraux. Bien sûr, elles ne relèvent pas toutes de la morale. Par exemple, les gens possèdent des valeurs relatives au travail, à la famille, à la religion, à la politique, à l'argent ou aux relations interpersonnelles. Les valeurs sont souvent tenues pour acquises. De la même façon que les gens ne sont pas conscients de leur respiration, ils ne pensent habituellement pas à leurs valeurs ; ils les acceptent tout simplement et ils agissent en conséquence.

Le petit groupe de valeurs propres à un individu constitue un **ensemble de valeurs**. Chaque personne ordonne en son for intérieur son propre ensemble de valeurs dans un continuum qui va de la valeur la plus importante à la valeur la moins importante, ce qui forme un **système de valeurs**. Le système de valeurs d'un individu est un élément fondamental de son mode de vie. Il donne un sens à son existence et dicte ses comportements, en particulier ceux fondés sur des décisions ou des choix.

Les valeurs sont composées de croyances et d'attitudes qui sont liées aux valeurs, mais non identiques. Les gens entretiennent un grand nombre de croyances et d'attitudes différentes, mais seules un petit nombre d'entre elles sont des valeurs. Les **croyances** sont des interprétations ou des conclusions que les gens considèrent comme vraies. Elles relèvent davantage de la perception que des faits, et elles peuvent être vraies ou fausses (facilitantes ou contraignantes). Les croyances ne font pas nécessairement intervenir les valeurs. Par exemple, l'énoncé « Si j'étudie suffisamment, j'aurai une bonne note » exprime une croyance qui n'est pas pour autant une valeur. À l'inverse, l'énoncé « Il est très important pour moi d'avoir de bonnes notes. Je crois que je dois étudier suffisamment pour obtenir de bonnes notes » exprime à la fois une croyance et une valeur.

Les **attitudes** sont des dispositions mentales ou des sentiments éprouvés à l'égard d'une personne, d'un objet ou d'une idée (acceptation, compassion, ouverture, par exemple). Habituellement, une attitude se maintient au fil des ans tandis qu'une croyance peut être beaucoup plus temporaire. Les attitudes sont souvent jugées comme bonnes ou mauvaises, positives ou négatives ; les croyances, quant à elles, sont considérées comme correctes ou incorrectes. Les attitudes ont des composantes liées à la pensée et au comportement, mais elles comprennent surtout des sentiments, car elles varient considérablement d'un individu à l'autre. Par exemple, certaines personnes peuvent ressentir un grand besoin d'intimité, alors que d'autres n'y attacheront aucune importance.

Transmission des valeurs

Les valeurs s'acquièrent par l'observation et l'expérience. Elles sont donc fortement rattachées à l'environnement socioculturel d'une personne, c'est-à-dire aux traditions sociétales, aux groupes culturels, ethniques ou religieux, à la famille et aux groupes de pairs. Par exemple, si un parent est enclin à être honnête dans ses rapports avec les autres, son enfant valorisera probablement dès son jeune âge le sentiment d'honnêteté. L'infirmière ne doit pas perdre de vue les valeurs de la personne en matière de santé. Par exemple, certaines cultures privilégient le traitement par un guérisseur plutôt que par un médecin. Pour en savoir plus sur les valeurs culturelles liées à la santé et à la maladie, consulter le chapitre 13.

VALEURS PERSONNELLES

Même si les individus puisent leurs valeurs dans la société ou dans des sous-groupes particuliers, ils en intériorisent une partie, ou la totalité, et les considèrent alors comme des **valeurs personnelles**. Les gens ont besoin des valeurs sociétales pour se sentir acceptés et ils ont besoin des valeurs personnelles pour nourrir leur individualité.

VALEURS PROFESSIONNELLES

Les infirmières acquièrent leurs **valeurs professionnelles** à partir des codes de déontologie, au fil de leurs expériences comme infirmières, ainsi qu'au contact de leurs enseignantes et de leurs pairs. Watson (1981, p. 20-21) a fait ressortir les quatre valeurs suivantes :

1. Un engagement ferme à servir
2. Une reconnaissance de la dignité et de la valeur de chaque personne
3. Une volonté d'éduquer
4. Une autonomie professionnelle

Les différents codes de déontologie sont élaborés à partir de valeurs bien précises, reflétant la pratique infirmière. Ces valeurs peuvent varier quelque peu d'un code à l'autre mais elles abordent sensiblement les mêmes thèmes.

À titre d'exemple, une association d'enseignantes en soins infirmiers (AACN, 1998) a relevé cinq valeurs essentielles de la pratique infirmière : altruisme, autonomie, dignité humaine, intégrité, justice sociale. Le tableau 5-1 présente ces valeurs et les comportements professionnels qui y sont associés.

Clarification des valeurs

La **clarification des valeurs** est un processus grâce auquel un individu trouve ses propres valeurs, les examine et les développe. Un des postulats de la clarification des valeurs consiste à dire qu'il n'existe aucun ensemble de valeurs qui soit approprié à tous. Après avoir défini ses valeurs, l'individu peut les conserver ou les remplacer et, par conséquent, agir selon des valeurs librement choisies plutôt qu'inconscientes. La clarification des valeurs favorise la croissance personnelle, car elle

TABLEAU 5-1

Valeurs et comportements de l'infirmière

Valeurs	Comportements professionnels
L'altruisme est le souci du bien-être des autres. Dans la pratique infirmière, l'altruisme se manifeste par la préoccupation de l'infirmière quant au bien-être des personnes auxquelles elle prodigue des soins, des autres infirmières et des autres professionnels de la santé. *L'autonomie* est le droit à l'autodétermination. La pratique infirmière reflète cette autonomie lorsque l'infirmière respecte le droit de la personne de prendre des décisions relatives à ses soins de santé. La *dignité humaine* est le respect de la valeur intrinsèque et du caractère unique des individus et des populations. Dans la pratique infirmière, la dignité humaine se manifeste par l'importance et le respect que l'infirmière accorde aux personnes auxquelles elle prodigue des soins et à ses collègues. *L'intégrité* correspond à la capacité d'accomplir des gestes conformes à un code de déontologie approprié et aux normes de pratique généralement acceptées. Dans la pratique professionnelle, l'intégrité se manifeste lorsque l'infirmière fait preuve d'honnêteté et prodigue des soins fondés sur un cadre éthique accepté à l'intérieur de la profession. La *justice sociale* est l'application de principes moraux, juridiques et humanitaires. Dans la pratique infirmière, cette valeur se manifeste lorsque l'infirmière s'assure que les personnes ont un accès équitable à des soins de santé de qualité.	■ Faire preuve d'ouverture à l'égard des cultures, des croyances et des points de vue des autres. ■ Défendre les droits des personnes soignées, en particulier des personnes les plus vulnérables. ■ Prendre des risques au nom des personnes soignées et des collègues. ■ Conseiller les autres professionnels. ■ Planifier les soins en collaboration avec les personnes. ■ Respecter le droit des personnes et de leur famille à participer aux décisions relatives aux soins de santé. ■ Informer les personnes afin qu'elles puissent faire des choix éclairés. ■ Offrir des soins qui tiennent compte des particularités culturelles. ■ Protéger la vie privée des personnes. ■ Protéger la confidentialité des renseignements concernant les personnes soignées, les professionnels de la santé et le personnel infirmier. ■ Offrir des soins conformes aux besoins individuels des personnes. ■ Donner une information exacte aux personnes et à la collectivité. ■ Consigner les soins avec exactitude et honnêteté. ■ Chercher à corriger ses propres erreurs et celles des autres. ■ Assumer la responsabilité de ses actes. ■ Prodiguer des soins avec impartialité et sans discrimination. ■ Promouvoir l'accès universel aux soins de santé. ■ Encourager l'adoption de lois et de politiques compatibles avec l'avancement des sciences infirmières et des soins de santé.

Source : *The Essentials of Baccalaureate Education for Professional Nursing Practice,* (p. 8-9), de l'American Association of Colleges of Nursing, 1998, Washington.

encourage la prise de conscience, l'empathie et la perspicacité. Par conséquent, il s'agit d'une étape importante à franchir pour pouvoir, à titre d'infirmière, faire face aux problèmes d'ordre éthique.

Une des théories les plus souvent utilisées en matière de clarification des valeurs a été bâtie par Raths, Harmin et Simon (1978). Ces auteurs décrivent un « processus d'appréciation » des idées, des émotions et des comportements qu'ils ont nommé « choisir », « valoriser » et « agir » (voir l'encadré 5-1).

ENCADRÉ 5-1

Clarification des valeurs

Choisir (cognitif)	Choisir les croyances : ■ Librement, sans pression extérieure. ■ Parmi plusieurs possibilités. ■ Après avoir considéré toutes les conséquences.
Valoriser (affectif)	Valoriser et apprécier les croyances choisies.
Agir (comportemental)	■ Affirmer ses croyances aux autres. ■ Intégrer ses croyances à son comportement. ■ Agir selon ses croyances de manière constante.

Source : *Values and Teaching,* 2e éd., (p. 47), de L. Raths, M. Harmin et S. Simon, 1978, Colombus : Merrill.

CLARIFICATION DES VALEURS DE L'INFIRMIÈRE

Les infirmières et les étudiantes en soins infirmiers doivent examiner leurs valeurs sur la vie, la mort, la santé et la maladie. Une des façons de prendre conscience de ses valeurs personnelles consiste à s'interroger sur ses attitudes à l'égard de questions spécifiques comme l'avortement ou l'euthanasie et à se poser les questions suivantes : « Est-ce acceptable pour moi ? » « Suis-je capable de vivre avec les conséquences ? » « Qu'est-ce qui me dérange ? » « Comment aurais-je agi dans la même situation ? »

CLARIFICATION DES VALEURS DE LA PERSONNE SOIGNÉE

Pour planifier des soins efficaces, l'infirmière doit connaître les valeurs de la personne qui sont reliées à son problème de santé. Par exemple, une personne dont la vue baisse accordera probablement beaucoup de valeur à la capacité de voir, tandis qu'une autre atteinte de douleurs chroniques privilégiera particulièrement le bien-être physique. Habituellement, les individus tiennent ces conditions pour acquises. Pour en savoir davantage sur les croyances et les valeurs liées à la santé, voir le chapitre 11.

Lorsqu'une personne a des valeurs ambiguës ou contradictoires préjudiciables à sa santé, l'infirmière doit utiliser la clarification des valeurs comme outil d'intervention. Le tableau 5-2 donne des exemples de comportements qui peuvent nécessiter une clarification des valeurs.

TABLEAU 5-2

Comportements associés à des valeurs ambiguës

Comportement	Exemple
Ne pas tenir compte du conseil d'un professionnel de la santé.	Une personne souffrant d'une affection cardiaque privilégie le travail acharné et ne tient pas compte du conseil de faire régulièrement de l'exercice.
Avoir un comportement ou un discours incohérent.	Une femme enceinte exprime son désir d'avoir un bébé en bonne santé, mais elle continue à consommer de l'alcool et à fumer.
Consulter fréquemment un organisme ou un établissement de santé pour un même problème.	Une femme d'âge moyen souffrant d'obésité demande avec insistance de l'aide pour ses maux de dos, mais elle ne fait rien pour perdre du poids.
Montrer de la confusion ou de l'hésitation quant à la prise d'une décision.	Une femme veut trouver un emploi pour s'acquitter de ses dettes mais elle souhaite également rester à la maison pour prendre soin de son mari malade.

La méthode suivante peut aider la personne à clarifier ses valeurs :

1. *Énumérer tous les choix possibles.* S'assurer que la personne sait qu'elle peut choisir : « Avez-vous examiné les autres possibilités ? » « Discutons-en un peu. »
2. *Examiner les conséquences possibles de chacun des choix.* S'assurer que la personne a réfléchi aux conséquences de chaque acte : « À votre avis, que gagnerez-vous en accomplissant un tel geste ? » « Quels avantages croyez-vous obtenir en agissant de la sorte ? »
3. *Choisir librement.* Déterminer si la personne a choisi librement : « Avez-vous eu un mot à dire dans la décision ? » « Avez-vous eu le choix ? »
4. *Se sentir satisfaite de son choix.* Déterminer ce que la personne pense de son choix : « Comment vous sentez-vous après avoir pris cette décision ? »
5. *Faire connaître le choix.* « Comment présenterez-vous cette situation à votre entourage ? »
6. *Passer de la parole aux actes.* Déterminer si la personne est prête à agir en conformité avec sa décision : « Aurez-vous de la difficulté à en parler à votre épouse ? »
7. *Se comporter avec constance.* Déterminer si la personne se comporte de manière cohérente et constante : « Combien de fois avez-vous fait cela auparavant ? » « Agiriez-vous encore de la sorte ? »

Lorsqu'elle applique les sept étapes de la clarification des valeurs, l'infirmière aide la personne à répondre à chaque question de manière réfléchie, mais elle n'impose pas ses valeurs personnelles. Elle exprime son opinion personnelle seulement si la personne lui en fait la demande et, dans ce cas, avec précaution.

Moralité et éthique

Dans le langage courant, le mot **éthique** a plusieurs sens. En effet, ce mot peut référer : (a) à une grille d'interprétation qui permet de comprendre la moralité du comportement humain (c'est-à-dire l'étude de la moralité) ; (b) aux pratiques et aux croyances propres à un groupe (éthique médicale, éthique infirmière, par exemple) ; (c) aux normes attendues d'un comportement moral tel qu'il est décrit dans le code de déontologie. La **bioéthique** est l'application de l'éthique à la vie (décisions sur l'avortement ou l'euthanasie, par exemple). Quant à l'**éthique infirmière**, elle concerne les questions éthiques soulevées dans la pratique infirmière.

La moralité se compare à l'éthique ; d'ailleurs, beaucoup de personnes utilisent indifféremment l'un ou l'autre terme. La **moralité** se rapporte habituellement à des normes personnelles et individuelles qui définissent comme bons ou mauvais un geste, une conduite, une attitude ou un comportement. Parfois, le premier indice de la nature morale d'une situation consiste à éprouver des émotions telles que la culpabilité, l'espoir ou la honte. Un autre indicateur est la tendance à réagir à des situations en utilisant des mots comme *falloir*, *devoir*, *bien*, *mal*, *bon*, *mauvais*. Les débats moraux font intervenir des valeurs et des normes sociales importantes, et non des questions dénuées d'intérêt.

Les infirmières doivent faire la distinction entre moralité et loi. Certes, les lois reflètent les valeurs morales d'une société et aident à définir ce qui est moral et ce qui ne l'est pas. Toutefois, un acte peut être légal mais ne pas être moral. Par exemple, une directive exigeant des manœuvres de réanimation pour une personne mourante peut être légale, mais la moralité d'un tel acte peut être discutable. À l'inverse, un acte peut être correct sur le plan moral, mais illégal. Par exemple, il est moral, mais illégal, de dépasser la limite de vitesse permise en voiture pour transporter rapidement à l'hôpital un enfant en arrêt respiratoire. Les aspects juridiques de la pratique infirmière sont abordés au chapitre 4.

Les infirmières doivent également faire la distinction entre moralité et religion, même si les deux concepts sont liés. Par exemple, selon certaines croyances religieuses, les femmes devraient subir des interventions comme l'excision (mutilation des parties génitales). D'autres religions ou groupes peuvent considérer cette pratique comme une violation des droits de la personne (Sala et Manara, 2001).

! ALERTE CLINIQUE *Selon les croyances religieuses du confucianisme, le fœtus n'est pas un être humain. Par contre, dans la religion bouddhiste, le fœtus est considéré comme une forme de vie. Par conséquent, au sein de la population chinoise, les positions sur l'avortement varient selon l'appartenance religieuse.* ■

Développement moral

Les décisions éthiques exigent des infirmières réflexion et raisonnement. Le raisonnement est une fonction cognitive qui est, par conséquent, liée au développement. Le **développement moral** est le processus d'apprentissage qui permet de différencier le bien du mal et d'apprendre ce qu'il faut faire et ne pas faire. Ce processus complexe débute dès l'enfance et se poursuit tout au long de la vie.

Les théories du développement moral tentent de répondre à certaines questions, par exemple : Comment acquiert-on une morale ? Quels facteurs agissent sur le comportement dans une situation d'ordre moral ? Parmi les théoriciens célèbres du développement moral figurent Lawrence Kohlberg (1969) et Carol Gilligan (1982). La théorie de Kohlberg met l'accent sur les droits et le raisonnement formel ; celle de Gilligan accorde davantage d'importance à l'empathie et à la responsabilité, mais elle fait ressortir que, dans leur raisonnement moral, les personnes empruntent des concepts aux deux théories. Pour un examen plus approfondi de ces deux théories, voir les chapitres 21 et 22.

Cadres moraux

Les théories morales offrent divers cadres qui permettent aux infirmières d'analyser et de clarifier les situations de soins ambiguës de certaines personnes. Les infirmières peuvent se baser sur des théories morales pour justifier leurs actes et leurs décisions éthiques et pour discuter des situations problématiques avec d'autres professionnels de la santé. Il existe trois principaux types de théories morales. Elles se distinguent par l'importance qu'elles accordent : (a) aux conséquences ; (b) aux principes et aux devoirs ; ou (c) aux relations.

Les **théories basées sur les conséquences (téléologiques)** examinent les conséquences d'une action afin de déterminer si celle-ci est bonne ou mauvaise. L'**utilitarisme**, l'une des formes de la théorie conséquentialiste, définit comme correcte toute action qui produit le plus de bienfait et le moins de tort au plus grand nombre possible de personnes. C'est ce qu'on appelle le principe d'**utilité**. On emploie souvent cette approche dans la prise de décision concernant le financement et la prestation des soins de santé.

Les **théories basées sur les principes (déontologiques)** mettent l'accent sur les droits, les devoirs et les obligations individuels. La moralité d'une action est déterminée non pas par les conséquences qu'elle risque d'avoir, mais selon qu'elle a été accomplie ou non en fonction d'un principe. Par exemple, en suivant la règle « Ne jamais mentir », une infirmière peut se sentir obligée de dire la vérité à une personne mourante, même si le médecin lui a donné des instructions contraires. Il existe beaucoup de théories déontologiques ; chacune justifie différemment ce qui est acceptable.

Enfin, les **théories basées sur les relations humaines (humanistes)** insistent sur le courage, la générosité, l'engagement et le besoin d'entretenir et de maintenir des relations. Contrairement aux deux théories précédentes, qui abordent les problèmes sous l'angle de la justice (équité) et du raisonnement formel, les théories humanistes (Watson, 1997) jugent les actions selon une perspective de caring et de responsabilité. Alors que les théories basées sur les principes sont axées sur les droits individuels, les théories fondées sur l'humanisme favorisent le bien commun ou le bien-être du groupe ou de la famille.

L'humanisme ou caring est au cœur de la relation infirmière-patient. Cette théorie milite également en faveur de la protection et du renforcement de la dignité de la personne. Par exemple, dans un contexte de caring, de compassion, les infirmières utilisent le toucher et le principe d'honnêteté professionnelle pour considérer les personnes qu'elles soignent comme des personnes à part entière, et non comme des objets, ainsi que pour les aider à faire des choix et à trouver un sens à leur expérience de la maladie. L'OIIQ (2004, p. 10) précise d'ailleurs que « les soins infirmiers sont empreints d'humanisme ». Watson (1988) ainsi que Benner et Wrubel (1989) ont proposé que le caring soit l'objectif central des soins infirmiers et le fondement de l'éthique infirmière. Toutefois, le caring ne s'applique pas seulement aux soins infirmiers, et certains professionnels de la santé ont même critiqué cette perspective axée sur la compassion, l'accusant de renforcer le stéréotype de la femme comme personne qui prend soin des autres et de reléguer au second plan des principes moraux importants comme l'équité et l'autonomie (Bowden, 1995).

Le cadre moral guide les décisions morales, mais ne détermine pas le résultat. Par exemple, imaginons la situation suivante. Un homme âgé et très affaibli insiste pour ne pas subir une autre chirurgie, contrairement à l'avis de sa famille et du chirurgien. Trois infirmières décident, chacune de leur côté, de ne pas participer aux préparatifs de la chirurgie et d'utiliser les voies hiérarchiques appropriées pour tenter de l'empêcher d'avoir lieu. L'infirmière A s'appuie sur le raisonnement basé sur les conséquences et se dit : « La chirurgie ne fera qu'allonger ses souffrances, il n'y survivra peut-être pas et la famille pourrait même par la suite ressentir de la culpabilité. » L'infirmière B utilise le raisonnement basé sur les principes et se dit : « Cette situation viole le principe d'autonomie. Cet homme a le droit de décider ce qu'il adviendra de son corps. » Enfin, l'infirmière C s'appuie sur le raisonnement basé sur l'humanisme ou le caring, et pense : « Ma relation avec cette personne m'oblige à la protéger et à répondre à ses besoins. De plus, j'éprouve de la compassion pour cet homme. Je dois essayer de faire comprendre à sa famille qu'il a besoin de son soutien. »

Principes moraux

Les principes moraux sont des concepts philosophiques de portée générale comme l'autonomie et la justice. Ils servent de fondement aux **règles morales**, lesquelles sont des préceptes spécifiques menant à l'action. Par exemple, la règle « Il ne faut pas mentir » est basée sur le principe moral du respect des personnes (autonomie). Les principes sont utiles dans les discussions éthiques ; en effet, dans le cas où des personnes sont incapables de s'entendre sur l'intervention à choisir dans une situation donnée, il peut y avoir consensus sur les principes qui s'y appliquent. Un tel accord peut servir d'assise à l'élaboration d'une solution acceptable pour toutes les parties. Par exemple, la plupart des individus reconnaissent unanimement que les infirmières doivent le respect aux personnes qu'elles soignent, mais ils ne s'accordent pas tous pour dire si l'infirmière doit leur cacher ou non la vérité sur le pronostic de leur maladie.

L'**autonomie** (ou **autodétermination**) correspond au droit pour un individu de prendre ses propres décisions. Les infirmières qui adhèrent à ce principe reconnaissent que chaque individu est unique, qu'il a le droit de se déterminer librement et de choisir ses objectifs personnels. Un individu jouit d'une « autonomie intrinsèque » s'il a la capacité de faire des choix ; il jouit d'une « autonomie extrinsèque » si ces choix ne sont pas limités ou imposés par d'autres.

Honorer le principe d'autonomie signifie que l'infirmière respecte le droit de la personne de prendre ses propres décisions même si celles-ci lui semblent contraires aux meilleurs intérêts de la personne. Cela veut dire également qu'elle doit traiter les autres avec considération. Dans le cadre des soins de santé, il y a violation de ce principe lorsque, par exemple, une infirmière ne tient aucun compte des explications subjectives que donne la personne de ses symptômes (par exemple, de la douleur). Enfin, le respect de l'autonomie signifie qu'un individu ne devrait pas être perçu comme une source impersonnelle d'information ou d'expérience. Ce principe entre en jeu dans le cas où on exige de la personne son consentement éclairé avant des examens paracliniques, des protocoles ou des recherches, ou lorsqu'on lui demande si elle consent à servir d'exemple à des fins d'enseignement. À ce sujet, voir la section « Consentement éclairé » au chapitre 4.

La **bienveillance** (ou non-malfaisance) est le devoir « de ne pas vouloir causer de tort ». Même si ce principe semble facile à suivre, sa pratique est en réalité complexe. En effet, on peut causer du tort intentionnellement, en plaçant un individu dans une situation où il risque de subir un tort, ou causer du tort non intentionnellement. Cependant, placer un individu dans une situation où il risque de subir un tort comporte également plusieurs facettes. Une telle situation peut être une conséquence connue d'une intervention infirmière qui se voulait utile au départ. Par exemple, une personne peut réagir négativement à un médicament. Les professionnels de la santé ne s'entendent pas toujours sur le degré de risque qu'il est moralement acceptable de courir afin d'obtenir un résultat bénéfique. Il y a tort non intentionnel lorsque le risque ne pouvait pas être anticipé. Par exemple, une infirmière, en prévenant la chute d'une personne, s'agrippe si fortement à son bras qu'elle lui fait une ecchymose.

La **bienfaisance** consiste à « faire du bien ». Les infirmières ont le devoir de faire du bien, c'est-à-dire d'accomplir des gestes qui réconfortent les personnes ainsi que les proches aidants. Toutefois, « faire du bien » peut également risquer de causer du tort. Par exemple, pour améliorer l'état de santé général d'une personne, une infirmière peut lui conseiller de suivre un programme d'exercices contraignant ; par contre, elle ne devrait pas donner ce conseil à une personne atteinte d'une affection cardiaque grave.

On associe beaucoup la **justice** à l'équité. L'infirmière est souvent appelée à prendre des décisions où doit prévaloir un sens de la justice. Par exemple, une infirmière trouve une personne en larmes et déprimée lors d'une visite à domicile. Elle sait qu'elle pourrait faire du bien à cette personne en lui accordant 30 minutes de plus. Cependant, ce laps de temps supplémentaire sera retiré à la personne qu'elle doit visiter ensuite, qui est diabétique et qui a grandement besoin d'enseignement et d'observation. L'infirmière doit donc soupeser les faits avec soin afin de répartir équitablement son temps entre les personnes auxquelles elle doit prodiguer des soins.

La **loyauté** signifie être fidèle aux ententes et aux promesses. En vertu de son statut de professionnelle, l'infirmière a des responsabilités envers les personnes qu'elle soigne, envers l'employeur, le gouvernement et la société, ainsi qu'envers elle-même. L'infirmière fait souvent des promesses telles que « Je reviens tout de suite avec votre analgésique » ou « Je vais m'informer sur ce sujet ». La personne prend ces promesses très au sérieux, et l'infirmière doit les tenir.

La **véracité** se rapporte au devoir de dire la vérité. Ce principe semble simple, mais, dans la pratique, les choix à faire ne sont pas toujours évidents. Une infirmière doit-elle dire la vérité lorsqu'elle sait que cela causera du tort ? Doit-elle dire la vérité lorsqu'elle pense que la cacher diminuera l'anxiété et la peur ? Il est rarement justifié de mentir à des personnes malades ou mourantes. La perte de confiance envers l'infirmière et l'anxiété que cause l'ignorance de la vérité, par exemple, l'emportent habituellement sur les avantages découlant du mensonge.

Rendre des comptes signifie qu'on doit répondre de ses actes. L'infirmière est responsable de ses actes non seulement envers les autres mais envers elle-même. À cette fin, l'OIIQ a mis en place des mesures qui permettent d'évaluer les pratiques et les actes des infirmières. Par exemple, le comité de discipline étudie toute plainte contre un membre pour une infraction à une réglementation, à une loi ou à un code de déontologie, que ceux-ci s'appliquent à tous les professionnels ou seulement aux infirmières et aux infirmiers. Par ailleurs, le comité d'inspection professionnelle a pour mandat de surveiller l'exercice de la profession par les membres et d'enquêter s'il y a lieu. L'OIIQ a créé un outil fort pertinent, un document décrivant les perspectives de l'exercice de la profession infirmière, dans lequel il est mentionné, entre autres, que « l'infirmière est responsable envers le client des soins qu'elle lui donne, ce qui signifie qu'elle doit répondre de la qualité des soins qu'elle lui prodigue » (OIIQ, 2004, p. 8). L'infirmière a donc la **responsabilité** de remplir ses fonctions consciencieusement, en s'acquittant en outre de ses obligations professionnelles avec intégrité (énoncé 10 du code de déontologie de l'OIIQ, 2003), c'est-à-dire avec honnêteté. Par conséquent, l'infirmière qui agit de manière éthique est en mesure d'expliquer tous les gestes qu'elle fait et de respecter les normes qui s'appliquent à sa pratique.

Éthique infirmière

Par le passé, les infirmières considéraient que la prise de décision éthique relevait du médecin. Toutefois, il n'incombe à aucune profession la responsabilité de prendre des décisions éthiques ; de même, toute personne spécialisée dans une discipline comme la médecine ou les sciences infirmières ne sera pas forcément experte en éthique. Étant donné la complexité de plus en plus grande des situations, la collaboration de l'ensemble des professionnels de la santé prend une importance accrue.

Les établissements de soins sont dans l'obligation de mettre sur pied des comités d'éthique et d'offrir une formation, un encadrement et un soutien en ce qui a trait aux questions éthiques (JCAHO, 1996). Les infirmières participent à ces comités multidisciplinaires qui peuvent être saisis de divers cas d'éthique et proposer des avis aux personnes lucides, aux familles des personnes non lucides ou aux professionnels de la santé.

> L'objectif des comités d'éthique est de faire respecter les droits et libertés de la personne en assurant :
>
> - la reconnaissance de son autonomie ;
> - la reconnaissance de sa dignité ;
> - la reconnaissance de ses besoins spécifiques ;
> - la reconnaissance des valeurs qui lui sont propres, qu'elles soient identiques ou distinctes de celles de l'établissement ;
> - le respect de tous les droits et libertés qui découlent du droit au respect de la personne. (Centre hospitalier Pierre-Le Gardeur, 2004)

Ces comités veillent à ce que tous les faits significatifs d'un dossier soient abordés, fournissent une tribune afin que les différents points de vue puissent être exprimés, apportent un soutien aux professionnels de la santé et réduisent les risques juridiques pour les établissements. Dans le cadre de certains événements, des rencontres sont organisées afin de présenter, à partir d'une perspective plus théorique, des dilemmes éthiques émanant de situations réelles ou simulées ; ainsi, les participants ont la possibilité de mieux saisir les enjeux de ces dilemmes ainsi que la démarche utilisée dans leur analyse (figure 5-1 ■).

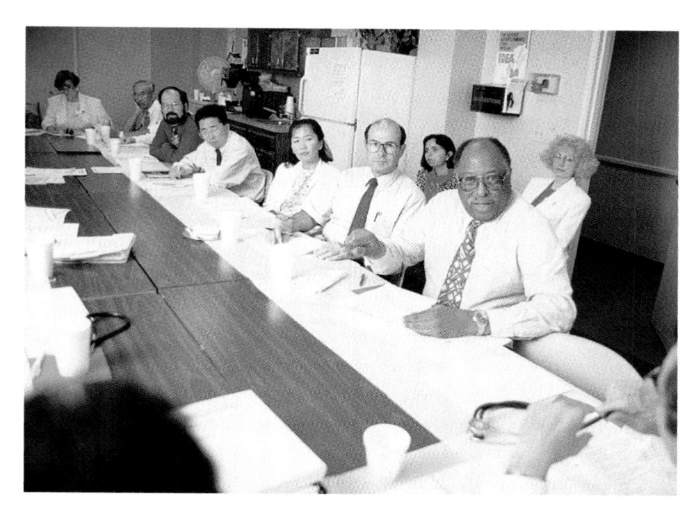

FIGURE **5-1** ■ Un comité d'éthique examine tous les aspects d'un cas qui lui a été soumis. (Source : Mark Richards/PhotoEdit.)

Codes de déontologie infirmière

Un **code de déontologie** est l'énoncé formel des idéaux et des valeurs d'un groupe. C'est un ensemble de principes éthiques qui : (a) sont partagés par les membres du groupe ; (b) reflètent les jugements moraux que le groupe a acquis au fil des ans ; (c) servent de normes aux actes professionnels. Les codes de déontologie posent habituellement des exigences plus élevées que les normes légales, mais ces exigences ne sont jamais moindres que les normes légales de la profession. Il incombe à l'infirmière de connaître le code qui gouverne sa pratique.

Les associations infirmières d'ordre régional, national et international ont adopté des codes de déontologie. Le Conseil international des infirmières (CII) a adopté son premier code de déontologie en 1953. L'encadré 5-2 présente la dernière version, mise à jour en 2000. L'Association des infirmières et infirmiers du Canada (AIIC) révise régulièrement son code de déontologie afin de s'adapter aux changements qui touchent l'état, les besoins et les valeurs de la société. Tous ces changements mettent à l'épreuve la capacité de l'infirmière d'exercer sa pratique conformément à l'éthique. L'encadré 5-3 décrit les huit valeurs principales qui sont essentielles à une pratique

ENCADRÉ 5-2

Code de déontologie du Conseil international des infirmières

PRÉAMBULE

Les infirmières ont quatre responsabilités essentielles : promouvoir la santé, prévenir la maladie, restaurer la santé et soulager la souffrance. Les besoins en soins infirmiers sont universels.

Le respect des droits de l'homme, notamment du droit à la vie, à la dignité et à un traitement humain, fait partie intégrante des soins infirmiers. Ces derniers ne sont influencés par aucune considération d'âge, de couleur, de croyance, de culture, d'invalidité ou de maladie, de sexe, de nationalité, de politique, de race ou de statut social.

Les infirmières fournissent des services de santé à l'individu, à la famille et à la collectivité et coordonnent cette activité avec celles d'autres groupes qui travaillent dans des domaines connexes.

LE CODE DU CII

Le *Code déontologique du CII pour la profession infirmière* comprend quatre grands volets dans lesquels sont présentées les normes de conduite déontologique à respecter.

Éléments du *code*

1. L'infirmière et l'individu

La responsabilité primordiale de l'infirmière consiste à donner des soins infirmiers aux personnes qui en ont besoin.

Dans l'exercice de sa profession, l'infirmière crée une ambiance dans laquelle les droits de l'homme, les valeurs, les coutumes et les croyances spirituelles de l'individu, de la famille et de la collectivité sont respectés.

L'infirmière s'assure que l'individu reçoit suffisamment d'informations pour donner ou non son consentement, en pleine connaissance de cause, en ce qui concerne les soins et le traitement qu'il devrait recevoir.

L'infirmière respecte le caractère confidentiel des informations qu'elle possède et ne communique celles-ci qu'à bon escient.

L'infirmière partage avec la société la responsabilité du lancement et du soutien d'initiatives permettant de satisfaire les besoins sociaux et de santé de la population, en particulier des groupes les plus vulnérables.

Elle partage également la responsabilité de l'entretien et de la protection de l'environnement naturel contre l'épuisement des ressources, la pollution, la dégradation et la destruction.

2. L'infirmière et la pratique

L'infirmière assume une responsabilité personnelle dans l'exercice des soins infirmiers ; à cet égard, elle a des comptes à rendre à la société et elle doit maintenir à jour ses connaissances professionnelles par une formation continue.

L'infirmière se maintient elle-même en bonne santé de manière à ne pas compromettre sa capacité à dispenser des soins.

Lorsqu'elle accepte ou délègue des responsabilités, elle évalue avec un esprit critique sa propre compétence et celle de ses collègues.

L'infirmière fait preuve en tout temps d'une conduite personnelle qui honore sa profession et renforce la confiance du public dans le personnel infirmier.

Lorsqu'elle dispense des soins, l'infirmière s'assure que le recours aux technologies et aux pratiques scientifiques les plus récentes est compatible avec la sécurité, la dignité et les droits des personnes.

3. L'infirmière et la profession

L'infirmière assume le rôle principal dans la définition et l'application des normes acceptables à l'exercice clinique, à la gestion, à la recherche et à l'enseignement des soins infirmiers.

L'infirmière contribue activement à développer un ensemble de connaissances professionnelles fondé sur la recherche.

Par l'intermédiaire de son organisation professionnelle, l'infirmière participe, dans le domaine des soins infirmiers, à la création et au maintien de conditions d'emploi et de travail équitables.

4. L'infirmière et ses collègues

L'infirmière coopère étroitement avec tous ceux avec lesquels elle travaille, tant dans le domaine des soins infirmiers que dans d'autres domaines.

L'infirmière prend toute mesure nécessaire pour protéger l'individu lorsqu'un collègue ou une autre personne lui donnent des soins qui le mettent en danger.

Source : *Code déontologique du CII pour la profession infirmière*, du Conseil international des infirmières, 2000, (page consultée le 1er septembre 2004), [en ligne], <http ://www.icn.ch/icncodef.pdf>.

infirmière en conformité avec l'éthique et autour desquelles s'articulent tous les énoncés du code de déontologie de l'AIIC. Enfin, l'Ordre des infirmières et infirmiers du Québec a lui aussi établi son propre code de déontologie, régissant la pratique infirmière en territoire québécois. L'encadré 5-4 présente des extraits du code, révisé en 2003.

Les codes de déontologie poursuivent les objectifs suivants :

1. Donner des informations au public sur les normes minimales de la profession et l'aider à comprendre l'éthique professionnelle de l'infirmière.
2. Fournir une preuve de l'engagement de la profession envers le public qu'elle dessert.
3. Présenter les principales considérations d'ordre éthique de la profession.
4. Proposer des normes éthiques relatives au comportement professionnel.
5. Guider la profession en matière d'autoréglementation.
6. Rappeler aux infirmières les responsabilités particulières qu'elles assument dans le soin des personnes.

ENCADRÉ 5-3

Code de déontologie de l'Association des infirmières et infirmiers du Canada

VALEURS	RESPONSABILITÉS DE L'INFIRMIÈRE
Soins sécuritaires, compétents et conformes à l'éthique	Les infirmières ont à cœur de pouvoir offrir des soins sécuritaires, compétents et conformes à l'éthique, qui leur permettent de remplir leurs obligations professionnelles et éthiques envers les personnes qu'elles soignent.
Santé et bien-être	Les infirmières veillent à la promotion de la santé et au bien-être des personnes et les aident à atteindre un état de santé optimal, qu'elles vivent dans une situation normale ou qu'elles soient malades, blessées, handicapées ou mourantes.
Choix	Les infirmières respectent et favorisent l'autonomie des personnes et les aident à exprimer leurs besoins et leurs valeurs, ainsi qu'à obtenir les renseignements et les services appropriés leur permettant de prendre des décisions éclairées.
Dignité	Les infirmières reconnaissent et respectent la valeur intrinsèque de chaque personne et se font les protectrices de leurs intérêts afin de promouvoir un traitement respectueux pour tous.
Confidentialité	Les infirmières protègent les renseignements fournis dans le cadre de la relation professionnelle et ne les divulguent à l'extérieur de l'équipe soignante qu'avec le consentement éclairé de la personne ou lorsque la loi l'exige ou encore lorsque la non-divulgation pourrait entraîner un préjudice grave.
Justice	Les infirmières défendent les principes d'équité et de justice permettant à chacun d'obtenir une part des services de santé et des ressources en rapport avec ses besoins et permettant de favoriser la justice sociale.
Responsabilité	Garantes de leur pratique, les infirmières s'acquittent de leurs responsabilités professionnelles selon les normes de pratique.
Milieux de pratique de qualité	Les infirmières se prononcent et militent en faveur de milieux de pratique dotés des structures organisationnelles et des ressources nécessaires pour assurer la sécurité, le soutien et le respect de toutes les personnes qui s'y trouvent.

Le code s'articule autour des huit valeurs énumérées ci-dessus. Chaque valeur est associée à un énoncé de responsabilité qui précise son champ d'application et offre des directives.

Source : *Code de déontologie de la profession infirmière*, de l'Association des infirmières et infirmiers du Canada, 2002, Ottawa : AIIC. Réimprimé avec l'autorisation de l'Association des infirmières et infirmiers du Canada.

Origines des problèmes éthiques en sciences infirmières

La sensibilisation de plus en plus grande des infirmières aux problèmes éthiques s'explique principalement par : (a) les changements sociaux et technologiques ; (b) les loyautés et les obligations conflictuelles des infirmières.

CHANGEMENTS SOCIAUX ET TECHNOLOGIQUES

Les changements dans le domaine social (le mouvement féministe et le mouvement de protection du consommateur, par exemple) mettent au jour certains problèmes. Le coût élevé des soins de santé et la redéfinition du monde du travail résultant d'une nouvelle gestion des soins soulèvent diverses questions d'équité et de répartition des ressources.

La technologie crée de nouveaux enjeux qui n'existaient pas auparavant. Par exemple, grâce aux moniteurs, à la ventilation assistée et à l'alimentation parentérale, la question de la « viabilité » d'un enfant prématuré de 800 g ne se pose plus. De même, avant la transplantation d'organes, aucune définition juridique de la mort ne permettait de prélever des tissus vivants et de les donner à d'autres personnes. Les percées dans la capacité de décoder et de contrôler la croissance des tissus grâce à la manipulation génétique débouchent sur de possibles dilemmes éthiques liés au clonage d'organismes et à la modification de l'évolution des maladies héréditaires et des caractéristiques biologiques. Aujourd'hui, devant les traitements qui permettent de prolonger et d'améliorer la vie biologique, diverses questions se posent : Devrions-nous utiliser tous les outils à notre disposition ? Qui devrions-nous traiter ? Tout le monde ? Uniquement les personnes dont l'état de santé est susceptible de s'améliorer ? Uniquement celles qui peuvent contribuer au financement de leur traitement ?

LOYAUTÉS ET OBLIGATIONS CONFLICTUELLES

Compte tenu de leur position unique dans le système de soins de santé, les infirmières vivent des situations conflictuelles sur le plan de la loyauté et de la responsabilité envers les personnes soignées, les familles, les médecins, les employeurs et les organismes de réglementation professionnelle. Les besoins des personnes peuvent entrer en conflit avec les politiques de l'établissement, les priorités des médecins, les besoins de l'entourage et, même, les lois provinciales. Selon le code de déontologie infirmière, l'infirmière doit en premier lieu faire preuve de loyauté envers la personne soignée. Toutefois, il ne lui est pas toujours aisé de déterminer quelle intervention servira le

ENCADRÉ 5-4

Extraits du code de déontologie des infirmières et infirmiers du Québec

Code de déontologie des infirmières et infirmiers

c. I-8, r.4.1
Code des professions
(L.R.Q., c. C-26, a. 87 ; 2001, c. 78, a. 6)

CHAPITRE I
DEVOIRS ENVERS LE PUBLIC, LE CLIENT ET LA PROFESSION

SECTION I
DEVOIRS INHÉRENTS À L'EXERCICE DE LA PROFESSION

§1. Généralités

1. L'infirmière ou l'infirmier doit porter secours à celui dont la vie est en péril, personnellement ou en obtenant du secours, en lui apportant l'aide nécessaire et immédiate, à moins d'un risque pour l'infirmière ou l'infirmier ou pour les tiers ou d'un autre motif raisonnable.
D 1513-2002, a. 1

2. L'infirmière ou l'infirmier ne peut refuser de fournir des services professionnels à une personne en raison de la race, la couleur, le sexe, la grossesse, l'orientation sexuelle, l'état civil, l'âge, la religion, les convictions politiques, la langue, l'ascendance ethnique ou nationale, l'origine ou la condition sociale, le handicap ou l'utilisation d'un moyen pour pallier ce handicap.
L'infirmière ou l'infirmier peut cependant, dans l'intérêt du client, le référer à une autre infirmière ou un autre infirmier.
Dans le présent code, à moins que le contexte n'indique un sens différent, on entend par client la personne qui reçoit des services professionnels d'une infirmière ou d'un infirmier.
D 1513-2002, a. 2

3. L'infirmière ou l'infirmier ne peut poser un acte ou avoir un comportement qui va à l'encontre de ce qui est généralement admis dans l'exercice de la profession.
D 1513-2002, a. 3

4. Dans le cadre de soins et traitements prodigués à un client, l'infirmière ou l'infirmier ne peut utiliser ou dispenser des produits ou des méthodes susceptibles de nuire à la santé ou des traitements miracles. L'infirmière ou l'infirmier ne peut non plus consulter une personne qui utilise ou dispense de tels produits, méthodes ou traitements miracles, ni collaborer avec cette personne, ni lui envoyer son client.
D 1513-2002, a. 4

5. L'infirmière ou l'infirmier doit respecter le droit du client de consulter une autre infirmière ou un autre infirmier, un autre professionnel du domaine de la santé ou toute autre personne de son choix.
D 1513-2002, a. 5
[...]

8. L'infirmière ou l'infirmier doit, dans la mesure de ses possibilités, échanger ses connaissances avec les autres infirmières et infirmiers, les étudiants et les candidats à l'exercice.
D 1513-2002, a. 8

9. L'infirmière ou l'infirmier ne peut, dans l'exercice de sa profession, se dégager de sa responsabilité civile personnelle.
[...]
D 1513-2002, a. 9

§2. Intégrité

10. L'infirmière ou l'infirmier doit s'acquitter de ses obligations professionnelles avec intégrité.
D 1513-2002, a. 10

11. L'infirmière ou l'infirmier ne doit pas abuser de la confiance de son client.
D 1513-2002, a. 11

12. L'infirmière ou l'infirmier doit dénoncer tout incident ou accident qui résulte de son intervention ou de son omission.
L'infirmière ou l'infirmier ne doit pas tenter de dissimuler un tel incident ou accident.
Lorsqu'un tel incident ou accident a ou peut avoir des conséquences sur la santé du client, l'infirmière ou l'infirmier doit prendre sans délai les moyens nécessaires pour le corriger, l'atténuer ou pallier les conséquences de cet incident ou accident.
D 1513-2002, a. 12

13. L'infirmière ou l'infirmier ne peut s'approprier des médicaments ou autres substances, notamment des stupéfiants, une préparation narcotique ou anesthésique ou tout autre bien appartenant à une personne avec laquelle il est en rapport dans l'exercice de sa profession.
D 1513-2002, a. 13

14. L'infirmière ou l'infirmier ne doit pas, au regard du dossier du client ou de tout rapport, registre ou autre document lié à la profession :
1° les falsifier, notamment en y altérant des notes déjà inscrites ou en y insérant des notes sous une fausse signature ;
2° fabriquer de tels dossiers, rapports, registres ou documents ;
3° y inscrire de fausses informations ;
4° omettre d'y inscrire les informations nécessaires.
D 1513-2002, a. 14

15. L'infirmière ou l'infirmier doit s'abstenir d'exprimer des avis ou de donner des conseils contradictoires, incomplets ou non fondés. À cette fin, il doit chercher à avoir une connaissance complète des faits avant de donner un avis ou un conseil.
D 1513-2002, a. 15
[...]

§4. Compétence

17. L'infirmière ou l'infirmier doit agir avec compétence dans l'accomplissement de ses obligations professionnelles. À cette fin, l'infirmière ou l'infirmier doit notamment tenir compte des limites de ses habiletés et connaissances.
D 1513-2002, a. 17

18. L'infirmière ou l'infirmier doit tenir à jour ses compétences professionnelles afin de fournir des soins et traitements selon les normes de pratique généralement reconnues.
D 1513-2002, a. 18

19. L'infirmière ou l'infirmier doit, si l'état du client l'exige, consulter une autre infirmière ou un autre infirmier, un autre professionnel du domaine de la santé ou toute autre personne compétente, ou le diriger vers l'une de ces personnes.
D 1513-2002, a. 19
[...]

§6. Disponibilité et diligence

25. Dans l'exercice de sa profession, l'infirmière ou l'infirmier doit faire preuve de disponibilité et de diligence raisonnables.
D 1513-2002, a. 25

26. Dans le cas où sa compétence spécifique dans un domaine donné est nécessaire pour fournir des soins et traitements sécuritaires à un client, l'infirmière ou l'infirmier consulté par une autre infirmière ou un autre infirmier doit fournir à ce dernier son opinion et ses recommandations dans un délai raisonnable.
D 1513-2002, a. 26

27. Avant de cesser d'exercer ses fonctions pour le compte d'un client, l'infirmière ou l'infirmier doit s'assurer que cette cessation de service n'est pas préjudiciable à son client.
D 1513-2002, a. 27

SECTION II
RELATION ENTRE L'INFIRMIÈRE OU L'INFIRMIER ET LE CLIENT

§1. Relation de confiance

28. L'infirmière ou l'infirmier doit chercher à établir et maintenir une relation de confiance avec son client.
D 1513-2002, a. 28

29. L'infirmière ou l'infirmier doit agir avec respect envers le client, son conjoint, sa famille et les personnes significatives pour le client.
D 1513-2002, a. 29

30. L'infirmière ou l'infirmier doit respecter, dans les limites de ce qui est généralement admis dans l'exercice de la profession, les valeurs et les convictions personnelles du client.
D 1513-2002, a. 30

§2. Dispositions visant à préserver le secret quant aux renseignements de nature confidentielle

31. L'infirmière ou l'infirmier doit respecter les règles prévues au Code des professions relativement au secret qu'il doit préserver quant aux renseignements de nature confidentielle qui viennent à sa connaissance dans l'exercice de sa profession et des cas où il peut être relevé de ce secret.
D 1513-2002, a. 31
[...]

§3. Comportements prohibés

37. L'infirmière ou l'infirmier ne doit pas faire preuve de violence physique, verbale ou psychologique envers le client.
D 1513-2002, a. 37
[...]

SECTION III
QUALITÉ DES SOINS ET DES SERVICES

§I. Information et consentement

40. L'infirmière ou l'infirmier doit fournir à son client toutes les explications nécessaires à la compréhension des soins et des services qu'il lui prodigue.
D 1513-2002, a. 40

41. Lorsque l'obligation d'obtenir un consentement libre et éclairé incombe à l'infirmière ou à l'infirmier, ce dernier doit fournir au client toutes les informations requises.
D 1513-2002, a. 41

§2. Processus thérapeutique

42. L'infirmière ou l'infirmier doit, dans le cadre de ses fonctions, prendre les moyens raisonnables pour assurer la sécurité des clients, notamment en avisant les instances appropriées.
D 1513-2002, a. 42
[...]

44. L'infirmière ou l'infirmier ne doit pas faire preuve de négligence dans les soins et traitements prodigués au client. Notamment, l'infirmière ou l'infirmier doit :
1° intervenir promptement auprès du client lorsque l'état de santé de ce dernier l'exige ;
2° assurer la surveillance requise par l'état de santé du client ;
3° prendre les moyens raisonnables pour assurer la continuité des soins et traitements.
D 1513-2002, a. 44

45. L'infirmière ou l'infirmier ne doit pas faire preuve de négligence lors de l'administration d'un médicament. À cette fin, l'infirmière ou l'infirmier doit, notamment, avoir une connaissance suffisante du médicament et respecter les principes et méthodes concernant son administration.
D 1513-2002, a. 45
[...]

Source : *Code de déontologie des infirmières et infirmiers*. Reproduction autorisée par Les Publications du Québec.

mieux ses besoins. Par exemple, l'infirmière peut être consciente des bienfaits que la marijuana pourrait procurer à une personne que les traitements traditionnels ne soulagent plus. Or, en plus de l'aspect légal de cette situation, l'infirmière doit déterminer si, d'un point de vue éthique, la personne devrait être mise au courant d'une telle possibilité.

Prise de décision éthique

Un raisonnement éthique responsable est un raisonnement à la fois rationnel et systématique. Il doit reposer sur des principes éthiques et des codes déontologiques plutôt que sur des émotions, des intuitions, des politiques établies ou des précédents (c'est-à-dire des événements similaires survenus précédemment). L'encadré 5-5 propose deux modèles de prises de décision éthique.

Une bonne décision est une décision qui sert les meilleurs intérêts de la personne et qui préserve en même temps l'intégrité de toutes les parties en cause. L'infirmière a des obligations éthiques envers les personnes qu'elle soigne, envers l'établissement qui l'emploie et envers les médecins. L'encadré 5-6 en donne des exemples. Par conséquent, avant de prendre des décisions éthiques, elle doit soupeser les facteurs conflictuels. Même si le raisonnement éthique est fondé sur des principes et est centré sur le bien-être de la personne, les problèmes et les dilemmes éthiques engendrent beaucoup de stress chez l'infirmière. Elle peut se sentir déchirée entre ses obligations envers la personne, la famille et l'employeur. Ce qui est dans le meilleur intérêt de la personne entre parfois en conflit avec son système de croyances personnelles. Dans les milieux qui débattent fréquemment des questions éthiques, les infirmières doivent mettre sur pied des structures de soutien afin de pouvoir exprimer leurs sentiments (réunions d'équipe, consultations auprès de professionnels, par exemple).

Un grand nombre de problèmes infirmiers ne relèvent nullement de la morale, mais d'une bonne pratique infirmière. Dans la prise de décision éthique, la première étape importante est de déterminer s'il s'agit d'une situation d'ordre moral. À cet effet, on peut s'appuyer sur les critères suivants :

- Un choix difficile existe entre différentes actions qui entrent en conflit avec les besoins d'une ou de plusieurs personnes.
- Il existe des principes ou des cadres moraux qui peuvent servir à justifier l'action choisie.
- Le choix se fait au moyen d'un processus d'appréciation des motifs.
- La décision doit être prise sans contrainte et en toute conscience.
- Les sentiments de la personne et le contexte particulier de la situation ont un effet sur le choix.

L'encadré 5-7 propose un exemple de décision éthique prise à l'aide du modèle proposé par Cassells et Redman (1989).

Certes, l'apport de l'infirmière est important, mais, dans la pratique, plusieurs autres personnes participent habituellement à la prise d'une décision éthique. Par conséquent, la collaboration, la communication et le compromis sont des habiletés essentielles pour tout professionnel de la santé. Lorsque l'infirmière n'a pas l'autonomie pour agir en accord avec ses choix moraux ou éthiques, le compromis devient essentiel.

ENCADRÉ 5-5

Modèles de prises de décision éthique

STORCH (1992)

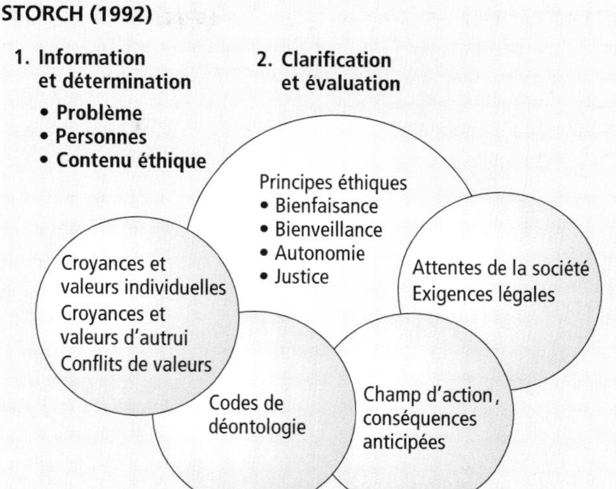

CASSELLS ET REDMAN (1989)

- Définir les aspects moraux des soins infirmiers.
- Recueillir les données pertinentes liées aux questions morales.
- Clarifier et appliquer les valeurs personnelles.
- Comprendre les théories et les principes éthiques (autonomie et justice, par exemple).
- Utiliser les ressources multidisciplinaires appropriées (membres du clergé, littérature, famille, autres intervenants et consultants, par exemple).
- Proposer d'autres possibilités d'agir.
- Appliquer les codes de déontologie pour orienter l'action.
- Choisir et appliquer des actions résolutoires.
- Participer activement à la résolution des problèmes.
- Appliquer les lois provinciales régissant la pratique infirmière.
- Évaluer la démarche entreprise.

Source : « Ethical Issues », de J. Storch, 1992, dans A. J. Beaumgart et J. Larsen, *Canadian Nursing Faces the Future*, St. Louis : Mosby ; et « Preparing Students to be Moral Agents in Clinical Nursing Practice », de J. Cassells et B. Redman, 1989, *Nursing Clinics of North America*, *24*(2), p. 463-473. Reproduits avec l'autorisation de Elsevier.

ENCADRÉ 5-6

Exemples d'obligations infirmières dans les décisions éthiques

- Maximiser le bien-être de la personne.
- Rechercher un équilibre entre les besoins d'autonomie de la personne et les responsabilités des membres de la famille envers le bien-être de la personne.
- Offrir un soutien à chaque membre de la famille et améliorer le réseau de soutien de la famille.
- Appliquer les politiques de l'établissement de soins.
- Protéger le bien-être des autres personnes soignées.
- Protéger les normes de conduite de l'infirmière.

ENCADRÉ 5-7

Application d'un modèle de prise de décision éthique

SITUATION

Mme L., une femme de 67 ans, est hospitalisée pour fractures multiples et lacérations causées par un accident d'automobile. Son mari, mort dans l'accident, a été transporté au même hôpital qu'elle. Mme L., qui conduisait l'automobile, harcèle de questions l'infirmière sur la santé de son mari. Le chirurgien demande à l'infirmière de ne pas révéler à Mme L. le décès de son mari ; toutefois, il ne donne aucun motif pour justifier sa requête L'infirmière fait part de ses préoccupations à l'infirmière responsable. Celle-ci estime que les directives du chirurgien doivent être respectées. Toutefois, l'infirmière a du mal à accepter cette situation et elle se demande ce qu'elle devrait faire.

Intervention infirmière	Facteurs à considérer
1. Dégager les aspects moraux. Voir les critères proposés à la page 103 pour déterminer s'il s'agit d'une situation morale.	Il y a deux choix possibles : dire la vérité ou la cacher. Les principes moraux qui s'appliquent sont l'honnêteté ou la loyauté. Ces deux principes s'opposent, car l'infirmière veut faire preuve d'honnêteté envers Mme L., mais elle ne veut pas être déloyale envers le chirurgien et l'infirmière-chef. L'infirmière pèsera le pour et le contre afin de pouvoir prendre une décision libre et éclairée. Son choix dépendra probablement de son degré d'inquiétude pour Mme L. et du contexte (communication incomplète entre le chirurgien, Mme L. et l'infirmière).
2. Rassembler les éléments d'information reliés à la question.	Parmi ces éléments d'information devraient figurer des données sur les problèmes de santé de la personne. Il faut déterminer quelles personnes sont concernées, en quoi elles sont concernées et quelles sont leurs motivations. Dans le cas présent, les personnes concernées sont Mme L. (qui s'inquiète de son mari), le mari (qui est décédé), le chirurgien, l'infirmière-chef et l'infirmière. Leurs motivations sont inconnues. L'infirmière souhaite peut-être protéger sa relation thérapeutique avec Mme L. ; le médecin croit peut-être que sa directive protège Mme L. d'un traumatisme psychologique et d'une détérioration subséquente de son état de santé.
3. Départager les décisions à prendre. Par exemple, pour qui la décision est-elle prise ? Qui doit décider et pourquoi ?	Dans le cas présent, la décision est prise pour Mme L. Apparemment, le chirurgien croit que cette décision lui revient, et l'infirmière-chef partage cet avis. Il serait utile que les intervenants s'entendent sur un critère afin de déterminer qui doit prendre la décision.
4. Clarifier et appliquer ses valeurs personnelles.	Nous pouvons déduire de cette situation où Mme L. s'inquiète de son mari que l'infirmière-chef privilégie la politique et le protocole tandis que l'autre infirmière semble privilégier le droit à l'information de la personne. L'infirmière doit clarifier ses propres valeurs ainsi que les valeurs du chirurgien. Elle doit également corroborer les valeurs de la personne et de l'infirmière-chef.
5. Poser les théories et les principes éthiques.	Par exemple, refuser de dire la vérité à Mme L. revient à nier son droit à l'autonomie et à l'information. L'infirmière appliquerait le principe d'honnêteté si elle disait la vérité à Mme L. Les principes de bienfaisance et de bienveillance sont également en cause compte tenu des effets potentiels des autres possibilités sur le bien-être physique et psychologique de Mme L.
6. Dégager les lois et les politiques administratives applicables.	Comme le chirurgien a simplement formulé une demande plutôt qu'une directive formelle, la politique administrative n'oblige pas nécessairement l'infirmière à acquiescer à cette demande. L'infirmière doit clarifier la situation avec l'infirmière-chef et déterminer les lois applicables.
7. Utiliser les ressources interdisciplinaires compétentes.	Dans le présent cas, l'infirmière pourrait consulter la littérature existant sur ce sujet pour déterminer si les mauvaises nouvelles ont un effet négatif sur les personnes qui ont subi des blessures. Elle pourrait également avoir une consultation avec l'aumônier.
8. Élaborer des solutions de rechange et prévoir leurs conséquences sur la personne et la famille. Peut-être à cause du peu de temps dévolu aux délibérations éthiques en milieu clinique, les infirmières ont tendance à dégager deux solutions qui s'opposent (dire la vérité ou ne pas la dire, par exemple) au lieu d'examiner une diversité de solutions. Cela crée un dilemme, même lorsqu'il n'y en a aucun.	Voici deux solutions de rechange ainsi que leurs conséquences possibles (d'autres solutions peuvent également être appropriées) : 1. Suivre le conseil de l'infirmière-chef et respecter la demande du chirurgien. Conséquences possibles : (a) Mme L. pourrait éprouver de l'anxiété et de la colère lorsqu'elle découvrira qu'on lui a caché l'information ; ou (b) le fait que l'équipe soignante ait attendu que Mme L. aille mieux pour lui annoncer la mauvaise nouvelle pourrait éviter une détérioration de son état de santé. 2. Pousser la réflexion plus loin avec l'infirmière-chef et le chirurgien et défendre le droit à l'autonomie et à l'information de Mme L.

Intervention infirmière (suite)	Facteurs à considérer (suite)
	Conséquences possibles : (a) le chirurgien reconnaît le droit de Mme L. d'être informée ; ou (b) le chirurgien déclare que la santé de Mme L. est en danger et insiste pour qu'elle ne soit pas informée jusqu'à nouvel ordre. Peu importe si cette démarche est conforme ou non au système de valeurs personnel de l'infirmière, les intérêts de Mme L. ont préséance.
9. Appliquer le code de déontologie des infirmières et infirmiers pour guider son action. (Les codes de déontologie font habituellement la promotion de l'autonomie et du respect des droits.)	Si l'infirmière est fermement convaincue que Mme L. doit connaître la vérité, elle doit défendre les intérêts de Mme L. et discuter de nouveau de la situation avec l'infirmière-chef et le chirurgien.
10. Pour chaque solution de rechange, préciser les risques et la gravité des conséquences pour l'infirmière. (Certains employeurs ne reconnaissent pas aux infirmières l'autonomie et la défense des intérêts dans les situations éthiques).	Si l'infirmière dit la vérité à Mme L. sans l'accord de l'infirmière responsable et du chirurgien, elle risque de s'attirer la colère du chirurgien et d'être réprimandée par l'infirmière responsable. Si l'infirmière suit les conseils de cette dernière, elle recevra son appui ainsi que celui du chirurgien ; toutefois, l'infirmière risque d'être perçue comme une personne peu sûre d'elle, sans compter qu'elle viole une valeur personnelle, la franchise. Si l'infirmière demande que l'on fasse une réunion, elle pourrait gagner le respect de ses collègues pour son assurance et son professionnalisme, mais elle risquerait de déplaire au chirurgien en remettant en question ses demandes.
11. Participer activement à la résolution du problème. Recommander les protocoles adéquats sur le plan éthique tout en reconnaissant que chaque solution a ses aspects positifs et négatifs.	Le degré approprié de participation de l'infirmière varie en fonction de la situation. Dans certains cas, les infirmières contribuent à la prise de décision ; dans d'autres, elles ont à peine besoin de soutenir la personne dans sa prise de décision. Dans une telle situation, s'il ne peut y avoir de consensus, l'infirmière doit déterminer si l'enjeu est suffisamment important pour justifier de prendre des risques personnels.
12. Appliquer une décision.	L'infirmière applique une des solutions envisagées à l'étape 8.
13. Évaluer les résultats. Faire participer la personne, la famille et le reste du personnel soignant à cette évaluation, si possible.	Premièrement, l'infirmière peut se demander : « Ai-je agi de la bonne façon ? » Prendrait-elle la même décision si la situation se représentait ? Si l'infirmière n'est pas satisfaite, elle peut considérer les autres solutions de rechange et reprendre le processus.

Source : « Preparing Students to be Moral Agents in Clinical Nursing Practice », de J. Cassells et B. Redman, 1989, *Nursing Clinics of North America*, *24*(2), p. 463-473. Reproduit avec l'autorisation de Elsevier.

! ALERTE CLINIQUE *Le comportement éthique est lié au contexte : une décision ou un acte qu'on juge conforme à l'éthique dans une situation donnée peut être considéré comme non éthique dans un autre contexte.* ■

Stratégies pour améliorer les décisions et les pratiques éthiques

Diverses stratégies aident les infirmières à surmonter les contraintes organisationnelles et sociales susceptibles d'entraver l'exercice éthique de leur profession et de susciter chez elles une détresse morale. En tant que professionnelle, l'infirmière doit :

- Prendre conscience de ses propres valeurs et des aspects éthiques des soins infirmiers.
- Bien connaître le code de déontologie des infirmières régissant directement sa pratique.
- Respecter les valeurs, les opinions et les responsabilités des autres professionnels de la santé susceptibles de différer des siennes.
- Participer à des réunions éthiques ou contribuer à leur organisation. Ces rencontres présentent des cas hypothétiques ou réels et portent sur les dimensions éthiques des soins donnés à la personne plutôt que sur les diagnostics cliniques et les traitements.
- Participer à des comités d'éthique au sein de l'établissement.
- Promouvoir des partenariats où les interventions infirmières s'effectuent en collaboration avec les autres professionnels de la santé.

Débats d'ordre éthique

Parmi les problèmes éthiques auxquels se heurtent les infirmières, les plus fréquents sont les soins aux personnes séropositives ou ayant développé le sida, l'avortement, la transplantation d'organes, les décisions de fin de vie, la limitation des coûts ainsi que son effet sur le bien-être de la personne et sur l'accès aux soins de santé (allocation des ressources), ainsi que les violations de la confidentialité (traitement informatisé de l'information, par exemple).

Syndrome d'immunodéficience acquise (sida)

En raison de son association avec le comportement sexuel, avec l'usage de drogues illicites, le déclin physique et la mort, le sida est porteur d'un stigmate social. L'obligation morale de soigner une personne séropositive ne peut pas être remise en cause, sauf si le risque excède la responsabilité.

> L'infirmière ou l'infirmier ne peut refuser de fournir des services professionnels à une personne en raison de la race, la couleur, le sexe, la grossesse, l'orientation sexuelle, l'état civil, l'âge, la religion, les convictions politiques, la langue, l'ascendance ethnique ou nationale, l'origine ou la condition sociale, le handicap ou l'utilisation d'un moyen pour pallier ce handicap.
>
> L'infirmière ou l'infirmier peut cependant, dans l'intérêt du client, le référer à une autre infirmière ou un autre infirmier. (OIIQ, 2003, p. 1)

Par ailleurs, l'ANA apporte ces précisions :

> Non seulement les soins infirmiers doivent être disponibles [...] mais les infirmières doivent connaître les risques auxquels elles sont exposées et les responsabilités qui leur incombent dans l'administration des soins. Accepter des risques personnels qui excèdent les limites du devoir ne relève pas d'une obligation morale, mais d'un choix moral. (ANA, 1988, p. 310)

D'autres questions éthiques sont soulevées par le dépistage du VIH et par la présence du sida chez les professionnels de la santé et les autres personnes. On se demande notamment si des tests de dépistage pour tous les intervenants et toutes les personnes devraient être obligatoires ou volontaires, ou encore si les résultats de ces tests devraient être divulgués aux compagnies d'assurances, aux partenaires sexuels ou aux professionnels de la santé. Comme pour tous les dilemmes éthiques, chaque possibilité comporte des conséquences positives et négatives pour les personnes concernées.

Avortement

L'avortement, dossier très médiatisé, soulève de fortes passions chez beaucoup de gens. Le débat sur cette question se poursuit, et deux principes s'affrontent : le caractère sacré de la vie versus l'autonomie des femmes et le droit à la maîtrise de son propre corps. Au Québec, ce débat est entretenu par les deux organisations « Pro-Vie » et « Pro-Choix ». La question de l'avortement est particulièrement délicate, car on n'est parvenu à aucun consensus jusqu'à maintenant. Cependant, au Canada, l'accès à l'avortement en centre hospitalier demeure la décision du comité d'éthique de chaque établissement.

La plupart des lois contiennent des articles sur l'objection de conscience. Ainsi, les médecins, les infirmières et les directeurs d'établissements hospitaliers ont la possibilité de refuser de participer à un avortement si cela viole leurs principes moraux ou religieux. Toutefois, les infirmières n'ont pas le droit d'imposer leurs valeurs à une personne. Les codes de déontologie défendent le droit de la personne d'être informée et guidée dans sa prise de décision. Par ailleurs, l'infirmière devrait choisir des lieux de travail et des spécialités où ses propres croyances et valeurs ne sont pas compromises.

Transplantation d'organes

Les organes destinés à la transplantation peuvent provenir de donneurs vivants (un rein, de la moelle osseuse, par exemple) ou de donneurs venant de décéder. Chaque province possède une législation régissant ces deux types de dons d'organes. Québec-Transplant est l'organisme officiellement mandaté par le ministère de la Santé et des Services sociaux pour assurer la coordination du don d'organes post mortem au Québec. Sa mission consiste à « coordonner et faciliter les activités reliées à l'identification, à l'attribution et au prélèvement des organes humains afin de contribuer à l'amélioration continue de la qualité des services offerts aux personnes nécessitant une greffe d'organe » (Québec-Transplant, 2004). Au Québec, il est possible de signer un consentement au don d'organes au dos de la carte d'assurance-maladie.

Plusieurs questions éthiques sont liées à la transplantation d'organes : la répartition des organes, la vente d'organes, la participation des enfants au don d'organes, le consentement, la définition précise de la mort, les conflits possibles entre les donneurs potentiels et les receveurs, leur anonymat. Dans certaines situations, les croyances religieuses d'une personne peuvent également constituer une source de conflit. Par exemple, certaines religions interdisent la mutilation du corps, même au bénéfice d'une autre personne. Plusieurs réponses aux questions que l'on peut se poser à ce sujet sont abordées dans le site de Québec-Transplant.

Questions relatives à la cessation de la vie humaine

Les percées technologiques ont complexifié les dilemmes éthiques que rencontrent les professionnels de la santé. Certains des problèmes éthiques les plus troublants pour les infirmières touchent les questions liées à l'agonie et à la mort : l'euthanasie, le suicide assisté, la cessation du traitement de maintien de la vie et le retrait ou la non-administration d'aliments et de liquides.

DIRECTIVES PRÉALABLES

Les directives préalables sont un moyen pour la personne de faire connaître sa volonté concernant les soins souhaités en cas d'inaptitude éventuelle ou en fin de vie. Ces directives peuvent être rédigées sous forme de testament biologique ou en signant une procuration ou un mandat d'inaptitude. Par exemple, depuis avril 1990, « le *Code civil du Québec* reconnaît à toute personne apte le droit de désigner la personne de son choix pour prendre soin d'elle-même et de ses biens advenant qu'elle devienne inapte. Cette désignation se fait au moyen d'un mandat en cas d'inaptitude » (Curateur public du Québec, 2001). Ces documents peuvent éviter beaucoup de problèmes moraux associés à la fin de la vie. Les directives préalables indiquent aux professionnels de la santé ce que la personne souhaite comme traitement de fin de vie. De cette manière, la voix de la personne est entendue même après qu'elle a perdu la capacité de décider ou de communiquer ses décisions. Le chapitre 32 explique plus en détail les directives préalables.

EUTHANASIE ET SUICIDE ASSISTÉ

L'euthanasie, mot grec qui signifie « mort douce », est communément appelée « meurtre par compassion ». L'**euthanasie active** comporte des actions destinées à provoquer directement la mort de la personne, avec ou sans son consentement. Par exemple, l'euthanasie active peut consister à administrer un

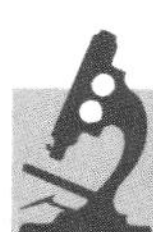

RÉSULTATS DE RECHERCHE

Que pensent les infirmières, les patients et les familles de la prise de décision bioéthique ?

À l'aide de la méthode de recherche phénoménologique, on a interviewé 15 infirmières, 5 personnes ainsi que 11 membres de leur famille sur leur participation à une prise de décision bioéthique. On a ensuite regroupé en thèmes les éléments les plus significatifs. Pour les infirmières, les 10 thèmes retenus sont la frustration, la culpabilité, la colère, la tristesse, la confiance, l'appui des collègues, la défense des intérêts, la connaissance, la satisfaction quant aux résultats obtenus et, finalement, le pouvoir ; pour les personnes et les membres de leur famille, ce sont la frustration, la culpabilité, la colère, l'espoir, l'aptitude à prendre des décisions, le soutien du personnel, la maîtrise, la connaissance, l'adhésion aux décisions prises et, finalement, le pouvoir. L'auteur a élaboré une échelle analogique visuelle qui permet à l'infirmière et à la personne d'indiquer les émotions qu'elles ont ressenties sur un continuum dont les deux extrémités représentent des pôles opposés, par exemple la colère versus l'absence de colère, le pouvoir versus l'impuissance. La plupart des participants ont estimé que cette expérience avait été négative pour eux.

Implications : L'auteur de cette recherche a conclu que les infirmières et les personnes n'auraient pas réagi de façon négative à la prise de décision bioéthique si elles avaient été davantage environnées d'affection et de sollicitude. De toute évidence, si les personnes ont considéré comme les éléments les moins positifs le soutien du personnel, la maîtrise, la connaissance et l'adhésion aux décisions, cela signifie que les infirmières doivent beaucoup améliorer leur soutien aux personnes et à leur famille, leur communication avec elles et leur enseignement. De plus, il incombe aux services de soins de santé de déterminer pourquoi les infirmières ressentent un manque de soutien, de confiance et d'information de la part de leurs collègues.

Source : « The Feelings Nurses/Families Experience When Faced with the Need to Make Bioethical Decisions », de G. L. Husted, 2001, *Nursing Administration Quarterly*, *25*(3), p. 46-54.

médicament mortel pour abréger les souffrances d'une personne. Quelles que soient les intentions de la personne soignante, l'euthanasie active est interdite par la loi et peut entraîner des accusations criminelles de meurtre.

L'euthanasie active inclut le **suicide assisté**. Le suicide assisté consiste à donner à la personne, à sa demande, des moyens qui lui permettront de mettre fin elle-même à ses jours (par exemple, on lui remet des comprimés ou une arme). Certains pays ont adopté des lois qui autorisent le suicide assisté pour les personnes gravement malades, agonisantes et qui veulent se suicider. Dans tous les cas, l'infirmière ne doit jamais perdre de vue que légalité et moralité ne sont pas synonymes. La légalité ou non-légalité d'une action n'est qu'un des facteurs servant à déterminer si cette action est moralement acceptable. Le suicide et le suicide assisté sont encore controversés dans notre société moderne. Le *Code criminel* du Canada est formel lorsqu'il énonce : « Est coupable d'un acte criminel et passible d'un emprisonnement maximal de quatorze ans quiconque, selon le cas : *a*) conseille à une personne de se donner la mort ; *b*) aide ou encourage quelqu'un à se donner la mort, que le suicide s'ensuive ou non. » (*Code criminel du Canada*, L.R. (1985), ch. C-46, art. 241 ; L.R. (1985), ch. 27 (1er suppl.), art. 7)

L'**euthanasie passive** consiste à retirer les moyens extraordinaires de maintien des fonctions vitales (retrait de la ventilation assistée, par exemple) ou à ne prendre aucun moyen spécial pour tenter de réanimer une personne (« ordonnance de ne pas réanimer »).

CESSATION DU TRAITEMENT DE MAINTIEN DES FONCTIONS VITALES

Les antibiotiques, les transplantations d'organes et les innovations technologiques (la ventilation assistée, par exemple) aident à prolonger la vie, mais pas nécessairement à recouvrer la santé. La personne peut indiquer si elle souhaite le retrait des mesures de maintien des fonctions vitales ; elle peut également avoir signé un formulaire de directives préalables ou avoir désigné une personne apte à décider en son nom. Toutefois, pour les professionnels de la santé, il est habituellement plus déconcertant de cesser un traitement que de décider dès le départ de ne pas l'appliquer. L'infirmière doit comprendre que la décision d'arrêter un traitement n'équivaut pas à arrêter les soins. En tant que soignante principale de la personne, l'infirmière doit continuer à lui donner des soins efficaces et à la soulager par les mesures de bien-être appropriées à mesure que sa maladie progresse.

Le retrait des traitements est éprouvant pour la famille. C'est pourquoi il est essentiel qu'elle comprenne bien en quoi consiste chacun des traitements administrés à la personne ; en effet, la famille ne sait pas toujours exactement lequel des traitements sert à maintenir les fonctions vitales de la personne. Bien informer la personne et sa famille est un processus continu qui doit permettre à tous ceux qui sont concernés de poser des questions et de discuter de la situation. L'infirmière doit également expliquer à la personne et à sa famille qu'ils peuvent, s'ils le désirent, réévaluer la situation et modifier leur décision.

RETRAIT OU NON-ADMINISTRATION D'ALIMENTS ET DE LIQUIDES

Il est généralement admis que l'apport de nourriture et de liquides à la personne fait partie des tâches courantes de l'infirmière et que, par conséquent, cet apport constitue un devoir moral. Cependant, lorsque la nourriture et les liquides sont administrés à une personne agonisante par l'entremise d'un tube, ou lorsqu'ils sont donnés sur une longue période à une personne inconsciente dont l'état ne laisse prévoir aucune amélioration, certains considèrent alors cet apport comme une mesure extraordinaire. Une infirmière a l'obligation morale de ne pas administrer de nourriture ou de liquides (ou tout autre traitement) s'il est jugé que nourrir cette personne est plus nuisible que de ne pas la nourrir.

Répartition des ressources limitées

Par suite de l'augmentation des coûts de la santé ainsi que de l'application de mesures de compression plus rigoureuses, la répartition de ressources limitées en biens et en services de santé (transplantation d'organes, articulations artificielles, services de spécialistes, par exemple) est devenue un enjeu particulièrement crucial.

Les soins infirmiers constituent également une ressource dans le milieu de la santé. Afin d'en réduire les coûts, la plupart des établissements se sont engagés dans un processus de « redéfinition des tâches ». Il s'ensuit que les unités de soins comptent moins d'infirmières et davantage de personnel infirmier. Certaines infirmières constatent avec inquiétude que la quantité de personnel de leur établissement est insuffisante pour assurer la qualité de soins qu'elles jugent adéquate. Sur le plan de la répartition des ressources, les infirmières doivent s'efforcer de trouver un équilibre entre les impératifs économiques et le caring.

Gestion des données informatisées

Afin de se conformer au principe d'autonomie, les infirmières ont le devoir de respecter la vie privée des personnes et la confidentialité des renseignements les concernant. La personne doit avoir la certitude que l'infirmière révélera des détails sur son état uniquement si cela est approprié et qu'elle communiquera seulement l'information nécessaire aux soins de santé. L'informatisation des dossiers des personnes rend les données personnelles accessibles à un plus grand nombre de personnes et en réduit, par conséquent, la confidentialité. Les infirmières doivent participer à la mise en place et au suivi de mesures et de politiques de sécurité afin d'assurer un usage approprié des données sur la personne. Par exemple, l'infirmière ne doit pas transmettre à des personnes non autorisées son code d'accès au système de sécurité, ce qui leur permettrait de consulter les dossiers informatisés des personnes.

Protecteur des usagers

Les personnes malades sont souvent incapables de faire valoir leurs droits comme elles le feraient si elles étaient bien portantes. Le système de soins de santé est complexe, et beaucoup de personnes sont trop malades pour pouvoir négocier avec ce système. Pour éviter de devenir victimes des failles du système, les personnes ont besoin d'un défenseur pour passer à travers les diverses couches bureaucratiques et les aider à obtenir ce dont elles ont besoin. Un avocat est un professionnel qui défend les droits des personnes. Un professionnel peut par ailleurs être spécifiquement chargé de défendre les intérêts des personnes malades bénéficiant de soins de santé. Au Québec, l'organisme ayant pour mandat de défendre les intérêts des personnes malades se nomme **Protecteur des usagers en matière de santé et de services sociaux**. Les assises légales de la mission et des fonctions du Protecteur des usagers et celles du régime d'examen des plaintes se trouvent dans la *Loi sur le Protecteur des usagers en matière de santé et de services sociaux*. Les droits des usagers et les responsabilités en matière de protection de ces droits se trouvent dans la *Loi sur les services de santé et les services sociaux*. La liste de ces droits se trouve dans l'encadré 5-8. D'autres lois sont significatives pour les acteurs du régime d'examen des plaintes, dont la *Loi sur les services préhospitaliers d'urgence*, la *Charte des droits et des libertés*, le *Code civil*, la *Loi sur la protection de la jeunesse* et la *Loi sur la protection des personnes dont l'état mental présente un danger pour elles-mêmes ou pour autrui*.

Au Québec, le conseil d'administration de tout établissement se doit de nommer un commissaire local à la qualité des services affecté au traitement des plaintes des usagers (*Loi sur les services de santé et les services sociaux*, 2004, article 30). De plus, chaque établissement doit se doter d'un code de déontologie. L'encadré 5-9 donne un exemple d'application et d'intégration du code de déontologie d'un établissement de soins de santé et des droits des personnes nécessitant des soins.

Par ailleurs, les personnes peuvent également se défendre elles-mêmes. Aujourd'hui, les personnes, lorsqu'elles sont malades, aspirent à une plus grande autodétermination.

Si une personne est dans l'incapacité de prendre une décision, si elle est inapte du point de vue juridique ou si elle est mineure, ses droits peuvent être exercés en son nom par une personne désignée ou un mandataire. Toutefois, l'infirmière doit toujours avoir en mémoire que l'autorité de la personne sur les décisions concernant sa santé relève d'une vision occidentale. En effet, dans d'autres pays et d'autres sociétés, ces décisions peuvent être prises par le chef de famille ou par un autre membre de la communauté. L'infirmière doit être au fait des opinions de la personne et de sa famille et respecter leurs traditions quant au processus de prise de décision.

ENCADRÉ 5-8

Droits des usagers

La *Loi sur les services de santé et les services sociaux* reconnaît aux citoyens du Québec des droits. Il s'agit notamment :

- de recevoir des informations sur les services et les ressources disponibles dans le réseau de la santé et des services sociaux et sur la façon de les obtenir ;
- de recevoir des services de santé et des services sociaux adéquats sur les plans à la fois scientifique, humain et social, avec continuité et de façon personnalisée et sécuritaire, et ce, en respect des ressources disponibles ;
- de choisir le professionnel et l'établissement, tout en tenant compte de l'organisation des services de l'établissement et de la disponibilité des ressources dont il dispose ;
- de recevoir de l'information sur son état de santé, sur les options possibles compte tenu de son état et sur les risques associés à ces options ;
- de consentir aux soins ;
- de participer aux décisions qui concernent sa situation ;
- de recevoir des soins en cas d'urgence ;
- d'être accompagné ou assisté, par exemple lorsqu'on désire obtenir de l'information sur les services offerts ou au cours d'une démarche de plainte ;
- d'avoir accès à son dossier d'usager ;
- pour les personnes d'expression anglaise, de recevoir des services dans leur langue selon le programme d'accès à ces services établi pour la région.

Le Protecteur des usagers se préoccupe aussi des droits reconnus dans d'autres lois dont la *Charte des droits et des libertés*, le *Code civil*, la *Loi sur la protection de la jeunesse* et la *Loi sur la protection des personnes dont l'état mental présente un danger pour elles-mêmes ou pour autrui.*

Source : *Les droits des usagers*, du Protecteur des usagers en matière de santé et de services sociaux : Droits des usagers, (page consultée le 25 juin 2004), [en ligne], <http ://www.protecteurdesusagers.gouv.qc.ca/fr/mod.php ?mod=userpage&menu=20&page_id=42&PHPSESSID=0548bef4ac4875839a40f9636a195293>. Reproduction autorisée par Les Publications du Québec.

ENCADRÉ 5-9

Application et intégration du code de déontologie d'un établissement de soins de santé et des droits des personnes nécessitant des soins

Code d'éthique du CUSM

PRÉAMBULE

Dans la réalisation de la mission du Centre universitaire de santé McGill (CUSM), le personnel s'emploie à intégrer les soins aux patients, l'enseignement et la recherche, tout en créant un milieu propice à l'investigation, à l'innovation et à l'autoévaluation. Le CUSM cherche également à partager avec d'autres établissements et professionnels de la santé son expertise en matière de traitement des maladies, de prévention des maladies ou des accidents et de promotion de la santé, en vue de régler collectivement les problèmes de santé de la population. La collectivité du CUSM s'efforce de resserrer de façon constante ses relations avec les divers groupes qu'elle dessert, en misant sur la communication transparente, la compréhension et le soutien mutuels ainsi que le respect de la diversité culturelle et linguistique.

En conformité avec sa charte et ses traditions, le CUSM place au premier plan :

- sa préoccupation fondamentale pour le respect de l'autonomie des patients et de leurs proches
- les normes éthiques et juridiques de la plus haute rigueur en matière de pratique professionnelle
- sa recherche de l'excellence dans les soins cliniques, la recherche et l'enseignement
- la loyauté envers la collectivité
- son engagement à l'égard des principes fondamentaux de la justice et de la répartition équitable des ressources en matière de soins de santé

Chaque membre de la collectivité du CUSM est solidairement responsable de traiter avec respect les personnes qui demandent l'aide du CUSM. Il doit tout mettre en œuvre pour réconforter et rassurer ces personnes. Le présent code de déontologie exprime cette responsabilité et l'engagement d'ancrer les pratiques et la conduite quotidienne de l'établissement sur ses valeurs et ses croyances.

Dans l'instauration d'un environnement propice à la guérison, le CUSM attache la plus grande importance aux principes directeurs suivants :

- le respect mutuel
- le respect de la vie privée
- la promotion d'une communication transparente
- le respect de la confidentialité
- des décisions éclairées sur les soins et les traitements
- une approche humaine et responsable dans la prestation des soins
- l'accessibilité des renseignements médicaux

LE RESPECT MUTUEL

Toute personne doit être traitée avec respect. Ce principe se traduit dans l'attitude, les communications et les actes du personnel, des patients et des familles.

Le respect de la personne exige une sensibilité à l'égard des éléments suivants :

- le droit de la personne de prendre les décisions qui la concernent (droit à l'autodétermination)
- le droit à la dignité humaine et à la vie privée
- les efforts de la personne pour exprimer à sa façon la maladie, les malaises et les symptômes qu'elle éprouve

Le personnel fait preuve de courtoisie, de justice et de compréhension à l'égard des patients et de leur famille. Le CUSM ne pratique aucune discrimination basée sur la race, l'origine ethnique, la culture, le statut social, le sexe, l'orientation sexuelle ou l'état de santé.

Le CUSM reconnaît la spécificité des besoins des enfants et des adolescents. Le personnel respecte ces besoins et cherche à y répondre, en conformité avec la mission de l'hôpital, les ressources disponibles et les besoins des autres enfants et de leur famille.

Chacun est collectivement responsable de faire en sorte que le CUSM constitue un milieu sécuritaire et courtois. Les membres du personnel, les patients et les visiteurs ne doivent pas subir de harcèlement ni de violence. Ils doivent se sentir libres de parler des incidents de violence, le cas échéant, sans crainte de représailles. Ils doivent disposer d'instructions claires sur les personnes auxquelles ils peuvent s'adresser pour parler de tels incidents.

LA CONFIDENTIALITÉ

La confidentialité est le droit au respect du caractère privé des renseignements. La notion de confidentialité s'applique à la fois au dossier médical écrit du patient et aux renseignements communiqués par le patient, la famille ou les tiers. La confidentialité est la règle, à moins que la communication particulière de renseignements soit autorisée par le patient, ses parents ou un tuteur (pour le mineur âgé de moins de 14 ans) ou encore par la loi.

Le patient doit autoriser au préalable l'étude de son cas par toute personne étrangère à l'équipe médicale. Si le patient n'est pas en mesure de communiquer cette autorisation, les renseignements médicaux peuvent être discutés avec les personnes suivantes :

- la personne désignée comme porte-parole du patient
- le plus proche parent du patient
- le mandataire du patient (le cas échéant)

Le respect de la confidentialité s'applique de même au dossier médical. Le personnel n'a accès au dossier médical qu'aux fins reliées à la prestation de soins de santé dans une perspective globale ou à des fins d'enseignement et de recherche approuvées par l'établissement. Si le dossier médical sert à l'enseignement ou à la recherche, toutes les précautions sont prises pour préserver la vie privée du patient ou l'anonymat nécessaires.

Les renseignements relatifs au patient, à son état de santé et à ses soins sont considérés comme confidentiels par l'équipe traitante. Les membres du personnel peuvent discuter de l'état de santé du patient avec les membres de l'équipe traitante pluridisciplinaire ou avec d'autres membres du personnel dans la seule mesure nécessaire pour le diagnostic ou le traitement. La même obligation de respect de la confidentialité est attendue de tout le personnel en contact avec le patient.
Les renseignements doivent être communiqués à un établissement ou à un médecin de l'extérieur dans la mesure où l'exige la continuité des soins, mais toujours sous réserve d'un consentement écrit. Dans des circonstances exceptionnelles prévues par la loi ou par une ordonnance du tribunal, les renseignements peuvent être communiqués sans un consentement préalable exprès.

ENCADRÉ 5-9

Application et intégration du code de déontologie d'un établissement de soins de santé et des droits des personnes nécessitant des soins (suite)

L'ACCÈS AU DOSSIER MÉDICAL

Sur demande, le patient peut avoir accès à son dossier médical à moins que, par exception, le médecin traitant estime que ce n'est pas dans l'intérêt du patient pour le moment. L'examen du dossier médical par le patient a lieu en présence d'un membre du personnel professionnel. L'accès de toute autre personne au dossier médical d'un patient n'est permis qu'avec l'autorisation appropriée ou sur ordonnance du tribunal. Dans certains cas, l'accès au dossier médical à des fins de recherche peut être autorisé par le Comité d'éthique de la recherche. Les mesures appropriées de respect de la vie privée et de la confidentialité s'appliquent alors.

LE RESPECT DE LA VIE PRIVÉE

Ce principe s'entend du droit de la personne d'être à l'abri de toute intrusion inopportune dans sa vie privée. Le personnel reconnaît que tout patient a le droit au respect de sa dignité et de sa pudeur. Les traitements, investigations et soins intimes sont effectués d'une manière qui respecte la dignité et l'intimité du patient.

En contrepartie, on attend des enfants et des adultes, patients, membres de la famille ou visiteurs, qu'ils fassent preuve de considération pour la dignité et la vie privée de toutes les personnes avec lesquelles ils entrent en contact lors de leur présence à l'hôpital.

LA COMMUNICATION TRANSPARENTE

La communication transparente comporte plusieurs dimensions, de la plus simple, comme savoir à qui l'on s'adresse, à la plus complexe, comme comprendre parfaitement les avantages et inconvénients d'une intervention médicale donnée. Le personnel s'emploie à promouvoir une communication transparente par les moyens suivants :

- porter un badge d'identité et se présenter à l'interlocuteur
- expliquer le rôle du personnel de soins primaires
- dispenser les soins en français, en anglais et en d'autres langues au besoin
- allouer un délai pour les décisions, sous réserve des impératifs de la situation clinique
- donner des renseignements sur les soins et services disponibles au sein de l'établissement et sur l'accès aux soins continus à l'extérieur après le congé de l'hôpital
- répondre aux questions et aux préoccupations du patient et des membres de la famille
- faciliter la prise de décision éclairée du patient
- assurer la présence d'un « ombudsman » et l'existence d'une procédure de traitement des plaintes des patients
- mettre en œuvre la politique de l'établissement sur l'information en cas de résultats non prévus : s'il se produit une erreur dans les soins prodigués au patient, le patient est informé de l'erreur, de ses conséquences probables et des mesures correctives qui seront adoptées
- promouvoir une communication efficace entre les départements, services, équipes et professionnels au sein du CUSM

DES DÉCISIONS ÉCLAIRÉES SUR LES SOINS ET LES TRAITEMENTS

Le principe du respect de la décision éclairée d'une personne apte à décider est au cœur du consentement éclairé. Le patient doit être aidé pour prendre la meilleure décision possible au sujet de ses soins de santé, ce qui implique :

- qu'il reçoive les renseignements nécessaires sur les points suivants :
  - sa maladie
  - les investigations, traitements ou études de recherche disponibles
  - le but, les avantages, les risques et les effets secondaires possibles des investigations et traitements disponibles ou exposés dans les études de recherche
  - l'identité et le rôle des membres de l'équipe soignante
  - le droit de refuser une investigation ou un traitement
  - les conséquences probables du refus des traitements proposés
  - le droit de refuser de participer à une recherche
  - le droit de retirer son consentement à tout moment
- qu'il reçoive ces renseignements dans un langage clair, compréhensible et dans un climat où la discussion franche est possible. Au besoin, le patient peut demander et recevoir de l'aide pour faciliter sa compréhension de la situation et sa prise de décision
- qu'il dispose d'un délai de réflexion avant de prendre une décision
- qu'il participe aux discussions au fur et à mesure de l'évolution de sa situation
- qu'on lui demande le rôle qu'il souhaite voir sa famille jouer dans les décisions relatives à ses soins de santé, notamment s'il risque de devenir inapte ou incapable de s'exprimer par lui-même. Le patient doit recevoir de l'aide, s'il y a lieu, pour porter ces questions à l'attention de sa famille

On reconnaît au patient le droit de choisir un mandataire comme porte-parole ou décideur dans le cas où le patient deviendrait inapte ou aurait besoin d'aide. Le droit du patient de revenir sur une décision ou de demander un second avis doit également être respecté.

Dans l'application du principe de la décision éclairée, il faut tenir compte des circonstances particulières, notamment des cas suivants :

- les personnes inaptes
- les enfants et les adolescents
- les situations d'urgence
- le consentement délégué
- la communication aux tiers
- les directives préalables

Dans ces cas, le personnel hospitalier cherche à respecter les principes fondamentaux exposés ci-dessus tout en tenant compte de la législation applicable.

S'agissant des enfants et des adolescents, la participation des deux parties, la famille et le jeune patient, est importante pour le succès des soins et des traitements, car les deux jouent un rôle crucial dans la mise en œuvre de soins optimaux. Cette participation vise notamment toute décision touchant l'état de santé ou le bien-être du jeune patient.

LES PRÉCAUTIONS DANS LES SOINS CLINIQUES ET LA RECHERCHE

Le personnel du CUSM prend toutes les précautions nécessaires pour assurer la sécurité de toute personne se trouvant à l'hôpital et fait tout en son pouvoir pour mettre les enfants et leur famille à l'abri du danger.

Conformément à la politique d'information de l'établissement, le patient est informé des résultats non prévus de procédures ou des erreurs qui peuvent survenir au cours des soins.

La recherche clinique est menée dans le cadre des normes éthiques reconnues et uniquement après examen et approbation du Comité d'éthique de la recherche concerné. Le patient peut refuser de participer à un projet de recherche ou s'en retirer à tout moment, sans craindre que sa décision influe sur ses soins ou ceux des membres de sa famille.

LES RESPONSABILITÉS DES PATIENTS

Le patient doit traiter avec respect les autres patients et le personnel. Il doit comprendre que l'excellence des soins cliniques de l'établissement dépend étroitement de sa mission d'enseignement et de recherche.

Le patient doit participer le plus possible à ses propres soins de santé. Il doit notamment :

- prendre les meilleures décisions possibles au sujet de ses soins de santé
- discuter avec le personnel de ses attentes, de ses préférences et de ses décisions
- participer à son plan de traitement
- se comporter en consommateur consciencieux des soins de santé

Source : *Code d'éthique*, du Centre universitaire de santé McGill, (page consultée le 24 octobre 2004), [en ligne], <http ://www.cusm.ca/about/mission/ethics/>.

Protectrice des intérêts de la personne

De par sa profession, l'infirmière agit à titre de **protectrice des intérêts de la personne**. L'infirmière « fait respecter les droits de la personne qu'elle soigne et elle l'aide dans les situations où ses droits sont lésés » (OIIQ, 2004, p. 10). Pour ce faire, l'infirmière informe la personne de ses droits et lui fournit l'information dont elle a besoin pour prendre des décisions éclairées. Elle appuie les décisions de la personne et lui accorde la pleine responsabilité dans la prise de décision, ou au moins une responsabilité partagée, quand elle en est capable. L'infirmière doit veiller à rester objective et ne doit pas manifester son approbation ou sa désapprobation devant les choix de la personne. La défense des intérêts requiert de l'infirmière l'acceptation et le respect du droit de décider de la personne, même si elle pense que cette personne est dans l'erreur.

Dans son rôle de médiatrice, à titre de protectrice des intérêts de la personne, l'infirmière intervient directement en son nom, en exerçant souvent une influence sur les autres. Par exemple, elle peut demander au médecin de réexaminer avec la personne les raisons expliquant le choix d'un traitement et sa durée prévue si la personne dit qu'elle oublie toujours de poser ces questions au médecin.

PROTECTRICE DES INTÉRÊTS DE LA PERSONNE À DOMICILE

Les soins à domicile représentent un contexte particulier pour l'infirmière, même si les objectifs de protection des intérêts de la personne demeurent les mêmes. Par exemple, en milieu hospitalier, les gens peuvent se conformer aux valeurs des infirmières et des médecins. De retour chez eux, ils agissent davantage en fonction de leurs propres valeurs et peuvent revenir à de vieilles habitudes et à des façons de faire néfastes à leur santé. L'infirmière peut alors considérer les comportements de la personne comme de la non-observance thérapeutique ; il n'en demeure pas moins que l'autonomie de la personne doit être respectée.

Dans les soins à domicile, la limitation des ressources et des services de soins aux personnes peut privilégier la répartition des ressources au détriment du bien-être de la personne. La situation financière de la famille peut également limiter la disponibilité des services et des ressources matérielles et rendre ainsi plus difficile la satisfaction des besoins de la personne.

PROTECTRICE DES INTÉRÊTS PROFESSIONNELS ET DES INTÉRÊTS DU PUBLIC

La défense des intérêts de la personne est nécessaire autant pour la profession infirmière que pour la population dans son ensemble. En effet, les gains obtenus par les infirmières lors de l'élaboration et de l'amélioration des politiques de santé, autant dans les établissements qu'auprès des gouvernements, contribuent à l'amélioration des soins de santé.

Les infirmières qui adoptent un comportement responsable dans la défense des intérêts professionnels et des intérêts des personnes peuvent favoriser le changement. Pour agir en tant que protectrices, les infirmières doivent comprendre les questions éthiques liées à la profession infirmière et aux soins de santé et connaître les lois et les règlements qui touchent la pratique infirmière et la santé publique dans son ensemble (voir le chapitre 4).

Pour être une protectrice efficace des intérêts de la personne, l'infirmière doit :

- Agir avec assurance.
- Reconnaître qu'en cas de conflit, les droits et les valeurs des personnes et de leur famille ont préséance sur les droits et les valeurs des professionnels de la santé.
- Reconnaître la possibilité de conflits sur des questions qui requièrent une consultation, une confrontation ou une négociation entre l'infirmière et le personnel administratif ou entre l'infirmière et le médecin.
- Travailler avec les organismes communautaires et les praticiens.
- Savoir que la défense des intérêts commande une action politique, c'est-à-dire communiquer les besoins de la personne au gouvernement et aux personnes qui ont qualité pour intervenir quant à ces besoins.

EXERCICES D'INTÉGRATION

Un homme de 79 ans atteint d'une affection vasculaire périphérique sévère apprend que l'on doit traiter une blessure grave qui ne se cicatrise pas sur son pied. Le chirurgien lui demande de choisir entre un pontage ou une amputation du pied. Le chirurgien estime que l'opération de pontage pourrait réussir, mais l'homme choisit de se faire amputer le pied. Il pense que son pied guérira plus vite et qu'il pourra ainsi reprendre ses activités normales plus rapidement. Il demande à l'infirmière de lui donner son opinion :

1. Quelles valeurs et quelles croyances semblent importantes aux yeux de la personne ?
2. Quel renseignement supplémentaire l'infirmière doit-elle recueillir auprès de la personne ou du chirurgien ?
3. L'infirmière possède-t-elle une responsabilité éthique ou morale dans cette situation ?
4. L'infirmière doit-elle composer avec des loyautés ou des obligations conflictuelles ?
5. Dans quelle mesure le code de déontologie des infirmières contribuera-t-il à résoudre ce dilemme ?

Voir l'appendice A : Exercices d'intégration – Pistes de réflexion.

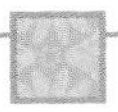

RÉVISION DU CHAPITRE

Concepts clés

- Les valeurs donnent une direction et un sens à la vie et guident le comportement d'un individu.
- Les valeurs sont précieuses et chéries, choisies librement, affirmées aux autres et constamment intégrées dans le comportement de la personne.
- La clarification des valeurs est un processus qui permet aux individus de définir leurs propres valeurs, de les examiner et de les développer.
- L'éthique infirmière s'applique aux problèmes moraux que rencontrent les infirmières dans leur pratique et aux décisions éthiques qu'elles doivent prendre.
- La moralité est reliée à ce qui est bien ou mal comme comportement ou attitude.
- Les questions d'ordre moral sont celles qui émanent de la conscience, celles qui sont liées à des normes et à des valeurs importantes, et qui renvoient à des concepts comme *bien* ou *mal*, *bon* ou *mauvais*.
- Les trois cadres moraux (approches) les plus utilisés sont les théories basées sur les conséquences (téléologiques), les théories basées sur les principes (déontologiques) et les théories basées sur les relations humaines (humanistes).
- Les principes moraux (autonomie, bienfaisance, justice, fidélité et véracité, par exemple) sont des concepts philosophiques généraux qu'on peut utiliser pour faire des choix moraux et justifier ces choix.
- Un code de déontologie professionnel est un énoncé formel des idéaux et des valeurs d'un groupe. Il sert de norme et de ligne directrice pour les interventions professionnelles de ce groupe et informe le public de cette responsabilité.
- Les problèmes éthiques résultent de l'évolution de la société, des percées technologiques, des conflits au sein de la pratique infirmière, et des loyautés et obligations conflictuelles (envers les personnes, les familles, l'employeur, les médecins et les autres infirmières, par exemple).
- Les décisions éthiques des infirmières sont influencées par les théories et les principes moraux auxquels elles adhèrent, le niveau de leur développement cognitif, leurs valeurs personnelles et professionnelles, et les codes de déontologie qui les concernent.
- Dans le contexte de la pratique infirmière, le raisonnement éthique a pour objectif de parvenir à un accord mutuel et pacifique qui servira les meilleurs intérêts de la personne ; cet accord peut nécessiter un compromis.
- Il incombe à l'infirmière de déterminer ses propres interventions et de soutenir la personne qui doit prendre des décisions morales ou pour laquelle d'autres personnes prennent des décisions.
- L'infirmière peut améliorer sa pratique éthique et la défense des intérêts de la personne en clarifiant ses valeurs personnelles, en faisant preuve d'ouverture quant aux valeurs des autres professionnels de la santé, en se familiarisant avec les codes de déontologie et en participant aux comités et aux réunions de nature déontologique.
- Défendre les intérêts de la personne, c'est la protéger et intervenir en son nom.
- Défendre les intérêts de la personne, c'est l'informer, la soutenir et lui servir de médiateur.

Questions de révision

5-1. Dans les situations éthiques qui concernent les soins à la personne, la plus importante responsabilité de l'infirmière est :
   a) d'être en mesure de défendre la moralité de ses propres actes.
   b) de rester neutre et de prendre ses distances dans les décisions éthiques.
   c) de s'assurer qu'une équipe a la responsabilité de décider des questions éthiques.
   d) de suivre à la lettre les désirs de la personne et de sa famille.

5-2. Parmi les situations suivantes, laquelle, selon vous, relève le plus de l'éthique infirmière ?
   a) La politique de l'établissement permet l'utilisation d'un moniteur fœtal interne pendant le travail. Toutefois, la littérature scientifique contient autant d'arguments en faveur de cette pratique que d'arguments contre.
   b) Lorsqu'on lui demande à quoi sert un médicament, une collègue infirmière répond : « Je ne me pose jamais ce genre de question. Je suis les ordres du médecin. »
   c) Les infirmières organisent une collecte d'argent pour venir en aide à des collègues infirmières en grève dans un autre établissement.
   d) Une personne avoue qu'elle n'a pas dit toute la vérité au médecin qui lui demandait si elle suivait sa diète thérapeutique à la maison.

5-3. Un enfant victime d'un accident d'automobile ne présente plus d'activité cérébrale. Les parents refusent le retrait du maintien des fonctions vitales. Même si l'infirmière croit que l'enfant a le droit de mourir et qu'un don d'organes doit être envisagé, elle doit appuyer les parents une fois qu'ils ont pris leur décision. Quel principe moral offre l'assise la plus solide aux interventions de l'infirmière ?
   a) Le respect de l'autonomie.
   b) La bienveillance.
   c) La bienfaisance.
   d) La justice.

5-4. Parmi les commentaires suivants de l'infirmière, lequel contribuerait le plus à aider la personne à clarifier ses valeurs ?
   a) « Vous n'avez pas pris une bonne décision. Comment pouviez-vous penser que cela aboutirait à quelque chose ? »
   b) « Le plus important, c'est de suivre le plan thérapeutique. Avez-vous respecté tous les ordres du médecin ? »
   c) « Certaines personnes auraient pris une décision différente. Qu'est-ce qui vous a amené à prendre cette décision ? »
   d) « Si vous me l'aviez demandé, je vous aurais donné mon opinion sur ce qu'il fallait faire. Maintenant, que pensez-vous de votre choix ? »

5-5. Un homme âgé veut rentrer chez lui après la mise en place d'une prothèse de la hanche. La famille souhaite qu'il fasse un séjour dans une maison de repos. Agissant à titre de protectrice des intérêts de la personne, l'infirmière doit :
   a) faire savoir à la famille que la personne a le droit de prendre sa propre décision.
   b) demander au médecin d'autoriser le retour de la personne chez elle.
   c) suggérer à la personne de prendre un avocat pour défendre ses droits.
   d) aider la personne et sa famille à échanger leurs points de vue sur le sujet.

Voir l'appendice B : Réponses aux questions de révision.

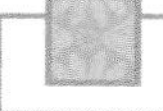

BIBLIOGRAPHIE

En anglais

American Association of Colleges of Nursing. (1998). *The essentials of baccalaureate education for professional nursing practice.* Washington, DC : Author.

American Hospital Association. (1992). *A patient's bill of rights.* Chicago : Author.

American Nurses Association. (1988). *Nursing and the human immunodeficiency virus : A guide for nursing's response to AIDS.* Kansas City, MO : Author.

American Nurses Association. (1995). American Nurses Association : Position statement on assisted suicide. *Health Care Law Ethics, 10*(1–2), 125–127.

American Nurses Association. (1998). *Standards of clinical nursing practice* (2nd ed.). Washington, DC : Author.

American Nurses Association. (2001). *Code of ethics for nurses.* Kansas City, MO : Author. Retrieved March 11, 2003, from http ://www. nursingworld. org/ethics/code/ethicscode150.htm

Annas, G. J. (1998). A national patients' bill of rights. *New England Journal of Medicine, 338,* 695–699.

Benner, P., & Wrubel, J. (1989). *The primacy of caring.* Redwood City, CA : Addison-Wesley Nursing.

Bowden, P. L. (1995). The ethics of nursing care and "the ethic of care." *Nursing Inquiry, 2*(1), 10–21.

Burkhardt, M. A., & Nathaniel, A. K. (1998). *Ethics and issues in contemporary nursing.* Albany, NY : Delmar.

Canadian Nurses Association. (1997). *Code of ethics for nursing.* Ottawa : Author.

Cassells, J., & Redman, B. (1989). Preparing students to be moral agents in clinical nursing practice. *Nursing Clinics of North America, 24*(2), 463–473.

Catalano, J. T., & Aiken, T. D. (2001). *Legal, ethical, and political issues in nursing* (2nd ed.). Philadelphia : F. A. Davis.

Corey, G., Corey, M., & Callahan, P. (1997). *Issues and ethics in the helping professions* (5th ed.). Stamford, CT : Wadsworth.

Fry, A. T., & Veatch, R. M. (2000). *Case studies in nursing ethics* (2nd ed.). Boston : Jones & Bartlett.

Gilligan, C. (1982). *In a different voice.* Cambridge, MA : Harvard University Press.

Guido, G. W. (2001). *Legal and ethical issues in nursing* (3rd ed.). Upper Saddle River, NJ : Prentice Hall.

Haddad, A. (2001). Ethics in action. *RN, 64*(1), 29–30, 32.

Hedel, T., & Wagner, N. (1998). Nursing ethics from a bi-cultural perspective : A comparative survey. *Journal of Multicultural Nursing & Health, 4*(1), 16–21.

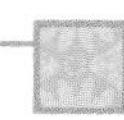

BIBLIOGRAPHIE (SUITE)

Husted, G. L. (2001). The feelings nurses and patients/families experience when faced with the need to make bioethical decisions. *Nursing Administration Quarterly, 25*(3), 46–54.

International Council of Nurses. (2000). *ICN code for nurses : Ethical concepts applied to nursing*. Geneva : Imprimeries Populaires.

Jecker, N. S., Jonson, A. R., & Pearlman, R. A. (1997). *Bioethics : An introduction to the history, methods, and practice*. Boston : Jones & Bartlett.

Joint Commission on Accreditation of Healthcare Organizations. (1996). *1997 Accreditation manual for hospitals*. Oakbrook Terrace, IL : Author.

Kinsella, L. (2001). Truthtelling in patient care. *Nursing, 31*(12), 52–55.

Kohlberg, L. (1969). Stage and sequence : The cognitive-developmental approach to socialization. In D. A. Goslin, (Ed.), *Handbook of socialization theory and research* (pp. 347–480). Chicago : Rand McNally.

McDaniel, C. (1998). Enhancing nurses' ethical practice : Development of a clinical ethics program. *Nursing Clinics of North America, 33*, 299–311.

Meaney, M. E. (2001). More on confidentiality and disclosure : A case study in ethical conflict. *The Case Manager, 12*, 40–42.

O'Connor, A. M., Wells, G. A., Tugwell, P., Laupacis, A., Elmslie, T., & Drake, E. (1999). The effects of an "explicit" values clarification exercise in a woman's decision aid regarding postmenopausal hormone therapy. *Health Expectations, 2*(1), 21–32.

Purtillo, R. (1999). *Ethical dimensions in the health professions* (3rd ed). Philadelphia : W. B. Saunders.

Raths, L., Harmin, M., & Simon, S. (1978). *Values and teaching : Working with values in the classroom* (2nd ed.). Columbus, OH : Merrill.

Saewyc, E. M. (2000). Nursing theories of caring : A paradigm for adolescent nursing practice. *Journal of Holistic Nursing, 18*, 114–128.

Sala, R., & Manara, D. (2001). Nurses and requests for female genital mutilation : Cultural rights versus human rights. *Nursing Ethics, 8*, 247–258.

Storch, J. (1992). Ethical issues. In A. J. Beaumgart & J. Larsen (Ed.), *Canadian Nursing Faces the Future*. St. Louis : Mosby.

Thompson, J. B., & Thompson, H. O. (1985). *Bioethical decision-making for nurses*. Norwalk, CT : Appleton-Century-Crofts.

Veatch, R. M. (2000). *Cross-cultural perspectives in medical ethics* (2nd ed.). Boston : Jones & Bartlett.

Watson, J. (1981, Summer). Socialization of the nursing student in a professional nursing education programme. *Nursing Papers, 13*, 19–24.

Watson, J. (1988). *Nursing : Human science and human care. A theory of nursing*. New York : National League for Nursing.

Watson, J. (1997). The theory of human caring : Retrospective and prospective. *Nursing Science Quarterly, 10*, 49–52.

En français

Association des infirmières et infirmiers du Canada (AIIC). (2002). *Code de déontologie de la profession infirmière*, Ottawa : AIIC, (page consultée le 15 juin 2004), [en ligne], <http ://www.cna-nurses.ca/pages/ethics/ethics frame_fr.htm>.

Centre hospitalier Pierre-Le Gardeur. *Comités d'éthique*, (page consultée le 22 juin 2004), [en ligne], <http ://www.chpierrelegardeur.ca/infos _ch/4comites/ethique/>.

Centre universitaire de santé McGill. *Code d'éthique*, (page consultée le 24 octobre 2004), [en ligne], <http ://www.cusm.ca/about/mission /ethics/>.

Commission des droits de la personne et des droits de la jeunesse du Québec. (2002). *Charte des droits et libertés de la personne*, (page consultée le 26 juin 2004), [en ligne], <http ://www.cdpdj.qc.ca/htmfr/htm/4_4.htm>.

Curateur public du Québec. (2001). *Le mandat en cas d'inaptitude*, (page consultée le 23 juin 2004), [en ligne], <http ://www.curateur.gouv.qc.ca /cura/html/protec/RPmandat.html>.

Gouvernement du Québec. (2004a). *Loi sur le protecteur des usagers en matière de santé et de services sociaux*, Éditeur officiel du Québec, (page consultée le 25 juin 2004), [en ligne], <http ://www.publicationsduquebec.gouv.qc.ca/dynamicSearch/telecharge.php ?type=2&file=/P_31_1/P31_1.html>.

Gouvernement du Québec. (2004b). *Loi sur les services de santé et les services sociaux*, (page consultée le 25 juin 2004), [en ligne], <http ://www.publicationsduquebec.gouv.qc.ca /dynamicSearch/telecharge.php ?type=2&file=/S_4_2/S4_2.html>.

Institut canadien d'information juridique. *Code civil du Québec*, (page consultée le 25 juin 2004), [en ligne], <http ://www.canlii.org/qc/legis/loi/ccq/>.

Ministère de la Justice du Canada. *Code criminel*, Section 241 : Suicide (L.R. 1985, ch. C-46, art. 241 ; L.R. 1985, ch. 27 (1er suppl.), art. 7), (page consultée le 22 juin 2004), [en ligne], <http ://lois.justice.gc.ca/fr/C-46/index.html>.

Moreau, D. (septembre 1997). Éthique clinique et pratique infirmière, 1re partie, *Soins, 618*, 44-46.

Moreau, D. (octobre 1997). Éthique clinique et pratique infirmière, 2e partie, *Soins, 619*, 55-57.

Ordre des infirmières et infirmiers du Québec (OIIQ). (2003). *Code de déontologie des infirmières et infirmiers*, (page consultée le 23 juin 2004), [en ligne], <http ://www.oiiq.org /infirmieres/lois_reglements_pdf/deontologie.pdf>.

Ordre des infirmières et infirmiers du Québec (OIIQ). (2004). *Perspectives de l'exercice de la profession infirmière*, Montréal : OIIQ.

Paré, I. (2003). Parlons d'éthique, *L'infirmière du Québec, 10*(4), 12-15.

Protecteur des usagers en matière de santé et de services sociaux. *Les droits des usagers*, (page consultée le 25 juin 2004), [en ligne], <http ://www.protecteurdesusagers.gouv.qc.ca/fr/mod.php ?mod=userpage&menu=20&page_id=42&PHPSESSID=0548bef4ac4875839a40f9636a195293>.

Québec-Transplant. (page consultée le 13 septembre 2004), [en ligne], <http ://www.quebec-transplant.qc.ca>.

PARTIE 2

Soins de santé contemporains

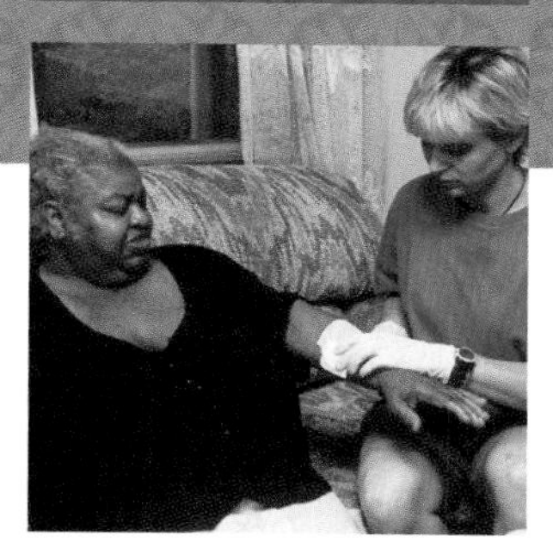

Pour être efficace au sein d'un système de soins de santé dynamique et complexe et pour aider les personnes soignées à atteindre les résultats escomptés, l'infirmière doit être bien informée, pleine de ressources et capable de travailler avec les autres professionnels de la santé. L'infirmière joue un rôle clé dans les équipes interdisciplinaires, dont les membres doivent mettre en commun leurs compétences, établir des stratégies communes et utiliser la technologie de l'information afin de prodiguer des soins de qualité. Plus les soins infirmiers se déplacent du centre hospitalier vers le domicile de la personne et les organismes communautaires, plus l'infirmière doit faire preuve de souplesse et de créativité.

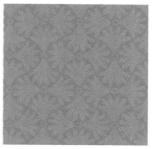

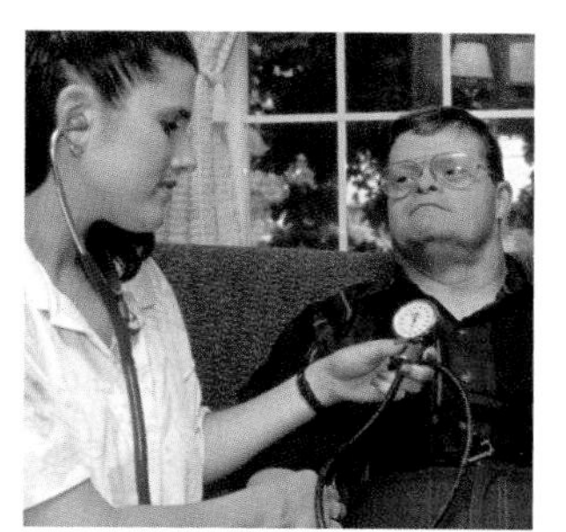

CHAPITRES

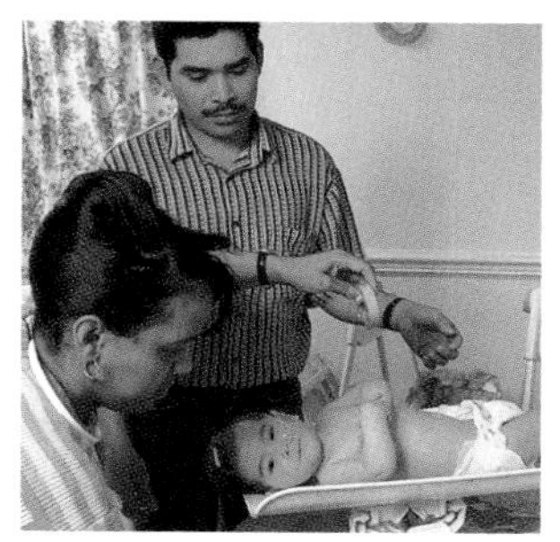

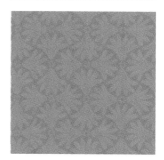

PARTIE 2 Soins de santé contemporains

SYSTÈME DE DISTRIBUTION DES SOINS ET DES SERVICES DE SANTÉ

Adaptation française :
Michèle Côté, inf., Ph.D.
Professeure, Département des sciences infirmières
Directrice, Comité de programmes de premier cycle en sciences infirmières
Université du Québec à Trois-Rivières

OBJECTIFS D'APPRENTISSAGE

Après avoir étudié ce chapitre, vous pourrez :

- Préciser les orientations privilégiées par le Canada pour le développement du système de santé.
- Nommer les cinq principes de la *Loi canadienne sur la santé* (2003).
- Reconnaître les cinq périodes qui ont marqué l'évolution du système de santé et de services sociaux au Québec.
- Distinguer les diverses catégories de soins de santé : primaires, secondaires et tertiaires.
- Reconnaître les différentes institutions du réseau québécois de la santé et des services sociaux.
- Préciser les fonctions et les objectifs de différents services de santé.
- Décrire le rôle de différents professionnels de la santé.
- Nommer les facteurs sociaux, politiques et technologiques qui influent sur la prestation et la réforme des soins de santé.
- Nommer les trois approches et les six modèles préconisés pour l'organisation des soins de santé au Québec.
- Décrire les modèles d'organisation du travail infirmier mis en œuvre au cours des dernières années.
- Expliquer le rôle de l'infirmière en tant que gestionnaire de cas.

Un **système de santé** se définit comme l'ensemble des soins et des services offerts à la population par les professionnels de la santé et des services sociaux. La gamme de services inclut les soins curatifs aux personnes malades, hospitalisées ou non, les services de prévention de la maladie et de promotion de la santé. Un système de santé comprend également les services d'encadrement, les établissements de soins, l'équipement et le matériel. Au Québec, comme dans le reste du Canada, les soins de santé constituent l'une des industries les plus florissantes. L'Institut canadien d'information sur la santé (ICIS, 2004, p. iii) évalue « le total des dépenses de santé, en dollars courants, à 114,0 milliards de dollars en 2002, un chiffre qui devrait avoir atteint 123,0 milliards de dollars en 2003 et 130,3 milliards de dollars en 2004 ». Selon la même source, on « évalue le total des dépenses de santé par habitant à 3 635 $ en 2002, total qui devrait avoir atteint 3 885 $ en 2003 et 4 078 $ en 2004 », et c'est au Québec que les dépenses par habitant sont le moins élevées, soit 3 294 $ (ICIS, 2004, p. iii). Autrefois, le principal objectif du système de santé était

MOTS CLÉS

de soigner les malades et les blessés. Il n'est donc pas surprenant de constater que le système de santé a jusqu'ici privilégié principalement les services médicalement requis et prodigués en établissement de soins (Commission Clair, 2000, p. 8). On se rend compte aujourd'hui que les préoccupations relatives à la promotion de la santé, à la prévention de la maladie et au bien-être ont profondément transformé le système de santé, les soins prodigués et le rôle de l'infirmière.

Évolution du système de santé canadien

En 1879, l'*Acte de l'Amérique du Nord britannique* (AANB) énonce les domaines qui relèvent des provinces et ceux qui sont de compétence fédérale. Les articles 92 et 93 de l'AANB stipulent que les provinces sont notamment responsables de la santé, des écoles et de l'éducation, des services sociaux, de la justice, des affaires municipales, de même que de l'organisation sociale et culturelle des diverses communautés. À l'article 91, on précise les responsabilités constitutionnelles du gouvernement fédéral, parmi lesquelles on trouve la défense, la monnaie, les postes, les importations et les exportations, les transports et les communications, ainsi que les affaires indiennes (Justice Canada, 2003). De plus, l'organisation et la distribution des services de santé destinés à certains groupes sociaux, comme les vétérans et les autochtones, relèvent du gouvernement fédéral. Finalement, les provinces et Ottawa se partagent certains secteurs, comme les pensions de vieillesse.

Avant l'AANB, les soins de santé s'étaient implantés selon des modèles différents dans les colonies française et anglaise. Dans le Bas-Canada, les soins étaient confiés aux familles, aux communautés religieuses et aux paroisses, dans l'esprit des principes de la charité chrétienne ; on considérait qu'il était du devoir de chacun de s'occuper des infirmes et des pauvres de la communauté. Les hôpitaux s'étaient donc organisés selon ce modèle. En revanche, dans le Haut-Canada, les colonies anglaises avaient adopté un système de santé semblable à celui promulgué par la *English Poor Law* de 1598. Les hôpitaux étaient structurés selon le modèle des hôpitaux militaires et les soins étaient principalement assurés par des hommes.

Au fil des ans, des transformations sociales, telles que l'industrialisation et l'urbanisation, ainsi que certains événements, comme les famines, les épidémies, les guerres et les crises économiques successives, ont entraîné l'instauration de mesures de soutien social destinées aux personnes veuves, orphelines, handicapées ou en chômage. Ainsi, le gouvernement fédéral crée d'abord l'assurance-chômage en 1927. Puis, il adopte le régime d'allocations familiales en 1945 : c'est la première mesure sociale universelle au Canada, puisqu'on accorde à toutes les familles canadiennes une prestation pour chaque enfant, indépendamment des ressources familiales. Après la Seconde Guerre mondiale, le Canada instaure plusieurs programmes relatifs à la santé. À la suite de l'épidémie de poliomyélite survenue en 1950, on crée un programme universel de vaccination destiné à tous les enfants. Un peu plus tard, le gouvernement canadien établit le Régime de pensions du Canada, puis le Supplément garanti, en même temps qu'il révise les programmes d'aide aux handicapés et ceux de l'assurance-chômage (qui deviendra l'assurance emploi). En 1957, le gouvernement fédéral instaure l'assurance hospitalisation et, en 1972, l'assurance maladie, deux mesures qui devaient permettre à tous les Canadiens de bénéficier des mêmes services de santé.

En 1984, le gouvernement fédéral promulgue la *Loi canadienne sur la santé* qui précise les orientations privilégiées par le Canada. L'article 3 se lit comme suit : « La politique canadienne de la santé a pour premier objectif de protéger, de favoriser et d'améliorer le bien-être physique et mental des habitants du Canada et de faciliter un accès satisfaisant aux services de santé, sans obstacles d'ordre financier ou autre. » (Gouvernement du Canada, 1984) Les articles 8 à 12 stipulent les cinq conditions que doivent remplir toutes les provinces afin de bénéficier de la participation financière du gouvernement fédéral : (1) la gestion publique ; (2) l'intégralité ; (3) l'universalité ; (4) la transférabilité ; (5) l'accessibilité. Encore de nos jours, ces conditions sont essentielles aux yeux de la majorité des Canadiens (voir l'encadré 6-1).

ENCADRÉ 6-1

Loi canadienne sur la santé (2003)

1. GESTION PUBLIQUE

Le critère relatif à la **gestion publique**, défini à l'article 8 de la *Loi canadienne sur la santé*, s'applique aux régimes d'assurance-santé des provinces et des territoires. Ce critère vise à garantir la gestion des régimes d'assurance-santé provinciaux et territoriaux par une autorité publique sans but lucratif relevant du gouvernement provincial ou territorial pour les décisions concernant les niveaux de services et les services eux-mêmes. De plus, les comptes et les opérations financières de ces régimes sont assujettis à la vérification publique.

2. INTÉGRALITÉ

Pour être admissibles aux paiements de transfert en espèces du gouvernement fédéral au titre du régime d'assurance-santé, selon le critère d'**intégralité** stipulé par la *Loi canadienne sur la santé*, les provinces ou les territoires doivent prodiguer tous les services de santé assurés fournis par les hôpitaux, les médecins ou les dentistes (par exemple, les services de chirurgie dentaire qui doivent être donnés en milieu hospitalier) et, lorsque la loi de la province le permet, les services semblables ou additionnels fournis par les autres professionnels de la santé.

3. UNIVERSALITÉ

En vertu du critère d'**universalité**, tous les résidents assurés de la province ou du territoire ont le droit de bénéficier des services de santé assurés offerts par le régime d'assurance-santé provincial ou territorial selon les mêmes modalités. Les provinces et les territoires exigent généralement que les résidents s'inscrivent au régime pour être admissibles aux services offerts.

4. TRANSFÉRABILITÉ

La **transférabilité** garantit aux résidents qui déménagent dans une autre province ou un autre territoire la couverture du régime de leur province ou de leur territoire « d'origine » pendant toute la période d'attente imposée par la nouvelle province ou le nouveau territoire. Le délai d'admissibilité à un régime d'assurance-santé provincial ou territorial ne peut excéder trois mois. Passé ce délai, la province ou le territoire d'accueil assume la couverture des soins de santé.

Pendant une absence temporaire de leur province ou de leur territoire, ou du Canada, les résidents doivent conserver leur couverture pour les services de santé assurés. La transférabilité n'autorise pas une personne à obtenir des services dans une autre province, un autre territoire ou un autre pays.

5. ACCESSIBILITÉ

Le critère d'**accessibilité** garantit aux résidents d'une province ou d'un territoire un accès raisonnable aux services hospitaliers, médicaux et de chirurgie buccale assurés, selon des modalités uniformes, sans que cet accès soit restreint, directement ou indirectement, par des frais modérateurs, une surfacturation ou d'autres moyens (par exemple, la discrimination fondée sur l'âge, l'état de santé ou la situation financière). De plus, les régimes d'assurance-santé de la province ou du territoire doivent prévoir la rémunération raisonnable des médecins et des dentistes pour tous les services assurés que ceux-ci fournissent, de même que le versement aux hôpitaux de montants destinés à défrayer les services de santé assurés.

Source : *Loi canadienne sur la santé, Rapport 2003-2004,* du Gouvernement du Canada, 2004, Ottawa : Gouvernement du Canada, (page consultée le 23 février 2005), [en ligne], <lois.justice.qc.ca/fr/C-6/texte.html>. Texte adapté et reproduit avec la permission du Ministre des Travaux publics et Services gouvernementaux Canada, 2005. Santé Canada n'est aucunement responsable de toute erreur ou omission liée à l'adaptation du texte.

L'explosion récente des coûts de santé a entraîné l'instauration de groupes de travail, d'enquêtes et de commissions dont le mandat est d'établir un diagnostic sur le fonctionnement du système de santé et de proposer des solutions susceptibles de maintenir les conditions énumérées dans la *Loi canadienne sur la santé*. Dans les années 1980, les rapports sont centrés sur des thèmes comme « la régionalisation de la prestation des soins de santé, l'importance du bien-être, de la prévention et de la santé de la population ainsi que le besoin d'une réforme dans les soins de santé primaires » (ICIS, 2003, p. 5). Les deux dernières enquêtes fédérales portant sur la santé ont été réalisées l'une par le Comité sénatorial permanent des affaires sociales, des sciences et de la technologie, présidé par Michael Kirby, et la seconde par Roy Romanow (Commission Romanow, 2002). Comme le fait remarquer l'ICIS (2003, p. 6-7), les deux rapports concordent sur certains points :

- Kirby soutient que le système actuel n'est pas viable, mais il affirme du même souffle qu'il n'y a pas de système de santé plus efficace et équitable qu'un système public financé par un unique bailleur de fonds. De son côté, Romanow fait valoir qu'il n'en tient qu'aux Canadiens d'assurer la viabilité du système et de faire en sorte qu'il n'absorbe pas une aussi grande part du produit intérieur brut (PIB) qu'en 1992.
- Les présidents des deux commissions d'enquête demandent à Ottawa d'investir plus d'argent, entre deux et cinq milliards de dollars par année. Contrairement à Romanow, Kirby préconise de percevoir un impôt qui servirait spécialement à couvrir les frais supplémentaires du régime.
- Romanow se prononce fermement en défaveur d'une plus grande participation du secteur privé dans le financement des soins de santé jusqu'ici subventionnés par l'État. Selon lui, ces organismes privés, à but lucratif, fournissent des soins de moindre qualité à un prix plus élevé. De son côté, Kirby affirme qu'il faut rester ouvert à toutes les solutions susceptibles d'améliorer la qualité et l'efficacité du système de santé.
- Les présidents des deux commissions ajoutent leur voix à celles qui réclament une réforme des soins de santé primaires. Toutefois, Romanow est beaucoup plus catégorique sur ce point que Kirby. Par ailleurs, l'un et l'autre revendiquent la nécessité d'élargir la protection actuelle afin de couvrir les coûts exorbitants des médicaments et les soins à domicile, même au prix de certains ajustements du programme.
- Kirby et Romanow plaident tous les deux en faveur d'un conseil de la santé du Canada afin de renforcer l'obligation de rendre compte des gestionnaires du système, quoique les deux structures proposées ne soient pas les mêmes.

Il est fort probable que les orientations du système de santé canadien connaîtront de profondes transformations au cours des prochaines années. L'un des changements marquants concernera sûrement la place de plus en plus importante que le système de santé accordera aux soins de santé primaires (voir le chapitre 7 ⊂⊃). Par ailleurs, malgré des efforts considérables pour diminuer les coûts du système de santé, il faut noter que le Canada voit augmenter, année après année, les sommes qu'il consacre à ce secteur. Or, cet état de fait n'est pas sans hypothéquer les responsabilités de l'État dans les autres secteurs. Il ne faudrait pas croire pour autant que les responsables de l'organisation des soins ne cherchent pas de solutions aux problèmes actuels. Ainsi, d'après l'ICIS (2003), le nombre de nuits que les Canadiens ont passées dans un établissement de soins de courte durée a baissé de 10 % entre 1995-1996 et 2000-2001. Selon la même source, la proportion des personnes âgées vivant dans un centre hospitalier de soins de longue durée est passée de 17 % en 1981 à 14 % en 2001, ce qui représente une nette amélioration. L'encadré 6-2 fait ressortir quelques-unes des tendances observées au cours des dernières années au regard des sommes investies dans la santé et dans la transformation des établissements de soins.

Évolution du système de santé québécois

Lacourse (2002) propose de distinguer quatre périodes dans l'évolution du système de santé et de services sociaux au Québec ; toutefois, considérant la nouvelle réforme qui se profile à l'horizon, il nous apparaît souhaitable d'ajouter une cinquième période à ce parcours (voir le tableau 6-1).

Première période : système fondé sur la charité chrétienne (débuts de la colonie-1850)

Des débuts de la colonie aux années 1850, les Canadiens français bénéficient d'un système de santé qui repose avant tout sur la famille immédiate, mais aussi sur la famille plus éloignée, sur l'Église et les communautés religieuses ainsi que sur l'organisation municipale. De fait, à cette époque, la santé est une affaire privée. Plusieurs hôpitaux sont fondés pendant cette période, parmi lesquels l'Hôtel-Dieu de Québec (1639), l'Hôtel-Dieu de Montréal (1644), l'Hôpital général de Montréal (1688), l'Hôpital général de Québec (1695), l'Hôtel-Dieu de Trois-Rivières (1697), le Montreal General Hospital (1821) et l'hôpital Saint-Jean-de-Dieu (1844). Toutefois, il ne faudrait pas croire que les services offerts aux malades sont assurés par un personnel formé et compétent.

Deuxième période : essor de l'hygiène publique (1850-1960)

Les maladies infectieuses, telles que la tuberculose et la grippe espagnole, les maladies vénériennes (qu'on appelle aujourd'hui « infections transmissibles sexuellement ») et, surtout, la mortalité infantile sont les principaux problèmes de santé que

ENCADRÉ 6-2

Faits saillants au sujet du système de santé canadien en 2003

LES DOLLARS DE LA SANTÉ

- Pour la sixième année d'affilée, les dépenses de santé par habitant des secteurs public et privé (ajustées pour l'inflation) ont augmenté au Canada. Dans l'ensemble, nous avons dépensé une somme estimée à 112 milliards de dollars en 2002, soit une moyenne de 3 572 $ par personne. [...]
- Le Canada dépense plus d'argent pour les soins de santé que bien des pays. En 2001, nous y avons consacré environ 9,3 % de notre production économique (produit intérieur brut ou PIB), une hausse par rapport à 7,3 % en 1981. [...]
- Entre 1997 et 2002, la facture combinée des secteurs public et privé en soins de santé au Canada a grimpé de plus de 43 %, une hausse de presque 34 milliards de dollars. [...]
- La mauvaise santé coûte beaucoup plus cher au Canada que le traitement des maladies. Des estimations récentes du fardeau économique (159,4 milliards de dollars en 1998) ont tenu compte de la perte de production économique possible à cause de l'absence au travail ou à l'école et des décès prématurés. Le temps passé à soigner des amis ou des membres de la famille, la douleur et les conséquences de la maladie n'ont pas été inclus dans ces estimations. [...]

L'HÔPITAL EN ÉVOLUTION

- Le nombre de nuits que les Canadiens ont passées dans un hôpital de soins de courte durée a diminué d'environ 10 % entre 1995-1996 et 2000-2001. Les taux d'hospitalisations ont chuté de 16,5 %, après qu'on ait tenu compte de la croissance et du vieillissement de la population. Parallèlement, les taux de chirurgie d'un jour sont en hausse. Par exemple, le nombre d'hospitalisations en chirurgie d'un jour a augmenté de plus de 20 % en Ontario pendant la même période. Parmi les autres changements, mentionnons les augmentations dans le nombre de certaines interventions. Ainsi, entre 1994-1995 et 2000-2001, le nombre d'arthroplasties totales du genou pratiquées sur des personnes de moins de 55 ans a grimpé de 90 %, tandis que les arthroplasties de la hanche ont augmenté de 30 %. Cependant, ce sont toujours les personnes âgées qui subissent la plupart (70 %) des arthroplasties de la hanche et du genou pratiquées au Canada.
- Les personnes âgées ont moins de chances qu'avant de vivre dans un centre de soins infirmiers ou un autre établissement de soins de longue durée. Entre 1981 et 2001, la proportion des 75 ans et plus qui vivaient dans un centre de soins infirmiers ou un autre établissement est passée de 17 % à 14 %.
- Les patients tendent à donner une meilleure note aux soins qu'ils reçoivent à l'hôpital que celle que le public donne au système dans son ensemble. Parmi les Canadiens de 15 ans et plus qui avaient été hospitalisés, 85 % ont évalué la qualité des soins hospitaliers comme bonne ou excellente en 2000-2001. [...]
- Les temps d'attente continuent de préoccuper les Canadiens. Dans l'ensemble, un patient sur cinq ayant reçu des services spécialisés en 2001 a dit que l'attente pour des soins avait eu des répercussions négatives sur sa vie (p. ex. stress, augmentation de la douleur, détérioration de la santé, perte de travail ou de revenu).

Source : *Les soins de santé au Canada, 2003,* (p. IX-X), de l'ICIS, 2003, Ottawa : ICIS, (page consultée le 23 février 2005), [en ligne], <secure.cihi.ca/cihiweb/products/hcic2003_f.pdf>.

TABLEAU 6-1

Évolution du système de santé et de services sociaux au Québec

Première période : des débuts de la colonie jusque vers 1850	Deuxième période : de 1850 à 1960	Troisième période : de 1960 à 1980	Quatrième période : de 1980 à 2000	Cinquième période : à partir de 2000
La santé est une affaire de charité privée.	La santé devient un problème social.	Première réforme : centralisation et étatisation des domaines de la santé et des affaires sociales.	Évaluation et deuxième réforme : les enjeux pour l'an 2000.	Troisième réforme : création des réseaux locaux de services.
Primauté de la religion et de la famille. Rôle des congrégations religieuses et des œuvres de bienfaisance. Diversité des donneurs de soins.	Urbanisation et industrialisation. Mouvement hygiéniste. Passage du domaine privé à l'État.	Révolution tranquille. Amorce de la réforme (années 1960) : rapport de la Commission Castonguay-Nepveu. Mise en place de la réforme (années 1970) ; création de nouveaux établissements, étatisation des services de soins et des services sociaux.	Récession économique (1980) : rapport de la Commission Rochon. Deuxième réforme : transformation des établissements et virage ambulatoire. Bilan et critiques. Enjeux économiques et sociaux pour l'an 2000.	Rapport de la Commission Clair. Troisième réforme de la santé. Transformation de la structure de prestation des soins de santé et des services sociaux. Incitation à créer des groupes de médecine de famille (GMF). Obligation de rendre compte fondée sur les résultats obtenus.

Source : Cet encadré est inspiré de l'ouvrage suivant ; il a été adapté et enrichi par Michèle Côté : *Sociologie de la santé*, (p. 221), de M. T. Lacourse, 2002, édition révisée, Montréal : Chenelière/McGraw-Hill.

connaissent les Québécois à la fin du XIXe siècle et au début du XXe. C'est dans ce contexte que se développe le mouvement hygiéniste dont l'objectif est d'améliorer les conditions de vie de la population. Des unités sanitaires sont créées à partir de 1926 ; on y fait la promotion de la pasteurisation du lait, de la vaccination obligatoire pour les enfants et de l'amélioration des conditions d'hygiène. Ces mesures contribuent à réduire les taux de mortalité infantile et maternelle ; elles améliorent la santé globale des Québécois ainsi que l'espérance de vie, tant celle des hommes que celle des femmes. Pendant cette période, le Québec adhère aux programmes de l'assurance hospitalisation et de l'assurance maladie mis de l'avant par le gouvernement fédéral.

Troisième période : première réforme des modes de prestation des soins de santé (1960-1980)

Au début des années 1960, le gouvernement du Québec constate la nécessité de réformer son système d'éducation et son système de santé. Le Parti libéral, qui vient d'être porté au pouvoir, nomme Claude Castonguay et Gérard Nepveu à la tête de la Commission d'enquête sur la santé et le bien-être social, communément appelée « commission Castonguay-Nepveu ». L'esprit de la réforme veut, d'une part, encourager la participation des communautés et, d'autre part, attirer l'attention sur le fait que la santé implique la considération à la fois des aspects sociaux et des aspects médicaux. La commission est guidée par les quatre principes suivants : (1) une médecine globale ; (2) la décentralisation et l'autonomie des communautés et des établissements pour adapter les services aux besoins de la population ; (3) la participation ; (4) l'égalité (Commission Castonguay-Nepveu, 1970-1972). Député depuis 1970, Claude Castonguay est nommé ministre des Affaires sociales. Il s'engage alors dans la modernisation du système de santé et des services sociaux. Le gouvernement met en place 32 départements de santé communautaire (DSC) et entreprend la création des centres locaux de services communautaires (CLSC). Les DSC se voient notamment confier la responsabilité d'assurer l'éducation sanitaire, puis la promotion de la santé (MSSS, 1988), alors que les CLSC reçoivent le mandat d'offrir des services médicaux, sociaux et communautaires non spécialisés. On compte, à ce moment, 160 CLSC répartis sur tout le territoire québécois. Par la suite, les DSC sont remplacés par des départements de santé publique (DSP), et la plupart des hôpitaux passent sous le contrôle de l'État québécois. Pendant cette période, le gouvernement adopte, entre autres, la *Loi sur le régime de rentes du Québec*, la *Loi sur les accidents du travail et les maladies professionnelles*, la *Loi sur la protection de la santé publique*, la *Loi sur la protection du malade mental*, la *Loi sur la protection de la jeunesse* et la *Loi sur les services de garde à l'enfance*. Cette première réforme du réseau de la santé bouleverse considérablement les modes de prestation des soins et engendre des tensions importantes, en particulier avec les médecins omnipraticiens et les médecins spécialistes, mais aussi avec l'ensemble des travailleurs de la santé.

Quatrième période : deuxième réforme (1980-2000)

L'explosion des coûts des services de santé rend nécessaires l'adaptation des services de santé aux problèmes et aux groupes en émergence, ainsi que l'amélioration de l'efficacité des services de soins. C'est pourquoi, en 1985, le gouvernement crée une nouvelle commission d'enquête et nomme Jean Rochon à sa direction. Le rapport de la Commission d'enquête sur les services de santé et les services sociaux énonce trois principes fondamentaux : (1) placer la santé et le bien-être au centre des préoccupations de la société ; (2) centrer l'action sur la personne, qu'elle soit soignée ou soignante ; (3) assurer la démocratisation des choix (Commission Rochon, 1988). De plus, la commission préconise l'adoption des règles suivantes : l'obligation de résultats, l'approche intersectorielle décentralisée, la participation des citoyens à tous les niveaux, la prise en compte des besoins régionaux, la prise en compte des facteurs déterminants des problèmes de santé et, enfin, le financement et le contrôle du système de santé par le secteur public. Les principales mesures adoptées dans la foulée de la réforme sont les suivantes : (1) la réorientation du système de santé vers des services de première ligne ; (2) la mise en œuvre du virage ambulatoire ; (3) la modification des systèmes de services de soins médico-hospitaliers ; (4) la régionalisation des services de soins et de bien-être ; (5) l'introduction d'un régime public d'assurance médicaments ; (6) l'instauration de structures consultatives. Plusieurs changements institués par cette réforme ont contribué à améliorer l'efficacité et l'efficience du système de santé. Toutefois, il faut admettre que la réforme a connu également des échecs en raison, notamment, de la vitesse à laquelle les changements ont été instaurés.

Cinquième période : vers des réseaux de soins de santé intégrés (2000-)

Incapable de trouver son équilibre, le système de santé traverse une crise après l'autre. En 2000, le gouvernement instaure une nouvelle commission, la Commission d'étude sur les services de santé et les services sociaux, communément appelée « commission Clair ». Trois recommandations de cette commission retiennent l'attention : l'inscription volontaire des personnes à un groupe de médecine de famille (GMF) ; la nomination des membres des conseils d'administration des régies régionales par le ministre de la Santé et des Services sociaux ; la création d'un régime d'assurance contre la perte d'autonomie. Dans la foulée de ce rapport, le gouvernement institue une politique de soutien à domicile. Après son élection, le Parti libéral du Québec propose une nouvelle réforme visant l'intégration des différentes institutions dans des réseaux locaux de services de santé et de services sociaux. Nous présentons cette nouvelle structure dans la section suivante. Bien que cette autre réforme en soit encore à ses débuts, les orientations privilégiées semblent porteuses d'un certain espoir pour l'avenir du réseau de la santé québécois.

Types de soins de santé

On répartit souvent les soins de santé en trois types qu'on associe chacun à un niveau de prévention : la promotion de la santé et la prévention de la maladie (prévention primaire) ; le diagnostic et le traitement (prévention secondaire) ; la rééducation, la réadaptation et les soins palliatifs (prévention tertiaire). Le tableau 6-2 présente les divers types de soins en fonction de ces trois niveaux de prévention. On peut aussi classer les types de soins selon quatre niveaux, les soins palliatifs constituant alors un niveau distinct.

Promotion de la santé et prévention de la maladie (prévention primaire)

La promotion de la santé évolue lentement jusque dans les années 1980. À cette époque, de plus en plus de gens prennent conscience qu'il est très avantageux de rester en bonne santé et d'éviter les affections. Les activités de promotion de la santé insistent donc sur la nécessité, pour chaque personne, de rester en bonne santé et de conserver un niveau maximal de bien-être. Dans cet esprit, la *Charte d'Ottawa pour la promotion de la santé* (OMS, SBSC et ACSP, 1986), qu'on appelle plus simplement *Charte d'Ottawa,* favorise cinq interventions en promotion de la santé : (1) élaborer une politique publique saine ; (2) créer des milieux favorables à l'épanouissement de la santé ; (3) renforcer l'action communautaire en promotion de la santé ; (4) développer les aptitudes individuelles en matière de prévention de la maladie et de promotion de la santé ; (5) réorienter les services de santé (OMS, SBSC et ACSP, 1986) (figure 6-1 ■). Quant à la politique québécoise visant à promouvoir la santé, elle cherche essentiellement à réduire les inégalités en matière de santé et de bien-être ainsi qu'à aider les groupes vulnérables à se prendre en main (Comité de la promotion de la santé de l'ASPQ, 1993). Les programmes de promotion de la santé mettent l'accent sur certains déterminants de la santé, tels que l'alimentation, la maîtrise du poids et l'exercice ainsi que la réduction du stress (pour en apprendre davantage sur les déterminants de la santé, voir le chapitre 8).

TABLEAU 6-2 Classification des services de santé selon leur degré de complexité

Degré de complexité	Exemples
Primaire	Promotion de la santé et prévention de la maladie Soins préventifs (par exemple, vaccination) Éducation à la santé Protection de l'environnement Services de planification des naissances Dépistage précoce et traitement de certaines affections Évaluation de la croissance et du développement de l'enfant
Secondaire	Soins de courte durée Soins d'urgence Prévention des complications
Tertiaire	Soins prolongés après la stabilisation de l'état de santé Réadaptation Soins palliatifs

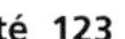

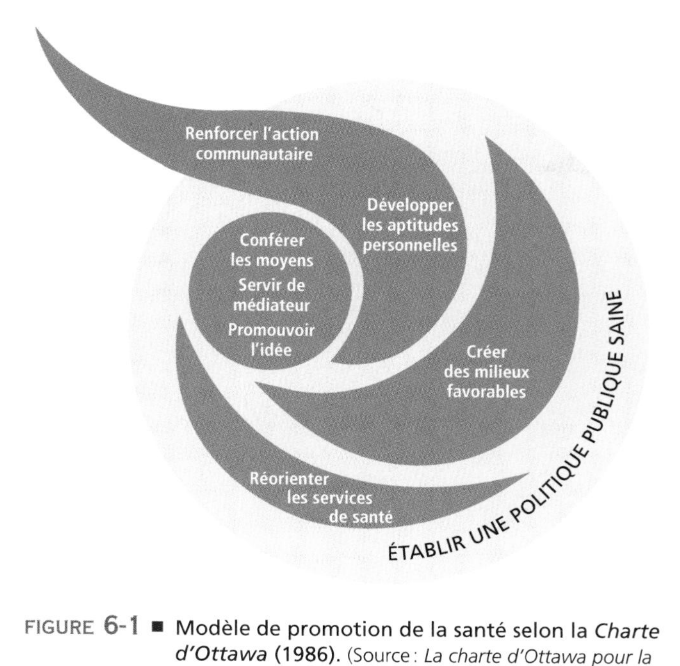

FIGURE 6-1 ■ **Modèle de promotion de la santé selon la *Charte d'Ottawa* (1986).** (Source : *La charte d'Ottawa pour la promotion de la santé. Une conférence internationale pour la promotion de la santé. Vers une nouvelle santé publique*, de l'Organisation mondiale de la santé (OMS), Santé et Bien-Être social Canada (SBSC) et l'Association canadienne de santé publique (ACSP), 1986, (page consultée le 20 janvier 2005), [en ligne], <www.phac-aspc.gc.ca/ph-sp/ddsp/pdf/chartre.pdf>.) Reproduit avec la permission du Ministre des Travaux publics et Services gouvernementaux Canada, 2005.)

Les programmes de prévention de la maladie et des blessures s'adressent directement aux usagers ou à la communauté. Ils comprennent l'immunisation, la détermination des facteurs de risque de certaines affections (par exemple, affections cardiovasculaires) et encouragent l'adoption de mesures permettant de les prévenir. De plus, la prévention de la maladie comprend des programmes susceptibles de réduire la fréquence des maladies et des incapacités en mettant l'accent sur l'environnement. C'est dans cet esprit que, parmi les mesures visant à réduire la pollution atmosphérique, on compte l'inspection obligatoire des systèmes d'échappement des automobiles, afin de s'assurer que l'émission des gaz ne dépasse pas un niveau jugé acceptable (pour en apprendre davantage sur la sécurité, voir le chapitre 36).

Diagnostic et traitement (prévention secondaire)

Autrefois, le diagnostic et le traitement représentaient le secteur le plus important du système de distribution des soins et des services de santé à la population. Les hôpitaux et les cabinets de médecin en constituaient alors les principaux distributeurs. Toutefois, depuis quelque temps, des organisations communautaires assurent la prestation de services. Ainsi, des centres de santé et de services sociaux (CSSS) fournissent des soins à la mère et à l'enfant ainsi que des services de santé mentale ; ils fournissent aussi des soins aux personnes atteintes d'affections aiguës ou chroniques (par exemple, diabète). Certains de ces centres disposent de moyens diagnostiques limités, mais ils peuvent aiguiller les personnes vers des centres dotés de services de laboratoire et de radiologie plus sophistiqués.

Réadaptation, rééducation et soins palliatifs (prévention tertiaire)

La réadaptation se définit comme l'ensemble des mesures permettant à une personne malade ou blessée de retrouver un état de santé optimal et fonctionnel. Les soins de réadaptation mettent l'accent sur l'importance d'aider les personnes à fonctionner en dépit des incapacités dont elles souffrent sur les plans physique, mental, social, économique ou professionnel. Le but de la rééducation est d'aider les individus à retrouver leur état de santé antérieur (c'est-à-dire leurs capacités antérieures) ou à maximiser leurs capacités, compte tenu de leur état de santé actuel. La rééducation peut débuter en établissement de soins, mais, une fois rétablie, la personne peut suivre d'autres traitements dans une unité de réadaptation fonctionnelle intensive (URFI).

Il arrive que les personnes ne peuvent recouvrer la santé ; dans ce cas, les infirmières doivent veiller à assurer une qualité de vie tout au long du processus de la mort. Les *soins palliatifs* consistent à donner, aux personnes en phase terminale, des soins qui répondent à leurs besoins en atténuant la douleur, la souffrance et la peur, tout en respectant leurs valeurs. Les infirmières prodiguent des soins palliatifs à domicile, dans un CSSS ou en milieu hospitalier (voir le chapitre 32).

Types de milieux de soins et de services de santé

Le système de santé et de services sociaux du Québec est unique au Canada et offre une large gamme de services. Il présente trois grandes caractéristiques :

> Premièrement, les services de santé et les services sociaux sont intégrés au sein d'une même administration depuis 1971. Cette particularité offre l'avantage de pouvoir répondre à l'ensemble des besoins sociosanitaires des personnes et distingue le Québec des autres provinces canadiennes.
>
> La deuxième grande caractéristique du système québécois, c'est d'être sous le contrôle public. L'État définit le panier de services, en finance la production et le fonctionnement, et fixe les conditions d'accessibilité sur une base équitable. [...]
>
> La troisième caractéristique exclusive du système sociosanitaire québécois, c'est qu'il repose sur trois paliers : central, régional et local. (MSSS, 2004b, p. 2)

Le système de santé québécois connaît actuellement de nouvelles transformations. Les deux grands objectifs de cette réforme sont : (1) améliorer la santé et le bien-être de la population en général, des clientèles vulnérables et des clientèles particulières ; (2) mettre en place une offre de services mieux intégrée (MSSS, 2004c). De plus, le Ministère fixe huit objectifs pour atteindre ces buts : (1) l'accessibilité ; (2) la continuité ; (3) la qualité ; (4) la globalité ; (5) la satisfaction ou la réactivité ; (6) l'équité ; (7) l'efficience ; (8) le contrôle des coûts (MSSS, 2004c). Dans les paragraphes qui suivent, nous décrivons la mission de chacun des paliers d'intervention en matière de santé. La figure 6-2 ■, qui présente la nouvelle organisation du réseau de la santé et des services sociaux, permet de constater l'ampleur des transformations proposées par le projet de loi 83, qui vient modifier la *Loi sur les services de santé et les services sociaux* et préciser la mission de chacun des nouveaux organismes créés.

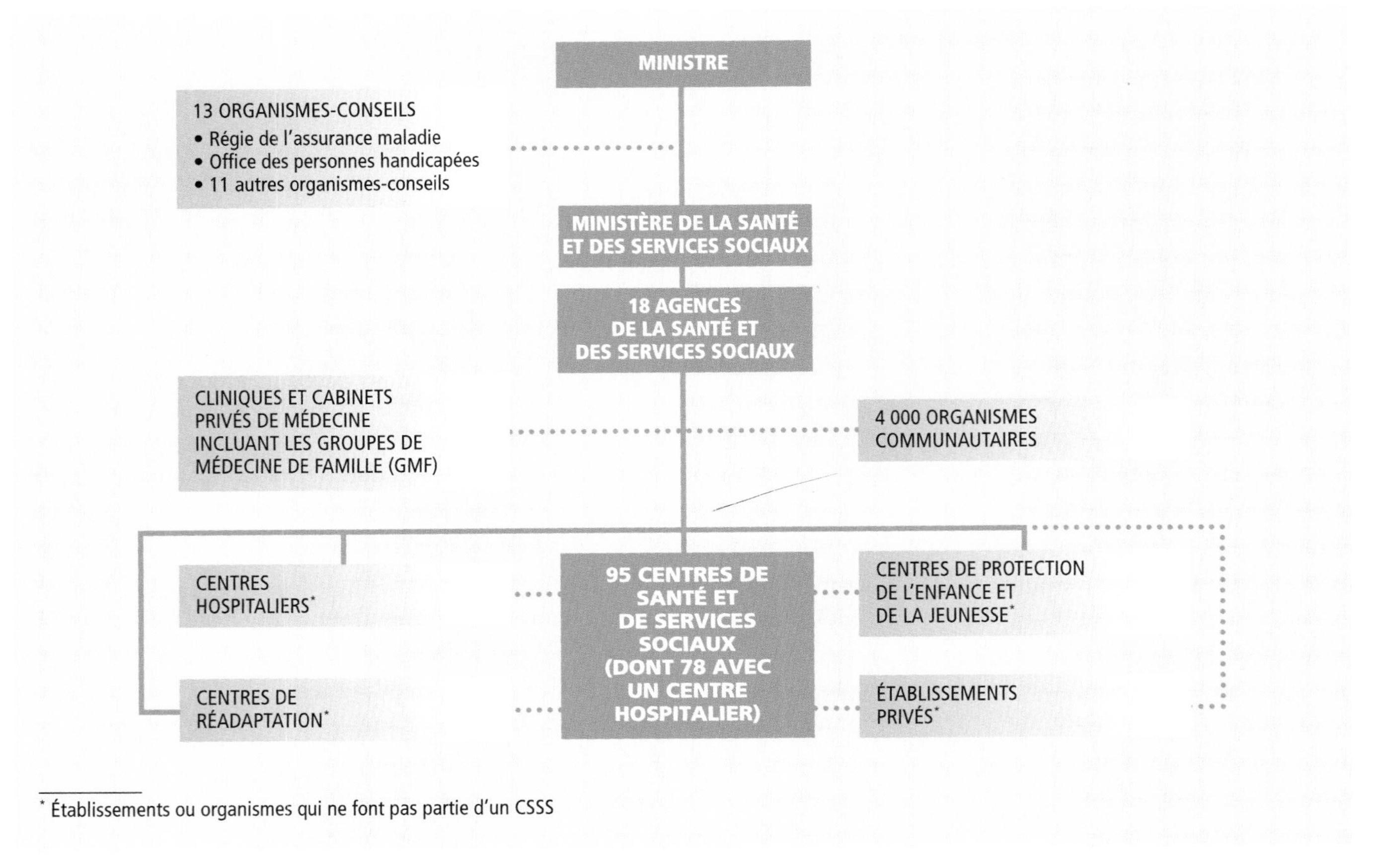

FIGURE 6-2 ■ Organisation du réseau québécois de la santé et des services sociaux. (Source : *Réseau. Centres de santé et de services sociaux / Réseaux locaux de services,* (p. 3), du ministère de la Santé et des Services sociaux, 2004, Québec : Gouvernement du Québec, (page consultée le 24 février 2005), [en ligne], <www.msss.gouv.qc.ca/reseau/rls>. Reproduction autorisée par Les Publications du Québec.)

En octobre 2004, le réseau de la santé et des services sociaux du Québec comptait 322 établissements, dont 199 étaient publics. Les 123 autres établissements sont privés et presque exclusivement des centres d'hébergement et de soins de longue durée. Les établissements publics sont répartis sur l'ensemble du territoire québécois afin d'offrir un partage équitable des ressources, et ce, en fonction de la population à desservir. Ainsi, chacune des 18 régions sociosanitaires recense un ou plusieurs centres de santé et de services sociaux, centres hospitaliers, centres de réadaptation et centres de protection de l'enfance et de la jeunesse. Par ailleurs, cinq établissements ont un statut de centre hospitalier universitaire (CHU) et cinq autres ont un statut de centre hospitalier affilié universitaire (CHAU). Trois centres de santé et de services sociaux ont également une désignation universitaire. Enfin, sept établissements sont désignés instituts universitaires (IU), dont quatre dans le secteur de la santé et trois dans le secteur social.

À cela, s'ajoutent les quelque 1 500 cliniques médicales privées et 4 000 organismes communautaires. Près de 7 % de la population active du Québec, soit environ 250 000 personnes, travaille dans le domaine de la santé et des services sociaux. (MSSS, 2004b)

Ministère de la Santé et des Services sociaux

Selon la loi modifiant la *Loi sur les services de santé et les services sociaux*, le ministère de la Santé et des Services sociaux demeure le responsable ultime de l'orientation du réseau de la santé et des services sociaux. En outre, il élabore un plan stratégique pluriannuel, alloue équitablement les ressources budgétaires et s'assure de leur utilisation efficace et efficiente. Le Ministère a également pour missions de diffuser les standards d'accès, d'assurer la coordination interrégionale des services et de coordonner les services surspécialisés à caractère suprarégional ou national. Enfin, pour l'ensemble du réseau sociosanitaire, il évalue les résultats obtenus par rapport aux objectifs fixés (MSSS, 2004e).

Réseaux universitaires intégrés de santé (RUIS)

Au nombre de quatre, les réseaux universitaires intégrés de santé (RUIS) forment une nouvelle structure. Chaque RUIS est associé à une faculté de médecine : Université de Montréal, Université de Sherbrooke, Université Laval et Université McGill. Les RUIS ont été créés afin d'assurer une meilleure intégration et de renforcer la complémentarité des services tertiaires et quaternaires ; ils facilitent également le cheminement de l'usager. Les RUIS ont principalement pour mandat de faire des recommandations aux autorités concernées (ministre, agences).

Santé publique

Parallèlement à l'organisation des services de santé, la santé publique constitue un secteur tout aussi important. La **santé publique** contribue à améliorer la santé, à prolonger la vie et à donner une meilleure qualité de vie à toute la population. Elle se caractérise par des activités de promotion de la santé et de prévention de la maladie ainsi que par d'autres genres d'interventions sanitaires. Pour répondre aux exigences de ce secteur, le gouvernement du Québec a créé, en 1998, l'Institut national de santé publique du Québec (INSPQ). La fonction principale de cet institut est de soutenir le ministre de la Santé et des Services sociaux ainsi que les agences régionales dans l'exercice de leur mission en santé publique (pour en apprendre davantage sur le sujet, voir l'encadré 6-3, qui présente la mission de l'INSPQ).

Agences de la santé et des services sociaux

Depuis la fin de 2003, les agences de la santé et des services sociaux remplacent les régies régionales de la santé et des services sociaux. Au nombre de 18, ces agences « sont responsables de la planification régionale, de la gestion des ressources ainsi que de l'allocation budgétaire aux établissements » (MSSS, 2004e). En fait, ces agences se voient attribuer les responsabilités suivantes :

- Faciliter le développement et la gestion des réseaux locaux de services (RLS).
- Élaborer un plan stratégique pluriannuel.
- Élaborer des plans régionaux en matière de planification de la main-d'œuvre et de développement des ressources humaines, et veiller à leur application.
- Soutenir les établissements et intervenir pour favoriser la conclusion d'ententes.
- Allouer les ressources aux établissements et aux organismes communautaires.
- Convenir d'ententes de gestion et d'imputabilité avec le Ministère et lui rendre compte des résultats. (MSSS, 2004e)

Réseaux locaux de services (RLS)

Les **réseaux locaux de services** sont au nombre de 95. Chacun de ces réseaux se compose d'« un nouvel établissement appelé centre de santé et de services sociaux (CSSS), né de la fusion de centres locaux de services communautaires (CLSC), de centres d'hébergement et de soins de longue durée (CHSLD) et, dans la majorité des cas, d'un centre hospitalier. Le CSSS agit comme assise du réseau local de services assurant l'accessibilité, la continuité et la qualité des services destinés à la population du territoire local. » (MSSS, 2004e) L'article 99.3 de la *Loi modifiant la Loi sur les services de santé et les services sociaux* précise la raison d'être d'un réseau local : « responsabiliser tous les intervenants [...] afin qu'ils assurent de façon continue, à la population du territoire de ce réseau, l'accès à une large gamme de services de santé et de services sociaux généraux, spécialisés et surspécialisés » (Gouvernement du Québec, 2004). Quant à la coordination des activités et des services, elle [...] « est assurée par une instance locale, laquelle est un établissement multivocationnel qui exploite notamment un centre local de services communautaires, un centre d'hébergement et de soins de longue durée et, le cas échéant, un centre hospitalier de soins généraux et spécialisés » (Gouvernement du Québec, 2004). À l'article 99.5, le législateur précise les responsabilités de cette instance locale comme suit :

> L'instance locale est responsable, de manière exclusive, de définir un projet clinique et organisationnel identifiant, pour le territoire du réseau local de services de santé et de services sociaux, les éléments suivants :
>
> 1° les besoins sociosanitaires et les particularités de la population en fonction d'une connaissance de l'état de santé et de bien-être de celle-ci ;
>
> 2° les objectifs poursuivis concernant l'amélioration de la santé et du bien-être de la population ;
>
> 3° l'offre de services requise pour satisfaire aux besoins et aux particularités de la population ;

ENCADRÉ 6-3

Mission de l'Institut national de santé publique du Québec (INSPQ)

L'Institut soutient le ministre de la Santé et des Services sociaux du Québec, les autorités régionales de santé publique et les établissements dans l'exercice de leurs responsabilités en rendant disponibles son expertise et ses services spécialisés de laboratoire et de dépistage.

Plus explicitement, cette mission consiste à :

- développer la connaissance et contribuer à la surveillance de l'état de santé et de bien-être de la population et de ses déterminants ;
- développer de nouvelles connaissances et approches en promotion, prévention et protection de la santé ;
- favoriser le développement de la recherche et de l'innovation en santé publique ;
- fournir des avis et des services d'assistance conseil ;
- évaluer l'impact des politiques publiques sur la santé de la population ;
- rendre accessible l'expertise en santé publique par des activités de formation continue ;
- assurer des services :
  - de dépistage,
  - de laboratoire, notamment en microbiologie et en toxicologie,
  - de soutien au maintien de la qualité ;
- favoriser l'échange et le transfert des connaissances ainsi que la collaboration internationale ;
- contribuer à l'actualisation et au développement du Programme national de santé publique.

Source : *Qui sommes-nous ? Vision, mission et valeurs,* de l'INSPQ, 2003, Québec : INSPQ, (page consultée le 18 février 2005), [en ligne], <www.inspq.qc.ca/institut/mission.asp ?B=1&B1=1>. Reproduction autorisée par Les Publications du Québec.

4° les modes d'organisation et les contributions attendues des différents partenaires de ce réseau. (Gouvernement du Québec, 2004)

À l'article 99.6, le législateur apporte les précisions suivantes sur les services à offrir :

> Dans la perspective d'améliorer la santé et le bien-être de la population de son territoire, une instance locale doit offrir :
>
> 1° des services généraux, notamment des services de prévention, d'évaluation, de diagnostic et de traitement, de réadaptation, de soutien et d'hébergement ;
>
> 2° certains services spécialisés et surspécialisés, lorsque ceux-ci sont disponibles. (Gouvernement du Québec, 2004)

Centres de santé et de services sociaux (CSSS)

Sur les 95 CSSS, 78 comprennent un centre hospitalier. Toutefois, certains centres hospitaliers ne font pas partie d'un CSSS. C'est le cas des centres hospitaliers universitaires et des centres hospitaliers régionaux. Les **Centres de santé et de services sociaux** doivent créer des « couloirs de services » avec, d'une part, les centres hospitaliers, les centres de réadaptation et les centres de protection de l'enfance et de la jeunesse, et, d'autre part, avec les établissements privés. Les établissements des trois premières catégories ont des responsabilités particulières, telles que les suivantes :

- Contribuer à la définition du projet clinique et organisationnel mis en œuvre par les centres de santé et de services sociaux.
- Préciser l'offre de services destinée aux paliers local, régional, voire suprarégional.
- Participer à la création des moyens nécessaires (mécanismes d'aiguillage et de transfert ; planification des services requis ; ententes de services) pour assurer l'accessibilité et la continuité des services.
- Contribuer à la mise en place et à la bonne marche des collaborations intersectorielles ou instaurer et animer celles-ci au besoin.
- Convenir d'ententes de gestion et d'imputabilité avec l'agence et lui rendre compte des résultats obtenus. (Gouvernement du Québec, 2004)

Centres hospitaliers

Un centre hospitalier offre généralement à la fois des soins de courte durée à des personnes hospitalisées, des soins en consultation externe (ou soins ambulatoires) et des services d'urgence. Les centres hospitaliers universitaires (CHU) et les centres hospitaliers affiliés universitaires (CHAU) remplissent aussi d'autres fonctions, car ces établissements fournissent des ressources pour la recherche et l'enseignement dans des domaines liés à la santé.

Au Québec, les centres hospitaliers sont notamment classés en fonction des services qu'ils fournissent. Les centres hospitaliers de soins généraux et spécialisés (CHSGS) admettent des personnes qui ont besoin d'une large gamme de services. Ces centres disposent généralement de lits pour les personnes présentant différents problèmes de santé ; ils offrent également des services d'urgence et de diagnostic, des centres de chirurgie et des services pharmaceutiques. Enfin, ils abritent des unités de soins intensifs et coronariens, et mettent de nombreux services à la disposition des personnes ambulatoires traitées dans les cliniques de jour. D'autres centres hospitaliers offrent des services spécialisés et surspécialisés, par exemple des unités de traitement des brûlés ou des personnes atteintes d'une lésion de la moelle épinière, des services d'oncologie et des unités de dialyse. Finalement, certains centres hospitaliers offrent des services spécialisés à des clientèles particulières, par exemple les enfants ou les personnes aux prises avec des problèmes de santé mentale.

On répartit généralement les personnes qui utilisent les services des centres hospitaliers en deux catégories : les personnes hospitalisées et les personnes « en externe » (on dit de plus en plus « personnes en ambulatoire »). Une *personne hospitalisée* demeure au moins 24 heures dans un établissement comme un centre hospitalier. Une *personne en ambulatoire* requiert des soins de santé sans avoir à séjourner dans un tel établissement. Les services fournis aux personnes en ambulatoire comprennent, notamment, des examens paracliniques, des interventions chirurgicales mineures, des suivis médicaux et l'administration de médicaments.

L'infirmière œuvrant dans un centre hospitalier a de nombreuses responsabilités : en plus d'assurer la prestation directe des soins, elle participe notamment à la coordination des soins prodigués aux personnes, ainsi qu'à l'évaluation et à la surveillance de leur état de santé. Par ailleurs, étant donné le très large éventail de services de santé et d'organismes, il incombe souvent à l'infirmière d'aider les personnes à choisir le service le plus adéquat. De plus, les responsabilités et le rôle traditionnel de l'infirmière changent, car celle-ci doit s'adapter au transfert des soins, qui tendent à passer des centres hospitaliers à la communauté.

CENTRES DE SOINS AMBULATOIRES

La plupart des centres de soins ambulatoires sont rattachés à un centre hospitalier de soins de courte durée. Les personnes qui subissent certaines interventions chirurgicales (par exemple, cholécystectomie sous laparoscopie, résection de cataracte et réduction de fracture fermée) retournent souvent chez elles la journée même. Ces centres présentent deux avantages : (1) ils permettent à la personne de demeurer chez elle, tout en recevant les soins nécessaires ; (2) cette formule a pour effet de libérer des lits qui coûtent cher et qu'on peut alors utiliser pour les personnes atteintes d'affections plus graves. Certaines infirmières qui travaillent dans ces centres possèdent des connaissances techniques et des compétences particulières.

Services de soins à domicile

Depuis que les centres hospitaliers donnent congé aux personnes plus rapidement, les soins à domicile sont devenus un élément essentiel du système de soins de santé. Le sujet est traité en détail dans le chapitre 9 🔗.

Centres d'hébergement et de soins de longue durée (CHSLD)

Les centres d'hébergement et de soins de longue durée prodiguent des soins à des personnes de tous âges qui nécessitent un soutien particulier (en milieu de vie). Des directives précises régissent l'admission d'une personne dans un CHSLD. On évalue d'abord tous ses besoins en matière de traitements et de soins infirmiers. Lorsqu'il faut transférer une personne hospitalisée dans une telle unité, le centre hospitalier lui donne son congé et elle est ensuite admise dans l'autre établissement. On a de plus en plus fréquemment recours aux établissements de soins de longue durée pour répondre aux besoins des personnes qui nécessitent des soins, mais qui ne satisfont pas aux critères d'hospitalisation. Plusieurs de ces établissements ont une liste d'attente. Les infirmières œuvrant dans un tel milieu aident les personnes dans le cadre de leurs activités quotidiennes ; elles donnent des soins et coordonnent les activités des membres de l'équipe soignante.

Centres de jour

Les centres de jour peuvent s'adresser à plusieurs catégories de clientèles. La clientèle la plus fréquente est constituée des personnes âgées, auxquelles on offre des services ayant trait notamment aux relations sociales et à la stimulation, et auxquelles on propose différents programmes d'activités. Par ailleurs, certains centres offrent des services de consultation et de physiothérapie. Les infirmières employées dans les centres de jour s'occupent, entre autres choses, de l'administration de médicaments, de traitements et des consultations avec différents professionnels de la santé et des services sociaux, de manière à assurer la continuité entre le centre de jour et les soins à domicile.

Centres de réadaptation (CR)

Idéalement, le rétablissement d'une personne s'amorce à son entrée dans le système de soins de santé. Les infirmières employées dans les services de pédiatrie, de psychiatrie, de médecine ou de chirurgie d'un centre hospitalier participent à la réadaptation des personnes. Les centres de réadaptation jouent un rôle important en aidant la personne à récupérer et à recouvrer la santé. Aujourd'hui, on applique le concept de réadaptation à toutes les affections (physiques et mentales), aux blessures et à la dépendance aux drogues. Par exemple, les services de réadaptation pour alcooliques et toxicomanes aident les personnes à vaincre leur dépendance, à réintégrer la communauté et à fonctionner en exploitant au mieux leurs capacités. L'infirmière qui travaille dans un centre de réadaptation coordonne les activités des personnes et s'assurent qu'elles suivent bien le traitement prescrit. Ce travail exige souvent des compétences et des connaissances spécialisées.

Ressources non institutionnelles (RNI)

En raison de la fréquence élevée des affections chroniques, il a fallu instaurer d'autres catégories de ressources, conçues pour recevoir des personnes ayant besoin non seulement de soins personnels (par exemple, bain, hygiène, soutien dans les activités quotidiennes), mais aussi de soins infirmiers réguliers et, à l'occasion, de soins médicaux. Ces ressources relèvent du secteur privé. Toutefois, les soins offerts varient grandement d'un établissement à l'autre. Certains admettent et hébergent seulement les personnes autonomes capables de se vêtir elles-mêmes, alors que d'autres offrent des soins aux personnes alitées ou atteintes d'incapacités importantes. Un tel endroit constitue souvent le domicile de la personne, qu'on appelle, de ce fait, « résident » plutôt qu'« usager » ou « patient ».

Les résidences pour personnes âgées sont généralement constituées de maisons, de copropriétés ou d'appartements. Les résidents y sont relativement indépendants et ils peuvent bénéficier de différents services : préparation des repas, blanchisserie, soins infirmiers, transport, activités sociales, etc. Certaines résidences travaillent en collaboration avec d'autres services de santé et de services sociaux afin de répondre aux besoins des personnes qui sont en perte d'autonomie sans toutefois avoir besoin de soins hospitaliers ou infirmiers. Les infirmières qui travaillent dans ces établissements prodiguent peu de soins aux résidents, et ces soins sont généralement liés à l'administration de médicaments et à des traitements mineurs.

Groupes de soutien mutuel et d'entraide

Il existe actuellement plusieurs groupes de soutien mutuel et d'entraide qui se donnent pour mission de soutenir les personnes qui éprouvent des problèmes de santé ou qui traversent une crise. Les groupes de ce type ont vu le jour pour répondre à des besoins d'empathie et de soutien psychologique, lesquels ne sont comblés que partiellement par les dispensateurs de soins de santé, qui se préoccupent davantage des soins médicaux proprement dits. C'est le cas, par exemple, du mouvement des Alcooliques anonymes, fondé en 1935 et qui a servi de modèle à plusieurs associations bénévoles, ou des mouvements qui viennent en aide aux personnes en phase terminale, à leur famille et aux proches aidants. Le concept fondamental du mouvement des soins palliatifs, par opposition au modèle des soins de courte durée, n'est pas de sauver des vies, mais d'améliorer et de maintenir la qualité de la vie jusqu'à la mort (voir le chapitre 32).

Cliniques et cabinets privés incluant les groupes de médecine de famille (GMF)

En Amérique du Nord, le cabinet du médecin est traditionnellement un milieu de soins de première ligne. La majorité des médecins possèdent leur propre cabinet ou travaillent avec des collègues dans un centre de pratique en groupe (centre médical ou polyclinique). Les personnes se rendent généralement au cabinet d'un médecin pour subir des examens de routine, établir le diagnostic d'une affection ou pour recevoir des traitements. Il arrive souvent qu'une personne consulte un médecin quand elle ressent les symptômes d'une affection ou qu'un de ses proches considère qu'elle est malade.

Dans la foulée des travaux de la commission Clair, le ministère de la Santé et des Services sociaux a préconisé l'implantation des groupes de médecine de famille (GMF). En plus de valoriser le rôle des médecins de famille, la création des GMF a pour objectif d'offrir à chaque personne la possibilité d'en consulter un et d'améliorer la qualité des soins médicaux généraux.

De façon plus précise, le Ministère vise :

- à étendre les heures d'accessibilité à un médecin de famille ;
- à rendre les médecins de famille plus disponibles grâce au travail en groupe et au partage des activités avec les infirmières au sein d'un GMF ;
- à améliorer le suivi médical des patients et la continuité des services en renforçant le lien avec les autres

> professionnels du réseau de la santé et des services sociaux, notamment des centres de santé et de services sociaux (CSSS). (MSSS, 2004a)

Les infirmières qui travaillent dans un cabinet de médecin ou un GMF assument divers rôles et responsabilités. Certaines remplissent des fonctions traditionnelles : elles inscrivent les personnes et elles les préparent en vue d'un examen, elles font la collecte des données en matière de santé et donnent de l'information aux personnes venues consulter. D'autres infirmières assurent le prélèvement d'échantillons, assistent le médecin durant divers actes médicaux et donnent des soins. De plus en plus de cabinets de médecin et de GMF retiennent les services d'infirmières praticiennes ou spécialistes. Ces dernières pourraient, éventuellement, prodiguer des soins de première ligne à des personnes dont l'état de santé est stable. À ce propos, l'article 36.1 de la *Loi modifiant le Code des professions et d'autres dispositions législatives dans le domaine de la santé* apporte les précisions suivantes :

> L'infirmière et l'infirmier peuvent, lorsqu'ils y sont habilités par règlements pris en application du paragraphe *b* du premier alinéa de l'article 19 de la Loi médicale (chapitre M-9) et du paragraphe *f* de l'article 14 de la présente loi, exercer une ou plusieurs des activités suivantes, visées au deuxième alinéa de l'article 31 de la Loi médicale :
>
> 1) prescrire des examens diagnostiques ;
> 2) utiliser des techniques diagnostiques invasives ou présentant des risques de préjudice ;
> 3) prescrire des médicaments et d'autres substances ;
> 4) prescrire des traitements médicaux ;
> 5) utiliser des techniques ou appliquer des traitements médicaux, invasifs ou présentant des risques de préjudice. (Gouvernement du Québec, 2002, p. 13)

Dispensateurs de soins de santé

Les dispensateurs de soins de santé, aussi appelés « équipes de soins » ou « professionnels de la santé », sont des membres du personnel médical et paramédical, appartenant à différentes disciplines. Tous ces professionnels coordonnent leurs compétences afin d'aider les personnes, les familles, les groupes et les communautés. Ils ont comme objectifs communs la réadaptation des personnes et la promotion du bien-être. Le choix du personnel affecté à une personne donnée dépend des besoins de cette dernière. Dans le système actuel, les équipes de soins comprennent généralement les personnes suivantes : l'infirmière, le médecin, le personnel infirmier autre que les infirmières, le dentiste, le pharmacien, le diététiste ou le nutritionniste, le physiothérapeute, l'inhalothérapeute, l'ergothérapeute, les technologistes paramédicaux, le travailleur social, les personnes apportant un soutien spirituel et le gestionnaire de cas ou de suivi systématique. De plus, les personnes malades s'adressent aussi quelquefois à des dispensateurs de soins en approches complémentaires et parallèles en santé.

Infirmière

Les rôles de l'infirmière sont définis par la *Loi sur les infirmières et les infirmiers* (L.R.Q., c. 1-8, art. 36) et par la *Loi modifiant le Code des professions et d'autres dispositions législatives dans le domaine de la santé* (L.Q. 2002, c. 33, art. 12). Selon l'article 36 de la *Loi sur les infirmières et les infirmiers*,

> l'exercice infirmier consiste à évaluer l'état de santé d'une personne, à déterminer et à assurer la réalisation du plan de soins et de traitements infirmiers, à prodiguer les soins et les traitements infirmiers et médicaux dans le but de maintenir la santé, de la rétablir et de prévenir la maladie ainsi qu'à fournir les soins palliatifs. (Gouvernement du Québec, 2002, p. 12)

Cette loi contribue à revaloriser le champ d'exercice de l'infirmière en précisant 14 activités qui lui sont réservées (voir l'encadré 4-2 du chapitre 4). Une infirmière peut aussi acquérir des compétences dans différentes spécialités (par exemple, les soins intensifs, la santé communautaire, la santé mentale et l'oncologie) (figure 6-3 ■) (voir le chapitre 1).

Médecin

Il incombe au médecin d'établir les diagnostics médicaux et de déterminer les traitements que requiert une personne souffrant d'une affection ou d'une blessure. Le rôle traditionnel du médecin est le traitement des affections et des traumas (ou blessures) ; cependant, plusieurs médecins incluent désormais dans leur pratique la promotion de la santé et la prévention de la maladie. Certains médecins se sont spécialisés dans l'un ou l'autre des secteurs de soins et sont devenus, par exemple, chirurgiens, neurochirurgiens, orthopédistes, psychiatres, pédiatres, rhumatologues ou gériatres.

Personnel infirmier autre que les infirmières

Le personnel infirmier autre que les infirmières est formé de brancardiers, d'infirmières auxiliaires, d'aides familiales, de préposés aux bénéficiaires, etc. (voir le chapitre 26). Ce per-

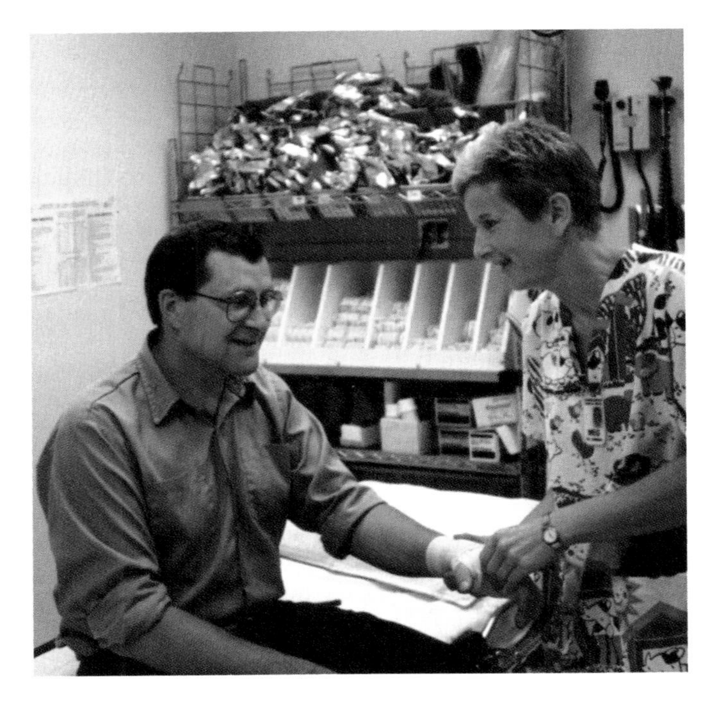

FIGURE 6-3 ■ Le rôle de l'infirmière varie en fonction des besoins de la personne. (Source : Faculty of Nursing, University of Calgary.)

sonnel prodigue à la personne des soins nécessitant moins de jugement clinique. Il s'occupe notamment de donner le bain, d'aider les personnes à se nourrir et de recueillir des échantillons sous la supervision d'une infirmière autorisée.

Dentiste

Le dentiste diagnostique et traite les problèmes dentaires. De plus, il participe activement à la mise en application de mesures préventives qui visent à maintenir en bon état les structures buccales, notamment les dents et les gencives. Le personnel de certains établissements de soins prolongés inclut un dentiste ; dans les établissements de soins de courte durée, l'équipe du service de traumatologie comprend parfois aussi un dentiste ou un chirurgien maxillofacial. Certains dentistes travaillent en collaboration avec une hygiéniste ou une assistante dentaire.

Pharmacien

Le pharmacien prépare des produits pharmaceutiques et les distribue en milieu hospitalier ou communautaire. Il joue un rôle de plus en plus important dans l'observation et l'évaluation des effets escomptés et des effets secondaires ou indésirables des médicaments. Le pharmacien clinicien est un spécialiste qui conseille les médecins en matière de prescription de médicaments.

Diététiste ou nutritionniste

Le diététiste possède des connaissances spécialisées sur les régimes susceptibles de maintenir une personne en bonne santé et de contribuer au traitement des affections. Les diététistes en milieu hospitalier s'occupent généralement de régimes thérapeutiques ; ils conçoivent des régimes adaptés aux besoins nutritionnels de certaines personnes et supervisent la préparation des repas pour s'assurer que toutes les personnes aient un régime alimentaire approprié.

Le nutritionniste possède des connaissances spécialisées en nutrition et en alimentation (voir le chapitre 45). En milieu communautaire, les nutritionnistes recommandent des régimes sains, ils offrent un service de consultation sur l'achat et la préparation des aliments, et ils s'occupent souvent de prévention. Ils contribuent à promouvoir la santé et à prévenir la maladie, par exemple en renseignant les familles sur les régimes équilibrés pour les enfants et les femmes enceintes, ou en aidant les restaurants à mettre au point des menus conformes à divers régimes.

Physiothérapeute

Le physiothérapeute vient en aide aux personnes souffrant de troubles musculosquelettiques en les traitant à l'aide de la chaleur, de l'eau ou de l'électricité, ou au moyen d'exercices et de massages. Il fournit les soins de physiothérapie prescrits par un médecin. Ses fonctions comprennent l'évaluation de la mobilité et de la force de la personne, les interventions thérapeutiques (par exemple, prescription d'exercices ou d'application de chaleur destinés à améliorer la mobilité et la force) et l'enseignement de nouvelles habiletés (par exemple, marcher à l'aide d'une jambe artificielle). Certains physiothérapeutes travaillent en milieu hospitalier, mais les praticiens autonomes travaillent dans la communauté et prodiguent leurs soins soit à leur cabinet, soit au domicile de la personne.

Inhalothérapeute

L'inhalothérapeute donne des soins principalement à des personnes souffrant de troubles respiratoires. Il est également responsable du maniement et de l'entretien des appareils utilisés en oxygénothérapie, des appareils respiratoires à pression positive intermittente, des ventilateurs mécaniques et d'autres dispositifs utilisés en inhalothérapie. Il arrive que certains inhalothérapeutes assistent l'anesthésiste et donnent des informations relatives à l'administration des médicaments par aérosol ou à l'utilisation des appareils d'assistance respiratoire.

Ergothérapeute

L'ergothérapeute aide les personnes souffrant d'une anomalie fonctionnelle à recouvrer la capacité d'effectuer les activités de la vie quotidienne. Cette rééducation fondée sur l'activité physique favorise la réinsertion sociale des personnes infirmes ou invalides. Par exemple, l'ergothérapeute enseigne à un homme souffrant d'arthrite grave aux mains à adapter ses ustensiles afin de pouvoir continuer à cuisiner. Il enseigne aussi des habiletés à valeur thérapeutique qui procurent également une certaine satisfaction. Par exemple, le tissage est une activité récréative qui constitue aussi un exercice pour les bras et les mains d'une personne atteinte d'arthrite.

Technologistes paramédicaux

Les technologistes de laboratoire, en radiologie et en médecine nucléaire ne représentent que trois catégories des nombreux technologistes paramédicaux œuvrant dans le domaine médical. Le technologiste de laboratoire examine divers échantillons, notamment d'urine, de selles, de sang, de différents types de tissus ou de sécrétions, afin de fournir des informations susceptibles de faciliter le diagnostic médical et la prescription d'un traitement. Le technologiste en radiologie effectue divers examens radiologiques, de la simple radiographie pulmonaire jusqu'à la radioscopie complexe. Le technologiste en médecine nucléaire emploie des substances radioactives pour obtenir des informations diagnostiques au sujet d'un organe particulier (par exemple, le foie) et il lui arrive d'administrer des doses thérapeutiques de substances radioactives dans le cadre d'un traitement.

Travailleur social

Le travailleur social conseille les personnes et il fournit un soutien à celles qui sont aux prises avec des problèmes sociaux, de nature financière, conjugale ou autre. Il n'est pas rare qu'un problème de santé entraîne des complications dans la vie quotidienne et vice versa. Par exemple, si une femme âgée vivant seule éprouve de la difficulté à marcher après un accident vasculaire cérébral, il lui sera peut-être impossible de rester dans son appartement situé au troisième étage. Si elle n'a pas de réseau de soutien, le travailleur social peut l'aider à trouver un logement plus approprié.

Personnes apportant un soutien spirituel

Les aumôniers, les pasteurs, les rabbins, les imams, les prêtres et d'autres intervenants jouent un rôle dans les équipes de soins en répondant aux besoins spirituels des personnes hospitalisées. Il arrive souvent qu'un tel intervenant fasse partie du personnel à temps plein d'un établissement de santé ; il offre régulièrement des services religieux et un soutien spirituel aux personnes qui en expriment le souhait. Il revient à l'infirmière de percevoir le désir d'une personne de recevoir une aide spirituelle et d'en faire part au ministre du culte concerné.

Gestionnaire de cas ou de suivi systématique

Le **gestionnaire de cas ou de suivi systématique** assure la prestation de soins appropriés dans le meilleur environnement possible. L'infirmière assume souvent ce rôle, parce qu'elle est en première ligne et qu'elle a une vision globale des soins nécessaires à la personne. Ce rôle peut également revenir à un travailleur social, à un ergothérapeute, à un physiothérapeute ou à un autre membre de l'équipe de soins.

Dispensateurs de soins en approches complémentaires et parallèles en santé

Les chiropraticiens, les herboristes, les acupuncteurs et d'autres dispensateurs de soins en approches complémentaires et parallèles en santé (ACPS) changent la manière dont les gens appréhendent les soins de santé. Certains de ces thérapeutes peuvent travailler aux côtés de dispensateurs de soins en médecine traditionnelle. Il n'est pas rare que des personnes recourent à la fois aux services de la médecine traditionnelle et aux ACPS ; d'autres s'en tiennent exclusivement aux ACPS (pour en apprendre davantage sur le sujet, voir le chapitre 14).

Facteurs influant sur la distribution des soins de santé

De nos jours, les personnes ayant besoin de soins de santé sont plus avertis qu'elles ne l'étaient dans le passé, ce qui explique en partie le fait qu'elles exercent une influence croissante sur la distribution des soins. Autrefois, les personnes s'attendaient à ce que le médecin prenne des décisions concernant leur santé, mais aujourd'hui elles veulent participer à la prise de toutes les décisions. Les personnes réalisent aussi que leur style de vie influe sur leur santé. Elles désirent donc recevoir plus d'informations et de services en matière de promotion de la santé et de prévention de la maladie.

De nombreux autres facteurs influent aussi sur la distribution des soins de santé, notamment l'augmentation du nombre de personnes âgées, les progrès technologiques, le financement des services de santé, l'évolution du statut des femmes, l'inégalité dans la distribution des services, l'accès aux soins de santé, l'itinérance et la pauvreté ainsi que les changements démographiques.

Augmentation du nombre de personnes âgées

Au Québec, la population des 65 ans et plus connaît une forte croissance. Ainsi, de 1991 à 2001, la proportion de ces personnes a augmenté de 23 %. Pendant la même période, le groupe des 85 ans et plus a progressé de 53 %, comparativement à 33 % pour les 75-84 ans et à 14 % pour les 65-74 ans (INSPQ, 2003b). Ces données sont cruciales, car ce sont souvent les personnes les plus âgées qui doivent être hospitalisées et qui sont les plus grandes consommatrices de soins de santé. En 1998, l'espérance de vie à 65 ans était respectivement de 20 ans pour les femmes et de 16 ans pour les hommes. Toutefois, l'augmentation de l'espérance de vie ne s'accompagne pas nécessairement d'un allongement de l'espérance de vie en bonne santé. Il s'ensuit que plusieurs personnes de 65 ans et plus éprouvent de nombreux problèmes de santé et qu'elles ont des besoins particuliers en matière de soutien à domicile, notamment pour les services d'économie domestique et l'aide aux activités de la vie quotidienne.

Progrès scientifiques et technologiques

Dans le domaine de la santé, les connaissances scientifiques et technologiques progressent rapidement. L'amélioration des méthodes diagnostiques et l'utilisation de matériel perfectionné permettent de détecter certaines affections à un stade précoce et de les traiter promptement. L'utilisation du laser et des techniques de microscopie, par exemple, a simplifié le traitement d'affections qui nécessitaient autrefois une intervention chirurgicale délicate et souvent pénible. Par ailleurs, les chercheurs des sociétés pharmaceutiques conçoivent sans cesse de nouveaux antibiotiques et d'autres sortes de médicaments permettant de traiter les infections ou de lutter contre les microorganismes résistants et diverses affections. L'ordinateur, la fiche médicale de chevet, le stockage et l'extraction de grandes quantités d'informations provenant de banques de données sont des outils auxquels les établissements de soins de santé recourent de plus en plus souvent.

Ces percées technologiques ont modifié les soins qu'on prodigue désormais. On traite les personnes, de préférence dans la communauté, en faisant appel aux ressources, à la technologie et aux traitements offerts à l'extérieur de l'établissement de soins. Ainsi, il y a 30 ans, une chirurgie de la cataracte nécessitait 10 jours d'hospitalisation ; aujourd'hui, dans la majorité des cas, elle se pratique en clinique de chirurgie d'un jour, sans hospitalisation. Malheureusement, tous ces progrès technologiques, interventions et traitements spécialisés entraînent des dépenses considérables.

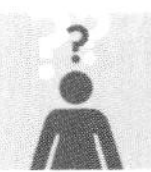

EXERCICES D'INTÉGRATION

Sabrina Dicaire reçoit son congé de l'établissement de soins où elle a subi une opération chirurgicale importante. Elle porte un drain qui doit rester en place une dizaine de jours. Au cours de la conversation, l'infirmière constate que Mme Dicaire est anxieuse et se demande qui va changer son pansement une fois qu'elle sera rentrée à la maison. Mme Dicaire a deux jeunes enfants et son mari effectue de nombreux déplacements pour son travail.

1. Qu'entend-on par « continuum des soins de santé » ?
2. Comment la famille et les amis de Mme Dicaire peuvent-ils lui prodiguer des soins ?
3. Comment l'infirmière prodiguerait-elle des soins à Mme Dicaire ?

Voir l'appendice A : Exercices d'intégration – Pistes de réflexion.

Financement des services de santé

Le financement des services de santé est actuellement l'objet de bien des discussions. Le système de distribution des soins dépend largement de la situation économique générale d'un pays. L'inflation et la récession économique des années 1980 et du début des années 1990 ont causé une escalade inquiétante des coûts des soins de santé. Au Canada, ces coûts ont augmenté de plus de 400 % depuis 1965 !

Voici les principales raisons de l'augmentation appréciable des coûts de santé :

- Le prix des médicaments et des autres produits pharmaceutiques augmente sans cesse.
- Le matériel et les installations deviennent vite dépassés, car la recherche met continuellement au point de nouvelles méthodes améliorées de diagnostic, de soins et de traitements.
- Les nouvelles méthodes de diagnostic et de traitement exigent plus d'espace, de l'équipement de pointe et un personnel spécialisé accru pour assurer le fonctionnement des appareils.
- L'inflation entraîne une croissance générale des coûts.
- L'augmentation et le vieillissement de la population entraînent nécessairement un accroissement de la demande de services.
- Le nombre de personnes travaillant au sein du système de soins de santé a augmenté.

Évolution du statut des femmes

Le mouvement féministe a largement contribué à changer certaines pratiques en matière de santé. La prestation des services requis au moment de la naissance dans un milieu plus décontracté, comme une maison de naissance, et l'hébergement de nuit des parents d'enfants hospitalisés sont des exemples de tels changements. Autrefois, on se préoccupait surtout des aspects reproductifs de la santé des femmes, en négligeant des facteurs propres aux femmes.

Inégalité dans la distribution des services

Tant au Québec que dans le reste du Canada, la distribution des services de santé connaît de graves problèmes liés aux deux aspects suivants : la distribution inégale des services et l'accroissement de la spécialisation médicale et technologique. Dans certains endroits, notamment en région éloignée ou en milieu rural, il n'y a pas assez de professionnels de la santé et les services offerts sont insuffisants, compte tenu des besoins des personnes, des familles et des communautés. Les habitants des régions rurales doivent souvent parcourir de longues distances pour obtenir les services qu'exige leur état.

Avec la mise au point de techniques ultraspécialisées et avec l'accroissement des connaissances résultant de la recherche effectuée au cours des 30 dernières années, une proportion toujours croissante du personnel médical doit maintenant fournir des services spécialisés et ultraspécialisés. Il s'ensuit un besoin de techniciens ou de technologistes hautement spécialisés, qui occupent des postes aux fonctions très pointues et exigeantes, notamment les techniciens orthésistes, les technologistes en électronique biomédicale et les techniciens de médecine nucléaire. La spécialisation a eu des effets pervers, car elle a notamment entraîné la fragmentation des soins et, indirectement, l'augmentation des coûts de santé. Cela signifie qu'une même personne est susceptible de recevoir des soins de la part de 5 à 30 professionnels ou travailleurs de la santé différents durant un séjour en établissement de soins. Cette procession, qui semble ne devoir jamais se terminer, cause souvent de la confusion et de l'anxiété chez la personne.

Accès aux soins de santé

Les personnes à faible revenu courent plus de risques de souffrir d'une maladie infectieuse (par exemple, tuberculose ou sida), de toxicomanie ou d'une affection chronique ; elles sont davantage victimes de viol ou d'une autre forme de violence (pour en apprendre davantage sur les déterminants de la santé, voir le chapitre 8). De plus, il existe un lien entre la consommation des soins de santé et le chômage ou la pauvreté. Malgré l'aide gouvernementale, l'accessibilité aux soins varie considérablement d'une personne à l'autre.

Itinérance et pauvreté

La croissance du nombre de sans-abri dans les villes est à l'origine d'un problème de plus en plus important en matière de santé. Il ne faut pas confondre ce groupe avec celui des personnes à faible revenu. En général, les sans-abri souffrent d'isolement social, ne possèdent pas de résidence permanente et ont coupé les ponts avec leur famille et leurs amis. Ces personnes vivent dans des refuges pour itinérants, dans la rue ou dans des parcs ; ils dorment dans des tentes ou des abris de fortune, parfois dans des voitures ou, encore, dans les stations de métro et les gares. Or, ce mode de vie aggrave souvent leurs problèmes de santé, qui finissent par devenir chroniques.

Les facteurs qui causent l'itinérance comprennent le coût élevé du logement, la toxicomanie et la désinstitutionnalisation des services offerts par les établissements psychiatriques. Les sans-abri souffrent de problèmes physiques, mentaux, sociaux et émotionnels. Leur état de santé médiocre s'explique en bonne partie par le fait qu'ils ne peuvent accéder facilement aux services de soins de santé. Les facteurs qui causent les problèmes de santé des sans-abri sont les suivants :

- Milieu physique médiocre, qui accroît la vulnérabilité aux infections.
- Manque de repos et d'intimité.
- Dénutrition.
- Difficulté d'accéder à des installations indispensables à l'hygiène personnelle.
- Exposition aux éléments de la nature et à l'environnement.
- Manque de soutien social.
- Manque de ressources personnelles.
- Milieu de vie peu sécuritaire (où la menace d'agression est constante).
- Soins de santé inadéquats.
- Maladie mentale.
- Faible observance des traitements prescrits.
- Toxicomanie.

Changements démographiques

Au cours des dernières décennies, la famille québécoise a connu de grands changements. Le nombre de familles monoparentales et de situations de famille non traditionnelles a augmenté sensiblement. Des femmes sont à la tête de la majorité des familles monoparentales et, comme bon nombre d'entre elles travaillent, elles ont besoin d'aide pour le soin des enfants, particulièrement en cas d'affection.

De plus, on a davantage conscience de la diversité culturelle et ethnique de la population. Les professionnels de la santé et les organismes sont conscients de cette diversité et emploient divers moyens pour surmonter les obstacles que certaines différences peuvent occasionner. Ainsi, plusieurs organismes emploient des infirmières bilingues, capables de communiquer avec les personnes qui ne parlent ni français ni anglais (voir le chapitre 13).

Approches actuelles en soins de santé

Parmi toutes les approches habituellement préconisées en soins de santé, l'État québécois propose d'en retenir trois : approche communautaire, approche populationnelle et approche par programme (MSSS, 2004c). Chacune de ces approches permet d'atteindre les objectifs d'accessibilité, de continuité et de qualité des soins que vise la réforme actuelle. Nous définirons sommairement chacune de ces approches, puis nous en préciserons les principales caractéristiques.

Approche communautaire

L'**approche communautaire** se concentre sur les soins de santé primaires et les partenariats avec le milieu communautaire. En s'organisant autour d'objectifs comme l'amélioration de la santé et du bien-être ainsi que la continuité des soins et des services, elle contribue à améliorer l'accessibilité et à réduire les inégalités en matière de santé (MSSS, 2004c). De plus, cette approche « favorise l'intégration des pratiques de santé publique aux pratiques de première ligne avec une participation active des populations cibles et une emphase sur les liens intersectoriels, et attribue une priorité aux clientèles vulnérables » (MSSS, 2004c, p. 27). Ainsi, l'approche communautaire offre un ensemble de services préventifs et vise l'établissement de stratégies destinées aux clientèles vulnérables.

Approche populationnelle

L'**approche populationnelle** a été utilisée auprès de différents sous-groupes (par exemple, les diabétiques) ou encore de certaines populations (par exemple, les personnes vieillissantes en perte d'autonomie). Dans l'optique actuelle du gouvernement, l'approche populationnelle renvoie à la dimension géographique, « c'est-à-dire que le CSSS exerce une responsabilité clinique et financière à l'égard de son territoire » (MSSS, 2004b, p. 28). Cette approche permet une « offre de services à un coût raisonnable, une hiérarchisation appropriée des services et la mise en œuvre de mécanismes de standardisation et de coordination appropriés » (MSSS, 2004b, p. 28). De plus, l'approche populationnelle renforce la continuité des soins et contribue à accroître la capacité d'offrir une large gamme de services, sans négliger pour autant les besoins particuliers des sous-groupes ou de la population en général.

Approche par programme

Le ministère de la Santé et des Services sociaux définit l'**approche par programme** « comme un ensemble de moyens coordonnés afin d'atteindre des objectifs déterminés par les besoins de la clientèle » (MSSS, 2004c, p. 27). De fait, il s'agit d'une approche qui précise comment organiser les ressources humaines, matérielles et financières afin de répondre aux besoins de la population dans son ensemble et aux besoins des clientèles particulières. Cette approche est axée sur la hiérarchisation judicieuse des services, une composante essentielle de l'amélioration de la qualité et de la continuité des services (MSSS, 2004c).

Modèles cliniques

Outre les trois approches dont il vient d'être question, le Ministère propose six catégories de modèles cliniques afin de répondre aux besoins des différentes clientèles : modèles centrés sur la personne ; modèles de soins et services coordonnés ; modèles communautaires ; modèles de gestion de la maladie ; modèles de soins et services intégrés ; modèles de collaboration (MSSS, 2004c).

MODÈLES CENTRÉS SUR LA PERSONNE

Les **modèles centrés sur la personne** sont les plus connus et les plus fréquemment utilisés par les professionnels de la santé. Leurs principales caractéristiques sont les suivantes :

- Réponse individualisée.
- Accessibilité et responsabilisation des personnes.
- Réponse à des besoins ponctuels, généraux ou spécialisés.
- Compatibilité avec l'approche biopsychosociale, l'intégration de pratiques cliniques préventives et les modèles de collaboration. (MSSS, 2004d, p. 14)

MODÈLES DE SOINS ET SERVICES COORDONNÉS

Les **modèles de soins et services coordonnés** sont bien implantés dans les établissements de santé. Ils supposent « un style de gestion novateur qui valorise la coordination et le temps consacré à la personne » (MSSS, 2004d). Leurs principales caractéristiques sont les suivantes :

- Fonctionnement d'équipe.
- Mécanismes de liaison entre les organismes.
- Continuité.
- Besoins de services généraux et de suivi plus systématique des clientèles vulnérables ou à risque de problèmes de santé ou sociaux, ou présentant une pathologie chronique grave.
- Besoins de services spécialisés ponctuels, selon un mode de référence bidirectionnel combiné avec le modèle centré sur la personne. (MSSS, 2004d, p. 14)
- Articulation avec les programmes services et les modèles de gestion de la maladie pour partager la prise en charge. (MSSS, 2004d, p. 14)

MODÈLES COMMUNAUTAIRES

Les **modèles communautaires** reposent sur « l'imputabilité vis-à-vis des communautés, le focus sur la santé et le bien-être des communautés, l'offre de continuums globaux de services sans rupture et une reconnaissance explicite d'une gestion en contexte de ressources limitées » (MSSS, 2004c). Ces modèles, enracinés dans les communautés, contribuent à aider les groupes sociaux, à cerner des priorités et à utiliser les ressources en fonction des contraintes déterminées. Leurs principales caractéristiques sont les suivantes :

- Fonctionnement d'équipe.
- Liens étroits entre la communauté, les partenaires et les équipes spécialisées en santé publique.
- Continuité, réduction des inégalités, délimitation des déterminants de la santé.
- Délimitation des besoins de services généraux, et surtout de suivi plus systématique des clientèles vulnérables ou à risque de problèmes sociaux.
- Délimitation des besoins de services spécialisés ponctuels, selon un mode de référence bidirectionnel combiné avec le modèle centré sur la personne.
- Articulation avec les programmes services et les modèles de gestion de la maladie pour partager la prise en charge.
- Compatibilité avec l'établissement d'ententes de services avec les partenaires locaux. (MSSS, 2004d, p. 15)

MODÈLES DE GESTION DE LA MALADIE

Les **modèles de gestion de la maladie** (*disease management*) sont centrés sur l'amélioration « des processus cliniques pour s'assurer que les meilleures pratiques soient incorporées avec un minimum de variations » (MSSS, 2004c, p. 35). De fait, ces modèles visent l'amélioration de la qualité des soins par l'intégration de résultats probants à la pratique des professionnels. Leurs principales caractéristiques sont les suivantes :

- Standardisation des processus.
- Continuité et qualité des services rendus pour une problématique ou une pathologie précise.
- Délimitation des besoins de services généraux et spécialisés de clientèles ayant une pathologie chronique particulièrement instable. (MSSS, 2004d, p. 15)

MODÈLES DE SOINS ET SERVICES INTÉGRÉS

Les **modèles de soins et services intégrés** font le lien entre les secteurs de santé, les secteurs sociaux et les secteurs communautaires. Ils recourent à la gestion de cas. Leurs principales caractéristiques sont les suivantes :

- Continuité et globalité.
- Établissement de liens entre les secteurs de santé, sociaux et communautaires.
- Délimitation des besoins de clientèles particulières présentant des problématiques complexes ou multiples.
- Délimitation des besoins de services spécialisés ponctuels, selon un mode de référence bidirectionnel, combiné avec le modèle centré sur la personne.
- Articulation avec les programmes services et le modèle de gestion de la maladie pour partager la prise en charge. (MSSS, 2004d, p. 15)

MODÈLES DE COLLABORATION

Les **modèles de collaboration** « visent l'intégration par la coopération entre les partenaires » (MSSS, 2004c, p. 39). Ces modèles favorisent l'atteinte des objectifs « en levant les barrières de communication dans les équipes et entre les organisations » (MSSS, 2004c, p. 39). Leurs principales caractéristiques sont les suivantes :

- Coopération.
- Communication.
- Continuité.
- Démarche facilitant l'implantation des autres modèles.
- Élément clé du succès de la concertation. (MSSS, 2004d, p. 15)

Modèles de distribution des soins infirmiers

Il existe plusieurs **modèles de distribution des soins infirmiers** : méthode des soins intégrés (ou méthode des cas), méthode fonctionnelle en soins infirmiers, modèle des soins infirmiers en équipe, modèle des soins infirmiers intégraux, modèle de pratique différenciée en soins infirmiers et modèle des partenaires de pratique. Dans les faits, un mode de distribution comprend souvent des composantes provenant de plus d'un modèle.

Méthode des soins intégrés (ou méthode des cas)

La **méthode des soins intégrés** (ou **méthode des cas**) est l'un des premiers modèles de soins infirmiers à avoir été élaboré. Elle est centrée sur la personne : on assigne à une infirmière un groupe de personnes ; celle-ci en est responsable pour l'ensemble des soins durant un quart de travail de 8 à 12 heures. L'infirmière effectue toutes les étapes de la démarche systématique. La personne a un contact soutenu avec une infirmière durant un quart de travail, puis avec d'autres infirmières durant les quarts suivants. Cette méthode de prestation des soins infirmiers est encore en usage dans plusieurs services hospitaliers, tels que les soins intensifs.

Par suite de la pénurie de personnel infirmier durant la Seconde Guerre mondiale, les gestionnaires ont dû engager du personnel qui n'avait pas la même formation que les infirmières professionnelles. Dans ces conditions, il était devenu impossible d'appliquer la méthode des soins intégrés ; on l'a donc remplacée par la méthode fonctionnelle.

Méthode fonctionnelle en soins infirmiers

La **méthode fonctionnelle en soins infirmiers** est centrée sur les tâches à accomplir (par exemple, évaluation clinique et enseignement à la personne). Le personnel moins qualifié que l'infirmière autorisée prodigue les soins les moins complexes. Selon ce modèle, fondé sur la productivité et l'efficacité, l'autorité et la responsabilité incombent à la personne qui assigne les tâches (par exemple, l'infirmière gestionnaire). En vertu de cette méthode de soins, il est indispensable de décrire avec précision les postes, les processus, les politiques et les voies de communication. L'approche fonctionnelle est économique et efficace ; de plus, elle permet de centraliser la direction et la supervision. Ses principaux inconvénients sont la fragmentation des soins et le risque de négliger certains aspects non quantifiables, comme la satisfaction des besoins émotionnels de la personne.

Modèle des soins infirmiers en équipe

Au début des années 1950, Eleanor Lambertsen (1953) et ses collègues ont proposé un système de soins infirmiers en équipe. Cette approche devait permettre de pallier la fragmentation des soins inhérente à l'approche fonctionnelle, centrée sur les tâches, et de répondre à la demande croissante en infirmières professionnelles liée aux progrès technologiques en soins de santé. On appelle **modèle des soins infirmiers en équipe** la distribution de soins infirmiers individualisés par une équipe de soins infirmiers que dirige une infirmière professionnelle. Cette équipe est formée d'infirmières autorisées et d'autres membres du personnel infirmier. Elle est responsable de la prestation coordonnée des soins à un groupe de personnes durant un quart de travail de 8 à 12 heures. Toutefois, l'infirmière autorisée conserve la responsabilité et l'autorité en ce qui a trait aux soins à donner aux personnes, et elle est en mesure de déléguer des tâches appropriées au personnel infirmier. Selon les adeptes de ce modèle, l'approche centrée sur l'équipe de soins accroît l'efficacité de l'infirmière autorisée, mais, selon ses adversaires, il est impossible, en raison du caractère aigu des affections dont souffrent les personnes hospitalisées, de confier la plupart des tâches à du personnel moins qualifié.

Modèle des soins infirmiers intégraux

Selon le modèle des soins infirmiers intégraux, une infirmière est responsable de l'ensemble des soins prodigués à un groupe de personnes, et ce, 24 heures sur 24, 7 jours par semaine. Cette méthode a été élaborée au début des années 1960, au Loeb Center for Nursing and Rehabilitation, situé dans le Bronx, à New York. Elle vise à fournir des soins complets, individualisés et cohérents.

Le **modèle des soins infirmiers intégraux** met à profit les connaissances techniques et les habiletés de gestion de l'infirmière. Celle-ci évalue les besoins de chaque personne et établit des priorités ; elle formule des hypothèses de soins infirmiers, elle élabore un plan de soins et de traitements en partenariat avec la personne et elle évalue l'efficacité de ce plan. D'autres membres du personnel prodiguent des soins, mais c'est l'infirmière en soins intégraux qui les coordonne ; de plus, elle transmet les informations concernant l'état de santé de la personne aux autres infirmières et professionnels de la santé. Les soins intégraux tiennent compte de tous les aspects du rôle professionnel, y compris celui d'enseignante, de porte-parole, de décideuse et de responsable de la continuité des soins. L'infirmière en soins intégraux est la gestionnaire de premier niveau des soins prodigués aux personnes, avec toutes les responsabilités que cette tâche comporte.

Modèle de pratique différenciée en soins infirmiers

En vertu du **modèle de pratique différenciée en soins infirmiers**, on vise à fournir des soins de qualité à un coût abordable. Dans chaque établissement de soins, ce modèle est élaboré par l'ensemble des infirmières. L'établissement doit d'abord déterminer les compétences en soins infirmiers dont les personnes ont besoin dans ce milieu particulier. De plus, l'application du modèle exige la répartition des rôles entre les infirmières et les autres membres du personnel infirmier. Cette approche permet à l'infirmière de se perfectionner et d'assumer les fonctions et les responsabilités correspondant à son expérience, à ses capacités et à sa formation.

Modèle des partenaires de pratique

Le **modèle des partenaires de pratique** repose sur l'association entre une infirmière autorisée expérimentée et une personne qui l'assiste sur le plan technique. Cette personne est affectée à l'infirmière et non à un groupe de personnes. En lui délégant des tâches, l'infirmière autorisée peut ainsi se concentrer sur la prestation des services professionnels aux personnes. L'infirmière autorisée assume la direction et la supervision ; elle est également responsable de l'ensemble des soins prodigués dans le cadre du partenariat.

Outils mis à la disposition des professionnels de la santé

Les outils préconisés par le ministère de la Santé et des Services sociaux sont la gestion de cas, la gestion d'interfaces, les interventions spécialisées et les interventions complexes ou intersectorielles. Il sera question uniquement de la gestion de cas, car il s'agit de l'outil que les infirmières utilisent le plus fréquemment.

Gestion de cas (ou suivi systématique de clientèles)

La **gestion de cas** (ou **suivi systématique de clientèles**) s'appelle aussi « gestion par un intervenant pivot ». Il s'agit d'une « approche qui vise la continuité des services et la qualité des résultats cliniques chez des clientèles particulières, dans un contexte de gestion efficace et efficiente des ressources » (OIIQ, 1999, p. 11). Cet outil de résolution de problèmes favorise l'intégration et la continuité des services de santé prodigués à une personne ou à un groupe. En vertu des programmes de gestion de cas, on vise à fournir des soins efficaces sur le plan des coûts et à assurer la qualité des résultats. Selon cette approche, des équipes formées d'infirmières et de médecins sont conjointement responsables d'un groupe de personnes. Chaque équipe est chargée de la planification, de la définition des besoins, de la coordination, de la prestation et de l'évaluation des soins, et ce, de la préparation de l'admission jusqu'au congé (ou au transfert) et au rétablissement des personnes sous sa responsabilité.

Le gestionnaire de cas coordonne généralement les soins prodigués à une population donnée, dans un milieu donné. Il peut s'agir, par exemple, de personnes atteintes d'une bronchopneumopathie chronique obstructive ou ayant subi une arthroplastie totale de la hanche ou du genou. Une composante importante du rôle de gestionnaire consiste à collaborer avec d'autres professionnels de la santé et avec les personnes soignées afin d'atteindre les objectifs fixés. L'encadré 6-4 énumère les principales responsabilités du gestionnaire de cas. Pour occuper ce poste, l'infirmière doit détenir au moins un diplôme de premier cycle.

En vertu de l'approche de gestion de cas, on fait appel à la méthode du **cheminement critique** pour suivre les progrès des personnes. Il s'agit d'une démarche ou d'un outil interdisciplinaire servant à gérer les soins prodigués à une personne. Ce cheminement réunit les évaluations interdisciplinaires, les interventions, les traitements et les résultats relatifs à un état de santé donné, pendant une période donnée. En règle générale, on utilise de tels cheminements pour les cas et les situations dont l'issue est relativement prévisible (par exemple, chirurgie ou affection chronique). Le cheminement critique précise la succession et la synchronisation des interventions interdisciplinaires ; il intègre l'éducation, la planification du congé, les évaluations, les consultations, la nutrition, la médication, les activités, les examens diagnostiques, les mesures thérapeutiques, etc. Il est possible d'utiliser cette méthode dans un établissement de soins ou dans le contexte d'un modèle de soins à domicile ou de soins communautaires. Il est toutefois important de faire preuve de jugement clinique lorsqu'on applique une méthode normalisée ; il faut également éviter de s'en servir comme d'une simple liste de vérification universelle. Le tableau 6-3 présente un exemple de cheminement critique.

ENCADRÉ 6-4

Principales responsabilités du gestionnaire de cas

- Évaluer la personne, son milieu de vie et la communauté.
- Coordonner et planifier les soins prodigués à la personne.
- Collaborer avec les autres professionnels de la santé.
- Observer les progrès de la personne.
- Évaluer les résultats obtenus par la personne.

TABLEAU 6-3

Cheminement critique appliqué à une personne ayant subi une cholécystectomie par laparoscopie

Durée prévue du séjour : moins de 24 heures

	Date : Avant l'opération	**Date :** Les premières 24 heures après l'opération
Observations quotidiennes	La personne exprime sa compréhension des instructions préopératoires, notamment en ce qui concerne la façon de se tourner, la toux, la respiration profonde, les exercices respiratoires, la mobilisation et le soulagement de la douleur. La personne exprime sa capacité de réagir.	La personne est afébrile. La plaie est sèche et propre ; les lèvres de la plaie sont bien rapprochées, la plaie guérit par première intention. La personne supporte la douleur à l'aide de moyens non pharmacologiques ou de médicaments oraux. La personne est en mesure d'assurer ses soins personnels. La personne peut se déplacer. La personne urine et va à la selle comme au moment de son admission. La personne exprime sa compréhension des instructions relatives aux soins à domicile. La personne tolère un régime alimentaire normal. La personne exprime sa capacité à réagir aux facteurs de stress actuels.
Examens et traitements	Analyse sanguine complète. Analyse d'urine. Évaluation de la condition physique, avec une attention particulière à la fonction respiratoire et à la fonction gastro-intestinale. Consultation en anesthésie.	Surveiller l'état de la personne : signes vitaux et saturation en O_2, évaluation neurologique et vasculaire, examen du pansement et évaluation du drainage de la plaie selon la politique de l'établissement, si l'état est stable. Évaluer les bruits respiratoires et ceux de la fonction gastro-intestinale, selon la politique de l'établissement. Mesurer les ingesta et les excreta. Évaluer la miction ; si la personne ne peut uriner, lui suggérer des techniques pour l'aider, puis effectuer un cathétérisme q 8 h ou PRN si cela s'avère inefficace.

TABLEAU 6-3

Cheminement critique appliqué à une personne ayant subi une cholécystectomie par laparoscopie (suite)

Durée prévue du séjour : moins de 24 heures (suite)		
Manque de connaissances	Visiter la chambre et les environs. Donner des directives simples et brèves. Revoir la préparation préopératoire, y compris les consignes hospitalières et chirurgicales. Insister sur les instructions préopératoires en ce qui concerne les soins postopératoires particuliers, la façon de se tourner, la toux, la respiration profonde, les exercices respiratoires, la mobilisation et le soulagement de la douleur.	Retour à la chambre et soins postopératoires. Revoir le plan de soins et l'importance d'une mobilisation hâtive. Commencer à donner des instructions sur le traitement de la plaie ou le changement du pansement après la sortie.
Aspects psychosociaux	Évaluer l'anxiété liée à la chirurgie imminente. Évaluer la peur de l'inconnu et de la chirurgie. Encourager l'expression des inquiétudes. Fournir des informations sur les sensations liées à l'expérience de la chirurgie ainsi que sur la chirurgie elle-même. Réduire au minimum les stimuli externes (bruits, déplacements, etc.).	Évaluer le degré d'anxiété. Encourager l'expression des inquiétudes. Fournir de l'information, un appui et des encouragements soutenus.
Régime alimentaire	Évaluation des habitudes alimentaires.	Commencer à donner des liquides clairs ; s'ils sont tolérés, passer à des liquides complets et à des aliments mous le matin qui suit la chirurgie.
Activité	Aucune restriction jusqu'à l'administration de la prémédication.	Donner des consignes de sécurité. Permission d'utiliser la salle de bain, avec de l'aide, le soir qui suit la chirurgie ; permission de recommencer progressivement à se déplacer, selon la capacité de la personne, le matin qui suit la chirurgie, jusqu'à la récupération complète de la fonction ambulatoire.
Médication	Rien par voie orale (NPO), sauf les médicaments prescrits.	Analgésiques par injection IM ou voie orale. Antibiotiques, s'ils sont prescrits. Solution intraveineuse jusqu'au retour à une alimentation adéquate par voie orale, puis utilisation intermittente. Cesser la médication avant la sortie.
Planification du transfert ou du congé	Évaluer le plan de sortie et le réseau de soutien.	Congé probable moins de 24 heures après la chirurgie. Fournir toutes les instructions requises pour les soins à domicile avant la sortie, lorsque la personne est tout à fait éveillée et n'est pas désorientée. Donner une copie des instructions pour la sortie.

Source : *Critical Pathways for Collaborative Care,* (p. 111-112), de S. C. Beyea, 1996, Menlo Park (Californie) : Addison-Wesley Nursing. Traduit et reproduit avec l'autorisation de Pearson Education, Inc., Upper Saddle River, NJ.

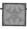

RÉVISION DU CHAPITRE

Concepts clés

- En vertu de la *Loi canadienne sur la santé*, les provinces doivent respecter les cinq principes suivants pour bénéficier des paiements de transfert du gouvernement fédéral : gestion publique, intégralité, universalité, transférabilité et accessibilité.
- On peut distinguer cinq périodes dans l'évolution du système de santé et de services sociaux au Québec : un système fondé sur la charité chrétienne (débuts de la colonie jusque dans les années 1850) ; un système fondé sur le principe de l'hygiène publique (de 1850 à 1960) ; une première réforme des modes de prestation des soins de santé (de 1960 à 1980) ; une seconde réforme, qui se voulait centrée sur la personne (de 1980 à 2000) ; le passage à des réseaux intégrés en santé (depuis 2000).
- On répartit souvent les soins de santé en trois types, chacun étant associé à un niveau de prévention : la promotion de la santé et la prévention de la maladie (prévention primaire) ; le diagnostic et le traitement (prévention secondaire) ; la rééducation, la réadaptation et les soins palliatifs (prévention tertiaire).
- Les centres hospitaliers fournissent un large éventail de services, qui s'adressent tant aux personnes hospitalisées qu'aux personnes en ambulatoire. On distingue les centres hospitaliers de soins généraux et spécialisés (CHSGS) et les centres d'hébergement et de soins de longue durée (CHSLD).
- Les réseaux locaux de santé sont au cœur de la nouvelle réforme du système de santé du Québec.
- Les réseaux locaux de services se composent d'un nouvel établissement appelé « centre de santé et de services sociaux » (CSSS). Ce dernier regroupe les CLSC, les CHSLD et généralement un CH.
- Les infirmières praticiennes en spécialité médicale sont en mesure d'assurer une contribution significative à la prestation des soins à différentes clientèles.
- Divers dispensateurs de soins coordonnent leurs habiletés pour venir en aide à la personne. Ils ont comme objectif commun de permettre à cette dernière de recouvrer la santé et d'accroître son niveau de bien-être.
- Plusieurs facteurs influent sur la distribution des soins de santé, notamment l'augmentation du nombre de personnes âgées, les progrès technologiques, le financement des services de santé, l'évolution du statut des femmes, l'inégalité dans la distribution des services, l'accès aux soins de santé, l'itinérance et la pauvreté ainsi que les changements démographiques.
- En matière d'organisation de la distribution des soins de santé, le ministère de la Santé et des Services sociaux propose trois approches (approche communautaire, approche populationnelle et approche par programme) et six catégories de modèles cliniques (modèles centrés sur la personne ; modèles de soins et services coordonnés ; modèles communautaires ; modèles de gestion de la maladie ; modèles de soins et services intégrés ; modèles de collaboration).
- Il existe plusieurs modèles de distribution des soins infirmiers : méthode des soins intégrés (ou méthode des cas), méthode fonctionnelle en soins infirmiers, modèle des soins infirmiers en équipe, modèle des soins infirmiers intégraux, modèle de pratique différenciée en soins infirmiers et modèle des partenaires de pratique.
- L'outil privilégié par l'infirmière est la gestion de cas (ou suivi systématique de clientèles). Cette approche vise la continuité des services et la qualité des résultats cliniques chez des groupes particuliers de personnes.
- La gestion de cas fait appel à la méthode du cheminement critique pour suivre l'évolution des problèmes de santé de la personne.

Questions de révision

6-1. Parmi les exemples suivants, lequel est associé à une activité de prévention primaire ?

a) Prescription d'antibiotiques à une personne que le médecin croit atteinte d'une infection urinaire.
b) Aménagement du domicile d'une personne ayant subi un accident vasculaire cérébral.
c) Rencontres avec des adolescents dans le but de les sensibiliser à l'importance d'une alimentation équilibrée.
d) Rencontres avec un groupe de personnes ayant des problèmes d'hypertension artérielle dans le but de leur expliquer l'importance de l'activité physique.

6-2. En vous référant aux rôles et aux fonctions des différents organismes présentés dans ce chapitre, dites quel énoncé est vrai.

a) Les soins offerts dans un centre hospitalier s'adressent uniquement à des personnes atteintes de problèmes de santé aigus ou à des personnes hospitalisées.
b) Les Centres de santé et de services sociaux (CSSS) offrent différents services à la population d'un territoire donné.
c) Les Agences régionales de la santé et des services sociaux sont subventionnées par le gouvernement pour faire principalement de la recherche.
d) Toutes les personnes ayant besoin d'une intervention chirurgicale doivent être hospitalisées.

RÉVISION DU CHAPITRE (SUITE)

Questions de révision (suite)

6-3. Parmi les professionnels de la santé suivants, lequel est considéré comme un intervenant de première ligne ?
   a) Médecin omnipraticien.
   b) Gestionnaire de suivi systématique.
   c) Pharmacien.
   d) Infirmière praticienne en spécialité médicale.

6-4. Certains facteurs contribuent davantage que d'autres à l'augmentation des coûts dans le secteur de la santé. Quel facteur a actuellement le plus d'importance ?
   a) Le nombre de personnes qui sont sur le marché du travail.
   b) Le nombre de professionnels de la santé.
   c) Le développement des technologies et des médicaments.
   d) Les soins à domicile.

6-5. Parmi les fonctions suivantes de l'infirmière, laquelle est particulière à la responsable du suivi systématique ?
   a) Procéder à l'accueil de la personne soignée à l'unité de soins.
   b) Faire signer les formulaires de consentement pour différents examens paracliniques.
   c) Effectuer la vérification des ordonnances médicales.
   d) Planifier et coordonner les soins à la personne afin de répondre à ses besoins.

Voir l'appendice B : Réponses aux questions de révision.

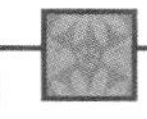

BIBLIOGRAPHIE

En anglais

Abrams, W., Beers, M., & Berkow, R. (Eds.). (1995). *The Merck manual of geriatrics* (2nd ed.). Whitehouse Station, NJ : Merck.

Aday, L. A. (1993). *At risk in America : The Health and Health Care Needs of Vulnerable Populations in the United States.* San Francisco : Jossey-Boss.

Akaho, E., Coffin, G. D., Kusano, T., Locke, L., & Okamoto, T. (1998). A proposed optimal health-care system based on a comparative study conducted between Canada and Japan. *Canadian Journal of Public Health, 89,* 301-307.

American Academy of Nursing Panel on Women's Health. (1997). Women's health and women's health care : Recommendations of the 1996 AAN expert panel on women's health. *Nursing Outlook, 45*(1), 7-15.

Beyea, S. C. (1996). *Critical pathways for collaborative care.* Menlo Park, CA : Addison-Wesley Nursing.

Canadian Institute for Health Information. (2001). *Health Care in Canada.* Ottawa, ON : Author.

Canadian Nurses Association. (2000, Feb). Cultural Diversity – Changes and Challenges. *Nursing Now, Issues and Trends in Canadian Nursing,* 7. Ottawa, ON : Author.

Clarke, H., & Beddome, G. (1993). Public health nurses' vision of their future reflects changing paradigms. *Image, 25*(4), 305-310.

Cohen, E. L., & Cesta, T. G. (1993). *Nursing case management : From concepts to evaluation.* St. Louis, MO : Mosby-Year Book.

Consumers' Association of Canada. (1989). *Consumer Rights to Health Care.* Ottawa : Author.

Cowan, C., Braden, B., McDonnell, P., & Sivarajan, L. (1996). Business, households, and government : Health spending, 1994. *Health Care Financing Review, 17*(4), 157-161.

Deber, R., Hastings, J., & Thompson, G. (1991). Health care in Canada : Current trends and issues. *Journal of Public Health Policy, 12,* 72-82.

Etheredge, L., Jones, S., & Lewis, L. (1996). What is driving health system change ? *Health Affairs, 15*(4), 93-101.

Hadley, E. (1996). Nursing in the political and economic marketplace : Challenges for the 21st century. *Nursing Outlook, 44*(1), 6-10.

Hansten, R., & Washburn, M. J. (1998). Professional practice : Facts and impact. *American Journal of Nursing, 98,* 42-45.

Health Canada. (1992). *Canada Health Act Annual Report.* Ottawa : Author.

Hudson, T. (1997). Senior surge : Are you ready ? *Hospitals & Health Networks, 71*(7), 51-56.

Ignani, K. (1995). Navigating the health care marketplace. *Health Affairs, 14*(1), 221-225.

Jonas, S. (1992). *An introduction to the U.S. health care system.* (3rd ed.). New York : Springer.

Lairson, D., Schulmeier, G., Begley, C., Aday, L., Coyle, Y., & Slater, C. (1997). Managed care and community-oriented care : Conflict or complement ? *Journal of Health Care for the Poor and Underserved, 8*(1), 36-55.

Lambertsen, E. C. (1953). *Nursing Team – Organization and Functioning.* Published for the Division of Nursing Education by the Bureau of Publications, Teachers College, Columbia University.

Lee, P., & Estes, C. L. (Eds.). (1990). *The nation's health.* Boston, MA : Jones & Bartlett.

Marelli, T. M. (1993). *The nurse manager's survival guide : Practical answers to everyday problems.* St. Louis, MO : Mosby-Year Book.

McGillis-Hall, L. (1997). Staff mix models : Complementary or substitution roles for nurses. *Nursing Administration Quarterly, 21*(2), 31-39.

McGivern, D. O. (1996). The evolution of primary care nursing. In M. D. Mozey & D. O. McGivern (Eds.), *Nurses, nurse practitioners.* Boston, MA : Little, Brown.

Mildon, B. (1998). Hospital without walls. *Canadian Nurse, 94*(9), 31-34.

Neidig, J., Megel, M., & Koehler, K. (1992). The critical path : An evaluation of the applicability of nursing case management in the NICU. *Neonatal Network, 11,* 45-52.

Smith, L. (1993). The coming health care shakeout. *Fortune, 127*(10), 70-75.

Statistics Canada. (1991). *Population projections for Canada, provinces, and territories : 1989-2011.* Catalogue 91-520. Ottawa : Statistics Canada.

Trossmen, S. (1998). Issues update : Quality managed care : A nursing perspective. *American Journal of Nursing, 98,* 56-58.

Tucker, S., Canobbio, M., Paquette, E., & Wells, M. (1996). *Patient care standards : Collaborative practice planning guides.* Philadelphia, PA : Mosby.

World Health Organization. (1981). *Global strategy for health for all by the year 2000.* Geneva : Author. Ser. No. 3, 32.

En français

Association pour la santé publique du Québec (ASPQ). (1993). *Document de consensus sur les principes, stratégies et méthodes en promotion de la santé. Document d'appui à la déclaration québécoise sur la promotion de la santé et du bien-être,* Montréal : Comité de la promotion de la santé de l'ASPQ.

Commission d'enquête sur la santé et le bien-être social (Commission Castonguay-Nepveu). (1970-1972). *Rapport de la Commission d'enquête sur la santé et le bien-être social,* Québec : Gouvernement du Québec.

Commission d'enquête sur les services de santé et les services sociaux (Commission Rochon).

(1988). *Rapport de la Commission d'enquête sur les services de santé et les services sociaux*, Québec, Gouvernement du Québec.

Commission d'étude sur les services de santé et les services sociaux (Commission Clair). (2000). *Les solutions émergentes. Rapport et recommandations,* Québec : Ministère de la Santé et des Services sociaux du Québec, (page consultée 4 octobre 2004), [en ligne], <206.167.52.1/fr/document/publication.nsf/0/6c397fad530bc545852569d6006ef6ef?OpenDocument>.

Commission sur l'avenir des soins de santé au Canada (Commission Romanow). (2002). *Guidé par nos valeurs : L'avenir des soins de santé au Canada – Rapport final,* Ottawa : Gouvernement du Canada, (page consultée le 19 janvier 2005), [en ligne], <www.hc-sc.gc.ca/francais/pdf/soins/romanow_f.pdf>.

Gouvernement du Canada. (1984). *Loi canadienne sur la santé*, Ottawa : Gouvernement du Canada, (page consultée le 23 février 2005), [en ligne] <lois.justice.gc.ca/fr/C-6/texte.html>.

Gouvernement du Québec. (2002). *Loi modifiant le Code des professions et d'autres dispositions législatives dans le domaine de la santé. L.Q. 2002, c. 33.* Québec : Gouvernement du Québec, (page consultée le 24 février 2005), [en ligne], <www.oiiq.org/infirmieres/lois_reglements_pdf/PL90_Sanctionne.pdf>.

Gouvernement du Québec. (2004). *Projet de loi nº 83. Loi modifiant la Loi sur les services de santé et les services sociaux et d'autres dispositions législatives,* Québec : Assemblée nationale, [en ligne], (page consultée le 24 février 2005), <www.assnat.qc.ca/fra/37legislature1/Projets-loi/Publics/04-f083.htm>.

Institut canadien d'information sur la santé (ICIS). (2003). *Les soins de santé au Canada, 2003*, Ottawa : ICIS, (page consultée le 23 février 2005), [en ligne] <secure.cihi.ca/cihiweb/dispPage.jsp?cw_page=PG_27_F&cw_topic=27>.

Institut canadien d'information sur la santé (ICIS). (2004). *Tendances des dépenses nationales de santé 1975 à 2004,* Ottawa : ICIS, (page consultée le 23 février 2005), [en ligne], <secure.cihi.ca/cihiweb/dispPage.jsp?cw_page=AR_31_F&cw_topic=31>.

Institut national de santé publique du Québec (INSPQ). (2003a). *Qui sommes-nous ? Vision, mission et valeurs,* (page consultée le 18 février 2005), [en ligne], <www.inspq.qc.ca/institut/mission.asp?B=1&B1=1>.

Institut national de santé publique du Québec (INSPQ). (2003b). *Un portrait de la santé des Québécois de 65 ans et plus,* Québec : INSPQ (page consultée le 30 décembre 2004), [en ligne], <www.inspq.qc.ca/pdf/publications/180_PortraitSantePersonnesAgees.pdf>.

Justice Canada. (mise à jour 2003). *Loi de 1867 sur l'Amérique du Nord britannique, Texte nº 1,* Ottawa : Justice Canada, (page consultée le 29 décembre 2004), [en ligne], <canada.justice.gc.ca/fr/ps/const/loireg/p1t1-3.html>.

Lacourse, M. T. (2002). *Sociologie de la santé,* édition révisée, Montréal : Chenelière/McGraw-Hill.

Ministère de la Santé et des Services sociaux (MSSS). (1988). *Rapport du Groupe de travail sur l'analyse de l'action des DSC,* Québec, Gouvernement du Québec.

Ministère de la Santé et des Services sociaux (MSSS). (2004a). *Organisation des services. Groupes de médecine de famille,* Québec : Gouvernement du Québec, (page consultée le 29 décembre 2004), [en ligne], <www.msss.gouv.qc.ca/sujets/organisation/gmf.html>.

Ministère de la Santé et des Services sociaux (MSSS). (2004b). *Portrait de l'organisation du réseau de la santé,* Québec : Gouvernement du Québec, (page consultée le 29 décembre 2004), [en ligne], <msssa4.msss.gouv.qc.ca/fr/reseau/santebref.nsf/0/feaef2d6fb32728c852568eb000bdbd8?OpenDocument>.

Ministère de la Santé et des Services sociaux (MSSS). (2004c). *Projet clinique. Cadre de référence pour les réseaux locaux de services de santé et de services sociaux. Document principal,* Québec : Gouvernement du Québec, (page consultée le 24 février 2005), [en ligne], <ftp.msss.gouv.qc.ca/publications/acrobat/f/documentation/2004/04-009-05.pdf>.

Ministère de la Santé et des Services sociaux (MSSS). (2004d). *Projet clinique. Cadre de référence pour les réseaux locaux de services de santé et de services sociaux. Résumé,* Québec : Gouvernement du Québec, (page consultée le 24 février 2005), [en ligne], <ftp.msss.gouv.qc.ca/publications/acrobat/f/documentation/2004/04-009-07.pdf>.

Ministère de la Santé et des Services sociaux (MSSS). (2004e). *Réseau. Centres de santé et de services sociaux / Réseaux locaux de services,* Québec : Gouvernement du Québec, (page consultée le 24 février 2005), [en ligne], <www.msss.gouv.qc.ca/reseau/rls>.

Ordre des infirmières et infirmiers du Québec (OIIQ). (1999). *Suivi systématique de clientèles dans la communauté,* Montréal : OIIQ.

Organisation mondiale de la santé (OMS), Santé et Bien-Être social Canada (SBSC) et Association canadienne de santé publique (ACSP). (1986). *La charte d'Ottawa pour la promotion de la santé. Une conférence internationale pour la promotion de la santé. Vers une nouvelle santé publique,* (page consultée le 20 janvier 2005), [en ligne], <www.phac-aspc.gc.ca/ph-sp/ddsp/pdf/chartre.pdf>.

Sénat du Canada. (2002). *La santé des Canadiens – Le rôle du gouvernement fédéral. Rapport intérimaire. Volume six : Recommandations en vue d'une réforme,* Ottawa : Comité sénatorial permanent des affaires sociales, des sciences et de la technologie (présidé par M. J. L. Kirby), (page consultée le 2 février 2005), [en ligne], <www.parl.gc.ca/37/2/parlbus/commbus/senate/Com-f/SOCI-F/rep-f/repoct02vol6-f.htm>.

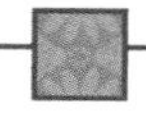

RESSOURCES ET SITES WEB

Association canadienne de santé publique.
<www.cpha.ca>.

Association des infirmières et infirmiers du Canada.
<www.cna-nurses.ca>.

Canadian Healthcare.
<www.canadian-healthcare.org>.

Commission sur l'avenir des soins de santé au Canada.
<www.hc-sc.gc.ca/francais/soins/romanow/index1.html>.

Ordre des infirmières et infirmiers du Québec.
<www.oiiq.org>.

Santé Canada.
<www.hc-sc.gc.ca>.

OBJECTIFS D'APPRENTISSAGE

Après avoir étudié ce chapitre, vous pourrez:

- Définir les concepts de communauté et de collectivité.
- Distinguer les quatre modèles d'organisation des services de première ligne au Canada.
- Nommer les cinq modes de prestation des soins de première ligne qui s'inscrivent dans une vision communautaire de la santé.
- Définir le concept de soins de santé primaires (SSP).
- Nommer les cinq principes fondamentaux à la base des programmes de soins de santé primaires (SSP).
- Faire la distinction entre les soins primaires et les soins de santé primaires.
- Donner les critères d'efficacité d'un système de soins de santé communautaire.
- Expliquer brièvement en quoi consistent les approches suivantes en soins de santé communautaire: initiatives communautaires, coalitions communautaires et programmes d'extension des services.
- Expliquer pourquoi l'expression «soutien à domicile» est préférable à l'expression «maintien à domicile».
- Nommer les quatre catégories de services offerts à la population québécoise selon la *Politique de soutien à domicile* et donner deux exemples pour chacune.
- Énumérer les compétences que doit avoir une infirmière pour intervenir dans le contexte des services de première ligne.
- Expliquer en quoi consiste le rôle de l'infirmière en milieu de soins communautaires.
- Expliquer les éléments clés de la collaboration entre professionnels de la santé.
- Expliquer en quoi consiste la continuité des soins.
- Donner les grandes lignes de l'évaluation destinée à bien planifier la continuité des soins d'une personne.

CHAPITRE 7

SOINS DE SANTÉ COMMUNAUTAIRE ET CONTINUITÉ DES SERVICES

Adaptation française:
Michèle Côté, inf., Ph.D.
Professeure, Département des sciences infirmières
Directrice, Comité de programmes de premier cycle en sciences infirmières
Université du Québec à Trois-Rivières

Le passage du paradigme «maladie et guérison» au paradigme «prendre soin et qualité de vie» est au nombre des facteurs ayant contribué aux mutations qu'on peut actuellement observer dans le système de santé. Alors qu'autrefois on pensait que l'hôpital était le seul milieu de soins sécuritaire, aujourd'hui on prodigue aussi des soins à domicile et dans des centres de chirurgie d'un jour, de réadaptation et de dialyse. D'ailleurs, les soins de santé de première ligne sont perçus, de plus en plus, comme la solution aux problèmes du système de santé. C'est dire que, même si les centres hospitaliers et les autres établissements de soins demeurent des composantes importantes du système de santé de l'avenir, ils y occuperont une place moins prépondérante. De fait, il existe une forte tendance à mettre sur pied des systèmes intégrés de soins de santé, qui sont à la fois communautaires, interdisciplinaires et coopératifs. Le présent chapitre permettra de clarifier certains éléments associés aux soins prodigués dans la communauté ainsi que de préciser les compétences que

MOTS CLÉS

Collectivité, 142
Communauté, 142
Continuité des soins, 153
Maintien à domicile, 147
Modèles communautaires intégrés, 143
Modèles communautaires non intégrés, 143
Modèles professionnels de contact, 143
Modèles professionnels de coordination, 143
Santé communautaire, 146
Soins de santé primaires (SSP), 144
Soins infirmiers en santé communautaire, 149
Soins médicaux primaires, 145
Soins primaires (SP), 145
Soutien à domicile, 147

devrait posséder le personnel soignant. Car, faut-il le rappeler, le transfert des soins, des établissements aux services communautaires, n'est pas sans provoquer des changements très significatifs dans les rôles et les responsabilités des professionnels de la santé.

Avant toute chose, il faut tenter de préciser le sens accordé au terme « communauté ». En effet, par définition, les soins et les services communautaires s'adressent d'abord à des communautés, et la notion de communauté peut revêtir plusieurs significations. Selon l'Institut national de santé publique du Québec, la **communauté** est un :

> système social structuré de personnes vivant à l'intérieur d'un espace géographique précis (ville, village, quartier, arrondissement). Ces personnes ont une interaction sociale et partagent, entre elles et avec le lieu qu'elles habitent, certaines valeurs communes et des liens psychologiques démontrant ainsi une certaine conscience de leur identité en tant que communauté (Christenson *et al.*, 1989). La question territoriale est ici centrale dans le concept de développement des communautés. (INSPQ, 2002, p. 17)

Par ailleurs, toujours selon l'INSPQ, l'action contribuant à la santé des communautés se caractérise par les éléments suivants :

- elle ne vise plus l'individu dans une collectivité d'intérêt, mais s'appuie plutôt sur la capacité potentielle et effective d'une communauté territoriale à agir sur son développement en réduisant sa dépendance envers les décisions imposées de l'extérieur ;
- elle cible la communauté dans son ensemble et fait appel à une volonté de concertation visant l'établissement de partenariats et de réseaux d'échanges et de réciprocité ;
- elle permet le redéploiement des valeurs démocratiques par une pratique participative et une responsabilisation des citoyens quant au développement de leur collectivité. (INSPQ, 2002, p. 17)

Il est possible de faire un rapprochement entre la définition de la communauté proposée par l'INSPQ et la définition de la **collectivité** retenue par l'OIIQ :

> Ensemble de personnes ayant une caractéristique commune. Les collectivités se définissent généralement par trois caractéristiques : elles se situent sur un même territoire géographique (quartier, école) ; elles possèdent un trait commun (croyances religieuses, âge) ou elles partagent un problème commun (pollution d'un cours d'eau). (OIIQ, 2004, p. 25)

On peut ainsi considérer comme une collectivité un groupe de personnes ayant en commun un état de vulnérabilité en fonction de mauvaises habitudes de vie (par exemple, fumeurs), en fonction d'un stade du développement (par exemple, adolescents ou personnes âgées) ou, encore, en fonction des conditions de l'environnement (par exemple, mineurs). Une intervention en santé des collectivités peut viser, notamment, les élèves du secondaire, les immigrantes enceintes, les jeunes personnes homosexuelles ou bisexuelles, les personnes asthmatiques ou les bébés de faible poids à la naissance (AIIC, 1998). Les termes « communauté » et « collectivité » se recoupent donc ; c'est pourquoi nous utiliserons indifféremment l'un et l'autre.

Par ailleurs, il existe aussi une certaine confusion en ce qui a trait aux différents concepts associés à la santé communautaire, dont certains sont plus ou moins semblables : soins primaires, promotion de la santé, santé de la population, santé communautaire, etc. Le présent chapitre devrait permettre de préciser ces notions.

Réforme des services de santé de première ligne

On considère que les services de première ligne constituent le premier contact de la personne avec le système de santé. Leur accès est universel ; ils servent à la promotion de la santé et à la prévention de la maladie. En outre, ils comportent divers domaines d'intervention : diagnostics, services curatifs, réadaptation, soutien et soins palliatifs (Lamarche *et al.*, 2003). Au Canada, il est possible de délimiter quatre modèles organisationnels pour rendre compte des services de première ligne ; deux s'inscrivent dans une *vision dite communautaire*, alors que les deux autres relèvent d'une *vision dite professionnelle*. On distingue les **modèles communautaires intégrés** des **modèles communautaires non intégrés** par leur degré d'intégration aux autres composantes du système de soins et de services. Selon le modèle communautaire non intégré, les services ne sont pas assurés 24 heures par jour, 7 jours par semaine, et il n'y a aucun mécanisme formel permettant d'assurer la continuité des soins et des services (Lamarche *et al.*, 2003). Par contre, ces deux catégories de modèles communautaires « visent à répondre aux besoins en matière de santé d'une population dans une région donnée et à appuyer le développement communautaire. Les organismes intégrés et non intégrés offrent en général les mêmes services et les deux font appel à des dispensateurs de soins issus de nombreuses professions. » (ICIS, 2003, p. 22) Les **modèles professionnels de contact** et les **modèles professionnels de coordination** visent à fournir des services médicaux aux personnes qui se présentent au bureau d'un médecin. Selon ces deux catégories de modèles, des médecins ou des groupes de médecins offrent des « services médicaux à des patients qui entrent en contact avec la profession ou à des personnes qui se sont inscrites auprès d'une des entités responsables pour obtenir des services. Dans le modèle de coordination, les médecins sont souvent payés selon le principe de la capitation. » (ICIS, 2003, p. 22) Le tableau 7-1 présente les quatre modèles de services primaires qu'on peut trouver au Canada.

Modes de prestation des services de première ligne

Dans le contexte des services de première ligne, il existe plusieurs manières de donner des soins à la population. Dans la présente section, nous passons en revue quelques-uns des modes de prestation de soins qui s'inscrivent dans la vision des services de première ligne : soins de santé primaires (SSP), soins de santé communautaire, soutien à domicile, services de santé courants et Info-Santé.

Soins de santé primaires (SSP)

Les responsables des différents comités chargés d'examiner le système de santé dans plusieurs provinces canadiennes en sont venus à la conclusion que l'adoption de pratiques qui s'inspirent des soins de santé primaires (SSP) constitue une solution intéressante pour remédier à certains problèmes observés. Toutefois, de nombreux obstacles pourraient empêcher le virage souhaité. La commission Romanow en a circonscrit quelques-uns, dont les suivants :

- importance prépondérante accordée aux soins hospitaliers et médicaux ;
- spécialisation et protection accrues des professionnels ;
- fragmentation de la prestation de soins de santé ;
- manque d'information en santé ;
- pouvoir de décision restreint des patients ;
- rôle secondaire joué par la prévention et la promotion. (Commission Romanow, 2002, p. 131-132)

Par ailleurs, le Comité sénatorial permanent des affaires sociales, des sciences et de la technologie (Sénat du Canada, 2002), présidé par le sénateur Kirby, souligne d'autres obstacles, comme le relève l'Institut canadien d'information sur la santé :

- les pénuries de personnel qualifié ;
- les droits acquis de divers groupes professionnels [...] ;
- le fait que les honoraires à l'acte soient la méthode de rémunération des médecins la plus courante ;
- les coûts élevés de démarrage ;
- l'absence d'une infrastructure d'information électronique. (ICIS, 2003, p. 24)

Bien que ces obstacles soient de taille, il faut absolument procéder à une réforme du système de santé afin de protéger les acquis sociaux.

Les SSP ne constituent pas un nouveau modèle de prestation des soins de santé. Par contre, ils attirent maintenant l'attention des politiciens, du public et de différents groupes d'intérêt. Les premiers modèles de SSP sont apparus dans les années 1970.

TABLEAU 7-1 **Modèles de services primaires au Canada**

Modèles communautaires		Modèles professionnels	
Non intégrés	**Intégrés**	**Contact**	**Coordination**
CLSC au Québec (zones urbaines)*	CLSC au Québec (régions rurales)*	Prédominants au Canada Médecin de famille dans la collectivité	Organisme de services de santé en Ontario Groupe de médecine de famille au Québec

* Il faudrait maintenant parler de CSSS.

Source : *Sur la voie du changement : Pistes à suivre pour restructurer les services de santé de première ligne au Canada*, de P. A. Lamarche *et al.*, 2003, Montréal : Fondation canadienne de la recherche sur les services de santé.

D'ailleurs, l'AIIC et l'OIIQ préconisent depuis plus de 20 ans un système qui mettrait de l'avant les principes des soins de santé primaires. Ainsi, l'AIIC (2003, p. 1) croit « qu'un système fondé sur les principes des SSP est ce qu'il y a de plus équitable et approprié pour toute la population canadienne ». Elle ajoute que les SSP permettent de renforcer les liens entre les établissements de soins et les ressources communautaires. De fait, lorsqu'on fait appel aux SSP, on met en place

> un système axé sur les personnes et les collectivités plutôt que sur les maladies, un système où les professionnels de la santé, les professionnels des services sociaux, les éducateurs et d'autres intervenants collaborent vraiment avec les membres de la collectivité, un système où les professionnels de la santé utilisent à fond toutes leurs capacités. (AIIC, 2003, p. 1)

L'expression « soins de santé primaires » a été créée et définie par l'Organisation mondiale de la santé (OMS) et le Fonds des Nations Unies pour l'enfance (UNICEF) lors de la Conférence internationale sur les soins de santé primaires, tenue en 1978. On trouve la définition des **soins de santé primaires (SSP)** dans la *Déclaration d'Alma-Ata*:

> Les soins de santé primaires sont des soins de santé essentiels fondés sur des méthodes et des techniques pratiques, scientifiquement valables et socialement acceptables, rendus universellement accessibles à tous les individus et à toutes les familles de la communauté par leur pleine participation et à un coût que la communauté et le pays puissent assumer à tous les stades de leur développement dans un esprit d'autoresponsabilité et d'autodétermination. Ils font partie intégrante tant du système de santé national, dont ils sont la cheville ouvrière et le foyer principal, que du développement économique et social d'ensemble de la communauté. Ils sont le premier niveau de contact des individus, de la famille et de la communauté avec le système national de santé, rapprochant le plus possible les soins de santé des lieux où les gens vivent et travaillent, et ils constituent le premier élément d'un processus ininterrompu de protection sanitaire. (OMS, 1978, c. VI)

En vertu de cette déclaration, on demandait à chaque pays de fournir un accès universel aux services essentiels, notamment l'approvisionnement adéquat en denrées alimentaires et en eau saine, des mesures d'assainissement de base, des soins de santé maternelle et infantile, la vaccination, la prévention et la maîtrise des endémies, l'offre de médicaments essentiels, l'éducation en matière de santé ainsi que le traitement des affections et des lésions courantes. De plus, on mettait l'accent sur le fait que la santé (ou le bien-être) est un droit fondamental et constitue un objectif social à l'échelle mondiale. Entre autres répercussions positives, cette déclaration a attiré l'attention sur les inégalités qui séparent les peuples en matière de situation sanitaire et sur la responsabilité des gouvernements d'adopter des politiques visant à promouvoir le développement de l'*économie,* des *services sociaux* et de la *santé*. Dès lors, les soins de santé primaires ne se limitent plus aux services de santé traditionnels ; ils font bel et bien intervenir des éléments associés à l'environnement, à l'agriculture, au logement et à d'autres réalités sociales, économiques ou politiques, telles que la pauvreté, le transport, le chômage. Les soins de santé primaires impliquent aussi un développement économique qui répond aux besoins de la population. L'une des principales caractéristiques des SSP réside dans la participation implicite, aussi bien des personnes que de tous les paliers de gouvernement et des institutions publiques, à la planification et à la prestation des soins de santé.

Les SSP devant être le premier contact de la personne avec le système de santé, il n'est pas surprenant de constater que l'individu et la population sont au centre du modèle (figure 7-1 ■) proposé par l'ICIS (2003):

- Le cheminement de l'individu est lié à la santé et à la maladie, et les interventions des fournisseurs de soins ont trait, notamment, au diagnostic et au traitement, à la promotion de la santé et à la prévention de la maladie ainsi qu'à la réadaptation.
- Ces interventions peuvent être réalisées dans divers établissements de santé (par exemple, cabinet de médecin, clinique de santé, pharmacie ou centre de santé et de services sociaux). Toutefois, elles sont toujours en lien avec la collectivité. À titre d'exemple, on peut penser aux cliniques de vaccination pour enfants, aux lignes d'aide téléphonique, comme Info-Santé, aux soins courants dans le cas de problèmes de santé mineurs et aux soins continus.

Selon l'AIIC (2003), les programmes de SSP reposent sur les cinq principes fondamentaux suivants:

- participation du public ;
- promotion de la santé ;
- connaissances et technologies appropriées ;
- accessibilité ;
- collaboration intersectorielle.

Par ailleurs, l'ICIS (2003) souligne que les SSP visent les six objectifs suivants, couramment cités dans la documentation

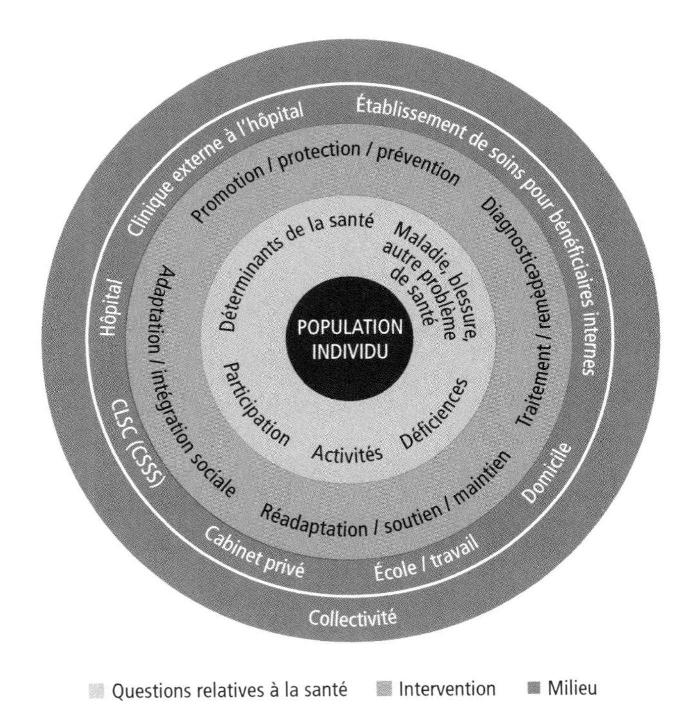

FIGURE 7-1 ■ Modèle des soins de santé primaires. (Source : *Les soins de santé au Canada, 2003* (p. 19), de l'Institut canadien d'information sur la santé, 2003, Ottawa : ICIS, (page consultée le 2 février 2003), [en ligne], <www.secure.cihi.ca/cihiweb/products/hcic2003_f.pdf>. ©2003 Institut canadien d'information sur la santé. Reproduction autorisée.

internationale sur le sujet : efficacité, continuité, qualité, productivité, réactivité et accessibilité (voir l'encadré 7-1).

Il faut souligner quelques distinctions entre les soins de santé primaires (SSP) et les **soins primaires** (ou **SP**) (voir le tableau 7-2). D'abord, même si, en soins primaires, la pratique familiale et communautaire est essentielle, on met quand même l'accent sur des services de santé prodigués par des cliniciens (et axés sur des soins individuels) et non sur les services de santé publique (axés sur la population). Barnes et ses collègues (1995) soutiennent que les soins de santé primaires reposent sur la communauté, qu'ils impliquent une démarche ascendante exigeant la participation active de la communauté dans la prise des décisions relatives à l'amélioration de la santé. Il s'agit d'une approche essentiellement communautaire. À l'opposé, les soins primaires reposent sur des spécialistes ; ils impliquent une démarche descendante de la part des professionnels de la santé, qui conseillent les individus et les communautés sur ce qui est le mieux pour leur santé. Il existe cependant certaines similarités entre les soins de santé primaires et les soins primaires. Dans les deux cas, on reconnaît l'importance de la prévention et de la promotion pour la santé et le bien-être des personnes ; de plus, on prône l'accès universel aux soins et le coût abordable de ceux-ci, la responsabilisation des personnes et le dépistage des personnes à risque en ce qui concerne les problèmes de santé évitables.

Par ailleurs, Starfield (1998), cité par l'ICIS (2003), propose de faire les distinctions suivantes entre les **soins médicaux primaires** et les soins de santé primaires. Dans la perspective des SSP, il est important de retenir que la personne malade n'est plus sous la responsabilité d'un seul professionnel de la santé, c'est-à-dire le médecin. Le travail avec la personne qui a des besoins particuliers en matière de santé se réalise en équipe, et les responsabilités comprennent la collaboration intersectorielle, la participation communautaire et la responsabilité commune. De plus, dans les SSP, l'équipe prend en considération la promotion de la santé et la prévention de la maladie, tout en prêtant attention à la maladie, à la guérison, aux traitements, aux périodes de soins et aux problèmes précis. Le passage des soins médicaux primaires aux soins de santé primaires implique la réorganisation des soins, de manière à supprimer les frontières interprofessionnelles, à jeter des ponts entre les services des divers secteurs et à tisser des liens interdisciplinaires serrés en matière de services à la population.

Selon Rachlis et Kushner (1994), il serait tout à fait naturel que les infirmières jouent un rôle de chef de file dans la mise en application d'un système qu'on veut moins coûteux, communautaire et centré sur la personne. Pour y arriver, les infirmières doivent toutefois posséder des compétences spécialisées qui

ENCADRÉ 7-1

Objectifs couramment cités en relation avec les soins de santé primaires

Efficacité : la capacité à maintenir ou à améliorer la santé des personnes et des populations.

Continuité : la prestation des services sans interruption du début à la fin d'un épisode de soins.

Qualité : la perception et le degré de conformité aux normes professionnelles reconnues.

Productivité : le rapport entre les services produits et les ressources utilisées pour les produire, mesuré en fonction de la réduction des coûts et de la baisse dans l'utilisation d'autres niveaux de soins.

Réactivité : la prise en compte et le respect des attentes et des préférences des utilisateurs ou des dispensateurs de services.

Accessibilité : la facilité à entrer en contact avec les services de santé, sans distinction en fonction de caractéristiques telles que l'âge, la situation socio-économique et l'origine ethnique.

Source : *Les soins de santé au Canada, 2003* (p. 20), de l'Institut canadien d'information sur la santé, 2003, Ottawa : ICIS, (page consultée le 2 février 2003), [en ligne], <secure.cihi.ca/cihiweb/products/hcic2003_f.pdf>.

TABLEAU 7-2

Différences entre les soins primaires et les soins de santé primaires

Soins primaires	Soins de santé primaires
La participation de la communauté est orientée vers le professionnel qui donne les soins.	La participation de la communauté est orientée vers la personne.
Le professionnel de la santé assume des rôles d'expert, de fournisseur de soins, de détenteur de l'autorité et de chef d'équipe.	Le professionnel de la santé assume des rôles d'animateur, de consultant et de personne-ressource.
La collaboration est l'affaire des membres de l'équipe de soins.	La collaboration ne se limite pas au secteur des soins de santé.
Les services sont centrés sur la personne ou la famille.	Les services sont centrés sur la communauté ou un groupe déterminé.
L'accès aux soins est limité.	L'accès aux soins est universel.
On prodigue les soins dans des établissements de santé donnés.	On prodigue les soins dans les milieux de vie et de travail des personnes.
La responsabilisation est un processus qui repose sur l'aide du professionnel de la santé.	La responsabilisation est un processus qui repose sur la coopération et la complicité.

Source : « Primary Health Care and Primary Care : A Confusion of Philosophies », de D. Barnes *et al.*, 1995, *Nursing Outlook, 43*(1), p. 7-16.

leur permettent non seulement de prodiguer des soins aux personnes, mais aussi de travailler avec ces dernières, les familles et les collectivités dans un esprit de partenariat. Nous abordons plus loin ces compétences.

Soins de santé communautaire

En **santé communautaire**, on fournit des services et des soins là où vivent les personnes (par exemple, domicile, refuge, centre de soins de longue durée, milieu de travail, école, centre pour personnes âgées, centre de soins ambulatoires et centre hospitalier). Les soins s'adressent à un *groupe* donné de la communauté, défini en fonction de frontières géographiques, d'un employeur, d'une commission scolaire ou, encore, d'un besoin ou d'une caractéristique de nature médicale. Les soins englobent un large éventail de services conçus non seulement pour favoriser le rétablissement des personnes malades, mais aussi pour promouvoir la santé, prévenir la maladie et protéger le public. Pour être pleinement efficace, un système de soins de santé communautaire doit remplir les conditions suivantes :

- Garantir un accès facile aux services.
- Être suffisamment flexible pour fournir les soins qui répondent aux besoins déterminés par les personnes, les familles et la communauté.
- Promouvoir la continuité des soins, tant dans un même établissement que d'un établissement à l'autre, grâce à des mécanismes de communication efficaces.
- Fournir un soutien adéquat aux proches aidants en milieu familial.

La tendance actuelle est d'accorder une plus grande importance aux groupes de population dont les besoins sont particulièrement aigus. Il s'ensuit une réduction des services aux familles en santé ou à faible risque, avec, comme corollaire, la limitation du dépistage effectué par les infirmières. Cette situation pourrait avoir des conséquences néfastes sur l'état général de santé dans certains groupes de la population qui, dans ces circonstances, ne bénéficieront plus d'un suivi adéquat.

APPROCHES

Différentes approches s'inscrivent dans ce concept de santé, comme les initiatives communautaires, les coalitions communautaires et les programmes d'extension des services. Pour en apprendre davantage sur la gestion de cas (ou suivi systématique de clientèles), qui fait aussi partie de ces approches, voir le chapitre 6.

Initiatives communautaires. Certains centres hospitaliers et centres de santé et de services sociaux (CSSS) font appel à la participation de membres de la communauté pour établir des priorités et des objectifs mesurables en matière de santé ainsi que pour déterminer les actions à entreprendre afin d'atteindre ces objectifs. Bien que des professionnels de la santé et des organismes participent parfois à ce genre d'activités, on vise à faire assumer la direction, la coordination et la mise en place des services de santé par la communauté, en collaboration avec les membres résidents. Les projets *Villes et villages en santé* ou *Écoles en santé* sont des exemples de cette approche. Selon Hancock et Duhl (1988, p. 24, cités dans Centre québécois collaborateur de l'OMS pour le développement de Villes et Villages en santé, 1998), qui ont été parmi les premiers à définir ce concept, « une ville en santé est une municipalité qui met en place et améliore continuellement son environnement physique et social et qui utilise les ressources de la communauté afin de rendre ses citoyens aptes à s'entraider mutuellement dans la réalisation de leurs activités courantes et à développer leur plein potentiel ». Dans le cadre de cette approche, il s'agit de mettre la santé et le bien-être de la population au cœur des préoccupations des décideurs. Ultérieurement, cette approche a été étendue au milieu scolaire et à des chefs d'entreprise. Comme les municipalités ont la responsabilité, reconnue par la loi, d'assurer la qualité de l'air et de l'eau, la gestion des déchets et la praticabilité des voies de circulation, les décideurs peuvent aussi aménager des pistes cyclables. Une telle décision pourrait contribuer à diminuer l'incidence des problèmes cardiovasculaires ou respiratoires (RRSSS de la Mauricie et du Centre-du-Québec, 2002). Les directions des écoles pourraient, pour leur part, éliminer les distributrices de friandises et de boissons gazeuses.

Coalitions communautaires. Une *coalition communautaire* est un rassemblement d'individus et de groupes qui s'unissent afin d'améliorer la santé des collectivités (Butterfoss *et al.*, 1993). Les infirmières jouent un rôle essentiel dans les coalitions communautaires, dont elles assument souvent le leadership. Certaines coalitions concentrent leurs efforts sur un problème unique, pouvant présenter plusieurs aspects ; elles s'occupent notamment de services de promotion de la santé, de prévention de la maladie et des blessures ainsi que de réadaptation fonctionnelle. Les programmes de désintoxication, de prévention liée aux gangs de rue, d'évaluation des personnes âgées ou de vaccination d'un groupe à risque élevé sont des exemples de coalitions communautaires.

Programmes d'extension des services. Les *programmes d'extension des services* font appel à des personnes qui ne sont pas des travailleurs de la santé. Ils visent à créer un lien entre les collectivités mal desservies ou à risque élevé et le système de santé officiel. Ils réduisent au minimum les entraves à la prestation de soins, ils améliorent l'accès aux services et, de ce fait, l'état de santé de la communauté, surtout la santé des groupes présentant des besoins particuliers, comme les immigrants, les chefs de famille monoparentale et les sans-abri. Ce modèle fait intervenir le partenariat entre des infirmières et des membres de la communauté. On choisit des personnes qui ne sont pas des travailleurs de la santé, mais qui sont motivées, convaincues et capables de venir en aide à leurs voisins grâce à un réseau de sensibilisation. Des infirmières fournissent souvent une formation, des services de consultation et du soutien aux personnes retenues, qui sont responsables d'entrer en contact avec les individus ou les groupes ciblés.

MILIEUX DE SOINS INFIRMIERS COMMUNAUTAIRES

Au Québec, les soins infirmiers communautaires étaient prodigués, jusqu'aux réformes des années 1970, dans les unités sanitaires. Avec la création des CLSC, qui ont remplacé ces établissements, l'infirmière en santé communautaire a vu son travail se modifier grandement. Elle a été appelée à intervenir dans différents milieux (par exemple, écoles, usines, milieux carcéraux), auprès de différents groupes (par exemple, personnes âgées, femmes enceintes), auprès de personnes présentant des problématiques complexes (par exemple, sans-abri, sidéens), ainsi que dans le contexte des soins à domicile. Les milieux de soins infirmiers communautaires mis sur pied plus récemment comprennent, entre autres, les cliniques de promotion du mieux-être et la télésanté.

Programmes de mieux-être. Ce sont souvent des infirmières qui mettent en application et gèrent les programmes de mieux-être, que ce soit dans une école, un milieu de travail ou ailleurs dans la communauté. Ces programmes sont de nature holistique, c'est-à-dire qu'ils considèrent la personne dans sa globalité ; ainsi, on tient notamment compte des relations de l'individu avec son milieu et avec les autres.

Écoles. Les programmes de santé en milieu scolaire s'adressent aux individus, aux familles et à l'ensemble de la communauté ; ils visent à fournir des services de santé complets à l'école. Ils comprennent des activités qui peuvent avoir lieu à l'école même ou ailleurs dans la communauté et dont l'objectif est de favoriser la santé et le bien-être des enfants et des jeunes en général, surtout grâce à des stratégies de promotion de la santé et de prévention de la maladie. Ces programmes multisectoriels font appel aux connaissances et aux compétences du personnel scolaire, des infirmières en santé communautaire, des familles et de divers autres membres de la communauté. Ils ne visent généralement pas à venir en aide aux enfants qui présentent des problèmes graves, sauf si la démarche s'inscrit dans des services de réduction du risque ou d'aiguillage touchant toute la collectivité.

Milieu de travail. Plusieurs grandes sociétés offrent, sur les lieux de travail, des services de santé à leurs employés afin de les aider à préserver leur santé et à assurer leur sécurité. Ces services sont de plus en plus multidisciplinaires : ils font appel à des médecins, à des infirmières en santé au travail, au personnel des ressources humaines, de même qu'à des physiothérapeutes et à des ergothérapeutes spécialisés. On confie à des infirmières l'élaboration des programmes qui visent la sécurité des travailleurs, la prévention des accidents, la prévention des maladies infectieuses ou la lutte contre celles-ci, le changement des habitudes de vie et les soins en cas d'urgence. Les fournisseurs de soins communautaires prennent de plus en plus souvent l'initiative d'offrir des services à plusieurs petites entreprises ou des services spécialisés auxquels les travailleurs ont accès au sein de la communauté.

Télésanté. La *télésanté* est l'utilisation des technologies de l'information et des communications en vue de permettre l'accessibilité aux services de santé. La vidéoconférence (ou vidéoclinique) permet au personnel de la santé d'effectuer des consultations à distance en vue d'évaluer et de traiter des personnes en externe dont les besoins en matière de santé peuvent varier. Une vidéoconférence ressemble à n'importe quelle consultation externe, sauf que la personne et le professionnel de la santé se trouvent à des kilomètres l'un de l'autre. En *télésanté*, l'infirmière prodigue des services d'éducation et de promotion de la santé à des personnes qui ne se trouvent pas près d'elle. Clark (2000) pense que l'infirmière doit apprendre à bien utiliser la technologie de manière à améliorer la qualité des soins, mais qu'elle ne doit pas oublier que la relation avec la personne est un élément essentiel de sa profession. En quelque sorte, l'infirmière est à la fois une intermédiaire permettant l'accès à l'information et une source d'information.

Soutien à domicile

En 2003, le gouvernement du Québec a adopté la *Politique de soutien à domicile* (MSSS, 2003). Cette politique est venue confirmer une réalité déjà reconnue : le « passage graduel du mode de prise en charge traditionnel, en établissement, au soutien dans le milieu de vie » ; dans les faits, les services à domicile constituent « une nouvelle manière de répondre aux besoins, plus efficace et mieux adaptée à la réalité d'aujourd'hui » (MSSS, 2003, p. 1). Selon la même source, les services à domicile ne constituent pas en eux-mêmes un secteur, parce qu'ils sont intrinsèquement reliés aux autres services du système de santé et de services sociaux : les services ambulatoires de première ligne et les services spécialisés.

Il est à noter que l'expression **soutien à domicile** a été préférée à l'expression **maintien à domicile**. Pour le gouvernement, le second terme renvoie à un objectif extérieur à la personne (MSSS, 2003) et ne correspond donc plus aux orientations qu'il privilégie. Le choix de l'expression « soutien à domicile » n'est donc pas neutre. Il permet de bien cerner la philosophie d'action du gouvernement : mettre l'accent, d'une part, sur le fait que la personne vit dans une réalité familiale et culturelle et, d'autre part, sur sa capacité d'exercer des choix. On peut constater que cette politique veut favoriser la participation active de la personne dans le choix des services reçus à domicile.

Dans sa *Politique de soutien à domicile,* le gouvernement a adopté trois perspectives en vue de corriger les problèmes recensés :

- À la base, les attentes et les besoins des individus et de la population.
- La gestion des services à domicile au sein d'un système qui doit leur accorder une place toujours plus importante.
- L'action concertée, collective, en faveur des personnes ayant une incapacité et de leurs proches-aidants. (MSSS, 2003, p. 2)

Ces perspectives clarifient les défis à relever : « La première renvoie à l'essence même du service public, à son sens premier ; la deuxième nous indique la voie de l'efficience ; la troisième nous rappelle notre devoir de solidarité. » (MSSS, 2004, p. 2) La vision gouvernementale en matière de soutien à domicile peut se résumer ainsi : le domicile doit être la première option ; le proche aidant est à la fois un client, un partenaire et un citoyen ; l'intervention à domicile dépasse amplement la simple offre de services ; le domicile est un choix financièrement neutre (voir l'encadré 7-2). Dans ce contexte, les trois orientations privilégiées sont les suivantes : des services personnalisés et un soutien adapté qui répondent aux attentes de la population ; une gestion efficace qui favorise le partage clair des responsabilités ; une collaboration continue entre tous les partenaires (MSSS, 2003).

« Les services à domicile s'adressent à une très large clientèle. En fait tout le monde, à un moment ou à un autre de son existence, est susceptible d'avoir recours à ces services. » (MSSS, 2003, p. 1) En 2002, pas moins de 260 000 personnes ont bénéficié de services à domicile, et tout laisse croire que les besoins devraient augmenter au cours des prochaines années (MSSS, 2003). Cette tendance s'explique, notamment, par l'évolution des connaissances et des pratiques de soins ainsi que par le vieillissement de la population. Par ailleurs, la gamme des services offerts à la population québécoise est très large (voir l'encadré 7-3) :

ENCADRÉ 7-2

Vision sous-jacente à la politique de soutien à domicile du gouvernement du Québec

La *Politique de soutien à domicile,* par la vision qu'elle propose, trace la voie des actions à réaliser au cours des prochaines années. Cette vision peut se résumer ainsi :

- le domicile doit toujours être la première option à considérer par tous les intervenants, et ce, à toutes les étapes de l'intervention ;
- le proche-aidant est reconnu comme un client qui a des besoins propres, comme un partenaire et comme un citoyen qui remplit ses obligations courantes. Dans cette perspective, l'engagement du proche-aidant est volontaire et résulte d'un choix libre et éclairé ;
- l'intervention à domicile ne signifie pas seulement « offrir des services » ; il faut adopter une approche de « soutien », c'est-à-dire considérer à la fois la situation de la personne, son entourage et son environnement ;
- le domicile doit être un choix « neutre » financièrement pour l'usager.

Source : *Chez soi : le premier choix. Précisions pour favoriser l'implantation de la politique de soutien à domicile,* (p. 1), du Ministère de la Santé et des Services sociaux, 2004, Québec : Direction des communications du ministère de la Santé et des Services sociaux, (page consultée le 2 février 2005), [en ligne], <ftp.msss.gouv.qc.ca/publications/acrobat/f/documentation/2004/04-704-01.pdf>. Reproduction autorisée par Les Publications du Québec.

Le soutien à domicile repose sur une diversité de moyens qui peuvent être regroupés en trois volets :

- Le premier comprend les services destinés à la personne et à ceux qui permettent d'agir sur son environnement immédiat [...].
- Le deuxième volet comprend les services au pourtour du domicile qui contribuent à l'objectif de soutien à domicile (services des centres de jour, activités de jour, hôpital de jour), ainsi que les services généraux et spécialisés offerts en ambulatoire et en établissement par le réseau de la santé et des services sociaux.
- Le troisième volet s'inscrit dans une perspective globale, sociétale, du soutien à domicile. (MSSS, 2003, p. 8)

Services de santé courants

Les services de première ligne comprennent également les services de santé courants qui sont sous la responsabilité des infirmières. Les soins sont offerts à toutes les personnes, familles et groupes de la collectivité ; dans une perspective d'autoresponsabilisation, ils font appel à leur participation. Ces soins sont prodigués le plus près possible du milieu de vie des personnes, notamment dans les lieux de pratique suivants : les centres de santé et de services sociaux, les cliniques de soins infirmiers et les dispensaires. La situation géographique, l'achalandage et les ressources offertes influent sur l'organisation des services (OIIQ, 1999, p. 8). La pratique infirmière prend la forme de « consultations professionnelles, selon une approche globale et préventive, dans un mode de collaboration interdisciplinaire et intersectorielle » (OIIQ, 1999, p. 8). Les services courants sont prodigués à une clientèle ambulatoire qui consulte sur place, avec ou sans rendez-vous (OIIQ, 1999). L'infirmière joue un rôle de premier plan dans l'accueil, l'évaluation de la condition clinique de la personne, l'amorce de mesures diagnostiques, l'intervention en situation d'urgence ou en situation de crise, l'intervention de première ligne, l'information et l'enseignement, le counseling infirmier, l'orientation et l'aiguillage de la clientèle, la continuité des soins, le dépistage des problématiques de santé publique et de santé communautaire, ainsi que l'éducation à la santé (OIIQ, 1999).

ENCADRÉ 7-3

Gamme de services de soutien à domicile standardisée au Québec

Cette liste n'est pas exhaustive et le fait qu'un service n'y figure pas ne saurait faire en sorte qu'il ne soit pas offert s'il répond à des besoins spécifiques des personnes et des proches-aidants.

A. SOINS ET SERVICES PROFESSIONNELS

- Services médicaux
- Soins infirmiers
- Services de nutrition
- Services de réadaptation de base : physiothérapie, ergothérapie, orthophonie et audiologie
- Services d'inhalothérapie
- Services psychosociaux
- Services d'organisation communautaire

B. SERVICES D'AIDE À DOMICILE

- Services d'assistance personnelle
- Services d'aide domestique
- Activités de soutien civique
- Services de popote, d'accompagnement, visites d'amitié, etc.
- Assistance à l'apprentissage
- Appui aux tâches familiales

C. SERVICES AUX PROCHES-AIDANTS

- Gardiennage ou « présence-surveillance »
- Répit
- Dépannage
- Appui aux tâches quotidiennes
- Services psychosociaux
- Services d'organisation communautaire

D. SUPPORT TECHNIQUE

Le support technique comprend à la fois les fournitures médicales et spécialisées, les équipements et les aides techniques nécessaires pour qu'une personne puisse demeurer ou retourner à domicile.

Source : *Chez soi : le premier choix. Précisions pour favoriser l'implantation de la politique de soutien à domicile,* (p. 31-35), du Ministère de la Santé et des Services sociaux, 2004, Québec : Direction des communications du ministère de la Santé et des Services sociaux, (page consultée le 2 février 2005), [en ligne], <ftp.msss.gouv.qc.ca/publications/acrobat/f/documentation/2004/04-704-01.pdf>. Reproduction autorisée par Les Publications du Québec.

Info-Santé

C'est pour répondre rapidement aux besoins des personnes qui veulent obtenir des renseignements sur leur état de santé et sur les mesures à prendre, de même que pour promouvoir la santé, que les infirmières ont mis sur pied Info-Santé. Accessible dans toutes les régions du Québec, ce service de consultation téléphonique est reconnu dans la structure officielle du réseau de la santé et des services sociaux en raison de son apport significatif auprès de la population et de sa contribution à l'efficience du système de santé (OIIQ, 1999).

Info-Santé est considéré comme un service de première ligne qui assure « une réponse ponctuelle et d'ordre général aux besoins de santé physique et mentale de la population » (OIIQ, 1999, p. 8). Il permet de fournir un service immédiat, ponctuel et à court terme, dans le milieu de vie de toute personne aux prises avec un besoin ou un problème de santé (OIIQ, 1999). L'infirmière évalue d'abord le besoin ou le problème de santé de la personne, lui donne de l'information et des conseils adaptés à son état de santé et l'oriente, s'il y a lieu, vers les ressources qui répondent le mieux à la demande. Dans ce contexte, l'infirmière vise la promotion de la santé et aide la personne à se prendre en charge en matière de santé. Cette approche s'inscrit bel et bien dans la perspective des soins de santé primaires.

Pratique infirmière en santé communautaire

On appelle **soins infirmiers en santé communautaire** les soins infirmiers qui s'adressent à une collectivité ou à un groupe donné de la communauté : les soins sont prodigués à des personnes ou à des groupes, et ils sont conçus en fonction des besoins des personnes qui doivent se déplacer entre différents milieux de soins. Cependant, Hunt (1998) pense que les soins infirmiers communautaires ne devraient pas se définir en fonction du milieu, mais plutôt d'une « philosophie de pratique ». L'exercice infirmier dans la communauté repose sur l'autonomie de l'infirmière. Par exemple, l'infirmière en suivi systématique de clientèles peut : (1) visiter une personne qui vient d'être hospitalisée, discuter de la situation clinique avec les infirmières soignantes et planifier avec ces dernières le congé ; (2) effectuer des visites à domicile afin d'évaluer les progrès d'une personne qui a obtenu son congé d'un établissement de soins ; (3) s'assurer que la personne et les autres professionnels de la santé sont au courant du plan d'intervention et que tous travaillent à obtenir des résultats. De plus, le travail en santé communautaire « requiert des connaissances approfondies, un jugement clinique sûr, une grande capacité d'adaptation et une aptitude à agir en partenariat avec la clientèle et avec les autres intervenants concernés » (OIIQ, 2003, p. 5). Les soins infirmiers en santé communautaire comprennent plusieurs composantes, dont les suivantes :

- L'autoadministration de soins, la personne et sa famille étant les principaux responsables de la prise de décision.
- Le rôle prépondérant des soins préventifs, tant primaires et secondaires que tertiaires.
- La prise de conscience : (1) que les soins doivent être prodigués au sein de la communauté ; (2) que le milieu de la santé et le milieu social interagissent entre eux ; (3) qu'il faut tenir compte de la culture, des valeurs et des ressources de l'individu, de sa famille et de la communauté.
- La nécessité d'assurer la continuité des soins de manière à contrebalancer la fragmentation qui existe actuellement dans le système de santé.
- La coopération entre les fournisseurs de soins et les divers services, tous étant responsables de la communication, afin que la personne puisse atteindre un état de santé optimal, quel que soit son état actuel.

Compétences liées à la pratique en santé communautaire

Qu'elle travaille en santé communautaire ou en établissement de soins, l'infirmière utilise des habiletés en soins directs, en administration, en éducation et en consultation. C'est dans cet esprit que les établissements d'enseignement doivent préparer la future infirmière et la future praticienne de première ligne. Les milieux de travail en santé communautaire exigent des connaissances et des compétences particulières. Ainsi, l'infirmière doit bien connaître les aspects suivants de sa pratique : (1) les déterminants d'une communauté en santé ; (2) les stratégies de prévention primaire, secondaire et tertiaire propres à chaque groupe d'âge ; (3) les stratégies individuelles, familiales et collectives de promotion de la santé ; (4) les composantes du travail interdisciplinaire ; (5) les déterminants d'un système de santé dont les services sont accessibles, efficaces sur le plan économique et intégrés ; (6) les processus de prise de décision qui reposent sur la participation active de la personne et assurent l'efficacité des soins sur le plan économique et sur le plan de leur qualité ; (7) la gestion de l'information ; (8) l'éventail des valeurs culturelles. De plus, l'infirmière qui exerce en santé communautaire doit constamment mettre à jour ses compétences cliniques et ses connaissances en matière de technologie. Les infirmières doivent être outillées différemment pour travailler en milieu communautaire. Dès lors, les établissements d'enseignement doivent en tenir compte dans l'élaboration de leurs programmes et des contenus de cours.

Dans le contexte des soins communautaires ou de première ligne, l'utilisation accrue d'infirmières praticiennes est souhaitée par différents intervenants au niveau national, régional et local. Formées au deuxième cycle universitaire, ces infirmières ont acquis des habiletés particulières à leur domaine de pratique. Au Québec, l'article 36.1 de la *Loi sur les infirmières et les infirmiers* précise certaines activités auxquelles peuvent être habilitées les infirmières praticiennes : prescrire des examens diagnostiques, utiliser des techniques diagnostiques invasives ou présentant des risques de préjudice, prescrire des médicaments et d'autres substances, prescrire des traitements médicaux, utiliser des techniques ou appliquer des traitements médicaux, invasifs ou présentant des risques de préjudice (OIIQ, 2004, p. 24). On s'attend à ce que les infirmières praticiennes soient en mesure de définir les priorités d'intervention dans les communautés et de collaborer avec les autres professionnels et les membres de la collectivité, qu'elles possèdent de solides connaissances en prévention de la maladie, en promotion de la santé et en soins de santé primaires. Ces infirmières ont de nombreux rôles à assumer : « soignantes, éducatrices, consultantes, agentes de développement communautaire, animatrices, défenseurs des clients, conseillères, communicatrices, coordonnatrices, chercheuses et évaluatrices, agentes de marketing social et agentes d'élaboration des politiques » (AIIC, 1998, p. 3). Elles doivent par ailleurs s'interroger dans plusieurs domaines : accessibilité des services, promotion de la santé, collaboration interdisciplinaire, compétences et technologies appropriées, participation communautaire. L'encadré 7-4 reprend les 17 compétences des praticiennes en santé communautaire établies par la Commission Pew sur les professionnels de la santé américains (Pew Health Professions Commission).

ENCADRÉ 7-4

Compétences des futures praticiennes en santé communautaire selon la Commission Pew (1992)

1. Se préoccuper de la santé de la communauté.
2. Améliorer l'accès à des soins efficaces.
3. Prodiguer des soins cliniques dans les règles de l'art actuelles.
4. Mettre l'accent sur les soins de santé primaires.
5. Prendre part à la coordination des soins.
6. S'assurer que les soins prodigués sont adéquats et efficaces sur le plan économique.
7. Faire de la prévention.
8. Inciter la personne et sa famille à participer à la prise de décision.
9. Promouvoir un mode de vie sain.
10. Se servir de la technologie de façon appropriée.
11. Améliorer le système de santé.
12. Gérer l'information.
13. Comprendre le rôle du milieu physique.
14. Proposer des consultations sur des questions d'éthique.
15. Assumer des responsabilités accrues.
16. S'intégrer dans une société multiethnique et multiculturelle.
17. Apprendre et se perfectionner sans relâche.

Source : « Reconsidering Nursing Education : The Report of the Pew Health Professions Commission », de R. de Tornyay, 1992, *Journal of Nursing Education, 31*(7), p. 296-301.

RÉSULTATS DE RECHERCHE

Les soins infirmiers dans la communauté [résultats probants]

En 2002, 30 544 (13,2 %) des 230 957 infirmières du Canada pratiquaient dans la communauté (Institut canadien d'information sur la santé, 2003). Les infirmières travaillent dans toutes sortes d'organismes communautaires et d'organismes de soins de santé, où elles dispensent des services allant de la promotion de la santé et de la prévention des maladies aux soins palliatifs, en passant par les traitements cliniques et la réadaptation (Underwood, 2003).

QUE SAVONS-NOUS DÉJÀ?

Les rares études disponibles sur la rentabilité des soins infirmiers communautaires présentent des données probantes, importantes pour les politiques et la pratique. Voici des exemples de constatations pertinentes

Chercheurs	Constatations
Erkel, Morgan, Staples, Assey et Michel, 1994	Lorsque des infirmières de la santé publique se chargent globalement des soins infirmiers cliniques, de la gestion des cas et des services de prévention, le rapport coût-efficacité (coût en dollars par intervention efficace) des visites adéquates à la consultation de santé infantile dans le contexte des soins continus est cinq fois moins élevé que dans le contexte des soins fragmentés (523 $ contre 2 900 $).
Forchuk, Chan, Schofield, Martin, Sircelj, Woodcox *et al.*, 1998	Avant d'obtenir leur congé de l'hôpital, les patients d'un programme de traitement de la schizophrénie avaient eu des contacts avec des infirmières de la santé publique (ISP) jusqu'à ce que le patient, l'ISP et l'infirmière de l'hôpital eussent convenu qu'une relation d'aide avait été établie. Le maintien dans la communauté de neuf patients a permis d'économiser au total 496 862,55 $ en un an par rapport à ce que leur hospitalisation aurait coûté aux tarifs habituels.
Goodwin, 1999	La réadaptation cardiaque à domicile est rentable. Les infirmières sont des gestionnaires de cas idéales pour les patients atteints d'insuffisance cardiaque congestive et les membres de leur famille, si l'on tient compte des avantages financiers, physiques et psychologiques d'une telle approche.
Markle Reid, Browne, Roberts, Gafni et Byme, 2002	On a comparé deux groupes de chefs de famille monoparentale atteints de troubles thymiques et bénéficiaires de l'aide sociale : les uns avaient un accès autodirigé aux soins, les autres bénéficiaient des services proactifs de gestion de cas d'une infirmière de la santé publique. La prise en charge proactive a réduit de 12 % (240 000 $ par année par tranche de 100 parents) le nombre des demandes d'aide sociale.

Chercheurs	**Constatations**
Olds, Eckenrode, Henderson, Kitzman, Powers, Cole *et al.*, 1997	Pour les mères à faible revenu dont les enfants sont à risque en raison de leurs conditions de vie, l'intervention intensive d'infirmières communautaires (c.-à-d. visites à domicile avant la naissance et durant la petite enfance) peut réduire le nombre de grossesses subséquentes, la violence et la négligence à l'égard des enfants, le recours aux services d'aide sociale et les comportements criminels jusqu'à 15 ans après la naissance du premier enfant.
Sadoway, Plain et Soskolne, 1990	En dollars constants de 1986, les coûts en main-d'œuvre de la vaccination étaient 2,9 fois moins élevés en Alberta, où les infirmières administraient les vaccins, qu'en Ontario, où c'étaient les médecins qui se chargeaient de le faire.
Krahn, Guasparini, Sherman et Detsky, 1998	L'administration du vaccin contre l'hépatite B à des élèves de 6e année par des infirmières du programme scolaire de la Colombie-Britannique a entraîné une économie estimative nette de 75 $ par personne et un coût marginal par année de vie gagnée de 2 100 $.
O'Brien-Pallas, Doran, Murray, Cockerill, Sidani, Laurie-Shaw *et al.*, 2001 et 2002	Chaque augmentation unitaire de l'affectation d'infirmières titulaires d'un baccalauréat a entraîné une amélioration des connaissances et des comportements des clients (en relation avec leur état de santé) au moment du congé, et a réduit le nombre total de visites.

En résumé, les données probantes démontrent que les soins infirmiers communautaires sont rentables et bénéfiques pour la santé des personnes, des familles et des populations.

QUELLES SONT LES RÉPERCUSSIONS SUR LES POLITIQUES ?

Les révisions auxquelles on propose de procéder au sein du système de santé du Canada attirent de plus en plus d'attention sur les dépenses consacrées aux soins de santé dans la communauté. Les défis posés par le SRAS et le scandale de Walkerton, par exemple, soulèvent des questions sur la capacité du système de santé publique. Il est urgent de fournir des informations sur la rentabilité des soins infirmiers communautaires (Brosnan et Swint, 2001).

- Les études sur la rentabilité des soins infirmiers communautaires joueront un rôle important et critique dans l'élaboration de politiques nouvelles.
- En gérant efficacement la capacité des soins infirmiers dans le domaine de la santé publique, les organismes de santé publique pourront améliorer leur capacité de dispenser des services au public.

Que faut-il savoir d'autre ?

Les modifications des politiques sur la prestation des soins infirmiers dans la communauté devraient reposer sur une analyse coûts-avantages plus poussée. Il importe de confirmer la rentabilité :

- des soins infirmiers communautaires en général ;
- de domaines particuliers de la pratique des soins infirmiers communautaires.

Cette fiche d'information repose en grande partie sur le document intitulé *La valeur des infirmières dans la communauté* publié par l'Association des infirmières et infirmiers du Canada (2003).

RÉFÉRENCES

Brosnan, C. A. et Swint, J. M. (2001). Cost analysis : Concepts and application. *Public Health Nursing, 18*(1),13-8.

Erkel, E. A., Morgan, E. P., Staples, M. A., Assey, V. H., et Michel, Y. (1994). Case management and preventative services among infants from low-income families. *Public Health Nurse, 17*(5), 352-60.

Forchuk, C., Chan, L., Schofield, R., Martin, M. L., Sircelj, M., Woodcox, V., *et al.* (1998). Bridging the discharge process. *Infirmière canadienne, 94*(3), 22-26.

Goodwin, B. A. (1999). Home cardiac rehabilitation for congestive heart failure : A nursing case management approach. *Rehabilitation Nurse, 24*(4), 143-7.

Institut canadien d'information sur la santé. (2003). *Tendances de la main-d'œuvre des infirmières et infirmiers autorisés au Canada, 2002.* Ottawa (Ontario) : auteur.

Krahn, M., Guasparini, R., Sherman, M., et Detsky, A. S. (1998). Costs and cost-effectiveness of a universal, school-based hepatitis B vaccination program. *American Journal of Public Health, 88*(11), 1638-44.

Markle Reid, M., Browne, G., Roberts, J., Gafni, A., et Byrne, C. (2002). The 2 year costs and effects of a PHN case management intervention on mood-disordered single parents on social assistance. *Journal of Evaluation in Clinical Practice, 8*(1), 45-59.

O'Brien-Pallas, L., Doran, D., Murray, M., Cockerill, R., Sidani, S., Laurie-Shaw, B., *et al.* (2001). Evaluation of a client care delivery model, part 1 : Variability in nursing utilization in community home nursing. *Nursing Economic$, 19*(16), 267-276.

O'Brien-Pallas, L., Doran, D., Murray, M., Cockerill, R., Sidani, S., Laurie-Shaw, B., *et al.* (2002). Evaluation of a client care delivery model, part 2 : Variability in client outcomes in community home nursing. *Nursing Economic$, 20*(1), 13-36.

Olds, D. L., Eckenrode, J., Henderson, C. R. Jr., Kitzman, H., Powers, J., Cole, R., *et al.* (1997). Long-term effects of home visitation on maternal life course and child abuse and neglect. *Journal of the American Medical Association, 278*(8), 637-43.

Sadoway, D. T., Plain, R. H., et Soskolne, C. L. (1990). Infant and preschool immunization delivery in Alberta and Ontario : A partial cost-minimization analysis. *Revue canadienne de santé publique, 81*(2), 146-51.

Underwood, J. (2003). *La valeur des infirmières dans la communauté.* Ottawa (Ontario) : Association des infirmières et infirmiers du Canada.

Source : *Les soins infirmiers dans la communauté,* fiche préparée par M. Teng, J. Underwood, A. Baumann et J. MacDonald, août 2003, Association des infirmières et infirmiers du Canada, [en ligne], (page consultée le 2 mars 2005), <http ://cna-aiic.ca/CNA/documents/pdf/publications/Nursing_Community_August_2003_f.pdf>.

Collaboration dans l'équipe d'intervention

La collaboration interprofessionnelle en santé prend davantage d'importance au fur et à mesure que les frontières entre les professions se modifient. Selon Labonté (1993), la collaboration est un mode de fonctionnement fondé sur l'interdépendance, la responsabilité collective et l'égalité dans des relations orientées vers les besoins des personnes, des familles et des collectivités.

Infirmière en tant que collaboratrice

L'infirmière doit collaborer avec les personnes qu'elle soigne, les autres infirmières et les autres professionnels de la santé. Cette collaboration a souvent trait aux soins donnés à la personne, mais elle touche parfois aussi à la bioéthique, au droit, à la recherche en santé et à des organismes professionnels. L'encadré 7-5 passe en revue divers aspects de la collaboration de l'infirmière. Prescott et ses collègues (1987 et 1991) considèrent que la collaboration est importante pour l'évolution de la pratique des soins infirmiers et l'amélioration des résultats escomptés. Si elle veut remplir son rôle de collaboratrice, l'infirmière doit assumer des responsabilités et avoir une plus grande autorité dans certains domaines de sa pratique. La formation est essentielle pour s'assurer que les membres de chaque groupe professionnel comprennent l'aspect coopératif de leurs fonctions, leur apport particulier et l'importance du travail en équipe. Chaque professionnel doit comprendre qu'un système de soins intégrés est centré sur les besoins de la personne et non sur les soins donnés par tel ou tel groupe de professionnels.

Éléments clés de la collaboration entre professionnels de la santé

Les éléments clés de la collaboration comprennent la capacité de communiquer efficacement, le respect mutuel et la confiance ainsi que le processus de prise de décision.

COMMUNICATION EFFICACE

Dans un contexte de résolution de problèmes complexes, la collaboration nécessite des habiletés de communication efficace. Or, il ne peut y avoir de communication efficace que si tous s'efforcent de comprendre leurs rôles professionnels respectifs et s'ils s'estiment mutuellement en tant qu'individus. De plus, chacun doit être sensibilisé aux divers modes de communication (Tannen, 1990). Au lieu de s'attarder sur ce qui les différencie, les professionnels qui travaillent en équipe doivent plutôt se concentrer sur leur centre d'intérêt commun, c'est-à-dire les besoins des personnes qu'ils soignent.

RESPECT MUTUEL ET CONFIANCE

Dans un groupe, on dit qu'il y a *respect mutuel* lorsque les personnes manifestent ou ressentent de l'estime les unes envers les autres. La *confiance* consiste à croire au bien-fondé des actions de l'autre. Le respect mutuel et la confiance font tous deux intervenir un processus et un résultat communs. Il est important de les exprimer de manière verbale et non verbale.

ENCADRÉ 7-5

Aspects de la collaboration de l'infirmière

COLLABORATION AVEC LA PERSONNE

- L'infirmière reconnaît, soutient et encourage la participation active de la personne dans la prise de décision en matière de soins.
- Elle favorise l'autonomie de la personne et l'égalité entre les membres de l'équipe de soins.
- Elle aide la personne à établir des objectifs en matière de soins avec lesquels les deux parties seront d'accord.
- Elle offre à la personne des services de consultation fondés sur la collaboration.

COLLABORATION AVEC LES AUTRES INFIRMIÈRES (COLLABORATION DISCIPLINAIRE)

- L'infirmière partage ses connaissances avec les autres infirmières et tire parti de la compétence de ses collègues de manière à assurer des soins de qualité.
- Elle participe à l'établissement d'un climat de confiance et de respect mutuel avec ses pairs en reconnaissant leur apport unique.

COLLABORATION AVEC LES AUTRES PROFESSIONNELS DE LA SANTÉ (COLLABORATION MULTIDISCIPLINAIRE OU INTERDISCIPLINAIRE)

- L'infirmière reconnaît l'apport particulier de chacun des membres de l'équipe interdisciplinaire en raison de sa compétence et de son point de vue sur une situation donnée.
- Elle prête attention au point de vue de chacun.
- Elle assume sa part des responsabilités en matière de soins en examinant les diverses solutions possibles, en établissant des objectifs et en prenant des décisions avec la personne et sa famille.
- Elle prend part à des recherches disciplinaires, multidisciplinaires et interdisciplinaires afin d'accroître les connaissances relatives à certains problèmes ou situations cliniques.

COLLABORATION AVEC LES ORGANISMES PROFESSIONNELS EN SOINS INFIRMIERS

- L'infirmière cherche les occasions de collaborer avec les organismes professionnels et de participer à leur travail.
- Elle participe à des comités dirigés par les associations locales, provinciales ou nationales ou des regroupements liés à une spécialité.
- Elle soutient les organismes professionnels dans leurs actions politiques afin de trouver des solutions à des problèmes auxquels font face les professionnels ou les services de santé.

COLLABORATION AVEC LES INSTANCES DÉCISIONNELLES PUBLIQUES

- L'infirmière offre son opinion d'experte sur les initiatives gouvernementales en matière de santé.
- Elle collabore avec les autres prestateurs de soins et les utilisateurs de soins dans le contexte de la législation sur la santé afin de répondre le mieux possible aux besoins de la population.

PROCESSUS DE PRISE DE DÉCISION

La prise de décision au sein d'une équipe implique la responsabilité partagée des résultats. Pour découvrir une solution, l'équipe doit évidemment réaliser chaque étape du processus de décision, la première étant de définir clairement le problème. La prise de décision en équipe doit être centrée sur les objectifs d'une action donnée. Il faut témoigner de la considération et du respect à l'égard du point de vue de l'autre ; ainsi, chaque membre du groupe pourra exprimer son opinion en toute confiance.

Un aspect important du processus de prise de décision réside dans la concentration de l'équipe interdisciplinaire sur les besoins prioritaires de la personne et dans l'organisation des interventions en fonction de ces besoins. Au cours de la planification, on accorde la priorité au professionnel de la santé le plus susceptible de répondre aux besoins de la personne, et les interventions requises relèvent de cette discipline. Par exemple, un travailleur social se concentrera d'abord sur le besoin d'appartenance à un groupe d'une personne qui, à cause de ce besoin, ne réagit pas favorablement à un traitement. En raison du caractère holistique de sa pratique, l'infirmière est souvent la plus apte à aider l'équipe interdisciplinaire à déterminer les priorités et les domaines d'intervention auxquels il faut accorder le plus d'attention.

Continuité des soins

L'une des principales responsabilités de l'infirmière est d'assurer la **continuité des soins**, c'est-à-dire de coordonner les services de santé prodigués à une personne dans divers milieux de soins et par divers professionnels de la santé. La continuité des soins est la prestation ininterrompue de services de santé dans le cas où la personne passe d'un niveau de soins à un autre (par exemple, d'un établissement de soins à son domicile ou de son domicile à un établissement de soins prolongés). Ce concept prend de plus en plus d'importance, car les changements du système de santé, le rôle des soins infirmiers et les relations interprofessionnelles incitent à une compréhension commune de la continuité des soins. En révisant ce concept selon une approche intégrée, Sparbel et Anderson (2000) ont constaté qu'il ne s'agit pas d'une notion bien définie, mais qu'il est néanmoins évident qu'elle « dépend d'un ensemble de facteurs reliés à la communication et au système de santé » (p. 22). Toujours selon Sparbel et Anderson (2000), l'infirmière doit remplir les conditions suivantes pour garantir la continuité des soins :

- Inciter la personne et sa famille (ou un proche aidant) à participer à toutes les étapes (évaluation de la personne, planification, mise en application et évaluation des soins) de l'entrée et de la sortie au cours d'un changement de milieu de soins.
- Collaborer et communiquer au besoin avec d'autres professionnels de la santé.
- S'assurer que les services requis pour obtenir des résultats positifs sont disponibles et coordonnés de manière que les soins soient prodigués sans interruption.

Planification du congé

Plusieurs considèrent que la *planification du congé* et la continuité des soins ne font qu'un, même si on emploie un large éventail de méthodes d'évaluation auprès des personnes, des familles et de la communauté afin d'améliorer la qualité des services. On définit traditionnellement la planification de la sortie comme le processus de préparation de la personne à son passage d'un niveau de soins à un autre, à l'intérieur d'un même établissement de santé ou d'un établissement à un autre. Cette planification est axée sur la personne et la famille.

On commence à planifier le congé dès l'admission de la personne, surtout dans un établissement de soins, car la durée des séjours y a été considérablement réduite. Une planification efficace fait intervenir les éléments suivants : (1) un processus continu d'évaluation qui permet d'obtenir à tout moment des informations complètes sur les besoins de la personne ; (2) l'énoncé des problèmes relevant du domaine infirmier ; (3) des plans permettant de s'assurer que les besoins de la personne et des proches aidants sont satisfaits. Dans certains cas, la planification du congé nécessite l'organisation de rencontres entre l'équipe de soins et la maisonnée. Au cours de ces rencontres, on discute de l'ensemble de la situation en matière de soins, on planifie collectivement les soins et on établit des objectifs communs.

Il est important de considérer les forces et les obstacles à l'action lorsqu'on évalue les habiletés de la personne, son domicile, sa famille et son milieu communautaire. Étant donné que tous ces facteurs influent sur la prestation de soins de santé primaires, l'infirmière doit tenter de tirer parti des forces et d'atténuer les obstacles qui pourraient porter atteinte à l'état de santé de la personne. Il faut habituellement : (1) enseigner les autosoins à la personne ; (2) l'aiguiller vers un service de soutien à domicile. La personne a besoin d'aide pour comprendre sa situation, prendre des décisions concernant les soins qu'elle reçoit et modifier certains comportements influant sur sa santé. Comme la durée du séjour en établissement de soins a été considérablement réduite, il est souvent impossible d'enseigner à la personne tout ce qu'elle devrait savoir avant sa sortie ; pour y arriver, le recours à un service de soutien à domicile est parfois nécessaire. Pour en apprendre davantage sur l'enseignement à la personne, voir le chapitre 25.

Les politiques et les directives relatives au congé d'une personne sont généralement déterminées par chacun des services hospitaliers. Plusieurs emploient une *infirmière de liaison,* chargée de coordonner la transition et d'assurer le suivi avec le service qui reçoit la personne. C'est souvent une infirmière qui a la responsabilité de la continuité des soins.

Aiguillage

Peu importe le milieu que la personne quitte et celui vers lequel on la dirige, le processus d'aiguillage est une démarche méthodique de résolution de problèmes qui aide la personne à utiliser les ressources répondant à ses besoins en matière de services de santé. Le bon déroulement de ce processus nécessite la connaissance des ressources communautaires et des habiletés en résolution de problèmes, en reconnaissance des priorités, en coordination et en collaboration (McGuire *et al.*, 1996). McWilliam (2000, p. 146) souligne que « l'évaluation, la coordination et le suivi des nombreux services où interviennent plusieurs fournisseurs de soins », surtout quand la personne retourne dans la communauté, constituent un processus à la fois complexe et coûteux.

Le dossier d'aiguillage doit comporter le plus d'information possible sur la personne et sur son séjour dans l'établissement de santé. Dans le contexte actuel, la majorité des services ont élaboré un protocole très précis et des formulaires détaillés. Par ailleurs, l'infirmière peut utiliser un guide d'évaluation (voir l'encadré 7-6). Il arrive de plus en plus souvent que l'infirmière doive apprendre non seulement à effectuer une évaluation, mais aussi à en transmettre les résultats de façon claire à différents destinataires, dont la famille de la personne et les autres professionnels de la santé. On demande aussi fréquemment à l'infirmière d'examiner les besoins de la personne et de sa famille dans le contexte plus large du système de santé, puis de fournir des données à ce sujet. Cette information est ensuite utilisée au cours des débats qui portent sur la prestation des services dans la communauté, ce qui permet de mieux répondre aux besoins de la population en matière de soins de santé primaires. L'infirmière doit aussi bien connaître les politiques et les stratégies en santé publique pour influer sur les changements en cours ou effectuer des changements.

Réflexions sur le travail des infirmières en santé communautaire

Les infirmières exercent une influence sur la réforme du système de santé. Elles ont un point de vue particulier sur celui-ci en raison de leur présence constante dans différents milieux de soins ; en outre, elles côtoient des personnes qui bénéficient des services les plus complexes et peuvent parfois constater l'inefficacité du système. L'augmentation du nombre d'infirmières ayant une formation en pratique avancée, comme les infirmières cliniciennes et les infirmières praticiennes en spécialité médicale a permis de fournir des soins primaires à plusieurs personnes qui en étaient autrefois privées, en particulier les personnes résidant en région rurale, les démunis, les personnes âgées, les femmes et les enfants. Il semble toutefois que le rôle des infirmières s'élargisse lorsqu'elles utilisent pleinement leurs compétences. Elles ont fait savoir haut et fort, par l'intermédiaire de leurs associations, ce qu'un nouveau système de santé devrait englober et la place que les soins infirmiers devraient occuper. Les infirmières continueront de jouer un rôle essentiel dans l'élaboration de modèles de soins communautaires.

ENCADRÉ 7-6

Guide d'évaluation pour planifier le congé de la personne

DONNÉES SUR LA PERSONNE ET SUR SON ÉTAT DE SANTÉ
Âge ; sexe ; taille et poids ; données culturelles ; antécédents médicaux ; état de santé actuel ; chirurgie.

CAPACITÉ D'EFFECTUER LES ACTIVITÉS DE LA VIE QUOTIDIENNE
Habillement ; alimentation ; toilette ; bain (baignoire, douche, éponge) ; déambulation (avec ou sans aide : canne, béquilles, déambulateur, fauteuil roulant, etc.) ; déplacements à l'intérieur (se lever et s'asseoir, prendre un bain, monter dans un véhicule et en descendre) ; préparation des repas ; déplacements à l'extérieur ; magasinage.

HANDICAPS ET LIMITATIONS
Privation sensorielle (auditive, visuelle) ; pertes motrices (paralysie, amputation) ; difficultés de communication ; confusion ou dépression ; incontinence ; etc.

RÉACTIONS ET HABILETÉS DES PROCHES AIDANTS
Relation du principal proche aidant avec la personne ; pensées et sentiments par rapport à la sortie de la personne ; attentes au sujet du rétablissement ; état de santé et capacité de faire face à la situation ; aisance pour donner les soins requis.

RESSOURCES FINANCIÈRES
Ressources et besoins financiers (matériel, fournitures, médicaments, régime alimentaire).

SOUTIEN DE LA COMMUNAUTÉ
Famille, amis, voisins, bénévoles ; service de repas à domicile ; services de nutrition ; centre de conditionnement physique ; infirmières en santé communautaire ; centre de jour ; assistance juridique ; soins de soutien à domicile ; service de relève.

ÉVALUATION DE LA SÉCURITÉ DU DOMICILE
Mesures de sécurité (rampes dans les escaliers ; éclairage dans les pièces, les corridors et les escaliers ; veilleuses dans les corridors et la salle de bain ; barres d'appui à proximité de la toilette et de la baignoire ; fixation solide des tapis et carpettes) ; obstacles aux soins personnels (absence d'eau courante, absence d'accès en fauteuil roulant à la salle de bain ou au domicile lui-même, manque d'espace pour le matériel requis, absence d'ascenseur). Pour en apprendre davantage sur la sécurité du domicile, voir le chapitre 30.

BESOINS EN SOUTIEN À DOMICILE
Service de repas à domicile ; régime alimentaire ; service bénévole de réconfort téléphonique, service de visites amicales, service de transport, service d'aide pour les courses ; aide pour le bain, les soins ménagers, le soin des plaies, d'une stomie, des sondes, drains ou autres, une médication intraveineuse, etc.

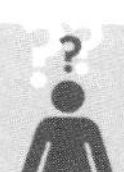

EXERCICES D'INTÉGRATION

Maud-Frédéric, une infirmière autorisée, travaille dans un dispensaire du Grand Nord québécois. Elle intervient principalement auprès de jeunes adultes et de nouvelles mères, soit au dispensaire même, soit à l'école.

1. Révisez les principes et les composantes des soins de santé primaires. Selon vous, quels éléments manque-t-il ?
2. Quelles compétences particulières sont nécessaires pour intervenir auprès d'une communauté, mais non pour intervenir auprès d'individus ?
3. Quel rôle jouent les facteurs environnementaux dans la promotion de la santé individuelle ?

Voir l'appendice A : Exercices d'intégration – Pistes de réflexion.

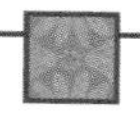

RÉVISION DU CHAPITRE

Concepts clés

- À tous les niveaux, national, régional et local, on est de plus en plus persuadé que les services de santé doivent être réorientés afin de mieux répondre aux besoins changeants de la population.
- Les soins de première ligne fournissent des services en matière de santé là où les gens vivent (par exemple, domicile, refuge, centre de soins de longue durée, milieu de travail, école, centre pour personnes âgées, centre de soins ambulatoires et établissement de soins).
- La vision communautaire de la santé comprend les modes de prestation de soins suivants : soins de santé primaires, soins de santé communautaire, soutien à domicile, services de santé courants et Info-Santé.
- L'expression « soins de santé primaires » (SSP) a été créée et définie par l'Organisation mondiale de la santé (OMS) et le Fonds des Nations Unies pour l'enfance (UNICEF) lors de la Conférence internationale sur les soins de santé primaires, tenue en 1978. Les SSP désignent les services que la personne reçoit lors d'un premier contact avec le système de santé. L'une des principales caractéristiques des soins de santé primaires réside dans la participation implicite, aussi bien des personnes que de tous les paliers de gouvernement et des institutions publiques, à la planification et à la prestation des soins de santé.
- Les soins de santé communautaire comprennent un large éventail de services conçus, d'une part, pour promouvoir la santé, prévenir la maladie et protéger le public et, d'autre part, pour assurer le rétablissement des personnes malades.
- Diverses approches en soins de santé communautaire retiennent actuellement l'attention : les initiatives communautaires, les coalitions communautaires et les programmes d'extension des services.
- Les soins infirmiers communautaires sont multiples et centrés sur une population ou un groupe donné. La pratique ne se limite pas à un seul milieu, et la majorité des activités ont lieu à l'extérieur des établissements de santé.
- Pour travailler au sein d'un système de soins communautaires, l'infirmière doit bien connaître les aspects suivants de sa pratique : les déterminants de la santé d'une communauté ; les stratégies de prévention primaire, secondaire et tertiaire propres à chaque groupe d'âge ; les stratégies individuelles, familiales et collectives de promotion de la santé ; les composantes du travail disciplinaire, multidisciplinaire et interdisciplinaire ; les déterminants d'un système de santé dont les services sont accessibles, efficaces sur le plan économique et intégrés ; les processus de prise de décision qui reposent sur la participation active des personnes et assurent l'efficacité des soins sur le plan économique et sur le plan de leur qualité ; la gestion de l'information ; l'éventail des valeurs culturelles. De plus, l'infirmière qui exerce en soins communautaires doit constamment mettre à jour ses compétences cliniques et ses connaissances en matière de technologie. L'infirmière doit aussi bien connaître les politiques et les stratégies en santé publique pour influer sur les changements en cours ou effectuer des changements.
- La collaboration interprofessionnelle en santé prend davantage d'importance au fur et à mesure que les frontières entre les professions se modifient.
- L'infirmière doit collaborer non seulement avec la personne, mais aussi avec les autres infirmières, les autres professionnels de la santé, les organismes professionnels en soins infirmiers et les instances décisionnelles publiques.
- Les éléments clés de la collaboration entre professionnels de la santé sont les suivants : la capacité de communiquer efficacement, le respect mutuel et la confiance ainsi que le processus de prise de décision.
- L'une des principales responsabilités de l'infirmière est d'assurer la continuité des soins, c'est-à-dire de coordonner les services de santé prodigués à une personne dans divers milieux de soins et par divers professionnels de la santé.
- On commence à planifier le congé d'une personne dès son admission. Une planification efficace fait intervenir les éléments suivants : un processus continu d'évaluation qui permet d'obtenir à tout moment des informations complètes sur les besoins de la personne ; l'énoncé des problèmes relevant du domaine infirmier ; des plans permettant de s'assurer que les besoins de la personne et des proches aidants sont satisfaits.

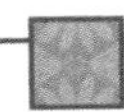

RÉVISION DU CHAPITRE (SUITE)

Concepts clés (suite)

- Peu importe le milieu que la personne quitte et celui vers lequel on la dirige, le processus d'aiguillage est une démarche méthodique de résolution de problèmes qui aide la personne à utiliser les ressources répondant à ses besoins en matière de services de santé.
- On prévoit que les infirmières joueront un rôle de chef de file dans la mise en application d'un système qu'on veut moins coûteux, communautaire et centré sur la personne. Pour y arriver, les infirmières devront toutefois posséder des compétences spécialisées qui leur permettront non seulement de prodiguer des soins aux personnes, mais aussi de travailler avec ces dernières, les familles et les communautés dans un esprit de partenariat.

Questions de révision

7-1. Lequel de ces propos tenus par une personne hospitalisée vous permet de croire que la planification du congé de l'établissement de soins a été faite adéquatement ?
   a) « Lors de ma visite chez le médecin dans 10 jours, il va me montrer comment changer mon pansement. »
   b) « Les infirmières du soutien à domicile devraient venir demain pour refaire mon pansement et j'ai leur numéro de téléphone en cas de besoin. »
   c) « L'infirmière devrait venir chez moi dans quelques jours pour évaluer mes besoins et mon environnement. »
   d) « C'est ma fille qui va s'occuper de tous mes soins ; je n'ai rien à apprendre sur mes autosoins. »

7-2. La collaboration au sein de l'équipe de soins interdisciplinaire nécessite que l'infirmière :
   a) gère les autres membres de l'équipe interdisciplinaire.
   b) s'implique dans l'implantation de chacun des aspects du plan thérapeutique interdisciplinaire.
   c) témoigne du respect pour les opinions des autres infirmières et travailleurs de l'équipe interdisciplinaire.

7-3. Au cours des dernières années, différents comités ont étudié le système de santé au Canada et au Québec. Ils ont formulé certaines recommandations. Ils préconisent que :
   a) les personnes se présentent prioritairement dans des établissements de soins tertiaires et quaternaires pour obtenir un diagnostic.
   b) le secteur privé assume plus de 50 % des services de première ligne en matière de santé.
   c) les professionnels aient de plus en plus de droits en ce qui concerne l'organisation du travail.
   d) l'organisation des soins de santé s'inspire du modèle privilégié des soins de santé primaires.

7-4. Lequel de ces objectifs n'est pas associé avec les soins de santé primaires ?
   a) Individualité.
   b) Efficacité.
   c) Productivité.
   d) Qualité.

7-5. Lequel des énoncés suivants ne précise pas une des conditions que les infirmières doivent remplir pour garantir la continuité des soins ?
   a) Inciter la personne et sa famille à participer à toutes les étapes de la planification d'un congé ou d'un transfert d'un établissement de soins à un autre.
   b) Collaborer et communiquer au besoin avec d'autres professionnels de la santé.
   c) Accompagner la personne à une visite de relance à la clinique externe.
   d) S'assurer que les services requis pour obtenir des résultats positifs sont disponibles et coordonnés.

Voir l'appendice B : Réponses aux questions de révision.

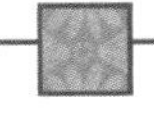

BIBLIOGRAPHIE

En anglais

Alpert, H. B., Goldman, L. D., Kilroy, C. M., & Pike, A. W. (1992). 7 Gryzmish : Toward an understanding of collaboration. *Nursing Clinics of North America, 27,* 47-59.

American Nurses Association. (1992). *House of delegates report. 1992 convention, Las Vegas, Nev.* (pp. 104-120). Kansas City, MO : Author.

American Nurses Association. (1994). *Clinician's handbook of preventive services.* Waldorf, MD : American Nurses Publishing.

Angus, J. (2001). The material and social predicaments of home : Women's experiences after aortocoronary bypass surgery. *Canadian Journal of Nursing Research, 33*(2), 27-42.

Attenborough, R. (1997). The Canadian health care system : Development, reform and opportunities for nurses. *Journal of Obstetrics and Gynecology and Neonatal Nursing, 26*(20), 229.

Baggs, J. G., & Schmitt, M. H. (1988). Collaboration between nurses and physicians. *Image : The Journal of Nursing Scholarship, 20,* 145-149.

Baldwin, J. H., Conger, C. O., Abegglen, J. C., & Hill, E. M. (1998). Population-focused and community-based nursing. *Public Health Nursing, 15,* 12-18.

Barnes, D., Eribes, C., Juarbe, T., Nelson, M., Proctor, S., Sawyer, L., Shaul, M., & Meleis, A. I. (1995). Primary health care and primary care : A confusion of philosophies. *Nursing Outlook, 43*(1), 7-16.

Barnum, B. S. (1996). *Spirituality in nursing. From traditional to New Age.* New York : Springer Publishing Company.

Benson, L., & Ducanis, A. (1995). Nurses' perceptions of their role and role conflicts. *Rehabilitation Nursing, 20,* 204-211.

Butterfoss, E. D., Goodman, R. M., & Wandersman, A. (1993). Community coalitions for prevention and health promotion. *Health Education Research, 8,* 315-330.

Canadian Nurses Association. (1996). *Commitment required : making the right changes to improve the bealth of Canadians.* Ottawa, ON : Author.

Canadian Nurses Association. (1998). Nursing with communities – Making the transition. *Nursing now : issues and trends in Canadian nursing, 5.*

Canadian Public Health Association. (2000). *An ounce of prevention : Strengthening the balance of health care reform.* Board of Directors Issue paper, pp. viii. Ottawa : CPEU.

Chalmers, K. I., Bramadat, I. P., & Andrusysyn, M. (1998). The changing environment of community health practice and education : Perceptions of staff nurses, administrators, and educators. *Journal of Nursing Education, 37*(3), 109-117.

Chalmers, K., Bramadat, I. J, Cantin, B., Murnaghan, D. Shuttleworth, E., Scott-Findlay, S., & Tatarym, D. (2001). A smoking reduction and cessation program with registered nurses : Findings and implications for community health nursing. *Journal of Community Health Nursing, 18,* 115-134.

Chez, N. (1998). Nursing in the field. *American Journal of Nursing, 98*(9), 68-70.

Christenson, J. A., Fendley, K. et Robinson, J. W. (1989). Community development. In J. A. Christenson & J. W. Robinson Jr. (Ed.), *Community in perspective,* Ames (Iowa) : Iowa State University Press.

Clark, J. (2000). Old wine in new bottles : Delivering nursing in the 21st century. *Journal of Nursing Scholarship, 32*(1), 11-15.

Coeling, H. V., & Wilcox, J. R. (1994). Steps to collaboration. *Nursing Administration Quarterly, 18,* 44-55.

Coyte, P. C., & McKeever, P. (2001). Home care in Canada : Passing the buck. *Canadian Journal of Nursing Research, 33*(2), 11-25.

de Tornyay, R. (1992). Reconsidering nursing education : The report of the Pew Health Professions Commission. *Journal of Nursing Education, 31*(7), 296-301.

Ellis, J. R., & Hartley, C. I. *(1995). Nursing in today's world. Challenges, issues, and trends* (5th ed.). Philadelphia, PA : Lippincott.

Epp, J. (1986). Achieving health for all : A framework for health promotion. Ottawa : Health and Welfare Canada.

Flarey, D. L. (1995). *Redesigning nursing care delivery : Transforming our future.* Philadelphia, PA : Lippincott.

Gruman, F. (1995). An expanded view of health : Implications for how healthcare works. *Healing, 3*(2), 23-26.

Grunfeld, E., Glossop, R., McDowell, I., & Danbrook, C. (1997). Caring for elderly people at home : The consequences to caregivers. *Canadian Medical Association Journal, 157,* 1101-1105.

Hancock, T. et Duhl, L. (1988). *Promoting health in the urban context,* coll. WHO Healthy Cities Papers, n° 1, Copenhague : FADL Publishers.

Healthcare Forum. (1994). *What creates health ?* San Francisco, CA : Author.

Henneman, E. A., Lee, J. L., & Cohen, J. L. (1995). Collaboration : A concept analysis. *Journal of advanced Nursing, 21,* 103-109.

Hunt, R. (1998, October). Community-based nursing : Philosophy or setting ? *American Journal of Nursing, 98*(10), 44-48.

Hunt, R. (2001). *Community-based nursing* (2nd ed.). Philadelphia, PA : Lippincott.

Institute of Medicine. (1994). *Defining primary care : An interim report.* Washington, D.C. : National Academy Press.

Krasnansky, S. (1999). Parish nursing – Who are parish nurses ? APHA Section Newsletter, *Public Health Nurse,* Spring, 4.

Labonté, R. (1993). *Health promotion and empowerment. Practice frameworks. Issues in health promotion series #3.* Toronto : Centre for Health Promotion, University of Toronto, ParticipACTION.

Laffrey, S. (1994). Guest editorial : Primary care or primary health care : Which model will we choose for community health nursing ? *Association of Community Health Nurse Educators Newsletter, 12*(11), 6.

Lamb, G., & Huggins, D. (1990). The professional nursing network. In G. M. Mayer, M. J. Madden, & E. Lowrenz (Eds.), *Patient care delivery models.* Rockville, MD : Aspen.

Marosy, J. P. (1994). Collaboration : A key to future success in long-term home care. *Journal of Home Health Care Practice, 6,* 42-48.

Matas, K. E., & Mermis, W. L. (1994). *Campus wellness project : Year 2.* Report submitted to the Department of Human Resources. Tempe, AZ : Arizona State University.

McEwen, M. (1994). Promoting interdisciplinary collaboration. *Nursing and Health Care, 15,* 304-307.

McFarlane, J., Kelly, E., Rodriguez, R., & Fehir, J. (1994). De madres a madres : Women building community coalitions for health. *Health Care for Women International, 15,* 465-476.

McGuire, S. L., Gerber, D. E., & Clemen-Stone, S. (1996). Meeting the diverse needs of clients in the community : Effective use of the referral process. *Nursing Outlook, 44*(5), 218-222.

McWilliam, C. L. (2000). Homecare : national perspectives and policies. In M. J. Stewart (Ed.), *Community nursing : Promoting Canadians' health* (2nd ed.). (pp. 143-155).

Merlis, M. (2000). Caring for the frail elderly : An international review. *Health Affairs, 19,* 141-149.

Molloy, S. P. (1994). Defining case management. *Home Healthcare Nurse, 12,* 51-54.

Murphy, B. (Ed.). (1995). *Nursing centers : The time is now.* New York : National League for Nursing Press.

Noseworthy, T. W. (2000). Continuing to build on onr legacy : National Forum on Health, 1994-1997. In M. J. Stewart (Ed.), *Community Nursing : Promoting Canadians' Health* (2nd ed.). (pp. 128-142). Toronto : W. B. Saunders.

Oberle, K., & Tenove, S. (2000). Ethical issues in public health nursing. *Nursing Ethics : An International Journal for Health Care Professionals, 7,* 425-438.

Paven-Nickoloff, A., & Sherrington, L. (1998). Link for kids. The telehealth project. *Canadian Nurse, 94*(8), 37-39.

Pew Health Professions Commission. (1991). *Healthy America : Practitioners for 2005.* Durham, NC : Author.

Prescott, P. A., Dennis, K. E., & Jacox, A. K. (1987). Clinical decision making of staff nurses. *Image : The Journal of nursing Scholarship, 19,* 56-62.

Prescott, P. A., Phillips, C. Y., Ryan, J. W., & Thompson, K. O. (1991). Changing how nurses spend their time. *Image : The Journal of Nursing Scholarship, 23,* 23-28.

Rachlis, M., & Kushner, C. (1994). *Strong medicine.* Toronto : Harper Perennial.

Riesch, S. K. (1992). Nursing centers : An analysis of the anecdotal literature. *Journal of Professional Nursing, 8*(1), 16-25.

Romanow, R. J. (2002). *Building on Values ; Commission on the Future of Health Care in Canada.* Ottawa, ON : Government of Canada.

Ryan, J. (1997). Assuring the future quality of parish nursing practice. *Perspectives in Parish Nursing Practice, 5*(3), 4.

Shoultz, J., & Hatcher, P. A. (1997). Looking beyond primary care to primary health care : An approach to community-based action. *Nursing Outlook, 45*(1), 23-26.

Sorrell, J. M., & Redmond, G. M. (2002). *Community-based nursing practice : Learning through students' stories.* Philadelphia PA : F.A. Davis.

Sparbel, K. J. H., & Anderson, M. A. (2000). Integrated literature review of continuity of care : Part 1, Conceptual issues. *Image – Journal of Nursing Scholarship, 32*(1), 17-24.

Starfield, B. (1998). *Primary care : Balancing health needs, services, and technology* 1 (2nd éd.), New York : Oxford University Press.

Tannen, D. (1990). *You just don't understand.* New York : Ballantine Books.

Tellis-Nayak, M. (1998). The post-acute continuum of care : Understanding your patients options. *American Journal of Nursing, 98,* 44-49.

Tsouros, A. O. (1990). *World Health Organization healthy cities project. A project becomes a movement.* Copenhagen, Denmark : FADL Publishers.

Velianoff, G. D., Neely, C., & Hall, S. (1993). Development levels of interdisciplinary collaborative practice committees. *Journal of Nursing Administration, 23,* 26-29.

Vollman, A., & Tenove, S. (2001). The Canadian health care delivery system. In J. C. Ross-Kerr & M. Wood (Eds.), *Canadian Fundamentals of Nursing* (2nd ed.). (pp. 22-47). Toronto : Mosby.

World Health Organization. (1978a). *Primary health care : Report of the international conference on primary health care.* Geneva, Switzerland : Author.

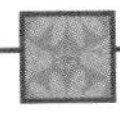

BIBLIOGRAPHIE (SUITE)

World Health Organization. (1978b). *Alma-Ata Declaration : Health for all by year 2000.* Geneva, Switzerland : WHO.

Zotti, M. E., Brown, P., & Stotts, R. C. (1996). Community based nursing versus community health nursing : What does it all mean ? *Nursing Outlook, 44,* 213-217.

En français

Association canadienne de santé publique (ACSP). (2000). *Une once de prévention : renforcer l'équilibre dans le cadre de la réforme des soins de santé. Conseil d'administration. Document de discussion,* Ottawa : ACSP, (page consultée le 2 février 2005), [en ligne], <www.cpha.ca/francais/policy/pstatem/ounce/page1.htm>.

Association des infirmières et infirmiers du Canada (AIIC). (1996). *Impératif : Faire les changements appropriés pour améliorer la santé des Canadiens,* AIIC : Ottawa.

Association des infirmières et infirmiers du Canada (AIIC). (1998). « L'infirmière dans la collectivité – amorcer le virage », *Zoom sur les soins infirmiers : enjeux et tendances dans la profession infirmière au Canada,* 5, mai, (page consultée le 2 février 2005), [en ligne], <cna-aiic.ca/CNA/documents/pdf/publications/NursingCommunities_May1998_f.pdf>.

Association des infirmières et infirmiers du Canada (AIIC). (2003). « Les soins de santé primaires – Le moment est venu », *Zoom sur les soins infirmiers : enjeux et tendances dans la profession infirmière au Canada,* 16, septembre, (page consultée le 2 février 2005), [en ligne], <cna-aiic.ca/CNA/documents/pdf/publications/PrimaryHealthCare_Sept_2003_f.pdf>.

Centre québécois collaborateur de l'OMS pour le développement de Villes et Villages en santé (1998). *Le mandat du Centre collaborateur,* (page consultée le 23 février 2005), [en ligne], <www.fsi.ulaval.ca/oms/p1fr.html>.

Commission sur l'avenir des soins de santé au Canada (Commission Romanow). (2002). *Guidé par nos valeurs : L'avenir des soins de santé au Canada – Rapport final,* Ottawa : Gouvernement du Canada, (page consultée le 19 janvier 2005), [en ligne], <www.hc-sc.gc.ca/francais/pdf/soins/romanow_f.pdf>.

Epp, J. *La santé pour tous : plan d'ensemble pour la promotion de la santé,* Ottawa : Santé et Bien-être social Canada, 1986.

Forum national sur la santé. (1997). *La santé au Canada : un héritage à faire fructifier. Volume 1 – Rapport final du Forum national sur la santé. Volume 2 – Rapports de synthèse et documents de référence.* Ottawa : Santé Canada, (page consultée le 2 février 2005), [en ligne], <www.hc-sc.gc.ca/francais/soins/forum_sante/forum_f.html>.

Institut canadien d'information sur la santé (ICIS). (2003). *Les soins de santé au Canada, 2003,* Ottawa : ICIS, (page consultée le 2 février 2003), [en ligne], <secure.cihi.ca/cihiweb/dispPage.jsp ?cw_page=AR_43_F>.

Institut national de santé publique du Québec (INSPQ). (2002). *La santé des communautés : perspectives pour la contribution de la santé publique au développement social et au développement des communautés,* Québec : Institut national de santé publique du Québec, (page consultée le 21 janvier 2005), [en ligne], <www.inspq.qc.ca/pdf/publications/082_SanteCommunautes.pdf>.

Lamarche, P. A., Beaulieu, M.-D., Pineault, R., Contandriopoulos, A.-P., Denis, J.-L. et Haggerty, J. (2003). *Sur la voie du changement : Pistes à suivre pour restructurer les services de santé de première ligne au Canada,* Montréal : Fondation canadienne de la recherche sur les services de santé.

Ministère de la Santé et des Services sociaux (MSSS). (2003). *Chez soi : le premier choix. La politique de soutien à domicile,* Québec : Direction des communications du ministère de la Santé et des Services sociaux, (page consultée le 2 février 2005), [en ligne], <ftp.msss. gouv.qc.ca/publications/acrobat/f/documentation/2002/02-704-01.pdf>.

Ministère de la Santé et des Services sociaux (MSSS). (2004). *Chez soi : le premier choix. Précisions pour favoriser l'implantation de la politique de soutien à domicile,* Québec : Direction des communications du ministère de la Santé et des Services sociaux, (page consultée le 2 février 2005), [en ligne], <ftp.msss.gouv.qc.ca/publications/acrobat/f/documentation/2004/04-704-01.pdf>.

Ordre des infirmières et infirmiers du Québec (OIIQ). (1999). *L'exercice infirmier en santé communautaire. Les services de santé courants et Info-Santé,* Montréal : OIIQ.

Ordre des infirmières et infirmiers du Québec (OIIQ). (2003). *Lignes directrices. L'exercice infirmier en santé communautaire. Soutien à domicile,* Montréal : OIIQ.

Ordre des infirmières et infirmiers du Québec. (2004). *Perspectives de l'exercice de la profession d'infirmière,* Montréal : OIIQ, (page consultée le 11 janvier 2005), [en ligne], <www.oiiq.org/uploads/publications/autres_publications/perspective2004.pdf>.

Organisation mondiale de la santé (OMS). (1978). *Déclaration d'Alma-Ata,* présentée à la Conférence internationale sur les soins de santé primaires, (page consultée le 2 février 2005), [en ligne], <www.euro.who.int/AboutWHO/Policy/20010827_1 ?language=French>.

Régie régionale de la santé et des services sociaux (RRSSM) de la Mauricie et du Centre-du-Québec (2002). *Des communautés en santé. Cadre de référence en matière de santé publique,* Trois-Rivières : Direction de la santé publique.

Sénat du Canada. (2002). *La santé des Canadiens – Le rôle du gouvernement fédéral. Rapport intérimaire. Volume six : Recommandations en vue d'une réforme,* Ottawa : Comité sénatorial permanent des affaires sociales, des sciences et de la technologie (présidé par M. J. L. Kirby), (page consultée le 2 février 2005), [en ligne], <www.parl.gc.ca/37/2/parlbus/commbus/senate/Com-f/SOCI-F/rep-f/repoct02vol6-f.htm>.

Tannen, D. (1994). *Décidément, tu ne me comprends pas !,* traduit de l'américain par E. Gasarian et S. Smith, Paris : J'ai lu.

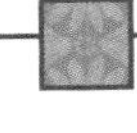

RESSOURCES ET SITES WEB

Association canadienne de santé publique (ACSP). <www.cpha.ca>.

Forum national sur la santé. <www.hc-sc.gc.ca/francais/soins/forum_sante/forum_f.html>.

Loi canadienne sur la santé. <lois.justice.gc.ca/fr/C-6/index.html>.

OBJECTIFS D'APPRENTISSAGE

Après avoir étudié ce chapitre, vous pourrez :

- Nommer six interventions clés utilisées pour promouvoir de saines habitudes de vie.
- Nommer les principales étapes de l'évolution de la promotion de la santé au Québec.
- Nommer et expliquer les quatre grandes catégories de déterminants de la santé selon Santé Canada : les facteurs personnels, sociaux, économiques et environnementaux.
- Préciser l'objet de la *Loi sur la santé publique* du Québec (L.R.Q., c. S-2.2).
- Préciser les éléments de la structure du programme national de santé publique du Québec pour 2003-2012 : les fonctions essentielles et de soutien de santé publique, les domaines d'intervention, les enjeux et les stratégies.
- Énumérer les domaines d'intervention retenus dans le programme national de santé publique et les stratégies privilégiées.
- Faire la distinction entre la promotion de la santé, la protection de la santé et la prévention de la maladie selon Pender *et al.* (2002).
- Faire la distinction entre la promotion de la santé et la prévention de la maladie, des accidents et des problèmes sociaux selon les *Perspectives de l'exercice de la profession d'infirmière* de l'OIIQ (2004) : principes, résultats escomptés, éléments de l'exercice et éléments organisationnels.
- Expliquer les différentes composantes du modèle révisé de promotion de la santé selon Pender *et al.* (2002).
- Expliquer les six stades du modèle de changement de comportement élaboré par Prochaska, Norcross et DiClemente (1994).
- Décrire le rôle de l'infirmière en promotion de la santé.
- Préciser les données importantes à recueillir au cours de l'examen de l'état de santé d'une personne.
- Préciser les éléments importants dont il faut tenir compte pour élaborer un plan de promotion de la santé destiné à une personne.

CHAPITRE 8

PROMOTION DE LA SANTÉ

Adaptation française :
Michèle Côté, inf., Ph.D.
Professeure, Département des sciences infirmières
Directrice, Comité de programmes de premier cycle en sciences infirmières
Université du Québec à Trois-Rivières

La promotion de la santé est au cœur de la pratique infirmière depuis de très nombreuses années : en effet, les infirmières ont été et demeurent les principales dispensatrices de différents programmes d'enseignement de la santé, des interventions et d'autres activités en la matière. Toutefois, quand on examine leur contribution, deux constats s'imposent. Premièrement, les infirmières participent peu à l'élaboration des concepts en promotion de la santé ; il n'est donc pas très surprenant de constater que leurs interventions s'appuient sur les résultats de recherches menées dans d'autres disciplines que les sciences infirmières. Deuxièmement, les infirmières se sont plus centrées sur la dimension individuelle de la promotion de la santé que sur ses dimensions sociale, politique et environnementale, qui revêtent pourtant une importance particulière quand il s'agit de modifier de manière durable les comportements en matière de santé (O'Neill, 1999). Par ailleurs, Hagan, O'Neill et Dallaire (1995) s'interrogent sur les connaissances scientifiques des infirmières dans le domaine de la promotion de la santé. Selon ces auteurs, il y a place à l'amélioration.

MOTS CLÉS

Le présent chapitre se veut une initiation à certains aspects de la promotion de la santé ; il faut toutefois garder présent à l'esprit que la promotion de la santé et l'intervention dans ce domaine vont bien au-delà des quelques modèles proposés ici.

Tout d'abord, il est essentiel de circonscrire et de définir la notion de promotion de la santé. Cette expression désigne un *concept*. Selon l'Organisation mondiale de la santé (OMS, SBSC et ACSP, 1986, p. 1), la promotion de la santé est « le processus qui confère aux populations les moyens d'assurer un plus grand contrôle sur leur propre santé, et d'améliorer celle-ci ». Concrètement, la promotion de la santé désigne un ensemble de pratiques particulières dont l'objectif est le changement planifié des habitudes et des conditions de vie. Pour promouvoir ces pratiques, on recourt aux six interventions clés suivantes : **action communautaire pour la santé** ; **éducation pour la santé** ; **action politique** ; **marketing social** ; **organisation communautaire et développement organisationnel** ; **communication sur la santé** (Comité de la promotion de la santé de l'ASPQ, 1993) (voir l'encadré 8-1).

ENCADRÉ 8-1

Six interventions clés en promotion de la santé

Action communautaire pour la santé : Il s'agit des efforts entrepris par des personnes, des groupes cibles et des communautés pour donner suite aux priorités en santé locale et accroître la maîtrise des déterminants de la santé ; par exemple, Programme d'action communautaire pour les enfants (PACE) et Programme canadien de nutrition prénatal (PCNP).

Éducation pour la santé : Il s'agit d'une méthode qui favorise les échanges entre le savoir populaire (la population) et le savoir professionnel (les intervenants). En se référant explicitement aux besoins des personnes, l'éducation pour la santé favorise l'apprentissage de connaissances, d'attitudes ou d'habiletés permettant une meilleure maîtrise des déterminants de la santé et des comportements en matière de santé ainsi que des conditions qui touchent la santé et le bien-être de la personne et des proches. On associe à ce concept certaines approches, comme la conscientisation et l'éducation populaire.

Action politique : Il s'agit d'interventions dont le but est d'influer sur les décideurs qui doivent élaborer des politiques ayant une incidence sur les conditions de santé et de bien-être de l'ensemble de la population. Par exemple, on peut penser à des interventions touchant les politiques en matière de gestion des environnements physique, social et économique. Les actions politiques prennent différentes formes, comme des lettres ouvertes, des pétitions, des rencontres avec les députés ou d'autres représentants de la population. Toutefois, ces actions sont plus efficaces lorsqu'il est possible de constituer des groupes ou des coalitions.

Marketing social : Il s'agit d'une forme d'intervention ayant recours aux mêmes techniques qu'utilisent les promoteurs de certains produits de consommation. Les principaux éléments en sont les besoins, les attentes et les souhaits de la population cible. Le marketing social est en quelque sorte un processus de mise en marché d'idées contribuant à influer sur les attitudes et les comportements relatifs à la santé. Il s'avère important de bien connaître la population visée ; par exemple, « Dodo, l'enfant do » visait à réduire l'incidence du syndrome de mort subite du nourrisson en sensibilisant les parents au fait que les bébés doivent dormir sur le dos.

Organisation communautaire et développement organisationnel : L'organisation communautaire s'appuie sur un processus éducatif qui vise à la fois les individus et les communautés. Sur le plan individuel, elle contribue à améliorer les capacités des individus de percevoir et d'analyser leurs conditions de vie, d'adopter des pratiques saines et d'acquérir un sens critique par rapport aux politiques sociales. Sur le plan collectif, elle favorise la progression sociale, culturelle et économique de la collectivité. Tout changement social doit tenir compte de l'organisation des services. Les professionnels de la santé étant des agents facilitateurs du changement social, il faut gagner l'adhésion de tous et chacun aux différents programmes en matière de promotion de la santé.

Communication sur la santé : Il s'agit d'une démarche de mise en relation de personnes ou de groupes qui ont un intérêt certain pour la santé. La communication entre la population et les professionnels se fait de manière circulaire plutôt que linéaire.

Sources : Pour élaborer ces définitions, Michèle Côté s'est inspirée des ouvrages suivants : *Document de consensus sur les principes, stratégies et méthodes en promotion de la santé*, document d'appui à la Déclaration québécoise sur la promotion de la santé et du bien-être, du Comité de la promotion de la santé de l'ASPQ, 1993, Montréal : Association pour la santé publique du Québec ; *Glossaire de la promotion de la santé*, de D. Nutbeam, 1999, traduit de l'anglais par R. Meertens, Genève : Organisation mondiale de la santé, (page consultée le 27 février 2005), [en ligne], <www.gesundheitsfoerderung.ch/fr/hp/notion/default.asp#lifestyle>.

Initiatives canadiennes

D'entrée de jeu, il est nécessaire de préciser que la santé est un champ de compétence réservé aux provinces par la *Constitution canadienne*. Toutefois, étant donné que tous les citoyens du pays doivent avoir accès à des services comparables, le gouvernement fédéral s'est investi dans différents secteurs de la santé, notamment en élaborant des politiques et en prenant diverses mesures en matière de promotion de la santé. Nous verrons quelques-unes des initiatives canadiennes en matière de promotion de la santé (l'encadré 8-2 passe en revue les moments clés de cette évolution).

Importance accordée au style de vie

Le Canada s'impose comme leader mondial dans le domaine de la promotion de la santé dès les années 1970. En 1974, le ministre de la Santé et du Bien-être social, Marc Lalonde, publie un livre blanc intitulé *Nouvelle perspective de la santé des Canadiens*. Ce document met en lumière, pour la première fois, le fait que le niveau de santé d'une population n'est pas lié uniquement au système de santé en place. Lalonde (1974, p. 33) propose de distinguer quatre éléments principaux d'une conception globale de la santé : biologie humaine, environnement, habitudes de vie et organisation des soins de santé. Pour Lalonde, il est possible d'améliorer davantage la santé de la population en investissant ailleurs que dans le système de santé. Cette manière de voir a donné lieu à de nombreuses recherches.

Les habitudes de vie ont été la première dimension qui a retenu l'attention des chercheurs, car celle-ci semblait la plus facile à transformer grâce à des actions positives. Les recherches ont porté principalement sur les facteurs de risque individuels. Cette manière d'appréhender la réalité en matière de promotion de la santé repose sur l'« idée de la liberté des individus et de leur indépendance par rapport aux contraintes sociales » (Pierret, 2003, p. 4). Dans cette perspective, on privilégie les interventions qui visent à influer sur les connaissances, les attitudes et les comportements des personnes à risque. Quant aux professionnels de la santé, ils sont les intervenants les mieux placés pour donner des conseils en matière de modification des facteurs de risque (Evans et Stoddart, 1996). Bref, la maladie est vue comme la résultante d'écarts de la personne par rapport à la responsabilité que chacun a de se maintenir en santé. Comme la personne a le devoir d'être bien-portante, elle est responsable de sa santé ; il en résulte une certaine forme inévitable de culpabilisation de la « victime » (*victim blaming*) (Pierret, 2003). Ainsi, à titre d'exemple, le fait de fumer est considéré en première analyse comme un acte individuel prédisposant à des affections pulmonaires ou au cancer. En fumant, la personne augmente ses facteurs de risque et s'expose elle-même aux affections. Selon cette vision, l'environnement social n'est pas vraiment remis en question.

Élargissement de la vision : place à l'environnement

Progressivement, les chercheurs se sont intéressés à l'existence d'une corrélation entre les conditions structurelles (par exemple, pauvreté, discrimination, estime de soi, confiance

ENCADRÉ 8-2

Moments clés dans l'évolution des orientations en promotion de la santé au Canada

Année	Événement
1974	*Nouvelle perspective de la santé des Canadiens* (rapport de Santé et Bien-être social Canada; Lalonde, 1974)
1978	*Déclaration d'Alma-Ata* (Conférence internationale sur les soins de santé primaires; OMS, 1978)
1984	*Loi canadienne sur la santé*
1985	*Première enquête sur la promotion de la santé au Canada*
1986	*La charte d'Ottawa pour la promotion de la santé* (document publié à l'occasion de la première Conférence internationale pour la promotion de la santé; OMS, SBSC et ACPS, 1986)
	La santé pour tous: plan d'ensemble pour la promotion de la santé (document publié par Santé et Bien-être social Canada; Epp, 1986)
	Programme « Villes-santé/Mouvements communautaires »
1988	Deuxième Conférence internationale pour la promotion de la santé (Adélaïde, Australie): « Politique en santé publique »
	La santé mentale des Canadiens: vers un juste équilibre (SBSC, 1988)
1990	*Deuxième enquête sur la promotion de la santé au Canada*
	Premier Congrès canadien sur la recherche en promotion de la santé
1991	Troisième Conférence internationale pour la promotion de la santé (Sundsvall, Suède): « Environnements propices à la santé »
1994	*Stratégies d'amélioration de la santé de la population: investir dans la santé des Canadiens* (CCSP, 1994)
1996	*Premier rapport sur la santé des Canadiens et des Canadiennes* (CCSP, 1996)
1997	Quatrième Conférence internationale pour la promotion de la santé (Jakarta, Indonésie): « Nouveaux partenaires dans une nouvelle ère débouchant sur la promotion de la santé au XXIe siècle »
1999	*Deuxième rapport sur la santé des Canadiens et des Canadiennes*
2000	Cinquième Conférence internationale pour la promotion de la santé (Mexico, Mexique): « Combler l'écart en matière d'équité »
2001	*Le modèle de promotion de la santé de la population: Éléments clés et mesures qui caractérisent une approche axée sur la santé de la population* (Direction générale de la santé de la population et de la santé publique, 2001)
2002	*Guidé par nos valeurs: L'avenir des soins de santé au Canada – Rapport final* (Commission sur l'avenir des soins de santé au Canada [Commission Romanow], 2002)
	Enquête sur la santé dans les collectivités canadiennes (ESCC): Santé mentale et bien-être (Statistique Canada, 2002)
2004	Améliorer la santé des Canadiens (ICIS, 2004)
	Création de l'Agence de santé publique et nomination d'un premier directeur

Source: « Promotion de la santé: De quoi s'agit-il? », de T. Bhatti et N. Hamilton, *Bulletin de recherche sur les politiques de santé, 1*(3), mars, p. 5-7 (page consultée le 20 janvier 2005), [en ligne], <www.hc-sc.gc.ca/iacb-dgiac/arad-draa/francais/dgdr/fbulletin/fissue3_1.html>. L'article précédant couvre les événements de 1974 à 2000; les autres moments clés ont été établis par Michèle Côté.

en sa propre valeur, place occupée dans la hiérarchie sociale) et les affections ou la mortalité (Bhatti et Hamilton, 2002; Evans et Stoddart, 1996). Les travaux ont porté sur l'environnement de la personne, y compris dans ses aspects physiques, sociaux, culturels et économiques. Dans cette perspective, les interventions en promotion de la santé ont pris la forme de programmes qui s'adressaient plus à la communauté qu'à l'individu, comme « Villes-santé/Mouvements communautaires ». Les interventions en promotion de la santé ont dès lors ciblé des groupes ou des sous-groupes sociaux. Le raisonnement est clair: il s'agit d'améliorer la santé des individus en s'adressant à la communauté à laquelle ils appartiennent (par exemple, programme volontaire de mammographie proposé aux femmes de 50 ans et plus).

Le passage de la promotion de la santé axée sur les facteurs de risque individuels à celle davantage orientée vers la promotion de la santé de la population a été ponctuée par deux documents importants: la *Charte d'Ottawa pour la promotion de la santé* (OMS, SBSC et ACSP, 1986) et *La santé pour tous: plan d'ensemble pour la promotion de la santé* (Epp, 1986).

Charte d'Ottawa

La ***Charte d'Ottawa pour la promotion de la santé*** (OMS, SBSC et ACSP, 1986) s'appuie sur la *Déclaration d'Alma-Ata* (OMS, 1978) portant sur les soins primaires. On y adopte une perspective globale de l'examen des déterminants de la santé et on y précise les conditions indispensables à la santé, à savoir: la paix, un endroit où habiter, l'accès à l'éducation, de la nourriture convenable, un certain revenu, un écosystème stable, un apport durable de ressources, le droit à la justice sociale et à un traitement équitable. Les organismes signataires de la charte proposent cinq stratégies pour promouvoir la santé: (1) « élaborer une politique publique saine »; (2) « créer des milieux favorables »; (3) « renforcer l'action communautaire »; (4) « acquérir des aptitudes individuelles »; (5) « réorienter les services de santé » (OMS, SBSC et ACSP, 1986, p. 2-3).

Santé pour tous

La santé pour tous: plan d'ensemble pour la promotion de la santé (Epp, 1986), le second document qui reflète bien les nouvelles orientations en promotion de la santé, a été produit sous la responsabilité de Jack Epp, alors ministre de la Santé nationale et du Bien-être social. Epp y circonscrit trois défis auxquels les Canadiens doivent faire face : (1) réduction des inégalités sur le plan de la santé entre les citoyens à faible revenu et les mieux nantis ; (2) renforcement de la prévention de la maladie, des blessures et des affections chroniques ; (3) accroissement de la capacité de prise en charge des affections et des handicaps chroniques. Le document précise également trois mécanismes de promotion de la santé : initiatives personnelles, entraide et environnement sain. On propose par ailleurs les trois stratégies d'action suivantes : stimulation de la participation du public, amélioration des services de santé communautaire et coordination des politiques publiques pour favoriser la santé. Enfin, deux faits sont soulignés : le rôle important que les dispensateurs de soins jouent dans la promotion de la santé ; la nécessité d'une concertation intersectorielle pour la réalisation des objectifs fixés.

Vers la santé de la population

Au début des années 1990, les compressions budgétaires et la difficulté de circonscrire clairement les retombées des différents programmes en promotion de la santé viennent limiter les actions dans ce domaine. À titre d'exemple, les campagnes anti-tabac de l'époque échouent dans leur but de convaincre les jeunes de ne pas adopter ce comportement nocif pour la santé qu'est le tabagisme. En 1994, le Comité consultatif fédéral-provincial-territorial sur la santé de la population (CCSP) publie le document *Stratégies d'amélioration de la santé de la population : investir dans la santé des Canadiens.* La « santé de la population » apparaît alors comme un nouveau concept. Les auteurs de ce document insistent sur les déterminants de la santé, les précisent et en raffinent la classification. Les recherches récentes en santé publique, en santé communautaire et en promotion de la santé ont amené Santé Canada à élaborer un discours qui intègre la gamme complète des facteurs individuels ou collectifs qui influent sur la santé. Le tableau 8-1 passe en revue les 12 déterminants de la santé actuellement acceptés par Santé Canada, donne une brève explication de chacun et présente certains exemples de résultats probants.

UN AUTRE JALON : LES RÉSULTATS PROBANTS

En juillet 2001, à Santé Canada, la Direction générale de la santé de la population et de la santé publique publie un document qui fait le lien entre les deux courants : promotion de la santé et santé de la population. Le document propose les huit stratégies suivantes :

TABLEAU 8-1

Déterminants de la santé et résultats probants selon Santé Canada

Les quatre grandes catégories de **déterminants de la santé** peuvent être associées à des facteurs personnels, sociaux, économiques et environnementaux. Ces facteurs sont multiples et agissent les uns sur les autres. Il peut s'agir de facteurs de risque ou, à l'opposé, de facteurs de protection. Un **facteur de risque** est une situation sociale ou économique, un état biologique ou un comportement qui peut engendrer une vulnérabilité plus grande à l'égard de problèmes de santé ou de la maladie. Un **facteur de protection** correspond à des ressources internes et externes qui protègent la santé des individus.

Déterminants de la santé	Explications	Exemples de résultats probants
Niveau de revenu et statut social	C'est le déterminant qui influe le plus sur la santé de la population à l'échelle nationale. Il renvoie plutôt à la distribution de la richesse qu'à son degré.	« Dans la fourchette des revenus les plus faibles, seulement 47 % des Canadiens disent avoir une santé très bonne ou excellente, alors qu'ils sont 73 % dans le groupe aux revenus les plus élevés. » « Les Canadiens à faibles revenus risquent davantage de décéder plus jeunes et de souffrir de maladies que ceux dont les revenus sont plus élevés, indépendamment de l'âge, du sexe, de la race et du lieu de résidence. »
Réseaux de soutien social	Ce déterminant pourrait être aussi important que les facteurs de risque tels que le tabagisme ou l'obésité. On évalue les réseaux de soutien social selon leur qualité et non selon leur quantité.	« Une vaste étude réalisée en Californie est arrivée à la conclusion que, aussi bien pour les hommes que pour les femmes, plus les gens ont de contacts sociaux et plus leurs taux de décès prématuré sont faibles. »
Éducation et alphabétisme	Le niveau de scolarité apporte des compétences qui donnent accès, notamment, au marché du travail et aux activités de la communauté.	« Les Canadiens qui n'ont pas de bonnes capacités de lecture et d'écriture sont plus exposés au chômage et à la pauvreté, risquent davantage d'avoir une mauvaise santé et de mourir plus tôt que les Canadiens qui maîtrisent la lecture et l'écriture. »
Emploi et conditions de travail	Le travail façonne en partie l'identité de l'individu.	« Les conditions de travail (physiques et psychosociales) peuvent avoir un effet marqué sur la santé et le bien-être affectif des gens. »

TABLEAU 8-1

Déterminants de la santé et résultats probants selon Santé Canada (suite)

Déterminants de la santé	Explications	Exemples de résultats probants
Environnements sociaux	Ce déterminant renvoie au soutien affectif et à la participation sociale de l'individu.	« Les femmes agressées éprouvent souvent des problèmes de santé physique et psychologique graves. Certaines sont même tuées. En 1997, 80 % des victimes d'homicide entre conjoints étaient des femmes, auxquelles il faut ajouter les 19 % de femmes tuées par un ami ou un ex-ami. »
Environnements physiques	Il s'agit des conditions physiques du milieu de vie, comme la qualité de l'air, de l'eau et du sol.	« La prévalence de l'asthme infantile, une maladie respiratoire fortement liée à la présence de contaminants dans l'air, a augmenté sensiblement au cours des deux dernières décennies, en particulier chez les enfants de 0 à 5 ans. On estimait que quelque 13 % des garçons et 11 % des filles de 0 à 19 ans (plus de 890 000 enfants et jeunes) souffraient d'asthme en 1996-1997. »
Habitudes de santé et capacité d'adaptation personnelles	Ce déterminant englobe les mesures prises par l'individu pour se protéger contre la maladie et favoriser l'autogestion de sa santé.	« Les comportements à risques multiples, notamment les combinaisons dangereuses d'alcool, de drogue et de conduite automobile, ou d'alcool, de drogue et de relations sexuelles non protégées, sont très élevés chez les jeunes, en particulier les jeunes hommes. »
Développement de la petite enfance	Plusieurs des problèmes de santé observés chez l'adulte résultent de facteurs qui trouvent leur origine dans les premières années de la vie.	« Les expériences vécues entre la conception et l'âge de six ans sont celles qui exercent la plus forte influence de toutes les périodes de la vie sur l'organisation et les ramifications des neurones du cerveau. Une stimulation positive au début de la vie facilite l'apprentissage et favorise de meilleurs comportements et une meilleure santé à l'âge adulte. »
Patrimoine biologique et génétique	Le fonctionnement des différents systèmes de l'organisme joue un rôle fondamental dans l'état de santé d'un individu.	« Des études sur le niveau d'instruction et la démence laissent entendre que le fait d'avoir étudié et d'avoir pu apprendre tout au long de sa vie peut doter le cerveau d'une réserve qui compense les pertes cognitives associées au vieillissement biologique. »
Services de santé	Les services de santé contribuent à la santé de la population.	« Le fait de transférer les soins dans la collectivité et à la maison soulève [...] des préoccupations au sujet de la charge financière, physique et émotive additionnelle imposée aux familles, en particulier aux femmes. »
Sexe social	Ce déterminant renvoie aux dimensions biologique et sociale du fait d'être une femme.	« Si les taux globaux de décès par cancer ont diminué pour les hommes, ils sont restés relativement constants chez les femmes, essentiellement à cause de l'augmentation du nombre de décès par cancer du poumon. Les jeunes filles ont maintenant davantage tendance à fumer que les garçons. Si l'augmentation du taux de tabagisme chez les jeunes femmes n'est pas combattue, les taux de cancer du poumon continueront à augmenter chez ces dernières. »
Culture	La culture est au cœur de plusieurs comportements de l'individu. Il suffit de penser, par exemple, à la manière dont chaque individu verbalise ses malaises.	« Malgré des améliorations importantes depuis 1979, les taux de mortalité infantile chez les autochtones, en 1994, étaient encore deux fois plus élevés que ceux de l'ensemble de la population canadienne. La prévalence des grandes maladies chroniques, notamment le diabète, les problèmes cardiaques, les cancers, l'hypertension, l'arthrite et les rhumatismes est aussi sensiblement plus élevée dans les milieux autochtones et semble être en augmentation. »

Source : *La santé de la population,* de Santé Canada, 2002, (page consultée le 20 janvier 2005), [en ligne], <www.hc-sc.gc.ca/hppb/ddsp/determinants/index.html>. Texte adapté et reproduit avec la permission du Ministre des Travaux publics et Services gouvernementaux Canada, 2005.

- Placer la santé des populations au centre des préoccupations.
- Examiner les déterminants de la santé et leurs interactions.
- Fonder les décisions sur des données probantes.
- Accroître les investissements en amont.
- Miser sur des stratégies multiples.
- Favoriser la collaboration entre les divers paliers et secteurs.
- Prévoir des mécanismes qui encouragent la participation du public.
- Démontrer une prise en charge des responsabilités quant aux résultats sur le plan de la santé. (Direction générale de la santé de la population et de la santé publique, 2001, p. 6)

Cette dernière stratégie, appelée «pratique fondée sur des résultats probants», constitue une remise en question des modèles traditionnels de gestion de la santé. Elle invite les intervenants de la santé, ainsi que les politiciens, à fonder leurs interventions et leurs choix de politiques sur des résultats de recherche et non uniquement sur des *a priori* ou la tradition. Le chapitre 2 présente différents aspects de cette stratégie. Fisher *et al.* (1998) croient que nous assistons, avec ce courant de pratique fondée sur des résultats probants, à l'émergence d'un nouveau paradigme. Selon eux, le paradigme actuel ne permet plus de définir adéquatement les problèmes dans le secteur de la santé, ni d'apporter des solutions valables. De fait, il est tellement déficient qu'il aurait atteint, en quelque sorte, ses limites. Toujours selon les mêmes auteurs, le concept de soins de santé fondés sur des résultats probants se ramène donc à la prestation de soins orientée par des décisions qui sont fondées sur des résultats et des informations «correctes, complètes, pertinentes et à jour» (Fisher *et al.,* 1998, p. 112). Cette équipe a proposé une définition de cette pratique, qui est la plus souvent reprise par différents auteurs: les soins de santé fondés sur des résultats probants désignent la «consultation consciencieuse, explicite et judicieuse des données les plus fiables, parmi toutes celles connues, pour décider des soins à prodiguer aux patients individuellement» (Fisher *et al.,* 1998, p. 112). Les termes clés à retenir sont *consciencieux, judicieux* et *à jour.* Nous vous invitons à revoir le tableau 8-1 sous ce nouvel éclairage.

Ces quelques concepts en lien avec la promotion de la santé permettent de constater que nous sommes passés d'un modèle de rétroaction simple, entre le système de soins et la pathologie, à un modèle complexe qui établit une relation entre la santé, d'une part, et les facteurs sociaux et individuels, d'autre part. Par ailleurs, le modèle de la promotion de la santé des individus est bel et bien devenu un modèle global de la santé de la population, puis un modèle de promotion de la santé de la population. Il reste à relever des défis de taille pour assurer à tous les individus un accès égalitaire à la santé, mais une étape importante vient d'être franchie dans la mise en œuvre d'une véritable politique de promotion de la santé.

Initiatives québécoises

La trajectoire du Québec en matière de promotion de la santé est relativement différente de celle du gouvernement du Canada et des autres provinces et territoires. Alors que, dans les années 1980, le reste du Canada adoptait un «nouveau» discours en promotion de la santé, le Québec y réagissait en entretenant une attitude ambiguë. O'Neill et Cardinal (1998) proposent d'examiner l'évolution des concepts en promotion de la santé au Québec en fonction de deux grandes périodes, soit de 1940 à 1986 et de 1986 à 1997. Pour ce qui est de la période postérieure, il sera question de différents documents qui ont influé sur les orientations en «promotion de la santé des communautés». Cette expression utilisée au Québec

> renvoie à un système social structuré de personnes vivant à l'intérieur d'un espace géographique précis (ville, village, quartier, arrondissement). Ces personnes ont une interaction sociale et partagent, entre elles et avec le lieu qu'elles habitent, certaines valeurs communes et des liens psychologiques démontrant ainsi une certaine conscience de leur identité en tant que communauté. (INSPQ, 2002, p. 17)

Hygiène publique

O'Neill et Cardinal (1998) subdivisent la période de 1940 à 1980 en quatre étapes distinctes. La première étape, qui s'étend de 1940 à 1950, correspond à une prise de conscience: l'importance qu'a l'éducation sanitaire dans l'amélioration de la santé des individus. À l'aube des années 1950, soit la deuxième étape, l'éducation sanitaire connaît son heure de gloire. À ce moment, les professeures en soins infirmiers et les infirmières ont accès à une formation officielle en hygiène publique. Durant l'étape de 1960 à 1973, le Québec vit à l'heure des différentes réformes du système de santé et de bien-être. On voit alors le ministère de la Santé réduire son implication en santé publique et, par ricochet, en éducation sanitaire. Dans la foulée des réformes, les services de «santé publique» deviennent les services de «santé communautaire» et se voient confier de nouvelles fonctions. De 1973 à 1986, soit la quatrième étape, le gouvernement procède à la mise en œuvre de différentes recommandations présentées dans le rapport de la Commission d'enquête sur les services de santé et les services sociaux (appelée «Commission Castonguay-Nepveu»). Le Conseil des affaires sociales et de la famille, organisme récemment créé, publie *Objectif: santé* (CASF, 1984). Bien que ce document propose une vision renouvelée de la promotion de la santé, il a peu d'impact sur les politiques gouvernementales et sur la pratique des professionnels.

Vision renouvelée de la promotion de la santé

Au cours de la seconde période, qui s'étend de 1986 à 1997, on favorise certaines initiatives, comme le mouvement Villes et villages en santé (VVS), le pendant d'un mouvement similaire dans le reste du Canada. Toutefois, il faut reconnaître que, au début des années 1990, le gouvernement québécois ne manifeste pas le même enthousiasme que le reste du Canada pour investir dans la promotion de la santé. Cette tiédeur s'expliquerait, selon O'Neill et Cardinal (1998, p. 23-25), par les facteurs suivants: perception d'une certaine inutilité du discours du gouvernement canadien, étant donné que le Québec réorganisait depuis au moins 15 ans ses services de santé; réserves des médecins en santé publique à l'égard d'une vision plus «politique» de leur profession; absence de programmes de formation spécifique en promotion de la santé ; adoption par le gouvernement provincial d'une vision néolibérale ; visibilité limitée des retombées politiques de la promotion de la santé ; quasi-absence de pouvoir d'influence des professionnels engagés dans ce domaine ; confusion dans la définition des concepts, la promotion de la santé étant considéré à la fois comme une idéologie et comme un ensemble de pratiques d'intervention.

Il faut tout de même admettre que le Québec a produit, de 1992 à 2004, un certain nombre de documents qui lui ont permis de clarifier ses orientations en matière de santé publique et de promotion de la santé. Ainsi, le ministère de la Santé et des Services sociaux publie *La politique de la santé et du bien-être* (MSSS, 1992a). Cette politique propose les actions à réaliser en vue d'améliorer l'état de santé et le bien-être de la population ainsi que de réduire les inégalités dans ce secteur. Trois convictions étayent cette politique :

- la santé et le bien-être résultent d'une interaction constante entre l'individu et son milieu ;
- le maintien et l'amélioration de la santé et du bien-être reposent sur un partage équilibré entre l'individu, les familles, les milieux de vie, les pouvoirs publics et l'ensemble des secteurs d'activité de la collectivité ;
- la santé et le bien-être de la population représentent *a priori* un investissement pour la société. (MSSS, 1992a, p. 11-12)

La même année, le ministère de la Santé et des Services sociaux (1992b) propose un *Cadre de référence pour l'élaboration du programme de santé publique et pour l'organisation du réseau de santé publique*. Ces deux documents, qui servent d'assise à la mise en œuvre du programme de santé publique, font ressortir la convergence de la santé publique et de la promotion de la santé dans l'esprit des intervenants au Québec.

Clarification des orientations

En 1997, le ministère de la Santé et des Services sociaux publie *Des priorités nationales de Santé publique, 1997-2002*, dont les principes directeurs sont les suivants :

- Agir et comprendre avant l'émergence des maladies et des problèmes.
- S'engager davantage auprès des communautés.
- S'engager davantage dans la lutte contre les inégalités en matière de santé et de bien-être.
- Intervenir de façon concertée et coordonnée. (MSSS, 1997, p. 25)

Dans la foulée, le gouvernement du Québec crée l'Institut national de santé publique du Québec (INSPQ) en 1998, nomme le premier directeur national de santé publique en 2001 et adopte la ***Loi sur la santé publique*** en décembre de la même année. Cette loi constitue une initiative structurante et encadre l'ensemble des actions en santé publique, et non uniquement les actions en cas de crise majeure comme c'était le cas dans le passé : la surveillance de l'état de santé de la population, la promotion de la santé, la prévention de la maladie et la protection de la santé. Cette loi précise les moyens dont disposent les intervenants pour atteindre les objectifs visés ainsi que les obligations liées à l'exercice de ces fonctions. Au niveau local, elle détermine les responsabilités du directeur régional et des CLSC. L'encadré 8-3 reprend le chapitre 1 du texte de loi.

ENCADRÉ 8-3

Extrait de la *Loi sur la santé publique*

CHAPITRE I

OBJET DE LA LOI

Protection, maintien et amélioration.	**1.** La présente loi a pour objet la protection de la santé de la population et la mise en place de conditions favorables au maintien et à l'amélioration de l'état de santé et de bien-être de la population en général. 2001, c. 60, a. 1.
Vigie sanitaire.	**2.** Certaines mesures édictées par la présente loi visent à permettre aux autorités de santé publique d'exercer une vigie sanitaire au sein de la population et à leur donner les pouvoirs pour intervenir lorsque la santé de la population est menacée.
Menace à la santé de la population.	Dans la présente loi, on entend par une menace à la santé de la population la présence au sein de celle-ci d'un agent biologique, chimique ou physique susceptible de causer une épidémie si la présence de cet agent n'est pas contrôlée.
Autorités de santé publique.	Les autorités de santé publique visées par la présente loi sont le ministre de la Santé et des Services sociaux, le directeur national de santé publique nommé en vertu de la Loi sur le ministère de la Santé et des Services sociaux (chapitre M-19.2) et les directeurs de santé publique nommés en vertu de la Loi sur les services de santé et les services sociaux (chapitre S-4.2) ou de la Loi sur les services de santé et les services sociaux pour les autochtones cris (chapitre S-5). 2001, c. 60, a. 2; 2002, c. 38, a. 13.
Prévention et promotion.	**3.** D'autres mesures édictées par la présente loi visent à prévenir les maladies, les traumatismes et les problèmes sociaux ayant un impact sur la santé de la population et à influencer de façon positive les principaux facteurs déterminants de la santé, notamment par une action intersectorielle concertée.
Objectifs.	Elles visent le maintien et l'amélioration de la santé physique, mais aussi de la capacité psychique et sociale des personnes d'agir dans leur milieu. 2001, c. 60, a. 3.

Surveillance continue.	**4.** Certaines mesures édictées par la présente loi visent enfin à ce que soit effectuée une surveillance continue de l'état de santé de la population en général et de ses facteurs déterminants afin d'en connaître l'évolution et de pouvoir offrir à la population des services appropriés.
Recherche et développement.	Les dispositions de la présente loi qui concernent la surveillance continue de l'état de santé ne s'appliquent pas aux activités de recherche ou de développement des connaissances effectuées, notamment par l'Institut national de santé publique du Québec, dans le domaine de la santé ou des services sociaux. 2001, c. 60, a. 4.
Actions générales.	**5.** Les actions de santé publique doivent être faites dans le but de protéger, de maintenir ou d'améliorer l'état de santé et de bien-être de la population en général et elles ne peuvent viser des individus que dans la mesure où elles sont prises au bénéfice de la collectivité ou d'un groupe d'individus. 2001, c. 60, a. 5.
Gouvernement lié.	**6.** La présente loi lie le gouvernement, ses ministères et les organismes mandataires de l'État. 2001, c. 60, a. 6.

Source : *Loi sur la santé publique,* du Gouvernement du Québec, 2001, L.R.Q., c. S-2.2, Québec : Gouvernement du Québec, (page consultée le 23 janvier 2005), [en ligne], <www.canlii.org/qc/legis/loi/s-2.2/20040901/tout.html>. Reproduction autorisée par Les Publications du Québec.

En 2002, l'Institut national de santé publique du Québec diffuse *La santé des communautés : perspectives pour la contribution de la santé publique au développement social et au développement des communautés.* On y définit le développement des communautés comme suit : « un processus de coopération volontaire, d'entraide et de construction de liens sociaux entre les résidents et les institutions d'un milieu local, visant l'amélioration des conditions de vie sur le plan physique, social et économique » (INSPQ, 2002, p. 16).

PROGRAMME NATIONAL DE SANTÉ PUBLIQUE

En 2003, le ministère de la Santé et des Services sociaux propose un ***Programme national de santé publique: 2003-2012***. On y précise les

> activités à mettre en œuvre au cours des prochaines années afin d'agir sur les déterminants qui influent sur la santé, dans ses dimensions physique et psychosociale, de façon à favoriser la santé et à empêcher que surgissent ou se développent les problèmes de santé et les problèmes psychosociaux à l'échelle de la population québécoise. (MSSS, 2003, p. 1)

Les fonctions sont d'une importance capitale, car « elles délimitent le champ d'action de la santé publique et, par le fait même, déterminent la nature des activités qui en font partie » (MSSS, 2003, p. 6). Les activités du programme sont fondées sur les fonctions suivantes de la santé publique :

Fonctions essentielles:

- *Surveillance continue de l'état de santé de la population et de ses déterminants.* Cette fonction « comprend les activités qui permettent d'évaluer l'état de santé de la population et de recueillir des données sur les déterminants de la santé afin d'en informer la population et les personnes qui s'occupent de la planification des services sociaux et de santé » (MSSS, 2003, p. 19).
- *Promotion de la santé et du bien-être.* Cette fonction « inclut l'ensemble des actions qui visent à influencer les déterminants de la santé de façon à permettre aux individus, aux groupes et aux communautés d'avoir une plus grande emprise sur leur santé par l'amélioration de leurs conditions et de leurs modes de vie » (MSSS, 2003, p. 19).
- *Prévention des maladies, des problèmes psychosociaux et des traumatismes.* Cette fonction « englobe des activités qui visent avant tout à réduire les facteurs de risque associés aux maladies, aux problèmes psychosociaux et aux traumatismes ainsi qu'à détecter les signes hâtifs des problèmes de santé ou des problèmes psychosociaux » (MSSS, 2003, p. 19).
- *Protection de la santé.* Cette fonction « regroupe les activités relatives à l'intervention des autorités auprès d'un individu, de groupes ou de toute la population en cas de menace, réelle ou appréhendée, pour la santé » (MSSS, 2003, p. 19).

Fonctions de soutien:

- *Réglementation, législation et politiques publiques ayant des effets sur la santé.* Cette fonction « inclut l'ensemble des activités qui visent à influer sur les règlements, les lois et les politiques de façon à ce qu'ils favorisent la santé et le bien-être de la population » (MSSS, 2003, p. 19).
- *Recherche et innovation.* Cette fonction « comprend un ensemble d'activités axées sur la production, la diffusion et l'application des connaissances scientifiques nécessaires à l'exercice des autres fonctions de santé publique ainsi qu'à l'innovation et au développement de l'expertise en santé publique » (MSSS, 2003, p. 19).
- *Développement et maintien des compétences des personnes travaillant en santé publique.* Cette fonction « englobe l'ensemble des activités visant à assurer le transfert des connaissances et des pratiques aux acteurs de la santé publique pour soutenir la mise en œuvre du programme et permettre à ces derniers d'avoir un rôle de meneurs dans les projets à réaliser dans les milieux de vie et les communautés » (MSSS, 2003, p. 19).

Le programme prévoit les six domaines d'intervention suivants :

- *Développement, adaptation et intégration sociale.* Ce domaine d'intervention « regroupe un ensemble de problèmes psychosociaux qui affectent autant les enfants et les adolescents que les adultes et les personnes âgées. Il s'agit notamment des problèmes d'abus, de négligence et de violence, des problèmes liés à la consommation de drogues et d'alcool, des problèmes de santé mentale et du suicide. Ce domaine inclut également certains problèmes se rapportant au développement et à la santé physique des jeunes enfants ainsi que des problèmes particuliers touchant l'adaptation sociale des enfants et des adolescents » (MSSS, 2003, p. 35).

- *Habitudes de vie et maladies chroniques.* Ce domaine d'intervention « traite des affections de ce type – soit les maladies cardiovasculaires, les cancers, le diabète, la maladie pulmonaire obstructive chronique, l'asthme, l'ostéoporose et l'obésité –, auxquelles s'ajoutent les maladies buccodentaires ainsi que les déterminants [...], en particulier trois habitudes de vie, soit le tabagisme, une alimentation déséquilibrée et la sédentarité » (MSSS, 2003, p. 42).
- *Traumatismes non intentionnels.* Ce domaine d'intervention « regroupe l'ensemble des blessures et des empoisonnements qui surviennent involontairement et qui, dans la plupart des cas, sont évitables » (MSSS, 2003, p. 48).
- *Maladies infectieuses.* Ce domaine d'intervention « regroupe les maladies qui sont causées par des agents biologiques transmis selon différents modes. Les symptômes et l'évolution des maladies infectieuses varient selon l'agent en cause, certains facteurs biologiques ou comportementaux reliés aux individus ou aux populations, l'environnement social et l'organisation du système de soins » (MSSS, 2003, p. 51).
- *Santé environnementale.* Ce domaine d'intervention « regroupe les problèmes de santé qui sont causés ou aggravés par la contamination biologique, chimique ou physique de l'air, de l'eau ou du sol. Les principaux problèmes sont : l'aggravation des maladies cardiorespiratoires occasionnée par la pollution et la chaleur accablante, les problèmes liés à la qualité de l'air intérieur, l'asthme allergique, la rhinite allergique, les problèmes liés à la qualité de l'eau, les cancers d'origine environnementale (peau, poumon et mésothéliome) ainsi que les intoxications d'origine environnementale » (MSSS, 2003, p. 58).
- *Santé en milieu de travail.* Ce domaine d'intervention « regroupe les problèmes de santé attribuables à l'exposition à des agresseurs physiques, chimiques ou biologiques en milieu de travail ainsi que les problèmes associés aux caractéristiques organisationnelles des milieux de travail » (MSSS, 2003, p. 64).

Les enjeux du programme de santé publique sont au nombre de quatre :

- *Diminution des problèmes psychosociaux.* «[C]es problèmes sont fréquemment liés les uns aux autres et se manifestent souvent très tôt dans la vie, ce qui entraîne des conséquences parfois lourdes pour les individus, les familles et les communautés. » (MSSS, 2003, p. 16)
- *Diminution de la mortalité prématurée évitable et diminution des incapacités ayant pour cause des maladies chroniques, des traumatismes non intentionnels et des troubles mentaux.*
- *Atténuation des effets du vieillissement de la population.* Cet enjeu porte particulièrement sur l'atténuation « des conséquences de ce vieillissement sur les personnes qui vivent des incapacités fonctionnelles et sur leur réseau de soutien naturel » (MSSS, 2003, p. 16).
- *Réduction des inégalités liées à la santé et au bien-être.*

Les stratégies retenues sont au nombre de cinq :

- *Renforcer le potentiel des personnes.* La santé et le bien-être des personnes passent par le soutien de la capacité des personnes à prendre des décisions et à exercer un meilleur contrôle sur leur vie (MSSS, 2003, p. 21-22).
- *Soutenir le développement des communautés.* Il s'agit de « favoriser et de soutenir la participation des personnes qui composent ces communautés à un processus visant à déterminer les problèmes de santé les plus importants pour elles et les solutions les plus appropriées à leur apporter » (MSSS, 2003, p. 22).
- *Participer aux actions intersectorielles favorisant la santé et le bien-être.* Tous les acteurs de la santé publique doivent collaborer avec ceux des autres secteurs afin de mettre en place des conditions permettant un développement durable (MSSS, 2003, p. 22).
- *Soutenir les groupes vulnérables.* Il est important d'agir sur les facteurs de vulnérabilité afin de réduire les écarts entre les différents groupes sociaux (MSSS, 2003, p. 22).
- *Encourager le recours aux pratiques cliniques préventives efficaces.* Les professionnels de la santé qui interviennent en première ligne « sont encouragés à promouvoir les comportements sains, à offrir du counselling ainsi qu'à déceler certains facteurs de risque et des problèmes encore asymptomatiques ou les premiers signes de problèmes de santé et de problèmes psychosociaux » (MSSS, 2003, p. 22-23).

La figure 8-1 ■ reproduit la structure du programme de santé publique pour 2003-2012.

Durant la même période, le ministère de la Santé et des Services sociaux propose un autre document : *Au féminin... à l'écoute de nos besoins. Objectifs ministériels et stratégies d'action en santé et bien-être des femmes* (MSSS, 2002). Ce document confirme la volonté du gouvernement d'instaurer une analyse et d'établir un mode d'action selon chaque sexe.

En 2003, le gouvernement du Québec crée les agences de développement de réseaux locaux de services de santé et de services sociaux pour remplacer les régies régionales de la santé et des services sociaux. Chacune de ces agences se voit confier différents mandats. Plus particulièrement, elles sont invitées à proposer des plans d'action régionaux de santé publique (PARSP). Ces programmes interpellent tant les décideurs que les intervenants du réseau de la santé et des services sociaux, plus particulièrement ceux de la Direction de santé publique et ceux des établissements à mission régionale, les centres de santé et de services sociaux (CSSS). Les plans régionaux précisent les actions qui doivent être entreprises par les instances locales afin d'atteindre les cibles prioritaires retenues dans le programme national de santé publique pour 2003-2012.

Définitions et concepts

Dans la littérature spécialisée, on note des différences considérables dans l'emploi des termes *promotion de la santé, prévention primaire, protection de la santé* et *prévention de la maladie.* Selon Edelman et Mandle (2002, p. 14), « la prévention est définie, au sens strict, comme le fait d'éviter l'apparition de

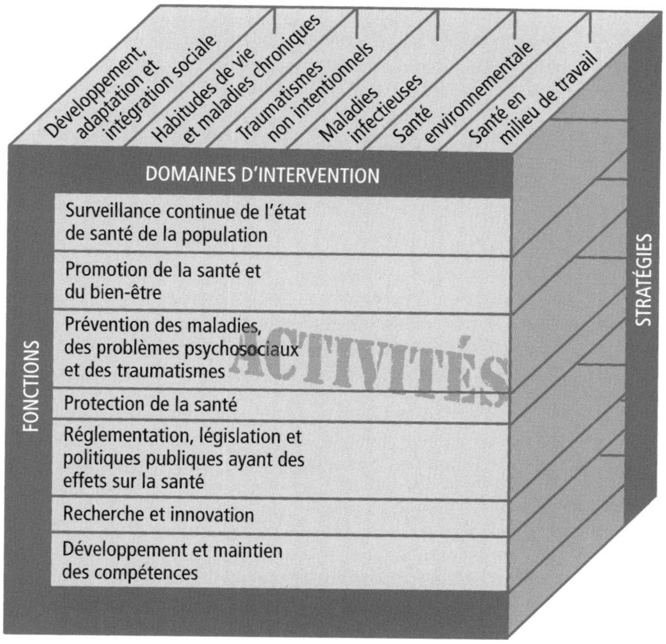

FIGURE 8-1 ■ **Structure du programme national de santé publique pour 2003-2012.** (Source : *Programme national de santé publique : 2003-2012,* (p. 7), du ministère de la Santé et des Services sociaux, 2003, Québec : Gouvernement du Québec, Direction générale de la santé publique (page consultée le 23 janvier 2005), [en ligne], <ftp.msss.gouv.qc.ca/publications/acrobat/f/documentation/2002/02-216-01.pdf>. Reproduction autorisée par Les Publications du Québec.)

maladies et, au sens large, comme l'ensemble des interventions visant à limiter la progression d'une maladie ». Ces auteurs considèrent que différents niveaux de prévention interviennent à divers stades de l'évolution d'une maladie. De leur côté, Leavell et Clark (1965) distinguent trois niveaux de prévention (primaire, secondaire et tertiaire), que cinq étapes recoupent :

- La **prévention primaire** met l'accent sur (1) la promotion de la santé et sur (2) la protection contre des problèmes de santé précis (par exemple, vaccination contre l'hépatite B) ; elle a pour objectif la réduction du risque ou de l'exposition des personnes et de la communauté à la maladie.
- La **prévention secondaire** met l'accent sur (3) la détermination rapide des problèmes de santé et sur (4) l'intervention rapide pour atténuer ces derniers ; elle a pour objectif la détermination des personnes qui en sont à un stade précoce d'une maladie et la réduction du risque potentiel d'invalidité.
- La **prévention tertiaire** met l'accent sur (5) la récupération et la réadaptation afin que la personne retrouve un niveau optimal de fonctionnement.

Niveaux de prévention et activités

Le tableau 8-2 présente des exemples d'activités selon les niveaux de prévention décrits par Leavell et Clark (1965). Soulignons le chevauchement possible des niveaux. Ainsi, dans le cas d'un infarctus, le personnel soignant et la personne soignée se fixent comme objectif la réduction du risque d'invalidité (prévention secondaire) ; on pourrait alors enseigner à cette personne comment modifier son mode et ses habitudes de vie. Ce type d'enseignement ressemble aux activités d'éducation à la santé qui sont davantage associées à la prévention primaire.

Pender, Murdaugh et Parsons (2002, p. 7) font une distinction entre la promotion de la santé et la protection de la santé (ou prévention de la maladie) : la **promotion de la santé** correspond aux « comportements visant à accroître le bien-être et à réaliser le plein potentiel de santé de la personne » ; la **protection de la santé** (ou **prévention de la maladie**) désigne les « comportements visant à éviter activement les maladies, à déceler rapidement celles-ci et à continuer de fonctionner dans les limites imposées par la maladie ». Soulignons que les motivations profondes de la personne peuvent varier en fonction du contexte. Les tableaux 8-3 et 8-4, tirés des *Perspectives de l'exercice de la profession d'infirmière* (OIIQ, 2004), mettent en lumière les différences entre ces deux concepts selon l'OIIQ. Ils font état des principes, des résultats escomptés, des éléments de l'exercice et des éléments organisationnels.

Il n'est pas toujours aisé de faire la distinction entre une activité de *promotion de la santé* et une activité de *protection de la santé*. C'est souvent une question de perspective. Prenons l'exemple d'un homme âgé de 40 ans qui décide d'entreprendre un programme d'exercice visant à réduire le risque de maladies cardiovasculaires ; sa principale activité est de marcher 2 km par jour. S'il le fait dans le but de réduire le risque d'affections cardiovasculaires, c'est une activité de protection de la santé ; s'il le fait pour améliorer son état global de santé et éprouver un sentiment de bien-être, il s'agit de promotion de la santé. En fait, il est préférable et souvent plus utile de concevoir les activités de promotion de la santé et les activités de protection de la santé comme étant des parties complémentaires d'un même processus plutôt que comme des éléments distincts, puisqu'elles influent toutes les deux sur l'état de santé de la personne.

Les activités de promotion de la santé s'adressent à tout le monde, peu importe la condition physique, l'état de santé ou l'âge de l'individu. Par exemple, les mesures de maîtrise du poids peuvent être tout aussi utiles aux personnes en bonne santé qu'à celles qui souffrent d'une affection cardiaque ou de problèmes articulaires. Les chapitres 22 et 23 traitent des activités de promotion de la santé selon le groupe d'âge.

Promotion de la santé et de la sécurité en fonction du milieu ou du groupe social

Des programmes de promotion de la santé et de la sécurité comportant différents services et activités sont accessibles à l'individu ou à la famille, que ce soit à domicile, en milieu communautaire, à l'école, en établissement de soins ou sur les lieux de travail (voir le tableau 8-5).

Modèles explicatifs des comportements liés à la santé

Plusieurs modèles ont été conçus pour tenter d'expliquer les comportements liés à la santé. Sur les traces de Côté (2001) et de Godin (1988), passons en revue, très brièvement, les modèles le plus souvent cités dans la littérature spécialisée.

TABLEAU 8-2

Niveaux de prévention selon Leavell et Clark (1965)

Description du niveau	Exemples
PRÉVENTION PRIMAIRE Il s'agit de promotion de la santé et de protection contre une affection donnée. La prévention primaire précède l'apparition d'une affection ou d'un problème de santé. Elle s'adresse à des individus et à des groupes en bonne santé.	▪ Éducation à la santé dans les domaines suivants : prévention des accidents et des empoisonnements ; principes de nutrition ; croissance et développement à tous les âges de la vie, etc. ▪ Vaccination. ▪ Évaluation des risques associés à une affection donnée. ▪ Planification des naissances et consultation conjugale. ▪ Assainissement de l'environnement et mise en place de conditions adéquates de logement, de loisirs et de travail.
PRÉVENTION SECONDAIRE La prévention secondaire met l'accent sur le dépistage précoce de la maladie, les interventions rapides et la préservation de la santé chez les personnes présentant des problèmes de santé. Elle inclut la prévention des complications et des incapacités.	▪ Programmes de dépistage (par exemple, test de dépistage de la surdité chez le nouveau-né, détection de l'hypertension). ▪ Enseignement des autoexamens visant à prévenir le cancer (par exemple, seins ou testicules). ▪ Évaluation de la croissance et du développement de l'enfant. ▪ Évaluation infirmière et prestation de soins de soutien à domicile, en établissement de soins dans le but de prévenir les complications (par exemple, préserver l'intégrité de la peau ; aider la personne malade à changer de position et à faire des exercices ; s'assurer que la personne malade se repose suffisamment, qu'elle est bien alimentée et hydratée ; favoriser l'élimination fécale et urinaire ; administrer les traitements médicaux, y compris la médication).
PRÉVENTION TERTIAIRE La prévention tertiaire débute à la suite d'une affection, lorsqu'une perte ou une incapacité est considérée comme stabilisée ou irréversible. Elle met l'accent sur le soutien favorisant la réadaptation de la personne, de manière que celle-ci retrouve un niveau optimal de fonctionnement dans les limites de son incapacité.	▪ Aiguillage de la personne ayant subi une colostomie vers un groupe de soutien. ▪ Enseignement à la personne atteinte de diabète pour la rendre capable de déceler les complications potentielles ou de les prévenir. ▪ Aiguillage de la personne atteinte d'une lésion de la moelle épinière vers un centre de réadaptation afin qu'on puisse lui prodiguer les soins nécessaires au développement maximal de ses capacités.

Le modèle des croyances relatives à la santé (*Health Belief Model* ou *HBM*) a été élaboré par Becker (1974). Ce chercheur postule que toute personne est en mesure d'entreprendre des actions de promotion de la santé et de prévention de la maladie si elle possède les connaissances suffisantes pour le faire et si elle considère que la santé est un élément important dans sa vie.

La théorie sociale cognitive de Bandura (1990) repose sur l'hypothèse que les comportements s'expliquent à partir des croyances que l'individu entretient à la fois sur l'efficacité de ses comportements et sur son efficacité personnelle.

Selon la théorie de l'action raisonnée de Fishbein et Ajzen (1975), c'est l'intention de la personne de faire un geste qui induit son comportement.

La théorie du comportement planifié d'Ajzen (1988) ajoute à la théorie précédente un autre concept : la perception que la personne a de sa maîtrise du comportement.

La théorie des comportements interpersonnels de Triandis (1980) s'appuie sur l'hypothèse qu'un individu qui a déjà eu un comportement donné répétera probablement ce comportement.

Enfin, le modèle de promotion de la santé, mis au point par l'infirmière américaine Nola J. Pender, fait l'objet de la section suivante.

Modèle de promotion de la santé (MPS) de Pender *et al.* (2002)

Le modèle de promotion de la santé (MPS) a été conçu au début des années 1980. La version originale du modèle mettait l'accent sur les comportements favorables à la santé plutôt que sur les comportements visant la protection de la santé ou la prévention de la maladie. Récemment, Pender *et al.* (2002) ont proposé une révision du modèle (figure 8-2 ▪), qui repose sur un certain nombre d'hypothèses (voir l'encadré 8-4). Le MPS révisé est un modèle qui met l'accent sur les compétences ou l'approche orientée ; il reflète la nature multidimensionnelle de l'individu en interaction avec ses semblables et avec son environnement dans sa recherche de la santé (Pender *et al.*, 2002, p. 68). Les variables du MPS et leurs relations sont décrites dans les sections suivantes.

CARACTÉRISTIQUES ET EXPÉRIENCES PERSONNELLES

Les facteurs personnels ou les caractéristiques individuelles, de même que les expériences de la personne, influent sur le comportement ciblé en promotion de la santé. La flexibilité du modèle de promotion de la santé permet de choisir les caractéristiques pertinentes par rapport au comportement visé en matière de santé.

TABLEAU 8-3

Promotion de la santé selon l'OIIQ (2004)

Principe

Tout client aspire à la santé et au bien-être. L'infirmière aide le client à appliquer les choix qu'il fait en respectant les capacités de celui-ci ; ces capacités peuvent varier dans le temps. Les choix du client sont tributaires de ses attentes, de ses ressources personnelles et de celles de son environnement.

Résultats escomptés chez le client	Éléments de l'exercice	Éléments organisationnels
Le client adopte des habitudes de vie saines et met à profit ses ressources personnelles et celles de son environnement. Il fait des choix qui lui permettent de maintenir ou d'améliorer sa santé et son bien-être.	L'infirmière aide le client à utiliser et à accroître son répertoire personnel de ressources de façon à maintenir ou à améliorer sa santé et son bien-être. Elle facilite l'échange de connaissances en matière de santé et aide le client à faire des choix. L'infirmière reconnaît les comportements acquis en matière de santé, et ses interventions tiennent compte de la façon dont le client apprend.	Des programmes de promotion de la santé sont disponibles. Les initiatives prises par l'infirmière pour mettre au point, à l'intention des clients, de nouvelles stratégies d'éducation pour la santé sont soutenues.
Le client participe à des activités qui améliorent la qualité de son environnement et l'aident à s'adapter aux contraintes de ce dernier.	L'infirmière détermine, en collaboration avec le client, les mesures qui favorisent un environnement sain, sécuritaire et stimulant.	L'application des initiatives des infirmières visant à améliorer l'environnement est facilitée.
Le client transmet dans son milieu l'information reçue.	L'infirmière forme des agents multiplicateurs et choisit avec le client les stratégies éducatives les plus pertinentes.	Des activités de formation sont organisées à l'intention des infirmières.

Source : *Perspectives de l'exercice de la profession d'infirmière*, (p. 13), de H. Lévesque-Barbès, 2004, Montréal : OIIQ, (page consultée le 11 janvier 2005), [en ligne], <www.oiiq.org/uploads/publications/autres_publications/ perspective2004.pdf>.

- ***Comportements antérieurs corrélatifs.*** Les comportements antérieurs comprennent les expériences passées, de même que les connaissances et les habiletés reliées à des actions de promotion de la santé. Les individus qui ont déjà réussi à intégrer un nouveau comportement dans leurs habitudes et qui en ont tiré des avantages seront plus disposés à s'engager dans une démarche pour modifier d'autres comportements. Par contre, les individus qui se sont déjà heurtés à des difficultés en tentant d'adopter un nouveau comportement gardent le souvenir d'une « course à obstacles », ce qui a un effet négatif sur leur engagement dans une autre démarche.
- ***Facteurs personnels.*** Les facteurs personnels sont soit biologiques (par exemple, âge, force, équilibre), soit psychologiques (par exemple, estime de soi, motivation personnelle), soit socioculturels (par exemple, race, origine ethnique, niveau d'éducation, situation socioéconomique). Certains facteurs personnels influant sur les comportements en matière de santé peuvent être modifiés, alors que d'autres, comme l'âge, ne peuvent pas l'être.

L'infirmière peut venir en aide à la personne en insistant sur les avantages que le nouveau comportement peut lui apporter, en lui enseignant comment franchir les obstacles pour intégrer ce comportement et en reconnaissant ses progrès par une rétroaction positive.

Les interventions infirmières portent généralement sur les facteurs personnels modifiables, mais il est tout aussi important de s'intéresser aux facteurs personnels immuables, comme les antécédents familiaux. Prenons le cas d'une femme dont les antécédents familiaux font état de nombreux cancers du sein : elle risque de négliger les autosoins (par exemple, autoexamen des seins) et la mammographie périodique. Compte tenu des antécédents familiaux, ce comportement pourrait alors être motivé soit par la peur de découvrir une tumeur, soit par la conviction qu'il est impossible d'éviter un cancer du sein. L'infirmière doit pouvoir reconnaître ce type de comportement afin de fournir plus de soutien et d'information. Elle doit faire comprendre à la personne que, en cas d'antécédents familiaux défavorables, le dépistage et le traitement rapides jouent un rôle particulièrement important dans l'accroissement des chances de guérison. Si on arrive à transformer la peur en espoir, l'espoir d'une détection précoce et donc d'une guérison, ce changement peut contribuer à modifier les attitudes et les comportements en matière de santé.

CONNAISSANCES ET ÉTAT AFFECTIF

Les connaissances et l'état affectif constituent un ensemble de variables très importantes sur le plan motivationnel dans l'acquisition et le maintien de comportements de promotion de

TABLEAU 8-4

Prévention de la maladie, des accidents et des problèmes sociaux selon l'OIIQ (2004)

Principe

Tout client peut être exposé à des risques liés à son état de santé, à des habitudes de vie, aux transitions de la vie ou à l'environnement. L'infirmière aide le client à déceler les problèmes potentiels liés à ces risques et à s'adapter aux problèmes actuels pour préserver sa santé et son bien-être.

Résultats escomptés chez le client	Éléments de l'exercice	Éléments organisationnels
Le client indique les facteurs de risque pour sa santé et reconnaît ses limites personnelles. Il désigne les habitudes de vie et les facteurs susceptibles de déclencher une infection, une maladie, un accident, une situation de crise ou de violence. Il applique des mesures de prévention.	L'infirmière élabore et met en œuvre, en collaboration avec le client et d'autres professionnels de la santé, des programmes de prévention des infections, des maladies, des accidents, des situations de crise ou de violence. Elle évalue les risques chez le client et lorsqu'elle décèle une situation à risque, elle détermine au plan thérapeutique infirmier les mesures préventives et les mécanismes de dépistage, de surveillance et de suivi appropriés. L'infirmière décide s'il y a lieu d'utiliser des mesures de contention pour protéger le client, après avoir évalué les autres solutions possibles et consulté les membres de l'équipe interdisciplinaire au besoin. Elle détermine au plan thérapeutique infirmier du client les paramètres de la surveillance clinique.	Des programmes de prévention des infections, des maladies, des accidents et des problèmes sociaux sont disponibles. Des programmes de soins portant sur le dépistage et l'intervention en présence de situations à risque, de situations de crise ou de violence sont mis en œuvre en fonction des besoins des clients et des risques liés à l'environnement. Toute la documentation relative à l'application des programmes de prévention et des programmes de soins est accessible aux infirmières (par ex. : Protocole d'immunisation du Québec, protocole d'application des mesures de contention de l'établissement).
Le client connaît les mesures diagnostiques qu'il subit pour des fins de dépistage. Il connaît le vaccin qui lui est administré.	L'infirmière initie des mesures diagnostiques à des fins de dépistage et procède à la vaccination dans le cadre d'activités relevant du domaine de la santé publique.	

Source : *Perspectives de l'exercice de la profession d'infirmière,* (p. 14-15), de H. Lévesque-Barbès, 2004, Montréal : OIIQ, (page consultée le 11 janvier 2005), [en ligne], <www.oiiq.org/uploads/publications/autres_publications/perspective2004.pdf>.

la santé. Les connaissances liées à un comportement donné forment un « noyau » critique, car il est possible de les modifier par des interventions infirmières.

- ***Perception des bénéfices escomptés de l'action.*** L'anticipation de bénéfices ou de résultats positifs influence une personne dans sa décision d'adopter des comportements de promotion de la santé et en facilite le maintien (par exemple, amélioration de la condition physique, réduction du degré de stress vécu). Une expérience antérieure positive reliée au comportement ciblé ou l'observation de personnes ayant adopté ce type de comportement constituent également des facteurs de motivation.
- ***Perception des obstacles à l'action.*** Les perceptions de la personne relativement au temps disponible, aux inconvénients, aux coûts et à la difficulté de réaliser l'action sont susceptibles de constituer des obstacles (imaginaires ou réels). Les obstacles à l'action que la personne perçoit influent sur ses comportements de promotion de la santé en diminuant son engagement dans un plan d'action.
- ***Perception de l'efficacité personnelle.*** Ce concept renvoie à la conviction d'être capable d'adopter le comportement requis pour obtenir le résultat souhaité (par exemple, suivre assidûment un programme d'exercice en vue de perdre du poids). Il arrive souvent que les personnes qui doutent fortement de leurs capacités réduisent leurs efforts et finissent par abandonner, alors que les personnes qui sont convaincues de leur efficacité personnelle déploient plus d'efforts pour faire face à un problème ou à une difficulté.
- ***Affects associés à l'action.*** Les sentiments subjectifs que les personnes éprouvent avant, pendant et après une action déterminent en partie la répétition ou le maintien du nouveau comportement. Comment l'individu réagit-il lorsqu'il pense au comportement ? Considère-t-il ce comportement comme amusant, agréable ou désagréable ? Si un comportement suscite un affect positif ou une réaction émotionnelle favorable, la personne aura tendance à répéter ce comportement, tandis qu'elle sera portée à éviter un comportement qu'elle associe à un affect négatif.

TABLEAU 8-5

Programmes de promotion de la santé et de la sécurité en fonction du milieu ou du groupe social

Milieu ou groupe social	Programme
Municipalités	Mise en forme physique Prévention des incendies (par exemple, changement de piles dans les détecteurs de fumée) Installation d'un siège pour bébé dans la voiture
Établissement de soins	Mise en forme cardiorespiratoire pour le personnel soignant et l'ensemble de la population Dépistage (par exemple, hypertension, diabète, etc.)
Milieu scolaire	Habitudes d'hygiène Saines habitudes de vie (par exemple, principes de nutrition, non-utilisation de drogues, pratiques sexuelles sécuritaires, etc.) Violence familiale et mauvais traitements à l'égard des enfants Fonctionnement normal du cœur Importance de la qualité de l'air et de l'eau
Milieu de travail	Dépistage (par exemple, hypertension ou surdité) Gestion du stress Mise en forme
Personnes retraitées	Conditionnement physique Dépistage (par exemple, violence, pertes cognitives, etc.) Gestion de l'état de santé

ENCADRÉ 8-4

Hypothèses sous-jacentes au modèle révisé de la promotion de la santé de Pender *et al.* (2002)

- Les individus s'efforcent de créer des conditions de vie qui leur permettent de s'épanouir pleinement sur le plan de la santé.
- Les individus sont capables de se connaître eux-mêmes par la réflexion et, notamment, d'évaluer leurs propres compétences.
- Les individus accordent une certaine valeur à la croissance s'ils la considèrent comme positive et s'ils tentent d'atteindre un équilibre acceptable entre le changement et la stabilité.
- Les individus cherchent à maîtriser activement leur comportement.
- Les individus, dans toute leur complexité biopsychosociale, interagissent avec leur milieu ; les individus et le milieu influent l'un sur l'autre.
- Les professionnels de la santé font partie intégrante de l'environnement du réseau interpersonnel des individus et exercent sur ces derniers une influence tout au long de leur vie.
- La restructuration des interactions habituelles entre les individus et leur milieu est essentielle au changement de comportement.

Source : *Health Promotion in Nursing Practice,* 4e éd., (p. 120-122), de N. J. Pender *et al.*, 2002, Upper Saddle River (New Jersey) : Prentice Hall. Traduit et reproduit avec l'autorisation de Pearson Education, Inc., Upper Saddle River, NJ.

- ***Influence de l'entourage.*** On entend, par influence de l'entourage, les perceptions qu'une personne a des comportements, des croyances et des attitudes des autres. La famille, les pairs et les professionnels de la santé sont susceptibles d'influer sur les comportements de promotion de la santé de la personne. Les attentes de l'entourage et des proches, le soutien social et le modelage (apprentissage par l'observation des autres) sont autant d'éléments qui influent sur la personne ; ainsi, les encouragements de nature émotionnelle peuvent s'avérer très efficaces.

- ***Facteurs conjoncturels.*** Ces facteurs influent directement ou indirectement sur les comportements de promotion de la santé ; ils comprennent la perception des choix possibles, les caractéristiques de la demande et les éléments esthétiques de l'environnement. Par exemple, la perception qu'une personne a des choix qui s'offrent à elle peut correspondre à la facilité de mettre en pratique certaines solutions de rechange saines (par exemple, choisir des aliments santé au restaurant et même dans les distributeurs automatiques). Les caractéristiques de la demande sont susceptibles d'influer directement sur les comportements en matière de santé. Il suffit de penser à certaines politiques d'établissement, comme l'adoption d'un règlement qui prescrit l'utilisation d'un équipement de sécurité ou qui instaure un environnement sans fumée. Les personnes sont davantage capables d'adopter des comportements

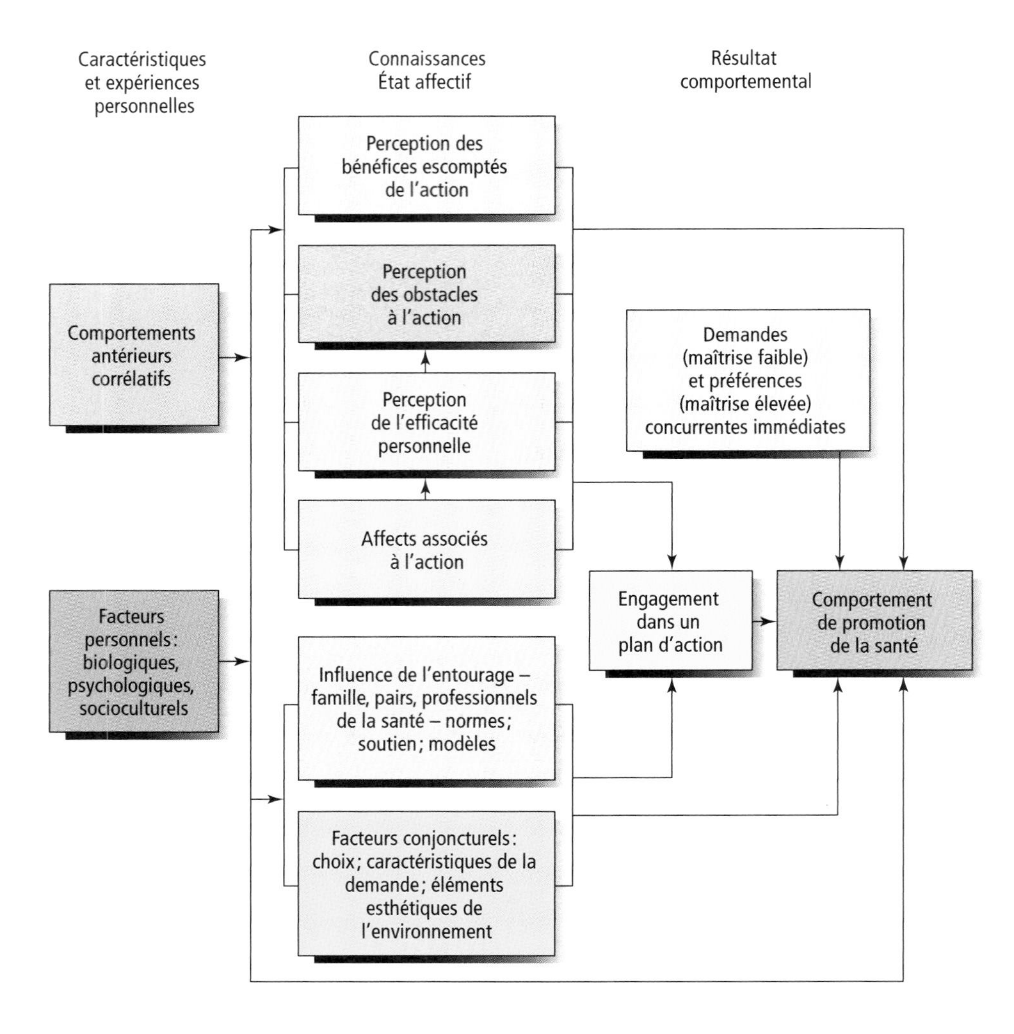

FIGURE 8-2 ■ **Modèle révisé de la promotion de la santé selon Pender.** (Source : *Health Promotion in Nursing Practice,* 4e éd., (p. 60), de N. J. Pender *et al.,* 2002, Upper Saddle River (New Jersey) : Prentice Hall. Traduit et reproduit avec l'autorisation de Pearson Education, Inc., Upper Saddle River, NJ.)

de promotion de la santé dans un environnement où elles se sentent à l'aise que dans un environnement où elles se sentent aliénées. Un environnement à la fois sécuritaire et profitable fait partie des caractéristiques esthétiques et facilite l'adoption de comportements de promotion de la santé.

RÉSULTAT COMPORTEMENTAL

- ***Demandes et préférences concurrentes immédiates.*** On entend, par *demandes concurrentes,* les comportements sur lesquels la personne a peu de maîtrise. Par exemple, il arrive que des imprévus au travail ou des responsabilités familiales entrent en conflit avec une séance planifiée dans un centre de conditionnement physique. Dans ce contexte, les conséquences négatives associées au fait de ne pas assumer ses responsabilités sont plus importantes que celles provoquées par un accroc au programme d'exercice. On entend, par *préférences concurrentes,* les comportements sur lesquels une personne a une maîtrise élevée, pour autant qu'elle ait une bonne capacité d'autorégulation (c'est-à-dire qu'elle ne « laisse pas tomber »). Par exemple, la personne qui choisit un aliment riche en gras plutôt qu'un autre moins riche parce que le premier a meilleur goût « laisse tomber » en cédant à un désir suscité par une préférence concurrente.
- ***Engagement dans un plan d'action.*** L'engagement dans un plan d'action fait intervenir deux processus : l'engagement lui-même et la détermination de stratégies précises dont le but est d'adopter et de renforcer le comportement ciblé. Les stratégies jouent un rôle important, car l'engagement seul se réduit souvent aux « bonnes intentions », sans mener à l'adoption effective du comportement.
- ***Comportement de promotion de la santé.*** Le comportement de promotion de la santé a comme objectif l'obtention de résultats positifs sur la santé (résultats escomptés selon le modèle). Les comportements de promotion de la santé devraient permettre d'améliorer l'état de santé, les habiletés fonctionnelles et la qualité de vie à tout âge (Pender *et al.* 2002, p. 68-74).

Modèle des stades du changement de comportement élaboré par Prochaska, Norcross et DiClemente (1994)

On a proposé plusieurs modèles de changement de comportement. Le **modèle des stades de changement de comportement** (**modèle transthéorique de changement de comportement** ou **MTT**) a été élaboré par Prochaska, Norcross et DiClemente (1994) dans les années 1980 et popularisé dans les années 1990. Ce modèle porte le qualificatif de « transthéorique » ou « métathéorique », car il fait appel à plusieurs théories. Bien qu'il ait été conçu pour expliquer comment certaines personnes réussissent à abandonner l'usage de la cigarette, certains chercheurs l'ont utilisé pour étudier d'autres comportements associés à la santé. Le modèle comporte plusieurs construits : une variable à 6 niveaux, qui sert à mesurer les stades du changement, constitue la variable centrale (cadre organisationnel) et représente la dimension temporelle du modèle ; à cette dernière se greffent 10 variables, qui représentent des processus de changement, et 4 autres variables, qui servent à mesurer deux processus cognitifs (Côté, 2001 ; Côté et Godin, 2003). Les sections suivantes portent uniquement sur les six stades du changement de comportement : (1) précontemplation ; (2) contemplation ; (3) préparation ; (4) action ; (5) maintien ; (6) conclusion. Selon ce modèle, si la personne ne réussit pas à maintenir le comportement modifié, on parle alors de rechute. Le changement d'un comportement en matière de santé est un cheminement « en spirale », dans lequel la personne progresse par étape. Au cours du premier stade, la personne ne songe pas vraiment à modifier un comportement donné, alors qu'au dernier stade elle est en mesure de maintenir le comportement modifié (figure 8-3 ■).

Stade de précontemplation

Le **stade de précontemplation** se caractérise par le fait que la personne ne ressent pas le besoin d'un changement ou nie avoir un problème ; elle pense que ce sont les autres qui ont un problème et elle désire donc qu'*ils* changent leur comportement. Elle n'envisage pas de modifier son comportement, et les informations sur ce dernier ne l'intéressent nullement. Certaines personnes croient qu'elles n'ont aucune maîtrise sur le comportement en question ; elles sont donc sur la défensive lorsqu'on leur donne des informations, car elles pensent qu'il s'agit d'une situation sans issue. Les personnes qui ont déjà essayé de modifier leur comportement sans y parvenir considèrent que c'est une question de fatalité et que le changement leur est impossible ; les professionnels de la santé disent souvent de ces personnes qu'elles ne sont ni intéressées ni motivées ou, encore, qu'elles refusent toute forme d'aide.

Stade de contemplation

La personne qui se situe au **stade de contemplation** reconnaît avoir un problème et elle envisage sérieusement d'adopter un nouveau comportement. Elle recueille de l'information et élabore des plans pour modifier ce comportement dans un proche avenir. Elle n'est toutefois pas nécessairement prête à passer à l'action. Certaines personnes restent au stade de la contemplation pendant plusieurs mois ou années. Lorsque le « contemplatif » s'engage dans le stade suivant, deux changements de pensée s'opèrent : il se concentre sur la solution plutôt que sur le problème et il pense davantage à l'avenir qu'au passé (Prochaska *et al.*, 1994, p. 43).

Stade de préparation

Le **stade de préparation** est caractérisé par la décision de changer et l'envie d'agir. Il commence donc quand la personne entreprend des activités cognitives et comportementales qui la préparent au changement. La personne a l'intention d'entreprendre une action dans un délai rapproché (30 jours). C'est durant ce stade qu'elle parachève ses plans pour réaliser le changement. Certaines personnes ont déjà commencé à modifier légèrement leur comportement au cours de la dernière année (par exemple, ne plus sucrer le café). À ce stade, la personne planifie réellement le changement et tente de changer.

Stade d'action

Le **stade d'action** commence quand la personne met en application des stratégies comportementales et cognitives pour remplacer son comportement habituel par un autre. Les actions que la personne choisit doivent entraîner une diminution des risques pour la santé. Ces actions doivent être poursuivies durant au moins six mois. C'est le stade qui exige le plus d'investissement en temps et en énergie.

Stade de maintien

Durant le **stade de maintien,** la personne intègre l'habitude du nouveau comportement à son mode de vie. Ce stade prend fin seulement lorsque la personne n'est plus tentée de revenir à son ancien comportement nocif. Ce stade dure environ cinq ans. À moins que la personne ne fasse preuve d'une volonté de persister, il y a **rechute**, c'est-à-dire une régression qui la ramène généralement au stade de précontemplation ou de contemplation (Prochaska *et al.*, 1994, p. 45).

Stade de conclusion

Le **stade de conclusion** est l'atteinte de l'objectif : la personne est intimement convaincue que son problème initial ne présente plus ni tentation ni danger. Dans le cas de certains comportements, les spécialistes ne s'entendent pas : certains parlent d'élimination du problème, alors que d'autres croient que la phase de maintien se prolonge indéfiniment. Dans le cas d'une personne alcoolique ou héroïnomane, on pourrait penser que c'est la phase de maintien qui se prolonge, car il arrive souvent que ces personnes fassent une rechute après plusieurs années d'abstinence.

Le modèle précise que les six stades se produisent en spirale : les personnes réalisent généralement les stades dans l'ordre, mais elles peuvent à n'importe quel moment régresser à un stade antérieur. En fait, les personnes qui tentent de modifier elles-mêmes leur comportement passent plusieurs fois et de façon cyclique par les différents stades avant de réussir à atteindre le dernier stade et à sortir de la spirale (Prochaska *et al.*, 1994, p. 47-48). La majorité des personnes qui régressent retournent au stade de contemplation. Elles pensent alors à ce qu'elles ont appris et se préparent à reprendre le stade d'action. L'encadré 8-5 propose une méthode simple d'autoévaluation pour déterminer le stade du changement auquel on se situe.

Conclusion
• Aucune crainte de rechute.
Maintien
• Intégration du nouveau comportement dans le mode de vie.
Action
• Changement de comportement et modification du milieu.
Contemplation
• Reconnaissance du problème.
• Recherche des causes et des solutions possibles.
• Préparation nécessaire avant l'engagement dans l'action.
Préparation
• Planification de l'action.
• Derniers ajustements avant de commencer à changer de comportement.
Précontemplation
• Déni du problème.
• Impression que la situation est sans issue.
Rechute
• Occasion d'apprendre en réfléchissant sur l'expérience vécue et de faire de nouveaux efforts pour changer.

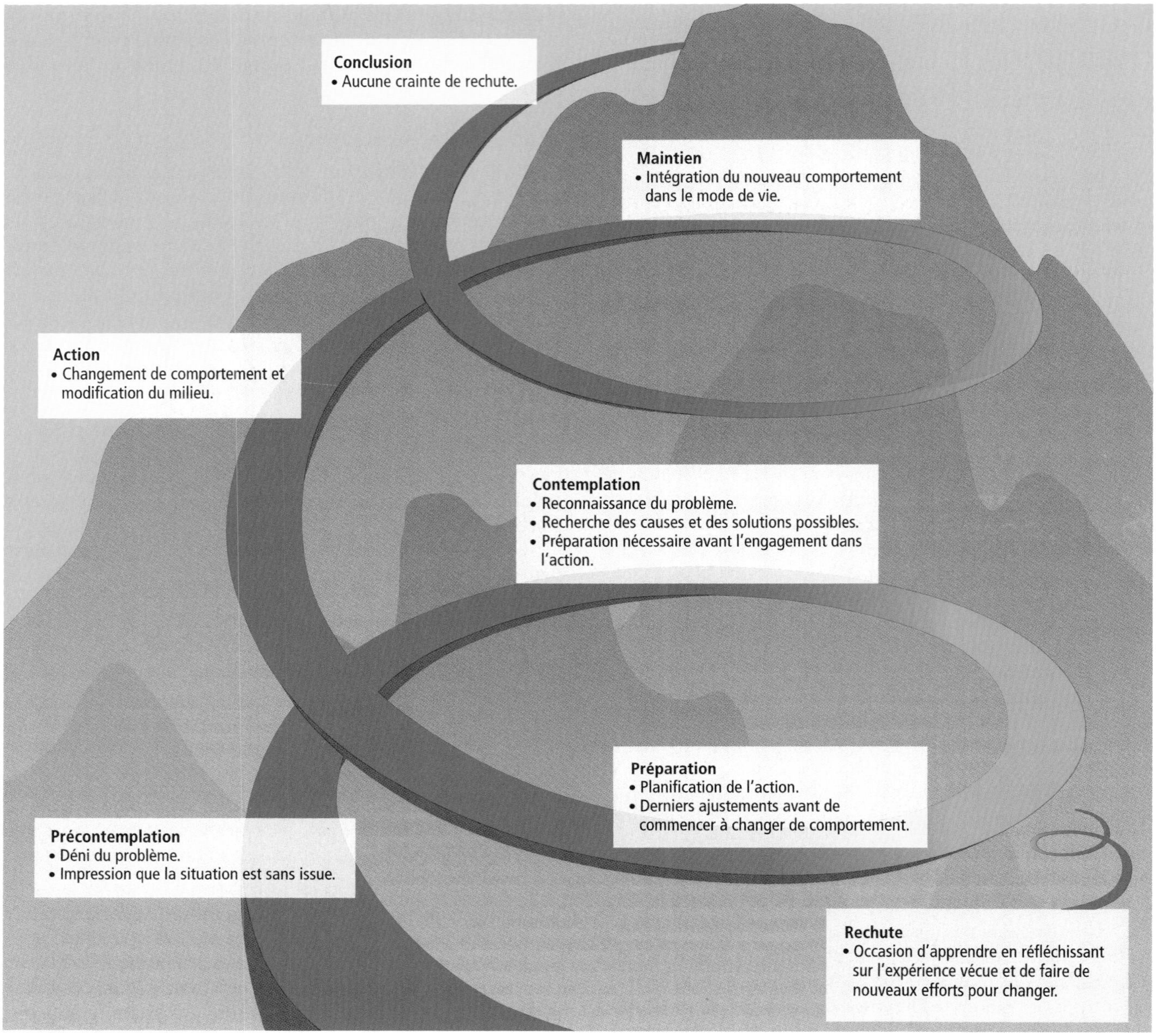

FIGURE 8-3 ■ Le franchissement des stades du changement se fait rarement de façon linéaire. La majorité des gens passent plusieurs fois par les différents stades. La personne qui passe à l'action et a une rechute (c'est-à-dire qu'elle repasse par toutes les phases antérieures ou certaines d'entre elles) a plus de chances de réussir en recommençant que la personne qui n'entreprend jamais d'action. (Source : *Changing for Good,* de J. O. Prochaska *et al.*, 1994. New York : Avon Books/Harper Collins.)

Rôle de l'infirmière en promotion de la santé

Les personnes et les communautés qui désirent assumer une plus grande part de responsabilité par rapport à leur propre santé et à leurs autosoins ont besoin d'éducation sanitaire. L'importance grandissante accordée à la promotion de la santé fournit à l'infirmière l'occasion d'y accroître l'influence de sa profession, de diffuser de l'information qui soit véritablement utile pour la population et d'aider des personnes et des communautés à modifier des comportements en matière de santé depuis longtemps acquis.

Le large éventail de programmes en promotion de la santé comprend les suivants : diffusion d'information, évaluation des risques pour la santé et le bien-être, modification du mode de vie ou du comportement, maîtrise de la qualité de l'environnement.

Diffusion d'information

La diffusion d'information est probablement le moyen le plus utilisé par les infirmières en matière de promotion de la santé. Il existe de nombreux moyens de diffusion pour faire connaître au public les risques associés à certains modes de vie et comportements, de même que les bénéfices résultant d'un changement

ENCADRÉ 8-5

Autoévaluation pour déterminer votre stade de changement

Vous essayez de changer un comportement problématique. Répondez oui ou non à chacun des énoncés suivants. Ensuite, déterminez le stade où vous vous situez.

1. J'ai résolu mon problème depuis plus de six mois.
2. Au cours des six derniers mois, j'ai pris des mesures pour résoudre mon problème.
3. J'ai l'intention de passer à l'action au cours des 30 prochains jours.
4. J'ai l'intention de passer à l'action au cours des six prochains mois.

INTERPRÉTATION DES RÉPONSES

Non à tous les énoncés : vous êtes au stade de précontemplation.

Oui à l'énoncé 4 et *non* à tous les autres énoncés : vous êtes au stade de contemplation.

Oui aux énoncés 3 et 4 et *non* aux autres énoncés : vous êtes au stade de préparation.

Non à l'énoncé 1 et *oui* à l'énoncé 2 : vous êtes au stade d'action.

Oui à l'énoncé 1 : vous êtes au stade de maintien.

Source : *Changing for Good*, (p. 68), de J. O. Prochaska *et al.*, 1994. New York : Avon Books/HarperCollins Publishers.

de ces comportements et d'une amélioration de la qualité de vie. Les panneaux publicitaires, les affiches, les dépliants, les articles de journal, les livres et les foires de la santé sont autant de moyens de diffusion d'information dans le domaine. L'abus d'alcool et de drogues, la conduite en état d'ébriété, l'hypertension et l'utilité de la vaccination figurent au nombre des sujets dont il est souvent question. La diffusion d'information permet de renseigner et de sensibiliser les individus et les communautés sur de saines habitudes de vie.

Dans la planification de la diffusion d'information, plusieurs facteurs importants entrent en ligne de compte, comme les caractéristiques culturelles et les groupes d'âge. Pour atteindre le plus efficacement possible les résultats escomptés, il faut se préoccuper de bien choisir l'endroit et la méthode pour diffuser l'information. Par exemple, une bonne partie des personnes âgées d'origine haïtienne se tournent vers leur Église à la fois pour obtenir un soutien social et pour pratiquer leur religion. Pour ce groupe de personnes, l'église est donc souvent un lieu approprié pour tenir une rencontre sur la santé ou même des discussions en petits groupes sur divers sujets reliés à la santé. L'église constitue en quelque sorte un moyen de diffusion d'information : c'est un environnement connu et perçu comme sécuritaire par les personnes de ce groupe d'âge culturel.

Il est tout aussi essentiel de connaître les sources de « désinformation ». Le publipostage massif est un stratagème de mise en marché largement employé pour promouvoir la vente des vitamines, des herbes et des suppléments alimentaires prétendument miraculeux. Cette forme de publicité s'adresse tout particulièrement aux personnes âgées qui pourraient privilégier les achats par la poste en raison des difficultés éprouvées pour se déplacer.

Évaluation des risques pour la santé et le bien-être

Les programmes d'évaluation des risques pour la santé et le bien-être servent à sensibiliser les personnes à leur propre mode de vie. Ils servent aussi à motiver les personnes dans la réduction de certains risques par l'adoption de saines habitudes de vie. En matière de bien-être, on privilégie l'amélioration à l'aide de méthodes positives, par opposition aux approches fondées sur les facteurs de risque. Il existe un large éventail d'outils pour effectuer ce genre d'évaluation. Le faible coût d'utilisation des outils informatisés permet d'y recourir dans l'enseignement et dans le monde du travail.

Modification du mode de vie ou du comportement

Les programmes visant la modification du mode de vie ou du comportement exigent la participation des personnes ; ils visent à améliorer la qualité de vie et l'espérance de vie. Les personnes envisagent généralement d'apporter des changements à leur mode de vie après avoir été informées de la nécessité de le faire et après avoir pris conscience des bénéfices escomptés. Plusieurs programmes, conçus pour des groupes ou des individus, portent notamment sur la maîtrise du stress, la sensibilisation en matière de nutrition, la maîtrise du poids, le renoncement au tabac et la pratique régulière d'activités physiques.

Maîtrise de la qualité de l'environnement

Le rejet sans cesse croissant de polluants d'origine humaine dans l'environnement a mené à l'élaboration de programmes particuliers. Les polluants présents dans l'air, les aliments et l'eau risquent de nuire à la santé des futures générations. Les principales préoccupations des groupes environnementaux ont trait aux déchets toxiques ou radioactifs, aux centrales nucléaires, à la pollution de l'air ou de l'eau et à l'utilisation de pesticides ou d'herbicides.

Les activités infirmières en promotion de la santé, y compris les programmes dont il vient d'être question, reposent sur la collaboration tant avec les personnes en général qu'avec les autres professionnels de la santé, y compris les médecins. Le rôle de l'infirmière consiste à travailler *avec* les gens, et non *pour* eux, c'est-à-dire que l'infirmière doit favoriser chez la personne le processus d'évaluation et de compréhension de la santé. Ainsi, pour remplir son rôle en promotion de la santé, l'infirmière peut intervenir comme porte-parole, consultante, enseignante ou coordonnatrice de services (voir l'encadré 8-6).

L'infirmière est appelée à travailler avec des personnes appartenant à divers groupes d'âge et structures de cellules familiales. Elle peut aussi être affectée à une population donnée, tels les nouveaux parents, les enfants d'âge scolaire ou les

ENCADRÉ 8-6

Rôle de l'infirmière en promotion de la santé

- Donner l'exemple et fournir des modèles de comportements et d'attitudes associés à un mode de vie sain.
- Aider les personnes à déterminer, à atteindre et à évaluer leurs objectifs de santé.
- Enseigner aux personnes des stratégies d'autosoins qui visent à améliorer la condition physique, l'alimentation et les relations interpersonnelles, ainsi qu'à maîtriser le stress.
- Aider les personnes, les familles et les communautés à améliorer leur état de santé.
- Enseigner aux personnes comment utiliser efficacement les services de santé.
- Aider les personnes, les familles et les communautés à définir et à adopter des comportements sains.
- Guider les personnes dans leur apprentissage de stratégies efficaces de résolution de problèmes et de prise de décision.
- Renforcer les comportements sains des personnes et des familles.
- Promouvoir dans la communauté les changements qui améliorent la qualité de l'environnement.

adultes. Dans tous les cas, la démarche infirmière est un outil fondamental en promotion de la santé. La démarche est en effet la même que dans sa pratique en général, mais l'accent est mis sur l'enseignement d'autosoins, qu'on s'adresse à un individu ou à la famille. En promotion de la santé, la personne adulte peut choisir ses objectifs, déterminer les stratégies à employer et assumer la responsabilité de la réussite qui en découle.

Démarche systématique et promotion de la santé

L'évaluation exhaustive de l'état de santé de la personne est fondamentale en promotion de la santé. Compte tenu de son autonomie grandissante dans la prestation de soins aux personnes, l'infirmière doit améliorer ses compétences en matière d'évaluation si elle veut disposer de données significatives pour la planification des soins et des traitements.

DÉMARCHE SYSTÉMATIQUE dans la pratique infirmière

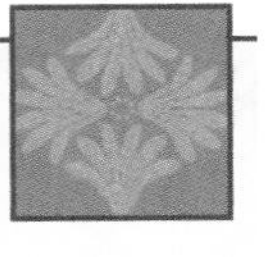

Collecte des données

La collecte des données comprend les éléments suivants : anamnèse et examen physique ; évaluation de la condition physique ; évaluation du mode de vie ; évaluation de la santé spirituelle ; examen du réseau de soutien social ; évaluation des risques pour la santé ; examen des croyances relatives à la santé ; évaluation du niveau de stress.

Anamnèse et examen physique

L'anamnèse et l'examen physique permettent de détecter des problèmes de toutes sortes. Il faut tenir compte de l'âge de la personne lorsqu'on recueille les données. Par exemple, l'évaluation des risques liés à l'environnement et l'examen du statut vaccinal doivent tenir compte de l'âge de la personne. L'évaluation nutritionnelle est un élément important de l'anamnèse : la collecte des données sur les habitudes alimentaires doit prendre en considération l'âge et de la masse corporelle de la personne. Pour en apprendre davantage sur l'évaluation nutritionnelle clinique, voir le chapitre 45.

Évaluation de la condition physique

Pour évaluer la condition physique de la personne, l'infirmière tient compte des éléments physiologiques et morphologiques suivants : endurance musculaire, souplesse, composition corporelle et endurance cardiovasculaire. Les publications consacrées à la condition physique contiennent des directives précises sur la mesure de ces paramètres et sur leurs valeurs optimales chez les hommes, les femmes et les enfants. Au cours des épreuves de force ou d'endurance musculaire administrées à une personne âgée, il faut être à l'affût des signes de fatigue. Pour en apprendre davantage sur le sujet, voir le chapitre 42.

Évaluation du mode de vie

L'évaluation du mode de vie porte surtout sur les habitudes qui influent sur la santé de la personne. On évalue généralement les aspects suivants du mode de vie : activité physique, habitudes alimentaires, maîtrise du stress et consommation de tabac, d'alcool ou de drogues. Il arrive qu'on tienne compte d'autres éléments.

Il existe plusieurs outils d'évaluation du mode de vie. La figure 8-4 ■ propose un formulaire d'autoévaluation.

Voici les objectifs de l'évaluation du mode de vie :

1. Fournir à la personne l'occasion d'évaluer les répercussions de son mode de vie sur sa santé.
2. Obtenir des données pour prendre les décisions relatives au comportement visé et aux modifications qu'il est souhaitable d'apporter au mode de vie.

Évaluation de la santé spirituelle

Pender *et al.* (2002, p. 132) entendent, par « santé spirituelle », la capacité qu'a la personne d'atteindre le plein épanouissement de sa composante spirituelle, ce qui inclut sa capacité de découvrir et d'exprimer le but fondamental de sa propre vie, sa capacité d'apprendre à éprouver des sentiments d'amour, de joie, de paix et d'accomplissement, ainsi que sa capacité de s'aider soi-même et d'aider les autres à atteindre un développement optimal. Les valeurs spirituelles d'une personne influent sur sa façon d'interpréter ce qui lui arrive. C'est pourquoi l'évaluation du bien-être spirituel fait partie de l'évaluation de l'état de santé global. Pour en apprendre davantage sur le sujet, voir le chapitre 30.

Examen du réseau de soutien social

En promotion de la santé, il est important de comprendre le contexte social dans lequel vit une personne. Les individus et les groupes peuvent, grâce aux relations interpersonnelles, fournir du réconfort, de l'aide, des encouragements et de l'information. Le soutien social favorise l'adaptation de la personne et l'incite à adopter un mode de vie satisfaisant et productif (Pender *et al.*, 2002, p. 238).

Le réseau de soutien social est fort utile à la personne : il améliore sa santé en créant un environnement propice aux comportements sains ; il accroît son estime de soi et son bien-être ; il lui envoie le message que ses actions vont lui permettre d'obtenir les résultats escomptés. Le réseau de soutien social comprend les membres de la famille, les pairs (y compris les groupes de discussion sur Internet), les Organismes communautaires à caractère religieux (y compris les Églises) et les groupes d'entraide (par exemple, Alcooliques Anonymes, Minçavi).

Selon Pender *et al.* (2002), l'infirmière devrait commencer l'examen du réseau de soutien social en demandant à la personne d'effectuer les tâches suivantes :

Autoévaluation du mode de vie

Selon les professionnels de la santé, le *mode de vie* est un des facteurs qui influent le plus sur la santé. En fait, on considère qu'il est possible d'agir sur 7 des 10 principales causes de décès en apportant des changements mineurs au mode de vie. La première étape de l'amélioration du mode de vie consiste à réfléchir sur son comportement actuel. La brève autoévaluation qui suit a été élaborée par Bobroff (1999) pour le Public Health Service américain. Elle vous permettra d'évaluer ce que vous faites pour rester en santé. Les comportements énumérés dans l'évaluation s'appliquent à la majorité des adultes, mais certains ne conviennent pas aux personnes atteintes de certaines affections chroniques ou d'un handicap ni aux femmes enceintes. Ces personnes devraient consulter un médecin ou un autre professionnel de la santé.

Tabagisme

Si vous n'avez jamais fumé, inscrivez un résultat de 10 pour la présente section et passez à la suivante, *Consommation d'alcool, de drogues ou de médicaments.*

	Presque toujours	Parfois	Presque jamais
1. Je m'abstiens de fumer.	2	1	0
2. Je fume seulement des cigarettes à faible teneur en goudron et en nicotine *OU* je fume la pipe ou le cigare.	2	1	0

Résultat pour la section *Tabagisme* :

Consommation d'alcool, de drogues ou de médicaments

	Presque toujours	Parfois	Presque jamais
1. Je m'abstiens de consommer des boissons alcooliques ou je ne bois qu'un ou deux verres par jour.	4	1	0
2. J'évite de consommer de l'alcool ou des drogues (surtout illicites) pour m'aider à faire face à des situations stressantes ou à des problèmes.	2	1	0
3. J'évite de consommer de l'alcool lorsque je prends certains médicaments (par exemple, somnifères, analgésiques, médicaments contre le rhume ou la grippe, antiallergiques) ou si je suis enceinte.	2	1	0
4. Je lis et prends en compte le mode d'emploi fourni avec les médicaments, qu'ils soient sur ordonnance ou en vente libre.	2	1	0

Résultat de la section *Consommation d'alcool, de drogues ou de médicaments :*

Habitudes alimentaires

	Presque toujours	Parfois	Presque jamais
1. Je mange chaque jour des aliments très variés : fruits et légumes ; pain de blé entier et céréales ; viande maigre ; produits laitiers ; légumineuses ; noix et graines.	4	1	0
2. Je fais attention à la quantité de gras, de gras saturés et de cholestérol que je consomme, y compris le gras contenu dans la viande, les œufs, le beurre, la crème, les graisses végétales et les abats (par exemple, foie).	2	1	0
3. Je fais attention à la quantité de sel que je consomme : j'en utilise peu pour la cuisson des aliments et je n'en ajoute pas dans mon assiette ; j'évite de manger des grignotines salées.	2	1	0
4. Je fais attention à la quantité de sucre que je consomme. Je m'abstiens de consommer souvent des friandises ou des boissons gazeuses.	2	1	0

Résultat de la section *Habitudes alimentaires :*

Exercice et condition physique

	Presque toujours	Parfois	Presque jamais
1. Je fais de 20 à 30 minutes d'exercices intensifs au moins trois fois par semaine (par exemple, course d'entraînement, natation, marche rapide, vélo).	4	2	0
2. Je fais des exercices de musculation de 15 à 30 minutes au moins trois fois par semaine (par exemple, exercices à l'aide d'un appareil à contre-poids ou de poids et haltères, yoga, exercice physique en général).	3	1	0
3. Dans mes temps libres, je pratique, seul, en famille ou en groupe, des activités qui améliorent ma forme physique (par exemple, jardinage, danse, quilles, golf, baseball).	3	1	0

Résultat de la section *Exercice et condition physique* :

Maîtrise du stress

	Presque toujours	Parfois	Presque jamais
1. J'occupe un emploi ou j'ai des activités professionnelles que j'aime.	2	1	0
2. Je me détends facilement et j'exprime librement mes sentiments.	2	1	0
3. Je reconnais rapidement les événements ou les situations susceptibles d'être stressants, et je m'y prépare.	2	1	0
4. Je peux parler de choses personnelles avec des amis intimes, des parents ou d'autres personnes, et je peux faire appel à mes proches lorsque j'ai besoin d'aide.	2	1	0
5. Je participe à des activités de groupe (par exemple, pratique religieuse, activités communautaires) ou j'ai des loisirs qui me plaisent.	2	1	0

Résultat de la section *Maîtrise du stress :*

Sécurité

	Presque toujours	Parfois	Presque jamais
1. Je boucle ma ceinture de sécurité lorsque je me déplace en automobile.	2	1	0
2. Je ne conduis pas après avoir consommé de l'alcool ou des drogues.	2	1	0
3. Lorsque je conduis, je respecte le code de la sécurité routière, y compris les limites de vitesse.	2	1	0
4. Je fais preuve de prudence lorsque j'utilise des produits ou des objets potentiellement dangereux (par exemple, produits d'entretien ménager, poisons et appareils électriques).	2	1	0
5. Je m'abstiens de fumer au lit.	2	1	0

Résultat de la section *Sécurité* :

FIGURE 8-4 ■ Autoévaluation du mode de vie. (Source : *Healthstyle : A Self-test,* de L. B. Bobroff, 1999, Institute of Food and Agricultural Sciences (University of Florida), (page consultée le 27 janvier 2005), [en ligne], <edis.ifas.ufl.edu/BODY_HE778>.)

Interprétation du résultat de chaque section

Dans une section donnée, votre résultat correspond à la somme des valeurs attribuées à chaque énoncé. Notez que cette autoévaluation ne comporte pas de résultat global; il faut donc considérer les sections séparément. Il s'agit de déterminer les aspects de votre mode de vie que vous devez améliorer pour être en meilleure santé. Voyons ce que révèlent vos résultats.

SIGNIFICATION DES RÉSULTATS

9 ou 10

C'est excellent! Vos réponses indiquent que vous êtes conscient de l'importance de ce domaine pour votre santé. L'essentiel, c'est que vous savez comment tirer parti de vos connaissances pour adopter de saines habitudes de vie. Tant que vous continuerez d'agir ainsi, ce domaine ne présentera pas de risque grave pour votre santé. Vous êtes probablement un modèle pour les autres membres de votre famille et vos amis. Comme vous avez obtenu un résultat élevé dans cette section, vous pourriez décider de concentrer vos efforts dans les domaines où l'amélioration est possible.

De 6 à 8

Vous avez des habitudes saines dans ce domaine, mais il y a place à l'amélioration. Réexaminez les énoncés auxquels vous avez répondu «parfois» ou «presque jamais». Quels changements pourriez-vous effectuer pour améliorer votre résultat? Même de légères modifications peuvent améliorer votre santé.

De 3 à 5

Ce résultat met en évidence certains risques pour votre santé. Aimeriez-vous être renseigné sur ces risques? Voulez-vous savoir pourquoi il est important de changer vos comportements? Peut-être avez-vous besoin d'aide pour décider comment effectuer les modifications qui vous semblent souhaitables? Dans tous les cas, sachez que vous pouvez trouver une aide adéquate.

De 0 à 2

Vous avez pris la peine de faire cette autoévaluation: vous vous préoccupez donc de votre santé. Toutefois, votre résultat indique que vous vous exposez à de graves risques. Peut-être n'en étiez-vous pas conscient ou peut-être ne savez-vous pas comment remédier à la situation? Si vous le désirez, vous pouvez facilement obtenir l'information et l'aide dont vous avez besoin pour réduire les risques pour votre santé et adopter un mode de vie plus sain. C'est à vous de prendre les décisions qui s'imposent.

POURQUOI NE PAS COMMENCER MAINTENANT?

Cette autoévaluation propose des suggestions d'actions susceptibles de vous aider à réduire le risque de maladie ou de mort précoce. Les suggestions suivantes comptent parmi les plus importantes.

Renoncez au tabac

Parmi les causes évitables de maladie et de mort précoce, le tabagisme est certainement la plus importante. Fumer est particulièrement dangereux pour la femme enceinte et le fœtus. Le fumeur qui cesse de fumer réduit son risque de souffrir d'une affection cardiaque ou d'un cancer. Donc, si vous faites usage de tabac, réfléchissez-y à deux fois avant d'allumer votre prochaine cigarette. Si vous décidez de continuer à fumer, essayez tout de même de réduire le nombre de cigarettes que vous consommez.

Surveillez votre consommation d'alcool

L'alcool provoque des changements d'humeur et de comportement. La majorité des personnes qui boivent de l'alcool sont en mesure d'en limiter la quantité et d'en éviter les effets indésirables et souvent nocifs. La consommation régulière de grandes quantités d'alcool risque de provoquer une cirrhose, l'une des principales causes de mortalité. De plus, les statistiques montrent de façon évidente que la conduite en état d'ébriété est responsable de bon nombre d'accidents ayant causé la mort ou des blessures graves. Si vous buvez, faites donc preuve de modération.

Surveillez votre consommation de médicaments et de drogues

L'accroissement de la consommation de médicaments et de drogues (licites ou illicites) constitue l'un des principaux risques pour la santé. Même des médicaments que votre médecin vous a prescrits présentent un danger si vous les combinez à l'alcool ou si vous conduisez après les avoir pris. Suivez le mode d'emploi qui accompagne les médicaments et débarrassez-vous de ceux qui sont périmés. L'usage abusif et continu de tranquillisants ou de stimulants risque de provoquer des problèmes de santé physique ou mentale. L'usage ou seulement l'essai de drogues illicites, telles que la marijuana, l'héroïne, la cocaïne et les autres drogues illicites, peuvent avoir des effets nocifs et même entraîner la mort.

Surveillez votre alimentation

Il existe un lien étroit entre les habitudes alimentaires et le risque d'hypertension, d'affections cardiaques et de diverses formes de cancer. On entend, par «habitudes alimentaires saines», un régime faible en gras (surtout, faible en graisses saturées), en cholestérol, en sucre et en sel. Par ailleurs, il faut consommer quotidiennement une grande variété d'aliments végétaux, tels que les céréales entières, les légumineuses, les noix, les fruits frais et les légumes. Ces aliments contiennent des nutriments et des substances susceptibles d'agir comme facteurs de protection et de réduire ainsi le risque de maladies chroniques. Une saine alimentation procure un véritable bien-être.

Faites régulièrement de l'exercice

Presque tout le monde peut profiter des bienfaits de l'exercice, et il existe une forme d'exercice qui convient à chacun; en cas de doute, parlez-en à votre médecin. En général, il suffit de 3 séances hebdomadaires de 20 à 30 minutes d'activité physique intense pour améliorer l'état de son système cardiovasculaire, tonifier ses muscles et améliorer la qualité de son sommeil. Imaginez comme vous vous sentiriez mieux grâce à l'intégration de l'exercice à votre vie.

Apprenez à maîtriser le stress

Le stress fait partie de la vie. Il peut être causé par des événements heureux (par exemple, promotion au travail) ou malheureux (par exemple, perte de son conjoint). Le stress bien maîtrisé n'est pas nécessairement un problème. Cependant, les réactions malsaines au stress (par exemple, conduire trop rapidement, boire avec excès, éprouver de la colère ou du chagrin durant une longue période) risquent de provoquer divers problèmes de santé physique ou mentale. Même lorsque vous êtes très occupé, ralentissez vos activités et prenez quelques instants pour vous détendre. Le fait de parler d'un problème avec une personne de confiance peut vous aider à trouver une solution satisfaisante. Apprenez à faire la distinction entre ce qui mérite vraiment votre attention et le reste.

Faites preuve de prudence

Appliquez partout le principe de «sécurité d'abord!», que ce soit à la maison, au travail, à l'école, dans les loisirs et sur la route. En voiture, attachez votre ceinture de sécurité et installez un jeune enfant dans un siège d'auto; les enfants de moins de 12 ans devraient s'asseoir à l'arrière. Respectez le code de la route. Gardez les armes et les substances toxiques hors de portée des enfants, respectez-en les directives d'entretien et d'utilisation. Gardez près du téléphone les numéros à appeler en cas d'urgence: en cas d'imprévu, vous serez prêt.

FIGURE 8-4 ■ (SUITE)

- Dresser la liste des personnes qui lui fournissent du soutien social.
- Indiquer sa relation avec chacune des personnes nommées (par exemple, membre de la famille, collègue de travail, connaissance).
- Déterminer quelles personnes lui procurent du soutien depuis au moins cinq ans.

Cet exercice permet à l'infirmière et à la personne de discuter du réseau de soutien de cette dernière, de l'évaluer et, au besoin, de chercher les améliorations possibles. On explique comment réaliser une écocarte au chapitre 12.

Évaluation des risques pour la santé

L'**évaluation des risques pour la santé** sert à indiquer les risques qu'encourt une personne de contracter une affection ou d'être blessée au cours des 10 prochaines années comparativement aux autres personnes du même groupe d'âge, du même sexe et du même groupe racial. On compare l'état général de santé de la personne, son mode de vie et ses données démographiques avec des données portant sur un échantillon significatif de la population. Le facteur de risque individuel est établi à partir de statistiques relatives au segment de la population dont les caractéristiques sont semblables à celles de la personne évaluée. L'évaluation des risques pour la santé comprend la synthèse des risques et du mode de vie de la personne. On y trouve également des suggestions pour réduire ces risques.

Plusieurs outils d'évaluation des risques pour la santé existent en version imprimée ou informatisée. Les outils les plus récents reflètent une approche plus globale de la santé. Cette complexification s'explique par le fait que des entreprises les utilisent maintenant pour mettre en œuvre des programmes de promotion de la santé et de réduction des risques. Les infirmières en santé et sécurité au travail sont en mesure de déterminer les facteurs de risque et, par conséquent, de planifier des interventions destinées à réduire le taux d'affections, d'absentéisme et d'incapacités.

L'évaluation des risques pour la santé peut être utilisée dans le cas d'une personne ou d'un groupe, mais elle ne remplace pas les soins médicaux et ne convient pas à tout le monde. Par exemple, les résultats ne sont pas nécessairement exacts dans le cas de personnes atteintes d'une affection chronique, comme un cancer ou une affection cardiaque. Certains segments de la population (par exemple, personnes très jeunes ou âgées, certains groupes socioculturels) sont peu représentés dans les bases de données portant sur l'ensemble de la population, de sorte que l'évaluation des risques pour la santé donne des résultats moins précis dans leur cas.

Examen des croyances relatives à la santé

Les croyances relatives à la santé, en particulier celles qui déterminent la perception de l'influence qu'on a sur son propre état de santé, doivent faire l'objet d'un examen systématique. La source de détermination (ou locus de contrôle) est un concept mesurable qu'on peut utiliser pour prédire quelles personnes sont les plus susceptibles de modifier leur comportement (voir le chapitre 11). Il existe plusieurs outils pour évaluer les croyances relatives à la santé. Une telle évaluation permet à l'infirmière de déterminer à quel point la personne croit qu'elle peut influer sur son état de santé, ou en avoir la maîtrise, grâce à son comportement. Plusieurs cultures font une large place au destin : « Il arrivera ce qui doit arriver. » Les personnes qui croient au destin sont persuadées qu'aucune de leurs actions ne pourra changer l'évolution de la maladie. Par exemple, les programmes destinés aux personnes diabétiques portent souvent sur le changement de comportements liés à l'alimentation et à l'exercice ainsi que sur la surveillance minutieuse du taux de glucose, le tout dans le but de réduire le risque de complications. Si une personne pense qu'elle n'a aucun pouvoir sur les résultats, il devient très difficile de la motiver à effectuer les changements nécessaires. La conscience des particularités culturelles permet de mieux apprécier la volonté et la motivation des personnes à adopter des comportements sains. L'encadré *Les âges de la vie – Facteurs influant sur la promotion de la santé et la prévention de la maladie* passe en revue quelques facteurs dont la présence chez des personnes âgées indique la nécessité de leur fournir davantage d'informations et de ressources.

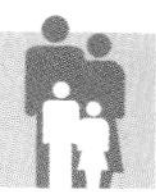

LES ÂGES DE LA VIE

Facteurs influant sur la promotion de la santé et la prévention de la maladie

PERSONNES ÂGÉES

La promotion de la santé et la prévention de la maladie occupent une place importante chez les personnes âgées, surtout dans l'acquisition de moyens d'adaptation aux changements et aux limitations qui surviennent avec l'âge. La maximisation des forces est d'une importance primordiale pour le maintien du fonctionnement optimal et de la qualité de vie. Voici quelques facteurs à surveiller chez la personne âgée, car ils indiquent un besoin potentiel d'informations ou de ressources supplémentaires.

- Accroissement des limitations physiques.
- Présence d'une ou de plusieurs affections chroniques.
- Modification de la faculté cognitive.
- Difficulté d'accès aux services de santé liée aux problèmes éprouvés pour se déplacer.
- Faible réseau de soutien social.
- Besoin d'effectuer des changements dans le milieu de vie pour préserver la sécurité ou l'autonomie.
- Attitude dépressive ou sentiment d'impuissance, ce qui réduit la motivation à utiliser les ressources disponibles ou à vouloir de nouvelles informations.

Évaluation du niveau de stress

De très nombreux écrits traitent des répercussions du stress sur le bien-être physique et la santé mentale. Au fil des ans, les chercheurs ont conçu plusieurs outils pour mesurer le stress. L'échelle Holmes-Rahe, qui est très utilisée, en est un exemple. Le **modèle des événements de vie** mis au point par Holmes et Rahe (1967) permet d'évaluer les répercussions que certains événements peuvent avoir sur la santé. C'est grâce à une étude sur la perception des événements que les chercheurs ont assigné une cote numérique à ces derniers, 100 correspondant à l'événement le plus stressant, soit la mort de son conjoint (voir l'encadré 8-7). La personne détermine dans une liste d'événements ceux qui ont eu lieu récemment dans sa vie, puis on additionne les valeurs correspondantes. Soulignons que même des événements considérés comme « positifs » peuvent être porteurs de stress (par exemple, mariage ou vacances). Il y a une corrélation positive entre un résultat global élevé et la probabilité que la personne présente des problèmes de santé au cours de la prochaine année.

Validation des données d'évaluation

Après la collecte des données, l'infirmière et la personne doivent ensemble examiner, valider et résumer les informations, puis faire le point. Au cours de ce processus, l'infirmière répète ou reformule les habitudes et les attitudes de la personne, ce qui permet à cette dernière de valider les informations et, s'il y a lieu, de prendre conscience du besoin de modifier certains de ses comportements. Ensemble, elles doivent examiner les aspects suivants de la personne :

- Tout problème de santé actuel.
- Perception du degré de maîtrise qu'elle a sur son état de santé.

ENCADRÉ 8-7

Modèle des événements de vie de Holmes-Rahe

ÉVÉNEMENT DE VIE	COTE
Décès du conjoint	100
Divorce	73
Séparation	65
Incarcération	63
Décès d'un proche parent	63
Maladie ou blessure	53
Mariage	50
Perte d'emploi	47
Réconciliation avec le conjoint	45
Retraite	45
Changement de l'état de santé d'un membre de la famille	44
Grossesse	40
Difficultés d'ordre sexuel	39
Ajout d'un membre à la famille	39
Modification dans la vie professionnelle	39
Changement de situation financière	38
Décès d'un ami proche	37
Réorientation professionnelle	36
Changement du nombre de disputes avec le conjoint	35
Hypothèque supérieure à un an de salaire	31
Saisie liée au défaut de payer une hypothèque ou un prêt	30
Changement dans ses responsabilités professionnelles	29
Départ d'un enfant	29
Problèmes avec les beaux-parents	29
Succès personnel exceptionnel	28
Début ou fin d'emploi du conjoint	26
Première ou dernière année d'études	26
Modification dans les conditions de vie	25
Changement d'habitudes personnelles	24
Difficultés avec son patron	23
Modification dans les heures ou les conditions de travail	20
Changement de domicile	20
Changement d'école	20
Changement de catégorie ou de quantité de loisirs	19
Changement d'activités religieuses	19
Changement d'activités sociales	19
Hypothèque ou prêt inférieur à un an de salaire	17
Modification des habitudes de sommeil	16
Modification du nombre de rencontres familiales	15
Modification d'habitudes alimentaires	15
Vacances	13
Période de Noël	11
Infraction mineure à la loi	11

Résultat global	Probabilité de problèmes de santé dans un proche avenir
300 ou plus	Environ 80 %
De 150 à 299	Environ 50 %
Moins de 150	Environ 30 %

Plus le résultat global est élevé et plus la personne doit faire des efforts pour rester en bonne santé.

Source : Adapté de « The Social Readjustment Rating Scale », de T. H. Holmes et R. H. Rahe, 1967, *Journal of Psychosomatic Research, 11*(8), p. 213-218. Reproduit avec l'autorisation de Elsevier.

- Principales croyances relatives à la santé.
- Condition physique et état nutritionnel.
- Affections pour lesquelles elle présente des facteurs de risque.
- Bons comportements en matière de santé adoptés actuellement.
- Spiritualité.
- Sources de stress et capacité à maîtriser le stress.
- Réseau de soutien social.
- Information nécessaire à l'amélioration de ses comportements en matière de santé.

Analyse

Les diagnostics infirmiers reconnus par NANDA portent le plus souvent soit sur des déficiences ou des déséquilibres reliés à des comportements, soit sur des problèmes de santé. Toutefois, « selon NANDA, le diagnostic infirmier centré sur le bien-être est un jugement clinique sur une personne, une famille ou une collectivité en transition entre un certain niveau de bien-être et un niveau de bien-être supérieur » (Carpenito, 2003, p. XXIX).

En prévention, l'infirmière peut poser des diagnostics infirmiers centrés sur le bien-être, et il est particulièrement utile de le faire dans le cas d'une personne en bonne santé qui a besoin d'enseignement soit en promotion de la santé, soit en prévention de la maladie, soit en croissance personnelle. Si l'infirmière et la personne s'entendent pour dire que cette dernière a des comportements sains dans un domaine donné (par exemple, bonnes habitudes alimentaires ou stratégies d'adaptation efficaces), l'infirmière peut utiliser cette information pour aider la personne à progresser.

Tout diagnostic infirmier centré sur le bien-être comprend l'expression « motivation à améliorer ». En voici quelques exemples :

- *Motivation à améliorer son bien-être spirituel*
- *Motivation à améliorer ses stratégies d'adaptation*
- *Motivation à améliorer son alimentation*
- *Motivation à améliorer ses connaissances (préciser)*
- *Motivation à améliorer l'exercice du rôle parental*
- *Motivation à améliorer le concept de soi*

Les diagnostics infirmiers centrés sur le bien-être indiquent clairement dans quel domaine il faut planifier les interventions, sans faire allusion à aucun problème (Wilkinson, 2001, p. 222).

Planification

On doit élaborer un plan de promotion de la santé en fonction des besoins, des désirs et des priorités de la personne. C'est cette dernière qui en détermine les éléments importants : résultats escomptés, activités ou interventions permettant d'atteindre ces résultats, fréquence et durée des activités, méthode d'évaluation. Au cours du processus de planification, l'infirmière joue plus le rôle d'une personne-ressource que celui d'une conseillère ou d'une consultante : elle fournit les informations que la personne lui demande ; elle lui souligne qu'il est important de procéder par petites étapes pour changer un comportement ; elle s'assure que les résultats escomptés et le plan sont réalistes, mesurables et adaptés à la personne.

Étapes de la planification

Pender *et al.* (2002, p. 147-166) décrivent plusieurs étapes du processus d'élaboration d'un plan de protection et de promotion de la santé (voir l'encadré 8-8). C'est en collaboration avec l'infirmière que la personne réalise chaque étape.

1. *Déterminer des objectifs de santé et les comportements pertinents qu'il faut modifier.* La personne choisit deux ou trois objectifs de santé qu'elle considère comme significatifs, les classe par ordre de priorité et examine les comportements qu'elle

ENCADRÉ 8-8

Exemple d'un plan individuel de protection et de promotion de la santé

Conçu pour : Paul Leblanc
Adresse : 714, rue Saint-Georges (Trois-Rivières) G9A 5H7
Téléphone à la maison : (819) 293-3333
Emploi (s'il y a lieu) : Ébéniste
Téléphone au travail : (819) 293-6666
Identité culturelle : Québécois de souche
Date de naissance : 14-03-1950
Début de l'élaboration du plan : 15-01-2005

Points forts	Relations satisfaisantes avec ses pairs, force spirituelle, saines habitudes de sommeil
Principaux facteurs de risque	Cholestérolémie élevée, légère obésité, mode de vie sédentaire, changements de vie modérés, nombreuses contrariétés quotidiennes, peu d'améliorations signalées dans le cadre de vie
Diagnostics infirmiers (d'après l'évaluation des modes fonctionnels de santé)	Activités de loisirs insuffisantes Alimentation excessive : apport nutritionnel supérieur aux besoins métaboliques Tension due au rôle de proche aidant (mère âgée)
Diagnostics médicaux (s'il y a lieu)	Hypertension artérielle, stade 1
Éléments à surveiller en raison de l'âge	Pression artérielle, cholestérolémie, hémorragie occulte dans les selles, lésions cutanées malignes, dépression
Résultats escomptés sur le plan des comportements et sur celui de la santé	Pratique régulière d'une activité physique (3 fois par semaine), abaissement de la pression artérielle, réduction de poids à 75 kg

Objectifs de santé personnels (1 = priorité absolue)	**Comportements retenus pour atteindre les objectifs fixés**	**Stade de changement**	**Stratégies ou interventions utilisées pour effectuer le changement**
1. Atteindre le poids désiré	Entreprendre un programme de marche de façon progressive. Réduire l'apport énergétique tout en conservant une alimentation équilibrée.	Planification Action (deux portions de fruits et trois portions de légumes par jour ; produits laitiers à faible teneur en gras consommés depuis deux mois)	Contre-conditionnement Gestion du renforcement Signature d'un contrat Contrôle du stimulus Restructuration cognitive
2. Réduire les risques pour la santé liés à l'hypertension	Remplacer les grignotines salées par des produits à faible teneur en sodium.	Contemplation	Conscientisation Aide à l'apprentissage
3. Apprendre à gérer efficacement le stress	Participer à une activité de relaxation. À la maison, pratiquer la relaxation à l'aide de cassettes conçues à cet effet.	Contemplation	Conscientisation Autoréévaluation Thérapie de relaxation simple
4. Augmenter les activités de loisirs	Jouer aux quilles dans une ligue locale.	Contemplation	Amélioration du réseau de soutien

Source : *Health Promotion in Nursing Practice*, 4e éd., (p. 151-152), de N .J. Pender *et al.*, 2002, Upper Saddle River (New Jersey) : Prentice Hall. Traduit et reproduit avec l'autorisation de Pearson Education, Inc., Upper Saddle River, NJ.

pourrait modifier pour atteindre ces objectifs. Voici quelques exemples d'objectifs courants :

a) Réduire le risque d'affections cardiovasculaires.

b) Atteindre le poids souhaité ou le maintenir.

c) Améliorer ses connaissances en matière de sécurité à la maison.

2. *Déterminer des résultats sur le plan des comportements ou sur celui de la santé.* Pour chaque objectif ou domaine choisi à l'étape 1, il faut déterminer de façon précise les comportements à modifier afin d'atteindre le résultat escompté. Par exemple, la personne qui veut réduire le risque d'affections cardiovasculaires pourrait devoir modifier plus d'un comportement : cesser de fumer, manger moins ou mieux et faire plus d'activités physiques.
3. *Élaborer un plan de changement de comportement.* Le programme sera constructif si la personne a la conviction que c'est à elle que revient la réalisation des changements de comportement qu'elle a choisi d'intégrer à sa vie quotidienne (Pender *et al.*, 2002, p. 156). Certaines personnes ont besoin d'aide pour examiner les contradictions entre leurs valeurs et leurs comportements ainsi que pour faire les choix qui leur semblent les plus souhaitables et qui comportent le plus d'attrait. Les priorités établies par la personne devraient refléter ses valeurs personnelles, ses préférences en matière d'activités et ses espoirs de réussite.
4. *Insister sur les avantages du changement.* L'infirmière et la personne devront probablement revenir plus d'une fois sur les avantages que devrait procurer le changement, même si la personne est fermement décidée à changer. Il est essentiel que la personne garde constamment présents à l'esprit les avantages que le changement peut apporter, tant sur le plan de la santé que sur les autres plans, car ces avantages constituent ses principales sources de motivation.
5. *Examiner les principaux facteurs environnementaux et interpersonnels, qu'ils soient favorables ou défavorables au changement.* Les facteurs favorables devraient être utilisés pour renforcer les efforts de la personne qui tente de modifier son mode de vie. Par ailleurs, chaque individu se heurte à des obstacles au changement, dont certains sont prévisibles ; il est plus facile de changer quand on tient compte de ces obstacles dès le départ.
6. *Déterminer un échéancier.* Un échéancier donne le temps à la personne d'approfondir les connaissances et les habiletés nécessaires à l'adoption du nouveau comportement. Il peut s'étendre sur plusieurs semaines ou mois. L'établissement d'objectifs à court terme et l'attribution de récompenses sont des mesures susceptibles de favoriser l'atteinte des objectifs à long terme. Certaines personnes ont besoin d'aide pour rester réalistes et se concentrer sur un seul comportement à la fois.
7. *S'engager à atteindre les objectifs de changement de comportement.* Dans le passé, l'engagement à modifier son comportement était en général verbal. De nos jours, on a de plus en plus tendance à faire signer à la personne un contrat écrit en bonne et due forme, qui précise les actions qu'elle a choisies de faire (voir le chapitre 25). La mention de renforcements positifs ou de récompenses dans le contrat accroît la motivation. L'idée d'établir un contrat repose sur la croyance que tout individu est capable de s'améliorer et qu'il a le droit à l'autodétermination, même si ses choix s'écartent de la norme.

Examen des ressources disponibles

La détermination des ressources de soutien dont dispose la personne est un autre élément essentiel de la planification. Il peut s'agir de ressources communautaires, comme un programme de conditionnement physique dans un gymnase local ou un programme d'éducation (par exemple, maîtrise du stress, autoexamen des seins, nutrition, renoncement au tabac ou conférences sur la santé en général).

Interventions

Les interventions constituent l'aspect pratique du changement de comportement. L'accent est mis sur la responsabilisation de la personne dans l'application du plan. L'infirmière intervient selon les besoins de la personne : soutien et amélioration du réseau social, éducation à la santé, renforcement du changement de comportement et modelage.

Soutien et amélioration du réseau social

L'un des principaux rôles de l'infirmière est d'offrir du soutien à la personne. Un soutien constant, centré sur le changement de comportement visé et dénué de jugement est une composante essentielle du processus de changement du mode de vie. L'infirmière peut offrir un tel soutien à une personne ou à un groupe. Elle peut contribuer aussi à l'amélioration du réseau social de la personne, par exemple en formant les membres de la famille ou les amis.

CONSULTATIONS INDIVIDUELLES. On peut planifier des consultations sur une base régulière, ce qui est particulièrement utile dans le cas d'une personne qui éprouve des difficultés à réaliser les actions prévues ou qui doit affronter des obstacles qui lui paraissent insurmontables. En consultation, l'infirmière et la personne discutent de la situation. Dans ce genre de relation, l'infirmière joue un rôle de facilitatrice en incitant la personne à prendre les décisions en promotion de la santé.

CONSULTATIONS TÉLÉPHONIQUES. On peut proposer à la personne des consultations téléphoniques régulières, de manière à répondre à ses questions, à revoir les objectifs et les stratégies ainsi qu'à renforcer les progrès accomplis. La personne peut décider qu'une consultation téléphonique hebdomadaire lui convient ou préférer appeler quand elle en ressent le besoin. Au début de la consultation, l'infirmière pose la question suivante à la personne : « Réussissez-vous à appliquer le plan ? » Si la réponse est négative, l'infirmière peut alors poser cette autre question : « Que voudriez-vous faire ? » La personne peut décider de tenter de poursuivre le plan ou de le remplacer par un autre plan, plus réaliste. Le soutien téléphonique est efficace dans le cas des personnes très occupées, qui ne trouvent pas le temps de se déplacer pour une rencontre.

GROUPES D'ENTRAIDE. Les séances de groupe donnent aux participants l'occasion de prendre connaissance des expériences des autres en matière de changement de comportement. Les rencontres renforcent l'engagement de la personne à l'égard de ses objectifs. On peut planifier les séances de groupe sur un an, mensuellement ou moins fréquemment.

AMÉLIORATION DU RÉSEAU SOCIAL. Les systèmes sociaux, comme la famille et le groupe d'amis, sont susceptibles de favoriser ou, au contraire, d'entraver les efforts déployés par la personne pour promouvoir la santé ou prévenir les affections. Le rôle de l'infirmière est d'aider la personne à évaluer, à modifier ou à mettre en place le réseau social nécessaire à la réalisation du changement souhaité. Pour fournir le soutien nécessaire à la personne, les membres de la famille doivent savoir communiquer efficacement, être conscients des besoins et des objectifs de chacun et avoir la volonté de s'entraider pour y parvenir. L'infirmière rencontre la personne, la famille et les proches en même temps et leur explique la situation afin d'obtenir la collaboration nécessaire.

Éducation à la santé

On peut offrir à des groupes, à des individus ou à des communautés des programmes d'éducation à la santé portant sur les sujets dont il vient d'être question. Il faut planifier soigneusement les programmes destinés à des groupes. Ces programmes doivent répondre aux besoins des gens. De plus, il faut fixer des objectifs précis en promotion de la santé. Après la mise en application du programme, on doit en évaluer les résultats.

Renforcement du changement de comportement

Le fait qu'une personne réussisse ou non à modifier de façon durable ses comportements afin d'améliorer son état de santé ou de prévenir la maladie dépend de plusieurs facteurs étroitement liés. Afin d'aider la personne à changer ses comportements en matière de santé, l'infirmière doit comprendre les différents stades du processus et être au courant des interventions qui conviennent le mieux aux progrès de la personne tout au long du processus. L'encadré *Conseils pratiques – Renforcement du changement de comportement* propose une ligne de conduite pour aider la personne ; la figure 8-5 ■ passe en revue les stratégies de renforcement à utiliser avec la personne pour chacun des stades du processus de changement. Comme le soulignent Saarmann, Daugherty et Riegel (2000, p. 285), l'objectif infirmier n'est pas tant le changement de comportement de la personne que son passage au stade suivant dans le processus de changement.

Modelage

Grâce à l'observation d'un individu qui sert de modèle, la personne acquiert des connaissances sur des comportements et des stratégies d'adaptation qu'elle pourra appliquer à des problèmes donnés : c'est ce qu'on appelle le « modelage ». Quand on utilise cette technique, il ne faut pas s'attendre à ce que la personne refasse exactement les actions du modèle ou imite ses comportements à la perfection. L'infirmière et la personne devraient choisir ensemble les modèles auxquels la personne est susceptible de s'identifier ; des différences liées à la culture, à l'ethnie ou à l'âge caractérisent en effet la façon de voir de chaque individu. Ces modèles devraient être des personnes pour lesquelles la personne éprouve du respect. L'infirmière peut servir elle-même de modèle de bien-être, si sa conception de la vie et son mode de vie reflètent des comportements sains, qui méritent d'être imités.

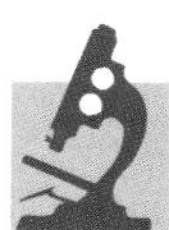

RÉSULTATS DE RECHERCHE

L'étudiante infirmière a-t-elle un mode de vie qui la prépare à devenir porte-parole de la promotion de la santé et de la prévention de la maladie ?

Aux États-Unis, un groupe de recherche s'est intéressé au problème suivant : « L'apprentissage de théories particulières au cours des études en sciences infirmières et le contact avec des personnes en établissement de santé ont-ils une influence positive sur l'adoption de comportements en matière de santé par les étudiantes en sciences infirmières, comparativement aux étudiants d'autres disciplines ? »

L'analyse documentaire de la recherche menée auparavant sur le sujet n'a pas été concluante. Selon certaines études, les étudiantes en sciences infirmières sont soumises à un plus grand niveau de stress et présentent un taux plus élevé d'épuisement professionnel que les étudiants des autres facultés, alors que d'autres études n'arrivent pas aux mêmes résultats. Le groupe de recherche a réalisé une étude longitudinale afin de déterminer si les étudiantes en sciences infirmières amélioraient leurs comportements en matière de santé plus que les étudiants d'autres disciplines au cours de leurs études. On a mesuré ces comportements à l'aide du *Health Habits Inventory (HHI)* et on a recueilli les données au début de la deuxième et de la dernière année.

L'étude a montré que plusieurs étudiantes et étudiants en sciences infirmières amélioraient certains comportements en matière de santé durant ces deux années (par exemple, un plus grand nombre d'étudiantes effectuaient l'autoexamen des seins une fois par mois et un plus grand nombre d'étudiants, l'autoexamen des testicules). Par ailleurs, certains comportements en matière de santé s'étaient détériorés : ils concernaient l'usage du tabac, les relations sexuelles non protégées et le fait de connaître son taux de cholestérol. Même si les étudiantes en sciences infirmières présentaient dès le départ de meilleurs comportements en matière de santé que les étudiants d'autres disciplines, elles ont quand même amélioré leurs comportements plus que ne l'ont fait ces étudiants.

Implications : Les résultats confirment que les étudiantes en sciences infirmières apprennent l'importance d'un mode de vie sain dans les cours théoriques et au cours de leur expérience clinique. Le groupe de recherche attire l'attention sur le fait que les facultés de sciences infirmières devraient inciter les étudiantes à se fixer des priorités en matière de santé et à s'engager à adopter des comportements sains. Il souligne également le fait que des comportements sains réduisent le risque d'épuisement professionnel chez les infirmières en poste.

Source : « Health Habits of Nursing Versus Non-Nursing Students : A Longitudinal Study », de C. B. Shriver et A. Scott-Stiles, 2000, *Journal of Nursing Education, 39*(7), p. 308-314.

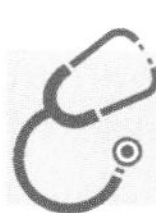

CONSEILS PRATIQUES

Renforcement du changement de comportement

ÉTABLISSEMENT D'UNE RELATION

- Garantissez à la personne la confidentialité et faites-lui sentir que la présente relation repose sur la coopération entre deux partenaires.
- Si la durée de l'entrevue le permet, demandez à la personne de décrire une journée « normale » de sa vie. Il est alors habituellement question du comportement problématique ; même si ce n'est pas le cas, le simple fait d'écouter la personne contribue à resserrer la relation, et les renseignements personnels fournis peuvent s'avérer utiles pour comprendre la situation.

ÉTABLISSEMENT D'UN ÉCHÉANCIER

- Laissez la personne vous faire part de ses préoccupations. Si elle en exprime plusieurs (par exemple, usage du tabac, exercice, régime alimentaire et stress), il est préférable de se concentrer sur un comportement à la fois. Demandez à la personne quel comportement elle envisage de changer en premier lieu.

ÉVALUATION DE L'IMPORTANCE, DE LA CONFIANCE EN SOI ET DE LA MOTIVATION

- La motivation d'une personne à changer dépend souvent de sa perception de l'importance du changement et de la confiance qu'elle a de réussir.
- On entend, par « importance », la valeur que la personne attache au changement. Les questions suivantes peuvent permettre d'obtenir des renseignements à ce sujet :
  - « Comment vous sentez-vous actuellement à l'idée de [exprimer le changement souhaité ; par exemple, cesser de fumer] ? »
  - « À quel point est-ce important pour vous de [exprimer le changement souhaité] ? »
  - « Sur une échelle de 1 (peu important) à 10 (très important), comment évaluez-vous le fait de [exprimer le changement souhaité] ? »
- La confiance en soi renvoie, d'une part, aux habiletés requises pour adopter le nouveau comportement et, d'autre part, aux difficultés qui surgiront dans le processus de changement. La question suivante peut être utile pour évaluer la confiance en soi de la personne : « Si vous décidiez sur-le-champ de modifier votre comportement, quelles seraient, selon vous, vos chances de réussite ? »

ÉCHANGE D'INFORMATION ET ATTÉNUATION DE LA RÉSISTANCE

- Il s'agit de deux tâches qu'il faut effectuer à chaque stade de changement de comportement.
- Demandez à la personne si elle désire des informations et, s'il y a lieu, sur quel sujet.
- Efforcez-vous de fournir les informations sur un ton neutre et évitez de vous référer fréquemment à la personne. Le fait de parler des gens en général et de leur expérience est moins menaçant pour la personne, qui se tiendra ainsi moins sur la défensive.
- Vérifiez la compréhension de la personne en lui demandant de reformuler ce qu'elle a compris.
- Il faut prendre garde à certains *pièges* si on ne veut pas accroître la résistance de la personne. En voici trois, accompagnés de techniques pour les éviter :
  - Garder la maîtrise. Il vaut mieux inviter la personne à faire ses propres choix et lui laisser la maîtrise de la situation.
  - Mal évaluer l'importance, la confiance en soi et la motivation. Trop souvent, l'infirmière parle de l'action à entreprendre avant que la personne ne soit prête à s'y engager. Il est essentiel de réexaminer les sentiments de la personne par rapport à l'importance et à la confiance en soi, car ces aspects influent sur la motivation à réaliser un changement donné.
  - Établir un rapport de force. Au lieu d'attaquer ou de se défendre à l'aide d'arguments, il vaut mieux se détendre et recourir à la technique de reformulation. Si on comprend bien ce que la personne ressent, habituellement la résistance diminue et il est alors possible de réorienter la discussion.

Source : *Health Behavior Change : A Guide for Practitioners,* de S. Rollnick, P. Mason et C. Butler, 1999. Édimbourg : Churchill Livingstone.

Évaluation

L'évaluation est un processus continu, qui se déroule pendant la poursuite des objectifs à court terme et se prolonge après l'atteinte des objectifs à long terme. La formulation des objectifs fait partie de la planification. Il faut établir un échéancier et fixer une date pour l'atteinte des objectifs, c'est-à-dire les résultats escomptés en ce qui concerne les comportements favorables à la promotion de la santé ou à la prévention de la maladie. Au cours de l'évaluation, la personne peut décider de s'en tenir au plan de départ, mais elle peut aussi modifier l'ordre des priorités et des stratégies ou réviser entièrement son contrat de protection et de promotion de la santé. L'évaluation du plan est un travail de collaboration entre l'infirmière et la personne.

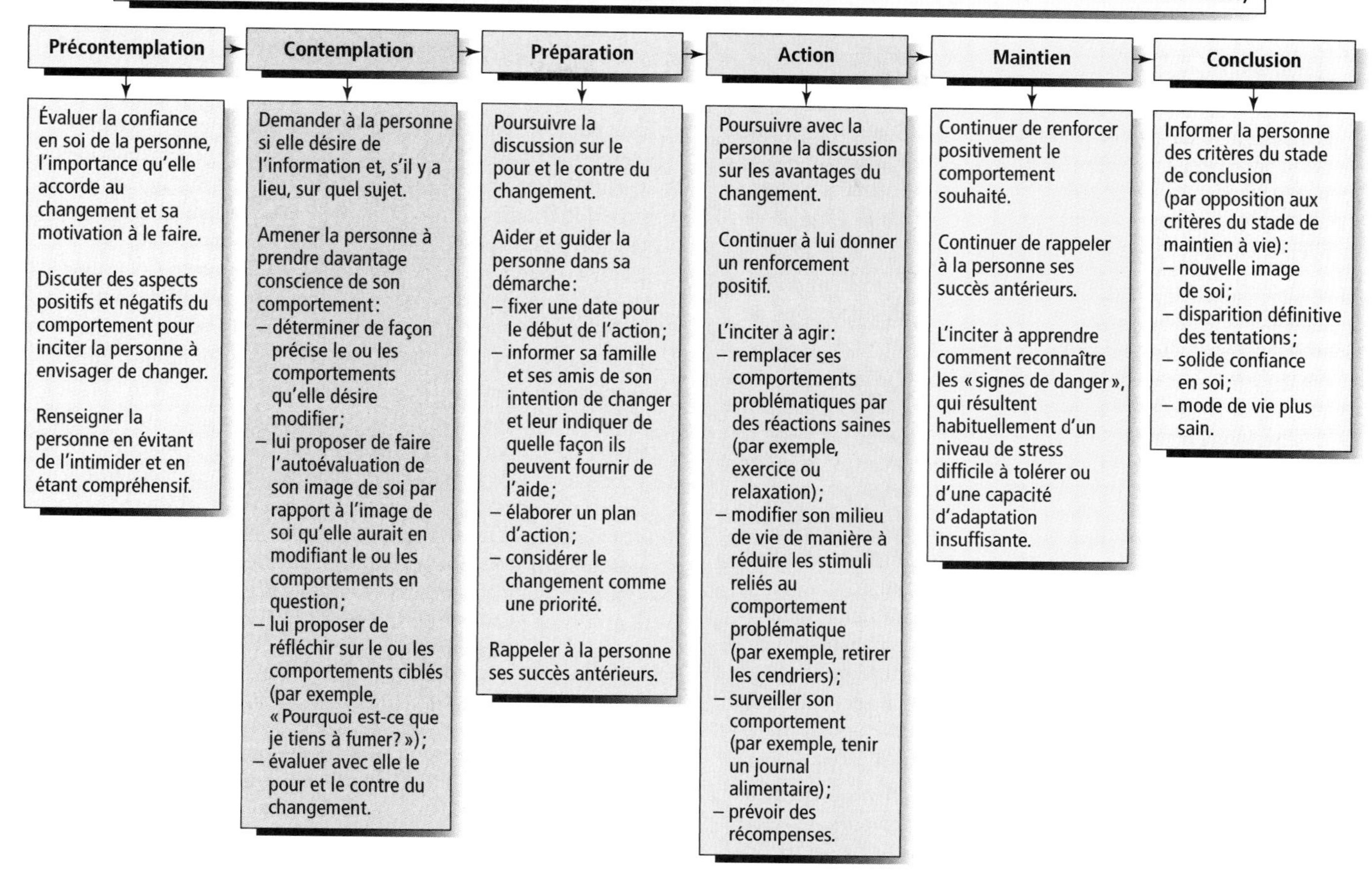

FIGURE 8-5 ■ Stratégies de renforcement en fonction du stade de changement de comportement.

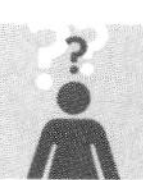

EXERCICES D'INTÉGRATION

M. Brien est un professionnel âgé de 50 ans. Il souffre d'une pneumonie et suit présentement une antibiothérapie. Il fume deux paquets de cigarettes par jour. Depuis le début de la pneumonie, il a exprimé des inquiétudes à propos de ses habitudes tabagiques. Il se demande s'il ne devrait pas tenter de nouveau d'arrêter de fumer. Il explique: « J'ai tout essayé, mais rien ne fonctionne. Je n'ai jamais réussi à tenir plus de un mois. » Il admet avoir un surpoids de presque 15 kg; il ajoute que depuis quelque temps sa femme et lui font 30 minutes de marche chaque soir. Par ailleurs, sa femme s'est mise depuis peu à préparer des repas faibles en matières grasses.
En renonçant au tabac, M. Brien craint de prendre davantage de poids.

1. Quels éléments clés l'infirmière doit-elle se rappeler quand elle tente d'aider une personne à passer au stade suivant dans le processus de changement de comportement?
2. Chaque rencontre avec la personne est une occasion pour l'infirmière d'agir en promotion de la santé. En vous fondant sur les connaissances ou les concepts clés présentés ci-après, quelles questions poseriez-vous à M. Brien?
3. À quel stade du processus de changement de comportement M. Brien est-il par rapport à l'usage du tabac? En tant qu'infirmière, que pourriez-vous faire?

Voir l'appendice A: Exercices d'intégration – Pistes de réflexion.

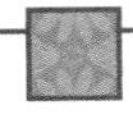

RÉVISION DU CHAPITRE

Concepts clés

- Depuis 1974, le gouvernement canadien est très engagé dans la mise en œuvre d'une vision moderne en promotion de la santé et en prévention de la maladie auprès de la population. D'ailleurs, il a largement contribué à l'élaboration de différents documents, notamment la *Charte d'Ottawa pour la promotion de la santé*.
- En promotion de la santé et en prévention de la maladie, le Québec a pris des orientations différentes de celles du reste du Canada.
- En décembre 2001, le gouvernement du Québec a adopté la *Loi sur la santé publique*. Cette loi encadre l'ensemble des actions en santé publique : la surveillance de l'état de santé de la population, la promotion de la santé, la prévention de la maladie et la protection de la santé.
- En 2003, grâce à son *Programme national de santé publique : 2003-2012*, le gouvernement québécois a déterminé les activités à mettre en place au cours de la prochaine décennie afin d'agir sur les déterminants de la santé dans les dimensions physique et psychosociale. La structure du programme national de santé publique comprend des fonctions, des domaines d'intervention et des stratégies.
- Les déterminants de la santé peuvent être d'ordre personnel, social, économique ou environnemental (liés au milieu de vie) ; ils peuvent agir comme facteurs de risque ou, à l'opposé, comme facteurs de protection. On reconnaît habituellement les déterminants suivants : niveau de revenu et statut social ; réseaux de soutien social ; éducation et alphabétisme ; emploi et conditions de travail ; environnements sociaux ; environnements physiques ; habitudes de santé et capacité d'adaptation personnelles ; développement de la petite enfance ; patrimoine biologique et génétique ; services de santé et services sociaux ; sexe social ; culture.
- Pender *et al.* (2002) définissent la promotion de la santé comme l'ensemble des comportements visant à améliorer le bien-être de la personne et à réaliser pleinement son potentiel de santé. La protection de la santé (ou prévention de la maladie) renvoie aux comportements que la personne utilise pour éviter activement la maladie, pour déceler rapidement celle-ci et pour continuer de fonctionner à l'intérieur des limites imposées par la maladie.
- L'OIIQ (2004, p. 26) définit la promotion de la santé comme les « activités ayant pour objectif d'aider le client à maintenir ou à améliorer sa santé, son bien-être et sa qualité de vie » ; la définition de la prévention de la maladie, des accidents et des problèmes sociaux renvoie, quant à elle, aux « activités visant à réduire les risques actuels ou potentiels pour la santé (infections, accidents, suicide, situations de crise ou de violence, etc.). Ces risques peuvent être liés aux habitudes de vie, aux transitions de la vie ou à l'environnement ».
- Le modèle de promotion de la santé de Pender *et al.* (2002, p. 61) met l'accent sur les compétences (ou sur les approches) ; il reflète la nature multidimensionnelle de la personne en interaction avec ses semblables et son environnement dans sa recherche de la santé. Les principales variables influant sur la motivation et sur lesquelles il est possible d'agir au moyen d'interventions infirmières sont les suivantes : perception des bénéfices escomptés de l'action, perception des obstacles à l'action, perception de l'efficacité personnelle, affects associés à l'action, influence de l'entourage et facteurs conjoncturels.
- Prochaska *et al.* (1994) ont proposé le modèle des stades de changement de comportement (ou modèle transthéorique de changement de comportement). Ce modèle comprend 15 construits théoriques, dont la variable centrale à 6 niveaux, soit les stades de changement : précontemplation, contemplation, préparation, action, maintien et conclusion. Il faut retenir que le cheminement d'une personne d'un stade à l'autre ne s'effectue pas de façon linéaire, mais en spirale. Quand la personne ne réussit pas à modifier le comportement ciblé, il se produit une rechute. À n'importe quel stade du processus, la personne peut régresser à l'un ou à l'autre des stades antérieurs. La compréhension des différents stades permet à l'infirmière d'effectuer des interventions appropriées.
- Le rôle de l'infirmière en promotion de la santé consiste, notamment, à faciliter l'évaluation de l'état de santé et la compréhension de la santé. L'importance grandissante accordée à la promotion de la santé fournit à l'infirmière l'occasion d'y accroître l'influence de sa profession, de diffuser de l'information qui soit véritablement utile à la population et d'aider des personnes et des communautés à modifier des comportements en matière de santé depuis longtemps acquis.
- L'évaluation exhaustive de l'état de santé de la personne est fondamentale en promotion de la santé. Les outils d'évaluation du mode de vie fournissent à la personne l'occasion d'évaluer les conséquences de son comportement sur son état de santé et de prendre des décisions relativement aux changements souhaitables dans son mode de vie. L'évaluation des risques pour la santé fournit des données susceptibles d'amener la personne à adopter des comportements plus sains. L'examen de la santé spirituelle, du réseau de soutien social, des croyances relatives à la santé et de l'exposition au stress sont également des éléments importants, car ils influent sur la santé.
- L'organisation des données tirées de l'évaluation d'une personne et de sa famille permet à l'infirmière de poser des diagnostics infirmiers qui sont centrés sur le bien-être, qui mettent en valeur les forces de la maisonnée, qui font état des capacités en matière d'autosoins et qui mettent l'accent sur les objectifs de promotion de la santé de manière à les aider dans leur recherche d'un degré optimal de fonctionnement.
- L'élaboration d'un plan de promotion de la santé doit se faire en fonction des besoins, des désirs et des priorités des personnes.

Concepts clés (suite)

- Au cours du processus de planification, l'infirmière joue plus le rôle d'une personne-ressource que celui d'une conseillère ou d'une consultante : elle fournit les informations que la personne lui demande ; elle lui souligne qu'il est important de procéder par étapes pour changer un comportement ; elle s'assure que les objectifs et le plan sont réalistes, mesurables et adaptés à la personne.

Questions de révision

1. Lequel des énoncés suivants correspond au stade de contemplation selon le modèle de changement de comportement ?
   a) « Je ne fais pas 30 minutes d'exercice 3 fois par semaine et je n'ai pas l'intention de m'y mettre avant 6 mois. »
   b) « J'ai essayé plusieurs fois de faire 30 minutes d'exercice 3 fois par semaine et j'ai bien l'intention d'essayer de nouveau d'ici un mois. »
   c) « Je ne fais pas 30 minutes d'exercice 3 fois par semaine, mais je pense m'y mettre d'ici 6 mois. »
   d) « Je fais systématiquement 30 minutes d'exercice 3 fois par semaine depuis plus de 6 mois. »
2. Une femme a un surpoids de 20 kg. Elle a déjà participé à deux programmes qui « garantissaient » une perte de poids. Elle a effectivement maigri, mais à la fin de chaque programme, elle a repris plus de poids qu'elle n'en avait perdu. Elle affirme : « C'est dans mes gènes d'être grosse, et puis je n'ai pas de volonté. » Selon le modèle de promotion de la santé, quel élément des connaissances et de l'état affectif caractérise cette femme ?
   a) Perception des obstacles à l'action.
   b) Perception de l'efficacité personnelle.
   c) Influence de l'entourage.
   d) Facteurs conjoncturels.
3. Selon l'échelle de Holmes-Rahe, laquelle des personnes suivantes présente le risque le plus élevé de contracter une affection dans un proche avenir ?
   a) Un homme âgé de 25 ans qui vient de se marier avec une femme qu'il connaît depuis l'école secondaire.
   b) Un homme âgé de 35 ans qui vient de perdre son emploi.
   c) Une femme âgée de 40 ans qui vient d'entreprendre des études en sciences infirmières.
   d) Une femme âgée de 50 ans dont le mari est décédé il y a un mois.
4. Une infirmière intervient auprès d'une personne qui se situe au stade d'action selon le modèle de changement de comportement. À quelle stratégie l'infirmière pourrait-elle recourir ?
   a) Renforcer l'importance de s'accorder des récompenses pour les comportements positifs.
   b) Demander à la personne si elle désire de l'information.
   c) Aider la personne à élaborer un plan d'action.
   d) Rappeler à la personne ses succès antérieurs.
5. Si une personne ne se conforme pas aux informations ou aux directives reçues, comment l'infirmière devrait-elle réagir ?
   a) Elle devrait laisser tomber puisque la personne ne veut pas changer.
   b) Elle devrait adopter une approche rigoureuse.
   c) Elle devrait répéter les informations puisqu'elle est experte dans le domaine.
   d) Elle devrait réévaluer l'importance que la personne accorde au comportement ciblé et sa motivation à changer.

Voir l'appendice B : Réponses aux questions de révision.

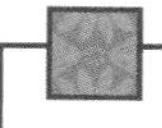

BIBLIOGRAPHIE

En anglais

Acton, G. J., & Malathum, P. (2000). Basic need status and health-promoting self-care behavior in adults. *Western Journal of Nursing Research, 22*(7), 796–811.

Ajzen, I. (1988). *Attitudes, personality, and behavior.* Chicago (Illinois) : Dorsey Press, cité par Côté (2001).

Artinian, N. T. (2001). Best practice : Perceived benefits and barriers of eating heart healthy. *MEDSURG Nursing, 10*(3), 129–138.

Bandura, A. (1990). Perceived self-efficacy in the exercise of control over aids infection, *Evaluation and Program Planning, 13,* 9-17.

Becker, M. H. (1974). The health belief model and personal health behavior, *Health Education Monographs, 2*(4), 324-473, cité par Godin (1988).

Belza, B., & Baker, M. W. (2000). Maintaining health in well older adults : Initiatives for schools of nursing and The John A. Hartford Foundation for the 21st century. *Journal of Gerontological Nursing, 26*(7), 8–17.

Bobroff, L. B. (1999). *Healthstyle : A self-test.* Retrieved March 23, 2003, from University of Florida, Cooperative Extension Service Institute of Food and Agricultural Sciences website : http ://edis.ifas.ufl.edu/BODY_HE778

Bock, B., Niaura, R., Fontes, A., & Bock, F. (1999). Acceptability of computer assessments among ethnically diverse, low-income smokers. *American Journal of Health Promotion, 13*(5), 299–304.

Boland, C. S. (2000). Social support and spiritual well-being : Empowering older adults to commit to health-promoting behaviors. *The Journal of Multicultural Nursing & Health, 6*(3), 12–23.

Boyd, L. (2001). Healthcare & the net : Monitoring patients. *RN, 64*(2), 53–54.

Buijs, R., & Olson, J. (2001). Parish nurses influencing determinants of health. *Journal of Community Health Nursing, 18*(1), 13–23.

Carpenter, B. D., Van Haitsma, K., Ruckdeschel, K., & Lawton, M. P. (2000). The psychosocial preferences of older adults : A pilot examination of content and structure. *The Gerontologist, 40*(3), 335–348.

Clark, C. (1999). Low self-esteem : A barrier to health promoting behaviour. *Journal of Community Nursing, 13*(1), 7–10.

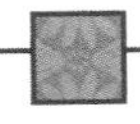

BIBLIOGRAPHIE (SUITE)

Cohen, C. (2001). Healthcare & the net: Guiding seniors. *RN, 64*(2), 50–52.

Edelman, C. L., & Mandle, C. L. (2002). *Health promotion throughout the lifespan* (5th ed.). St. Louis, MO: Mosby.

Fishbein, M. et Ajzen, I. (1975). *Belief, attitude, intention and behavior: An introduction to theory and research,* Don Mills (Ontario): Addison-Wesley, cité par Côté (2001).

Greenstreet, W. M. (1999). Teaching spirituality in nursing: A literature review. *Nurse Education Today, 19,* 649–658.

Hagan, L., O'Neill, M. et Dallaire, C. (1995). Linking health promotion and community health nursing: Conceptual and practical issues. In M. Stewart (Ed.), *Community nursing: Promoting Canadians' health,* Toronto: W.B. Saunders, p. 413-429.

Hagerty, B. M., & Williams, R. A. (1999). The effects of sense of belonging, social support, conflict, and loneliness on depression. *Nursing Research, 48*(4), 215–219.

Heidrich, S. M. (1998). Health promotion in old age. *Annual Review of Nursing Research, 16,* 173–195.

Holmes, T. H., & Rahe, R. H. (1967) The social readjustment rating scale. *Journal of Psychosomatic Research, 11*(8), 213–218.

International Conference on Health Promotion & Kickbusch, I. (Ed.). (1988). *Report on the Adelaide Conference: healthy public policy: 2nd International Conference on Health Promotion: April 5-9.*

Leavell, H. R., & Clark, E. G. (1965). *Preventive medicine for the doctor in the community* (3rd ed.). New York: McGraw-Hill.

McMahon, S. D., & Jason, L. A. (2000). Social support in a worksite smoking intervention. A test of theoretical models. *Behavior Modification, 24*(2), 184–201.

Murray, R. B., & Zentner, J. P. (2001). *Health promotion strategies through the life span* (7th ed.). Upper Saddle River, NJ: Prentice Hall.

North American Nursing Diagnosis Association. (2003). *Nursing diagnoses: Definitions & classification 2003–2004.* Philadelphia: Author.

Pender, N. J., Murdaugh, C. L., & Parsons, M. A. (2002). *Health promotion in nursing practice* (4th ed.). Upper Saddle River, NJ: Prentice Hall.

Prochaska, J. O., Norcross, J. C., & DiClemente, C. C. (1994). *Changing for good: A revolutionary six-stage program for overcoming bad habits and moving your life positively forward.* New York: Avon Books/Harper Collins.

Puterbaugh, D. (1999). Lifestyle assessment and changes: Using the health lifestyle worksheet in practice. *Psychiatric Rehabilitation Journal, 23*(1), 70–74.

Rollnick, S., Mason, P., & Butler, C. (1999). *Health behavior change. A guide for practitioners.* Edinburgh: Churchill Livingstone.

Saarmann, L., Daugherty, J., & Riegel, B. (2000). Patient teaching to promote behavioral change. *Nursing Outlook, 48*(6), 281–287.

Shriver, C. B., & Scott-Stiles, A. (2000). Health habits of nursing versus non-nursing students: A longitudinal study. *Journal of Nursing Education, 39*(7), 308–314.

Triandis, H. C. (1980). Values, attitudes, and interpersonal behavior, *Nebraska symposium on motivation, 1979: Beliefs, attitudes, and values,* Lincoln (Nebraska): University of Nebraska Press, 195-259, cité par Côté (2001).

U.S. Department of Health and Human Services. (1990). *Healthy people 2000: National health promotion and disease prevention objectives* (DHHS Pub. No. PHS 91-50212). Washington, DC: U.S. Government Printing Office.

U.S. Department of Health and Human Services. (2000). *Healthy people 2010: Understanding and improving health* (2nd ed.). Washington, DC: U.S. Government Printing Office.

U.S. Surgeon General. (1979). *Healthy people: The surgeon general's report on health promotion and disease prevention* (DHHS Pub. No. 79-55071). Washington, DC: U.S. Government Printing Office.

Waite, P. J., Hawks, S. R., & Gast, J. A. (1999). The correlation between spiritual well-being and health behaviors. *American Journal of Health Promotion, 13,* 159–162.

Walker, L. O., & Wilging, S. (2000). Rediscovering the "M" in "MCH": Maternal health promotion after childbirth. *Journal of Obstetric, Gynecologic, and Neonatal Nursing, 29,* 229–235.

Whitehead, D. (2000). Using mass media within health-promoting practice: A nursing perspective. *Journal of Advanced Nursing, 32,* 807–816.

Wilkinson, J. M. (2000). *Nursing diagnosis handbook with NIC interventions and NOC outcomes* (7th ed.). Upper Saddle River, NJ: Prentice Hall Health.

Wilkinson, J. M. (2001). *Nursing process & critical thinking* (3rd ed.). Upper Saddle River, NJ: Prentice Hall.

En français

Bhatti, T. et Hamilton, N. (2002). Promotion de la santé: De quoi s'agit-il ?, *Bulletin de recherche sur les politiques de santé, 1*(3), mars, (page consultée le 20 janvier 2005), [en ligne], <www.hc-sc.gc.ca/iacb-dgiac/arad-draa/francais/dgdr/fbulletin/fissue3_1.html>.

Carpenito, L. J. (2003). *Manuel de diagnostics infirmiers,* traduction de la 9e édition, Saint-Laurent: Éditions du Renouveau Pédagogique.

Comité consultatif fédéral-provincial-territorial sur la santé de la population (CCSP). (1994). *Stratégies d'amélioration de la santé de la population: investir dans la santé des Canadiens,* document préparé pour la Conférence des ministres de la Santé tenue à Halifax les 14 et 15 septembre 1994, Ottawa: Publications Santé Canada, (page consultée le 19 janvier 2005), [en ligne], <www.phac-aspc.gc.ca/ph-sp/ddsp/pdf/f_strateg.pdf>.

Comité consultatif fédéral-provincial-territorial sur la santé de la population (CCSP). (1996). *Premier rapport sur la santé des Canadiens et Canadiennes,* Ottawa: Santé Canada.

Comité de la promotion de la santé de l'ASPQ. (1993). *Document de consensus sur les principes, stratégies et méthodes en promotion de la santé,* document d'appui à la Déclaration québécoise sur la promotion de la santé et du bien-être, Montréal: Association pour la santé publique du Québec.

Commission sur l'avenir des soins de santé au Canada (Commission Romanow). (2002). *Guidé par nos valeurs: L'avenir des soins de santé au Canada – Rapport final,* Ottawa: Gouvernement du Canada, (page consultée le 19 janvier 2005), [en ligne], <www.hc-sc.gc.ca/francais/pdf/soins/romanow_f.pdf>.

Conseil des affaires sociales et de la famille (CASF). (1984). *Objectif: santé. Rapport du Comité d'étude sur la promotion de la santé,* Québec: Gouvernement du Québec.

Côté, F. (2001). *La promotion en milieu scolaire du maintien de l'abstinence tabagique au sein d'une cohorte d'enfants de 10-12 ans,* tome 1, thèse de doctorat, Montréal: Faculté de médecine, Département de médecine sociale et préventive.

Côté, F. et Godin, G. (2003). *La théorie cognitive de Bandura et le modèle transthéorique de Prochaska.* Document inédit destiné aux professeures en sciences infirmières du Consortium Centre-du-Québec. Québec: Faculté des sciences infirmières, Université Laval.

Direction générale de la santé de la population et de la santé publique. (2001). *Le modèle de promotion de la santé de la population: Éléments clés et mesures qui caractérisent une approche axée sur la santé de la population,* Ottawa: Santé Canada.

Epp, J. (1986). *La santé pour tous: plan d'ensemble pour la promotion de la santé,* Ottawa: Santé et Bien-être social.

Evans, R. G. et Stoddart, G. L. (1996). Produire de la santé, consommer des soins, dans R. G. Evans, M. L. Barer et T. R. Marmor (dir.), *Être ou ne pas être en bonne santé: Biologie et déterminants sociaux de la maladie,* traduit par Michèle Giresse, Montréal: Les Presses de l'Université de Montréal, 1996, 37-73.

Fisher, P., Hollander, M. J., MacKenzie, T., Kleinstiver, P., Sladecek, I. et Peterson, G. (1998). Les soins de santé: les outils d'aide à la décision, dans *Forum national sur la santé. La santé au Canada: un héritage à faire fructifier, Volume 5 – La prise de décisions, données probantes et information,* Québec: Éditions MultiMondes, 99-201.

Godin, G. (1988). Les fondements psychosociaux dans l'étude des comportements reliés à la santé, dans H. Anctil *et al.* (dir.), *La promotion de la santé: concepts et stratégies d'action,* Québec: Ministère de la Santé et des Services sociaux, 5-25.

Gouvernement du Québec. (2001). *Loi sur la santé publique,* L.R.Q., c. S-2.2, Québec: Gouvernement du Québec, (page consultée le 23 janvier 2005), [en ligne], <www.canlii.org/qc/legis/loi/s-2.2/20040901/ tout.html>.

Gouvernement du Québec. (2003). *Loi sur les agences de développement de réseaux locaux de services de santé et de services sociaux,* L.R.Q., c. A-8.1, Québec : Gouvernement du Québec, (page consultée le 27 février 2005, [en ligne], <www.canlii. org/qc/legis/loi/a-8.1/20050111/tout.html>.

Institut canadien d'information sur la santé (ICIS). (2004). *Améliorer la santé des Canadiens,* Ottawa : Gouvernement du Canada, (page consultée le 20 janvier 2005), [en ligne], <secure.cihi.ca/cihiweb/dispPage.jsp ?cw_page =AR_322_F&cw_topic=322>.

Institut national de santé publique du Québec (INSPQ). (2002). *La santé des communautés : perspectives pour la contribution de la santé publique au développement social et au développement des communautés,* Québec : INSPQ, (page consultée le 21 janvier 2005), [en ligne], <www.inspq.qc.ca/pdf/publications/082_SanteCommunautes.pdf>.

Lalonde, M. (1974). *Nouvelle perspective de la santé des Canadiens,* livre blanc, Ottawa : Santé et Bien-être social Canada.

Ministère de la Santé et des Services sociaux (MSSS). (1988). *Rapport du groupe de travail sur l'analyse de l'action des DSC,* Québec : Gouvernement du Québec.

Ministère de la Santé et des Services sociaux (MSSS). (1992a). *La politique de la santé et du bien-être,* Québec : Gouvernement du Québec.

Ministère de la Santé et des Services sociaux (MSSS). (1992b). *Cadre de référence pour l'élaboration du programme en santé publique et pour l'organisation du réseau de la santé publique,* Québec : Gouvernement du Québec.

Ministère de la Santé et des Services sociaux (MSSS). (1997). *Des priorités nationales de Santé publique : 1997-2002,* Québec : Gouvernement du Québec, (page consultée le 21 janvier 2005), [en ligne], <www.msss. gouv. qc.ca/acrobat/fr/document/publi_g/96_203.pdf>.

Ministère de la Santé et des Services sociaux (MSSS). (2002). *Au féminin… à l'écoute de nos besoins. Objectifs ministériels et stratégie d'action en santé et bien-être des femmes,* Québec : Gouvernement du Québec, (page consultée le 23 janvier 2005), [en ligne], <www.msss.gouv.qc.ca/documentation/publications.html>.

Ministère de la Santé et des Services sociaux (MSSS). (2003). *Programme national de santé publique : 2003-2012,* Québec : Gouvernement du Québec, Direction générale de la santé publique, (page consultée le 23 janvier 2005), [en ligne], <ftp.msss.gouv.qc.ca/publications/acrobat/f/documentation/2002/02-216-01.pdf>.

NANDA International. (2004). *Diagnostics infirmiers : Définitions et classification 2003-2004,* Paris : Masson.

Nutbeam, D. (1999). *Glossaire de la promotion de la santé,* traduit de l'anglais par R. Meertens, Genève : Organisation mondiale de la santé, (page consultée le 27 février 2005), [en ligne], <www.gesundheitsfoerderung.ch/fr/hp/notion/default.asp#lifestyle>.

O'Neill, M. (1999). Promotion de la santé : Enjeux pour l'an 2000, *Revue canadienne de recherche en sciences infirmières / Canadian Journal of Nursing Research, 30*(4), 249-256.

O'Neill, M. et Cardinal, L. (1998). Les ambiguïtés québécoises dans le domaine de la promotion de la santé, *Recherches sociographiques, 39*(1), 9-37.

Ordre des infirmières et infirmiers du Québec (OIIQ)/H. Lévesque-Barbès. (2004). *Perspectives de l'exercice de la profession d'infirmière,* Montréal : OIIQ, (page consultée le 11 janvier 2005), [en ligne], <www.oiiq.org/uploads/publications/autres_publications/perspective2004.pdf>.

Organisation mondiale de la Santé (OMS). (1978). *Déclaration d'Alma-Ata,* (page consultée le 20 janvier 2005), [en ligne], <www.euro.who.int/AboutWHO/Policy/20010827_1 ?language=French>.

Organisation mondiale de la santé (OMS), Santé et Bien-être social Canada (SBSC) et Association canadienne de santé publique (ACSP). (1986). *La charte d'Ottawa pour la promotion de la santé. Une conférence internationale pour la promotion de la santé. Vers une nouvelle santé publique,* (page consultée le 20 janvier 2005), [en ligne], <www.phac-aspc.gc.ca/ph-sp/ddsp/pdf/chartre.pdf>.

Pierret, J. (2003). Enjeux de la santé dans les sociétés du XXIe siècle, dans J.J. Lévy, D. Maisonneuve, H. Bilodeau et C. Garnier (dir.), *Enjeux psychosociaux de la santé,* coll. Santé et société, Sainte-Foy : Presses de l'Université du Québec, 1-14.

Santé Canada. (1999). *Pour un avenir en santé : deuxième rapport sur la santé des Canadiens et Canadiennes,* Ottawa : Comité consultatif fédéral-provincial-territorial sur la santé de la population (CCSP).

Santé Canada. (2002). *La santé de la population,* (page consultée le 20 janvier 2005), [en ligne], <www.hc-sc.gc.ca/hppb/ddsp/determinants/index.html>.

Santé Canada (2004). *Loi canadienne sur la santé,* (page consultée le 1er février 2005), [en ligne], <www.hc-sc.gc.ca/medicare/homef.htm>.

Santé et Bien-être social Canada (SBSC). (1988). *La santé mentale des Canadiens : vers un juste équilibre,* Ottawa : Approvisionnement et services.

Statistique Canada. (2002). *Enquête sur la santé dans les collectivités canadiennes* (ESCC) : Santé mentale et bien-être, Ottawa : Gouvernement du Canada.

PARTIE 2 Soins de santé contemporains

CHAPITRE 9

SOINS À DOMICILE

Adaptation française :
Liette St-Pierre, inf., Ph.D.
Professeure, Département des sciences infirmières
Université du Québec à Trois-Rivières

OBJECTIFS D'APPRENTISSAGE

Après avoir étudié ce chapitre, vous pourrez :

- Définir le concept de soins à domicile.
- Comparer les caractéristiques des soins infirmiers à domicile et des soins infirmiers en établissement de santé.
- Décrire les divers services à domicile offerts par le Centre de santé et de services sociaux (CSSS) ou par d'autres organismes et le système de référence qui dirige les personnes vers ces services.
- Décrire le rôle de l'infirmière en soins à domicile.
- Indiquer les principaux aspects du travail infirmier à domicile.
- Analyser, dans le contexte des soins à domicile, les mesures de sécurité et de prévention des infections.
- Savoir reconnaître les signes de tension dans l'exercice du rôle de proche aidant et trouver des moyens de les réduire.
- Intégrer la démarche systématique dans la pratique infirmière aux soins à domicile.

Dans le passé, les **soins à domicile** étaient assurés par des infirmières en service privé ou par des membres de la famille. Cependant, depuis les vingt dernières années, les soins à domicile sont plus fréquents, plus complexes et couvrent un champ plus vaste. Plusieurs facteurs expliquent cette tendance, notamment l'augmentation des coûts des soins de santé, le vieillissement de la population, l'importance accrue du contrôle et de la prévention des affections chroniques et du stress, et un souci généralisé pour la qualité de vie. Il n'y a pas si longtemps, les soins à domicile étaient un prolongement de ceux que la personne venait de recevoir dans un établissement de santé. Aujourd'hui, ils visent plutôt à éviter l'hospitalisation ou à diminuer les risques d'une réhospitalisation.

L'infirmière en soins à domicile doit faire preuve d'autonomie, travailler dans des milieux très diversifiés et faire face à un large éventail de situations ; c'est pourquoi les employeurs tendent de plus en plus à engager des infirmières qui détiennent au moins un baccalauréat.

MOTS CLÉS

Soins infirmiers à domicile

Dans les secteurs du système de santé, les soins infirmiers à domicile connaissent la plus forte croissance pour les raisons suivantes : (1) l'accroissement du nombre des personnes âgées qui requièrent des soins à domicile ; (2) la réinsertion sociale des personnes handicapées ; (3) la désinstitutionnalisation des personnes atteintes de problèmes de santé mentale ; (4) le virage ambulatoire ; (5) l'expertise technologique acquise par des organismes et certains établissements en matière de soins à domicile ; (6) la préférence des personnes pour les soins donnés à domicile plutôt qu'en établissement.

Il faut aussi noter que les **soins infirmiers palliatifs** sont fréquemment prodigués à domicile à des personnes en phase terminale. Le chapitre 32 contient plus d'informations à ce sujet.

Définition des soins infirmiers à domicile

On désigne généralement le type de soins dont il est question ici par l'expression **soins infirmiers à domicile**. Il s'agit de fournir à la personne, dans son propre domicile, les services et les produits nécessaires au soutien, au rétablissement ou à la promotion de son bien-être physique, psychique et social. Les soins à domicile s'adressent d'abord à la personne et à sa famille, contrairement aux soins infirmiers communautaires, à la fois centrés sur les individus, les familles et les groupes d'un quartier donné. De plus, au Québec, en vertu d'un volet « santé publique », on distribue des services de santé à l'ensemble de la population, par exemple en épidémiologie : vaccination massive, intervention en période de crise (SRAS), etc.

Particularités des soins infirmiers à domicile

En soins à domicile, les infirmières doivent faire preuve d'autonomie et faire face à toutes sortes de situations. Comme l'infirmière agit sur le territoire de quelqu'un d'autre, elle n'a pas les coudées aussi franches que dans un établissement de santé ; même pour franchir la porte d'une maison, elle doit demander l'autorisation. Dans ce contexte, l'établissement d'une relation de confiance avec la personne soignée et sa famille est indispensable. D'autant plus que les soins sont souvent donnés en présence de membres de la famille, qui ont toute liberté d'exprimer leur opinion. Ces derniers peuvent également ignorer les directives ou les appliquer à leur façon, fixer leurs priorités et gérer eux-mêmes l'emploi du temps.

De l'avis des infirmières, cette pratique comporte beaucoup d'avantages. Il s'agit d'un milieu intime, et l'intimité favorise les relations interpersonnelles, le partage, sinon des liens de réel attachement entre la personne, la famille et l'infirmière. Les comportements sont également plus naturels et il est plus facile de connaître les croyances religieuses et les pratiques culturelles des personnes soignées de même que les interactions entre les générations.

En revanche, les infirmières constatent certains aspects négatifs des soins à domicile. Plus que tout autre professionnel de la santé, elles mesurent le fardeau qui incombe aux proches aidants. En raison des coûts exponentiels des soins de santé, les gestionnaires des politiques gouvernementales (ministère de la Santé et des Services sociaux [MSSS]) laissent en effet des responsabilités de plus en plus lourdes aux familles. La personne peut avoir besoin de soins pendant des mois, sinon des années, ce qui ne va pas sans menacer l'équilibre physique et psychologique des proches aidants, d'ailleurs souvent âgés. Enfin, les infirmières visitent à l'occasion des foyers dont les conditions de vie et les ressources en matière de soutien sont inadéquates.

Système de soins à domicile

La demande de services de soins à domicile peut provenir de différentes sources : la personne elle-même, un proche aidant, un professionnel du réseau de la santé et des services sociaux (clinique médicale, centre hospitalier, centre de réadaptation, etc.) ou l'intervenant d'un organisme du milieu. La demande de services doit être adressée à l'accueil des services à domicile d'un Centre de santé et de services sociaux (CSSS). Dès lors, un professionnel de la santé – une infirmière la plupart du temps – se rend chez la personne afin de procéder à une évaluation détaillée de ses besoins. Quand la demande est tenue pour justifiée, le CSSS devient responsable des soins à prodiguer. Il est parfois nécessaire de procéder à une évaluation plus détaillée des besoins. Une équipe des services à domicile du CSSS peut alors prendre la demande en charge. Par la suite, un plan de soins ou un plan de services individualisé est rédigé, et la personne pourra finalement recevoir des services de la part de différents intervenants (professionnels de la santé, experts en économie sociale, travailleurs communautaires, bénévoles, etc.). Naturellement, le CSSS assure le suivi et fait une évaluation constante des besoins.

Critères d'admissibilité aux services de soutien à domicile

Pour bénéficier de services de soutien, il faut remplir certaines conditions (MSSS, 2003), dont les suivantes :

- Le besoin a été évalué par un professionnel accrédité.
- La personne concernée et, le cas échéant, ses proches aidants acceptent de participer au processus de décision et de recevoir les services requis.
- La personne est jugée incapable de quitter son domicile ou cliniquement inapte à bénéficier de services externes.
- Le service à domicile offre plus de garanties d'efficience que les soins en établissement ou en clinique ambulatoire.
- Le domicile est jugé adéquat et sécuritaire.

Au Québec, c'est la Régie de l'assurance maladie du Québec (RAMQ) qui défraie les coûts des démarches d'évaluation et des services à domicile. Toutefois, les personnes couvertes par un autre régime d'assurance public (le Régime public d'assurance automobile ou la Commission de la santé et de la sécurité du travail) pour des services équivalents ne sont pas admises par la RAMQ.

Organismes de soins à domicile

Les organismes de soins à domicile offrent des services professionnels, spécialisés, d'aide domestique et d'assistance personnelle. Comme une même personne réclame souvent plusieurs services professionnels, le travail de coordination qui relève habituellement de l'infirmière du CSSS prend ici toute son importance. L'ensemble des soins prodigués à domicile concernent généralement les infirmières, les infirmières auxiliaires, les hygiénistes, les physiothérapeutes, les ergothérapeutes, les inhalothérapeutes, les travailleurs sociaux et les diététistes. Le plan thérapeutique en indique généralement la fréquence : de une à trois fois par jour jusqu'à sept jours par semaine. En moyenne, chaque visite dure une heure.

En plus des CSSS, d'autres types d'organismes offrent conjointement des mesures de soutien à domicile, par exemple :

- Des organisations bénévoles et des organismes communautaires entièrement ou partiellement financés par des dons, des fonds de dotation, des organismes de financement à caractère philanthropique (comme Centraide), des communautés religieuses.
- Des entreprises d'économie sociale vouées à l'aide domestique.
- Des organismes privés, à but lucratif, gérés soit par des propriétaires ou des sociétés nationales. Certains d'entre eux sont en partie subventionnés par l'État ; d'autres comptent exclusivement sur des sources de financement privées.
- Des organismes rattachés à un établissement et parrainés, par exemple, par un centre de soins de santé et tributaires de la même source de financement ou d'autres sources. Les services sont peu coûteux et ne visent pas le profit de l'organisation.

Quelle que soit leur nature, tous les organismes de soins à domicile doivent satisfaire aux normes inhérentes à la délivrance d'un permis, à la certification et à l'agrément.

ORGANISMES PRIVÉS

Il existe un répertoire de l'ensemble des organismes non gouvernementaux qui distribuent des services à domicile (infirmières, hygiénistes, etc.). Certains soins réclament du personnel de 4 à 24 heures par jour. Les organismes privés n'offrent pas que des soins à domicile ; plusieurs font office de banque de ressources professionnelles destinées aux centres de soins de santé, aux cliniques ou aux autres milieux de soins, ce qui ne veut pas dire que les intervenants concernés travaillent en coordination comme le font les personnes mandatées par un organisme spécifiquement voué aux soins à domicile. Les services de soins privés sont habituellement fort coûteux et ne sont que partiellement remboursés par les compagnies d'assurances.

Fournisseurs d'équipement médical

L'équipement médical requis pour les soins à domicile (lit d'hôpital, chaise d'aisances, ventilateur, moniteur d'apnée, etc.) est généralement fourni par le CSSS, l'établissement de santé ou les pharmacies. Étant donné le coût élevé de tels articles, un dépôt de sécurité est demandé à la personne ou à sa famille, qui sera remboursé lorsque l'équipement sera retourné. Si l'équipement doit servir de façon permanente, on demande à l'organisme compétent d'en couvrir partiellement ou globalement le coût sur la foi d'une attestation médicale.

Rôle de l'infirmière en soins à domicile

Autrefois, les infirmières qui prodiguaient des soins à domicile avaient une bonne formation générale et leurs interventions visaient la prévention, l'éducation, la rééducation et la réadaptation à long terme. Aujourd'hui encore, bon nombre d'infirmières en soins à domicile sont des généralistes, mais certaines sont des spécialistes dans un domaine de pointe, qui n'exerçaient auparavant que dans le contexte de soins aigus. Par exemple, elles doivent appliquer des thérapies intraveineuses ou surveiller des personnes soumises à des technologies complexes, comme un cathéter central, ce qui, évidemment, leur demande de travailler en collaboration avec des médecins et d'autres professionnels de la santé.

En somme, les rôles de l'infirmière en soins à domicile peuvent se résumer comme suit : porte-parole de la personne soignée, soignante, éducatrice et coordonatrice des diverses interventions.

Porte-parole

La fonction de porte-parole prend effet dès la première visite. Une fois établis les soins requis, l'infirmière aide la personne à faire des choix lorsque plusieurs solutions sont envisageables. Cette fonction implique la participation à des discussions sur les droits de la personne, les directives médicales, le testament biologique et la procuration permanente en ce qui concerne les soins de santé. À titre de porte-parole, l'infirmière fait office de courroie de transmission entre la personne et les ressources communautaires ; elle l'aide à prendre des décisions éclairées, à modifier son mode de vie quand cela est nécessaire et à se prévaloir le plus efficacement possible d'un système de santé parfois très complexe. Ce rôle devient plus difficile quand l'entourage entretient des conceptions différentes, sinon opposées à celles de la personne soignée : l'infirmière doit alors veiller rigoureusement aux droits et aux désirs de celle-ci.

Soignante

Concernant les soins, le principal rôle de l'infirmière prodiguant des soins à domicile consiste à porter un jugement clinique sur les problèmes de santé actuels et éventuels de la personne, à élaborer un plan de soins et de traitements pertinent dont, par ailleurs, les résultats seront constamment à réévaluer. Les soins personnels, comme le bain, le changement de la literie, l'alimentation et un entretien ménager minimal qui visent la sécurité de la personne et un minimum de qualité de vie, sont généralement assurés par la famille ou une aide en hygiène familiale dont l'infirmière a requis les services. Toutefois, c'est l'infirmière qui intervient quand les soins personnels comportent des procédés particuliers ou des traitements (soigner une plaie, appliquer une thérapie intraveineuse, etc.) et ce, conformément aux pratiques et aux lignes de conduite de l'organisme employeur (figure 9-1 ■). Par ailleurs, l'infirmière en soins à domicile consacre une partie de son temps à l'accompagnement des proches aidants.

Éducatrice

Le rôle d'éducatrice en soins à domicile porte principalement sur les soins de santé et vise le bien-être de la personne soignée en même temps que la prévention des problèmes de santé. Dans ce contexte, le rôle éducatif se déploie continuellement et représente certainement le cœur de la pratique professionnelle de l'infirmière, qui se soucie de sauvegarder ou de promouvoir la plus grande autonomie possible chez la personne soignée. Toutes les infirmières en soins à domicile devraient maîtriser suffisamment les principes et les stratégies qui facilitent l'apprentissage. (Le chapitre 25 traite de cet aspect.)

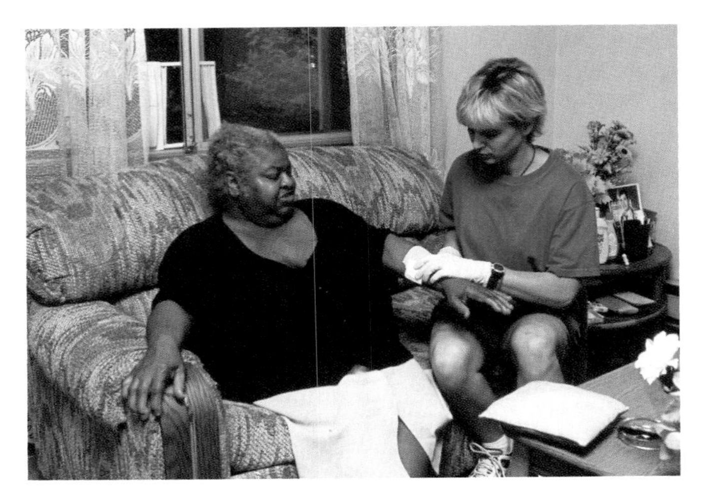

FIGURE 9-1 ■ L'infirmière en soins à domicile prodigue des soins personnels spécialisés, comme changer un pansement.

Gestionnaire de cas ou coordonnatrice

L'infirmière en soins à domicile coordonne les activités de tous les membres de l'équipe qui met en œuvre son plan de soins et de traitements. La coordination se fait directement de personne à personne, par téléphone, ou encore à l'occasion d'une réunion d'équipe au cours de laquelle chaque participant (diététiste, inhalothérapeute, etc.) fait part de ses observations et discute de l'état de santé de la personne. L'infirmière est au premier rang pour ce qui est de communiquer au médecin tout changement dans l'état de santé de la personne soignée ou pour réviser le plan thérapeutique. Ses rapports de coordination des soins doivent répondre à certaines exigences légales et être intégrés au dossier médical de la personne.

Profil des prestataires de soins à domicile

Les personnes qui bénéficient de soins à domicile composent une population extrêmement variée quant à l'âge, aux problèmes de santé, aux structures familiales et aux profils culturels. Sous l'angle des problèmes de santé, on trouvera par exemple une incapacité, des problèmes périnataux ou de santé mentale, des affections aiguës et des affections chroniques. Certaines personnes peuvent présenter un problème médicochirurgical comme on en trouve dans les établissements de soins de courte et de longue durée. Par ailleurs, le volet de la prévention et de la promotion de la santé revêt une grande importance dans la mission des CSSS.

Bien que la personne soignée soit la principale intéressée, la famille figure à titre de prestataire secondaire dans la mesure où elle participe aux soins et influe sur le bien-être de la personne. D'ailleurs, l'infirmière en soins à domicile est à même d'observer toute une gamme de structures familiales, depuis la famille nucléaire jusqu'à la famille élargie et même des foyers où plusieurs familles cohabitent. Certains domiciles abritent, en plus des membres d'une famille, des amis, des proches et des animaux.

Diverses traditions culturelles ou religieuses jouent sur les pratiques en matière de soins de santé. L'infirmière en soins à domicile doit en tenir compte afin que la personne soignée se sente à la fois respectée dans ses appartenances culturelles ou religieuses et en droit de participer elle-même à la planification des soins. Le chapitre 13 fournit des informations détaillées sur l'évaluation culturelle et ses implications quant aux soins à prodiguer.

Quelques dimensions des soins infirmiers à domicile

Les paragraphes suivants traitent de l'évaluation des mesures de sécurité, de la prévention des infections et du soutien aux proches aidants.

Sécurité de la personne

À domicile, les chutes, les incendies, les empoisonnements et d'autres incidents, notamment ceux qu'entraîne un mauvais usage des ustensiles de cuisine ou des outils, sont fréquents.

L'évaluation des risques et la suggestion de moyens pour les réduire sont par conséquent une composante essentielle de la fonction de l'infirmière. L'encadré *Évaluation pour les soins à domicile – Appréciation des risques pour les adultes* présente une méthode d'analyse de tels risques. Quant aux dangers et aux moyens de prévention les plus courants, ils sont analysés au chapitre 36.

Évidemment, l'infirmière en soins à domicile n'a pas à modifier l'espace domiciliaire ni le mode de vie de la famille. Elle doit néanmoins manifester ses inquiétudes et réagir de façon appropriée quand elle envisage quelque danger sérieux. Lorsqu'elle fournit de l'information à cet égard, elle doit justifier ses suggestions, noter les réactions de la famille et constamment vérifier dans quelle mesure sont appliquées les mesures de sécurité indispensables.

D'autres aspects de la sécurité de la personne ont trait aux situations d'urgence. L'infirmière en soins à domicile peut aider la personne soignée et les proches aidants à prendre les mesures nécessaires, par exemple :

- Garder une liste de tous les numéros de téléphone des services d'urgence (ambulance, service d'incendie, police, médecin, CSSS) à proximité de chaque appareil téléphonique.
- Mettre bien en vue (par exemple en la fixant sur le réfrigérateur) la liste de tous les médicaments prescrits et de leurs principaux effets secondaires.
- Se procurer une identification d'alerte médicale sous forme de bracelet ou de pendentif (figure 9-2 ■). On peut obtenir des informations auprès de la Fondation canadienne MedicAlert en composant le 1-800-668-6381 ou en consultant son site Internet : www.medicalert.ca.

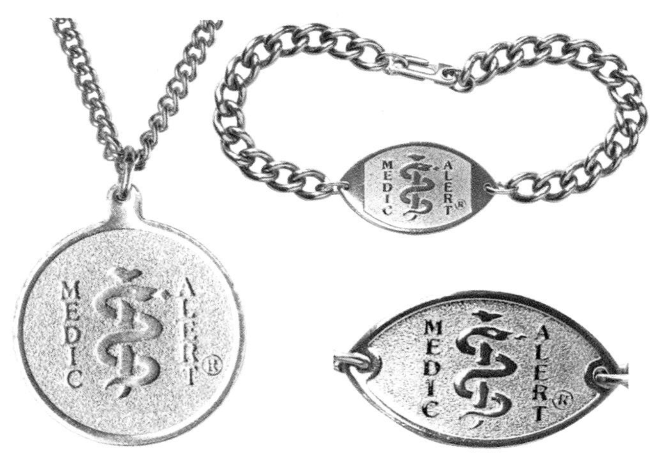

FIGURE 9-2 ■ **Bracelets et pendentif MedicAlert.** (Reproduction autorisée par la Fondation canadienne MedicAlert. Tous droits réservés. MedicAlert® est une marque de commerce et de service enregistrée. MedicAlert® est un organisme de charité enregistré à l'échelle nationale.)

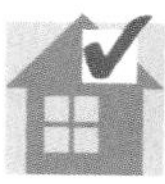

ÉVALUATION POUR LES SOINS À DOMICILE

Appréciation des risques pour les adultes

PERSONNE ET ENVIRONNEMENT

- *Entrées, couloirs et escaliers (intérieurs et extérieurs).* S'il y a lieu, notez les trottoirs ou les allées aux surfaces inégales ; les marches brisées ou instables ; les escaliers sans rampe, ou munis d'une seule rampe, ou de rampes lâches ; les vestibules ou les couloirs encombrés ; les éclairages insuffisants pendant la nuit.
- *Planchers.* S'il y a lieu, notez les planchers dont la surface est inégale ou glissante ; les tapis ou les carpettes qui n'adhèrent pas suffisamment.
- *Ameublement.* S'il y a lieu, notez les arêtes vives du mobilier ; les fauteuils et les chaises aux dimensions ou à la forme inadéquates.
- *Salle de bain.* S'il y a lieu, notez l'absence de barres d'appui dans la baignoire et à proximité des toilettes, de garniture antidérapante dans la baignoire et la douche, d'une douche téléphone. Notez les éclairages insuffisants pendant la nuit ; vérifiez la nécessité d'un siège de toilettes réglable, ou d'une chaise de baignoire ou de douche. Veillez à vérifier l'accès aux étagères et à fixer une limite à la température de l'eau.
- *Cuisine.* S'il y a lieu, notez l'état de la lampe témoin de la cuisinière à gaz ; vérifiez l'accessibilité des espaces de rangement et les risques potentiels que représentent les meubles ou les appareils électriques.
- *Chambres à coucher.* Notez l'efficacité de l'éclairage et, en particulier, la présence de veilleuses et d'interrupteurs accessibles ; vérifiez si la chaise d'aisances et l'urinal ou le bassin hygiénique sont faciles à atteindre ; notez s'il est nécessaire d'installer un lit orthopédique et des ridelles.
- *Électricité.* Notez si des cordons électriques traînent ou sont effilochés, si des prises de courant semblent surchargées ou trop près d'une source d'eau.
- *Protection contre l'incendie.* S'il y a lieu, notez l'absence de détecteurs de fumée, d'extincteurs en bon état, d'un plan d'évacuation ou la présence de substances combustibles (comme de l'essence) ou corrosives (comme les décapants) mal entreposées.
- *Substances toxiques.* S'il y a lieu, notez la présence de produits de nettoyage mal étiquetés.
- *Dispositifs de communication.* S'il y a lieu, notez l'absence d'appareils permettant de demander de l'aide, comme un téléphone, à portée de la main dans les pièces les plus utilisées. Vérifiez si la liste des numéros d'urgence est facile d'accès. Notez si la personne possède un appareil d'appel informatisé ou bénéficie d'un programme de surveillance quotidien habituellement géré par la sécurité publique.
- *Médicaments.* Vérifiez la date de péremption des médicaments et l'éclairage de leur lieu d'entreposage. Notez si on utilise un dispositif sécuritaire pour ranger les objets pointus ou coupants comme les seringues.

- Informer la personne ou sa famille des techniques de communication usuelles des renseignements médicaux indispensables aux services d'urgence (ambulanciers, policiers). À cet égard, des programmes sont offerts dans les pharmacies, les cabinets de médecins et d'autres lieux de services communautaires. Il s'agit la plupart du temps d'une trousse contenant une fiole en plastique, un formulaire de renseignements médicaux, un décalque et un feuillet d'instructions. Une fois qu'on a rempli le formulaire, on le roule puis on l'insère dans la fiole qu'on prend soin de placer dans le réfrigérateur sans oublier de fixer sur la porte de celui-ci le décalque indiquant que la fiole, s'y trouve. Tous les techniciens ambulanciers et les policiers vérifient ce genre d'indications.
- Recommander à la personne de s'inscrire à un service d'intervention d'urgence : on lui fournira un petit dispositif d'appel qu'on peut relier à un bracelet ou à une chaîne. La personne reliée doit quotidiennement signaler que tout va bien. Si aucun signal n'a été émis ou si, au contraire, le dispositif portable s'est soudainement activé, un membre du personnel de ce service téléphonera à la personne et, s'il y a lieu, composera les numéros d'urgence suivant une liste préétablie. De tels systèmes sont particulièrement recommandés aux personnes seules au cas où elles seraient incapables de téléphoner dans des circonstances dramatiques.

Sécurité de l'infirmière

Les visites dans certains quartiers comportent des dangers. À tout hasard, l'infirmière devrait éviter de porter sur elle des objets de valeur ; elle devrait également disposer d'un moyen de signaler tout besoin d'aide. Les infirmières des CSSS qui répondent à des appels de nuit disposent habituellement d'un téléphone cellulaire. De plus, beaucoup d'infirmières se rendent au domicile en taxi et demandent au conducteur de les attendre. La protection et la sécurité de l'infirmière représentent une priorité absolue.

Prévention des infections

La prévention des infections vise à protéger la personne, les proches aidants et l'ensemble de la communauté contre la transmission des maladies contagieuses. Elle est d'autant plus indispensable dans le cas de personnes dont le système immunitaire est affaibli, qui sont atteintes d'une maladie infectieuse ou transmissible, qui présentent une plaie qui exsude ou encore qui sont soignées à l'aide d'une tubulure de drainage ou d'un autre dispositif propice à la contamination. En matière de prévention des infections, l'enseignement reste prioritaire. Les proches aidants et, si possible, la personne soignée doivent apprendre à se laver efficacement les mains, à porter des gants, à manipuler correctement la literie, à se débarrasser adéquatement des déchets et à adopter les mesures de prévention universelles. La prévention des infections peut se révéler plus difficile quand les installations du domicile ne permettent pas de satisfaire aux normes minimales d'asepsie ou lorsque les conditions d'hygiène sont douteuses.

La manipulation de l'équipement et du matériel médical de l'infirmière en soins à domicile joue grandement sur la prévention des infections. Ce matériel médical comprend entre autres, pour l'évaluation courante de l'état de la personne soignée : un stéthoscope, un tensiomètre, un thermomètre, un ruban gradué ; pour la prévention des infections : une blouse, des lunettes de protection, un masque, des gants, une trousse en cas d'hémorragie et du désinfectant antimicrobien. En tout temps, l'infirmière doit se conformer aux directives de l'employeur en matière d'asepsie du matériel.

Soutien des proches aidants

Les soins sont destinés à des individus de tous les âges ; ils peuvent être de courte ou de longue durée, selon les maladies physiques ou mentales de la personne soignée. Ainsi, les enfants atteints d'incapacités permanentes et les adultes dont la santé se détériore progressivement, comme les personnes souffrant de la maladie d'Alzheimer ou de la sclérose en plaques, requièrent des soins continuels. Par contre, les besoins postopératoires ne sont généralement que temporaires.

La majorité des proches aidants vivent en relation étroite avec la personne soignée ; il s'agit souvent du conjoint, de la mère ou du père, du fils ou de la fille, d'un ami ou d'un autre proche. La relation soignant-soigné, au-delà de l'empathie et de l'entraide qui caractérisent toute relation intime, ajoute une dimension de responsabilité à sens unique. Par conséquent, on peut s'attendre à quelque **tension dans l'exercice du rôle de proche aidant**, surtout quand il s'agit de personnes âgées chez qui le stress physique, émotionnel, social et financier risque de fragiliser d'autant la santé et le bien-être.

L'infirmière en soins à domicile doit pouvoir reconnaître les signes de tension sous-jacents à l'exercice du rôle de proche aidant afin de suggérer des façons simples et adéquates de la réduire et d'alléger ainsi le fardeau de cette personne. Voici quelques signes de tension :

- Les tâches habituelles que requiert la personne soignée semblent difficiles à accomplir.
- Le proche aidant montre moins d'énergie et manque de temps pour prodiguer les soins.
- La responsabilité envers la personne soignée se révèle en conflit avec d'autres engagements qui impliquent les enfants, le conjoint, le travail, les amis.
- Le proche aidant doute de pouvoir continuer longtemps à jouer son rôle et cela génère de l'anxiété.
- Des manifestations de colère et de dépression se font jour.
- L'intérieur de la maison présente des changements radicaux.

Dès que l'infirmière perçoit de tels signes de tension, elle donne au proche aidant la chance d'exprimer ses sentiments, lui témoigne de la compréhension tout en soulignant sa compétence. Elle essaie d'évaluer la situation objectivement en étudiant avec cette personne la teneur d'une journée normale et le temps qu'elle arrive à consacrer à des loisirs ou à ses amis au cours d'une semaine. Elle doit également tenter de déterminer si le proche aidant aurait besoin d'aide pour certaines tâches, comme les soins d'hygiène, les déplacements dans la maison et à l'extérieur (dont les rendez-vous chez le médecin ou le coiffeur), l'alimentation, l'entretien de la maison ou du terrain, la lessive, les emplettes, d'éventuelles réparations ou, tout simplement, pour lui permettre de récupérer.

Les tâches habituellement assumées par une infirmière ou une auxiliaire, comme le changement des draps de la personne alitée ou encore le déplacement de la personne du lit à son fauteuil, ne sont pas sans difficulté pour quiconque n'en a pas l'habitude. Le cas échéant, l'infirmière peut assister le proche aidant dans de tels apprentissages, ce qui, par ricochet, incitera celui-ci à demander plus volontiers de l'information ou un soutien pour d'autres apprentissages.

Une fois clarifiées les difficultés et bien circonscrites les tâches les plus accablantes, il s'agira de trouver ensemble où demander un coup de main : un centre de bénévolat local ? un organisme communautaire ? Ce pourrait être un membre de la famille, un voisin, des amis, un membre d'un groupe d'entraide communautaire voué aux proches aidants. D'autres recours sont également possibles : une aide en hygiène familiale pour une part d'entretien ménager ou les emplettes courantes, la popote roulante, un service de soins de jour, un service de transport, les services sociaux. Il arrive souvent que les familles qui gardent une personne atteinte d'une affection chronique sentent vivement le besoin d'une fin de semaine de répit et certains organismes communautaires offrent précisément de tels services.

Il faut rappeler aux proches aidants la nécessité de refaire leurs énergies en se reposant suffisamment, en s'alimentant convenablement, en demandant de l'aide, en déléguant certaines responsabilités et en réservant du temps pour leur propre ressourcement. Le proche aidant peut lui-même avoir besoin du soutien de sa propre famille pour exercer son rôle. Aurait-il besoin de recevoir des appels téléphoniques, des cartes, des lettres et des visites ? Pourrait-il participer à des excursions d'un jour ou prendre des vacances ? En tout cas, l'infirmière peut lui offrir une écoute inconditionnelle, c'est-à-dire sans que cela ne débouche nécessairement sur des conseils ou un enseignement. Quoi qu'il en soit, tout le monde apprécie grandement de se sentir compris, d'être confirmé dans la difficulté que représente tel fardeau et, surtout, d'être considéré comme compétent.

Il n'est pas inutile de souligner les difficultés que peut représenter pour une infirmière le fait de jouer elle-même un rôle de proche aidant auprès d'un membre de sa propre famille. Ses compétences cliniques, sa connaissance de la personne et du milieu sont certes des avantages, mais comme le proche aidant n'est pas appelé à appliquer les traitements médicaux, cela peut la mettre en contradiction avec elle-même, lui donner mauvaise conscience si elle ne s'en charge pas ou, dans le cas contraire, lui infliger un surcroît de travail. Il importe donc qu'elle prenne suffisamment de recul pour bien délimiter son rôle et s'en tenir à vivre simplement les émotions d'un proche en mettant de côté les soucis professionnels.

Application à domicile de la démarche systématique dans la pratique infirmière

Ce sont les besoins de la personne et des proches aidants qui fondent la démarche systématique des infirmières à domicile dont traitent les paragraphes suivants.

DÉMARCHE SYSTÉMATIQUE dans la pratique infirmière

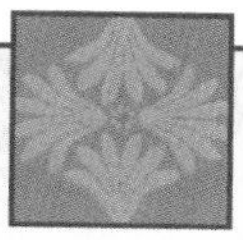

Collecte des données

L'infirmière en soins à domicile évalue non seulement la demande de la personne et de sa famille en matière de soins de santé, mais elle observe également le domicile et l'environnement social. L'évaluation commence dès le moment où l'infirmière entre en communication avec la personne pour préparer la première visite à domicile et qu'elle prend connaissance des documents rédigés par l'accueil des services à domicile du CSSS. La première visite vise à dresser un portrait clinique complet des besoins de la personne.

Les CSSS disposent pour ce faire de l'Outil d'évaluation multiclientèle (OEMC), préparé par le ministère de la Santé et des Services sociaux, qui permet de recueillir les données de base. L'outil comprend : un formulaire de consentement au traitement ; l'évaluation physique et psychologique de la personne et de ses besoins spirituels ; des renseignements sur sa médication ; une mesure de la douleur ; des informations sur la famille et les revenus ; le texte de la déclaration des droits de la personne soignée ; un plan de soins ; des notes sur les visites quotidiennes. Au cours de la première visite à domicile, l'infirmière rédige avec l'aide de la personne un dossier de ses antécédents médicaux (figure 9-3 ■). Elle effectue ensuite un examen de la personne, observe sa relation avec le proche aidant et, enfin, évalue son domicile et prend connaissance de ses liens avec la communauté. Les paramètres dont on tient compte dans l'évaluation du milieu familial comprennent : la mobilité de la personne et du proche aidant ; les capacités de la personne en matière de soins personnels ; la propreté du milieu ; le réseau de soutien du proche aidant ; la sécurité ; la préparation des repas ; les soutiens financiers ; l'état émotionnel de la personne soignée et du proche aidant.

À la suite de cette première évaluation, l'infirmière voit s'il y a lieu de faire appel à d'autres professionnels ou à d'autres services : par exemple une diététiste, une aide en hygiène familiale, un service de repas à domicile, un travailleur social qui aidera à résoudre des problèmes d'ordre financier ou à organiser un éventuel transfert dans un établissement de soins de longue durée. Elle déterminera enfin si la personne a besoin d'équipement spécialisé.

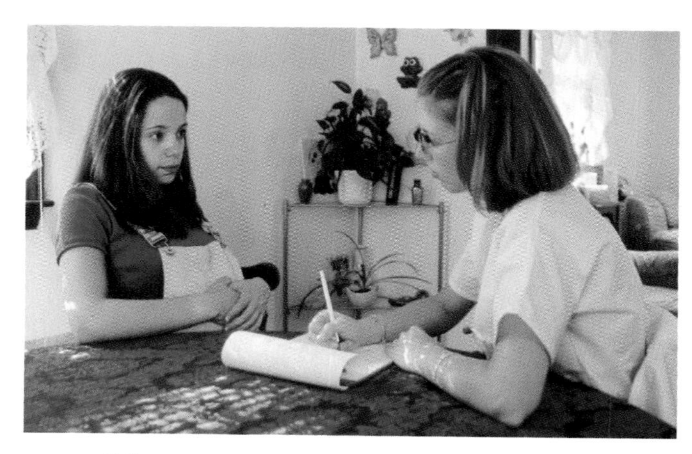

FIGURE 9-3 ■ Entrevue avec une personne qui sollicite des soins à domicile.

Finalement, l'infirmière discute de ce que la personne et sa famille peuvent attendre des soins à domicile et des autres professionnels de la santé susceptibles d'aider la personne à retrouver son autonomie, et de la fréquence des visites.

Analyse

Comme dans les autres milieux de soins, l'infirmière circonscrit les problèmes actuels et potentiels de la personne. Voici quelques exemples de diagnostics courants en soins à domicile : *Connaissances insuffisantes (préciser), Entretien inefficace du domicile, Risque de tension dans l'exercice du rôle de l'aidant naturel* (terme choisi par NANDA pour désigner le proche aidant). L'encadré *Diagnostics infirmiers, résultats de soins infirmiers et interventions* fournit un exemple d'application de la démarche systématique. Comme l'enseignement fait partie des rôles de l'infirmière, il est important que celle-ci l'inclue dans le plan de soins et de traitements. Il se peut, par exemple, qu'elle doive agir à titre d'enseignante à propos de l'évolution de la maladie, de la médication, des soins personnels, etc.

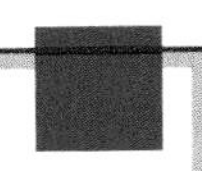

DIAGNOSTICS INFIRMIERS, RÉSULTATS DE SOINS INFIRMIERS ET INTERVENTIONS

Soins à domicile

COLLECTE DES DONNÉES	*DIAGNOSTICS INFIRMIERS : DÉFINITION*	EXEMPLES DE RÉSULTATS DE SOINS INFIRMIERS [Nº CRSI/NOC] : *DÉFINITION*	INDICATEURS	INTERVENTIONS CHOISIES [Nº CISI/NIC] : *DÉFINITION*	EXEMPLES D'ACTIVITÉS CISI/NIC
M. Leblanc, 60 ans, est un ingénieur à la retraite. Il souffre du syndrome du côlon irritable et est présentement en crise. Il est très faible, il doit toujours se tenir à proximité des toilettes et il ne peut plus accomplir plusieurs de ses tâches habituelles dans la maison. Sa femme, qui travaille beaucoup par ailleurs, doit y pourvoir en plus de lui prodiguer les soins requis.	*Entretien inefficace du domicile : Inaptitude à maintenir sans aide un milieu sûr et propice à la croissance personnelle.*	Exercice du rôle [1501] : *Congruence entre le rôle exercé et le rôle attendu.*	Largement adéquats : • Capacité de répondre aux attentes. • Exercice du rôle familial.	Aide dans l'organisation et l'entretien du domicile [7180] : *Soutien apporté à une personne ou à sa famille afin de garder son domicile propre, à l'épreuve de tout danger, et agréable à vivre.* Soutien à la famille [7140] : *Mise en œuvre de moyens propres à répondre aux objectifs et aux intérêts des membres de la famille d'un patient.*	• Faire participer la personne et sa famille à l'évaluation des besoins en matière d'entretien ménager. • Discuter du coût des réparations requises et des ressources disponibles. • Suggérer les modifications qui rendraient le domicile plus adapté aux besoins de la personne. • Informer la famille sur le plan de soins et de traitements élaboré.
		Soins personnels : activités domestiques de la vie quotidienne (ADVQ) [0306] : *Capacité de réaliser les activités requises pour vivre à domicile ou en collectivité.*	A besoin d'aides techniques : • Fait les courses pour les besoins du ménage. • Assure les travaux ménagers. • Prépare les repas. • Téléphone.	Aide à la subsistance [7500] : *Aide apportée à une personne ou à une famille dans le besoin pour trouver des denrées alimentaires, des vêtements ou un abri.*	• Discuter avec la personne ou la famille des aides financières possibles. • Prendre les dispositions pour le transport.

Soins à domicile (suite)

COLLECTE DES DONNÉES	*DIAGNOSTICS INFIRMIERS : DÉFINITION*	EXEMPLES DE RÉSULTATS DE SOINS INFIRMIERS [N° CRSI/NOC] : *DÉFINITION*	INDICATEURS	INTERVENTIONS CHOISIES [N° CISI/NIC] : *DÉFINITION*	EXEMPLES D'ACTIVITÉS CISI/NIC
	Risque de tension dans l'exercice du rôle de l'aidant naturel : Situation où une personne risque d'avoir des problèmes physiques, affectifs, sociaux ou financiers parce qu'elle s'occupe d'une autre personne.	Facteurs de stress pour l'aidant naturel [2208] : *Importance des pressions biopsychosociales exercées sur le membre de la famille prenant en charge l'un des siens ou une personne significative durant une longue période.*	Limités : • Limites psychologiques à la prise en charge. • Perturbations dans l'activité professionnelle habituelle. • Gravité de la maladie de la personne soignée.	Soutien à un aidant naturel [7040] : *Transmission de l'information nécessaire, appui et soutien à apporter à une personne qui n'est pas un professionnel de la santé et qui prodigue les soins de base à une personne afin de lui faciliter la tâche.*	• Mesurer les connaissances de l'aidant naturel. • Surveiller la présence de problèmes dans les relations familiales dus aux soins à donner à la personne. • Fournir des informations sur les conditions de la personne en tenant compte de son consentement. • Enseigner à l'aidant naturel des stratégies d'adaptation. • Renseigner l'aidant naturel sur les services de santé et les groupes d'entraide.
		Équilibre affectif de l'aidant naturel [2506] : *Sentiments, attitudes et émotions d'un aidant naturel prenant soin de l'un des membres de sa famille ou d'une personne importante sur une longue période.*	Légèrement perturbés : • Absence de ressentiment. • Sentiment d'être en lien avec le milieu social. • Sentiment que les ressources sont suffisantes.		• Évaluer avec l'aidant naturel ses forces et ses faiblesses.

Planification et interventions

Durant la planification, l'infirmière encourage la personne qui requiert le service et elle l'invite à participer aux décisions relatives à la gestion de sa santé, quitte à lui soumettre des solutions de rechange si ce qu'elle avance ne semble pas lui convenir.

Les stratégies afférentes aux objectifs comprennent généralement l'enseignement de techniques de soins à la personne et à sa famille, et la sélection des ressources propres à sauvegarder la plus grande autonomie possible chez la personne et sa famille. Les données que doit comprendre le plan thérapeutique sont énumérées dans l'encadré 9-1.

Pour mettre en application le plan de soins et de traitements, l'infirmière en soins à domicile déploie des interventions précises, dont les suivantes : enseigner ; faire appel à d'autres ressources du CSSS et, le cas échéant, les coordonner ; prodiguer des soins et superviser les soins techniques donnés par d'autres personnes ; coopérer avec les autres professionnels et les autres soignants ; circonscrire les problèmes cliniques et trouver des solutions en consultant des rapports de recherches ou d'autres sources en matière de santé ; promouvoir le droit de la personne soignée de disposer d'elle-même. Les soins techniques couramment assumés par l'infirmière couvrent la mesure de la pression artérielle, la collecte de substances organiques (sang, urine, fèces, expectorations), le soin des plaies, les soins respiratoires, tous les types de thérapies intraveineuses, l'alimentation entérale, le cathétérisme vésical et la stomothérapie (figure 9-4 ■).

Une large part des interventions de l'infirmière visent les apprentissages de la personne soignée et du proche aidant en matière de soins, par exemple l'injection d'insuline, la mesure de la glycémie

ENCADRÉ 9-1

Données essentielles du plan thérapeutique

- Tous les diagnostics pertinents
- Des observations sur l'état mental de la personne
- Les types de services, de matériel médical et d'équipement requis
- La fréquence des visites
- Les résultats escomptés
- Les besoins de la personne en matière de réadaptation ; ses limitations corporelles
- Les activités permises
- Les besoins de la personne en matière d'alimentation
- La médication et les traitements en cours
- Les mesures de sécurité requises pour la prévention des blessures
- Tout autre élément devant être inclus à la demande de l'organisme de services à domicile ou du médecin

Même si la personne et sa famille parviennent à l'autonomie en matière de soins, il incombe toujours à l'infirmière de s'assurer que ceux-ci sont administrés de façon pertinente, ce qui suppose un suivi de la personne soignée et de l'application du plan établi.

Évaluation et documentation

À l'aide des mêmes paramètres que ceux qui ont servi à la première visite à domicile, l'infirmière continue d'évaluer les résultats observés à chaque visite subséquente en regard des objectifs et des résultats escomptés (figure 9-5 ■). Elle peut également informer le proche aidant des paramètres d'évaluation de telle manière que celui-ci puisse réclamer l'intervention d'un professionnel si nécessaire. Il est essentiel de noter à chaque visite les soins reçus et les progrès de la personne en regard des objectifs. Pour que le CSSS puisse assurer une bonne continuité des soins à domicile et garder ses dossiers à jour, les notes de l'infirmière doivent comporter le plan des visites suivantes et une estimation du moment où la personne devrait être en mesure de se passer d'aide.

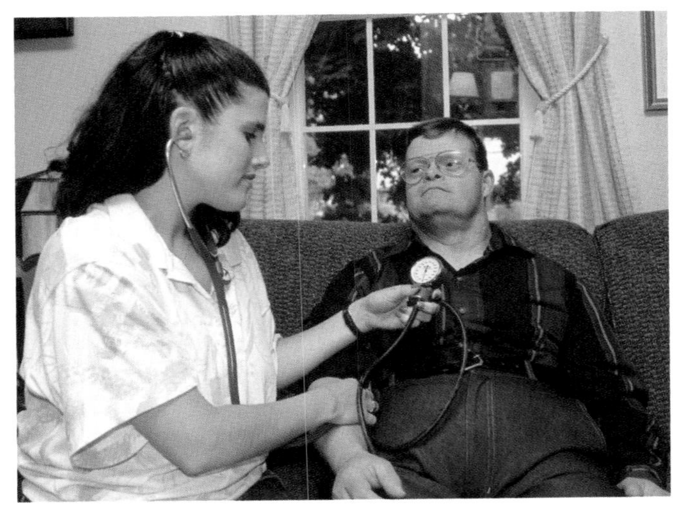

FIGURE 9-4 ■ L'infirmière assure une surveillance clinique de la personne et de sa réponse aux traitements.

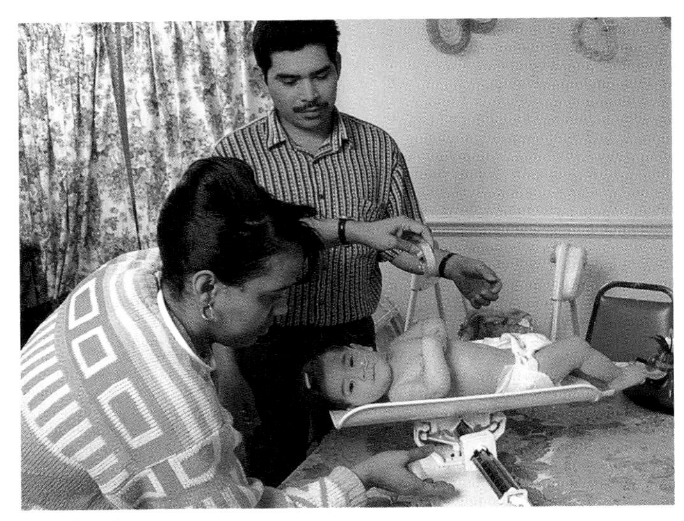

FIGURE 9-5 ■ L'infirmière surveille la prise de poids d'un nourrisson alimenté par gavage.

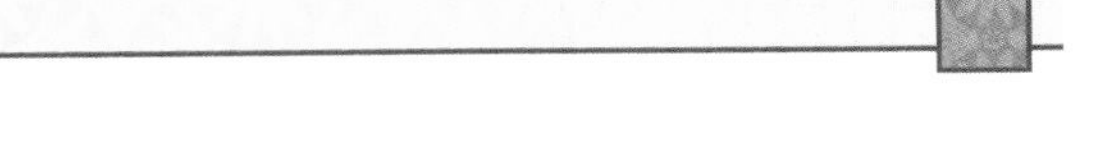

et l'administration de médicaments. Beaucoup de gens s'inquiètent à propos de la médication : ils veulent qu'on les renseigne sur le dosage, la fréquence d'administration et les effets secondaires possibles. (Le chapitre 39 traite de ce sujet plus en détail.) Les personnes et leurs proches aidants sont souvent plus anxieux quand ils doivent appliquer des technologies de pointe ou utiliser un équipement complexe. L'infirmière en soins à domicile doit leur donner des explications claires sur le fonctionnement des appareils, leur faire des démonstrations, puis vérifier régulièrement leur maîtrise des techniques. En général, des membres de l'équipe de soins à domicile spécialisés dans un domaine, par exemple les thérapies intraveineuses ou l'inhalothérapie, effectuent régulièrement des visites pour voir à l'entretien de l'équipement et vérifier les habiletés des utilisateurs.

Tendances dans les soins à domicile

Quel est l'avenir des soins à domicile ? Le ministère de la Santé et des Services sociaux a publié en 2003 sa politique de soutien à domicile, dont voici les grandes lignes :

Des services personnalisés et un soutien adapté (adapter l'organisation des services en fonction des attentes de la population) :

- Favoriser un accès simple, rapide et équitable.
- Consolider le service d'accueil-santé.
- Adopter des critères d'admissibilité uniformes.

- Préciser la couverture publique.
- Harmoniser les pratiques.
- Attribuer des responsabilités cliniques de coordination.
- Implanter des mécanismes de transition.
- Assurer des services de qualité.

Des services gérés efficacement et un partage clair des responsabilités entre le ministère de la Santé et des Services sociaux, les Agences de développement de réseaux locaux de services de santé et de services sociaux et les CSSS :

- L'organisation régionale des services.
- L'allocation de ressources et la reddition de comptes.

Travailler collectivement pour développer une stratégie nationale de soutien à domicile :

- Le soutien à la personne soignée.
- La simplification des processus administratifs entre les différents ministères et organismes publics.
- L'appui au développement et à la diversification du logement adapté aux personnes ayant une incapacité.
- Le soutien aux proches aidants.

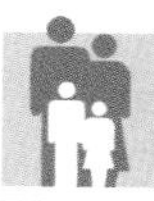

LES ÂGES DE LA VIE

Personnes âgées

Bon nombre de personnes hospitalisées reçoivent leur congé après un court séjour bien qu'elles soient souvent gravement malades. Cet état de choses pose des difficultés aux infirmières en soins à domicile lors de la planification des soins et des interventions. Dans le cas des personnes âgées, les éléments suivants sont particulièrement préoccupants :

- Le processus de guérison est plus lent en raison des aléas du vieillissement, lequel entraîne notamment des troubles de la circulation sanguine et un affaiblissement de la réponse immunitaire.
- Des changements dans la médication ou des effets persistants d'une anesthésie peuvent jouer, du moins temporairement, sur les facultés intellectuelles.
- Un état de faiblesse et de fatigue accrues augmente les risques sur le plan de la sécurité.
- Une nouvelle affection nécessitant une hospitalisation peut entraîner la complication d'une affection chronique préexistante.
- On devrait commencer l'évaluation dans l'établissement de soins de santé afin de déterminer d'éventuels besoins en matière d'aides techniques (déambulateur, siège de toilettes réglable, etc.) ou en prévision de modifications nécessaires à la maison (barres d'appui dans la salle de bain, éclairage approprié). Une bonne planification facilitera la transition de l'établissement de soins de santé à la maison tant pour la personne hospitalisée que pour ses proches.

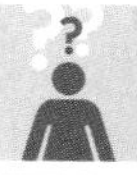

EXERCICES D'INTÉGRATION

M. Alarie, 67 ans, souffre d'hypertension et d'un diabète de type II depuis 20 ans. Il a récemment subi l'amputation de trois orteils.

Comme il se rétablit bien et que son diabète est équilibré, son congé est signé. Il est prévu cependant qu'une infirmière du CSSS viendra chez lui changer ses pansements, lui administrer des antibiotiques par voie intraveineuse et surveiller sa glycémie.

1. En quoi le rôle de l'infirmière à domicile et le rôle de l'infirmière de l'hôpital se ressemblent-ils et en quoi diffèrent-ils ?
2. Quels sont les droits particuliers de la personne traitée à domicile ?
3. Quels facteurs pourraient avoir des effets néfastes sur les soins prodigués à M. Alarie chez lui ?
4. D'après vous, quels avantages personnels et financiers revêt le traitement à domicile plutôt que l'hospitalisation ou un traitement dans un établissement de santé ?

Voir l'appendice A : Exercices d'intégration – Pistes de réflexion.

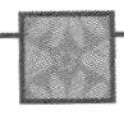

RÉVISION DU CHAPITRE

Concepts clés

- Les soins à domicile visent à remplacer les soins de courte ou de longue durée en établissement. Alors qu'ils se limitaient auparavant à l'accompagnement des convalescents après une hospitalisation, ils servent désormais à faire l'économie de celle-ci.
- Les soins palliatifs sont aussi prodigués à la maison ; ils consistent à soutenir la personne en phase terminale de même que sa famille au cours des derniers moments de la vie et du deuil.
- Les CSSS offrent les services de professionnels et d'auxiliaires autorisés. Comme la requête de services implique souvent plusieurs professionnels, la coordination constitue un aspect essentiel du travail de l'infirmière.
- Bien que les soins à domicile soient principalement offerts par les CSSS, on peut aussi recourir à d'autres organismes publics, à des organisations de bénévoles, à des organismes privés à but lucratif et à des services rattachés à un établissement. Tous les organismes de soins à domicile doivent satisfaire à des normes pour obtenir un permis et accéder à la certification, puis à l'agrément.
- Les organismes privés offrent des services d'infirmière et d'aide en hygiène familiale pour des périodes de 4 à 24 heures par jour.
- Au Québec, les soins à domicile préalablement jugés nécessaires sont couverts en totalité par la Régie de l'assurance maladie du Québec. Le recours aux agences privées est aux frais du requérant.
- Lorsqu'une personne veut se prévaloir de soins à domicile, elle doit s'adresser au CSSS. La demande peut provenir d'un médecin, d'un professionnel de la santé, d'un proche aidant ou d'un intervenant d'un organisme communautaire. Une infirmière se rend alors au domicile de la personne et procède à une évaluation complète des besoins.
- Les principaux rôles de l'infirmière en soins à domicile consistent à représenter la personne soignée, à prodiguer des soins, à éduquer et à gérer les cas.
- L'infirmière en soins à domicile évalue les besoins de la personne en matière de soins ; elle planifie les soins, met le plan en œuvre et supervise ceux qui l'appliquent ; elle enseigne les soins personnels dans le but de favoriser l'autonomie de la personne et de son entourage ; au besoin, elle fait appel à d'autres ressources médicales, professionnelles ou communautaires.
- Les personnes qui ont besoin de soins à domicile forment une population diversifiée où tous les âges, de nombreux problèmes de santé, plusieurs types de structures familiales et un large éventail de profils culturels sont représentés. L'infirmière en soins à domicile doit être sensible à ces particularités et en tenir compte quand elle élabore le plan thérapeutique avec la personne et ses proches aidants.
- Les principales facettes des soins infirmiers à domicile comprennent entre autres : la visite initiale au cours de laquelle l'infirmière rencontre la personne, évalue ses besoins et élabore un plan de soins ; l'instauration de conditions de sécurité pour elle-même et pour la personne soignée ; la prévention des infections ; le soutien du proche aidant.

Questions de révision

9-1. Les soins à domicile sont une solution de rechange à l'hospitalisation et ils s'en distinguent sous les angles suivants.
  a) Ils ne sont pas axés sur les mesures curatives ou d'importance vitale.
  b) Ils ne permettent pas vraiment de réagir à des symptômes complexes.
  c) Ils favorisent une participation importante de la famille ou des proches.
  d) Ils permettent l'utilisation d'analgésiques dont l'administration n'est pas autorisée à l'hôpital.

9-2. Si un médecin a prescrit tous les soins suivants, lesquels peut-on confier à une auxiliaire familiale ?
  a) L'alimentation et le bain de la personne.
  b) L'enseignement à la personne en matière de médication.
  c) L'évaluation du processus de guérison d'une plaie.
  d) Le réglage du débit d'oxygène.

9-3. Supposons qu'une personne doive s'asseoir en maintenant ses pieds surélevés pour favoriser le retour veineux, mais qu'elle s'y refuse en toute connaissance de cause. Quelle intervention de l'infirmière serait la plus pertinente ?
  a) « Si vous ne voulez pas coopérer, je ne peux pas vous aider. »
  b) « Expliquez-moi ce qui fait que vous ne vouliez pas relever vos pieds. »
  c) « Il est essentiel que vous le fassiez. »
  d) « Je vais avertir le médecin que vous êtes incapable de garder les pieds levés. »

9-4. Lequel des éléments suivants indique une tension dans l'exercice du rôle de proche aidant ?
  a) Il a perdu du poids et il manque de sommeil.
  b) Il demande de l'aide aux autres membres de la famille et à des amis.

Questions de révision (suite)

c) Il demande à l'infirmière de quelles façons il pourrait mieux aider la personne à soigner.
d) Il semble triste chaque fois qu'il est question du pronostic relatif à la personne soignée.

9-5. Lequel des éléments suivants est préalable aux soins à domicile ?

a) La protection d'une assurance.
b) La présence d'un proche aidant au domicile.
c) Un problème de santé guérissable.
d) L'évaluation de l'infirmière du CSSS.

Voir l'Appendice B : Réponses aux questions de révision.

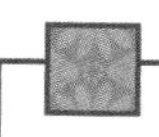

BIBLIOGRAPHIE

En anglais

American Nurses Association. (1999). *Scope and standards of home health nursing practice.* Washington, DC : American Nurses Publishing.

Aucoin-Gallant, G. (2001). The utilization and efficiency of the informal caregivers' coping strategies. *Canadian Oncology Nursing Journal, 11*(1), 21–23, 27.

Beckert, J. (1998). Hospital nurses in home care. *Case Manager, 9*(4), 43–45.

Blevins, C. (2001). There really is a difference : Home care competencies. *The Journal of Continuing Education in Nursing, 32,* 114–117.

Brown, S. (2000). The legal pitfalls of home care. *RN, 63*(11), 75–80.

Caro, F. G. (2001). Asking the right questions : The key to discovering what works in home care. *The Gerontologist, 41,* 307–308.

Centers for Medicare & Medicaid Services. (2001). *Medicare home health agency manual* (HCFA Publication No. 11, PB 98-955200). Retrieved March 25, 2003, from http :// cms.hhs.gov/ manuals/11_hha/hh200. asp#sect_204_2

Cochran, M., & Brennan, S. J. (1998). Home healthcare nursing in the managed care environment : Part 1—managed care : An overview. *Home Healthcare Nurse, 16,* 214–221.

Davidson, F. G., & Haddock, D. B. (2001). *The caregiver's sourcebook.* New York : McGraw-Hill.

Ebersole, P. (1998). Home care and the elderly. *Home Care Provider, 3*(1), 7–8.

Johnson, M., Maas, M., & Moorhead, S. (Eds.) (2000). *Nursing outcomes classification (NOC)* (2nd ed.). St. Louis, MO : Mosby.

Joint Commission on Accreditation of Healthcare Organizations. (2001). *2001–2002 Comprehensive accreditation manual for home care.* Oakbrook Terrace, IL : Joint Commission Resources.

Katz, S. J., Kabeto, M., & Langa, K. M. (2000). Gender disparities in the receipt of home care for elderly people with disability in the United States. *Journal of the American Medical Association, 284,* 3022–3027.

Lee, H. S., Brennan, P. F., & Daly, B. J. (2001). Relationship of empathy to appraisal, depression, life satisfaction, and physical health in informal caregivers of older adults. *Research in Nursing and Health, 24,* 44–56.

McCloskey, J. C., & Bulechek, G. M. (Eds.). (2000). *Nursing interventions classification (NIC)* (3rd ed.). St. Louis, MO : Mosby.

Marrelli, T. M. (2001). *Handbook of home health standards and documentation—Guidelines for reimbursement.* St. Louis, MO : Mosby.

Murray, T. A. (1998). Using role theory concepts to understand transitions from hospital based nursing practice to home care nursing. *Journal of Continuing Nursing Education, 2,* 105–111.

NANDA International. (2003). NANDA *nursing diagnoses : Definitions and classification 2003–2004.* Philadelphia : Author.

Pierce, L. L. (2001). Caring and expressions of stability by urban family caregivers of persons with stroke within African American family systems. *Rehabilitation Nursing, 26,* 100–107, 116, 121.

Rice, R. (1999). *Handbook of home health nursing procedures* (2nd ed.). St. Louis, MO : Mosby.

Stackhouse, J. C. (1998). *Into the community : Nursing in ambulatory and home care.* Philadelphia : Lippincott-Raven.

Wrubel, J., Richards, T. A., Folkman, S., & Acree, M. C. (2001). Tacit definitions of informal caregiving. *Journal of Advanced Nursing, 33,* 175–181.

Young, M. G. (2001). Providing care for the caregiver. *Patient Care for the Nurse Practitioner, 4*(2), 36–40, 43–48.

En français

Carpenito, L. J. (2003). *Manuel de diagnostics infirmiers,* traduction de la 9e édition, Saint-Laurent : Éditions du Renouveau Pédagogique.

Colvez, A., Joël, M.-E. (2002). *La maladie d'Alzheimer, quelle place pour les aidants ? Expériences innovantes et perspectives en Europe,* Paris : Masson.

Johnson, M. et Maas, M. (dir.). (1999). *Classification des résultats des soins infirmiers CRSI/NOC,* Paris : Masson.

McCloskey, J. C. et Bulechek, G. M. (dir.). (2000). *Classification des interventions de soins infirmiers CISI/NIC,* 2e éd., Paris : Masson.

Ministère de la Santé et des Services sociaux. (2000). Comité aviseur sur l'adoption d'un outil d'évaluation intégré des besoins des personnes en perte d'autonomie et de détermination des services requis, notamment en institution ou à domicile, gouvernement du Québec.

Ministère de la Santé et des Services sociaux. (2003). *Chez soi : Le premier choix. La politique de soutien à domicile,* gouvernement du Québec.

Ministère de la Santé et des Services sociaux. *Outil d'évaluation Multiclientèle,* (page consultée le 13 janvier 2005), [en ligne], <http ://msssa4.msss.gouv.qc.ca/fr/document/ publication.nsf/0/7ae1cde4e2e89e9185256 dac0056a8ac ?OpenDocument>.

NANDA International (2004). *Diagnostics infirmiers : Définitions et classification 2003-2004,* Paris : Masson.

Orzeck, P., Guberman, N. et Barylak, L. (2001). *Des interventions novatrices auprès des aidants naturels : guide-ressource pour les professionnels de la santé,* CLSC René-Cassin/ Institut universitaire de gérontologie sociale du Québec, Montréal : Éditions Saint-Martin.

OBJECTIFS D'APPRENTISSAGE

Après avoir étudié ce chapitre, vous pourrez :

- Définir l'informatique en soins infirmiers.
- Distinguer les données, l'information et les connaissances.
- Expliquer comment l'informatique en soins infirmiers s'applique à la prestation des soins aux personnes.
- Préciser les avantages du dossier de santé électronique et les inquiétudes que suscite son utilisation.
- Expliquer les concepts de respect de la vie privée, de confidentialité, d'intégrité des données et de sécurité relativement au dossier de santé électronique.
- Décrire les applications de l'informatique aux soins infirmiers.
- Indiquer de quelle façon les infirmières gestionnaires peuvent utiliser les applications de l'informatique en soins infirmiers dans les domaines des ressources humaines, de la gestion d'établissement, des finances et d'assurance de la qualité.
- Analyser le rôle de l'informatique à chaque étape du processus de recherche.

CHAPITRE 10

INFORMATIQUE EN SOINS INFIRMIERS

Adaptation française :
Luc Mathieu, inf., DBA
Professeur adjoint, Département des sciences infirmières
Faculté de médecine et des sciences de la santé
Université de Sherbrooke

L'infirmière utilise constamment des données et de l'information pour prendre des décisions et fournir des soins de qualité. En fait, son milieu de travail abonde en informations de toutes sortes. Elle recueille les données de l'examen clinique, applique ces données et d'autres informations à l'élaboration d'un plan de soins et de traitements infirmiers, communique de l'information pertinente à la fois aux personnes soignées et aux autres membres de l'équipe de soins, et gère des données sur le budget et la dotation en personnel.

Grâce aux progrès des technologies de l'information et de la communication (TIC), en ce qui concerne tant le matériel que le logiciel, l'infirmière a davantage l'occasion d'utiliser l'informatique pour améliorer l'efficacité de son travail. Des ordinateurs de plus en plus rapides et des logiciels améliorés peuvent transformer rapidement des données en information utile. La convergence des TIC rend par exemple possible la transmission rapide et sécuritaire d'informations entre plusieurs

MOTS CLÉS

Confidentialité, 211
Connaissances, 208
Données, 208
Dossier de santé électronique, 210
Dossier médical informatisé, 210
Dossier personnel de santé, 210
Formation à distance, 216
Information, 208
Informatique en soins infirmiers, 208
Intégrité des données, 211
Respect de la vie privée, 211
Sécurité, 211
Système d'information de gestion (SIG), 217
Système d'information hospitalier, 217
Systèmes d'aide à la décision, 209
Télénursing, 214
Télésanté, 214

professionnels de la santé, notamment par Internet. Grâce aux avancées technologiques, les TIC sont de plus en plus utilisées dans la pratique infirmière. Il est donc essentiel que l'infirmière comprenne les moyens dont elle dispose pour améliorer sa pratique et qu'elle soit capable de les intégrer de façon à prodiguer de meilleurs soins et à collaborer plus efficacement avec les autres membres de l'équipe de soins. Bref, elle doit être en mesure d'utiliser judicieusement les TIC.

L'expression **informatique en soins infirmiers** désigne l'intégration des TIC aux soins infirmiers, et non simplement l'emploi d'ordinateurs. Staggers et Thompson (2002) ont proposé à cet égard une définition de l'informatique en soins infirmiers :

> L'informatique en soins infirmiers constitue une spécialité qui intègre les sciences infirmières, les sciences de l'informatique et les sciences de l'information en vue de la gestion et de la transmission de données, d'information et de connaissances dans la pratique infirmière. Elle facilite l'intégration de ces éléments, ce qui aide les personnes, les infirmières et les autres intervenants à prendre des décisions, quels que soient leur rôle et leur milieu de travail. Ce soutien technique est accessible grâce à la mise sur pied de réseaux informatiques et de procédés de circulation de l'information, et grâce aux technologies de l'information et de la communication.
>
> Au-delà de cette définition, l'objectif de l'informatique en soins infirmiers tient à l'amélioration de la santé des populations, des communautés, des familles et des individus par une optimisation de la gestion de l'information et de la communication. Il est possible d'atteindre cet objectif grâce à l'utilisation de l'information et de la technologie pour la prestation de soins, à la mise en place de systèmes efficaces de gestion, à l'acquisition et à la diffusion d'expériences éducatives, et au soutien à l'éducation permanente et à la recherche en sciences infirmières. (p. 260)

Le présent chapitre est divisé en quatre sections qui portent chacune sur le rôle de l'informatique en soins infirmiers et sur ses applications dans un domaine donné des soins infirmiers, soit : (a) la prestation de soins ; (b) la formation ; (c) la gestion ; (d) la recherche.

Si l'on veut saisir ce qu'est l'informatique en soins infirmiers, il faut d'abord comprendre la relation qui existe entre les données, l'information et les connaissances. Les **données** constituent des observations brutes isolées qui n'ont pas fait l'objet d'une interprétation. L'âge, le poids, la pression artérielle, le nombre d'admissions et le nombre d'unités de charge de travail sont autant d'exemples de données. On obtient de l'**information** en interprétant, en organisant ou en structurant des données de manière à ce qu'elles prennent un sens. Ainsi, en combinant des données comme l'âge, la maladie, la pression artérielle et le score obtenu à un test portant sur l'état mental, on pourra par exemple obtenir de l'information sur le risque qu'une personne fasse une chute. Les **connaissances** résultent d'une synthèse de l'information visant à déterminer les relations qu'entretiennent des phénomènes donnés, ce qui amène une meilleure compréhension d'une question ou d'un sujet. Une fois qu'ont été combinées les données ayant permis d'obtenir de l'information sur le risque de chute, les connaissances que l'infirmière a acquises par des lectures ou au cours de sa pratique sur les plans d'intervention ou les programmes de réduction des chutes lui permettront de prendre des décisions concrètes quant à la façon la plus efficace de prodiguer des soins à la personne.

Ces trois concepts, soit les données, l'information et les connaissances, subissent l'influence des applications de l'informatique en soins infirmiers. Il est ainsi possible de recueillir et d'emmagasiner des données brutes au moyen d'un dossier de santé électronique. Dans un service de soins intensifs, par exemple, la surveillance électronique des signes vitaux et de l'électrocardiogramme (ECG) permet d'enregistrer ces données directement dans le dossier de santé électronique. L'utilité de l'intégration de données visant à obtenir de l'information pertinente se révèle dans toute son ampleur dans le cas, par exemple, des statistiques relatives à la prévalence de la vaccination contre une affection particulière dans différentes communautés. Les connaissances s'accroissent quant à elles grâce à l'intégration de plans de soins et de traitements infirmiers ou de **systèmes d'aide à la décision**, qui analysent les données brutes et les anamnèses, et proposent des diagnostics infirmiers et des recommandations d'interventions. Bien que tous les exemples présentés ci-dessus se rapportent à la pratique clinique en soins infirmiers, les applications de l'informatique en soins infirmiers se révèlent aussi utiles pour l'intégration de données, d'information et de connaissances dans les secteurs de la formation, de la gestion et de la recherche.

Applications de l'informatique à la prestation de soins

Plusieurs activités de l'infirmière se rapportent à la collecte, à l'enregistrement et à l'utilisation des données. L'informatique peut fournir une aide précieuse en vue de l'accomplissement de ces tâches. Plus précisément, l'infirmière pourra par exemple enregistrer dans un dossier de santé électronique les informations relatives à la personne, dossier qui remplacera ou complétera le dossier médical sur papier ; elle pourra aussi consulter des informations concernant la personne et provenant de divers autres services, qu'on aura enregistrées dans un ordinateur central ; elle pourra éventuellement utiliser Internet pour gérer les rendez-vous de la personne ; enfin, elle pourra utiliser des programmes conçus pour des applications particulières, comme les soins à domicile et la gestion de cas.

Collecte des données

Selon Filho (2001) et McDaniel (1997), l'infimière consacre entre 40 et 50 % de son temps à du travail lié à la saisie, au traitement et au stockage de l'information. Elle passe en outre du temps à rechercher des données qui se trouvent déjà consignées dans le dossier médical des personnes ou stockées ailleurs dans le système de santé. Son travail nécessite des formulaires standardisés, et elle doit consulter les politiques en vigueur concernant la divulgation de l'information. Elle doit enfin recueillir des informations générales sur les personnes, comme la durée de leur séjour, en vue de poser un diagnostic précis et approprié. Les systèmes d'information de gestion ou hospitalier (dont nous parlerons plus loin) peuvent l'aider à effectuer toutes ces tâches.

SAISIE DE DONNÉES AU CHEVET ET SUIVI DE LA PERSONNE

Il existe plusieurs types d'ordinateurs et de systèmes permettant de saisir des données au chevet de la personne ou conçus pour servir de terminal près de la personne alitée. Ces dispositifs rendent possible la saisie d'informations diverses, telles que les données résultant d'une évaluation de l'état de la personne, celles relatives aux médicaments qu'on lui a administrés, des remarques à propos de l'évolution de son état, des notes concernant la mise à jour du plan de soins et de traitements infirmiers, et la mesure de l'intensité des soins à la personne qui permet de déterminer la charge de travail. Il existe des terminaux fixes et des terminaux de poche, reliés au système central ou sans fil, capables de transmettre des données à distance, par exemple depuis le domicile de la personne jusqu'à un établissement de santé.

L'invention d'une panoplie d'appareils a fourni des outils précieux pour les soins infirmiers. Dans la pratique quotidienne, on se sert par exemple : de thermomètres électroniques ou tympaniques ; de pèse-personnes numériues ; du sphygmooxymètre ; de moniteurs pour l'électrocardiographie, la télémétrie et la surveillance hémodynamique ; de moniteurs d'apnée et de fréquence cardiaque fœtale ; d'appareils de mesure de la glycémie ; de ventilateurs ; de pompes intraveineuses. Ces instruments s'utilisent dans tous les milieux de soins, du service de soins intensifs au domicile de la personne. Beaucoup conservent en mémoire les données les plus récentes ; certains transmettent les données qu'on y enregistre à un ordinateur plus perfectionné ou les impriment ; d'autres possèdent un dispositif d'affichage numérique qui communique des directives ou des résultats à l'utilisateur. La plupart sont également munis d'un détecteur d'erreurs ou d'un dispositif d'alarme qui indique, s'il y a lieu, que l'instrument fonctionne mal ou que les données saisies concernant une personne s'écartent des valeurs normales pour sa condition ou son état. Tous ces instruments, qui comportent des puces minuscules mais puissantes, étendent la portée des observations de l'infirmière et fournissent des informations valables et fiables.

Dans divers secteurs spécialisés des soins de santé, les personnes doivent subir des examens paracliniques dans lesquels l'ordinateur joue un rôle essentiel. Par exemple, la tomographie par ordinateur et l'imagerie par résonance magnétique (IRM) recourent largement aux ordinateurs pour procéder aux examens et analyser les résultats. Les analyseurs de gaz sanguins, les dispositifs d'exploration fonctionnelle respiratoire et les moniteurs de pression intracrânienne font aussi appel à l'ordinateur pour le traitement des données. Par ailleurs, des circuits numériques commandent les appareils de circulation extracorporelle. Et il en va de même pour toute une panoplie d'appareils, ce qui démontre bien comment les ordinateurs facilitent la surveillance de l'état des personnes et l'établissement des diagnostics.

DOSSIER DE SANTÉ ÉLECTRONIQUE

La capacité d'obtenir électroniquement diverses sources de données sur les personnes, au fil du temps, s'avère bénéfique sur plusieurs plans, tant pour l'infirmière que pour la personne. On utilise plusieurs expressions, comme « dossier médical électronique » et « dossier de santé électronique », pour décrire la notion de dossier électronique. Au Canada, le Conseil consultatif sur l'infostructure de la santé (2001) définit comme suit le **dossier de santé électronique** :

> Le recueil longitudinal de renseignements sanitaires concernant une personne, que des professionnels de la santé ont saisis ou acceptés, se trouvant stockés sur un support électronique. Ceux-ci peuvent avoir accès à ce dossier en tout temps, pourvu que ladite personne l'ait autorisé et dans la mesure où cet outil est lié à la prestation de services de santé. La personne a accès à son dossier et peut demander que des modifications y soient apportées. La transmission et le stockage du dossier doivent s'effectuer selon des règles de sécurité extrêmement vigoureuses. (p. 17)

L'expression **dossier médical informatisé** désigne généralement un dossier contenant des données démographiques sur la personne (comme l'âge et le lieu de naissance), le diagnostic médical et des informations détaillées relatives aux évaluations et aux interventions des professionnels de la santé effectuées au cours d'une période de soins et dans *un même* établissement de santé. On appelle **dossier personnel de santé** la copie d'un dossier médical informatisé qu'on remet à la personne, que celui-ci soit imprimé ou électronique.

Dans plusieurs régions du Canada, l'utilisation du dossier de santé électronique se trouve encore à la phase d'élaboration. Il est vraisemblable que son implantation va demander aux provinces des investissements importants dans leur système de santé respectif ; cependant, les avantages escomptés l'emportent sur les coûts estimés. L'Association des infirmières et infirmiers du Canada (avril 2002) dénombre pour les personnes et les infirmières sept bénéfices potentiels découlant de l'implantation du dossier de santé électronique :

1. Accès à de l'information complète sur les soins prodigués aux personnes et information couvrant la totalité du parcours temporel des personnes dans le système de santé et fournissant les noms des professionnels de la santé qui les ont soignées ou examinées.
2. Consultation, transfert et extraction commodes et faciles de l'information. Il serait par exemple possible d'extraire facilement des données sur la charge de travail et les interventions infirmières, et de les réunir à des fins administratives.
3. Capacité de visualiser ou d'afficher de façon dynamique des données provenant de différents points de vue afin d'appuyer des activités cliniques et administratives ainsi que des recherches. Les infirmières pourraient aisément consulter, par exemple, des données relatives à tous les médicaments que prend actuellement une personne ou à tous les résultats des examens paracliniques qu'elle a subis pendant une période donnée, dans tous les établissements de santé d'un territoire donné. Les infirmières pourraient également avoir accès à des données leur permettant de corroborer une vérification clinique et les résultats escomptés pour la personne.
4. Dynamisation de la recherche infirmière et création d'un nouveau savoir infirmier en matière de résultats d'interventions. Le succès ou l'échec et les circonstances des interventions infirmières deviennent immédiatement accessibles à la communauté infirmière.
5. Amélioration de la qualité des données et normalisation des documents cliniques. Les données sont vérifiées à mesure qu'elles sont saisies, ce qui en assure l'exactitude. Celles provenant des ordinateurs branchés à l'ensemble du réseau (résultant par exemple de l'admission, des congés et des transferts, des visites à la pharmacie, des tests menés dans les laboratoires cliniques et d'une visite au cabinet d'un médecin) peuvent être entrées directement à la source (par les préposés à l'accueil, le pharmacien, les techniciens de laboratoire, etc.), ce qui réduit les risques d'erreurs de saisie. L'information devient structurée et normalisée, ce qui rend plus efficaces l'analyse et les communications entre les professionnels de la santé et les établissements de soins de santé.
6. Amélioration de la continuité des soins que reçoit la personne grâce au partage de l'information entre établissements, organisations et professionnels de la santé.
7. Accès direct aux bases de connaissances et aux logiciels d'aide à la décision, permettant d'améliorer la prise de décision et de prévoir des résultats escomptés plus justes.

PROTECTION DES DONNÉES

Même si l'adoption du dossier de santé électronique présente plusieurs avantages, elle suscite bien des inquiétudes. La protection des données constitue une préoccupation fondamentale tant pour les personnes que pour les infirmières. L'expression « protection des données » est un terme général qui désigne à la fois les concepts de respect de la vie privée, de confidentialité, d'intégrité et de sécurité. On entend par **respect de la vie privée** le droit de tout individu de régir la transmission d'informations personnelles le concernant et la liberté de refuser toute intrusion non justifiée dans sa vie privée (Working Group 3, 1997). Ce sont les lois qui garantissent le droit à la vie privée. Au Canada, la *Loi sur la protection des renseignements personnels* vise à protéger les renseignements personnels relevant des institutions fédérales, et la *Loi sur la protection des renseignements personnels et les documents électroniques* régit le secteur privé. Plusieurs provinces ont adopté des lois qui visent spécifiquement à protéger les renseignements médicaux personnels et qui en régissent la collecte, l'utilisation et la diffusion. C'est le cas de la *Loi sur les services de santé et les services sociaux* du Québec, dont le chapitre II est consacré à l'accès au dossier de l'usager. Dans le même ordre d'idées, la Commission d'accès à l'information du Québec (CAI) a publié en 1992 un document intitulé *Exigences minimales relatives à la sécurité des dossiers informatisés des usagers du réseau de la Santé et des Services sociaux.*

On définit la **confidentialité** comme l'obligation dans laquelle se trouve un tiers de protéger les renseignements personnels qui lui sont confiés (Working Group 3, 1997). L'**intégrité des données** a trait à la collecte, au stockage et à la transmission de données de manière à en préserver l'exactitude et l'intégralité (Hannah *et al.,* 1999). Étant donné le caractère général de la loi relative à la protection de la vie privée et des principes directeurs qui la sous-tendent, on a énoncé des directives pour aider les établissements et divers organismes du système de santé à élaborer des politiques et des pratiques qui garantissent la confidentialité et l'intégrité des renseignements médicaux qui leur sont transmis. La Canadian Organization for the Advancement of Computers in Health (COACH) a ainsi émis un ensemble de directives largement utilisées et publiées dans *Guidelines for the Protection of Health Information* (2004). Dans le même ordre d'idées, au Québec, le ministère des Relations avec le citoyen et de l'Immigration a publié en 2004 un document intitulé *Modèle de pratiques de protection des renseignements personnels dans le contexte du développement des systèmes d'information par les organismes publics.*

La **sécurité** tient aux politiques et aux technologies requises pour restreindre l'accès aux renseignements médicaux et en maintenir l'intégrité. Les politiques et les technologies concernent les aspects matériel, logiciel et organisationnel de la sécurité. Un ensemble de moyens protègent le matériel et le logiciel, tels le code d'identification de l'utilisateur, sa fiche d'autorisation et l'examen de ses interactions avec le système (Hannah *et al.,* 1999). L'Association canadienne de normalisation élabore à cet égard des normes techniques, notamment en matière de technologies de la sécurité.

Plus que tout autre professionnel de la santé, l'infirmière recueille, enregistre et utilise continuellement des renseignements médicaux (c'est-à-dire des données) dans le cadre des soins infirmiers qu'elle prodigue. Il est donc essentiel qu'elle connaisse les lois, les directives et les politiques qui, dans l'établissement où elle travaille, visent à protéger les renseignements médicaux des personnes, afin d'agir conformément aux diverses exigences en ce domaine.

En plus des questions relatives à la protection des renseignements médicaux personnels, l'infirmière doit s'intéresser aux questions éthiques et sociales qui découlent du réseautage de l'information dans le domaine de la santé. À cet égard, le Centre de bioéthique de l'Institut de recherches cliniques de Montréal a publié en 2004 un ouvrage intitulé *Le réseautage de l'information de santé. Manuel pour la gestion des questions éthiques et sociales* (Demers, 2004). Il pourrait s'avérer pertinent d'en prendre connaissance.

NORMALISATION DES DONNÉES ET CLASSIFICATION

Si on veut utiliser le dossier de santé électronique de façon optimale, il faut que les établissements puissent partager leurs données tout au long de la période durant laquelle une personne reçoit des soins. Actuellement, chaque établissement, chaque service de soins à domicile, chaque milieu de soins, chaque laboratoire, chaque cabinet de médecin et chaque pharmacie dispose de sa propre méthode électronique de collecte et de stockage de données. Cependant, le manque de normalisation et de compatibilité entre ces méthodes crée des problèmes quand un de ces organismes désire par exemple avoir accès aux données d'un autre organisme. Ainsi, l'enregistrement de la date de naissance d'une personne peut s'effectuer de diverses façons, puisque les permutations concernant l'ordre des données sont multiples (jour, mois, année ; année, mois, jour ; etc.). Il s'avère donc impossible de lire une date de naissance d'un système d'information à l'autre, à moins que tous emploient une même méthode de codage. Des efforts voient le jour en ce sens, l'Institut canadien d'information sur la santé (ICIS) ayant notamment le mandat de « coordonner et [de] promouvoir l'élaboration et la mise à jour de normes nationales d'information sur la santé ». Il s'agit dans ce cas précis de s'entendre à l'échelle nationale sur un format uniforme de collecte et d'enregistrement de la date de naissance. Voilà un exemple un peu simplet de standardisation des données en matière de santé, mais qui illustre bien à quel point il est nécessaire d'établir des normes de présentation des données relatives à la santé si l'on veut un jour bénéficier des avantages d'un dossier de santé électronique qui soit utilisable partout au Canada, par tous les établissements de santé et tous les professionnels de ce milieu.

En plus de normes régissant le codage des données telle la date de naissance, il est nécessaire de mettre sur pied des systèmes de classification permettant de décrire de façon cohérente des concepts communs aux sciences infirmières et à d'autres disciplines. À l'échelle internationale, le Conseil international des infirmières (CII) a élaboré un système universel pour la définition et la description de la pratique des soins infirmiers, appelé Classification internationale de la pratique infirmière (ICNP). L'ICNP fournit un cadre pour la mise en commun des terminologies et des classifications existantes afin de permettre la comparaison de données relatives aux soins infirmiers provenant de divers organismes, secteurs de la santé et pays. Au Canada, l'AIIC a approuvé l'emploi de l'ICNP. En plus de celle-ci, il existe neuf classifications reconnues par le Nursing

Information and Data Set Evaluation Center (NIDSEC), organisme créé en 1995 par l'American Nurses Association (ANA) (Mathieu, 2002). Le tableau 10-1 regroupe ces diverses classifications.

L'Institut canadien d'information sur la santé (ICIS) a élaboré la Classification canadienne des interventions en santé (CCI) afin d'établir une taxinomie normalisée des interventions en santé, peu importe le service fourni et le milieu de soins. Par exemple, on emploierait un même code pour désigner « exercice », que l'intervention ait été effectuée par une infirmière, un physiothérapeute ou un ludothérapeute. L'ICIS a conçu la CCI de façon à ce que celle-ci s'harmonise avec les concepts et la terminologie de l'ICNP. En se familiarisant avec les concepts et le langage de ces classifications, l'infirmière devrait être capable de structurer la collecte et l'enregistrement de données de manière à faciliter la mise en commun de l'information relative aux soins infirmiers. Au Québec, l'Association québécoise des classifications de soins infirmiers (AQCSI) utilise le système de classification de l'Association nord-américaine pour le diagnostic infirmier (ANADI), pendant francophone de la North American Nursing Diagnosis Association (NANDA).

Selon Mathieu (2002), tout reste à faire au Québec en ce qui concerne l'adoption de langages cliniques normalisés dans les systèmes d'information infirmiers. L'Ordre des infirmières et infirmiers du Québec (OIIQ) a amorcé une réflexion à cet égard. En effet, en avril 2000, l'OIIQ a fait parvenir un avis au ministère de la Santé et des Services sociaux (MSSS) dans le cadre d'une consultation sur l'informatisation du système de santé. L'OIIQ (2000) y affirmait qu'il s'avère désormais nécessaire d'utiliser un vocabulaire issu de classifications tant infirmières que médicales pour consigner dans le dossier d'une personne les soins et les traitements qui lui ont été prodigués, afin que tous les intervenants du réseau parlent le même langage et comparent les mêmes choses.

Ainsi que l'ont souligné certains auteurs (Mathieu, 2002), il faudra que les classifications infirmières existantes soient connues, analysées, enseignées et intégrées dans la pratique infirmière avant qu'on puisse utiliser des classifications pour concevoir des outils de soins infirmiers (suivis systématiques, plans de soins et de traitements infirmiers, etc.) et qu'on puisse les intégrer dans des systèmes d'information infirmiers.

SUIVI DE L'ÉTAT DE LA PERSONNE

À partir d'un dossier de santé électronique, l'infirmière peut extraire les données physiologiques d'une personne et en prendre connaissance dans une perspective historique. Elle peut non seulement examiner la tendance que suivent les signes vitaux, mais aussi considérer l'évolution générale de la personne dans le temps. En effet, il est possible de stocker dans un ordinateur et d'enregistrer dans le dossier de santé électronique d'une personne le plan de soins et de traitements infirmiers, le suivi systématique, le cheminement clinique et d'autres protocoles

TABLEAU 10-1

Classifications reconnues par le NIDSEC

Classifications	Contenu	Milieux ciblés
NANDA (ANADI)	150 diagnostics infirmiers	Tous les milieux de soins
Système Omaha	40 diagnostics infirmiers et des interventions infirmières	Soins à domicile et santé communautaire
Home Health Care Classification	Diagnostics infirmiers et interventions infirmières	Soins à domicile et santé communautaire
Classification des interventions de soins infirmiers (CISI)/ Nursing Interventions Classification (NIC)	486 interventions infirmières et 12 000 activités de soins infirmiers	Tous les milieux de soins
Classification des résultats de soins infirmiers (CRSI)/ Nursing Outcomes Classification (NOC)	260 résultats d'interventions infirmières	Tous les milieux de soins
Patient Care Data Set	Problèmes de soins infirmiers et interventions infirmières	Soins de courte durée
Perioperative Patient Data Set	68 diagnostics infirmiers de la NANDA, 127 interventions infirmières et 29 résultats d'interventions infirmières	Soins périopératoires (bloc opératoire et salle de réveil)
Snomed RT	Plusieurs classifications de diverses professions	Tous les milieux de soins
Classification internationale de la pratique infirmière	Diagnostics infirmiers, interventions infirmières et résultats d'interventions infirmières	Tous les milieux de soins dans tous les pays (nouvelle classification et cadre de référence unificateur)

thérapeutiques écrits. L'infirmière et d'autres professionnels de la santé peuvent donc examiner directement depuis un ordinateur l'évolution de la personne et de quelle façon celle-ci s'est écartée ou s'écarte du plan de soins et de traitements infirmiers conçus pour elle.

AVANTAGES DU DOSSIER DE SANTÉ ÉLECTRONIQUE

En plus des systèmes d'information conçus pour le stockage des dossiers de santé électroniques, on utilise largement les ordinateurs dans les milieux de soins pour évaluer et surveiller l'état des personnes. Or, il est possible d'intégrer au dossier de santé électronique les données provenant de divers dispositifs électroniques et de les emmagasiner aux fins de recherche. D'autre part, un dossier électronique occupe beaucoup moins d'espace qu'un dossier en papier et peut être entreposé de façon plus sécuritaire. Il est facile de le copier sur différents supports électroniques (ruban magnétique, microfiche, etc.), généralement plus compacts et durables que le papier. Enfin, il est également possible de transmettre un dossier électronique au moyen d'un réseau protégé à un spécialiste qui se trouve dans un lieu éloigné et que l'on désire consulter.

Interventions

Les applications de l'informatique en soins infirmiers servent non seulement à la gestion des données résultant de l'évaluation périodique des personnes, mais aussi à la prestation et à la coordination des soins. En ce sens, la pratique infirmière profite de l'utilisation de l'informatique en soins infirmiers, et ce, de la planification des soins à la gestion de la pratique en passant par l'enseignement aux personnes.

UTILISATION DE L'INFORMATIQUE PAR LES PERSONNES

De plus en plus de personnes obtiennent de l'information sur leur maladie et son traitement au moyen d'Internet ; elles ont également accès à de l'aide en ligne offerte par des groupes de soutien dirigés par des profanes ou des professionnels de la santé. L'infirmière devrait utiliser cette source d'information (Internet) pour encourager les personnes qu'elle soigne à se maintenir en bonne santé et les guider dans leur recherche de renseignements fiables sur le Web. Regroupant notamment des professionnels de la santé, des bibliothécaires médicaux, des spécialistes de la formation en informatique et des consommateurs, le Health Summit Working Group (créé au sein du Mitretek Systems Health Information Technology Institute) a élaboré un ensemble complet de critères d'évaluation de l'information qu'il est possible de trouver dans le Web ; le tableau 10-2 présente ces critères.

La fondation Health on the Net (HON ; www.hon.ch) a par ailleurs conçu une charte afin de contribuer à la normalisation de la fiabilité de l'information sur la santé disponible dans Internet. Cette charte contient huit principes que doivent respecter les rédacteurs de sites Web s'ils veulent répondre à des normes d'éthique de base dans la présentation d'informations sur la santé. Dans la foulée de sa mission, la fondation HON examine ces sites et attribue le sceau HON (HONcode) à ceux qui sont conformes à la charte. Les personnes qui les consultent peuvent donc se fier aux renseignements qu'elles trouvent dans un site affichant ce sceau.

En prenant connaissance des critères d'évaluation du Health Summit Working Group (voir le tableau 10-2) et de ceux qui mènent à l'attribution du sceau HON, l'infirmière pourra mieux guider les personnes qui cherchent des informations fiables dans Internet et qui désirent obtenir du soutien.

TABLEAU 10-2

Critères d'évaluation du Health Summit Working Group concernant l'information sur la santé accessible dans Internet

Critère	Description
Crédibilité	La crédibilité dépend notamment de la source, de la fréquence des mises à jour, de la pertinence ou de l'utilité de l'information et du processus par lequel les responsables du site Internet révisent les informations qu'ils rendent publiques.
Contenu	Le contenu doit être exact et complet, et doit inclure les avertissements appropriés.
Mission et protection de la vie privée	Le site doit informer les utilisateurs de l'objectif qu'il vise et les avertir s'il recueille des informations afin d'établir un profil de l'utilisateur pendant que celui-ci navigue sur le site.
Liens externes	Les liens externes sont évalués en fonction de la sélection de liens que le site propose, de leur architecture, de leur contenu et de la facilité de retour au site d'origine (utilisation du bouton « Précédent » dans le logiciel de navigation).
Design	Le design englobe l'accessibilité, l'organisation logique (ou navigabilité) et les moteurs de recherche internes.
Interactivité	On évalue par ce critère les mécanismes de rétroaction et les forums de discussion.
Mises en garde	Les mises en garde permettent de déterminer l'objectif du site, soit la mise en marché de produits ou de services, ou l'offre d'information.

Source : *Working Draft. White Paper. Criteria for Evaluating Health Information on the Internet,* Health Summit Working Group, Mitretek Systems, (page consultée le 10 octobre 2004), [en ligne], <http ://www.mitretek.org/home.nsf/HealthCare/HITI>.

TÉLÉSANTÉ

Les progrès les plus importants concernant l'application de l'informatique en soins infirmiers en milieu communautaire résultent de la convergence des TIC, ce qui a donné naissance à la **télésanté**. Le Conseil consultatif sur l'infostructure de la santé d'Industrie Canada a défini ainsi cette innovation : « Utilisation des technologies de l'information et de la communication pour la prestation de services de santé et d'information sur de grandes et de courtes distances. » (Picot et Cradduck, 2000) Un groupe de travail que présidait l'AIIC a pour sa part défini le **télénursing** comme suit :

> Méthodes de pratique infirmière axées sur les personnes et fondées sur les télécommunications ou des moyens électroniques. Le télénursing utilise le processus infirmier, qui englobe l'entrevue d'évaluation, la planification et l'intervention par la communication de renseignements et de ressources, et par l'éducation, le soutien, l'évaluation et la documentation. (AIIC, avril 2002)

Des changements majeurs survenus dans l'industrie de la télésanté au Canada et ailleurs influent sur les technologies et les applications qu'on regroupait jusqu'à maintenant sous le terme général de télésanté. Les expressions « vidéoconférence », « télésanté » ou « télémédecine » sont supplantées par « santé électronique », terme désignant un ensemble de services électroniques de santé. L'encadré 10-1 présente les avantages de la télésanté.

Les progrès constants des TIC stimulent l'adoption de nouvelles approches pour la prestation de services de santé. Des outils tels les moniteurs cardiaques et les appareils d'hémodialyse, qui comportent un dispositif de raccordement téléphonique, permettent de surveiller des personnes à distance, sans que l'infirmière ait à se rendre à leur domicile. Les visiophones permettent des « visites vidéo » à domicile, qui sont particulièrement appréciées pour la surveillance des personnes âgées. Picot (1997) a recensé divers services de soins à domicile pour lesquels la téléassistance s'avère utile : le traitement des plaies, le traitement des personnes souffrant d'un cancer, la mesure de la glycémie à l'aide d'appareils munis de fonctions de télécommunication, le télémonitorage de l'hémodialyse, l'installation d'un système d'alarme en cas d'urgence reliant le domicile d'une personne à une clinique ou à un hôpital. Le nombre des téléconsultations, par téléconférence ou par visiophone, augmente constamment, car la majorité des professionnels de la santé mentale habitent dans des zones urbaines. Les avantages de la téléconsultation sont majeurs, puisque le recours à ce service élimine notamment les coûts de déplacement, tant pour la personne que pour le professionnel, et que, selon des rapports de recherche, la satisfaction à l'égard de ce service est très élevée (Elford et House, 1996). Dans plusieurs régions, on a mis sur pied des centres d'appel que les personnes peuvent joindre grâce à un numéro sans frais, en vue de fournir de l'information sur la santé et d'effectuer un premier triage par téléphone ou par Internet. On trouve souvent des infirmières à titre de professionnelles de première ligne de ce service. C'est le cas au Québec, où le service Info-Santé CLSC est accessible depuis 1984.

L'énoncé de position de l'AIIC intitulé *Le rôle de l'infirmière dans la télépratique* (novembre 2001) affirme ceci : « Tous les niveaux de compétence des milieux infirmiers du Canada reconnaissent que le télénursing fait partie du champ de pratique des soins infirmiers. » Cela dit, le télénursing suscite des préoccupations de nature juridique et éthique. En effet, on n'a pas encore déterminé de quelle organisation l'infirmière doit relever lorsqu'elle ne se trouve pas au même endroit que la personne et que l'intervention s'effectue au moyen d'Internet. De plus, chaque organisation ayant recours au télénursing doit assumer la responsabilité d'élaborer des politiques qui garantissent la vie privée de la personne. Lorsqu'on aura réglé ces questions, les applications de la télésanté permettront d'améliorer considérablement la capacité des infirmières à joindre les personnes et les communautés, de même que l'accès général aux services de santé.

ENCADRÉ 10-1

Avantages de la télésanté

- Continuité des soins prodigués à la personne
- Élimination des obstacles géographiques à la prestation de soins
- Centralisation des dossiers médicaux
- Coopération des membres des équipes de soins
- Participation de la personne aux soins
- Outil pour la formation continue

PRISE DE DÉCISION FONDÉE SUR DES DONNÉES PROBANTES

Dans son énoncé de position intitulé *La prise de décision et la pratique infirmière factuelles* (novembre 2002), l'AIIC déclare : « La prise de décision factuelle (ou fondée sur des données probantes) constitue un élément important des soins de qualité dans tous les domaines de la pratique infirmière. » Cependant, pour fonder sa prise de décision sur des données, l'infirmière doit d'abord avoir accès à celles-ci. La consultation d'articles en texte intégral par l'intermédiaire de bases de données telles que Proquest ou OVID et de périodiques en ligne permet à l'infirmière d'utiliser comme base de décision des données actuelles, facilement accessibles. L'infirmière doit donc se familiariser avec les ressources professionnelles électroniques disponibles, de même qu'avec les moteurs et les stratégies de recherche, pour être en mesure de consulter de telles sources d'information. Le dépouillement de la documentation était jusqu'à maintenant associé à la recherche formelle, mais il faut désormais l'intégrer à une pratique fondée sur des données probantes. L'encadré 10-2 présente divers périodiques en ligne susceptibles d'informer les infirmières, et l'encadré 10-3 propose des bases de données qui offrent de la documentation liée au domaine de la santé.

GESTION DE LA PRATIQUE

Les ordinateurs ne sont pas seulement utiles pour les soins directs à la personne ; l'infirmière peut s'en servir de multiples façons pour la gestion de son travail. Dans les hôpitaux, par exemple, on emploie couramment des terminaux pour commander des fournitures, des examens paracliniques, des repas et des ser-vices à d'autres unités. En passant les commandes en revue, le service des soins infirmiers pourra déterminer les élé-

ENCADRÉ 10-2

Périodiques en ligne (texte intégral)

- *Bandolier: Evidence Based Thinking About Health Care*
  http://www.jr2.ox.ac.uk/Bandolier/
- *IMIA Newsletters*
  http://www.imia.org/
- *Internet Journal of Advanced Nursing Practice*
  http://www.anes.saga-med.ac.jp/ispub/journals/ijanp.htm
- *Internet Journal of Health Promotion*
  http://elecpress.monash.edu.au/IJHP/
- *Western Journal of Nursing Research*
  http://www.ingenta.com/journals/browse/sage/j279
  (Abonnement requis)
- *Nursing Trends and Issues*
  http://www.nursingworld.org/readroom/nti
- *Nursing Standard Online*
  http://www.nursing-standard.co.uk/
- *Online Journal of Issues in Nursing*
  http://www.nursingworld.org/ojin/
- *Online Journal of Nursing Informatics*
  http://www.eaa-knowledge.com/ojni/index.htm

ments les plus coûteux ou les plus fréquemment utilisés par une unité de soins donnée. Cette information permettra de prendre des décisions concernant le budget, ou la dotation en personnel, le déplacement de fournitures ou tout changement susceptible d'accroître l'efficacité et la qualité des soins.

De même, on utilise largement les ordinateurs et les dispositifs portables, tels les assistants numériques personnels (ANP), notamment pour établir des horaires. Il est facile d'y inscrire les rendez-vous d'une personne ou de les modifier. Il est aussi possible d'y ajouter des notes ou des messages à l'intention du professionnel de la santé avec lequel la personne a rendez-vous pour lui demander d'effectuer un examen ou un service particulier. Ces outils électroniques permettent également d'imprimer l'horaire d'une journée, dont on pourra remettre une copie à chaque membre du personnel. Enfin, ils peuvent aussi servir à coordonner plusieurs modèles de dotation en personnel, à saisir des demandes de congé spéciaux ou de formation continue, et à visualiser l'horaire d'une journée, d'une semaine, d'un mois ou d'une année.

Dans les milieux communautaires, les gestionnaires doivent aussi disposer de moyens techniques pour assurer le suivi d'un groupe de personnes. Il existe à cet égard des logiciels qui leur permettent de saisir des données concernant les personnes, puis de les intégrer à un modèle de gestion de cas qui se charge d'assurer le suivi de la condition de santé de chaque personne.

SYSTÈMES DE RECHERCHE DOCUMENTAIRE

En cette ère de l'information, il est devenu très difficile de maintenir nos connaissances à jour sur quelque sujet que ce soit. L'ordinateur a grandement accru nos capacités dans ce domaine en nous permettant d'effectuer des recherches systématiques dans divers catalogues. Autrefois, il fallait feuilleter d'innombrables index imprimés à la recherche d'un seul mot clé ou d'un seul sujet. Aujourd'hui, les recherches électroniques s'effectuent bien plus rapidement, grâce à des index cumulatifs, continuellement mis à jour. Ces systèmes de recherche bibliographique se présentent sous forme de cédéroms ou de programmes stockés sur un ordinateur central auquel on a directement accès au moyen de terminaux ou d'Internet. L'utilisateur peut recourir à divers critères de recherche pour obtenir le matériel qui l'intéresse: la date de publication, la langue de rédaction, le type de documents, etc. Lorsqu'une liste de résultats s'affiche à l'écran, il y peut choisir un ou plusieurs documents, et en imprimer les coordonnées ou les sauvegarder sur son disque dur. Il est aussi possible d'intégrer les résultats de recherche dans un logiciel de gestion des données. Ceux-ci peuvent se présenter sous diverses formes: magazines, revues, livres, bandes vidéo, programmes d'ordinateur, essais, etc. L'encadré 10-3 présente quelques bases de données bibliographiques.

ENCADRÉ 10-3

Bases de données sur la santé

- Cinahl Direct
  Index cumulatif de la documentation en soins infirmiers et en sciences paramédicales. Abonnement requis.
  http://www.cinahl.com/
- Medline
  La United States National Library of Medicine héberge PubMed et Internet Grateful Med, qui donnent toutes deux gratuitement accès à MEDLINE.
  http://www.nlm.nih.gov/
- Springhouse Reference Library
  Renvoie à plus de 100 périodiques en soins infirmiers. Les données accessibles comprennent des références bibliographiques et des résumés. Aucun abonnement requis.
  http://www.springnet.com/journals.html

Non seulement l'ordinateur permet-il la recherche de documents, mais il donne également accès à des ouvrages complets et à diverses sources d'information disponibles en ligne, tels des ouvrages de médecine, des périodiques en texte intégral, des informations sur les médicaments, des radiographies, des scintigrammes et des graphiques numérisés, y compris des illustrations libérées de droits d'auteur. Bref, une recherche dans Internet met à la portée de tous et de toutes les informations les plus récentes sur n'importe quel sujet, de même que des informations de base.

Applications de l'informatique à la formation en sciences infirmières

Tant les étudiantes en sciences infirmières que les infirmières peuvent tirer profit de l'application de l'informatique à la formation en soins infirmiers. Compte tenu de la croissance exponentielle des connaissances en sciences infirmières et dans les domaines connexes, les étudiantes et les infirmières doivent se soumettre à une formation continue afin de prodiguer des soins de qualité aux personnes, aux familles et aux communautés, ce en quoi l'informatique peut les aider.

Tout comme elles font désormais partie des outils pédagogiques d'usage courant dans les écoles primaires et secondaires, les TIC sont aussi de plus en plus utilisées dans tous les domaines de la formation en sciences infirmières. Ainsi, les programmes en sciences infirmières nécessitent l'accès à des bibliothèques informatisées ; les membres du corps professoral emploient les TIC de manière pédagogique tant en classe qu'à l'extérieur ; l'utilisation de programmes de création de bases de données facilite la tenue des dossiers scolaires.

Enseignement et apprentissage

L'ordinateur facilite à la fois l'enseignement et l'apprentissage sur au moins quatre plans : (a) l'accès à la documentation ; (b) l'enseignement assisté par ordinateur (EAO) ; (c) la formation à distance ; (d) la gestion des données.

ACCÈS À LA DOCUMENTATION

Les étudiantes et les infirmières doivent pouvoir effectuer des recherches et extraire les informations pertinentes de la documentation qu'elles consultent afin de fournir des services de qualité au public. Elles pourront trouver cette documentation, entre autres, dans les bases de données numériques et les périodiques électroniques en texte intégral dont nous avons parlé précédemment.

ENSEIGNEMENT ASSISTÉ PAR ORDINATEUR ET OFFERT DANS INTERNET

Il existe des logiciels d'enseignement assisté par ordinateur (EAO) portant sur divers sujets des sciences infirmières. Dans certains établissements, les membres du corps professoral élaborent leurs propres logiciels d'enseignement pour répondre aux besoins spécifiques des étudiantes. Il est également possible de distribuer à celles-ci, sous forme électronique ou par le réseau de l'établissement, des plans de cours contenant des feuilles de travail ou des activités qu'elles devront remplir ou effectuer à l'aide de l'ordinateur. Les étudiantes peuvent également se procurer dans des boutiques spécialisées des logiciels commerciaux d'EAO.

L'EAO a grandement bénéficié aux sciences infirmières ; des dizaines de logiciels facilitent en effet l'apprentissage des étudiantes et des infirmières, et leur permettent de vérifier leur savoir. Les sujets que couvrent ces logiciels vont du dosage des médicaments à la prise de décision de nature éthique. On classe les logiciels selon leur format : didacticiels, programmes de formation et d'exercices, didacticiels de simulation, tests. Ils peuvent contenir des diagrammes, des graphiques, des images animées et des éléments sonores. Le vidéodisque interactif constitue une variante de l'EAO ; il combine l'animation vidéo intégrale, le son et le texte. D'ailleurs, la plupart des programmes d'EAO disponibles sur cédérom font intervenir la vidéo numérisée. Presque toutes les formes d'EAO permettent à l'utilisateur de consulter presque instantanément n'importe quelle section du logiciel et sont interactives, dirigeant l'utilisateur vers telle section plutôt que telle autre en fonction de ses actions et de ses réactions.

On trouve dans Internet de nombreux sites offrant, dans une perspective d'apprentissage, des animations multimédias qui portent sur de nombreux sujets du domaine des sciences infirmières et de la santé en général. Les infirmières diplômées suivent souvent ce type de formation pour démontrer qu'elles mettent leurs compétences à jour. Des portails en sciences infirmières, tels www.nursingnet.org ou www.nurseceu.com, rassemblent un large éventail de ressources disponibles dans Internet en matière de formation continue. Les étudiantes en sciences infirmières trouveront aussi des didacticiels en ligne sur ces sites.

FORMATION À DISTANCE

L'intégration des TIC, et en particulier d'Internet, permet aux gens de communiquer efficacement, même s'ils sont très éloignés ou qu'ils se trouvent dans des fuseaux horaires différents. Dans le cadre de la **formation à distance**, les étudiantes reçoivent le matériel didactique en classe ou par la poste, et elles peuvent ensuite communiquer avec leur professeure et entre elles par courriel ou en direct dans des forums de discussion. Les discussions sont soit synchrones, c'est-à-dire que toutes les étudiantes y participent au même moment, en temps « réel », soit asynchrones, c'est-à-dire que les étudiantes prennent toutes part à une même discussion, mais à des moments différents. On emploie également la vidéoconférence, rendue possible par le développement des TIC, pour permettre à des étudiantes qui se trouvent en des endroits différents de participer en direct à une discussion de classe. Il existe même des programmes entièrement offerts en ligne pour les diplômées en sciences infirmières qui désirent poursuivre des études supérieures (www.athabascau.ca et www.ucalgary.ca).

GESTION DES DONNÉES

L'ordinateur s'avère aussi très utile pour enregistrer les notes et les présences des étudiantes au moyen de tableurs. Plusieurs établissements d'enseignement utilisent des outils techniques leur permettant d'analyser par balayage les feuilles de réponses aux examens puis d'enregistrer celles-ci directement dans un ordinateur. Le programme qui gère ces données calcule ensuite les pourcentages, ordonne les résultats obtenus et les imprime à la fois pour les étudiantes et pour l'établissement d'enseignement. Il calcule également la note finale des étudiantes en fonction des notes obtenues à plusieurs examens ou pour des travaux ou des projets spéciaux.

L'ordinateur constitue enfin l'outil idéal pour évaluer certains types d'apprentissage. On peut constituer une banque de questions et demander à l'ordinateur de préparer un examen différent pour chaque étudiante au moyen de celles-ci, en fonction de critères spécifiques variant selon les personnes. De plus, les étudiantes peuvent répondre de façon électronique, ce qui permet à l'établissement d'enseignement d'analyser rapidement l'ensemble des résultats de l'examen.

Applications de l'informatique à la gestion des soins infirmiers

Comme nous l'avons déjà souligné, il faut traiter électroniquement l'ensemble des données dont se sert l'infirmière et qu'elle génère elle-même. Les infirmières chefs d'unités ont en effet besoin de ces données pour élaborer des plans stratégiques de gestion pour l'unité. Les systèmes d'information de gestion et les systèmes d'information hospitaliers constituent des outils qui les aident à cet égard.

Système d'information de gestion

Un **système d'information de gestion (SIG)** est conçu pour faciliter l'organisation et l'utilisation des données servant à gérer une entreprise ou un service. Il fournit des analyses utiles pour la planification et l'évaluation des activités de gestion, et pour la prise de décision relative à ces activités. Toutes les personnes qui s'occupent de gestion tireront avantage d'un SIG et des données auxquelles il donne accès.

Système d'information hospitalier

Un **système d'information hospitalier** ressemble à un SIG, mais on y enregistre surtout des données concernant la gestion des soins aux personnes et des établissements de soins. Comme tout autre système, il fournit à l'utilisateur les données dont il a besoin pour déterminer les actions appropriées et pour en gérer l'application. La majorité des systèmes d'information hospitaliers comprennent des sous-systèmes relatifs à l'admission, aux archives médicales, aux laboratoires, à la pharmacie et aux finances. Le personnel qui travaille dans ces services saisit les données qui relèvent de sa responsabilité, lesquelles peuvent ensuite servir à la gestion de la facturation, à la gestion de la qualité, à la préparation des horaires et à l'inventaire, tant à l'intérieur d'une unité que dans l'ensemble de l'établissement.

Ressources humaines

Que ce soit sur un support informatique ou par un autre moyen, tous les employeurs doivent conserver des données sur chacun de leurs employés. En plus des données démographiques et des informations sur le salaire, d'usage courant, une banque de données concernant le personnel infirmier comprend des champs réservés par exemple à la certification en réanimation cardio-respiratoire, aux exigences en matière de santé (un test de dépistage de la tuberculose, la vaccination contre l'hépatite, un titre d'anticorps rubéoleux, par exemple) et à l'évaluation du rendement. Les administrateurs d'un établissement peuvent utiliser une telle banque de données pour communiquer avec les employés, analyser des modèles de dotation en personnel et élaborer des projections budgétaires.

Gestion des archives médicales

La gestion des archives médicales engendre des coûts importants, mais des archives bien tenues éviteront à un établissement d'autres types de coûts. En effet, s'il est coûteux d'archiver des dossiers, il peut s'avérer encore plus onéreux de ne pas avoir accès aux données qu'ils contiennent. Les infirmières ont en effet besoin d'un système de renseignements informatisé qui leur permette d'effectuer des recherches dans les dossiers des personnes qu'elles soignent pour découvrir des tendances, comme les diagnostics les plus fréquents, le nombre de cas pour chaque groupe de diagnostics, les cas les plus coûteux, la durée des séjours précédents ou le nombre de jours durant lesquels le dossier a été actif, et les résultats des personnes. Les spécialistes en informatique des soins infirmiers peuvent aider les administrateurs à concevoir et à mettre sur pied de tels systèmes, qui permettent d'effectuer des recherches de ce type, puis d'analyser, d'imprimer et de distribuer les résultats.

Immobilier et inventaires

L'utilisation de l'ordinateur facilite de bien des façons la gestion des immeubles et des services non liés aux soins infirmiers. Ainsi, un ordinateur peut fort bien gérer seul les systèmes de chauffage, de conditionnement de l'air et de ventilation. L'emploi de dispositifs de sécurité, tels les cartes d'identité, les codes à barres ou les cartes magnétiques, permet de restreindre l'accès à certaines zones de soins ou à des secteurs clés d'un établissement. Les ordinateurs peuvent également servir à la gestion du matériel et à la rédaction du rapport d'inventaire, qui couvre tout, depuis les taies d'oreillers jusqu'aux seringues.

Budget et finances

On établit généralement un budget au moyen d'un tableur électronique. Ce type de logiciels permet d'effectuer à la fois un suivi des finances, des prédictions et de la planification financière. En période d'incertitude, le fait que ces logiciels permettent de procéder par simulation à des analyses prédictives s'avère fort utile. Enfin, l'emploi de l'ordinateur réduit le nombre d'heures-personnes requis pour gérer les comptes fournisseurs et les comptes clients.

Gestion de la qualité et révision des traitements

Les acteurs du milieu de la santé, qu'ils soient bailleurs de fonds ou partie prenante, doivent savoir si les services et les activités d'un établissement offrent un niveau acceptable de qualité et donnent des résultats positifs. Une fois qu'on a élaboré et établit des normes, des processus, des indicateurs clés et d'autres données essentielles pour en juger, l'ordinateur facilite l'analyse des données. De ce point de vue, les systèmes informatisés constituent l'outil idéal pour obtenir à n'importe quel moment une idée de l'indice de qualité des soins que fournit un établissement.

La révision des traitements consiste à examiner les tendances et à suggérer des emplois plus avantageux des ressources (plus particulièrement quant à la durée du séjour). Par exemple, pour une personne qu'on a soignée pour une fracture de la hanche, les résultats auraient-ils été équivalents, à moindre coût, si on l'avait transférée plus tôt de l'hôpital vers un milieu de soins spécialisés ? Il est possible de répondre à des questions de ce type en procédant à des analyses informatiques.

Applications de l'informatique à la recherche en sciences infirmières

L'ordinateur est un outil d'une valeur inestimable pour ceux qui mènent des recherches, qualitatives ou quantitatives, en sciences infirmières. À chaque étape du processus de recherche, il facilite la génération de données, l'affinage, l'analyse et la présentation des résultats. Dès lors, le choix des ressources informatiques s'avère une composante importante de la phase de planification de tout projet de recherche. La capacité de stockage de l'ordinateur doit convenir à la quantité de données que l'on prévoit recueillir, et il faut y installer les logiciels appropriés pour gérer et analyser ces données. Un logiciel de traitement de texte constitue aussi un outil essentiel à n'importe quelle recherche, puisqu'il faut publier et diffuser les résultats obtenus.

Énoncé d'un problème

La première étape de tout processus de recherche consiste à formuler et à décrire le problème auquel on s'intéresse. L'ordinateur peut à cet égard servir à trouver de la documentation récente sur le sujet et sur des concepts apparentés. Cette étape peut se révéler fort importante puisqu'il est possible qu'un autre chercheur ait déjà publié une solution au même problème. De la sorte, une recherche documentaire et une correspondance par courriel avec des collègues peuvent s'avérer utiles pour définir et circonscrire le problème sur lequel on désire se pencher.

Examen de la documentation

Examiner l'entièreté des articles publiés sur un sujet donné exige un temps considérable. S'il n'a pas accès à des bases de données bibliographiques en ligne ou sur cédérom, le chercheur doit feuilleter une quantité énorme de documents imprimés. Il existe cependant des logiciels conçus pour faciliter la recherche, qui comprennent notamment des thésaurus permettant de choisir les termes de recherche les plus appropriés. S'il n'existe presque pas de publications sur le sujet qui intéresse le chercheur, celui-ci devra effectuer ses recherches bibliographiques en cherchant des termes apparentés ou des sujets apparentés. Il n'est pas rare qu'un chercheur amasse plus de 100 références pertinentes à l'étape de la documentation.

Il existe aussi des logiciels de gestion des citations, utiles pour la classification de toutes les références que contient une banque personnelle de données bibliographiques. Ils permettent d'y faire des recherches au moyen de mots clés, de manière à produire une liste de références liées à un sujet donné. Il est ensuite possible de formater automatiquement les références de la liste en fonction des exigences de l'établissement ou du périodique concerné.

Conception d'une recherche

La conception d'un projet de recherche, y compris le choix de la méthode de recherche, dépend toujours étroitement de la question à l'étude. Le chercheur détermine d'abord s'il adoptera une approche qualitative ou quantitative, quels outils il emploiera pour recueillir des données et à quels types d'analyse de données il procédera pour répondre aux questions qu'il pose. Il pourra utiliser l'ordinateur pour vérifier si la documentation qu'il a trouvée fait état de tels outils, ou pour concevoir et mettre à l'épreuve des outils spécifiquement adaptés à sa recherche. Le chercheur avisé évitera de choisir ou de concevoir des outils qui requièrent une utilisation importante de l'ordinateur ou des analyses mathématiques complexes s'il ne dispose pas des ressources nécessaires pour ce faire.

Collecte et analyse des données

Après avoir déterminé le type de données qu'il doit recueillir, le chercheur créera des formulaires informatisés pour leur collecte. Ceux-ci peuvent comprendre par exemple un formulaire de consentement éclairé, un outil pour recueillir des données démographiques ou des formulaires pour l'enregistrement des variables de la recherche.

On demande de plus en plus souvent aux participants d'une recherche de remplir en ligne des formulaires de collecte des données, celles-ci étant automatiquement transférées dans une base de données. L'entrevue assistée par ordinateur permet aussi de recueillir des données qualitatives en ligne, ce qui élimine les erreurs qui pourraient se produire si une personne effectuait manuellement la saisie des données. Il est ensuite possible d'exporter vers différents programmes d'analyse statistique ou qualitative les données recueillies électroniquement.

Une fois les variables encodées, on peut utiliser d'autres programmes pour effectuer des calculs statistiques descriptifs ou analytiques. De ce point de vue, alors qu'il fallait autrefois un temps considérable pour procéder à de tels calculs, ceux-ci se font désormais fort rapidement et sont d'une précision quasi infaillible grâce à divers logiciels. Parmi les progiciels qu'on utilise couramment pour l'analyse quantitative de données figurent SPSS (Statistical Package for the Social Sciences) et SAS (Statistical Analysis System). Ces programmes effectuent des analyses et présentent ensuite les résultats sous forme de tableaux, de graphiques, de listes et d'autres formats faciles à lire.

Il existe aussi des logiciels qui facilitent l'analyse et le codage des données qualitatives, tels Nudist, Ethnograph et QUALPRO, qui servent à situer et à coder des sections de texte, et à structurer le matériel encodé.

Diffusion des résultats de recherche

Une recherche n'a que peu de valeur si on n'en communique pas les résultats aux personnes susceptibles de les appliquer à leur travail. On emploiera évidemment un logiciel de traitement de texte pour mettre en forme le rapport final d'une recherche et l'envoyer à différents lecteurs. Plusieurs périodiques exigent désormais que les textes soumis pour publication soient présentés à la fois sur papier et sur support électronique. Il est d'autant plus important de disposer d'une version électronique de ses résultats de recherche que, comme nous l'avons déjà souligné, le nombre de périodiques électroniques croît sans cesse. D'autre part, il est également possible d'envoyer instantanément par courriel un article ou des données aux personnes intéressées.

On emploie fréquemment l'ordinateur pour présenter les résultats d'une recherche lors de conférences et de congrès. L'utilisation d'un projecteur reproduisant l'écran d'un ordinateur permet d'afficher des données et des résultats sur un grand écran, et de souligner, de modifier ou de manipuler le contenu instantanément. Grâce aux possibilités qu'offre Internet, des chercheurs éloignés peuvent aussi travailler en collaboration, par exemple en examinant et en analysant des données simultanément à l'écran.

Subventions de recherche

Il existe plusieurs sources de financement pour la réalisation de recherches en sciences infirmières. Les projections budgétaires qu'on intégrera à une demande de subvention pourront comprendre une requête pour l'achat d'ordinateurs ou de logiciels nécessaires à la réalisation de l'étude, de même que pour l'embauche de personnes qui saisiront les données ou effectueront les analyses statistiques.

On trouve facilement de l'information en ligne sur les sources de financement. Les formulaires à remplir peuvent être téléchargés et doivent souvent être soumis à l'organisme de financement sous forme électronique.

Conclusion

L'informatique en soins infirmiers va continuer à se développer au même rythme que les disciplines sous-jacentes, dont les sciences infirmières, les sciences informatiques et les sciences de l'information et des télécommunications. Les infirmières doivent se tenir au courant des progrès qui surviennent dans ces domaines en prenant part aux activités d'organisations professionnelles telles que l'Association québécoise des infirmières et infirmiers en systèmes et technologie de l'information (AQIISTI ; www.aqiisti.org), la Société québécoise d'informatique biomédicale et de la santé (SoQibs ; www.soqibs.org) ou la Canadian Nursing Informatics Association (CNIA ; www.mtsinai.on.ca/CNIA/index.htm). Il est important que les infirmières comprennent les bases de l'informatique en soins infirmiers et qu'elles soient en mesure de tirer parti de ses applications pour améliorer la pratique infirmière et fournir des services de qualité à la population. En ce sens, il devient impérieux pour les établissements d'enseignement en soins infirmiers d'intégrer des cours d'informatique en soins infirmiers au sein de leur programme de formation.

L'encadré 10-4 résume les principales conséquences, pour la pratique infirmière, de l'évolution de l'informatique en soins infirmiers.

ENCADRÉ 10-4

L'informatique en soins infirmiers au Canada

FAITS	CONSÉQUENCES POUR LA PRATIQUE INFIRMIÈRE
L'Association des infirmières et infirmiers du Canada (AIIC) a conçu, en collaboration avec l'Institut canadien d'information sur la santé, la Classification canadienne des interventions en santé, afin que les interventions de tous les professionnels de la santé puissent être notées sous une forme standard et pour permettre la comparaison avec l'ICNP.	Il est essentiel que les infirmières se familiarisent avec les systèmes de classification de la pratique des soins infirmiers, pour mieux recueillir et enregistrer des données sous une forme qui en permette la diffusion à l'échelle nationale ou internationale, de manière à contribuer à l'amélioration de la qualité de la pratique infirmière.
Le Comité consultatif fédéral-provincial-territorial sur l'infrastructure de la santé élabore un plan tactique pour l'infostructure pancanadienne de la santé.	Les infirmières vont avoir accès à des données et à des ressources électroniques médicales qui les aideront à fournir des services à des individus et à des communautés. Pour ce faire, elles devront se tenir au courant des progrès en matière de technologies et de ressources électroniques.
Le ministère de la Santé et des Services sociaux du Québec a mis sur pied Info-Santé CLSC, un service de télétriage. Celui-ci gère 2,5 millions d'appels chaque année, améliorant la capacité des usagers en matière d'autosoins et contribuant à une meilleure utilisation des services de santé. Il existe d'autres initiatives semblables au Canada.	Les infirmières doivent acquérir des aptitudes en télénursing afin que la population accède facilement aux services de santé dont elle a besoin.

EXERCICES D'INTÉGRATION

Pendant l'heure du midi, l'une de vos collègues vous dit, à vous et aux autres personnes assises à la table, que la personne dont vous avez la charge est l'ami de sa sœur. Elle ajoute que quelqu'un a laissé un document ouvert à l'écran de l'ordinateur du bureau de l'unité et qu'on pouvait y lire un rapport de laboratoire concernant cette personne, lequel indique que le résultat d'un test de détection des anticorps antiVIH est positif. Elle se demande si elle devrait avertir sa sœur. Lorsque vous retournez à votre travail, vous localisez le rapport de laboratoire en question dans l'ordinateur. Cependant, vous remarquez une note précisant que des tests additionnels ont révélé que le premier résultat s'avérait faussement positif.

1. Analysez cette situation du point de vue de la personne, de l'infirmière et de la collègue, relativement aux concepts de droit à la vie privée, de confidentialité, d'intégrité des données et des conséquences en matière de sécurité.

Voir l'appendice A : Exercices d'intégration – Pistes de réflexion.

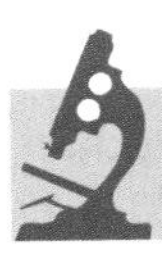

RÉSULTATS DE RECHERCHE

La présence d'un système d'archivage informatique permet-elle à l'infirmière de gagner du temps ?

Les auteurs de cette étude ont comparé l'emploi du temps des infirmières d'une unité de chirurgie traditionnelle et celui d'infirmières d'une unité de chirurgie doté d'un système informatisé de saisie des données. Ils ont observé les activités des infirmières avant et après l'installation du système dans l'unité concernée. Ils ont effectué plus de 14 000 observations se rapportant à plus de 70 activités de soins infirmiers, regroupées en six catégories : les soins aux personnes, les activités liées à l'ensemble de l'unité, la formation du personnel, le temps que les infirmières se réservaient pour souffler, les périodes d'attente et la supervision de recherche ou de stagiaires.

Dans l'unité servant de point de comparaison, on a installé un terminal d'ordinateur au chevet de chaque lit, au poste des infirmières et au bout de chaque couloir. Les résultats de l'étude indiquent que le temps que les infirmières consacraient à la documentation est passé de 13,7 % à 10,8 % trois mois après l'installation des terminaux. Après qu'on eut intégré le plan de soins et de traitements infirmiers et les notes d'évolution dans les ordinateurs, les infirmières consacraient encore moins de temps à la documentation, soit 9,1 %. En dépit des avantages qu'offrait l'ordinateur à cet égard, 60 % du travail de documentation continuait à se faire à la main. On ne sait donc pas de quel pourcentage il serait possible de réduire le temps consacré à la documentation si toutes ces tâches se faisaient à l'aide de l'informatique.

Les infirmières ont apprécié plusieurs aspects du système informatique, en particulier la lisibilité et l'exhaustivité. Elles ont effectué 40 % des entrées à l'aide du terminal situé au poste des infirmières. Les deux motifs d'insatisfaction les plus importants ont été les suivants : étant donné que seules les infirmières entraient des notes d'évolution dans le système, leurs notes et celles du personnel appartenant à d'autres disciplines ne se trouvaient plus intégrées instantanément ; comme le système ne permettait pas de créer des schémas du plan de soins et de traitements infirmiers, les infirmières devaient consulter d'autres sources pour avoir une vue d'ensemble de l'état de la personne.

Implications : Bien que l'utilisation d'un système d'archivage informatique présente des avantages importants, les résultats de cette étude révèlent que l'économie de temps consécutive à l'emploi d'un tel système ne s'est pas traduite par une augmentation de la productivité. Il faut de plus se demander si les avantages de ce genre de système prévalent vraiment sur les inconvénients. Il faut donc considérer plusieurs facteurs avant de décider s'il est souhaitable d'employer un système d'archivage informatique.

Source : « The Impact of Computerized Documentation on Nurses' Use of Time », de M. K. Pabst *et al.*, 1996, *Computers in Nursing, 14*, p. 25-30.

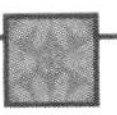

RÉVISION DU CHAPITRE

Concepts clés

- La saisie de données infirmières directement au chevet de la personne s'avère de plus en plus courante.
- Le dossier de santé électronique permet de recueillir des données longitudinales sur les personnes et de les mettre à la disposition de tous les professionnels de la santé qui en ont besoin.
- L'utilisation accrue de banques de données et de moyens de communication électroniques suscite des inquiétudes en matière de droit à la vie privée et de confidentialité, d'intégrité des données et de sécurité des dossiers médicaux.
- Un système d'information hospitalier organise les données provenant de différents services, dont l'admission, les archives médicales, les laboratoires cliniques, la pharmacie et les finances.
- La télésanté et le télénursing, c'est-à-dire la prestation de services de santé à l'aide de moyens de communication électroniques, constituent des secteurs en croissance, qui suscitent à la fois de l'enthousiasme et de l'inquiétude.
- Les appareils électroniques et les ordinateurs sont de plus en plus utilisés pour la surveillance de l'état des personnes et pour l'établissement de diagnostics : thermomètres et pèse-personnes électroniques, sphygmooxymètre, moniteurs pour l'électrocardiographie, la télémétrie et la surveillance hémodynamique, moniteurs d'apnée et de fréquence cardiaque fœtale, appareils de mesure de la glycémie, ventilateurs, pompes intraveineuses, etc. On recourt également à des examens paracliniques comme la tomographie par ordinateur et l'imagerie par résonance magnétique.
- L'installation de terminaux de saisie de données dans les milieux de soins permet d'effectuer rapidement des requêtes pour du matériel et d'obtenir efficacement des données concernant les personnes. Il est également possible de se servir du matériel électronique pour fixer les rendez-vous de celles-ci.
- Les infirmières qui assurent des soins à domicile se servent de plus en plus de l'ordinateur pour enregistrer les données concernant les personnes dont elles ont la charge et pour communiquer avec l'établissement qui les emploie. Les personnes peuvent aussi bénéficier chez elles de dispositifs leur permettant de surveiller leur état de santé.
- On utilise fréquemment l'ordinateur pour trouver et consulter des données contenues dans des bases de données en ligne et pour effectuer des recherches dans Internet.

Plusieurs périodiques relatifs aux sciences infirmières sont également disponibles en texte intégral dans Internet.

- Les programmes d'enseignement assisté par ordinateur comprennent des didactitiels, des programmes de formation et d'exercices, et des didacticiels de simulation.
- L'enseignement à distance permet à des étudiantes qui se trouvent très éloignées d'un établissement d'enseignement de communiquer avec celui-ci par Internet, par téléphone, par télécopieur ou au moyen de la vidéoconférence.
- On fait appel à l'informatique en soins infirmiers pour la gestion du personnel, des ressources humaines, des installations, des budgets, et pour la dotation en personnel et l'établissement des horaires.
- On utilise l'informatique à chaque étape du processus de recherche en sciences infirmières. On se sert notamment de systèmes informatiques et de leurs applications pour avoir accès à la documentation, analyser les données et rédiger le rapport de recherche.

Questions de révision

10-1. Pourquoi le concept de normalisation des données infirmières est-il important dans l'établissement des dossiers de santé électroniques ?
a) Pour répondre aux exigences de l'Ordre des infirmières et infirmiers du Québec.
b) Pour permettre aux ordinateurs d'interpréter les données infirmières.
c) Pour doter les infirmières d'un langage commun.
d) Pour faciliter l'extraction des données infirmières.

10-2. Les intervenants du milieu de la santé entretiennent des inquiétudes au sujet du dossier de santé électronique. Quelle est la plus importante d'entre elles ?
a) Les coûts d'implantation et de gestion.
b) L'intégrité des données.
c) Le droit à la vie privée.
d) La durabilité des dossiers.

10-3. Le fait d'utiliser les technologies de l'information et de la communication dans le cadre d'une formation à distance (au moyen d'Internet, par exemple) comporte un désavantage majeur par comparaison avec la formation traditionnelle. Quel est-il ?
a) Les formations à distance durent plus longtemps.
b) La communication interpersonnelle s'avère impossible.
c) Tous les étudiants doivent se brancher au réseau Internet en même temps.
d) Une atmosphère de groupe s'établit plus difficilement.

10-4. Dans le domaine de la recherche, les ordinateurs apportent rapidité et précision à l'ensemble du processus, en aidant principalement les chercheurs :
a) à trouver des sujets (cobayes) de recherche potentiels.
b) à déterminer les étapes de la recherche.
c) à analyser des données quantitatives.
d) à publier et à diffuser les résultats de la recherche.

10-5. Une personne insiste pour que son médecin la soigne selon un traitement qu'elle a trouvé dans un site Web. À cet égard, l'infirmière la préviendra du fait suivant :
a) Il faut évaluer ce traitement pour déterminer s'il est approprié pour la personne.
b) Les traitements qu'on trouve dans Internet n'ont pas fait l'objet d'études ou de recherches.
c) Seul l'auteur du site qui a publié le traitement en question est apte à l'utiliser pour soigner des personnes.
d) Les sites Web relèvent de la même morale douteuse propre à la publicité : ils sont biaisés et ils ne sont pas toujours fiables.

Voir l'appendice B : Réponses aux questions de révision.

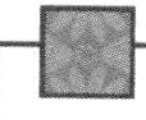

BIBLIOGRAPHIE

En anglais

Andrew, W. F., & Dick, R. S. (1995, July/August). Applied information technology : A clinical perspective—Feature Focus : The computer-based patient record (Part 3). *Computers in Nursing, 13,* 176-181.

Ball, M. J., Hannah, K. J., Newbold, S. K., & Douglas, J. V. (Eds.). (2000). *Nursing Informatics : Where caring and technology meet.* (3rd ed.). New York : Springer-Verlag.

Bowles, K. H. (1997, July). The barriers and benefits of nursing information systems. *Computers in Nursing, 15*(4), 191-196.

Brennan, P. F., Schneider, S. J., & Tornquist, E. M. (1996). *Information networks for community health.* New York : Springer.

Canada's Health Informatics Association. (2004). *Guidelines for the Protection of Health Informatin,* COACH.

Canadian Nurses Association (1998). *Policy statement : Evidence-based decision-making and nursing practice.* Ottawa : Canadian Nurses Association.

Canadian Nurses Association. (2000). Telehealth : Great potential or risky terrain ? *Nursing now : Issues and trends in Canadian nursing, 9,* 1-4.

Canadian Nurses Association. (2001a). *Policy statement : The role of nurse in telepractice.* Ottawa : Canadian Nurses Association.

Canadian Nurses Association. (2001b). What is nursing informatics, and why is it so important ? *Nursing now : Issues and trends in Canadian nursing, 11,* 1-4.

Canadian Nurses Association. (2002, April). Demystifying the electronic health record. In *Nursing Now Issues and Trends in Canadian Nursing, 13.* Ottawa : Author.

Carty, B. (2000). *Nursing informatics : Education for practice.* New York : Springer.

Computer-Based Patient Record Institute. (1992). *Newsletters and membership brochures.* Chicago, IL : Author.

Degoulet, P. (1996). *Introduction to medical informatics.* New York : Springer.

Degoulet, P., & Fieschi, M. (1997). *Computers in health care : Introduction to clinical informatics.* New York : Springer.

Dennis, K. E. (1996). The value of bedside computer systems in restructuring nursing care.

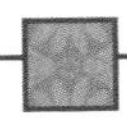

BIBLIOGRAPHIE (SUITE)

In M. E. Mills, C. A. Romano, & B. R. Heller (Eds.), *Information management in nursing and health care* (pp. 222-229). Springhouse, PA : Springhouse.

Digmen, L., & McCarten, J. (2002). Informatics : Point of care documentation. *Canadian Nurse, 98*(4), 26-29.

Edwards, M. J. A. (2002). *The Internet for nurses and allied health professionals* (3rd ed.). New York : Springer-Verlag.

Elford, D. R., & House, A. M. (1996). Telemedicine experience in Canada : 1956-1996. Paper presented at the Medicine 2001 Conference, Montreal.

Federal/Provincial/Territorial Advisory Committee on Health Infostructure. (2001). *Tactical plan for a pan-Canadian Health Infostructure.* Health Canada. Available at : www.hc-sc.gc.ca/ohih-bsi/pubs/200Lplan/plan_e.html

Filho, J. R. (2001). The complexity of developing a nursing information system : a Brazilian experience, *Computers in Nursing, 19*(3), 98-104.

Gordon, C., & Christensen, J. P. (1995). *Health telematics for clinical guidelines anti protocols.* Amsterdam, The Netherlands : IOS Press.

Hannah, K. J., & Edwards, M. J. A. (1998). Nursing informatics. *Canadian Journal of Nursing Research, 30*(1), 61-70.

Hannah, K. J., Ball, M. J., & Edwards, M. J. (1995). *Introduction to nursing informatics.* New York : Springer.

Hannah, K. J., Ball, M. J., & Edwards, M. J. A. (1999). *Introduction to nursing informatics* (2nd ed.). New York : Springer-Verlag.

Health Information Technology Institute of Mitretek System Health Summit Working Group. (1999). *Criteria for assessing the quality of health information on the Internet : Policy paper.* http ://www.mitritek.org/home.nsf/HealthCare/HITI.

Hebda, T. L., Czar, P., & Mascara, C. (1998). *Handbook of nursing informatics.* Menlo Park, CA : Addison-Wesley Longman.

Hebert, M. (2000). A national strategy to develop nursing informatics competencies. *Canadian Journal of Nursing Leadership, 13*(2), 11-14.

Johnston, B., Heeler, J., Dueser, K., & Sousa, K. (2000). Outcomes of the Kaiser Permante tele-home health research project. *The Archives of Family Medicine, 9,* 40-45.

Kjervik, D. K. (1997, March/April). Telenursing—Licensure and communication challenges. *Journal of Professional Nursing, 13, 65.*

Kreider, N. A. (1997). *The systems challenge : Getting the clinical information support you need to improve patient care.* Chicago, IL : American Hospital Publishing.

Mattingly, R. (1996). *Management of health information : Functions and applications.* Clifton Park, NY : Delmar.

McDaniel, A. M. (1997, May/June). Developing and testing a prototype patient care database. *Computers in Nursing, 15,* 129-136.

Mills, E. C., Romano, C. A., & Heller, B. R. (1996). *Information management in nursing and health care.* Springhouse, PA : Springhouse.

Nagelkerk, J., Ritola, P. M., & Vandort, P. J. (1998). Nursing informatics : The trend of the future. *Journal of Continuing Education in Nursing, 29*(1), 17-21.

Nicoll, L. H. (1998). *Computers in nursing's guide to the Internet* (2nd ed.). Philadelphia, PA : Lippincott-Raven.

Nicoll, L. H., & Ouellette, T. H. (1997). *Nurses' guide to the Internet.* Philadelphia, PA : Lippincott.

Osheroff, J. A. (1995). *Computers in clinical practice : Managing patients, information and communication.* Philadelphia, PA : American College of Physicians.

Picot, J. (1997). *The telehealth industry in Canada.* Ottawa : Health Canada.

Picot, J., & Cradduck, T. (2000). *The telehealth industry in Canada : Industry profile and capability analysis.* Ottawa : Industry Canada.

Rosen, E. L., & Routon, C. M. (1998). American Nursing Informatics role survey. *Computers in Nursing, 16*(3), 171-175.

Russo, H. (2001). Window of opportunity for home care nurses : Telehealth technologies. *Online Journal of Issues in Nursing, 6,* 3.

Saba, V. K., & McCormick, K. A. (1996). *Essentials of computers for nurses* (2nd ed.). New York : McGraw-Hill.

Sibbald, B. (1998). Nursing informatics for beginners. *Canadian Nurse, 94*(4), 22-30.

Simpson, R. L. (1995, December). Technology : Nursing the system. Nursing informatics certification. *Nursing Management, 26,* 49-50.

Staggers, N. T., & Thompson, C. B. (2002). The evolution of definitions for nursing informatics : A critical analysis and revised definition. *Journal of the American Medical Informatics Association, 9*(3), 255-261.

Tapp, A. (2002). Legal Matters : Cyberlaw. *Canadian Nurse, 98*(4), 30-31.

Turley, J. P. (1996, Winter). Toward a model for nursing information. *Image : Journal of Nursing Scholarship, 28*(4), 309-313.

Weghorst, S. J., Siegburg, H. B., & Morgan, K. S. (Eds.). (1996). *Medicine meets virtual reality : Health care in the information age.* Amsterdam, The Netherlands : IOS Press.

Working Group 3, Partnership for Health Informatics/Telematics. (1997). *Working Group 3 : Privacy, confidentiality, data integrity, and security : Background document (Revised).* EHTO Journal 4, http ://www.ehto.org/hps/issue4/canada2.html

En français

Association des infirmières et infirmiers du Canada. (Novembre 2000). Télésanté : possibilités et responsabilités, *Zoom sur les soins infirmiers. Enjeux et tendances dans la profession infirmière au Canada, 9,* 1-4.

Association des infirmières et infirmiers du Canada. (Septembre 2001). Qu'est-ce que l'informatique en soins infirmiers et pourquoi est-elle aussi importante ?, *Zoom sur les soins infirmiers. Enjeux et tendances dans la profession infirmière au Canada, 11,* 1-4.

Association des infirmières et infirmiers du Canada. (Novembre 2001). *Énoncé de position : Le rôle de l'infirmière dans la télépratique*, Ottawa.

Association des infirmières et infirmiers du Canada. (Aril 2002). Démystifier le dossier de santé électronique, *Zoom sur les soins infirmiers. Enjeux et tendances dans la profession infirmière au Canada, 13,* 1-4.

Association des infirmières et infirmiers du Canada. (Novembre 2002). *Énoncé de position : La prise de décision et la pratique infirmière factuelles*, Ottawa.

Carpenito, L. J. (2003). *Manuel de diagnostics infirmiers*, traduction de la 9e édition, Saint-Laurent : Éditions du Renouveau Pédagogique.

Comité consultatif fédéral-provincial-territorial sur l'infostructure de la santé. (2001). *Plan tactique pour l'infostructure pancanadienne de la santé*, Santé Canada, (page consultée le 9 septembre 2004), [en ligne], <www.hc-sc.gc.ca/ohih-bsi/pubs/2001_plan/plan_f.html>.

Commission d'accès à l'information. (1992). *Exigences minimales relatives à la sécurité des dossiers informatisés des usagers du réseau de la Santé et des Services sociaux*, (page consultée le 10 octobre 2004), [en ligne], <http ://www.cai.gouv.qc.ca/03_pour_les_organismes/organismes_publics.html>.

Degoulet, P. et Fieschi, M. (1998). *Informatique médicale,* 3e éd., Paris : Masson.

Demers, D. L., Fournier, F., Lemire, M., Péladeau, P., Prémont, M.C. et Roy, D.J. (2004). *Le réseautage de l'information de santé. Manuel pour la gestion des questions éthiques et sociales*, Montréal : Centre de bioéthique/Institut de recherches cliniques de Montréal.

Johnson, M. et Maas, M. (dir.). (1999). *Classification des résultats des soins infirmiers CRSI/NOC*, Paris : Masson.

Mathieu, L. (2002). La valorisation de la profession infirmière : Le potentiel des systèmes d'information infirmiers informatisés, dans C. Viens, M. Lavoie-Tremblay et M. Mayrand-Leclerc (dir.), *Optimisez votre environnement de travail en soins infirmiers*, Québec : Presses Inter Universitaires, 109-126.

McCloskey, J. C. et Bulechek, G. M. (dir.). (2000). *Classification des interventions de soins infirmiers CISI/NIC*, 2e éd., Paris : Masson.

Ministère des Relations avec le citoyen et de l'Immigration. (2004). *Modèle de pratiques de protection de renseignements personnels dans le contexte du développement des systèmes d'information par les organismes publics*, Sainte-Foy : Les Publications du Québec.

NANDA International. (2004). *Diagnostics infirmiers : Définitions et classification 2003-2004*, Paris : Masson.

Ordre des infirmières et infirmiers du Québec (OIIQ). (2000). *Avis présenté au Ministère de la Santé et des Services sociaux dans le cadre d'une consultation sur l'informatisation du système de santé,* Montréal.

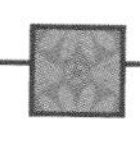

RESSOURCES ET SITES WEB

Association des infirmières et infirmiers du Canada.
<www.cna-nurses.ca>

Association québécoise des classifications de soins infirmiers.
<www.aqcsi.org>

Association québécoise des infirmières et infirmiers en systèmes et technologies de l'information.
<www.aqiisti.org>

Canada's Health Informatics Association (COACH).
<www.coachorg.com>

Institut canadien d'information sur la santé.
<www.cihi.ca>

National Nursing Informatics Project.
<http ://206.191.29.104/pages/resources/nni/nnicausn.htm>

Porte d'entrée du site de Santé Canada. Health on the Net Fondation (HON).
<www.hon.ch>

Réseau de liaison et d'application de l'information sur la santé (RELAIS).
<http ://hiru.mcmaster.ca/nce/default.htm>

Santé Canada.
<www.hc-sc.gc.ca>

Société de gestion informatique.
<www.sogique.qc.ca/menu/menu_mission_fs.htm>

Société québécoise d'informatique biomédicale et de la santé.
<www.soqibs.org>

PARTIE 3

Croyances et pratiques en matière de santé

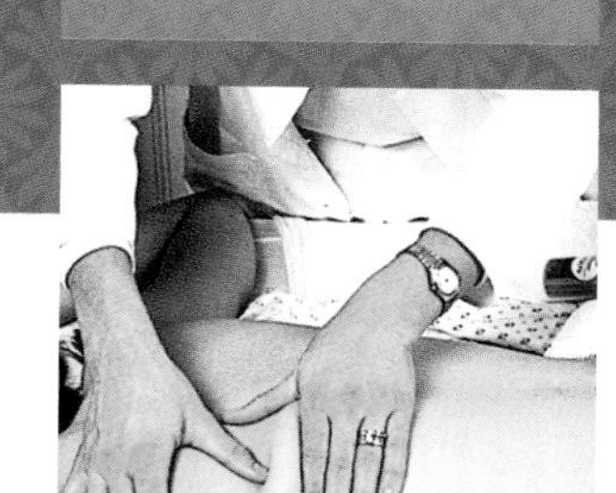

De plus en plus informée et éduquée en matière de santé, la population s'attend à recevoir un service et des soins de qualité. Prodiguer des soins infirmiers de qualité suppose non seulement que l'on réponde aux besoins de l'individu, de la famille ou de la communauté dans son ensemble en matière de santé, mais aussi que l'on intervienne dans une perspective de prévention de la maladie et de promotion de la santé.

En considérant l'ensemble des dimensions (physique, psychologique, sociale, spirituelle, culturelle, sexuelle et environnementale, pour n'en nommer que quelques-unes) de la santé, l'infirmière doit encourager la personne à maintenir ou à adopter des comportements favorisant sa santé.

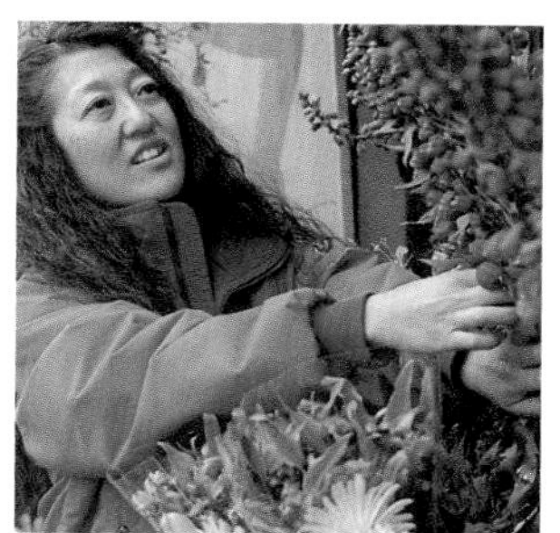

CHAPITRES

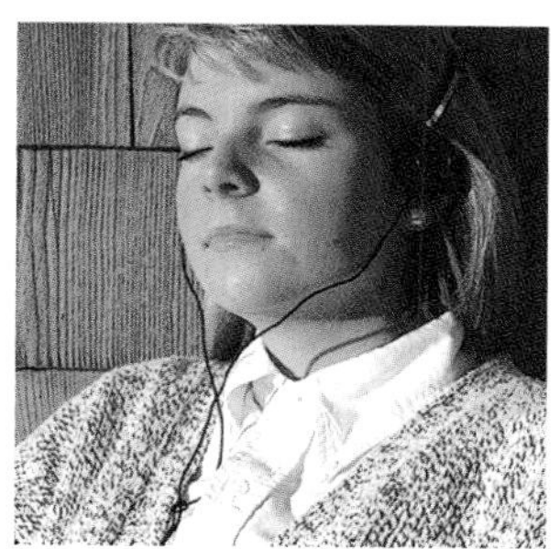

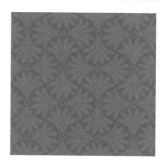

OBJECTIFS D'APPRENTISSAGE

Après avoir étudié ce chapitre, vous pourrez :

- Énoncer différentes définitions de la santé.
- Élaborer votre propre conception de la santé.
- Décrire cinq aspects d'une prédisposition à la santé.
- Comparer différents modèles de santé.
- Reconnaître les éléments qui influent sur l'état de santé, ainsi que sur les croyances et les pratiques en matière de santé.
- Différencier les modèles des croyances relatives à la santé.
- Décrire les facteurs se répercutant sur l'observance des soins de santé.
- Définir les notions relatives aux affections et différencier « affection aiguë » et « affection chronique ».
- Déterminer les quatre aspects mis en lumière par Parsons quant au rôle de personne malade.
- Expliquer les étapes de la maladie telles qu'elles sont définies par Suchman.
- Décrire les répercussions de la maladie sur le rôle et les fonctions de la personne et de sa famille.

CONCEPTIONS DE LA SANTÉ ET DE LA MALADIE

Adaptation française :
Caroline Longpré, inf., M.Sc.
Enseignante en soins infirmiers
Cégep régional de Lanaudière à Joliette

« Ça va bien, merci… » Voilà une réponse plus ou moins machinale à une question bien souvent posée : « Comment va la santé ? » Au fait, il serait intéressant de s'arrêter et de réfléchir à la nature même de ce qui conditionne la perception que l'on a de sa santé. Suis-je en santé parce que je ne ressens présentement aucun symptôme d'affection ou encore parce que mon examen médical annuel ne révèle aucune anomalie ? Une description de la santé comme étant l'absence de maladie est-elle satisfaisante ou limitée ? Et que dirait de cette définition, par exemple, une personne handicapée physiquement qui pratique le ski à sa guise ?

La notion de santé est principalement déterminée par la perception de chacun. En fait, santé et bien-être peuvent être, pour certaines personnes, des notions identiques ou concomitantes, alors que pour d'autres, la santé n'accompagne pas nécessairement le bien-être. Ainsi, une personne en phase terminale peut éprouver, malgré tout, un sentiment de bien-être, tandis qu'une personne en bonne santé peut ne pas ressentir de bien-être. La conception de la santé est individuelle ; elle varie d'une

MOTS CLÉS

Affection, 240
Affection aiguë, 241
Affection chronique, 241
Autonomie, 243
Bien-être, 231
Comportement de personne malade, 241
Comportements en matière de santé, 235
Croyances en matière de santé, 235
État de santé, 235
Étiologie, 241
Exacerbation, 241
Facteurs de risque, 235
Indisposition, 240
Lieu de contrôle, 237
Maladie, 240
Mode de vie, 235
Observance, 239
Paradigmes, 228
Prédisposition à la santé, 230
Rémission, 241
Santé, 228

personne à l'autre et selon les circonstances. Elle dépend des valeurs, des priorités et des champs d'intérêt, tant de la personne elle-même que de la société dans laquelle elle vit. Il n'existe donc pas de consensus autour d'une définition unique de la santé. Dans une perspective plus générale, la conception qu'a une société de la santé évolue constamment à travers les époques, en fonction des idéologies du moment. Elle influe sur les croyances, les perceptions de bien-être, les comportements et les habitudes des gens en matière de santé, et détermine dans une large mesure la philosophie, la portée et la nature des soins prodigués par les professionnels de la santé. L'infirmière se doit donc de clarifier ses propres définitions de la santé et de la maladie, de manière à mieux saisir et comprendre la nature de ses interventions.

Santé et bien-être

Alors qu'anciennement on définissait la **santé** comme étant l'absence de troubles physiques ou psychologiques, on l'assimile aujourd'hui davantage à la notion de bien-être. Voici un bref historique de l'évolution de la conception de la santé et différentes définitions et orientations qui en découlent à travers divers **paradigmes**, c'est-à-dire des courants de pensée ou « façons de voir et de comprendre le monde qui influencent l'enrichissement des savoirs et des savoir-faire des disciplines » (Kérouac *et al.*, 2003). Ces paradigmes sont la catégorisation, l'intégration et la transformation.

Historique de la conception de la santé

Avant-gardiste, Florence Nightingale (1820-1910), celle que l'on a nommée la pionnière des soins infirmiers, a défini la santé comme étant « un état de bien-être où la personne a la volonté d'utiliser au maximum de sa capacité tous les pouvoirs dont elle dispose » (Nightingale, 1860/1969). En contexte de guerre, les ressources matérielles et humaines étant limitées, la conception de la santé de Nightingale orientée vers la santé publique tenait compte de la nécessité de respecter des principes d'hygiène publique. Dans cette optique, toute action visait donc à améliorer les conditions sanitaires afin de créer le meilleur environnement possible pour que les forces de la nature favorisent la guérison des uns et maintiennent les autres en santé.

À la fin du XIXe siècle, l'importance est accordée principalement à l'éradication des affections transmissibles. L'amélioration des méthodes d'asepsie et des techniques chirurgicales, entre autres progrès, permet dorénavant d'augmenter la maîtrise des infections. « Les diagnostics médicaux sont principalement basés sur l'association de symptômes observables à partir de défaillances biologiques. » (Allen et Hall, 1988 ; Dolan *et al.*, 1983, cités dans Kérouac *et al.*, 2003) La conception générale de la santé qui en découle est orientée vers la maladie et se définit par l'absence de maladie. « La santé est un état stable, hautement désirable et perçu positivement. » (Kérouac *et al.*, 2003)

Avant les années 1940, bien peu de ressources étaient disponibles pour contrer les affections. C'est pourquoi la définition de la santé orientée vers la santé publique prend beaucoup d'ampleur au Québec dans les années 1940 et 1950, notamment grâce à l'expansion du réseau des unités sanitaires de comté et des services de santé municipaux, ainsi qu'avec la création de l'École d'hygiène de l'Université de Montréal. La définition de la santé orientée vers la santé publique s'articule davantage autour de « la volonté de bien utiliser chaque capacité que possède la personne » (Kérouac *et al.*, 2003).

Orientées vers la santé publique (1950) ou vers la maladie (1900-1950), ces deux conceptions de la santé se situent au niveau du paradigme ou courant de pensée de la *catégorisation*.

Par la suite, on assiste à l'émergence d'une conception de la santé principalement orientée vers la personne. En 1948, l'OMS élabore sa conception de la santé selon une perspective biopsychosociale. De façon spécifique, l'OMS définit la santé comme étant « un état de complet bien-être physique, mental et social, qui ne consiste pas seulement en une absence de maladie ou d'infirmité ». Cette définition, quoiqu'elle apporte une notion de dynamisme au concept de santé, a été contestée en raison de son caractère utopique. Ces notions font référence au paradigme de l'*intégration*. « La santé et la maladie sont distinctes mais en interaction dynamique. La santé est un idéal à atteindre selon le contexte dans lequel la personne vit. » (Kérouac *et al.*, 2003)

Les changements culturels, politiques et économiques que connaît la société contribuent à l'émergence d'une conception de la santé orientée vers l'ouverture sur le monde. Au cours de la période dite de la « nouvelle épidémiologie » (1970-1980), la santé publique prend de nouveau une place importante au Québec sous le nom de santé communautaire. La santé est déterminée par quatre grands facteurs, soit la biologie humaine, le mode de vie, l'environnement et les organismes de soins de santé. En 1978, le livre blanc sur la politique québécoise du développement culturel mentionne que la santé est « la faculté, pour chacun, de construire sa vie en dépit des conditions adverses qui l'affectent » (Gouvernement du Québec, 1978, p. 173).

L'OMS révise sa position lors de la conférence d'Alma-Ata en 1978. La santé est maintenant vue comme une sorte d'expérience individuelle qui se réalise dans le quotidien et dans les relations avec l'entourage (famille, amis, communauté), vers une prise en charge individuelle et collective de son devenir.

Au Québec, à cette époque, l'accent est mis sur les soins de santé primaires. On adopte la conception holistique de la santé, qui tient compte de l'ensemble de la personne, met en évidence la dimension sociale comme déterminant du processus santé-maladie et considère la santé comme dépendante des phases constitutives du développement social et économique. Les soins de base (prévention, traitement, réadaptation) deviennent une nécessité incontestée. La promotion de la santé est valorisée et passe par l'éducation de la population.

Au cours de la période marquée par l'émergence de la nouvelle santé publique au Québec (1980-1990), la commission Rochon (1985) stipule que, pour tenir compte des réalités des sociétés contemporaines, il faut ajouter à la notion traditionnelle de santé publique la complémentarité des aspects curatif et préventif ainsi que la participation de la communauté. Au niveau fédéral, la charte d'Ottawa (1986), qui « vise la santé pour tous d'ici l'an 2000 et au-delà », met l'accent sur les facteurs environnementaux et sociaux (abri, nourriture, revenu et réduction des inégalités). De plus, on assiste à l'établissement d'un plan d'ensemble pour la promotion de la santé (1986).

La période de la santé écologique des années 1990, marquée entre autres par la réforme de la santé et des services sociaux (réforme Côté, 1990), place le citoyen au centre du réseau en tant que consommateur, décideur et payeur. Les objectifs du système de santé sont alors d'ajouter des années à la vie (aspect curatif), d'ajouter de la santé à la vie (prévention) et d'ajouter du bien-être à la vie (promotion). Selon Santé Canada (2004a), la santé touche la qualité de vie de tous les Canadiens. Elle englobe la santé sociale, mentale, émotionnelle et physique, et elle subit l'influence d'une vaste gamme de facteurs biologiques, sociaux, économiques et culturels. Le concept de la santé comprend la promotion de la santé, la prévention de la maladie et la protection de la santé, de même que le traitement de la maladie.

Ces nouvelles orientations se rapprochent de plus en plus de la conception de la santé telle qu'on la définit selon le paradigme ou le courant de pensée de la *transformation*. « La santé est la valeur et l'expérience vécue selon la perspective de chaque personne. C'est la réalisation du potentiel de création de la personne. » (Kérouac *et al.*, 2003)

Plusieurs théoriciennes en soins infirmiers ont défini la santé par des principes idéologiques bien différents les uns des autres, mais tous utiles et pertinents selon les contextes. À titre d'exemples, Henderson (1966) définit la santé par la capacité de fonctionner de façon indépendante en relation avec les 14 besoins fondamentaux, et Orem (1991) parle d'état d'être complet et uni à ses différentes composantes et à ses modes de fonctionnement. Toutes deux appartiennent à l'école des besoins. Peplau (1952), qui définit la santé par le niveau productif d'anxiété qui permet une activité interpersonnelle et l'accomplissement de tâches de croissance personnelle, fait partie de l'école de l'interaction. Pour sa part, Roy (1971) définit la santé-état par l'adaptation dans chacun des quatre modes et la santé-processus par l'effort constant fourni par l'individu pour atteindre son potentiel d'adaptation maximal ; elle appartient à l'école des effets souhaités (voir le chapitre 3).

À l'aube du XXIe siècle, l'Ordre des infirmières et infirmiers du Québec définit la santé comme étant « un processus dynamique et continu dans lequel une personne (famille, groupe ou collectivité) aspire à un état d'équilibre favorisant son bien-être et sa qualité de vie. Ce processus implique l'adaptation à de multiples facteurs environnementaux, un apprentissage ainsi qu'un engagement de la personne et de la société » (OIIQ, 2001).

Définitions personnelles de la santé

La définition de la santé est subjective, car elle se fonde sur notre perception. Les exemples suivants démontrent que certaines personnes peuvent se considérer en bonne santé même si elles sont atteintes de troubles physiques ou d'affections, alors que d'autres n'y parviennent pas.

- Martin Levasseur, 15 ans, est diabétique. Il s'injecte de l'insuline tous les matins. Il fait partie de l'équipe de soccer de l'école et est rédacteur en chef du bulletin de l'école.
- Gilles Talbot, 32 ans, est paraplégique et se déplace en fauteuil roulant. Il suit des cours de comptabilité dans un collège du quartier et conduit une automobile spécialement adaptée.
- Susanne Helmer, 72 ans, prend des médicaments antihypertenseurs pour réduire sa pression artérielle. Elle joue aux quilles une fois par semaine, est membre du club de golf du quartier, fait de l'artisanat pour une œuvre de bienfaisance locale et part en voyage deux mois par année.

Pour la plupart des gens, être en santé signifie :

- Ressentir le moins de symptômes d'affection et le moins de douleur possible.
- Pouvoir demeurer actif et faire ce que l'on veut ou doit faire.
- Avoir un bon état d'esprit.

Ces caractéristiques indiquent que la santé n'est pas un état que l'on atteint soudainement, à un moment précis, mais un processus qui évolue constamment et durant toute la vie, à travers lequel la personne développe, renforce et maintient toutes les composantes de son être (corps, esprit et émotions) de manière à ce qu'elles interagissent harmonieusement (figure 11-1 ■).

Plusieurs facteurs exercent une influence sur la définition de la santé :

- *Le développement personnel.* Exemple : un enfant qui souffre et qui est incapable de prendre seul les mesures pour se soulager en sera d'autant plus affecté.
- *Les expériences antérieures.* Exemple : un homme qui ne pouvait se déplacer qu'en fauteuil roulant à la suite d'un accident de la route ressent un bien-être considérable du fait qu'il peut maintenant marcher à l'aide de béquilles.
- *Les exigences et les attentes personnelles.* Exemple : un marathonien s'inquiète de sa santé parce qu'il se sent fatigué à la suite d'une longue course, ce qui habituellement n'a pas cet effet sur lui.
- *Les influences socioculturelles.* Exemple : une femme de culture chinoise traditionnelle se considère en santé si elle parvient à maintenir l'équilibre entre le yin et le yang.

La perception bien individuelle et personnelle que nous avons de la santé conditionne notre comportement en matière de santé et de maladie. En comprenant la perception qu'ont les personnes de la santé et de la maladie, l'infirmière peut davantage les aider à recouvrer ou à maintenir une bonne santé. L'infirmière doit avant tout clarifier sa compréhension et sa conception de la santé et de la maladie, et ce, pour les raisons suivantes :

- La conception qu'a l'infirmière de la santé détermine en grande partie l'ampleur et la nature des soins qu'elle prodigue. Par exemple, si elle définit la santé en tant que phénomène physiologique, elle orientera ses actions de manière à aider la personne qui la consulte à retrouver un fonctionnement physiologique normal. Si sa définition de la santé est plus vaste, la portée des soins infirmiers qu'elle prodiguera en sera élargie d'autant.
- Les croyances d'une personne en ce qui a trait à la santé influent sur ses habitudes en matière de santé. Comme les valeurs et les habitudes d'une infirmière peuvent différer de celles de la personne qu'elle soigne, l'infirmière doit veiller à ce que le plan thérapeutique corresponde bien à la conception qu'a la personne de la santé ; il faut donc l'individualiser et l'adapter, tout en s'assurant de sa pertinence et de son applicabilité.

L'encadré 11-1 offre des pistes de réflexion aidant à l'élaboration de sa propre définition de la santé.

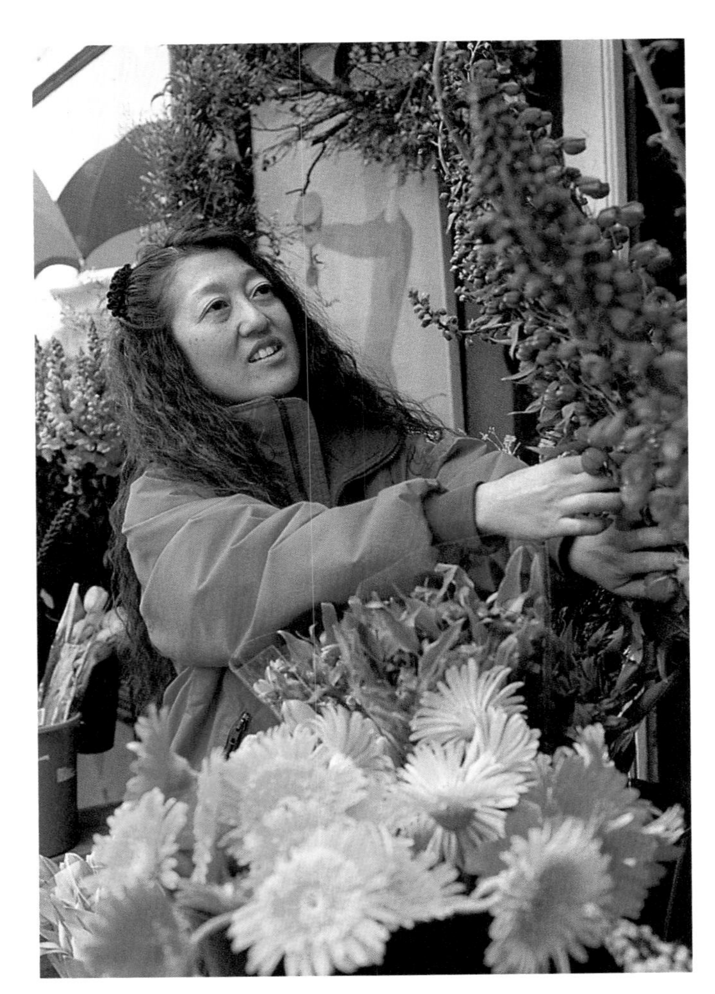

FIGURE 11-1 ■ La satisfaction au travail améliore le sentiment de bien-être et contribue à l'adoption d'attitudes et de comportements favorisant la santé.

Prédisposition à la santé et bien-être

L'attitude qu'a une personne à l'égard de sa santé détermine son degré de bien-être. Les fondements de la **prédisposition à la santé** sont le sens des responsabilités ; un processus dynamique de croissance ; un processus décisionnel quotidien positif quant à la nutrition, à la gestion du stress, à la condition physique, aux soins de santé préventifs et à la santé émotionnelle ; et, surtout,

ENCADRÉ 11-1

Élaborer sa propre définition de la santé

Pistes de réflexion aidant à la formulation de sa propre définition de la santé

- Une personne est-elle plus qu'un organisme biophysiologique ?
- La santé signifie-t-elle l'absence de signes et de symptômes d'une affection ?
- La santé correspond-elle à la capacité d'une personne à faire son travail ?
- La santé correspond-elle à la capacité d'une personne à s'adapter à son environnement ?
- La santé est-elle une condition essentielle à l'actualisation d'une personne ?
- La santé est-elle un état ou un processus ?
- La santé correspond-elle à la capacité d'une personne à pratiquer des autosoins ?
- La santé est-elle statique ou dynamique ?
- Santé et bien-être sont-ils synonymes ?
- Les termes « affection » et « indisposition » correspondent-ils à des notions différentes ?
- Peut-on parler de différents degrés de santé ?
- Santé et maladie sont-elles des notions opposées ou sont-elles situées sur un continuum ?
- La santé est-elle déterminée socialement ?
- Comment évaluez-vous votre santé ? Pourquoi ?

l'intégrité individuelle. Anspaugh, Hamrick et Rosato (2003, p. 3-7) décrivent sept aspects caractérisant une prédisposition à la santé (figure 11-2 ■). Voici, pour chaque aspect, les facteurs permettant à une personne de progresser vers un niveau élevé de bien-être et une santé optimale :

- *Aspect environnemental.* C'est la capacité de promouvoir des mesures de santé améliorant le niveau et les conditions de vie dans la communauté. Il s'agit notamment de la qualité des aliments, de l'eau et de l'air.
- *Aspect professionnel.* C'est la capacité d'équilibrer travail et loisirs. Les croyances d'une personne quant à l'éducation, le travail et la vie au foyer conditionnent sa satisfaction personnelle et ses relations avec les autres.
- *Aspect intellectuel.* C'est la capacité d'assimiler et d'utiliser l'information avec efficacité dans les domaines personnel, familial et professionnel. On doit tendre vers une croissance et un apprentissage constants, dans le but de faire face à de nouveaux défis.
- *Aspect spirituel.* C'est la croyance en une entité (nature, science, religion ou force supérieure) qui unit les êtres humains et donne un sens à la vie. Il s'agit de la moralité, des valeurs et de l'éthique d'une personne.
- *Aspect physique.* C'est la capacité d'effectuer les tâches quotidiennes, d'être en bonne forme physique (pulmonaire, cardiovasculaire, gastro-intestinale, par exemple), d'avoir une bonne nutrition et un poids santé, d'éviter les abus de drogues, d'alcool ou de tabac et, de façon générale, d'adopter des habitudes de vie saines.

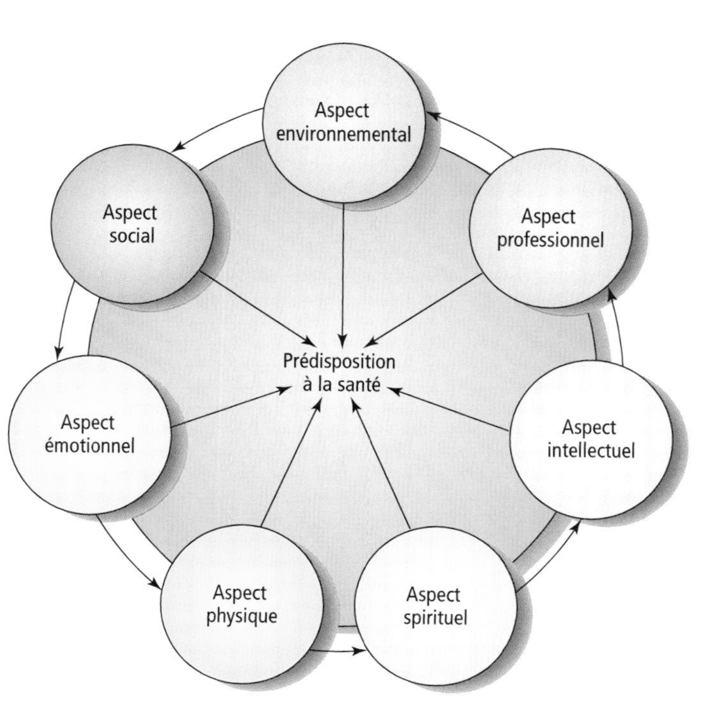

FIGURE 11-2 ■ Les sept aspects caractérisant une prédisposition à la santé. (Source : *Wellness : Concepts and Applications*, 6e éd., (p. 4), de D. J. Anspaugh, M. H. Hamrick et F. D. Rosato, copyright 2003, New York : McGraw Hill. Reproduction autorisée.)

- *Aspect émotionnel.* C'est la capacité de gérer son stress et d'exprimer ses émotions de façon pertinente. Cela comprend la capacité de reconnaître, d'accepter et d'exprimer ce que l'on ressent, et de respecter ses limites.
- *Aspect social.* C'est la capacité d'avoir des interactions gratifiantes avec les autres et au sein de son milieu, d'entretenir des rapports intimes avec des proches et de faire preuve de respect et de tolérance envers des personnes ayant des opinions et des croyances différentes.

Ces sept aspects se recoupent et s'influencent mutuellement. Ainsi, une personne qui apprend à maîtriser son niveau quotidien de stress contribue par le fait même au renforcement de sa force émotionnelle, ce qui lui permet de traverser plus efficacement une période de crise. L'évaluation de la prédisposition à la santé suppose que l'on tienne compte de tous les aspects et de leurs facteurs pouvant influer sur le niveau de santé et de bien-être d'une personne.

« Le **bien-être** est une perception subjective de sa vitalité et du fait de se sentir bien… on peut décrire cette perception de façon objective, en faire l'expérience, la mesurer et la transcrire sur un continuum. » (Hood et Leddy, 2002, p. 264) Il s'agit d'une composante de la santé.

Modèles de santé

La santé étant un concept complexe, plusieurs chercheurs ont élaboré des modèles (représentations conceptuelles de la réalité) pour en expliquer les fondements et, dans certains cas, la relation avec l'affection. Parmi ces modèles pouvant aider les professionnels de la santé à répondre aux besoins des personnes en matière de santé, mentionnons le modèle clinique, le modèle fonctionnel, le modèle de l'adaptation, le modèle de promotion de la santé, le modèle agent-hôte-environnement et le continuum santé-maladie.

Modèle clinique

Le modèle clinique correspond à la définition la plus étroite de la santé. La personne est perçue comme un système physiologique ayant des fonctions interreliées, et la santé correspond à un état exempt de signes ou de symptômes d'affection ou de blessure. La maladie et la blessure correspondent au pôle inverse de la santé.

De nombreux médecins utilisent le modèle clinique pour traiter et soulager les symptômes d'affection et supprimer ainsi dysfonctionnement et douleur. Quand les symptômes se résorbent, le médecin considère que la personne a recouvré la santé.

Modèle fonctionnel

La santé est définie comme étant la capacité de la personne d'accomplir son rôle social, c'est-à-dire de travailler. Ainsi, un homme qui travaille toute la journée est considéré comme étant en bonne santé, même s'il souffre de bronchite chronique.

En supposant que la maladie équivaut à l'incapacité de faire son travail, ce modèle pose un problème de taille, celui de considérer le travail comme étant le rôle le plus important. En effet, la majorité des gens jouent plusieurs rôles dans la société (mère, fille, amie, etc.), et tous, en ce sens, n'accordent pas la même importance à leur travail.

Modèle de l'adaptation

Ce modèle repose sur la notion d'adaptation. La santé, considérée comme un processus créatif, est fonction d'une adaptation à l'environnement et d'une interaction adéquates et pertinentes avec celui-ci, de façon à en tirer le plus d'avantages possible. La maladie correspond à l'échec complet ou partiel de cette adaptation. L'objectif du plan de soins et de traitements infirmiers est de restaurer ou de renforcer la capacité de la personne à s'adapter aux nouvelles situations qui se présentent. Le modèle de l'adaptation des soins infirmiers de sœur Callista Roy (1999), qui présente la personne comme un système en constante adaptation, s'articule autour d'une certaine stabilité, bien qu'il y ait aussi des notions de croissance et de changement (voir le chapitre 3).

Murray et Zentner (2001, p. 53) reprennent ces concepts de croissance et de changement dans leur définition de la santé :

> Un état de bien-être dans lequel la personne est capable d'utiliser des réponses et des processus d'adaptation intentionnels, sur les plans physique, mental, émotionnel, spirituel et social, en réaction à un stimulus interne ou externe (agent stressant), afin de maintenir une stabilité et un bien-être relatifs et d'essayer ainsi d'atteindre ses objectifs personnels et culturels.

Modèle de promotion de la santé

Le modèle de promotion de la santé de Pender (2002) propose une vision étendue de la santé en la considérant comme une condition à l'actualisation ou à la réalisation du potentiel d'une personne. La promotion de la santé vise donc l'augmentation du bien-être et l'actualisation de soi. L'actualisation, qui correspond au développement et à l'épanouissement de la personnalité, est selon Abraham Maslow l'aspiration la plus élevée de la personne (voir le chapitre 12).

Selon Pender, « la santé est l'actualisation du potentiel humain inné et acquis que la personne réalise en adoptant un comportement axé sur des objectifs, des autosoins pertinents et des relations satisfaisantes avec les autres, tout en s'adaptant adéquatement de façon à maintenir une intégrité structurelle et à vivre en harmonie avec son environnement » (Pender, Murdaugh et Parsons, 2002, p. 22). Pender définit les comportements de promotion de la santé comme toutes les activités intégrées au mode de vie afin de maintenir son bien-être et de favoriser l'actualisation de son potentiel. L'objectif de ce modèle est d'expliquer le comportement des individus en matière de santé. Il n'est pas conçu pour des familles ou des communautés.

Modèle agent-hôte-environnement

Le modèle agent-hôte-environnement, que l'on appelle aussi modèle écologique, a été élaboré à partir des travaux en santé communautaire de Leavell et Clark (1965). Ce modèle a par la suite donné naissance à une théorie générale de causes multiples de la maladie. On utilise ce modèle davantage pour prévoir la survenue des affections que pour promouvoir la santé, bien que la définition des facteurs de risque résultant des interactions entre l'agent, l'hôte et l'environnement permette de promouvoir et de maintenir la santé. Ce modèle repose sur trois éléments dynamiques qui interagissent entre eux (figure 11-3 ■) :

1. *L'agent.* Tout facteur environnemental ou agent stressant (biologique, chimique, mécanique, physique ou psychosocial) qui, par sa présence ou son absence (par exemple, un manque de nutriments essentiels), peut provoquer une indisposition ou une affection.
2. *L'hôte.* Personne qui présente ou non un risque d'avoir une affection. Les antécédents familiaux, l'âge et le mode de vie conditionnent la réaction de l'hôte.
3. *L'environnement.* Tous les facteurs externes à l'hôte qui peuvent ou non le prédisposer à l'apparition d'affections. L'environnement physique comprend le climat, les conditions de vie, l'intensité sonore et le niveau économique. L'environnement social repose sur la qualité des interactions avec les autres et sur les événements de la vie, le décès du conjoint par exemple.

Ces facteurs (agent, hôte et environnement) étant en constante interaction, la santé est en perpétuel changement. Lorsque les facteurs sont équilibrés, la santé est maintenue ; lorsqu'ils sont en déséquilibre, une affection peut survenir.

Représentations du continuum santé-maladie

Les représentations du continuum santé-maladie (échelles ou diagrammes) s'utilisent pour mesurer le niveau de santé perçu d'une personne. On peut considérer la santé et la maladie comme étant situées aux deux extrémités d'un axe. Ainsi, l'état d'une personne peut passer de bonne santé à santé normale, puis à mauvaise santé et à très mauvaise santé, son état pouvant se détériorer jusqu'à la mort. Toute personne oscille constamment entre les différents degrés sur l'axe santé-maladie. Il n'y a pas de seuil distinct indiquant le passage de la santé à la maladie ou de la maladie à la santé. L'image que la personne a d'elle-même et la façon dont les autres la perçoivent en ce qui a trait à la santé ou à la maladie influent aussi sur la position qu'elle occupe sur l'axe. Les plages pouvant correspondre à un état perçu relativement à la santé sont d'ailleurs très grandes.

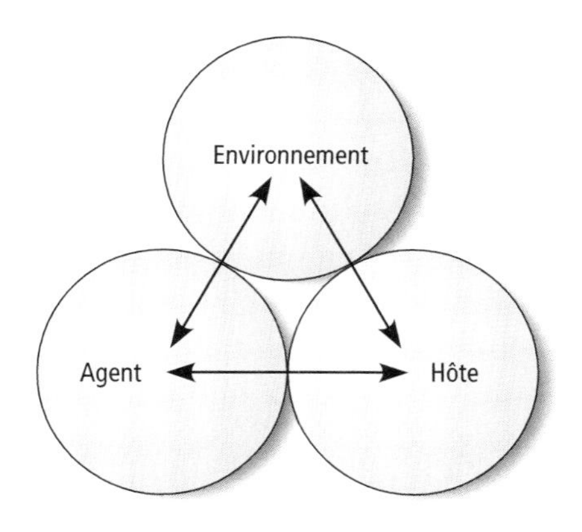

FIGURE 11-3 ■ Le triangle agent-hôte-environnement.

MODÈLE DE SANTÉ OPTIMALE DE DUNN

Dunn (1959) a élaboré un diagramme de la santé dans lequel l'axe santé-maladie croise l'axe environnemental, démontrant ainsi leur interaction (figure 11-4 ■). L'axe santé-maladie (axe horizontal) va d'une prédisposition optimale à la santé jusqu'à la mort, et l'axe environnemental (axe vertical) va de conditions environnementales très favorables à très défavorables. L'intersection des deux axes forme quatre régions correspondant chacune à un degré de santé :

1. *Prédisposition à la santé dans un environnement favorable.* Exemple : Une personne qui adopte des comportements et un mode de vie sains, et qui dispose des ressources biopsychosociales, spirituelles et économiques nécessaires à la réalisation de ses aspirations.
2. *Prédisposition à la santé dans un environnement défavorable.* Exemple : Une femme qui connaît les habitudes de vie saine mais qui n'a pas la possibilité de les appliquer à son mode de vie en raison de ses responsabilités familiales, des exigences de son travail ou d'autres facteurs contraignants.
3. *Mauvaise santé dans un environnement favorable.* Exemple : Une personne malade (fractures multiples ou hypertension artérielle grave) dont les besoins sont satisfaits par l'accessibilité des ressources humaines, financières et médicales.
4. *Mauvaise santé dans un environnement défavorable.* Exemple : Une femme âgée atteinte de la maladie d'Alzheimer et souffrant de solitude dans son nouveau milieu de vie.

Dans son ouvrage sur le modèle de santé optimale, Dunn (1973) explore la prédisposition à la santé en relation avec la famille, la communauté, l'environnement et la société.

Il croit que faire partie d'une famille fonctionnelle favorise la prédisposition à la santé. Dans une famille équilibrée où règnent confiance, amour et soutien, la personne n'a pas besoin de dépenser de l'énergie pour répondre à ses besoins essentiels et elle peut améliorer sa position sur l'axe santé-maladie.

En offrant une bonne hygiène et de l'eau pure, en se débarrassant, en toute sécurité, des eaux usées et en préservant la beauté de la faune et de la flore, la communauté améliore le bien-être familial et individuel. Dunn suppose que la personne doit être en paix avec l'environnement et en assurer la protection. Il considère aussi qu'il est important de tenir compte du niveau de prédisposition à la santé de la communauté et de la société en général, vu la grande influence qu'elles exercent sur les individus.

AXE SANTÉ-MALADIE DE TRAVIS

L'axe santé-maladie (figure 11-5 ■) élaboré par Travis et Ryan (2004) va d'un haut niveau de santé jusqu'à la mort. Il se compose de deux flèches pointant dans des directions opposées. Du côté droit sont représentés trois niveaux de santé : prise de conscience, éducation et croissance ; du côté gauche, trois niveaux de maladie : signes, symptômes et incapacité. Travis et Ryan pensent qu'il est possible d'être physiquement malade et, parallèlement, de s'orienter vers une bonne santé ou, à l'inverse, d'être en bonne forme physique et de se percevoir comme en mauvaise santé.

Ce modèle combine le traitement traditionnel d'affections et la notion de prédisposition à la santé. Le premier peut favoriser le déplacement d'une personne de la partie gauche vers le centre, lorsque les symptômes d'affection sont soulagés. Ainsi, un homme qui prend des médicaments antihypertenseurs se déplace vers le centre de l'axe. Toutefois, pour dépasser le centre de l'axe et ainsi améliorer sa santé, il devra par exemple perdre du poids ou cesser de fumer. Soulignons que de telles interventions visant à améliorer sa santé peuvent être effectuées en tout temps, peu importe à quel endroit la personne se situe sur l'axe.

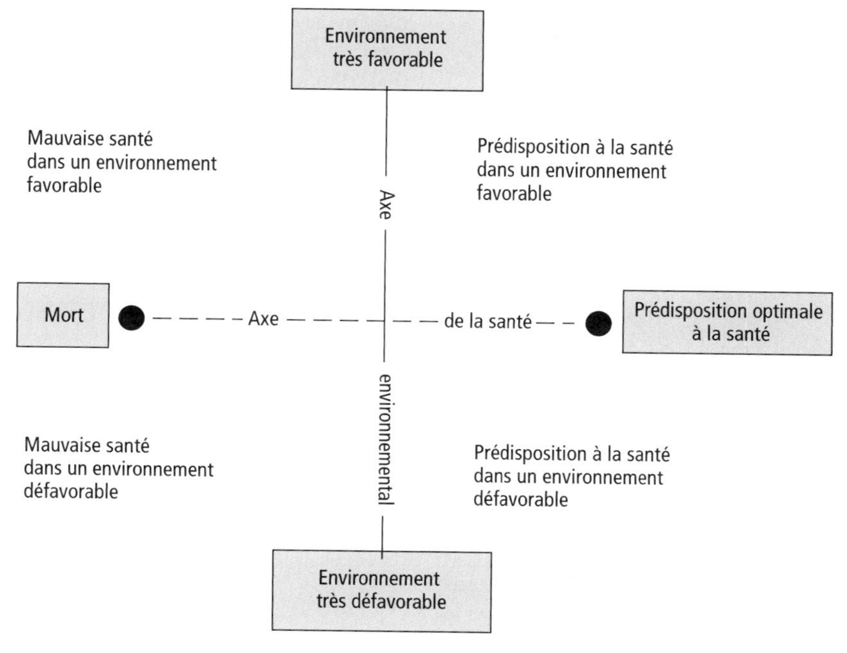

FIGURE **11-4** ■ **Diagramme de Dunn : ses axes et ses quadrants.** (Source : « High-Level Wellness for Man and Society », de H. L. Dunn, 1959, *American Journal of Public Health, 49*, p. 788.)

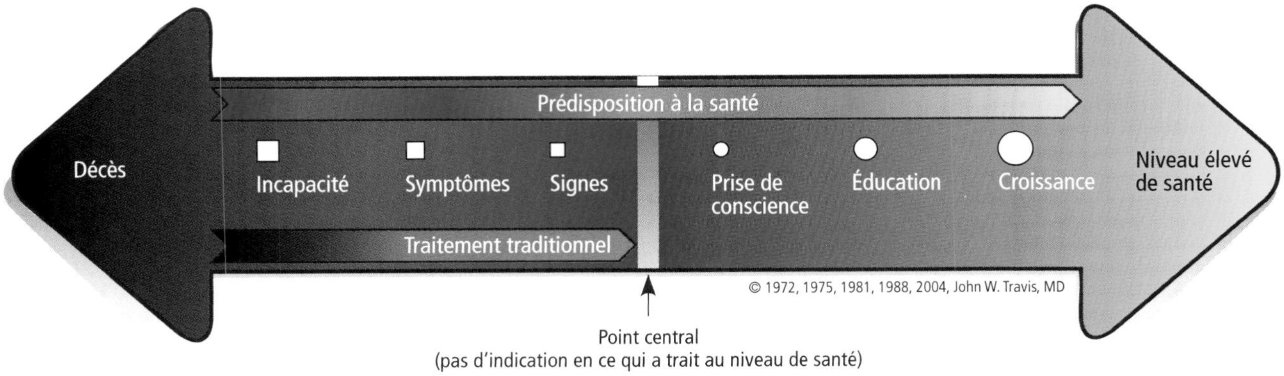

FIGURE **11-5** ■ **Axe santé-maladie.** (Source : *Wellness Workbook,* 3e éd., de J. W. Travis et R. S. Ryan : Berkeley, Celestial Arts, © 1981, 1988, 2004, John W. Travis, MD. <www.wellnessworkbook.com>. Reproduction autorisée.)

Facteurs influant sur l'état de santé et sur les croyances et les comportements en matière de santé

De nombreux facteurs, conscients ou inconscients, influent sur l'état de santé d'une personne ainsi que sur ses croyances et ses comportements en matière de santé. (Ces notions sont définies dans l'encadré 11-2.) En règle générale, la personne détermine ses comportements en matière de santé et choisit ses activités, qu'elles soient saines ou malsaines. Par contre, elle exerce peu d'influence en ce qui a trait à sa constitution génétique, à son âge, à son sexe, à sa culture, voire à son environnement géographique.

Facteurs internes

Les facteurs internes comprennent les dimensions biologique, psychologique et cognitive de la personne. Les dimensions biologique et psychologique sont très difficiles, voire impossibles à modifier. C'est pourquoi, quand des facteurs internes sont liés à des problèmes de santé, l'infirmière doit exercer une influence sur les facteurs externes (comme l'exercice et le régime alimentaire), qui peuvent concourir à promouvoir une bonne santé et à prévenir les problèmes de santé. Des examens médicaux réguliers et un dépistage pertinent visant à déceler les signes précoces d'affections deviennent alors d'autant plus importants.

DIMENSION BIOLOGIQUE

La constitution génétique, le sexe, l'âge et le niveau de développement sont autant de facteurs qui exercent une influence importante sur la santé d'une personne.

La *constitution génétique* influe sur les caractéristiques biologiques, le tempérament inné, le niveau d'activité et le potentiel intellectuel. Elle a aussi été liée à la prédisposition à certaines affections, comme le diabète et le cancer du sein. Dans certains cas, la prédisposition génétique à la santé ou à la maladie est renforcée si les deux parents appartiennent au même groupe ethnique et génétique. Ainsi, l'incidence de la drépanocytose et de l'hypertension est plus grande chez les personnes d'ascendance africaine que dans l'ensemble de la population. Par contre, ces personnes sont moins susceptibles de contracter le paludisme.

Le *sexe* influe aussi sur la répartition des affections. Certaines affections acquises ou génétiques sont plus courantes chez un sexe que chez l'autre. L'ostéoporose et les affections autoimmunes, comme l'arthrite rhumatoïde, sont plus courantes chez la femme. Par contre, chez l'homme, les ulcères à l'estomac, les hernies abdominales et les affections respiratoires sont plus fréquents.

L'*âge* est également un facteur important. La répartition des affections varie avec l'âge. Ainsi, une cardiopathie telle que l'artériosclérose est une affection courante chez l'homme d'âge moyen et se rencontre rarement chez des personnes plus jeunes ; l'asthme infantile est spécifique aux enfants, et la maladie d'Alzheimer est plus fréquente chez la personne âgée.

Le *niveau de développement* a une grande incidence sur l'état de santé, comme l'illustrent les exemples suivants :

- Le nourrisson a peu de maturité physiologique et psychologique. Ses moyens de défense contre les affections sont, de ce fait, peu développés au cours des premières années de la vie.
- L'enfant qui apprend à marcher est plus susceptible de tomber et de se blesser.
- L'adolescent, qui recherche le sentiment d'appartenance à son groupe, est plus enclin à adopter des comportements à risque et, par conséquent, à se blesser.
- Le déclin des habiletés physiques, sensorielles et perceptives limite la capacité de la personne âgée de réagir aux dangers et aux agents stressants de l'environnement.

DIMENSION PSYCHOLOGIQUE

Les facteurs psychologiques (émotionnels) influent sur la santé, notamment sur les relations entre le corps et l'esprit, et le concept de soi.

ENCADRÉ 11-2

Distinguer l'état de santé, les croyances et les comportements en matière de santé

État de santé. Santé d'une personne à un moment donné. Un rapport sur l'état de santé peut indiquer des problèmes d'anxiété ou de dépression, une affection aiguë, ou décrire un problème plus général. Il peut aussi s'agir de données précises, comme le pouls ou la température corporelle.

Croyances en matière de santé. Notions relatives à la santé que la personne considère comme étant la vérité. Ces croyances ne reposent pas toujours sur des faits, et certaines d'entre elles sont influencées par la culture. Par exemple, si une personne considère que fumer de la marijuana a des effets bénéfiques sur son niveau de stress relié au travail, elle peut refuser de suivre les recommandations du professionnel de la santé de cesser cette pratique, et ce, même si cela compromet sa santé. Dans certaines cultures, on considère que la maladie est une manifestation de mauvais esprits, de sorte que si on est malade on adopte certains comportements ou rites « maison » visant à chasser ces esprits au lieu de consulter un médecin. Or, ces rites sont parfois néfastes pour la santé. Pour en savoir plus sur les différentes perceptions culturelles de la santé et de la maladie, voir le chapitre 13.

Comportements en matière de santé. Mesures que prend la personne pour comprendre son état de santé, maintenir un état de santé optimal, prévenir les affections et les blessures, et atteindre un potentiel physique et mental maximal. Ces comportements résultent des croyances en matière de santé. Manger raisonnablement ; faire de l'exercice ; prêter attention aux signes avant-coureurs d'une affection ; observer le traitement prescrit ; éviter les dangers connus pour la santé, tels que le tabagisme ; prendre le temps de se reposer et de se détendre ; et gérer son temps efficacement sont autant d'exemples de ces comportements.

Les comportements en matière de santé doivent prévenir les indispositions ou les affections ou encore permettre de les détecter de façon précoce. L'infirmière qui élabore un plan de soins et de traitements avec une personne doit tenir compte des croyances de celle-ci en matière de santé avant de proposer des changements de comportements souhaitables.

Les *relations entre le corps et l'esprit* peuvent avoir une incidence positive ou négative sur la santé. Comme les réactions émotionnelles au stress influent sur le fonctionnement physique, un étudiant extrêmement anxieux avant un examen peut souffrir de pollakiurie et de diarrhée. Une personne qui s'inquiète de l'issue d'une intervention chirurgicale peut fumer cigarette sur cigarette. Un trouble émotif prolongé peut augmenter les risques de souffrir d'une affection organique. Un trouble émotif peut aussi avoir un effet sur le système immunitaire par l'entremise du système nerveux central et des modifications endocriniennes. L'incidence des infections, du cancer et des affections autoimmunes illustre les altérations du système immunitaire.

On accorde une attention croissante à la capacité de l'esprit de réguler le fonctionnement du corps. La relaxation, la méditation et les techniques de rétroaction biologique (*biofeedback*) sont de plus en plus reconnues, tant par la population en général que par les professionnels de la santé. Ainsi, les femmes utilisent souvent des techniques de relaxation pour réduire la douleur pendant l'accouchement. D'autres personnes apprennent les techniques de rétroaction biologique pour réduire l'hypertension.

Les réactions émotionnelles sont également une réponse aux affections physiques. Par exemple, un diagnostic d'une affection incurable peut engendrer peur et dépression. Le *concept de soi* est la façon dont on se sent vis-à-vis de soi (estime de soi), dont on se perçoit physiquement (image corporelle) et dont on perçoit ses besoins, son rôle et ses capacités. Il se répercute sur la façon de percevoir les situations ainsi que sur les réactions qui en découlent. Ces attitudes peuvent avoir un effet sur les habitudes en matière de santé et sur les réactions au stress et à la maladie. Elles peuvent également déterminer à quel moment on va chercher à obtenir un traitement. Prenons par exemple une femme anorexique qui se prive des nutriments nécessaires parce qu'elle pense avoir un excès de poids alors qu'elle se situe bien en deçà de son poids santé. (Le concept de soi est traité en détail au chapitre 28.) La perception de soi est également liée à la définition que l'on a de la santé. Ainsi, un homme de 75 ans qui ne peut plus déplacer de gros objets comme il avait l'habitude de le faire devra peut-être examiner et redéfinir son concept de la santé en fonction de son âge et de ses capacités.

DIMENSION COGNITIVE

Les facteurs cognitifs ou intellectuels qui influent sur la santé sont les choix quant au mode de vie et les croyances spirituelles et religieuses.

Le **mode de vie** (ou habitudes de vie) est la façon générale dont une personne vit. Il dépend des conditions de vie et des modes de comportement individuels influencés par des facteurs socioculturels et des caractéristiques personnelles. Il est souvent possible d'exercer un contrôle sur les comportements et les activités qui conditionnent le mode de vie, et les choix qui sont ainsi faits peuvent avoir un effet positif ou négatif sur la santé. On parle souvent de **facteurs de risque** pour évoquer les habitudes ayant des effets potentiellement nocifs pour la santé. Par exemple, l'hyperphagie et la sédentarité sont étroitement liées à l'incidence des affections cardiaques, à l'artériosclérose, au diabète et à l'hypertension. Le tabagisme est clairement lié au cancer du poumon, à l'emphysème pulmonaire et aux affections cardiovasculaires. L'encadré 11-3 présente des exemples de choix sains en matière de mode de vie.

Les *croyances spirituelles et religieuses* peuvent avoir un effet important sur le comportement en matière de santé. Par exemple, les Témoins de Jéhovah s'opposent aux transfusions sanguines ; certains fondamentalistes pensent qu'une affection grave est une punition de Dieu ; les membres de certains groupes religieux sont des végétariens stricts ; et les juifs orthodoxes procèdent à la circoncision d'un petit garçon le huitième jour suivant sa naissance. (L'influence de la spiritualité et de la religion est discutée au chapitre 30.)

ENCADRÉ 11-3

Exemples de choix sains en matière de mode de vie

- Pratiquer régulièrement une activité physique.
- Maintenir un poids santé.
- Ne pas consommer de gras saturés.
- Ne pas boire d'alcool ni fumer.
- Utiliser la ceinture de sécurité en automobile.
- Porter un casque à bicyclette.
- Se faire donner les rappels de vaccins.
- Diminuer les facteurs de stress.
- Consulter des professionnels de la santé (par exemple dentiste, médecin) régulièrement et subir les examens paracliniques recommandés.

Facteurs externes

Les facteurs externes se répercutant sur la santé sont l'environnement physique, le niveau de vie, les croyances familiales et culturelles, et le réseau de soutien social.

ENVIRONNEMENT

On se soucie de plus en plus de l'environnement et de son influence sur la santé des gens. Par exemple, le climat d'une région a un effet sur l'incidence de certaines affections. Ainsi, le paludisme est plus fréquent sous les tropiques que dans des climats tempérés, alors que l'hypothermie et les engelures sont caractéristiques des pays nordiques. La pollution de l'eau, de l'air et des sols nuit à la santé des cellules, et ce, même si elle est produite naturellement. Par exemple, un incendie de forêt provoqué par la foudre engendre de la fumée polluante. Les pluies acides constituent une source importante de pollution des forêts, des lacs et des rivières. Les principales composantes des pluies acides sont l'anhydride sulfureux, produit entre autres par les usines de fusion du minerai, ainsi que les oxydes d'azote. Plusieurs substances présentes dans l'environnement, comme l'amiante, sont cancérogènes (elles causent le cancer), tout comme l'exposition à la fumée secondaire de la cigarette.

Les radiations constituent un autre danger lié à l'environnement. Les appareils et les médicaments qui émettent des radiations, tels ceux utilisés en radiographie, peuvent présenter un danger pour la santé si des précautions extraordinaires ne sont pas prises lors de leur utilisation ou de leur mise au rebut. Les rayons ultraviolets du soleil sont une autre source courante de radiation. Les personnes ayant la peau claire sont plus susceptibles d'en subir les effets néfastes que les personnes ayant la peau foncée.

L'effet de serre, un autre danger environnemental, fait l'objet d'une attention toujours plus soutenue. Le toit de verre d'une serre permet au rayonnement solaire de pénétrer dans la serre mais pas à la chaleur qui en résulte de s'échapper. Le dioxyde de carbone présent dans l'atmosphère terrestre, qui augmente en raison des émissions des industries et des automobiles, agit comme le toit de verre d'une serre, de sorte que la température de la surface de la Terre risque aussi d'augmenter.

Les pesticides et les produits chimiques utilisés pour éliminer les mauvaises herbes et enrayer les maladies des plantes contaminent eux aussi l'environnement. On retrouve ces contaminants chez certains animaux et certaines plantes dont les humains se nourrissent. En quantités excessives, ces produits sont nocifs pour la santé.

Santé Canada (2003) a mis sur pied des programmes dans le but suivant :

> aider au maintien d'un environnement sécuritaire pour les Canadiens, en traitant des questions relatives à la qualité de l'air, à la qualité de l'eau et à la contamination du sol nuisant à l'approvisionnement des aliments ; on se préoccupe aussi de la gestion des produits toxiques, de l'usage des pesticides et des instruments qui émettent des radiations, ainsi que d'une vaste gamme de questions relatives à la santé et à la sécurité en milieu de travail.

NIVEAU DE VIE

Le niveau de vie d'une personne, déterminé par sa profession, son revenu et sa scolarité, est étroitement lié à la santé, à la morbidité et à la mortalité. En effet, l'hygiène, les habitudes alimentaires, la tendance à consulter un professionnel de la santé et à observer des régimes sains varient en fonction du revenu.

Les familles à faible revenu définissent souvent la santé en fonction du travail : si la personne peut travailler, elle est en bonne santé. Aux prises avec des problèmes de grande envergure en raison d'un revenu insuffisant, ces familles consacrent beaucoup d'efforts à répondre à leurs besoins essentiels au quotidien ; l'avenir et les comportements de prévention de la maladie peuvent alors ne pas faire partie de leurs préoccupations courantes.

Les conditions de vie des régions pauvres se répercutent aussi sur la santé globale d'une population. Certains quartiers sont surpeuplés et mal entretenus : les services d'hygiène publique ne sont pas à la hauteur. Les équipements de loisir et les espaces verts sont presque inexistants, ce qui oblige les enfants à jouer dans les rues et les ruelles. De plus, les incendies et la criminalité peuvent constituer des menaces constantes dans ces quartiers.

Certains types d'emplois prédisposent aussi les gens à certaines maladies. Ainsi, des travailleurs de l'industrie peuvent être exposés à des agents cancérogènes, et des personnes mieux nanties doivent s'acquitter de rôles sociaux ou professionnels stressants qui les prédisposent à la fatigue et au stress. Ces rôles peuvent aussi favoriser l'hyperphagie ou la consommation sociale de drogues ou d'alcool.

CROYANCES FAMILIALES ET CULTURELLES

La famille transmet des habitudes de vie quotidienne et des modes de vie à ses descendants. Ainsi, un homme qui a été maltraité pendant l'enfance pourra infliger des mauvais traitements physiques à son jeune fils. La violence physique ou psychologique peut causer des problèmes de santé à long terme. La stabilité émotive dépend d'un environnement social où il n'y a pas de tension excessive et où la personne n'est pas isolée des autres. Un climat favorisant la communication, le partage et l'amour prédispose la personne à réaliser son plein potentiel.

Les interactions culturelles et sociales ont également une incidence sur la façon dont la personne perçoit la santé et la

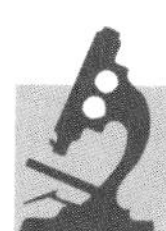

RÉSULTATS DE RECHERCHE

Comportements de promotion de la santé d'étudiantes de première année au baccalauréat en sciences infirmières : étude pilote

« Les infirmières sont invitées dorénavant à modifier leur rôle traditionnel de soignantes centrées sur la maladie, le déficit ou la perte pour un rôle d'éducatrices et de collaboratrices et à mettre en valeur les forces et le potentiel des personnes à s'engager dans des comportements de santé. » (Petrarca, 1990, cité dans Clément *et al.*, 1995) « Or, pour remplir ce rôle, les infirmières doivent d'abord elles-mêmes s'engager dans des comportements de promotion de la santé et être des modèles de santé. » (Clarke, 1991, cité dans Clément *et al.*, 1995) « Il semble cependant que les étudiantes en sciences infirmières n'adoptent pas toujours des comportements sains durant leur formation universitaire et que le contexte académique n'exerce pas toujours une influence positive à l'adoption de ces comportements. » (Clément *et al.*, 1995)

« Le but de cette étude pilote était de tester l'utilité du modèle théorique de Pender (1987) à prédire l'adoption de comportements de promotion de la santé chez 176 étudiantes de première année au baccalauréat en sciences infirmières. L'analyse de régression multiple hiérarchique a démontré que la perception de l'auto-efficacité (les croyances de l'individu quant à ce qu'il peut faire avec les aptitudes qu'il possède), la perception de l'état de santé (estimation que l'individu fait de son état de santé), l'influence des professeurs (attentes et attitudes des personnes significatives) et le lieu de naissance sont des variables prédictives de comportements de promotion de la santé de cette population. » (Clément *et al.*, 1995)

Implications : « Les résultats de cette étude suggèrent entre autres l'importance pour les professeurs d'utiliser des stratégies susceptibles de développer et de maintenir la confiance des étudiantes dans leur habileté à s'engager dans des comportements de promotion de la santé. » (Clément *et al.*, 1995)

Source : « Comportements de promotion de la santé d'étudiantes de première année au baccalauréat en sciences infirmières : Étude pilote », de M. Clément, L. Bouchard, L. W. Jankowski et M. Perreault, 1995, *Canadian Journal of Nursing Research, 27*(4), p. 111-131.

maladie, en fait l'expérience et y fait face. Chaque culture a des croyances et des habitudes en matière de santé, transmises d'une génération à l'autre.

Ainsi, une personne d'ascendance asiatique préférera peut-être utiliser des remèdes à base de plantes et l'acupuncture pour traiter la douleur plutôt que des analgésiques. Les règles, les valeurs et les croyances culturelles confèrent la stabilité nécessaire aux gens et leur permettent de prévoir les résultats. La remise en question d'anciennes croyances et de valeurs par les groupes culturels de la deuxième génération peut donner lieu à des conflits et provoquer instabilité et insécurité, et ainsi contribuer à l'apparition d'affections. Le patrimoine et les influences culturelles sur la santé sont discutés en détail au chapitre 13.

RÉSEAU DE SOUTIEN SOCIAL

Le fait d'avoir un réseau de soutien (famille, amis ou confident) et d'être satisfait de son travail contribue à prévenir les affections. Les membres du réseau de soutien peuvent aider une personne à prendre conscience de la maladie, l'inciter à recevoir des soins de santé et même l'aider à recouvrer la santé (Hurdle, 2001). En l'absence d'un solide réseau de soutien, une personne peut laisser progresser une affection avant de cesser d'en nier l'existence et de se faire soigner.

Modèles de croyances relatives à la santé

Plusieurs théories ou modèles de croyances et de comportements en matière de santé ont été élaborés pour déterminer si une personne est susceptible ou non de prendre part à des activités de prévention de la maladie et de promotion de la santé. Ces modèles sont des outils utiles à l'élaboration de programmes destinés à promouvoir l'adoption de modes de vie sains et d'une attitude positive envers des mesures sanitaires de prévention (voir également le chapitre 8).

Modèle du lieu de contrôle en santé

Le **lieu de contrôle** est un concept découlant de la théorie sociale cognitive qui permet de déterminer dans quelle mesure une personne considère qu'elle peut exercer une maîtrise sur sa santé. Une personne ayant un lieu de contrôle *interne* est convaincue de son pouvoir sur son état de santé et de l'importance de l'autodétermination comme prédicteur de sa santé : les événements s'expliquent par des causes internes et proviennent directement d'elle. Elle a tendance à être proactive quant à ses propres soins de santé, à obtenir l'information et les connaissances nécessaires en matière de santé, à observer les soins prescrits, notamment à prendre ses médicaments, à consulter des professionnels de la santé au besoin et à opter pour des habitudes de vie saines. Par contre, une personne qui pense que sa santé est essentiellement déterminée par le hasard ou par l'influence de forces extérieures (chance ou personnes puissantes) est qualifiée de personne ayant un lieu de contrôle *externe* : indépendants de sa volonté, les événements s'expliquent par des causes externes.

On a démontré que le lieu de contrôle influe sur les comportements de la personne en matière de santé. Selon Murphy, Prewitt, Bote, West et Iber (2001), les personnes ayant un lieu de contrôle *interne* et disposant d'un soutien adéquat montrent une meilleure observance.

Le lieu de contrôle est un concept mesurable permettant de déterminer quelles sont les personnes les plus susceptibles de modifier leur comportement. De nombreux instruments permettent de mesurer le lieu de contrôle. L'échelle multidimensionnelle du lieu de contrôle de la santé (EMLCS) (Wallston, Wallston et DeVellis, 1978) est très utilisée. Les résultats obtenus à l'aide de cet instrument permettent d'orienter les interventions en ciblant le renforcement interne des personnes, de manière à les inciter à agir pour améliorer leur santé.

Modèles des croyances relatives à la santé de Rosenstock et de Becker

Dans les années 1950, Rosenstock (1974) a proposé un modèle de croyances en matière de santé. Son but initial était d'expliquer les raisons qui motivent les gens à accepter ou non de subir un test de dépistage d'affections asymptomatiques ou du cancer. Par la suite, ce modèle a été utilisé pour tenter de comprendre les comportements associés à la prévention des maladies (la vaccination, par exemple) et à l'observance des prescriptions médicales. L'étude des comportements liés à la santé tels que les habitudes de vie est plus récente. Becker (1974) a modifié le modèle pour y inclure les éléments suivants : perceptions individuelles, et facteurs modificatifs et variables susceptibles d'avoir un effet sur l'action initiale. Le modèle des croyances relatives à la santé (figure 11-6 ■) repose sur la théorie de la motivation. Rosenstock (1974) a supposé qu'une bonne santé est un objectif que toutes les personnes partagent, et Becker y a ajouté une dimension de « motivation positive en matière de santé ». Ce modèle est utile à l'étude des comportements suivants : observance des traitements prescrits, recours à des services en santé et adoption volontaire de bonnes habitudes de vie.

PERCEPTIONS INDIVIDUELLES

Les perceptions individuelles reposent sur les éléments suivants :

- *Perception de sa vulnérabilité.* Les antécédents familiaux relatifs à une affection donnée, comme le diabète ou une afection cardiaque, peuvent sensibiliser la personne au risque qu'elle présente d'en souffrir un jour.
- *Perception de la gravité des conséquences.* Selon la perception de la personne, une affection entraîne-t-elle des conséquences graves ou un risque de mort ? Les préoccupations relatives à la propagation du syndrome d'immunodéficience acquise (sida) illustrent la façon dont la population perçoit la gravité de cette maladie.
- *Perception de la menace engendrée par l'apparition de l'affection X.* Selon Becker (1974), la perception de sa vulnérabilité et la perception de la gravité des conséquences se combinent pour déterminer la perception de la menace engendrée par l'apparition d'une affection. Ainsi, une personne consciente du fait que de nombreux membres de la communauté sont atteints du sida ne verra pas forcément cette affection comme une menace. Par contre, si elle est toxicomane ou homosexuelle, elle est susceptible de percevoir la menace comme étant plus grande, du fait que sa vulnérabilité se combine à la gravité du sida.

FACTEURS MODIFICATIFS

Les facteurs qui modifient la perception d'une personne en matière de santé sont multiples :

- *Variables démographiques.* Les variables démographiques sont l'âge, le sexe, la race et l'origine ethnique. Un bébé, par exemple, ne perçoit pas l'importance d'un régime alimentaire équilibré. Pour un adolescent, la reconnaissance de ses pairs

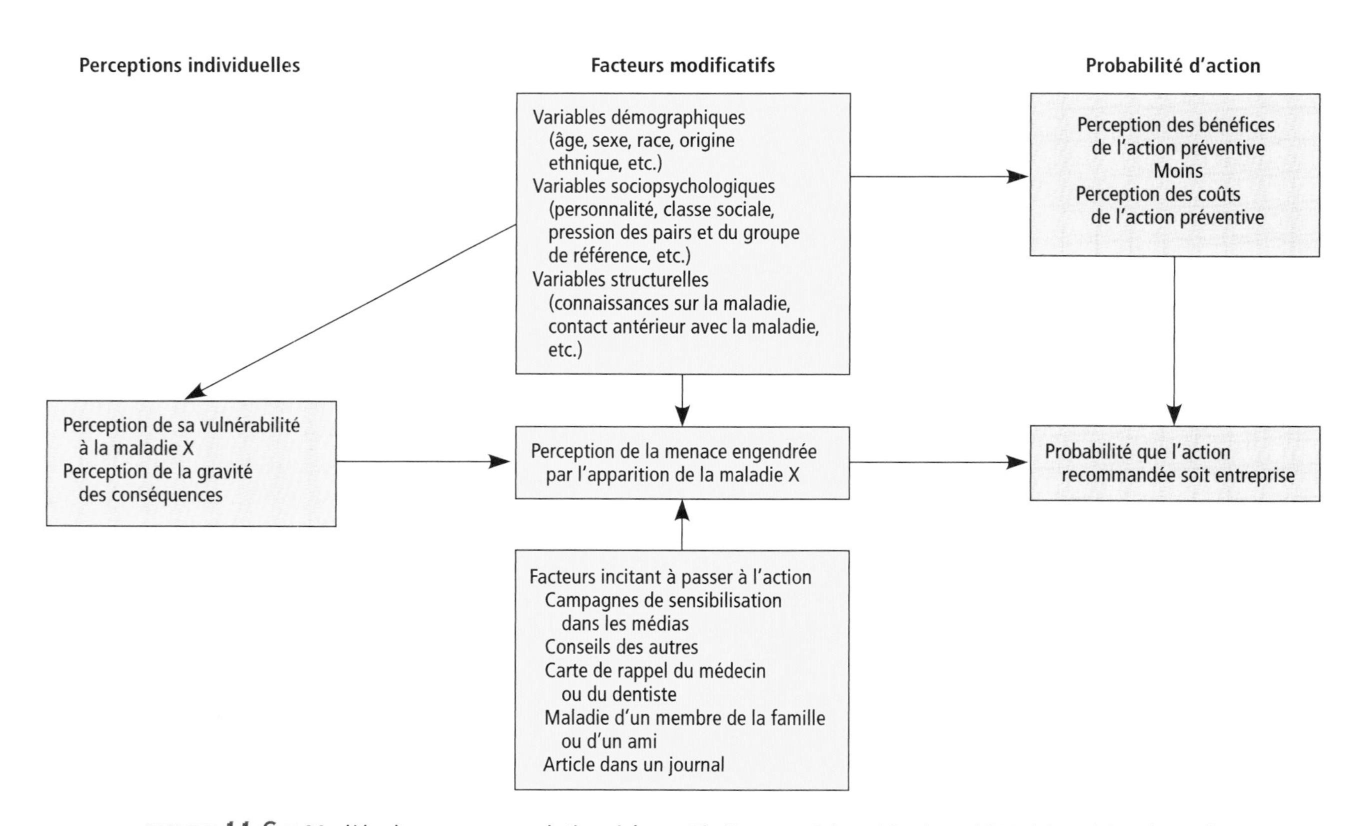

FIGURE 11-6 ■ Modèle des croyances relatives à la santé. (Source : « Selected Psychosocial Models and Correlates of Individual Health-Related Behaviors », de M. H. Becker *et al.*, 1977, *Medical Care, 15*(5 Suppl.), p. 27-46.)

est plus importante que celle de sa famille. Il est alors susceptible de participer à des activités dangereuses, d'adopter de mauvaises habitudes alimentaires ou de se priver de sommeil, par exemple.

- *Variables sociopsychologiques.* La pression sociale et l'influence des pairs ou d'autres groupes de référence (les groupes d'entraide, de soutien ou professionnels) peuvent favoriser l'adoption de comportements de prévention en matière de santé, même lorsque la motivation est faible. Les attentes des autres peuvent faire office de motivation, par exemple à ne pas prendre le volant après avoir consommé de l'alcool.
- *Variables structurelles.* Les connaissances au sujet d'une affection ou un contact antérieur avec une affection sont des variables structurelles qui, suppose-t-on, influent sur les comportements de prévention. Becker (1974) a découvert que le taux d'observance des traitements prescrits était plus élevé chez les mères dont les enfants avaient souvent des otites ou des crises d'asthme.
- *Facteurs incitant à passer à l'action.* Ces facteurs peuvent être internes ou externes. Les facteurs internes comprennent le sentiment de fatigue, les symptômes et l'inquiétude quant à l'état d'un proche qui est malade ; les facteurs externes sont indiqués à la figure 11-6.

PROBABILITÉ D'ACTION

La probabilité qu'une personne prendra les mesures de prévention recommandées en matière de santé dépend de l'équation suivante : perception des bénéfices de l'action préventive moins perception des coûts de l'action préventive.

- *Perception des bénéfices de l'action préventive.* Par exemple, on peut décider de cesser de fumer pour prévenir le cancer du poumon ou de manger des aliments nutritifs et d'éviter les collations afin de maintenir son poids santé.
- *Perception des coûts de l'action préventive.* Il s'agit notamment du coût, des inconvénients, des désagréments et des changements de mode de vie nécessaires à l'accomplissement de l'action.

L'infirmière joue un rôle essentiel quand il s'agit d'aider la personne à adopter des comportements sains. Elle l'aide à surveiller sa santé, elle lui donne des conseils quant à la prévention et lui transmet ses connaissances sur la santé. En réduisant les inconvénients ou les désagréments, l'infirmière peut contribuer à limiter les obstacles qui freinent le passage à l'action et appuyer les actions positives.

Même si le modèle des croyances relatives à la santé explique adéquatement les comportements de protection ou de prévention des individus, Pender a jugé pertinent de le modifier afin d'y inclure certains comportements de promotion de la santé. Ce modèle de Pender *et al.* (2002), axé sur la promotion de la santé, est exposé au chapitre 8.

Outre ces modèles, l'infirmière utilise d'autres ressources pour évaluer les possibilités et planifier les interventions qui permettront de maximiser le bien-être de la personne. La charte d'Ottawa établie lors de la conférence du 21 novembre 1986, qui a pour but de contribuer à la réalisation de l'objectif de « la santé pour tous d'ici l'an 2000 et au-delà », est un outil de référence pertinent. Inspirée par un mouvement en faveur de la santé publique dans le monde, cette conférence s'est concentrée sur les besoins des pays industrialisés, en se basant sur les progrès réalisés lors de la déclaration d'Alma-Ata sur les soins de santé primaires, les buts fixés par l'OMS dans le cadre de la santé pour tous et le débat sur l'action intersectorielle pour la santé tenu à l'Assemblée mondiale de la santé. Un ouvrage du ministère de la Santé et des Services sociaux du Québec (1997) sur les indicateurs sociosanitaires en comparaison internationale (évolution 1980-1994) s'avère aussi pertinent à la compréhension des phénomènes sociaux liés à la santé de la population. De plus, le site Internet du Réseau canadien de la santé, présenté par Santé Canada (2004b) et des organismes de santé réputés du pays, offre une grande variété d'information en matière d'actions préventives, de promotion et de services en santé au pays.

Observance des soins de santé

On parle d'**observance** lorsque le comportement d'une personne correspond aux conseils qui lui ont été donnés (prendre ses médicaments, suivre un régime alimentaire ou modifier son mode de vie, par exemple). Le degré d'observance peut varier entre les deux extrêmes : la personne peut ne tenir compte d'aucune des recommandations ou, au contraire, respecter la totalité du plan thérapeutique. Il y a plusieurs raisons pour lesquelles certaines personnes observent leur traitement et d'autres non (voir l'encadré 11-4).

Pour améliorer l'observance, l'infirmière doit s'assurer que la personne est en mesure d'appliquer le traitement prescrit, de comprendre les instructions, de participer à l'établissement des objectifs du traitement et d'accorder de l'importance aux résultats que produiront les changements de comportement souhaités. Des exemples de questions à poser lors d'évaluations de l'observance d'un traitement médicamenteux prescrit sont donnés dans l'encadré *Entrevue d'évaluation*.

ENCADRÉ 11-4

Facteurs influant sur l'observance de la personne quant à ses soins de santé

- Motivation et volonté de recouvrer la santé
- Nature des changements à apporter à son mode de vie
- Gravité perçue du problème de santé
- Importance accordée à la réduction de la menace que représente l'affection
- Compréhension et possibilité de mise en œuvre de certains comportements
- Intensité des indispositions que provoquent l'affection ou les soins qui y sont liés
- Confiance en l'efficacité du traitement ou des soins prescrits
- Complexité, effets secondaires et durée du traitement proposé
- Héritage culturel
- Qualité et type de relation avec les intervenants en santé, et degré de satisfaction
- Coût global du traitement prescrit

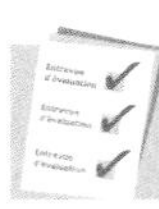

ENTREVUE D'ÉVALUATION

Déterminer les risques de non-observance du traitement médicamenteux prescrit

- Vos médicaments provoquent-ils des effets secondaires ?
- D'après vous, vos médicaments vous aident-ils ?
- Avez-vous des « outils » pour vous rappeler de prendre vos médicaments, comme une alarme, un pilulier, un moment précis de la journée (les nouvelles de 18 h, par exemple) ?
- Y a-t-il quelqu'un à la maison pour vous aider à prendre vos médicaments ?
- Combien de fois par jour devez-vous prendre des médicaments ?
- Combien de médicaments prenez-vous par jour ?
- Vos médicaments doivent-ils être rangés ou disposés d'une façon particulière ?
- Dans quelle mesure la prise de vos médicaments influe-t-elle sur votre mode de vie ?
- Combien de fois avez-vous oublié de prendre vos médicaments au cours des trois derniers jours ?
- Combien coûtent vos médicaments ?

Des enseignantes de l'Université de Montréal ont dressé une vue d'ensemble des différents concepts liés au phénomène de l'observance, dans le but de mieux le cerner dans le contexte d'un traitement médical.

> Les attitudes, les croyances, la perception du contrôle personnel ainsi que la motivation sont présentées comme les différents facteurs influençant l'adoption et le maintien d'un comportement de santé. Pour qu'il y ait apprentissage efficace, la personne doit s'engager dans l'autogestion ou l'autocontrôle de son propre apprentissage. Quelle que soit la stratégie retenue, une intervention éducative centrée sur les connaissances ne pourra être efficace que si elle permet à l'individu d'augmenter son contrôle. (Vandal *et al.*, 1999)

Voici des interventions pertinentes auxquelles l'infirmière peut recourir lorsqu'une personne n'observe pas le traitement prescrit :

- *Déterminer les raisons pour lesquelles la personne n'observe pas le traitement prescrit.* Selon la raison, l'infirmière pourra donner des informations, rectifier les idées fausses, essayer de réduire le montant des dépenses ou encore proposer des services de consultation (counseling) si des problèmes psychologiques entravent l'observance du traitement. Il est également essentiel que l'infirmière réévalue la pertinence des conseils donnés en matière de santé. Dans les situations où les croyances culturelles ou l'âge semblent incompatibles avec les traitements prévus, l'infirmière doit trouver des moyens d'adapter les soins de façon à tenir compte des habitudes de la personne (voir le chapitre 13).
- *Faire preuve de respect chaleureux.* Il s'agit de s'intéresser aux problèmes et aux décisions de la personne et d'accepter le fait que cette dernière a le droit de prendre les mesures qui lui conviennent. Par exemple, une infirmière peut dire à une personne qui ne prend pas ses médicaments antiarythmiques : « Je sais ce que vous ressentez à ce sujet, mais je suis très inquiète pour votre cœur. »

! ALERTE CLINIQUE *Une affection chronique exige souvent des traitements complexes et de longue durée qui, en plus d'être très coûteux, peuvent demander énormément d'investissement et provoquer des réactions négatives chez la personne. Par conséquent, la personne ayant une affection chronique présente des risques accrus de non-observance de son traitement.* ■

- *Favoriser des comportements sains grâce à un renforcement positif.* Si la personne qui ne prend pas ses médicaments antiarythmiques marche tous les jours, l'infirmière pourra lui dire : « Marcher vous fait vraiment du bien. »
- *Utiliser des méthodes pour renforcer l'enseignement.* L'infirmière peut offrir à la personne des dépliants informatifs sur la médication par exemple, ou encore établir par écrit un calendrier indiquant les dates et les heures auxquelles les médicaments doivent être pris.
- *Établir une relation thérapeutique empreinte de liberté, de compréhension et de responsabilité mutuelles avec la personne et son réseau de soutien.* En transmettant les connaissances, les compétences et l'information nécessaires, l'infirmière donne à la personne un contrôle sur sa santé et établit avec elle une relation axée sur la collaboration, ce qui se traduit par une plus grande observance du traitement.

Les aspects ayant une influence sur l'observance des traitements selon l'âge des personnes se trouvent dans l'encadré *Les âges de la vie.*

Indisposition et affection

Une **indisposition**, qualifiée tantôt de malaise, tantôt de déviation d'un état de santé, est une sensation ou un état subjectif dans lequel une ou plusieurs des dimensions physique, émotionnelle, intellectuelle, sociale, développementale ou spirituelle sont perçues comme étant diminuées. Ce terme n'est pas toujours synonyme d'affection ou de maladie. Ainsi, une personne peut avoir une affection, par exemple une masse à l'estomac, sans pour autant ressentir d'indisposition et ainsi percevoir malgré tout un sentiment de bien-être. À l'inverse, une personne peut se croire en mauvaise santé, sans pour autant avoir une affection précise. La notion d'indisposition étant hautement subjective, seule la personne elle-même peut dire si elle est indisposée ou non.

On peut décrire une **affection** ou une **maladie** comme une anomalie des fonctions corporelles, entraînant une réduction des capacités ou de la durée de vie. Habituellement, l'intervention des médecins a pour objectif d'éliminer l'affection ou d'améliorer le processus de guérison. Indisposition et affection peuvent être intimement liées. Parsons (1979) définit l'affection comme une « perturbation du rôle que joue la personne, nuisant à son adaptation sociale ». Il tient compte des facteurs organiques, somatiques, psychologiques et sociaux.

Les êtres humains ont toujours tenté d'expliquer l'émergence de la maladie. Les peuples primitifs pensaient que des « forces » ou des esprits en étaient la cause. Plus tard, la maladie s'expliquait par la théorie d'une cause unique à explorer. Puis on en

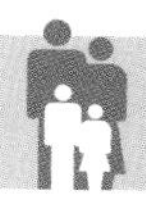

LES ÂGES DE LA VIE

ADOLESCENTS

Plusieurs causes de non-observance des traitements sont propres à la période de l'adolescence, car les adolescents :

- Ne pensent pas nécessairement à toutes les conséquences de leurs actes.
- En sont aux premières étapes du processus de résolution de problèmes.
- Affirment leur indépendance en rejetant les valeurs des adultes.
- Se conforment aux règles édictées par leurs pairs et n'aiment pas être différents.
- Sont centrés sur le concept de soi et sur l'image corporelle.
- Vivent dans l'« ici et maintenant ».
- Peuvent régresser en matière de développement en période de stress et de maladie.
- Sont parfois incapables de distinguer les avantages des inconvénients d'une situation.

Source : « Rebels with a Cause : When Adolescents Won't Follow Medical Advice », de M. E. Muscari, 1998, *American Journal of Nursing, 98*(12), p. 26-31.

PERSONNES ÂGÉES

Les facteurs se répercutant sur la santé et le bien-être des personnes âgées sont les suivants :

- Choix relatifs au mode de vie et responsabilité individuelle en matière de maintien de la santé.
- Possibilité de bénéficier de services communautaires ou à domicile pour maximiser l'autonomie.
- Traitements complémentaires ou parallèles.
- Modifications apportées au domicile pour tenir compte des aspects physiques du vieillissement.
- Transport abordable et accessible.
- Soins infirmiers et médicaux préventifs.
- Services de soins en santé mentale.
- Présence de proches aidants.

Source : « Elders : Issues That Influence the Health and Well-Being of Elders », de S. R. Tyson, 1999, *Gerontological Nursing Care,* p. 9. Reproduit avec l'autorisation de Elsevier.

Des facteurs d'ordre physique ou mental peuvent influer sur l'observance du traitement. Par exemple, un des facteurs suivants peut être en cause :

- Oubli.
- Démence.
- Sentiment d'être arrivé au terme de sa vie.

est venu à considérer qu'une affection est le résultat de plusieurs facteurs (causes multiples) qui interagissent et qui, de plus, déterminent la réaction d'une personne au traitement.

On appelle **étiologie** la cause d'une affection. La description de l'étiologie d'une affection comprend la définition de tous les facteurs causals qui, ensemble, provoquent une affection donnée. Ainsi, le bacille de la tuberculose est désigné comme l'agent biologique de la tuberculose. Toutefois, d'autres facteurs étiologiques, comme l'âge, l'état nutritionnel et même la profession, participent au développement de la tuberculose et exercent une influence sur son évolution. La cause exacte de certaines affections (dont la sclérose en plaques) n'est pas connue, mais certains facteurs de risque peuvent y être associés et en donner certaines explications.

L'infirmière ayant une vision holistique de la personne axe principalement sa pratique en fonction de causes multiples de l'émergence des problèmes de santé.

Il existe bien des façons de classer les notions relatives aux affections. L'une des plus courantes est la distinction entre affection « aiguë » et affection « chronique ». Une **affection aiguë** se caractérise habituellement par une apparition soudaine de symptômes qui s'atténuent assez rapidement. Selon la cause et la gravité, les symptômes exigent ou non l'intervention de professionnels de la santé. Par exemple, une appendicite peut nécessiter une intervention chirurgicale, tandis qu'un rhume peut disparaître seul ou avec l'aide de médicaments en vente libre. À la suite d'une affection aiguë, la plupart des gens retrouvent leur niveau habituel de bien-être.

Une **affection chronique** dure pendant une période prolongée, habituellement six mois ou plus, et parfois même pendant toute la vie de la personne. L'affection chronique commence habituellement lentement et s'accompagne souvent de périodes de **rémission**, lorsque les symptômes disparaissent, et d'**exacerbation**, quand ils réapparaissent.

L'arthrite, les affections pulmonaires et cardiaques ainsi que le diabète sont des affections chroniques. L'infirmière est appelée à s'occuper de personnes de tous âges ayant des affections chroniques, dans différents milieux (domicile, centre hospitalier ou clinique, par exemple). Les soins qu'elle prodigue doivent promouvoir tout particulièrement l'autonomie de la personne en ce qui concerne ses activités quotidiennes ainsi qu'un sentiment de contrôle et de bien-être. La personne doit souvent modifier ses activités quotidiennes, ses relations sociales, la perception qu'elle a d'elle-même et son image corporelle. De plus, il arrive qu'elle doive apprendre à vivre avec des limites physiques ou des douleurs croissantes.

Comportements en présence d'une affection

Chaque personne adopte certaines attitudes et a des réactions bien personnelles en présence d'une affection. Les sociologues de la santé appellent cette réaction **comportement de personne malade**. C'est un mécanisme d'adaptation, correspondant à la façon dont la personne décrit, surveille et interprète ses symptômes, prend des mesures correctives et recourt au système de soins de santé. La réaction de la personne malade dépend de plusieurs facteurs, tels que l'âge, le sexe, la profession, la situation socioéconomique, la religion, l'origine ethnique, la stabilité psychologique, la personnalité, le niveau d'instruction et les mécanismes d'adaptation. Bien souvent, l'individu n'assume son rôle de personne malade que lorsque le médecin a confirmé l'existence de l'affection et que lui-même accepte sa condition.

Parsons (1979) décrit quatre attentes qu'a la société en ce qui concerne la personne malade :

1. La personne n'est pas tenue pour responsable de son état ; la société doit soigner la personne malade ou blessée même si, par exemple, elle a subi un accident attribuable à un comportement négligent. On ne peut lui demander de recouvrer la santé par sa seule volonté.
2. Selon la gravité et la nature de l'affection, la personne est libérée de certaines tâches et de certains rôles sociaux. C'est ce que Parsons appelle « exemption des rôles sociaux ».
3. La personne doit tout mettre en œuvre pour se rétablir le plus rapidement possible. La maladie est indésirable et n'est pas encouragée dans notre système social.
4. La personne et sa famille doivent trouver une aide compétente en matière de santé et collaborer avec elle afin de vaincre rapidement l'affection.

Suchman (1979) décrit cinq étapes d'une affection, que voici.

Étape 1 MANIFESTATION DES SYMPTÔMES

La personne se rend compte que quelque chose ne va pas, soit à cause de la présence de certains symptômes (douleur, éruption cutanée, toux, fièvre ou saignement), soit à la suite d'une observation faite par un proche. L'étape 1 compte trois aspects :

- Manifestation physique des symptômes
- Interprétation des symptômes (aspect cognitif)
- Réaction émotionnelle (peur ou anxiété)

Habituellement, la personne qui ne se sent pas bien consulte son entourage afin de confirmer la présence des symptômes qu'elle ressent. À cette étape, la personne malade peut essayer des remèdes maison, et l'inefficacité de ces interventions mène à l'étape suivante.

Étape 2 RÔLE DE PERSONNE MALADE

La personne accepte dès lors son rôle de *personne malade* et cherche à en obtenir confirmation auprès de sa famille et de ses amis. Elle poursuit souvent l'automédication et retarde le plus possible le contact avec des professionnels de la santé. À cette étape, on décharge la personne malade des obligations qui lui échoient habituellement. Les réactions émotionnelles comme le repli sur soi, l'anxiété, la peur et la dépression ne sont pas rares, selon la gravité de l'affection, le degré perçu d'invalidité et la durée possible de l'affection. Lorsque les symptômes persistent ou s'aggravent, la personne se résout à consulter un professionnel de la santé.

Étape 3 CONTACT AVEC LES PROFESSIONNELS DE LA SANTÉ

De sa propre initiative ou cédant à la pression de ses proches, la personne malade consulte un professionnel de la santé afin d'obtenir un avis. Elle s'attend à ce qu'on lui confirme la présence réelle d'une affection, qu'on lui explique les symptômes dans des termes compréhensibles, et qu'on la rassure en lui disant que tout ira bien ou qu'on émette un pronostic.

Le professionnel de la santé détermine l'état de santé de la personne qui le consulte ainsi que la gravité de l'affection, le cas échéant. La personne peut alors accepter ou nier le diagnostic. Si elle l'accepte, elle sera probablement disposée à observer le plan de traitement prescrit, alors que si elle le nie elle pourra être tentée de consulter d'autres professionnels de la santé ou d'autres thérapeutes à la recherche d'avis ou de diagnostics acceptables pour elle.

Étape 4 DÉPENDANCE

En acceptant la présence d'une affection et en suivant le plan de traitement prescrit, la personne devient dépendante du professionnel. La capacité d'abandonner son indépendance varie grandement d'une personne à l'autre, notamment quand il s'agit d'une question de vie ou de mort. Les obligations liées aux rôles, comme ceux de pourvoyeur, de père, de mère, d'étudiant, de membre de l'équipe de base-ball ou de la chorale, font qu'il est difficile d'abandonner son indépendance pour une période qui peut être indéterminée.

La plupart des gens acceptent toutefois de dépendre de leur médecin, mais en conservant un certain degré de contrôle sur leur vie. Par exemple, certaines personnes tiennent à se procurer des renseignements précis sur le traitement proposé avant d'y consentir. D'autres préfèrent s'en remettre au professionnel, sans chercher à obtenir des renseignements supplémentaires.

Pour certaines personnes, la dépendance engendrée par l'affection peut répondre à des besoins, par exemple un besoin d'attention, qui n'ont jamais été satisfaits et apporte ainsi un certain assouvissement, alors que d'autres font tout leur possible pour recouvrer leur autonomie ; certaines vont même jusqu'à maintenir leur indépendance au détriment de leur guérison.

Étape 5 CONVALESCENCE OU RÉADAPTATION

Au cours de cette étape, la personne est appelée à assumer de nouveau son rôle et ses responsabilités. Après une affection aiguë, qui guérit en général rapidement, la plupart des personnes trouvent relativement facile de reprendre leur ancien mode de vie. Par contre, la convalescence peut être plus difficile pour les personnes atteintes d'une affection chronique qui doivent modifier temporairement leur mode de vie. Dans le cas d'une invalidité permanente, la personne peut devoir suivre une thérapie pour apprendre à modifier son mode de vie.

Il importe de mentionner que tout le monde ne passe pas nécessairement par ces cinq étapes. Ainsi, la personne frappée d'un infarctus aigu est transportée aux urgences et passe directement aux étapes trois et quatre, à savoir contact avec les professionnels de la santé et dépendance. D'autres personnes peuvent connaître uniquement les deux premières étapes et se rétablir par la suite.

Répercussions de l'affection

Une affection apporte avec elle son cortège de changements, aussi bien pour la personne concernée que pour sa famille. Ces changements varient selon la nature, la gravité et la durée de l'affection, l'attitude de la personne et de ses proches, les exigences financières, les changements qu'il faut apporter au mode de vie ainsi que la modification des rôles habituels.

INCIDENCE SUR LA PERSONNE

La personne malade peut connaître des changements émotionnels ou comportementaux, une modification du concept de soi ou de l'image, ainsi que des modifications liées à son mode de vie. Les changements émotionnels et comportementaux dus à une affection de courte durée sont généralement légers et ne durent pas longtemps. La personne peut devenir irritable et n'avoir ni l'énergie ni l'envie d'entretenir ses relations habituelles avec les membres de sa famille ou ses amis. Des réactions plus importantes sont probables dans le cas d'une affection chronique, invalidante ou mettant la vie en danger. L'anxiété, la peur, la colère, le repli sur soi, le déni et le sentiment de désespoir et d'impuissance sont alors courants. Par exemple, une personne qui a été victime d'un infarctus craint pour sa vie et se soucie du bien-être de sa famille advenant son décès. Une autre personne qui vient d'apprendre qu'elle est atteinte d'un cancer, du sida ou d'une affection neurologique invalidante peut connaître des épisodes de déni, de colère, de peur et de désespoir.

Certaines affections modifient le concept de soi, et en particulier l'image corporelle de la personne, surtout en cas de cicatrices importantes, de la perte d'un membre, d'un organe sensoriel ou d'une fonction. La douleur, le défigurement, la dépendance envers les autres, le chômage, les problèmes financiers, l'incapacité de prendre part à des activités sociales, les relations tendues avec les autres et la détresse spirituelle influent sur le degré d'estime de soi et sur le concept de soi. L'infirmière doit aider la personne à exprimer ses pensées et ses sentiments, et lui donner les soins qui l'aideront à faire face efficacement au changement.

La personne malade est également sensible à la perte de son **autonomie**, cet état d'indépendance où l'on décide soi-même sans contrôle extérieur. Les relations avec l'entourage risquent de changer, de sorte que la personne ne participera plus autant au processus décisionnel de la famille ni aux décisions concernant ses propres soins de santé. L'infirmière doit défendre le droit de la personne à l'autodétermination et à l'autonomie en lui donnant suffisamment de moyens et de ressources pour qu'elle puisse participer le plus activement possible aux processus décisionnels et conserver ainsi un sentiment de maîtrise.

La présence d'une affection peut aussi entraîner une modification du mode de vie. En plus de participer au traitement, la personne doit modifier son régime alimentaire, son niveau d'activité et d'exercice, ses habitudes de repos et de sommeil. L'infirmière pourra l'aider à adapter son mode de vie de la façon suivante :

- En expliquant les modifications à entreprendre.
- En prenant, lorsque c'est possible, des dispositions qui tiennent compte du mode de vie de la personne.
- En encourageant les autres professionnels de la santé à s'informer des habitudes de vie de la personne et à soutenir les aspects sains de ce mode de vie.
- En renforçant les changements d'habitudes souhaitables dans le but de les intégrer de façon définitive au mode de vie de la personne.

INCIDENCE SUR LA FAMILLE

La présence d'une affection touche non seulement la personne atteinte mais également sa famille et ses proches. La réaction des proches dépend essentiellement de trois facteurs : (a) le membre de la famille qui est malade ; (b) la gravité et la durée de l'affection ; (c) les habitudes culturelles et sociales de la famille.

Les changements qui peuvent survenir au sein de la famille sont les suivants :

- Modification des rôles.
- Redistribution des tâches et exigences accrues en matière de temps et d'énergie.
- Augmentation du stress due à l'inquiétude que suscitent les conséquences de l'affection et aux conflits possibles se rapportant à l'ampleur des responsabilités.
- Problèmes financiers.
- Solitude que font naître la séparation et le deuil imminent.
- Changement des habitudes sociales.

Pour en savoir plus sur les effets d'une affection sur la famille, voir le chapitre 12.

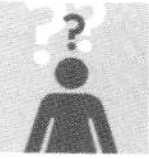

EXERCICES D'INTÉGRATION

Jean et Joël ont tous deux subi un infarctus. Jean, sur les conseils de son médecin, a commencé à faire de l'exercice, à modifier son alimentation et à suivre des cours sur la réduction du stress. Il a recommencé à travailler six semaines après son infarctus. Soutenu par son épouse, il a une vision positive de l'avenir, se porte bien et parle souvent de son sentiment de bien-être. Pour sa part, Joël a changé ses habitudes alimentaires et a commencé à faire de l'exercice. Toutefois, il n'a pas réussi à arrêter de fumer, bien qu'il le souhaite et qu'on le lui ait conseillé. Il vit seul et il est souvent déprimé. Ayant des antécédents familiaux de cardiopathie, il est convaincu qu'il présente, quoi qu'il fasse, des risques élevés de récidive. Il a très peur d'être victime d'un autre infarctus, n'a pas repris ses activités professionnelles, qu'il trouve trop stressantes, et se considère comme étant en mauvaise santé.

1. En quoi l'aspect psychologique de l'état de santé de Jean diffère-t-il de celui de Joël ?
2. Jean et Joël ont eu tous deux un infarctus. Jean se considère comme étant en bonne santé, alors que Joël se croit en mauvaise santé. Expliquez ce phénomène d'après le modèle du lieu de contrôle en santé.
3. Quels facteurs ont pu inciter Jean à adopter des comportements positifs en matière de santé ?
4. Quels facteurs ont pu empêcher Joël d'avoir la même attitude positive et d'entreprendre les mêmes actions fructueuses que Jean ?
5. Quelles interventions infirmières seraient les plus bénéfiques pour aider Joël à cesser de fumer ?

Voir l'appendice A : Exercices d'intégration – Pistes de réflexion.

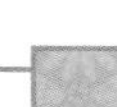

RÉVISION DU CHAPITRE

Concepts clés

- L'infirmière doit clarifier sa compréhension de la santé du fait que sa définition de la santé détermine, dans une large mesure, la portée et la nature des soins qu'elle prodigue. De même, les croyances de la personne en matière de santé influent sur ses habitudes dans ce domaine.
- Les définitions de la santé sont multiples et évoluent dans le temps. Il ne s'agit plus d'une absence de maladie, mais plutôt d'un niveau élevé de prédisposition à la santé traduisant un bien-être ou l'actualisation de son potentiel optimal, qu'il s'agisse de l'aspect physique, psychosocial ou spirituel.
- La prédisposition à la santé est une attitude caractérisée par sept aspects — physique, social, émotionnel, intellectuel, spirituel, professionnel et environnemental — par laquelle la personne prend conscience du fait qu'elle peut agir sur sa santé et en vient à faire des choix pour atteindre un niveau élevé de bien-être.
- Le bien-être est considéré comme une perception subjective d'équilibre, d'harmonie et de vitalité. Il s'agit d'un état plutôt que d'un processus.
- La plupart des personnes décrivent la santé comme étant l'absence de symptômes d'une affection, ainsi que la capacité d'être actif et d'avoir un bon état d'esprit.
- La conception de la santé étant subjective, l'infirmière doit déterminer celle de la personne qu'elle soigne afin de lui apporter une aide pertinente et efficace. Elle doit faire preuve d'habileté en relation thérapeutique.
- Plusieurs modèles ont été élaborés pour expliquer la santé : modèle clinique, modèle fonctionnel, modèle de l'adaptation, modèle de promotion de la santé, modèle agent-hôte-environnement, modèle de santé optimale de Dunn et continuum santé-maladie de Travis.
- L'état de santé d'une personne dépend de plusieurs facteurs internes et externes sur lesquels elle exerce divers degrés de maîtrise.
- Les facteurs internes sont les dimensions biologique, psychologique et cognitive. La dimension biologique comprend la constitution génétique, le sexe, l'âge et le niveau de développement. La dimension psychologique inclut les relations entre l'esprit et le corps, ainsi que le concept de soi. La dimension cognitive repose sur les choix de mode de vie et les croyances spirituelles et religieuses.
- Les facteurs externes ayant une influence sur la santé sont l'environnement physique, le niveau de vie, les croyances familiales et culturelles et les réseaux de soutien social.
- Les modèles de comportement et de croyances en matière de santé, tels le modèle du lieu de contrôle et les modèles des croyances en matière de santé de Rosentock et de Becker, ont été élaborés pour déterminer si une personne est susceptible de prendre part à des activités de prévention de la maladie et de promotion de la santé.
- La décision d'une personne d'adopter des comportements sains ou de prendre des mesures pour améliorer sa santé dépend de facteurs comme l'importance que cette personne accorde à la santé, la menace que représente pour elle une affection donnée ou la gravité du problème de santé, les avantages ou les inconvénients perçus des mesures préventives ou thérapeutiques, le degré de changement à apporter au mode de vie, les ramifications culturelles et le coût.
- L'infirmière peut aider la personne à observer les soins de santé prescrits de différentes façons : repérer, le cas échéant, les raisons de la non-observance, faire preuve de respect chaleureux, utiliser des techniques de renforcement positif pour favoriser l'adoption de comportements sains, utiliser des stratégies pour renforcer l'enseignement, et établir une relation thérapeutique empreinte de liberté, de compréhension et de responsabilité mutuelles avec la personne.
- Une indisposition n'est pas toujours associée à une affection. Il s'agit d'un état éminemment personnel dans lequel la personne ne se sent pas en bonne santé ou se sent malade. Une affection modifie les fonctions du corps et entraîne une réduction des capacités ou de la durée de vie.
- Parsons présente quatre aspects du rôle de personne malade, et Suchman décrit cinq étapes d'une affection : manifestation des symptômes, rôle de personne malade, contact avec les professionnels de la santé, dépendance, et convalescence ou réadaptation.
- L'affection et l'hospitalisation forcent la personne à modifier ses habitudes, ce qui bouleverse son intimité, son autonomie, son mode de vie, son rôle et ses finances.
- L'infirmière doit savoir que la présence d'une affection chez une personne a des répercussions sur les membres de sa famille.

Questions de révision

11-1. Lequel des énoncés suivants correspond à l'aspect émotionnel de la prédisposition à la santé ?
   a) La personne choisit des aliments sains.
   b) Un nouveau père décide de suivre des cours sur l'art d'être parent.
   c) Une personne exprime de la frustration devant l'abus d'alcool ou d'autres drogues de son partenaire.
   d) Un veuf sans famille décide de s'inscrire à une ligue de quilles.

11-2. Laquelle des personnes ci-dessous semble assumer positivement le rôle de personne malade ?
   a) Une personne obèse qui déclare : « Je mérite d'avoir une crise cardiaque. »
   b) Une mère qui est malade et qui dit : « Je ne pourrai pas préparer ton dîner aujourd'hui. »
   c) Un homme ayant des douleurs lombaires qui manque plusieurs rendez-vous de physiothérapie.
   d) Une personne âgée qui déclare : « Mon horoscope me prédit que je vais recouvrer la santé. »

11-3. Mme Paradis, qui se sait depuis peu atteinte du diabète, prend ses médicaments et vérifie sa glycémie, tel qu'on le lui a enseigné. Elle est convaincue qu'elle peut améliorer sa glycémie en surveillant son alimentation et en faisant de l'exercice. Elle s'est récemment rendue à un centre de documentation pour visionner une cassette vidéo sur la gestion du diabète. Quel modèle ses actions illustrent-elles ?
   a) Modèle des croyances en matière de santé.
   b) Modèle clinique.
   c) Modèle fonctionnel.
   d) Modèle agent-hôte-environnement.

11-4. Une personne infectée par le VIH va commencer à prendre des agents antiviraux qui permettront de freiner l'évolution de sa maladie. Vous discutez de l'horaire de la prise de médicaments avec cette personne. Tous les éléments ci-dessous vous laissent prévoir que cette personne observera le traitement, SAUF :
   a) Un haut niveau d'études.
   b) Une relation de confiance avec le fournisseur de soins.
   c) L'espoir que les médicaments donneront les résultats escomptés.
   d) Le fait qu'elle pourra dorénavant prendre les médicaments deux fois par jour au lieu de quatre fois par jour.

11-5. Parmi les énoncés ci-dessous, dites quel pourrait être le MEILLEUR moyen de mesurer l'observance de la prise de médicaments chez une personne diabétique.
   a) Observer directement le dosage et l'administration d'insuline.
   b) Constater des complications ou l'exacerbation de la maladie.
   c) Mesurer objectivement la glycémie et l'hémoglobine glyquée (HbA1c).
   d) Interroger la personne sur la façon dont elle prend habituellement ses médicaments.

Voir l'appendice B : Réponses aux questions de révision.

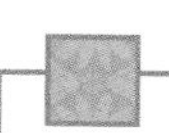

BIBLIOGRAPHIE

En anglais

Allan, J. D. & Hall, B. A. (1988). Challenging the focus on technology : A critique of the medical model in a changing health care system, *Advances in Nursing Science, 10*(3), 22-34.

American Nurses Association. (1980). *Nursing : A social policy statement.* Kansas City, MO : Author.

Anspaugh, D. J., Hamrick, M., & Rosato, F. D. (2003). *Wellness : Concepts and applications* (5th ed.). New York : McGraw-Hill.

Artinian, N. T., Washington, O. G. M., & Templin, T. N. (2001). Effects of home telemonitoring and community-based monitoring on blood pressure control in urban African Americans : A pilot study. *Heart and Lung : The Journal of Acute and Critical Care, 30,* 191–199.

Baldwin, J. H., & Conger, C. O. (2001). Health promotion and wellness. In K. S. Lundy & S. Janes (Eds.), *Community health nursing : Caring for the public's health* (pp. 286–307). Boston : Jones & Bartlett.

Becker, M. H. (Ed.). (1974). *The health belief model and personal health behavior.* Thorofare, NJ : Charles B. Slack.

Becker, M. H., Haefner, D. P., Kasl, S. V., Kirscht, J. P., Maiman, L. A., & Rosenstock, I. M. (1977). Selected psychosocial models and correlates of individual health-related behaviors. *Medical Care, 15*(5 Suppl), 27–46.

Berg, A. O., & Allan, J. D. (2001). Introducing the Third U.S. Preventive Services Task Force. *American Journal of Preventive Medicine, 20*(3S), 3–4.

Dunn, H. L. (1959). High-level wellness in man and society. *American Journal of Public Health, 48,* 786.

Dunn, H. L. (1973). *High-level wellness* (7th ed.). Arlington, VA : Beatty.

Henderson, V. (1966). *The Nature of Nursing : A definition and its implications for practice, research and education.* New York : MacMillan.

Hood, L., & Leddy, S. K. (2002). *Leddy & Pepper's conceptual basis of professional nursing* (5th ed.). Philadelphia : Lippincott Williams & Wilkins.

Hurdle, D. E. (2001). Social support : A critical factor in women's health and health promotion. *Health & Social Work, 26*(2), 72–79.

Leavell, H. R., & Clark, E. G. (1965). *Preventive medicine for the doctor in his community* (3rd ed.). New York : McGraw-Hill.

Mackey, S. (2000). Towards a definition of wellness. *Australian Journal of Holistic Nursing, 7*(2), 34–38.

Mordacci, R., & Sobel, R. (1998). Health : A comprehensive concept. *Hastings Center Report, 28*(1), 34–37.

Murphy, P. A., Prewitt, T. E., Bote, E., West, B., & Iber, F. L. (2001). Internal locus of control and social support associated with some dietary changes by elderly participants in a diet intervention trial. *Journal of the American Dietetic Association, 101,* 203–208.

Murray, R. B., & Zentner, J. P. (2001). *Health assessment promotion strategies through the life span* (7th ed.). Upper Saddle River, NJ : Prentice Hall.

Muscari, M. E. (1998). Rebels with a cause : When adolescents won't follow medical advice. *American Journal of Nursing, 98*(12), 26–31.

Myers, L. B., & Myers, F. (1999). The relationship between control beliefs and self-reported adherence in adults with cystic fibrosis. *Psychology Health and Medicine, 4,* 387–391.

Nightingale, F. (1969). *Notes on nursing : What it is, and what it is not.* New York : Dover Books. (Original work published in 1860.)

Orem, D. E. (1991). *Nursing : concepts of practice,* (4th ed.). St. Louis : The C. V. Mosby Company.

Parsons, T. (1951). *The social system.* Glencoe, IL : Free Press.

Parsons, T. (1979). Definitions of health and illness in the light of American values and social structure. In E. G. Jaco (Ed.), *Patients, physicians, and illness* (3rd ed.). New York : Free Press.

Pender, N. J., Murdaugh, C. L., & Parsons, M. J. (2002). *Health promotion in nursing practice* (4th ed.). Upper Saddle River, NJ : Prentice Hall.

Peplau, H. E. (1952). *Interpersonal relations in nursing.* New York : G.P. Putnam's Sons.

President's Commission on Health Needs of the Nation. (1953). *Building Americans' health* (Vol. 2). Washington, DC : U.S. Government Printing Office.

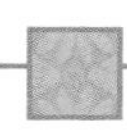

BIBLIOGRAPHIE (SUITE)

Puschel, K., Thompson, B., Coronado, G. D., Lopez, L. C., & Kimball, A. M. (2001, October). Factors related to cancer screening in Hispanics: A comparison of the perceptions of Hispanic community members, health care providers, and representatives of organizations that serve Hispanics. *Health Education and Behavior, 28,* 573–590.

Rosenstock, I. M. (1974). Historical origins of the health belief model. In M. H. Becker (Ed.), *The health belief model and personal health behavior.* Thorofare, NJ: Charles B. Slack.

Roy, C. (1971). Adaptation: A basis for nursing practice. *Nursing Outlook, 19*(4), 254-257.

Roy, C. (1999). *The Roy adaptation model* (2nd ed.). Upper Saddle River, NJ: Prentice Hall.

Stewart, A., & Eales, C. J. (2002, February). Hypertension: Patient adherence, health beliefs, health behavior and modification. *South African Journal of Physiotherapy, 58*(1), 12–17.

Stewart, K. S., & Dearmun, A. K. (2001, Winter). Adherence to health advice amongst young people with chronic illness. *Journal of Child Health Care, 5,* 155–162.

Suchman, E. A. (1979). Stages of illness and medical care. In E. G. Jaco (Ed.), *Patients, physicians, and illness* (3rd ed.). New York: Free Press.

Tittle, M., Chiarelli, M., McGough, K., McGee, S. J., & McMillan, S. (2002). Women's health beliefs about breast cancer and health locus of control. *Journal of Gerontological Nursing, 28*(5), 37–45.

Travis, J. W., & Ryan, R. S. (2001). *Simply well.* Berkeley, CA: Ten Speed Press.

Travis, J. W., & Ryan, R. S. (2004). *Wellness Workbook* (3rd ed.). Berkeley, CA: Celestial Arts.

Truman, B. I., Smith-Akin, C. K., Hinman, A. R., Gebbie, K. M., Brownson, R., Novick, L. F., et al. (2000). Developing the *Guide to Community Preventive Services*—Overview and rationale. *American Journal of Preventive Medicine, 18*(1S), 18–26.

Tyson, S. R. (1999). *Gerontological nursing care.* "Elders: Issues that influence the health and well-being of elders." Philadelphia: W. B. Saunders.

Wallston, K. A., Stein, M. J., & Smith, C. A. (1994). Form C of the MHLC scales: A condition-specific measure of locus of control. *Journal of Personality Assessment, 63,* 534–553.

Wallston, K. A., Wallston, B. S., & DeVellis, R. (1978, Spring). Development of the Multidimensional Locus of Control (MHLC) scales. *Health Education Monographs, 6,* 160–170.

Wong, V. K., & White, M. A. (2002). Family dynamics and health locus of control in adults with ostomies. *Journal of WOCN, 29*(1), 37–44.

World Health Organization. (1948). *Preamble to the constitution of the World Health Organization as adopted by the International Health Conference.* New York, 19–22 June, 1946; signed on 22 July 1946 by the representatives of 61 States (Official Records of the World Health Organization, no. 2, p. 100) and entered into force on 7 April 1948.

En français

Clément, M., Bouchard, L., Jankowski, L. W. et Perreault, M. (1995). Comportements de promotion de la santé d'étudiantes de première année au baccalauréat en sciences infirmières: Étude pilote, *Canadian journal of Nursing Research, 27*(4), 111-131.

Commission d'enquête sur la santé et le bien-être social. (1967-1972). *Rapport de la Commission d'enquête sur la santé et le bien-être social,* Québec: Éditeur officiel du Québec.

Desrosiers, G. (octobre 1998). *Le système de santé au Québec: bilan historique et perspective d'avenir,* Conférence inaugurale du 51e congrès de l'Institut d'histoire de l'Amérique française, (page consultée le 27 août 2004), [en ligne], <http://www.erudit.org/revue/haf/1999/v53/n1/005395ar.html>.

Gouvernement du Québec. (1978). *La politique québécoise du développement culturel,* vol. 2, Québec: Éditeur officiel du Québec.

Kérouac, S., Pépin, J., Ducharme, F. et Major, F. (2003). *La pensée infirmière,* 2e éd., Montréal: Beauchemin.

Ministère de la Santé et des Services sociaux. (1997). *Indicateurs sociosanitaires, comparaisons internationales, évolution 1980-1994,* Allemagne, Canada, États-Unis, France, Québec, Royaume-Uni: Publications du Québec, DIRIS.

Ordre des infirmières et infirmiers du Québec (OIIQ). (2001). *La vision contemporaine de l'exercice infirmier au Québec,* Montréal: OIIQ.

Organisation mondiale de la santé. (1978). *Les soins de santé primaires. Rapport de la conférence internationale sur les soins de santé primaires,* Alma-Ata (URSS), 6-12 septembre.

Organisation mondiale de la santé. (1986). *Charte d'Ottawa pour la promotion de la santé. Une conférence internationale pour la promotion de la santé,* Ottawa, 17-21 novembre.

Sandrin-Berthon, B. (1997). *Apprendre la santé à l'école,* Paris: ESF.

Santé Canada. (2003). Bureau de la protection contre les rayonnements des produits cliniques et de consommation, (page consultée le 28 avril 2004), [en ligne], <http://www.hc-sc.gc.ca/hecs-sesc/pcrpcc>.

Santé Canada. (2004a). *Vie saine.* Glossaire, (page mise à jour le 9 janvier 2004), (page consultée le 8 octobre 2004), [en ligne], <http://www.hc-sc.gc.ca/francais/vie_saine/viesaine/hl/glossary.html>.

Santé Canada. (2004b). Stratégie pancanadienne intégrée en matière de modes de vie sains, (page consultée le 8 octobre 2004), [en ligne], <http://www.hc-sc.gc.ca/francais/vie_saine/viesaine/index.html>.

Vandal, S., Bradet, R., Viens, C. et Robichaud-Ekstrand, S. (1999). L'adoption et le maintien d'un comportement de santé: le défi de l'assiduité au traitement, *Recherche en soins infirmiers, 58,* septembre, 103-113.

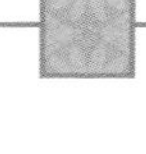

RESSOURCES ET SITES WEB

Agence de santé publique du Canada. Réseau canadien de la santé.
http://www.reseau-canadien-sante.ca.

OBJECTIFS D'APPRENTISSAGE

Après avoir étudié ce chapitre, vous pourrez :

- Définir la relation entre individualité et holisme en matière de soins infirmiers.
- Donner quatre grandes caractéristiques des mécanismes homéostasiques.
- Décrire le rôle et les fonctions de la famille.
- Décrire les différents types de familles.
- Définir les éléments de l'évaluation de la santé familiale.
- Repérer les facteurs de risque communs en matière de santé familiale.
- Établir les diagnostics infirmiers, les résultats escomptés et les interventions liés au fonctionnement familial.
- Définir les critères d'évaluation des résultats escomptés permettant de poser des diagnostics infirmiers précis reliés au fonctionnement familial.
- Définir les cadres théoriques utilisés dans la promotion de la santé individuelle et familiale.
- Reconnaître les caractéristiques d'une personne en voie de réalisation, selon Maslow.
- Définir les différents types de communautés.
- Décrire l'utilisation dans le cadre communautaire de la démarche systématique dans la pratique infirmière.

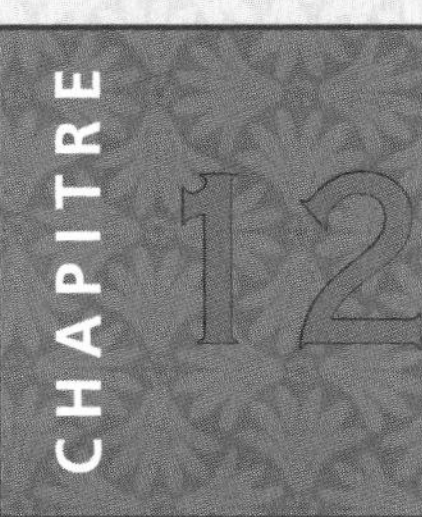

SANTÉ DE L'INDIVIDU, DE LA FAMILLE ET DE LA COMMUNAUTÉ

Adaptation française :
Caroline Longpré, inf., M.Sc.
Enseignante en soins infirmiers
Cégep régional de Lanaudière à Joliette

L'infirmière évalue et planifie les soins de santé tant pour la personne, la famille que la communauté. Elle prodigue des soins de meilleure qualité si elle comprend les concepts d'individualité, d'holisme, d'homéostasie, de besoins humains et de théorie des systèmes. Les convictions et les valeurs de chaque personne ainsi que le soutien qu'elle reçoit proviennent majoritairement de la famille et sont renforcés par la communauté. Par conséquent, comprendre la dynamique familiale et le contexte communautaire aide l'infirmière à planifier les soins. Quand l'intervention est axée sur la famille, l'infirmière détermine l'état de santé de celle-ci et de chacun de ses membres, le degré d'harmonie qui régit le fonctionnement familial, les relations internes qu'entretiennent les membres ainsi que les forces et les faiblesses de la famille. Quand l'intervention se fait sur le plan communautaire, l'infirmière doit définir les problèmes environnementaux qui sont en jeu, entre autres la pollution, les mauvaises conditions sanitaires, l'élimination des déchets, l'incidence de la criminalité, les conditions de logement, et intervenir afin de promouvoir des conditions de vie saines et de prévenir les problèmes de santé.

MOTS CLÉS

Santé de la personne

Les dimensions de l'individualité comprennent la personnalité, la réalisation de soi et les perceptions. La « personnalité » fait référence aux comportements, à l'état émotionnel, aux attitudes, aux valeurs, aux motivations, aux capacités, aux habitudes et à l'apparence. La réalisation de soi correspond à la perception que l'on a de soi en tant qu'entité distincte, seule et capable d'interagir avec les autres. Les perceptions de la personne, quant à elles, définissent la façon dont cette dernière interprète l'environnement ou la situation dans lesquels elle se trouve, ce qui aura des répercussions directement sur son mode de pensée, sur ce qu'elle ressent et sur sa façon de réagir dans une situation donnée.

Concept d'individualité

Pour l'aider à atteindre, conserver ou recouvrer une santé optimale, l'infirmière doit comprendre la dynamique de la personne. Chaque personne est un être unique, différent de tous les autres êtres humains ; elle a un code génétique, des expériences de vie et des relations avec l'environnement qui lui sont propres et que l'on ne retrouve chez aucune autre personne.

Quand elle prodigue des soins, l'infirmière doit aborder la personne dans son individualité en tenant compte du contexte global, à savoir : tous les principes et tous les domaines qui s'appliquent à une personne selon son âge et son état de santé. Toujours inspirée par les notions de globalité des soins et d'individualité de la personne, l'infirmière ne retient que les principes qui s'appliquent à la personne, à un moment précis. Ainsi, une infirmière qui conseille la mère d'un enfant d'âge préscolaire sait que le désir d'explorer le monde qui l'entoure correspond à une étape du développement caractéristique de tous les enfants de cet âge. Toutefois, dans le cas d'un enfant d'âge préscolaire chez qui on a diagnostiqué un trouble déficitaire de l'attention avec hyperactivité, les risques d'accident et de blessure sont augmentés lorsque l'enfant est en relation avec son environnement, étant donné son impulsivité et son manque de maîtrise de soi.

Concept d'holisme

L'infirmière considère la personne comme un être à part entière, dans toute sa globalité et sa dimension holistique, non pas comme un simple assemblage de parties et de processus disparates. Appliqué aux soins infirmiers, le concept d'**holisme** signifie que l'infirmière aborde la personne comme un tout et s'efforce de comprendre en quoi une seule préoccupation peut influencer la personne dans son ensemble. L'infirmière doit aussi tenir compte de la relation que la personne entretient avec son environnement extérieur et avec les autres. Ainsi, pour aider un homme éploré devant la mort de sa femme, l'infirmière analyse les conséquences de cette perte sur l'ensemble de sa personne (par exemple, son appétit, ses habitudes de repos et de sommeil, son énergie, son sentiment de bien-être, son humeur, ses activités habituelles, de même que ses relations avec sa famille et avec les autres). Les interventions infirmières visent donc à rétablir l'harmonie globale ; pour ce faire, elles dépendront du but recherché de cet homme et du sens qu'il donne à sa vie. Pour en savoir plus sur l'approche holistique, voir le chapitre 14.

Concept d'homéostasie

Le concept d'**homéostasie** a été présenté pour la première fois par Cannon (1939) pour décrire la constance relative des processus internes du corps, comme le niveau d'oxygène et de dioxyde de carbone dans le sang, la pression artérielle, la température, la glycémie et l'équilibre des liquides et des électrolytes. Selon Cannon, le terme *homéostasie* ne supposait pas une réalité stagnante, fixe ou immobile mais au contraire un état qui pouvait varier tout en restant relativement constant. Cannon voyait l'être humain comme une entité distincte de l'environnement extérieur qui s'efforce constamment de maintenir un **équilibre** physiologique en s'adaptant à son environnement. L'homéostasie représente donc la tendance du corps à maintenir un état d'équilibre tout en changeant de manière constante.

HOMÉOSTASIE PHYSIOLOGIQUE

L'homéostasie physiologique signifie que l'environnement interne du corps est relativement stable et constant. Toutes les cellules du corps ont besoin d'un milieu relativement constant pour fonctionner ; par conséquent, l'environnement interne doit être maintenu dans des limites étroites. Les mécanismes homéostasiques possèdent quatre grandes caractéristiques :

1. Ils s'autorégularisent.
2. Ils sont compensateurs.
3. Ils tendent à être régularisés par l'intermédiaire de systèmes de rétro-inhibition.
4. La correction d'un seul déséquilibre physiologique peut entraîner l'action de plusieurs mécanismes de rétro-inhibition.

L'**autorégulation** signifie que les mécanismes homéostasiques se déclenchent automatiquement chez une personne en bonne santé. Toutefois, si la personne est atteinte d'une affection ou d'une blessure, par exemple au poumon, les mécanismes homéostasiques ne seront peut-être pas en mesure de réagir au stimulus comme ils le feraient normalement. On parle alors de déséquilibre homéostasique. Les mécanismes homéostasiques sont **compensateurs** (ils visent à maintenir l'équilibre) du fait qu'ils tendent à neutraliser un état anormal pour la personne. Prenons par exemple une baisse soudaine de la température extérieure : les vaisseaux sanguins périphériques se contractent, ce qui détourne une grande quantité de sang vers les organes internes. De plus, une augmentation de l'activité musculaire et un frissonnement produisent alors de la chaleur. Grâce à ces mécanismes compensateurs, la température corporelle se stabilise, et ce, malgré le froid.

L'homéostasie se produit dans le **système** physiologique, constitué d'un ensemble de parties ou de composants identifiables entretenant des rapports mutuels. Les composants fondamentaux d'un système sont la matière, l'énergie et la communication. En l'absence de l'un de ces éléments, aucun système ne peut exister. La personne est un système humain composé de matière (le corps), d'énergie (chimique ou thermique) et de mécanismes de communication (par exemple le système nerveux et le système endocrinien). Les **limites** d'un système, comme la peau en ce qui concerne le système humain, représentent une ligne réelle ou imaginaire qui permet de distinguer un système d'un autre ou un système de son environnement.

Généralement, il existe deux types de systèmes : le système fermé et le système ouvert. Un **système fermé** n'échange ni énergie, ni matière, ni information avec son environnement ; il ne reçoit rien de celui-ci et ne lui envoie rien non plus. Une réaction chimique en éprouvette est un exemple de système fermé. En réalité, à l'extérieur du laboratoire, il n'y a aucun système fermé. Dans un **système ouvert**, l'énergie, la matière et l'information entrent et ressortent en franchissant les limites du système. Tous les organismes vivants, comme les plantes, les animaux et les personnes, sont des systèmes ouverts puisque leur survie dépend d'un échange continu d'énergie. Par conséquent, ils sont en évolution constante.

Un système ouvert dépend de la qualité et de la quantité de stimuli, de réponses et de rétroactions. L'information, le matériel ou l'énergie qui entrent dans le système constituent des **stimuli**. Après que le système a absorbé un stimulus, ce dernier est traité de façon à ce qu'il soit utile pour le système, par le **centre de régulation**. Nous pourrions prendre comme exemple la nourriture (stimulus) qui passe dans le système digestif. Lorsqu'elle est digérée, le centre de régulation analyse les données et détermine les réactions appropriées, soit de quelle façon elle pourra être utilisée par le corps. La **réponse** correspond à l'énergie, à la matière ou à l'information provenant du système à la suite de ces processus. Ainsi, la réponse du système digestif comprend l'énergie calorique, les nutriments, l'urine et les fèces.

La **rétroaction** est le mécanisme par lequel une partie de la réponse du système est retournée vers le système comme stimulus ; elle permet à un système de s'autorégulariser. L'ensemble du processus forme une boucle de rétroaction (figure 12-1 ■). Ce stimulus influe sur le comportement du système et sa réponse à venir. Un mécanisme de **rétro-inhibition** met fin au stimulus de départ ou réduit son intensité ; par contre, un mécanisme de **rétroactivation** amplifie ou fait augmenter le stimulus de départ, pour ainsi conduire à une augmentation de l'activité. La plupart des systèmes biologiques sont contrôlés par une rétro-inhibition pour ramener la stabilité du système. Ce type de système de rétroaction détecte et neutralise toute déviation par rapport à l'état normal. Les déviations peuvent être supérieures ou inférieures au niveau ou à l'écart normal. Ainsi, une augmentation de la production d'hormone parathyroïdienne est activée par une baisse du calcium dans le sang. En présence de cette hormone, la concentration calcique du sang s'accroît et la production hormonale est alors inhibée (figure 12-2 ■). Dans une situation d'hypoxie (diminution ou suppression d'oxygène dans les tissus), le nombre de globules rouges augmente et la fréquence cardiaque s'accélère pour transporter le sang et l'oxygène disponibles dans tout l'organisme. La personne interagit avec l'environnement en s'adaptant à celui-ci ou en adaptant l'environnement à ses besoins. Ce principe incite l'infirmière à examiner les facteurs environnementaux qui conditionnent le système et à planifier des interventions infirmières pour aider la personne à maintenir un état d'homéostasie. Ainsi, une personne extrêmement anxieuse à cause de facteurs de stress provenant de son environnement pourra mettre en pratique plusieurs techniques de gestion du stress.

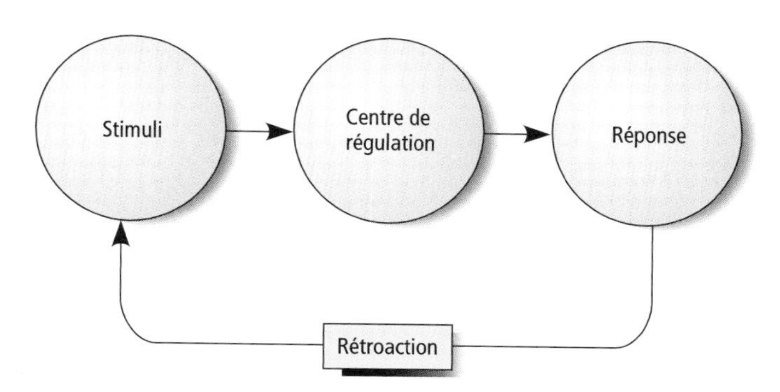

FIGURE 12-1 ■ Système ouvert et mécanisme de rétroaction.

En ce qui concerne les mécanismes de rétroaction, on les retrouve également au sein des familles et des communautés. En effet, dans le système familial, les parents fournissent une rétroaction aux enfants pour régulariser leur comportement. Par ailleurs, dans la communauté, ce sont les lois, les règles et les règlements qui contrôlent le comportement de la population.

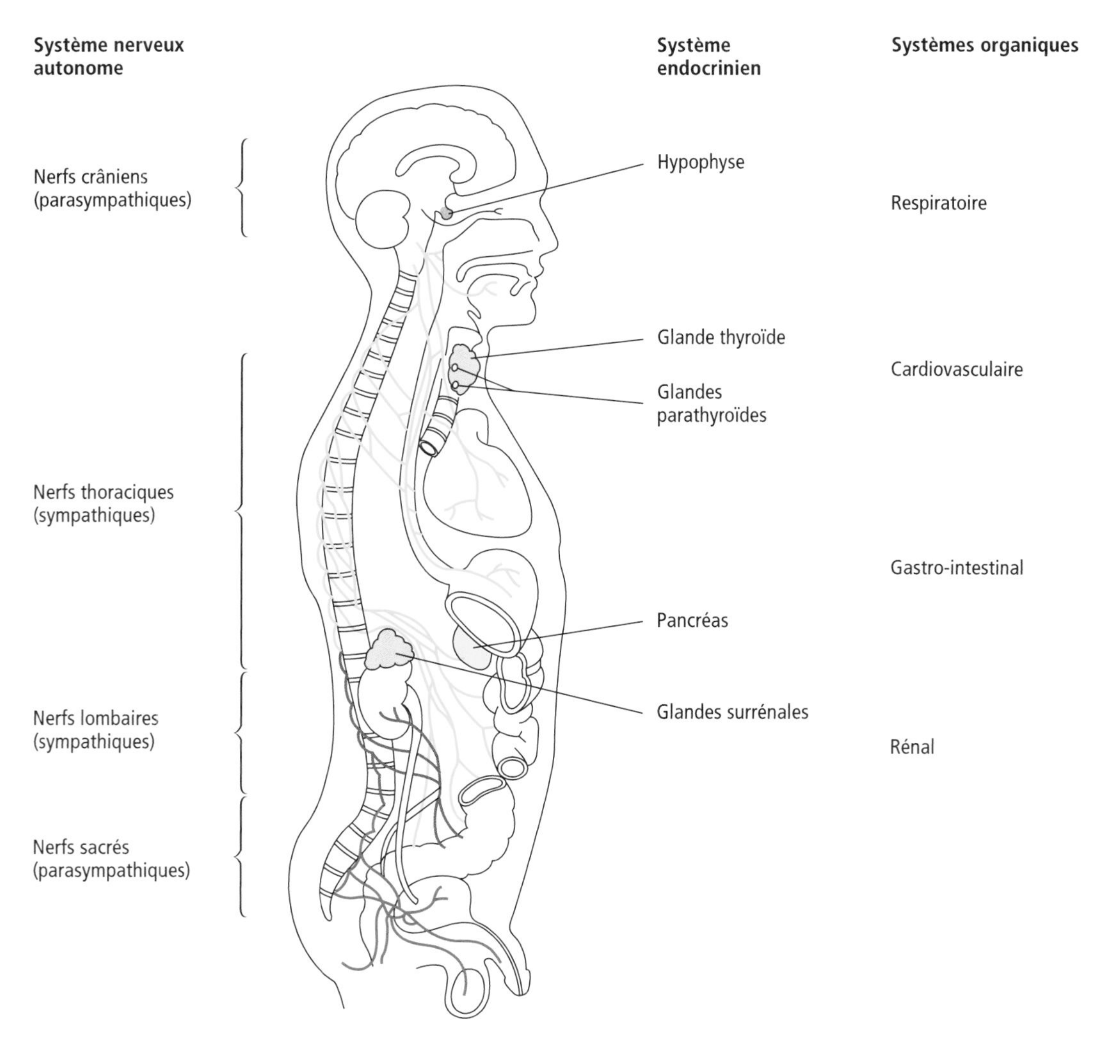

FIGURE 12-2 ■ Régulateurs homéostasiques du corps : système nerveux autonome, système endocrinien et systèmes organiques spécifiques.

HOMÉOSTASIE PSYCHOLOGIQUE

L'expression **homéostasie psychologique** fait référence à un équilibre émotionnel ou psychologique, ou à un état de bien-être mental. L'homéostasie psychologique se maintient grâce à une variété de mécanismes. Toute personne a des besoins psychologiques, comme le besoin d'amour, de sécurité et d'estime de soi, qui doivent être satisfaits pour maintenir l'homéostasie psychologique. Si un ou plusieurs de ces besoins ne sont pas satisfaits ou sont menacés, certains mécanismes d'adaptation se déclenchent afin de protéger la personne et de préserver l'homéostasie psychologique.

L'homéostasie psychologique s'acquiert ou s'apprend grâce aux expériences de la vie, aux rapports mutuels avec les autres et aux normes sociales et culturelles régissant le comportement. Certains éléments préalables sont toutefois nécessaires au développement de l'homéostasie psychologique :

- Un environnement physique stable dans lequel la personne se sent en sécurité, où les besoins fondamentaux en matière de nourriture, d'abri et d'habillement sont constamment satisfaits depuis la naissance.
- Un environnement psychologique stable dès la toute petite enfance, ce qui permet le développement de sentiments de confiance et d'amour. L'éducation des enfants et des adolescents exige une discipline douce, ferme et constante ; il faut également les encourager et leur donner du soutien afin qu'ils puissent établir leur propre identité.
- Un environnement social composé d'adultes sains qui pourront servir de modèles. Les enfants apprennent les coutumes et les valeurs d'une société à partir de ces personnes.
- Une expérience de vie riche et satisfaisante. Les frustrations de la vie sont plus facilement acceptées si d'autres expériences positives font contrepoids.

Évaluation de la santé des personnes

La promotion de la santé repose sur une évaluation minutieuse de l'état de santé de la personne. Il s'agit donc de procéder à l'examen clinique qui comprend l'anamnèse et l'examen physique, et d'évaluer le mode de vie, les risques pour la santé, les croyances en matière de santé de même que le niveau de stress. Les détails de ces évaluations sont présentés aux chapitres 8, 16 et 34 .

Santé de la famille

> Le Québec a vécu, au cours des trente dernières années, des bouleversements démographiques, économiques et socioculturels majeurs qui ont eu pour effet de modifier de façon radicale la vie familiale ; entre autres, la chute de la fécondité, la désinstitutionnalisation du mariage, la croissance de l'instabilité conjugale et l'entrée massive des mères de jeunes enfants sur le marché du travail ont modifié les conditions de vie des familles et créé de nouveaux besoins. Dans ce contexte, l'élaboration de politiques, de programmes et de services cohérents [doit être axée] sur le bien-être des familles et adapté[e] au contexte contemporain. (Partenariat multidisciplinaire et multisectoriel de recherche sociale, 2002)

La **famille** constitue la cellule fondamentale de la société. Elle se compose de personnes – hommes ou femmes, jeunes ou adultes – ayant entre elles des relations qui sont ou non sanctionnées par la loi, régies ou non par la génétique ; de plus, ces personnes sont considérées par les autres comme étant des proches. Les **soins infirmiers axés sur la famille** tiennent compte de la cellule familiale et de son incidence sur la santé, ainsi que des valeurs et de la productivité de chacun de ses membres. Dans ce contexte, la santé de la famille est considérée de façon globale tout en tenant compte de la santé de chacun de ses membres.

Fonctions de la famille

Les membres adultes de la famille lui procurent les ressources économiques dont elle a besoin. La famille veille à la santé physique de ses membres en leur fournissant une bonne alimentation et les soins de santé nécessaires. Les habitudes de la famille en ce qui concerne l'alimentation et le mode de vie ont des répercussions directes sur les enfants, qui sont en voie d'acquérir des comportements en matière de santé et de mode de vie.

Outre le fait d'offrir un environnement propice à la croissance physique et au maintien d'une bonne santé, la famille crée une ambiance qui influe sur le développement cognitif et psychosocial de ses membres. Les enfants et les adultes issus de familles saines et fonctionnelles bénéficient du soutien, de la compréhension et de l'encouragement nécessaires pendant qu'ils franchissent les étapes de leur développement, lorsqu'ils s'installent dans la famille ou qu'ils la quittent pour créer eux-mêmes de nouvelles unités familiales. La personne qui se sent réconfortée tant physiquement qu'émotionnellement par sa famille réalise davantage son potentiel au sein de la cellule familiale. Lorsque les besoins de la personne sont satisfaits, elle est capable d'entretenir des relations avec d'autres individus, au sein de la famille, de la communauté et de la société.

Les familles issues de cultures différentes font partie intégrante du riche héritage de l'Amérique du Nord. Chaque famille a des valeurs et des croyances propres à sa culture d'origine, lesquelles façonnent la structure, les rapports mutuels, les habitudes en matière de soins de santé et les mécanismes d'adaptation de la cellule familiale. Ces facteurs interagissent les uns avec les autres et influent grandement sur la santé de la famille. Les familles provenant d'une même culture peuvent se regrouper pour créer des réseaux d'entraide et préserver ainsi leur héritage. Toutefois, cette approche risque de les isoler du reste de la société ; pensons à la communauté juive de Montréal, par exemple. La figure 12-3 ■ montre le quartier chinois de Montréal, un autre exemple de regroupement culturel.

L'acculturation est un processus lent et stressant d'apprentissage de la langue et des coutumes du pays d'adoption. Les enfants issus d'un groupe culturel ont souvent des contacts plus nombreux avec le monde extérieur que les adultes ; du fait de leur scolarisation, les enfants maîtrisent mieux la langue et se familiarisent plus rapidement avec les nouvelles habitudes et les nouveaux comportements. Il arrive même parfois qu'ils soient à l'origine de conflits au sein de la famille quand ils y apportent de nouvelles idées et valeurs. Pour en savoir plus sur les aspects culturels de la santé des personnes et des familles, voir le chapitre 13 .

Types de familles dans la société actuelle

Une famille se compose de personnes (structure) et de leurs responsabilités au sein de la famille (rôles). Une structure familiale qui comporte des parents et leurs enfants s'appelle une **famille nucléaire**. La parenté d'une famille nucléaire, comme les grands-parents ou les tantes et les oncles, fait partie de ce

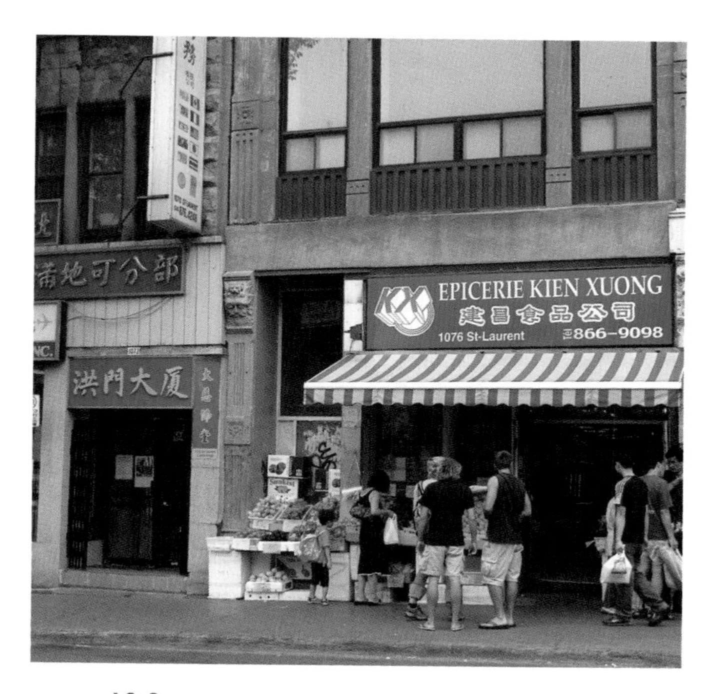

FIGURE 12-3 ■ Séparation culturelle (quartier chinois de Montréal). (Source : Françoise Lemoyne/Nuance Photo.)

qu'on appelle la **famille élargie**. Cependant, il arrive que les membres de la famille élargie vivent avec ceux de la famille nucléaire. Même si les membres de la famille élargie vivent dans différentes régions, ils peuvent être une importante source de soutien affectif ou financier.

FAMILLE TRADITIONNELLE

La famille traditionnelle est perçue comme une unité autonome dans laquelle les deux parents habitent sous le même toit avec leurs enfants ; la mère s'occupe souvent des soins et de l'éducation alors que le père obtient les ressources économiques nécessaires. Toutefois, dans la société contemporaine, les hommes et les femmes sont moins liés par les rôles traditionnels. Ainsi, les pères sont plus susceptibles de participer aux tâches ménagères, à l'éducation des enfants et à la vie de la famille (figure 12-4 ■), et les femmes peuvent très bien en être les pourvoyeuses sur le plan financier.

FAMILLES À DEUX REVENUS

Dans les familles à deux revenus, les deux parents travaillent. Ces familles n'ont pas forcément d'enfants. Le nombre de familles à deux revenus a augmenté régulièrement depuis les années 1960 en raison de la multiplication des possibilités de carrière offertes aux femmes, du désir d'améliorer le niveau de vie et de la nécessité économique. Trouver une garderie répondant à leurs attentes est l'une des plus grandes sources de tension à laquelle les parents qui travaillent sont soumis.

FAMILLES MONOPARENTALES

Selon le recensement de Statistique Canada (2001), 16,6 % des familles québécoises sont des familles monoparentales. La famille peut devenir monoparentale à la suite du décès du conjoint, d'une séparation ou d'un divorce. Dans un certain nombre de cas, une femme célibataire a un enfant ou encore un ou une célibataire décide d'adopter un enfant. Environ 78 % des familles monoparentales sont dirigées par une femme (Simmons et O'Neill, 2001). Les sources d'inquiétude sont multiples quand on élève seul un ou plusieurs enfants, notamment la garderie, les préoccupations financières, les multiples rôles à assumer, la fatigue liée à l'accomplissement des tâches quotidiennes et l'isolement social. En 1995, Statistique Canada indiquait que les enfants élevés dans une famille monoparentale dirigée par une femme étaient cinq fois plus sujets à vivre dans une situation de faible revenu que les enfants élevés dans des familles biparentales (60,8 % des familles monoparentales ayant une femme à leur tête ont un faible revenu, comparativement à 11,8 % pour les familles biparentales).

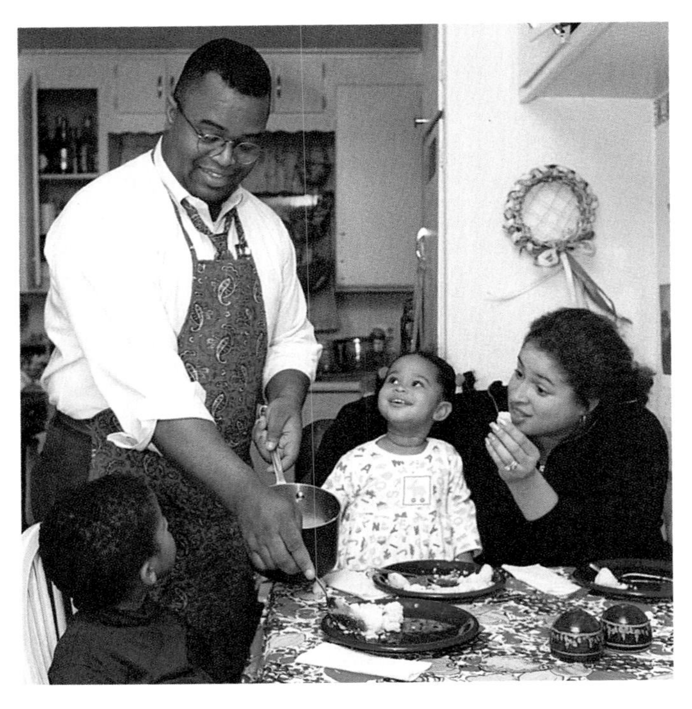

FIGURE 12-4 ■ Les rôles familiaux traditionnels sont en voie de changement.

FAMILLES ADOLESCENTES

Un nombre croissant d'adolescentes donnent naissance à des enfants, surtout dans les minorités culturelles. Selon le ministère de la Santé et des Services sociaux (1997), le taux de grossesse au cours de l'adolescence a augmenté de 50 % depuis le début des années 1980. Au Québec, le secteur de Montréal Centre et la région de la Côte-Nord présentent les taux de grossesse à l'adolescence les plus élevés, à l'exception des régions nordiques. Une proportion de 4,6 % des naissances au Québec sont associées à des adolescentes de moins de 19 ans. Qu'il s'agisse de leur propre développement, ou encore de la dimension physique, émotionnelle ou financière, ces jeunes parents sont rarement prêts à assumer la responsabilité d'un enfant. Une adolescente qui donne naissance à un enfant interrompt habituellement ses études ou y met un terme. Les enfants nés d'une mère adolescente courent souvent plus de risques de connaître des problèmes sociaux et de santé, sans compter qu'il existe peu de modèles dont ils peuvent s'inspirer afin de briser le cercle de la pauvreté.

FAMILLES D'ACCUEIL

Les enfants qui ne peuvent plus vivre avec leurs parents biologiques doivent parfois être placés dans une famille qui accepte de les accueillir temporairement. L'entente légale entre la famille d'accueil et la Direction de la protection de la jeunesse (DPJ) ainsi que le tribunal (dans certaines situations) en vue de prendre soin de l'enfant comprend les attentes de la famille d'accueil et la rémunération financière qui lui sera versée. Une famille d'accueil (avec ou sans enfants biologiques) peut accueillir plusieurs enfants en même temps ou au cours de plusieurs années. Avec un peu de chance, au bout d'un certain temps, les enfants pourront retourner vivre avec leurs parents biologiques ou être légalement et de façon permanente adoptés par d'autres parents.

FAMILLES RECOMPOSÉES

Des cellules familiales existantes qui se rassemblent pour former une nouvelle famille s'appellent des *familles recomposées* ou *reconstituées*. L'intégration familiale exige du temps et des efforts. Apprendre à se connaître, respecter ses différences et établir de nouvelles habitudes de comportement au sein de la nouvelle famille ne se font pas toujours sans heurts.

FAMILLES INTERGÉNÉRATIONNELLES

Dans certaines cultures et à mesure que l'espérance de vie augmente, il arrive parfois que plus de deux générations vivent ensemble. Les enfants continuent de vivre avec leurs parents même après avoir eux-mêmes donné naissance à des enfants, ou encore les grands-parents emménagent avec la famille de leurs enfants adultes après avoir vécu seuls pendant quelques années. Dans d'autres situations, une génération est absente. En d'autres termes, les grands-parents vivent avec leurs petits-enfants et en prennent soin, mais la génération intermédiaire des parents ne fait pas partie de la famille. Plusieurs facteurs peuvent expliquer la formation de ce type de famille.

COHABITATION OU FAMILLE COMMUNAUTAIRE

Les familles organisées autour du principe de la cohabitation, ou communes familiales, se composent de personnes ou de familles n'ayant aucun lien entre elles mais vivant sous le même toit. Les raisons de la cohabitation sont multiples : besoin d'avoir de la compagnie, vouloir vivre comme dans une famille, mettre à l'essai une relation ou un engagement, ou partager les dépenses et les frais d'entretien d'un ménage. Les familles qui cohabitent illustrent la souplesse et la créativité propres à la cellule familiale puisqu'elles s'adaptent aux enjeux personnels et à l'évolution des besoins de la société.

FAMILLES HOMOSEXUELLES-HOMOPARENTALES

Des homosexuels adultes, hommes et femmes, peuvent former des familles reposant sur des objectifs identiques à ceux qui sont la pierre angulaire des relations hétérosexuelles en matière de soins mutuels et d'engagement. Un couple homosexuel avec enfants forme une famille homoparentale. Les enfants élevés dans ces cellules familiales ont une orientation sexuelle et des comportements similaires à ceux des enfants issus de la population générale. Le plus grand danger auquel ces enfants sont exposés demeure les préjugés du reste de la société.

> Au Québec, environ 10 % des gais et 20 % des lesbiennes seraient parents. Il est impossible pour le moment d'estimer la proportion des différents types de familles homoparentales. Selon le Recensement canadien de 2001, 15 % des couples féminins de même sexe (3 % pour les couples masculins) cohabitent avec un ou plusieurs enfants, mais aucune autre précision n'est fournie sur le type de famille (composée ou recomposée). Selon l'Enquête sociale et de santé 1998 au Québec, 26 % des femmes lesbiennes/bisexuelles étaient parents d'enfants dont elles ont la garde et 50 % d'entre elles vivaient avec une ou un conjoint. Toutefois, il n'est pas possible présentement de départager les familles selon qu'elles procèdent d'une première union (famille composée) ou d'une deuxième union (famille recomposée). (Chamberland, 2003)

ADULTES CÉLIBATAIRES VIVANT SEULS

Les personnes vivant seules représentent une partie importante de la société actuelle. On compte, au nombre des célibataires, de jeunes adultes autonomes qui viennent de quitter la famille nucléaire ainsi que des adultes plus âgés vivant seuls. Les adultes plus âgés vivent souvent seuls à la suite d'un divorce, d'une séparation ou du décès de leur conjoint.

DÉMARCHE SYSTÉMATIQUE dans la pratique infirmière

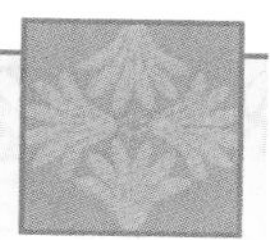

Collecte des données

La collecte des données permet d'évaluer la famille, c'est-à-dire de déterminer le degré d'harmonie de son fonctionnement, de clarifier les relations internes, de repérer les forces et les faiblesses, et de décrire l'état de santé global de la famille et celui de chacun des membres qui la composent. Les habitudes de vie de la famille sont également importantes, notamment la communication, l'éducation des enfants, les stratégies d'adaptation et les habitudes en matière de santé. L'évaluation de la famille donne un aperçu des mécanismes familiaux qui sont en place et aide l'infirmière à déterminer les aspects qui doivent faire l'objet d'une analyse plus approfondie. L'infirmière procède à une évaluation détaillée de domaines ciblés, précis, à mesure qu'elle connaît mieux la famille et comprend ses besoins et ses forces. Lorsqu'elle planifie ses interventions, l'infirmière doit mettre l'accent non seulement sur les problèmes, mais également sur les forces et les ressources de la famille dans le cadre du plan de soins et de traitements infirmiers (voir l'encadré 12-1).

L'évaluation de la famille comprend entre autres l'examen clinique, qui consiste premièrement à effectuer une anamnèse. L'infirmière se concentre d'abord sur la cellule familiale, puis sur les membres qui la composent. Connaître les antécédents médicaux est une excellente façon de déceler les problèmes de santé actuels ou possibles. Une fois que l'on a procédé à cette étape, l'évaluation physique des membres de la famille se révèle également utile. Il arrive parfois qu'une évaluation plus poussée soit nécessaire ; en ce cas, l'infirmière donne à la famille les coordonnées d'un autre professionnel de la santé. À titre d'exemple, la consultation d'un médecin spécialisé dans le traitement des allergies peut s'avérer pertinente si plusieurs membres de la famille souffrent d'allergies dont les causes ont leur source dans l'environnement physique familial (par exemple, acariens, poussières, animaux). L'évaluation comprend aussi l'information sur le mode de vie et les croyances de la famille en matière de santé. L'infirmière tient compte de ces données pour dresser un bilan de santé. Celui-ci contient l'information nécessaire pour déterminer le degré de bien-être ou encore établir un diagnostic infirmier et planifier les interventions infirmières qui s'imposent, dans le but de promouvoir une santé optimale et de modifier le mode de vie.

Structure familiale

Il existe deux outils efficaces pour l'évaluation de la structure interne et externe de la famille : le génogramme, ou diagramme des générations, et l'écocarte, ou diagramme des relations famille-milieu. Le génogramme fournit une configuration de la famille, et l'écocarte représente visuellement les liens entretenus par la famille avec les personnes extérieures. Ce sont des outils d'évaluation, de planification et d'intervention.

La structure du **génogramme** s'apparente à celle de l'arbre généalogique de la famille. Il est constitué d'au moins trois générations et les symboles utilisés permettent de visualiser le sexe, l'âge, les liens existant entre les personnes, les décès et les données significatives des personnes (Wright et Leahey, 2001). La

ENCADRÉ 12-1

Guide d'évaluation de la famille

STRUCTURE DE LA FAMILLE
- Taille et type : nucléaire, élargie ou autre
- Âge et sexe des membres de la famille

RÔLE ET FONCTIONS DE LA FAMILLE
- Membres de la famille travaillant à l'extérieur ; type d'emploi et satisfaction professionnelle
- Rôle et responsabilités au sein du ménage et répartition des tâches
- Répartition des responsabilités concernant l'éducation des enfants
- Personne qui prend les principales décisions et processus décisionnel
- Satisfaction des membres de la famille quant à leur rôle respectif, à la répartition des tâches et à la façon de prendre les décisions

ÉTAT DE SANTÉ PHYSIQUE
- État de santé physique actuel de chaque membre de la famille
- Perception par la personne de son état de santé et de celui des autres membres de la famille
- Mesures préventives (par exemple, immunisations, hygiène buccale, fréquence des examens de la vue)

TYPES D'INTERACTIONS
- Façons d'exprimer son affection, son amour, sa tristesse, sa colère, etc.
- Membre de la famille le plus important dans la vie de la personne
- Ouverture à la communication avec tous les membres de la famille

VALEURS FAMILIALES
- Orientations culturelles et religieuses ; observance des pratiques culturelles
- Utilisation du temps de loisir ; partage éventuel du temps de loisir avec les autres membres de la famille
- Point de vue de la famille sur l'éducation, les enseignants et le système scolaire
- Valeurs en matière de santé : importance accordée à l'exercice, à l'alimentation et aux soins de santé préventifs

MÉCANISMES D'ADAPTATION
- Portée du soutien émotionnel réciproque
- Possibilité de recourir à des personnes et à des organismes d'entraide à l'extérieur de la famille (par exemple, amis, église)
- Sources de stress
- Méthodes de gestion des situations stressantes et des sources de conflits entre les membres de la famille
- Capacité financière de répondre aux besoins actuels et futurs

figure 12-5 ■ présente les symboles employés dans le génogramme et la figure 12-6 ■, un exemple de génogramme.

L'**écocarte** a pour but de démontrer visuellement les rapports que les membres de la famille entretiennent avec leur entourage. Autrement dit, elle situe la famille dans son contexte. La famille, en position centrale, ainsi que toutes les personnes, structures, établissements ou organismes en lien avec la famille sont situés dans des cercles. La nature des liens que la famille entretient avec le monde extérieur est représentée par des lignes. Les lignes continues signifient des liens solides ; les lignes pointillées, des liens précaires ; et les lignes barrées, des relations difficiles. Le nombre de lignes juxtaposées traduit la force du lien. Des flèches indiquent le sens dans lequel s'effectue la circulation de l'énergie et des ressources (Wrightet Leahey, 2001). Voir un exemple d'écocarte à la figure 12-7 ■.

Croyances en matière de santé

Afin de promouvoir la santé, il importe que l'infirmière comprenne bien les croyances des personnes et des familles en matière de santé. Celles-ci peuvent dénoter un manque d'information, ou encore une mauvaise information au sujet de la santé ou des affections. Aussi, certains groupes peuvent entretenir des mythes ou utiliser des méthodes propres à leur culture. En raison des nombreux progrès de la médecine et des soins de santé au cours des dernières décennies, les personnes peuvent avoir des conceptions dépassées à l'égard de la santé, de la maladie, des traitements et des moyens de prévention. L'infirmière est souvent en mesure d'informer ou de corriger les idées fausses. Ce rôle est un élément important du plan de soins et de traitements infirmiers. Pour en savoir plus sur les croyances en matière de santé, voir le chapitre 11.

Communication au sein de la famille

L'efficacité de la communication au sein de la famille détermine la capacité de la famille de fonctionner dans une ambiance de collaboration favorisant la croissance. En effet, les membres de la famille s'envoient continuellement des messages verbaux et non verbaux. L'information transmise influe sur la façon dont les membres de la famille collaborent ensemble, jouent leur rôle au sein de la famille, intègrent les valeurs familiales et acquièrent les compétences nécessaires afin de bien fonctionner dans la société. La communication au sein de la famille est d'une importance capitale dans l'acquisition d'une bonne estime de soi, élément indispensable au développement de la personnalité.

Les familles où la communication est efficace transmettent des messages clairs. Les membres de la famille sont libres d'exprimer ce qu'ils ressentent sans craindre de voir leur place dans le groupe remise en question. Les membres de la famille s'offrent un soutien mutuel et savent écouter ; ils sont également capables de faire preuve de compassion et d'entraide en période de crise. Quand les besoins des membres de la famille sont satisfaits, ces derniers vont plus facilement vers les autres et sont davantage capables de les aider, et par là même de venir en aide à la société dans son ensemble.

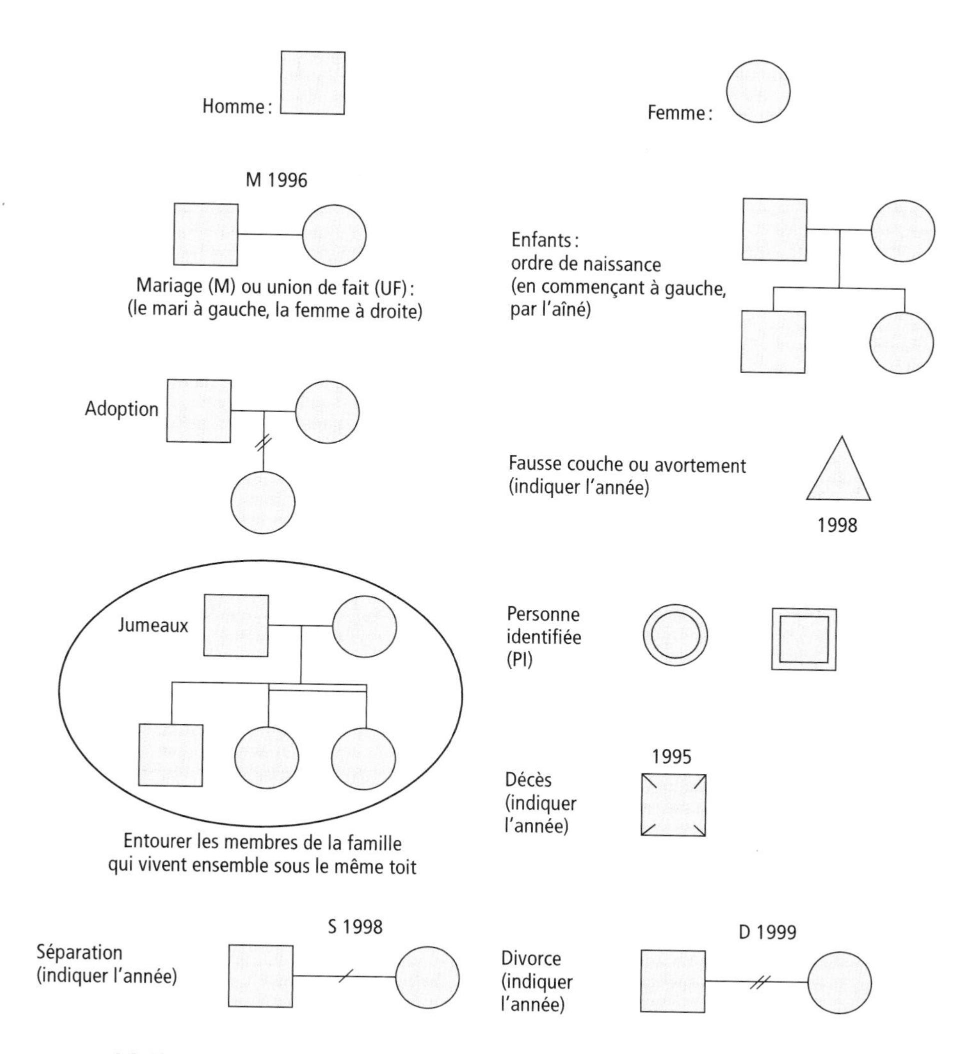

FIGURE 12-5 ■ Symboles du génogramme. (Source : *Nurses and Families,* 3e éd., de L. M. Wright et M. Leahey, 2000, Philadelphia : F. A. Davis Company, figure 3-3, p. 89. ©F. A. Davis Company.)

Au contraire, lorsque la communication est dysfonctionnelle, les messages sont souvent ambigus et la communication verbale ne correspond pas aux messages non verbaux. Les luttes de pouvoir se manifestent de toutes sortes de façons, notamment par l'hostilité, la colère ou le silence. Personne n'exprime librement ce qu'il ressent parce qu'il est impossible de prévoir la réaction des autres. Une communication perturbée au sein de la famille freine le développement des membres. En conséquence, ceux-ci doivent utiliser d'autres systèmes afin d'obtenir la validation et la gratification personnelles qu'ils recherchent.

L'infirmière doit observer très précisément la façon dont les membres de la famille communiquent entre eux. Elle doit notamment repérer qui parle pour le reste du groupe et qui garde le silence, analyser comment les différends sont traités et de quelle façon les membres de la famille s'écoutent et s'encouragent à prendre part à la discussion. La communication non verbale est également importante en ce qu'elle donne des indices précieux sur ce que chacun ressent.

Stratégies d'adaptation de la famille

Il s'agit des comportements que les personnes adoptent pour gérer le stress ou les changements qui peuvent survenir au sein même de leur famille ou à l'extérieur de celle-ci. Les stratégies d'adaptation peuvent être considérées comme une méthode active de résolution de problèmes mise au point pour surmonter les difficultés de la vie. Les stratégies d'adaptation que les personnes élaborent au sein d'une famille témoignent de leur ingéniosité. Avec le temps, les familles peuvent utiliser ces stratégies d'adaptation de façon constante ou, au contraire, modifier leur stratégie quand de nouvelles exigences s'imposent. La réussite de la famille dépend en grande partie de la façon dont elle réagit au stress.

L'infirmière qui travaille avec des familles sait qu'il importe d'évaluer les stratégies d'adaptation pour mieux comprendre comment la famille gère le stress. Il est également essentiel de tenir compte des ressources dont la famille dispose. Les ressources internes, comme le savoir, les compétences, une communication efficace, l'entraide et des objectifs communs, sont autant d'éléments qui

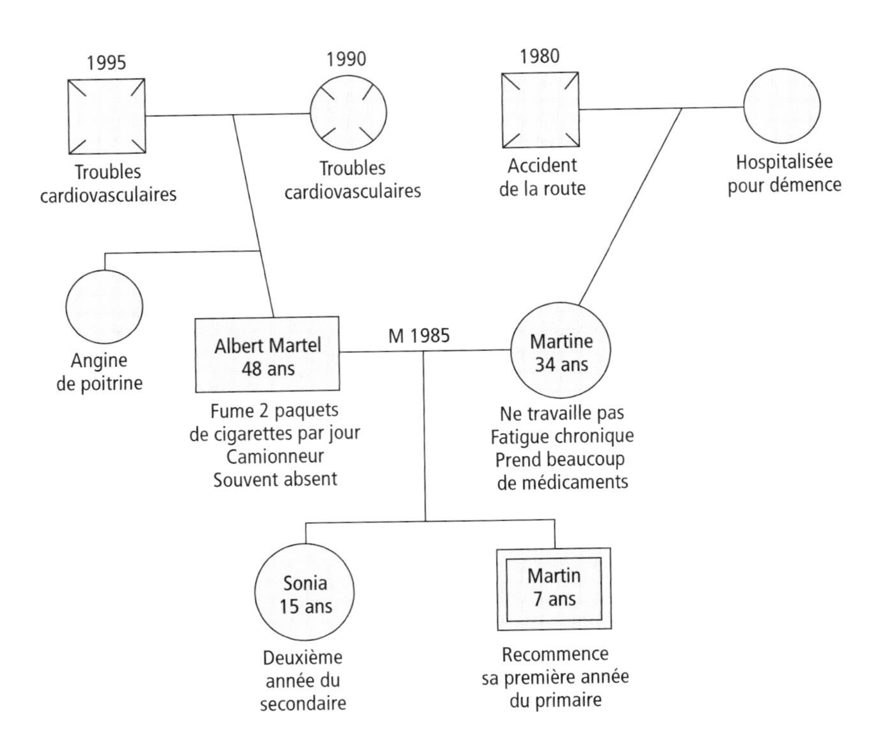

FIGURE 12-6 ■ **Exemple de génogramme.** Albert Martel, âgé de 48 ans, est marié depuis 1985 à Martine, âgée de 34 ans. Ils ont deux enfants : Sonia, 15 ans, qui est en deuxième année du secondaire, et Martin, 7 ans, qui redouble sa première année du primaire. Albert est camionneur, donc souvent absent de la maison. Il fume deux paquets de cigarettes par jour. Martine ne travaille pas, car elle dit souffrir de fatigue chronique. Elle prend beaucoup de médicaments, dont elle dépend. Les parents d'Albert sont décédés (son père en 1995 et sa mère en 1990) des suites de troubles cardiovasculaires. La sœur d'Albert a des antécédents médicaux d'angine de poitrine. La mère de Martine, quant à elle, est hospitalisée depuis quelques années pour démence et le père de Martine est décédé en 1980 à la suite d'un accident de la route.

contribuent à résoudre les problèmes. De plus, les réseaux d'entraide externes favorisent l'adaptation. De tels réseaux peuvent englober la famille élargie, les amis, les professionnels des soins de santé, les services sociaux ou encore reposer sur une appartenance religieuse. La création de réseaux d'entraide sociale est inestimable de nos jours du fait que nombre de familles, en raison du stress, de la mobilité ou de la pauvreté, ne peuvent accéder aux ressources qui les aidaient, traditionnellement, à s'adapter.

L'incidence de la violence familiale a augmenté au cours des dernières années. Les statistiques à ce sujet sont imprécises puisque bon nombre de cas ne sont pas signalés. Cependant, le quart de toutes les infractions avec violence signalées en 2001, au Canada, représentait des cas de violence familiale (Statistique Canada, 2003). Les deux tiers de ces cas comportaient des actes de violence commis par un conjoint ou un ex-conjoint et dans 85 % de tous les cas signalés les victimes étaient des femmes. Entre 1995 et 2001, le taux de violence conjugale signalé par la police a augmenté autant chez les femmes que chez les hommes.

> La gravité de la violence familiale et ses conséquences pour les femmes et leurs enfants ont mobilisé les groupes communautaires et les gouvernements, qui ont pris des mesures et adopté des stratégies en vue de réduire la violence au sein des familles. Un aspect vital de l'intervention générale est le système de refuges pour les femmes violentées et leurs enfants. Entre 1992 et 2002, le nombre de refuges au Canada est passé de 376 à 524. (Statistique Canada, 2003)

Par violence familiale, on fait référence à la violence entre partenaires intimes, ainsi qu'à celle faite aux enfants et aux personnes âgées. La violence peut être physique, psychologique ou verbale ou encore s'exprimer sous forme de négligence. Les symptômes physiques sont plus évidents. Il s'agit de brûlures, de coupures, de fractures et parfois même d'un décès. Les manifestations psychologiques peuvent être la dépression, la consommation abusive d'alcool ou d'autres drogues et les tentatives de suicide. L'infirmière doit être particulièrement vigilante relativement aux symptômes de violence familiale et prendre les mesures qui s'imposent pour les signaler et obtenir les ressources dont la famille a besoin.

Risques de problèmes de santé

L'évaluation des facteurs de risque de problèmes de santé permet à l'infirmière de repérer les personnes et les familles présentant des risques plus élevés que la population générale de souffrir de problèmes de santé précis, comme un accident vasculaire cérébral, le diabète ou le cancer du poumon. La vulnérabilité de la cellule familiale en ce qui concerne les problèmes de santé peut dépendre du degré de maturité de chacun des membres, des facteurs héréditaires ou génétiques, du sexe, de la race, des facteurs sociologiques et des habitudes de vie.

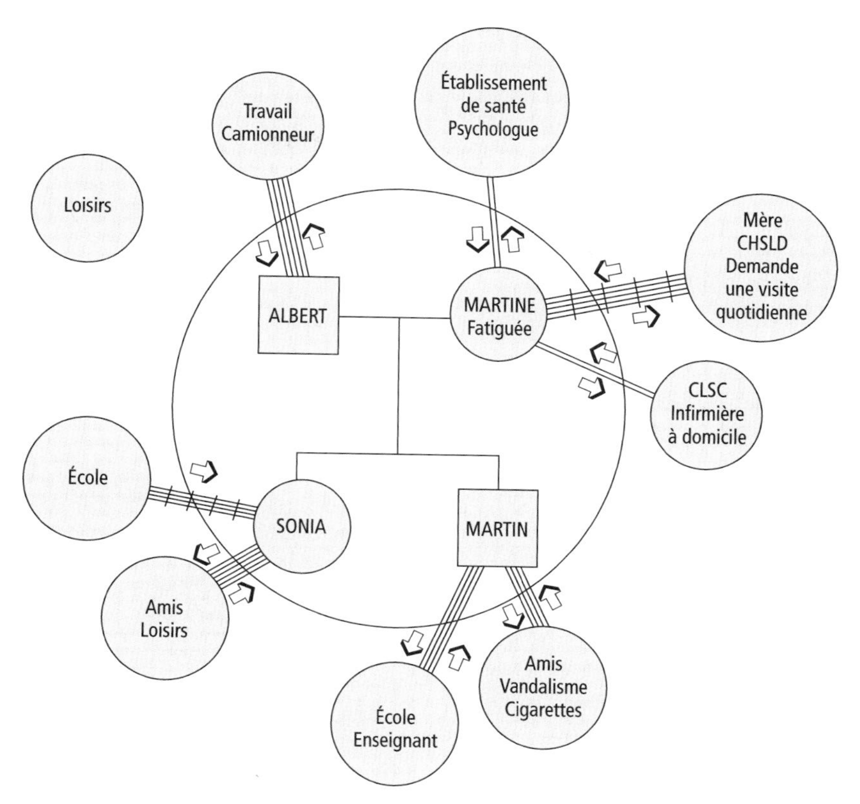

FIGURE 12-7 ■ **Exemple d'écocarte.** Reprenons l'exemple de la famille Martel (voir la figure 12-6). Albert aime beaucoup son travail de camionneur. Il ne fait rien de particulier pendant ses moments de loisir. Pour sa part, Martine consulte un psychologue une fois par semaine et l'infirmière à domicile lui rend visite une fois par semaine, afin de l'aider à gérer sa fatigue et la prise de tous ses médicaments. La mère de Martine, hospitalisée en CHSLD, désire qu'elle lui rende visite tous les jours. Malgré sa grande fatigue, Martine lui rend visite autant que possible. En ce qui concerne Martin, il affirme que certains de ses amis très proches font du vandalisme, tels des graffitis, et fument la cigarette, sans avouer ces comportements lui-même. Martin aime son école et son enseignant, bien qu'il soit en classe spéciale en raison de troubles d'apprentissage. Finalement, Sonia, qui a déjà redoublé des années scolaires, réussit à obtenir la note de passage, mais n'aime pas l'école. Elle passe une grande partie de son temps à écouter la télévision ou à sortir avec des amis.

MATURITÉ DE LA FAMILLE. L'âge et le stade de développement des membres de la famille peuvent influer sur l'état de santé de celle-ci. Les familles où la femme est enceinte ou qui élèvent des enfants connaissent de nombreux changements dans les rôles, les responsabilités et les attentes de chacun. Les nombreuses exigences souvent conflictuelles qui pèsent sur la famille provoquent du stress et de la fatigue, ce qui peut entraver l'épanouissement des membres de la famille et le fonctionnement de la cellule familiale. Les mères adolescentes, en raison de leur niveau de développement et de leur manque de connaissances sur l'art d'être parent, ainsi que les familles monoparentales, étant donné les multiples rôles que doit assumer la personne responsable du ménage, sont plus susceptibles d'avoir des problèmes de santé. En ce qui concerne les personnes âgées, un bon nombre d'entre elles n'ont plus de but précis dans la vie et voient leur estime de soi décliner. Par conséquent, elles sont moins motivées et moins enclines à adopter des comportements favorisant la promotion de la santé, notamment faire de l'exercice ou participer à des activités communautaires ou familiales.

FACTEURS HÉRÉDITAIRES. Les personnes nées dans des familles où certaines affections, comme le diabète ou les maladies cardiovasculaires, sont fréquentes courent un risque accru d'en souffrir. Par conséquent, les antécédents médicaux détaillés de la famille, notamment en ce qui concerne les affections génétiques, s'avèrent essentiels pour repérer les personnes et les familles à risque. Ces données sont utilisées non seulement pour surveiller la santé des membres de la famille mais également pour recommander des modifications quant aux habitudes en matière de santé, et ce, dans le but de réduire les risques d'affections génétiques et leurs conséquences, ou d'en retarder l'apparition.

SEXE OU RACE. Certaines unités familiales ou certains membres de la famille peuvent présenter des risques de souffrir d'une affection en raison de leur sexe ou de leur race. Par exemple, les hommes risquent de souffrir d'un problème cardiovasculaire plus jeunes que les femmes. Par contre, les femmes sont plus susceptibles d'être atteintes d'ostéoporose, surtout après la ménopause. Il est parfois difficile de distinguer les facteurs génétiques des facteurs culturels.

Toutefois, certains facteurs de risque semblent liés à la race. Ainsi, la drépanocytose est une affection héréditaire que l'on retrouve uniquement chez les personnes d'ascendance africaine, et la maladie de Tay-Sachs est une affection neurodégénérative qui touche essentiellement les personnes d'ascendance juive d'Europe de l'Est.

FACTEURS SOCIOLOGIQUES. La pauvreté est un problème majeur qui touche non seulement la famille, mais également la communauté et la société. Il s'agit d'une véritable préoccupation parmi les familles monoparentales, dont le nombre ne cesse d'augmenter. La pauvreté touche de ce fait un grand nombre d'enfants en pleine croissance.

Lorsqu'elles sont malades, les personnes économiquement défavorisées ont tendance à attendre que l'affection atteigne un stade avancé avant de consulter un médecin, ce qui exige alors un traitement plus long ou plus complexe.

FACTEURS LIÉS AU MODE DE VIE. La modification du mode de vie peut réduire les effets de certaines affections ou retarder l'apparition de certaines autres. Certains cancers, certaines affections cardiovasculaires, le diabète et les caries dentaires comptent au nombre des affections liées au mode de vie. L'incidence du cancer du poumon, par exemple, serait grandement réduite si les gens cessaient de fumer. Une bonne alimentation, une bonne hygiène dentaire et l'utilisation de fluorure, dans l'eau, dans le dentifrice, en application topique ou comme supplément, réduisent le nombre de caries dentaires. L'exercice physique, la gestion du stress et le repos sont d'autres éléments importants du mode de vie. À l'heure actuelle, les professionnels de la santé sont en mesure de contribuer à prévenir ou à réduire les effets de certaines des principales causes de maladie, d'invalidité et de décès. L'enjeu ici est de diffuser l'information sur la prévention et d'encourager les familles à modifier leur mode de vie avant que ne survienne l'affection.

Analyse et planification

Les données colligées lors de l'évaluation d'une famille peuvent inciter l'infirmière à formuler l'un des diagnostics infirmiers suivants :

- *Dynamique familiale perturbée,* c'est-à-dire modification des relations familiales ou du fonctionnement familial « qui survient quand une famille qui fonctionne normalement la plupart du temps fait face à un agent stressant qui perturbe ou risque de perturber sa dynamique » (Carpenito, 2003).
- *Stratégies d'adaptation familiale invalidantes,* c'est-à-dire comportement de la personne affectivement importante qui rend celle-ci et le patient incapables d'accomplir effectivement le travail d'adaptation nécessaire relativement au problème de santé. Ce diagnostic « s'applique aux familles qui ont déjà réagi par la violence ou par un autre comportement destructeur à un agent stressant, ou s'y sont adaptées au détriment de la santé de leurs membres » (Carpenito, 2003).
- *Exercice du rôle parental perturbé,* c'est-à-dire « inaptitude d'un parent ou de son substitut à créer un environnement qui favorise au maximum la croissance et le développement de l'enfant » (Carpenito, 2003).
- *Entretien inefficace du domicile,* à savoir « inaptitude à maintenir sans aide un milieu sûr et propice à la croissance personnelle » (Carpenito, 2003).
- *Tension dans l'exercice du rôle de l'aidant naturel,* c'est-à-dire « une situation où une personne a des problèmes physiques, affectifs, sociaux ou financiers parce qu'elle s'occupe d'une autre personne » (Carpenito, 2003).

L'encadré *Diagnostics infirmiers, résultats de soins infirmiers et interventions* contient des exemples de facteurs favorisants d'un diagnostic donné, ainsi que des résultats escomptés permettant d'évaluer si la personne a ou non atteint ses objectifs et de juger de l'efficacité des interventions infirmières.

L'infirmière doit se montrer sensible aux différences culturelles lorsqu'elle procède à la collecte des données et à la planification des soins. Lorsqu'elle aura déterminé qui, dans la famille, prend la plupart des décisions, surtout en matière de soins de santé, l'infirmière saura à qui adresser ses questions afin d'obtenir de l'information et aussi à qui donner des instructions. La famille élargie est une réalité dans plusieurs cultures. Toutefois, il peut y avoir, au sein de la même famille, des différences sur le plan des croyances et des habitudes en matière de santé. Les membres plus âgés de la famille conservent parfois leurs habitudes traditionnelles, alors que les plus jeunes en adoptent de plus modernes. Établir une relation de confiance avec ces familles constitue l'étape préliminaire à la planification de soins efficaces ; il faut d'abord s'entretenir avec les membres de la famille au sujet de leurs croyances et de leurs habitudes.

Les soins infirmiers doivent avant tout aider la famille à planifier des objectifs, des résultats escomptés et des stratégies en vue d'améliorer le fonctionnement familial, notamment la communication, de trouver et d'utiliser des réseaux d'entraide, et d'acquérir et de mettre en pratique des compétences dans l'art d'être parent. Par ailleurs, une orientation préventive pourra aider les familles dont le fonctionnement est harmonieux à se préparer aux transitions inévitables qui jalonneront leur vie et marqueront les étapes de leur développement.

Famille qui connaît une crise en matière de santé

La maladie d'un membre de la famille modifie l'ensemble du système familial. La famille est perturbée du fait que ses membres abandonnent leurs activités habituelles et concentrent leur énergie pour rétablir l'équilibre familial. Les rôles et les responsabilités qui incombaient auparavant à la personne malade sont délégués aux autres membres de la famille ou laissés en suspens pendant la durée de la maladie. Au cours de cette période, la famille est anxieuse : ses membres sont inquiets pour la personne malade et préoccupés de l'issue de la maladie. À cette anxiété s'ajoutent des responsabilités supplémentaires, alors qu'il y a moins de temps ou de motivation pour s'acquitter des tâches quotidiennes. Voir l'encadré 12-2 pour certains facteurs déterminant l'incidence d'un problème de santé sur la cellule familiale.

La capacité de la famille de gérer le stress lié à un problème de santé dépend des facultés d'adaptation de ses membres. Les membres de familles qui communiquent bien entre eux peuvent plus facilement discuter de ce qu'ils ressentent au sujet de la maladie et des répercussions de celle-ci sur la dynamique familiale. Ils peuvent préparer l'avenir et font preuve de souplesse lorsqu'ils doivent adapter leurs projets à mesure que la situation évolue. Aussi, un réseau social d'entraide déjà en place procure la force, l'encouragement et les services dont la famille a besoin pour surmonter l'épreuve. Au cours de la crise que provoque une maladie, les familles doivent reconnaître que demander de l'aide à l'extérieur n'est pas un signe de faiblesse mais bien de force. L'infirmière peut faire partie du réseau d'entraide de la famille, mais celle-ci peut aussi trouver d'autres sources d'aide dans la communauté.

DIAGNOSTICS INFIRMIERS, RÉSULTATS DE SOINS INFIRMIERS ET INTERVENTIONS

Santé familiale perturbée

COLLECTE DES DONNÉES	DIAGNOSTIC INFIRMIER : *DÉFINITION*	EXEMPLES DE RÉSULTATS DE SOINS INFIRMIERS [N° CRSI/NOC] : *DÉFINITION*	INDICATEURS	INTERVENTIONS CHOISIES [N° CISI/NIC] : *DÉFINITION*	EXEMPLES D'ACTIVITÉS CISI/NIC
On vient d'apprendre à M. et Mme G. que leur fils de six ans a une leucémie aiguë. Le couple a également une petite fille de neuf ans et un autre fils de quatre ans.	*Dynamique familiale perturbée : Modification des relations familiales*	Stratégie d'adaptation de la famille (coping) [2600] : Actions *destinées à gérer les facteurs de stress qui mettent à l'épreuve les ressources de la famille.*	Souvent démontrées • Les membres de la famille participent à la prise de décision. • La famille emploie des comportements afin de réduire le stress. • Elle fait appel à des soins de relève.	Aide à la préservation de l'intégrité familiale [7100] : *Mise en œuvre de moyens visant à favoriser la cohésion et l'unité de la famille* Aide à la normalisation [7200] : *Aide à apporter aux parents et aux autres membres de la famille d'un enfant présentant une maladie chronique ou un handicap afin de lui procurer des expériences de vie normales*	• Évaluer le degré de compréhension par la famille des causes de la maladie. • Mentionner aux membres de la famille qu'il est normal d'avoir des gestes d'affection et qu'il n'y a aucun risque à le faire. • Suggérer une thérapie familiale au besoin. • Ne pas amplifier le caractère singulier de l'état de l'enfant. • Impliquer la fratrie dans les soins et les activités de l'enfant, si nécessaire.
		Adaptation psychosociale : transition de la vie [1305] : *Adaptation psychosociale d'une personne à un passage de la vie.*	Modéré • Mise en place d'un projet réaliste. • Sentiment de détenir les pleins pouvoirs.	Protection de la dynamique familiale [7130] : *Réduction au minimum des effets d'une perturbation de la dynamique familiale*	• Déterminer la dynamique familiale type. • Discuter avec les membres de la famille des stratégies visant à favoriser une vie familiale normale.

ENCADRÉ **12-2**

Facteurs déterminant l'incidence d'un problème de santé sur la famille

- Nature du problème de santé, qui peut être mineur ou représenter un danger de mort.
- Durée du problème de santé (courte ou longue durée).
- Effets résiduels du problème de santé, qui peuvent être absents ou, au contraire, entraîner une incapacité permanente.
- Signification du problème de santé pour la famille.
- Conséquences financières du problème de santé, déterminées par des facteurs comme les assurances de la personne malade et sa capacité de reprendre ses activités professionnelles.
- Effet du problème de santé sur la dynamique familiale dans le futur (par exemple, on peut reprendre les anciennes habitudes ou en instaurer de nouvelles).

Pendant une crise, les liens familiaux se resserrent souvent autour d'un objectif commun. Dans ces moments, les membres de la famille ont la possibilité de réaffirmer leurs valeurs personnelles et les valeurs du groupe, ainsi que leur engagement les uns envers les autres. En fait, la maladie peut aussi devenir une occasion unique de croissance pour toute la famille.

Rôle de l'infirmière auprès des familles aux prises avec un problème de santé

L'infirmière qui oriente les soins vers la famille doit amener la personne souffrante et la famille à participer aux soins. Grâce à ses interactions avec la famille, l'infirmière peut prodiguer le soutien et l'information nécessaires. Elle doit s'assurer que la personne concernée et aussi chaque membre de la famille comprennent bien le problème de santé, son traitement et les effets de ces deux facteurs sur la dynamique familiale. De plus, l'infirmière doit évaluer si la famille est apte à prodiguer des soins et à effectuer une surveillance à domicile, et ce, de façon continue. Après avoir reçu des instructions planifiées avec soin et une formation pratique, la famille a la possibilité de démontrer sa capacité de prodiguer des soins, sous la supervision attentive et compatissante de l'infirmière. Lorsque les soins recommandés dépassent les capacités de la famille, l'infirmière essaiera de trouver, de concert avec la famille, des ressources disponibles et acceptables, socialement et financièrement.

Pour que le retour de la personne malade à la maison se fasse dans les meilleures conditions, l'infirmière utilise des données recueillies pendant l'évaluation familiale afin de définir les ressources et les lacunes de la famille. En formulant des objectifs de réintégration acceptés par tous, l'infirmière aide la famille à affronter les réalités concernant le problème de santé et les changements qu'il peut avoir provoqués. Ainsi, il se peut que les membres de la famille doivent assumer de nouveaux rôles et de nouvelles fonctions ou qu'ils doivent prodiguer des soins médicaux continus à la personne malade ou en convalescence. C'est en unissant leurs efforts que l'infirmière et la famille peuvent créer un environnement qui permet de rétablir ou de réorganiser la dynamique familiale pendant l'affection, et ce, tout au long du processus de guérison.

L'infirmière en soins à domicile prodigue des soins individualisés à la personne et à sa famille afin de répondre à leurs besoins spécifiques. Ces besoins peuvent ressembler à ceux d'autres personnes et familles ou, au contraire, être très différents.

Mort d'un membre de la famille

La mort d'un membre de la famille marque souvent très profondément le reste de la famille. La structure de la cellule familiale est modifiée et ce changement peut également transformer la dynamique du groupe en tant qu'unité. Tous les membres ressentent la perte et font non seulement le deuil de la personne décédée, mais aussi celui de la famille telle qu'elle était auparavant. Il peut s'ensuivre une grande désorganisation familiale. Toutefois, à mesure que la famille surmonte cette épreuve, elle se recrée une vie normale. La famille reprend son rôle et ses fonctions, et affronte la réalité. Il faut du temps pour guérir de cette épreuve douloureuse.

Après la mort d'un proche, les membres de la famille pourraient avoir besoin de consulter un thérapeute pour exprimer ce qu'ils ressentent et parler du défunt. Ils voudront peut-être aussi parler de leurs peurs et de leurs espoirs. Au cours de périodes troubles, les croyances religieuses et les conseillers spirituels de la famille sont souvent d'un grand réconfort. La famille qui vit la douleur d'un décès peut également avoir recours à des groupes de soutien. Il est souvent difficile, pour l'infirmière, de s'occuper d'une famille en deuil. En effet, l'infirmière ressent aussi la perte et ne sait pas toujours que faire ou dire. En comprenant l'effet d'un décès sur la famille, l'infirmière peut aider celle-ci à vivre son chagrin et à aller de l'avant (voir le chapitre 32 pour une discussion sur la perte et le deuil).

Interventions et évaluation

Les interventions infirmières reposent sur des diagnostics médicaux et des diagnostics infirmiers, de même que sur des objectifs sélectionnés ou des résultats escomptés (voir l'encadré *Diagnostics infirmiers, résultats de soins infirmiers et interventions*). Lorsqu'elle évalue la réalisation des objectifs du plan de soins et de traitements destiné à la famille, l'infirmière doit vérifier si les indicateurs choisis pour évaluer les résultats escomptés sont présents. Si tel est le cas, il est probable que les résultats escomptés se seront concrétisés. Par contre, si les indicateurs ou les résultats escomptés sont partiellement présents ou absents, tous les aspects de la situation familiale doivent être réexaminés : les activités liées aux interventions ont-elles bien eu lieu ? Les indicateurs et les résultats escomptés sont-ils pertinents ? Le diagnostic infirmier est-il juste ? L'état de santé ou le diagnostic ont-ils changé ?

Reconnaître les forces de la famille et des membres qui la composent permet de maintenir le niveau de bien-être et d'orienter les comportements en situation de crise. Si un plan de soins et de traitements infirmiers doit être modifié pour être plus pertinent et efficace, il est nécessaire de définir et d'utiliser ces forces.

Application des cadres théoriques aux personnes et aux familles

Plusieurs cadres théoriques donnent à l'infirmière une vision holistique de la promotion de la santé, à l'échelle individuelle et familiale, tout au long de la vie. Les principaux cadres théoriques que l'infirmière utilise pour promouvoir la santé de la personne et de la famille sont les théories des besoins, les théories du développement, la théorie des systèmes et la théorie structurelle-fonctionnelle.

Théories des besoins

Dans le cadre de ces théories, les auteurs classent les besoins humains sur une échelle ascendante selon leur caractère essentiel en matière de survie.

HIÉRARCHIE DES BESOINS DE MASLOW

Abraham Maslow (1970), l'un des théoriciens les plus connus dans le domaine des besoins, a classé les besoins humains en cinq niveaux (voir la figure 12-8 ■, *A* et l'encadré 12-3). Ces cinq niveaux, en ordre ascendant, sont les suivants :

- *Besoins physiologiques*. Il s'agit ici, par exemple, des besoins d'air, de nourriture, d'eau, d'abri, de repos, de sommeil, d'activité et de maintien de la température corporelle. Ils sont essentiels à la survie.
- *Besoins de sécurité*. Le besoin de sécurité comporte des aspects physiques et psychologiques. La personne a besoin

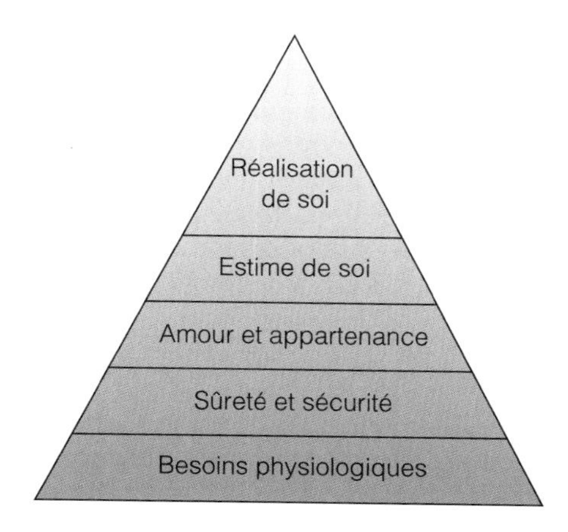

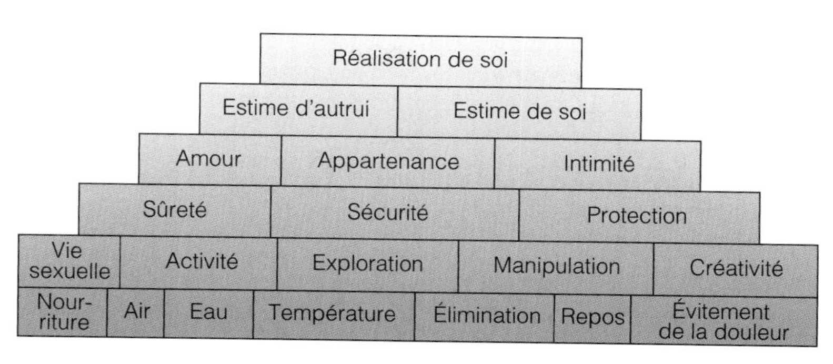

FIGURE 12-8 ■ *A,* **Hiérarchie des besoins de Maslow.** (Source : *Motivation and Personality*, 2e éd., de A. H. Maslow, 1970, New York, Harper & Row.) *B,* **Hiérarchie des besoins de Maslow, adaptée par Kalish.** (Source : *Psychology of Human Behavior,* 5e éd., de R. A. Kalish, copyright 1983. Reproduit avec l'autorisation de Wadsworth, une division de Thomson Learning : www.thomsonrights.com. Télécopieur : 1 800 730-2215.)

ENCADRÉ 12-3

Caractéristiques de Maslow décrivant une personne qui a réalisé son plein potentiel

- Est réaliste, voit la vie clairement et fait des observations objectives.
- Évalue les autres à leur juste valeur.
- A une excellente perception ; est résolue.
- A une notion claire du bien et du mal.
- Sait habituellement prédire les événements avec exactitude.
- Comprend l'art, la musique, la politique et la philosophie.
- Fait preuve d'humilité et écoute les autres attentivement.
- Se consacre à un travail, à certaines tâches, à des responsabilités ou à une vocation.
- Est très créative, souple, spontanée, courageuse et prête à faire des erreurs.
- Est ouverte à de nouvelles idées.
- A confiance en elle et se respecte.
- A peu de conflits internes ; sa personnalité est intégrée.
- Se respecte ; ne recherche pas la gloire ; a un sentiment de maîtrise de soi.
- Est très indépendante ; a besoin de solitude.
- Peut sembler distante et détachée.
- Est amicale, aimante et régie par une cohérence interne plutôt que par des règles édictées par la société.
- Peut prendre des décisions contraires à l'opinion du plus grand nombre.
- Est plus axée sur la résolution des problèmes que sur elle-même.
- Accepte le monde tel qu'il est.

Source : *Toward a Psychology of Being,* 2e éd., de A. H. Maslow, copyright 1968, New York, Van Nostrand Reinhold. Reproduction autorisée par John Wiley & Sons, Inc.

de se sentir en sécurité, aussi bien dans son milieu physique que dans ses relations.

- *Besoins d'amour et d'appartenance.* Ce troisième niveau comprend le fait de donner et de recevoir de l'affection, d'occuper une place au sein d'un groupe et de conserver un sentiment d'appartenance.
- *Besoins d'estime de soi.* La personne a besoin d'estime de soi (sentiment d'indépendance, de compétence et de respect de soi) et de l'estime des autres (reconnaissance, respect et appréciation).
- *Réalisation de soi.* Quand le besoin d'estime de soi est satisfait, la personne s'efforce de se réaliser ; il s'agit là du besoin inné de développer son potentiel maximal et de manifester pleinement ses capacités et ses qualités.

HIÉRARCHIE DES BESOINS DE KALISH

Richard Kalish (1983) a adapté la hiérarchie des besoins de Maslow en six niveaux au lieu de cinq. Il propose un niveau supplémentaire entre les besoins physiologiques et les besoins de sécurité. Il s'agit des *besoins de stimulation*, qui comprennent notamment la vie sexuelle, l'activité, l'exploration, la manipulation et la créativité (figure 12-8 ■, *B*). Kalish souligne que les enfants ont besoin d'explorer et de manipuler leur environnement pour atteindre une croissance et un développement optimaux. Il constate que les adultes, eux aussi, sont souvent à la recherche de nouvelles aventures ou d'expériences stimulantes en dépit de leurs besoins de sécurité.

CARACTÉRISTIQUES DES BESOINS FONDAMENTAUX

Tout le monde cherche à combler les mêmes besoins fondamentaux. Toutefois, la culture à laquelle la personne s'identifie conditionne les besoins individuels et la façon d'y réagir. Ainsi, la réussite professionnelle, l'autonomie et l'intimité peuvent être des facteurs importants dans une culture ou une sous-culture mais pas du tout dans une autre.

- La personne satisfait ses besoins en fonction de ses priorités. Par exemple, une mère pauvre peut donner à son enfant sa part de nourriture pour que ce dernier mange à sa faim.
- Les besoins fondamentaux doivent être satisfaits le plus souvent possible. Cependant, certains d'entre eux peuvent être différés. Ainsi, la personne malade peut réprimer son besoin d'indépendance jusqu'à ce qu'elle guérisse.
- L'impossibilité de satisfaire ses besoins amène un ou plusieurs déséquilibres homéostasiques et peut, éventuellement, causer des problèmes de santé.
- Un besoin peut être le résultat de stimuli internes ou externes. Prenons comme exemple le besoin de s'alimenter. Une personne peut ressentir une sensation de faim à la suite d'un processus physiologique (stimulation interne) ou en voyant un gâteau appétissant (stimulation externe).
- Une personne qui perçoit un besoin peut le satisfaire de plusieurs façons différentes. Les expériences apprises, son mode de vie et ses valeurs culturelles justifient habituellement son choix. Par exemple, une femme qui rentre à la maison fatiguée après une journée de travail peut ressentir le besoin de se détendre en faisant une promenade dans un parc, alors qu'une autre optera pour une petite sieste. Les choix alimentaires au cours des repas et entre les repas sont aussi le résultat d'expériences passées, du mode de vie et de la culture.
- Les besoins sont étroitement liés entre eux. Il est impossible de satisfaire certains besoins si d'autres ne le sont pas. Le besoin de s'hydrater peut être sérieusement compromis si le besoin d'éliminer l'urine n'est pas satisfait. De même, le besoin de sécurité sera gravement menacé si le besoin en oxygène est compromis par une obstruction respiratoire.

On peut satisfaire les besoins de façon plus ou moins saine. La manière de satisfaire des besoins fondamentaux est considérée comme saine si elle ne nuit ni aux autres ni à soi-même, si elle est conforme aux valeurs socioculturelles de la personne et si elle respecte la loi. Par contre, un comportement peut être préjudiciable aux autres ou à soi-même ; il peut n'être conforme ni aux valeurs socioculturelles de la personne ni à la loi. C'est le cas, par exemple, de l'abus d'alcool chez une personne qui tente de répondre à un besoin de repos. La personne qui satisfait ses besoins fondamentaux sainement est en meilleure santé, plus heureuse et plus efficace que celle qui ne le fait pas.

Tout au long de notre vie, nous nous efforçons de satisfaire nos besoins. La perception qu'a une personne d'un besoin et sa façon d'y répondre peuvent être influencées par des normes ethnoculturelles, des stimuli externes et internes (comme la faim) et par des priorités personnelles (par exemple, cesser de fumer). Plusieurs facteurs positifs se répercutent sur la satisfaction des besoins, soit une bonne santé selon le continuum santé-maladie, la présence de relations d'entraide, une bonne estime de soi et une progression significative dans le passage des étapes du développement. Par exemple, si un bébé apprend à faire confiance et franchit avec succès cette étape de son développement, ses besoins fondamentaux liés à la nécessité de se sentir aimé et en sécurité sont d'emblée résolus.

Connaître les bases théoriques des besoins humains aide l'infirmière non seulement à tenir compte, sur le plan thérapeutique, des comportements d'une personne, mais également à se comprendre elle-même ainsi que ses propres façons de répondre à ses besoins. Les besoins humains agissent comme un cadre qui permet d'évaluer les comportements, d'attribuer des priorités à des résultats escomptés et de planifier des interventions infirmières. Par exemple, un adulte ayant une piètre estime de soi aura des difficultés à se réaliser. Par conséquent, l'infirmière, dans ses interventions, aidera essentiellement cette personne à renforcer l'estime qu'elle a d'elle-même.

Théories du développement

Les théoriciens du développement de la personne classent les comportements ou les tâches selon des tranches d'âge approximatives ou associent ces comportements et ces tâches à des termes décrivant les caractéristiques propres à un groupe d'âge. Les tranches d'âge correspondant aux étapes ne tiennent pas compte des différences individuelles ; pourtant, ces catégories illustrent des caractéristiques que l'on retrouve chez la majorité des personnes au cours d'étapes perceptibles du développement. Ces caractéristiques correspondent aussi à des tâches spécifiques à accomplir. Du fait que le développement humain est extrêmement complexe et comporte plusieurs facettes, les théories du développement décrivent un seul aspect du développement, notamment le développement cognitif, psychosexuel, psychosocial, moral ou spirituel. Les théories du développement mettent l'accent sur un aspect défini et prévisible du développement, qui est ordonné et continu. Chaque étape est touchée par les étapes précédentes et se répercute sur les étapes suivantes. Par exemple, un adolescent qui n'arrive pas à établir un sens clair de son identité personnelle pourra avoir des difficultés, au cours des étapes ultérieures de son développement, à assumer un rôle adulte et à concrétiser ses aspirations professionnelles. Voir le chapitre 21 pour en savoir plus sur les étapes du développement.

Les théories du développement permettent à l'infirmière de décrire les comportements types d'une personne appartenant à un groupe d'âge donné, d'expliquer la signification de ces comportements ainsi que de prévoir et de comprendre les comportements qui peuvent se produire dans une situation donnée. On peut comparer une personne à un groupe représentatif de gens qui traversent les mêmes étapes ou des étapes différentes. L'infirmière peut utiliser sa connaissance des théories du développement pour éduquer les parents et les personnes qui la consultent, donner des conseils et une orientation préventive.

En ce qui a trait aux théories du développement, la famille est une cellule en constante évolution, qui ne cesse de se développer. Des tâches capitales mais néanmoins prévisibles accompagnent chaque étape du développement. Accomplir les tâches correspondant à une étape donnée est une condition *sine qua non* pour réussir les tâches auxquelles on s'attend à l'étape suivante. Une fonction importante de la famille, dans la perspective du développement, consiste à créer un environnement propice à la maîtrise des tâches essentielles au développement. Ainsi, les étapes du cycle de vie de la famille se déroulent selon une progression ordonnée.

Théorie des systèmes

Les concepts de base de la théorie générale des systèmes ont été proposés dans les années 1950. L'un de ses plus ardents défenseurs, Ludwig von Bertalanffy (1969), a présenté la théorie des systèmes comme une théorie universelle applicable à de nombreux champs d'étude. L'infirmière utilise de plus en plus souvent la théorie des systèmes pour comprendre non seulement les systèmes biologiques, mais également les systèmes que constituent la famille, la communauté, les soins infirmiers et la santé. La théorie générale des systèmes fournit un moyen d'examiner les relations mutuelles et d'en déduire des principes.

Les systèmes peuvent être complexes et leurs composants sont souvent étudiés sous forme de **sous-systèmes**. Les membres de la famille représenteraient les sous-systèmes d'un système familial. Les systèmes qui se trouvent au-dessus d'autres systèmes sont appelés **suprasystèmes**. Ainsi, la famille constitue le suprasystème des personnes qui la composent. Voir la figure 12-9 ■ pour la hiérarchie du système humain.

Le système biologique se subdivise en plusieurs sous-systèmes, notamment les sous-systèmes neurologique, locomoteur, respiratoire, circulatoire, gastro-intestinal et urinaire. Chaque sous-système peut aussi être subdivisé. Ainsi, le système urinaire se compose des reins, des uretères et de la vessie ; le système circulatoire se compose du cœur et des vaisseaux sanguins ; le système neurologique, du cerveau, de la moelle épinière et des nerfs. Le système biologique peut aussi se subdiviser en catégories de besoins ou en habitudes fonctionnelles en matière de santé, ou encore en activités de la vie quotidienne, comme la nutrition et l'hydratation, le sommeil et le repos, l'activité et l'exercice, l'élimination, et ainsi de suite.

Les systèmes psychologiques et sociaux se composent de sous-systèmes comprenant la pensée, les sentiments et les relations. Le nom des sous-systèmes psychologiques et sociaux varie grandement selon les théoriciens auxquels l'infirmière fait référence. Par exemple, Dorothy Johnson (1980), qui décrit le système humain selon des comportements, dresse la liste des sous-systèmes psychologiques suivants : attachement-appartenance, dépendance, accomplissement et agression.

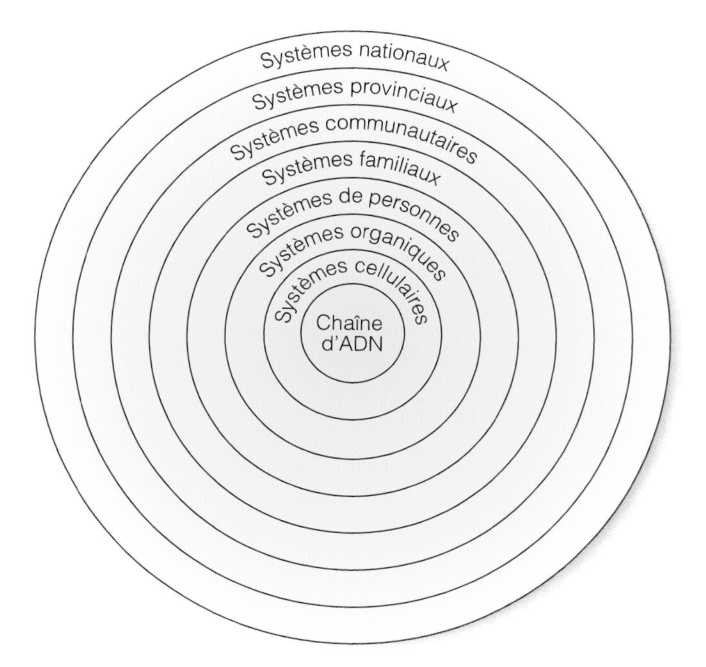

FIGURE 12-9 ■ Hiérarchie courante d'un système.

La corrélation entre tous les éléments d'un système est la base de la vision holistique qu'a l'infirmière de la personne. Une tumeur au foie affecte la totalité de la personne : cette dernière peut avoir des nausées, se sentir fatiguée, anxieuse, etc. Un problème psychologique, comme du stress ou de l'anxiété, peut aussi se manifester sous la forme de symptômes physiologiques, comme de l'insomnie, des nausées ou un changement de la fonction cardiaque.

On peut aussi voir la cellule familiale comme un système. Ses membres sont interdépendants et s'efforcent d'atteindre des objectifs spécifiques. La famille, comme système ouvert, est en relation constante avec d'autres systèmes de la communauté et est influencée par ceux-ci. Les limites que la famille s'impose régularisent l'apport d'autres systèmes qui sont en relation avec le système familial ; elles régularisent également l'apport de la famille à la communauté et à la société. Ces limites ont pour but de protéger la famille des exigences et des influences d'autres systèmes qui pourraient représenter une menace. La famille est susceptible de bien accueillir ce qui lui vient de l'extérieur, d'encourager ses membres à adapter leurs croyances et leurs habitudes afin de tenir compte de l'évolution des exigences de la société, de chercher de l'information en matière de soins de santé et d'utiliser les ressources communautaires.

Théorie structurelle-fonctionnelle

La théorie structurelle-fonctionnelle, comme son nom l'indique, s'intéresse essentiellement à la structure et aux fonctions de la famille. L'élément structurel de la théorie porte sur les membres de la famille et sur les relations qu'ils entretiennent. Les relations internes sont complexes en raison des divers liens qui se tissent au sein de la structure familiale, notamment la relation mère-fille, frère-sœur et conjoint-partenaire. Ces relations évoluent constamment, à mesure que les enfants grandissent et quittent le nid familial, que les adultes vieillissent et deviennent plus dépendants des autres pour satisfaire leurs besoins quotidiens.

L'aspect fonctionnel de la théorie examine les effets des relations internes sur le système familial et sur d'autres systèmes. Les fonctions de la famille sont multiples. Elle doit notamment définir des objectifs familiaux, créer chez ses membres un sentiment d'appartenance, intégrer et socialiser de nouveaux membres, de même que fournir et distribuer des soins et des services à ses membres. Une famille saine organise harmonieusement ses membres et ses ressources de façon à atteindre les objectifs familiaux.

En règle générale, l'infirmière utilise une combinaison des différents cadres théoriques afin de promouvoir la santé des personnes et des familles. Ainsi, elle peut expliquer aux membres d'une famille le comportement d'un trottineur qui cherche à devenir autonome – étape du développement décrite par Erikson (1963). Simultanément, l'infirmière pourra donner à cette même famille des conseils qui l'aideront à vivre la période de transition difficile correspondant au passage à l'adolescence de son autre enfant.

Santé de la communauté

Une **communauté** consiste en un regroupement de personnes qui partagent certaines caractéristiques communes. Ces personnes peuvent vivre au même endroit, aller à la même église ou encore partager un intérêt commun comme la peinture. On utilise souvent l'expression *communauté d'intérêts* pour désigner les groupes organisés autour des intérêts communs de leurs membres (par exemple des groupes religieux ou culturels). On peut aussi définir une communauté comme un système social dans lequel les membres ont des relations formelles et informelles, et constituent des réseaux agissant pour le bénéfice de tous les membres de la communauté. Cinq des principales fonctions d'une communauté sont décrites à l'encadré 12-4. En matière de santé communautaire, la communauté peut être aux prises avec un problème de santé commun, soit une incidence élevée de mortalité infantile, de la tuberculose, de l'infection par le VIH ou d'une autre maladie transmissible. L'encadré 12-5 dresse la liste des caractéristiques d'une communauté saine.

Les **soins infirmiers dans la communauté** mettent l'accent sur la promotion et le maintien de la santé des groupes concernés, entre autres par l'éducation à la santé. En l'occurrence, les infirmières occupent une place privilégiée de première ligne.

ENCADRÉ 12-4

Les cinq principales fonctions d'une communauté

1. *Production, distribution et consommation de biens et de services.* Il s'agit des moyens par lesquels la communauté satisfait les besoins économiques de ses membres. Cette fonction nécessite de pourvoir aux besoins suivants : nourriture, vêtements, eau, électricité, services de police et de protection contre les incendies, et élimination des déchets.
2. *Socialisation.* Par socialisation, on fait référence au processus qui permet de transmettre des valeurs, un savoir, une culture et des compétences aux autres. Les communautés se composent habituellement d'un certain nombre d'institutions bien établies qui veillent à la socialisation, notamment : les familles, les églises, les écoles, les médias, les organisations de bénévoles et les organismes sociaux, etc.
3. *Contrôle social.* Le contrôle social renvoie à la façon dont l'ordre est maintenu dans une communauté. Les lois sont appliquées par la police ; les règlements en matière de santé publique sont mis en œuvre pour protéger la population de certaines affections. Le contrôle social s'exerce également par l'entremise de la famille, de l'église et des écoles.
4. *Participation sociale.* La participation sociale évoque les activités communautaires conçues pour satisfaire le besoin de compagnie des personnes. Ce sont les familles et les églises qui, traditionnellement, répondaient à ces besoins. Toutefois, nombre d'organismes publics et privés assurent également cette fonction.
5. *Entraide.* L'entraide correspond à la capacité de la communauté de fournir des ressources en cas d'affection ou de désastre. Généralement, c'est la famille qui remplit cette fonction. Cependant, le recours aux services sociaux et aux services de santé peut être nécessaire pour renforcer le soutien prodigué par la famille si une aide prolongée est requise.

ENCADRÉ 12-5

Les dix caractéristiques d'une communauté saine

Une communauté saine

- Se caractérise par des membres conscients d'appartenir à une communauté.
- Utilise ses ressources naturelles tout en prenant les mesures qui s'imposent pour les préserver à l'intention des générations futures.
- Reconnaît ouvertement l'existence de sous-groupes et accueille leur participation aux affaires communes.
- Est prête à affronter les crises.
- Résout les problèmes ; elle repère et analyse ses propres besoins et s'organise pour y répondre.
- Possède des canaux de communication ouverts permettant à l'information de circuler entre tous les sous-groupes de citoyens, dans toutes les directions.
- Cherche à rendre les ressources de chacun de ses systèmes accessibles à tous ses membres.
- Utilise des moyens légitimes et efficaces de régler les différends.
- Encourage la plus grande participation possible de la population au processus décisionnel.
- Favorise un degré élevé de bien-être parmi tous ses membres.

DÉMARCHE SYSTÉMATIQUE dans la pratique infirmière

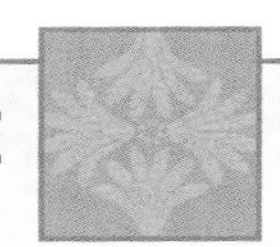

Collecte des données

Plusieurs cadres permettant de réaliser la collecte des données sur la communauté ont été mis au point. Dans l'un de ceux-ci, Anderson et McFarlane (2000) ont mis en lumière huit sous-systèmes communautaires à analyser. Ces sous-systèmes s'organisent autour d'un noyau, qui se compose des membres de la communauté, avec leurs caractéristiques, leurs valeurs, leur histoire et leurs croyances. La première étape de l'évaluation de la communauté consiste à se renseigner sur les personnes qui la composent. La figure 12-10 ■ illustre certains des principaux composants du noyau de la communauté. Les huit sous-systèmes sont organisés autour du noyau. L'encadré 12-6 présente les principaux aspects de l'évaluation d'une communauté et l'encadré 12-7, les sources des données d'évaluation communautaire.

Analyse

Après avoir évalué, validé et résumé les données, l'infirmière repère les diagnostics infirmiers applicables à la communauté. Voici trois diagnostics infirmiers communautaires de NANDA (2004) :

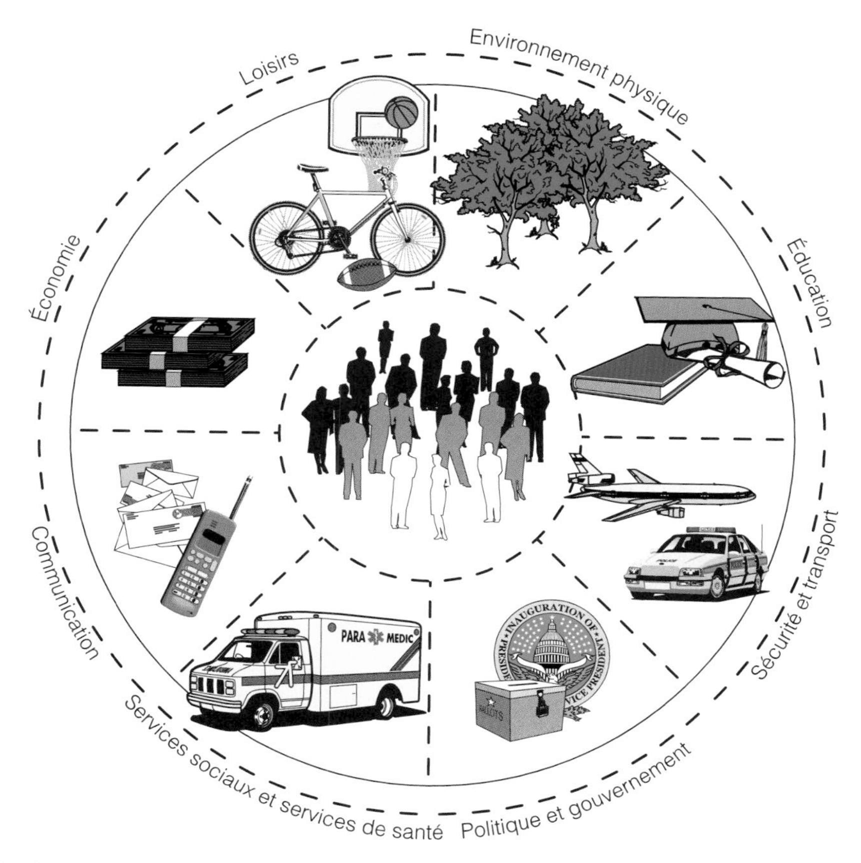

FIGURE 12-10 ■ **Roue de l'évaluation communautaire. Modèle d'évaluation de la communauté comme partenaire.** (Source : *Community as Partner : Theory and Practice in Nursing,* 3e éd., de E. T. Anderson et J. M. McFarlane, 2000, Philadelphie, Lippincott Williams & Wilkins.)

- *Stratégies d'adaptation inefficaces d'une collectivité.* Les activités communautaires (en matière d'adaptation et de résolution de problème) ne permettent pas de répondre aux exigences ou de satisfaire les besoins de la communauté.
- *Stratégies d'adaptation d'une collectivité : motivation à s'améliorer.* Les activités communautaires en matière d'adaptation et de résolution de problème permettent de répondre aux exigences ou de satisfaire les besoins de la communauté, mais peuvent être améliorées afin de gérer les problèmes et les agents stressants, actuels et à venir.
- *Prise en charge inefficace du programme thérapeutique par une collectivité.* Les processus de régularisation et leur intégration aux programmes communautaires de traitement des maladies et de leurs séquelles ne permettent pas d'atteindre les objectifs fixés en matière de santé.

Planification et interventions

Intervenir en santé communautaire peut nécessiter une amélioration de la gestion des crises, de la prévention de la maladie, du maintien de la santé ou de la promotion de la santé. La responsabilité de la planification communautaire est habituellement répartie entre de nombreux intervenants. Les ressources et les compétences des membres de la communauté dépendent souvent de la taille de celle-ci. Un important groupe de planification est plus susceptible de créer un plan d'intervention que les membres de la communauté accepteront. De plus, les personnes qui participent à la planification connaissent les problèmes, les ressources et les relations mutuelles au sein du système.

Au moment de fixer des priorités, les planificateurs des services de santé doivent travailler avec les patients, les groupes d'intérêts ou les autres personnes concernées pour traiter les problèmes de santé par ordre de priorité. Il importe de tenir compte des valeurs et des champs d'intérêt des membres de la communauté, de la gravité des problèmes et des ressources disponibles pour définir les problèmes et prendre les mesures qui s'imposent. Étant donné qu'un plan d'intervention est toujours sujet à entraîner des changements, les membres du groupe de planification doivent comprendre et utiliser la théorie du changement planifié.

Voici les postulats relatifs à l'intervention infirmière en santé communautaire :

- *Empowerment :* Fondé sur la croyance que les personnes et les groupes possèdent ou sont en mesure d'acquérir les capacités leur permettant d'effectuer les transformations nécessaires pour favoriser leur bien-être. Ce processus d'aide permet d'habiliter des groupes ou des personnes à changer une situation, si on leur fournit les connaissances, les habiletés, les ressources et les occasions de le faire. Quatre dimensions importantes soustendent le concept d'***empowerment*** : la participation, la communication, la conscience critique et la compétence (Gibson, 1991). L'*empowerment* communautaire s'appuie sur les forces

ENCADRÉ 12-6

Principaux aspects de l'évaluation d'une communauté

ENVIRONNEMENT PHYSIQUE
Frontières naturelles, taille et densité de la population; types de logements; incidence de la criminalité, du vandalisme et de la consommation abusive d'alcool et de drogues.

ÉDUCATION
Établissements d'enseignement; installations sanitaires dans les écoles; types et quantité de services de santé assurés par les écoles; programmes de garde parascolaire le midi; activités sportives, bibliothèques et services d'orientation parascolaires; formation continue et programmes éducatifs prolongés; degré de participation des parents aux activités scolaires.

SÉCURITÉ ET TRANSPORT
Services de lutte contre les incendies, services de police et services sanitaires; sources d'eau et services de traitement de l'eau; qualité de l'air; services d'enlèvement des ordures; accessibilité à des services de transport sécuritaires et fiables et à des services d'ambulance.

POLITIQUE ET GOUVERNEMENT
Type de gouvernement; organismes actifs au sein de la communauté; personnes influentes au sein de la communauté; enjeux qui ont récemment été soulevés au cours des élections locales; taux de participation aux élections.

SERVICES SOCIAUX ET SERVICES DE SANTÉ
Hôpitaux, établissements et services de soins de santé; nombre, type et charge de travail habituelle des professionnels de la santé communautaire; accessibilité géographique, économique et culturelle à des services de soins de santé; sources d'information sur la santé; degré d'immunisation des enfants et des adultes; espérance de vie au sein de la communauté; possibilité de bénéficier de soins de santé à domicile et d'avoir accès à des services de soins de longue durée; accessibilité à des services de transport vers les principaux établissements de santé.

COMMUNICATION
Quotidiens locaux; stations de radio et de télévision, services postaux, accès à Internet et services téléphoniques; fréquence des forums publics et présence de babillards informels.

ÉCONOMIE
Principales industries et professions; pourcentage de la population employée ou scolarisée; niveau du revenu; qualité et type des logements; programmes de santé au travail; principaux employeurs de la communauté.

LOISIRS
Installations de loisirs dans la communauté et à proximité; théâtres et cinémas; nombre et types d'églises et d'offices religieux; nombre de terrains de jeux, de piscines, de parcs et d'établissements sportifs, et utilisation; niveau de participation aux programmes offerts par différentes églises; nombre et types de comités, d'organismes et de clubs sociaux accessibles.

Source: *Community as Partner: Theory and Practice in Nursing,* 3e éd., de E. T. Anderson et J. M. McFarlane, 2000, Philadelphie, Lippincott Williams & Wilkins.

ENCADRÉ 12-7

Sources des données pour l'évaluation de la communauté

- Cartes de la ville, pour situer les limites de la communauté, les routes, les églises, les écoles, les parcs, les hôpitaux, et ainsi de suite.
- Données du recensement sur la composition et les caractéristiques de la population.
- Chambre de commerce, pour les statistiques sur l'emploi, les principales industries et professions.
- Ministère provincial de la santé, pour repérer les établissements de santé, les programmes de santé au travail, le nombre de professionnels de la santé, le nombre de personnes bénéficiant de l'aide sociale, et ainsi de suite.
- Centres locaux de services communautaires, pour connaître davantage les besoins et les habitudes en matière de santé.
- Annuaire téléphonique, pour trouver les organismes, les comités et les établissements sociaux, de loisirs et de santé.
- Bibliothèques publiques et universitaires, pour avoir accès aux rapports de recherches sur des sujets relatifs à la société et à la culture.
- Administrateurs des établissements de santé, pour trouver de l'information sur la charge de travail des employés, les principaux types de problèmes et les besoins dominants.
- Directeurs des activités de loisirs, pour s'informer sur les programmes offerts et le degré de participation.
- Services de police, pour se renseigner sur l'incidence de la criminalité, du vandalisme et de la toxicomanie.
- Enseignants et infirmières scolaires, pour en savoir plus sur l'incidence des problèmes de santé des enfants et obtenir de l'information sur les établissements et les services visant à maintenir et à promouvoir la santé.
- Quotidiens locaux, pour connaître les activités communautaires liées à la santé et au bien-être, notamment les conférences ou les salons professionnels sur la santé.
- Services en ligne donnant accès à des documents publics sur la santé communautaire.

du milieu, et son orientation stratégique est fondée sur la coopération, la synergie, la transparence, l'imputabilité, la libre circulation de l'information et la présence de lieux décisionnels assurant une pleine participation (Hawley Mc Whirter, 1991).

- *Partenariat:* Correspond au partage négocié du pouvoir entre les professionnels de la santé et les partenaires (individus, communauté), dans le but d'augmenter la capacité de ces derniers à agir plus efficacement sur leur santé et leur bien-être.

Le **partenariat** entre les organismes communautaires, le secteur privé et l'État est le résultat d'un vaste mouvement de changement sur les plans social et économique que l'on observe actuellement au Québec (Conseil du statut de la femme, 1996). Les restrictions financières et budgétaires qui forcent à réduire l'offre de services entraînent l'inefficacité et l'inadéquation des services collectifs et limitent les interventions professionnelles (rapport de dépendance). Le partenariat réel est donc fondé sur le respect et une reconnaissance mutuelle des contributions et des parties engagées dans un rapport d'interdépendance (Panet-Raymond et Bourque, 1991). Il importe donc de travailler à partir des besoins et des intérêts des groupes concernés.

- *Éducation pour la santé :* Exige de connaître et d'utiliser des méthodes d'**éducation pour la santé** et d'animation qui favorisent l'échange du savoir. Ces méthodes suscitent également la prise en charge des personnes concernées relativement à leurs responsabilités en matière de santé et visent à fournir des occasions d'apprentissage de connaissances, d'attitudes et de comportements favorables à la santé, et ce, par une relation interpersonnelle de réciprocité, de même que par la promotion de l'autonomie des personnes concernées (Syme, 1986). La capacité d'exercer la fonction éducative varie selon le secteur d'activité, l'organisation de travail, la collaboration avec d'autres professionnels ou d'autres milieux. Un modèle jugé efficace pour l'éducation à la santé est l'approche de conscientisation découlant de la théorie de l'apprentissage en éducation de Freire (Wallerstein et Bernstein, 1988). Cette approche encourage les individus à recourir à des actions de groupe et à déployer des efforts pour établir un dialogue, et ce, afin de leur donner plus de pouvoir et l'assurance qu'ils peuvent changer leur vie (Syme, 1986).

Le réseau québécois de Villes et Villages en santé est un exemple concret de projet où la participation communautaire est mise de l'avant : il fait appel à des notions d'*empowerment,* de partenariat et d'éducation pour la santé. Cette démarche de mobilisation communautaire a pour but de chercher de nouveaux partenaires de toutes instances, de favoriser des rencontres avec ces principaux intervenants locaux et la population, de tracer le portrait sociosanitaire de la région pour déterminer les grandes priorités et travailler ensemble à améliorer la qualité de vie au sein des communautés, et de réveiller la fierté et le sentiment d'appartenance de la population. « Il peut s'agir de création de cuisines collectives, de popotes roulantes, de maisons de jeunes et de tous les moyens possibles pour aider les plus démunis, pour lutter contre la pauvreté ou pour protéger l'environnement. » (*Le bulletin du réseau québécois de Villes et Villages en santé,* 2004) (On trouve l'ensemble de ces projets dans l'annuaire 2000 du réseau disponible sur ce site : http ://www. rqvvs.qc.ca/reseau/index_1.htm.)

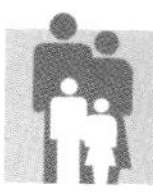

LES ÂGES DE LA VIE

Personnes âgées

Les mécanismes homéostasiques du corps visent à préserver la stabilité et la constance des processus physiologiques. Chez les personnes âgées, ces mécanismes sont beaucoup plus lents et s'adaptent moins rapidement aux changements. Par exemple, si une personne âgée voit sa fréquence cardiaque augmenter, il faudra peut-être des heures pour que l'état normal se rétablisse, alors que chez une personne plus jeune et en bonne santé, ce processus ne prendrait que quelques minutes. Le ralentissement des mécanismes de compensation et d'autorégulation multiplie les risques de complications et freine le processus de guérison lorsqu'une personne âgée doit faire face à un agent stressant, par exemple une intervention chirurgicale, une grippe ou une pneumonie.

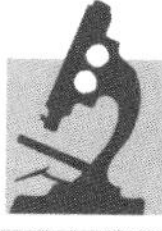

RÉSULTATS DE RECHERCHE

Prévention du suicide et promotion de la santé mentale chez les Premières Nations et les communautés inuites

« La prévention du suicide chez les communautés autochtones doit faire partie d'une stratégie de promotion de la santé mentale, plus globale et d'aspects multiples, qui relève de la responsabilité de toute la communauté, de la tribu ou de la région. Les stratégies fondamentales pour la prévention du suicide pour cette communauté devraient inclure : 1) la formation des jeunes afin qu'ils puissent agir comme conseillers auprès de leurs pairs ; 2) un curriculum scolaire incluant des notions de santé mentale et d'héritage culturel ; 3) des programmes récréatifs et sportifs ; 4) des ateliers d'habiletés en matière de vie quotidienne, de résolution de problèmes et de communication ; 5) des ateliers d'habiletés parentales ; 6) des groupes de support s'adressant aux individus et familles à risques ; 7) des programmes culturels pour la communauté en général ; 8) la collaboration entre les travailleurs communautaires œuvrant dans le domaine de la santé, des services sociaux et de l'éducation ; et 9) de la formation de travailleurs profanes et professionnels de la santé.

Les services d'intervention devraient faire partie des stratégies de prévention du suicide et inclure : 1) la formation des intervenants de première ligne ; 2) le développement régional d'une ligne d'écoute de crise ; 3) l'élaboration d'un centre de crise ; 4) l'accessibilité immédiate à une intervention de crise ; et 5) des services d'évaluation et d'intervention destinés aux parents de jeunes à risques.

Implications : « La stratégie globale d'intervention et ses principaux éléments devraient être systématiquement évalués. Les résultats d'une telle évaluation pourraient être utilisés afin d'identifier les aspects positifs ou négatifs de la stratégie, en identifier les lacunes ou de nouvelles possibilités de prévention et améliorer les programmes de prévention ».

Source : *Unité de recherche sur la culture et la santé mentale,* de L. Kirmayer, L. Boothroyd, A. Laliberté et B. Laronde Simpson, 1999, Montréal, L'Institut de psychiatrie communautaire et familiale. Texte intégral du résumé de rapport de recherche.

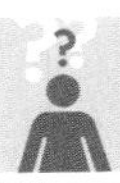

EXERCICES D'INTÉGRATION

Linda est une jeune mère de trois enfants. Elle souffre d'arthrite grave qui l'empêche de travailler et de s'occuper de sa famille comme elle le souhaiterait. Son affection entraîne des difficultés financières pour la famille et des tensions en ce qui concerne le rôle de chacun. Linda et son mari ont la garde de leurs enfants issus de mariages précédents et de leur fille, qu'ils ont eue ensemble. Ils hésitent à demander de l'aide à l'extérieur parce qu'ils craignent une ingérence de leur ex-conjoint respectif dans la garde et l'éducation des enfants.

1. De quels aspects concernant l'affection de Linda l'infirmière doit-elle tenir compte par rapport aux autres aspects de sa vie ?
2. Expliquez pourquoi on considère que toute la famille de Linda connaît une crise en matière de santé alors que seule Linda est malade.
3. Il y a des avantages et des inconvénients à faire face à un problème de santé en tant que membre d'une famille plutôt que seul. Quels sont-ils ?
4. Décrivez la famille de Linda dans la perspective de la théorie générale des systèmes.
5. Expliquez les raisons pour lesquelles une infirmière en soins à domicile serait peut être mieux en mesure d'aider Linda et sa famille qu'une infirmière en santé communautaire.

Voir l'appendice A : Exercices d'intégration – Pistes de réflexion.

Évaluation

En matière de santé communautaire, l'évaluation a pour but de déterminer si les interventions prévues ont permis ou non d'atteindre les objectifs fixés. Par exemple, le taux d'immunisation des enfants d'âge préscolaire s'est-il amélioré ? Du fait que la santé communautaire repose habituellement sur la collaboration entre les professionnels de la santé, les responsables de la communauté, les politiciens et les personnes qui composent la communauté, tous ces intervenants peuvent participer au processus d'évaluation. Il arrive souvent que l'infirmière en santé communautaire évalue et collige les données déterminant l'efficacité des programmes mis en œuvre.

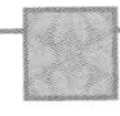

RÉVISION DU CHAPITRE

Concepts clés

- L'infirmière doit concevoir la personne selon une perspective individuelle et holistique.
- Pour prodiguer des soins de santé holistiques, l'infirmière doit considérer tous les éléments de la santé (promotion et maintien de la santé, éducation sanitaire, prévention de la maladie, et soins de rétablissement et de réadaptation) ; elle doit aussi savoir que si un déséquilibre survient dans un aspect de la vie d'une personne, cela touche nécessairement la totalité de l'être.
- L'homéostasie est la tendance du corps à conserver un état relatif d'équilibre ou une certaine constance en réponse à des changements internes ou externes.
- L'homéostasie physiologique est maintenue grâce au fonctionnement coordonné des systèmes nerveux autonome, endocrinien, respiratoire, cardiovasculaire, rénal et gastro-intestinal.
- Les mécanismes homéostasiques régularisent les sécrétions hormonales, le niveau des liquides et des électrolytes, les fonctions viscérales et les processus métaboliques qui procurent au corps l'énergie dont il a besoin.
- L'homéostasie psychologique, ou bien-être émotionnel, s'acquiert ou s'apprend grâce à l'expérience de vie et aux relations avec les autres.
- Chaque personne possède des caractéristiques uniques. Toutefois, certains besoins sont communs à tout le monde.
- La famille est la cellule fondamentale de la société.
- La famille joue un rôle important dans l'acquisition des croyances et des habitudes en matière de santé de ses membres.
- Des soins infirmiers axés sur la famille abordent la santé de la famille en tant qu'unité, en tenant compte de la santé de chacun de ses membres.
- Dans la société actuelle, plusieurs types de familles existent : traditionnelles, à deux revenus, monoparentales, adolescentes, d'accueil, recomposées, intergénérationnelles, axées sur la cohabitation et homosexuelles ou homoparentales. De plus, nombre d'adultes célibataires vivent seuls.
- L'évaluation des familles vise à déterminer le degré d'harmonie dans le fonctionnement de la famille, à clarifier les relations au sein de la famille, à repérer les forces et les faiblesses de la famille et à décrire l'état de santé de la famille et de ses membres.
- Les familles à risque en matière de problèmes de santé sont évaluées selon plusieurs critères : degré de maturité de la famille, facteurs héréditaires, sexe ou race, mode de vie et facteurs sociologiques comme la pauvreté.
- Les diagnostics infirmiers liés aux besoins en matière de santé et aux problèmes de santé de la famille sont les suivants : *Dynamique familiale perturbée ; Stratégies d'adaptation familiale invalidantes ; Exercice du rôle parental perturbé ; Entretien inefficace du domicile ;* et *Tension dans l'exercice du rôle de l'aidant naturel.*

- L'infirmière doit examiner ses propres valeurs relativement à la famille, à la santé, à la maladie et à la mort, et ce, afin de pouvoir aider les familles avec efficacité en période de crise.
- Plusieurs cadres théoriques – sociaux, psychologiques et infirmiers – permettent à l'infirmière d'avoir une vision holistique de la promotion de la santé des personnes et des familles tout au long de la vie.
- La hiérarchie des besoins humains de Maslow comprend cinq catégories : besoins physiologiques (survie), besoins de sécurité, besoins d'amour et d'appartenance, besoins d'estime de soi et besoins de réalisation de soi.
- Les personnes évaluent différemment leurs besoins selon les moments.
- La satisfaction des besoins peut être compromise par un problème de santé, des relations importantes, l'idée que l'on a de soi et le niveau de développement.
- Une communauté constitue un regroupement de personnes partageant certaines caractéristiques.
- Huit sous-systèmes, proposés par Anderson et McFarlane (2000), permettent d'évaluer les communautés : environnement physique, éducation, sécurité et transport, politique et gouvernement, santé et services sociaux, communication, économie et loisirs.
- Les diagnostics infirmiers s'appliquant à la communauté sont les suivants : *Stratégies d'adaptation inefficaces d'une collectivité ; Stratégies d'adaptation d'une collectivité : motivation à s'améliorer ; Prise en charge inefficace du programme thérapeutique par une collectivité.*
- L'intervention en santé communautaire peut viser une amélioration de la gestion des crises, la prévention de la maladie, la promotion ou le maintien de la santé.
- L'*empowerment*, le partenariat et l'éducation à la santé sont quelques postulats relatifs à l'intervention infirmière en santé communautaire.

Questions de révision

12-1. Une personne apprend qu'elle devra subir un traitement de chimiothérapie pour traiter un cancer. Si elle applique le concept d'holisme, l'infirmière va :
a) proposer à la personne de venir chez elle pour lui prodiguer les soins physiques nécessaires.
b) communiquer avec le conseiller spirituel de la personne.
c) demander à la personne en quoi, d'après elle, ce traitement aura une incidence sur d'autres aspects de sa vie.
d) donner de l'information à la personne pour qu'elle puisse se joindre à un groupe de soutien si elle le souhaite.

12-2. Un père se prépare à partir travailler le matin, mais son fils de trois ans commence à pleurer et à crier. Son père le prend dans ses bras et retarde son départ. Quel aspect d'un système le comportement de l'enfant illustre-t-il essentiellement ?
a) Stimulus.
b) Centre de régulation.
c) Résultat.
d) Rétroaction.

12-3. Une personne s'affaire à remplir un formulaire sur les antécédents médicaux de sa famille. Elle décrit sa famille comme se composant de « deux colocataires du collège, un chien et un chat ». L'infirmière lui conseille :
a) d'indiquer tous les renseignements sur les parents biologiques, les animaux et les colocataires qui pourraient avoir un effet sur sa santé.
b) d'indiquer uniquement l'information sur les maladies génétiques ou héréditaires et environnementales des parents biologiques.
c) de ne rien indiquer puisqu'elle ne vit pas avec ses parents biologiques.
d) de faire preuve de jugement pour répondre à cette question puisque l'examen physique est plus important que les antécédents.

12-4. Une personne est très inquiète de ce qui arrivera à son entreprise pendant son hospitalisation. Elle passe le plus clair de son temps au téléphone et avec ses collègues au lieu de se reposer. Dans ce cas, l'infirmière reconnaît que :
a) il est impossible de répondre à ce besoin plus élevé à moins que les besoins physiologiques inférieurs ne soient satisfaits.
b) les besoins physiologiques inférieurs sont différés pour répondre à des besoins plus élevés.
c) les besoins plus élevés ont préséance ; il n'est plus nécessaire de répondre aux besoins inférieurs.
d) quelqu'un d'autre doit satisfaire les besoins plus élevés de la personne pour que celle-ci puisse répondre à ses besoins inférieurs.

12-5. Une communauté a subi une tempête de verglas, causant une interruption d'électricité importante qui oblige les gens à utiliser des moyens de fortune pour subvenir à leurs besoins, principalement celui du chauffage de la maison, ou encore à quitter leur foyer temporairement vers un lieu sécuritaire aménagé spécialement pour les mettre à l'abri. L'infirmière en santé communautaire et l'infirmière en soins à domicile ont toutes deux un rôle à jouer. L'infirmière en soins à domicile devrait :
a) assurer un approvisionnement en eau potable.
b) surveiller la présence de maladies transmissibles.
c) mettre sur pied des systèmes de communication et d'entraide.
d) évaluer et traiter les blessures des personnes.

Voir l'appendice B : Réponses aux questions de révision.

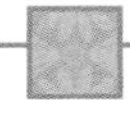

BIBLIOGRAPHIE

En anglais

Allender, J. A., & Spradley, B. W. (2000). *Community health nursing : Concepts and practice* (5th ed.). Philadelphia : Lippincott Williams & Wilkins.

Anderson, E. T., & McFarlane, J. (2000). *Community as partner : Theory and practice in nursing* (3rd ed.). Philadelphia : Lippincott Williams & Wilkins.

Cannon, W. B. (1939). *The wisdom of the body* (2nd ed.). New York : Norton.

Cashman, S. B., Bushnell, F. K. L., & Fulmer, H. S. (2001). Community-oriented primary care : A model for public health nursing. *Journal of Health Politics, Policy, and Law, 26,* 617–634.

Denham, S. A. (1999). Part I : The definition and practice of family health. *Journal of Family Nursing, 5,* 133–159.

Doornbos, M. M. (2000). King's systems framework and family health : The derivation and testing of a theory. *Journal of Theory Construction and Testing, 4,* 20–26.

Erikson, E. (1963). *Childhood and society* (2nd ed.). New York : Norton.

Eshleman, J., & Davidhizar, R. (2000). Community assessment : An RN-BSN partnership with community. *Association of Black Nursing Faculty Journal, 11*(2), 28–31.

Gibson, C. H. (1991). A concept analysis of empowerment. *Journal of Advanced Nursing, 16,* 354-361.

Hawley Mc Whirter, E. (1991). Empowerment in counseling. *Journal of Counseling & Development, 69,* 222-227.

Johnson, D. E. (1980). The behavioral system model for nursing. In J. P. Riehl & C. Roy (Eds.), *Conceptual models for nursing practice* (2nd ed., pp. 207–216). New York : Appleton-Century-Crofts.

Johnson, M., Maas, M., & Moorhead, S. (Eds.). (2000). *Nursing outcomes classification (NOC)* (2nd ed.). St. Louis, MO : Mosby.

Kalish, R. A. (1983). *The psychology of human behavior* (5th ed.). Monterey, CA : Brooks/Cole.

Labonté, R. (1994). Health promotion and empowerment : Reflections on professional practice ». *Health Education Quarterly, 21*(2), 253-268.

Maslow, A. H. (1970). *Motivation and personality* (2nd ed.). New York : Harper & Row.

Maslow, A. H. (1998). *Toward a psychology of being* (3rd ed.). New York : John Wiley & Sons.

McCloskey, J. C., & Bulechek, G. B. (Eds.). (2000). *Nursing interventions classification (NIC)* (3rd ed.). St. Louis, MO : Mosby.

NANDA International. (2003). *NANDA nursing diagnoses : Definitions and classification 2003–2004.* Philadelphia : Author.

Pittman, K. P., Wold, J. L., Wilson, A. H., Huff, C., & Williams, S. (2000). Community connections : Promoting family health. *Family and Community Health, 23,* 72–78.

Plescia, M., Koontz, S., & Laurent, S. (2001). Community assessment in a vertically integrated health care system. *American Journal of Public Health, 91,* 811–814.

Simmons, T., & O'Neill, G. (2001). *Households and families : 2000.* U.S. Census Bureau, U.S. Department of Commerce, Economics, and Statistics Administration. Retrieved February 19, 2003, from http ://www.census. gov/prod/ 2001pubs/c2kbr01-8.pdf

Stanhope, M., & Lancaster, J. (1999). *Community and public health nursing* (5th ed.). St. Louis, MO : Mosby.

Stanhope, M., & Lancaster, J. (2001). *Foundations of community health nursing : Community-oriented practice.* Philadelphia : Lippincott Williams and Wilkins.

Syme, S. L. (1986). Strategies for health promotion. *Preventive Medicine, 15,* 492-507.

von Bertalanffy, L. (1969). *General system theory.* New York : George Braziller.

Wallerstein, N., & Bernstein, E. (1988). Empowerment education : Freire's ideas adapted to health education. *Health Education Quarterly, 15*(4).

Weeks, S. K., O'Connor, P. C., & Enterlante, T. M. (2000). Family health and functional outcomes in rehabilitation. *Rehabilitation Nursing, 25,* 220–230.

Williams, R. L., & Yanoshik, K. (2001). Can you do a community assessment without talking to the community ? *Journal of Community Health, 26,* 233–247.

En français

Carpenito, L. J. (2003). *Manuel de diagnostics infirmiers*, traduction de la 9e édition, Saint-Laurent : Éditions du Renouveau Pédagogique.

Chamberland, L. (2003). Le regroupement interorganisme pour une politique familiale au Québec, *Pensons famille, 14*(72), mai.

Comité de la politique de la santé mentale. (1987). *Pour un partenariat élargi, projet de politique de santé mentale pour le Québec,* Gaston P. Harnois (dir.), Québec.

Conseil du statut de la femme. (1996). *Partenariat état/communautaire. Les groupes de femmes y gagnent-ils au change ?* (Maude Rochette), Québec : le Conseil.

Epp, J. (1986). *Charte d'Ottawa pour la promotion de la santé.* Adoptée lors de la première conférence internationale sur la promotion de la santé. Ottawa.

Gouvernement du Québec. (1963). *Rapport du comité d'étude sur l'assistance publique. Rapport Boucher*, Québec : Conseil exécutif.

Johnson, M. et Maas, M. (dir.). (1999). *Classification des résultats de soins infirmiers CRSI/NOC,* Paris : Masson.

Le bulletin du réseau québécois de Villes et Villages en santé. (2004). *12*(1), printemps.

McCloskey, J. C. et Bulechek, G. M. (dir.). (2000). *Classification des interventions de soins infirmiers CISI/NIC,* 2e éd., Paris : Masson.

Ministère de la Santé et des Services sociaux. (1997). *Fichier grossesse,* Québec.

NANDA International. (2004). *Diagnostics infirmiers : Définitions et classifications 2003-2004,* Paris : Masson.

Panet-Raymond, J. et Bourque, D. (1991). *Partenariat ou pater-nariat ?* Collaboration entre établissements publics et organismes communautaires œuvrant auprès des personnes âgées à domicile. Université de Montréal, Groupe de recherche en développement communautaire.

Partenariat multidisciplinaire et multisectoriel de recherche sociale. (2002). *Familles en mouvance et dynamiques intergénérationnelles*, Montréal : le Partenariat.

Statistique Canada. (1995). *Portrait statistique des femmes au Canada,* 3e éd., Ottawa : ministre de l'Industrie.

Statistique Canada. (2001). *Le recensement. La situation au Québec*, Gouvernement du Canada.

Statistique Canada. (2003). *La violence familiale au Canada : un profil statistique,* Centre Canadien de la statistique juridique.

Tortora, G. J. et Grabowski, S. R. (2001). *Principes d'anatomie et de physiologie,* Saint-Laurent : Éditions du Renouveau Pédagogique.

Wright, L. M. et Leahey, M. (2001). *L'infirmière et la famille. Guide d'évaluation et d'intervention,* 2e éd., Saint-Laurent : Éditions du Renouveau Pédagogique.

OBJECTIFS D'APPRENTISSAGE

Après avoir étudié ce chapitre, vous pourrez :

- Nommer les trois groupes qui forment la population autochtone au Canada.
- Expliquer comment le profil démographique du Canada s'est transformé au fil des années.
- Nommer les principaux groupes ethniques vivant actuellement au Québec.
- Définir le concept de culture.
- Distinguer les concepts suivants : sensibilité culturelle, conscience culturelle et compétence culturelle.
- Discuter des quatre responsabilités des infirmières qui travaillent auprès des immigrants.
- Nommer et expliquer 10 concepts différents associés aux soins transculturels.
- Caractériser les quatre fondements du modèle de la cohérence de l'héritage culturel : culture, ethnicité, religion et socialisation.
- Distinguer les trois sources du savoir populaire.
- Donner des exemples permettant de mieux comprendre différents systèmes de croyances.
- Nommer les principaux éléments qui constituent la collecte des données interculturelles.
- Distinguer les facteurs relevant de la communication avec des personnes et des collègues issus d'horizons culturels différents.
- Expliquer brièvement les différents éléments du modèle Sunrise de Leininger (2002).
- Préciser les principaux éléments que devrait inclure une démarche d'évaluation de l'héritage culturel.
- Préciser cinq moyens dont dispose l'infirmière pour manifester sa sensibilité culturelle à la personne qu'elle soigne.

Culture et ethnicité

Adaptation française :
Michèle Côté, inf., Ph.D.
Professeure, Département des sciences infirmières
Directrice, Comité de programmes de premier cycle en sciences infirmières
Université du Québec à Trois-Rivières

Alors qu'il y a une trentaine d'années la population canadienne, et plus encore la population québécoise, était essentiellement composée de francophones et d'anglophones de race blanche, nous assistons actuellement à une transformation radicale de l'image de la société. En effet, la population rassemble de plus en plus d'ethnies différentes, parlant des langues variées et provenant de régions géographiques multiples. De fait, de nombreux groupes culturels vivent aujourd'hui en Amérique du Nord. Ainsi, en 1996, les immigrants de l'Amérique centrale et de l'Amérique du Sud, de l'Asie et du Moyen-Orient, des Caraïbes et de l'Afrique constituaient 42 % de la population de la ville de Toronto (AIIC, 2000). Le Québec n'échappe pas à cette tendance, et Montréal compte parmi sa population un grand nombre d'immigrants originaires de l'Asie et d'Haïti. Par ailleurs, il n'est plus rare que les infirmières doivent adapter leurs pratiques afin de répondre aux besoins des personnes qu'elles soignent. Par exemple, elles ont à composer avec la réalité de familles musulmanes désireuses d'organiser des rituels particuliers pour les funérailles d'un des leurs. Il en est de

MOTS CLÉS

même pour certaines familles autochtones qui souhaitent recourir à des pratiques traditionnelles pour guérir un de leurs membres.

Dans ce contexte, l'infirmière se doit d'être sensibilisée aux différentes significations culturelles – et subjectives – des notions de santé, de maladie, de soins et de pratiques de guérison. Elle doit s'initier à la diversité culturelle et acquérir des connaissances, des compétences et des aptitudes culturelles qui lui permettent de prodiguer des soins aux personnes, aux familles et aux groupes, peu importe leur diversité. Grâce, par exemple, à son ouverture, à sa sensibilité, à sa connaissance des pratiques et des valeurs culturelles, l'infirmière sera en mesure de prodiguer des soins qui tiendront compte des aspects culturels et d'intégrer des pratiques culturelles à la promotion de la santé (AIIC, 2000). De nos jours, il est donc indispensable que l'infirmière, le personnel infirmier et les autres professionnels de la santé adoptent une perspective transculturelle des soins afin de prodiguer un service de qualité à l'ensemble de la population.

Culture canadienne

La population canadienne se caractérise notamment par sa très grande diversité, qu'il s'agisse d'origines ethniques, de langues et de ressources : on s'en rend bien compte quand on se déplace d'est en ouest et du sud au nord. On pourrait aborder la culture canadienne sous plusieurs angles ; toutefois, dans la première partie de ce chapitre, il sera uniquement question des aspects suivants : peuples autochtones ; profil démographique du Canada ; principales phases de l'immigration et diversité ethnique ; politique multiculturelle.

Peuples autochtones

Les peuples autochtones ont été les premiers à vivre sur le sol canadien. Ils comprennent les Indiens d'Amérique du Nord, les Métis et les Inuits. La population autochtone n'est pas homogène ; elle est très diversifiée sur le plan ethnique et s'est toujours considérée comme constituée de peuples distincts. À l'origine, des tribus restreintes d'« Indiens », maintenant connues sous le nom de « peuples des Premières Nations », ont quitté l'Asie et traversé la mer de Béring pour venir s'établir sur le continent américain. À l'arrivée des premiers colons français au Canada, il y avait environ 200 000 autochtones, mais ce nombre a considérablement baissé au cours des XVIIIe et XIXe siècles, surtout en raison des affections apportées par les Européens. Au cours de la deuxième moitié du XXe siècle, les populations autochtones ont connu un nouvel essor par suite de la diminution du taux de mortalité infantile et juvénile. En 2001, 976 305 personnes faisaient partie d'au moins un des trois groupes autochtones, ce qui représente une augmentation de 22 % par rapport à 1996. À titre de comparaison, la population du Canada s'est accrue de seulement 3,4 %, selon le recensement de 2001 (Statistique Canada, 2003a). Il faut noter également que 33 % des autochtones ont 14 ans et moins, comparativement à 19 % pour les non-autochtones. On constate donc que les peuples autochtones représentent une population jeune et en croissance (voir le tableau 13-1).

Profil démographique

Le profil démographique du Canada repose sur une description statistique et une analyse de sa population (par exemple, le nombre d'habitants du pays ou d'une région, le nombre de personnes qui parlent les deux langues officielles). Il ressort du recensement effectué en 2001 par Statistique Canada que :

- La population a doublé au cours des cinquante dernières années : en 2001, le Canada comptait 30 007 094 résidants, comparativement à un peu plus de 14 millions en 1951.
- La population a enregistré un taux de croissance de 4 % au cours des cinq dernières années du XXe siècle en raison de l'immigration.

TABLEAU 13-1

Peuples autochtones du Canada et des provinces : un profil démographique (recensement de 2001)

Région	Population totale	Populations autochtones			
		Indiens d'Amérique du Nord[1, 2]	Métis[1]	Inuits[1]	Total de la population autochtone[3]
Canada	29 639 030	608 850	292 310	45 070[4]	976 305
Terre-Neuve et Labrador	508 075	7 040	5 480	4 555	18 780
Île-du-Prince-Édouard	133 385	1 035	220		1 345
Nouvelle-Écosse	897 565	12 920	3 135		17 015
Nouveau-Brunswick	719 715	11 490	4 290		16 990
Québec	7 125 575	51 125	15 855	9 535	79 400
Ontario	11 285 545	131 560	48 345	1 380	188 315
Manitoba	1 103 700	90 345	56 795		150 040
Saskatchewan	963 150	83 745	43 695		130 190
Alberta	2 941 150	84 990	66 055		156 220
Colombie-Britannique	3 868 870	118 295	44 265		170 025
Territoire du Yukon	28 520	5 600	535		6 540
Territoires du Nord-Ouest	37 100	10 615	3 580	3 905	18 725
Nunavut	26 665	95	55	22 560	22 720

DÉFINITIONS

Population autochtone : Il y a plusieurs façons de définir la population autochtone. Les données présentées dans ce tableau concernent les autochtones qui ont déclaré faire partie d'un ou de plusieurs groupes autochtones (Indiens d'Amérique du Nord, Métis ou Inuits). Figurent aussi dans ce tableau les autochtones qui ont déclaré ne pas faire partie d'un groupe autochtone, mais appartenir à l'un des groupes suivants : Indiens de plein droit ou Indiens visés par un traité, membres d'une bande ou d'une Première Nation. Le recensement de 2001 fournit également des renseignements sur les autochtones ayant déclaré une ascendance ethnique autochtone.

Population d'Indiens d'Amérique du Nord : Il s'agit des personnes qui se disent Indiens d'Amérique du Nord, qui ont indiqué leur appartenance à une bande ou à une Première Nation, ou qui ont déclaré être des Indiens visés par un traité ou des Indiens de plein droit en vertu de la *Loi sur les Indiens du Canada*.

NOTES

1. Ces chiffres comprennent les personnes d'origine mixte.
2. Il faut tenir compte du fait que, selon la région géographique considérée, le décompte des Indiens d'Amérique du Nord peut varier par suite du dénombrement partiel de 77 réserves et peuplements indiens au cours des recensements de 1996 et 2001.
3. Le nombre total d'Indiens d'Amérique du Nord, de Métis et d'Inuits est supérieur au total de la population autochtone, car certaines personnes ont indiqué qu'elles appartenaient à plus d'un groupe.
4. Dans les autres provinces et territoires : 3 145.

REMARQUE : Statistique Canada procède à un arrondissement aléatoire des données (chiffres et pourcentages) en multiples de 5 ou de 10, ce qui explique les différences qui peuvent exister entre un total donné et la somme de ses parties.

Source : Adapté de la publication de Statistique Canada *Peuples autochtones du Canada : un profil démographique, Recensement 2001*, série *Analyses*, recensement de 2001, numéro au catalogue 96F0030, le 21 janvier 2003, (page consultée le 2 mars 2005), [en ligne], <www.12.statcan.ca/ francais/census01/Products/Analytic/companion/abor/pdf/96F0030XIF2001007.pdf>.

- Pour la première fois depuis la Seconde Guerre mondiale, l'apport migratoire a dépassé le taux de croissance naturelle de la population. En 2001, environ 1,8 million de personnes vivant au Canada y avaient émigré au cours des 10 années précédentes, soit entre 1991 et 2001 (Statistique Canada, 2003b).
- La population canadienne vieillit : la moyenne d'âge a atteint le niveau record de 37,6 ans en 2001, alors qu'elle était de 35,3 ans en 1996.
- La population active du Canada est plus âgée que celle de la plupart des pays industrialisés : dans le groupe des travailleurs âgés de 20 à 64 ans, l'âge moyen est de 41,2 ans.
- Après l'anglais et le français, le chinois est la langue la plus couramment parlée à la maison.

Principales phases de l'immigration et diversité ethnique

Le peuplement du Canada s'est fait au rythme d'immigrations successives. On a de bonnes raisons de croire que les premiers arrivants sont les ancêtres des peuples des Premières Nations, qui auraient migré vers l'Amérique à partir de l'Asie du Nord-Est. Les peuples Athapascan et les ancêtres des Inuits les ont probablement suivis. Ces groupes étaient aussi distincts du point de vue de la langue, de la culture et de l'ethnie que le sont les immigrants canadiens plus récents.

Entre 1608 et 1759, les Français sont les premiers colons à arriver en terre canadienne. Ils s'établissent principalement au Québec, au Nouveau-Brunswick et en Nouvelle-Écosse. Ils se déplacent également vers l'Ouest et forment des colonies en

Ontario, dans les Prairies et en Colombie-Britannique. À partir des années 1780, le Canada reçoit des anglophones en provenance de Grande-Bretagne, ainsi que des immigrants originaires d'autres pays européens. En 1891, les 4,8 millions d'habitants du Canada sont inégalement répartis. La majorité des personnes habitent l'Ontario, le Québec et les Maritimes. À partir de 1896, l'achèvement du réseau ferroviaire transcontinental facilite le déplacement des colons vers l'Ouest.

Le XXe siècle est marqué par trois grandes vagues d'immigration qui contribuent à façonner la mosaïque de la population canadienne actuelle. La première vague se déroule entre 1901 et 1912, avec l'arrivée de près de trois millions de personnes, principalement originaires de Grande-Bretagne et d'autres pays européens. En 1911, les immigrants représentent 22 % de la population, comparativement à 13 % en 1901. En revanche, il entre au Canada seulement 1,2 million d'immigrants durant la période 1919-1921. Cette baisse de l'immigration tient aux mesures plus restrictives imposées par le gouvernement canadien à certains groupes d'immigrants ainsi qu'à l'état de délabrement de l'Europe récemment ravagée par la guerre. La deuxième vague d'immigration survient après la Seconde Guerre mondiale. Plus de un million d'immigrants arrivent au Canada entre 1946 et 1955, principalement de la Grande-Bretagne et d'autres pays européens. La troisième et dernière vague commence en 1977 et se poursuit encore aujourd'hui. Entre 1991 et 2001, le Canada reçoit plus de un million d'immigrants, dont un grand nombre arrive d'Asie. De nos jours, le Canada accueille, proportionnellement à sa population, environ deux fois plus d'immigrants que les États-Unis et quatre fois plus que le Royaume-Uni. Par conséquent, on estime aujourd'hui qu'environ 20 % des Canadiens sont nés à l'étranger, comparativement à moins de 10 % aux États-Unis (Statistique Canada, 2003b). L'Australie est le seul pays à rivaliser avec le Canada quant à la proportion d'immigrants de première génération. Parmi les immigrants arrivés au Canada durant les années 1990, 58 % sont nés en Asie (y compris le Moyen-Orient), 20 % en Europe, 11 % dans les Antilles, en Amérique centrale et en Amérique du Sud, 8 % en Afrique et 3 % aux États-Unis. Par ailleurs, d'après le recensement de 2001, près des trois quarts (73 %) des immigrants vivent dans les grandes villes de Toronto, de Montréal et de Vancouver (Statistique Canada, 2003b). Le tableau 13-2 propose une vue d'ensemble des pays d'origine des immigrants au Canada ; le tableau 13-3 dresse la liste des 10 pays de naissance qui ont fourni le plus d'immigrants entre 1999 et 2001.

Politique multiculturelle

La politique canadienne du multiculturalisme est entrée en vigueur en 1971 ; elle a servi d'orientation au gouvernement fédéral et constitue la toile de fond du discours sur la construction de la société canadienne. Adoptée en 1988, la *Loi sur le multiculturalisme canadien* sanctionne le statut juridique du multiculturalisme et reconnaît son importance pour le Canada. Le multiculturalisme favorise la tolérance et la diversité et, par conséquent, cette politique s'oppose à celle de l'assimilation, c'est-à-dire à la disparition des caractéristiques culturelles d'un groupe particulier qui se fond dans la culture dominante. On a parlé de « mosaïque culturelle » ou de « société pluriethnique » pour désigner le Canada en raison de la façon dont le pays intègre ses immigrants. Ce processus d'intégration est à l'opposé de la notion de creuset mise de l'avant par les États-Unis, où les immigrants sont assimilés par la culture dominante. La politique du multiculturalisme soulève cependant des problèmes pour certains Canadiens qui craignent de perdre leur identité culturelle.

TABLEAU 13-2

Lieu de naissance selon la période d'immigration (recensement de 2001)

	Période d'immigration									
	Avant 1961		De 1961 à 1970		De 1971 à 1980		De 1981 à 1990		De 1991 à 2001[1]	
	Nombre	%	Nombre	%	Nombre	%	Nombre	%	Nombre	%
Nombre total d'immigrants	894 465	100	745 565	100	936 275	100	1 041 495	100	1 830 680	100
États-Unis	34 805	3,9	46 880	6,3	62 835	6,7	41 965	4,0	51 440	2,8
Europe	809 330	90,5	515 675	69,2	338 520	36,2	266 185	25,6	357 845	19,5
Asie	28 850	3,2	90 420	12,1	311 960	33,3	491 720	47,2	1 066 230	58,2
Afrique	4 635	0,5	23 830	3,2	54 655	5,8	59 715	5,7	139 770	7,6
Caraïbes, Amérique centrale et Amérique du Sud	12 895	1,4	59 895	8,0	154 395	16,5	171 495	16,5	200 010	10,9
Océanie et autres pays	3 950	0,4	8 865	1,2	13 910	1,5	10 415	1,0	15 385	0,8

1. Comprend les données jusqu'au 15 mai 2001.

REMARQUE : Statistique Canada procède à un arrondissement aléatoire des données (chiffres et pourcentages) en multiples de 5 ou de 10, ce qui explique les différences qui peuvent exister entre un total donné et la somme de ses parties.

Source : Adapté de la publication de Statistique Canada *Portrait ethnoculturel du Canada : une mosaïque en évolution, Recensement 2001,* série *Analyses,* recensement de 2001, numéro au catalogue 96F0030, le 21 janvier 2003, page 43, (page consultée le 2 mars 2005), [en ligne], <www.12.statcan.ca/francais/census01/products/analytic/companion/etoimm/pdf/96F0030XIF2001008.pdf>.

TABLEAU 13-3

Les 10 pays de naissance en tête de liste (recensement de 2001)

	Immigré entre 1991 et 2001	
	Nombre	**%**
Nombre total d'immigrants	1 830 680	100
République populaire de Chine	197 360	10,8
Inde	156 120	8,5
Philippines	122 010	6,7
Hong Kong (Région administrative spéciale)	118 385	6,5
Sri Lanka	62 590	3,4
Pakistan	57 990	3,2
Taiwan	53 755	2,9
États-Unis	51 440	2,8
Iran	47 080	2,6
Pologne	43 370	2,4

REMARQUE : Statistique Canada procède à un arrondissement aléatoire des données (chiffres et pourcentages) en multiples de 5 ou de 10, ce qui explique les différences qui peuvent exister entre un total donné et la somme de ses parties.

Source : Adapté de la publication de Statistique Canada *Portrait ethnoculturel du Canada : une mosaïque en évolution, Recensement 2001*, série *Analyses*, recensement de 2001, numéro au catalogue 96F0030, le 21 janvier 2003, page 43, (page consultée le 2 mars 2005), [en ligne], <www.12.statcan.ca/francais/census01/products/analytic/companion/etoimm/pdf/96F0030XIF2001008.pdf>.

Portrait de la population québécoise

Terre d'asile pour de nombreux immigrants, le Québec s'est modifié au gré de l'arrivée de différents groupes ethniques. Les premiers arrivants sont les colons français. Ils sont considérés comme des immigrants colonisateurs, car ils s'installent sur les terres des Amérindiens et des Inuits (Lacourse, 2002). Par la suite, les immigrants sont les Anglo-Saxons (Anglais, Irlandais et Écossais), ainsi que les Américains. Les différentes lois promulguées par le gouvernement du Québec relativement à l'immigration favorisent ou, au contraire, restreignent l'établissement des personnes nées à l'étranger. Au cours du XXe siècle, les immigrants proviennent principalement du bassin méditerranéen : Grèce, Italie du Sud, Portugal, Espagne, tandis que d'autres arrivent de l'Europe de l'Est, de la France et des États-Unis (Lacourse, 2002). À partir des années 1970, le Québec accueille des immigrants originaires principalement d'Asie, des Antilles, d'Amérique centrale, d'Amérique du Sud et d'Afrique. Le tableau 13-4 brosse le portrait de la population immigrante selon le recensement de 2001. On constate que 10 % de la population est considérée comme immigrante. De plus, on note des changements dans les pays d'origine des personnes immigrantes. À l'heure actuelle, les 10 principaux pays d'où proviennent les immigrants sont, dans l'ordre : Italie, France, Haïti, Liban, États-Unis, Chine, Vietnam, Portugal, Grèce et Maroc. L'arrivée de ces différents groupes d'immigrants contribue à transformer non seulement le portrait de la province auparavant peuplée de personnes blanches, francophones et catholiques, mais également les valeurs de la majorité de la population.

Concepts associés aux soins transculturels

Avant d'examiner plus avant en quoi consistent les soins infirmiers transculturels, il s'avère nécessaire de définir plusieurs concepts propres à ce domaine : culture (y compris sensibilité culturelle, conscience culturelle et compétence culturelle), sous-culture, diversité culturelle, groupe ethnique et ethnicité, ethnocentrisme, ethnicité biculturelle, acculturation, assimilation, choc culturel, race, stéréotypage, préjugé et discrimination.

Culture

Il existe plusieurs définitions de la **culture**, mais un certain nombre d'entre elles en omettent des aspects fondamentaux ou sont trop générales pour revêtir une quelconque signification. On définit habituellement la culture comme la combinaison de différentes caractéristiques abstraites, telles que les valeurs, les croyances, les attitudes et les coutumes, qu'un groupe de personnes partagent et se transmettent de génération en génération. Voici quelques exemples de définitions de cette notion difficile à cerner :

- La culture correspond aux pensées, aux communications, aux actions, aux croyances, aux valeurs et aux institutions de groupes raciaux, ethniques, religieux ou sociaux (OMS, 2001, p. 4).
- La culture est la somme des caractéristiques sociales héritées d'un groupe humain, comprenant tout ce qu'une génération peut dire, communiquer ou transmettre à la suivante.
- La culture est le bagage que chacun de nous porte toute sa vie. Ce bagage culturel représente la somme des croyances, des pratiques, des habitudes, des goûts et des dédains, des normes, des coutumes, des rituels, etc., que nous recevons de notre famille et que nous léguons à nos enfants (Spector, 2000, p. 78).
- La culture est un « système de métacommunication », dans lequel non seulement les mots ont un sens, mais tout le reste aussi (Matsumoto et Matsumoto, 1989, p. 14).

La culture est un phénomène universel, mais il n'existe pas deux cultures identiques. Deux concepts importants définissent les différences et les similitudes entre personnes de cultures différentes. L'**universalité culturelle** désigne les points communs, liés aux valeurs, aux normes de comportement et aux modes de vie, que partagent différentes cultures. De leur côté, les **particularités culturelles** désignent les valeurs, les croyances et les comportements qui semblent relever d'une culture donnée. Ainsi, dans la plupart des cultures, des rituels marquent le passage de l'enfance à l'âge adulte (universalité) ; toutefois, les différents groupes culturels célèbrent différemment cet événement important de la vie (particularité).

Les anthropologues font la distinction entre la culture non matérielle et la culture matérielle. La **culture non matérielle** regroupe l'ensemble des valeurs, des croyances, des normes et

TABLEAU 13-4

Portrait de la population immigrée au Québec en 2001

Caractéristiques	Femmes		Hommes		Total	
Population totale	3 633 890		3 491 685		7 125 580	
Population immigrée	358 675		348 290		706 965	
Part de la population immigrée	9,9 %		10,0 %		9,9 %	
	Nombre	**%**	**Nombre**	**%**	**Nombre**	**%**
Population immigrée totale						
Continent ou région de naissance						
Amérique (Amérique du Nord, Amérique centrale, Caraïbes et Bermudes, Amérique du Sud)	82 635	23,0	66 450	19,1	149 085	21,1
Europe (Europe occidentale, Europe orientale, Europe septentrionale, Europe méridionale)	141 870	39,6	142 875	41,0	284 745	40,3
Afrique (Afrique occidentale, Afrique orientale, Afrique du Nord, Afrique centrale, Afrique méridionale)	37 410	10,4	43 855	12,6	81 265	11,5
Asie (Asie occidentale et centrale , Moyen-Orient, Asie orientale, Asie du Sud-Est, Asie méridionale)	96 000	26,8	94 420	27,1	190 420	26,9
Océanie et autres lieux de naissance	755	0,2	700	0,2	1 455	0,2
Total	358 675	100,0	348 290	100,0	706 965	100,0
Dix principaux pays de naissance						
1. Italie	33 465	9,3	35 985	10,3	69 450	9,8
2. France	23 790	6,6	26 355	7,6	50 140	7,1
3. Haïti	27 330	7,6	20 520	5,9	47 845	6,8
4. Liban	13 165	3,7	15 600	4,5	28 765	4,1
5. États-Unis	13 915	3,9	11 345	3,3	25 255	3,6
6. Chine	14 295	4,0	10 105	2,9	24 405	3,5
7. Vietnam	11 525	3,2	11 370	3,3	22 895	3,2
8. Portugal	11 465	3,2	11 055	3,2	22 525	3,2
9. Grèce	11 010	3,1	11 475	3,3	22 485	3,2
10. Maroc	9 520	2,7	10 665	3,1	20 185	2,9
Total des dix principaux pays	169 480	47,3	164 475	47,2	333 950	47,2
Autres pays	189 195	52,7	183 815	52,8	373 015	52,8
Total	358 675	100,0	348 290	100,0	706 965	100,0

REMARQUE : Statistique Canada procède à un arrondissement aléatoire des données (chiffres et pourcentages) en multiples de 5 ou de 10, ce qui explique les différences qui peuvent exister entre un total donné et la somme de ses parties.

Source : Adapté de *Portraits statistiques de la population immigrée recensée en 2001 : Québec, régions métropolitaines de recensement et régions administratives, Recensement de 2001 : données ethnoculturelles*, (p. 15), du Ministère des Relations avec les citoyens et de l'Immigration (MRCI), 2004, Québec : Gouvernement du Québec, Direction de la population et de la recherche du MRCI, (page consultée le 3 mars 2005), [en ligne], <www.mrci.gouv.qc.ca/publications/pdf/Stat_pop_immigree_2001.pdf>. Données provenant de Statistique Canada, recensement de 2001, compilations spéciales du MRCI. Reproduction autorisée par les Publications du Québec.

des comportements propres à un groupe particulier (Leininger, 1988, p. 158). La culture non matérielle peut aussi désigner des modes de vie, une façon de voir et de communiquer qui donne à une personne une manière d'être avec les autres (RNANS, 1995). La **culture matérielle** désigne les objets (par exemple, vêtements, objets d'art, objets rituels, ustensiles de cuisine) et la manière de s'en servir.

On utilise souvent indifféremment les termes *culture*, *diversité*, *ethnicité* et *race*, mais ils ne sont pas synonymes. En effet, les membres d'un groupe ethnique ne partagent pas forcément les mêmes caractéristiques culturelles. La vision du monde d'un groupe a une incidence sur sa culture en matière de santé. Autrement dit, cette représentation influe sur les valeurs des membres de ce groupe, sur leurs croyances et sur leurs habitudes en promotion de la santé, en prévention de la maladie et en matière de traitement des affections ; elle influe également sur leurs attentes relatives à la relation qui s'établit entre la personne et l'infirmière. Par ailleurs, les membres d'un groupe ethnique peuvent avoir peu de choses en commun dans leur style de vie, leurs croyances et leurs valeurs. Ainsi, une personne dont la famille est originaire des Indes orientales peut aussi bien être un Canadien de troisième génération ne parlant pas un seul mot d'hindi, un avocat de New Delhi fraîchement arrivé ou, encore, le réfugié d'un petit village des montagnes du Nord de l'Inde. Il est donc important de ne pas étiqueter les gens selon leur origine ethnique. Le statut socioéconomique, la durée du séjour au Québec, le niveau d'éducation, l'âge, le sexe et le pays d'origine sont autant de facteurs qui influent sur la perception de la santé et sur les comportements qui y sont associés. Cependant, certaines caractéristiques biologiques acquises génétiquement peuvent se répercuter sur la santé. Ces différences concernent notamment la pigmentation de la peau, la stature corporelle, la structure du visage et le métabolisme.

Il est important que l'infirmière se familiarise avec les croyances culturelles et ethniques de chaque personne avec qui elle entre en relation thérapeutique et qu'elle connaisse ses habitudes en matière de soins de santé. En Amérique du Nord, le système de santé repose sur des principes biomédicaux occidentaux, en vertu desquels on cherche à établir un diagnostic efficace et à traiter l'affection ; or, le membre d'une communauté ethnique peut percevoir les professionnels de la santé rattachés à la culture dominante comme une menace, compte tenu de ses propres façons traditionnelles d'aborder les questions de santé. Ainsi, il se pourrait qu'un homme âgé d'origine asiatique doute de la compétence d'une jeune infirmière et qu'il la pense incapable de prodiguer des soins en raison de la différence de statut entre la soignante et le soigné. La langue peut aussi constituer une barrière à l'efficacité des soins infirmiers. En effet, les immigrants issus de minorités ethniques ne savent pas toujours lire et écrire en français ou en anglais. Ils risquent donc de mal interpréter ou de ne pas comprendre les instructions écrites remises par l'infirmière.

SENSIBILITÉ CULTURELLE

La **sensibilité culturelle** se définit comme la reconnaissance et le respect des comportements culturels de l'autre, dans le but de comprendre son point de vue.

CONSCIENCE CULTURELLE

La **conscience culturelle** est la reconnaissance consciente et informée des différences et des similarités entre différents groupes culturels ou ethniques. Les connaissances nécessaires à ce processus ne reposent pas uniquement sur des mythes ou des stéréotypes.

COMPÉTENCE CULTURELLE

La **compétence culturelle** consiste à « connaître, utiliser et reconnaître la culture de l'autre pour résoudre un problème » (DeSantis et Lowe, 1992, p. 1).

Sous-culture

Les grands groupes culturels se divisent souvent en sous-groupes ou en sous-systèmes. Une **sous-culture** se compose habituellement de personnes pourvues d'une identité distincte, tout en appartenant à un groupe culturel plus grand. Les membres d'un sous-groupe culturel partagent généralement des attributs aussi divers que l'origine ethnique, la profession ou les caractéristiques physiques d'un groupe culturel plus vaste. Ainsi, les regroupements professionnels (par exemple, le corps infirmier) ou les mouvements sociaux (par exemple, les féministes) sont des sous-groupes culturels. Il en est de même des groupes ethniques, comme les Métis, issus du métissage d'individus européens et de membres des Premières Nations.

Diversité culturelle

La notion de **diversité culturelle** recouvre « le fait d'être différent ou l'état correspondant à cette différence » (Steinmetz et Braham, 1993, p. 131). De nombreux facteurs expliquent les différences : race, sexe, orientation sexuelle, culture, ethnicité, statut socioéconomique, niveau d'éducation, appartenance religieuse, etc. La diversité se constate donc non seulement entre deux groupes culturels, mais aussi entre les membres d'un même groupe culturel.

Groupe ethnique et ethnicité

L'**ethnie** correspond à un groupe de personnes qui partagent une culture commune et distincte, et qui appartiennent à un groupe donné. Le **groupe ethnique** partage un patrimoine culturel et social commun, transmis de génération en génération (Giger et Davidhizar, 1991). À travers les caractéristiques du groupe, la personne acquiert un sentiment d'**identité culturelle**.

L'**ethnicité** est définie comme la « conscience d'appartenir à un groupe qui se distingue des autres par ses repères symboliques (culture, biologie, territoire) ; elle repose sur les liens forgés par un passé commun et par l'intérêt ethnique perçu » (Sprott, 1993, p. 190). La religion et l'origine géographique de la famille sont les autres facteurs qui permettent de cerner l'ethnicité. Le terme *ethnique* soulève de forts sentiments négatifs et a souvent été rejeté par la population. Le regain d'intérêt vis-à-vis de ce concept découle probablement de l'attention que certains groupes humains ont récemment accordée à leurs origines, phénomène que certains politiciens utilisent d'ailleurs pour courtiser ouvertement les groupes dits ethniques.

Ethnocentrisme

L'**ethnocentrisme** se définit comme la tendance à considérer comme supérieures les valeurs et les croyances du groupe ethnique auquel on appartient par rapport à celles d'autres cultures. En matière de santé, la conviction que les seules croyances et les seules pratiques qui soient valables sont celles des professionnels du système de santé relève de l'ethnocentrisme. Même si elle adopte une perspective transculturelle, l'infirmière peut cependant rester fidèle à ses croyances et à ses pratiques personnelles, tout en respectant celles des autres. Elle doit également savoir que si plusieurs personnes de diverses appartenances raciales et religieuses réussissent à se conformer aux coutumes occidentales en matière de santé, d'autres en sont parfois incapables.

La plupart des gens découvrent progressivement, dès la naissance et au fil des ans, les croyances, les valeurs et les pratiques de leur culture. L'ethnocentrisme s'expliquerait par un manque de connaissances des autres cultures. L'**ethnorelativité** est la capacité d'apprécier la richesse des autres cultures et d'en respecter les points de vue.

Ethnicité biculturelle

Quand une personne a assimilé deux cultures, deux modes de vie et deux systèmes de valeurs, on parle d'**ethnicité biculturelle** (Giger et Davidhizar, 1991, p. 105). Par exemple, un jeune homme né d'un père cri et d'une mère québécoise de souche européenne peut vivre dans le respect des traditions cries, tout en intégrant l'influence des valeurs culturelles maternelles.

Acculturation

L'**acculturation** est l'intégration, souvent forcée, des valeurs, des attitudes, des croyances ou des habitudes d'un groupe social dominant. Elle se définit généralement par des facteurs perceptibles, comme l'habillement, l'alimentation et la langue. Par exemple, une fois acculturés, les individus peuvent refuser de manger les mets propres à leur culture ou de porter la tenue vestimentaire traditionnelle selon leur culture (Lynam, 1992). Lorsque l'acculturation se déroule dans un rapport dominant-dominé, ou majoritaire-minoritaire, elle peut constituer une source importante de stress, qu'on appelle généralement « stress d'acculturation ». En se référant explicitement aux conceptions individualisées du concept initial d'acculturation, Massé (1995, p. 394-416) a déterminé trois groupes de facteurs qui influent sur la santé des nouveaux arrivants :

1. Les expériences et les conditions prémigratoires, qui comprennent les conditions d'émigration (violence politique, contraintes économiques), les antécédents biologiques et psychologiques (état de santé au départ, caractéristiques psychologiques) et la culture d'origine (savoirs médicaux, habitudes de vie).
2. Les expériences et les conditions postmigratoires, à savoir les pratiques d'intégration des immigrants et les services qui leur sont offerts (structures d'intégration en milieu scolaire, attitudes de la population d'accueil), les conditions concrètes d'existence (pauvreté, chômage, attitude raciste de certains propriétaires de logements), l'existence d'une communauté ethnique d'accueil organisée, les processus de recherche d'aide et d'utilisation des services.
3. Les facteurs de fragilisation et de protection intermédiaires, ce qui comprend les caractéristiques sociodémographiques (âge et sexe des immigrants) et les phases du processus d'adaptation.

Assimilation

L'**assimilation** est le processus par lequel un individu s'identifie fortement à la société d'accueil et délaisse les valeurs et les croyances de sa société d'origine. De fait, la personne cherche à acquérir une nouvelle identité en s'assimilant à la société dans laquelle elle vit désormais. Ce processus peut engendrer du stress et de l'anxiété.

Choc culturel

Les membres d'une culture donnée qui se trouvent brutalement immergés dans une autre culture ou dans un autre contexte ressentent parfois un **choc culturel**. Dans ce cas, la personne paraît désorientée ou incapable de réagir au contexte culturel différent, qui lui semble étrange, nouveau et incompatible avec ses perceptions et ses attentes (Leininger, 1978). Ainsi, lorsqu'un immigrant arrive au Canada ou au Québec, il peut être perturbé par les différences de langue et de comportement des gens au point d'avoir parfois des difficultés à se livrer à des activités normales. Une personne peut aussi ressentir un choc culturel quand elle se trouve brusquement plongée dans la sous-culture de la santé. Ainsi, les étudiantes en sciences infirmières subissent parfois un choc culturel quand elles commencent leurs cours et doivent assimiler la terminologie médicale (une nouvelle langue), ou apprendre à prodiguer des soins à des personnes dans un environnement clinique qu'elles connaissent mal. Les manifestations du choc culturel vont du silence et de l'immobilité à la fébrilité.

Race

La **race** se définit comme un groupe de personnes présentant des caractéristiques biologiques et des traits (ou marqueurs) génétiques communs. Les membres du groupe partagent certaines caractéristiques biologiques, telles que la couleur de la peau, la structure osseuse, les traits du visage, la texture du cheveu et le groupe sanguin. Différents groupes ethniques peuvent appartenir à la même race, et un même groupe ethnique peut comporter différentes cultures. Par exemple, les expressions *de race blanche* ou *Canadien d'origine européenne* s'appliquent aux personnes originaires d'Europe. Or, si les Canadiens d'origine britannique constituent un sous-groupe des Canadiens d'origine européenne, les Canadiens d'origine écossaise (qui constituent un sous-groupe ethnique du groupe des Canadiens d'origine britannique) peuvent avoir des pratiques culturelles différentes de celles des Canadiens d'origine britannique. Il est important de comprendre que les personnes d'une même race ne partagent pas nécessairement la même culture. Il convient donc de ne pas confondre la culture, la race et le groupe ethnique. Le **racisme** est une forme de discrimination liée à l'ethnocentrisme : les théories racistes prétendent que la race est le principal déterminant des traits de caractère et des habiletés d'un individu ou d'un groupe donné d'individus, et elles supposent que des différences raciales confèrent une supériorité inhérente à une race donnée.

Stéréotypage

Le **stéréotypage** est l'attitude qui consiste à déduire que tous les membres d'un groupe culturel ou ethnique sont semblables. Par exemple, l'infirmière peut penser que tous les Italiens manifestent leur douleur en s'exprimant de manière volubile ou que tous les Chinois aiment le riz. Le stéréotypage peut reposer sur des généralisations étayées par la recherche ou ne pas refléter toute la réalité. Ainsi, selon la croyance populaire, les Italiens sont enclins à exprimer leur douleur en parlant beaucoup ou en criant, bien que tous les Italiens ne se comportent pas nécessairement de la sorte. Le stéréotypage qui n'est pas ancré dans la réalité peut aussi bien être positif que négatif et relève souvent du racisme ou de la discrimination. L'infirmière doit comprendre que tous les membres d'un groupe donné ne partagent pas obligatoirement les mêmes croyances, pratiques et valeurs en matière de santé. Il est donc essentiel de définir les croyances, les aspirations et les valeurs de chaque personne, plutôt que de supposer qu'elles sont le fait du groupe auquel elle appartient.

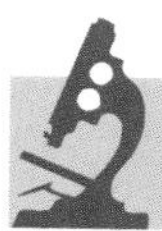

RÉSULTATS DE RECHERCHE

Expérience de Micmacs lors de soins hospitaliers

Quand ils sont hospitalisés, les membres de communautés des Premières Nations constatent que les professionnels de la santé et les autres personnes soignées ne partagent ni leurs valeurs, ni leurs croyances, ni leurs coutumes. Partant de ce malaise, Baker et Daigle (2000) ont mené une recherche qui portait sur la façon dont les Micmacs de la bande indienne de Big Cove, au Nouveau-Brunswick, décrivaient leurs relations avec le personnel soignant au cours de récentes hospitalisations. L'analyse des entrevues avec 10 participants a été réalisée à l'aide d'une méthode axée sur l'interaction et d'une analyse interprétative. Les thèmes abordés étaient le malentendu, le sentiment d'être incompris et le sentiment de se sentir compris. Pour expliquer le malentendu, les participants ont opposé de façon dichotomique « nos façons » et « leurs façons ».

Implications : Dans un contexte de soins transculturels, l'infirmière doit être consciente de la possibilité de deux situations distinctes : (1) elle peut se trouver dans une communauté culturelle différente de la sienne ; (2) la personne soignée est parfois entourée de membres d'une autre culture. Les participants ont souligné leur préférence pour un personnel soignant qui avait une attitude ouverte et exempte de discrimination. Les chercheurs recommandent de mener des études portant sur d'autres groupes culturels dans des contextes différents.

Source : « Cross-cultural Hospital Care as Experienced By Mi'kmaq Clients », de C. Baker et M. C. Daigle, 2000, *Western Journal of Nursing Research, 22*(1), p. 8-28.

Préjugé

Le **préjugé** est l'opinion catégorique qu'on a sur certains sujets ou sur certains groupes de personnes. Un préjugé peut être positif ou négatif. Le préjugé positif émane souvent d'un fort sentiment d'ethnocentrisme (Eliason, 1993). Le préjugé peut aussi être le résultat de l'ignorance, d'une mauvaise information, d'une expérience vécue ou de la peur. Parmi les autres catégories de préjugés, mentionnons l'âgisme (attitude négative envers les personnes plus âgées), le sexisme (attitude négative fondée sur le sexe) et l'homophobie (attitude négative à l'égard des lesbiennes et des homosexuels).

Discrimination

Banks et Banks (1989, p. 37) définissent la **discrimination** comme le traitement inégal de personnes et de groupes selon des critères comme la race, l'ethnie, le sexe, la classe sociale ou l'atypie (manque de conformité par rapport à un groupe donné).

Héritage culturel

La **cohérence de l'héritage culturel** est un concept élaboré par Zitzow et Estes (1981, D. Zitzow, communication personnelle, 26 septembre 2002) pour décrire dans quelle mesure le mode de vie d'une personne rend compte de sa culture tribale. Ce concept a été élargi pour vérifier si le mode de vie illustrait aussi la culture traditionnelle, peu importe sa provenance (Europe, Asie, Afrique, Amérique du Sud). Les valeurs illustrant la cohérence de l'héritage s'inscrivent dans un continuum. Une personne peut posséder des caractéristiques relevant de la cohérence de l'héritage (valeurs traditionnelles) ou de l'incohérence de l'héritage. Le modèle de la cohérence de l'héritage est marqué par le respect des principes et des pratiques qui proviennent du système de croyances traditionnel de la personne. Quant au modèle de l'incohérence de l'héritage, il traduit le respect de principes et de pratiques issus d'un système de croyances acculturé (valeurs modernes). Le modèle de la cohérence de l'héritage s'articule autour des notions de culture, d'ethnicité, de religion et de socialisation ; comme les deux premières notions ont déjà été abordées, nous traiterons maintenant davantage de la religion et de la socialisation.

Culture

La culture, nous l'avons dit, est un concept difficile à définir. Retenons que la culture comprend la façon de vivre (coutumes, habitudes, traditions, manière de s'alimenter, musique, vêtements, pratiques religieuses, pratiques sanitaires), la façon de voir les choses (croyances, valeurs, spiritualité, perceptions, attitudes) et la façon de communiquer (sens de la langue, interactions) (RNANS, 1995).

Ethnicité

Ajoutons, à la définition donnée précédemment, que l'ethnicité se rapporte à deux réalités interreliées : « l'identité ethnique, qui repose sur des caractéristiques phénotypiques, culturelles, etc., structurées par et pour un sentiment d'appartenance, et l'idéologie ethniciste, en tant que conception relative à la nature et, surtout, à l'avenir de l'identité du groupe, de même qu'à la construction d'une fierté ethnique et à une prise de conscience des potentialités économiques, politiques et culturelles du groupe » (Massé, 1995, p. 409).

Religion

Après la culture et l'ethnicité, la **religion** représente le troisième volet important de l'héritage culturel d'une personne. Quoiqu'on puisse définir ce concept de bien des façons, on considère généralement la religion comme un système de croyances, de pratiques et de valeurs ethniques relatives à des pouvoirs divins ou surhumains. Bon nombre d'êtres humains considèrent ces forces surnaturelles comme les éléments créateurs et les maîtres de l'Univers, auxquels ils vouent un culte. La pratique de la religion se retrouve dans de nombreux cultes, sectes, dénominations et Églises. L'ethnicité et la religion sont étroitement liées. D'ailleurs, c'est souvent le groupe ethnique qui détermine la religion. Celle-ci fournit un cadre de référence et une perspective permettant d'agencer l'information. Les enseignements religieux en matière de santé présentent une philosophie riche de sens et un ensemble de pratiques qui s'inscrivent dans le cadre de mesures de contrôle social associées à des valeurs, à des normes et à une éthique précises. Ces éléments sont liés à la santé dans la mesure où le respect d'un code religieux favorise l'harmonie spirituelle. À ce titre, on perçoit parfois la maladie comme une punition infligée pour avoir enfreint une morale et des codes religieux. Il est impossible d'isoler les aspects de la culture, de la religion et de l'ethnicité qui façonnent la vision du monde d'une personne. Étroitement reliés, ces trois éléments font intimement partie de la personne.

Socialisation

La **socialisation** est le processus par lequel une personne est éduquée dans une culture et acquiert les caractéristiques de son groupe d'appartenance. L'éducation est une forme de socialisation, qu'il s'agisse d'enseignement primaire, secondaire, collégial ou universitaire, voire de l'apprentissage des soins infirmiers. Pour bon nombre d'immigrants, reçus ou illégaux, provenant d'un pays non occidental, la socialisation dans le contexte de la culture nord-américaine peut se révéler extrêmement difficile et douloureuse. Avec le temps, la réalité de sa vie biculturelle s'impose et l'immigrant se sent déchiré. Il arrive que certaines personnes dont la socialisation s'est faite dans une culture où on fait appel à des ressources traditionnelles en matière de soins de santé préfèrent y recourir et, de ce fait, délaissent les méthodes basées sur les connaissances les plus récentes de la médecine moderne.

Traditions en matière de santé

Le **modèle des traditions en matière de santé** repose sur un concept de santé holistique et décrit ce que les gens font dans une perspective traditionnelle pour maintenir et protéger leur santé ou pour la recouvrer. Selon ce modèle, la santé est un phénomène complexe comprenant trois aspects interdépendants, c'est-à-dire l'équilibre entre les dimensions corporelle, psychique et spirituelle de la personne.

Aspects interdépendants

- La dimension corporelle inclut tous les aspects physiques, notamment le bagage génétique, la chimie corporelle, le sexe, l'âge, la nutrition et l'état physique.
- La dimension psychique regroupe les processus cognitifs, comme les pensées, les souvenirs et la connaissance des processus émotionnels (sentiments, mécanismes de défense et estime de soi).
- La dimension spirituelle englobe les pratiques spirituelles acquises, qu'elles soient positives ou négatives, les enseignements, les rêves, les symboles et les mythes, les forces protectrices, ainsi que les forces naturelles et surnaturelles.

Ces dimensions sont toujours en mouvement et elles évoluent au fil du temps. Pourtant, chacune d'elles est intimement liée aux autres et au contexte qui définit la personne. Selon Spector (2000), le contexte correspond à la famille, à la culture, au travail, au groupe social, à l'histoire et à l'environnement.

Le modèle des traditions en matière de santé (voir le tableau 13-5) se compose de trois grandes dimensions réparties en neuf sous-catégories étroitement liées :

1. *Méthodes traditionnelles visant à maintenir l'état de sa santé physique, mentale et spirituelle.* Observer un régime alimentaire approprié ; porter des vêtements adaptés à la situation ; se concentrer et utiliser ses capacités de réflexion ; pratiquer sa religion.
2. *Méthodes traditionnelles visant à protéger l'état de sa santé physique, mentale et spirituelle.* Porter des objets, comme des amulettes, pour se protéger contre les affections, le mauvais sort ou le malheur ; éviter les éventuels fauteurs de troubles ; disposer des objets de culte dans sa maison.

TABLEAU 13-5

Neufs volets interreliés de la santé (physique, psychique et spirituelle) et méthodes individuelles visant à maintenir, à protéger ou à rétablir la santé

	Santé physique	Santé mentale	Santé spirituelle
Maintenir son état de santé	Vêtements appropriés Régime alimentaire adéquat Exercice / repos	Concentration Entraide sociale et familiale Loisirs	Culte religieux Prière Méditation
Protéger son état de santé	Aliments particuliers et combinaisons alimentaires appropriées Vêtements symboliques	Évitement de certaines personnes susceptibles de provoquer des maladies Activités familiales	Respect des coutumes religieuses Superstitions Port d'amulettes ou d'autres objets symboliques pour éviter le mauvais œil ou s'éloigner des sources du mal
Rétablir son état de santé	Remèdes homéopathiques Tisanes Aliments particuliers Massage Acupuncture / moxibustion	Relaxation Exorcisme Guérisseurs traditionnels Tisanes pour les nerfs	Pratique de rituels religieux, prières particulières Méditation Guérisons traditionnelles Exorcisme

Source : *Cultural Diversity in Health and Illness*, 5e éd., (p. 100), de R. E. Spector, 2000, Upper Saddle River (New Jersey) : Prentice Hall Health. Traduit et reproduit avec l'autorisation de Pearson Education, Inc., Upper Saddle River, NJ.

3. *Méthodes traditionnelles visant à rétablir l'état de sa santé physique, mentale et spirituelle.* Utiliser des remèdes à base d'herbes médicinales ; pratiquer des exorcismes et des rituels de guérison.

Objets symboliques liés à la santé

Selon leur culture, les personnes font appel à des objets symboliques pour entretenir, préserver ou rétablir leur état de santé. En voici quelques-unes (figure 13-1 ■) :

1. Les œufs chinois millénaires représentent les aliments traditionnels qu'on peut consommer quotidiennement pour maintenir l'état de sa santé physique.
2. La joie que procure le contact avec la nature est un moyen universel de prendre soin de sa santé mentale.
3. La prière islamique est un moyen de préserver l'état de sa santé spirituelle.
4. Le cordon rouge de la tombe de Rachel, à Bethléem (Israël), se porte pour protéger l'état de sa santé physique.
5. Nombre de personnes portent sur elles et installent à la maison des objets destinés à conjurer le « mauvais œil », c'est-à-dire le regard envieux ou malveillant que certains individus pourraient poser sur elles. Ces objets protégeraient la santé mentale et éloigneraient le malheur. L'œil de Cuba en est un exemple.
6. L'oiseau-tonnerre de la nation hopi se porte pour favoriser la protection spirituelle et la bonne fortune.
7. Les remèdes à base de plantes médicinales venant d'Afrique représentent bien les plantes aromatiques qu'on utilise dans toutes les traditions ethnoculturelles pour recouvrer la santé physique.
8. On utilise le baume du Tigre de Singapour pour le massage ; il contient des substances destinées à rétablir la santé mentale.
9. Le chapelet italien symbolise la prière et la méditation destinées à rétablir la santé spirituelle.

Les exemples de ce genre sont infinis. Pour bien évaluer l'héritage culturel d'une personne, l'infirmière doit repérer ces objets et connaître la signification que lui accorde la personne.

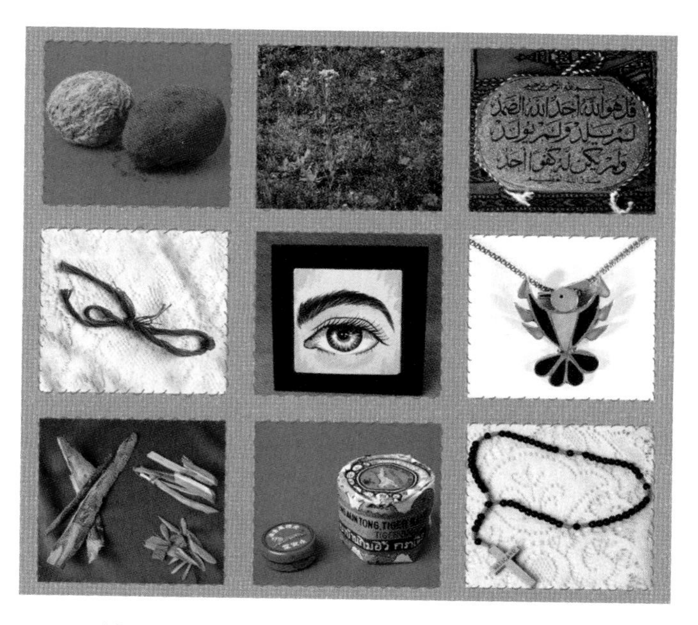

FIGURE 13-1 ■ **Représentations symboliques selon le modèle des traditions en santé.** (Source : *Cultural Diversity in Health and Illness*, 5e éd., (p. 173), de R. E. Spector, 2000, Upper Saddle River, New Jersey : Prentice Hall Health.) Reproduit avec l'autorisation de Pearson Education, Inc., Upper Saddle River, NJ.

Paramètres culturels liés aux soins infirmiers

Cette section présente certains phénomènes culturels et ethniques importants dans le contexte des soins infirmiers. Il s'agit du savoir populaire, des modèles familiaux, du style de communication, qu'elle soit verbale ou non verbale, de l'orientation spatiale, de l'orientation temporelle et des habitudes alimentaires. Le chapitre 35 aborde les aspects culturels de la mort et le chapitre 44, ceux qui sont liés à la douleur.

Savoir populaire et soins de santé

La distance culturelle n'existe pas seulement quand l'infirmière entre en contact avec une personne d'une autre ethnie. Chaque fois que l'infirmière entre en relation avec une autre personne, elle doit réaliser qu'elle participe généralement à la mise en présence de deux systèmes culturels relatifs à la santé et à la maladie, peu importe que leur identité culturelle soit similaire ou différente. En effet, l'infirmière détient une culture dite « savante », acquise au fil de ses études et de sa pratique, tandis que la personne soignée possède une culture dite « populaire », qui lui vient de son vécu personnel. Il est important de noter que la culture populaire n'est pas une sous-catégorie du savoir médical. Selon Massé (1995), qui s'inspire de Blumhagen (1980), le **savoir populaire** lié à la santé et à la maladie se définit à partir de trois principales sources : (1) une source non professionnelle, qui en constitue le cœur et qui se rapporte aux croyances et aux conceptions populaires de la santé et de la maladie que partagent habituellement les membres d'un même groupe social ; (2) une source professionnelle, ou culture thérapeutique, qui est diffusée par les professionnels de la santé ; (3) une source idiosyncrasique des pratiques liées à la prévention ou à la thérapeutique et qui correspond à un savoir résultant des expériences personnelles de santé et de maladie. S'inspirant de la démarche de Massé (1995), Lacourse (2002) propose une synthèse des sources du savoir populaire (voir le tableau 13-6).

Dans ses interventions, l'infirmière doit toujours tenir compte des fondements du savoir populaire. De plus, elle doit être consciente que les logiques explicatives et thérapeutiques liées au savoir populaire et celles liées au savoir scientifique peuvent diverger, voire s'opposer. Massé (1995, p. 274) fait les constats suivants à propos du savoir populaire :

1. Le savoir populaire ne représente pas un ramassis disparate de croyances hétéroclites.
2. Il n'est pas non plus un simple réservoir contenant une fraction du savoir médical ; il constitue plutôt une entreprise de création de sens.
3. Les éléments de signification explicites et implicites du savoir populaire sont organisés en un système cohérent, selon des logiques qui transgressent parfois certaines règles du savoir scientifique.
4. Les comportements sont donc fondés sur une rationalité limitée et contextualisée.

TABLEAU 13-6

Synthèse des sources du savoir populaire

Source	Caractéristiques
Source non professionnelle	Transmission du savoir par les membres du réseau social Croyances et conceptions transmises au cours des échanges Savoir traditionnel transmis d'une génération à l'autre Possession par chaque individu d'une fraction des croyances de la communauté
Source professionnelle	Modèles d'explication vulgarisés incluant des connaissances scientifiques Transmission du savoir par les médecins, d'autres professionnels de la santé et des thérapeutes de médecines parallèles Transmission du savoir par les médias
Source idiosyncrasique	Croyances issues d'expériences personnelles Significations provenant d'expériences antérieures de la maladie vécues par la personne

Source : *Sociologie de la santé*, (p. 188), de M. T. Lacourse, 2002, édition révisée, Montréal : Chenelière/McGraw-Hill.

Considérant les difficultés de communication que peut engendrer une méconnaissance du système de croyances de la population, il est indispensable de décrire quelques-uns des modèles explicatifs de la santé et de la maladie de différents groupes de la société. Le tableau 13-7, inspiré de Lacourse (2002), montre qu'il est possible de centrer les systèmes de croyances sur la personne malade, le monde naturel (vision holistique), le monde social, le monde surnaturel (croyances magicoreligieuses) ou, encore, sur le monde scientifique (vision biomédicale).

Les forces socioculturelles, comme la politique, l'économie, la géographie, la religion et le système de santé prédominant, influent sur l'état de santé et le comportement de la personne en matière de santé. Ainsi, une personne incapable d'accéder facilement à des soins de santé biomédicaux se tournera peut-être

TABLEAU 13-7

Systèmes de croyances liées à la santé et à la maladie

Système de croyances	Caractéristiques	Illustrations
Centré sur la personne malade	Mauvais fonctionnement du corps relié au régime alimentaire, aux comportements et aux habitudes de vie. Processus mentaux et psychologiques influant sur la maladie (« avoir un bon moral »). Facteurs liés à la constitution de la personne : vulnérabilité personnelle, cause mécanique, mauvaises conditions de vie antérieures.	Affections cardiovasculaires. Troubles physiques provoqués par le deuil. « Il a une faiblesse au poumon. »
Centré sur le monde naturel (vision holistique)	Nature et harmonie dans l'environnement naturel. **Théorie du chaud et du froid** Répandue en Amérique latine et en Jamaïque. Aliments, plantes et médicaments classés en « chauds » ou « froids ». **Théorie du yin et du yang** Répandue dans plusieurs cultures asiatiques. Yang : énergie positive (masculine), synonyme de lumière et de chaleur. Yin : énergie négative (féminine), synonyme d'obscurité, de froid et de vide. Les organes, les aliments et les affections sont soit yang, soit yin, ou parfois neutres. La santé est le parfait équilibre entre le yin et le yang.	Une affection froide (arthrite) est soignée par un traitement chaud (cannelle). Une affection chaude (ulcère ou diarrhée) est traitée par un aliment froid (noix de coco ou banane). Les affections provoquées par un excès de yin (affections cardiaques) seront traitées par des aliments et des médicaments chauds (gingembre). La constipation (yang) sera traitée par un aliment froid (melon d'eau).

Système de croyances	Caractéristiques	Illustrations
	Théorie des humeurs corporelles La santé résulte de l'équilibre des quatre humeurs corporelles : sang (chaud et humide), flegme (froid et humide), bile jaune (chaude et sèche), bile noire (froide et sèche).	On traite par des saignées et des purgations. En Occident, théorie ancienne ou encore présente dans le langage courant.
	Théorie des éléments Dans la communauté chinoise, attachement au système des cinq éléments : feu, eau, métal, terre et bois. Médecine ayurvédique (Inde) : Les cinq éléments de base engendrent trois humeurs (sang, bile, flegme).	
	Autres systèmes de croyances Selon les Amérindiens, la maladie résulte du non-respect de l'harmonie entre l'homme et la nature. Dans plusieurs cultures, les courants d'air sont générateurs d'affections.	
Centré sur le monde social	Le blâme de la maladie est jeté sur quelqu'un d'autre que la personne malade. Certaines personnes causent la maladie en fixant les yeux sur quelqu'un ou en le touchant.	Le « mauvais œil ».
Centré sur le monde surnaturel (vision magicoreligieuse)	Quelqu'un intervient auprès du monde surnaturel. Dans plusieurs cultures, les soignants doivent pouvoir composer autant avec le naturel qu'avec le surnaturel (le chaman, l'officiant vaudou ou le prêtre). Toutes les forces surnaturelles peuvent être en cause : la religion, les esprits, la magie. La maladie correspond à la punition d'un péché. Des esprits malfaisants pénètrent dans le corps et causent la maladie.	Dans le système traditionnel haïtien, les symptômes (gesticulations, cris, pleurs, incantations, monologues) font partie du processus d'autoguérison. Prières et repentirs, exorcisme. Une personne peut dire : « Si Dieu le veut, je me rétablirai. » ou encore « Qu'ai-je donc fait de mal pour être punie par un cancer ? »
Centré sur le monde scientifique (vision biomédicale)	Les processus vitaux sont régis par des mécanismes physiques et biochimiques sur lesquels la personne peut agir. L'affection est causée par des microbes, des virus, des bactéries ou un dérèglement de la « machine humaine », c'est-à-dire le corps.	La personne s'attend à recevoir un médicament pour chaque problème de santé.

Sources : « Le médecin du Québec », de P. Ferreri, 1993, cité dans É. Gaudet, *La santé, une approche interculturelle. Plan de cours en formation interculturelle au collégial*, (p. 45, n° 4), Montréal : Collège Ahuntsic ; « La femme immigrante », (p. 915), de V. Jimenez, 1995, cité dans H. Bélanger et L. Charbonneau, *La santé des femmes*, Montréal, Edisem/Maloine/ Fédération des médecins omnipraticiens du Québec, cité dans M. T. Lacourse, 2002, *Sociologie de la santé*, édition révisée, (p. 189-190), Montréal : Chenelière/McGraw-Hill. La dernière section de ce tableau a été établie par Michèle Côté.

vers des techniques de guérison traditionnelles. Dans ce contexte, par opposition à la médecine biomédicale, la **médecine traditionnelle** se définit comme l'ensemble des croyances et des pratiques liées à la prévention et à la guérison de l'affection, qui proviennent de traditions culturelles plutôt que d'une source scientifique moderne. De nombreuses étudiantes se rappelleront sans doute les infusions ou les « remèdes » utilisés par les membres les plus âgés de leur famille afin de prévenir ou de soigner un rhume, la fièvre, une indigestion ou d'autres problèmes de santé courants. D'ailleurs, plusieurs personnes continuent de boire du bouillon de poulet pour « soigner » une grippe.

Pourquoi certaines personnes ont-elles recours à de telles méthodes traditionnelles ? C'est qu'elles trouvent la médecine traditionnelle plus humaniste, contrairement aux soins de santé biomédicaux. La personne consulte et se fait traiter dans sa communauté, souvent chez un guérisseur. Il suffit généralement d'une conversation avec la personne et sa famille pour circonscrire le problème de santé. Souvent, le guérisseur prépare lui-même les remèdes (par exemple, infusions, cataplasmes ou port d'amulettes). Une partie du traitement consiste habituellement en un rituel effectué par le guérisseur ou par la personne malade afin de favoriser la guérison. Comme les pratiques de guérison traditionnelles puisent leurs sources dans la culture, elles paraissent souvent plus familières et moins effrayantes.

L'infirmière doit obtenir des renseignements sur les pratiques traditionnelles de guérison qui pourraient avoir été utilisées avant la visite chez le médecin de formation allopathique. Toutefois, elle doit être consciente qu'il n'est pas toujours facile de recueillir ces informations. De nombreuses personnes hésitent à parler des remèdes maison avec les professionnels de la santé, par crainte d'être ridiculisées ou critiquées.

Modèles familiaux

La famille est la cellule de base de la société. Les valeurs culturelles déterminent la communication au sein de la famille, ainsi que la norme régissant la taille de la famille et le rôle de chacun de ses membres. Dans certaines familles patriarcales, l'homme étant investi des rôles de pourvoyeur et de décideur, il se peut que la femme doive le consulter avant de prendre des décisions sur un traitement médical pour elle ou pour un de leurs enfants (Galanti, 1991). Dans d'autres familles matriarcales, la mère ou la grand-mère, qui sont considérées comme des chefs de famille, prennent habituellement les décisions. Il est donc important pour l'infirmière de bien comprendre le système d'organisation familiale de la personne. Dans le cas d'une personne qui consulte et qui n'est pas celle qui décide dans sa famille, il faut intégrer le décideur aux discussions sur les soins de santé.

L'importance accordée aux enfants et aux personnes âgées au sein de la société est liée à la culture. Dans certaines cultures, les personnes âgées sont considérées comme les détentrices de la sagesse et on les vénère. La responsabilité des soins prodigués aux parents plus âgés est généralement codifiée. Dans de nombreuses cultures, les parents âgés qui ne sont plus autonomes vivent souvent dans la famille d'un de leurs enfants.

Le rôle assigné à chacun des sexes par la culture influe également sur l'interaction entre l'infirmière et la personne. Dans certains pays, où règne le machisme ou la supériorité masculine, les hommes jouent un rôle prépondérant et les femmes ne reçoivent guère de considération. Ces hommes refuseront les directives d'une infirmière ou d'une femme médecin, alors qu'ils suivront à la lettre celles qui viennent d'un homme, qu'il soit infirmier ou médecin (Galanti, 1991).

Le degré de participation des membres de la famille aux soins de la personne hospitalisée dépend des valeurs familiales et culturelles. Dans certaines cultures, le noyau familial et la famille élargie souhaitent rendre de longues visites à la personne et participer aux soins. Dans d'autres cultures, le clan au complet désire rendre visite à la personne et participer aux soins (Galanti, 1991), ce qui peut poser un problème si les horaires de visite sont stricts. Il incombe alors à l'infirmière d'évaluer les effets bénéfiques de la participation de la famille sur les soins prodigués à la personne et de décider si elle doit modifier les horaires de visite en conséquence.

Dans les cultures où on accorde le même poids aux besoins de la famille élargie et à ceux de la personne soignée, on peut avoir tendance à croire que les renseignements personnels et familiaux ne doivent pas sortir de la famille. Ainsi, certains groupes culturels hésitent à dévoiler des renseignements familiaux à des étrangers, même si ces étrangers sont des professionnels de la santé. Cette attitude risque de compliquer la tâche de ces derniers, car ils ont besoin de savoir comment la famille fonctionne pour aider les personnes souffrant de problèmes émotifs.

Style de communication

La communication et la culture sont étroitement liées. La culture se transmet de génération en génération, et la connaissance de cette culture se diffuse au sein du groupe et à l'extérieur de celui-ci. Pour offrir des soins infirmiers adaptés à la culture, il est essentiel de pouvoir communiquer adéquatement avec des personnes de diverses origines ethniques ou culturelles. En communication verbale et non verbale, il peut exister des variantes culturelles.

COMMUNICATION VERBALE

La différence culturelle la plus flagrante réside dans la communication verbale, c'est-à-dire le vocabulaire, la structure grammaticale et syntaxique, la voix, l'intonation, le rythme, la vitesse, la prononciation et l'utilisation du silence (Giger et Davidhizar, 1991). Au Québec, la langue dominante est le français. Toutefois, de nombreuses personnes parlent l'anglais ou une autre langue. Les immigrants qui parlent le français éprouvent tout de même des problèmes de langue, car les termes peuvent avoir des acceptions différentes selon la région. Par exemple, au Québec, le terme « glace » désigne principalement de l'eau congelée, alors qu'en France il désigne des glaçons ou un dessert glacé. Par ailleurs, la langue québécoise a évolué ; elle a assimilé des termes issus des langues des Premières Nations et intégré de nombreux anglicismes.

Les valeurs culturelles influent également sur la manière d'engager une conversation. Une infirmière pressée voudra peut-être procéder rapidement à l'évaluation au moment de l'admission. Or, une personne pourrait s'offusquer de se voir poser d'emblée des questions d'ordre personnel. Dans certaines cultures, il est de bon ton d'observer certaines règles de courtoisie avant de commencer à discuter ou de parler de sujets personnels. En abordant des sujets d'ordre général, l'infirmière peut indiquer à la personne qu'elle s'intéresse à elle et qu'elle a du temps à lui consacrer. Cette approche permet d'établir un premier contact favorable avant de poursuivre sur un terrain plus personnel. Il en est de même de la façon de s'adresser à une personne, car les présentations dans certaines cultures diffèrent parfois grandement des usages nord-américains. Ainsi, au Japon et au Vietnam, on doit d'abord indiquer le nom de famille, suivi du prénom. Parfois, un ou deux noms s'intercalent entre le nom de famille et le prénom. Dans certaines cultures, on ajoute certains termes particuliers pour indiquer le sexe et le statut d'un enfant ou d'un adulte. Par exemple, traditionnellement, les adultes japonais s'adressent aux autres adultes par leur nom de famille suivi de *san*, ce qui signifie « monsieur », « madame » ou « mademoiselle », comme dans « Maurakami san ». Toujours au Japon, on appelle les enfants par leur prénom, suivi de *kun* pour les garçons et de *chan* pour les filles. Les sikhs et les hindous ont généralement trois noms. Les hindous ont un nom personnel, un nom intermédiaire et un nom de famille. Les sikhs ont un nom personnel, suivi du titre *singh* pour les hommes et du titre *kaur* pour les femmes ; vient ensuite le nom de famille. Les différences concernent aussi le nom acquis par mariage. En Amérique centrale, une femme qui se marie conserve le nom de son père et prend celui de son époux. Par exemple, Luisa Viccario (une femme) épouse Carlos Gonzales (un homme) ; son nom devient Luisa Viccario de Gonzales, la particule *de* signifiant « qui appartient à ». Leur fils s'appellera Pedro Gonzales Viccario. L'infirmière doit donc apprendre à s'adresser comme il se doit à la personne qu'elle soigne.

La communication verbale se complique quand les personnes parlent des langues différentes. Il est frustrant, aussi bien pour la personne que pour le professionnel de la santé, de ne pouvoir communiquer verbalement. L'infirmière qui a affaire à une personne qui parle très peu le français ou l'anglais devrait éviter d'utiliser des termes familiers, du jargon médical et des abréviations. Pour mieux se faire comprendre, elle peut faire des gestes ou utiliser des images tout en parlant. L'infirmière devrait s'exprimer lentement, respectueusement et sans hausser le ton. Parler plus fort n'aide en rien la personne à comprendre ; au contraire, celle-ci risque d'interpréter ce comportement comme une attitude insultante. L'infirmière doit aussi vérifier régulièrement si son interlocuteur la comprend bien ; il ne faut pas supposer qu'une personne a compris parce qu'elle sourit et acquiesce. En effet, il se peut que la personne veuille simplement faire plaisir à l'infirmière, peu importe qu'elle ait compris ou non ce qu'on lui a dit.

Il peut être nécessaire de recourir aux services d'un interprète pour communiquer avec une personne qui parle une autre langue (voir l'encadré *Conseils pratiques – Recours à un interprète*). Il est préférable, si la chose est possible, de retenir les services d'un interprète médical. Selon Galanti (1991), ce sont souvent les règles culturelles qui déterminent les personnes autorisées à discuter et les sujets qu'elles peuvent aborder.

L'**interprète** doit être impartial et pouvoir traduire, d'une part, les renseignements donnés par la personne et, d'autre part, les questions, les renseignements et les instructions du professionnel de la santé. Dans de nombreux établissements situés dans une communauté multiculturelle, le personnel compte des interprètes ou des employés qui parlent couramment d'autres langues. Par ailleurs, divers organismes offrent des services d'interprète, tels que les ambassades, les consulats, les paroisses ethniques, les associations ethniques ou les entreprises de téléphone.

On peut demander aux infirmières qui parlent une langue seconde de servir d'interprètes. Toutefois, plusieurs écoles d'infirmières ou certains établissements de santé interdisent aux étudiantes infirmières de faire office d'interprètes dans le cas du consentement à un acte médical. En effet, si l'étudiante ne connaît pas parfaitement le procédé à suivre, elle risque de donner une information erronée. L'étudiante doit vérifier la politique de l'établissement à cet égard avant d'accepter de faire office d'interprète pour le personnel ou les médecins.

Comme tous les autres membres du personnel soignant, l'infirmière doit se rappeler que la personne dont le français n'est pas la langue maternelle risque de s'exprimer plus difficilement en français en situation de stress. Il arrive même qu'une personne qui parle couramment le français depuis des années, qui s'exprime aisément dans un contexte social ou professionnel, oublie cette langue ou revienne à sa langue maternelle si elle est malade ou en détresse. L'infirmière doit rassurer la personne, lui dire que cela est normal et l'encourager par des comportements propres à faciliter la communication verbale.

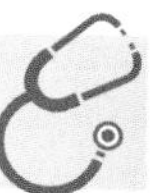

CONSEILS PRATIQUES

Recours à un interprète

- Éviter de demander à un membre de la famille de servir d'interprète, en particulier s'il s'agit d'un enfant ou du conjoint. La personne qui ne souhaite pas divulguer certains problèmes à des membres de sa famille risque de donner des renseignements incomplets ou inexacts.
- Tenir compte des différences liées au sexe et à l'âge. Il est préférable de faire appel à un interprète du même sexe que la personne afin de ne pas l'embarrasser s'il faut traduire des questions d'ordre sexuel et d'éviter ainsi une traduction erronée.
- Éviter d'avoir recours à un interprète dont les idées risquent d'être incompatibles avec celles de la personne sur le plan politique ou social. Ainsi, un Serbe de Bosnie ne serait sans doute pas le meilleur interprète à choisir pour une personne musulmane, même s'ils parlent la même langue.
- Poser les questions à la personne *et non à l'interprète.*
- Demander à l'interprète de traduire le plus fidèlement possible les termes utilisés.
- Parler lentement et articuler correctement. *Ne pas utiliser* d'expressions imagées (par exemple, « L'enflure est-elle de la taille d'un pamplemousse ? » ou « La douleur ressemble-t-elle à un coup de couteau ? »).
- Observer la physionomie et le langage corporel de la personne lorsqu'elle écoute l'interprète et quand elle lui parle.

COMMUNICATION NON VERBALE

Afin de communiquer efficacement avec des personnes issues d'horizons culturels variés, l'infirmière doit prendre conscience de deux aspects de la communication non verbale : (1) la signification des comportements non verbaux pour la personne ; (2) la signification de certains comportements non verbaux dans la culture de la personne. L'infirmière n'a pas besoin de connaître les habitudes de communication non verbale de toutes les cultures, mais, avant d'interpréter un comportement non verbal, elle doit savoir que ce comportement peut avoir un sens différent pour la personne et sa parenté. En outre, l'infirmière qui désire offrir des soins en toute sécurité et avec efficacité à une personne appartenant à un groupe culturel donné doit s'intéresser au comportement culturel et aux habitudes de communication propres à cette culture.

Les moments de silence, le toucher, le regard, la physionomie et la posture sont autant d'éléments qui relèvent de la communication non verbale. Dans certaines cultures, un long silence n'est pas gênant ; dans d'autres cultures, il est d'usage de commencer à parler avant que son interlocuteur n'ait terminé ce qu'il avait à dire. Nombre de personnes apprécient le silence et sentent qu'il est nécessaire pour comprendre les besoins ou respecter l'intimité de leur interlocuteur. Dans certaines cultures, on considère le silence comme une marque de respect ; ailleurs, il est interprété comme un signe d'assentiment (Davidhizar et Giger, 1998).

Le toucher comprend des comportements appris, qui peuvent avoir des significations positives ou négatives. Dans la culture nord-américaine, une poignée de main ferme est une forme de salutation qui exprime force et caractère (Davidhizar et Giger, 1998). Dans plusieurs pays européens, les salutations incluent parfois un baiser sur une joue ou sur les deux, accompagné d'une poignée de main. Dans d'autres sociétés, le toucher a un caractère magique. Ainsi, un Canadien d'origine vietnamienne se sentira anxieux si on le touche à la tête ou aux épaules parce qu'il est persuadé que l'âme peut quitter le corps au cours d'un contact physique (Davidhizar et Giger, 1998). L'infirmière ne doit donc toucher la tête d'une personne qu'avec son accord et elle doit s'abstenir de toucher certaines personnes de façon intempestive.

Par ailleurs, le sexe de la personne qui touche et celui de la personne qui est touchée jouent souvent un rôle dans la signification culturelle du toucher. La culture détermine les façons de toucher acceptables entre des personnes de même sexe ou de sexe opposé. Dans de nombreuses cultures, par exemple, un baiser n'est pas une forme de salutation publique acceptable entre personnes de sexe opposé, même si ces dernières sont apparentées. Toutefois, il se peut qu'un baiser sur la joue constitue une forme de salutation acceptable entre personnes du même sexe. L'infirmière doit observer les interactions entre la personne et sa famille pour déterminer la place du toucher dans leur culture. Elle doit également évaluer la réaction de la personne au toucher lorsqu'elle lui prodigue des soins (par exemple, pendant l'examen physique ou le bain).

L'expression de l'humeur et des sentiments par la physionomie varie aussi considérablement d'une culture à l'autre. Selon Davidhizar et Giger (1998), les Italiens, les Juifs, les personnes de race noire et les hispanophones sourient plus facilement et utilisent plus volontiers la physionomie pour communiquer leurs sentiments, alors que les Irlandais, les Anglo-Saxons et les Européens en général jouent moins sur leur physionomie, et leurs réactions sont plus discrètes, surtout en présence d'étrangers. En la matière, il faut, de toute façon, faire preuve de prudence, car les traits du visage peuvent aussi exprimer l'inverse de ce qu'on croit percevoir ou comprendre.

Le regard de la personne pendant une conversation dépend aussi de ses acquis culturels. Dans les cultures occidentales, on considère que le contact visuel est important pendant une conversation, car il montre généralement que l'interlocuteur est attentif et écoute ce qu'on lui dit. Il s'agit là d'un signe d'assurance, de franchise, d'intérêt et d'honnêteté. Un refus du contact visuel peut être interprété comme un signe de dissimulation, de timidité, de culpabilité, de manque d'intérêt, voire d'une affection mentale. En revanche, dans d'autres cultures, le contact visuel est perçu comme un manque de courtoisie ou une violation de l'intimité. Pour les membres de la nation crie, par exemple, un contact visuel soutenu est très impoli et indiscret (Yonge et Bernard, 1998). L'infirmière doit donc se garder de mal juger une personne qui évite les contacts visuels pendant une conversation.

La posture et les gestes constituent d'autres acquis culturels. Montrer du doigt, faire un *V* avec l'index et le majeur ou lever le pouce ont différentes significations selon les cultures. Ainsi, le *V* est synonyme de « victoire » dans certaines cultures, mais il représente un geste inconvenant dans d'autres (Galanti, 1991). On peut frapper doucement sa tempe avec son index pour signifier qu'on trouve une personne brillante (par exemple, « Il fallait y penser ! ») ou qu'on la trouve bizarre (par exemple, « Elle a le cerveau dérangé ! »).

La communication est un facteur déterminant dans l'établissement d'une bonne relation avec la personne et sa famille, tout comme dans l'instauration de relations de travail efficaces avec ses collègues. Pour améliorer ses aptitudes, l'infirmière peut observer les habitudes de communication des personnes qu'elle soigne et celles de ses collègues ; elle peut aussi analyser ses propres comportements en la matière.

Orientation spatiale

L'espace est un concept subjectif qui comprend la personne, le corps, l'environnement immédiat et les objets qui s'y trouvent. La culture influence et renforce les relations qu'un individu établit avec l'espace et avec les objets ou les personnes qui s'y trouvent. Ainsi, dans les sociétés nomades, on ne possède pas l'espace ; il n'est occupé que de façon temporaire, jusqu'à ce que la tribu le quitte. Dans les sociétés occidentales, l'attitude générale est plus territoriale (par exemple, « C'est ma place » ou « Vous avez pris ma place »). Dans les cultures occidentales, la distance physique se définit en fonction de la zone intime, de la zone personnelle et de la zone sociale et publique. La délimitation de ces zones varie selon la culture. Comme l'infirmière doit franchir ces différentes zones pour prodiguer des soins, elle se doit d'être attentive aux réactions de la personne quand elle bouge. La personne peut faire un mouvement de retrait ou de recul si elle sent que l'infirmière est trop proche. L'infirmière doit lui expliquer pourquoi elle doit se tenir aussi près d'elle. Par exemple, pour ausculter les poumons à l'aide d'un stéthoscope, l'infirmière doit pénétrer dans la zone intime de la personne. Avant de s'approcher et de procéder à l'examen, l'infirmière devrait expliquer ce qu'elle va faire et attendre l'accord de la personne.

Une personne qui séjourne dans un établissement de soins prolongés ou qui est hospitalisée pendant une longue période pourrait souhaiter personnaliser son environnement. Elle pourrait avoir envie de modifier l'agencement de sa chambre ou placer divers objets autour d'elle. L'infirmière doit être attentive à ce genre de besoin d'exercer une certaine maîtrise sur son environnement, et elle doit le respecter. En l'absence de contre-indications médicales, il faut autoriser et encourager la personne à porter ses vêtements et à s'entourer d'objets personnels. En effet, ces pratiques ont souvent un effet très positif sur l'estime de soi, tant sur le plan de l'individualité que sur celui de l'identité culturelle. Bien entendu, l'infirmière doit informer la personne que l'établissement n'est pas responsable de la perte d'objets personnels.

Orientation temporelle

L'orientation temporelle désigne l'importance relative qu'une personne tend à accorder au passé, au présent ou à l'avenir (Galanti, 1991). La plupart des cultures concilient ces trois dimensions temporelles, mais accordent une plus grande importance à l'une d'entre elles. En Amérique du Nord, on met plutôt l'accent sur l'avenir, le temps et les échéances (Smith, 1992). Les étudiantes infirmières savent à quelle heure elles « doivent » être en classe ou en clinique et quels cours elles vont suivre au cours des prochaines sessions. Il arrive souvent que les Canadiens d'origine européenne planifient leur programme de la semaine à venir, leurs vacances ou leur retraite. D'autres cultures ont une conception différente de l'écoulement du temps. Par exemple, les membres des communautés des Premières Nations ont appris à se concentrer sur le présent et à ne pas se soucier de l'avenir. On ne doit donc utiliser que ce qui va servir le jour même, et le partage avec les autres de ce qu'on a incite au respect. Les personnes qui vivent dans le présent risquent ainsi de ne pas se soucier des efforts destinés à promouvoir la santé.

Dans la culture des soins infirmiers et des soins de santé, on accorde une grande valeur au temps. Il suffit de penser que les rendez-vous sont planifiés et les traitements prescrits avec des paramètres temporels (par exemple, changer un pansement une fois par jour). Les ordonnances indiquent combien de fois par jour et à quels moments de la journée une personne doit prendre ses médicaments (par exemple, 0,25 mg de digoxine, une fois par jour, le matin). Selon Giger et Davidhizar (1991), il est préférable d'éviter les calendriers rigides dans le cas d'une personne qui vit essentiellement dans le présent. Ainsi, l'infirmière proposera plutôt une plage horaire pour les activités et les traitements ; par exemple, au lieu de dire à la personne de prendre la digoxine tous les jours à 10 h, elle lui suggérera de la prendre tous les matins après son réveil.

Habitudes alimentaires

Dans la plupart des cultures, on trouve des denrées de première nécessité, c'est-à-dire des denrées présentes en abondance ou qu'il est facile de se procurer. Ainsi, la denrée de base de la plupart des Asiatiques est le riz ; pour les Italiens, ce sont les pâtes ; pour les habitants de l'Europe de l'Est, le blé. Les personnes établies au Canada depuis plusieurs générations continuent souvent de manger les mets de leur pays d'origine.

La façon de préparer les aliments et de les servir relève aussi des habitudes culturelles. Par exemple, au Québec, une dinde farcie, accompagnée de canneberges, est le repas traditionnel qu'on sert à Noël, mais la composition de la farce peut varier selon la région. Il en est de même d'autres mets, comme la tourtière, le ragoût ou les cretons.

La manière d'apprêter les aliments de base est également très variable. Par exemple, certains Asiatiques font cuire le riz à la vapeur, alors que d'autres le font bouillir. Les Indiens d'Asie méridionale préparent du pain azyme à partir de farine de blé, contrairement aux Canadiens d'origine européenne, qui se servent de levure pour faire lever la pâte.

Les comportements culturels liés à l'alimentation déterminent la façon dont on allaite les nourrissons, au sein ou au biberon, ainsi que le moment où ils commencent à manger des aliments solides. L'alimentation peut aussi être envisagée comme faisant partie intégrante du remède à la maladie. Dans certaines cultures, les aliments « chauds », par leurs caractéristiques ou leur température, servent à soigner les affections « froides ». Par exemple, la semoule de maïs (aliment « chaud ») peut servir à traiter l'arthrite (affection « froide »). Chaque groupe culturel a sa propre définition du chaud et du froid.

Les habitudes religieuses ont aussi un effet sur le régime alimentaire. Ainsi, certains catholiques romains ne mangent pas de viande certains jours, comme le mercredi des Cendres ou le Vendredi saint, et certaines confessions protestantes interdisent la consommation de viande, de thé, de café et d'alcool. Les religions musulmane et hébraïque orthodoxe interdisent la consommation de porc et des produits dérivés de cet animal. Les juifs orthodoxes mangent uniquement des aliments casher, c'est-à-dire qui ont été inspectés et préparés conformément aux prescriptions alimentaires de la religion juive. Il leur est interdit notamment de consommer de la viande et des produits laitiers au cours d'un même repas. Certains bouddhistes, hindous et sikhs sont strictement végétariens. L'infirmière doit tenir compte de ces règles alimentaires dictées par la religion.

La figure 13-2 ■ passe en revue les principaux éléments dont l'infirmière devrait tenir compte dans sa collecte des données interculturelles.

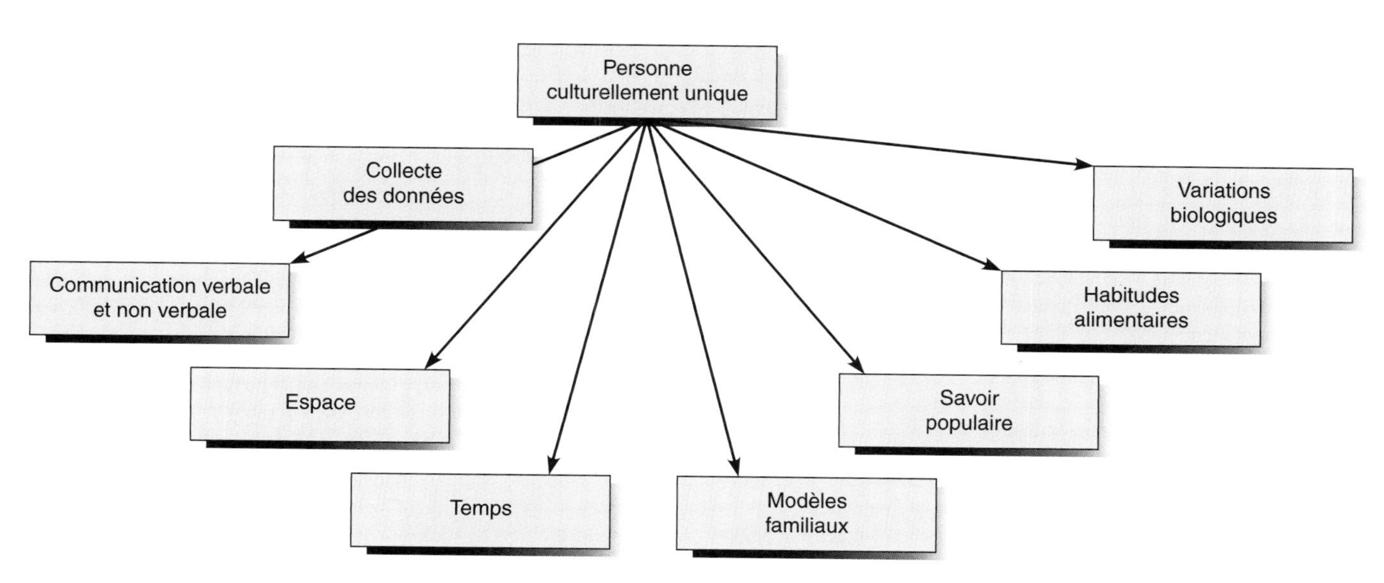

FIGURE 13-2 ■ **Modèle de collecte des données interculturelles.** (Source : Ce modèle est inspiré de l'ouvrage suivant et a été adapté par Michèle Côté. *Soins infirmiers interculturels*, de J. N. Giger et R. E. Davidhizar, 1991, traduit par S. Raine, Montréal : Gaëtan Morin Éditeur.)

Diversité culturelle et pratique infirmière

Afin de réagir efficacement dans les situations transculturelles de sa pratique, l'infirmière qui fait preuve de compétence en matière de diversité culturelle ne dissocie donc pas son travail du système de croyances des personnes qu'elle soigne (Campbell et Campbell, 1996). L'infirmière a donc besoin de connaître le point de vue personnel et culturel de la personne en matière de santé et de maladie. Selon l'AIIC (2000, p. 3), l'infirmière qui entre en contact avec des immigrants a quatre responsabilités : « effectuer des évaluations culturelles ; utiliser son savoir culturel, comprendre la communication et établir des partenariats » (voir le tableau 13-8).

Modèles en soins infirmiers transculturels

Depuis déjà une trentaine d'année, des infirmières travaillent à raffiner des modèles permettant de mieux comprendre les besoins particuliers des personnes n'ayant pas les mêmes croyances et les mêmes valeurs culturelles. C'est ainsi qu'on a proposé plusieurs modèles, comme les suivants : le modèle Sunrise (« lever de soleil ») de Leininger (2002) ; le modèle de pratique dans un contexte de diversité culturelle (*Cultural Diversity Practice Model*) (Felder, 1995) ; le modèle des modes des compétences transculturelles de Purnell (Purnell et Paulanka, 1998 ; Purnell 2000) ; le modèle de sensibilisation à la diversité culturelle (*Model for Developing Cultural Sensitivity*) (Baldwin *et al.*, 1996). Nous ne présentons ici que le modèle Sunrise. C'est en effet le plus complet et, par conséquent, le plus souvent cité.

Modèle Sunrise de Leininger (2002)

Leininger a entrepris ses travaux portant sur l'élaboration d'un modèle de la diversité et de l'universalité des soins culturels en 1978. Elle définit les **soins infirmiers transculturels** comme

> un domaine des soins infirmiers centré sur l'étude et l'analyse comparées des différentes cultures et sous-cultures du monde, en ce qui a trait à l'empathie, aux soins infirmiers et aux valeurs, croyances et habitudes de comportement relatifs à la santé et à la maladie. Cette approche a pour but d'élaborer un ensemble de connaissances scientifiques et humanistes visant à dispenser des soins infirmiers axés à la fois sur les spécificités et l'universalité culturelles. (Leininger, 1991, p. 8)

Le schéma de la version révisée du modèle de Leininger (figure 13-3 ■) fait ressortir le fait que la santé et les soins de santé sont influencés par une multitude d'éléments appartenant à la structure sociale, tels que la technologie, les facteurs religieux

TABLEAU 13-8

Répercussions de la diversité culturelle sur la profession d'infirmière

Domaine	Actions	Questionnement
Évaluation culturelle	L'infirmière doit examiner attentivement ses attitudes et ses valeurs vis-à-vis de la santé, de la maladie et des soins de santé. La première étape est donc de prendre conscience de son propre patrimoine culturel. Le fait de bien comprendre l'écart qui sépare ses valeurs, ses pratiques et ses croyances de celles de l'autre permet à l'infirmière de s'ouvrir à une culture différente et de l'apprécier.	Questions à se poser : Quelles sont mes valeurs et mes croyances ? Dois-je accepter la souffrance et la douleur ? Les droits de la personne priment-ils sur ceux de la famille ?
Savoir culturel	L'infirmière doit reconnaître les liens qu'établissent les personnes entre les croyances et les valeurs liées à la santé et leur conduite en matière de soins et de recherche d'aide. Par exemple, l'infirmière doit comprendre la signification des rituels reliés à certains moments importants de la vie (par exemple, naissance, affection, douleur, agonie et mort). Plusieurs auteurs ont proposé des questions permettant de clarifier les modèles explicatifs de la maladie (MEM) que la personne formule pour donner sens à ce qui lui arrive.	Questions à poser à la personne : 1. Quel est votre problème ? Quel nom lui donnez-vous ? 2. D'après vous, quelles sont les causes de votre problème ? 3. Pour quelles raisons votre problème a-t-il débuté à ce moment précis ? 4. Que vous fait votre affection ? Quelles en sont les manifestations ? 5. Votre maladie est-elle très grave ? Croyez-vous qu'elle va durer longtemps ? 6. Que craignez-vous le plus de cette maladie ? 7. Quels sont les problèmes les plus importants que vous crée votre maladie ? 8. Quelles sortes de traitements craignez-vous devoir recevoir ? 9. Quels résultats les plus importants attendez-vous de ces traitements ? (Massé, 1995, p. 290 ; questions reprises de Kleinman, 1980)

Domaine	Actions	Questionnement
Communication verbale et non verbale	Le processus de communication est un processus universel, et l'infirmière doit être attentive au style de communication et au mode de rétroaction propres à certains groupes culturels. L'infirmière doit accorder une attention particulière aux expressions faciales, au langage corporel et aux contacts visuels. Par exemple, pour un Vietnamien, le sourire ne signifie pas obligatoirement qu'il a compris. De même, il peut dire « oui » pour éviter un affrontement ou pour faire plaisir. La communication non verbale prend une signification toute particulière dans les soins transculturels, car elle peut faciliter la communication avec l'autre. Le toucher peut-être valorisant et recherché dans certains groupes sociaux, alors que d'autres le considéreront comme une manifestation de colère, d'agressivité et de frustration. De plus, il faut savoir qu'il est peu convenable qu'une personne de statut inférieur touche une personne d'un rang différent (Giger et Davidhizar, 1991).	Question à poser à la personne : Vous ai-je entendu et compris correctement ?
Partenariats entre personnes et intervenants de la santé et réseau de la santé	Surtout dans un contexte interculturel, l'infirmière joue un rôle d'intermédiaire entre les personnes sur le plan des valeurs, des croyances et des attitudes. L'infirmière est souvent la mieux placée pour réduire les écarts et traduire les règles régissant les soins. Elle doit chercher un terrain d'entente permettant l'établissement d'une relation de confiance entre les partenaires (Lacourse, 2002). Par ailleurs, l'infirmière doit sensibiliser les décideurs à l'importance d'intégrer aux services de santé des pratiques culturellement adaptées aux besoins et aux buts des personnes qui reçoivent des soins de santé.	Question à se poser : Comment puis-je faciliter le respect de la diversité culturelle des personnes ?

Sources : Ce tableau a été conçu par Michèle Côté à partir des ouvrages suivants : « Diversité culturelle – Changements et défis », de l'AIIC, 2000, *Zoom sur les soins infirmiers : enjeux et tendances dans la profession infirmière au Canada, 7*, février, (page consultée le 3 décembre 2004), [en ligne], cna-aiic.ca/CNA/documents/pdf/publications/ CulturalDiversity_February2000_f.pdf ; *Culture et santé publique*, 1995, (p. 290), de R. Massé, Montréal : Gaëtan Morin Éditeur ; *Sociologie de la santé*, édition révisée, 2002, de M. T. Lacourse, Montréal : Chenelière/McGraw-Hill ; *Soins infirmiers interculturels*, de J. N. Giger et R. E. Davidhizar, 1991, traduit de l'anglais par S. Raine, Montréal : Gaëtan Morin Éditeur.

et philosophiques, les systèmes familiaux et sociaux, les valeurs culturelles, les facteurs politiques, juridiques, économiques et éducatifs. On peut observer ces facteurs sociaux dans différents contextes environnementaux, dans le langage et dans l'ethnohistoire. Chacun de ces systèmes fait partie des structures de toutes les sociétés. Les manifestations, les modèles et les pratiques en soins de santé font également partie intégrante de la structure sociale (Leininger, 1993).

Les *facteurs technologiques* (par exemple, accès à du matériel technique et électronique) déterminent largement le choix des appareils utilisés pour les soins de santé. Ainsi, de nombreux Québécois tiennent le matériel de réanimation pour essentiel. Les *facteurs économiques* fixent la qualité des soins de santé dans chaque culture ; par exemple, les fonds alloués aux services de santé influent sur la santé des nourrissons et des personnes âgées. Les *facteurs politiques* établissent les programmes de santé et déterminent les professionnels de la santé autorisés à offrir leurs services. Les *facteurs juridiques* régissent le rôle et la fonction des professionnels de la santé ainsi que les normes à appliquer. Les *facteurs familiaux* et *sociaux* déterminent souvent les personnes qui recevront ou non des soins de santé et la rapidité avec laquelle on leur prodiguera ces soins ; par exemple, dans certaines cultures, une personne de haut rang (chef de tribu, roi ou directeur général) peut recevoir des soins très rapidement, alors qu'une personne de moindre rang (paysan, ménagère ou enfant) peut attendre très longtemps avant d'être pris en charge. En raison de la supériorité masculine particulière à de nombreuses cultures, les hommes reçoivent des soins avant leur épouse ou leur fille. Les facteurs *éducationnels*, *religieux* et *philosophiques* sont étroitement liés. Ces facteurs déterminent les catégories de soins de santé considérées comme souhaitables, appropriées ou acceptables ainsi que leur qualité et leur fréquence. Le *contexte environnemental*, la *langue* et l'*ethnohistoire* déterminent les besoins en matière de santé ainsi que les stratégies de soins à mettre en place.

Prodiguer des soins adaptés à la culture

Pour obtenir des données d'évaluation culturelle, l'infirmière fait appel à des énoncés généraux et à des questions ouvertes, ce qui encourage la personne à s'exprimer plus librement. L'infirmière qui procède à une évaluation en santé devrait toujours se rappeler le principe suivant : en matière de culture, c'est la personne qui est la spécialiste et l'enseignante ; l'infirmière est l'élève (Rosenbaum, 1995, p. 188). L'infirmière ne doit pas tirer de conclusion, mais se contenter de recueillir les données d'évaluation culturelle de la personne.

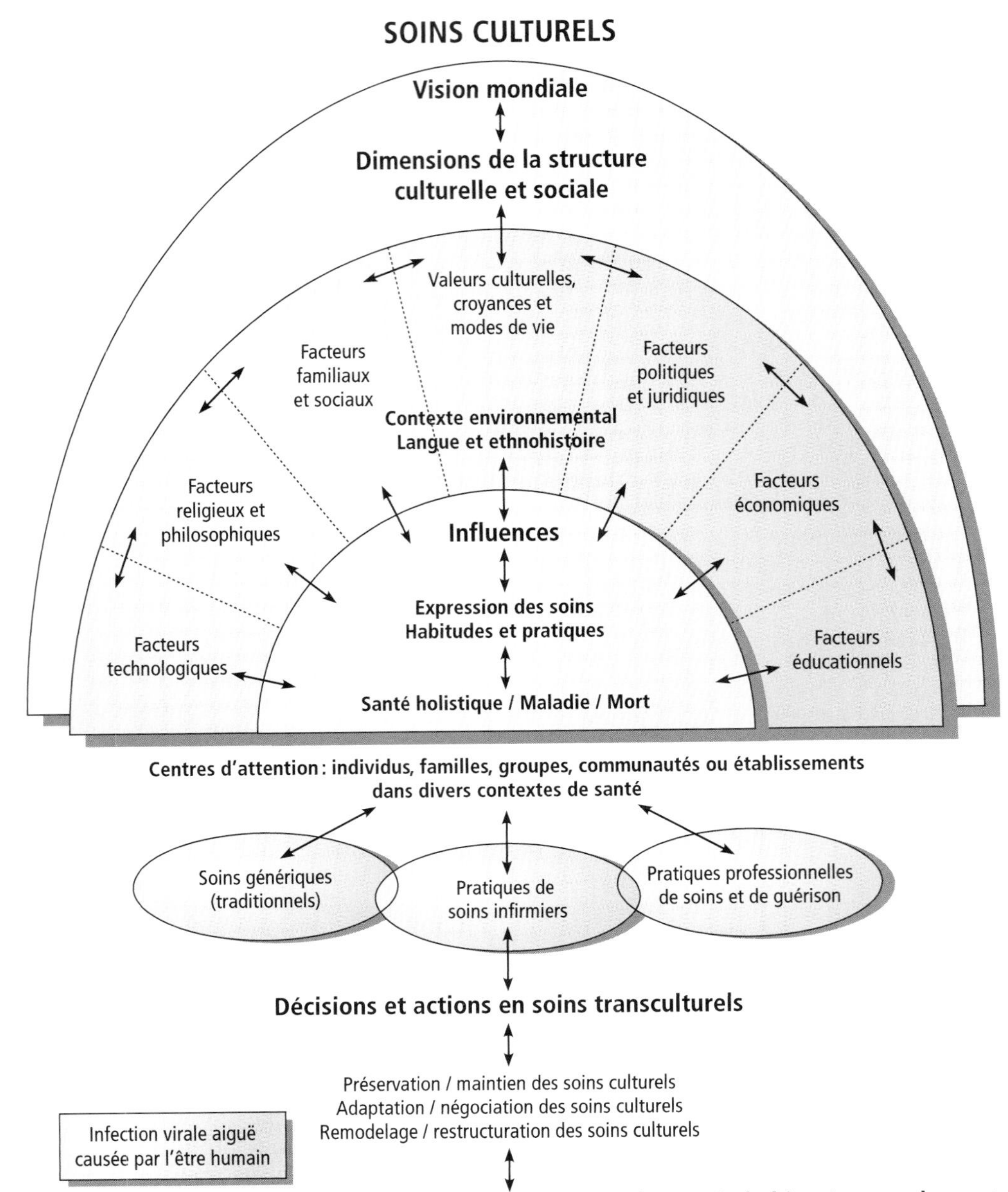

FIGURE 13-3 ■ Schéma du modèle Sunrise de Leininger (2002) illustrant les soins culturels.
(Source : « Culture Care Theory : A Major Contribution to Advance Transcultural Nursing Knowledge and Practices », de M. Leininger, 2002, *Journal of Transcultural Nursing, 13,* p. 191.)

DÉMARCHE SYSTÉMATIQUE dans la pratique infirmière

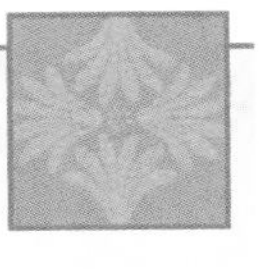

Collecte des données

L'outil de collecte des données présenté dans l'encadré *Entrevue d'évaluation* propose un certain nombre de questions permettant d'évaluer l'héritage culturel de la personne. Cet outil facilite la communication avec la personne et sa famille. Il s'avère efficace pour déterminer dans quelle mesure la personne s'identifie encore à son héritage culturel ou dans quelle mesure elle a subi une acculturation et s'est fondue dans la culture dominante de la société d'accueil. On peut utiliser cet outil quel que soit le contexte. Il facilite la conversation et contribue à planifier des soins adaptés à la culture de la personne. Dès le moment où la personne décrit des aspects de son héritage culturel, on peut mieux la comprendre.

Exemples de sauvegarde de l'héritage culturel

L'examen de la liste suivante de facteurs et d'exemples de sauvegarde de l'héritage culturel pourra permettre de déterminer dans quelle mesure la personne s'identifie aux traditions de sa culture d'origine (par exemple, croyances et habitudes culturelles entretenues par l'héritage culturel familial).

1. La personne a grandi dans son pays d'origine ou dans un quartier assez homogène sur le plan ethnique. Par exemple, elle a été élevée dans un quartier italien, noir, latino-américain ou juif, dans un secteur urbain délimité, et elle a été exposée uniquement à la culture, à la langue, à la nourriture et aux us et coutumes de ce groupe.
2. Les membres de la famille élargie ont encouragé la personne à participer à des activités religieuses et culturelles traditionnelles. Par exemple, durant son enfance, la personne a fréquenté une école confessionnelle dans un contexte où la plupart des activités culturelles étaient organisées par l'Église.
3. La personne retourne fréquemment dans son pays ou son quartier d'origine. Nombreux sont ceux et celles qui désirent retourner y vivre, mais ce n'est pas toujours possible à cause de raisons multiples. D'autres personnes ne souhaitent pas forcément retourner dans leur pays d'origine. C'est le cas des gens qui sont arrivés ici pour fuir des persécutions religieuses ou dont la famille a été décimée pendant la Seconde Guerre mondiale, l'Holocauste, le génocide au Cambodge ou dans d'autres massacres récents. La situation politique ou la disparition « inexpliquée » des parents ou amis comptent aussi au nombre des raisons pour lesquelles une personne peut souhaiter ne pas retourner là où elle est née.
4. La personne habite dans sa communauté ethnique d'origine. En tant qu'adulte, la personne choisit de vivre avec sa famille dans un quartier dont les membres partagent les mêmes traditions culturelles.
5. La personne participe à des événements culturels et ethniques (par exemple, festivals religieux ou fête nationale de son pays d'origine) qui sont l'occasion de retrouver les chants, les danses et les costumes traditionnels. Ainsi, la personne participe à des activités culturelles et sociales dans sa communauté ethnique et participe à des fêtes de famille.
6. La personne a été élevée dans une famille élargie. Par exemple, pendant son enfance, ses grands-parents ou ses tantes et ses oncles vivaient peut-être sous le même toit ou à proximité. La famille constituait le cadre social de référence.
7. La personne a des contacts réguliers avec sa famille élargie. Elle entretient des relations étroites avec les membres de la même génération, les membres survivants de la génération précédente et les membres de la nouvelle génération.
8. La personne n'a pas modifié son nom pour se conformer à la culture dominante. Elle porte son nom de famille tel qu'il était à l'origine, même si ce nom avait été modifié par les autorités au moment de l'immigration ou par les membres de sa famille par la suite.
9. La personne a été scolarisée dans une école confessionnelle (privée), guidée par une philosophie religieuse ou ethnique similaire à celle de ses ancêtres. L'éducation de la personne a joué un rôle crucial dans sa socialisation. L'objectif essentiel de l'éducation consiste à socialiser un individu dans la culture dominante. C'est à l'école que les enfants apprennent le français ainsi que les us et coutumes propres au mode de vie québécois.
10. La personne participe à des activités sociales, surtout avec d'autres personnes qui partagent les mêmes valeurs religieuses ou ethniques. Ainsi, elle participe activement aux rencontres et aux événements organisés par les membres de sa communauté.
11. La personne connaît bien sa culture d'origine et sa langue maternelle. Elle a été socialisée selon les traditions familiales et elle croit qu'il s'agit d'un aspect fondamental de sa vie.
12. La personne est fière de son héritage culturel. Elle peut ainsi se considérer comme québécoise d'origine ethnique et afficher des drapeaux, porter des costumes ou participer à des activités ethniques.

Faire preuve de sensibilité culturelle

Le processus d'évaluation de l'héritage culturel et des traditions en matière de santé est important. La façon de poser les questions et le moment choisi pour ce faire exigent du tact, un bon jugement clinique et la prise en considération de la personne. Il faut établir un climat de confiance si on veut que la personne se confie et livre des renseignements personnels. Par conséquent, l'infirmière doit passer du temps avec elle, parler de tout et de rien, et manifester un désir sincère de comprendre ses valeurs et ses croyances.

Avant de commencer l'évaluation de l'héritage culturel, l'infirmière doit déterminer la langue que parle la personne, ainsi que son degré de maîtrise du français ou de l'anglais, selon le cas. Il est tout aussi important de connaître les habitudes de la personne en matière de communication et d'orientation spatiale. Pour ce faire, il suffit d'observer ce qui se passe (communication verbale et non verbale). La personne parle-t-elle en son nom ou quelqu'un d'autre le fait-il pour elle ? Quelles sont ses habitudes de communication non verbale (par exemple, toucher, contact visuel) ? Quelle importance ces comportements revêtent-ils dans la relation qui s'établit entre la personne et l'infirmière ? Quel degré de proximité la personne entretient-elle avec son entourage et avec les objets ? Comment la personne réagit-elle quand l'infirmière s'approche d'elle ? Quels objets culturels revêtent pour la personne une quelconque importance en matière de promotion et de maintien de la santé ?

L'infirmière doit faire preuve de sensibilité culturelle à l'égard de la personne, de son groupe de soutien et des autres membres du personnel soignant. Voici quelques moyens d'y parvenir :

- Toujours s'adresser à la personne, aux membres de son groupe de soutien et aux autres membres du personnel soignant par leur nom de famille, à moins que l'interlocuteur ne demande de faire autrement. Dans certaines cultures, le fait de s'adresser aux gens de manière officielle est un signe de respect ; l'usage familier du prénom risque alors d'être interprété comme un manque de respect. Il est important de demander aux gens comment ils souhaitent qu'on s'adresse à eux.
- Au cours d'une première rencontre, l'infirmière doit décliner son nom au long et son rôle (par exemple, « Je m'appelle Geneviève Côté-Leblanc et je suis étudiante infirmière à l'Université du Québec à Trois-Rivières »). Cette façon de faire contribue à établir une bonne relation avec la personne et donne l'occasion à tout le monde de bien connaître le nom et le rôle de chacun.
- On doit être authentique avec les gens, et faire preuve d'honnêteté. Si on ne connaît pas leur culture ou si on ne comprend pas un comportement, il faut se renseigner poliment et respectueusement.

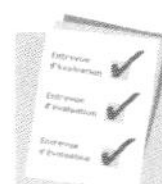

ENTREVUE D'ÉVALUATION

Outil d'évaluation de l'héritage culturel

Ce questionnaire est conçu pour cerner les antécédents ethniques, culturels et religieux de la personne. Au cours d'une *évaluation de l'héritage culturel*, il est utile de déterminer dans quelle mesure la personne s'identifie aux traditions de sa culture d'origine. Cet outil est particulièrement efficace pour évaluer et comprendre les croyances et les habitudes façonnées par les traditions en matière de santé et de maladie, et pour déterminer les ressources communautaires appropriées en cas de besoin. Plus le nombre de réponses affirmatives est grand, plus la personne s'identifie à son héritage culturel ; dans cet esprit, il ne faut cependant pas tenir compte de la question 13 (changement de nom).

1. Où votre mère est-elle née ?
2. Où votre père est-il né ?
3. Où vos grands-parents sont-ils nés ?
   a) La mère de votre mère ?
   b) Le père de votre mère ?
   c) La mère de votre père ?
   d) Le père de votre père ?
4. Combien de frères et de sœurs avez-vous ?
5. Où avez-vous grandi ? Dans une ville ? À la campagne ?
6. Dans quel pays vos parents ont-il grandi ?
   a) Votre père ?
   b) Votre mère ?
7. Quel âge aviez-vous à votre arrivée au Québec ?
8. Quel âge vos parents avaient-ils à leur arrivée au Québec ?
   a) Votre père ?
   b) Votre mère ?
9. Avec qui viviez-vous pendant votre enfance ?
10. Êtes-vous resté en contact avec les personnes suivantes ?
    a) Vos tantes, oncles et cousins ? ❑ Oui ❑ Non
    b) Vos frères et sœurs ? ❑ Oui ❑ Non
    c) Vos parents ? ❑ Oui ❑ Non
    d) Vos enfants ? ❑ Oui ❑ Non
11. La plupart de vos tantes, oncles et cousins vivaient-ils près de chez vous ?
    ❑ Oui ❑ Non
12. À quelle fréquence environ rendiez-vous visite aux membres de votre famille qui ne vivaient pas avec vous ?
    - Tous les jours
    - Toutes les semaines
    - Tous les mois
    - Une fois par an ou moins
    - Jamais
13. Le nom d'origine de votre famille a-t-il été modifié ?
    ❑ Oui ❑ Non
14. Quelle est votre religion ?
    - Religion catholique
    - Religion juive
    - Religion protestante
    - Autre
    - Aucune
15. Votre conjoint est-il de la même confession religieuse que vous ?
    ❑ Oui ❑ Non
16. Votre conjoint a-t-il les mêmes origines ethniques que vous ?
    ❑ Oui ❑ Non
17. Quel genre d'école avez-vous fréquentée ?
    - Publique • Privée • Confessionnelle
18. Vivez-vous actuellement dans un quartier où vos voisins ont les mêmes traditions religieuses et ethniques que vous ?
    ❑ Oui ❑ Non
19. Êtes-vous membre d'un regroupement religieux ?
    ❑ Oui ❑ Non
20. Diriez-vous que vous êtes un membre actif de ce regroupement ?
    ❑ Oui ❑ Non
21. À quelle fréquence participez-vous à ce regroupement ?
    - Plus d'une fois par semaine
    - Toutes les semaines
    - Tous les mois
    - Uniquement à l'occasion de fêtes
    - Jamais
22. Pratiquez-vous votre religion à la maison ?
    ❑ Oui (veuillez préciser) ❑ Non
    - Prière
    - Lecture de livres religieux (Bible, Coran ou autre)
    - Régime alimentaire
    - Célébration de fêtes religieuses
23. Faites-vous la cuisine selon vos traditions ethniques ?
    ❑ Oui ❑ Non
24. Prenez-vous part à des activités ethniques ?
    ❑ Oui (veuillez préciser) ❑ Non
    - Chants
    - Célébration de fêtes
    - Danses
    - Festivals
    - Costumes
    - Autres
25. Vos amis ont-ils les mêmes rites religieux que vous ?
    ❑ Oui ❑ Non
26. Vos amis ont-ils les mêmes origines ethniques que vous ?
    ❑ Oui ❑ Non
27. Quelle est votre langue maternelle ?
28. Dans quelle mesure parlez-vous cette langue ?
    - De préférence
    - À l'occasion
    - Rarement
29. Lisez-vous des textes écrits dans votre langue maternelle ?
    ❑ Oui ❑ Non

Total des Oui : ______ Total des Non : ______

Source : *Cultural Diversity in Health and Illness*, 5e éd., (p. 295-297), de R. E. Spector, 2000, Upper Saddle River (New Jersey) : Prentice Hall Health. Traduit et reproduit avec l'autorisation de Pearson Education, Inc., Upper Saddle River, NJ.

- On doit utiliser un langage qui démontre sa sensibilité culturelle. Par exemple, il faut dire « gai », « lesbienne » ou « bisexuel » plutôt qu'« homosexuel ». On n'utilise pas les termes génériques « homme » ou « humain » si on parle d'une femme. On demande à la personne si elle préfère qu'on la désigne comme étant « latino-américaine » ou « latino », « africaine » ou « noire ».
- On doit essayer de savoir ce que la personne pense de ses problèmes de santé, de son affection et des traitements, puis évaluer si l'information ainsi obtenue correspond à la culture dominante en matière de soins de santé. Si ce n'est pas le cas, on détermine si les croyances et les habitudes de la personne auront ou non un effet négatif sur sa santé.
- Il ne faut jamais rien tenir pour acquis et toujours se renseigner sur ce qu'on ne comprend pas.
- On doit faire preuve de respect envers les valeurs, les croyances et les habitudes de la personne, même si elles diffèrent des nôtres ou de celles de la culture dominante. Même si on n'est pas d'accord, il est important de respecter le droit de la personne d'avoir ses croyances.
- L'infirmière doit respecter le réseau de soutien de la personne. Dans certaines cultures, ce sont les hommes qui prennent les décisions pour les membres de leur famille qui sont malades ; dans d'autres cultures, ce sont les femmes.
- On doit chercher vraiment à obtenir la confiance de la personne ; il ne faut cependant pas se surprendre si la relation de confiance s'établit lentement ou s'il n'est pas possible d'en établir une. L'évaluation de l'héritage culturel demande du temps et il faut habituellement plusieurs rencontres pour y parvenir.

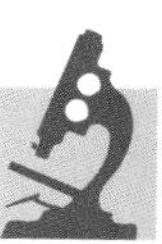

RÉSULTATS DE RECHERCHE

Quelles sont les caractéristiques du travail d'une équipe transculturelle qui prodigue des soins à des enfants de réfugiés cambodgiens ?

Différentes croyances traditionnelles en matière de santé influent sur les soins infirmiers qu'on prodigue aux immigrants cambodgiens (par exemple, le fait de décrire des symptômes comme des « vents mauvais » ou la pratique de la dermabrasion). La recherche menée aux États-Unis par Tellep, Chim, Murphy et Cureton (2001) visait à explorer l'expérience du personnel d'un arrondissement scolaire qui prodiguait des soins aux enfants de réfugiés cambodgiens. Les données de cette étude descriptive ont été recueillies au cours d'entrevues avec des infirmières scolaires et des agents de liaison cambodgiens. Les données ont été analysées à l'aide du cadre conceptuel en santé transculturelle établi par Dobson. Plusieurs thèmes, notamment la réciprocité intraculturelle et transculturelle, le conflit intergénérationnel et la guérison spirituelle, se sont dégagés et représentent autant d'éléments utilisés pour orienter de futures recherches.

Implications : Quand des infirmières prodiguent des soins à des immigrants de fraîche date, comme les réfugiés cambodgiens, elles doivent connaître les différences qui opposent les croyances et les habitudes liées à la santé de ces personnes à celles du système de santé en place. Les infirmières ont besoin d'études exhaustives sur l'état de santé des réfugiés, études articulées autour de modèles explicatifs conçus en fonction de leur culture d'origine. Pour comprendre la problématique de recherche, il est essentiel d'intégrer des Cambodgiens : infirmières, enseignants et travailleurs des services d'approche.

Source : « Great Suffering, Great Compassion : A Transcultural Opportunity for School Nurses Caring for Cambodian Children », de T. L. Tellep, M. Chim, S. Murphy et V. Y. Cureton, 2001, *Journal of Transcultural Nursing, 12,* p. 261-274.

Analyse

Les diagnostics infirmiers élaborés par NANDA mettent l'accent sur les soins infirmiers prodigués dans les cultures occidentales. « Ce travail n'a jamais été dépeint ni diffusé comme étant pertinent dans d'autres cultures. » (Carpentino, 2003, p. 81) Toutefois, l'infirmière doit continuer d'offrir des soins appropriés, quelle que soit la culture de la personne, et ce, en développant sa sensibilité culturelle. L'infirmière doit tenir compte de l'influence de la culture sur la façon dont la personne réagit à ses affections, tout comme elle prend en considération les répercussions de l'âge ou du sexe sur le diagnostic infirmier ainsi que sur le plan de soins et de traitements infirmiers.

Planification

Les compétences nécessaires pour intégrer des soins transculturels à une pratique de soins infirmiers exigent l'acquisition d'une connaissance approfondie des différents héritages culturels et des structures sociales qui ont façonné la personne. Il s'agit d'un processus continu. Ces compétences et ces connaissances s'acquièrent avec le temps, tout autant que la sensibilité culturelle.

Comme nous l'avons souligné précédemment, l'infirmière doit à la fois prendre conscience de son propre héritage culturel et reconnaître celui de son interlocuteur. Elle doit également reconnaître les traditions de ce dernier en matière de santé, telles qu'il les décrit, et prendre conscience des efforts faits pour s'adapter à la culture dominante. Enfin, l'infirmière doit mettre en œuvre un plan de soins et de traitements infirmiers adapté à la culture de la personne, et ce plan doit être établi en partenariat avec celle-ci.

Interventions

En soins infirmiers adaptés à la culture, les interventions comprennent : (a) le maintien et la préservation de la culture de la personne ; (b) l'adaptation de cette culture au contexte de soins ; (c) la négociation avec la personne. Le maintien de la culture peut intégrer l'utilisation des pratiques culturelles de la personne en matière de soins de santé (par exemple, préparation de tisanes, de bouillons ou d'aliments épicés). La prise en compte du point de vue de la personne et la négociation des soins appropriés sont des tâches qui exigent des compétences en communication ; il faut notamment savoir réagir avec empathie, confirmer l'information et en résumer efficacement le contenu. La négociation est un processus de collaboration. Il s'agit de reconnaître la réciprocité de la relation entre l'infirmière et la personne et d'admettre les divergences de leurs perceptions en matière de santé, d'affections, de soins et de traitements. L'infirmière doit tenter de combler le fossé qui sépare son point de vue scientifique du point de vue culturel de la personne. Au cours de la négociation, l'infirmière commence par explorer et reconnaître le point de vue de la personne. Elle lui fournit ensuite une information scientifique pertinente. S'il apparaît que les comportements de la personne n'aggraveront pas l'affection dont elle souffre, l'infirmière peut intégrer ces comportements au plan de soins et de traitements. Par contre, si les demandes de la personne risquent de constituer des comportements nuisibles ou d'aggraver l'affection, l'infirmière devrait essayer de faire changer la personne d'avis et de lui faire adopter un point de vue scientifique.

La négociation devient nécessaire quand les comportements culturels de la personne en matière de traitement entrent en contradiction avec les pratiques du système de soins de santé. Il faut dès lors déceler avec précision comment la personne gère sa maladie, déterminer parmi ses habitudes celles qui sont susceptibles d'avoir des effets nuisibles ou, au contraire, celles qu'il est possible d'intégrer sans danger à la médecine occidentale. Ainsi, il peut être néfaste de réduire la dose d'un antihypertenseur ou de remplacer l'insulinothérapie par des plantes médicinales. Certains remèdes à base d'herbes médicinales, combinés à des remèdes occidentaux, ont un effet synergique, alors que d'autres ont un effet antagoniste ; il est donc nécessaire d'informer complètement la personne des résultats éventuels. Examinons quelques exemples de discordances possibles entre les croyances ou les habitudes culturelles et le système de santé nord-américain :

- Les femmes autochtones accordent une grande valeur aux rondeurs du corps ; par conséquent, elles risquent de refuser de perdre du poids.
- La décision de circoncire des nourrissons répond souvent à des croyances culturelles et familiales qui peuvent entrer en contradiction avec l'avis des médecins.
- Un Latino-Américain ou un Asiatique ne pourra peut-être pas recevoir de soins palliatifs si sa famille refuse qu'on l'informe du diagnostic ou du pronostic.
- Les témoins de Jéhovah s'opposent aux transfusions sanguines, même en cas d'affection grave.
- Les sikhs orthodoxes ne se coupent pas les cheveux ni ne se rasent les poils, ce qui peut aller à l'encontre de la nécessité de raser la peau avant une intervention médicale.

Quand une personne choisit d'observer uniquement les traditions issues de sa culture et refuse toutes les interventions médicales ou infirmières prescrites, l'infirmière et la personne devront adapter les objectifs en fonction de cette contrainte. De façon réaliste et pratique, il faut parfois se contenter de surveiller l'état de santé de la personne pour repérer les changements éventuels et détecter les crises imminentes avant qu'il ne se produise quelque chose d'irréversible. Au moment de la crise, il est parfois possible de renégocier le plan de soins et de traitements.

Il est difficile d'offrir des soins adaptés à la culture. Il faut découvrir la signification du comportement de la personne, faire preuve de souplesse et de créativité, et posséder les connaissances nécessaires pour adapter les interventions infirmières. L'infirmière doit tirer des leçons de chaque expérience. Les connaissances ainsi acquises lui permettront de prodiguer de plus en plus des soins adaptés à la culture. L'encadré 13-1 passe en revue quelques comportements liés à la santé chez les Asiatiques et les Latino-Américains et propose quelques suggestions de soins adaptés à la culture.

Évaluation

On procède à l'évaluation des soins interculturels, qui inclut l'héritage culturel et l'ethnicité, comme pour n'importe quelle autre évaluation des soins. L'infirmière doit comparer les résultats avec les buts et les résultats escomptés. Cependant, si les résultats escomptés ne sont pas atteints, l'infirmière doit revoir sa manière d'appréhender les croyances et les valeurs de la personne.

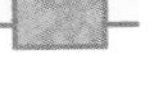

ENCADRÉ 13-1

Comportements liés à la santé de certains Asiatiques et Hispaniques et suggestions de soins

ASIATIQUES

- Les frottements vigoureux de la peau et l'application de ventouses sont des pratiques médicales traditionnelles et non pas des formes d'abus.
- Pour traiter la fièvre, on enveloppe la personne malade dans des couvertures chaudes et on lui fait boire des liquides chauds.
- Ne pas donner d'eau glacée, sauf sur demande ; les Asiatiques préfèrent les liquides chauds, comme le thé.
- La médecine orientale possède une riche tradition de remèdes à base de plantes médicinales. Les professionnels de la santé doivent s'assurer que d'éventuels remèdes maison ou à base de plantes médicinales ne causeront pas d'interactions médicamenteuses.
- Expliquer à la personne comment prendre les médicaments occidentaux, car les médicaments chinois se prennent différemment. Préciser à la personne qu'il est important de prendre un médicament selon l'ordonnance, même après la disparition des symptômes.

HISPANIQUES

- Certains aliments ou médicaments compromettent l'équilibre thermique du corps. Proposer d'autres aliments ou d'autres liquides comme médicaments.
- Ne pas donner d'eau glacée à la personne, sauf si elle le demande.
- Faire observer la prescription de repos à une femme qui vient d'accoucher.
- Certaines femmes préfèrent une toilette à l'éponge après avoir accouché.
- Permettre aux membres de la famille de passer le plus de temps possible avec la personne pour lui prodiguer des soins non techniques.
- Des croyances profondément enracinées sur le destin et le pouvoir extérieur des événements peuvent réduire l'observance des traitements médicaux.

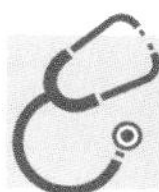

CONSEILS PRATIQUES

Prodiguer des soins culturellement adaptés à la personne et aux membres de sa famille

- Renseignez-vous sur les rituels, les coutumes et les pratiques des principaux groupes culturels auprès desquels vous intervenez. Considérez la diversité comme une richesse plutôt qu'un obstacle à l'exercice de votre profession.
- Prenez conscience de vos idées toutes faites, de vos attitudes habituelles, de vos préjugés et des stéréotypes que vous entretenez à l'égard des autres cultures.
- Intégrez l'évaluation culturelle de la personne et de sa famille à l'évaluation globale.
- Reconnaissez que la personne et les membres de sa famille ont le droit de faire leurs propres choix en matière de soins de santé.
- Faites preuve de respect et coopérez avec les proches aidants et soignants traditionnels.

EXERCICES D'INTÉGRATION

Rachel est née de parents juifs pratiquants. Son père est décédé lorsqu'elle avait 10 ans, et sa mère s'est remariée trois ans plus tard. Rachel a été adoptée légalement par son beau-père, un catholique fervent d'origine italienne. Depuis ce mariage, la famille a suivi les traditions catholiques. Toutefois, la mère de Rachel a appris de nombreuses traditions juives à sa fille afin de préserver son héritage culturel. Aujourd'hui, Rachel observe à la fois les traditions juives et les traditions catholiques. Elle a 58 ans et se meurt d'un cancer.

1. Comment l'infirmière peut-elle faire la différence entre la culture, l'ethnicité et la race de Rachel ?
2. En quoi la culture mixte de Rachel peut-elle poser un problème à l'infirmière ou à la famille de Rachel ?
3. Même si Rachel est mourante, en quoi son évaluation culturelle pourrait-elle être utile ?
4. En quoi la race, la culture ou la religion d'une infirmière peuvent-elles influer sur les soins qu'elle prodigue à des personnes de race, de culture ou de religion différentes ?

Voir l'appendice A : Exercices d'intégration – Pistes de réflexion.

RÉVISION DU CHAPITRE

Concepts clés

- Les Canadiens sont issus de diverses souches ethniques et culturelles, et nombre d'entre eux conservent au moins une partie de leurs valeurs, de leurs croyances et de leurs pratiques culturelles traditionnelles.
- Au Canada, de nombreux groupes sont biculturels, c'est-à-dire qu'ils vivent selon deux cultures : leur culture ethnique d'origine et celle du pays d'accueil.
- Les origines ethniques et culturelles d'une personne peuvent influer sur ses croyances, ses valeurs et ses pratiques.
- Par l'acculturation, la plupart des groupes ethniques et culturels modifient une partie de leurs caractéristiques culturelles traditionnelles.
- Les caractéristiques individuelles modifient également les valeurs, les croyances et les pratiques d'une personne.
- La relation entre l'infirmière et la personne malade est influencée par de nombreux facteurs, tels que le savoir populaire lié à la santé, les structures familiales, le mode de communication, l'orientation spatiale, l'orientation temporelle, les habitudes alimentaires, la réaction à la douleur ainsi que les pratiques liées à l'agonie, à la mort, à l'accouchement et aux soins périnataux.
- Le modèle Sunrise, conçu par Leininger (2002), contribue à orienter les soins infirmiers transculturels.
- Pour réaliser l'évaluation culturelle de la personne, l'infirmière tient compte des valeurs, des croyances et des pratiques culturelles liées à la santé et aux soins de santé.

Questions de révision

13-1. Parmi les facteurs suivants, lequel justifie que les infirmières se préoccupent de plus en plus de la dimension culturelle des soins qu'elles prodiguent ?
- a) L'augmentation du taux de natalité.
- b) L'accès limité aux soins et aux services de santé pour la population immigrante.
- c) La proportion importante de personnes qui sont nées à l'extérieur du Canada ou qui ont des parents d'origine ethnique autre que canadienne.

13-2. Une infirmière qui est sensible à la culture de l'autre a reçu une formation qui lui a permis :
- a) De développer ses connaissances en ce qui concerne les soins transculturels.
- b) De s'initier aux traditions de différentes cultures.
- c) D'acquérir des habiletés psychomotrices pour donner des soins aux personnes provenant de pays islamiques.
- d) De s'initier à la communication thérapeutique avec une personne provenant d'une culture différente de la sienne.

13-3. Laquelle de ces phrases l'infirmière devrait-elle retenir lorsqu'elle prodigue des soins à des personnes d'une autre culture ?
- a) « Je vous apporte du thé chaud, car si je me rappelle bien, les personnes de votre culture ne boivent pas d'eau froide. »
- b) « J'aimerais bien connaître votre culture ; n'auriez-vous pas un livre à me conseiller pour cela ? »
- c) « Je souhaiterais savoir si je fais des gestes qui vont à l'encontre de votre culture lorsque je vous prodigue vos soins de santé. »
- d) « Les us et coutumes de l'établissement de soins doivent être respectés par toutes les personnes qui le fréquentent, et ce, indifféremment de leur culture. »

13-4. Pour être qualifiée d'infirmière culturellement compétente, il faut :
- a) Avoir reçu une formation en soins transculturels.
- b) Posséder des connaissances sur différentes traditions culturelles.
- c) Utiliser ses connaissances pour donner des soins efficients.
- d) Comprendre l'ensemble de la situation de la personne immigrante.

13-5. Quel énoncé donne la meilleure définition de la culture ?
- a) Classification des comportements d'une personne en fonction de ses caractéristiques physiques particulières.
- b) Ensemble de conditions partagées par tous les membres d'un groupe qui ont un même héritage culturel.
- c) Ensemble des caractéristiques sociales inhérentes à un groupe de personnes.
- d) Acquisition par l'apprentissage individuel des traditions d'un groupe ethnique.

Voir l'appendice B : Réponses aux questions de révision.

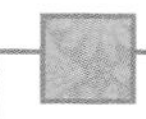

BIBLIOGRAPHIE

En anglais

Abdullah, S. N. (1995). Towards an individualized clients care : Implications for education. The transcultural approach. *Journal of Advanced Nursing, 22,* 715-720.

Alexander, J. E., Beagle, C. J., Butler, P., Dougherty, D. A., Andrews Robards, K. D., Solotkin, D. C., & Velotta, C. (1994). Madeleine Leininger : Cultural care theory. In A. Marriner-Tomey (Ed.), *Nursing theorists and their work* (pp. 423-444). St. Louis, MO : Mosby.

Anderson, J. M. (1990). Health care across the cultures. *Nursing Outlook, 38,* 136-139.

Anderson, J. M., Waxler-Morrison, N., Richardson, E., Herbert, C., & Murphy, M. (1990). Delivering culturally-sensitive health care. In N. Waxler-Morrison, J. Anderson, & E. Richardson (Eds.), *Cross cultural caring. A handbook for health professionals in western Canada* (pp. 245-267). Vancouver, BC : UBC Press.

Andrews, M. M., & Boyle, J. S. (2003). *Transcultural concepts in nursing care* (4th ed.). Philadelphia, PA : Lippincott.

Baker, C., & Daigle, M. C. (2000). Cross-cultural hospital care as experienced by Mi'kmaq clients. *Western Journal of Nursing Research, 22(1),* 8-28.

Baldonado, A. A. (1996). Transcending the barriers of cultural diversity in health care. *Journal of Cultural Diversity, 3,* 20-22.

Baldwin, D., Cotanch, P., Johnson, P., & Williams, J. (1996). *An Afrocentric approach to breast and cervical cancer early detection and screening.* Washington, DC : ANA.

Balzer-Riley, J. W. (1997). *Communications in nursing : Communicating, assertively and responsibly in nursing. A guidebook* (3rd ed.). St. Louis, MO : Mosby.

Banks, J., & Banks, C. (1989). *Multicultural education and perspectives.* Boston, MA : Allyn & Bacon.

Baye, A. L. (1995, Summer/Fall). A lesson in culture. *Minority Nurse,* 35-38.

Bhimani, R., & Acorn, S. (1998). Managing within a culturally diverse environment. *Canadian Nurse, 94,* 32-36.

Blumhagen, D. W. (1980). Hypertension : A folk illness with a medical name, *Culture, Medicine and Psychiatry, 4,* 197-227, cité par R. Massé (1995).

Boyd, M., & Vickes, M. (2000, Autumn). 100 years of immigration in Canada. *Canadian Societal Trends,* Statistics Canada 11-008, 22-32.

Boyle, J. S. (1999). Transcultural perspectives in the nursing care of middle-aged adults. In M. M. Andrews & J. S. Boyle (Eds.), *Transcultural concepts in nursing care* (3rd ed.) (p. 161-188). Philadelphia, PA : Lippincott.

Calvillo, E. R., & Flaskerud, J. H. (1991). Review of literature on culture and pain of adults with focus on Mexican Americans. *Journal of Transcultural Nursing, 2,* 16-23.

Campbell, J., & Campbell, D. (1996). Cultural competence in the care of abused women. *Journal of Nurse-Midwivery, 41*(6), 457-461.

Canadian Multiculturalism Act. RS 1985, c. 24 (4th Supp). *Statutes of Canada.* Ottawa : Queen's Printer. 835-41.

Canadian Nurses Association. (1999). *Blueprint for the Canadian Registered Nurse Examination.* Ottawa, ON : Author.

Canadian Nurses Association. (2000). Cultural diversity–Changes and challenges. *Nursing Now : Issues and Trends in Canadian nursing.* Ottawa : Author. Retrieved January 23, 2001 from : http ://www.cna-nurses.ca/pages/issuestrends/nrgrow/cultural diversity.htm

Clark, W. (2000). Patterns of religions attendance. *Canadian Societal Trends.* Statistics Canada 11-008. 23-27.

Crow, K. (1993). Multiculturalism and pluralistic thought in nursing education: Native American world view and the nursing academic world view. *Journal of Nursing Education, 32,* 198-204.

Davidhizar, R. E., & Giger, J. N. (1998). *Canadian transcultural nursing. Assessment and intervention.* St. Louis, MO: Mosby.

DeSantis, L., & Lowe, J. (1992). *Moving from cultural sensitivity to cultural competence in nursing practice: Pitfalls and progress.* Paper presented at the 18th Annual Transcultural Nursing Society Conference, Miami, FL, October 22-24, 1992.

Doswell, W. M., & Erlen, J. A. (1998, June). Multicultural issues and ethical concerns in the delivery of nursing care interventions. *Nursing Clinics of North America, 33,* 353-361.

Eliason, M. J. (1993, September/October). Ethics and transcultural nursing care. *Nursing Outlook, 4,* 225-228.

Felder, E. (1995). Integrating culturally diverse theoretical concepts into the education preparation of the advanced practice nurse: The cultural diversity practice model. *Journal of Cultural Diversity, 2,* 88-92.

Galanti, G. (1991). *Caring for patients from different cultures.* Philadelphia, PA: University of Pennsylvania Press.

Galanti, G. (1997). *Caring for patients from different cultures: Case studies from American hospitals* (2nd ed.). Philadelphia: University of Pennsylvania Press.

Giger, J. N., & Davidhizar, R. (1990). Transcultural nursing assessment: A method for advancing nursing practice. *International Nursing Review, 37,* 199-202.

Giger, J. N., & Davidhizar, R. (1999). *Transcultural nursing: Assessment and interventions* (3rd ed.). St. Louis, MO: Mosby-Year Book.

Giger, J. N., & Davidhizar, R. (2002). The Giger and Davidhizar Transcultural Assessment Model. *Journal of Transcultural Nursing, 13,* 185–188.

Green, N. L. (1995). Development of the perceptions of racism scale. *Image: Journal of Nursing Scholarship, 27,* 141-146.

Grossman, D., & Taylor, R. (1995). Working with people: Cultural diversity on the unit. *American Journal of Nursing, 95,* 64, 65-67.

Indian and Northern Affairs Canada. (2001). *First Nations in Canada.* Ottawa: Author. Retrieved October 23, 2001 from http://www.ainc-inac.gc.ca/ pr/pub/fnc/index_e.html.

Kittler, P. G., & Sucher, K. P. (1990). Diet counseling in a multicultural society. *Diabetes Educator, 16,* 127-134.

Kleinman, A. (1980). *Patients and healers in the context of culture: An exploration of the borderland between anthropology, medicine and psychiatry,* Berkeley: University of California Press.

Lea, A. (1994). Nursing in today's multicultural society: A transcultural perspective. *Journal of Advanced Nursing, 20,* 307-313.

Leininger, M. M. (1970). *Nursing and anthropology: Two worlds to blend.* New York: Wiley.

Leininger, M. M. (1978). *Transcultural nursing: Concepts, theories, and practices.* New York: Wiley.

Leininger, M. M. (1988). Leininger's theory of nursing: Cultural care diversity and universality. *Nursing Science Quarterly, 14,* 152-160.

Leininger, M. M. (Ed.). (1991). *Culture care diversity and universality: A theory of nursing.* New York: National League for Nursing Press, Pub. No. 15-2402.

Leininger, M. M. (1993). Towards conceptualization of transcultural health care systems: Concepts and a model. *Journal of Transcultural Nursing, 4, 32*-40.

Leininger, M. (2002). Cultural care theory: A major contribution to advance transcultural nursing knowledge and practices, *Journal of Transcultural Nursing, 13,* 189-192.

Lester, N. (1988). Cultural competence: A nursing dialogue. Part 1. *American Journal of Nursing, 98*(8), 26-33; Part 2. *American Journal of Nursing, 98*(9), 36-43.

Lipson, J., & Bauwens, E. (1988). Use of anthropology in nursing. *Practicing Anthropology, 10,* 4-5.

Lynam, M. J. (1992). Towards the goal of providing culturally sensitive care: Principles upon which to build nursing curricula. *Journal of Advanced Nursing, 17,* 149-157.

Matsumoto, M., & Matsumoto, M. (1989). *The unspoken way Haragei: Silence in Japanese business and society.* Tokyo: Kodahsha International.

Morris, R. I. (1996). Bridging cultural boundaries: The African-American and transcultural caring. *Advanced Practice Nursing Quarterly, 2,* 31-38.

Office of Minority Health. (2001). *National standards for culturally and linguistically appropriate services in health care.* Washington, DC: U. S. Department of Health and Human Services.

Purnell, L., & Paulanka, B. (1998). *Transcultural health care: A culturally competent approach.* Philadelphia, PA: Davis.

Purnell, L. (2000). A description of the Purnell model for cultural competence, *Journal of Transcultural Nursing, 11,* 40-46.

Rairdan, B., & Higgs, Z. R. (1992). When your patient is a Hmong refugee. *American Journal of Nursing, 92,* 52-55.

Registered Nurses Association of Nova Scotia (RNANS). (1995). *Multicultural health education for registered nurses: A community perspective,* Halifax: RNANS.

Rosenbaum, J. N. (1991). A cultural assessment guide: Learning cultural sensitivity. *Canadian Nurse, 88,* 32-33.

Rosenbaum, J. N. (1995). Teaching cultural sensitivity. *Journal of Nursing Education, 34,* 188-189.

Smith, S. (1992). *Communications in nursing* (2nd ed.). St. Louis, MO: Mosby-Year Book.

Spector, R. E. (1991). *Cultural diversity in health and illness* (3rd ed.). Norwalk, CT: Appleton-Century-Crofts.

Spector, R. E. (2000). *Cultural diversity in health & illness* (5th ed.). Upper Saddle River, NJ: Prentice Hall Health.

Sprott, J. (1993). The black box in family assessments: Cultural diversity. In S. Feetham, S. Meister, J. Bell, & C. Gilliss (Eds.), *The nursing of families: Theory, research, education, practice* (pp. 189-199). Beverly Hills, CA: Sage Publications.

Spruhan, J. B. (1996). Beyond traditional nursing care: Cultural awareness and successful home healthcare nursing. *Home Healthcare Nurse, 14,* 445-449.

Statistics Canada. (1991). Statistics Canada, 1991 Census. Ottawa, ON: Government of Canada.

Statistics Canada. (1996). Statistics Canada, 1996 Census. Ottawa: Government of Canada.

Statistics Canada. (2001). 2001 Census. Ottawa, ON: Government of Canada.

Steinmetz, S., & Braham, C. G. (Eds.). (1993). *Random House Webster's Dictionary.* New York: Ballantine Reference Library.

Tellep, T. L., Chim, M., Murphy, S., & Cureton, V. Y. (2001). Great suffering, great compassion: A transcultural opportunity for school nurses caring for Cambodian children. *Journal of Transcultural Nursing, 12,* 261–274.

Tripp-Reimer, T., Brink, P. J., & Saunders, J. M. (1984). Cultural assessment: Content and process. *Nursing Outlook, 32,* 78-82.

Waxler-Morrison, N., Anderson, J., & Richardson, E. (Eds.). (1990). *Cross cultural caring: A handbook for health professionals in Western Canada.* Vancouver, BC: UBC Press.

Wenger, A. F. Z. (1993). Cultural meaning of symptoms. *Holistic Nursing Practice, 7,* 22-23.

Wong, F. K. Y. (1998). The integration of traditional Chinese health practices in nursing. *Reflections, 24*(2), 20-2 1.

Yonge, O., & Bernard, M. (1998). The Cree living in urban settings. In R. E. Davidhizar & J. N. Giger (Eds.), *Canadian transcultural nursing. Assessment and intervention* (pp. 179-196). St. Louis, MO: Mosby.

Zitzow, D., & Estes, G. (1981). The heritage consistency continuum in counseling Native American students. In *Contemporary American Indian issues in higher education.* Los Angeles: American Indian Studies Center, University of California.

En français

Association des infirmières et infirmiers du Canada (AIIC). (2000). Diversité culturelle – changements et défis, *Zoom sur les soins infirmiers: enjeux et tendances dans la profession infirmière au Canada, 7,* février, (page consultée le 3 décembre 2004), [en ligne], cna-aiic.ca/CNA/documents/pdf/publications/CulturalDiversity_February2000_f.pdf

Carpenito, L. J. (2003). *Manuel de diagnostics infirmiers,* traduction de la 9e édition, Saint-Laurent: Éditions du Renouveau Pédagogique.

Ferreri, P. (1993). Le médecin du Québec, dans É. Gaudet, *La santé, une approche interculturelle. Plan de cours en formation interculturelle au collégial,* n° 4, Montréal: Collège Ahuntsic, 45, cité par M. T. Lacourse (2002), *Sociologie de la santé,* édition révisée, Montréal, Chenelière/McGraw-Hill, p.189-190.

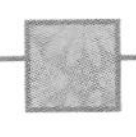

BIBLIOGRAPHIE (SUITE)

Giger, J. N. et Davidhizar, R. E. (1991). *Soins infirmiers interculturels*, traduit de l'anglais par S. Raine, Montréal : Gaëtan Morin Éditeur.

Jimenez, V. (1995). La femme immigrante, dans H. Bélanger et L. Charbonneau, *La santé des femmes*, Montréal : Edisem / Maloine / Fédération des médecins omnipraticiens du Québec, 915, cité dans M. T. Lacourse (2002), *Sociologie de la santé*, édition révisée, Montréal, Chenelière/McGraw-Hill, p.189-190.

Lacourse, M. T. (2002). *Sociologie de la santé*, édition révisée, Montréal : Chenelière/ McGraw-Hill.

Massé, R. (1995). *Culture et santé publique*, Montréal : Gaëtan Morin Éditeur.

Ministère des Relations avec les citoyens et de l'Immigration (MRCI). (2004). *Portraits statistiques de la population immigrée recensée en 2001 : Québec, régions métropolitaines de recensement et régions administratives. Recensement de 2001 : données ethnoculturelles*, Québec : Gouvernement du Québec, Direction de la population et de la recherche du MRCI, (page consultée le 3 mars 2005), [en ligne], <www.mrci.gouv.qc.ca/publications/pdf/ Stat_pop_immigree_2001.pdf>.

Statistique Canada. (2003a). *Recensement 2001, série « analyses ». Peuples autochtones du Canada : un profil démographique*, Ottawa : Approvisionnements et Services Canada, (page consultée le 2 mars 2005), [en ligne], <www.12.statcan.ca/francais/census01/Products/ Analytic/companion/abor/pdf/ 96F0030XIF2001007.pdf>.

Statistique Canada. (2003b). *Recensement 2001, série « analyses ». Portrait ethnoculturel du Canada : une mosaïque en évolution*, Ottawa : Approvisionnements et Services Canada, (page consultée le 2 mars 2005), [en ligne], <www.12.statcan.ca/francais/census01/ products/analytic/companion/etoimm/pdf/ 96F0030XIF2001008.pdf>.

OBJECTIFS D'APPRENTISSAGE

Après avoir étudié ce chapitre, vous pourrez :

- Faire un bref historique de l'évolution du concept des approches complémentaires et parallèles en santé (ACPS).
- Donner la définition des ACPS retenue par Santé Canada et expliquer pourquoi les ACPS devraient être définies selon un processus social.
- Donner la définition des ACPS qu'on devrait, selon De Bruyn (2001), utiliser dans l'élaboration des politiques de santé.
- Donner la définition d'une approche intégrative des soins de santé.
- Expliquer les trois niveaux d'intégration et les valeurs fondamentales d'un système intégratif de santé.
- Expliquer en quoi consistent l'holisme et les soins infirmiers holistiques.
- Définir quatre formes courantes de thérapies par le toucher.
- Décrire une séance de rétroaction biologique (*biofeedback*).
- Décrire les objectifs communs au yoga et aux différentes méthodes de méditation.
- Expliquer les différences qui existent entre les objectifs et les effets de la méditation.
- Donner la définition de la maladie selon la médecine chinoise traditionnelle.
- Donner la définition de la santé selon la chiropratique.
- Décrire les forces et les faiblesses de la théorie de l'homéopathie, basée sur le principe de similitude « guérir le mal par le mal ».

PARTIE 3 *Croyances et pratiques en matière de santé*

APPROCHES COMPLÉMENTAIRES ET PARALLÈLES EN SANTÉ

Adaptation française :
Caroline Longpré, inf., M.Sc.
Enseignante en soins infirmiers
Cégep régional de Lanaudière à Joliette

L'infirmière s'est toujours souciée de l'être humain dans son ensemble. Toutefois, elle épouse de plus en plus souvent des idées sur la santé et la guérison fort différentes de celles qui ont cours dans le système de prestation de soins de santé. Par ailleurs, la conceptualisation de la santé, de la maladie, de la douleur et de la mort varie grandement d'une culture à l'autre. Il en va de même pour les thérapeutiques et les approches destinées à promouvoir la santé, à guérir les affections, à soulager la douleur et la souffrance, à donner un sens à la mort et à permettre de mourir dans la dignité. L'infirmière intègre progressivement à son exercice des idées, des thérapies et des approches issues d'autres cultures et traditions (par exemple, massage, imagerie mentale, méditation, acupression, thérapie par l'art et musicothérapie, exercices de respiration, rétroaction biologique, réflexologie, tai-chi et qi gong, toucher thérapeutique et prière).

MOTS CLÉS

Culture et terminologie

Diverses expressions sont utilisées pour désigner les nouvelles approches et thérapies utilisées dans le domaine des soins de santé: médecines *non orthodoxes*, médecines *douces*, médecines *non traditionnelles* (*non conventionnelles*, sous l'influence de l'anglais), médecines *parallèles* (*alternatives*, sous l'influence de l'anglais) approches *complémentaires*, approches *holistiques*, et bien d'autres. « En outre, dans certains cas, on peut estimer que ces pratiques sont "parallèles" à la médecine conventionnelle (par exemple, faire appel à l'acupuncture plutôt qu'à la physiothérapie standard pour soulager la douleur) et, dans d'autres cas, on peut considérer ces pratiques comme "complémentaires" (par exemple, faire appel à l'acupuncture en plus de la physiothérapie standard pour soulager la douleur). » (YUCHS, 1999b, p. 1). « Même si l'expression *médecine complémentaire et parallèle* est plus courante au plan international, l'expression *approches complémentaires et parallèles en santé* (ACPS) reflète mieux la diversité des domaines de pratique, y compris la médecine. C'est donc celle que retient le plus souvent Santé Canada dans le contexte de ses politiques. » (Santé Canada, 2003, p. 2) Dans ce chapitre, nous nous en tenons également à cette appellation.

YUCHS (1999b, p. 12) souligne que ce sont Eisenberg *et al.* (1993) qui ont élaboré la première définition des *thérapies non conventionnelles*: « les interventions médicales peu enseignées dans les écoles de médecine américaines ou généralement peu accessibles dans les hôpitaux des États-Unis ». L'intention d'Eisenberg et de ses collaborateurs était de fournir une définition fonctionnelle, pour pouvoir l'utiliser, entre autres, dans des sondages sur le sujet (YUCHS, 1999b, p. 12). Évidemment, cette définition est devenue quelque peu désuète, puisque plusieurs de ces thérapies parallèles sont désormais enseignées dans les écoles de médecine et intégrées à la pratique médicale en Amérique du Nord (Ruedy *et al.*, 1999, cités dans Achilles, 2001, p. 6). Santé Canada (2003, p. 2) reprend plutôt la définition proposée par Ernst *et al.* (1995): « Un diagnostic, un traitement ou une mesure de prévention qui complémente la médecine traditionnelle en contribuant au bien-être global de la personne, en répondant à un besoin que les approches médicales traditionnelles n'arrivent pas à combler ou en diversifiant le cadre conceptuel de la médecine. »

Selon Jonas (1996, p. 1), les **approches complémentaires et parallèles en santé (ACPS)** se définissent selon un processus social; il s'agit de thérapeutiques ne faisant pas partie du système dominant de prise en charge de la santé et de la maladie. De leur côté, les anthropologues ont décrit ce processus social comme un combat, entrepris non seulement pour prendre en charge la santé et la maladie, mais aussi pour départager le vrai du faux en la matière (MacIntyre, Holzemer et Philippek, 1997).

En matière d'élaboration de politiques en santé, De Bruyn (2001, p. 19) propose de se baser sur la définition suivante, acceptée par l'Office of Alternative Medicine, un organisme américain chapeauté par les National Institutes of Health:

> Les approches complémentaires et parallèles en santé (ACPS) constituent un vaste domaine de ressources de guérison qui englobe tous les systèmes, toutes les modalités et toutes les pratiques de santé de même que les théories et les croyances qui les accompagnent, autres que celles qui sont intrinsèques au système de santé politiquement dominant d'une société ou d'une culture particulière dans une période historique donnée. Les approches complémentaires et parallèles comprennent toutes les pratiques et les idées que définissent leurs utilisateurs comme prévenant ou traitant la maladie ou favorisant la santé et le bien-être. Les limites des approches complémentaires et parallèles, ainsi que les limites entre le domaine des approches complémentaires et parallèles et celui du système dominant ne sont pas toujours précises ni fixes.

Ces définitions, souligne Achilles (2001), procèdent davantage par la négative et demeurent larges et résiduelles: les ACPS ne seraient que… ce qu'on ne trouve pas en médecine traditionnelle. Malgré la variété des thérapies regroupées, les ACPS partagent plusieurs caractéristiques qui les distinguent de la médecine traditionnelle (YUCHS, 1999b): elles agissent en harmonie avec les mécanismes d'autoguérison du corps (Verhoef, 1998); elles sont holistiques, c'est-à-dire qu'elles soignent la personne dans sa globalité (Fulder, 1998); elles incitent la personne à participer activement au processus de santé ou de guérison (Verhoef, 1998); elles mettent l'accent sur le bien-être (Fulder, 1998) et sur la prévention de la maladie; elles accordent plus d'importance à l'utilisation des forces constructives de la personne qu'à la lutte contre ses forces destructives (Achilles, 2001; YUCHS, 1999b). L'encadré 14-1 passe

ENCADRÉ 14-1

Principales caractéristiques des ACPS fréquemment citées

- Les approches complémentaires et parallèles visent à aller aux racines d'un problème de santé, alors que la médecine conventionnelle traite les symptômes.
- Les approches complémentaires et parallèles traitent la personne, alors que la médecine conventionnelle traite des catégories de maladies.
- Les approches complémentaires et parallèles valident l'expérience subjective, alors que la médecine conventionnelle compte sur les mesures objectives.
- La preuve de l'efficacité des thérapies et des pratiques des [approches] complémentaires et parallèles se fonde sur les antécédents personnels, alors que la médecine conventionnelle compte sur les essais cliniques aléatoires pour prouver l'efficacité d'une thérapie.

Source : *Les approches complémentaires et parallèles en santé. Un aperçu canadien. Base conceptuelle*, (p. 18), du YUCHS, 1999, document préparé pour Santé Canada (Direction des stratégies et systèmes pour la santé, Direction générale de la promotion et des programmes de santé), Toronto : YUCHS, (page consultée le 9 février 2005), [en ligne], <www.yorku.ca/ychs/Publications.htm>. Texte reproduit avec la permission du Ministre des Travaux publics et Services gouvernementaux Canada, 2005.

en revue certaines caractéristiques des ACPS que le York University Centre for Health Studies de Toronto considère comme fréquemment citées.

Ces définitions et ces caractéristiques soulèvent certains problèmes. D'une part, la médecine traditionnelle, actuellement en transition, incorpore à ses valeurs fondamentales des pratiques comme les soins holistiques. D'autre part, la division entre les pratiques parallèles et la médecine traditionnelle est une « fausse représentation du système de santé à l'intérieur duquel des actions majeures concernant la promotion de la santé ont été prises au cours des dernières décennies » (Achilles, 2001, p. 2-3).

Comme le souligne Achilles (2001, p. 4), la *Charte d'Ottawa pour la promotion de la santé* de 1986 « a défini la promotion de la santé comme étant "la démarche qui permet aux gens d'avoir un meilleur contrôle de leur santé et d'améliorer celle-ci" ». La santé devient alors une « "ressource pour la vie de tous les jours", est davantage centrée sur la qualité de cette vie et constitue un univers où les responsabilités sociales et personnelles sont partagées » (Achilles, 2001, p. 4). Par ailleurs, Astin (1998), cité dans Santé Canada (2003, p. 3), fait remarquer que « la définition des ACPS évolue sans cesse pour mieux refléter le recours accru des Canadiennes et des Canadiens à de telles thérapies, surtout à titre de compléments – plutôt que d'alternative – aux soins de santé conventionnels ».

En Asie comme en Europe, on a élaboré des théories médicales sophistiquées ; depuis fort longtemps, une médecine empirique et des traditions s'y sont établies et diffèrent grandement de ce qui se fait en Amérique du Nord. Parler de médecines parallèles présuppose une perspective de médecine « normalisée », qui sert de point de référence à leur évaluation. Coward et Ratanakul (1999) ont publié une étude transculturelle sur les problèmes d'éthique dans les soins de santé. Selon ces auteurs, on oublie souvent que les connaissances scientifiques et l'exercice de la médecine en Occident sont des phénomènes culturels, ayant eux aussi leurs forces et leurs faiblesses. En fait, la médecine occidentale traditionnelle ne constitue pas forcément la norme idéale pour évaluer correctement les autres pratiques. Les atouts de la médecine scientifique moderne ne manquent pas, notamment le fait de favoriser la pratique fondée sur des résultats probants. Fishman (2000, p. 31) soutient que l'une des principales lacunes de la médecine scientifique est l'incompréhension de la diversité culturelle quand il s'agit de déterminer l'efficacité des soins de santé. Une équipe interdisciplinaire, composée de chercheurs canadiens et thaïlandais, a étudié l'éthique des soins de santé dans différentes cultures, et a constaté que la médecine traditionnelle occidentale constitue aussi une culture. Coward et Ratanakul (1999, p. 3) précisent qu'il n'y a rien de mal dans cette culture biomédicale, dans la mesure où on ne considère la science biomédicale ni comme un dieu tout-puissant ni comme la vérité absolue à laquelle toutes les autres cultures doivent se soumettre inconditionnellement.

Approches intégratives des soins de santé

De plus en plus de personnes combinent les ACPS à la médecine traditionnelle dans leur démarche de santé. Les gens considèrent que les pratiques qu'on qualifiait autrefois de thérapies parallèles constituent dorénavant des « **thérapies complémentaires** qui se greffent aux approches conventionnelles » (Santé Canada, 2003, p. 6). Ce nouveau comportement a participé à l'établissement de liens entre les deux genres d'approches – liens que le public a faits de lui-même, ce qui a contribué à l'essor des approches intégratives des soins de santé (Santé Canada, 2003, p. 6). Il reste cependant beaucoup à faire. En effet, ces approches « se fondent sur la croyance que les consommateurs devraient être en mesure de faire des choix éclairés touchant toutes les options de santé qui s'offrent à eux » et elles « supposent une communication efficace entre toutes les parties en cause, y compris le patient, le fournisseur de soins de santé conventionnels, le fournisseur de soins de santé complémentaires et le gouvernement » (Santé Canada, 2003, p. 6).

De Bruyn (2001, p. 25) estime que l'intégration des ACPS aux soins de santé traditionnels se produit sur trois niveaux : niveau personnel, niveau clinique et niveau du système de soins de santé (voir l'encadré 14-2). Par ailleurs, le Groupe consultatif sur les approches complémentaires et parallèles en santé (2001) a établi certaines valeurs fondamentales sur lesquelles un système intégré de santé devrait reposer : accessibilité, choix, efficience, équilibre, état complet de bien-être, imputabilité, respect mutuel, responsabilité, résultat global et universalité (voir l'encadré 14-3).

Popularité des ACPS

Au Canada, on a estimé à 3,8 milliards de dollars canadiens les dépenses totales liées aux ACPS (thérapies, herboristerie, vitamines, régimes alimentaires, livres, fournitures et matériel) pendant la période de 12 mois qui s'est terminée le 30 juin 1997 (YUCHS, 1999c, p. 13). Partout dans le monde, y compris au Canada, les ACPS gagnent en popularité ; on estime que de 70 à 90 % de la population mondiale y a recours (YUCHS, 1999c).

ENCADRÉ 14-2

Niveaux d'intégration des ACPS aux soins de santé traditionnels

INTÉGRATION AU NIVEAU PERSONNEL

Les personnes combinent de leur propre chef les approches complémentaires et parallèles en santé aux soins de santé conventionnels. C'est la forme la plus répandue.

INTÉGRATION AU NIVEAU CLINIQUE

Elle se produit dans certaines pratiques. Les praticiens peuvent avoir une double formation, une en soins de santé conventionnels et une dans une autre forme de soins de santé, comme l'homéopathie ou la médecine chinoise traditionnelle. Ou une pratique peut comprendre des praticiens conventionnels et des praticiens de la médecine complémentaire et parallèle. [...]

INTÉGRATION AU NIVEAU DU SYSTÈME DE SOINS DE SANTÉ

Elle commence à se produire. Par exemple, un nombre grandissant de régimes privés d'assurance au Canada ainsi que les organisations des soins de santé intégrés aux États-Unis remboursent certaines formes d'approches complémentaires et parallèles en santé.

Source : « Rapport d'étape : questions de politiques associées aux approches complémentaires et parallèles en santé », (p. 25), de De Bruyn, 2001, dans R. Achilles *et al.*, *Perspectives sur les approches complémentaires et parallèles en santé. Recueil de textes préparés à l'intention de Santé Canada,* Ottawa : Santé Canada, Réseau des soins de santé, (page consultée le 10 février 2005), [en ligne], <www.hc-sc.gc.ca/hppb/soinsdesante/pdf/perspectives_stock.pdf>. Texte reproduit avec la permission du Ministre des Travaux publics et Services gouvernementaux Canada, 2005.

En 1991, reconnaissant ce phénomène, une loi américaine a donné naissance à l'Office of Alternative Medicine (OAM), dont nous avons parlé plus haut, en lui donnant le mandat d'examiner et d'évaluer les thérapeutiques médicales non traditionnelles qui semblaient prometteuses. En 1998, on a consacré l'OAM en le renommant National Center for Complementary and Alternative Medicine (NCCAM) et en élargissant ses fonctions pour englober les domaines suivants : recherche, formation à la recherche, subventions à l'éducation, contrats éducatifs et programmes de vulgarisation auprès de la population. Aux États-Unis, le nombre de consultations est passé de 427 millions en 1990 à 629 millions en 1997, ce qui représentait alors 21,2 milliards de dollars américains (YUCHS, 1999c).

YUCHS (1999c) brosse un tableau plutôt complet des études qui ont porté sur l'utilisation des ACPS et que nous présentons ici. Une étude de Eisenberg *et al.* (1998) a révélé une augmentation de la proportion de consommateurs qui avaient fait appel à au moins une thérapie non traditionnelle au cours de l'année précédente : 42,1 %, comparativement à un taux de 33,8 %, déterminé lors de leur première étude effectuée en 1993. Au Canada, un sondage téléphonique mené auprès de la population canadienne par le Groupe Angus Reid (1998) a aussi montré que l'utilisation des thérapies et pratiques parallèles avait augmenté. Ce sondage a également permis de constater que les femmes, les personnes âgées de 35 à 49 ans et les personnes dont le revenu annuel était supérieur à 60 000 $ recouraient davantage aux ACPS que le reste de la population. L'étude d'Eisenberg *et al.* (1998) a montré que les personnes qui avaient effectué des études postsecondaires et celles dont le revenu annuel était supérieur à 50 000 $ utilisaient davan-

ENCADRÉ 14-3

Valeurs fondamentales d'un système intégratif de santé

Le développement d'un système intégratif de santé doit reposer sur des valeurs ou des principes fondamentaux. Les valeurs dont l'énumération suit correspondent étroitement aux pierres angulaires traditionnelles de notre système de soins de santé au Canada et aux priorités établies récemment pour la réforme de santé, et elles pourraient constituer le fondement même d'un système intégratif de santé.

Accessibilité : tous les Canadiens et Canadiennes ont un accès égal aux services essentiels de santé quels que soient leur lieu de résidence ou leurs moyens financiers. [...]

Choix : la capacité et les ressources pour exercer des choix personnels de mode de vie et de soins de santé qui maximisent la possibilité d'une bonne santé individuelle et collective.

Efficience : utilisation efficiente des rares ressources disponibles.

Équilibre : les ressources sont attribuées de façon appropriée pour la promotion du bien-être, les soins préventifs et les soins aux individus souffrant d'une maladie, et l'autosoin.

État complet de bien-être : la promotion de la santé et les approches préventives revêtent une valeur égale à celle des soins aux individus souffrant d'une maladie.

Imputabilité : chaque partie doit répondre de sa responsabilité pour ce qui est des soins et de l'utilisation des ressources.

Respect mutuel : compréhension et respect multidisciplinaires des traditions et cultures diverses qui reflètent à la fois la culture du consommateur et celle du praticien.

Responsabilité : une participation active et une responsabilité commune en matière de soins de santé constituent le point central du rôle assigné aux utilisateurs, aux praticiens et aux décideurs.

Résultat global : la prise de décisions basées sur les preuves cliniques se fait à la suite de l'évaluation et de l'analyse de toute une gamme de résultats, y compris la qualité de vie et la satisfaction.

Universalité : les Canadiens et Canadiennes de toutes les provinces et des territoires ont un accès égal et le choix en ce qui a trait aux services intégratifs.

Source : « Vers un système intégratif de santé », (p. 50-51), du Groupe consultatif sur les approches complémentaires et parallèles en santé, 2001, dans R. Achilles *et al.*, *Perspectives sur les approches complémentaires et parallèles en santé. Recueil de textes préparés à l'intention de Santé Canada,* Ottawa : Santé Canada, Réseau des soins de santé, (page con-sultée le 10 février 2005), [en ligne], <www.hc-sc.gc.ca/hppb/soinsdesante/ pdf/perspectives_integrate.pdf>. Texte reproduit avec la permission du Ministre des Travaux publics et Services gouvernementaux Canada, 2005.

tage les ACPS. YUCHS (1999c, p. 9) signale également qu'Eisenberg *et al.* (1998) avaient « remarqué qu'on utilisait 42 % de toutes les thérapies parallèles pour le traitement d'une maladie existante, alors qu'on utilisait 58 % de toutes les thérapies parallèles, du moins en partie, pour prévenir la maladie ou maintenir le bien-être ».

Signalons les principaux résultats qui ressortent d'une enquête menée par Ramsey *et al.* (1999) pour le compte du Fraser Institute de Vancouver (YUCHS, p. 4-9) :

- « Les résultats de l'étude indiquent que 73 % des répondants ont eu recours à au moins une thérapie parallèle à un moment quelconque de leur vie. »
- « [D]ans les douze mois précédents, on avait utilisé 81 % de toutes les thérapies parallèles pour prévenir la maladie ou maintenir la santé et la vitalité. »
- « La chiropratique, la relaxation, la massothérapie, la prière et les plantes médicinales [herboristerie] font partie des thérapies les plus utilisées. »
- « [...] les personnes du groupe d'âge de 18 à 24 ans sont plus susceptibles d'avoir eu recours à des thérapies parallèles (55 %) dans les douze mois précédents. »
- « Les personnes ayant fait des études postsecondaires utilisent davantage les thérapies parallèles (58 %) que les personnes moins instruites (40 %). »
- « [P]our ce qui est des répondants qui signalent une ou plusieurs maladies (76,5 %), 45 % d'entre eux ont consulté un médecin, 14 % ont consulté un médecin et un praticien de médecine parallèle, 6 % ont consulté uniquement un praticien de la médecine parallèle et 35 % n'ont consulté personne. »
- « [...] 59 % des consommateurs de thérapies parallèles ne discutent pas de cet état de fait avec leur médecin. »

YUCHS (1999c, p. 9) signale une autre étude intéressante, menée par Millar (1997) à partir des données de l'Enquête nationale sur la santé de la population de 1994-1995, qui démontre que l'utilisation des ACPS est associée positivement au nombre de maladies chroniques diagnostiquées.

Le sondage du Groupe Angus Reid, dont il a été question plus haut, révèle les principales raisons données par les répondants pour expliquer leur utilisation des ACPS (YUCHS, 1999c, p. 12) :

1. « ne peuvent pas faire du tort et peuvent aider un peu » (48%).
2. « les médicaments ordinaires ne fonctionnent pas pour moi » (34 %).
3. « les médecines et les pratiques parallèles sont plus naturelles » (33 %).
4. « craintes à propos des pratiques et des médicaments d'ordonnance des médecins » (23 %).
5. « meilleur service de la part des praticiens parallèles que du dispensateur de soins de santé de la médecine conventionnelle » (17 %).
6. « aucune confiance dans la médecine moderne et ses pratiques » (6 %).

Dans ces conditions, il est clair que l'infirmière peut jouer un rôle important dans l'amélioration de la communication entre le médecin et la personne qui utilise les ACPS, et qu'elle peut mener des interventions qui favorisent la guérison, en complément à la fois de la pratique médicale traditionnelle et des ACPS.

Holisme et soins infirmiers holistiques

Le terme **holisme** a été consacré par l'homme d'État sud-africain Jan Smuts (1926) dans son ouvrage *Holism and evolution*. La théorie de Smuts est la suivante : la nature tend à rapprocher les choses pour former des organismes complets, et les facteurs qui les déterminent, aussi bien dans la nature que dans l'évolution, sont des ensembles et non pas leurs éléments constitutifs. Cette théorie a suscité un regain d'intérêt dans les années 1940 et 1950 : Dunbar (1945), pionnier de la médecine psychosomatique, a publié des études établissant un lien entre le stress, le type de personnalité et la maladie physique ; Hans Selye (1956) a publié sa théorie sur la psychophysiologie du stress. Plus tard, Martha Rogers (1970), infirmière et théoricienne, a lancé sa philosophie de la *science des êtres humains unitaires*, ouvrage désormais classique qui a ouvert la voie aux théories des soins infirmiers holistiques de Parse (1981), de Newman (1986) et de Watson (1988).

Selon la théorie holistique, tous les organismes vivants sont des ensembles unifiés en interrelation, qui sont plus que la simple somme de leurs parties. Dans cette perspective, toute perturbation dans l'une de ses parties déstabilise l'ensemble. En d'autres termes, la perturbation touche l'être dans sa globalité. Par conséquent, l'infirmière qui évalue un organe ou une fonction chez une personne doit tenir compte de deux aspects : la personne dans sa globalité, et la façon dont cet organe ou cette fonction sont liés à tous les autres organes et fonctions. Il faut aussi tenir compte des liens que la personne entretient avec son milieu de vie et son entourage.

Selon la théorie holistique, la santé repose sur l'équilibre ou l'harmonie des forces de la nature. La vie humaine est l'un des aspects de la nature, et elle doit donc être en harmonie avec le reste de la nature. La présence d'une affection est le reflet d'une rupture de l'équilibre naturel ou de l'harmonie. La vision holistique de la santé existe dans de nombreuses cultures depuis des siècles. La **santé holistique** caractérise la personne considérée dans sa globalité ou sa totalité et la qualité générale de son mode de vie. Elle est constituée des « composantes physiques, mentales, émotives et spirituelles de la santé, de même que leurs interrelations » (Santé canada, 2003, p. 2). Les **soins de santé holistiques** comportent plusieurs volets : éducation à la santé (ou enseignement thérapeutique), promotion de la santé, maintien de la santé, prévention de la maladie, soins de rétablissement et soins de réadaptation. Définir les besoins de la personne, d'une part, et planifier, mettre en œuvre et évaluer des soins holistiques, d'autre part, exigent de faire preuve de sensibilité envers la personne, sa famille et ses valeurs culturelles. L'encadré *Entrevue d'évaluation – ACPS* propose des questions utiles pour connaître l'opinion de la personne au sujet des ACPS.

L'Association canadienne des infirmières en approches holistiques de soins considère les soins holistiques comme faisant partie intégrante d'une pratique infirmière qui utilise des modalités et des stratégies non effractives pour la promotion de la santé et du bien-être (CHNA, 2000). L'infirmière reconnaît l'importance de la nature intégrée de la personne (biopsychosociale et spirituelle) et incorpore à ses soins des thérapies dont les objectifs sont la promotion de la santé, la prévention de la maladie ou la guérison. L'infirmière holiste croit dans la capacité

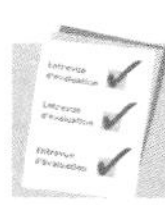

ENTREVUE D'ÉVALUATION

ACPS

- Avez-vous déjà consommé des tisanes, des plantes médicinales ou d'autres produits naturels pour améliorer votre santé ?
- Quels remèdes traditionnels ou « maison » utilise-t-on dans votre famille ?
- Méditez-vous, priez-vous ou pratiquez-vous la relaxation pour favoriser la guérison ou maintenir votre bien-être ?
- Avez-vous déjà consulté un massothérapeute, un chiropraticien ou un acupuncteur ? Si oui, que pensez-vous de ces approches thérapeutiques ?

de guérison du corps et dans l'accomplissement d'un équilibre harmonieux de la personne avec son environnement. Elle considère alors la personne comme étant un tout unitaire dont l'existence est indissociable de sa famille, de sa communauté, de sa culture et de son milieu de vie. Les soins offerts par l'infirmière holiste sont considérés comme complémentaires au traitement médical traditionnel. Les **soins infirmiers holistiques** s'articulent autour de cinq groupes de valeurs fondamentales : philosophie et éducation holistiques ; éthique, théories et recherche holistiques ; soins personnels holistiques de l'infirmière ; communication holistique, environnement thérapeutique et diversité culturelle ; processus de soins holistiques (Dossey, Keegan et Guzzeta, 2000). Dans un tel contexte, les ACPS ne sont que l'un des volets des soins infirmiers holistiques. Tataryn et Verhoef (2001) ont proposé un modèle intégré de la santé, du bien-être, de la maladie et de la guérison (figure 14-1 ■) dans lequel les ACPS mettent l'accent sur le bien-être holistique et la qualité de vie. Ils expliquent que le massage, la relaxation, l'aromathérapie ou le toucher thérapeutique, par exemple, ont des effets bénéfiques sur la qualité de vie, peu importe les effets physiques qu'ils peuvent avoir. Lorsqu'il n'y a que peu d'espoir de guérison, les ACPS axées sur l'esprit, l'énergie et la spiritualité peuvent favoriser chez la personne un sentiment de maîtrise par l'amélioration de son bien-être.

Lorsque se produit un dysfonctionnement ou une maladie au niveau mental (sentiment de grande culpabilité, colère réprimée, dépression, etc.), au niveau énergétique (faible énergie vitale, méridien d'énergie bloqué, etc.), au niveau spirituel (rapports avec un Dieu ou son moi profond, recherche d'un sens à donner à un événement, etc.), le déséquilibre peut affecter le corps. Si le déséquilibre mental, énergétique ou spirituel est suffisamment grand ou persiste suffisamment longtemps chez la personne, il finira par affecter l'équilibre interne du corps et se manifestera comme problème physique ou maladie. Ainsi, dans la perspective holistique des

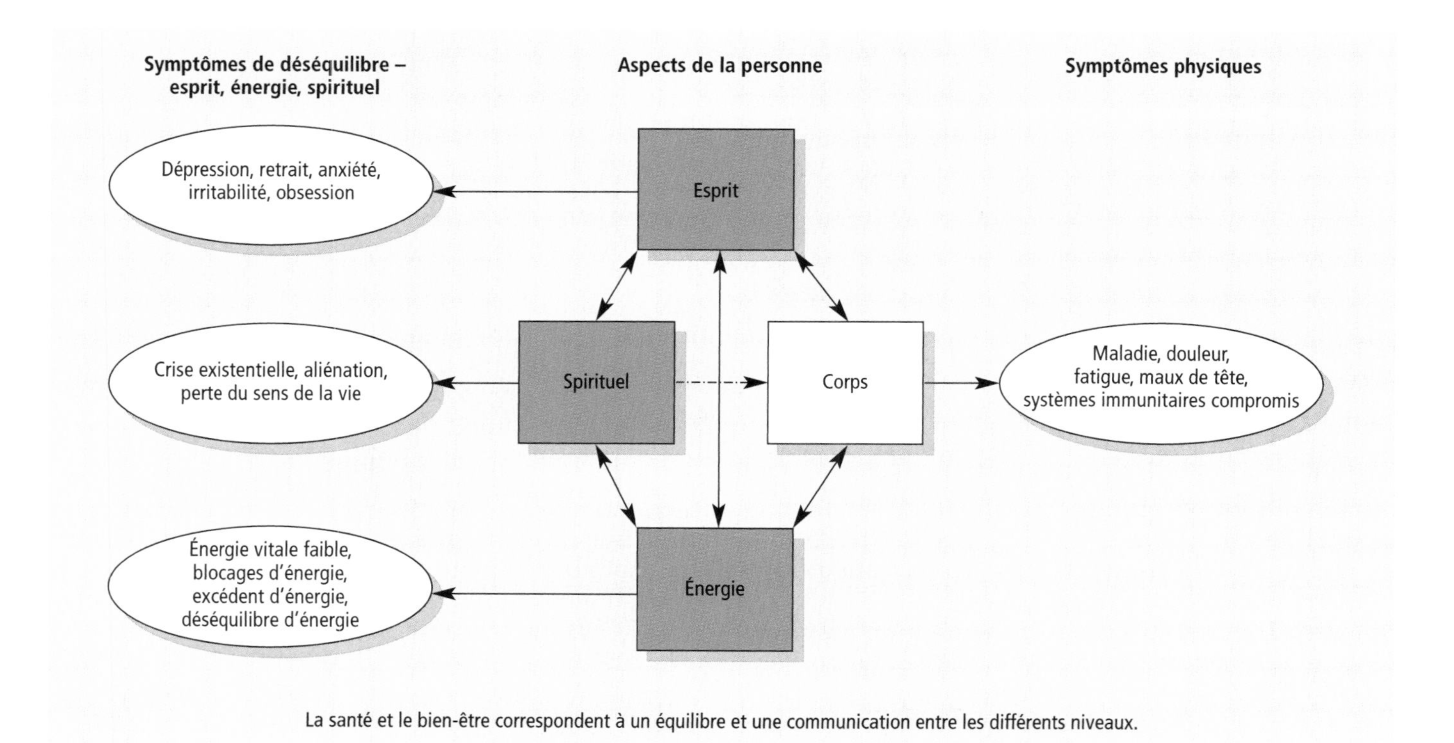

FIGURE 14-1 ■ Modèle intégré de la santé, du bien-être, de la maladie et de la guérison. (Source : « Intégration de l'approche conventionnelle et des approches complémentaires et parallèles en santé : vision d'une démarche », (p. 99), de D. Tataryn et M. Verhoef, 2001, dans R. Achilles *et al.*, *Perspectives sur les approches complémentaires et parallèles en santé. Recueil de textes préparés à l'intention de Santé Canada,* Ottawa : Santé Canada, Réseau des soins de santé, (page consultée le 10 février 2005), [en ligne], <www.hc-sc.gc.ca/hppb/soinsdesante/pdf/perspectives_combine.pdf>. Texte reproduit avec la permission du Ministre des Travaux publics et Services gouvernementaux Canada, 2005.)

approches complémentaires et parallèles en santé, c'est en guérissant le dysfonctionnement qui s'est produit au niveau de l'esprit, de l'énergie ou du spirituel que l'on enlèvera une barrière et permettra au pouvoir naturel de guérison du corps d'agir (c'est-à-dire de rétablir l'équilibre). (Tataryn et Verhoef, 2001, p. 100)

En d'autres mots, dans la plupart des ACPS axées sur le corps, on cherche d'abord à faciliter les processus naturels de guérison plutôt qu'à tenter de guérir l'affection.

Les professionnels de la santé holistes s'intéressent à la pensée qui fait appel à toutes les ressources du cerveau, soit la combinaison des processus de réflexion linéaire, assurés par l'hémisphère gauche du cerveau, avec les processus de réflexion intuitive, assurés par l'hémisphère droit. La médecine occidentale a toujours imposé la suprématie de l'hémisphère gauche du cerveau, parce que ce dernier régit la raison, la logique, la parole ainsi que les habiletés arithmétiques et mathématiques. Les processus intuitifs, dont le siège se trouve dans le cerveau droit, régissent la créativité, le talent artistique, le sens poétique et le « fait de savoir sans savoir pourquoi ».

! ALERTE CLINIQUE *Ce qui constitue une médecine traditionnelle, douce, complémentaire ou holistique pour une personne peut être considéré comme appartenant au courant dominant par une autre. Il importe de ne pas tenir pour acquis le système de croyances d'une personne, et de se fier plutôt à l'évaluation qu'on en fait.* ■

Notions de guérison

On comprend moins bien le processus de guérison que la physiopathologie. Récemment encore en médecine occidentale, on s'intéressait plus au processus de soins (phénomène extérieur) qu'au processus de guérison (phénomène intérieur). C'est pourquoi on mettait l'accent sur la technologie, le « pouvoir », l'analyse et la réparation des parties du corps endommagées. Cette vision fragmentaire implique que la personne qui soigne est active et que la personne qui est soignée est passive.

Époques de la médecine selon Dossey

Larry et Barbara Dossey sont deux sommités dans le domaine des ACPS. Le Dr Larry Dossey est directeur de la rédaction à la revue *Alternative Therapies in Health and Medicine*, lancée en 1995. Il divise l'histoire de la médecine en trois époques, selon l'approche qui prévaut sur les autres : santé, maladie ou guérison (Dossey, 1993).

La première époque correspond à la médecine « physique », qui est apparue à la fin des années 1860 et dont l'influence et l'efficacité se font sentir encore aujourd'hui. Cette médecine s'attache à l'effet des « choses » sur le corps et englobe les traitements médicaux occidentaux comme la médication, la chirurgie et la radiothérapie, pour ne nommer que ceux-là. Cette époque est régie par les lois classiques de la matière et de l'énergie. On considère l'univers et le corps comme de vastes mécanismes apparentés à celui d'une horloge, qui fonctionne selon des principes causaux et déterministes.

La deuxième époque, celle de la médecine « du corps et de l'esprit », a vu le jour au milieu des années 1950, et elle continue de se développer. Selon Dossey (1993), c'est en effet à ce moment que les chercheurs ont commencé à s'y intéresser. On se rendait compte que les perceptions, les pensées, les émotions, les attitudes et les images mentales avaient une profonde influence sur le corps ; on reconnaissait leurs effets thérapeutiques et le rôle qu'elles pouvaient jouer dans le processus de guérison. Les thérapies corps-esprit visent essentiellement à aider les gens à utiliser leur esprit pour guérir leur corps. Il s'agit notamment des techniques de relaxation, de la plupart des techniques d'imagerie mentale, de la rétroaction biologique (*biofeedback*), de l'hypnose et de la relation thérapeutique.

La troisième époque est celle de la médecine « non locale » ou « transpersonnelle ». Dossey oppose ainsi les thérapies de la troisième époque à celles des deux premières, qui sont « locales » et s'inscrivent dans un cadre d'espace-temps classique, dans lequel l'esprit est localisé en des points de l'espace (en l'occurrence, le cerveau) et du temps (le moment présent). À l'opposé, selon la médecine de la troisième époque, l'esprit ne se situe pas dans le cerveau de la personne et ne se limite pas au moment présent ; il peut voyager dans le temps et l'espace. C'est pourquoi on dit que la médecine de la troisième époque est non locale – ou transpersonnelle. Dès lors, l'esprit est un facteur du processus de guérison qui se produit entre deux personnes. Les thérapeutiques de la troisième époque font toujours intervenir un émetteur, le guérisseur, et un récepteur, la personne qui entame le processus de guérison. Au nombre de ces thérapies, on compte le toucher thérapeutique, la prière d'intercession, l'imagerie transpersonnelle, certains genres de guérison chamanique et toutes les formes de guérison à distance. Nous abordons plus loin le toucher thérapeutique et la prière d'intercession.

Relation corps-esprit ou conscience incarnée

Barbara Dossey est une infirmière titulaire d'un doctorat. Depuis le début des années 1980, elle est éducatrice, infirmière-conseil, chercheuse et auteure en soins infirmiers holistiques. Pour Dossey et ses collègues, le **corps-esprit** (ou **corps-psyché**) désigne un état global qui intègre le corps, le psychisme et l'esprit (Bartol et Courts, 2000). Traditionnellement, on croyait que le cerveau était le siège de l'esprit et de l'activité mentale. Certains chercheurs avancent toutefois que les souvenirs, les pensées et les processus régissant les comportements sont inscrits dans toutes les parties du corps. Dossey préfère l'expression **conscience incarnée** pour souligner que les caractéristiques que nous associons à l'activité mentale et à l'esprit (notamment les connaissances, les émotions et la conscience) se situent, en fait, dans toutes les parties du corps. Notre corps fait partie de notre expérience quotidienne, alors que le psychisme et l'esprit sont des concepts abstraits, d'où la difficulté que soulève cette terminologie sur le plan linguistique. Selon Benner et Wrubel (1989), un individu n'est pas constitué d'un psychisme ou d'un esprit contenu *dans* un corps (le fameux fantôme qui habite la machine !), mais est plutôt une entité incarnée. Benner conteste les propos des penseurs holistes, selon lesquels le corps n'est qu'un simple véhicule nécessaire au développement ou à l'expression du psychisme, de l'âme et de l'esprit. Il souligne que le corps incarné, conscient et intelligent, est un tout sacré.

Le système limbique hypothalamique, dont le siège se trouve dans le cerveau et qui est biochimiquement relié avec toutes les autres parties du corps, facilite l'intégration des pensées, des émotions et des sensations sur le plan physiologique et au niveau cellulaire. Les bases théoriques de la guérison selon la relation corps-esprit sont complexes. Elles reposent notamment sur la transduction de l'information et la modulation des activités biochimiques de divers systèmes de l'organisme (Bartol et Courts, 2000).

La **transduction de l'information** est la conversion (ou transformation) de l'information ou de l'énergie d'une forme en une autre. Le psychisme et l'esprit sont considérés comme autant de moyens que la nature utilise pour recevoir, produire et transformer l'information. L'information (idée ou événement) originale – stimulante, intrigante ou mystérieuse – a la plus grande valeur. Cette information évoque les changements qui se produisent dans le corps, le psychisme et l'esprit, favorisant la connexion des passages neuronaux et de la conscience pour provoquer une transduction de l'information. Les techniques de relaxation et l'imagerie mentale sont deux exemples de transduction : les techniques de relaxation réduisent la pression artérielle, le rythme cardiaque, le rythme respiratoire et la douleur ; l'imagerie mentale transforme les images ou les idées en acte de relaxation et en guérison physiologique.

La **modulation de l'activité mentale** renvoie au processus qui permet au cerveau, d'une part, de convertir des messages neuronaux (pensées, attitudes, sensations et émotions) en messagers moléculaires neurohormonaux et, d'autre part, de transmettre ces derniers à tous les systèmes physiologiques évoquant un état de santé ou de maladie (Bartol et Courts, 2000). Le psychisme module les activités biochimiques moléculaires des principaux systèmes physiologiques (système nerveux autonome, système endocrinien, système immunitaire et système des neuropeptides). Tous ces systèmes sont étroitement liés, aucun n'est indépendant ; l'activité de l'un module l'activité des autres.

La modulation de l'activité mentale par l'entremise du système nerveux autonome est utilisée dans les thérapies holistiques, comme la relaxation, l'imagerie mentale, la méditation et la musicothérapie. Ces thérapies encouragent la guérison dans la relation corps-esprit en réduisant les réactions du système sympathique au stress, ce qui permet à l'effet calmant du système parasympathique de dominer (voir le tableau 14-1).

La modulation de l'activité mentale par l'entremise du système immunitaire fait intervenir des sites récepteurs qui se trouvent à la surface des lymphocytes T et B, capables d'activer, de diriger et de modifier la fonction immunitaire. Les recherches ont révélé une corrélation directe entre la relaxation, l'imagerie mentale et le fonctionnement du système immunitaire.

Les **neuropeptides** sont des messagers moléculaires composés d'acides aminés et produits dans différentes parties du corps. Ils constituent un autre élément clé permettant de comprendre la relation corps-esprit. Quand un neuropeptide se fixe sur un site récepteur, il excite ou inhibe la réponse de la cellule. Les neuropeptides sont des messagers moléculaires qui assurent la connexion entre le corps et les émotions. Le système nerveux autonome, le système endocrinien et le système immunitaire sont les véhicules des neuropeptides.

La **psychoneuroimmunologie** est un autre champ d'études de la recherche sur les relations entre le corps et l'esprit. Cette discipline s'intéresse à la relation entre le stress, le système immunitaire et les effets sur la santé (DeAngelis, 2002). De nombreuses études ont mis en lumière les liens qui existent entre les états socioémotionnels et les fonctions physiologiques, mais la preuve n'en est pas encore faite. Toutefois, il est établi que l'activité du corps se répercute sur l'activité du cerveau. Les chercheurs tenteront certainement de délimiter les interventions (par exemple, la gestion du stress) qui peuvent modifier l'état psychologique d'un individu et influer ainsi sur son fonctionnement physiologique.

Diverses approches en matière de guérison

L'infirmière holiste a souvent recours à un vaste éventail de techniques de soins personnels pour elle-même. La santé et le bien-être relatifs de l'infirmière constituent une force vitale dans le processus de guérison des autres. L'encadré 14-4 passe

TABLEAU 14-1

Effets du système nerveux autonome

Système parasympathique (relaxation)	Système sympathique (activation)
Réduction de la taille de la pupille	Augmentation de la taille de la pupille
Réduction des sécrétions lacrymales	Augmentation des sécrétions lacrymales
Augmentation du flux salivaire	Réduction du flux salivaire
Ralentissement du rythme cardiaque	Accélération du rythme cardiaque
Vasodilatation	Vasoconstriction
Bronchoconstriction	Bronchodilatation
Augmentation de la motilité et des sécrétions gastriques	Réduction de la motilité et des sécrétions gastriques
Augmentation des sécrétions pancréatiques	Réduction des sécrétions pancréatiques
	Augmentation des sécrétions des glandes surrénales (adrénaline et cortisol)*
Augmentation de la motilité intestinale	Réduction de la motilité intestinale

* L'augmentation des sécrétions des glandes surrénales provoque soit une réaction de combat ou de fuite, soit le syndrome général d'adaptation.

ENCADRÉ 14-4

Principes de soins personnels destinés à l'infirmière

- *Clarifier ses valeurs et ses croyances.* Déterminer ce qui est important, significatif et précieux pour soi, et évaluer si ses actes correspondent à ses convictions. Par exemple, quelle importance accorde-t-on aux activités suivantes: passer du temps avec ses enfants, lire ou écouter de la musique?
- *Se fixer des objectifs réalistes.* Déterminer des objectifs à long terme et des sous-objectifs à court terme qui aideront à atteindre les premiers. Par exemple, à l'objectif «améliorer son bien-être» peut correspondre le sous-objectif «marcher une demi-heure chaque soir».
- *Refuser la croyance populaire selon laquelle les autres doivent toujours passer en premier.* Une présence trop grande auprès des personnes qu'on soigne provoque le surmenage; quand on leur fournit une aide trop pressante, on ne tient pas compte de leurs responsabilités, de leur autonomie et de leurs ressources. En outre, cela laisse peu de temps pour répondre à ses propres besoins. Repérer les comportements qui entraînent un engagement professionnel trop grand (par exemple, dire «oui» trop souvent; éviter systématiquement les conflits; se sentir égoïste quand on ne répond pas aux besoins de quelqu'un; toujours être prête à écouter les gens qui ont besoin de soutien émotionnel, mais rarement demander de l'aide pour soi). Remettre en question ses points de vue et ses comportements. Apprendre à demander ce dont on a besoin et à reconnaître qu'on donne le meilleur de soi; se convaincre qu'on peut répondre à ses propres besoins tout en prenant soin des autres.
- *Apprendre à gérer le stress.* La gestion efficace du stress comprend les aspects suivants:
  - Reconnaître les relations entre le psychisme, l'esprit et le corps, c'est-à-dire les relations entre les pensées, les sentiments, les comportements et la réaction physiologique au stress.
  - Surveiller les signaux d'alarme du stress et chercher consciemment à se détendre (par exemple, une séance de 20 minutes ou deux séances de 10 minutes par jour). De courtes pauses de relaxation intégrées au quotidien permettent de contrer la tension et l'anxiété liées au stress (par exemple, temps d'arrêt pour prendre plusieurs inspirations profondes et penser à quelque chose d'agréable).
  - Chercher à vivre dans le moment présent, dans l'«ici et maintenant», qu'on soit seule ou en compagnie d'une autre personne. On améliore ainsi la qualité de sa propre présence. Ne pas se laisser bousculer ni distraire; éviter de s'éparpiller sous l'influence des autres. Améliorer la qualité de sa présence (éviter d'être «ailleurs» en pensée quand on est avec quelqu'un). Se concentrer entièrement sur ce qu'on est en train de faire.
- *Maintenir et améliorer sa santé physique.* Manger sainement, privilégier les repas équilibrés, faire de l'exercice régulièrement et se reposer suffisamment.
- *Mettre en place un réseau de soutien.* Les collègues peuvent être de bon conseil pour aider à faire face aux expériences les plus courantes.

Source: «Awakening the Healer Within», de C. L. Wells-Federman, 1996, *Holistic Nursing Practice*, 10, p. 13-29.

en revue les principes particulièrement utiles à l'infirmière qui se préoccupe de sa santé et de son bien-être.

Ce chapitre présente quatre principaux types d'approches en matière de guérison: le toucher (massage thérapeutique, réflexologie des pieds, acupression, reiki), la relation corps-esprit (relaxation progressive, rétroaction biologique, imagerie mentale, yoga, méditation, prière, musicothérapie, humour et rire, hypnose), l'aromathérapie et les thérapies transpersonnelles (toucher thérapeutique, prière d'intercession). L'infirmière peut utiliser ces approches avec les personnes qu'elle soigne. Ce chapitre présente aussi d'autres approches qui exigent une formation plus poussée et qui sont souvent reconnues comme des thérapies médicales complémentaires ou parallèles (acupuncture, chiropratique, herboristerie, homéopathie, naturopathie). En plus de posséder les compétences nécessaires, l'infirmière doit connaître la portée légale des soins infirmiers qu'elle prodigue:

> Au Québec, les infirmières et infirmiers sont des professionnels de la santé appartenant à une corporation professionnelle et qui ont un droit de pratique exclusive. Ils ont le droit de pratiquer la chiropratique et l'acupuncture, pourvu qu'ils soient membres de ces corporations professionnelles. La pratique d'autres médecines parallèles par les infirmières et infirmiers, par exemple l'homéopathie et l'ostéopathie, doit être conforme à leur code de déontologie et à la *Loi médicale,* qui leur interdit de pratiquer la médecine.
>
> L'Ordre des infirmières et infirmiers du Québec ne croit pas qu'il soit approprié de créer une nouvelle corporation professionnelle pour le massage. Toutefois, selon l'ordre, il serait nécessaire d'avoir un meilleur contrôle légal par une réglementation plus stricte. (YUCHS, 1999d, p. 41)

Par ailleurs, en vertu du principe selon lequel tout individu aspire à la santé et au bien-être, l'OIIQ précise certains éléments de l'exercice infirmier comme suit (OIIQ, 2004, p. 13):

> L'infirmière aide le client à utiliser et à accroître son répertoire personnel de ressources de façon à maintenir ou à améliorer sa santé et son bien-être. Elle facilite l'échange de connaissances en matière de santé et aide le client à faire des choix. L'infirmière reconnaît les comportements acquis en matière de santé, et ses interventions tiennent compte de la façon dont le client apprend.

En accord avec ces éléments de l'exercice, l'infirmière peut faire l'utilisation et la promotion des ACPS. Par exemple, l'infirmière, en plus d'administrer des médicaments analgésiques (traitement traditionnel), peut avoir recours à des ACPS pour réduire la douleur (par exemple, respiration, relaxation, massage, imagerie guidée, musicothérapie, humour et distraction). Certaines thérapies complémentaires et parallèles plus complexes font l'objet d'une formation poussée (souvent sous la forme d'ateliers ou de séminaires en formation continue). Il s'agit notamment de l'acupression, de l'aromathérapie, de la massothérapie, du yoga et de la réflexologie. Il faut habituellement suivre une formation reconnue et avoir de l'expérience pour pouvoir pratiquer la kinésiologie appliquée, l'herboristerie, l'homéopathie et la médecine ayurvédique (médecine traditionnelle de l'Inde) ; dans certains cas, il faut obtenir l'accréditation d'un organisme privé.

Thérapies par le toucher

La guérison par le toucher remonte à la nuit des temps. L'un des premiers documents écrits sur le sujet est originaire d'Asie et date de 5 000 ans. À l'apogée de la civilisation grecque, Hippocrate évoquait les effets du massage et des manipulations thérapeutiques. La plupart des cultures ont adopté une forme ou une autre de thérapie par le toucher. Toutefois, l'attitude à l'égard du toucher varie grandement selon la culture. Par ailleurs, le toucher peut amener le système immunitaire ou limbique à produire des sécrétions chimiques qui favorisent la guérison. Dans les lignes qui suivent, nous décrivons les thérapies par le toucher les plus courantes.

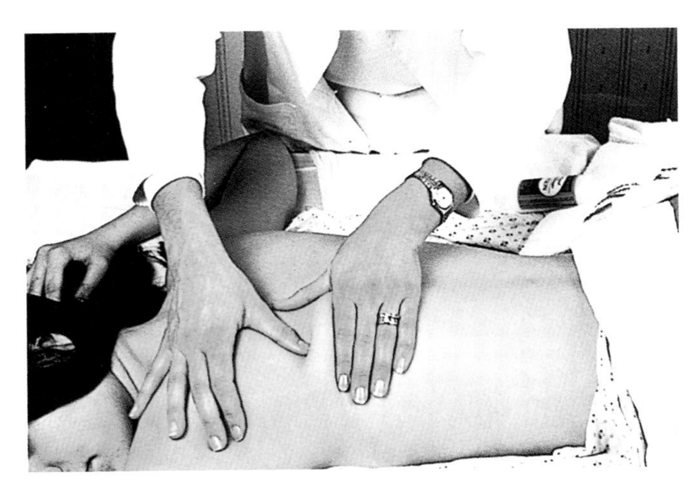

FIGURE 14-2 ■ Pétrissage des épaules et du dos.

MASSAGE THÉRAPEUTIQUE (MASSOTHÉRAPIE)

Depuis des siècles, les infirmières massent le dos des personnes qu'elles soignent. On pensait que le massage améliorait la circulation sanguine et favorisait la relaxation. On connaît désormais plus précisément les avantages du massage, qu'ils soient physiques, psychiques, émotionnels ou spirituels.

Sur le plan physique, le **massage thérapeutique** (ou **massothérapie**) détend les muscles tendus et libère l'acide lactique accumulé pendant l'exercice. Il peut aussi améliorer la circulation sanguine et lymphatique, étirer et soulager les articulations ankylosées, soulager la douleur en libérant des endorphines et soulager la congestion. On pense aussi que le massage libère les toxines et stimule le système immunitaire, ce qui aide le corps à combattre les affections. De plus, il améliore les fonctions respiratoires chez les enfants asthmatiques ainsi que la concentration chez les adolescents présentant un déficit d'attention.

Sur les plans psychique et émotionnel, le massage dissipe l'anxiété et procure une sensation de détente et de bien-être. Sur le plan spirituel, il procure harmonie et équilibre. La personne qui reçoit un massage peut entrer dans un état méditatif, ce qui la détend et élargit son champ de conscience.

La personne qui donne un massage peut recourir à toutes sortes de mouvements, les utiliser séparément ou en combinaison, selon le résultat souhaité. Parmi les principaux mouvements (figure 14-2 ■), on compte l'effleurage, la friction, la pression et le pétrissage (mouvement ample et rapide de malaxage ou de pinçage de la peau, des tissus sous-cutanés et des muscles). Il existe de nombreuses catégories de massages (par exemple, suédois, shiatsu, californien), adaptés à l'âge et à la condition physique de la personne. On peut recevoir un massage dans un centre de croissance et de relaxation, dans un salon d'esthétique, un centre de conditionnement physique, un centre de réadaptation, en milieu de travail ou en cabinet privé. On utilise aussi le massage en médecine préventive, en médecine sportive, dans un contexte de relation d'aide, en psychothérapie et en établissement de soins de santé. Au Canada, on compte environ 10 000 massothérapeutes. Au Québec, le programme complet est de 1 000 heures et est structuré en deux niveaux : diplôme de praticien en massothérapie (435 heures) et diplôme de massothérapeute (565 heures) (Réseau Proteus, 2002b). Le procédé 43-1 du chapitre 43 passe en revue les techniques de massage du dos.

RÉFLEXOLOGIE

La **réflexologie** repose sur le principe suivant : les mains et les pieds sont les miroirs du corps et comportent des zones (ou points) réflexes qui correspondent chacune à une glande, à une structure ou à un organe du corps. Quand on masse une zone réflexe, la partie du corps correspondante est stimulée. La technique de massage varie en fonction des résultats escomptés.

La réflexologie remonte à l'Égypte ancienne. On attribue la réflexologie moderne à William H. Fitzgerald, qui a élaboré sa théorie au début du XXe siècle. Ce médecin a établi qu'il y avait 10 zones longitudinales de taille égale sur toute la longueur du corps, du sommet de la tête au bout des orteils, et 5 zones étroitement reliées sur chaque bras. Chaque gros orteil correspond au point de départ d'une ligne qui court le long de la partie médiane du corps, traverse le centre du visage et se termine au sommet de la tête. Chacune des cinq zones qui se trouvent ainsi de chaque côté du corps correspond à une zone réflexe sur la main et sur le pied. En réflexologie, on considère que plus de 72 000 nerfs aboutissent dans les pieds (figure 14-3 ■). Quand le flux d'énergie est bloqué ou congestionné, le massage des points réflexes correspondants peut libérer la tension. Un blocage dans un endroit de la zone peut toucher toute cette zone.

Dans les années 1930, Eunice Ingham a avancé que les pieds répondaient mieux à la réflexologie que les mains. La réflexologie des pieds vise essentiellement à procurer une sensation de détente en maintenant ou en restaurant l'état de santé et en dissipant la congestion ou la tension dans les zones concernées.

Aucune étude n'a encore démontré le pouvoir de guérison que pourrait avoir la réflexologie. On croit toutefois que, comme les autres techniques de massage, elle favorise la relaxation et influe sur la réponse du système nerveux autonome. On croit également que cette réponse se répercute à la fois sur le système endocrinien, sur le système immunitaire et sur les neuropeptides. La réflexologie est une méthode assez sûre. Cependant, il faut

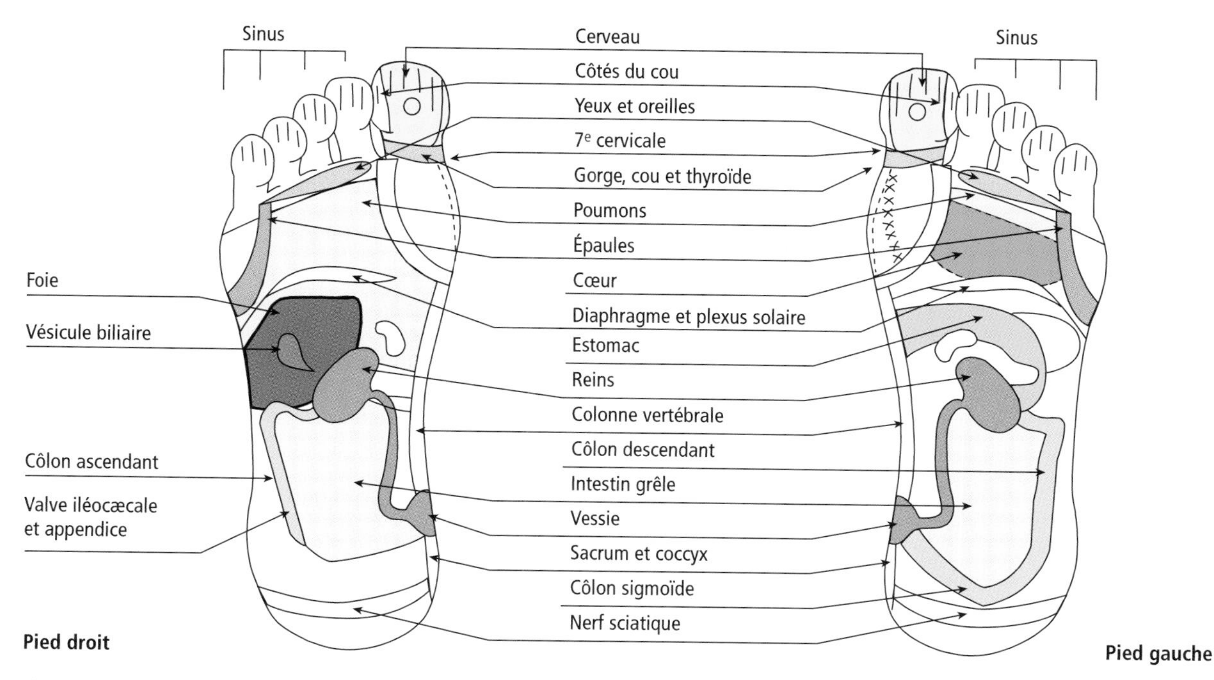

FIGURE 14-3 ■ Zones réflexes des pieds en réflexologie.

consulter un réflexologue d'expérience si la personne souffre d'une affection de la fonction vasculaire. Au Canada, la réflexologie n'est pas réglementée, mais l'Association canadienne de réflexologie veille au respect des normes de qualité et de sécurité. « La durée de la formation de base en réflexologie (pieds et mains) varie entre 150 à 250 heures, incluant théorie et pratique. » (Réseau Proteus, 2002c)

ACUPRESSION

En **acupression** (ou **digitopuncture**), le thérapeute exerce une pression à l'aide de ses doigts sur des points spécifiques de l'organisme. La théorie reconnaît l'existence de 657 points différents. Ces points sont semblables à ceux utilisés en acupuncture et dans le massage shiatsu. Ils sont répartis sur 12 lignes, qu'on appelle « méridiens » – ce sont des voies, des canaux – et qui relient les points entre eux de chaque côté du corps. Selon cette approche, la pression d'un doigt ou du pouce restaure l'équilibre du flux énergétique de l'organisme et, une fois que l'énergie circule librement, le corps se guérit de lui-même.

L'acupression sert à diagnostiquer et à traiter diverses affections. Théoriquement, cette technique permet de préserver l'harmonie du corps et de supprimer de nombreux malaises mineurs avant qu'ils se transforment en affections graves. Elle soulage, entre autres problèmes, les maux de tête, les douleurs arthritiques et la fatigue. En shiatsu, la pression est appliquée sur les mêmes points, avec le bout des pouces et des doigts ainsi qu'avec le talon de la main. Le shiatsu vise essentiellement à maintenir l'état de santé, et non à traiter une affection.

REIKI

En japonais, **reiki** signifie « énergie vitale universelle ». Originaire du Tibet, le reiki est considéré comme un art, une science spirituelle. Son but est d'« énergiser », d'équilibrer et d'harmoniser le corps et l'esprit en agissant sur l'être dans son ensemble, principalement par l'imposition des mains sur le corps, mais tous les sens peuvent être utilisés comme canaux permettant de transmettre l'énergie du reiki. Le praticien place ses mains sur la personne et laisse l'énergie circuler. La quantité et l'efficacité du flux d'énergie dépendraient de l'ouverture et des besoins de la personne plutôt que de la direction transmise par le praticien. Habituellement, le reiki suppose un contact direct entre le praticien et la personne, mais il se pratique aussi à distance.

La formation en reiki comporte trois niveaux. Le premier niveau porte surtout sur la position des mains. Il s'agit de stimuler l'énergie vibratoire qui permet l'autoguérison ainsi que la transmission de l'énergie à d'autres personnes. Le deuxième niveau permet une plus grande ouverture à la canalisation et à la transformation par l'augmentation de la force des traitements. Il permet de pratiquer aussi le reiki à distance. Le troisième niveau, celui du maître, favorise l'ouverture de la dimension du soi et prépare le praticien à enseigner (Nield-Anderson et Ameling, 2000 ; Wans, 2001).

Thérapies corps-esprit

Selon cette approche, on cherche essentiellement à redresser ou à équilibrer les processus mentaux dans le but de favoriser la guérison. Les partisans de ces thérapies doivent éviter de laisser entendre que l'esprit ou le psychisme guérit le corps par l'entremise d'un pouvoir conscient. Il est facile, en effet, de se persuader que l'esprit *domine* la matière, ce qui ne correspond en rien à une vision holistique de la santé. L'échec d'une tentative de guérison peut aussi entraîner un sentiment de culpabilité chez le thérapeute. Les **thérapies corps-esprit** visent à équilibrer les pensées, les émotions ou la respiration, sans plus. Puisque chacun de nous est un tout intégré, ces thérapies peuvent contribuer à restaurer la paix intérieure et l'équilibre, mais une approche instrumentale (par exemple, pratiquer le yoga pour combattre le cancer plutôt que le pratiquer pour le bien-être) peut être moins efficace. Parmi les thérapies corps-esprit, on compte la relaxation progressive, la rétroaction biologique (*biofeedback*), l'imagerie mentale, le yoga, la méditation, la prière, la musicothérapie, l'humour et le rire ainsi que l'hypnose.

RELAXATION PROGRESSIVE

Les techniques de relaxation sont largement répandues ; on s'en sert pour réduire le stress et la douleur chronique. Elles permettent à la personne d'exercer une maîtrise sur les réponses physiologiques à la tension et à l'anxiété. Ainsi, depuis de nombreuses années, les infirmières des services de maternité encouragent les femmes en travail à se détendre et à pratiquer une respiration rythmée.

La **relaxation progressive** exige que la personne tende et relâche successivement des groupes musculaires précis et concentre son attention sur ce qu'elle ressent pendant chacune de ces phases afin de distinguer clairement ses sensations. Jacobson (1938), créateur de cette technique, s'était rendu compte que la tension d'un groupe musculaire avant son relâchement provoquait une plus grande relaxation que la simple détente. Cette technique peut réduire la consommation d'oxygène et ralentir le métabolisme, le rythme respiratoire, le rythme cardiaque, la tension musculaire, la pression systolique et la pression diastolique.

Les trois éléments préalables à la relaxation sont une bonne posture, un psychisme au repos et un environnement calme. La personne doit être installée confortablement. Toutes les parties du corps doivent être soutenues, les articulations légèrement fléchies et les muscles détendus (par exemple, les bras et les jambes ne doivent pas être croisés). Pour calmer l'activité mentale, on demande à la personne de regarder lentement les objets autour d'elle (par exemple, plafond, mur, rideaux, motif des tissus et, de nouveau, mur). Cet exercice permet à l'activité mentale de se focaliser à l'extérieur du corps, ce qui crée un deuxième centre de concentration.

On enseigne la relaxation progressive selon diverses méthodes. Les techniques destinées à relâcher les groupes musculaires, le choix de ces groupes musculaires, le nombre de séances nécessaires et le rôle du formateur (sur cassette ou en personne) peuvent varier. On demande souvent à l'apprenant de maintenir la tension musculaire pendant cinq à sept secondes, puis de relâcher ses muscles au signal convenu. Pour parvenir à une relaxation maximale, on utilise diverses affirmations positives (par exemple, « Laissez aller toutes les tensions », « Ressentez le bien-être que le relâchement de vos muscles vous procure »). L'encadré 14-5 passe en revue les directives à observer en relaxation progressive.

RÉTROACTION BIOLOGIQUE (*BIOFEEDBACK*)

La **rétroaction biologique** (ou ***biofeedback***) est une technique qui permet d'enseigner différentes formes de relaxation en provoquant les processus physiologiques. On décrit souvent la rétroaction biologique comme une technique de maîtrise consciente des processus physiologiques. C'est pourquoi les médecins en prescrivent souvent l'utilisation. Toutefois, l'intention de la thérapeutique diffère de ses mécanismes. Ainsi, l'intention et la motivation peuvent être d'augmenter le débit sanguin de la personne, mais la technique vise à montrer à celle-ci comment se détendre. Grâce à la rétroaction subtile fournie par des thermomètres ou un électromyogramme, la personne distingue entre les moments où elle est détendue et ceux où elle est tendue. La rétroaction biologique enseigne deux choses en particulier : comment parvenir à un état généralisé de relaxation, qui se caractérise par la prédominance de l'activité parasympathique, et comment réduire les habitudes de réaction physiologique, qui se manifestent dans les affections liées au stress.

RÉSULTATS DE RECHERCHE

Comment favoriser le soulagement de la douleur chez les personnes âgées ?

Au Canada, une forte majorité de personnes âgées souffrent d'au moins une condition chronique, et plusieurs d'entre elles ont besoin d'une forme d'aide quelconque dans leurs activités de la vie quotidienne. Les douleurs chroniques, que les analgésiques courants soulagent peu, les touchent particulièrement. Pitre (1995) a présenté le programme « Pour mieux apprivoiser la douleur », qui s'inscrit dans une approche globale de la douleur par l'enseignement de diverses approches de soins non traditionnelles. Ce programme favorise l'écoute à la fois de l'esprit de la personne souffrante et de son corps. Dans le contexte de cette étude, on a proposé six méthodes non traditionnelles à un groupe de personnes âgées intéressées à participer au projet: respirer lentement; fixer un point et masser; chanter et battre la mesure; écouter attentivement de la musique; décrire une série d'images; s'établir un horaire. À ces approches reprises de Besner (1991), on a ajouté la réflexologie et la visualisation créatrice. « La réflexologie contribue à libérer la tension nerveuse, à améliorer la circulation du sang et à équilibrer les métabolismes hormonaux. » (Pitre, 1995)

Les personnes âgées qui ont utilisé la réflexologie se sont senties davantage détendues, soulagées et distraites de leur douleur. L'utilisation de la visualisation créatrice a, pour sa part, contribué au bien-être et au soulagement des personnes.

Implications : « Ce programme a donné des résultats tangibles. Les aînés qui ont tiré avantage du fait de pouvoir distinguer les mythes de la réalité en matière de douleur chronique ont appris qu'ils pouvaient soulager leur douleur en usant de techniques de distraction et, par conséquent, avoir davantage prise sur elle. Les infirmières en ont-elles aussi appris davantage sur les mythes actuels en matière de douleur et sur les moyens auxquels les aînés ont recours pour soulager leurs douleurs chroniques, tels que certains médicaments et d'autres techniques ? » (Pitre, 1995)

Source : « Maux chroniques : aider les personnes âgées à soulager leur douleur », de A. Pitre, 1995, *L'infirmière du Québec*, mars/avril, *2*(4), p. 21-22.

ENCADRÉ 14-5

Directives à observer en relaxation progressive

- S'asseoir confortablement sur une chaise, les pieds posés à plat sur le sol.
- Serrer le poing droit. Se concentrer sur la sensation de tension.
- Relâcher les muscles de la main droite. Se concentrer sur la différence de sensation entre la tension et le relâchement.
- Refaire le même exercice avec la main gauche.
- Refaire le même exercice avec les deux mains en même temps.
- Se concentrer sur la sensation de détente et la savourer pleinement.
- Tendre les muscles des deux mains et des deux bras; bien ressentir la tension. Ensuite, relâcher complètement les muscles et se concentrer de nouveau sur la sensation de détente.
- Tendre et relâcher tour à tour tous les groupes musculaires du corps: orteils, chevilles, genoux, fesses et aine, ventre et bas du dos, poitrine et haut du dos, épaules, front et mâchoires.
- Respirer profondément pendant toute la durée de la relaxation progressive: inspirer pendant le relâchement musculaire et expirer en dirigeant son souffle vers le poing (ou un autre groupe musculaire).

Une séance complète de relaxation progressive doit durer au moins 10 minutes.

! ALERTE CLINIQUE *Malgré leurs différences, la relaxation, la rétroaction biologique et l'imagerie mentale impliquent toutes un processus de repos physique et la respiration rythmée.* ■

IMAGERIE MENTALE

On définit l'**imagerie mentale** (ou **visualisation**) comme l'« application de l'usage conscient de la puissance de l'imagination avec l'intention de déclencher une guérison biologique, psychologique ou spirituelle » (Schaub et Dossey, 2000, p. 541). Nous réagissons très fortement à des images qui peuvent produire des changements physiques, mentaux, émotionnels et spirituels. La plupart des images sont inconscientes, mais elles produisent malgré tout des effets sur l'individu. L'imagerie consciente suppose la création d'images mentales de ce qu'on souhaite, à partir de souvenirs, de rêves, de fantasmes ou d'espoirs. On pense souvent que les images mentales se réduisent au sens de la vue ; en fait, elles font aussi appel à l'ouïe, aux sensations, au toucher et même au goût.

Les images sont soit concrètes, soit symboliques. Une image concrète se limite à l'aspect biologique. Ainsi, l'image concrète d'une cellule du corps ressemblerait à une cellule, comme on en observe au microscope. Par ailleurs, on peut élaborer des images symboliques, qui remplacent souvent les images concrètes. Par exemple, une personne qui reçoit un traitement de chimiothérapie pourrait visualiser un dragon (représentation des produits utilisés en chimiothérapie) se glissant dans la circulation sanguine pour dévorer les cellules cancéreuses.

Le tableau 14-2 passe en revue les principales catégories d'imagerie mentale. Quand on pratique l'imagerie mentale à l'aide d'un intervenant qualifié, il s'agit d'*imagerie guidée.*

YOGA

Le terme **yoga**, dérivé de la racine sanskrite *yug*, signifiant « lier » ou « unir », correspond à l'union des pouvoirs du corps, du psychisme et de l'esprit. Le yoga est une démarche qui vise une vie équilibrée ; il est fondé sur d'anciens enseignements qu'on trouve dans les textes spirituels hindous (Upanishads), dont la rédaction remonte à 800-400 av. J.-C. Le grand yogi Patanjali (500 av. J.-C.) a classé les enseignements des Upanishads selon huit façons d'être, ou *ashtanga yoga*, qui signifie « intégré » ou « yoga aux huit membres ». Les deux premières étapes sont la base du yoga: si on ne les met pas en pratique, les six étapes suivantes n'ont aucun sens. Par ailleurs, ces six étapes définissent une pratique qui permet de maîtriser les deux premières. Les huit étapes du yoga sont les suivantes :

1. *Yama* (commandements moraux universels). Il s'agit d'améliorer son comportement social. On y parvient grâce à cinq principes nobles : la non-violence (physique et psychologique), la vérité, l'abstention de vol, la retenue dans tous les domaines de la vie et la non-possessivité.
2. *Niyama* (règles de conduite dans le quotidien). L'amélioration porte sur le comportement personnel. Il faut maintenir la pureté du corps et de l'esprit, acquérir l'habitude du contentement, pratiquer l'austérité dans tous les domaines de la vie, étudier les écrits pertinents et se consacrer à Dieu tous les jours.
3. *Asanas* (postures physiques). Il s'agit d'une série de 84 postures principales (par exemple, cobra et charrue), destinées à améliorer la santé du corps. Les flexions, les étirements et le maintien des postures sont destinés à détendre et à tonifier les muscles ainsi qu'à améliorer le fonctionnement de différents organes du système endocrinien et du système nerveux. On peut faire de 10 à 15 postures, y compris des postures immobiles, pour toutes les parties du corps pendant une période d'environ 15 minutes par jour.
4. *Pranayama* (maîtrise de la respiration). Cette étape comprend huit techniques principales de maîtrise de la respiration. Grâce à la pratique de divers exercices, on apprend non seulement à maîtriser sa respiration, mais également à maîtriser et à pacifier le flux de l'énergie de vie (ou *prana*). Selon la philosophie yogique, il y a une relation directe entre l'activité de la force de vie et le rythme de la respiration. Quand la force de vie se manifeste sans heurts, la respiration est calme et régulière ; en cas d'excitation, la respiration devient irrégulière. La maîtrise de la respiration est conçue pour calmer l'activité mentale et amener à une conscience transcendantale par la maîtrise de la force de vie. Pour ce faire, il faut régulariser et harmoniser sa respiration selon des modèles précis.

TABLEAU 14-2

Catégories d'imagerie mentale

Catégorie	Description	Exemple
Corps-esprit	Formation délibérée d'images dirigées vers une partie du corps ou activité exigeant de l'attention ou une énergie accrue.	La personne visualise un ouvrier de la construction en train de bâtir de nouveaux tissus et une nouvelle structure pour guérir une blessure.
Exactitude biologique	Images fidèles à la réalité biologique, semblables à ce qu'elles sont dans la réalité et à ce qu'on observerait au microscope.	La personne visualise des leucocytes dévorant des bactéries ou une circulation sanguine normale dans les pieds et les mains.
Étape finale	Images de l'étape finale d'une guérison.	La personne a une blessure à l'épaule et se visualise en train de jouer au tennis.
Guérison généralisée	Images d'un événement, d'une lumière, d'un sentiment d'unité, d'un pouvoir universel ou de l'esprit.	La personne dit être baignée dans la chaleur du soleil, décrit une lumière blanche pénétrant l'essence de son être ou parle d'un « ange qui flotte autour d'elle ».
Spontanée	Images qui s'imposent sans être délibérément créées; réception inattendue d'images.	La personne décrit la tension dans son cou comme un gros nœud.
Transpersonnelle	Images liant la personne à des niveaux supérieurs de conscience.	La personne se voit comme une rivière, elle a une sensation de fluidité et de souplesse.

Source : « Awakening the Inner Healer », (p. 539-581), de B. Schaub et B. M. Dossey, 2000, dans B. M. Dossey, L. Keegan et C. E. Guzzetta (dir.), *Holistic Nursing : A Handbook for Practice*, 3e éd., Sudbury MA : Jones and Bartlett Publishers (www.jbpub.com). Reproduction autorisée.

5. *Pratyahara* (retrait de la stimulation des sens). Cet aspect du yoga nécessite de restreindre l'activité des organes des sens avec, pour objectif ultime, la maîtrise de l'activité mentale. Il s'agit donc de réduire la stimulation des organes des sens et de vivre le plus simplement possible.
6. *Dharana* (concentration de l'activité mentale sur un point). Apprendre à éviter toutes les distractions et à se concentrer sur un objet de son choix suppose une formidable persévérance et une extraordinaire volonté. La concentration contribue à calmer l'excitation mentale et favorise à la fois la tranquillité et la sérénité.
7. *Dhayana* (méditation). Il s'agit de la méditation qui survient quand on se concentre sur un point, ce qui permet d'unifier intégralement sa conscience et d'expérimenter un état de conscience transcendantale.
8. *Samadhi* (supraconscience). On parle ici de l'élargissement de la maîtrise délibérée d'états de conscience successifs et plus profonds.

Il existe deux grandes catégories de yoga, toutes deux reposant sur les principes de l'ashtanga : le jnana yoga et le hatha yoga. Dans les deux cas, l'objectif est l'illumination (ou union avec Dieu) grâce à la maîtrise du soi. Dans le jnana yoga, cette recherche se fait par l'étude de textes sacrés ; dans le hatha yoga, elle s'effectue en pacifiant le psychisme et en purifiant le corps.

Les cours de yoga donnés au grand public reposent pour la plupart sur des variantes du hatha yoga, une série d'exercices d'étirement et de souplesse qu'on réalise à l'aide d'*asanas* précis et du *pranayama*. La signification de *hatha* est double, « soleil-lune » ; c'est la représentation symbolique de l'énergie féminine et de l'énergie masculine du corps humain. Le hatha yoga vise l'équilibre entre le soleil et la lune, le masculin et le féminin, le sympathique et le parasympathique, le jour et la nuit, le chaud et le froid. L'ashtanga yoga moderne met l'accent sur la bonne forme aérobique et sur la réalisation des diverses postures dans un mouvement rythmé et fluide. Avant de commencer la pratique du yoga, il est préférable de faire le tour des divers programmes ; on s'assurera ainsi de trouver celui qui correspond le mieux à ses besoins.

MÉDITATION

La **méditation** est une technique qui permet de pacifier le psychisme et de le concentrer sur le moment présent, ce qui permet aussi de libérer la peur, l'inquiétude, l'anxiété et les doutes liés au passé ou à l'avenir. La méditation produit un état profond de paix et de repos, combiné à une grande vivacité mentale. À l'origine, la méditation était perçue comme une pratique religieuse ; d'ailleurs, nombreux encore sont ceux qui la pratiquent comme une forme de prière. Cependant, il n'est pas nécessaire d'être croyant pour méditer et bénéficier des avantages de cette discipline.

La méditation est à la fois relaxation et concentration de l'attention. L'aptitude à méditer s'améliore avec la maîtrise de la respiration, de la relaxation progressive et de l'imagerie mentale.

Il y a de nombreuses façons de méditer. C'est pourquoi les techniques varient grandement selon les objectifs visés. En *méditation concentrative* (ou *méditation de concentration*), la personne visualise un objet et y concentre son attention (par exemple, chandelle ou fleur) ou elle répète continuellement un mantra (syllabe ou phrase), de façon à exclure tous les autres objets et les stimuli présents dans l'environnement. Le terme sanskrit *om* (ou *oum*), qui signifie « un », est un mantra couramment utilisé. Pour les hindous, c'est le son universel, et sa qualité vibratoire favorise un profond sentiment de paix et de méditation. Chaque individu peut toutefois choisir un terme ou une expression qui a un sens particulier pour lui, comme « paix » ou « Je fais un avec Dieu ».

En *méditation attentive* (*méditation de l'attention* ou *méditation destinée à l'ouverture de la conscience*), la personne essaie de rester présente à tous les stimuli. Différentes catégories de méditation intègrent des éléments des deux techniques. Ainsi, la personne qui médite peut se concentrer sur sa respiration (méditation zen) ou sur un mantra (méditation transcendantale), tout en laissant aller et venir d'autres pensées ; elle « observe » ces pensées pour revenir au sujet de concentration initial.

Voici quelques conseils utiles pour la pratique de la méditation :

1. Déterminer un moment et un endroit particuliers pour méditer. L'idéal est de méditer très tôt le matin ou le soir et de ne pas avoir mangé depuis au moins deux heures (pour que toute l'énergie de l'organisme soit consacrée à la méditation plutôt qu'à des exigences d'ordre digestif). Il est préférable de choisir un endroit calme, confortable et dépourvu de source de distraction.
2. S'asseoir en tailleur à même le sol ou sur une chaise dont le dossier est droit. La colonne vertébrale doit rester droite et le corps, détendu. Il est préférable de ne pas s'allonger, ce qui permet d'éviter de s'endormir.
3. Placer les paumes des mains sur les cuisses et fermer les yeux.
4. Respirer profondément ou faire les exercices de relaxation progressive.
5. Concentrer toute son attention sur sa respiration ou sur une image mentale déterminée. S'il y a lieu, répéter le mantra choisi à voix haute ou intérieurement à chaque expiration. Laisser aller et venir les autres pensées sans leur accorder une attention excessive et reporter toujours son attention sur sa respiration ou son mantra.
6. Faire quotidiennement une séance de méditation de 10 à 20 minutes.

PRIÈRE

La prière ressemble à la méditation, mais le but en est de communiquer avec Dieu, un saint ou un autre être susceptible d'exaucer la personne qui prie. On peut prier seul ou en groupe. Un individu peut faire une prière à distance, même pour une personne qui ne le connaît pas (voir plus bas la section « Prière d'intercession »).

MUSICOTHÉRAPIE

On définit la **musicothérapie** comme la science du comportement qui repose sur l'utilisation systématique de la musique pour produire un état de relaxation et les changements souhaités sur les plans émotionnel, comportemental et physiologique (Guzzetta, 2000, p. 585). Selon les musicothérapeutes, le corps humain a une fréquence fondamentale. Par conséquent, les vibrations musicales étroitement liées à la fréquence fondamentale ou au schéma vibratoire du corps peuvent exercer sur lui un grand pouvoir de guérison, que ce soit sur le plan physique, psychique ou spirituel. Des changements peuvent se produire à différents niveaux : émotions, organes, hormones, enzymes, cellules et atomes. Théoriquement, une pièce musicale choisie avec soin contribue à restaurer les fonctions régulatrices perturbées par le stress ou par une affection. La musique harmonise le corps, l'activité mentale et l'esprit d'un individu avec la fréquence fondamentale de son être.

La musicothérapie recourt à l'écoute, aux rythmes, aux mouvements du corps et au chant. On l'utilise pour toutes sortes de raisons. La musique peut servir à modifier les niveaux ordinaires de conscience afin de permettre à l'activité mentale et à l'esprit de réaliser leur potentiel. La personne peut passer par divers états de conscience : état de veille normal, seuil sensoriel élargi, rêve éveillé, transe et états méditatifs.

La musicothérapie permet à un individu de modifier sa perception du temps, que l'hémisphère cérébral gauche nous fait découper en heures, en minutes et en secondes. En musicothérapie, le temps est vécu de façon expérientielle et la perception se fait par l'entremise de la mémoire. La personne qui écoute de la musique peut effectivement perdre la notion du temps pendant de longs moments, ce qui lui permet de réduire son anxiété, ses peurs et ses douleurs. Puisque la musique est non verbale par nature, elle fait appel à l'hémisphère cérébral droit, qui commande le traitement intuitif, créatif et imagé de l'information. Le cerveau droit reconnaît la hauteur, le rythme, le style et la mélodie. La musique ne fait pas appel à la logique et à l'analyse propres au cerveau gauche. Toutefois, à mesure que la personne connaît mieux la musique, le fonctionnement du cerveau gauche peut reprendre le dessus. Les musiciens, par exemple, analysent les techniques de composition et d'autres caractéristiques de la musique. Pour tirer le meilleur parti de la musicothérapie, il faut se débarrasser de ses réactions conditionnées pour intégrer le fonctionnement des deux hémisphères du cerveau.

La musicothérapie s'utilise dans toutes sortes de contextes. On a souvent recours à la musique instrumentale calme et apaisante pour provoquer un état de relaxation (figure 14-4 ■).

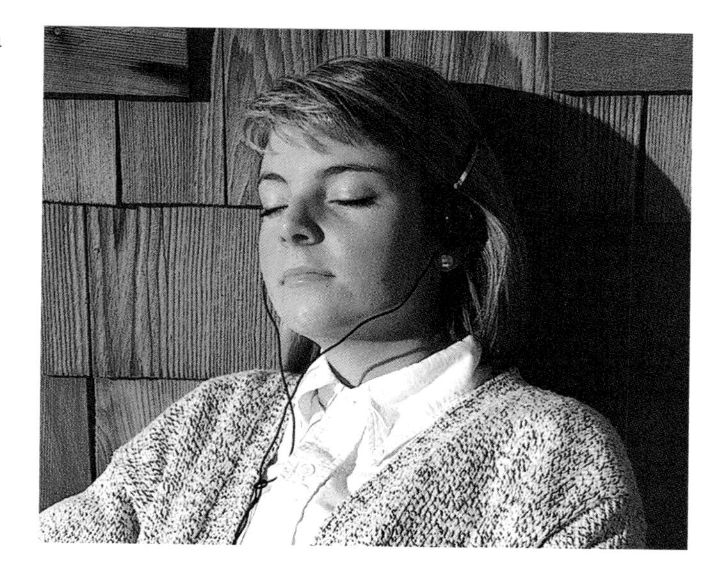

FIGURE **14-4** ■ L'écoute de la musique peut avoir toutes sortes d'effets thérapeutiques bénéfiques.

On privilégie la musique instrumentale pour que la personne ne se concentre pas sur les messages et le sens des paroles, mais se laisse plutôt porter par la musique. On utilise souvent des enregistrements pour détendre et distraire les personnes dans divers contextes ou milieux de soins : en période périopératoire, en soins cardiaques, en salle d'accouchement, en salle de thérapie, en réadaptation, en physiothérapie et quand on cherche à provoquer le sommeil d'une personne.

Pour prodiguer une thérapie personnalisée, l'infirmière doit connaître les effets qu'ont les différents genres musicaux sur un individu. Des genres musicaux extrêmement diversifiés se prêtent très bien à des visées thérapeutiques (par exemple, musique d'ambiance, chant choral, musique classique, romantique, impressionniste, country, rock léger, opéra et nouvel âge). Pour choisir le genre musical approprié, l'infirmière doit tenir compte des préférences de la personne et des objectifs de la thérapie. L'infirmière doit déterminer un moment propice et la durée de la séance. Ainsi, certaines personnes préfèrent une séance de thérapie après leur douche matinale afin d'équilibrer leur corps et leur esprit pour la journée. Une séance dure habituellement une vingtaine de minutes. On encourage la personne à réagir à la musique comme elle le souhaite : elle peut relâcher ses muscles, s'allonger, chantonner en gardant la bouche fermée, taper des mains ou même danser. Certaines personnes souhaitent utiliser leurs propres enregistrements musicaux. Chez chaque individu, le pouvoir de guérison de la musique est étroitement lié à l'expérience personnelle et aux éléments qui provoquent le calme intérieur ou éveillent les qualités souhaitées.

HUMOUR ET RIRE

Les professionnels des soins de santé s'intéressent depuis quelque temps aux effets de l'humour et du rire sur la santé et la maladie. L'**humour** suppose la capacité de découvrir, d'exprimer ou d'apprécier le comique, l'absurde ou l'incongruité d'une situation, de s'amuser de ses propres défauts ou des aspects fantaisistes de la vie, ou encore de voir les aspects amusants d'une situation qui, autrement, semblerait grave. L'humour, en matière de soins infirmiers, se définit comme le fait d'aider une personne à percevoir, apprécier et exprimer ce qui peut être drôle, amusant ou ridicule afin qu'elle puisse établir des relations avec les autres, dissiper ses tensions, libérer sa colère, faciliter son apprentissage ou faire face aux sensations douloureuses (McCloskey et Bulechek, 2000, p. 380). En soins infirmiers, ces diverses fonctions de l'humour s'actualisent comme suit :

- *Établir des relations avec les autres.* L'humour réduit la distance sociale entre les gens et met tout le monde à l'aise. Quand la tension tombe, il est plus facile de s'intéresser au message et aux autres plutôt qu'à ce qu'on ressent. L'humour aide l'infirmière à établir une relation avec la personne. Il s'agit là d'un facteur important de la réussite des interventions infirmières.
- *Dissiper les tensions et l'anxiété.* En 1905, Freud a déclaré que le rire libérait de l'énergie psychique utilisée auparavant pour bloquer l'expression d'impulsions jugées inacceptables sur le plan social ou personnel. L'usage efficace de l'humour estompe les tensions liées à des événements difficiles sur le plan émotionnel. La personnalisation de l'humour, par exemple, aide l'individu hospitalisé à mieux accepter la nature impersonnelle de certains aspects de l'hospitalisation, tels la chemise d'hôpital, le bracelet d'identité, les questions embarrassantes et les tests désagréables. L'humour a aussi des propriétés prophylactiques dans la réduction du stress.
- *Libérer sa colère et son agressivité.* L'humour met les gens à l'aise quand il s'agit de manifester leurs impulsions ou leurs sentiments. Il dissipe la colère ou l'agressivité en mettant l'accent sur les éléments comiques d'une situation.
- *Faciliter son apprentissage.* Nombre de conférences et d'exposés commencent par une plaisanterie ou la présentation d'un dessin humoristique. Non seulement l'humour réduit-il le trac que l'orateur éprouve, mais il permet de capter l'attention du public. En réduisant l'anxiété, l'humour facilite l'apprentissage. On enregistre une plus grande quantité d'information quand celle-ci est enrobée d'humour. Il faut toutefois planifier avec soin l'utilisation de l'humour dans un contexte pédagogique pour qu'il contribue effectivement à l'apprentissage.
- *Faire face aux sensations douloureuses.* On peut aussi utiliser l'humour pour atténuer les effets immédiats de situations trop douloureuses, notamment l'effet que peut avoir sur la personne l'annonce d'un diagnostic ou d'un traitement menaçant. L'humour réduit l'anxiété, la peur et la tension, ce qui aide la personne à mieux affronter la situation.

L'humour a aussi des effets physiologiques bénéfiques, déterminés par l'alternance d'états de stimulation et d'états de détente. Le rire augmente la fréquence respiratoire, la fréquence cardiaque, la tension musculaire et les échanges gazeux respiratoires. Il s'ensuit un état de détente pendant lequel la fréquence cardiaque, la pression artérielle, la fréquence respiratoire et la tension musculaire diminuent. L'humour et le rire stimulent la production de catécholamines et d'hormones ; ils libèrent des endorphines, ce qui augmente la résistance à la douleur.

L'humour permet l'expression et l'intégration d'émotions positives (par exemple, espoir, foi, volonté de vivre, sens de la fête, motivation et détermination). C'est pourquoi on dit qu'il a un pouvoir de guérison.

Pour utiliser l'humour efficacement, l'infirmière doit connaître ses propres émotions et celles des autres ; elle doit aussi être au courant des variantes individuelles et culturelles de l'humour (ce qui est drôle pour un individu ou dans une culture n'est pas automatiquement universel).

Dans certains établissements de soins de santé, on commence à intégrer l'humour comme technique de soins et à reconnaître que « le rire est souvent le meilleur remède » ; on a même mis sur pied des « salles d'humour », autant pour les personnes soignées que pour les membres du personnel. On y trouve, par exemple, des jeux, des cassettes audio et vidéo amusantes, des livres et des bandes dessinées humoristiques.

HYPNOSE

L'**hypnose** est un état de conscience modifié dans lequel la personne est concentrée et où la distraction est minimale. On peut utiliser l'hypnose pour maîtriser la douleur, modifier des fonctions physiologiques et changer des habitudes de vie. Les scientifiques ne comprennent pas encore très bien comment l'hypnose soulage la douleur. Selon une théorie, l'hypnose empêcherait les stimuli de la douleur perçus par le cerveau d'atteindre le plan de la conscience. Selon une autre théorie, l'hypnose activerait les voies nerveuses du cerveau liées à la production de substances naturelles apparentées à la morphine (enképhalines et endorphines) ; or, ces opioïdes agissent sur le comportement et sur la perception de la douleur.

L'hypnose exige la participation active du sujet ; on peut d'ailleurs apprendre à se mettre en état d'autohypnose. En aucun cas l'hypnose ne retire à la personne la maîtrise d'elle-même ; en fait, on ne peut faire faire à une personne hypnotisée un acte qu'elle considère comme immoral ou dangereux quand elle n'est pas hypnotisée. En état de transe hypnotique, la personne ne s'endort pas, mais elle devient si concentrée qu'elle peut être insensible aux sources de distraction ordinaires. Les techniques d'hypnose varient selon le type de douleur ou selon les préférences de la personne ou du thérapeute. La suppression des symptômes est l'une des techniques les plus couramment utilisées. La conscience qu'a la personne du symptôme (par exemple, douleur) est bloquée ; la personne s'en distancie. L'efficacité de ce genre d'hypnose dépend de la gravité du symptôme et de la capacité de concentration de la personne.

Aromathérapie

Buckle (2002) définit l'**aromathérapie clinique** comme l'utilisation calculée d'huiles essentielles pour obtenir des résultats précis et mesurables. En Égypte ancienne, on utilisait l'aromathérapie pour soulager la douleur. Dans les hôpitaux du XIXe siècle, on recourait à la fumigation en faisant brûler des feuilles de romarin. Aujourd'hui, les aromathérapeutes utilisent les huiles essentielles pour favoriser certains résultats positifs en matière de santé (par exemple, amélioration de l'humeur, soulagement de l'œdème, de l'acné, des allergies ou des ecchymoses et réduction du stress).

On obtient les huiles essentielles utilisées en aromathérapie en distillant des fleurs, des racines, des écorces, des feuilles, de la résine de bois et des zestes de citron ou d'orange. On utilise les huiles essentielles en massage, on en fait des compresses chaudes ou froides, on les ajoute à l'eau du bain ou on les inhale. Quand on inhale une huile essentielle, les récepteurs olfactifs de la cavité nasale en détectent les arômes. Les stimuli parcourent le nerf olfactif (nerf crânien I), atteignent le bulbe olfactif et, ensuite, le cerveau, où on pense qu'ils jouent un rôle sur le plan émotif, sur le plan mémoriel et sur le plan physiologique (par exemple, fréquence cardiaque, pression artérielle, fréquence respiratoire et réponse de la fonction immunitaire). En aromathérapie, on utilise actuellement environ 300 huiles essentielles différentes. Le tableau 14-3 en donne quelques exemples.

TABLEAU 14-3 Usage de quelques huiles essentielles

Huile essentielle	Usage
Cannelle	Constipation, épuisement, flatulences
Eucalyptus	Arthrite, bronchite, boutons de fièvre, rhumes, toux, fièvre, sinusite
Géranium	Problèmes d'humeur, diarrhée
Lavande	Maux de tête, stress et insomnie
Menthe	Nausées (antipyrétique) ; facilitation de la respiration
Santal	Bronchite, gerçures de la peau, dépression, peau sèche, laryngite, stress

Quand une personne a l'intention d'utiliser l'aromathérapie, l'infirmière doit l'informer que les huiles ne sont pas toutes d'égale qualité. En effet, la production n'en est pas réglementée. Il faut donc prendre quelques précautions, car l'inhalation de certaines de ces huiles est toxique (par exemple, amande amère, bouleau, camphre et gaulthérie). Avant de procéder à un traitement, il faut rechercher toute allergie cutanée éventuelle en appliquant sur la peau une très petite quantité d'huile diluée. Il ne faut pas appliquer les huiles essentielles près des yeux et il faut toujours les diluer avec une huile spéciale ou de l'eau avant de les appliquer sur la peau. Il ne faut en faire aucun usage interne. On doit les conserver dans des bouteilles de verre foncé ; elles ne doivent pas être exposées ni aux rayons du soleil ni à la chaleur. Dans les ouvrages ou les articles de vulgarisation, on peut lire que de nombreuses huiles essentielles sont contre-indiquées en cas de grossesse parce qu'elles sont emménagogues (elles provoquent la menstruation). Par contre, selon de nombreux rapports, le recours à l'aromathérapie peut être utile pendant la grossesse et l'accouchement. Si la femme est enceinte, l'infirmière devrait lui conseiller de discuter de ce sujet avec son médecin avant d'utiliser des huiles essentielles.

! ALERTE CLINIQUE *On peut combiner les approches en matière de guérison (par exemple, écouter de la musique tout en recevant un massage aux huiles essentielles).* ■

Thérapies transpersonnelles

Les thérapies transpersonnelles sont des thérapies ayant un effet sur la guérison et qui font intervenir deux personnes ou plus. Nous présentons deux thérapies transpersonnelles : le toucher thérapeutique et la prière d'intercession.

TOUCHER THÉRAPEUTIQUE

Malgré son nom, le **toucher thérapeutique (TT)** se fait sans contact ; c'est une thérapeutique par laquelle le praticien croit pouvoir transmettre de l'énergie à une personne malade ou blessée pour favoriser le processus de guérison. Cette approche dérive de l'imposition des mains, bien qu'il ne s'agisse pas du même concept, et elle n'est pas sans rappeler certaines philosophies religieuses. Selon Delores Krieger (1979), qui a lancé l'expression « toucher thérapeutique », il s'agit d'une méditation de guérison.

L'être humain est un champ énergétique – le « champ humain » – et l'énergie peut être canalisée délibérément d'une personne à une autre. Il s'agit là des principes de base du toucher thérapeutique. Le champ humain s'étend au-delà de la peau et est perceptible par les sens entraînés du guérisseur (essentiellement, le toucher). On peut sentir ce champ énergétique très clairement à plusieurs centimètres de distance du corps. Un exemple courant de ce phénomène est la sensation d'envahissement de son espace intime qu'on ressent dans un ascenseur bondé, même si on ne touche à personne.

Le corps et l'environnement sont considérés comme des systèmes ouverts qui échangent constamment énergie et matière. La structure du champ humain est perpétuellement influencée par les flux d'énergie échangés avec l'environnement. Chez une personne en bonne santé, il y a un équilibre entre le flux d'énergie entrante et le flux d'énergie sortante. En cas d'affection, de malaise ou de douleur, la structure du champ est perturbée ; on constate alors une déperdition d'énergie, une perturbation des flux, une accumulation d'énergie ou un blocage d'énergie.

Le toucher thérapeutique correspond à l'intervention CISI/NIC n° 5465 et est défini ainsi : « canalisation de son énergie relationnelle à travers ses mains pour aider ou guérir une autre personne » (McCloskey et Bulechek, 2000, p. 590). Voici les étapes d'une séance de toucher thérapeutique :

1. Se centrer. Il s'agit de concentrer intérieurement son attention sur soi, pour ressentir détachement, sensibilité et équilibre.
2. Évaluer la personne selon un processus de « balayage » de la tête aux pieds. L'infirmière place la paume de ses mains entre 2,5 et 5 cm de la peau de la personne. Ce processus vise à déceler les asymétries dans le flux d'énergie (par exemple, chaleur, froid, picotements, congestion, pression, vide et autres sensations).
3. Déplacer les mains dans un mouvement ample, en gardant les paumes dirigées vers le corps de la personne, à partir de la région où la pression a été ressentie vers le bas, le long des os longs du corps.
4. Une infirmière experte dans le domaine pourra aussi transférer de l'énergie à la personne. L'infirmière doit savoir quelle forme d'énergie utiliser, comment moduler cette énergie et où l'appliquer. Ce transfert aidera la personne à restructurer son énergie. La forme d'énergie a différents effets et est liée aux couleurs : le bleu est sédatif ; le jaune est stimulant et énergisant ; le vert harmonise. L'infirmière module ces formes d'énergie en visualisant mentalement la couleur (par exemple, la lumière qui passe à travers un vitrail bleu). Elle peut appliquer l'énergie directement sur une région congestionnée qu'elle a repérée ou sur l'un des *chakras* (canaux spéciaux qui servent de porte d'entrée à l'énergie provenant de l'environnement et qui sont situés dans la région du plexus solaire ou du thorax). Le transfert d'énergie contribue à restaurer l'équilibre du champ énergétique et favorise l'autoguérison.

Jusqu'à présent, personne n'a vraiment mesuré les champs d'énergie et les flux d'énergie du TT. Personne n'a réussi à démontrer que l'énergie circulait bel et bien entre le thérapeute et la personne. Ces constatations poussent certains à croire que le véritable pouvoir du TT est lié à deux phénomènes : le formidable regain d'énergie psychologique que procure le fait de recevoir un « traitement » qui guérit par un praticien convaincu, et la relation interpersonnelle suscitée par le TT.

PRIÈRE D'INTERCESSION

La **prière d'intercession** est une prière faite par un *intercesseur* en faveur de quelqu'un d'autre. Les résultats des recherches effectuées au sujet des effets des prières d'intercession sur le bien-être de la personne ne sont pas concluants. Au cours de deux études rigoureuses de grande envergure, on a examiné 59 essais cliniques aléatoires pour déterminer l'efficacité des approches parallèles ; selon les résultats, la prière d'intercession présente des avantages importants pour les personnes cardiaques (Abbot, 2000). Cependant, une autre étude importante, menée auprès de 799 personnes cardiaques, n'a mis en évidence aucun effet positif (Aviles *et al.*, 2001). Il est clair que des études complémentaires sont nécessaires. Toutefois, comme cette approche n'a aucun effet négatif, il n'est pas nécessaire d'attendre les résultats des recherches futures pour continuer de l'utiliser.

ACPS orientées sur les thérapies médicales parallèles

L'intérêt suscité par les ACPS orientées sur les thérapies médicales parallèles ne cesse de croître. En effet, la population exige un plus grand choix et prend de plus en plus en main ses soins de santé. Certaines personnes choisissent de recourir d'abord aux ACPS en général et ensuite aux ACPS orientées vers les thérapies médicales parallèles pour régler des problèmes de santé comme les maux de dos. D'autres ont recours aux ACPS quand la médecine traditionnelle ne répond pas à leurs besoins ou à leurs attentes. De plus en plus de médecins connaissent bien les ACPS et proposent aux personnes qui les consultent d'y recourir dans les cas appropriés.

Médecine chinoise traditionnelle

Présente dans toute l'Asie, la **médecine chinoise traditionnelle (MCT)** a cours depuis des milliers d'années. Elle prend naissance dans un système complexe qui intègre des théories médicales, des théories philosophiques et une longue tradition empirique documentée. Même si la théorie et la pratique de la MCT ont évolué différemment en Asie et en Europe, les fondements philosophiques sous-jacents restent les mêmes : à la base, la santé de l'être humain et l'environnement sont étroitement liés. Les modalités d'intervention de la MCT comprennent l'acupuncture, l'herboristerie, l'exercice, le régime alimentaire et le massage.

La médecine chinoise traditionnelle repose sur deux principes : (1) l'énergie vitale du corps, le **qi** (ou **chi**) – (les deux mots se prononcent *tchi*) –, circule le long de méridiens (canaux ou voies) ; (2) on peut avoir accès à cette énergie et agir sur elle par l'entremise de points anatomiques précis qui se trouvent à la surface du corps. La maladie est décrite comme un déséquilibre ou une interruption du flux du qi.

ACUPUNCTURE

Le traitement d'**acupuncture** vise à restaurer l'équilibre et à libérer le flux du qi afin d'aider le corps à se guérir. Pour ce faire, on insère de fines aiguilles stériles dans des points précis situés le long des méridiens dans différentes régions du corps (figure 14-5 ■). Une fois que les aiguilles sont insérées dans les points, on peut les chauffer, les activer à l'aide d'un léger courant électrique ou les manipuler directement avec les doigts. On brûle parfois du moxa, une plante médicinale, au-dessus des points d'acupuncture pour favoriser le flux du qi.

L'acupuncture a fait son apparition aux États-Unis dans les années 1970, après la visite historique et largement médiatisée du président Nixon en Chine. En 1997, le National Institutes of Health (NIH), chapeauté par le National Department of Health and Human Services, a officiellement reconnu l'acu-

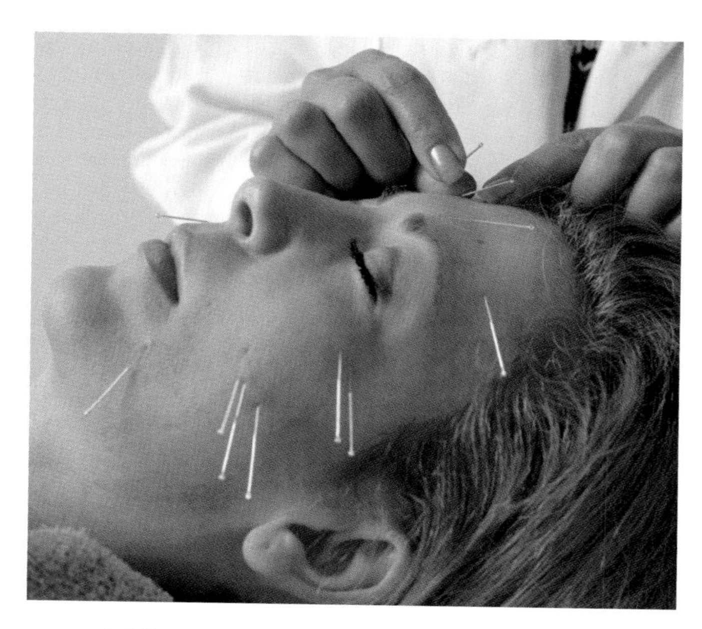

FIGURE 14-5 ■ En acupuncture, on insère de fines aiguilles stériles dans la peau. (Source : Yoav Levy/Phototake NYC.)

puncture en affirmant qu'il y avait suffisamment de preuves de son efficacité pour élargir son usage à la médecine traditionnelle et pour encourager la réalisation d'études supplémentaires sur ses effets physiologiques et cliniques (Acupuncture, 1997). Comme conséquence de cette reconnaissance officielle, de nombreux professionnels de la santé ont intégré l'acupuncture aux traitements de la médecine traditionnelle.

Selon les études, l'acupuncture soulage la douleur postopératoire et les nausées liées à la grossesse et à la chimiothérapie (Acupuncture, 1997). L'acupuncture est efficace dans le traitement de nombreuses affections, notamment les accidents vasculaires cérébraux, les maux de tête, les douleurs lombaires chroniques, les crampes menstruelles, les douleurs musculaires, le syndrome du canal carpien, les dépendances et l'asthme. Par ailleurs, l'acupuncture peut aider à réduire la consommation d'analgésiques ou le recours à l'anesthésie.

Selon l'Ordre des acupuncteurs du Québec (OAQ, 2003), la situation de l'acupuncture dans la province est la suivante :

- On compte actuellement près de 600 acupuncteurs certifiés au Québec. Pour obtenir le droit de pratiquer l'acupuncture au Québec, le thérapeute doit détenir un diplôme d'études collégiales en acupuncture ou l'équivalent. Au Québec la seule formation collégiale en acupuncture reconnue par l'Ordre des acupuncteurs du Québec est donnée par le Collège de Rosemont. Le programme est échelonné sur trois ans et est le seul qui donne accès aux examens d'accréditation de l'Ordre.
- Les coûts d'une consultation chez un acupuncteur peuvent varier entre 30 $ et 60 $ de la visite. Le temps de consultation peut différer d'une personne à l'autre.
- L'utilisation des aiguilles à usage unique est obligatoire depuis le 1er avril 2003.

Chiropratique

La **chiropratique** (dont l'étymologie grecque renvoie à « main » et à « activité ») consiste à ajuster la colonne vertébrale et les articulations (Cassileth, 1998). Cette approche repose sur l'hypothèse que le maintien de l'alignement de la colonne et des articulations facilite le flux d'énergie dans le corps et le fonctionnement neurologique, cardiovasculaire, respiratoire, gastro-intestinal et limbique. Le chiropraticien cherche à maintenir les systèmes d'autorégulation physiologique et à aider le corps à se guérir. Déjà en Égypte ancienne on pratiquait les manipulations vertébrales pour maintenir ou restaurer la santé, et la tradition est présente depuis des siècles en Europe et en Asie. Le Canadien D.D. Palmer a lancé la chiropratique moderne en 1895.

Dans son évaluation de la colonne vertébrale afin de déceler les problèmes d'alignement, le chiropraticien utilise l'examen radiologique, il procède à l'examen visuel du corps et il vérifie les forces et les faiblesses musculaires, l'amplitude des mouvements et la posture.

Malgré des années de farouche résistance de la médecine traditionnelle, la chiropratique est très largement acceptée dans le monde entier et par nombre de communautés médicales. Selon des études citées par Cooper et McKee (2000), il y a une relation de cause à effet entre les ajustements de la colonne vertébrale et le soulagement des douleurs lombaires. Cependant, le résultat est le même, que la manipulation soit faite par un chiropraticien, un médecin allopathe, un ostéopathe ou un physiothérapeute (Andersson *et al.*, 1999 ; Cherkin, *et al.*, 1998). En fait, les douleurs lombaires traitées au moyen de manipulations vertébrales constituent l'essentiel de la chiropratique.

Au Québec, l'exercice de la profession est soumis à certaines règles :

> La chiropratique est réglementée au Québec depuis 1973, et dans l'ensemble du Canada depuis 1993. Pour obtenir le droit d'exercer, le chiropraticien doit d'abord réussir le programme de doctorat, puis subir des examens pratiques et théoriques auprès des organismes d'accréditation au fédéral et au provincial. Au Québec, le Conseil des examens chiropratiques canadiens et l'Ordre des chiropraticiens du Québec exercent cette fonction. (Réseau Proteus, 2002a)

Voyons quelques chiffres sur la chiropratique (Réseau Proteus, 2002a) :

- Actuellement, dans le monde occidental, la chiropratique est la troisième profession médicale en importance, après la médecine et la dentisterie ; et c'est l'approche alternative la plus utilisée.
- Selon les données de l'Association chiropratique française, il y aurait près de 70 000 chiropraticiens dans le monde, dont 60 000 aux États-Unis et 5 300 au Canada.
- La chiropratique s'exerce dans les cliniques médicales, les cliniques chiropratiques, les centres sportifs et en milieu de travail, entre autres comme outil de prévention des maladies professionnelles.
- Une séance dure généralement de 15 à 30 minutes et coûte entre 30 et 50 $. La durée d'une thérapie en chiropratique dépend de la gravité du problème et des réactions de la personne au traitement. Pour un

trouble aigu, un traitement typique peut impliquer deux à cinq séances hebdomadaires pendant une à deux semaines, puis une à deux consultations par semaine pendant trois autres semaines.

Herboristerie

On utilise les plantes depuis l'Antiquité pour prévenir et guérir les affections. Quand leurs propriétés sont reconnues, on parle de **plantes médicinales**. L'intérêt des Nord-Américains pour les plantes médicinales et les toniques à base de plantes médicinales ne cesse de croître ; les gens veulent adopter un mode de vie plus naturel ou ils sont insatisfaits des traitements proposés par la médecine traditionnelle.

Bien que cela soit difficile à évaluer avec précision, les Américains achètent annuellement pour 4 à 7 milliards de dollars en plantes médicinales, et cette somme augmente chaque année. Toutefois, les plantes médicinales – malgré le fait qu'elles soient naturelles – ne sont pas toutes sans danger si on les ingère. La plupart des plantes médicinales, consommées en petite quantité, ne produisent pas de réactions fâcheuses. Il est difficile de déterminer l'innocuité des produits à base de plantes médicinales. Il faut donc prendre certaines précautions (voir l'encadré *Conseils pratiques – Mises en garde et contre-indications liées aux préparations courantes à base de plantes médicinales*.)

Adopté en 1994 aux États-Unis, le *Dietary Supplement Health and Education Act* stipule que les plantes médicinales peuvent avoir une étiquette indiquant leurs effets sur la structure et le fonctionnement du corps. Cependant, ces étiquettes doivent inclure un avis de non-responsabilité qui précise que le produit n'a pas été étudié par la FDA et qu'il ne faut pas l'utiliser comme médicament. Il importe de privilégier les produits dont l'étiquette mentionne qu'ils ont été fabriqués selon les *bonnes pratiques de fabrication (BPF)* et de vérifier la date de péremption (Réseau Proteus, 2002d). Le gouvernement canadien a essayé de réglementer les plantes médicinales, mais il s'est heurté à un certain nombre de difficultés transculturelles (Coward et Ratanakul, 1999). De nombreuses plantes médicinales utilisées dans les ACPS seraient toxiques si on les consommait séparément ; les praticiens prescrivent des préparations contenant des plantes qui contrent les effets toxiques d'autres plantes. Il serait quasiment impossible de réglementer la consommation de plantes médicinales utilisées seules dans les ACPS puisque, contrairement à la médecine occidentale, la pratique des ACPS ne s'organise pas autour de pratiques thérapeutiques à base d'un seul ingrédient. La qualité des plantes médicinales qui se vendent actuellement aux États-Unis n'est régie par aucune norme gouvernementale.

Les plantes médicinales que les fabricants se procurent se présentent de différentes façons : en entier, en morceaux, en morceaux coupés ou en particules finement moulues. Le seul moyen de déterminer, sans l'ombre d'un doute, la pureté et la concentration d'un produit consiste à faire des tests de laboratoire. Cependant, il n'existe pas vraiment de mesures incitatives en ce sens, les tests sont potentiellement coûteux et le gouvernement ne prend aucune mesure pour imposer un contrôle de la qualité.

Une bonne santé repose essentiellement sur un mode de vie sain. La médecine traditionnelle peut offrir les meilleurs traitements pour régler de nombreux problèmes de santé, ce qui n'empêche pas certaines plantes médicinales d'occuper une place de choix parmi les options de prise en charge de la santé et de la maladie. Compte tenu de la prolifération des publications non spécialisées sur les remèdes à base de plantes médicinales et de l'accessibilité de ces produits dans les magasins d'aliments naturels, un plus grand nombre de personnes s'en remettent aux plantes médicinales et à d'autres thérapeutiques moins courantes pour régler des problèmes de nature très diversifiée.

Que ces plantes soient ingérées sous forme de tisanes, de préparations ou de suppléments, il n'en reste pas moins que le meilleur moyen de les étudier consiste à le faire dans un contexte nutritionnel et dans un contexte d'étude épidémiologique plutôt que dans un contexte d'essais cliniques cloisonnés (Arab, 2000). Malgré les problèmes d'ordre culturel soulevés par Coward et Ratanakul (1999) et mentionnés au début du chapitre, Arab (2000) conteste le cloisonnement qui sépare les traite-

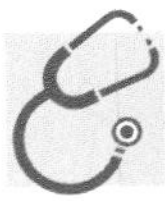

CONSEILS PRATIQUES

Mises en garde et contre-indications liées aux préparations courantes à base de plantes médicinales

- *Consoude :* hépatotoxique et cancérogène (Chavez et Chavez, 2000).
- *Échinacée :* perd de son efficacité après plus de 14 à 21 jours consécutifs d'utilisation ; ne pas utiliser en cas d'affection systémique évolutive, comme la tuberculose, la leucémie, la collagénose, la sclérose en plaques, le sida, l'infection au VIH et d'autres affections auto-immunes (Blumenthal, 1998).
- *Ginkgo biloba :* augmente la microcirculation (Blumenthal, 1998) ; précautions à prendre avec des anticoagulants, et en cas de troubles de saignement et de chirurgie (Ang-Lee, Moss et Yuan, 2001).
- *Ginseng :* il y en a plusieurs types ; effets nocifs : maux de tête, insomnie, palpitations, hypertension ou hypotension artérielle (Chavez et Chavez, 2000) ; effets rapportés : symptômes gastro-intestinaux, nervosité, confusion, dépression et effets néonataux (Arab, 2000, p. 215).
- *Kava (kawa) :* usage pouvant provoquer une insuffisance hépatique (Hepatic Toxicity Possibly Associated with Kava-Containing Products, 2002).
- *Chardon-Marie :* léger effet de laxatif qui dure de deux à trois jours (Chavez et Chavez, 2000).
- *Millepertuis :* contre-indiqué avec les inhibiteurs de la monoamine oxydase, les anticoagulants et les inhibiteurs des protéinases (Schulz, 2001).

ments pharmaceutiques traditionnels et les médecines douces à base de plantes médicinales dans les programmes d'enseignement de la médecine ; il soutient qu'il faudrait, au contraire, en faire une étude comparée. Quand elle effectue l'anamnèse d'une personne, l'infirmière devrait poser des questions sur la prise de tisanes et de suppléments.

La reconnaissance professionnelle des thérapeutes actifs dans le domaine des plantes médicinales est encore modeste :

> Au Québec, l'Association québécoise des phytothérapeutes regroupe les phytothérapeutes qui ont reçu une formation satisfaisant ses normes. En ce qui concerne les herboristes, à ce jour, aucune association ne les accrédite officiellement. La Guilde des herboristes du Québec travaille en ce sens, mais jusqu'à présent, seuls les codes d'éthique et de déontologie ont été finalisés. (Réseau Proteus, 2002d)

Pour ce qui est de la formation, la situation est la suivante :

> - Au Québec, la formation en phytothérapie accréditée par l'Association québécoise des phytothérapeutes comporte un programme de 1 000 heures, réparties entre la théorie et la pratique.
> - Aucun profil de formation en herboristerie n'est encore reconnu officiellement, mais la Guilde des herboristes du Québec y travaille. Entre-temps, chaque école développe son propre programme selon les compétences de l'équipe de professeurs en place. On trouve actuellement des programmes d'une durée d'un à trois ans. (Réseau Proteus, 2002d)

Homéopathie

Jusqu'à la fin du XVIIIe siècle, la médecine occidentale traditionnelle utilisait essentiellement des saignées et des purgatifs toxiques à base de mercure. De 1790 à 1810, Samuel Hahnemann, médecin et chimiste allemand, a procédé à une série d'expériences et a conclu que les substances médicinales produisaient un ensemble de symptômes semblables à ceux des affections à combattre chez des gens en bonne santé (Micozzi, 2000). Ses observations l'ont conduit à élaborer la théorie de l'**homéopathie**, terme dérivé du grec *homoios*, « semblable », et *pathos*, « maladie ». Selon la théorie de l'homéopathie, la bonne substance médicinale correspondant à un ensemble de symptômes est celle qui produit naturellement ces symptômes chez une personne en bonne santé. C'est le principe de similitude, auquel on renvoie couramment à l'aide de l'expression « guérir le mal par le mal » (en anglais, *like cures like*).

Habituellement, les remèdes homéopathiques se composent de substances végétales, animales ou minérales diluées dans de l'eau ou de l'alcool et agitées vigoureusement. On peut diluer et agiter le remède à plusieurs reprises, jusqu'à ce que toute trace visible de produit chimique issu de la substance initiale ait disparu. Paradoxalement, plus la dilution est grande, plus le remède est puissant. Selon Cassileth (1998, p. 37), les homéopathes expliquent cette contradiction apparente en affirmant que l'eau et l'alcool contiennent, sous la forme de fréquences électromagnétiques, la trace infinitésimale de l'ingrédient actif qui s'y trouvait. Cassileth critique cette explication, alors que Goldberg et ses collaborateurs (2002) mentionnent des études sur l'imagerie par résonance magnétique nucléaire évoquant des relevés caractéristiques d'activité subatomique dans plusieurs remèdes homéopathiques. Cassileth s'appuie sur un raisonnement chimique pour critiquer l'homéopathie, alors que Goldberg et ses collaborateurs font appel à la physique quantique et à la nouvelle médecine des champs énergétiques.

« Au Canada, l'homéopathie n'est pas reconnue légalement, mais sa pratique est tolérée. Jusqu'à tout récemment, la situation était fort différente au Québec où les praticiens de cette discipline étaient l'objet de poursuites pour pratique illégale de la médecine. » (Lagacé et Brisebois, 2004, p. 109) Il n'y a plus de poursuites, mais la situation n'a pas vraiment changé : l'homéopathie est un acte médical, donc réservé au médecin en vertu de son incorporation dans un ordre professionnel et en vertu de la définition donnée dans la *Loi médicale* (Lagacé et Brisebois, 2004, p. 109). La pratique est pourtant de plus en plus reconnue et acceptée dans le monde, mais le Québec n'est pas le seul endroit qui fait exception : en 2002, seuls trois États américains autorisaient les homéopathes dûment accrédités à exercer ; cependant, les infirmières praticiennes, les auxiliaires médicaux, les dentistes, les vétérinaires, les chiropraticiens, les acupuncteurs accrédités, les sages-femmes, les podiatres et les naturopathes peuvent également exercer l'homéopathie si les lois de leur État de résidence l'autorisent. L'homéopathie est bien plus populaire en Europe. Aux États-Unis, la FDA réglemente la fabrication, l'étiquetage et la distribution de remèdes homéopathiques, et la plupart sont en vente libre.

Naturopathie

La naturopathie a vu le jour en Europe au cours des XVIIIe et XIXe siècles ; elle a connu son plein essor aux États-Unis du milieu du XIXe siècle jusque dans les années 1930, période où la médecine traditionnelle a presque complètement pris le dessus. Contrairement à la médecine ayurvédique indienne (qui intègre le corps, le psychisme, l'esprit et les sens) ou à la médecine chinoise traditionnelle, la naturopathie ne s'appuie pas sur des postulats théoriques très différents de ceux de la médecine occidentale traditionnelle (Cassileth, 1998). Toutefois, les naturopathes évitent les médicaments vendus en pharmacie et basent leur exercice sur les six principes suivants (Downey, 2000) :

1. La nature a un pouvoir de guérison.
2. On traite la personne dans son ensemble.
3. Il ne faut causer aucun mal.
4. On repère et on traite la cause.
5. On fait de la prévention.
6. Le médecin est un enseignant.

L'exercice de la **naturopathie** met l'accent sur la nutrition, les plantes médicinales, l'homéopathie, l'acupuncture, l'hydrothérapie (par exemple, stations thermales, irrigation du côlon, thérapies chaud-froid et enveloppements), la médecine physique (par exemple, massage, exercice et manipulations), la relation thérapeutique et les interventions chirurgicales mineures.

Au Québec, aucune loi n'encadre la naturopathie, mais sa pratique n'est pas illégale. Le Collège de naturopathie du Québec à Montréal (2004) précise qu'il s'agit « simplement d'une profession non encore légalement reconnue par l'Office des professions du Québec ». Présentement, après des études en naturopathie, on peut devenir membre du Syndicat professionnel des naturopathes du Québec ou membre de la Corporation des praticiens en médecines douces du Québec.

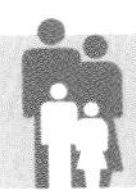

LES ÂGES DE LA VIE

Personnes âgées

Les disciplines de méditation et de mouvement, comme le tai-chi, le yoga et le qi gong, sont très bénéfiques pour la personne âgée. Leur pratique peut aussi être utile à la personne handicapée. En voici quelques avantages :

- Amélioration de la souplesse et de la mobilité
- Amélioration du tonus cardiovasculaire
- Amélioration de l'équilibre
- Augmentation de la force musculaire
- Plus grande socialisation (si l'activité se fait en groupe)

Les arts créatifs, comme la musique, le dessin et l'écriture, encouragent souvent la réflexion sur le passé et le présent et contribuent à maintenir la vivacité d'esprit, ce qui favorise le bien-être et permet d'affronter les changements liés au vieillissement.

Deux des ACPS auxquelles la personne âgée recourt le plus souvent, la chiropratique et l'herboristerie, posent des problèmes en matière de sécurité. Au cours de l'anamnèse et de l'examen physique, l'infirmière doit donc y prêter une attention particulière. On n'a pas encore établi la sûreté des manipulations vertébrales destinées à soulager des douleurs lombaires chez la personne âgée. Par ailleurs, les interactions médicamenteuses entre les plantes médicinales et les médicaments chimiques peuvent être nocives et présenter un risque plus élevé pour la personne âgée dans le cas de problèmes de santé chroniques et dans le cas d'insuffisance rénale ou hépatique (Foster, Philips, Hamei et Eisenberg, 2000).

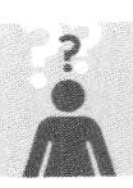

EXERCICES D'INTÉGRATION

Tim Lee est âgé de 58 ans. Il travaille comme comptable. On vient de lui apprendre qu'il a un cancer de l'estomac. Il a perdu beaucoup de poids avant le diagnostic et pendant les traitements de chimiothérapie et de radiothérapie. Il vient d'être hospitalisé. Il souffrait et se sentait faible, ce qui l'empêchait de travailler et d'effectuer de nombreuses activités quotidiennes. Sa conjointe, Suzanne Cartier, passe le plus clair de son temps avec lui. Ses parents âgés lui rendent souvent visite et lui apportent des petits plats et des boissons maison ; ils ne parlent ni français ni anglais. Alors qu'elle rangeait des objets de toilette dans le tiroir de la table de nuit de M. Lee, l'infirmière a remarqué plusieurs sacs en plastique remplis d'une substance ressemblant à du thé.

1. Quels sont les éléments qui laissent penser que l'infirmière devrait discuter des ACPS avec M. Lee ou les membres de sa famille ?
2. Quelles approches complémentaires pourraient être les plus utiles à cette personne, conformément au principe de ne pas faire de mal ?
3. Comment l'infirmière devrait-elle réagir à sa trouvaille dans le tiroir de la table de nuit ? Quels choix d'action s'offrent à elle ? Quels sont les résultats probables de chacun de ces choix ?
4. En matière d'ACPS, comment le système de croyances de l'infirmière peut-il influer sur ses interactions avec la personne et sa famille ?

Voir l'appendice A : Exercices d'intégration – Pistes de réflexion.

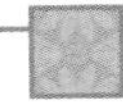

RÉVISION DU CHAPITRE

Concepts clés

- Selon Jonas (1996, p. 1), les approches complémentaires et parallèles en santé se définissent selon un processus social ; il s'agit de thérapeutiques ne faisant pas partie du système dominant de prise en charge de la santé et de la maladie.
- Une importante proportion de personnes qui ont une affection grave ou chronique recourent aux ACPS et font aussi appel à la médecine traditionnelle ; cependant, une majorité de ces personnes n'en informent pas leur médecin.
- Les soins infirmiers holistiques visent à améliorer la guérison de la personne dans sa globalité, de sa naissance à sa mort.
- Les penseurs holistes avancent que le savoir, les pensées, les souvenirs, les émotions, la conscience et les comportements sont inscrits dans tout le corps.
- Le système limbique hypothalamique, dont le siège se trouve dans le cerveau et qui est biochimiquement relié à toutes les autres parties du corps, facilite l'intégration des pensées, des émotions et des sensations sur le plan physiologique et au niveau cellulaire.
- Les quatre thérapies par le toucher les plus courantes sont le massage thérapeutique, la réflexologie, l'acupression et le reiki. L'infirmière qui veut acquérir des compétences dans ces domaines doit suivre une formation spécialisée.

Concepts clés (suite)

- Dans les thérapies corps-esprit, la personne cherche à redresser ou à équilibrer ses processus mentaux dans le but de favoriser la guérison ; cependant, les partisans de ces thérapies doivent éviter de promouvoir le concept non holistique selon lequel l'esprit *dominerait* la matière.
- En rétroaction biologique, on utilise un thermomètre ou un électromyogramme pour aider la personne à distinguer entre les moments où elle est détendue et ceux où elle est tendue. La personne peut ainsi apprendre à réduire ses réactions physiologiques dans les affections liées au stress.
- L'objectif du yoga est l'illumination (ou union avec Dieu) grâce à la maîtrise du soi ou à l'unification du corps, du psychisme et de l'esprit.
- On pratique la méditation pour pacifier le psychisme, se concentrer sur l'instant présent et libérer la peur, l'inquiétude, l'anxiété et les doutes liés au passé ou à l'avenir. Il n'est dès lors pas surprenant de constater que les processus physiologiques liés à l'excitation et au stress tendent à diminuer pendant la méditation.
- La médecine chinoise traditionnelle repose sur deux principes : l'énergie vitale du corps, le qi (ou chi), circule le long de méridiens (canaux ou voies) ; on peut agir sur cette énergie par l'entremise de points anatomiques précis qui se trouvent à la surface du corps. Une affection est décrite comme un déséquilibre ou une interruption du flux du qi.
- La chiropratique repose sur l'hypothèse que le maintien de l'alignement de la colonne vertébrale et des articulations facilite le flux de l'énergie dans tout le corps.
- Selon la théorie de l'homéopathie, la substance médicinale adéquate qui correspond à un ensemble de symptômes donnés est celle qui produit naturellement ces symptômes chez une personne en bonne santé. On parle de guérison selon le principe de similitude (« guérir le mal par le mal »).

Questions de révision

14-1. Lequel des énoncés ci-dessous décrit le mieux les approches complémentaires et parallèles en santé (ACPS) ?

a) Les ACPS sont un groupe d'approches non orthodoxes, disparates et d'origines culturelles diversifiées.
b) Les ACPS se définissent selon un processus social. Il s'agit de pratiques qui ne s'inscrivent pas dans le système dominant de prise en charge de la santé et de la maladie.
c) Les ACPS comprennent la chiropratique, la médecine chinoise traditionnelle, les thérapies par le toucher, la naturopathie et l'homéopathie.
d) On peut recourir aux ACPS pour parfaire la médecine occidentale, mais jamais pour remplacer des traitements vérifiés et reconnus scientifiquement.

14-2. La raison la plus importante pour laquelle l'infirmière devrait poser des questions sur les ACPS au cours de l'anamnèse est la suivante :

a) La majorité des gens qui recourent à des ACPS n'en parlent pas à leur médecin.
b) L'infirmière peut aider la personne qui craint la désapprobation de son médecin en matière d'ACPS.
c) Les ACPS peuvent donner de meilleurs résultats qu'un traitement de la médecine occidentale.
d) Certaines combinaisons de plantes médicinales et de médicaments chimiques sont contre-indiquées.

14-3. Lequel des énoncés suivants décrit le mieux ce qui se passe pendant une séance de rétroaction biologique ?

a) Les processus physiologiques, comme la circulation artérielle, font l'objet d'une maîtrise consciente grâce à la rétroaction biologique.
b) La personne apprend à maîtriser consciemment les réactions du système nerveux sympathique et favorise chez elle la prédominance du système nerveux parasympathique grâce à la rétroaction biologique.
c) La rétroaction biologique aide la personne à moduler et à réduire la réaction physiologique qui se manifeste dans des affections liées au stress.
d) La rétroaction biologique aide la personne à ralentir son rythme respiratoire et son rythme cardiaque ainsi qu'à diminuer sa pression artérielle.

14-4. Lequel des énoncés ci-dessous correspond à l'objet initial de la méditation ?

a) Pacifier le psychisme et se concentrer sur l'instant présent.
b) Ralentir la respiration et atteindre un état de paix.
c) Favoriser la guérison et la relaxation.
d) Libérer la peur, l'anxiété et les doutes.

14-5. Lequel des énoncés ci-dessous définit le mieux la maladie selon la médecine chinoise traditionnelle (MCT) ?

a) Déséquilibre entre le yin et le yang.
b) Déséquilibre ou interruption du flux du qi.
c) Déséquilibre ou interruption des principales relations sociales.
d) Déséquilibre ou interruption des pensées et des émotions.

Voir l'appendice B : Réponses aux questions de révision.

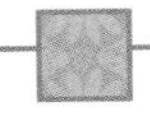

BIBLIOGRAPHIE

En anglais

Abbot, N. C. (2000). Healing as a therapy for human disease : A systematic review. *Journal of Alternative and Complementary Medicine, 6*(2), 159–169.

Acupuncture [Electronic version]. (1997). *NIH Consensus Statement Online 15*(5) : 1–34. Retrieved April 7, 2003, from http ://consensus.nih.gov/cons/107/107_statement.htm

Alspach, G. (1998). Alternative and complementary therapies : Treading tentatively out of the mainstream. *Critical Care Nurse, 18*(5), 13–16.

Andersson, G. B. J., Lucente, T., Davis, A. M., Kappler, R. E., Lipton, J. A., & Leurgans, S. (1999). A comparison of osteopathic spinal manipulation with standard care for patients with low back pain. *New England Journal of Medicine, 341,* 1465–1468.

Ang-Lee, M. K., Moss, J., & Yuan, C. S. (2001). Herbal medicines and perioperative care. *Journal of the American Medical Association, 286,* 208–216.

Arab, L. (2000). What physicians need to know about medicinal herbs. In M. Hager (Ed.), *Education of health professionals in complementary/alternative medicine.* New York : Josiah Macy Jr. Foundation.

Association canadienne des infirmières en approches holistiques de soins (CHNA). (2000) *Philosophy and objectives,* (page consultée le 11 février 2005), [en ligne], <mypage.direct.ca/h/hutchings/chna.html>.

Astin, J. (1998). Why patients use alternative medicine. *Journal of the American Medical Association, 279,* 1548-1553, cité dans Santé Canada (2003).

Aviles, J. M., Whelan, E., Hernke, D. A., Williams, B. A., Kenny, K. E., O'Fallon, W. M., et al. (2001). Intercessory prayer and cardiovascular disease progression in a coronary care unit population : A randomized controlled trial. *Mayo Clinic Proceedings, 76,* 1192–1198.

Bartol, G. M., & Courts, N. F. (2000). The psychophysiology of bodymind healing. In B. M. Dossey, L. Keegan, & C. E. Guzzetta (Eds.), *Holistic nursing : A handbook for practice* (3rd ed., pp. 69–88). Gaithersburg, MD : Aspen.

Bauer-Wu, S. M. (2002a). Integrated care. Psychoneuroimmunology part I : Physiology. *Clinical Journal of Oncology Nursing, 6,* 167–170.

Bauer-Wu, S. M. (2002b). Integrated care. Psychoneuroimmunology part II : Mind–body interventions. *Clinical Journal of Oncology Nursing, 6,* 243–246.

Benner, P., & Wrubel, J. (1989). *The primacy of caring : Stress and coping in health and illness.* New York : Addison-Wesley.

Blumenthal, M. (Ed.). (1998). *The complete German Commission E monographs : Therapeutic guide to herbal medicines.* Boston : Integrative Medicine Communications.

Boykin, A., & Schoenhofer, S. O. (2000). Nursing as caring : An overview of a general theory of nursing. In M. E. Parker (Ed.), *Nursing theories and nursing practice.* Philadelphia : F. A. Davis.

Buckle, J. (2002). *Clinical aromatherapy in nursing.* Don Mills, Ontario, Canada : Oxford University Press Canada.

Cassileth, B. R. (1998). *The alternative medicine handbook : The complete reference guide to alternative and complementary therapies.* New York : W. W. Norton.

Chavez, M. L., & Chavez, P. I. (2000). Herbal medicine. In D. W. Novey (Ed.), *Clinician's complete reference to complementary and alternative medicine* (pp. 545–565). St. Louis, MO : Mosby.

Cherkin, D., Deyo, R. A., Battie, M., Street, J., & Barlow, W. (1998). A comparison of physical therapy, chiropractic manipulation, and provision of an educational booklet for the treatment of patients with low back pain. *New England Journal of Medicine, 339,* 1021–1029.

Cohen, M. H. (1998). *Complementary & alternative medicine : Legal boundaries and regulatory perspectives.* Baltimore, MD : Johns Hopkins University Press.

Cooper, R. A., & McKee, H. J. (2000). Who is practicing ? In M. Hager (Ed.), *Education of health professionals in complementary/alternative medicine.* New York : Josiah Macy Jr. Foundation.

Coward, H., & Ratanakul, P. (Eds.). (1999). *A cross-cultural dialogue on health care ethics.* Waterloo, Ontario : Wilfrid Laurier University Press.

DeAngelis, T. (2002). A bright future for PNI [Electronic version]. *Monitor on Psychology, 33*(6). Retrieved April 7, 2003, From http ://www.apa.org/monitor/jun02/brightfuture.html

Donley, R. (1998). The alternative health care revolution. *Nursing Economics, 16,* 298–302.

Dossey, L. (1993). *Healing words : The power of prayer and the practice of medicine.* San Francisco : Harper.

Dossey, B. M., Keegan, L., & Guzetta, C. E. (Eds.). (2000). *Holistic nursing : A handbook for practice* (3rd ed.). Gaithersburg, MD : Aspen.

Downey, C. (2000). Naturopathic medicine. In D. W. Novey (Ed.), *Clinician's complete reference to complementary and alternative medicine* (pp. 274–282). St. Louis, MO : Mosby.

Dunbar, F. (1945). *Psychosomatic diagnosis.* New York : Paul B. Haebar.

Eisenberg, D. M., Davis, R. B., Ettner, S. L., Appel, S., Wilkey, S., Van Rompay, M., & Kessler, R. C. (1998). Trends in alternative medicine use in the United States, 1990-1997 : Results of a follow-up national survey. *Journal of the American Medical Association, 280*(18), 1569-1575.

Eisenberg, D. M., Kessler, R. C., Foster, C., Norlock, F. E., Calkins, D. R., & Delbanco, T. L. (1993). Unconventional medicine in the United Sates. *New England Journal of Medicine, 328,* 246–252.

Ernst, E., Resch, K. L., Mills, S., Hill, R., Mitchell, A., Willoughby, M., *et al.* (1995). Complementary medicine – A definition. *British Journal of General Practice, 45,* 506.

Ernst, E., & White, A. (1999). *Acupuncture : A scientific approach.* Oxford : Butterworth-Heinemann.

Festrow, C. W. (1999). *Professional's handbook of complementary & alternative medicines.* Springhouse, PA : Springhouse Publishers.

Fishman, A. P. (2000). State of the art. In M. Hager (Ed.). *Education of health professionals in complementary/alternative medicine.* New York : Josiah Macy Jr. Foundation.

Foster, D. F., Philips, R. S., Hamei, M. B., & Eisenberg, D. M. (2000). Alternative medicine use in older Americans. *Journal of the American Geriatrics Society, 48,* 1560–1565.

Freeman, E. M., & MacIntyre, R. C. (1999). Evaluating alternative medicine and HIV disease. *Nursing Clinics of North America, 34*(1), 147–162.

Freeman, L. W., & Lawlis, G. F. (2001). *Mosby's complementary and alternative medicine : A research-based approach.* St. Louis, MO : Mosby.

Frisch, N. (2001, May 31). Standards for holistic nursing practice : A way to think about our care that includes complementary and alternative modalities. *Online Journal of Issues in Nursing, 6*(2), article 4. Retrieved June 2, 2003, from http ://www.nursingworld.org/ojin/topic15/tpc15_4.htm

Frisch, N. C., Dossey, B. M., Guzzetta, C. E., & Quinn, J. A. (2000). *AHNA standards of holistic nursing practice : Guidelines for caring and healing.* New York : Aspen.

Fulder, S. (1998). The basic concepts of alternative medicine and their impact on our views of health. *The Journal of Alternative and Complementary Medicine, 4*(2), 147-158.

Goldberg, B., Anderson, J. W., & Trivieri, L. (2002). *Alternative medicine : The definitive guide* (2nd ed.). Berkeley, CA : Ten Speed Press.

Groupe Angus Reid Inc. (1998). *Use and danger of alternative medicines and practice : Parts I and II,* sondage mené auprès de la population par CTV et le Groupe Angus Reid en août 1997.

Guzzetta, C. (1998). *Essential readings in holistic nursing.* New York : Aspen Publishers.

Guzzetta, C. E. (2000). Music therapy : Hearing the melody of the soul. In B. M. Dossey, L. Keegan, & C. E. Guzzetta (Eds.), *Holistic nursing : A handbook for practice* (3rd ed., pp. 585–610). Gaithersburg, MD : Aspen.

Hepatic toxicity possibly associated with kava-containing products—United States, Germany, and Switzerland, 1999—2002. (2002). *Morbidity and Mortality Weekly Report 51*(47), 1065–1067.

Huebscher, R. (1998a). Alternative and complementary therapies. *Nurse Practitioner Forum, 9,* 200–255.

Huebscher, R. (1998b). Quality in natural/alternative/complementary health care practice. *Nurse Practitioner Forum, 9,* 119–120.

Jacobson, E. (1938). *Progressive relaxation.* Chicago : University of Chicago Press.

Jobst, K. A. (1999). Obstacles to healing in medicine and science : The interplay of science, paradigm, and culture. *Journal of Alternative and Complementary Medicine, 5,* 391–394.

Jonas, W. (1996). Dr. Jonas addresses advisory council. *Complementary and Alternative Medicine at the NIH, 3*(1). Bethesda, MD : Office of Alternative Medicine at the National Institutes of Health.

Jonas, W. B., & Levin, J. S. (Eds.). (2000). *Essentials of complementary and alternative medicine.* Philadelphia, PA : Lippincott.

Krieger, D. (1979). *The therapeutic touch : How to use your hands to help or heal.* Englewood Cliffs, NJ : Prentice Hall.

MacIntyre, R. C., Holzemer, W. L., & Philippek, M. (1997). Complementary and alternative medicine in HIV/AIDS part I : Issues and context. *Journal of the Association of Nurses in AIDS Care, 8*(1), 23–31.

McCloskey, J. C., & Bulechek, G. M. (Eds.). (2000). *Nursing interventions classification (NIC)* (3rd ed.), St. Louis, MO : Mosby.

Micozzi, M. S. (2000). A taxonomy of complementary and alternative medicine. In M. Hager (Ed.), *Education of health professionals in complementary/alternative medicine.* New York : Josiah Macy Jr. Foundation.

Millar, W. J. (1997). Use of alternative health care practitioners by Canadians. *Canadian Journal of Public Health, 88*(3), 154-158.

Milton, D. (1999). *Complementary & alternative therapies : An implementation guide to integrative health care.* Chicago, IL : American Hospital Association.

National Council for Complementary and Alternative Medicine. (2000). *Expanding horizons for healthcare : Five-year strategic plan 2001–2005.* Bethesda, MD : Author.

National Library of Medicine. (2003). *Medical subject headings : Complementary therapies.* Retrieved February 24, 2003, from http ://www.nlm.nih.gov/cgi/mesh/2003/MB_cgi

Newman, M. A. (1986). *Health as expanding consciousness.* St. Louis, MO : Mosby.

Nield-Anderson, L., & Ameling, A. (2000). Reiki : A complementary therapy for nursing practice. *Journal of Psychosocial Nursing & Mental Health Services, 39*(4), 42–49.

Parse, R. R. (1981). *Man–living–health : Theory of nursing.* New York : Wiley.

Pavek, R. R. (1996). New MeSH terms add accessibility to alternative medicine literature. *Alternative Therapies in Health and Medicine, 2*(2), 25–28.

Ramsey, C., Walker, M., & Alexander, J. (1999). Alternative medicine in Canada : Use and public attitudes. *Public Policies Sources, 21,* Vancouver : The Fraser Institute, (page consultée le 10 février 2005), [en ligne], <www.fraserinstitute.ca/admin/books/files/Altmed(v8).pdf>.

Research reviews. (2002). *Acupuncture in Medicine, 20,*(1), 41–48.

Rogers, M. E. (1970). *An introduction to the theoretical basis of nursing.* Philadelphia : F. A. Davis.

Ruedy, J., Kaufman, D. M., & MacLeod, H. (1999). Alternative and complementary medicine in Canadian medical schools : A survey. *Journal de l'Association médicale canadienne/Canadian Medical Association Journal, 160*(6), 816-817.

Schaub, B. G., & Dossey, B. M. (2000). Imagery : Awakening the inner healer. In B. M. Dossey, L. Keegan, & C. E. Guzzetta (Eds.), *Holistic nursing : A handbook for practice* (3rd ed., pp. 539–581). Gaithersburg, MD : Aspen.

Schulz, V. (2001). Incidence and clinical relevance of the interactions and side effects of Hypericum preparations. *Phytomedicine, 8*(2), 152–60.

Selye, H. (1956). *The stress of life.* New York : McGraw-Hill.

Smith, M. C., Kemp, J., Hemphill, L., & Vojir, C. P. (2002). Outcomes of therapeutic massage for hospitalized cancer patients. *Journal of Nursing Scholarship, 34,* 257–262.

Smuts, J. (1926). *Holism and evolution.* New York : Macmillan.

Snyder, M., & Lindquist, R. (2001, May 31). Issues in complementary therapy : How we got to where we are. *Online Journal of Issues in Nursing, 6*(2), article 1. Retrieved June 2, 2003, from http ://www.nursingworld.org/ojin/topic15/tpc15_1.htm

Sparber, A. (2001, August 31). State boards of nursing and scope of practice of registered nurses performing complementary therapies. *Online Journal of Issues in Nursing, 6*(3), article 10. Retrieved June 2, 2003, from http ://www.nursingworld.org/ ojin/topic15/tpc15_6.htm

Taylor, A. G. (1998). A nurse-directed interdisciplinary center for the study of complementary therapies. *Journal of Emergency Nursing, 24,* 486–487.

Verhoef, M. (1998). Complementary medicine : Impact on physicians. Texte présenté à la conférence *Complementary Medicine in the Mainstream,* cité dans YUCHS (1999b).

Watson, J. (1988). *Nursing : Human science and human care.* New York : National League for Nursing.

Wells-Federman, C. L. (1996). Awakening the healer within. *Holistic Nursing Practice, 10,* 13–29.

White House Commission on Complementary and Alternative Medicine Policy. (2002). *Final report.* Washington, DC : Author.

Wolsko, P. M., Eisenberg, D. M., Davis, R. B., Ettner, S. L., & Phillips, R. S. (2002). Insurance coverage, medical conditions, and visits to alternative medicine providers : Results of a national survey. *Archives of Internal Medicine,162,* 281–287.

En français

Achilles, R. (2001). Définition des approches complémentaires et parallèles en santé, dans R. Achilles *et al., Perspectives sur les approches complémentaires et parallèles en santé. Recueil de textes préparés à l'intention de Santé Canada,* Ottawa : Santé Canada, Réseau des soins de santé, (page consultée le 10 février 2005), [en ligne], <www.hc-sc.gc.ca/hppb/soinsdesante/pdf/perspectives_define.pdf>.

Achilles, R., Casey, J., Bruyn, T. de, Picherack, F., Tataryn, D., Thorne, S. et Verhoef, M. (2001). *Perspectives sur les approches complémentaires et parallèles en santé. Recueil de textes préparés à l'intention de Santé Canada,* Ottawa : Santé Canada, Réseau des soins de santé, (page consultée le 9 février 2005), [en ligne], <www.hc-sc.gc.ca/hppb/soinsdesante/pubs/perspectives/index.html>.

Besner, G. (1991). La distraction et la relaxation à l'hôpital… quelle idée, *Nursing Québec, 11*(6), 77-82.

Bruyn, T. de (2001). Rapport d'étape : questions de politiques associées aux approches complémentaires et parallèles en santé, dans R. Achilles *et al., Perspectives sur les approches complémentaires et parallèles en santé. Recueil de textes préparés à l'intention de Santé Canada,* Ottawa : Santé Canada, Réseau des soins de santé, (page consultée le 10 février 2005), [en ligne], <www.hc-sc.gc.ca/hppb/soinsdesante/pdf/perspectives_stock.pdf>.

Collège de naturopathie du Québec à Montréal. (2004). *Saviez-vous que ?,* (page consultée le 11 février 2005), [en ligne], <www.cnqm.qc.ca/index.php ?option=content&task=blogsection&id=8>.

Groupe consultatif sur les approches complémentaires et parallèles en santé. (2001). Vers un système intégratif de santé, dans R. Achilles *et al., Perspectives sur les approches complémentaires et parallèles en santé. Recueil de textes préparés à l'intention de Santé Canada,* Ottawa : Santé Canada, Réseau des soins de santé, (page consultée le 10 février 2005), [en ligne], <www.hc-sc.gc.ca/hppb/soinsdesante/pdf/perspectives_integrate.pdf>.

Lagacé, C. et Brisebois, A. (2004). *Travail indépendant et rapports collectifs de travail. Étude de six regroupements de travailleurs indépendants,* Montréal : INRS Urbanisation, culture et société, Groupe de recherche sur les transformations du travail, des âges et des politiques sociales (TRANSPOL), (page consultée le 11 janvier 2005), [en ligne], <transpol.inrs-ucs.uquebec.ca/pdf/transpol_rapport18.pdf>.

Ordre des acupuncteurs du Québec (OAQ). (2003). *Droit de pratique de l'acupuncture,* (page consultée le 11 janvier 2005), [en ligne], <www.ordredesacupuncteurs.qc.ca/admin/cms_contenu.php ?section=6&sous_section=4>.

Ordre des infirmières et infirmiers du Québec (OIIQ). (2004). *Perspectives de l'exercice de la profession d'infirmière,* Montréal : OIIQ, (page consultée le 11 janvier 2005), [en ligne], <www.oiiq.org/uploads/publications/autres_publications/perspective 2004.pdf>.

Pitre, A. (1995). Maux chroniques : aider les personnes âgées à soulager leur douleur, *L'infirmière du Québec,* mars/avril, *2*(4), 21-22.

Réseau Proteus. (2002a). *Thérapies. Le guide. Chiropratique,* (page consultée le 11 février 2005), [en ligne], <www.reseauproteus.net/fr/Therapies/Guide/Fiche.aspx ?doc=chiropratique_th>.

Réseau Proteus. (2002b). *Thérapies. Le guide. Massothérapie,* (page consultée le 11 février 2005), [en ligne], <www.reseauproteus.net/fr/Therapies/Guide/Fiche.aspx ?doc=massotherapie_th>.

Réseau Proteus. (2002c). *Thérapies. Le guide. Réflexologie,* (page consultée le 11 février 2005), [en ligne], <www.reseauproteus.net/fr/Therapies/Guide/Fiche.aspx ?doc=reflexologie_th>.

Réseau Proteus. (2002d). *Thérapies. Le guide. Phytothérapie,* (page consultée le 11 février 2005), [en ligne], <www.reseauproteus.net/fr/Therapies/Guide/Fiche.aspx ?doc=phytotherapie_th>.

Santé Canada. (2003). Les approches complémentaires et parallèles en santé… l'autre piste conventionnelle ?, *Bulletin de recherche sur les politiques de santé, 1*(7), novembre, (page consultée le 9 février 2005), [en ligne], <www.hc-sc.gc.ca/iacb-dgiac/arad-draa/francais/dgdr/fbulletin/fmainstream.pdf>.

Tataryn, D. et Verhoef, M. (2001). Intégration de l'approche conventionnelle et des approches complémentaires et parallèles en santé : vision d'une démarche, dans R. Achilles *et al., Perspectives sur les approches*

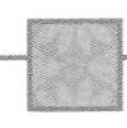

BIBLIOGRAPHIE (SUITE)

complémentaires et parallèles en santé. Recueil de textes préparés à l'intention de Santé Canada, Ottawa : Santé Canada, Réseau des soins de santé, (page consultée le 10 février 2005), [en ligne], <www.hc-sc.gc.ca /hppb/soinsdesante/pdf/perspectives_ combine.pdf>.

Wans, J. (2001). *Espace développement personnel. Reiki / Yoga de l'émanation,* (page consultée le 11 février 2005), [en ligne], <www.esdepe.com/reiki/reiki.php>.

York University Centre for Health Studies (YUCHS). (1999a). *Les approches complémentaires et parallèles en santé. Un aperçu canadien. Sommaire,* document préparé pour Santé Canada (Direction des stratégies et systèmes pour la santé, Direction générale de la promotion et des programmes de santé), Toronto : YUCHS, (page consultée le 9 février 2005), [en ligne], <www.yorku.ca/ychs/ Publications.htm>.

York University Centre for Health Studies (YUCHS). (1999b). *Les approches complémentaires et parallèles en santé. Un aperçu canadien. Base conceptuelle,* document préparé pour Santé Canada (Direction des stratégies et systèmes pour la santé, Direction générale de la promotion et des programmes de santé), Toronto : YUCHS, (page consultée le 9 février 2005), [en ligne], <www.yorku. ca/ychs/Publications.htm>.

York University Centre for Health Studies (YUCHS). (1999c). *Les approches complémentaires et parallèles en santé. Un aperçu canadien. Les consommateurs,* document préparé pour Santé Canada (Direction des stratégies et systèmes pour la santé, Direction générale de la promotion et des programmes de santé), Toronto : YUCHS, (page consultée le 9 février 2005), [en ligne], <www.yorku. ca/ychs/Publications.htm>.

York University Centre for Health Studies (YUCHS). (1999d). *Les approches complémentaires et parallèles en santé. Un aperçu canadien. La réglementation,* document préparé pour Santé Canada (Direction des stratégies et systèmes pour la santé, Direction générale de la promotion et des programmes de santé), Toronto : YUCHS, (page consultée le 9 février 2005), [en ligne], <www.yorku. ca/ychs/Publications.htm>.

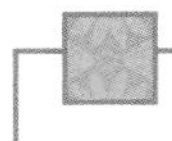

RESSOURCES ET SITES WEB

Alliance canadienne de massothérapeutes. <www.cmta.ca>.

Association canadienne de réflexologie. <www.reflexologycanada.ca>.

Association canadienne de reiki. <www.reiki.ca>.

Association canadienne des docteurs en naturopathie. <www.naturopathicassoc.ca>.

Association canadienne des infirmières en approches holistiques de soins. <mypage.direct.ca/h/hutchings/chna.html>.

Association chiropratique canadienne. <www.ccachiro.org/client/cca/cca.nsf/web/ HomepageFrench ?Opendocument>.

Association de médecine chinoise et d'acupuncture du Canada. <www.cmaac.ca>.

Association française de chiropratique. <www.chiropratique.org>.

Association québécoise des phytothérapeutes. <www.aqp-annspq.org/accueil.html>.

Conseil des examens chiropratiques canadien. <www.cceb.ca>.

Fédération canadienne d'aromathérapistes. <www.cfacanada.com>.

Fédération internationale de yoga. <www.federationyoga.qc.ca>.

Guilde des herboristes. <www.guildedesherboristes.org>.

Homeopathic Medical Council of Canada. <hmcc.ca>.

Inforoute chiropratique du Québec. <www.chiropratique.com>.

Musicothérapie. Site sur la musicothérapie réalisé par une enseignante française spécialisée en rééducation. <www.chez.com/sylviecastaing/ musicotherapie.htm>.

National United Professional Association of Trained Homeopaths (Canada). <www.nupath.org>.

Ordre canadien des praticiens de naturopathie et des naturothérapies. <www.ocpnn.ca>.

PARTIE

4

Démarche systématique dans la pratique infirmière

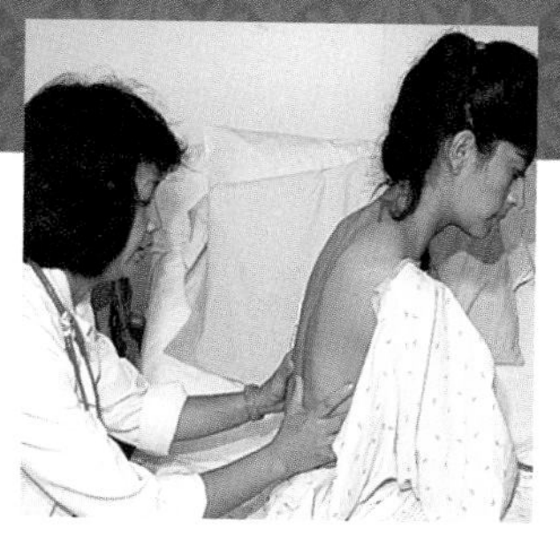

La démarche systématique dans la pratique infirmière est une méthode structurée et centrée sur la personne qui a pour but de favoriser la planification et l'exécution d'interventions infirmières appropriées. Cette démarche nécessite que l'infirmière recueille et analyse des données en vue de discerner les forces de la personne, de déterminer ses problèmes de santé actuels ou potentiels ainsi que de planifier et de réviser continuellement les interventions infirmières et l'atteinte des résultats escomptés. À toutes les étapes de la démarche, l'infirmière travaille en étroite collaboration avec la personne pour individualiser les soins et les traitements qu'elle lui donne, et établir une relation de confiance mutuelle.

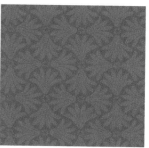

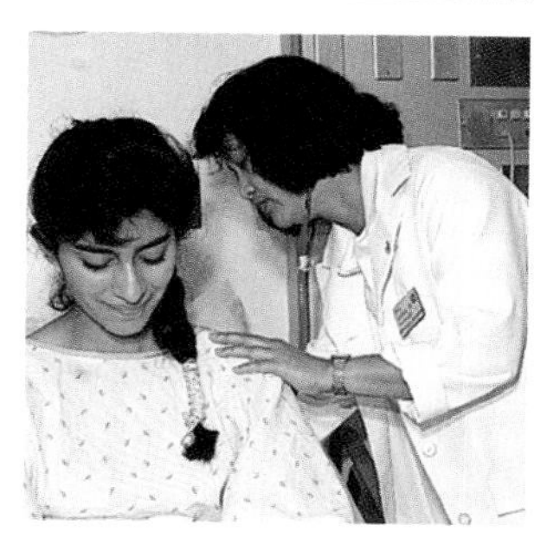

CHAPITRES

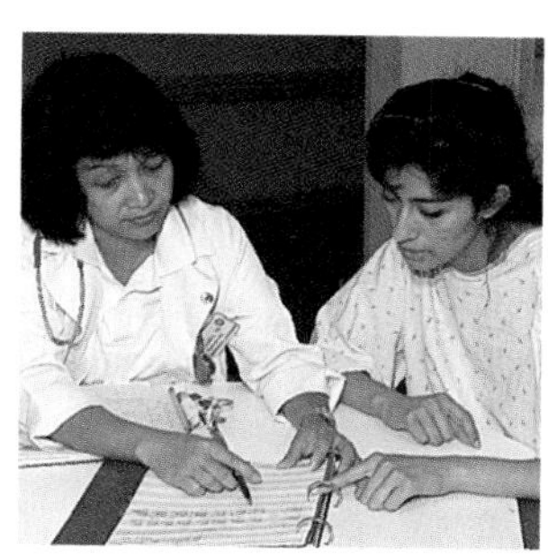

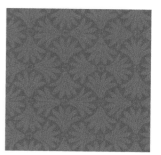

OBJECTIFS D'APPRENTISSAGE

Après avoir étudié ce chapitre, vous pourrez :

- Décrire les habiletés et les attitudes propres à la pensée critique.
- Énumérer les composantes de la pensée critique.
- Établir des liens entre la démarche systématique dans la pratique infirmière, la pensée critique, la résolution de problèmes et le processus de prise de décision.
- Appliquer le concept de pensée critique à diverses situations cliniques.

PARTIE 4
Démarche systématique dans la pratique infirmière

PENSÉE CRITIQUE ET PRATIQUE INFIRMIÈRE

Adaptation française :
Sophie Longpré, inf., M.Sc.
Professeure, Département des sciences infirmières
Université du Québec à Trois-Rivières

Étant donné la nature de sa discipline, l'essence de sa profession et la complexité de sa pratique, l'infirmière doit régulièrement affronter des situations exigeant qu'elle fasse preuve d'un jugement clinique approprié. Afin de favoriser chez elle le développement d'habiletés intellectuelles inhérentes au jugement clinique, l'infirmière doit s'appuyer sur différents outils. La démarche systématique est l'un de ces outils : c'est un cheminement intellectuel qui comporte des étapes successives et qui a pour but de permettre à l'infirmière de porter un jugement clinique afin de poser un diagnostic infirmier et d'élaborer des interventions infirmières permettant l'atteinte des résultats escomptés. Le développement du jugement clinique nécessite, entre autres, l'exercice de la pensée critique.

La **pensée critique** est « le processus intellectuel systématique qui consiste à conceptualiser, appliquer, analyser, synthétiser et évaluer, de manière active et judicieuse, l'information obtenue ou engendrée par l'observation, l'expérience, la

MOTS CLÉS

réflexion, le raisonnement ou la communication, en vue de structurer ses croyances ou ses actions » (Scriven et Paul, [s.d.], ¶1). Dans sa pratique clinique, l'infirmière est appelée à exercer sa pensée critique pour aider la personne dont elle prend soin à résoudre ses problèmes et à prendre des décisions éclairées. La pensée critique, la résolution de problèmes et la prise de décision sont des processus interdépendants, et l'infirmière doit faire preuve de créativité pour que sa pratique donne des résultats satisfaisants.

Pensée critique

La pratique infirmière ne peut être caractérisée par la prudence, la compétence et les habiletés que si l'exercice de la pensée critique y joue un rôle essentiel. Étant donné la quantité et l'évolution rapide des connaissances que l'infirmière doit posséder, celle-ci ne saurait devenir une clinicienne efficace si elle ne se contentait que des connaissances acquises lors de sa formation initiale. Les décisions que l'infirmière doit prendre relativement aux soins et aux traitements de la personne l'obligent souvent à penser et à agir dans des situations où la prise de décision est une démarche complexe. L'infirmière, par conséquent, doit adopter les attitudes nécessaires à l'exercice de la pensée critique et maîtriser les habiletés connexes afin de pouvoir analyser, interpréter et évaluer l'information recueillie.

L'infirmière a recours à la pensée critique dans diverses circonstances :

- *L'infirmière utilise des connaissances propres à des domaines autres que le sien.* Puisque l'infirmière considère les réactions humaines de manière holistique dans le cadre de son travail, elle doit puiser de l'information pertinente dans des domaines autres que le sien (c'est-à-dire établir des liens interdisciplinaires) ; cela lui permet de donner une signification aux données recueillies auprès de la personne et de planifier des interventions appropriées. Les divers programmes de formation infirmière comprennent l'enseignement de notions de biologie, de sciences sociales et de sciences humaines afin que les connaissances et les habiletés des infirmières reposent sur des données scientifiques de disciplines variées. Par exemple, cela permet à une infirmière qui doit soigner une personne souffrant de plaies de pression de mettre à profit ses connaissances en nutrition, en physiologie et en physique pour déterminer et mettre en application le plan thérapeutique afin de prévenir l'exacerbation des lésions et de favoriser la cicatrisation.
- *L'infirmière compose avec le changement dans des environnements stressants.* L'infirmière travaille dans des situations instables. Les traitements, les médicaments et la technologie évoluent constamment et, de plus, l'état de santé d'une personne peut changer très rapidement. L'infirmière ne peut donc pas toujours s'en remettre aux procédés de routine. Par exemple, connaître le procédé habituel d'administration des médicaments n'est pas suffisant pour l'infirmière qui interagit avec une personne que les injections effraient ou que le traitement médicamenteux rebute. Dans une situation inattendue, la pensée critique permet à l'infirmière de discerner les signaux importants, de réagir promptement et d'adapter ses interventions aux besoins particuliers de la personne.
- *L'infirmière prend des décisions importantes.* L'infirmière prend toutes sortes de décisions cruciales. Il est important que ces décisions soient judicieuses car, presque toujours, elles ont des répercussions sur le bien-être des personnes, voire sur leur survie. L'infirmière doit exercer sa pensée critique pour obtenir l'information nécessaire à la prise de décision et pour bien l'interpréter. Elle doit par exemple faire appel à son jugement pour discerner, parmi toutes ses observations sur la personne, celles qu'elle doit communiquer sans délai au médecin et celles qu'elle notera dans le dossier afin que le médecin en prenne connaissance lors d'une visite de routine auprès de cette personne.

La créativité est une des composantes importantes de l'exercice de la pensée critique. L'infirmière qui intègre la créativité à son processus de pensée est capable de trouver des solutions originales à des problèmes particuliers. La **créativité** est une forme de pensée qui engendre des idées et des produits nouveaux. Dans le domaine de la résolution de problèmes et de la prise de décision, la créativité est définie comme la capacité de concevoir et de mettre en œuvre des solutions inédites et les meilleures possible.

L'infirmière doit mettre à profit sa créativité lorsqu'une situation se manifeste pour la première fois ou que les interventions traditionnelles n'y sont pas appropriées. Prenons l'exemple de Denise St-André, une infirmière en soins à domicile qui s'occupe d'une fillette de neuf ans, Pauline. Celle-ci respire difficilement à la suite d'une intervention chirurgicale à l'abdomen. Le médecin a prescrit un traitement avec un inspiromètre de stimulation, un appareil qui favorise la dilatation des alvéoles pulmonaires. Pauline a peur de l'appareil et se fatigue rapidement durant les traitements. Denise lui propose alors de faire des bulles avec du liquide savonneux et un cerceau au bout d'une baguette. Pauline adore faire des bulles. Denise, elle, sait que l'effort respiratoire que cette activité exige favorisera la dilatation des alvéoles pulmonaires. Aussi conseille-t-elle à Pauline de faire des bulles entre ses traitements d'inspirométrie de stimulation.

Pour penser de manière créative, l'infirmière doit connaître le problème en cause, l'avoir circonscrit et s'être renseignée sur les faits et les principes sous-jacents à la situation. Dans la situation que nous venons de présenter, Denise connaît l'anatomie et la physiologie de la fonction respiratoire ainsi que l'objectif visé par l'inspirométrie de stimulation. De plus, elle comprend la croissance et le développement de l'enfant. Pour aider Pauline, elle s'appuie sur ses connaissances et imagine une solution créative. La créativité permet à l'infirmière :

- D'avoir rapidement un grand nombre d'idées.
- De faire preuve de souplesse, c'est-à-dire d'être capable de modifier sa façon de voir les choses rapidement et facilement.
- De trouver des solutions appropriées et originales aux problèmes.
- De tendre vers l'autonomie et la confiance en soi, même sous pression.
- De faire preuve d'individualité.

Modèle de la pensée critique

L'exercice de la pensée critique et le développement du jugement clinique sont des processus très complexes. Kataoka-Yahiro et Saylor (1994) ont établi un modèle de la pensée critique spécifiquement adapté au développement du jugement clinique et qui vise l'acquisition, par l'infirmière, d'une pratique professionnelle supérieure. Ce modèle comprend cinq éléments, à savoir les connaissances, l'expérience, les habiletés, les attitudes ainsi que les normes de la pensée critique.

Connaissances

L'infirmière a besoin de connaissances dans différents domaines scientifiques afin de pouvoir reconnaître, analyser et interpréter les données recueillies. Ces connaissances lui permettent de mieux déterminer la situation d'une personne et, ainsi, de formuler un plan de soins et de traitements plus approprié. Les connaissances sont à la base du processus de la pensée critique.

Expérience

Avec l'expérience, les connaissances se raffinent. De plus, l'expérience permet à l'infirmière de développer ses habiletés d'observation, de collecte des données et d'analyse ainsi que ses habiletés relationnelles. L'expérience permet aussi à l'infirmière d'acquérir et de développer les différentes habiletés et attitudes propres à la pensée critique.

Habiletés

Les processus mentaux complexes tels que l'analyse, la résolution de problèmes et la prise de décision nécessitent, de la part des individus, d'utiliser les diverses habiletés cognitives propres à la pensée critique. Ces habiletés sont l'analyse critique, le raisonnement inductif et déductif, de même que la capacité de formuler des inférences valides, de distinguer les faits des opinions, d'évaluer la crédibilité des sources d'information, de clarifier les concepts et de formuler des hypothèses valides.

L'**analyse critique** consiste à se poser un ensemble de questions par rapport à une situation ou à une idée particulière, afin de conserver l'essentiel de l'information et d'en rejeter le superflu. Ce questionnement n'est pas séquentiel : il se ramène plutôt à une série de critères de jugement. Il n'est pas nécessaire de se poser toutes les questions dans toutes les situations, mais il faut les connaître toutes afin de choisir celles qui sont appropriées à une situation donnée. Le philosophe grec Socrate, né vers 470 avant Jésus-Christ, considérait que l'exercice de la pensée critique est une habileté intellectuelle qui permet d'examiner méthodiquement son processus de pensée et celui des autres. Il a élaboré une méthode pour se questionner et trouver des réponses. La liste des questions socratiques à se poser dans l'analyse critique apparaît dans l'encadré 15-1. La technique du **questionnement socratique** permet de discerner et d'examiner des hypothèses, de faire ressortir des contradictions, d'étudier des points de vue multiples et de distinguer les connaissances des simples croyances, bref, de scruter le fond des choses. L'infirmière devrait recourir fréquemment au questionnement socratique, par exemple lorsqu'elle écoute un rapport de fin de quart de travail, passe en revue une anamnèse ou une note d'évolution, planifie des interventions ou discute des soins et traitements d'une personne avec des collègues.

Le **raisonnement inductif** consiste à tirer des généralisations d'un ensemble de faits ou d'observations. Lorsqu'on les considère comme un ensemble, des informations éparses et fragmentaires peuvent parfois mener à une interprétation particulière. Par exemple, devant une personne qui présente des muqueuses sèches, une diminution de l'élasticité de la peau, des yeux creux et une urine concentrée, l'infirmière peut faire une généralisation et avancer que cette personne présente des signes de déshydratation. À l'opposé, le **raisonnement déductif** procède du général au particulier. L'infirmière s'appuie sur une structure ou un modèle conceptuel pour faire une interprétation descriptive de l'état de la personne. En se fondant sur la hiérarchie des besoins de Maslow, par exemple, l'infirmière pourrait classer les données et définir le problème de la personne à partir de ses besoins d'élimination, de nutrition ou de protection.

Pour faire une comparaison, on pourrait dire qu'utiliser le raisonnement inductif équivaut à regarder les pièces éparses d'un casse-tête et à tenter de décrire l'image ; plus on assemble de pièces, plus l'image se précise. Selon le raisonnement déductif, à l'inverse, on observe l'image imprimée sur la boîte du casse-tête et on classe les pièces selon la forme, la couleur ou quelque autre critère.

ENCADRÉ 15-1

Questionnement socratique

Questions sur la question (le problème)
- Cette question est-elle claire, compréhensible et correctement posée ?
- Cette question est-elle importante ?
- Cette question pourrait-elle être subdivisée en plusieurs questions ?
- Comment ___ énoncerait-il cette question ?

Questions sur les hypothèses
- Vous semblez présumer que ___; en est-il vraiment ainsi ?
- Que pourriez-vous supposer à la place ? Pourquoi ?
- Après réflexion, cette hypothèse est-elle toujours valable ?

Questions sur le point de vue
- Vous semblez prendre le point de vue de ___. Pourquoi ?
- Que dirait une personne en désaccord avec votre point de vue ?
- Comment pourriez-vous envisager cette situation sous un autre angle ?

Questions sur les preuves et les justifications
- Pouvez-vous prouver ce que vous avancez ?
- Existe-t-il des raisons de douter de ces preuves ?
- Qu'est-ce qui vous fait croire que vous avez raison ?
- Qu'est-ce qui pourrait vous faire changer d'idée ?

Questions sur les répercussions et les conséquences
- Quel effet _____ pourrait-il avoir ?
- Quelle est la probabilité pour que cet effet se produise ?
- Quelles autres propositions existe-t-il ?
- Quelles seraient les conséquences de l'application de ces autres propositions ?

L'analyse critique exige aussi de l'infirmière qu'elle *distingue différents types d'énoncés : les faits, les inférences, les jugements et les opinions*. Le tableau 15-1 présente une définition et un exemple d'application de chacun de ces types d'énoncés.

La pensée critique comporte aussi une autre composante importante : l'évaluation de la *crédibilité des sources d'information*. L'infirmière se doit de remettre en question ce qu'elle lit et ce qu'elle entend. Aussi est-elle appelée à consulter des documents de sources diverses ou à questionner différentes personnes pour vérifier l'exactitude de l'information.

Les *concepts* sont des représentations mentales, générales et abstraites d'objets réels. Chaque personne développe ses conceptions à partir de ses expériences, de l'apport des autres, d'études et d'autres activités. Pour bien comprendre une situation, l'infirmière et la personne doivent s'entendre sur la signification des concepts. Ainsi, avant de répondre à une personne qui se dit atteinte d'une tumeur, l'infirmière doit vérifier ce que cette personne entend par le terme « tumeur ». Emploie-t-elle le mot au sens médical (masse solide) ou dans son acception populaire (cancer) ?

Les êtres humains vivent leur vie selon un certain nombre d'*hypothèses*. Certains estiment que la nature de l'être humain est fondamentalement généreuse, tandis que d'autres lui attribuent des intentions intéressées. L'infirmière peut croire que la vie vaut la peine d'être vécue quelles que soient les circonstances, alors que la personne qu'elle soigne peut juger que la qualité de la vie est plus importante que sa durée. Si l'une et l'autre reconnaissent que leurs choix reposent sur ces hypothèses, il sera plus facile pour elles de collaborer et de convenir d'un plan de soins et de traitements acceptable. Des difficultés peuvent surgir si l'infirmière et la personne ne prennent pas le temps de vérifier quelles sont les hypothèses qui sous-tendent leurs croyances et leurs actions.

Attitudes

Certaines attitudes sont essentielles au développement de la pensée critique. Si on accepte l'hypothèse qu'une personne rationnelle est motivée à se développer, à apprendre et à croître, on peut croire que cette personne voudra exercer son esprit critique et qu'elle privilégiera dans sa vie certaines façons d'être et d'agir. L'infirmière qui exerce sa pensée critique s'efforce d'acquérir des attitudes ou des traits de caractère spécifiques (voir l'encadré 15-2) (Paul, 1995).

TABLEAU 15-1

Distinction entre les types d'énoncés

Énoncés	Définitions	Exemples
Fait	Ce qui existe réellement et peut être vérifié objectivement.	La pression artérielle est influencée par le volume sanguin.
Inférence	Conclusion tirée à partir de faits mais appliquée à une situation nouvelle.	Une diminution du volume sanguin (consécutive à une hémorragie par exemple) entraîne une baisse de la pression artérielle.
Jugement	Évaluation de faits ou d'information basée sur des valeurs ou d'autres critères ; type d'opinion.	Une baisse trop marquée de la pression artérielle est nuisible pour la santé.
Opinion	Croyance formée au fil du temps, incluant des jugements fondés ou non.	Une intervention infirmière peut contribuer à maintenir la pression artérielle de la personne à l'intérieur des limites normales.

ENCADRÉ 15-2

Attitudes favorisant la pensée critique

- Indépendance intellectuelle
- Équité
- Compréhension de l'égocentrisme et du sociocentrisme
- Prudence
- Courage
- Intégrité
- Persévérance
- Confiance dans le raisonnement
- Intérêt pour l'exploration des sentiments et des émotions
- Curiosité

INDÉPENDANCE INTELLECTUELLE

Exercer sa pensée critique nécessite de penser par soi-même. Or, de nombreuses croyances acquises pendant l'enfance fournissent des explications qui paraissent plausibles mais ne sont pas toujours fondées. L'infirmière qui exerce sa pensée critique examine ses croyances à la lumière des connaissances qu'elle acquiert à mesure qu'elle cumule connaissance et expérience. Elle considère un éventail d'idées, en tire des apprentissages, puis formule ses propres jugements à leur sujet. L'infirmière doit avoir une ouverture d'esprit constante et considérer différentes façons de mettre en pratique ses compétences.

ÉQUITÉ

L'infirmière qui exerce sa pensée critique est équitable, c'est-à-dire qu'elle évalue tous les points de vue selon les mêmes critères et qu'elle évite de fonder ses jugements sur des préjugés. Une attitude d'équité pousse l'infirmière à considérer des points de vue opposés et à tenter de comprendre pleinement de nouvelles idées avant de les rejeter ou de les accepter. En exerçant sa pensée critique, l'infirmière s'efforce de rester ouverte à la possibilité de changer d'opinion à la lumière d'une nouvelle information. Par exemple, l'infirmière écoute les opinions de tous les membres d'une famille, jeunes ou âgés.

COMPRÉHENSION DE L'ÉGOCENTRISME ET DU SOCIOCENTRISME

L'adepte de la pensée critique admet que ses propres préjugés ainsi que les pressions sociales peuvent parfois biaiser sa pensée. Elle cherche activement à déceler ses propres préjugés et à se les rappeler, chaque fois qu'elle procède à une réflexion ou à une prise de décision, afin de ne pas être aveuglée par eux. Prenons par exemple le cas d'une infirmière qui consacre beaucoup de temps à expliquer à une personne comment prévenir la réapparition d'un problème mais qui se bute à un mur d'indifférence. Cette infirmière présuppose que toutes les personnes sont motivées à prévenir la maladie, du simple fait qu'elle-même a cette motivation. Il s'agit là d'un raisonnement égocentrique qui l'amène à mal évaluer le désir d'apprendre d'une personne. L'une et l'autre perdent leur temps. Si l'infirmière avait pris connaissance des antécédents et des croyances de cette personne à l'égard du problème, c'est-à-dire si elle avait recueilli suffisamment de faits, elle aurait pu discerner un problème plus conforme aux priorités de la personne et elle aurait alors élaboré avec celle-ci un plan de soins et de traitements plus approprié.

PRUDENCE

Faire preuve de prudence, c'est avoir conscience des limites de ses connaissances. L'infirmière qui exerce sa pensée critique est disposée à admettre les lacunes de son savoir, à pousser plus loin la recherche d'information et à modifier ses jugements à la lumière de nouvelles connaissances. Elle n'adhère pas d'emblée aux croyances répandues, car elle sait que les croyances ne sont pas toujours fondées ; elle sait, de plus, que son jugement pourrait être modifié si elle prenait connaissance de faits nouveaux ou qui lui étaient jusqu'alors inconnus. Par exemple, une infirmière qui travaille en milieu hospitalier pourrait douter fortement qu'une femme âgée soit capable de s'occuper de son mari qui vient de subir un accident vasculaire cérébral. L'infirmière doit cependant admettre qu'il lui est impossible de connaître exactement les capacités du couple.

COURAGE

Faire preuve de courage, c'est examiner objectivement ses propres idées et ses propres opinions, surtout celles qui risquent de susciter des réactions très défavorables. L'acquisition de ce type de courage est facilitée lorsqu'on reconnaît que les croyances peuvent être fausses ou tendancieuses. Les valeurs et les croyances ne sont pas toujours rationnelles. Les seules croyances rationnelles sont celles qui ont été évaluées et qui reposent sur des données objectives et des justifications solides. Par ailleurs, il arrive qu'on se rende compte que certaines croyances comportent des éléments discutables ou encore qu'il y a une part de vérité dans des idées qu'on avait préalablement jugées dangereuses ou fausses. Il faut du courage pour modifier sa pensée dans un cas semblable, surtout si le non-conformisme entraîne des sanctions sociales graves. Par exemple, nombre d'infirmières pensaient autrefois qu'il ne fallait pas laisser la famille de la personne assister aux interventions d'urgence comme la réanimation cardiorespiratoire (RCR). Elles croyaient en effet que les membres de la famille seraient traumatisés par cette expérience et qu'ils ne feraient qu'entraver le travail de l'équipe de soins. Par contre, d'autres infirmières étaient plutôt d'avis que l'exclusion systématique de la famille était superflue, voire extrêmement anxiogène dans certains cas. Cette divergence d'opinions a poussé des infirmières à faire des recherches, lesquelles ont démontré que la présence des membres de la famille n'est nuisible ni pour eux, ni pour l'infirmière, ni pour la personne soignée.

INTÉGRITÉ

Faire preuve d'intégrité, c'est entre autres examiner ses propres croyances et connaissances aussi sévèrement que celles des autres. Une adepte de la pensée critique remet ses connaissances et ses croyances en question avec autant de promptitude et de rigueur qu'elle le fait avec celles d'une autre personne. Elle est disposée à admettre qu'il existe des contradictions entre ses propres croyances de même qu'entre ses croyances et celles d'autrui ; elle est aussi disposée à évaluer ces contradictions. Par exemple, une infirmière peut croire que le soin des plaies nécessite toujours l'emploi d'une technique stérile. Or, l'infirmière qui exerce sa pensée critique remettra cette croyance en question après avoir lu un article sur l'utilisation de la technique propre et ses effets dans le soin de certaines plaies.

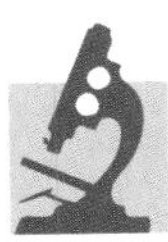

RÉSULTATS DE RECHERCHE

Est-il possible d'établir une définition internationale de la pensée critique ?

La méthode Delphi est une technique de recherche qui consiste à soumettre un concept à un groupe d'experts afin qu'ils en déterminent les caractéristiques. Lors d'une étude basée sur cette méthode et décrite par Scheffer et Rubenfeld (2000), 55 infirmières provenant de 8 pays répondirent à 5 questionnaires qui leur avaient été expédiés par la poste. Le premier leur demandait d'énumérer les caractéristiques de la pensée critique chez l'infirmière. Les chercheurs ont regroupé par thèmes les différentes réponses obtenues et, dans les questionnaires subséquents, ont demandé aux infirmières de définir et de préciser le contenu de chacun de ces regroupements, en termes d'attitudes et d'habiletés. Par la suite, on attribua des noms à ces regroupements, on y répartit les attitudes et les habiletés et on demanda enfin aux participantes de se prononcer sur les énoncés finaux. Les dix attitudes retenues à la fin de l'étude sont, par ordre alphabétique, la confiance, la contextualisation, la créativité, la curiosité, l'intégrité intellectuelle, l'intuition, l'ouverture d'esprit, la persévérance, la réflexion et la souplesse. Quant aux sept habiletés retenues, il s'agit de l'analyse, de l'application de normes, du discernement, de l'énoncé d'hypothèses, du raisonnement logique, de la recherche d'information et du transfert des connaissances.

Implications : Cette étude avait pour but d'établir un vocabulaire international de la pensée critique destiné expressément aux infirmières cliniciennes. Pour l'instant, on ne sait pas ce que les experts en description des attitudes et des habiletés vont penser de ce vocabulaire très spécialisé. Mais il reste que les données sur lesquelles cette étude repose sont assez variées sur le plan culturel. Les infirmières participantes provenaient de 23 États américains et de 7 autres pays, soit le Brésil, le Canada, la Grande-Bretagne, l'Islande, le Japon, la Corée et les Pays-Bas. L'anglais est couramment parlé dans certains de ces pays, mais ne l'est pas dans d'autres. Cinq de ces pays sont occidentaux et deux, orientaux. Les données de l'étude proviennent donc d'horizons culturels assez différents, même si un grand nombre de points de vue et de cultures n'y étaient pas représentés.

La recherche doit se poursuivre. Les chercheurs en sont maintenant à formuler leurs propres questions sur les relations entre les attitudes et les habiletés ainsi que la démarche systématique dans la pratique infirmière, la résolution de problèmes, le raisonnement diagnostique et d'autres processus connexes. Les résultats de leur première recherche sont un excellent point de départ qui prouve la valeur de l'approche coopérative et internationale.

Source : « A Consensus Statement on Critical Thinking », de B. K. Scheffer et M. G. Rubenfeld, 2000, *Journal of Nursing Education*, vol. 39, p. 352-359.

PERSÉVÉRANCE

L'infirmière qui exerce sa pensée critique fait preuve de persévérance dans la recherche de solutions efficaces aux problèmes. Cette détermination lui permet de percevoir clairement les concepts en cause et de discerner les enjeux connexes dans une situation donnée, et ce, en dépit des difficultés et des frustrations qui peuvent survenir. La perplexité et la frustration sont des états désagréables qui peuvent engendrer des réactions rapides et faciles, mais la personne qui exerce sa pensée critique ne doit pas céder à la tentation de la facilité et de la rapidité. Les questions importantes sont souvent complexes et déroutantes ; par conséquent, il faut à l'infirmière beaucoup de réflexion et de recherche pour trouver des réponses appropriées à ces questions. L'infirmière ne doit mettre un terme à son effort qu'après avoir trouvé une solution et l'avoir appliquée. Ainsi, les infirmières en milieu scolaire dépensent beaucoup d'énergie à sensibiliser les jeunes à l'utilisation du condom. Dans ce domaine, les mentalités progressent, quoique très lentement. Malgré cette lenteur, différentes pistes de solutions et d'interventions en cours devraient éventuellement contribuer à l'atteinte des résultats escomptés, et la persévérance est bien sûr de mise.

CONFIANCE DANS LE RAISONNEMENT

L'adepte de la pensée critique croit que le raisonnement et la réflexion apportent des conclusions valables. Elle fait toujours confiance au raisonnement et utilise pour examiner les arguments chargés d'émotion les mêmes normes que celles dont elle se sert pour évaluer la pensée critique. Elle se pose notamment les questions suivantes : Cet argument est-il juste ? Repose-t-il sur des preuves suffisantes ? Prenons l'exemple d'un groupe d'infirmières qui cherchent le meilleur moyen de répartir entre elles les jours de congé. Devraient-elles fonder cette répartition sur l'ancienneté, s'en remettre au hasard (à une loterie), donner préséance aux collègues mères de famille, ou encore utiliser la méthode « première arrivée, première servie » ? Chacune de ces options doit être soumise au raisonnement de l'infirmière.

La personne qui exerce sa pensée critique doit être capable à la fois de raisonnement inductif et de raisonnement déductif. La confiance accordée au processus de réflexion grandit à mesure que l'infirmière apprend à le maîtriser et à le perfectionner. Celle-ci ne craindra pas les désaccords ; elle s'inquiétera même des adhésions trop rapides. Cette infirmière pourra servir de modèle à ses collègues, les inspirer et les encourager à adopter elles aussi le mode de la pensée critique.

INTÉRÊT POUR L'EXPLORATION DES SENTIMENTS ET DES ÉMOTIONS

L'infirmière qui exerce sa pensée critique sait que les émotions peuvent influer sur ses intentions et que celles-ci reposent souvent sur des sentiments. Penser de manière rationnelle et critique, c'est admettre que les sentiments sont réels et qu'on se doit de les reconnaître. Il convient cependant de les analyser afin de déterminer s'ils naissent de réalités ou d'interprétations, de souvenirs ou de peurs. L'infirmière doit analyser les sentiments et discerner ceux qui nuisent à l'exercice d'une pensée critique claire afin de les maîtriser ou de les modifier. Imaginons par exemple qu'une personne se blesse avec un appareil défectueux qu'on a négligé de réparer malgré les avertissements de l'infirmière. Celle-ci peut alors éprouver de la colère, de la culpabilité et de la frustration. Elle pourrait penser de prime abord que la personne devrait entamer des poursuites en justice. Elle peut cependant prendre les mesures suivantes pour composer avec ses émotions négatives :

1. Reporter l'action qu'elle envisage à plus tard pour éviter d'agir sous le coup de conclusions hâtives et de décisions impulsives.
2. Partager ses sentiments avec une collègue.
3. Dissiper une partie de l'énergie engendrée par l'émotion en faisant de l'activité physique.
4. Réfléchir à la situation et évaluer si la réponse émotive était appropriée.

Lorsque son émotion sera dissipée, l'infirmière pourra tirer objectivement les conclusions qui s'imposent et prendre les décisions appropriées.

CURIOSITÉ

Une personne qui exerce sa pensée critique se pose constamment des questions comme les suivantes : Pourquoi croyons-nous cela ? Quelles sont les causes de ce phénomène ? Faut-il nécessairement que cela se passe ainsi ? Existe-t-il une autre façon de faire ? Qu'arriverait-il si nous faisions les choses autrement ? Qu'est-ce qui nous pousse à croire qu'il doit en être ainsi ? L'infirmière curieuse peut parfois être attachée aux approches traditionnelles, mais elle ne craint pas de les remettre en question et de vérifier leur bien-fondé. L'infirmière peut se poser ce genre de questions lorsqu'elle a à déterminer, par exemple, à qui revient la responsabilité d'une intervention comme le prélèvement de sang par canule artérielle aux soins intensifs ou à la salle d'opération, par exemple. Elle se demande donc si cette responsabilité est celle des infirmières ou des inhalothérapeutes.

Normes et composantes

Comment déterminer si la pensée critique est bel et bien pratiquée ? Paul et Elder (1999) ont proposé un ensemble de normes universelles en réponse à cette question ; elles sont présentées dans le tableau 15-2. L'établissement d'une liste explicite de normes permet de déterminer plus rigoureusement si on pratique ou non la pensée critique, ce qui augmente la fidélité et la validité de la pensée critique et, par le fait même, la pertinence des interventions. On peut s'assurer qu'un raisonnement répond aux normes de la pensée critique en se posant les questions du tableau des normes intellectuelles de Paul et Elder (1999). Chacune de ces normes correspond à une des composantes de la pensée critique (figure 15-1 ■). Ces composantes sont présentées sous forme de diagramme circulaire, parce qu'elles ne sont pas hiérarchisées et qu'on peut les considérer dans n'importe quel ordre.

Application de la pensée critique dans la pratique infirmière

L'infirmière peut très bien faire son travail sans pratiquer constamment la pensée critique. Un grand nombre des décisions qu'elle prend requièrent peu ou pas de réflexion. C'est ainsi, par exemple, qu'elle décide, compte tenu du temps dont elle dispose, de changer un pansement après sa pause. Certaines tâches infirmières, comme l'utilisation d'un appareil courant, requièrent des habiletés psychomotrices et un minimum de réflexion.

TABLEAU 15-2 **Normes universelles de la pensée critique**

Normes	Exemples de questions
Clarté	Existe-t-il un exemple concret qui pourrait m'aider à comprendre la situation présente ?
Véracité	Comment puis-je m'assurer de la vérité de cette affirmation ?
Pertinence	Comment cela m'est-il utile dans la situation présente ?
Logique	Est-ce que cette affirmation est une conclusion qui découle des faits ?
Ouverture d'esprit	Quels sont les autres points de vue sur cette question ?
Précision	Puis-je être plus précise ?
Importance	Lequel de ces faits est le plus significatif ?
Exhaustivité	Ai-je omis d'importants aspects de la question ?
Équité	Est-ce que je tiens compte de l'opinion des autres ?
Profondeur	Qu'est-ce qui rend ce problème si complexe ?

Source : *The Miniature Guide to Critical Thinking : Concepts and Tools* (p. 7-9), de R. Paul et L. Elder, 1999, Santa Rosa, Foundation for Critical Thinking.

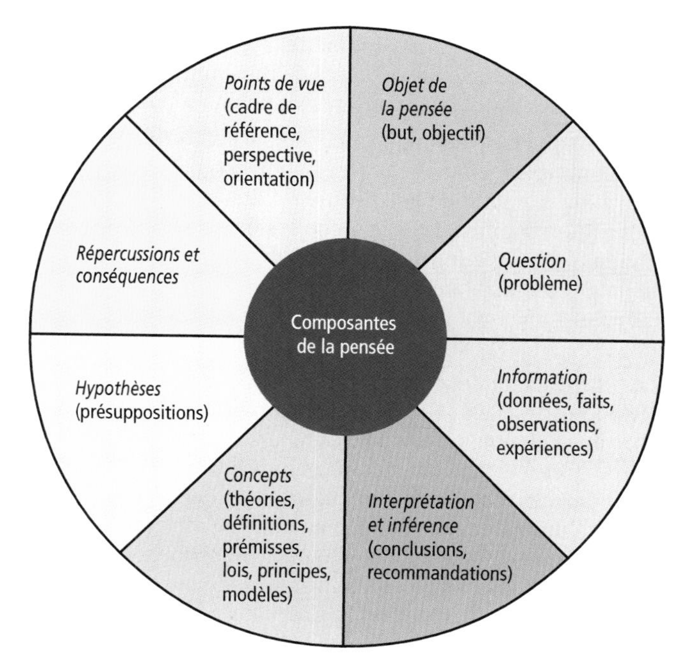

FIGURE 15-1 ■ **Composantes de la pensée.** (Source : *The Miniature Guide to Critical Thinking : Concepts and Tools* (p. 2), de R. Paul et L. Elder, 1999, Santa Rosa, Foundation for Critical Thinking.)

Cependant, des habiletés plus complexes, inhérentes à la pensée critique, sont nécessaires dès que l'infirmière doit interpréter des résultats ou faire face à une situation imprévue ou à une problématique exceptionnelle.

La **démarche systématique dans la pratique infirmière** est une méthode rationnelle servant à planifier et à prodiguer des soins infirmiers individualisés. Les différentes étapes de cette démarche (collecte des données, analyse, interprétation et diagnostic infirmier, planification, interventions et évaluation) sont expliquées dans les prochains chapitres. Le tableau 15-3 présente les correspondances entre les composantes de la pensée selon Paul et Elder (1999) et les étapes de la démarche systématique dans la pratique infirmière ; chacune des étapes de la démarche systématique est illustrée par un exemple clinique. L'infirmière doit constamment exercer sa pensée critique dans le cadre de son travail. L'infirmière clinicienne recourt à la pensée critique non seulement auprès des personnes soignées mais aussi au moment d'établir les priorités de la journée. Quant à l'infirmière gestionnaire, elle utilise les attitudes et les habiletés propres à la pensée critique pour analyser les situations et planifier des stratégies visant le changement ou la résolution de conflits.

Résolution de problèmes

L'infirmière qui fait de la **résolution de problèmes** obtient de l'information qui clarifie la nature des problèmes et qui la met sur la piste de solutions possibles. L'infirmière évalue alors soigneusement ces solutions puis choisit la meilleure. Elle poursuit sans relâche son observation de la situation afin de s'assurer que la solution choisie est efficace et le demeure. L'infirmière ne relègue pas les autres solutions aux oubliettes, mais les garde en réserve au cas où la première ne donnerait pas les résultats escomptés. Aussi, le problème pourrait se présenter chez une autre personne pour qui l'une des solutions non retenues dans une situation pourrait s'avérer fort appropriée. C'est ainsi que la découverte d'une solution dans une situation donnée enrichit le bagage de connaissances de l'infirmière et la prépare à résoudre des problèmes dans des situations semblables.

Il existe diverses techniques de résolution de problèmes. Les plus couramment employées sont l'approche par tâtonnement, l'intuition, la méthode scientifique classique et la méthode scientifique modifiée. La démarche systématique est aussi une technique de résolution de problèmes, spécifiquement adaptée à la pratique infirmière.

APPROCHE PAR TÂTONNEMENT

L'approche par tâtonnement (aussi appelée approche par essais et erreurs) consiste à faire un certain nombre de tentatives pour régler un problème, jusqu'à ce qu'une solution appropriée en émerge. Cette technique présente un désavantage important : elle ne permet pas de connaître clairement les raisons de l'efficacité d'une solution, puisqu'on n'analyse pas systématiquement chacune des tentatives. De plus, l'approche par tâtonnement est périlleuse en soins infirmiers, dans la mesure où l'application d'une solution inadéquate pourrait causer un préjudice à la personne soignée.

INTUITION

L'**intuition** est la faculté de comprendre ou d'apprendre sans recourir au raisonnement de manière consciente. Dans le langage courant, on la désigne aussi par les termes suivants : sixième sens, pressentiment, instinct ou flair. Certains considèrent que l'intuition n'est pas une technique de résolution de problèmes valide en soins infirmiers, puisqu'elle ne repose sur rien de précis et de rationnel, et qu'elle pourrait, de ce fait, s'avérer néfaste pour la personne soignée. D'autres estiment plutôt qu'elle repose sur l'acquisition de connaissances et d'expérience, et considèrent donc qu'il est légitime et essentiel de lui faire une place dans le jugement clinique. Quoi qu'il en soit, l'infirmière doit posséder les connaissances nécessaires pour pratiquer en milieu clinique et les utiliser dans sa pratique. L'expérience clinique lui permet de discerner, dans une situation donnée, les éléments qui lui serviront dans sa recherche de solutions appropriées.

L'intuition s'affine avec l'expérience ; ainsi, l'infirmière juge plus rapidement les situations qu'elle a rencontrées fréquemment. On entend parfois des infirmières dire : « J'avais un pressentiment. » Le recours à l'intuition n'empêche pas ces infirmières d'être fidèles à la pensée critique. En effet, elles analysent les données de la situation à laquelle elles font face, et leur expérience leur permet de discerner rapidement ce qui est primordial et d'agir en conséquence. Par exemple, dans une unité de soins intensifs, l'infirmière accorde un surcroît d'attention à une personne si elle perçoit que son état risque de changer soudainement.

L'approche intuitive en résolution de problèmes est en voie d'acquérir ses lettres de noblesse dans la pratique infirmière, mais elle n'est pas recommandée pour les infirmières novices ou les étudiantes infirmières. Celles-ci, en effet, ne possèdent généralement pas les connaissances et l'expérience clinique qui leur permettraient de formuler rapidement, à partir de leur intuition, un jugement solide.

MÉTHODE SCIENTIFIQUE CLASSIQUE ET MÉTHODE SCIENTIFIQUE MODIFIÉE

La méthode scientifique classique, dont il a été question au chapitre 2, est une technique codifiée, logique et systématique de résolution de problèmes. Cependant, elle ne donne sa pleine efficacité que dans les situations que l'on domine entièrement. Les professionnels de la santé, contrairement à la plupart des autres chercheurs, travaillent auprès d'êtres humains dans des situations difficiles à maîtriser. Par exemple, les effets d'un régime alimentaire sur la santé sont plus difficiles à mesurer chez un être humain que chez un animal, car ils peuvent différer selon l'origine ethnique, le mode de vie et les préférences personnelles des individus. Les professionnels de la santé ont donc besoin d'adapter la méthode scientifique pour résoudre les problèmes qui se présentent à eux.

Le tableau 15-4 présente une comparaison entre la méthode scientifique classique et la méthode scientifique modifiée. La pensée critique joue un rôle important dans la méthode scientifique modifiée, comme dans tout processus de résolution de problèmes qui demande à l'infirmière d'évaluer l'ensemble des solutions possibles et de choisir la plus appropriée.

DÉMARCHE SYSTÉMATIQUE DANS LA PRATIQUE INFIRMIÈRE

Dans sa pratique, l'infirmière utilise une démarche systématique qui lui permet d'analyser et d'interpréter les données recueillies, de choisir des diagnostics infirmiers pertinents,

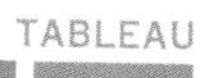

TABLEAU 15-3

Composantes de la pensée (selon Paul et Elder [1999]) appliquées à la démarche systématique dans la pratique infirmière

Composantes de la pensée selon Paul et Elder	Équivalents dans la démarche systématique	Application clinique
Information (données, faits, observations, expériences)	Collecte des données	*Données:* Un homme de 45 ans, d'origine italienne, se plaint de maux de tête intenses; surplus de poids de 9 kg; pression artérielle à 180/95 mm Hg. Il dit qu'il prend son médicament antihypertenseur seulement quand il a mal à la tête. Travailleur autonome (horticulteur), il vit avec son épouse, sa belle-mère et quatre enfants. Considérant ces données, l'infirmière qui exerce sa pensée critique recherchera à en savoir plus sur cette personne, sur les valeurs culturelles rattachées à sa conception de la santé, ainsi que sur les motifs du comportement décrit. Si l'infirmière néglige d'exercer sa pensée critique et d'obtenir des données supplémentaires, les objectifs qu'elle formulera, les diagnostics infirmiers et les interventions qu'elle proposera risqueront d'être inopportuns.
Objet de la pensée (but, objectif)	Analyse	*Objectif:* Améliorer l'observance du traitement médicamenteux afin de soulager les céphalées et de prévenir un accident vasculaire cérébral (AVC). Grâce à l'exercice de la pensée critique, l'infirmière tentera de déterminer les objectifs de la personne et aussi d'en fixer d'autres, d'un commun accord avec la personne.
Question (problème)	Analyse	La pensée critique incite l'infirmière à différer la formulation de son diagnostic infirmier jusqu'au moment où elle obtiendra des données supplémentaires et connaîtra les priorités de la personne. Elle évitera ainsi d'établir un diagnostic infirmier prématuré fondé sur des données insuffisantes.
Points de vue (cadre de référence, perspective, orientation)	Analyse	Grâce à la pensée critique, l'infirmière se doute que le point de vue de la personne peut différer du sien et s'en informe auprès d'elle. Même si elle valorise la prévention, conformément au système de valeurs qui prévaut dans la médecine occidentale, l'infirmière accepte que cette personne puisse avoir sa propre conception de la santé et de la maladie, du traitement et des mesures de prévention.
Interprétation et inférence (conclusions et recommandations)	Analyse	L'exercice de la pensée critique amène l'infirmière à reconnaître que l'usage inconstant de la médication prescrite peut avoir plusieurs causes (comme le fait de vouloir éviter des effets secondaires désagréables ou de croire que la maladie dépend de la volonté divine et ne peut être prévenue). Par conséquent, l'infirmière n'établira pas de diagnostic infirmier tant qu'elle n'aura pas obtenu des données supplémentaires. Sans le recours à la pensée critique, l'infirmière pourrait en arriver à des interprétations inopportunes, inadéquates et superficielles (par exemple croire que le problème de cette personne réside dans un manque de connaissances).
Hypothèses (présuppositions)	Diagnostic infirmier	La pensée critique amène l'infirmière à élaborer des hypothèses à partir des données recueillies et des objectifs établis d'un commun accord avec la personne soignée. L'exercice de la pensée critique permet à l'infirmière de ne pas formuler des hypothèses non fondées (par exemple, l'infirmière ne croira pas qu'un simple enseignement améliorerait l'observance du traitement ou encore que cette personne est réellement motivée à prévenir un AVC).
Concepts (théories, définitions, prémisses, lois, principes, modèles)	Planification des interventions	Conformément aux exigences de la pensée critique, l'infirmière s'appuie sur des concepts relatifs à la motivation, à la théorie du changement et à la diversité culturelle pour comprendre le comportement de la personne et sa motivation à changer. Si l'infirmière ne fait reposer son travail que sur des concepts simplistes (comme « les connaissances amènent le changement »), elle risque de faire fausse route.

TABLEAU 15-3

Composantes de la pensée (selon Paul et Elder [1999]) appliquées à la démarche systématique dans la pratique infirmière (suite)

Composantes de la pensée selon Paul et Elder	Équivalents dans la démarche systématique	Application clinique
Répercussions et conséquences	Interventions	L'infirmière fidèle à la pensée critique tient compte des répercussions et des conséquences des stratégies infirmières choisies avant d'exécuter le plan de soins et de traitements infirmiers. Ce plan de soins et de traitements, comprenant des objectifs et des résultats escomptés, repose sur une évaluation continuelle des valeurs culturelles, des croyances et des besoins de la personne. L'infirmière qui néglige de recourir à la pensée critique risque de choisir des interventions inefficaces (par exemple, un enseignement qui viserait seulement à combler un manque de connaissances sur la médication prescrite). La pensée critique permet à l'infirmière de reconnaître que le manque de connaissances pourrait n'être qu'un des éléments du problème.
Interprétation et inférence (conclusions, recommandations)	Évaluation	L'infirmière qui exerce sa pensée critique fonde son évaluation des résultats escomptés et de l'efficacité de ses interventions infirmières sur des critères précis et mesurables. Elle vérifie aussi, de façon rationnelle, si les résultats ont été validés. Si l'infirmière n'exerçait pas sa pensée critique, la personne qu'elle soigne risquerait de continuer à prendre sa médication irrégulièrement; à son tour, l'infirmière en déduirait peut-être que l'apprentissage que la personne a fait est inefficace et qu'elle a besoin d'un enseignement supplémentaire.

TABLEAU 15-4

Comparaison entre la méthode scientifique classique et la méthode scientifique modifiée

Méthode scientifique classique	Méthode scientifique modifiée
▪ Formuler une question ou énoncer un problème.	▪ Définir le problème.
▪ Déterminer le but ou la justification de l'étude.	
▪ Prendre connaissance des autres rapports d'étude sur le sujet.	▪ Recueillir de l'information.
▪ Formuler des hypothèses et définir les variables.	▪ Analyser l'information.
▪ Choisir une méthode pour la vérification des hypothèses.	▪ Élaborer des solutions.
▪ Choisir une population, un échantillon et un lieu.	
▪ Réaliser une étude pilote.	▪ Prendre une décision.
▪ Faire la collecte des données.	▪ Mettre la décision à exécution.
▪ Analyser les données.	▪ Évaluer la décision.
▪ Communiquer les conclusions et les répercussions.	

d'escompter des résultats, de planifier des interventions, de les exécuter et de les évaluer. La pensée critique s'exerce à toutes les étapes de cette démarche.

Prise de décision

Le processus de résolution de problèmes comprend des prises de décision, et ce, à toutes les étapes de la démarche systématique. Or, l'infirmière doit aussi prendre des décisions dans des situations où il n'est pas nécessaire de passer par tout le processus de la résolution de problèmes. Ces décisions reposent parfois sur des valeurs (respecter la confidentialité du dossier), ou portent sur la gestion du temps (apporter la literie propre dans la chambre en même temps que les médicaments), sur les horaires (faire la toilette de la personne avant les heures de visite) et sur les priorités (distinguer les interventions urgentes de celles que l'on peut remettre à plus tard).

La **prise de décision** est un processus inhérent à la pensée critique, qui permet de déterminer les interventions qui favoriseront le plus l'atteinte d'un objectif. On doit prendre une décision chaque fois que l'on est en présence de possibilités qui s'excluent l'une l'autre, ou lorsqu'on a le choix entre agir et ne pas agir. Ainsi, plusieurs possibilités s'ouvrent à une personne qui désire devenir infirmière au Québec : choisir le programme du niveau collégial, le programme universitaire, ou encore choisir un établissement collégial où il y a un arrimage entre le programme d'études collégiales et le programme universitaire. Cette personne doit donc évaluer les divers programmes et tenir compte de sa situation personnelle pour prendre la décision la plus appropriée. Une fois lancée dans sa carrière, l'infirmière doit alors décider si elle travaillera en milieu hospitalier ou communautaire, et si elle joindra ou non les rangs de telle ou telle association professionnelle.

Lorsque plusieurs personnes présentent simultanément des besoins différents, l'infirmière doit établir des priorités et décider quelle intervention elle exécutera en premier. L'infirmière peut alors : (a) considérer les avantages et les inconvénients de chaque option ; (b) s'appuyer sur la hiérarchie des besoins de Maslow ; (c) déterminer quelles tâches elle pourrait déléguer ; (d) utiliser une autre méthode d'établissement des priorités. Non seulement l'infirmière doit-elle prendre elle-même des décisions, mais elle doit aussi aider les patients à en prendre. Par exemple, elle est appelée à donner des renseignements ou à fournir des ressources à une personne qui doit prendre une décision à propos d'un traitement qu'on lui propose.

Le tableau 15-5 décrit les étapes du processus de prise de décision.

TABLEAU 15-5

Étapes du processus de prise de décision

Étapes	Description et interventions infirmières
1. Déterminer le but visé.	L'infirmière détermine la raison pour laquelle une décision s'impose et ce sur quoi elle doit porter.
2. Établir les critères.	L'infirmière doit répondre à trois questions pour établir les critères de la prise de décision : Quel est le résultat escompté ? Que faut-il préserver ? Que faut-il prévenir ? Par exemple, en présence d'une personne qui éprouve de la douleur, une infirmière établirait les critères suivants : a) Quel est le résultat escompté ? Le soulagement de la douleur. b) Que faut-il préserver ? Le fonctionnement physique, cognitif et psychologique de la personne ainsi que son bien-être. c) Que faut-il prévenir ? Les atteintes du système nerveux central et du système respiratoire, de même que les nausées.
3. Pondérer les critères.	Cette étape consiste à établir des priorités ou à classer les interventions en ordre croissant d'importance, et ce, pour une situation précise. Puisque la pondération dépend de la situation, une intervention classée comme primordiale dans un cas peut revêtir moins d'importance dans un autre. Si, par exemple, la personne souffrante est atteinte d'un cancer en phase terminale, le soulagement de la douleur prime la prévention des effets secondaires de l'analgésique.
4. Déterminer les solutions possibles.	La quatrième étape consiste à déterminer toutes les solutions qui répondent aux critères établis. Dans les situations cliniques, l'infirmière peut retenir les solutions parmi un ensemble d'interventions ou de stratégies infirmières. Elle peut par exemple soulager la douleur au moyen de médicaments (oraux ou injectables, administrés au besoin ou selon un horaire fixe), ou encore sans aucun traitement pharmacologique, c'est-à-dire à l'aide d'approches de rechange (comme les médecines douces).
5. Analyser les solutions possibles.	L'infirmière analyse les solutions possibles afin de faire un choix justifié de façon rationnelle et que ce choix réponde aux critères établis. Par exemple, pour la douleur causée par une intervention chirurgicale abdominale faite le matin même, il est possible que les approches de rechange soient insuffisantes et que les médicaments par voie orale, bien qu'efficaces, agissent trop lentement. L'administration d'opioïdes par voie intraveineuse constituerait probablement le meilleur choix dans cette situation.
6. Anticiper.	L'infirmière doit anticiper les éventuels problèmes liés au choix d'une intervention ; elle doit aussi faire preuve de créativité afin d'élaborer un plan visant à prévenir ces problèmes, à en amoindrir les effets ou à les surmonter. Si par exemple elle opte pour un opioïde par voie intraveineuse, elle doit songer aux mesures de sécurité appropriées, tels un antidote et une source d'oxygène d'appoint.
7. Exécuter.	L'infirmière met sa décision à exécution. Elle amorce, par exemple, le traitement analgésique.
8. Évaluer le résultat.	À cette étape comme à chaque instant dans la pratique des soins infirmiers, l'infirmière détermine l'efficacité de son plan et vérifie si elle a atteint son objectif initial. Par exemple, l'infirmière demande à la personne de situer sa douleur actuelle sur une échelle de mesure de la douleur.

Il existe des points communs entre le processus de prise de décision et la démarche systématique, comme le montre le tableau 15-6.

TABLEAU 15-6

Comparaison entre la démarche systématique dans la pratique infirmière et le processus de prise de décision

Démarche systématique dans la pratique infirmière	Processus de prise de décision*
Collecte des données	Déterminer le but visé.
Analyse Diagnostic infirmier Planification	Établir les critères. Pondérer les critères. Déterminer les solutions possibles. Analyser les solutions possibles. Anticiper.
Interventions	Mettre la décision à exécution.
Évaluation	Évaluer le résultat.

* Le processus de prise de décision est parallèle à la démarche systématique, mais il peut aussi être employé à chacune des étapes de cette démarche.

Acquisition des attitudes et des habiletés propres à la pensée critique

Après s'être familiarisée avec la pensée critique, la résolution de problèmes et le processus de prise de décision, l'infirmière doit prendre conscience de son propre mode de pensée et de ses propres habiletés intellectuelles. Les habiletés inhérentes à la pensée critique et une attitude critique s'acquièrent par l'exercice et la pratique. La pensée critique n'est pas une faculté que l'on possède ou dont on est dépourvu ; on l'acquiert et on l'utilise plus ou moins efficacement. Certaines personnes sont particulièrement douées pour l'évaluation ; d'autres sont portées à croire toute l'information qu'elles trouvent, quelle que soit sa source ; d'autres enfin ne se positionnent qu'après avoir rigoureusement évalué la crédibilité de l'information. La pensée critique n'est pas chose facile. La résolution de problèmes et la prise de décision comportent des risques. On n'obtient pas toujours les résultats escomptés. Cependant, tout le monde peut exercer la pensée critique d'une façon ou d'une autre et ainsi parvenir à résoudre des problèmes et à prendre des décisions efficacement.

Autoévaluation

L'infirmière doit réfléchir à certaines des attitudes qui favorisent la pensée critique comme la curiosité, l'équité, la prudence, le courage et la persévérance. Elle a tout intérêt à procéder à une autoévaluation rigoureuse afin de déterminer les attitudes qu'elle possède déjà et celles qu'elle doit cultiver. Elle peut procéder à cette autoévaluation avec une collègue ou en groupe. Dans un premier temps, elle détermine les attitudes qu'elle maîtrise et qui forment l'assise de sa pensée, de même que les attitudes qui lui manquent. Ensuite, elle cherche à se remémorer les décisions qu'elle a regrettées ; elle analyse les attitudes qu'elle avait alors adoptées et les processus intellectuels qu'elle avait mis en œuvre ; elle peut tout aussi bien demander à une collègue de confiance d'évaluer ces attitudes et ces processus. Il est important que l'infirmière fasse un inventaire de ses forces et de ses faiblesses en matière d'habiletés et d'attitudes.

Tolérance de l'ambiguïté

L'infirmière doit faire des efforts conscients en vue de cultiver chez elle les attitudes propres à la pensée critique. Pour développer son sens de l'équité, elle peut par exemple rechercher activement des opinions contraires aux siennes ; elle s'exerce ainsi à comprendre les autres points de vue et à faire preuve d'ouverture d'esprit. L'être humain a naturellement tendance à rechercher l'information conforme à ses croyances et à ignorer les faits contraires à ses idées. D'ailleurs, cela vaut tant pour l'infirmière que pour la personne soignée. Les personnes âgées, par exemple, ont beaucoup de difficulté à accepter le développement de la technologie, la brièveté actuelle des hospitalisations et même le fait qu'un diagnostic de cancer n'équivaille plus nécessairement à une mort imminente. En revanche, les personnes âgées possèdent un vaste bagage de connaissances et d'expérience ; souvent, elles savent mieux que les professionnels de la santé ce qui leur convient. L'infirmière doit cultiver sa tolérance lorsqu'elle fait face à des idées contraires à ses croyances et s'exercer à réserver son jugement.

Réserver son jugement suppose que l'on tolère l'ambiguïté pendant un certain temps. Une question complexe ne trouve pas toujours de réponse claire et rapide, et exige que l'on diffère la formulation d'un jugement. Il arrive que l'infirmière doive répondre : « Je ne sais pas » pendant un temps et tolérer cette ignorance jusqu'à ce qu'elle ait une meilleure connaissance de la situation. Il n'est pas toujours possible de réserver son jugement dans les situations d'urgence, qui nécessitent une réaction rapide, mais d'autres situations le permettent.

Recherche de situations favorisant la réflexion

L'infirmière a tout intérêt à assister à des conférences ou à des formations où l'on fait l'examen objectif de plusieurs dimensions d'un même phénomène et où la divergence d'opinions est valorisée. Il est vital de cultiver une attitude d'ouverture, par le recours au questionnement socratique ou à une autre technique. L'infirmière doit bien connaître les critères d'évaluation de la pensée critique et les appliquer à sa propre démarche réflexive. L'infirmière qui reste constamment attentive à ses propres modes de pensée (au moment même où elle pense) est en mesure de détecter ses propres erreurs.

Création de milieux propices à la pensée critique

L'infirmière ne peut ni acquérir ni conserver les attitudes propres à la pensée critique dans l'isolement. Celle qui occupe une position d'autorité doit être particulièrement sensible au climat qu'elle établit pour l'épanouissement de la réflexion ; elle doit faire en sorte que le milieu où elle évolue soit stimulant, qu'on y valorise la divergence d'opinions et l'étude objective des idées et des opinions. L'infirmière doit prendre en considération le point de vue de personnes de cultures, de religions, de classes socioéconomiques, de structures familiales et d'âges divers. En tant que chef de file, l'infirmière doit inciter ses collègues à étudier les faits attentivement avant de tirer des conclusions et à résister aux pressions du groupe, à ne pas s'incliner aveuglément devant la volonté du groupe.

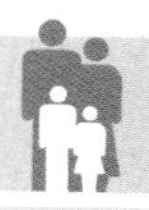

LES ÂGES DE LA VIE

Personnes âgées

Il est important de faire participer la personne à la prise de décision et à la planification des soins infirmiers. Cependant, cela est particulièrement difficile avec les personnes âgées qui présentent des déficits cognitifs tels que la maladie d'Alzheimer. L'infirmière doit chercher à laisser à ces personnes un maximum de maîtrise et de latitude, tout en demeurant aussi simple et directe que possible afin de se faire comprendre. Les personnes âgées dont la fonction cognitive est altérée sont pour la plupart incapables d'effectuer plusieurs tâches en même temps, voire de penser à ce qui suivra le moment présent. En adaptant ses explications et ses échanges au niveau de fonctionnement cognitif des personnes qu'elle soigne, l'infirmière respecte leur dignité tout en leur permettant de participer à leurs propres soins aussi longtemps que possible. Par ailleurs, l'infirmière doit aussi considérer divers facteurs comme l'expérience de vie de la personne âgée, son niveau d'instruction ou la place de la religion dans ses prises de décision.

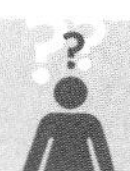

EXERCICES D'INTÉGRATION

M. Paul est un ingénieur de 53 ans qui vient de prendre sa retraite. Il a des antécédents de syndrome du côlon irritable et a souffert fréquemment de diarrhées et de saignements rectaux. Son épouse est enseignante. À la mi-décembre, il se présente à la clinique en disant : « Je ne me sens pas bien. » L'infirmière conclut à une réapparition de son trouble intestinal.

1. Quelles questions l'infirmière devrait-elle poser pour vérifier son hypothèse ?
2. Comment l'infirmière pourrait-elle montrer qu'elle a confiance dans le raisonnement, c'est-à-dire qu'elle a une attitude propre à la pensée critique ?
3. Socrate interrogerait ainsi l'infirmière sur les conséquences de sa conclusion : « Quelles sont les répercussions de votre conclusion ? » Que l'infirmière devrait-elle répondre, si elle tient compte des conséquences qu'aurait son hypothèse si elle s'avérait juste ou si elle était au contraire non fondée ?
4. La pensée critique exige que l'on soit à l'affût des signaux subtils. Dans cette situation, quels signaux méritent un examen plus attentif ?

Voir l'appendice A : Exercices d'intégration – Pistes de réflexion.

RÉVISION DU CHAPITRE

Concepts clés

- L'infirmière doit acquérir les habiletés et les attitudes propres à la pensée critique afin d'exercer sa profession de manière prudente, avec compétence et habileté.
- La pensée critique est une activité mentale systématique qui guide les croyances et les actions.
- L'infirmière exerce sa pensée critique lorsqu'elle intègre à sa pratique les connaissances propres à d'autres domaines, compose avec le changement dans des contextes stressants et prend des décisions importantes reliées aux soins de la personne. L'infirmière qui intègre la créativité à sa pensée est capable de trouver des solutions originales à des problèmes spécifiques.
- La créativité renforce la pensée critique. L'infirmière créative émet de nombreuses idées rapidement, fait preuve de souplesse, trouve des solutions originales aux problèmes, tend à être plus indépendante et à avoir plus confiance en elle-même, et manifeste une plus forte individualité.
- Les habiletés propres à la pensée critique sont l'analyse critique, le raisonnement inductif, le raisonnement déductif, la capacité de formuler des inférences valides, la capacité de distinguer les faits et les opinions, la capacité d'évaluer la crédibilité de l'information, la capacité de clarifier les concepts et enfin celle de déterminer des hypothèses valables.
- Les attitudes propres à la pensée critique sont l'indépendance intellectuelle, le sens de l'équité, la compréhension de l'égocentrisme et du sociocentrisme, la prudence, le courage, l'intégrité, la persévérance, la confiance dans le raisonnement, l'intérêt pour l'exploration des sentiments et des émotions, et enfin la curiosité.
- La pensée critique comprend plusieurs processus cognitifs d'ordre supérieur, dont la résolution de problèmes et la prise de décision. Il existe plusieurs techniques de résolution de problèmes : l'approche par tâtonnement, l'intuition, la méthode scientifique classique et la méthode scientifique modifiée. La démarche systématique à laquelle l'infirmière a recours est une démarche spécifiquement adaptée à la pratique infirmière.
- Selon Paul et Elder (1999), les composantes de la pensée sont l'objet de la pensée, la question à l'étude, l'information, l'interprétation et l'inférence, les concepts, les hypothèses, les répercussions et les conséquences, et enfin les points de vue. L'exercice de la pensée critique requiert que l'on tienne compte de ces composantes pour résoudre des problèmes et prendre des décisions.

RÉVISION DU CHAPITRE (SUITE)

Concepts clés (suite)

- La démarche systématique dans la pratique infirmière et l'exercice de la pensée critique sont des processus interdépendants mais non identiques. Dans ces deux processus interviennent la résolution de problèmes, la prise de décision et la créativité.
- L'infirmière doit prendre des décisions tant dans sa vie professionnelle que dans sa vie privée. Les étapes du processus de prise de décision sont : déterminer le but visé, établir les critères, pondérer les critères, déterminer les solutions possibles, analyser les solutions possibles, anticiper, exécuter et évaluer le résultat.
- Toute personne est capable d'exercer sa pensée critique à un niveau ou à un autre. La pensée critique se développe par la pratique. Pour parfaire ses attitudes et ses habiletés en pensée critique, l'infirmière peut procéder à une autoévaluation, apprendre à tolérer l'ambiguïté, rechercher les situations où la réflexion est favorisée et créer des milieux propices à la pensée critique.

Questions de révision

15-1. Une personne qui souffre d'une diarrhée aqueuse chronique a reçu une ordonnance pour un laxatif, soit du psyllium (Metamucil). Or, l'infirmière ignore que le psyllium est un laxatif mucilagineux pouvant contribuer à solidifier les selles. Elle conclut donc : « Le médecin ne savait pas que la personne avait la diarrhée. » Cette affirmation est un exemple :

a) de fait.
b) d'inférence.
c) de jugement.
d) d'opinion.

15-2. Une personne dit avoir faim, mais refuse systématiquement la nourriture qui lui est servie au centre hospitalier. L'exercice de la pensée critique pousserait l'infirmière :

a) à vérifier avec cette personne les hypothèses qu'elle pourrait avoir à propos de son refus de s'alimenter.
b) à laisser la nourriture au chevet de cette personne jusqu'à ce que la faim la tenaille assez pour qu'elle s'alimente.
c) à indiquer au médecin qu'il faudra songer bientôt à alimenter cette personne par sonde.
d) à croire que la personne n'a pas vraiment faim.

15-3. Une infirmière considère que l'horaire de travail d'un jour férié n'a pas été établi équitablement. Elle en discute avec l'infirmière gestionnaire, qui lui répond que cet horaire est en usage depuis très longtemps et que les autres infirmières le jugent acceptable. Laquelle des réactions suivantes indiquerait que l'infirmière a recours à la pensée critique dans cette situation ?

a) Elle s'incline devant les préférences de la majorité.
b) Elle analyse son propre raisonnement pour y déceler des failles.
c) Elle songe à s'adresser à une autorité supérieure.
d) Elle poursuit son enquête jusqu'à ce qu'elle trouve une explication qui la satisfasse.

15-4. Une personne qui a des difficultés respiratoires éprouve un certain soulagement quand la tête de son lit est relevée. Cependant, le maintien prolongé de cette position peut entraîner des lésions cutanées dans la région sacrée. Face à ce dilemme, l'infirmière détermine que la meilleure approche consiste d'abord à mesurer l'intensité de la pression exercée sur le sacrum dans diverses autres positions. Cette approche relève :

a) de la méthode scientifique.
b) de l'approche par tâtonnement.
c) de l'intuition.
d) de la démarche systématique dans la pratique infirmière.

15-5. Dans le processus de prise de décision, l'infirmière établit les critères et les pondère, puis étudie les solutions possibles. Avant de mettre sa décision à exécution, elle doit cependant :

a) revoir le but visé.
b) consulter la personne et sa famille pour connaître leur opinion sur les critères.
c) déterminer et étudier divers moyens d'atteindre les résultats visés.
d) prévoir un plan d'action en cas de problème.

Voir l'appendice B : Réponses aux questions de révision.

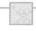

BIBLIOGRAPHIE

En anglais

Alfaro-LeFevre, R. (1999). *Critical thinking in nursing : A practical approach* (2nd ed.). Philadelphia : W. B. Saunders.

Bandman, E. L., & Bandman, G. (1998). *Critical thinking in nursing.* East Norwalk, CT : Appleton & Lange.

Benner, P. E., Hooper-Kyriakidis, P. L., & Stannard, D. (1999). *Clinical wisdom and interventions in critical care : A thinking-in-action approach.* Philadelphia : W. B. Saunders.

Botes, A. (2000). Critical thinking by nurses on ethical issues like the termination of pregnancies. *Curationis : South African Journal of Nursing, 23*(3), 26–31.

Di Vito, T. P. (2000). Identifying critical thinking behaviors in clinical judgments. *Journal for Nurses in Staff Development, 15,* 174–180.

Facione, P. (1990). *Critical thinking : A statement of expert consensus for purposes of educational assessment and instruction.* Millbrae, CA : California Academic Press.

Facione, P. (1998). *Critical thinking : What it is and why it counts.* Millbrae, CA : California Academic Press.

Foundation for Critical Thinking. (2001). *Critical thinking : Basic theory and instructional structure.* Dillon Beach, CA : Author.

Green, C. J. (2000). *Critical thinking in nursing : Case studies across the curriculum.* Upper Saddle River, NJ : Prentice Hall Health.

Ignatavicius, D. D. (2001). Six critical thinking skills for at-the-bedside success. *Dimensions of Critical Care Nursing, 20*(2), 30–33.

Kataoka-Tahiro, M., & Saylor, C. (1994). A critical thinking model for nursing judgment. *Journal of Nursing Education, 8*(33), 351.

Locsin, R. C. (2001). The dilemma of decision-making processing thinking critical to nursing. *Holistic Nursing Practice, 15*(3), 1–3.

Lunney M. (Ed.). (2001). *Critical thinking & nursing diagnoses : Case studies & analyses.* Philadelphia : North American Nursing Diagnosis Association.

Nicoteri, J. A. (1998). Critical thinking skills. *American Journal of Nursing, 98*(10), 62, 64.

Oermann, M. H. (1999). Critical thinking, critical practice. *Nursing Management, 30*(4), 40C–D, 40F, 40H–I.

Paul, R. W. (1995). *Critical thinking : How to prepare students for a rapidly changing world.* Santa Rosa, CA : Foundation for Critical Thinking.

Paul, R., & Elder, L. (1999). *The miniature guide to critical thinking : Concepts and tools.* Santa Rosa, CA : Foundation for Critical Thinking.

Paul, R., & Elder, L. (2000). *Critical thinking : Tools for taking charge of your learning and your life.* Upper Saddle River, NJ : Prentice Hall.

Pesut, D. J., & Herman, J. (1999). *Clinical reasoning : The art and science of critical and creative thinking.* Albany, NY : Delmar.

Raingruber, B., & Haffer, A. (2001). *Using your head to land on your feet : A beginning nurse's guide to critical thinking.* Philadelphia : F. A. Davis.

Scheffer, B. K., & Rubenfeld, M. G. (2000). A consensus statement on critical thinking in nursing. *Journal of Nursing Education, 39,* 352–359.

Schuster, P. M. (2002). *Concept mapping : A critical- thinking approach to care planning.* Philadelphia : F. A. Davis.

Scriven, M., & Paul, R. (n.d.). *Defining critical thinking.* Retrieved February 23, 2003, from http ://www.criticalthinking.org/University/univclass/ Defining.html

Wilkinson, J. M. (2001). *Nursing process and critical thinking* (3rd ed.). Upper Saddle River, NJ : Prentice Hall Health.

En français

Rubenfeld, M. G. et Scheffer, B. K. (1999). *Raisonnement critique en soins infirmiers : guide d'apprentissage.* Bruxelles : De Boeck Université.

OBJECTIFS D'APPRENTISSAGE

Après avoir étudié ce chapitre, vous pourrez :

- Décrire les différentes étapes de la démarche systématique dans la pratique infirmière.
- Énumérer les principales caractéristiques de la démarche systématique dans la pratique infirmière.
- Indiquer les quatre grandes activités associées à la collecte des données.
- Expliquer le but de la collecte des données.
- Faire la distinction entre les données subjectives et les données objectives ainsi qu'entre les données primaires et les données secondaires.
- Nommer trois méthodes de collecte des données et illustrer par des exemples l'utilité de chacune d'elles.
- Comparer l'approche directive et l'approche non directive en entrevue.
- Comparer les questions ouvertes et les questions fermées, en donner des exemples et en énumérer les avantages et les inconvénients.
- Décrire les aspects importants du cadre de l'entrevue.
- Comparer divers modèles théoriques pouvant servir à structurer l'anamnèse de la personne.

CHAPITRE 16

COLLECTE DES DONNÉES

Adaptation française :
Caroline Longpré, inf., M.Sc.
Enseignante en soins infirmiers
Cégep régional de Lanaudière à Joliette

Le terme *démarche systématique dans la pratique infirmière* utilisé dans cet ouvrage a été créé par Hall en 1955. Quelques années plus tard, Johnson (1959), Orlando (1961) et Wiedenbach (1963) désignèrent ainsi la série d'étapes dont est constituée la prestation de soins infirmiers. Depuis lors, diverses théoriciennes ont décrit cette démarche et proposé différentes manières d'en ordonner les étapes.

Le but de la démarche systématique dans la pratique infirmière est de déterminer l'état de santé d'une personne, d'une famille ou d'une communauté, de déceler ses problèmes et ses besoins actuels et potentiels en matière de santé, d'établir un plan de soins et de traitements pour répondre aux besoins discernés, d'exécuter et d'évaluer à cette fin des interventions infirmières précises.

MOTS CLÉS

Approche céphalocaudale, 357
Collecte des données, 348
Données directes, 349
Données indirectes, 349
Données objectives, 349
Données subjectives, 349
Entrevue, 353
Entrevue directive, 353
Entrevue non directive, 354
Examen des fonctions, 357
Indicateur, 369
Inférence, 369
Question dirigée, 354
Question fermée, 354
Question neutre, 354
Question ouverte, 354
Rapprochement, 354
Signes, 349
Symptômes, 349
Validation, 369

Vue d'ensemble de la démarche systématique dans la pratique infirmière

L'emploi de la démarche systématique en pratique clinique a gagné en popularité à partir de 1973 grâce à l'ouvrage intitulé *Standards of Clinical Nursing Practice*, publié par l'American Nurses Association (ANA), qui comporte une description de ses étapes. Dans son document décrivant les perspectives de l'exercice de la profession d'infirmière, l'Ordre des infirmières et infirmiers du Québec (OIIQ) énumère les cinq étapes de la démarche systématique comme suit : collecte des données, interprétation, planification, mise en œuvre des interventions et évaluation (OIIQ, 2004). La Loi sur les infirmières et infirmiers du Québec souligne l'importance de la démarche systématique dans le cadre de la profession en définissant le champ de pratique de la façon suivante : « L'exercice infirmier consiste à évaluer l'état de santé d'une personne, à déterminer et à assurer la réalisation du plan de soins et de traitements infirmiers, à prodiguer les soins et les traitements infirmiers et médicaux dans le but de maintenir la santé, de rétablir et de prévenir la maladie ainsi qu'à fournir les soins palliatifs. » (Loi sur les infirmières et infirmiers, article 36.) La figure 16-1 ■, à la page 346, présente une illustration de la démarche systématique dans la pratique infirmière.

Étapes de la démarche systématique dans la pratique infirmière

Les termes employés pour décrire les étapes de la démarche systématique varient d'une école de pensée à l'autre. Par exemple, *analyse* peut être remplacé par *diagnostic infirmiers* et *interventions* par *exécution*. Dans cet ouvrage, nous adopterons « analyse » et « interventions ». Quoi qu'il en soit, les activités de l'infirmière qui se conforme à la démarche systématique restent les mêmes.

Le tableau 16-1 présente une vue d'ensemble des cinq étapes de la démarche systématique. Chacune de ces étapes est traitée en profondeur dans ce chapitre et dans les quatre chapitres subséquents. Les étapes de la démarche systématique ne sont pas des entités discrètes, elles se chevauchent et s'enchaînent de manière continue (figure 16-2 ■, à la page 348). La collecte des données, par exemple, que l'on considère généralement comme la première étape, s'effectue de nouveau au moment de l'étape des interventions et de l'évaluation. C'est ainsi que l'infirmière administre un médicament (intervention) et poursuit en même temps la collecte des données en notant la coloration de la peau, le niveau de conscience, etc.

Toutes les étapes de la démarche systématique sont interdépendantes et influent les unes sur les autres. Si l'infirmière procède à une collecte des données inadéquate, elle formulera des diagnostics infirmiers incomplets ou incorrects et ces inexactitudes se répercuteront également sur les étapes de la planification, des interventions et de l'évaluation.

Caractéristiques de la démarche systématique

La démarche systématique possède des caractéristiques particulières qui permettent à l'infirmière de réagir promptement aux variations de l'état de santé de la personne. Ainsi, la démarche systématique est centrée sur la personne, elle est cyclique et dynamique. Elle vise la résolution de problèmes et la prise de décisions, elle est interpersonnelle et coopérative ; elle s'applique universellement et son élaboration découle de la pensée critique et du jugement clinique.

- Les données obtenues à chaque étape permettent d'orienter la suivante. Les résultats de l'évaluation influent sur la prochaine collecte des données. Il s'ensuit que la démarche systématique est une série d'actions récurrentes (cycliques) qui sont continuellement en changement (dynamiques) et non constantes (non statiques).
- La personne est au centre de la démarche systématique. L'infirmière établit le plan de soins et de traitements infirmiers en fonction des problèmes de la personne et non de ses propres objectifs de soins. Lors de la collecte des données, l'infirmière détermine les habitudes et les besoins de la personne afin d'en tenir compte dans le plan de soins et de traitements infirmiers.
- La démarche systématique est une variante du processus de résolution de problèmes (voir le chapitre 15) et de la théorie des systèmes (voir le chapitre 12). On peut considérer qu'elle est parallèle à la démarche employée par les médecins (la démarche médicale). En effet, ces deux démarches ont en commun les points suivants : (a) elles

TABLEAU 16-1

Vue d'ensemble de la démarche systématique

Étapes et description	Raisons d'être	Activités
Collecte des données Obtenir, organiser, valider et consigner les données relatives à la personne.	Constituer un ensemble de renseignements et de données sur les réactions de la personne à la maladie et sur sa capacité de répondre à ses besoins de santé.	Recueillir les données subjectives et objectives par la collecte des données. ▪ Établir l'anamnèse. ▪ Procéder à un examen physique. ▪ Lire le dossier clinique de la personne. ▪ Prendre connaissance de la documentation scientifique. ▪ Consulter les proches aidants. ▪ Consulter des professionnels de la santé. Mettre les données à jour au besoin. Organiser les données. Valider les données. Communiquer et consigner les données.
Analyse Analyser les données et formuler le diagnostic infirmier.	Déterminer les forces de la personne ainsi que les problèmes de santé qu'il est possible de prévenir ou de résoudre au moyen d'interventions infirmières autonomes ou traitées en collaboration. Dresser la liste des problèmes reliés aux soins infirmiers et la liste de ceux à traiter en collaboration.	Interpréter et analyser les données. ▪ Comparer les données aux normes. ▪ Classer les données (formuler des hypothèses provisoires). ▪ Discerner les lacunes et les contradictions. ▪ Déterminer les forces de la personne, les facteurs favorisants, les risques encourus, les diagnostics infirmiers et les problèmes. ▪ Formuler des diagnostics infirmiers et des énoncés de problèmes à traiter en collaboration. ▪ Inscrire les diagnostics infirmiers dans le plan de soins et de traitements infirmiers. ▪ Rédiger le plan thérapeutique infirmier.
Planification Déterminer la manière de prévenir, atténuer ou résoudre les problèmes discernés; de conserver les forces de la personne; de procéder à des interventions infirmières organisées, individualisées et orientées vers les objectifs fixés.	Élaborer un plan de soins et de traitements infirmiers individualisé qui précise les objectifs et les résultats escomptés ainsi que les interventions infirmières correspondantes.	Établir des priorités et des objectifs ainsi que des résultats escomptés en collaboration avec la personne. Indiquer les objectifs et les résultats escomptés. Choisir des stratégies ou des interventions infirmières. Consulter d'autres professionnels de la santé. Rédiger les ordonnances infirmières dans le plan de soins et de traitements infirmiers. Transmettre le plan thérapeutique infirmier aux professionnels de la santé concernés.
Interventions Procéder aux interventions infirmières planifiées.	Aider la personne à atteindre les objectifs et à obtenir les résultats escomptés; favoriser son bien-être; prévenir la maladie; rétablir la santé; faciliter l'adaptation à une altération du fonctionnement.	Procéder à une nouvelle collecte des données. Déterminer les besoins de l'infirmière en matière d'assistance. Accomplir les interventions infirmières planifiées. Faire part des interventions infirmières accomplies. ▪ Consigner les soins prodigués, les traitements infirmiers ainsi que les réactions de la personne à ces soins et traitements. ▪ Donner des comptes rendus verbaux au besoin. ▪ Superviser l'exécution des tâches confiées au personnel infirmier.
Évaluation Mesurer le degré d'atteinte des objectifs ou d'obtention des résultats escomptés et discerner les facteurs favorables ou défavorables.	Déterminer s'il convient de maintenir ou de modifier le plan de soins et de traitements infirmiers ou encore d'y mettre un terme.	Collaborer avec la personne et recueillir des données relatives aux résultats escomptés. Juger si les objectifs ont été atteints ou si les résultats escomptés ont été obtenus. Établir le rapport entre les interventions infirmières et les résultats obtenus. Tirer des conclusions quant à l'évolution du problème de santé. Maintenir ou modifier le plan de soins et de traitements infirmiers au besoin ou cesser la prestation de soins infirmiers. Consigner l'atteinte des objectifs et les modifications apportées au plan de soins et de traitements infirmiers.

DÉMARCHE SYSTÉMATIQUE DANS LA PRATIQUE INFIRMIÈRE

La démarche systématique dans la pratique infirmière est une méthode systématique et rationnelle qui permet de planifier et de prodiguer des soins infirmiers. Elle consiste à déterminer l'état de santé de la personne, à déceler ses problèmes de santé actuels et possibles, à établir un plan de soins et de traitements infirmiers correspondant aux besoins discernés et à exécuter des interventions infirmières précises pour y répondre. La démarche systématique est cyclique, c'est-à-dire que ses composantes s'enchaînent logiquement et se chevauchent. À la fin du premier cycle de la démarche, on peut, selon les résultats, mettre un terme aux soins si les objectifs sont atteints, recommencer le cycle avec une nouvelle collecte des données ou encore modifier le plan de soins et de traitements infirmiers.

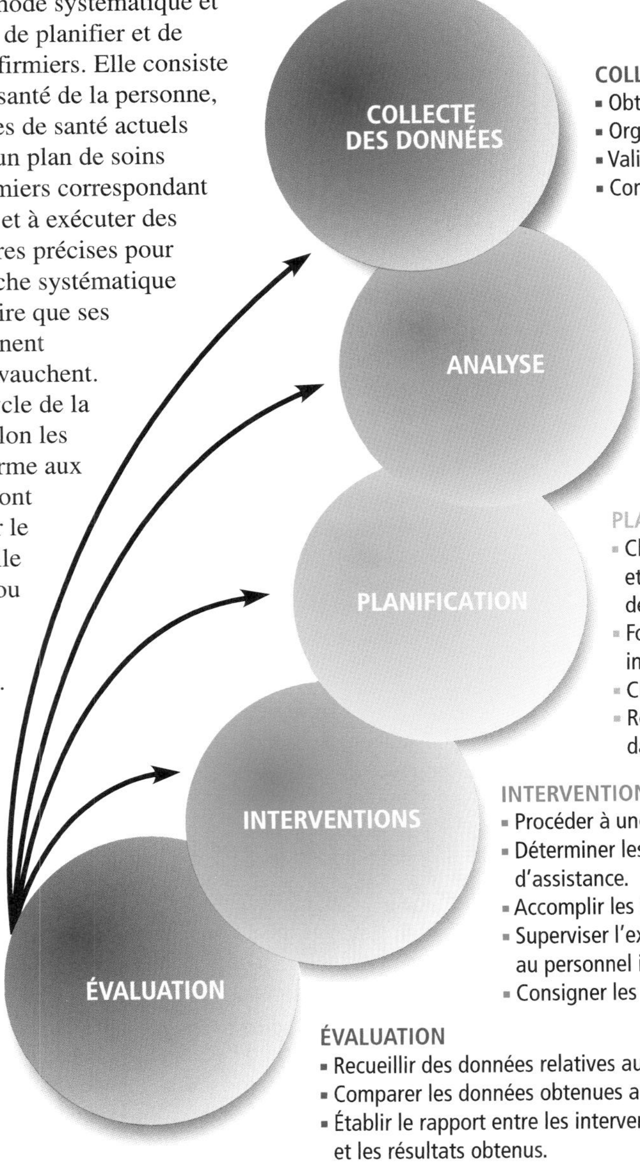

COLLECTE DES DONNÉES
- Obtenir des données.
- Organiser les données.
- Valider les données.
- Consigner les données.

ANALYSE
- Analyser les données.
- Déterminer les problèmes de santé, les facteurs favorisants et les forces de la personne.
- Formuler le diagnostic infirmier.

PLANIFICATION
- Classer les problèmes de santé et les diagnostics infirmiers par ordre de priorité.
- Formuler des objectifs de soins infirmiers et des résultats escomptés.
- Choisir des interventions infirmières.
- Rédiger les ordonnances infirmières dans le plan de soins et de traitements.

INTERVENTIONS
- Procéder à une nouvelle collecte des données.
- Déterminer les besoins de l'infirmière en matière d'assistance.
- Accomplir les interventions infirmières.
- Superviser l'exécution des tâches confiées au personnel infirmier.
- Consigner les interventions infirmières.

ÉVALUATION
- Recueillir des données relatives aux résultats escomptés.
- Comparer les données obtenues aux résultats escomptés.
- Établir le rapport entre les interventions infirmières et les résultats obtenus.
- Tirer des conclusions quant à l'évolution du problème de santé.
- Maintenir, modifier ou cesser le plan de soins et de traitements infirmiers.
- Consigner l'atteinte des objectifs et les modifications apportées au plan de soins et de traitements infirmiers.

FIGURE 16-1 ■ La démarche systématique dans la pratique infirmière.

Raymonde Aquilini, une avocate mariée de 28 ans, présente lors de son admission à l'établissement de soins une température élevée, une toux productive ainsi qu'une respiration rapide et laborieuse. Au cours de l'anamnèse, Mme Aquilini dit à l'infirmière, Carolina Medina, qu'elle souffre d'un « rhume » depuis deux semaines et d'une « difficulté respiratoire à l'effort ». La fièvre ainsi qu'une « douleur » dans les « poumons » ont augmenté depuis la veille.

COLLECTE DES DONNÉES L'infirmière procède à un examen physique et note les signes vitaux suivants : température, 39,4 °C ; pouls, 92 BPM ; respiration, 28 ; pression artérielle, 122/80 mm Hg. Elle observe également que Mme Aquilini a la peau sèche, les joues rouges et qu'elle est secouée de frissons. L'auscultation révèle des crépitants à l'inspiration ainsi qu'un assourdissement des bruits respiratoires dans le poumon droit.

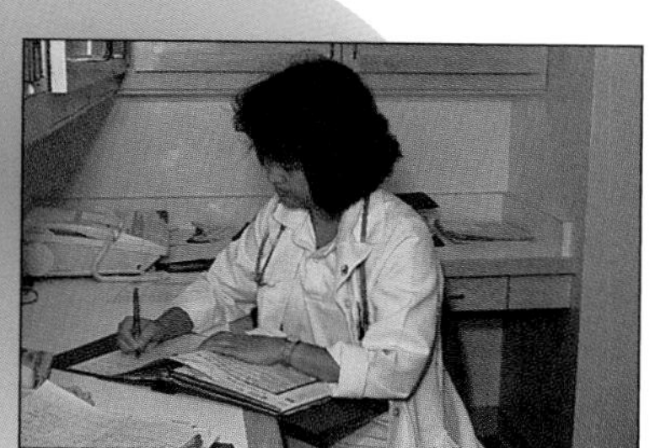

ANALYSE Après avoir procédé à une analyse, l'infirmière formule le diagnostic infirmier suivant : *Dégagement inefficace des voies respiratoires*, relié à l'incapacité d'évacuer les sécrétions des voies respiratoires.

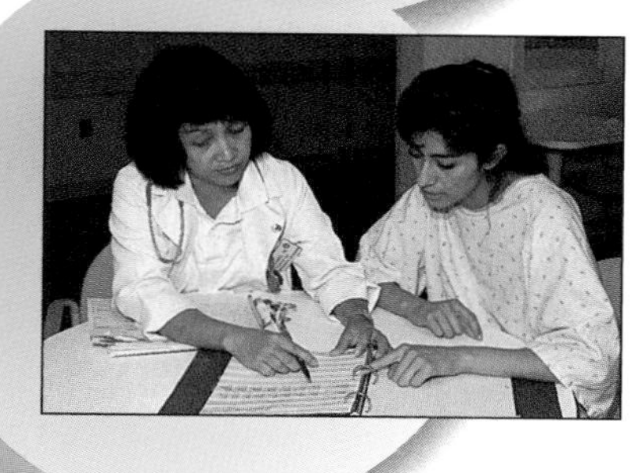

PLANIFICATION L'infirmière et Mme Aquilini collaborent. Elles formulent des objectifs (rétablir un mode de respiration et une ventilation pulmonaire efficaces) ; elles établissent des résultats escomptés (obtenir une amplitude thoracique symétrique d'au moins 4 cm) ; elles élaborent un plan de soins et de traitements infirmiers qui comprend notamment des exercices de toux et de respiration profonde toutes les trois heures, un apport liquidien de 3000 mL par jour et une séance quotidienne de drainage postural.

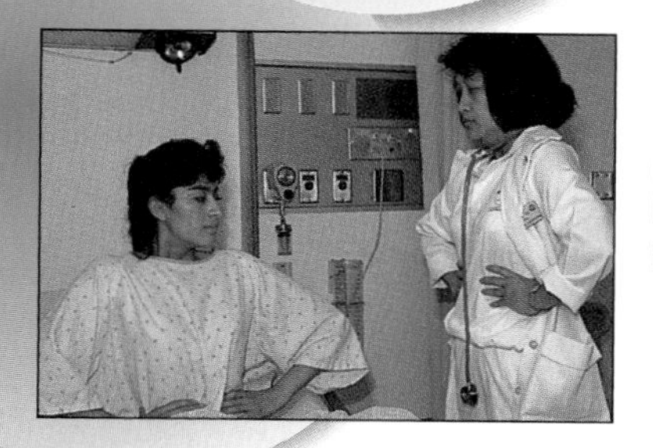

INTERVENTIONS Mme Aquilini accepte d'effectuer les exercices de respiration profonde toutes les trois heures pendant la journée. En outre, elle reconnaît qu'elle a besoin d'augmenter son apport liquidien et d'aménager son horaire matinal de manière à effectuer son drainage postural.

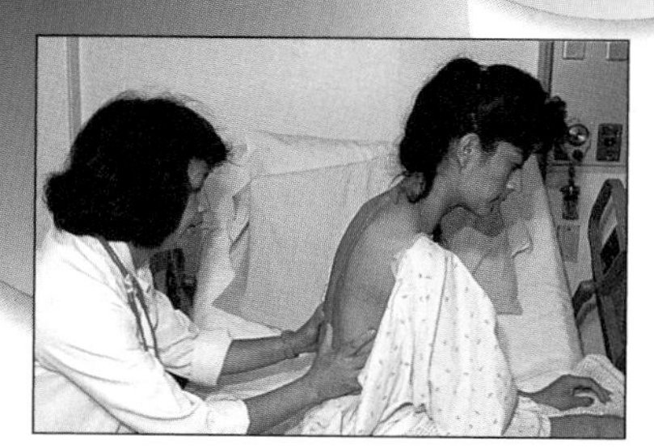

ÉVALUATION Après avoir évalué l'amplitude thoracique de Mme Aquilini, l'infirmière constate qu'elle n'a pas réussi à obtenir une ventilation pulmonaire maximale. Elles révisent le plan de soins et de traitements infirmiers et y apportent certaines modifications : Mme Aquilini fera désormais les exercices de toux et de respiration profonde toutes les deux heures.

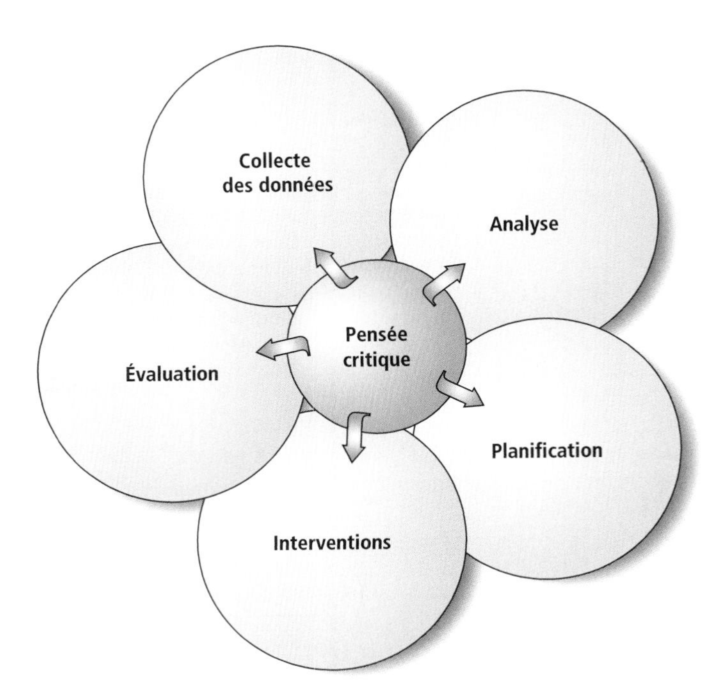

FIGURE 16-2 ■ Les cinq étapes interdépendantes de la démarche systématique dans la pratique infirmière. La qualité de chaque étape dépend de la qualité de celle qui la précède. Chaque étape fait appel à la pensée critique et au jugement clinique.

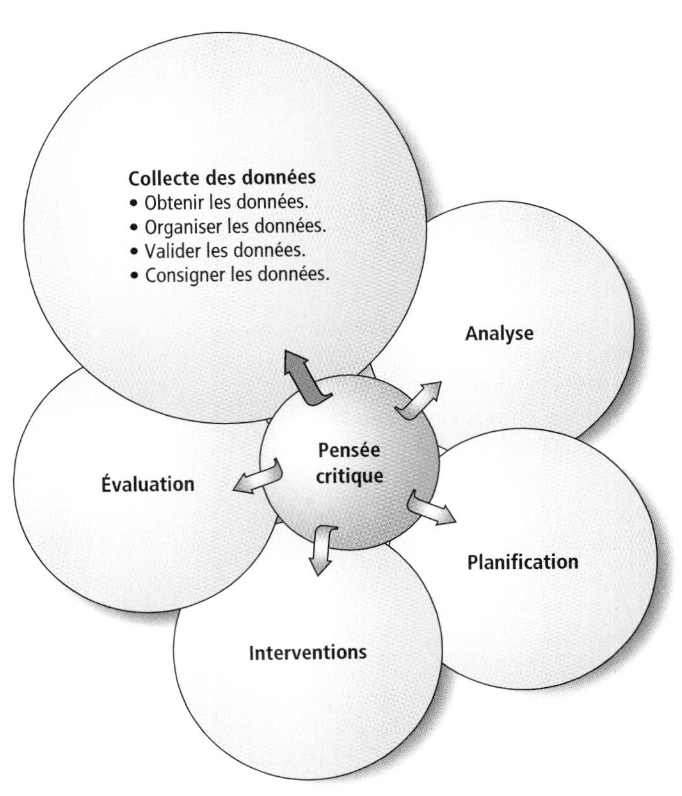

FIGURE 16-3 ■ Étape de la collecte des données. L'étape de la collecte des données comprend quatre actions interreliées.

s'amorcent par une collecte des données et une analyse; (b) elles font reposer l'action (l'intervention ou le traitement) sur un énoncé du problème (le diagnostic infirmier ou le diagnostic médical); (c) elles comprennent une phase d'évaluation. Cependant, la démarche médicale et la démarche systématique dans la pratique infirmière se différencient dans la mesure où la première est axée sur les systèmes physiologiques et le processus morbide alors que la seconde concerne davantage les réactions de la personne à la maladie.

- Toutes les étapes de la démarche systématique font place à la prise de décisions. L'infirmière peut déployer une grande créativité quant au moment et à la manière d'utiliser les données pour prendre des décisions. Elle n'est pas soumise à des actions figées et dispose d'un éventail d'habiletés et de connaissances, ce qui favorise l'individualisation du plan de soins et de traitements infirmiers de la personne.
- La démarche systématique est interpersonnelle et coopérative. Elle exige que l'infirmière communique directement et régulièrement avec les personnes et leurs familles afin de répondre à leurs attentes. Elle suppose également que l'infirmière collabore avec ses collègues de l'équipe de soins en vue de prodiguer des soins de qualité.
- La démarche systématique s'applique universellement, c'est-à-dire qu'elle structure les soins infirmiers dans tous les secteurs des soins de santé auprès des personnes de tous les groupes d'âge.
- L'infirmière doit faire preuve de diverses habiletés propres à la pensée critique pour accomplir la démarche systématique. Le tableau 16-2 présente des exemples de recours à la pensée critique dans la démarche systématique.

Étape de la collecte des données

L'étape de la **collecte des données** consiste à obtenir, organiser, valider et consigner de l'information (voir la figure 16-3 ■). Il s'agit d'un processus continu qui s'étend à toutes les étapes de la démarche systématique. À l'étape de l'évaluation, par exemple, l'infirmière recueille des données pour déterminer les résultats des stratégies infirmières et pour mesurer le degré d'atteinte des objectifs. La qualité de toutes les étapes de la démarche systématique dépend de la précision et de l'exhaustivité de l'étape de la collecte des données. « L'évaluation de la condition physique et mentale des personnes symptomatiques devient l'assise de l'exercice et distingue les infirmières et les médecins des autres professionnels » (OIIQ, 2003).

L'étape de la collecte des données se réalise à l'aide d'outils de collecte des données. Il existe quatre types d'outils de collecte des données: la collecte des données initiale, la collecte des données centrée sur un problème particulier, la collecte des données effectuée dans une situation d'urgence et la collecte des données répétée après un intervalle (voir le tableau 16-3). L'infirmière choisira l'un de ces quatre types d'outils de collecte des données en fonction de ce qu'elle recherche, du moment où s'effectue la collecte, du temps dont elle dispose et de l'état de santé de la personne.

La collecte des données porte essentiellement sur les réactions de la personne à un problème de santé. Elle doit tenir

TABLEAU 16-2 Exemples de recours à la pensée critique dans la démarche systématique dans la pratique infirmière

Étapes de la démarche systématique	Actions relevant de la pensée critique
Collecte des données	Faire des observations fiables. Distinguer les données les plus pertinentes. Distinguer les données les plus importantes. Valider les données. Organiser les données. Classer les données en fonction d'un modèle théorique. Discerner les présupposés.
Analyse	Discerner des tendances et des relations parmi les indicateurs, ou résultats escomptés. Déceler les lacunes dans les données. Faire des inférences. Différer son jugement si les données sont insuffisantes. Établir des liens interdisciplinaires. Énoncer le problème. Examiner les présupposés. Comparer les tendances aux normes. Déceler les facteurs qui aggravent le problème.
Planification	Formuler des généralisations valables. Transférer ses connaissances d'une situation à l'autre. Établir des critères d'évaluation. Formuler des hypothèses. Établir des liens interdisciplinaires. Établir des priorités parmi les besoins de la personne. Généraliser des principes issus d'autres sciences.
Interventions	Appliquer ses connaissances aux interventions. Vérifier les hypothèses.
Évaluation	Déterminer si les hypothèses sont justes. Procéder à une évaluation critériée.

Source : D'après *Nursing Process & Critical Thinking*, 3e éd. (p. 65-66), de J. M. Wilkinson, 2001, Upper Saddle River, NJ : Pearson Education Nursing.

compte des besoins perçus de la personne, de ses problèmes de santé, de ses expériences connexes, de ses valeurs et de son mode de vie. Pour atteindre une efficacité optimale, la collecte des données doit être directement reliée à un problème de santé particulier. Par conséquent, l'infirmière doit faire preuve de jugement au moment de choisir les éléments à inclure dans la collecte des données.

Obtention des données

L'infirmière doit obtenir des données sur l'état de santé de la personne de manière systématique et continue. Elle doit s'efforcer de n'omettre aucune donnée importante et de rendre compte fidèlement des variations de l'état de santé de la personne.

L'ensemble des renseignements obtenus sur une personne est constitué de l'anamnèse (voir l'encadré 16-1), des résultats des examens physiques effectués par l'infirmière et par le médecin, des résultats des examens paracliniques ainsi que des renseignements fournis par d'autres professionnels de la santé.

L'infirmière doit recueillir des données tant sur les antécédents de la personne que sur ses problèmes de santé actuels. Par exemple, des antécédents de réaction allergique à la pénicilline constituent une donnée très importante. De même, l'infirmière doit savoir si la personne a subi des interventions chirurgicales, si elle a eu recours à d'autres services de soins de santé et si elle souffre d'affections chroniques. Par ailleurs, elle s'informera sur sa situation actuelle et recueillera par exemple des données sur la douleur, le mode de digestion, les habitudes de sommeil et les pratiques religieuses. La participation active de la personne et de l'infirmière est essentielle à une collecte des données précise.

Types de données

Il existe deux types de données, les données subjectives et les données objectives. Les **données subjectives**, aussi appelées **symptômes** ou **données indirectes**, ne sont perceptibles que pour la personne concernée et ne peuvent être décrites ou vérifiées que par elle. Les démangeaisons, la douleur et les sentiments d'inquiétude comptent parmi les données subjectives. De même, les sensations, les sentiments, les valeurs, les croyances, les attitudes ainsi que la perception de l'état de santé et de la situation personnelle appartiennent à la catégorie des données subjectives.

Les **données objectives**, également appelées **signes** ou **données directes**, sont observables et peuvent être mesurées ou vérifiées en fonction d'une norme reconnue. On peut les voir, les entendre, les toucher ou les sentir et on peut les obtenir au moyen de l'examen physique et des examens paracliniques. Une anomalie de la coloration de la peau ou une mesure de la pression artérielle sont des données objectives. Au cours de l'examen physique, l'infirmière obtient des données objectives, entre autres par l'inspection, la palpation, la percussion et l'auscultation, qui corroborent les données subjectives. On doit considérer que les renseignements fournis par les membres de la famille et les autres professionnels de la santé constituent des données subjectives à moins qu'ils n'expriment des faits. Supposons par exemple qu'une personne déclare : « Papa est très désorienté aujourd'hui. » Il s'agit là d'une donnée subjective. En revanche, si elle déclare : « Papa ne se souvenait pas de son adresse ni de son numéro de téléphone aujourd'hui », cela constitue une donnée objective.

Une collecte des données complète, composée tant de données subjectives que de données objectives, fournit une série de valeurs de base auxquelles l'infirmière pourra comparer les réactions de la personne aux interventions infirmières et médicales. Le tableau 16-4 présente quelques exemples de données subjectives et objectives.

TABLEAU 16-3 **Types d'outils de collecte des données**

Outils	Moments	Raisons d'être	Exemples
Collecte des données initiale (voir les figures 16-4 et 16-5)	À l'intérieur d'une limite de temps donnée, après l'admission dans un établissement de soins	Constituer un regroupement de données complet à des fins de détermination du problème, de référence et de comparaison future.	Établir l'anamnèse de la personne.
Collecte des données centrée sur un problème particulier (voir la figure 16-6)	Processus continu intégré aux soins infirmiers	Déterminer l'état d'un problème particulier discerné lors d'une collecte des données antérieure. Déceler de nouveaux problèmes ou réévaluer un problème persistant.	Mesurer l'apport liquidien et le débit urinaire toutes les heures dans une unité de soins intensifs. Évaluer si la personne est apte aux autosoins lors du bain effectué avec aide.
Collecte des données effectuée dans une situation d'urgence (voir la figure 16-7)	Au cours d'un épisode aigu à caractère physiologique ou psychologique	Déceler les problèmes dont les conséquences pourraient être fatales.	Vérifier rapidement la perméabilité des voies respiratoires, l'état respiratoire et la circulation durant un arrêt cardiaque. Évaluer les tendances suicidaires ou le potentiel de violence.
Collecte des données répétée après un intervalle	Quelques mois après la collecte des données initiale	Comparer l'état actuel de la personne aux données initialement obtenues.	Réévaluer les modes fonctionnels de santé chez une personne.

TABLEAU 16-4 **Exemples de données subjectives et objectives**

Données subjectives	Données objectives
« Je me sens toute faible quand je fournis un effort. »	Pression artérielle à 90/50. Pouls apexien à 104. Pâleur de la peau et diaphorèse.
La personne se plaint de crampes à l'abdomen. Elle dit : « J'ai mal au ventre. »	A vomi 100 mL d'un liquide teinté de vert. Abdomen ferme et légèrement distendu. Bruits intestinaux perçus à l'auscultation dans les quatre quadrants.
« Je suis essoufflée. »	Murmures vésiculaires clairs dans les deux poumons ; assourdis dans le lobe inférieur droit.
La conjointe dit : « Il ne semble pas aussi triste aujourd'hui. »	La personne a pleuré pendant l'entrevue.
« J'aimerais rencontrer l'aumônier avant l'opération. »	La personne tient une Bible ouverte. Elle a placé une petite croix en argent sur sa table de chevet.

Sources de données

Les données proviennent soit d'une source primaire, la personne elle-même, soit de sources secondaires ou indirectes, telles que les personnes significatives de son entourage, les professionnels de la santé, le dossier clinique de la personne ainsi que la documentation scientifique.

PERSONNE

La meilleure source de données est généralement la personne elle-même, à moins qu'elle ne soit trop malade, trop jeune ou trop désorientée pour communiquer clairement. Certaines données subjectives ne peuvent être fournies que par elle.

PERSONNES SIGNIFICATIVES

Les personnes significatives, tels les membres de la famille, les proches aidants ou les amis qui connaissent bien la personne, peuvent compléter ou corroborer les renseignements communiqués par celle-ci. Ils peuvent fournir de l'information sur son milieu de vie, sa réaction à la maladie, le stress qu'elle subissait avant d'être malade ainsi que les attitudes de la famille par rapport à la maladie et à la santé.

Ces personnes significatives constituent une source de données privilégiée dans le cas d'une personne très jeune, inconsciente ou désorientée. Dans certains cas (notamment en présence d'une personne qui a subi des mauvais traitements physiques ou

ENCADRÉ 16-1

Composantes de l'anamnèse de la personne

1. RENSEIGNEMENTS PERSONNELS

Nom, adresse, âge, sexe, situation de famille, emploi, religion et source habituelle des soins médicaux.

2. MOTIF DE LA CONSULTATION OU RAISON DE LA VISITE

Il s'agit de la réponse que donne la personne à la question : « Qu'est-ce qui ne va pas ? » ou « Qu'est-ce qui vous amène à l'hôpital ou à la clinique ? » Il faut noter le motif de la consultation tel que la personne l'exprime.

3. MALADIE ACTUELLE

Le *PQRST* est une méthode systématique qui permet de recueillir et d'organiser les données appropriées au symptôme principal présenté par la personne. Largement utilisé pour l'évaluation de la douleur rétrosternale, cet instrument s'applique à l'évaluation de problèmes de santé divers.

	Notion	Explication	Exemples de questions
P	Provoquer	Explorer les éléments qui ont non seulement provoqué l'apparition du symptôme mais aussi ceux qui l'ont aggravé.	Qu'est-ce qui déclenche votre essoufflement ? Qu'est-ce qui l'a provoqué ? Quelque chose l'a-t-il aggravé ?
	Pallier	Identifier les éléments qui soulagent le symptôme.	Avez-vous utilisé un moyen ou un traitement quelconque, prescrit ou non, ou adopté une position pour vous soulager ? Lesquels ? Avez-vous été soulagé ?
Q	Qualité	Décrire qualitativement le symptôme.	À quoi ressemble la sensation que vous avez eue ?
	Quantité	Quantifier le symptôme.	Est-ce que votre essoufflement vous empêche de faire certaines activités ?
R	Région	Préciser la région où se manifeste le symptôme.	Pouvez-vous indiquer l'endroit où le malaise contribuant à votre essoufflement se présente ?
	Irradiation	Déterminer si d'autres régions sont affectées par le symptôme.	Y a-t-il une autre région dans laquelle le malaise est présent ? Le malaise s'étend-il ailleurs ? Où ?
S	Symptômes associés	Mentionner si d'autres symptômes accompagnent le symptôme principal.	Y a-t-il d'autres malaises ou sensations inhabituelles qui accompagnent votre symptôme ?
	Signes associés	Indiquer si d'autres signes accompagnent le symptôme principal.	Y a-t-il d'autres signes qui accompagnent votre malaise ?
T	Temps, durée	Déterminer le moment où le symptôme est apparu, sa durée, et dire s'il s'est modifié depuis.	Depuis quand ce malaise est-il présent ? Est-il toujours là ou apparaît-il de façon intermittente ?
		Déterminer le nombre d'apparitions du symptôme par unité de temps (heure, jour, semaine).	Combien de fois l'avez-vous ressenti durant la dernière journée ou la dernière semaine ?

4. ANTÉCÉDENTS

Affections infantiles telles que varicelle, oreillons, rougeole, rubéole, infections streptococciques, scarlatine, rhumatisme articulaire et autres affections importantes.

Immunisations reçues pendant l'enfance et date du dernier vaccin antitétanique.

Allergies aux médicaments, aux animaux, aux insectes ou à d'autres agents environnementaux et nature de la réaction allergique.

Accidents et blessures: circonstances, date et lieu de l'accident, type de blessure subie, traitement reçu et complications s'il y a lieu.

Hospitalisations pour affections graves: motifs, dates, interventions chirurgicales subies, rétablissement et complications s'il y a lieu.

Médicaments: tout médicament pris en ce moment, qu'il soit sous ordonnance ou en vente libre, tel que l'aspirine, un vaporisateur nasal, des vitamines ou un laxatif.

5. ANTÉCÉDENTS FAMILIAUX

Pour établir les facteurs de risque d'affections, l'infirmière questionne la personne sur l'âge et l'état de santé de ses frères et sœurs, parents et grands-parents ou, s'ils sont morts, sur la cause de leur décès. L'infirmière doit accorder une attention particulière à certaines affections comme la maladie coronarienne, le cancer, le diabète, l'hypertension artérielle, l'obésité, les allergies, l'arthrite, la tuberculose, les saignements, l'alcoolisme et les problèmes de santé mentale.

6. MODE DE VIE

Habitudes personnelles: importance, fréquence et durée de la consommation de substances comme le tabac, l'alcool, le café, les colas, le thé ou les drogues récréatives.

Habitudes alimentaires: aliments habituellement consommés au cours d'une journée ordinaire, régime particulier, nombre de repas et de collations par jour, personne qui fait les courses et la cuisine, habitudes alimentaires spécifiques à l'ethnie et allergies alimentaires.

Habitudes de sommeil: heures habituelles du coucher et du lever, troubles du sommeil et remèdes utilisés le cas échéant.

Activités de la vie quotidienne (AVQ): difficultés éprouvées lors de l'accomplissement des activités habituelles comme l'alimentation, la toilette, l'habillement, l'élimination et la locomotion.

Tâches de la vie quotidienne: difficultés éprouvées dans la préparation des repas, les courses, le transport, l'entretien du domicile, la lessive; capacité d'utiliser le téléphone, de gérer ses finances et de prendre ses médicaments.

Loisirs et passe-temps: activité physique, tolérance à l'activité physique, passe-temps et autres centres d'intérêt, vacances.

ENCADRÉ 16-1

Composantes de l'anamnèse de la personne (suite)

7. DONNÉES SOCIALES

Relations familiales et amitiés: réseau de soutien en période de stress (Qui apporte à la personne l'aide dont elle a besoin?), effets de la maladie sur la famille et problèmes familiaux se répercutant sur la personne. Voir également la section sur la collecte des données relatives à la famille au chapitre 12.

Origine ethnique: coutumes et croyances en matière de santé; pratiques culturelles susceptibles d'influer sur les soins de santé et le rétablissement. Voir également la section sur le multiculturalisme au chapitre 13.

Études: nombre d'années d'études et difficultés d'apprentissage s'il y a lieu.

Antécédents professionnels: emploi actuel, nombre de jours d'absence dus à la maladie, accidents de travail, risques d'affection ou d'accident au travail, changements d'emplois rendus nécessaires à la suite d'une affection, situation professionnelle du conjoint ou de la conjointe, garde des enfants, degré de satisfaction au travail.

Situation financière: assurances; effets de l'affection sur la situation financière.

Domicile et voisinage: mesures de sécurité à domicile et adaptations nécessitées par un handicap physique de la personne, intolérance à l'activité, activités de la vie quotidienne; évaluation du voisinage et de la proximité des services communautaires nécessaires.

8. DONNÉES PSYCHOLOGIQUES

Principaux facteurs de stress que la personne rencontre et perception qu'elle en a.

Stratégie d'adaptation habituelle à un problème grave ou à un stress intense.

Communication: capacité de verbaliser correctement les émotions; communication non verbale (mouvements oculaires, gestes, utilisation du toucher); interactions avec les proches aidants; congruence du comportement verbal et non verbal.

9. RECOURS AUX SERVICES DE SANTÉ

Toutes les ressources en santé auxquelles la personne a recours en ce moment et a eu recours dans le passé: médecin de famille, spécialistes (ophtalmologiste, gynécologue, etc.), dentiste, guérisseurs, approches complémentaires et parallèles en santé (ACPS) (phytothérapie, naturopathie, etc.), clinique, établissements de soins; degré de satisfaction par rapport aux soins reçus; accessibilité aux soins de santé.

psychologiques), la personne qui fournit les renseignements désire parfois garder l'anonymat. Si la personne soignée possède toutes ses facultés, l'infirmière doit obtenir son consentement avant d'interroger une autre personne. Elle doit également indiquer dans la collecte des données le nom de la personne qui lui a fourni les renseignements.

PROFESSIONNELS DE LA SANTÉ

La collecte des données étant un processus continu, les rapports verbaux des autres professionnels de la santé constituent des sources potentielles d'information sur l'état de santé de la personne. Les infirmières, les travailleurs sociaux, les médecins et les physiothérapeutes, par exemple, peuvent posséder des renseignements sur la personne à la suite de leurs rencontres antérieures ou actuelles avec elle. Le partage d'information entre professionnels revêt une importance particulière pour assurer le suivi des soins lors des transitions entre le domicile et l'établissement de soins, entre deux unités de soins, entre deux établissements de santé ou tout simplement entre deux quarts de travail.

DOSSIER CLINIQUE DE LA PERSONNE

Le dossier clinique de la personne contient les renseignements obtenus par les divers professionnels de la santé. Il renferme également des données personnelles telles que l'emploi, la religion et la situation familiale. L'infirmière doit prendre connaissance du dossier avant son entrevue afin d'éviter de poser des questions dont les réponses sont déjà connues. La personne que l'on questionne à répétition peut éprouver de l'irritation, voire du stress, et douter de l'efficacité de la communication entre les professionnels de la santé. Le dossier inclut la collecte des données, soit l'examen clinique, les diagnostics, les interventions et les évaluations, tant de l'équipe médicale, infirmière que multidisciplinaire, ainsi que tous les résultats d'examens paracliniques. De façon plus spécifique, le dossier contient les antécédents médicaux, les résultats de l'examen physique, le compte rendu opératoire ainsi que les notes concernant l'évolution de la maladie et les consultations rédigées par les médecins. Ce dossier représente, par conséquent, une source de renseignements sur le profil de santé et de maladie passé et présent de la personne. De plus, il renseigne l'infirmière sur les stratégies d'adaptation, le mode de vie, les affections antérieures et les allergies de la personne.

Les autres intervenants de l'équipe multidisciplinaire, les travailleurs sociaux, diététistes et physiothérapeutes, par exemple, peuvent fournir à l'infirmière des données pertinentes que la personne ne peut transmettre elle-même. Ainsi, l'infirmière peut consulter le rapport d'une travailleuse sociale sur les conditions de vie de la personne ou celui d'une infirmière à domicile sur ses stratégies d'adaptation à son environnement.

Les résultats des examens paracliniques apportent également à l'infirmière de précieux renseignements sur l'état de santé de la personne. Par exemple, la mesure de la glycémie permet de moduler l'administration d'un médicament hypoglycémiant par voie orale. Il faut comparer tous les résultats des analyses de laboratoire avec les normes établies par le laboratoire ou l'établissement de soins pour l'âge, le sexe, etc. Le chapitre 38 traite des examens paracliniques les plus courants.

L'infirmière doit toujours prendre connaissance de l'information contenue dans le dossier de santé de la personne à la lumière de la situation actuelle. Si, par exemple, le dossier médical le plus récent de la personne date de 10 ans, il est fort probable que son mode de vie et ses stratégies d'adaptation aient changé. Par ailleurs, les dossiers antérieurs peuvent être très utiles lorsqu'il s'agit par exemple d'établir les antécédents de personnes âgées souffrant de troubles de la mémoire.

DOCUMENTATION SCIENTIFIQUE

Les revues spécialisées et les ouvrages de référence peuvent fournir à l'infirmière un supplément d'information. L'infirmière peut consulter la documentation scientifique pour prendre connaissance notamment de données probantes et se renseigner sur les sujets suivants:

- Normes auxquelles comparer les résultats (tableaux de tailles et de poids, tâches développementales d'un groupe d'âge, etc.)
- Mode de vie d'une culture donnée
- Croyances religieuses d'un groupe
- Données à recueillir dans un cas particulier
- Interventions infirmières et critères d'évaluation associés à un problème particulier
- Diagnostics médicaux, traitements et pronostics

Méthodes de collecte des données

La principale méthode de collecte des données est l'examen clinique qui comprend l'anamnèse et l'examen physique. Dans la pratique, l'infirmière utilise, entre autres, l'observation, l'entrevue et l'examen physique de façon simultanée. C'est ainsi que, pendant l'entrevue, elle observe, questionne et retient les points à vérifier lors de l'examen physique.

OBSERVATION

Chaque fois que l'infirmière entre en contact avec la personne ou ses proches, elle doit faire appel à l'observation. *Observer* consiste à recueillir des données à l'aide des sens. L'observation est une activité consciente et systématique, une habileté que l'on développe au moyen de l'effort et de la méthode. L'observation sollicite essentiellement la vue mais aussi l'odorat, l'ouïe et le toucher. Le tableau 16-5 présente des exemples de données obtenues grâce à utilisation des sens.

L'observation consiste à déceler, choisir, organiser et interpréter les données. L'infirmière qui remarque une rougeur du visage chez la personne doit envisager des liens possibles avec la température corporelle, le degré d'activité, la température ambiante et la pression artérielle. Elle n'est pas à l'abri des erreurs dans le choix, l'organisation et l'interprétation des données. Ainsi, elle peut ne pas remarquer certains signes inattendus ou ne correspondant pas aux idées préconçues qu'elle entretient à l'égard du problème de santé de la personne. L'infirmière doit souvent se concentrer sur les données les plus pertinentes pour éviter la surcharge d'information. Par exemple, une infirmière qui travaille auprès des nouveau-nés apprend à ignorer les bruits habituels des appareils installés dans la pouponnière mais réagit promptement aux pleurs et aux mouvements des bébés.

L'infirmière expérimentée est souvent capable de faire des observations importantes (comme noter un changement de l'état respiratoire ou de la coloration de la peau) et procéder en même temps à une intervention (comme aider la personne pour ses soins d'hygiène ou surveiller une perfusion intraveineuse). L'étudiante et l'infirmière novice doivent apprendre à observer et à accomplir des tâches simultanément.

TABLEAU 16-5 Utilisation des sens permettant l'observation

Sens	Exemples de données recueillies
Vue	Apparence générale (carrure, poids approximatif, posture, mise); signes de malaise ou d'inconfort; expressions du visage et gestes; coloration de la peau et lésions cutanées; anomalies du mouvement; comportement non verbal (signes de colère ou d'anxiété, par exemple); présence d'articles religieux ou traditionnels (livres, images, chandelles, porte-bonheur, par exemple).
Odorat	Odeurs corporelles et haleine.
Ouïe	Bruits respiratoires, cardiaques et intestinaux; communication; langue parlée; capacité d'engager des conversations; capacité de répondre aux autres; orientation par rapport au temps, au lieu et aux personnes; pensées et sentiments à l'égard de soi, des autres et de l'état de santé.
Toucher	Température et humidité de la peau; force musculaire (préhension, par exemple); fréquence, rythme et amplitude du pouls; lésions révélées par la palpation (nodules, par exemple).

L'infirmière doit procéder aux observations de manière à n'omettre aucun élément important. La plupart des infirmières se donnent une méthode pour observer les faits dans un ordre déterminé et se concentrent en priorité sur la personne Par exemple, une infirmière entre dans la chambre d'une personne et observe:

1. Des signes cliniques de détresse (pâleur ou rougeur, respiration laborieuse et comportements indicateurs de douleur ou de détresse psychologique, par exemple).
2. Des facteurs de risque, réels ou anticipés, qui menacent la sécurité de la personne (ridelles du lit abaissées, par exemple).
3. La présence d'appareils fonctionnant simultanément (matériel pour intraveineuse et administration d'oxygène, par exemple).
4. L'environnement immédiat, y compris les autres personnes qui se trouvent dans la chambre.

ENTREVUE

L'**entrevue** est une communication ou une conversation planifiée dont le but est d'obtenir ou de donner de l'information, de circonscrire les problèmes qui préoccupent l'infirmière et la personne, d'évaluer le degré d'un changement, d'enseigner, de donner du soutien ou encore de prodiguer des conseils ou un traitement. L'entrevue sert notamment à établir l'anamnèse de la personne lors de son admission.

L'entrevue peut être directive ou non directive. L'**entrevue directive** est fortement structurée et vise l'obtention de renseignements particuliers. L'infirmière en établit l'objectif et en régit le déroulement, au début du moins. La personne répond aux questions mais a rarement l'occasion d'en poser elle-même ou d'exprimer ses inquiétudes quant à sa santé. On emploie fréquemment l'entrevue directive lorsque l'on veut obtenir et donner de l'information et que l'on dispose de peu de temps (en situation d'urgence, par exemple).

Dans une **entrevue non directive**, l'infirmière laisse la personne décider de l'objectif, du sujet et du rythme des échanges. L'entrevue non directive est axée sur l'établissement d'un **rapprochement**, c'est-à-dire d'un rapport de compréhension entre l'infirmière et la personne.

L'entrevue permettant d'effectuer l'anamnèse associe généralement l'approche directive et l'approche non directive. Tout d'abord, l'infirmière détermine les préoccupations de la personne. Lorsque la personne exprime une inquiétude quant à une intervention chirurgicale par exemple, l'infirmière prend le temps d'analyser ce sentiment avec elle et lui offre son soutien. Si l'infirmière se limitait à en prendre note sans s'étendre sur le sujet, elle pourrait donner l'impression à la personne de négliger ou de minimiser ses préoccupations.

Types de questions d'entrevue. Il existe au moins quatre types de questions : les questions fermées, les questions ouvertes, les questions dirigées et les questions neutres. Une **question fermée**, propre à une entrevue directive, est restrictive ; la personne ne peut généralement y répondre que par oui ou par non, ou encore par un énoncé court et factuel en fournissant des renseignements précis. Ce type de questions commence la plupart du temps par les mots « Quand », « Où », « Qui », « Quel » ou « Est-ce que », par exemple : « Quel médicament avez-vous pris ? » « Est-ce que vous éprouvez de la douleur en ce moment ? Où ? » « Quel âge avez-vous ? » « Quand êtes-vous tombé ? » La personne sous l'emprise d'un stress intense et celle qui a de la difficulté à communiquer préfèrent les questions fermées aux questions ouvertes.

Une **question ouverte**, associée à une entrevue non directive, incite la personne à analyser, expliciter, clarifier ou illustrer ses pensées et ses sentiments. Une question ouverte indique seulement le sujet que l'on va aborder et sollicite des réponses à court (plus de deux mots) ou à long développement. Elle laisse la personne libre de ne divulguer que l'information qu'elle est prête à dévoiler. Les questions ouvertes sont utiles pour amorcer une entrevue ou encore pour passer d'un sujet à un autre et faire ressortir les attitudes de l'interlocuteur.

Une question ouverte peut commencer par les mots « Comment » ou « Qu'est-ce que », par exemple : « Comment vous sentez-vous ces temps-ci ? » « Qu'est-ce qui vous amène à l'hôpital ? » « Comment vous êtes-vous senti dans cette situation ? » « Pouvez-vous m'en dire davantage sur vos rapports avec votre enfant ? » « De quoi aimeriez-vous parler aujourd'hui ? »

L'infirmière choisit ses questions en fonction des besoins présents de la personne. Il est souvent nécessaire d'associer questions ouvertes et questions fermées au cours d'une entrevue afin d'atteindre les objectifs visés et d'obtenir l'information recherchée. L'encadré 16-2 présente les avantages et les inconvénients des questions ouvertes et fermées.

Une **question neutre**, posée au cours d'une entrevue non directive, est une question ouverte qui ne suggère aucune direction de réponse. « Qu'en pensez-vous ? » et « Selon vous, pourquoi avez-vous été opéré ? » sont des exemples de questions neutres. Une **question dirigée**, au contraire, est généralement une question fermée qui dicte la réponse à la personne pendant une entrevue directive, par exemple : « L'opération de demain vous inquiète beaucoup, n'est-ce pas ? » « Vous allez prendre votre médicament, n'est-ce pas ? » Les questions de ce type exercent une contrainte sur la personne et peuvent l'inciter à fournir des réponses inexactes afin de plaire à l'infirmière. Celle-ci obtiendra alors des données inexactes.

Planification de l'entrevue. Avant d'amorcer une entrevue, l'infirmière révise l'information disponible comme le compte rendu opératoire, les renseignements relatifs à l'affection actuelle et la documentation scientifique pertinente. Elle relit également l'outil de collecte des données en usage dans l'établissement afin de déterminer les données qu'elle doit obligatoirement recueillir et celles dont l'obtention est laissée à sa discrétion. Dans les cas où elles ne disposent pas d'un tel outil, la plupart des infirmières rédigent un plan d'entrevue qui les aide à se rappeler les questions à poser. Le plan d'entrevue se présente sous la forme d'une liste de sujets subdivisés plutôt que sous la forme d'une série de questions.

Le moment, le lieu où se déroule l'entrevue ainsi que la disposition des personnes et le langage influent sur l'entrevue.

Moment. L'entrevue doit avoir lieu à un moment où la personne est confortablement installée et n'éprouve pas de douleur. L'infirmière doit choisir le moment de la journée le plus approprié afin d'éviter d'avoir à interrompre l'entrevue à cause de l'arrivée d'amis, de parents ou d'autres professionnels de la santé. À domicile, par ailleurs, c'est la personne qui choisira le moment de l'entrevue. L'infirmière doit veiller à ce que la personne se sente à l'aise et détendue.

Lieu. Pour favoriser la communication, l'infirmière fera de préférence son entrevue dans une pièce de dimensions moyennes, bien éclairée et bien aérée, le plus possible à l'écart des bruits et de l'agitation. Ainsi, l'entretien risquera moins d'être interrompu. L'infirmière s'efforcera en outre de choisir un lieu à l'abri des indiscrets.

Disposition des sièges. La présence d'un bureau entre l'infirmière et la personne rappelle un climat officiel, un entretien entre un supérieur et un subordonné. En revanche, le fait de placer deux fauteuils perpendiculairement à un bureau ou à une table, ou encore à 1 m de distance l'un de l'autre, crée une atmosphère de détente et met les deux interlocuteurs sur un pied d'égalité. De même, avec un groupe, on disposera les chaises en cercle ou en fer à cheval.

Si l'infirmière se tient debout à côté du lit de la personne et doit baisser les yeux pour la regarder, elle risque de l'intimider et de lui laisser croire qu'elle veut faire acte d'autorité. Pour une collaboration fructueuse, il serait préférable que l'infirmière fasse son entrevue assise dans un fauteuil placé à 45° du lit de la personne plutôt que derrière un bureau ou debout au pied de son lit. Lors de l'entrevue initiale, la personne se sentira plus rassurée si une table de lit la sépare de l'infirmière. L'infirmière ne devrait pas s'asseoir sur le lit, car cela oppresse la personne et oblige les interlocuteurs à se dévisager.

Distance. La distance laissée entre l'infirmière et la personne ne doit être ni trop grande ni trop petite. La plupart des gens se sentent à l'aise lorsqu'ils sont séparés de leur interlocuteur par une distance de 45 cm à 1,2 m, mesure qui peut varier selon la

ENCADRÉ 16-2

Avantages et inconvénients des questions ouvertes et fermées

Questions ouvertes

AVANTAGES

1. Elles laissent la personne s'exprimer librement.
2. Elles permettent à l'infirmière d'écouter et d'observer.
3. Il est facile d'y répondre et elles ne constituent aucune menace pour la personne.
4. Elles révèlent ce que la personne juge important.
5. Elles peuvent révéler des connaissances insuffisantes, les erreurs d'interprétation, le schème conceptuel, les préjugés ou les stéréotypes de la personne.
6. Elles peuvent fournir de l'information que l'infirmière ne peut pas directement solliciter.
7. Elles peuvent révéler les sentiments de la personne sur un sujet.
8. Elles peuvent communiquer à la personne un sentiment d'intérêt et de confiance en raison de la liberté qu'elles lui confèrent.

INCONVÉNIENTS

1. Elles demandent davantage de temps.
2. La personne peut se limiter à des réponses brèves.
3. La personne peut taire de l'information importante.
4. Elles soutirent souvent de la personne plus d'information que nécessaire.
5. Il est difficile pour l'infirmière de noter les réponses et de s'en souvenir.
6. Elles exigent une certaine adresse de la part de l'infirmière.
7. Les réponses qu'elles suscitent exigent intuition et sensibilité de la part de l'infirmière.

Questions fermées

AVANTAGES

1. L'infirmière peut exercer un contrôle plus efficace sur les questions et les réponses.
2. Elles exigent moins d'effort de la part de la personne.
3. Elles constituent une menace moins grande pour la personne puisqu'elles n'exigent ni explications ni justifications.
4. Elles demandent moins de temps.
5. L'infirmière peut obtenir l'information plus rapidement que si elle était donnée de façon spontanée par la personne.
6. Les réponses sont faciles à noter.
7. Les questions sont faciles à poser, même par des infirmières novices.

INCONVÉNIENTS

1. Elles peuvent fournir une quantité insuffisante d'information et nécessiter un suivi.
2. Elles peuvent ne pas révéler les sentiments de la personne.
3. Elles ne permettent pas de révéler spontanément de l'information potentiellement précieuse.
4. Elles peuvent inhiber la communication et véhiculer un manque d'intérêt de la part de l'infirmière
5. L'infirmière risque de monopoliser l'entrevue.

Source : D'après *Interviewing : Principles and Practices*, 10e éd. (p. 55-60), de C. J. Stewart et W. B. Cash, Jr., 2002, New York : McGraw-Hill.

culture et les besoins personnels de chacun (voir l'encadré 16-3). Se reporter également au chapitre 24 pour un complément d'information.

Langage. Communiquer dans un langage que la personne est incapable de comprendre constitue une forme de discrimination. L'infirmière doit traduire en mots simples des termes médicaux complexes ; elle doit par ailleurs faire appel à des traducteurs ou à des interprètes si elle ne parle pas la langue de la personne. La traduction médicale exige une compétence particulière. En effet, on peut être apte à converser dans une langue sans pour autant connaître le vocabulaire de l'anatomie et de la santé. Les interprètes, eux, savent trouver les formulations appropriées et reconnaître les subtilités linguistiques qui nécessitent un supplément d'explications dans telle ou telle langue ou en présence de locuteurs de certaines origines ethniques. Ils sont aptes à reformuler la phrase de départ pour en clarifier le sens ou l'adapter à la culture du destinataire.

Avant de remettre des textes traduits à la personne, on s'assurera qu'elle est capable de lire sa langue maternelle. Il est préférable de recourir à la traduction simultanée car la personne peut, le cas échéant, demander des éclaircissements. L'infirmière doit faire preuve de prudence si elle demande aux membres de la famille ou à des personnes significatives de l'entourage de l'aider à traduire ses propos. Elle doit en effet protéger la confidentialité des échanges et éviter de mettre la personne dans l'embarras en faisant intervenir une personne de sexe opposé. L'établissement de soins a la possibilité de recourir à un service de traduction par téléphone ; certaines compagnies offrent leurs services 24 heures par jour dans environ 140 langues. Plusieurs établissements de santé ont par ailleurs mis sur pied leur propre service de traduction sur demande pour les langues couramment parlées dans la région.

Même les personnes francophones ont parfois de la difficulté à comprendre la terminologie en français employée par les professionnels de la santé. Certaines personnes parlent avec un

ENCADRÉ 16-3

Variations de l'espace personnel

- La distance habituelle entre interlocuteurs varie selon l'origine ethnique. Elle est de 20 à 30 cm dans les pays arabes, de 45 cm en Amérique du Nord, de 60 cm en Grande-Bretagne et de 90 cm au Japon.
- Dans toutes les sociétés, les hommes ont généralement besoin de plus d'espace que les femmes.
- L'anxiété entraîne une augmentation de l'espace nécessaire.
- Le contact visuel direct va de pair avec une augmentation de l'espace nécessaire. Dans les pays scandinaves et est-asiatiques, le contact visuel direct est considéré comme un manque de respect (O'Carroll, 2001, ¶7).
- Le contact physique ne doit servir qu'à des fins thérapeutiques. Tout contact physique, même une simple main posée sur une épaule, peut être mal interprété, particulièrement entre personnes de sexe opposé.

Source : D'après « Getting Too Close (or Too Far) for Comfort », de E. O'Carroll, 1er mars 2001. Paru le 23 février 2003 à l'adresse <http ://travel.boston.com/columns/sl/030502_close.html>. Reproduit avec l'autorisation de Smarter Living (www.smarterliving.com).

accent important ; d'autres, selon leur âge et leur éducation, attribuent des sens différents aux mots. Ainsi, l'adjectif « écœurant » peut être synonyme de « formidable » pour un adolescent mais de « dégoûtant » pour une personne plus âgée. L'infirmière doit toujours s'assurer d'une bonne compréhension de part et d'autre.

Parties d'une entrevue. Une entrevue comprend trois parties : l'introduction, le corps et la conclusion.

Introduction. L'introduction est peut-être la partie la plus importante de l'entrevue, car la façon dont elle se déroule donne le ton à la suite de l'entretien. L'introduction vise deux objectifs : opérer un rapprochement entre les deux interlocuteurs et orienter la personne qui est interviewée.

Établir un rapprochement consiste à susciter la bonne volonté et la confiance. L'infirmière aborde la personne en la saluant (« Bonjour, monsieur Lefebvre ») ou en se présentant (« Bonjour. Je m'appelle Suzanne Leblond et je suis étudiante infirmière ») ; elle accompagne ses paroles de signes non verbaux comme un sourire ou une poignée de main et elle adopte une attitude amicale. À ce stade, elle doit éviter de trop parler, car un excès de propos banals peut paraître superficiel et rendre la personne anxieuse jusqu'à la fin de l'entretien.

Orienter la personne, c'est lui expliquer la nature et le but de l'entrevue. L'infirmière indique alors l'information qu'elle recherche, la durée prévue de l'entrevue et ce qu'elle attend de la personne. Elle lui explique l'usage qui sera fait de l'information et, habituellement, lui mentionne qu'elle a le droit de ne pas répondre aux questions.

Voici un exemple d'introduction :

Première étape : établir un rapprochement

Infirmière : Bonjour, madame Gendron. Je m'appelle Anne Filion et je suis étudiante infirmière. Je vais participer à vos soins dans cette unité aujourd'hui.

Mme Gendron : Bonjour. Êtes-vous étudiante au collège ?

Infirmière : Oui, c'est ma dernière année. Vous connaissez le collège ?

Mme Gendron : Oh oui ! Je suis une ardente partisane de l'équipe de hockey. Mon neveu a fini ses études en 2003 et j'assiste souvent à des parties de hockey avec lui.

Infirmière : Vous semblez bien vous amuser !

Mme Gendron : Oui, oui, beaucoup.

Deuxième étape : orienter la personne

Infirmière : Est-ce que je peux m'asseoir une dizaine de minutes et discuter avec vous ? J'aimerais savoir comment vous être utile.

Mme Gendron : D'accord. Que voulez-vous savoir ?

Infirmière : J'aimerais obtenir de l'information sur vos activités quotidiennes habituelles et savoir ce que vous attendez de l'établissement de soins afin de planifier vos soins après votre opération. Je vais noter les points importants de notre conversation et les transmettre au personnel qui s'occupera de vous.

Mme Gendron : D'accord, je veux bien.

Infirmière : Si vous ne voulez pas aborder certains sujets, n'hésitez pas à me le faire savoir. Et si vous préférez que certains renseignements demeurent confidentiels, dites-le-moi, je ne les noterai pas.

Mme Gendron : D'accord, ça va.

Corps. Dans le corps de l'entrevue, la personne répond aux questions de l'infirmière en communiquant ses pensées, ses sentiments, ses connaissances et ses perceptions. Le bon déroulement de cette partie de l'entrevue exige de l'infirmière qu'elle emploie des techniques de communication qui mettent les deux interlocuteurs à l'aise et favorisent l'atteinte de l'objectif (voir le chapitre 24). Voir aussi l'encadré *Conseils pratiques*.

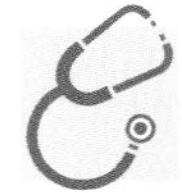

CONSEILS PRATIQUES

La communication pendant une entrevue

- Écoutez attentivement, utilisez tous vos sens et parlez lentement et clairement.
- Employez des mots que la personne comprend et donnez un supplément d'explications au besoin.
- Veillez à ce que vos questions s'enchaînent logiquement.
- Posez une seule question à la fois. Les questions à double réponse forcent la personne à faire un choix et peuvent dérouter autant la personne que l'infirmière.
- Laissez à la personne la liberté de considérer les sujets de son propre point de vue et non du vôtre ou de celui de quelqu'un d'autre.
- N'imposez pas vos valeurs.
- Évitez les exemples personnels ; par exemple, ne dites pas : « Si j'étais vous… »
- Exprimez de façon non verbale le respect, la compassion, l'intérêt et l'acceptation.
- Tolérez le silence et utilisez-le pour aider la personne à clarifier ses pensées et à les organiser.
- Maintenez le contact visuel ; demeurez calme, détendue et sympathique.

Conclusion. L'infirmière met fin à l'entrevue dès qu'elle a obtenu l'information qu'elle recherchait. Parfois, c'est la personne qui termine l'entrevue en cessant de fournir des renseignements, soit volontairement, soit pour d'autres raisons, la fatigue par exemple. Il ne faut pas oublier de conclure. En effet, la conclusion renforce la confiance et facilite les interactions futures. Voici quelques exemples de techniques pour mettre fin à une entrevue :

1. Offrez la possibilité de poser des questions : « Avez-vous des questions ? » « Je me ferai un plaisir de répondre à vos questions. » Veillez à laisser à la personne le temps de répondre, sinon votre proposition paraîtra manquer d'authenticité.
2. Concluez en disant : « Voilà, c'est tout ce que j'ai besoin de savoir pour l'instant. » ou « Voilà, je n'ai pas d'autres questions à vous poser aujourd'hui. » L'emploi du mot « voilà » au début de la phrase signale généralement que l'interaction tire à sa fin.
3. Remerciez la personne : « Merci de votre aide. Vos réponses vont nous aider à planifier vos soins. »
4. Montrez que le bien-être et l'avenir de la personne vous tiennent à cœur : « Prenez soin de vous. » « J'espère que tout ira bien pour vous. »
5. Fixez la date de la prochaine entrevue, s'il y a lieu, ou renseignez la personne sur la façon dont se dérouleront les rencontres suivantes. Indiquez le jour, l'heure, le lieu, le sujet et l'objectif du prochain rendez-vous : « Revoyons-nous ici le 15 à 9 h, nous ferons le point sur votre état de santé à ce moment-là. » ou « Madame Gendron, je vais m'occuper de vous trois matinées par semaine pendant votre séjour en établissement de soins. Je vous verrai tous les lundis, mardis et mercredis de huit heures à midi. Au besoin, nous pourrons adapter nos soins à votre état de santé. »
6. Résumez l'entretien : « Faisons un bref retour sur notre conversation. » Ce procédé présente plusieurs avantages : il facilite la conclusion de l'entrevue, prouve à la personne que vous l'avez écoutée, vous permet de vérifier l'exactitude de vos perceptions et, enfin, ouvre la porte à de nouvelles idées et indique à la personne les progrès qu'elle a accomplis. Résumer l'entretien est particulièrement important si vous vous trouvez en présence d'une personne anxieuse ou qui a tendance à faire des digressions. « J'ai l'impression que vos douleurs à la poitrine et votre hospitalisation vous inquiètent beaucoup parce que votre père est décédé d'une crise cardiaque il y a cinq ans, n'est-ce pas ? Nous en rediscuterons demain et nous verrons alors comment nous pouvons vous aider. »

EXAMEN PHYSIQUE

L'examen physique représente une des dimensions de la collecte des données qui fait appel à l'observation (c'est-à-dire aux sens de la vue, de l'ouïe, de l'odorat et du toucher) afin de contribuer à l'évaluation de l'état de santé de la personne. Durant l'examen physique, l'infirmière utilise l'inspection, l'auscultation, la palpation et la percussion (voir le chapitre 34).

L'examen physique se déroule de manière systématique. Selon ses préférences, l'examinatrice peut procéder de la tête aux pieds (**approche céphalocaudale**) ou encore fonction par fonction. En règle générale, l'infirmière commence par noter ses impressions sur l'apparence générale et l'état de santé de la personne, par exemple l'âge, la carrure, l'état mental, l'état nutritionnel, le langage et le comportement. L'infirmière effectue ensuite certaines mesures comme celles des signes vitaux, de la taille et du poids. Si elle a choisi l'approche céphalocaudale, elle examine la tête, le cou, le thorax, l'abdomen et les membres. Si elle a choisi l'approche par fonction (**examen des fonctions**), c'est-à-dire une brève évaluation du fonctionnement de divers organes ou systèmes, elle examine individuellement la fonction respiratoire, la fonction cardiovasculaire, la fonction neurologique, etc. Au cours de l'examen physique, l'infirmière évalue toutes les parties du corps et compare les résultats concernant chaque partie symétrique du corps (les poumons par exemple). Nous traitons en détail de ces techniques aux chapitres 33 et 34.

L'infirmière peut procéder à un examen physique complet ou s'attarder sur un problème particulier (une rétention urinaire par exemple). Elle peut aussi juger nécessaire d'interrompre quelques instants l'examen de la personne pour lui permettre de se reposer, par exemple.

OUTILS DE COLLECTE DES DONNÉES

La figure 16-4 ■ présente un formulaire d'établissement d'une collecte des données utilisé lors d'un examen des fonctions selon les modes fonctionnels de santé de Gordon. Les données obtenues au moyen de cet examen, tels le poids, la température corporelle et la pression artérielle, doivent être comparées à des normes. La figure 16-5 ■ présente un outil de collecte des données initiale utilisé dans une unité de soins de courte durée gériatrique ; la figure 16-6 ■ reproduit un outil de collecte des données centré sur un problème particulier ; la figure 16-7 ■ donne un outil de collecte des données employé dans une situation d'urgence.

Organisation des données

L'infirmière doit organiser les données recueillies de manière systématique, soit par écrit, soit à l'aide d'un ordinateur. La présentation de cet outil de collecte des données variera selon l'état de santé de la personne ; dans une unité de soins orthopédiques, par exemple, l'outil de collecte des données utilisé contiendra surtout des données sur la fonction musculosquelettique.

Modèles théoriques en soins infirmiers

La plupart des établissements d'enseignement des soins infirmiers ainsi que les établissements de soins possèdent leurs propres outils de collecte des données. Un grand nombre de ces outils sont fondés sur des théories de soins infirmiers (voir le chapitre 3), parmi lesquelles figurent la typologie des modes fonctionnels de santé de Gordon, le modèle des autosoins d'Orem, le modèle de l'adaptation de Roy et le modèle des besoins fondamentaux d'Henderson.

Gordon (2000) postule l'existence de 11 modes fonctionnels de santé (voir l'encadré 16-4 à la page 367). Dans son vocabulaire, le mot « mode » désigne un enchaînement de comportements récurrents. L'infirmière recueille des données tant sur les comportements dysfonctionnels que sur les comportements fonctionnels. Utiliser la typologie de Gordon pour organiser les données permet à l'infirmière de voir apparaître des modes.

Orem, Taylor et Renpenning (2000), quant à elles, distinguent huit besoins universels en matière d'autosoins (voir l'encadré 16-5 à la page 367). Roy et Andrews (1998), pour

QUESTIONNAIRE D'ÉVALUATION INITIALE

Date 16 avril 2003 Heure d'arrivée 15:15 Personne à joindre Son mari N° de téléphone ______

PROVENANCE: ______ du domicile (seul) ______ du domicile avec un parent
______ du centre de soins de longue durée ______ sans domicile
______ du domicile avec (préciser) ✓ des urgences
______ autre ______

MODE D'ARRIVÉE: ______ Fauteuil roulant ✓ Sur pied ______ Civière

MOTIF DE L'HOSPITALISATION: «Rhume» depuis 2 semaines. Dyspnée à l'effort «Douleur dans les poumons» «le médecin dit que j'ai une pneumonie»

DERNIÈRE HOSPITALISATION: Date 2000 Motif Accouchement

ANTÉCÉDENTS MÉDICAUX: Aucun problème important
Appendicectomie 1981 – Thyroïdertomie 1995

MÉDICAMENTS (sur ordonnance et en vente libre)	POSOLOGIE	DERNIÈRE DOSE	FRÉQUENCE
Synthroid	0,1 mg/jour	4 avril	8:00

PERCEPTION ET GESTION DE LA SANTÉ

CONSOMMATION

De tabac: ✓ Non ______ A cessé (date) ______ Pipe ______ Cigare
______ Cigarette 1 paquet/jour ______ 1 à 2 paquets/jour
______ 2 paquets/jour ______ Paquets/année x années de tabagisme

D'alcool: ✓ Non Type ______ Quantité ______ /jour ______ /sem ______ /mois

D'autres drogues: ✓ Non ______ Oui Type ______ Consommation ______

Allergies (médicaments, aliments, ruban adhésif, teinture): Pénicilline

Réactions: Éruption, nausées

ACTIVITÉ ET EXERCICE

DEGRÉ D'AUTONOMIE

0 = Autonome 1 = Aide adaptée 2 = Aide d'une personne
3 = Aide d'une personne et aide adaptée 4 = Dépendant/Invalide

	0	1	2	3	4
Manger et boire	✓				
Se laver			✓ Lorsque fatiguée faiblesse		
Se vêtir et soigner son apparence	✓		✓		
Utiliser les toilettes	✓				
Se déplacer dans le lit	✓				
Effectuer des transferts	✓				
Se déplacer	✓				
Monter les escaliers	✓				
Faire les courses	✓				
Cuisiner	✓		✓ Lorsque fatiguée		
Entretenir le domicile	✓				

AIDE ADAPTÉE: ✓ Aucune ______ Béquilles ______ Chaise d'aisances ______ Déambulateur
______ Canne ______ Attelle ou orthèse ______ Fauteuil roulant ______ Autres

CODE: (1) Ne s'applique pas (2) Information non disponible
(3) N'est pas une priorité pour le moment (4) Autres (Préciser dans les notes d'observation)

FIGURE 16-4 ■ Anamnèse de Mme Raymonde Aquilini à l'aide d'un outil de collecte des données basé sur les 11 modes fonctionnels de Gordon. (Adapté de *Manuel de diagnostics infirmiers*, traduction de la 9e édition, de L. J. Carpenito, 2003, Saint-Laurent, Éditions du Renouveau Pédagogique, p. 755-758.)

NUTRITION ET MÉTABOLISME

Régime spécial/Suppléments
Diète liquide

Diète imposée antérieurement: ___ Oui _✓_ Non

Appétit: ___ Normal ___ Augmentation _✓_ Diminution ___ Diminution du goût
___ Nausées ___ Vomissements ___ Stomatite

Variations du poids dans les 10 derniers mois: _✓_ Non ________ kg pris ou perdus

Difficulté à avaler (dysphagie): _✓_ Non ___ Solides ___ Liquides

Prothèses dentaires: ___ Supérieure (___ Partielle ___ Complète)
___ Inférieure (___ Partielle ___ Complète)
Portées par la personne ___ Oui _✓_ Non

Antécédents de problèmes de peau ou de cicatrisation: _✓_ Non ___ Cicatrisation anormale
___ Éruption cutanée ___ Sécheresse
___ Transpiration abondante

ÉLIMINATION

Habitudes d'élimination intestinale: _1_ Nbre de selles/jour _15 avril 03_ Date de la dernière selle
___ Dans les limites de la normale ___ Constipation
___ Diarrhée ___ Incontinence
___ Stomie: Type: ___ Appareil ___
Autonomie dans ses soins _✓_ Oui ___ Non

Habitudes d'élimination urinaire: _✓_ Dans la limite de la normale ___ Pollakiurie
___ Dysurie ___ Nycturie ___ Miction impérieuse ↓débit, ↓fréquence depuis 2 jours
___ Hématurie ___ Rétention

Incontinence: _✓_ Non ___ Oui ___ Complète ___ Diurne ___ Nocturne ___ Sporadique
___ Difficulté à se retenir ___ Difficulté à atteindre les toilettes à temps

Aides techniques: ___ Cathétérisme intermittent
___ Sonde à demeure ___ Sonde externe
___ Culotte d'incontinence ___ Implant pénien: type ________

SOMMEIL ET REPOS

Habitudes: _6_ h/nuit ___Sieste l'avant-midi _✓_ Sieste l'après-midi
Se sent reposé après avoir dormi ___ Oui _✓_ Non Toux

Problèmes: ___ Non ___ Réveil précoce ___ Insomnie ___Cauchemars

COGNITION ET PERCEPTION

État mental: _✓_ Alerte ___ Aphasie sensorielle (réceptive)
___ Pertes de mémoire ___ Bonne orientation
___ Confusion ___ Résistance _✓_ Apathie

Élocution: _✓_ Normale ___ Empâtée ___ Incompréhensible ___ Aphasie motrice (expressive)
Langue parlée _Français_ Interprète ________

Capable de lire: _✓_ Oui ___ Non ________

Capable de communiquer: _✓_ Oui ___ Non ________

Capable de comprendre: _✓_ Oui ___ Non _Bonne connaissance du diagnostic_

Degré d'anxiété: ___ Faible _✓_ Moyen ___ Grave ___ Panique

Habiletés d'interaction: _✓_ Appropriées ___ Autres
Tension muscles faciaux tremblements

Ouïe: ___ Dans les limites de la normale ___ Déficience auditive (__) droite (__) gauche
Surdité (__) droite (__) gauche ___ Appareil auditif _Ø_ Acouphène

Vue: ___ Dans les limites de la normale ___ Verres correcteurs ___ Lentilles cornéennes
___ Déficience visuelle (__) droite (__) gauche
___ Cécité (__) droite (__) gauche
_Ø_ Prothèse (__) droite (__) gauche

Vertiges: ___ Oui _✓_ Non

Malaise/Douleur: ___ Non _✓_ Aiguë ___ Chronique Description _Douleur thoracique vive associée à la toux_

Méthodes de soulagement de la douleur: _Repos_

FIGURE 16-4 ■ (SUITE)

ADAPTATION ET TOLÉRANCE AU STRESS – PERCEPTION DE SOI ET CONCEPT DE SOI

Principales inquiétudes concernant l'hospitalisation ou la maladie (problèmes financiers, perte d'autonomie): A confié la garde de sa fille de 3 ans à sa voisine, retard au travail

Perte ou changement important au cours de la dernière année: ✓ Non ___ Oui ___

SEXUALITÉ ET REPRODUCTION

Dernière menstruation (date): 1er avril 2005

Troubles menstruels hormonaux: ✓ Non ___ Oui ___

Dernier frottis vaginal (test Pap) (date): ___

Auto-examen mensuel des seins/des testicules: ___ Oui ___ Non

Préoccupations d'ordre sexuel liées à la maladie: Non

RELATION ET RÔLE

Profession: Avocate

Situation professionnelle: ✓ Salarié ___ Invalidité temporaire ___ Invalidité permanente ___ Sans emploi

Réseau de soutien: ✓ Conjoint ✓ Voisins/Amis ___ Aucun
✓ Membres da la famille partageant le même domicile
___ Membres de la famille résidant ailleurs
___ Autres ___

Inquiétudes de la famille concernant l'hospitalisation: Non évalué présentement en raison de la fatigue

VALEURS ET CROYANCES

Religion: Catholique

Restrictions imposées par la religion: ✓ Non ___ Oui (préciser) ___

Désire rencontrer l'aumônier: ___ Non ✓ Oui ___

EXAMEN PHYSIQUE (DONNÉES OBJECTIVES)

1. Données cliniques

Âge 28 ans Taille 1,55 m Poids 56,7 kg (réel/approximatif)

Température 39,4 °C

Pouls: ___ Fort ✓ Faible ___ Régulier ___ Irrégulier 92/min

Pression artérielle: ✓ Bras droit ___ Bras gauche ___ Assis ___ Couché 122/80

2. Respiration/Circulation

Fréquence 28/min

Qualité: ___ Dans les limites de la normale ___ Profonde ___ Rapide ___ Laborieuse
✓ Autres Superficielle, dysnée

Toux: ___ Non ✓ Oui/Description Productive, crachats rosés et épais

Bruits respiratoires:

Lobe supérieur droit ___ Dans les limites de la normale
___ Légers ___ Absents ✓ Adventices

Lobe supérieur gauche ___ Dans les limites de la normale
___ Légers ___ Absents ___ Adventices

Lobe inférieur droit ___ Dans les limites de la normale
___ Légers ___ Absents ✓ Adventices

Lobe inférieur gauche ___ Dans les limites de la normale
___ Légers ___ Absents ___ Adventices

Pouls pédieux droit: ✓ Bien frappé ___ Faible ___ Imperceptible

Pouls pédieux gauche: ✓ Bien frappé ___ Faible ___ Imperceptible

FIGURE 16-4 ■ (SUITE)

3. Métabolismes et téguments

PEAU :

Couleur : ___ Dans les limites de la normale ✓ Pâleur ___ Cyanose
___ Teint terreux ___ Ictère ___ Autres ___

Température : ___ Dans les limites de la normale ✓ Chaude ___ Froide

Turgescence : ___ Dans les limites de la normale ___ Faible

Œdème : ✓ Non ___ Oui/Description/Siège ___

Lésions : ✓ Aucune ___ Oui/Description/Siège ___

Contusions : ✓ Aucune ___ Oui/Description/Siège ___

Rougeurs : ___ Non ✓ Oui/Description/Siège *Joue*

Prurit : ✓ Non ___ Oui/Description/Siège ___

Sondes : Préciser ___

BOUCHE :

Gencives : ___ Dans les limites de la normale ___ Plaque blanche ___ Lésions
___ Autres ___

Dentition : ___ Dans les limites de la normale
___ Autres ___

ABDOMEN :

Bruits intestinaux : ✓ Présents ___ Absents

4. Sens et système nerveux

Pupille :

Symétrie ✓

Gauche • • • • • • • • •

Droite • • • • • • • • •

Réaction à la lumière

Gauche : ✓ Oui ___ Non/Préciser ___

Droite : ✓ Oui ___ Non/Préciser ___

Yeux : ✓ Normaux ___ Écoulement ___ Rougeur ___ Autres ___

5. Appareil locomoteur

Amplitude des mouvements : ✓ Pleine ___ Autres ___

Équilibre et démarche : ✓ Stable ___ Instable

Force de préhension : ✓ Égale ___ Forte ___ Parésie/Paralysie (Bras ___ Droit ___ Gauche)

Muscles des jambes : ✓ Égaux ___ Forts ___ Parésie/Paralysie (Jambe ___ Droite ___ Gauche)

PLANIFICATION DU CONGÉ

Conditions de vie : Vit seul ___ Vit avec *mari et enfant* Sans résidence connue ___

Destination prévue après le congé : ✓ Domicile ___ Ne sait pas ___ Autres ___

Recours antérieur à des services communautaires :

___ Soins à domicile/Soins palliatifs ___ Centre de jour pour adultes ___ Groupes religieux
___ Autres ___
___ Cuisine roulante ___ Aide ménagère/Aide pour les soins
___ Maintien à domicile ___ Groupe de soutien

Moyen de transport pour quitter le centre hospitalier :

✓ Voiture ___ Ambulance ___ Autobus/Taxi
___ Ne sait pas encore

Aide financière prévue après le congé : ___ Non ___ Oui

Possibilités de difficulté dans les autosoins : ✓ Non ___ Oui

Aides adaptées nécessaires : ✓ Non ___ Oui

Demande de consultation (inscrire la date) :

Coordinatrice du congé ___ Soins à domicile ___

Services sociaux ___

Remarques *Douleur thoracique vive associée à la toux et dyspnée à l'effort. Se dit incapable de faire sa séance d'exercices quotidienne depuis une semaine. Sa toux est soulagée «si elle s'assoit et ne bouge pas». Nausées associées à la toux. «Frissons» occasionnels. Anxieuse à l'occasion et se dit alors : «Je ne peux pas respirer.» Bien mise mais «trop fatiguée pour se maquiller». Amplitude thoracique <3 cm, aucun battement des ailes du nez et aucune utilisation des muscles accessoires. Bruits respiratoires assourdis du côté droit et crépitants à l'inspiration dans les parties supérieure et inférieure droite du thorax. Estime son réseau de soutien «bon» (relation avec son mari). Est «inquiète» à propos de sa fille. Dit que son mari sera à l'extérieur de la ville jusqu'à demain. A confié la garde de sa fille de 3 ans à la voisine. S'inquiète aussi à propos de son travail (elle est avocate). «Je ne rattraperai jamais le temps perdu», dit-elle. A bu de l'eau à midi mais n'a pris aucune nourriture aujourd'hui. Accepte de fournir des échantillons d'urine pour une analyse des urines de 24 h. Installation d'une perfusion IV Dextrose 5 % 1000 mL dans le bras droit, 100 mL/h. Remplissage capillaire en 4 secondes. Garder la tête du lit relevée pour faciliter la respiration.*

SIGNATURE/TITRE *Carolina Medina inf.* Date *16 avril 2005*

FIGURE **16-4** ■ (SUITE)

Hôpital Maisonneuve-Rosemont
Centre affilié à l'Université de Montréal

Collecte de données initiales en soins infirmiers
Admission – UCDG

Pour vous, pour la vie

1. DONNÉES PRÉLÉMINAIRES

Date d'arrivée à l'urgence : ____ Unité : ____ Raison d'hospitalisation : ____

Père : ____ Mère : ____ Religion : ____

Personne à rejoindre en cas d'urgence :
____ Lien avec l'usager : ____ Tél. : ____
____ Lien avec l'usager : ____ Tél. : ____

Hospitalisations antérieures ou durant la dernière année :
____ ____ ____

Allergie : ____

Diète : Perte d'appétit : ❑ OUI ❑ NON Perte de poids récente : ❑ OUI ❑ NON Gain de poids récent : ❑ OUI ❑ NON

2. AUTONOMIE FONCTIONNELLE (antérieure à l'hospitalisation actuelle)

Informations recueillies auprès : ❑ usager ❑ aidant naturel ❑ CLSC-CA-CHSLD ____

A) ACTIVITÉS DE LA VIE QUOTIDIENNE : ❑ droitier ❑ gaucher

S'alimente :	❑ seul	❑ seul avec surveillance ou stimulation	❑ aide	❑ dépendant	❑ prothèses dentaires
Se lave :	❑ seul	❑ seul avec surveillance ou stimulation	❑ aide	❑ dépendant	
S'habille :	❑ seul	❑ seul avec surveillance ou stimulation	❑ aide	❑ dépendant	

Entretien des dents ou prothèses dentaires, se raser, se peigner :
❑ seul ❑ seul avec surveillance ou stimulation ❑ aide ❑ dépendant

Continence urinaire :	❑ normale	❑ occasionnelle	❑ fréquente	❑ totale
Continence fécale :	❑ normale	❑ occasionnelle	❑ fréquente	❑ totale

B) MOBILITÉ :

Transferts :	❑ seul	❑ seul avec surveillance ou stimulation	❑ aide	❑ dépendant			
Marche à l'int. :	❑ seul	❑ seul avec surveillance ou stimulation	❑ aide	❑ dépendant	❑ canne	❑ marchette	❑ quadripode
Marche à l'ext. :	❑ seul	❑ seul avec surveillance ou stimulation	❑ aide	❑ dépendant	❑ canne	❑ marchette	❑ quadripode
Escalier :	❑ seul	❑ seul avec surveillance ou stimulation	❑ aide	❑ dépendant			
Chute depuis 6 mois :		❑ non ❑ oui nombre ____	❑ fauteuil roulant	❑ orthèse			

C) COMMUNICATION :

Vision :	❑ adéquate (avec/sans lunettes)	❑ fonctionnelle	❑ nécessite aide	❑ aveugle
Audition :	❑ adéquate (avec/sans prothèses)	❑ on doit parler fort	❑ on doit crier	❑ surdité complète
Langage :	❑ normal	❑ défaut mineur	❑ défaut majeur	❑ ne communique pas

FIGURE 16-5 ■ Outil de collecte des données initiale utilisé auprès des personnes âgées dans une unité de soins de courte durée gériatrique. (Source : Hôpital Maisonneuve-Rosemont, Montréal.)

D) FONCTIONS MENTALES :

Mémoire :	❑ normale	❑ oublie les faits récents, pas les faits importants		❑ oublie régulièrement choses/vie courante	❑ amnésie
Orientation :	❑ bien orienté TEP	❑ quelquefois désorienté TEP		❑ souvent désorienté	❑ désorienté complètement
Compréhension :	❑ comprend cons.	❑ ralentissement	❑ comprend partiellement	❑ ne comprend pas	
Jugement :	❑ évalue bien les situations		❑ les évalue/nécessite conseils	❑ les évalue mal/nécessite cons.	❑ ne les évalue pas
Comportement :	❑ adéquat	❑ trouble comport. mineur	❑ trouble comport. dangereux	❑ comportement dangereux	

E) TÂCHES DOMESTIQUES :

Entretenir la maison :	❑ seul	❑ seul avec surveillance	❑ aide	❑ ne fait pas
Préparer les repas :	❑ seul	❑ seul avec surveillance	❑ aide	❑ ne fait pas
Faire les courses :	❑ seul	❑ seul avec surveillance	❑ aide	❑ ne fait pas
Faire la lessive :	❑ seul	❑ seul avec surveillance	❑ aide	❑ ne fait pas
Utiliser le téléphone :	❑ seul	❑ seul avec surveillance	❑ aide	❑ ne fait pas
Utiliser les transports :		❑ auto	❑ transport en commun	
	❑ seul	❑ seul avec surveillance	❑ aide	❑ ne fait pas
Gestion des biens :	❑ seul	❑ seul avec surveillance	❑ aide	❑ ne fait pas
Médication :	❑ seul	❑ seul avec surveillance	❑ aide	❑ ne fait pas

3. RESSOURCES FAMILIALES ET ENVIRONNEMENTALES

Milieu de vie :	❑ maison	❑ résidence privée	❑ C.A.	❑ C.H.S.L.D.	
Vit seul(e) :	❑ oui	❑ non	❑ conjoint	❑ amis	❑ proches

Nombre d'enfants : ____________ Frère(s) : ____________ Sœur(s) : ____________

Y a-t-il des habitudes ou des coutumes reliées à votre culture ou religion qu'il est important que nous connaissions afin de faciliter votre hospitalisation ?

____

– Receviez-vous de l'aide : ❑ famille ❑ CLSC ❑ organisme communautaire
– Spécifiez les types d'aide, de soins et de services reçus : ______________________
– Comment vous organisiez-vous à la maison ? ______________________

4. PLANIFICATION DU CONGÉ

CLSC : ______________________ gestionnaire de cas : ______________________

MD famille : ______________________ pharmacie : ______________________

Avez-vous des attentes spécifiques ? ______________________ Prévoyez-vous retourner à la maison à votre congé ? ❑ oui ❑ non

Y a-t-il des problèmes que vous envisagez pour votre retour à la maison ou autres milieux ? ❑ oui ❑ non ❑ spécifier

____

Y a-t-il des soins et des services qui devraient être mis en place pour faciliter la transition entre l'hôpital et votre milieu de vie ? ______________________

____

Signature : ______________________ Date : ______________________

FIGURE 16-5 ■ (SUITE)

PROBLÈMES RENCONTRÉS	SIGNIFICATION	DONNÉES SPÉCIFIQUES
Cochez les problèmes qui vous concernent plus particulièrement.	**Soulignez les mots qui définissent le mieux votre problème. Ajoutez-en au besoin.**	**Ces questions permettent de mieux comprendre ce que vous ressentez et quels sont les moyens que vous avez trouvés pour améliorer votre bien-être. Répondez aux questions qui sont pertinentes à votre situation. Nous en discuterons par la suite.**
Douleur chronique	Douleur ressentie depuis plus de six mois	• À l'aide du schéma, pouvez-vous situer les zones douloureuses ? • Pouvez-vous décrire le type de douleur ressentie ? • La douleur varie t-elle durant la journée ? • Encerclez le chiffre qui indique l'intensité de votre douleur : 0-1-2-3-4-5-6-7-8-9-10. • Qu'est-ce qui fait augmenter votre douleur ? • Quels moyens utilisez-vous pour soulager votre douleur ?
Perturbation des habitudes de sommeil	Dérèglement des heures de sommeil, ce qui incommode la personne ou l'empêche d'avoir le mode de vie qu'elle désire.	• Combien d'heures par nuit dormez-vous (en moyenne) ? • Avez-vous de la difficulté à vous endormir ? ❑ Parfois ❑ Souvent ❑ Très souvent • Vous réveillez-vous la nuit ? • Avez-vous l'impression d'avoir un sommeil non réparateur ? • Quels moyens utilisez-vous pour favoriser votre sommeil ?
Fatigue	Sensation accablante et prolongée d'épuisement ; diminution de la capacité de travail physique et mental.	• À quels moments de la journée la fatigue est-elle la plus importante ? • Êtes-vous fatigué(e) le matin ? • Quelles sont vos périodes de repos durant la journée (fréquence, durée) ? • Quels moyens utilisez-vous pour diminuer la fatigue durant la journée ?
Intolérance à l'activité	Manque d'énergie physique ou de force psychologique, ce qui empêche la personne de tolérer ou de terminer les activités quotidiennes qu'elle doit ou souhaite accomplir.	• Éprouvez-vous de la fatigue ou de la douleur en faisant les activités suivantes : marche, tâches quotidiennes, etc. ? • Avez-vous de la difficulté à accomplir certaines activités ou en êtes-vous incapable ; dans le cadre de votre travail, dans vos activités familiales, dans vos activités sociales ? • Faites-vous de l'activité physique régulièrement ? Précisez. • Participez-vous à un programme d'exercice ?
Peur	Crainte liée à une source identifiable, que la personne peut confirmer.	• Éprouvez-vous, en ce moment, des craintes au sujet de l'évolution de votre maladie ? • Craignez-vous de perdre votre travail ou de ne plus pouvoir accomplir certaines tâches ? • Avez-vous peur d'être jugé et délaissé par votre entourage (famille et amis) ? • Discutez-vous de ces peurs avec votre entourage ?
Perturbation de l'exercice du rôle	Changement important de la façon de percevoir l'exercice du rôle familial, professionnel et social.	• Y a-t-il une différence entre ce que vous faisiez auparavant et ce que vous faites actuellement, sur les plans suivants : ❑ votre rôle familial, ❑ votre rôle professionnel, ❑ votre rôle social. • Comment acceptez-vous votre degré de performance actuel ? • Quelle est l'attitude de vos proches et de votre employeur face à votre problème de santé ? • Comment participent votre famille et votre entourage ? • Quels moyens utilisez-vous pour vous adapter à ces changements, en tenant compte de vos capacités et de vos limites ?
Sentiment d'impuissance	Sentiment d'être incapable de dominer la situation actuelle ou de faire face à un événement imminent. La personne considère que ses actions auront peu d'effet sur l'atteinte d'un résultat.	• Comment vivez-vous le fait d'avoir de la difficulté à accomplir les mêmes tâches qu'auparavant ? • Avez-vous de la facilité à exprimer vos limites à votre entourage ? • Avez-vous de la facilité à demander de l'aide ? • Dans votre entourage, y a-t-il des personnes avec qui vous pouvez parler de vos sentiments et sur lesquelles vous pouvez réellement compter ? • Croyez-vous avoir un certain pouvoir sur votre qualité de vie ? • Que faites-vous pour vous aider à vous prendre en main, à vivre mieux ?
Perturbation situationnelle de l'estime de soi	Jugements défavorables ou sentiments négatifs à propos de soi. dus à une perte ou à un changement survenu chez une personne qui avait auparavant une image favorable d'elle-même.	• Avez-vous une perception de vous-même favorable ou défavorable ? • Cette perception s'est-elle transformée depuis le début de votre problème de santé ? • Éprouvez-vous, depuis un certain temps, des difficultés à prendre des décisions ? • À quels moyens de valorisation avez-vous recours à l'heure actuelle ?
Manque de connaissances	La personne n'a pas les renseignements nécessaires pour faire des choix éclairés concernant sa situation, les modalités thérapeutiques offertes et son plan de traitement.	Vos connaissances sont-elles satisfaisantes au sujet : _____ Des symptômes de la fibromyalgie ? _____ Des facteurs qui font augmenter les symptômes ? _____ Des traitements et de leurs limites ? _____ Des moyens utilisés pour diminuer les symptômes ? _____ Des groupes d'entraide et des autres ressources disponibles ?

FIGURE 16-6 ■ **Outils de collecte des données centré sur un problème particulier : problèmes les plus susceptibles d'être présents chez une personne atteinte de fibromyalgie.** (Source : « L'approche participative auprès des personnes atteintes de fibromyalgie : un rôle infirmier à explorer », de L. Arsenault, 1994, *L'Infirmière du Québec*, *1*(6), p. 40.)

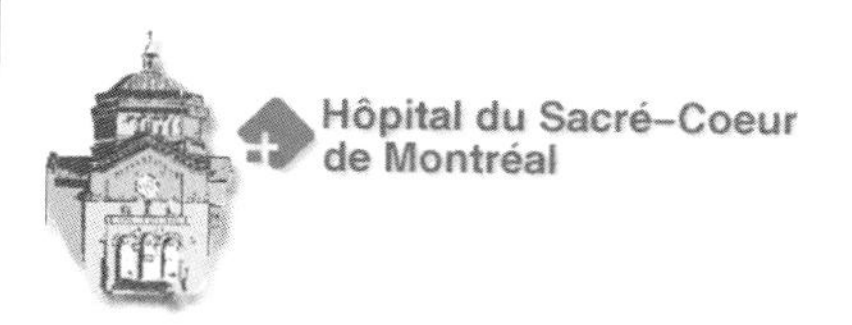

Direction des soins infirmiers

Outil d'évaluation du risque suicidaire

Vérifier la présence de chaque facteur et attribuer 1 point par facteur présent. Additionner les points et inscrire le total.

Indicateurs	Jour	Soir	Nuit
Sexe (homme)	/1	/1	/1
Âge (entre 15 et 24 ans) (45 ans et plus)	/1	/1	/1
Dépression Ensemble des manifestations suivantes : – perturbation habitudes de sommeil – perte de poids récente – désespoir ou culpabilité – diminution d'intérêt des activités de la vie quotidienne – agitation psychomotrice – irritabilité ou tristesse – diminution de la concentration – pensée de mort	/1	/1	/1
Tentative suicidaire antérieure	/1	/1	/1
Abus, dépendance alcool/drogue	/1	/1	/1
Altération de la pensée – désorganisation – désorientation	/1	/1	/1
Idées suicidaires Les caractéristiques suivantes peuvent être présentes : – bas niveau de contrôle – bas niveau de tolérance à la frustration	/1	/1	/1
Plan suicidaire organisé : – méthode prévue – habilité à entreprendre le plan – ne parvient pas à se projeter dans l'avenir	/1	/1	/1
Perception de l'usager d'avoir un soutien social pauvre	/1	/1	/1
Maladie chronique aiguë ou maladie mentale Événement stressant récent	/1	/1	/1
Total	**/10**	**/10**	**/10**

- La présence d'un plan suicidaire spécifique organisé (exemple : date, endroit ou moyen) signifie que la personne se situe à un haut niveau de risque suicidaire. Si l'usager a un plan organisé ou un délire avec des idées prédominantes de se faire mal ou de se tuer, le score total devient automatiquement 10. L'usager se situe donc au niveau 4 du risque suicidaire. *(Traduit et adapté de « Sad Persons Scale », Patterson, Dohn, Bird & Patterson, 1983.)*

Signature de l'infirmière, date, heure	Jour :
Signature de l'infirmière, date, heure	Soir :
Signature de l'infirmière, date, heure	Nuit :

FIGURE 16-7 ■ Outil de collecte des données employé dans une situation d'urgence : évaluation du risque suicidaire. (Source : Hôpital du Sacré-Cœur de Montréal.)

Évaluation du risque suicidaire selon le total obtenu :

Score de l'instrument statistique	Niveau de risque suicidaire	Fréquence des observations à évaluer avec l'instrument clinique
0-3	**1.** Risque très minime	Observation q heure
4-5	**2.** Risque minime	Observation q 30 minutes
6-7	**3.** Risque modéré	Mesures de prévention du suicide Observation q 15 minutes
8-10	**4.** Risque élevé	Mesures de prévention du suicide Observation constante

Exemple de questions à poser afin d'explorer les pensées suicidaires :

- Avez-vous des périodes ou vous pensez à vous blesser ou à vous enlever la vie ?
- Quelle est la fréquence de ces périodes ? Est-ce plusieurs fois par jour, par semaine,par mois,ou autre ?
- Ces pensées sont-elles intermittentes ou constantes ?
- Qu'est-ce qui déclenche ces pensées ?
- Avez-vous pensé à des moyens ou à un plan pour mettre fin à vos jours ?
  (Ce plan est-il réaliste compte tenu des moyens à la disposition de l'usager ?)
- Avez-vous exprimé vos pensées suicidaires ou votre plan suicidaire avec quelqu'un d'autre ?

Indicateurs pour l'évaluation de la fréquence des observations reliées au risque suicidaire :

Pas de besoin d'observation	Observation q heure	Observation q 30 minutes	Observation q 15 minutes	Observation constante	Contentions ou isolement
Dit ne plus ou ne pas avoir d'idée suicidaire. Démontre de la congruence entre son verbal et son non verbal. Est assidu au traitement. A une perception de soutien adéquat. Verbalise ses préoccupations au niveau des émotions.	Verbalise ses idées suicidaires avec facilité ; Ou Verbalise de façon superficielle. N'a pas de plan suicidaire. N'a pas d'intention. Coopère au traitement. Est peu en retrait. A fait de multiples tentatives antérieures.	Verbalise ses idées suicidaires sans plan ou intention, avec difficulté. A la perception de ne pas avoir de soutien social adéquat. N'est pas assidu au traitement. Démontre des sentiments de frustration, colère. Affect labile. Mutisme ou peu de verbalisation. Fuit tout contact avec l'entourage. Est intoxiqué. Perception distordue de la réalité. Hyperactivité. Démontre peu d'habileté à la résolution de problèmes. Évite le contact visuel.	Changement soudain du niveau d'activité (hyperactivité) Verbalise ses idées suicidaires avec une intention, mais sans plan précis ; Ou Projette de se suicider à l'aide d'un moyen létal, mais n'a pas la possibilité de se procurer le moyen privilégié pour son suicide. Refuse un contrat de non passage à l'acte.	Projette de se suicider à l'aide d'un moyen létal. Le moyen privilégié pour son suicide est accessible. Fait des gestes suicidaires. Se procure des objets qui serviront à se faire du mal ou à se tuer. Ne parvient plus à se projeter dans l'avenir. Tient un discours ou tout justifie le suicide.	Tentative de suicide devant le personnel. Ne peut résister à son impulsion malgré l'observation et la présence constante.
Facteurs contribuant à l'état suicidaire (conflits avec l'entourage, événement psychosocial récent perçu comme source de stress, changement récent dans l'état de santé, etc.)					

FIGURE 16-7 ■ (SUITE)

ENCADRÉ 16-4

Typologie des 11 modes fonctionnels de santé selon Gordon

- *Perception et gestion de la santé.* Manière dont la personne perçoit sa santé et son bien-être et manière dont elle veille à sa santé.
- *Nutrition et métabolisme.* Consommation de nourriture et de liquide par rapport aux besoins métaboliques et aux besoins d'approvisionnement.
- *Élimination.* Modalités de l'excrétion (intestinale, vésicale et cutanée).
- *Activité et exercice.* Modalités de l'exercice, de l'activité, des loisirs et du temps libre.
- *Sommeil et repos.* Modalités du sommeil, du repos et de la détente.
- *Cognition et perception.* Modalités des fonctions sensorielles, perceptives et cognitives.
- *Perception de soi et concept de soi.* Manière dont la personne se conçoit et se perçoit (concept de soi, valeur, confort, image corporelle, état affectif).
- *Rôle et relations.* Manière dont la personne s'acquitte de son rôle et entretient ses relations sociales.
- *Sexualité et reproduction.* Degré de satisfaction de la personne à l'égard de sa sexualité; manière dont elle vit sa fonction de reproduction.
- *Adaptation et tolérance au stress.* Manière dont la personne compose en général avec le stress et efficacité de ses stratégies en matière de tolérance au stress.
- *Valeurs et croyances.* Valeurs, croyances (y compris les croyances spirituelles) et objectifs qui guident les choix et les décisions de la personne.

Source : D'après *Manual of Nursing Diagnosis*, 10e éd. (p. 2-5), de M. Gordon, © 2002, St. Louis, MO : Mosby. Reproduit avec l'autorisation de Elsevier.

ENCADRÉ 16-5

Modèle des autosoins d'Orem

Exigences universelles en matière d'autosoins

1. Maintien d'un apport suffisant d'air.
2. Maintien d'un apport suffisant d'eau.
3. Maintien d'un apport suffisant de nourriture.
4. Prestation de soins associés à l'élimination.
5. Maintien d'un équilibre entre l'activité et le repos.
6. Maintien d'un équilibre entre la solitude et les interactions sociales.
7. Prévention des risques d'atteinte à la vie, au fonctionnement et au bien-être.
8. Promotion du fonctionnement et du développement humains au sein des groupes sociaux, d'une manière conforme au potentiel humain, aux limites humaines connues et au désir humain de normalité. (Le terme « normalité » désigne ici ce qui est humain par essence et ce qui est en accord avec les caractéristiques génétiques, les caractéristiques constitutionnelles et les talents des personnes.)

Source : D'après *Nursing Concepts of Practice*, 6e éd. (p. 225), de D. E. Orem, S. G. Taylor et K. M. Renpenning, 2000, St. Louis, MO : Mosby. Reproduit avec l'autorisation de Elsevier.

ENCADRÉ 16-6

Modèle de l'adaptation de Roy

Modes adaptatifs

1. Besoins physiologiques
   - Activité et repos
   - Nutrition
   - Élimination
   - Liquide et électrolytes
   - Oxygénation
   - Protection
   - Régulation : température
   - Régulation : sens
   - Régulation : système endocrinien
2. Concept de soi
   - Soi physique
   - Soi psychologique
3. Rôle social
4. Interdépendance

Source : D'après *The Roy Adaptation Model : The Definitive Statement*, 2e éd., de C. Roy et H. A. Andrews, 1999, Upper Saddle River, NJ : Prentice-Hall. Reproduit avec l'autorisation de Pearson Education, Inc., Upper Saddle River, NJ.

leur part, définissent les données à recueillir selon le modèle de l'adaptation de Roy et classent les comportements observables en quatre catégories : physiologie, concept de soi, rôle social et interdépendance (voir l'encadré 16-6).

La figure 16-4 présente un exemple d'outil de collecte des données initiale proposé par Carpenito (2003) et structuré en fonction des modes fonctionnels de santé de Gordon. L'encadré 16-7 présente les données de la figure 16-4 organisées selon les 11 modes fonctionnels de santé de Gordon. De façon générale, l'infirmière organise les données à l'aide du modèle qui structure l'outil de collecte des données. Nous présentons ici plusieurs modèles afin de faire ressortir ce qui les différencie et de montrer que l'infirmière n'est pas limitée au modèle fourni par l'outil de collecte des données.

Modèles centrés sur le bien-être

L'infirmière utilise des modèles centrés sur le bien-être pour aider la personne à discerner les risques pour sa santé et à analyser les habitudes de vie, les croyances, les valeurs et les attitudes qui influent sur son degré de bien-être. Ces modèles comprennent généralement les éléments suivants :

- Bilan de santé
- Évaluation de la condition physique
- Évaluation nutritionnelle
- Analyse des facteurs de stress
- Mode de vie et habitudes de santé
- Croyances sur la santé
- Santé sexuelle
- Santé spirituelle
- Relations sociales
- Évaluation des risques pour la santé

Voir le chapitre 11 pour un complément d'information.

ENCADRÉ 16-7

Données relatives à Raymonde Aquilini, organisées selon les modes fonctionnels de santé

PERCEPTION ET GESTION DE LA SANTÉ
- Connaît et comprend le diagnostic médical.
- Fournit un historique complet de ses maladies et de ses interventions chirurgicales.
- Observe le programme thérapeutique prescrit (Synthroid).
- Décrit en détail l'évolution de sa maladie.
- S'attend à recevoir une antibiothérapie et à « rentrer chez elle dans un jour ou deux ».
- Déclare prendre habituellement « trois repas par jour ».

ACTIVITÉ ET EXERCICE
- Aucune atteinte locomotrice.
- Difficulté à dormir en raison de la toux.
- « Incapable de respirer en position couchée ».
- Dit qu'elle « se sent faible ».
- Dyspnée à l'effort.
- Fait quotidiennement de l'activité physique.

NUTRITION ET MÉTABOLISME
- Taille : 1,58 m (5 pi 2 po) ; poids : 56 kg (125 lb).
- Prend habituellement « trois repas par jour ».
- « Pas d'appétit » depuis qu'elle a le « rhume ».
- N'a pas mangé aujourd'hui ; dernière prise de liquide à 12 : 00.
- Nausées.
- Température orale : 39,4 °C.
- Diminution de l'élasticité de la peau.

ÉLIMINATION
- Aucun problème généralement.
- Diminution de la fréquence des mictions et du débit urinaire depuis 2 jours.
- Dernière selle hier, formée, décrite comme « normale ».

SOMMEIL ET REPOS
- Dort six heures par nuit .
- Fait une sieste l'après-midi.
- Dit ne pas se sentir reposée après avoir dormi.

COGNITION ET PERCEPTION
- Aucune atteinte sensorielle.
- Pupilles à 3 mm, symétriques, réactives.
- Orientée par rapport au temps, au lieu et aux personnes.
- Alerte mais fatiguée.
- Réagit adéquatement aux stimuli verbaux et physiques.
- Mémoire à court et à long termes intacte.
- Se dit « essoufflée » à l'effort.
- Se plaint de « douleur dans les poumons », surtout associée à la toux.
- Frissons.
- Fait état de nausées.

ADAPTATION ET STRESS
- Anxieuse : « Je ne peux pas respirer. »
- Tension des muscles du visage ; tremblements.
- Se dit préoccupée par son travail : « Je ne rattraperai jamais le temps perdu. »

PERCEPTION DE SOI ET CONCEPT DE SOI
- Se dit « préoccupée » et « inquiète » d'avoir confié sa fille à la voisine jusqu'au retour de son mari.
- Bien mise, se dit « trop fatiguée pour se maquiller ».

SEXUALITÉ ET REPRODUCTION
- Dernière menstruation le 1er avril 2005.
- Pas de troubles menstruels hormonaux.
- Pas de préoccupations d'ordre sexuel liées à la maladie.

RÔLES ET RELATIONS
- Vit avec son mari et leur fille de trois ans.
- Mari à l'extérieur de la ville ; de retour demain après-midi.
- Enfant gardée par une voisine jusqu'au retour du mari.
- Dit avoir de « bonnes » relations avec ses amis et ses collègues.
- Exerce la profession d'avocate.

VALEURS ET CROYANCES
- Catholique.
- Ne demande aucun rite particulier, sauf le sacrement des malades.
- Classe moyenne ; professionnelle.
- Ne désire pas rencontrer un prêtre pour le moment.

MÉDICATION ET ANTÉCÉDENTS
- Synthroid 0,1 mg par jour.
- Appendicectomie, thyroïdectomie partielle.

EXAMEN PHYSIQUE
- Âge : 28 ans.
- Taille : 1,58 m (5 pi 2 po) ; poids : 56 kg (125 lb).
- Température : 39,4 °C.
- Pouls radial de faible amplitude, régulier.
- Pression artérielle : 122/80, en position assise.
- Peau très chaude et pâle, joues très rouges.
- Muqueuses sèches et pâles.
- Respiration superficielle ; amplitude respiratoire < 3 cm.
- Toux productive : petite quantité d'expectorations rose pâle.
- Crépitants à l'inspiration auscultés dans les parties inférieure et supérieure droites des poumons.
- Bruits respiratoires assourdis du côté droit.
- Abdomen souple et non distendu.
- Cicatrices chirurgicales anciennes : partie antérieure du cou, quadrant inférieur droit de l'abdomen.
- Diaphorèse.

Modèles non infirmiers

Pour organiser les données, l'infirmière aurait avantage à utiliser aussi des théories et des modèles issus d'autres disciplines. Ces schèmes sont plus étroits que le modèle nécessaire en soins infirmiers. Par conséquent, l'infirmière doit habituellement les associer à d'autres approches pour obtenir une collecte des données complète.

MODÈLE DES SYSTÈMES PHYSIOLOGIQUES

Le modèle des systèmes physiologiques est axé sur les anomalies des systèmes suivants :

- Système tégumentaire
- Système respiratoire
- Système cardiovasculaire

- Système nerveux
- Système locomoteur
- Système gastro-intestinal
- Système génito-urinaire
- Système reproducteur
- Système immunitaire

HIÉRARCHIE DES BESOINS DE MASLOW

La hiérarchie des besoins de Maslow permet de classer les données selon les catégories suivantes :

- Besoins physiologiques (reliés à la survie)
- Besoins de sécurité
- Besoins d'amour et d'appartenance
- Besoins d'estime de soi
- Besoins de réalisation

Voir le chapitre 12 pour un complément d'information.

THÉORIES DU DÉVELOPPEMENT

L'infirmière peut utiliser plusieurs théories du développement physique, psychosocial, cognitif et moral dans certaines situations. Voici quelques-unes de ces théories :

- Théorie des tâches développementales de Havighurst
- Théorie psychanalytique de Freud
- Théorie du développement psychosocial d'Erikson
- Théorie cognitive de Piaget
- Théorie du développement moral de Kohlberg

Voir le chapitre 21 pour un complément d'information.

Validation des données

L'information obtenue à l'étape de la collecte des données doit être complète, factuelle et exacte, car elle constitue la base indispensable des diagnostics et des interventions infirmiers. La **validation** consiste à vérifier les données afin de s'assurer qu'elles sont exactes et reposent sur des faits précis. Valider les données permet à l'infirmière de compléter les tâches suivantes :

- S'assurer que les renseignements obtenus sont complets.
- Confirmer la concordance des données objectives et des données subjectives correspondantes.
- Interroger la personne à propos de certaines informations qui sembleraient mériter davantage d'attention.
- Distinguer les indicateurs des inférences. Les **indicateurs** sont les données subjectives ou objectives que l'infirmière peut observer directement ; en d'autres termes, il s'agit de ce que la personne dit ou de ce que l'infirmière peut voir, entendre, palper, sentir ou mesurer. Les **inférences** sont les interprétations ou les conclusions que l'infirmière formule à partir des indicateurs. Par exemple, l'infirmière observe les indicateurs d'une incision (l'incision est rouge, chaude et enflée) et infère que l'incision est infectée.
- Éviter de sauter aux conclusions et de faire une interprétation prématurée de la nature des problèmes.

Il n'est pas nécessaire de valider toutes les données. L'infirmière peut, par exemple, considérer comme factuelles des données telles que la taille, le poids, la date de naissance et la plupart des résultats d'analyses de laboratoire exprimés selon des échelles précises. En règle générale, l'infirmière procède à une validation si elle décèle des écarts entre les données obtenues pendant l'entrevue (données subjectives) et les données obtenues pendant l'examen physique (données objectives), ou encore si la personne se contredit pendant la collecte des données. Le tableau 16-6 présente des lignes directrices pour la validation des données.

Pour effectuer une collecte des données juste, l'infirmière doit être consciente de ses partis pris, de ses valeurs et de ses croyances personnelles ; elle doit en outre distinguer les faits des inférences, des interprétations et des hypothèses (voir le chapitre 15). Par exemple, en présence d'un homme qui se tient la main sur la poitrine, l'infirmière pourrait être tentée de croire qu'il éprouve une douleur thoracique alors qu'en réalité c'est à la main qu'il a mal.

Pour recueillir des données complètes et adéquates, l'infirmière doit vérifier ses hypothèses sur le comportement physique ou psychologique de la personne. Pour en revenir à l'exemple précédent, elle doit demander à l'homme pourquoi il se tient la main sur la poitrine. La réponse de la personne confirmera les hypothèses de l'infirmière ou l'incitera à poursuivre sur ce sujet. La figure 16-4 indique que l'infirmière a ausculté le cœur et les poumons de Raymonde Aquilini afin de valider les données « douleur aux poumons » et « dyspnée à l'effort ». L'infirmière qui néglige de vérifier ses hypothèses risque d'établir une collecte des données inexacte ou incomplete.

Consignation des données

Pour terminer l'étape de la collecte des données, l'infirmière consigne les données par écrit. Il est essentiel que la notation soit exacte et qu'elle fasse état de toutes les données recueillies à propos de l'état de santé de la personne. L'infirmière doit consigner les données de manière factuelle, sans les interpréter. Par exemple, elle consignera comme suit la composition d'un petit déjeuner (données objectives) : « 240 mL de café, 120 mL de jus, 1 œuf et 1 rôtie » ; elle évitera d'écrire « bon appétit », ce qui constituerait un jugement. En effet, les mots « bon appétit » ou « appétit normal » n'ont pas le même sens pour tout le monde. Par souci d'exactitude, l'infirmière consigne les données subjectives telles qu'énoncées par la personne ; sinon, elle risque de modifier le sens de ses paroles (voir le chapitre 20).

TABLEAU 16-6

Validation des données

Lignes directrices	Exemples
Comparer les données subjectives et les données objectives afin de vérifier si les déclarations de la personne concordent avec les observations.	Il faut comparer la perception de la personne qui dit « avoir très chaud » à une mesure de la température corporelle.
Clarifier et faire préciser tout énoncé vague ou ambigu.	*Personne :* Ça fait six semaines que je me sens souvent malade. *Infirmière :* Décrivez-moi comment vous vous sentez. Qu'entendez-vous par « souvent » ?
S'assurer que les données correspondent à des indicateurs et non à des inférences.	*Observation :* peau sèche et diminution de l'élasticité de la peau. *Inférence :* déshydratation. *Action :* recueillir le supplément de données nécessaires à la formulation d'une inférence à l'étape de l'analyse. Par exemple, déterminer l'apport liquidien de la personne, le débit urinaire, l'aspect de l'urine et la pression artérielle.
Vérifier deux fois les données inhabituelles.	*Observation :* un pouls au repos de 30 battements par minute ou une pression artérielle de 210/95. *Action :* reprendre la mesure en utilisant un autre appareil ; ou demander à une autre personne de le faire et vérifier si elle recueille la même donnée.
Détecter les facteurs qui peuvent nuire à la précision des mesures.	Un nourrisson en pleurs présente une fréquence respiratoire anormale : il faudra donc le calmer avant de mesurer sa respiration. Mauvaise utilisation ou dysfonctionnement des appareils.
Consulter des ouvrages de référence (manuels, revues spécialisées, rapports de recherche) pour trouver des explications aux phénomènes.	Une infirmière observe de petites éminences violettes ou bleu noir sous la langue d'une personne âgée. Elle pense tout d'abord qu'il s'agit d'une anomalie mais, après avoir consulté un ouvrage sur les changements physiques associés au vieillissement, elle en déduit que de telles varicosités sont normales.

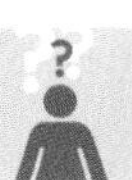

EXERCICES D'INTÉGRATION

Mme Truchon, âgée de 82 ans, est hospitalisée pour la mise en place d'une prothèse de la hanche.

1. Quels sont les renseignements clés à obtenir au sujet des antécédents de Mme Truchon ?
2. Sur quelles fonctions est-il primordial d'obtenir des données avant l'intervention chirurgicale ?
3. Comment l'infirmière peut-elle déterminer si quelqu'un pourra apporter de l'aide à Mme Truchon à la maison après son congé ?
4. Quelles autres sources de données l'infirmière aurait-elle avantage à consulter dans ce cas-ci ?

Voir l'appendice A : Exercices d'intégration – Pistes de réflexion.

RÉVISION DU CHAPITRE

Concepts clés

- La démarche systématique est une méthode systématique et rationnelle qui permet de planifier et de prodiguer des soins infirmiers individualisés aux personnes, aux groupes et aux communautés.
- Le but de la démarche systématique est de déterminer les besoins actuels et possibles d'une personne en matière de santé, d'établir un plan de soins et de traitements pour répondre aux besoins discernés, d'accomplir des interventions infirmières précises afin de satisfaire ces besoins et, enfin, d'évaluer ces interventions.
- La démarche systématique peut être utilisée dans tous les secteurs des soins de santé. Elle est cyclique, dynamique, centrée sur la personne, interpersonnelle et coopérative ; de plus, elle s'applique universellement et s'appuie sur la résolution de problèmes et la prise de décisions.
- La démarche systématique comprend cinq étapes interdépendantes : la collecte des données, l'analyse, la planification, l'intervention et l'évaluation.
- L'étape de la collecte des données consiste à obtenir, organiser, valider et consigner les données.

Concepts clés (suite)

- L'analyse consiste à formuler un jugement clinique (diagnostic infirmier) à propos des problèmes de santé actuels ou possibles d'une personne.
- La planification consiste à établir des priorités, à définir des objectifs et des résultats escomptés et à rédiger un plan de soins et de traitements infirmiers.
- L'intervention est la mise en œuvre des interventions infirmières. Elle comprend toutes les activités accomplies pour promouvoir la santé, prévenir les complications, traiter les affections actuelles et faciliter l'adaptation de la personne aux anomalies chroniques de sa santé.
- L'évaluation consiste à comparer les réactions de la personne avec les objectifs établis afin de vérifier si ces objectifs ont été atteints. Cette étape comprend la révision et la modification du plan de soins et de traitements infirmiers.
- La collecte des données suppose une participation active de l'infirmière et de la personne afin d'obtenir des données subjectives et objectives quant à l'état de santé de la personne.
- La source primaire des données est la personne elle-même. Les sources secondaires sont les personnes significatives de son entourage, les professionnels de la santé, le dossier clinique et la documentation scientifique.
- Les données subjectives sont constituées des perceptions de la personne que l'infirmière recueille la plupart du temps au cours de l'établissement de son anamnèse.
- Les données objectives (les données observées et recueillies pendant l'examen physique, par exemple) sont les données que l'on peut discerner au moyen de l'observation.
- La principale méthode de collecte des données est l'examen clinique qui comprend l'anamnèse et l'examen physique.
- L'observation est une activité consciente et systématique qui fait appel aux sens.
- L'infirmière procède à une entrevue tant directive que non directive (pose des questions ouvertes et des questions fermées) pour établir l'anamnèse de la personne.
- Les modèles de soins infirmiers permettent de structurer et d'organiser les données obtenues.
- L'étape de la collecte des données doit être complète et exacte, car elle constitue la pierre angulaire des étapes de l'analyse et de l'intervention de la démarche systématique.
- L'infirmière doit valider certaines données. Elle peut valider les données objectives à l'aide des données subjectives et vice versa. Elle peut procéder de même avec les données primaires et les données secondaires.
- L'infirmière doit consigner les données de manière factuelle, sans laisser place aux interprétations et aux inférences.

Questions de révision

16-1. L'étape de *l'élaboration de diagnostics infirmiers* de la démarche systématique est aussi appelée
 a) analyse.
 b) définition.
 c) interprétation.
 d) détermination.

16-2. À l'étape de la collecte des données, l'infirmière est appelée à
 a) émettre des hypothèses.
 b) fixer des objectifs.
 c) valider les données.
 d) consigner les soins apportés.

16-3. Laquelle des données suivantes est une donnée subjective et secondaire ?
 a) L'infirmière mesure une perte de poids de 5 kg (11 lb) depuis la dernière visite de la personne à la clinique.
 b) Un homme mentionne que sa femme n'a plus aucun appétit.
 c) L'infirmière palpe un œdème dans les membres inférieurs.
 d) La personne dit éprouver des douleurs intenses quand elle monte un escalier.

16-4. L'infirmière cherche à déceler les sentiments qu'éprouve une personne au sujet du diagnostic qu'on vient de lui annoncer. Laquelle des questions suivantes doit-elle poser pendant l'entrevue pour réussir à obtenir cette information ?
 a) « Que vous a dit le médecin au sujet du diagnostic ? »
 b) « Est-ce que le diagnostic vous inquiète ? »
 c) « Dites-moi comment vous réagissez au diagnostic. »
 d) « Comment a réagi votre famille en apprenant le diagnostic ? »

16-5. En fondant la collecte et l'organisation des données sur un modèle théorique, l'infirmière s'assure
 a) de pouvoir corréler les données avec celles des autres membres de l'équipe de soins.
 b) de pouvoir démontrer l'efficacité des soins sur le plan des coûts.
 c) d'utiliser sa créativité et son intuition dans l'élaboration du plan de soins et de traitements infirmiers.
 d) d'inclure tous les renseignements nécessaires pour une évaluation approfondie.

Voir l'appendice B : Réponses aux questions de révision.

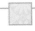

BIBLIOGRAPHIE

En anglais

Ackley, B. J., & Ladwig, G. B. (2002). *Nursing diagnosis handbook : A guide to planning care* (5th ed.). St. Louis, MO : Mosby.

Alfaro-LeFevre. (2001). *Applying the nursing process : Promoting collaborative care* (5th ed.). Philadelphia : Lippincott Williams & Wilkins.

American Nurses Association. (1998). *Standards of clinical nursing practice* (2nd ed.). Kansas City, MO : Author.

Brooks, N., Magee, P., Bhatti, G., Briggs, C., Buckley, S., Guthrie, et al. (2000). Asian patients' perspective on the communication facilities provided in a large inner city hospital. *Journal of Clinical Nursing, 9,* 706–712.

Cameron, J. I. (2000). Facilitating data collection in stroke patients and elderly—response. *Stroke, 31,* 3081–3082.

Carroll-Johnson, R. M. (2001). Learning to think. *Nursing Diagnosis, 12*(2), 43–44.

Duffy, M. M., & Alexander, A. (1999). Overcoming language barriers for non-English speaking patients. *ANNA Journal, 26,* 507–510, 528.

Gardner, P. (2002). *Nursing process.* Albany, NY : Delmar.

Gordon, M. (2002). *Manual of nursing diagnosis* (10th ed.). St. Louis, MO : Mosby.

Hall, L. (1955, June). Quality of nursing care. *Public Health News.* Newark, NJ : State Department of Health.

Johnson, D. E. (1959). A philosophy of nursing. *Nursing Outlook, 7,* 198–200.

Johnson, M., Maas, M., & Moorhead, S. (Eds.). (2000). *Nursing outcomes classification (NOC)* (2nd ed.). St. Louis, MO : Mosby.

Joint Commission on Accreditation of Healthcare Organizations. (2001). *Accreditation manual for hospitals.* Chicago : Author.

McCloskey, J. C., Bulechek, G. B. (Eds.). (2000). *Nursing interventions classification (NIC)* (3rd ed.). St. Louis : Mosby.

McCloskey, J. C., Bulechek, G. B., Dochterman, J., & Maas, M. (Eds.). (2000). *Nursing diagnoses, outcomes, and interventions : NANDA, NOC and NIC linkages.* St. Louis, MO : Mosby.

NANDA International. (2003). NANDA *nursing diagnoses : Definitions and classification 2003-2004.* Philadelphia : Author.

O'Carroll, E. (2001, March 1). Getting too close (or too far) for comfort. Retrieved February 23, 2003, from http ://travel.boston.com.columns/sl/030502_close.html

Orem, D. E., Taylor, S. G., & Renpenning, K. M. (2000). *Nursing : Concepts of practice* (6th ed.). St. Louis, MO : Mosby.

Orlando, I. (1961). *The dynamic nurse–patient relationship.* New York : Putnam.

Pakieser, R. A., & McNamee, M. (1999). How to work with an interpreter. *Journal of Continuing Education in Nursing, 30,* 71–74.

Roy, C., & Andrews, H. A. (1999). *The Roy adaptation model : The definitive statement* (2nd ed.). Upper Saddle River, NJ : Prentice Hall.

Sparks, S. M., & Taylor, C. M. (2001). *Nursing diagnostic reference manual* (5th ed.). Springhouse, PA : Springhouse.

Stewart, C. J., & Cash, W. B., Jr. (2002). *Interviewing principles and practices* (10th ed.). New York : McGraw-Hill.

Wiedenbach, E. (1963). The helping art of nursing. *American Journal of Nursing, 63*(11), 54.

Wilkinson, J. M. (2000). *Nursing diagnosis handbook with NIC interventions and NOC outcomes* (7th ed.). Upper Saddle River, NJ : Prentice Hall Health.

Wilkinson, J. M. (2001). *Nursing process & critical thinking* (3rd ed.). Upper Saddle River, NJ : Prentice Hall.

En français

Brûlé, M., Cloutier, L. et Doyon, O. (2002). *L'examen clinique dans la pratique infirmière,* Saint-Laurent : Éditions du Renouveau Pédagogique.

Carpenito, L. J. (2003). *Manuel de diagnostics infirmiers* (traduction de la 9e édition), Saint-Laurent : Éditions du Renouveau Pédagogique.

Guittet, A. (1997). *L'entretien : technique et pratiques.* 4e éd., Paris : A. Collin.

Loi modifiant le code des professions et d'autres disposition législatives dans le domaine de la santé (2002). Québec : Éditeur officiel du Québec.

Loubert, G. et Arsenault, L. (1996). *La communication en soins infirmiers (enregistrement vidéo), une compétence à développer,* Rimouski : Cégep de Rimouski.

Ordre des infirmières et infirmiers du Québec (OIIQ). (2002). *Énoncé de principes sur la documentation des soins infirmiers*, Montréal : OIIQ.

Ordre des infirmières et infirmiers du Québec (OIIQ). (2003). *Notre profession prend une nouvelle dimension. Des pistes pour mieux comprendre la loi sur les infirmières et les infirmiers et en tirer avantage dans notre pratique,* OIIQ : Montréal.

Ordre des infirmières et infirmiers du Québec (OIIQ). (2004). *Perspectives de l'exercice de la profession d'infirmière*, Montréal : OIIQ.

Sauvé, J. et Paquette-Desjardins, D. (2002). *La collecte des données : explorer et comprendre la situation de santé actuelle avec le client-famille*, Montréal : La Chenelière McGraw-Hill.

PARTIE 4 Démarche systématique dans la pratique infirmière

OBJECTIFS D'APPRENTISSAGE

Après avoir étudié ce chapitre, vous pourrez:

- Distinguer divers types de diagnostics infirmiers.
- Énumérer les composantes d'un diagnostic infirmier.
- Comparer les diagnostics infirmiers, les diagnostics médicaux et les problèmes à traiter en collaboration.
- Déterminer les étapes fondamentales du processus de formulation du diagnostic infirmier.
- Décrire diverses manières de rédiger des diagnostics infirmiers.
- Expliquer les caractéristiques du diagnostic infirmier.
- Énumérer des erreurs courantes dans la rédaction de diagnostics infirmiers.
- Décrire l'évolution du diagnostic infirmier et rendre compte des travaux actuels dans ce domaine.
- Énumérer les avantages d'une taxinomie des diagnostics infirmiers.

ANALYSE ET INTERPRÉTATION DES DONNÉES

Adaptation française:
Sophie Longpré, inf., M.Sc.
Professeure, Département des sciences infirmières
Université du Québec à Trois-Rivières

L'analyse est la deuxième étape de la démarche systématique dans la pratique infirmière. L'infirmière exerce constamment son jugement clinique tout au long de la démarche systématique, mais, à l'étape de l'analyse, tous les fondements du raisonnement critique sont particulièrement importants; en effet, c'est de l'analyse que surgiront la problématique ainsi que les diagnostics infirmiers, dont découleront toutes les interventions infirmières (figure 17-1 ■). L'Ordre des infirmières et infirmiers du Québec décrit le soin, l'une des assises de l'exercice de la profession infirmière, comme étant un processus dynamique englobant des activités de soins infirmiers dont l'infirmière s'acquitte en utilisant une démarche systématique. L'OIIQ définit la démarche systématique comme étant une «façon méthodique de procéder, qui peut être appliquée en soins infirmiers; elle comprend la collecte et l'interprétation des données, la planification et la mise en œuvre des interventions ainsi que l'évaluation de l'atteinte des objectifs (ou des résultats escomptés)»

MOTS CLÉS

Caractéristiques déterminantes, 377
Diagnostic, 375
Diagnostic infirmier, 375
Diagnostic infirmier actuel, 375
Diagnostic infirmier centré sur le bien-être, 375
Diagnostic infirmier de syndrome, 376
Diagnostic infirmier de type risque, 375
Diagnostic infirmier possible (potentiel), 376
Facteurs de risque, 375
Facteurs favorisants (étiologie), 375
Fonctions autonomes, 378
Fonctions selon une ordonnance, 378
Forme PES, 384
Intitulé (énoncé diagnostique), 375
Norme, 380
Taxinomie, 375

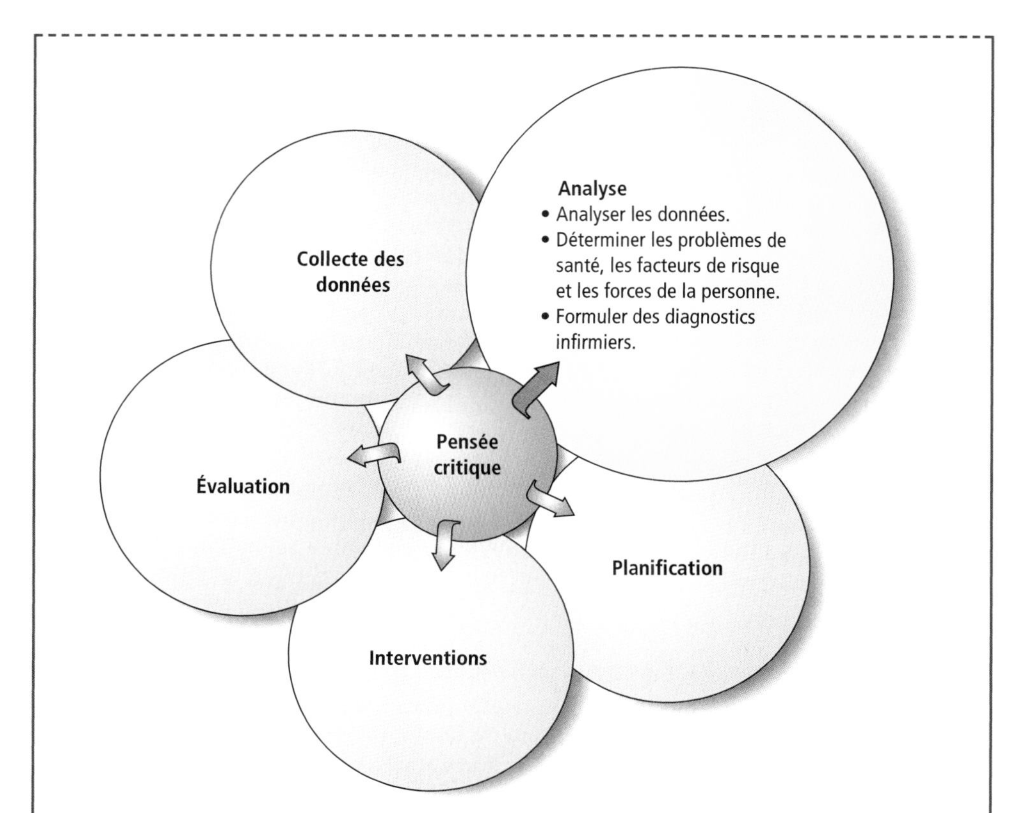

FIGURE 17-1 ■ **Analyse.** L'analyse, étape cruciale dans la démarche systématique, consiste à interpréter les données de l'examen clinique, à déterminer les forces et les problèmes de santé de la personne et à formuler des diagnostics infirmiers.

(Lévesque-Barbès, 2001). L'Ordre ne prend donc pas nécessairement position concernant l'élaboration ou non de diagnostics infirmiers après l'étape d'« interprétation des données ». Le diagnostic infirmier ne fait pas l'unanimité dans les milieux de soins. C'est-à-dire que le résultat de l'analyse et de l'interprétation peut prendre différentes formes et être désigné selon différentes terminologies. Toutefois, il demeure essentiellement le même : celui de la détermination d'une force ou d'un problème sur lequel l'infirmière peut agir, de concert avec la personne. D'ailleurs, chaque établissement de soins de santé ou d'enseignement adopte de manière autonome un modèle conceptuel sur lequel se bâtit la pratique infirmière. De ce modèle conceptuel découlent la philosophie de soins ainsi que les assises de la pratique infirmière. Le diagnostic infirmier n'est donc pas utilisé dans tous les milieux de soins (par exemple, on formule dans certains milieux ce qu'on appelle des hypothèses), et chaque milieu qui l'utilise le teinte de son modèle conceptuel. Ce chapitre a pour but de décrire le diagnostic infirmier, la façon de le formuler et ses implications sur les interventions infirmières, selon l'Association nord-américaine pour le diagnostic infirmier (ANADI), appelée maintenant NANDA International, et selon Carpenito (2003). Il donne les lignes directrices de l'analyse des données et de la formulation de diagnostics infirmiers, qui peuvent être adaptées selon le modèle conceptuel de l'établissement de soins de santé ou d'enseignement.

L'histoire des diagnostics infirmiers commence officiellement en 1973. Cette année-là, deux professeures de l'Université de Saint Louis, aux États-Unis, Kristine Gebbie et Mary Ann Lavin, constatèrent qu'il était devenu nécessaire de définir le rôle des infirmières en milieu de soins ambulatoires. La même année, le premier colloque national, organisé sous l'égide de la Saint Louis University School of Nursing and Allied Health Professions, établit la liste des diagnostics infirmiers. D'autres colloques nationaux eurent lieu en 1975, en 1980, puis tous les deux ans.

Le diagnostic infirmier fut reconnu internationalement lors du Premier Colloque canadien (First Canadian Conference), tenu à Toronto en 1977, et du Colloque international des soins infirmiers (International Nursing Conference), tenu à Calgary en 1987. En 1982, l'assemblée réunie au colloque adopta l'appellation North American Nursing Diagnosis Association (NANDA) ou Association nord-américaine pour le diagnostic infirmier (ANADI), reconnaissant ainsi la participation et la contribution des infirmières tant américaines que canadiennes.

La vocation de NANDA est de mettre au point, d'améliorer et de promouvoir une taxinomie des diagnostics infirmiers d'usage général chez les infirmières professionnelles. Une **taxinomie** est une classification ou un ensemble de catégories fondés sur un ou plusieurs principes. NANDA regroupe des infirmières praticiennes, des spécialistes de la pratique clinique, des enseignantes, des gestionnaires, des directrices d'établissements d'enseignement, des théoriciennes et des chercheuses. En 1989 est fondée l'Association nord-américaine pour le diagnostic infirmier section Montréal (ANADIM) et, en 2001, l'Association québécoise des classifications de soins infirmiers (AQCSI). L'AQCSI a comme mission de participer au développement des différentes classifications de soins infirmiers, soit la classification des diagnostics infirmiers, la classification des interventions de soins infirmiers (CISI), communément appelée NIC pour Nursing Interventions Classification, et la classification des résultats de soins infirmiers (CRSI), communément appelée NOC pour Nursing Outcomes Classification. En 2002, l'AQCSI signe, conjointement avec l'Association francophone européenne des diagnostics infirmiers (AFEDI), la traduction française de la taxinomie 2003-2004 de NANDA : *Diagnostics infirmiers : définitions et classification*.

Diagnostics infirmiers

Pour utiliser efficacement le concept de diagnostic infirmier dans l'établissement et l'exécution d'un plan de soins et de traitements, l'infirmière doit connaître la signification des termes employés ainsi que les types et les composantes des diagnostics infirmiers.

Définitions

Le terme *diagnostiquer* désigne l'action de déterminer un problème au moyen d'un raisonnement, tandis que le terme **diagnostic** désigne la conclusion ou l'énoncé auxquels on aboutit à propos de la nature du problème. Un **diagnostic infirmier** décrit un problème que présente la personne et sur lequel l'infirmière peut agir ; il se compose d'un **intitulé (énoncé diagnostique)** accompagné des **facteurs favorisants (étiologie)**. Tous les énoncés de diagnostic dont l'infirmière peut se servir font partie de la liste approuvée et publiée par NANDA (voir l'appendice C).

La définition officielle du diagnostic infirmier adoptée en 1990 par NANDA se lit comme suit : « Un diagnostic infirmier est un jugement clinique sur les réactions aux problèmes de santé présents ou potentiels, ou au processus de vie, d'un individu, d'une famille ou d'une collectivité. Le diagnostic infirmier sert de base pour choisir les interventions de soins visant l'atteinte des résultats dont l'infirmière est responsable. » (Carpenito, 2003, p. xxv) Cette définition a les implications suivantes :

- L'infirmière est la personne qui pose les diagnostics infirmiers, même si d'autres membres de l'équipe de soins peuvent lui fournir des données et exécuter certaines interventions.
- Le champ du diagnostic infirmier comprend seulement les états de santé que l'infirmière est habilitée à traiter. Par exemple, les infirmières ne possèdent pas la formation leur permettant de diagnostiquer et de traiter des affections comme le diabète ; la loi définit cette tâche comme un acte médical. Les infirmières peuvent néanmoins diagnostiquer et traiter des états associés au diabète, tels que *Connaissances insuffisantes*, *Stratégies d'adaptation inefficaces* et *Alimentation excessive*.
- Un diagnostic infirmier est un jugement clinique que l'on ne porte qu'à la suite d'une collecte des données rigoureuse et systématique.
- Les diagnostics infirmiers décrivent un continuum d'états de santé : altérations de la santé, présence de facteurs de risque et possibilités de croissance personnelle.

Types de diagnostics infirmiers

Il existe quatre types de diagnostics infirmiers : le diagnostic actuel, le diagnostic de type risque, le diagnostic centré sur le bien-être et le diagnostic de syndrome.

1. Un **diagnostic infirmier actuel** décrit un problème présent au moment de la collecte des données, tel que *Mode de respiration inefficace* et *Anxiété*. Il est fondé sur la présence de signes et de symptômes et il est confirmé cliniquement par la présence de caractéristiques essentielles.
2. Un **diagnostic infirmier de type risque** est un jugement clinique relatif à la présence de **facteurs de risque** selon lequel une personne, une famille ou une communauté est plus susceptible de présenter un problème de santé. Par exemple, toute personne admise dans un établissement de soins de santé risque de contracter une infection, mais davantage encore une personne atteinte de diabète ou d'un affaiblissement du système immunitaire. L'infirmière décrira donc l'état de santé d'une telle personne au moyen du diagnostic *Risque d'infection*.
3. Un **diagnostic infirmier centré sur le bien-être** « décrit les réactions humaines aux degrés de bien-être d'une personne, d'une famille ou d'une communauté possédant un potentiel de croissance » (NANDA International, 2003, p. 263). La personne, la famille ou la communauté souhaitent atteindre un niveau de santé optimal, et l'infirmière agit comme guide dans la recherche de leurs forces, de leurs ressources et de leurs besoins afin d'établir un plan de soins et de traitements infirmiers visant à atteindre un niveau de santé supérieur. Pour ce faire, deux éléments doivent être présents : le désir d'accéder à un niveau supérieur de bien-être et un état ou un fonctionnement actuel efficace. *Bien-être spirituel : motivation à s'améliorer* et *Stratégies d'adaptation familiale :*

motivation à s'améliorer sont des exemples de diagnostics infirmiers centrés sur le bien-être.

4. Un **diagnostic infirmier de syndrome** est un diagnostic associé à un ensemble d'autres diagnostics (Alfaro-LeFevre, 1998). La liste de NANDA contient actuellement six diagnostics de syndrome. Ainsi, le diagnostic *Risque de syndrome d'immobilité* peut s'appliquer aux personnes confinées au lit pour de longues périodes. Il peut être associé à *Mobilité physique réduite, Risque d'atteinte à l'intégrité de la peau, Risque d'intolérance à l'activité, Risque de constipation, Risque d'infection, Risque d'accident, Risque de sentiment d'impuissance* et *Échanges gazeux perturbés.*

Certains définissent un cinquième type de diagnostic infirmier, le **diagnostic infirmier possible** (ou **potentiel**), qui décrit un problème de santé dont l'existence n'est pas complètement ou clairement avérée. Carpenito (2003) en fait un diagnostic bien à part puisqu'il faut recueillir un supplément de données pour le confirmer ou l'infirmer ; c'est un problème que l'on soupçonne, ce n'est donc pas véritablement un *diagnostic* comme tel. Supposons par exemple qu'une femme âgée vivant seule soit admise au centre hospitalier. L'infirmière remarque que cette personne ne reçoit aucune visite et qu'elle apprécie les marques d'attention du personnel infirmier à son égard. Tant que l'infirmière n'a pas obtenu un supplément de données, elle ne peut que rédiger un diagnostic infirmier d'*Isolement social possible* relié à une étiologie inconnue. Ce type de diagnostic décrit un problème soupçonné mais non confirmé faute de données.

Composantes du diagnostic infirmier

Le diagnostic infirmier est formé de quatre composantes : (1) l'intitulé (énoncé diagnostique) ; (2) la définition ; (3) les caractéristiques déterminantes ; (4) les facteurs favorisants (l'étiologie). Chacune de ces composantes remplit une fonction particulière.

INTITULÉ (ÉNONCÉ DIAGNOSTIQUE)

La première partie du diagnostic infirmier, l'intitulé, décrit le problème de la personne et l'énonce de façon synthétique à l'aide d'un mot ou d'un groupe de mots. Il exprime les difficultés que connaît la personne ou encore une réaction qui motive l'intervention infirmière. Cette composante décrit l'état de santé de la personne de manière claire et concise. Elle a pour but d'orienter la formulation des objectifs de soins et des résultats escomptés. Elle peut aussi laisser entrevoir quelques interventions infirmières.

Pour avoir une utilité clinique, l'intitulé doit être précis. Lorsqu'un énoncé diagnostique est suivi de la mention *Préciser*, l'infirmière doit indiquer la sphère dans laquelle le problème se manifeste, par exemple : *Connaissances insuffisantes (médication)* et *Connaissances insuffisantes (adaptation du régime alimentaire).*

Certains termes reviennent souvent dans les énoncés diagnostiques de NANDA, par exemple :

- *Altéré :* relatif à un affaiblissement, une réduction, une détérioration (par exemple, communication, élimination urinaire).
- *Inefficace :* qui ne produit pas l'effet désiré (par exemple, allaitement maternel, stratégies d'adaptation).
- *Risque de :* plus forte probabilité d'apparition du problème (par exemple, infection, trauma).
- *Perturbé :* relatif à une baisse de l'importance, de la quantité ou du degré (par exemple, image corporelle, habitudes de sommeil).
- *Déficit :* ce qui est manquant ou diminué (par exemple, de soins personnels : s'alimenter, de volume liquidien).
- *Atteinte :* dommage physique ou physiologique (par exemple, intégrité de la peau, muqueuse buccale).
- *Insuffisant :* qui ne produit pas suffisamment l'effet désiré (par exemple, irrigation tissulaire, connaissances).

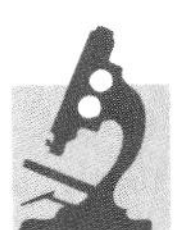

RÉSULTATS DE RECHERCHE

Qu'est-ce qui constitue un diagnostic de syndrome ?

La liste des diagnostics infirmiers approuvés par NANDA ne comprend qu'un petit nombre de syndromes. L'objectif de l'étude descriptive effectuée en 2001 par Cruz et Pimenta était de considérer la douleur chronique comme un syndrome et non comme un diagnostic infirmier unique. Or, un syndrome a ceci de particulier qu'il recouvre un ensemble de diagnostics. Dans le cadre de cette étude, les auteures ont interrogé et examiné 114 patients aux prises avec une douleur qui durait depuis au moins 3 mois ; dans 60 % des cas, cette douleur était cancéreuse ; dans 40% des cas, elle ne l'était pas. En s'appuyant sur les données recueillies auprès des patients, les auteures ont établi la liste des diagnostics infirmiers et elles ont totalisé 544 diagnostics pour le groupe. Un diagnostic était considéré comme un élément du syndrome si sa fréquence se situait au-dessus du 75e percentile et s'il était présent tant dans les cas de douleur cancéreuse que dans les cas de douleur non cancéreuse. Les six diagnostics qui répondaient aux critères finals étaient les suivants : constipation/risque de constipation, habitudes de sommeil perturbées, mobilité physique réduite, connaissances insuffisantes, anxiété et intolérance à l'activité. Les auteures reconnaissent que leur étude comporte des limites importantes et soulignent notamment les difficultés associées à la recherche sur des concepts très subjectifs.

Implications : Si l'on veut que le diagnostic infirmier soit accepté comme moyen standardisé pour décrire l'état de la personne et pour communiquer avec les autres membres de l'équipe de soins, il faut poursuivre la recherche afin de favoriser la validation et la notation des diagnostics. Les auteures de cette recherche ont fait avancer à grands pas l'étude de la fiabilité et de la validité des diagnostics infirmiers ; de plus, le seul fait qu'elles aient effectué leur recherche au Brésil contribue à une reconnaissance internationale. Leurs résultats font ressortir quelques-unes des difficultés rencontrées dans l'étude de diagnostics tels que la douleur, qui repose davantage sur les déclarations de la personne que sur des signes objectifs. Les auteures recommandent à juste titre que leurs travaux soient répétés et postulent qu'une recherche portant cette fois sur la douleur aiguë pourrait faire progresser l'étude des diagnostics de syndrome de douleur.

Source : « Chronic Pain : Nursing Diagnosis or Syndrome ? », de D. A. L. M. Cruz et C. A. M. Pimenta, 2001, *Nursing Diagnosis, 12*, p. 117-127.

DÉFINITION

La deuxième partie du diagnostic infirmier concerne la définition. Tous les énoncés diagnostiques approuvés par NANDA possèdent une définition qui en précise le sens. À titre d'exemple, la définition de l'énoncé diagnostique *Intolérance à l'activité* apparaît dans le tableau 17-1.

CARACTÉRISTIQUES DÉTERMINANTES

La troisième partie du diagnostic infirmier, les **caractéristiques déterminantes**, regroupe les manifestations cliniques, soit les signes et les symptômes, qui justifient la présence d'un énoncé diagnostique infirmier particulier. Par exemple, une caractéristique essentielle du *Deuil dysfonctionnel* est une perte réelle ou ressentie (personne, objet, fonction, statut, religion) signalée par la personne. Des caractéristiques secondaires de ce diagnostic, c'est-à-dire qui peuvent être présentes ou non, pourraient être des larmes, une incapacité à se concentrer ou des sentiments de tristesse, de déni, de culpabilité ou de colère. La liste des caractéristiques déterminantes approuvées par NANDA est encore en voie de révision. Les caractéristiques objectives et subjectives y sont présentées séparément.

FACTEURS FAVORISANTS (ÉTIOLOGIE)

La quatrième composante du diagnostic infirmier, l'étiologie, indique la cause probable du problème de santé, oriente les soins infirmiers et permet à l'infirmière d'individualiser le plan de soins et de traitements. Certains auteurs parlent de causes ou de sources de difficulté. Comme le montre le tableau 17-1, les facteurs favorisants de l'*Intolérance à l'activité* peuvent être de nature physiopathologique, comme une insuffisance cardiaque, ou peuvent être liés au traitement, comme une intervention chirurgicale, ou au contexte, comme la sédentarité, etc. Il est essentiel de bien cerner les facteurs favorisants, puisque chacun dicte des interventions infirmières particulières. Par ailleurs, le tableau 17-2 présente des exemples de problèmes ayant différentes étiologies et nécessitant, par conséquent, différentes interventions.

DIFFÉRENCE ENTRE LE DIAGNOSTIC INFIRMIER ET LE DIAGNOSTIC MÉDICAL

Un diagnostic infirmier exprime un jugement infirmier et décrit un état que l'infirmière est autorisée à traiter. Un diagnostic médical, quant à lui, est formulé par un médecin et décrit un état que seul un médecin est habilité à traiter. Le diagnostic médical est axé sur un processus morbide, c'est-à-dire sur des réponses physiopathologiques précises relativement uniformes d'une personne à l'autre. Le diagnostic infirmier, en revanche, décrit les réactions physiques, socioculturelles, psychologiques et spirituelles d'une personne à une affection ou à un problème de santé. Ces réactions diffèrent d'une personne à l'autre, comme le montre l'exemple suivant :

TABLEAU 17-1 **Composantes du diagnostic infirmier**

Intitulé (énoncé diagnostique)	Définition	Caractéristiques déterminantes	Facteurs favorisants (étiologie)
Intolérance à l'activité	Diminution de la capacité physiologique de tolérer le degré d'activité voulu ou requis (Magnan, 1987)	**Essentielles :** Durant l'activité : faiblesse, étourdissement, dyspnée Trois minutes après l'activité : étourdissement, dyspnée, fatigue à l'effort, fréquence respiratoire de plus de 24 par minute, fréquence cardiaque de plus de 95 par minute **Secondaires :** Pâleur ou cyanose, confusion, vertige	Facteurs physiopathologiques : affections cardiaques comme l'angine, les arythmies, l'insuffisance cardiaque, affections respiratoires comme la bronchopneumopathie chronique obstructive, affections circulatoires comme l'anémie, affections métaboliques comme l'infection, affections endocriniennes comme le cancer, affections entraînant un déficit énergétique comme l'obésité, et affections altérant le transport de l'oxygène comme l'hypovolémie. Facteurs liés au traitement comme une intervention chirurgicale. Facteurs liés au contexte comme la sédentarité, la douleur, le stress, les conditions climatiques extrêmes. Facteurs liés à la croissance et au développement comme la vieillesse, qui entraîne une baisse de la force musculaire ainsi que de la qualité des perceptions sensorielles.

Source : *Manuel de diagnostics infirmiers,* traduction de la 9e édition, (p. 264-266), de L. J. Carpenito, 2003, Saint-Laurent : Éditions du Renouveau Pédagogique.

TABLEAU 17-2

Exemples d'interventions infirmières associées à diverses étiologies

Intitulés (énoncés diagnostiques)	**Personnes**	**Étiologies**	**Exemples d'interventions infirmières**
Constipation	Albert Martin	Usage prolongé de laxatifs	De concert avec M. Martin, élaborer un plan visant l'abandon graduel des laxatifs ; enseigner la composition d'un régime alimentaire riche en fibres.
	Jean Lussier	Inactivité et apport liquidien insuffisant	Aider M. Lussier à mettre au point un programme d'activité physique à domicile ; obtenir de l'information sur son horaire quotidien et sur le type de liquides qu'il apprécie ; l'aider à élaborer un plan visant à incorporer une quantité suffisante de liquide dans son régime alimentaire.
Allaitement maternel inefficace	Zoé Julien	Engorgement mammaire	Enseigner à Mme Julien comment se masser les seins avant l'allaitement ; lui conseiller d'appliquer des compresses chaudes ou de prendre une douche chaude avant d'allaiter.
	Johanne Henri	Inexpérience et manque de connaissances	Enseigner à Mme Henri à allaiter son bébé quand il le demande ; lui montrer comment s'assurer que son bébé tète et avale le lait ; lui apprendre les différentes manières de tenir son bébé pendant qu'elle l'allaite.

Marguerite Blain, 70 ans, et Christine Villeneuve, 20 ans, sont toutes deux atteintes de polyarthrite rhumatoïde. La maladie évolue de la même façon dans les deux cas. En effet, les examens radiologiques indiquent que l'étendue de l'inflammation et le nombre d'articulations atteintes sont semblables chez ces deux personnes, et elles éprouvent toutes deux des douleurs presque constantes. Or, Mme Blain considère sa maladie comme un aspect normal du vieillissement et elle y réagit par une attitude d'acceptation. Mme Villeneuve, quant à elle, réagit en manifestant de la colère et de l'hostilité à l'égard des autres, car elle perçoit sa maladie comme une atteinte à son identité personnelle, à l'accomplissement de son rôle et à son estime de soi.

Un diagnostic médical ne change pas tant que le processus morbide est présent. À l'opposé, un diagnostic infirmier varie selon les réactions de la personne. Ainsi, la réaction de Mme Villeneuve pourrait changer avec le temps et se rapprocher de celle de Mme Blain.

L'infirmière assume des responsabilités tant à l'égard du diagnostic infirmier que du diagnostic médical. Le diagnostic infirmier est relié aux **fonctions autonomes** de l'infirmière, c'est-à-dire aux aspects des soins de santé propres à la profession infirmière et distincts du traitement médical proprement dit.

Dans certains cas, l'infirmière ne peut pas prescrire tous les soins dictés par un diagnostic infirmier ; par contre, elle peut élaborer la plupart des interventions commandées par la prévention ou la résolution d'un problème correspondant à un diagnostic infirmier. Ainsi, le médecin prescrit des analgésiques à la plupart des personnes qui ont un diagnostic infirmier de *Douleur*. Or, de nombreuses interventions infirmières autonomes peuvent aussi soulager la douleur (l'imagerie guidée et le fait d'enseigner à soutenir une incision par exemple). L'infirmière remplit par ailleurs des **fonctions selon une ordonnance**, c'est-à-dire qu'elle est tenue d'exécuter les traitements prescrits par le médecin en rapport avec un diagnostic médical. L'infirmière est responsable de la formulation des divers plans de soins et de traitements infirmiers (pti). Elle est, d'autre part, également responsable du plan thérapeutique infirmier (PTI), qui « comprend l'ensemble des soins et des traitements infirmiers et des autres interventions déterminées par l'infirmière lors de l'évaluation initiale ou de l'évaluation en cours d'évolution, auxquels s'ajoutent les soins et les traitements médicaux prescrits » (OIIQ, 2002, p. 52). Voir le chapitre 18 pour une description des interventions infirmières autonomes et selon une ordonnance.

DIFFÉRENCE ENTRE LES DIAGNOSTICS INFIRMIERS ET LES PROBLÈMES À TRAITER EN COLLABORATION

Des complications physiologiques peuvent découler de certaines affections dont l'infirmière doit déceler l'apparition ou l'aggravation. Un problème à traiter en collaboration est un type de problème potentiel où l'infirmière intervient au moyen d'interventions autonomes et en appliquant les ordonnances médicales. Les interventions infirmières autonomes associées à ce type de problème sont axées principalement sur la surveillance de l'état de la personne et la prévention des complications. Le traitement définitif de l'affection en question nécessite tant des interventions médicales que des interventions infirmières.

Les problèmes à traiter en collaboration apparaissent la plupart du temps en présence d'une affection ou d'un traitement particuliers. Autrement dit, chaque affection et chaque traitement sont toujours associés à des complications précises. Un problème à traiter en collaboration peut s'énoncer comme suit: « Complications potentielles de la pneumonie: atélectasie, insuffisance respiratoire, épanchement pleural, péricardite et méningite. »

Par contre, les diagnostics infirmiers portent sur des réactions humaines, lesquelles varient considérablement d'une personne à l'autre. Par conséquent, une affection donnée n'est pas toujours associée aux mêmes diagnostics infirmiers ; le même diagnostic infirmier peut, en outre, être associé à un nombre indéterminé d'affections. Par exemple, toutes les femmes en post-partum présentent des problèmes à traiter en collaboration semblables, dont « Complication potentielle de la grossesse: hémorragie de la délivrance », mais toutes ne reçoivent pas les mêmes diagnostics infirmiers. Certaines d'entre elles manifestent un *Exercice du rôle parental perturbé* (retard de l'attachement parent-enfant), d'autres présentent des *Connaissances insuffisantes*. Le tableau 17-3 présente une comparaison entre les diagnostics infirmiers, les diagnostics médicaux et les problèmes à traiter en collaboration.

Processus de formulation du diagnostic infirmier

Le processus de formulation du diagnostic infirmier repose sur deux habiletés propres à la pensée critique: l'analyse et la synthèse. La pensée critique est le processus cognitif au cours duquel une personne révise les données et considère les explications possibles avant de se former une opinion. L'analyse est l'action de décomposer un tout en ses éléments constitutifs. La synthèse, à l'opposé, consiste à rassembler les parties en un tout.

La plupart des infirmières accomplissent le processus de formulation du diagnostic infirmier de manière continue. Dès qu'elle entre dans la chambre d'une personne, une infirmière expérimentée peut observer des données significatives à propos de cette personne et en tirer des conclusions. Grâce à ses connaissances, ses expériences et ses habiletés, elle semble accomplir automatiquement cette démarche intellectuelle. L'infirmière novice, quant à elle, a besoin de lignes directrices

TABLEAU 17-3 Comparaison entre les diagnostics infirmiers, les diagnostics médicaux et les problèmes à traiter en collaboration

Catégorie	Diagnostic infirmier	Diagnostic médical	Problème à traiter en collaboration
Exemple	*Intolérance à l'activité,* reliée à une diminution du débit cardiaque.	Infarctus du myocarde.	Complication potentielle de l'infarctus du myocarde: insuffisance cardiaque congestive.
Nature	Décrit les réactions humaines à un processus morbide ou à un problème de santé; formé d'une, de deux ou de trois parties et comprenant le plus souvent un problème et une étiologie.	Décrit l'affection; ne tient pas compte des autres réactions humaines; se résume généralement en trois mots au maximum.	Axé sur les réactions humaines, principalement sur les complications physiologiques de l'affection, les examens paracliniques ou les traitements; formé de deux parties décrivant respectivement la situation ou l'affection et la complication potentielle.
Orientation et responsabilité du diagnostic	Orienté vers la personne; l'infirmière est responsable du diagnostic.	Orienté vers l'affection; le médecin seul est responsable du diagnostic.	Orienté vers la physiopathologie; l'infirmière est responsable du diagnostic.
Ordonnances de traitement	L'infirmière prescrit la plupart des interventions visant la prévention et le traitement infirmier.	Le médecin prescrit les principales interventions visant la prévention et le traitement.	L'infirmière collabore avec le médecin et les autres professionnels de la santé pour la prévention et le traitement (ordonnance médicale nécessaire) en vue d'une résolution définitive du problème.
Rôle de l'infirmière	Traitement et prévention.	Exécution des ordonnances médicales et surveillance de l'état de la personne.	Prévention et observation en vue de détecter l'apparition de complications ou surveillance de l'état de la personne.
Interventions infirmières	Autonomes.	Selon une ordonnance (la plupart du temps).	Quelques interventions autonomes, axées surtout sur la prévention et la surveillance, et interventions selon une ordonnance.
Durée	Peut changer fréquemment.	Demeure tant que l'affection est présente.	Présent tant que dure l'affection ou le problème.
Classification	La classification existe et est utilisée, mais non acceptée universellement.	La classification est bien établie et est acceptée par la profession médicale.	Aucune classification universellement acceptée.

pour comprendre et formuler les diagnostics infirmiers. Le processus de formulation du diagnostic infirmier comprend trois étapes :

- Analyse des données
- Détermination des problèmes de santé, des facteurs de risque et des forces de la personne
- Formulation des diagnostics

Analyse des données

Dans le processus de diagnostic, l'analyse des données comprend les étapes suivantes :

1. Comparer les données aux normes (relever les indicateurs significatifs).
2. Regrouper les indicateurs (formuler des hypothèses provisoires).
3. Discerner les lacunes et les contradictions.

Chez l'infirmière expérimentée, ces trois étapes sont simultanées, elles ne se suivent pas.

COMPARER LES DONNÉES AUX NORMES

L'infirmière se base sur ses connaissances et sur son expérience pour comparer les données aux normes et relever les indicateurs significatifs et pertinents. Une **norme** est une mesure, une règle, un modèle ou un schème généralement accepté. L'infirmière utilise un éventail de normes, tels les courbes de croissance et de développement, les signes vitaux généralement observés ainsi que les valeurs de référence pour les examens sanguins. Un indicateur est considéré comme significatif s'il répond à l'un des critères suivants (Gordon, 2002) :

- *Il signale un changement favorable ou défavorable dans l'état de santé ou les habitudes, bonnes ou mauvaises, de la personne.* Par exemple, la personne déclare : « Depuis quelque temps, je suis essoufflée quand je monte un escalier » ou « Il y a trois mois que je n'ai pas fumé ».
- *Il s'écarte de la norme pour la population.* Les habitudes d'une personne peuvent correspondre à celles de sa culture mais non à celles de la société en général. Une personne peut considérer par exemple comme normal de prendre des repas très légers et d'avoir peu d'appétit. Toutefois, cette habitude pourrait réduire la productivité de cette personne et nécessiter alors une investigation.
- *Il indique un retard de développement.* Pour discerner les indicateurs significatifs, l'infirmière doit connaître les changements normaux qui accompagnent la croissance et le développement. Par exemple, un nourrisson devrait s'asseoir tout seul à l'âge de neuf mois. S'il en est incapable, l'infirmière doit pousser plus loin son évaluation afin de détecter un éventuel retard de développement.

Le tableau 17-4 présente des exemples d'indicateurs ainsi que les normes auxquelles on peut les comparer.

TABLEAU 17-4 Comparaison entre les indicateurs et les normes

Types d'indicateurs	Exemples	Normes
Écart par rapport à la norme dans la population	Femme ayant une petite ossature. Mesure 1,58 m (5 pi 2 po). Pèse 109 kg (240 lb).	Les courbes de taille et de poids indiquent que le poids-santé pour une femme de 1,58 m (5 pi 2 po) ayant une petite ossature est de 49 à 53 kg (108 à 121 lb).
Retard de développement	Enfant de 17 mois. Ses parents indiquent qu'il n'a pas encore essayé de parler. L'enfant babille et rit aux éclats.	Les enfants prononcent généralement leur premier mot entre 10 et 12 mois.
Changements dans l'état de santé habituel de la personne	La personne dit : « Je n'ai pas faim ces jours-ci. » N'a mangé que 15 % de la nourriture qui lui a été servie au petit déjeuner. A perdu 13 kg (28,6 lb) au cours des 3 derniers mois.	L'être humain prend habituellement trois repas équilibrés par jour. Les adultes ont généralement un poids stable.
Comportement dysfonctionnel	La mère de Nadine indique que sa fille n'a pas quitté sa chambre depuis deux jours. Nadine est âgée de 16 ans. Nadine ne fréquente plus l'école et a cessé les contacts sociaux.	Les adolescents aiment généralement côtoyer leurs pairs et attachent beaucoup d'importance au groupe social. La fréquentation de l'école est une composante du comportement fonctionnel.
Changements dans le comportement habituel de la personne	Mme Simard rapporte que son mari se met facilement en colère depuis quelque temps. « Il a même crié après le chien hier. » « Il semble très tendu. »	M. Simard est habituellement détendu et affable. C'est un homme amical et doux avec les animaux.

REGROUPER LES INDICATEURS

Regrouper les indicateurs consiste à chercher des relations entre les faits et à déterminer si l'on est en présence de tendances, si les données représentent des incidents isolés et si elles sont significatives. C'est en quelque sorte le début de la synthèse.

L'infirmière peut regrouper les données de manière inductive (voir le tableau 17-5), en combinant les données recueillies de manière à former un schème. Elle peut aussi employer une approche déductive, c'est-à-dire s'appuyer sur un modèle théorique, comme la typologie des modes fonctionnels de santé de Gordon, et classer les données subjectives et objectives dans les catégories appropriées (voir l'encadré 16-4 à la page 367).

L'infirmière expérimentée sait regrouper les données à mesure qu'elle les recueille et les interprète. C'est ainsi qu'on l'entendra dire : « Je commence à avoir une idée de... » ou « Cet indicateur n'a pas sa place dans le tableau ». L'infirmière novice, elle, ne possède pas les connaissances ni l'expérience clinique qui l'aideraient à reconnaître les indicateurs. Elle doit donc noter rigoureusement toutes les données recueillies, y rechercher des indicateurs anormaux et consulter des ouvrages de référence pour comparer les données aux caractéristiques déterminantes ainsi qu'aux facteurs étiologiques des diagnostics infirmiers approuvés.

Le regroupement des données suppose que l'infirmière fasse des inférences. Elle interprète la signification possible des indicateurs et émet des hypothèses provisoires à propos des groupes d'indicateurs. Le tableau 17-5 présente les données relatives à Raymonde Aquilini regroupées en fonction de diagnostics infirmiers approuvés par NANDA.

DISCERNER LES LACUNES ET LES CONTRADICTIONS

Un examen clinique rigoureux ainsi qu'une collecte complète des données permettent de réduire le plus possible les lacunes et les contradictions dans les données. L'infirmière doit cependant

TABLEAU 17-5

Formulation de diagnostics infirmiers pour Raymonde Aquilini

Modes fonctionnels de santé	Regroupements des données	Inférences (hypothèses provisoires)	Diagnostics infirmiers
Perception et gestion de la santé			Aucun problème. *Forces :* semble avoir un mode de vie sain, comprend et observe les programmes thérapeutiques.
Nutrition et métabolisme (y compris l'hydratation)	« Pas d'appétit » depuis qu'elle a le « rhume ». N'a pas mangé aujourd'hui ; dernière prise de liquide à 12 h aujourd'hui. Nausées depuis deux jours.	*Alimentation déficiente.*	*Alimentation déficiente,* reliée à une diminution de l'appétit et aux nausées ainsi qu'à une augmentation de la vitesse du métabolisme (consécutive au processus morbide). *Force :* maintien du poids-santé.
	Dernière prise de liquide à 12 h aujourd'hui. Température buccale : 39,4 °C. Peau chaude et pâle, joues rouges. Muqueuses sèches. Diminution de l'élasticité de la peau. *Indicateur tiré du mode d'élimination :* diminution de la fréquence et du débit urinaires depuis deux jours.	*Déficit de volume liquidien.*	*Déficit de volume liquidien,* relié à un apport insuffisant pour remplacer les pertes liquidiennes consécutives à la fièvre, à la diaphorèse et à l'anorexie.
Élimination	Diminution de la fréquence et du débit urinaires depuis deux jours.	Il s'agit de données relatives à l'élimination, mais elles correspondent en réalité aux symptômes d'un problème de volume liquidien associé au mode de nutrition et de métabolisme.	Aucun problème d'élimination.
Activité et exercice	Difficulté à dormir à cause de la toux. « Incapable de respirer en position couchée. »	*Habitudes de sommeil perturbées.*	*Habitudes de sommeil perturbées,* reliées à la toux, à la douleur, à l'orthopnée, à la fièvre et à la diaphorèse.

TABLEAU 17-5

Formulation de diagnostics infirmiers pour Raymonde Aquilini (suite)

Modes fonctionnels de santé	Regroupements des données	Inférences (hypothèses provisoires)	Diagnostics infirmiers
	Dit qu'elle « se sent faible ». Dyspnée à l'effort. *Indicateurs tirés du mode de cognition et de perception :* Alerte mais fatiguée. « J'ai les idées claires, je me sens seulement faible. » *Indicateurs tirés du mode cardiovasculaire :* pouls radial : 92, régulier, amplitude diminuée.	*Intolérance à l'activité.*	*Intolérance à l'activité,* reliée à la faiblesse générale ainsi qu'au déséquilibre entre les besoins et l'apport en oxygène. *Forces :* ne présente aucune atteinte musculosquelettique ; a habituellement un degré d'énergie satisfaisant et fait régulièrement de l'activité physique.
Cognition et perception	Fait état de douleur thoracique, associée à la toux principalement.	*Douleur aiguë.*	*Douleur aiguë (thoracique),* reliée à la toux consécutive à la pneumonie.
	Alerte mais fatiguée. « J'ai les idées claires, je me sens seulement faible. »	Il s'agit de données relatives à la perception et à la cognition, mais elles traduisent des symptômes de problèmes du mode d'activité et d'exercice.	*Force :* aucun déficit cognitif ou sensoriel.
Rôles et relations	Mari à l'extérieur de la ville ; de retour demain après-midi. Enfant gardée par une voisine jusqu'au retour du mari.	*Dynamique familiale perturbée,* reliée à la maladie de la mère et à l'absence temporaire du père. Les indicateurs sont aussi reliés à un problème du mode d'adaptation et de tolérance au stress.	Risque de *Dynamique familiale perturbée,* relié à la maladie de la mère et à la non-disponibilité temporaire du père pour s'occuper de son enfant. *Force :* voisine disponible et prête à l'aider.
Perception de soi et concept de soi	Déclare qu'avoir confié sa fille à la voisine jusqu'au retour de son mari la rend anxieuse et inquiète.	L'indicateur est le symptôme d'un problème du mode d'adaptation et de tolérance au stress.	Aucun problème de perception de soi et de concept de soi.
Adaptation et stress	Anxieuse : « Je ne peux pas respirer. » Tension des muscles du visage ; tremblements. Se dit préoccupée par son travail : « Je ne rattraperai jamais le temps perdu. » *Indicateurs tirés du mode de rôles et de relations :* Mari à l'extérieur de la ville ; de retour demain après-midi. Enfant gardée par une voisine jusqu'au retour du mari. *Indicateur tiré du mode de perception de soi et de concept de soi :* déclare qu'avoir confié sa fille à la voisine la rend anxieuse et inquiète.	*Anxiété,* reliée aux difficultés respiratoires, à l'incapacité de travailler et à la garde de son enfant.	*Anxiété,* reliée aux difficultés respiratoires et à l'inquiétude à l'égard du travail et de l'exercice du rôle parental.
Médicaments et antécédents	Aucun indicateur significatif.	Aucun problème.	Aucun problème.

Modes fonctionnels de santé	Regroupements des données	Inférences (hypothèses provisoires)	Diagnostics infirmiers
Examen physique			
• Fonction cardiovasculaire	Pouls radial : 92, régulier, amplitude diminuée.	Les indicateurs ne sont que des symptômes ; symptômes de problèmes d'exercice, de repos ainsi que d'oxygénation.	Aucun problème cardiovasculaire.
• Oxygénation	Peau chaude et moite, teint pâle. Respiration superficielle ; amplitude respiratoire < 3 cm. Toux productive : petite quantité d'expectorations épaisses rose pâle. Crépitants inspiratoires aux lobes inférieur et supérieur du poumon droit. Bruits respiratoires assourdis du côté droit. Muqueuses sèches et pâles.	*Dégagement inefficace des voies respiratoires,* relié au processus morbide.	*Dégagement inefficace des voies respiratoires,* relié à la présence de sécrétions visqueuses et à une faible amplitude respiratoire consécutive à la douleur, au déficit de volume liquidien et à la fatigue.
• Peau	Cicatrices chirurgicales anciennes : partie antérieure du cou, quadrant inférieur droit de l'abdomen.	Aucun problème en ce moment.	Anciens problèmes ; résolus.

procéder à une dernière vérification au moment de l'analyse afin de s'assurer que les données sont complètes et exactes.

Les contradictions entre les données peuvent provenir d'erreurs de mesure, d'attentes ainsi que de déclarations douteuses ou incohérentes. Par exemple, lors de la collecte des données, une personne rapporte qu'elle n'a pas consulté de médecin depuis 15 ans. Or, pendant l'examen physique, elle affirme que son médecin prend sa pression artérielle tous les ans. L'infirmière devra élucider toutes les contradictions de la personne avant de pouvoir établir un profil valide. Voir la section *Validation des données* au chapitre 16.

Détermination des problèmes de santé, des facteurs de risque et des forces de la personne

Après avoir analysé les données, l'infirmière détermine les forces et les problèmes de la personne de concert avec elle. Il s'agit essentiellement d'un processus de prise de décision (voir le chapitre 15).

PROBLÈMES ET FACTEURS DE RISQUE

Après avoir regroupé les données, l'infirmière collabore avec la personne pour discerner les problèmes qui justifient la formulation provisoire de diagnostics actuels ou de type risque. Elle doit en outre déterminer si le problème de cette personne correspond à un diagnostic infirmier, à un diagnostic médical ou à un problème à traiter en collaboration (voir la figure 17-2 ■ et le tableau 17-3). Dans le tableau 17-5 sont regroupés les données et les indicateurs significatifs relatifs à Raymonde Aquilini ; ils sont extraits de la figure 16-4, à la page 358, et de l'encadré 16-7, à la page 368. Dans cet exemple, l'infirmière et Mme Aquilini ont décelé provisoirement les huit problèmes suivants : *Alimentation déficiente*, *Déficit de volume liquidien*, *Habitudes de sommeil perturbées*, *Intolérance à l'activité*, *Douleur aiguë (thoracique)*, *Dynamique familiale perturbée*, *Anxiété* et *Dégagement inefficace des voies respiratoires*.

Notez que certaines données indiquent de prime abord un problème possible, mais que cette éventualité peut disparaître après un regroupement des données. Ainsi, la donnée « Diminution de la fréquence et du débit urinaires depuis 2 jours » laisse croire à un problème d'élimination urinaire. L'infirmière écarte cependant cette possibilité après avoir regroupé cette donnée avec celles associées à *Déficit de volume liquidien*.

DÉTERMINATION DES FORCES

À ce stade de l'analyse, l'infirmière détermine les forces, les ressources et les capacités d'adaptation de la personne de concert avec elle. La plupart des gens perçoivent leurs problèmes et leurs faiblesses plus clairement que leurs atouts et leurs forces, qu'ils ont tendance à tenir pour acquis. En procédant à l'inventaire de ses forces, la personne peut acquérir une image de soi et un concept de soi plus justes. Ses forces l'aideront dans certains cas à mobiliser son potentiel de santé et de rétablissement. Parmi les forces possibles, maintenir un poids-santé, par exemple, est un atout qui permet à la personne de mieux supporter une intervention chirurgicale. Le fait de ne pas fumer et de ne pas souffrir d'allergies constituent d'autres exemples de forces.

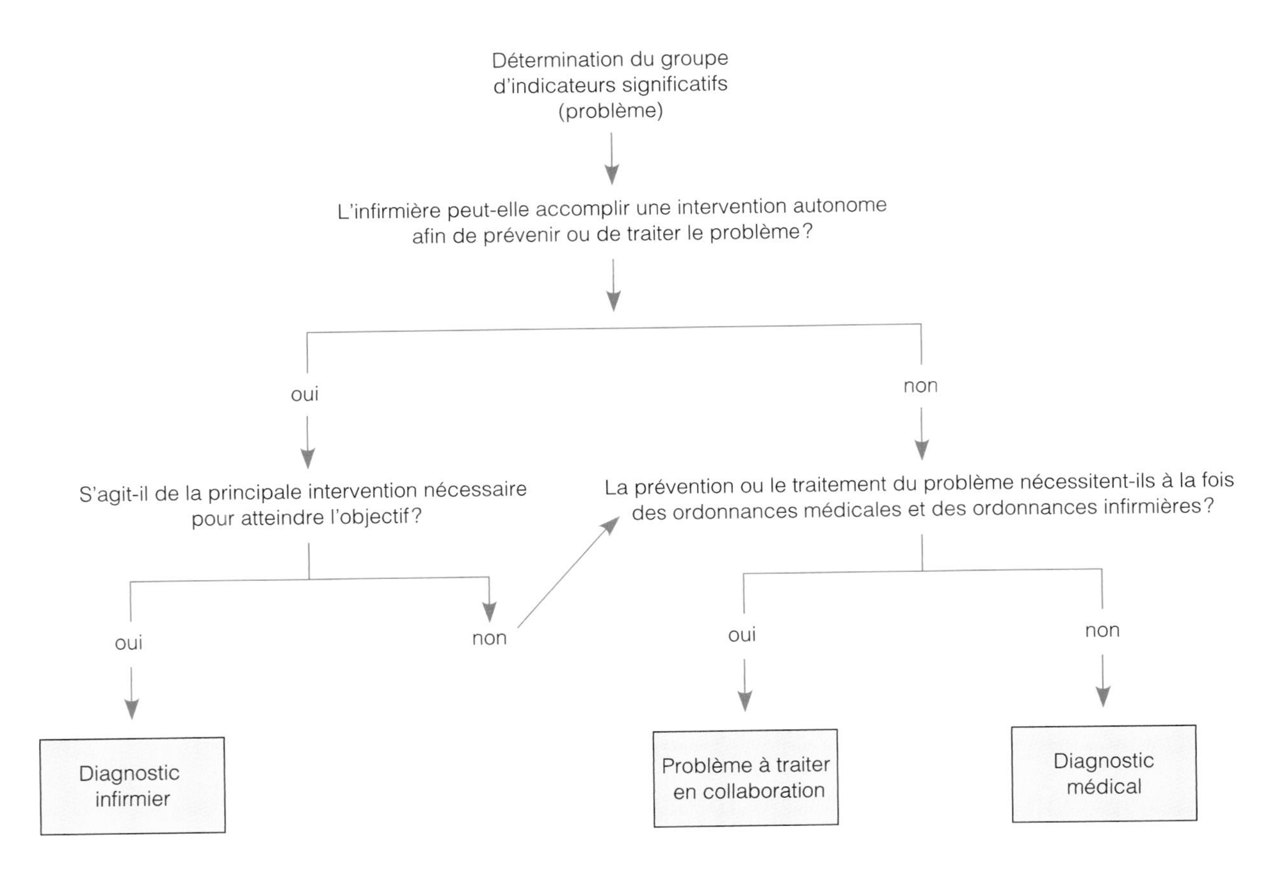

FIGURE 17-2 ■ Arbre décisionnel permettant de distinguer les diagnostics infirmiers, les diagnostics médicaux et les problèmes à traiter en collaboration.

Pour trouver les forces de la personne, l'infirmière peut consulter l'anamnèse (problèmes de santé actuels, antécédents liés à l'état de santé, domicile, études, loisirs, exercice, travail, famille et amis, croyances religieuses et sens de l'humour, par exemple), les résultats de l'examen physique ainsi que son dossier médical. Le tableau 17-5 fait état des forces discernées chez Raymonde Aquilini.

Formulation des diagnostics infirmiers

La plupart des diagnostics infirmiers comprennent deux ou trois parties, mais il existe des variantes de ce schème de base.

DIAGNOSTIC DE BASE EN DEUX PARTIES

Le diagnostic de base en deux parties comprend les éléments suivants :

1. Un *problème* (P) : la réaction de la personne (énoncé de diagnostic conforme à la taxinomie de NANDA)
2. Une *étiologie* (E) : les facteurs favorisants

Ces deux parties sont jointes par l'expression *relié à* et non *dû à* ou *causé par*. Ces deux dernières expressions dénotent une relation de cause à effet. L'expression *relié à*, en revanche, marque une simple relation. L'encadré 17-1 présente quelques exemples de diagnostics infirmiers en deux parties.

Certains diagnostics infirmiers approuvés par NANDA contiennent le mot *Préciser*. Cela signifie que l'infirmière doit remplir ce type de diagnostic en décrivant de façon plus précise le problème. Ces diagnostics demeurent néanmoins formés de deux parties, par exemple : *Non-observance (préciser) ; non-observance (du régime alimentaire pour diabétique)*, reliée au déni de la maladie.

ENCADRÉ 17-1

Diagnostic de base en deux parties

PROBLÈME	RELIÉ À	ÉTIOLOGIE
Constipation,	reliée à	l'usage prolongé de laxatifs.
Allaitement maternel inefficace,	relié à	l'engorgement mammaire.

DIAGNOSTIC DE BASE EN TROIS PARTIES

Le diagnostic de base en trois parties, appelé **forme PES**, comprend les éléments suivants :

1. Un *problème* (P) : la réaction de la personne (énoncé de diagnostic conforme à la taxinomie de NANDA)
2. Une *étiologie* (E) : les facteurs favorisants
3. Les *signes* et les *symptômes* (S) : les caractéristiques déterminantes manifestées par la personne

L'infirmière peut se servir de la forme PES (voir l'encadré 17-2) pour les diagnostics actuels, car elle a déjà déterminé les signes et les symptômes. Cette forme ne convient pas aux diagnostics possibles ou potentiels, car la personne ne manifeste encore ni signes ni symptômes.

La forme PES est surtout recommandée pour les infirmières novices, car les signes et les symptômes justifient le choix du diagnostic et rendent l'énoncé du problème plus descriptif.

L'inconvénient de ce type de diagnostic est qu'il permet une très longue énonciation du problème, ce qui peut rendre obscurs le problème ainsi que l'étiologie. Les signes et les symptômes doivent être aisément repérables, car ils facilitent la planification des interventions infirmières. Pour éviter de décrire trop longuement le problème, l'infirmière peut consigner les signes et les symptômes dans ses notes plutôt que dans le plan de soins et de traitements. Il est également possible d'énumérer les signes et les symptômes dans le plan de soins et de traitements, en dessous du diagnostic infirmier, en regroupant les données subjectives (S) et les données objectives (O). De cette manière, les signes et les symptômes sont faciles à repérer, et le problème et l'étiologie ressortent clairement. Par exemple :

Non-observance (du régime alimentaire pour diabétique), reliée à une colère non résolue à l'égard du diagnostic, comme le révèlent les données subjectives et objectives suivantes :

S – « J'oublie de prendre mes pilules. »
« Je ne peux pas me passer d'aliments sucrés. »

O – Poids : 98 kg (215 lb) ; [gain de 4,5 kg (10 lb)]
Pression artérielle : 190/100

DIAGNOSTIC EN UNE PARTIE

Certains diagnostics, tels les diagnostics centrés sur le bien-être et les diagnostics de syndrome, sont formés uniquement d'un énoncé de diagnostic approuvé par NANDA. NANDA précise régulièrement la formulation des énoncés de diagnostic, de sorte qu'on peut en déduire directement des interventions infirmières, en laissant même l'étiologie de côté. Par exemple, l'ajout d'une étiologie à *Syndrome du traumatisme de viol* ne rendrait le diagnostic ni plus descriptif ni plus utile.

La liste actuelle des diagnostics de NANDA comprend quelques diagnostics de bien-être, tels *Bien-être spirituel*, *Allaitement maternel efficace*, *Recherche d'un meilleur niveau de santé* et *Deuil anticipé*. On classe généralement ces diagnostics en tant que diagnostics en une partie, mais on peut les rendre plus explicites en ajoutant un élément descriptif, comme dans *Recherche d'un meilleur niveau de santé* (régime alimentaire pauvre en lipides).

VARIANTES DES DIAGNOSTICS DE BASE

Voici quelques variantes possibles aux diagnostics de base en une, deux ou trois parties :

1. L'infirmière écrit *étiologie inconnue* si elle constate la présence des caractéristiques déterminantes mais ne connaît ni la cause ni les facteurs favorisants, par exemple : *Non-observance (du régime pharmaceutique)*, reliée à une étiologie inconnue.
2. L'infirmière utilise l'expression *facteurs complexes* lorsque les facteurs étiologiques sont si nombreux ou si complexes qu'elle ne peut les résumer en une phrase. Tel peut être le cas avec une perturbation chronique de l'estime de soi, par exemple : *Diminution chronique de l'estime de soi*, reliée à des facteurs complexes.
3. L'infirmière emploie le mot *possible* pour qualifier soit le problème soit l'étiologie si elle pense qu'il lui faut un supplément de données, par exemple : *Diminution chronique possible de l'estime de soi*, reliée à la perte de l'emploi et au rejet par la famille ; *Possibilité d'opérations de la pensée perturbées*, reliée à des lieux inconnus.
4. L'infirmière divise l'étiologie à l'aide des mots *consécutif à*, ce qui rend le diagnostic plus descriptif et plus utile. Le segment de phrase qui suit *consécutif à* désigne souvent une physiopathologie ou un processus morbide, par exemple : *Risque d'atteinte à l'intégrité de la peau*, relié à une diminution de la circulation périphérique consécutive au diabète.
5. L'infirmière précise l'énoncé de diagnostic officiel. Par exemple, l'énoncé de diagnostic *Atteinte à l'intégrité de la peau* n'indique pas le siège du problème. Pour préciser ce diagnostic, l'infirmière peut donc écrire : *Atteinte à l'intégrité de la peau* (cheville extérieure gauche), reliée à une diminution de la circulation périphérique.

PROBLÈMES À TRAITER EN COLLABORATION

Carpenito (2003) propose que l'énoncé de tous les problèmes à traiter en collaboration (interdisciplinaires) commence par l'expression *Complication possible* (CP). L'infirmière doit inclure dans le diagnostic tant les complications possibles dont elle surveille l'apparition que l'affection ou le traitement susceptible de les entraîner. Par exemple, dans le cas où la personne a subi un traumatisme crânien pouvant entraîner une augmentation de la pression intracrânienne, l'infirmière devrait écrire ce qui suit :

Complication possible du traumatisme crânien :
Augmentation de la pression intracrânienne

ENCADRÉ 17-2

Diagnostic de base en trois parties (forme PES)

PROBLÈME	RELIÉ À	ÉTIOLOGIE	MANIFESTÉ PAR	SIGNES ET SYMPTÔMES
Diminution situationnelle de l'estime de soi,	reliée au	rejet par son mari,	manifestée par	l'hypersensibilité à la critique ; elle déclare : « Je ne sais pas si je m'en sortirai toute seule » et elle rejette toute rétroaction positive.

Quand l'infirmière surveille l'apparition d'un groupe de complications associées à une affection, elle indique la maladie en question qu'elle fait suivre de la liste des complications :

Complications possibles de l'hypertension gravidique :
Crises convulsives, détresse fœtale, œdème pulmonaire, insuffisance hépatique et rénale, déclenchement prématuré du travail, hémorragie cérébrale

Dans certains cas, l'étiologie peut faciliter la détermination des interventions. L'infirmière devrait écrire l'étiologie : (a) si elle veut clarifier l'énoncé du problème ; (b) si elle peut l'exprimer de manière concise ; (c) si elle facilite la détermination des interventions infirmières. Voir les exemples présentés dans l'encadré 17-3.

QUALITÉ DE LA FORMULATION DU DIAGNOSTIC

L'infirmière doit veiller non seulement à la forme du diagnostic infirmier mais aussi à son contenu. Le diagnostic infirmier doit en effet être exact, concis, descriptif et précis. L'infirmière doit toujours valider ses diagnostics auprès de la personne et comparer les signes et les symptômes de cette dernière aux caractéristiques déterminantes retenues par NANDA. En ce qui concerne les diagnostics de type risque, l'infirmière compare les facteurs de risque de la personne à ceux qui figurent sur la liste de NANDA. L'infirmière doit tout d'abord rédiger les diagnostics infirmiers, puis vérifier s'ils répondent aux critères présentés dans le tableau 17-6.

Prévention des erreurs de raisonnement

Toute activité humaine est sujette à l'erreur, et le diagnostic infirmier ne fait pas exception à la règle. L'infirmière peut commettre des erreurs à n'importe quelle étape du processus de formulation du diagnostic infirmier, soit la collecte des données, l'analyse, ainsi que le regroupement des données. Cependant, il est important que l'infirmière formule ses diagnostics avec un maximum d'exactitude et, à cette fin, elle peut utiliser certaines habiletés propres à la pensée critique.

Les conseils suivants aideront l'infirmière à éviter les erreurs dans la formulation d'un diagnostic infirmier :

- *Vérifier.* L'infirmière doit avancer des explications possibles aux données mais se rappeler que tous les diagnostics restent provisoires jusqu'au moment de la vérification. Elle doit amorcer et terminer le processus de formulation du diagnostic infirmier en parlant avec la personne et sa famille. Au moment de la collecte des données, elle leur demande quels sont leurs problèmes de santé et à quoi ils les attribuent. À la fin du processus, elle les invite à vérifier ses hypothèses, ses diagnostics.
- *Acquérir des connaissances solides et de l'expérience clinique.* L'infirmière doit appliquer des connaissances reliées à différentes disciplines pour discerner les indicateurs significatifs et formuler des hypothèses à partir des données. Par exemple, ses connaissances en chimie, en anatomie et en pharmacologie l'aideront à considérer sous un angle différent les données relatives à la personne.
- *Posséder des connaissances pratiques sur les observations courantes.* L'infirmière doit connaître les normes en matière de signes vitaux, d'examens paracliniques, de développement du langage, de bruits respiratoires, etc. De plus, elle doit déterminer ce qui est normalement observé pour une personne en particulier, en tenant compte de son âge, de sa constitution physique, de son mode de vie, de sa culture et de sa perception de la normalité. Par exemple, la pression artérielle optimale moyenne pour un adulte est de 120/80 mm Hg. L'infirmière peut cependant mesurer une pression artérielle de 90/50 qui soit parfaitement normale pour une personne en particulier. L'infirmière doit autant que possible comparer les résultats obtenus aux valeurs de base de la personne.
- *Consulter des ressources.* Dès qu'elles ont le moindre doute quant à un diagnostic, les infirmières novices ainsi que les infirmières expérimentées devraient consulter les ressources appropriées : ouvrages spécialisés, ouvrages rédigés par des collègues infirmières et par d'autres professionnels de la santé. En outre, l'infirmière doit consulter un manuel de diagnostics infirmiers afin de déterminer si les signes et les symptômes de la personne correspondent véritablement à l'énoncé de diagnostic choisi.
- *Fonder les diagnostics infirmiers sur des schèmes, c'est-à-dire sur des comportements qui s'étendent dans le temps plutôt que sur des événements isolés.* Par exemple, Raymonde Aquilini est contrariée aujourd'hui d'avoir confié sa fille à une voisine, mais ce sentiment disparaîtra sans doute demain sans nécessiter une intervention. Par conséquent, l'infirmière qui évaluera l'état de santé de Mme Aquilini à l'admission ne devrait pas formuler le diagnostic *Dynamique familiale perturbée*.
- *Exercer la pensée critique.* Les habiletés propres à la pensée critique aident l'infirmière à éviter les erreurs de raisonnement comme les généralisations excessives, les stéréotypes et les présupposés. Voir le chapitre 15.

ENCADRÉ 17-3

Problèmes à traiter en collaboration

MALADIE/SITUATION	COMPLICATION	RELIÉE À	ÉTIOLOGIE
Complication possible de l'accouchement :	Hémorragie,	reliée à	l'atonie utérine. la rétention de fragments du placenta. la distension vésicale.
Complication possible du traitement diurétique :	Arythmie,	reliée à	la diminution de la concentration sérique de potassium.

TABLEAU 17-6

Lignes directrices pour la rédaction d'un diagnostic infirmier

Lignes directrices	Formulation correcte	Formulation incorrecte ou ambiguë
1. Faire porter le diagnostic sur un problème et non sur un besoin.	*Déficit de volume liquidien* (problème), relié à la fièvre	*Apport hydrique* (besoin), relié à la fièvre
2. Formuler le diagnostic de manière appropriée sur le plan juridique.	*Atteinte à l'intégrité de la peau,* reliée à l'immobilité (appropriée juridiquement)	*Atteinte à l'intégrité de la peau,* reliée à une mise en position inadéquate (allusion à une responsabilité juridique)
3. Éviter les jugements.	*Détresse spirituelle,* reliée à l'incapacité d'assister à la messe consécutive à l'immobilité (aucun jugement)	*Détresse spirituelle,* reliée à la rigueur des règles entourant l'assistance à la messe (jugement)
4. Éviter les redondances.	*Risque élevé d'atteinte à l'intégrité de la peau,* relié à l'immobilité	*Risque élevé d'atteinte à l'intégrité de la peau,* relié à l'ulcération de la région sacrale (réaction et cause probable équivalentes)
5. Veiller à exprimer correctement la cause et l'effet (c'est-à-dire à bien indiquer que l'étiologie cause le problème ou en favorise l'apparition).	*Douleur aiguë: céphalée intense,* reliée à la crainte d'une dépendance aux stupéfiants	*Douleur,* reliée à une céphalée intense
6. Formuler le diagnostic de manière précise afin d'orienter la planification des interventions infirmières.	*Atteinte de la muqueuse buccale,* reliée à une diminution de la salivation consécutive à une radiothérapie du cou (formulation précise)	*Atteinte de la muqueuse buccale,* reliée à un agent toxique (formulation imprécise)
7. Employer la terminologie infirmière plutôt que la terminologie médicale pour décrire la réaction de la personne.	*Risque de dégagement inefficace des voies respiratoires,* relié à l'accumulation de sécrétions dans les poumons (terminologie infirmière)	*Risque de pneumonie* (terminologie médicale)
8. Employer la terminologie infirmière plutôt que la terminologie médicale pour décrire la cause probable de la réaction de la personne.	*Risque de dégagement inefficace des voies respiratoires,* relié à l'accumulation de sécrétions dans les poumons (terminologie infirmière)	*Risque de dégagement inefficace des voies respiratoires,* relié à l'emphysème (terminologie médicale)

Amélioration continue des diagnostics infirmiers

Dans la première taxinomie, les diagnostics infirmiers étaient classés dans l'ordre alphabétique. Certains reprochaient à cette présentation son manque de rigueur scientifique et lui auraient préféré une structure hiérarchique. En 1982, l'ANADI adopta le principe directeur des «neuf modes de l'homme unifié», qu'elle renomma en 1984 principe des «neuf modes de réactions humaines».

Depuis lors, la taxinomie a subi une série de révisions, de refontes et d'ajouts, et elle porte aujourd'hui le nom de Taxinomie II (NANDA International, 2003). En fait, il s'agissait de trouver une façon de classifier les diagnostics infirmiers qui tiendrait compte de leur évolution et de l'augmentation du nombre de soumissions de nouveaux diagnostics infirmiers. Dans la nouvelle taxinomie, les diagnostics infirmiers ne sont plus groupés selon la typologie des modes fonctionnels de santé de Gordon mais en sept axes: concept diagnostique, temps, sujet du soin, âge, état de santé, descripteur et topologie (voir l'encadré 17-4). Les principaux utilisateurs de ces structures taxinomiques sont les chercheurs, les gestionnaires et les informaticiens. Les infirmières en clinique y ont rarement recours. Ce qui concerne l'infirmière est davantage le diagnostic infirmier comme tel plutôt que son classement. Par contre, une certaine compréhension de la structure de la taxinomie peut aider l'infirmière à trouver rapidement une information. Chaque axe est représenté par une série de valeurs dans les diagnostics infirmiers nommés et codés. Par exemple, dans *Stratégie d'adaptation familiale compromise*, le sujet du soin (3e axe) est explicitement nommé; la famille est une des valeurs de l'axe sujet du soin. Le descripteur (6e axe) est lui aussi explicitement nommé, «compromise» étant une des valeurs de l'axe descripteur. L'axe sujet du soin comporte 4 valeurs, soit la personne, la famille, le groupe et la collectivité, tandis que l'axe descripteur en comprend 26. Chacune de ces composantes (axes et valeurs) est codifiée et compose la Taxinomie II de NANDA (2002).

Encore aujourd'hui, la révision et la refonte des diagnostics se poursuit au fil des colloques. Les infirmières soumettent des diagnostics infirmiers au comité de révision des diagnostics,

ENCADRÉ 17-4

Taxinomie II

AXES (numéro des axes)	DIMENSIONS DES RÉACTIONS HUMAINES (titre et définition des axes)	VALEURS (nombre de valeurs comprises dans chaque axe)	EXEMPLES DE VALEURS
1	Concept diagnostique (racine de l'énoncé diagnostique)	*N* = 99	Alimentation, anxiété, chutes, marche
2	Temps (durée d'une période ou d'un intervalle)	*N* = 4	Aigu, chronique, intermittent, continu
3	Sujet du soin (population désignée par le diagnostic)	*N* = 4	Personne, famille, groupe, collectivité
4	Âge (période de vie ou de développement)	*N* = 12	Nourrisson, adolescent, jeune adulte
5	État de santé (position sur le continuum santé-maladie)	*N* = 3	Bien-être, risque de, actuel
6	Descripteur (jugement qui spécifie le diagnostic)	*N* = 26	Anticipé, inefficace, retardé
7	Topologie (parties ou régions du corps, tissus, organes, sites anatomiques, structures)	*N* = 17	Cérébral, gustatif, rénal, visuel

Sources : *NANDA Nursing Diagnoses : Definitions and Classification, 2002-2004,* de NANDA International, 2003, Philadelphie ; et *Diagnostics infirmiers : Définitions et classification, 2003-2004,* de NANDA, 2004, Paris : Masson.

qui les étudie et les évalue en fonction du dossier présenté. C'est au comité de direction de NANDA de se prononcer pour ou contre l'approbation d'un diagnostic proposé. Les diagnostics figurant sur la liste de NANDA sont approuvés à des fins d'usage clinique et d'étude, mais ils peuvent être modifiés ultérieurement. Un bon nombre d'entre eux n'ont fait l'objet que d'une étude très limitée. Ainsi, la plupart des diagnostics infirmiers ajoutés en 1994 n'en sont encore qu'aux premiers stades de la mise au point. De même, dans la nouvelle taxinomie (NANDA, 2004), on trouve sept nouveaux diagnostics infirmiers, soit *Risque de chute, Risque de sentiment d'impuissance, Risque de syndrome d'inadaptation à un changement de milieu, Risque de diminution situationnelle de l'estime de soi, Automutilation, Risque de suicide* et *Errance*.

Les groupes de recherche examinent le travail qu'accomplissent les infirmières sur le plan du diagnostic, de l'intervention et des résultats escomptés afin de clarifier et de faire connaître leur rôle dans le système de soins de santé. L'élaboration d'un langage standardisé permettra aussi aux infirmières de mettre sur pied un ensemble minimal de données infirmières en vue de l'informatisation des dossiers.

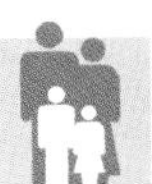

LES ÂGES DE LA VIE

Personnes âgées

Les personnes âgées malades présentent souvent des problèmes multiples associés à des besoins physiques et psychosociaux complexes. Si l'infirmière a procédé à une évaluation rigoureuse et précise, elle pourra choisir des diagnostics infirmiers qui lui permettront d'aborder tous les problèmes tout en accordant la priorité aux besoins particuliers. Supposons, par exemple, qu'une personne atteinte d'insuffisance cardiaque grave soit admise dans un établissement de soins. L'infirmière se concentrera sans délai sur *Débit cardiaque diminué* et *Excès de volume liquidien* et choisira des interventions qui remédieront rapidement à ces problèmes. Puis, à mesure que ceux-ci s'atténueront, elle pourra accorder plus d'attention à d'autres diagnostics infirmiers, comme *Intolérance à l'activité* et *Connaissances insuffisantes,* reliées à un nouveau régime pharmaceutique. Tous ces diagnostics font partie intégrante du problème médical qu'est l'insuffisance cardiaque, mais chacun est associé à des interventions infirmières et à des résultats escomptés particuliers. L'infirmière doit par ailleurs s'attarder aux forces de la personne tout au long de la démarche systématique.

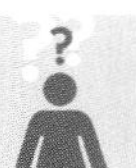

EXERCICES D'INTÉGRATION

Monsieur H. vient d'apprendre qu'il souffre d'un cancer du poumon. Une infirmière a écrit le diagnostic infirmier *Anxiété* dans le plan de soins et de traitements de cette personne.

1. Quelles données ou quelles caractéristiques déterminantes de Monsieur H. peuvent justifier ce diagnostic infirmier ?
2. Quels pourraient être les facteurs favorisants dans cette situation ?
3. Quels pourraient être les autres diagnostics infirmiers possibles pour Monsieur H. ?
4. Le plan de soins et de traitements contient aussi le diagnostic infirmier suivant : « Cancer du poumon, relié au tabagisme. » La formulation de ce diagnostic est-elle acceptable ? Justifiez votre réponse.

Voir l'appendice A : Exercices d'intégration – Pistes de réflexion.

RÉVISION DU CHAPITRE

Concepts clés

- La vocation de la North American Nursing Diagnosis Association (NANDA), aujourd'hui appelée NANDA International, est d'établir, d'améliorer et de promouvoir une taxinomie des diagnostics infirmiers.
- Diagnostiquer consiste à déterminer un problème au moyen d'un raisonnement fondé sur la pensée critique.
- Les normes de la profession infirmière rendent l'infirmière responsable de la formulation des diagnostics infirmiers, même si d'autres professionnels de la santé peuvent lui fournir des données ou exécuter des soins.
- Un diagnostic infirmier est un jugement clinique sur les réactions d'une personne à un problème de santé actuel ou potentiel ou à un processus biologique.
- Le diagnostic infirmier sert de base pour choisir les interventions de soins visant l'atteinte des résultats dont l'infirmière est responsable.
- Les quatre types de diagnostics infirmiers sont le diagnostic actuel, le diagnostic de type risque, le diagnostic centré sur le bien-être et le diagnostic de syndrome. Certains considèrent un cinquième type, soit le diagnostic possible.
- Un diagnostic infirmier est formé de quatre composantes: l'intitulé (énoncé diagnostique), la définition, les caractéristiques ainsi que les facteurs favorisants. Chacune de ces composantes remplit une fonction particulière.
- Le diagnostic infirmier diffère du diagnostic médical et du problème à traiter en collaboration quant à l'orientation, à la durée et au rôle de l'infirmière.
- Un problème à traiter en collaboration est un problème de type risque que l'infirmière se charge de résoudre aussi bien au moyen d'interventions autonomes que d'interventions prescrites par le médecin.
- Le processus de diagnostic comprend trois étapes: l'analyse des données, la détermination des problèmes de santé, des facteurs de risque et des forces de la personne, et la formulation de diagnostics.
- Dans l'analyse et le traitement des données, l'infirmière compare les données aux normes afin de relever les indicateurs significatifs, regroupe les indicateurs et discerne les lacunes et les contradictions.
- Les indicateurs significatifs sont ceux qui: (a) signalent un changement dans l'état de santé ou les habitudes de la personne; (b) s'écartent des normes de la population; (c) indiquent un retard de développement.
- Il est important de déterminer aussi bien les forces que les problèmes de la personne.
- La forme de base du diagnostic infirmier est *Problème,* relié à *étiologie*. Il en existe cependant quelques variantes.
- La taxinomie des diagnostics infirmiers est en constante évolution.
- Les axes qui structurent la Taxinomie II de NANDA sont le concept diagnostique, le temps, le sujet du soin, l'âge, l'état de santé, le descripteur et la topologie.
- La recherche évolue vers la constitution d'un langage infirmier standardisé comprenant les diagnostics infirmiers de NANDA, une classification des interventions infirmières et une classification des résultats escomptés.

Questions de révision

17-1. Après avoir analysé les données et avant de formuler un diagnostic, l'infirmière doit:
a) évaluer les besoins de la personne.
b) établir les problèmes et les forces de la personne.
c) déterminer les interventions ayant le plus de chances de réussir.
d) estimer le coût de plusieurs approches différentes.

17-2. Pour l'énoncé diagnostique *Hypothermie*, l'étiologie (facteurs favorisants et facteurs de risque) pourrait être:
a) la pâleur.
b) l'hypertension.
c) la malnutrition.
d) la tachycardie.

17-3. Lequel des diagnostics infirmiers suivants est correctement formulé?
a) Risque de tension dans l'exercice du rôle de l'aidant naturel, relié à une évolution imprévisible de la maladie.
b) Risque de chutes, relié à une tendance à s'effondrer.
c) Vomissements, reliés aux nausées.
d) Privation de sommeil, reliée à la fatigue.

17-4. Le diagnostic en trois parties rédigé dans la forme PES présente l'avantage suivant:
a) Il est toujours plus précis.
b) Il est plus court.
c) Il s'applique tant aux diagnostics possibles qu'aux diagnostics centrés sur le bien-être.
d) Il documente sur tous les indicateurs du problème.

17-5. L'infirmière est en présence d'un problème à traiter en collaboration (interdisciplinaire) et non d'un diagnostic infirmier ou d'un diagnostic médical lorsque:
a) la résolution du problème nécessite aussi bien des interventions infirmières que des interventions médicales.
b) l'infirmière peut résoudre le problème au moyen d'interventions autonomes.
c) la résolution du problème nécessite en premier lieu des interventions infirmières.
d) aucun diagnostic médical (maladie) ne peut être établi.

Voir l'appendice B: Réponses aux questions de révision.

BIBLIOGRAPHIE

En anglais

Alfaro-LeFevre, R. (1998). *Applying the nursing process. A step-by-step guide* (4th ed.). Philadelphia/New York : Lippincott.

American Nurses Association. (1998). *Standards of clinical nursing practice* (2nd ed.). Kansas City, MO : Author.

Carpenito, L. J. (1997). *Nursing diagnosis : Application to clinical practice* (7th ed.). Philadelphia : Lippincott-Raven.

Christensen, R. A., & Taylor, C. M. (2000). What's your diagnosis ? *Nursing, 30*(1), 32HN1–32HN4.

Cruz, D. A. L. M., & Pimenta, C. A. M. (2001). Chronic pain : Nursing diagnosis or syndrome ? *Nursing Diagnosis, 12,* 117–127.

Delaney, C., Herr, K., Maas, M., & Specht, J. (2000). Reliability of nursing diagnoses documented in a computerized nursing information system. *Nursing Diagnosis, 11,* 121–134.

Fu, M., LeMone, P., McDaniel, R. W., & Bausler, C. (2001). A multivariate validation of the defining characteristics of fatigue. *Nursing Diagnosis, 12,* 15–27.

Gebbie, K. M. (1976). *Classification of nursing diagnoses : Summary of the second national conference.* St. Louis, MO : Mosby.

Gordon, M. (1982). Historical perspective : The National Group for Classification of Nursing Diagnoses. In M. J. Kim & D. A. Moritz (Eds.), *Classification of nursing diagnoses : Proceedings of the fourth national conference.* New York : McGraw-Hill.

Gordon, M. (2002). *Manual of nursing diagnosis* (10th ed.). St. Louis, MO : Mosby.

Johnson, M., Maas, M., & Moorhead, S. (Eds.). (2000). *Nursing outcomes classification (NOC)* (2nd ed.). St. Louis, MO : Mosby.

Joint Commission on Accreditation of Healthcare Organizations. (2001). *Accreditation manual for hospitals.* Chicago : Author.

Kim, M. J., McFarland, G. K., & McLane, A. M. (Eds.). (1984). *Classification of nursing diagnoses : Proceedings of the fifth national conference.* St. Louis, MO : Mosby.

Magnan, M. A. (1987). *Activity intolerance : Toward a nursing theory of activity,* communication du Fifth Annual Symposium of the Michigan Nursing Diagnosis Association, Detroit.

McCloskey, J.C., & Bulechek, G. M. (Eds.). (2000). *Nursing interventions classification (NIC)* (3rd ed.). St. Louis, MO : Mosby.

McCloskey, J. C., Bulechek, G. M., Dochterman, J., & Maas, M. (Eds.). (2000). *Nursing diagnoses, outcomes, and interventions : NANDA, NOC and NIC linkages.* St. Louis, MO : Mosby.

NANDA International. (2003). *NANDA nursing diagnoses : Definitions and classification 2003-2004.* Philadelphia : Author.

Rantz, M. J. (2001). The value of a standard language. *Nursing Diagnosis, 12,* 107–108.

What's in a name ? [Editorial]. (1997). *Nursing Diagnosis : The Journal of Nursing Language and Classification, 8*(1), 3.

Whitley, G. G. (1996). Barriers to the use of nursing diagnosis language in clinical settings. *Nursing Diagnosis, 7*(1), 25–32.

En français

Carpenito, L. J. (2003). *Manuel de diagnostics infirmiers,* traduction de la 9e édition, Saint-Laurent : Éditions du Renouveau Pédagogique.

Doenges, M. E., Lefebvre, M. et Moorhouse, M.F. (2001). *Diagnostics infirmiers, interventions et bases rationnelles,* 4e éd., Saint-Laurent : Éditions du Renouveau Pédagogique.

Lévesque-Barbès, H. (2001). *Perspectives de l'exercice de la profession infirmière,* Montréal : OIIQ.

NANDA International. (2004). *Diagnostics infirmiers : Définitions et classification 2003-2004,* Paris : Masson.

Ordre des infirmières et infirmiers du Québec et Lévesque-Barbès, H., Beauséjour, J. et Leprohon, J. (2002). *Énoncé de principes sur la documentation des soins infirmiers,* Montréal : OIIQ.

Ordre des infirmières et infirmiers du Québec et Leprohon, J. et Lessard, L.-M. (2003). Le plan thérapeutique infirmier et son arrimage au plan d'intervention interdisciplinaire : document préliminaire, Montréal : OIIQ.

Ordre des infirmières et infirmiers du Québec et Mercier, C. (2003a). *Guide d'application de la nouvelle* Loi sur les infirmières et les infirmiers *et de la Loi modifiant le* Code des professions *et d'autres dispositions législatives dans le domaine de la santé*, Montréal : OIIQ.

PARTIE 4 Démarche systématique dans la pratique infirmière

CHAPITRE 18

PLANIFICATION

Adaptation française :
Caroline Longpré, inf., M.Sc.
Enseignante en soins infirmiers
Cégep régional de Lanaudière à Joliette

OBJECTIFS D'APPRENTISSAGE

Après avoir étudié ce chapitre, vous pourrez :

- Distinguer la planification initiale, la planification continue et la planification du congé.
- Énumérer les différentes activités que comporte le processus de planification.
- Expliquer comment personnaliser le plan de soins et de traitements infirmiers type afin de constituer le plan thérapeutique infirmier.
- Nommer les lignes directrices de la rédaction de plans de soins et de traitements infirmiers.
- Nommer les facteurs dont l'infirmière doit tenir compte dans l'établissement d'un ordre de priorité des diagnostics infirmiers formulés.
- Donner la raison d'être des objectifs de soins infirmiers et des résultats escomptés.
- Décrire le rapport existant entre, d'une part, les objectifs de soins et les résultats escomptés, et, d'autre part, les diagnostics infirmiers.
- Nommer les lignes directrices de la rédaction d'objectifs de soins et de résultats escomptés.
- Décrire la Classification des résultats de soins infirmiers et expliquer comment se servir des résultats de soins infirmiers et des indicateurs dans la planification des soins.
- Expliquer le processus de détermination et de choix d'interventions infirmières.
- Énumérer les cinq composantes d'une ordonnance infirmière.
- Décrire la Classification des interventions de soins infirmiers et expliquer comment se servir des interventions et des activités dans la planification des soins.

La planification, troisième étape de la démarche systématique dans la pratique infirmière, exige de l'infirmière des aptitudes en matière de jugement clinique, de prise de décision et de résolution de problèmes. L'infirmière se reporte aux données de l'examen clinique et aux diagnostics médicaux pour formuler des objectifs de soins infirmiers et déterminer les **interventions infirmières** qui permettront de prévenir, d'atténuer ou d'éliminer les problèmes de santé de la personne (figure 18-1 ■). « Les activités d'intervention réfèrent à des processus de soins visant à améliorer la situation de santé d'un client. Elles incluent la planification et la mise en œuvre des interventions. » (OIIQ, 2002) L'infirmière utilise son jugement et ses connaissances afin d'exécuter un traitement qui permet d'atteindre les résultats escomptés. L'étape de la planification débouche sur la constitution d'un plan de soins et de traitements infirmiers.

MOTS CLÉS

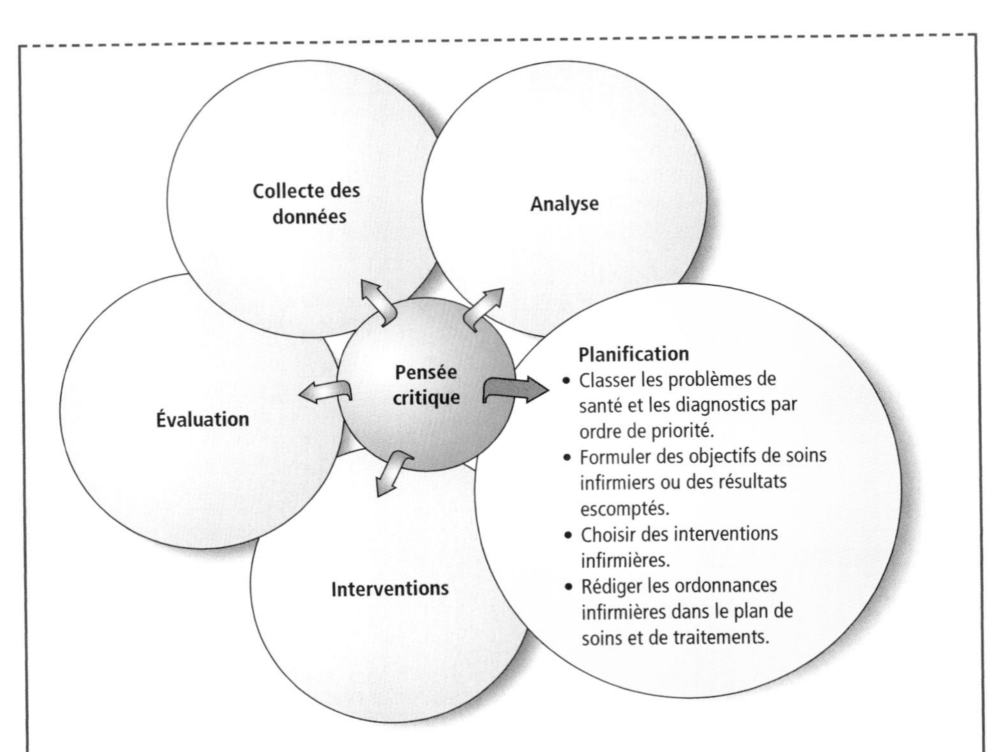

FIGURE 18-1 ■ **Planification.** À la troisième étape de la démarche systématique dans la pratique infirmière, l'infirmière et la personne soignée établissent des objectifs de soins ou prévoient des résultats escomptés, et choisissent des interventions infirmières visant à prévenir, à atténuer ou à éliminer les problèmes de santé de la personne.

La planification incombe principalement à l'infirmière, mais la participation de la personne et de ses proches aidants est essentielle à l'efficacité du plan de soins et de traitements. L'infirmière doit encourager la personne à participer dans toute la mesure du possible à la planification. Dans le contexte des soins à domicile, le plan de soins et de traitements infirmiers est exécuté par les proches aidants et le personnel soignant de la personne ; par conséquent, son efficacité dépend en grande partie de ces personnes.

Types de planification

L'infirmière doit amorcer la planification dès son premier contact avec la personne et la poursuivre jusqu'à la fin de la relation infirmière-patient, soit au moment du congé, le plus souvent.

Planification initiale

C'est habituellement l'infirmière qui effectue l'examen clinique au moment de l'admission de la personne et qui élabore le plan de soins et de traitements infirmiers initial. L'infirmière a l'avantage d'observer le langage corporel de la personne et de récolter une information intuitive que l'anamnèse écrite ne pourrait fournir à elle seule. La planification doit commencer aussitôt que possible après l'examen initial, d'autant plus que les séjours en centre hospitalier sont de plus en plus courts.

Planification continue

L'infirmière qui s'occupe d'une personne doit procéder à une planification continue. Elle doit poursuivre l'individualisation du plan de soins et de traitements infirmiers initial à mesure qu'elle obtient de nouveaux renseignements et qu'elle évalue les réactions de la personne aux soins. En outre, l'infirmière fait une planification continue au début de son quart de travail au moment où elle doit déterminer les soins à prodiguer. À l'aide des données de l'évaluation continue, l'infirmière effectue une planification quotidienne en vue :

1. De déterminer si l'état de santé de la personne a changé.
2. D'établir les soins à apporter en priorité pendant son quart de travail.
3. De décider des problèmes auxquels s'attaquer pendant son quart de travail.
4. De coordonner ses activités de manière à aborder plus d'un problème à la fois, à chacun de ses contacts avec la personne.

Planification du congé

La **planification du congé** est le processus qui consiste à prévoir les besoins de la personne après sa sortie de l'établissement de santé ainsi que les moyens d'y répondre. Il s'agit d'un élément crucial du processus de soins, et il devrait donc apparaître dans le plan de soins et de traitements infirmiers de chaque personne. Comme la durée moyenne des séjours a diminué dans les centres de soins actifs, beaucoup de personnes ont encore besoin de soins au moment du congé. Certaines d'entre elles sont transférées dans d'autres établissements de soins (comme les centres d'hébergement et de soins de longue durée [CHSLD], et d'autres reçoivent plutôt leurs soins à domicile. L'infirmière doit amorcer une planification efficace du congé dès le premier contact avec la personne ; elle doit donc procéder à une évaluation complète et continue afin de se renseigner sur les besoins à long terme de la personne. Pour plus d'informations sur la planification du congé, consulter la section intitulée « Continuité des soins », au chapitre 7.

Élaboration du plan de soins et de traitements infirmiers

L'étape de la planification de la démarche systématique débouche sur la conception d'un plan de soins et de traitements infirmiers informel ou formel. Un **plan de soins et de traitements infirmiers informel** est une stratégie qui n'existe qu'à l'état virtuel, dans l'esprit de l'infirmière. Il fait référence au processus intellectuel de planification de l'infirmière. Par exemple, une infirmière peut se dire : « Mme Phaneuf est très fatiguée. Je devrai répéter l'enseignement quand elle sera reposée. » Un **plan de soins et de traitements infirmiers formel** est un guide manuscrit ou informatisé qui présente de façon structurée l'information relative aux soins de la personne. Ce type de plan « comprend l'ensemble des interventions à caractère curatif ou palliatif déterminées par l'infirmière, selon des pratiques cliniques reconnues, afin de régler un problème de santé spécifique, d'en soulager les symptômes ou d'en prévenir la détérioration » (OIIQ, 2003b). Son avantage le plus évident est de faciliter la continuité et le suivi des soins.

Un **plan de soins et de traitements infirmiers type** ou **standardisé** est un plan formel qui décrit les soins infirmiers à prodiguer aux personnes ayant des besoins communs (toutes les personnes ayant subi un infarctus du myocarde, par exemple). Un **plan de soins et de traitements infirmiers individualisé** est un plan adapté aux besoins précis d'une personne en particulier, c'est-à-dire aux besoins qui ne sont pas pris en considération dans le plan de soins et de traitements infirmiers type.

Il importe que toutes les personnes soignantes recherchent les mêmes résultats et qu'elles emploient le plus possible les méthodes qui se sont révélées efficaces auprès d'une personne en particulier. L'infirmière utilise aussi le plan de soins et de traitements infirmiers formel pour déterminer, d'une part, quels renseignements elle doit consigner dans les notes d'évolution et, d'autre part, quelles tâches elle peut confier à d'autres membres du personnel. L'infirmière qui s'appuie sur les diagnostics infirmiers pour formuler des objectifs et choisir des interventions infirmières obtient un plan individualisé et holistique qui lui permettra de répondre aux besoins particuliers de la personne.

Le plan de soins et de traitements infirmiers précise les activités que les infirmière doivent accomplir pour résoudre les problèmes décrits par les diagnostics infirmiers et obtenir les résultats escomptés. L'infirmière amorce la constitution du plan au moment de l'admission de la personne ; elle fait une mise à jour continue du plan, tout au long de l'hospitalisation, afin de tenir compte des variations de l'état de santé de la personne et du degré d'atteinte des objectifs. Pendant l'étape de la planification, l'infirmière doit : (a) distinguer, parmi les problèmes de la personne, ceux qui exigent la rédaction d'un plan de soins et de traitements individualisé de ceux qu'elle peut résoudre au moyen de plans types ou standardisés ; (b) rédiger des résultats escomptés et des ordonnances infirmières individualisés pour les problèmes dont la résolution exige des soins plus poussés.

Le **plan thérapeutique infirmier** « comprend l'ensemble des soins et traitements infirmiers et des autres interventions déterminés par l'infirmière lors de l'évaluation initiale ou de l'évaluation en cours d'évolution, auxquels s'ajoutent les soins et les traitements médicaux prescrits » (OIIQ, 2002, p. 52). Leprohon et Lessard (2003) apportent les précisions suivantes :

> Le plan thérapeutique infirmier peut prendre différentes formes selon le contexte de pratique (urgence, unité de médecine, soins de longue durée, réadaptation, soutien à domicile, etc.). Ainsi, il peut se retrouver dans les notes d'évolution aussi bien que faire l'objet d'un outil de documentation distinct. L'important, c'est qu'il soit consigné au dossier du client, ainsi que tous les ajustements qui y sont apportés.

On doit consigner : (a) les soins courants rattachés à la satisfaction des modes fonctionnels de santé (comme la toilette et l'alimentation) ; (b) les diagnostics infirmiers et les problèmes traités en collaboration ; (c) les responsabilités infirmières reliées aux diagnostics médicaux (par exemple, s'assurer que la personne ne mangera pas et ne boira pas avant une intervention chirurgicale et inscrire une épreuve de laboratoire à l'horaire). Un plan thérapeutique infirmier réunit les interventions infirmières autonomes et les interventions selon une ordonnance en un tout cohérent, et il rassemble tous les renseignements relatifs à la personne. L'encadré 18-1 présente divers documents que peut comprendre un plan thérapeutique infirmier, et la figure 18-2 ■ présente un exemple de plan thérapeutique.

Méthodes types de planification des soins

La plupart des centres hospitaliers ont mis au point un ensemble de plans de soins et de traitements types ou standardisés décrivant les soins infirmiers essentiels à des groupes de personnes ayant des besoins communs (toutes les personnes atteintes de pneumonie, par exemple). Le personnel infirmier doit mettre au

ENCADRÉ 18-1

Documents pouvant faire partie d'un plan thérapeutique infirmier

- Liste complète des problèmes de la personne.
- Fiches Cardex, qui permettent une vision rapide, concise et à jour de l'anamnèse de la personne, de ses besoins fondamentaux et des plans de soins et de traitements en collaboration
- Différents plans imprimés pour la résolution des problèmes de la personne (protocoles, politiques et procédés, plans de soins et de traitements infirmiers types).
- Plan de cheminement clinique.
- Planification de congé.
- Plan d'enseignement.
- Plans de soins et de traitements infirmiers individualisés, structurés en fonction des diagnostics infirmiers.

Source : *Nursing Process & Critical Thinking,* 3e éd., (p. 436), de J. M. Wilkinson, 2001, Upper Saddle River, Prentice Hall. Traduit et reproduit avec l'autorisation de Pearson Education, Inc., Upper Saddle River, NJ.

point les plans de soins et de traitements types, les protocoles, les politiques et les procédés, et les approuver dans le but : (a) de s'assurer qu'ils respectent au moins les normes minimales ; (b) d'améliorer l'efficience des infirmières, en planifiant des activités fréquemment répétées auprès d'un grand nombre de personnes dans une unité de soins.

Les plans de soins et de traitements types sont des guides imprimés consignant l'ensemble des soins infirmiers reliés à un problème qui se manifeste fréquemment (par exemple, un diagnostic infirmier particulier ou encore tous les diagnostics infirmiers associés à une certaine affection). Les plans de soins et de traitements types sont rédigés du point de vue des soins qu'une personne peut s'attendre à recevoir. La figure 18-5 ■ présente un exemple de plan de soins et de traitements infirmiers type en contexte de chirurgie générale. Les plans de soins et de traitements infirmiers types possèdent les caractéristiques suivantes :

- Ils sont conservés avec le plan de soins et de traitements individualisé dans l'unité de soins. Ils sont insérés au dossier médical permanent au moment du congé.
- Ils contiennent une description détaillée des interventions et, par rapport aux politiques et aux procédés de l'établissement, des éléments ajoutés ou retranchés.
- Ils sont généralement rédigés conformément à la démarche systématique :

  Problème ⇨ Objectifs/résultats escomptés ⇨ Interventions infirmières ⇨ Évaluation
- Ils comprennent fréquemment des listes de vérification, des lignes en blanc ou des espaces vierges permettant à l'infirmière d'individualiser les objectifs et les interventions infirmières.

Tout comme les plans de soins et de traitements infirmiers types, les **protocoles** sont des documents imprimés qui indiquent les activités que nécessite habituellement un groupe particulier de personnes. Par exemple, un établissement peut se doter d'un protocole pour l'admission à l'unité de soins intensifs, pour l'administration de sulfate de magnésium à une femme atteinte de prééclampsie ou encore pour les soins d'une personne recevant une analgésie continue par voie épidurale. Les protocoles peuvent inclure aussi bien des ordonnances médicales que des interventions infirmières. Selon les établissements, ils sont intégrés ou non au dossier permanent de la personne. Les **politiques** et les **procédés** décrivent les conduites à tenir dans des situations fréquentes. Par exemple, les centres hospitaliers se dotent de politiques relatives au nombre de visiteurs qu'une personne peut recevoir. Un certain nombre de politiques et de procédés sont analogues aux protocoles, en ce qu'ils précisent la conduite à tenir dans des cas particuliers, un arrêt cardiaque par exemple. Lorsqu'une politique porte sur une situation reliée aux soins d'une personne, on y fait habituellement référence dans le plan de soins et de traitements (par exemple, « Diriger la personne vers les services sociaux conformément au *Manuel des politiques* »). Les politiques font partie des dossiers de l'établissement et ne sont pas intégrées au plan de soins et de traitements ni au dossier permanent de la personne.

Une **ordonnance** constitue

> une prescription donnée à un professionnel par un médecin, par un dentiste ou par un autre professionnel habilité par la loi, ayant notamment pour objet les médicaments, les traitements, les examens ou les soins à dispenser à une personne ou à un groupe de personnes, les circonstances dans lesquelles ils peuvent l'être de même que les contre-indications possibles. L'ordonnance peut être individuelle ou collective. (Article 39.3 du *Code des professions*, OIIQ, 2003b)

En ce qui a trait à l'**ordonnance individuelle**, soulignons les caractéristiques suivantes : la personne doit être vue par le médecin préalablement ; l'ordonnance ne vise que la personne ; une ordonnance imprimée équivaut à une ordonnance individuelle, pourvu qu'elle soit signée par un médecin après son évaluation de la personne. L'**ordonnance collective**

> s'adresse à un groupe de personnes [et] peut être exécutée par des professionnels désignés comme habilités à le faire. Elle leur permet d'exercer les activités qui leur sont réservées sans avoir à attendre d'ordonnance individuelle dans les conditions suivantes : le client n'a pas à être vu préalablement par le médecin ; pour répondre à des situations d'urgence, à des situations dites de routine ou des situations cliniques prédéterminées ; peut exiger une évaluation préalable de la condition de santé du client. L'ordonnance collective peut préciser le ou les professionnels visé(s) ; la ou les catégorie(s) de clientèle ; le lieu ; les indications (les circonstances) ; les contre-indications ; les précautions et les directives applicables, le cas échéant. (OIIQ, 2003b)

L'ordonnance collective remplace dorénavant l'**ordonnance permanente**, qu'on trouvait dans le *Règlement sur les actes visés à l'article 31 de la Loi médicale qui peuvent être posés par des classes de personnes autres que des médecins* (OIIQ, 2003b). L'ordonnance collective est liée aux activités réservées et permet aux infirmières de « procéder à des tests diagnostiques, d'administrer et d'ajuster des médicaments, d'effectuer des traitements médicaux à des groupes particuliers et d'initier des mesures diagnostiques et thérapeutiques, sans attendre une ordonnance individuelle » (OIIQ, 2003b). Dans une unité de soins intensifs, par exemple, une ordonnance collective peut autoriser les infirmières à administrer d'urgence un médicament antiarythmique à la suite d'un changement dans l'électrocardiogramme. Dans un autre contexte, celui des soins à domicile par exemple, le médecin peut rédiger une ordonnance collective qui permet à l'infirmière d'obtenir des analyses sanguines pour une personne

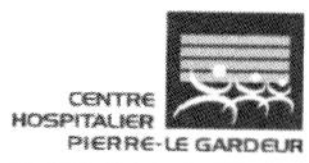

«Un hôpital fou de ses clients et de leur famille»

PLAN THÉRAPEUTIQUE INFIRMIER

ALLERGIE :	Mesures d' isolement:	**PARAMÉDICAUX**
S.V. :	**MONITEUR CARDIAQUE :** **TVC :**	**Inf. de liaison :**
SATURATION : Pesée	Swan Ganz : Inst : Enlevé : Site : Fréq. : Débit :	**PROTOCOLE**
S.N. :		**Physio :**
Date sang en réserve :		**Ergo :**
Respirateur : Intubé : FIO_2 : VC : Trachéo : Mode : FR : Instillation : AI : PEEP :	Site lésion de pression :	**Nutrition :** **Orthophonie :** **Audio :**
Canule art. Site : Date :		GLUCO ❑ INSULINE ❑ **S.S. :** **Stomo :**
Pace Maker Date : Fréq. Output :	Stade : 1 2 3 4 X Échelle Braden : Date :	PANSEMENT : changer die et PRN Date : Drain : Si aucun écoulement, plaie à l'air ou nettoyer PRN

RESPIRATION	**ALIMENTATION**	**ÉLIMINATION**	**MOBILITÉ**	**TYPE DE SURVEILLANCE**
O_2 :	À jeun le :	Autonome : ❑ Avec aide : ❑	Autonome ❑ Avec aide ❑ Alité ❑	Autonome ❑
Pour garder $SaO_2 \geq$ RÏ	Date : **Régime/Diète :**	**Sonde installée :** Courte durée ❑ Longue durée ❑ 1ère miction Post-sonde ❑ Post-op ❑	Lève-patient ❑	Constante ❑ Étroite ❑ Intermédiaire ❑ Habituelle ❑
Aérosol sec : ❑ humide : ❑ Fréquence :	Gavage : Débit : (voir carton nutritionniste)		1er lever	Danger chute ❑
Haute humidité : ❑			Fauteuil ❑ Mise en charge ❑	Confus ❑ Violent ❑
Exercices resp.	Collation :	Incontinence : Culotte : Couche :	Traction ❑ Bas ❑	Fugue ❑
Croupette sèche ❑ humide ❑	Type de lait :	Énurésie ❑	Étapes	Risque suicidaire ❑ Isolement ❑ Contention ❑ Type :
Moniteur apnée ❑	Apport liq. : Limite liq. :	Levine installé :	HYGIÈNE	
Aspiration	Autonome ❑	Irrigation :	Autonome ❑ Avec aide ❑	Autorisation de sortie :
Instillation	Avec aide ❑ Dosage I E	Stomie :	Baignoire D L M M J V S	
CODE		ONCTION MALADE	CODE ÉVACUATION R❑ J❑ V❑	COHABITATION

Épidurale ❑ Rachimorphe ❑ PCA ❑
Date : Cessé :

DATE	SITE	DÉBIT	SOLUTÉS//PAPILLONS
			❑ M.P. à changer le :

DATE	PRÉL. SANG (Effacer > 72 hrs)	FAIT DATE	EXAMENS EXTÉRIEURS	PRÉL. SANG (Effacer > 72 hrs)	FAIT DATE	DATE	PRÉLÈVEMENTS (AUTRES)	FAIT DATE	DATE	RADIOLOGIE	FAIT DATE

PRÉL.DIE ET PLUS		SCOPIES		DATE	EXAMENS EXTÉRIEURS	FAIT DATE	DATE	CONSULTATTIONS Inscrire nom du consultant	FAIT DATE
		ECG							

Int. Chirurgicales/date :	Hôpital de jour	Hébergement :
	Congé temporaire	Provenance :
		Appartenance :
DIAGNOSTIC :	**ANTÉCÉDENTS :**	Personne significative :

No lit : Nom : Âge : MD : Date arrivée : Adm :

FIGURE 18-2 ■ Plan thérapeutique infirmier. (Source : Centre hospitalier Pierre-Le Gardeur, Terrebonne.)

qui a reçu un certain traitement pendant une période déterminée. La figure 18-3 ■ présente un exemple d'ordonnance collective.

Qu'ils soient manuscrits, informatisés ou types, les plans de soins et de traitements doivent être individualisés et adaptés aux besoins particuliers de chaque personne. En pratique, un plan de soins et de traitements se compose habituellement de parties imprimées et de parties manuscrites. L'infirmière utilise les plans de soins et de traitements types pour les problèmes prévisibles et fréquents, et elle rédige à la main des plans individualisés pour les problèmes spécifiques et ceux qui nécessitent une attention particulière. Ainsi, un plan de soins et de traitements type pour toutes les « personnes atteintes de pneumonie selon le diagnostic médical » comprendrait probablement un diagnostic infirmier de *Déficit de volume liquidien* et rappellerait à l'infirmière d'évaluer l'état d'hydratation de la personne. Ce type de diagnostic infirmier est courant dans les unités de soins de médecine ou de chirurgie ; c'est pourquoi il existe un plan de soins type qui précise les soins dont ont besoin la plupart des personnes présentant un *Déficit de volume liquidien* (figure 18-4 ■). L'infirmière de Raymonde Aquilini en a obtenu un. Cependant, le diagnostic infirmier *Risque de dynamique familiale perturbée* n'est pas commun à toutes les personnes atteintes de pneumonie ; il est propre à Mme Aquilini. Son infirmière devra par conséquent écrire à la main les objectifs et les interventions infirmières reliés à ce diagnostic.

ORDONNANCE COLLECTIVE

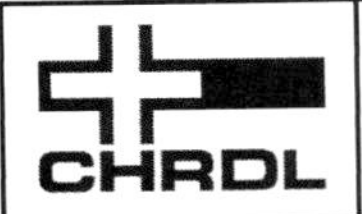	**ORDONNANCE :** Administration d'acétaminophène pour soulager la douleur ou l'inconfort relié à la fièvre.	**NUMÉRO :** 1.3 **DATE :** Décembre 2003 **RÉVISÉE :**

PROFESSIONNELS VISÉS :
- Les infirmières et infirmières auxiliaires

CLIENTÈLES VISÉES :
- Tous les usagers âgés de 18 ans et plus
  SAUF : La clientèle de chirurgie hors des soins intensifs

UNITÉS OU SERVICES CONCERNÉS :
- Toutes les unités de soins
  SAUF : L'urgence

1. INTENTION THÉRAPEUTIQUE
- Soulagement de la douleur légère à modérée et/ou de l'inconfort relié à la fièvre.

2. PRESCRIPTIONS
- Pour le soulagement de la douleur :
  - Acétaminophène 650 mg (comprimés ou suppositoires) 4 fois par jour PRN.
- Pour le soulagement de l'inconfort relié à la fièvre :
  - Acétaminophène 650 mg (comprimés ou suppositoires) aux 4 heures PRN.
- Respecter l'intervalle minimum de 4 heures entre les doses d'acétaminophène.
- Dose maximale d'acétaminophène par jour :
  - 4 000 mg/jour
- **Pour les usagers des Soins intensifs présentant une T° rectale > 38,5 °C :**
  - Prélever 2 hémocultures (si non fait dans les dernières 48 heures).
  - Prélever 2 cultures d'expectorations.
- **Pour les usagers des unités de courte durée psychiatrique présentant une T° buccale > 38,5 °C ou T° rectale > 39,0 °C :**
  - Prélever 2 hémocultures.
  - Prélever 1 culture d'urine.
- **Pour les usagers hospitalisés en pneumologie ou en hématooncologie présentant une T° > 38,5 °C :**
  - Prélever 2 hémocultures (si non fait dans les dernières 48 heures).
- Durée de traitement maximale :
  - 24 heures.
  - 3 jours pour le soulagement de la douleur musculosquelettique en soins de longue durée.

3. CONDITIONS D'APPLICATION

3.1. Indications

- Soulagement de la douleur légère à modérée principalement :
  - céphalées
  - douleurs musculosquelettiques sans signe d'inflammation
- Soulagement de l'inconfort relié à la présence de la fièvre.
- Pour les usagers n'ayant pas de médication PRN prescrite par le médecin traitant pour soulager la douleur ou réduire la fièvre.

3.2. Contre-indications

- Allergie ou intolérance connue à l'acétaminophène.
- Condition hépatique sévère connue.
- Clientèle de chirurgie hors des soins intensifs.

4. PROCÉDURES

4.1. Précautions et directives

- Vérifier s'il y a allergie ou intolérance à l'acétaminophène chez l'usager.
- Aviser le médecin s'il est impossible d'instaurer le traitement.
- Aviser le médecin **si les douleurs musculosquelettiques, sans signe d'inflammation, ne sont pas soulagées après une administration d'acétaminophène aux doses maximales après 24 heures en soins de courte durée et 3 jours en soins de longue durée et de courte durée psychiatrique.**
- Aviser le médecin **si les céphalées ne sont pas soulagées après 24 heures.**
- Aviser le médecin **si la fièvre persiste plus de 24 heures.**
- Aviser le médecin si les céphalées ou la fièvre sont associées à des nausées, vomissements, étourdissements, troubles de l'ouïe ou de la vue, perte de mémoire, changement de comportement.

4.2. Techniques

- Consulter les techniques de soins :
  - 1.6 « Administrer un médicament par voie orale »
  - 1.9.1 « Insertion d'un suppositoire rectal »

4.3. Éléments de surveillance

- Niveau de douleur et soulagement chez l'usager.

  OU
- Température corporelle.

4.4. Complication

- Réaction d'allergie ou d'intolérance à l'acétaminophène.

4.5. Modalités de résolution de complication

- Aviser le médecin.

5. INFORMATIONS À CONSIGNER AU DOSSIER

- Condition de l'usager avant l'administration du médicament.
- Date et heure de l'administration.
- Nom, concentration et forme pharmaceutique du médicament.
- Posologie et voie d'administration.
- Réactions de l'usager avec évaluation du soulagement de la douleur, s'il y a lieu.

6. DOCUMENTS DE RÉFÉRENCE

N/A

FIGURE 18-3 ■ Ordonnance collective : Administration d'acétaminophène pour soulager la douleur ou l'inconfort relié à la fièvre. (Source : Centre hospitalier régional de Lanaudière, Joliette.)

PLAN DE SOINS ET DE TRAITEMENTS INFIRMIERS TYPE: DÉFICIT DE VOLUME LIQUIDIEN

Facteurs favorisants

✓ Diminution de l'apport nutritionnel par voie orale
✓ Nausées
__ Dépression
✓ Fatigue, faiblesse
__ Déglutition difficile
__ Autres : ________
✓ Pertes liquidiennes excessives
✓ Fièvre ou augmentation de la vitesse du métabolisme
✓ Diaphorèse
✓ Vomissements
__ Diarrhée
__ Brûlures
__ Autres : ________

Caractéristiques

✓ Apport insuffisant
✓ Bilan négatif des ingesta et des excreta
✓ Sécheresse des muqueuses
✓ Diminution de l'élasticité de la peau
__ Urine concentrée
__ Hypernatrémie
✓ Pouls rapide et mal frappé
__ Baisse de la pression artérielle
__ Perte de poids

Résultats escomptés

✓ Débit urinaire > 30 mL/h
✓ Densité de l'urine entre 1,005 et 1,025
✓ Concentration sérique de Na^+ normale
✓ Muqueuses humides
✓ Bonne élasticité de la peau
✓ Aucune perte de poids
✓ Apport liquidien de 8 h = 400 mL par voie orale

Autres :

Ordonnances infirmières (préciser la fréquence)

✓ Mesurer les ingesta et les excreta toutes les 1 h.
✓ Peser la personne tous les jours.
✓ Demander un dosage des électrolytes sériques 1 fois ou jusqu'au retour à la normale.
✓ Vérifier l'élasticité de la peau et l'hydratation des muqueuses toutes les 8 h.
✓ Prendre la température toutes les 4 h.
✓ Administrer le traitement par voie intraveineuse (surveiller la personne conformément au protocole d'administration d'un traitement par voie intraveineuse) 1000 mL D_5 LR à 100 mL/h.
✓ Offrir des liquides toutes les 1 h.
Type : clairs, froids
✓ Indiquer à la personne la quantité et le type de liquides à boire ainsi que la fréquence de la consommation.
✓ Vérifier si la personne comprend le type de pertes liquidiennes qu'elle présente ; procéder à l'enseignement approprié.
✓ Soins de la bouche PRN avec rince-bouche.
✓ Prendre les mesures nécessaires pour faire baisser la température (par exemple, baisser le chauffage, retirer les couvertures et offrir des liquides froids).

Autres ordonnances infirmières : Vérifier la densité de l'urine toutes les huit heures.

Plan établi par : C. Medina **Date** 15 avril 2005
Évaluation du plan de soins et de traitements et des résultats escomptés : ________ **Date** ________
Évaluation du plan de soins et de traitements et des résultats escomptés : ________ **Date** ________
Patient : Raymonde Aquilini

FIGURE 18-4 ■ Plan de soins et de traitements infirmiers type pour le diagnostic infirmier *Déficit de volume liquidien.*

Formes du plan de soins et de traitements infirmiers

Le plan de soins et de traitements infirmiers prend des formes différentes selon les établissements, mais il comprend généralement quatre colonnes ou catégories, soit : (a) les diagnostics infirmiers ; (b) les objectifs de soins ou les résultats escomptés ; (c) les ordonnances infirmières ; (d) l'évaluation. Dans certains établissements, les infirmières utilisent un plan en trois colonnes ; l'évaluation apparaît alors dans la colonne des objectifs de soins ou dans les notes de l'infirmière. Ailleurs, on trouve un plan en cinq colonnes ; la colonne des diagnostics infirmiers est alors précédée d'une section contenant les données de l'examen clinique. La figure 18-5 ■ présente un plan de soins et de traitements infirmiers type en contexte de chirurgie générale.

PLANS DE SOINS ET DE TRAITEMENTS INFIRMIERS RÉDIGÉS EN MILIEU D'APPRENTISSAGE

En milieu d'apprentissage, les plans de soins et de traitements constituent des outils d'apprentissage autant que des outils de travail. Ces plans sont donc plus longs et plus détaillés que les plans de soins et de traitements qu'utilisent les infirmières diplômées. Certaines enseignantes demandent aux étudiantes d'écrire à la main une longue partie du plan afin de faire de cette tâche une occasion d'apprentissage. Il arrive aussi aux enseignantes d'ajouter une colonne intitulée « Justification scientifique » à la suite de la colonne des ordonnances infirmières. La **justification scientifique** est l'énoncé du principe sur lequel repose le choix d'une intervention infirmière. Dans certains cas, les étudiantes sont tenues, en plus, de citer des sources scientifiques dans leur justification. Par ailleurs, toute l'information contenue dans un plan de soins et de traitements infirmiers peut être organisée et représentée au moyen d'un schéma.

Un **schéma** est un diagramme dans lequel les idées ou les données sont inscrites à l'intérieur de figures géométriques (cercles, rectangles, etc.) formant des ensembles reliés par des lignes ou des flèches représentant leurs rapports logiques. La créativité joue un rôle important dans l'élaboration des schémas. Ceux-ci peuvent en effet prendre différentes formes et contenir diverses catégories de données, selon l'interprétation que fait la personne de ces données et selon son état de santé. Le schéma relatif à Raymonde Aquilini, qui apparaît à la page 416, rend compte de la collecte des données, des diagnostics infirmiers, des résultats de soins infirmiers et des interventions infirmières. Les flèches qui y figurent représentent l'enchaînement des étapes de la démarche systématique.

CENTRE HOSPITALIER PIERRE-LE GARDEUR

PLAN DE SOINS INFIRMIERS : CHIRURGIE GÉNÉRALE

ALIMENTATION	ÉLIMINATION	HYGIÈNE	MOBILITÉ
Diète : Collation : Autonome : ☐ Avec aide : ☐ Dosage : ☐ Limite liq. : Gavage :	Autonome : ☐ Avec aide : ☐ 1ère miction post-op ☐ post-sonde ☐ Culotte : ☐ Levine : # Date : Sonde : # date :	Autonome : ☐ Avec aide : ☐ Prothèses Buccales H B **RESPIRATION** Aérosol : O_2 : Humidité :	Autonome : ☐ Avec aide : ☐ Fauteuil : ☐ Alité : ☐ 1re levée post-op ☐ Exercices passifs ☐ Bas anti-embolique ☐ **Désorientation :** T E P

PROBLÈMES	RÉSULTATS ESCOMPTÉS (L'USAGER / FAMILLE)	ATTEINT OU NON	RAISON	DATE ET INITIALES
Difficulté à libérer les voies respiratoires (toux, sécrétions	– Procède à des exercices profonds ou inspirométrie 5 minutes chaque heure. – Alterne ses positions favorisant l'expansion pulmonaire. – S'hydrate suffisamment. – Tousse et expectore.			
Rétention urinaire et constipation	– Élimine de façon régulière. – S'hydrate suffisamment. – S'alimente avec une diète appropriée.			
Douleurs / Inconfort	– Évalue sa douleur et avise. – Exprime le soulagement complet de sa douleur.			
Risques d'infection	– Est exempt de processus infectieux.			
Enseignement	– Feuillet informatif reçu. – Connaît les soins spécifiques à sa chirurgie et sa convalescence.			

DATE	TRAITEMENTS	DATE	TRAITEMENTS
	Pansement : Changer die ou prn		**Épidurale :** ☐ **Rachimorphe :** ☐ **PCA :** ☐
	Type :		**Date :**
	Si aucun écoulement, plaie à l'air, nettoyer prn		**Suivi téléphonique pour chirurgie moins de 24-48 Hres :** ☐
	Autres :		

Date : Signature de l'infirmière No. lit :

FIGURE 18-5 ■ Plan de soins et de traitements infirmiers type en contexte de chirurgie générale. (Source : Centre hospitalier Pierre-Le Gardeur, Terrebonne.)

PLANS DE SOINS ET DE TRAITEMENTS INFORMATISÉS

Un nombre croissant d'infirmières utilisent l'ordinateur pour créer et conserver des plans de soins et de traitements infirmiers types ou individualisés. L'infirmière accède au plan de soins et de traitements à partir d'un terminal situé au poste ou dans la chambre du patient. Pour un plan de soins et de traitements individualisé, le logiciel propose une série de diagnostics parmi lesquels l'infirmière choisit celui ou ceux qui sont appropriés. Le logiciel présente alors automatiquement les objectifs, les actions et les interventions infirmières reliés aux diagnostics choisis ; l'infirmière en fait une sélection et saisit ceux qui ne figuraient pas dans le menu. L'infirmière peut alors lire le plan de soins et de traitements à l'écran ou en imprimer une copie de travail mise à jour.

PLAN DE CHEMINEMENT CLINIQUE

Un **plan de cheminement clinique** est un plan type élaboré par les membres de l'équipe interdisciplinaire, qui décrit les soins à prodiguer aux personnes pour lesquelles on a établi un diagnostic (médical généralement) répandu et prévisible. Aussi appelé cheminement critique, le plan de cheminement clinique indique l'enchaînement des soins qui doivent être donnés chaque jour de la période d'hospitalisation prévue pour le problème de santé en question. Comme le plan de soins et de traitements infirmiers, le plan de cheminement clinique peut contenir des précisions sur les objectifs et les interventions infirmières reliés aux problèmes de la personne (y compris les diagnostics infirmiers). Il contient en outre les traitements médicaux que devront exécuter les autres personnes soignantes.

Le plan de cheminement clinique comprend généralement autant de colonnes que de jours d'hospitalisation prévus (voir le chapitre 6 pour plus de détails) ; on trouve dans chaque colonne les interventions à faire et les résultats à atteindre au cours de la journée correspondante. La figure 18-6 ■ présente un exemple de plan de cheminement clinique.

PLAN D'INTERVENTIONS INTERDISCIPLINAIRE (PII)

Le **plan d'interventions interdisciplinaire** correspond à l'ensemble des « interventions planifiées de façon concertée par les membres de l'équipe interdisciplinaire, en collaboration avec le client et ses proches, le cas échéant, en vue de répondre aux besoins du client au cours d'un épisode de soins, intra et inter-établissement » (Leprohon et Lessard, 2003). Tout comme le cheminement clinique, le PII est un plan d'interventions

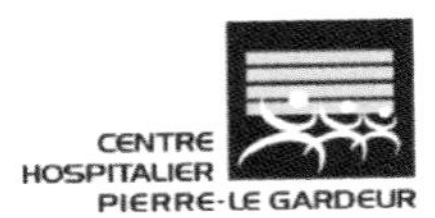

SUIVI SYSTÉMATIQUE DE CLIENTÈLE MPOC : CHEMINEMENT CLINIQUE

	PHASE 1-EXACERBATION	PHASE 2-STABILISATION	PHASE 3-CONGÉ
	JOURS 1 ET 2	JOURS 3, 4 ET 5	JOURS 6 ET 7 Et jusqu'au congé
MÉDICAMENTS, SOLUTÉS	- Selon precriptions médicales	- Selon prescriptions médicales	- Selon prescriptions médicales
EXAMENS DIAGNOSTICS ET PRÉLÈVEMENTS	- Culture des expectos si non faite à l'urgence - Débit de pointe pré et post-aérosol DIE - Glucomètre QID - Saturométrie à l'air ambiant avec S.V. - VEMS si prescrit	- Saturométrie à l'air ambiant avec S.V. - Débit de pointe pré et post-aérosol DIE - Glucomètre BID à heures alternées si stable	- Saturométrie à l'air ambiant avec S.V. - Débit de pointe pré et post-aérosol DIE - Glucomètre BID à heures alternées si stable - Gaz capillaire avant congé si prescrit
RESPIRER	Oxygénation : selon prescription Aérosolthérapie : Ventolin et Atrovent selon ordonnance et protocole de substitution Indicateurs de l'état de santé : - S.V. TID et PRN, sauf T° Q4h - Auscultation Q8hr et PRN - Encourager à expectorer - Surveillance : signes d'hypoxie et hypercapnée, caractères de la respiration, toux, expectos, signes d'anxiété et présence d'œdème	Oxygénation :-selon prescription Aérosolthérapie : - Selon protocole de substitution - Auto-administration si possible Indicateurs de l'état de santé : - S.V. DIE, sauf T° TID - Auscultation et Surveillance idem Evaluation de la respiration : - Amélioration à la mobilisation - Client verbalise son mieux-être	Oxygénation :-selon prescription Aérosolthérapie : - Selon protocole de substitution - Auto-administration si possible Indicateurs de l'état de santé : - S.V. die - Auscultation et Surveillance idem Evaluation de la respiration : - Respiration adéquate dans toutes les activités
ACTIVITÉS ET AVQ	- Activités selon tolérance - Faciliter l'expansion pulmonaire	- Activités selon tolérance - Démontrer l'importance des activités quotidiennes	- AVQ selon le niveau de tolérance - Encourager à la marche
BOIRE ET MANGER	- Poids à l'admission - Dosage Q8hres. - Diète MPOC ou selon prescription - Apport liquidien de 2000 cc die ou selon prescription - Consultation diétothérapie PRN	- Diète et apport liquidien idem - Noter en % quantité prise aux repas et collations. - Dosage Q8hres	- Diète et apport liquidien idem - Dosage Q8hres - Expliquer l'importance de la diète et de l'apport adéquat de liquide
ACCUEIL ET PLANIFICATION DU CONGÉ	- Renseigner le client et la famille sur les raisons d'admission et le cheminement clinique - Remplir la collecte de données	- Identifier les problèmes de retour à domicile - Consultation au travailleur social PRN - Préparation des éléments requis pour retour à domicile (oxygène, compresseur, etc.)	- Prévoir modalités de retour à domicile : transport, heure de départ, accompagnant - Remettre prescriptions médicales et rendez-vous
ENSEIGNEMENT ET COMMUNICATION	- Enseigner ou vérifier techniques : - respiration diaphragmatique, - à lèvres pincées - technique de toux controlée - Si stéroïdes :hygiène buccale - Permettre de verbaliser son anxiété	- Auto-administration de l'aérosol-doseur - Signes et symptômes de détérioration - Exercices de relaxation - Effets des médicaments et prise judicieuse - Importance de la mobilisation et des périodes de repos	- Importance de cesser le tabac - Importance des vaccins - Amélioration du milieu de vie - Ressources communautaires - **VÉRIFIER LA COMPRÉHENSION DE L'ENSEIGNEMENT REÇU**
DATE	Jour 1 : Jour 2 :	Jour 3 : Jour 4 : Jour 5 :	Jour 6 : Jour 7 : Jours 8 et suivants : continuer selon jrs. 6 et 7

FIGURE 18-6 ■ Plan de cheminement clinique, pour une clientèle présentant une MPOC.
(Source : Centre hospitalier Pierre-Le Gardeur, Terrebonne.)

élaboré par les membres de l'équipe interdisciplinaire ; cependant, alors que le cheminement clinique est établi pour un problème de santé spécifique, le PII est instauré pour une personne en particulier.

Lignes directrices pour la rédaction du plan de soins et de traitements infirmiers

L'infirmière doit suivre les lignes directrices suivantes lorsqu'elle rédige un plan de soins et de traitements infirmiers :

1. *Dater et signer le plan.* La date de rédaction du plan est un élément essentiel à l'évaluation, à la révision et à la planification ultérieure. La signature de l'infirmière témoigne de sa responsabilité à l'égard de la personne soignée et de la profession, puisqu'elle permet d'évaluer l'efficacité des actions infirmières particulières.
2. *Inscrire des en-têtes.* Inscrire les en-têtes « Diagnostics infirmiers », « Objectifs de soins/résultats escomptés », « Interventions infirmières » et « Évaluation ». Préciser la date à laquelle on doit faire l'évaluation de l'atteinte de chaque objectif.
3. *Utiliser des symboles, des abréviations et des mots clés plutôt que des phrases complètes.* L'infirmière doit par exemple écrire « Nettoyer la plaie $\bar{c}$ H_2O_2 bid » au lieu de « Nettoyer la plaie du patient avec du peroxyde d'hydrogène matin et soir ». L'appendice F présente une liste des abréviations et symboles courants.
4. *Écrire avec le plus de précision possible.* L'infirmière doit indiquer avec précision le moment prévu pour une intervention, d'autant que la durée des quarts de travail varie entre 8 et 12 heures. L'ordonnance « Changer le pansement à tous les quarts de travail » est vague, car elle peut signifier qu'il faut changer le pansement 2 fois en 24 heures ou 3 fois en 24 heures, selon la durée des quarts de travail. L'ambiguïté a des conséquences encore plus graves lorsqu'on indique d'administrer les médicaments « à tous les quarts de travail ». L'infirmière doit s'assurer de communiquer clairement en écrivant des heures précises.
5. *Faire référence aux manuels de procédés ou aux autres sources d'information au lieu d'indiquer toutes les étapes.* L'infirmière écrira par exemple « Voir le manuel de procédés pour les soins d'une trachéotomie » ou joindra à son document un plan de soins et de traitements type pour des procédés comme les soins préopératoires et postopératoires.
6. *Adapter le plan aux particularités de la personne en y indiquant, par exemple, ses préférences en ce qui a trait à l'horaire des soins et aux méthodes utilisées.* Cette façon de faire montre que l'infirmière respecte l'individualité de la personne à qui elle donne un sentiment de maîtrise. Ainsi, l'intervention infirmière « Donner de préférence du jus de pruneau au déjeuner » témoigne du fait que l'infirmière a pris soin d'offrir un choix de boissons à la personne.
7. *Tenir compte de la prévention des affections et du maintien de la santé autant que des aspects curatifs des soins.* Par exemple, l'ordonnance « Faire pratiquer des exercices d'amplitude des mouvements pour les membres atteints toutes les deux heures » vise à prévenir les contractures ainsi qu'à conserver la force musculaire et la mobilité articulaire.
8. *Prévoir des interventions destinées à l'évaluation continue de la personne.* Par exemple, l'infirmière peut inscrire l'ordonnance « Inspecter l'incision toutes les huit heures ».
9. *Mentionner les activités en collaboration et les activités de coordination.* L'infirmière peut, par exemple, rédiger des ordonnances visant à obtenir l'opinion d'une diététiste ou d'un physiothérapeute.
10. *Planifier le congé et prévoir les besoins de soins à domicile.* L'infirmière qui rédige le plan doit dans certains cas consulter l'infirmière en santé communautaire, les travailleurs sociaux et les autres professionnels qui fourniront à la personne l'information et le matériel nécessaires. Si les plans d'enseignement et de congé sont longs et complexes, l'infirmière doit les placer en annexe, au lieu de les inclure dans le plan de soins et de traitements.

Processus de planification

Le processus de planification des soins comprend les activités suivantes :

- Classer les problèmes de santé et les diagnostics infirmiers par ordre de priorité.
- Formuler des objectifs de soins infirmiers ou des résultats escomptés.
- Choisir des interventions infirmières.
- Rédiger les ordonnances infirmières dans le plan de soins et de traitements.

Classer les problèmes de santé et les diagnostics par ordre de priorité

L'infirmière procède avec la personne à l'**établissement d'un ordre de priorité** concernant les diagnostics infirmiers et les interventions. Au lieu d'ordonner un à un les diagnostics infirmiers, l'infirmière peut les regrouper selon que leur priorité est élevée, moyenne ou faible. Ainsi, quel que soit le modèle théorique qu'elle utilise, l'infirmière doit accorder une priorité élevée aux problèmes qui mettent la vie de la personne en danger, comme l'arrêt cardiaque ou respiratoire. Elle attribuera une priorité moyenne aux problèmes qui menacent la santé ou l'intégrité physique de la personne, tels qu'une affection aiguë et une perturbation de la capacité d'adaptation, car ils peuvent entraîner un retard de développement ainsi que des changements physiques ou psychologiques destructeurs. Des problèmes de santé comme la consommation de drogues et l'altération radicale du concept de soi reliée à une amputation peuvent être destructeurs tant pour la personne que pour sa famille. Enfin, l'infirmière assignera une priorité faible aux problèmes engendrés par le développement normal de même qu'à ceux qui nécessitent un soutien infirmier minimal. Le tableau 18-1 présente l'ordre de priorité attribué aux diagnostics infirmiers de Raymonde Aquilini, dont il a été question au chapitre 17. Il indique, par exemple, que Raymonde Aquilini est anxieuse quant à la garde de son enfant, mais que ce diagnostic infirmier est d'une priorité moins élevée que le *Dégagement inefficace des voies respiratoires*.

Les infirmières s'appuient souvent sur la hiérarchie des besoins de Maslow pour établir un ordre de priorité (voir la figure 12-8 à la page 261). Selon cette hiérarchie, la satisfaction

TABLEAU 18-1

Classement par ordre de priorité des diagnostics infirmiers formulés pour Raymonde Aquilini

Diagnostics infirmiers	Priorité	Justification scientifique
Dégagement inefficace des voies respiratoires, relié : (1) à la présence de sécrétions visqueuses consécutive à un *Déficit de volume liquidien* ; (2) à une faible amplitude thoracique consécutive à la douleur et à la fatigue	Élevée	La diminution de l'efficacité de la fonction respiratoire est un problème qui menace la survie de Mme Aquilini. L'infirmière doit avant toute chose favoriser l'oxygénation en intervenant sur l'étiologie du problème.
Déficit de volume liquidien : apport insuffisant pour remplacer les pertes liquidiennes, relié à la fièvre et à la diaphorèse	Élevée	Un grave *Déficit de volume liquidien* est potentiellement mortel. Le problème n'est pas d'une extrême urgence chez Mme Aquilini, mais l'infirmière lui attribue une priorité élevée, car il compte parmi les facteurs contributifs du *Dégagement inefficace des voies respiratoires*. On a déjà amorcé des mesures en collaboration pour améliorer son hydratation (administration de liquides par voie intraveineuse). L'infirmière doit évaluer et favoriser l'hydratation immédiatement et de manière continue.
Anxiété, reliée : (1) aux difficultés respiratoires ; (2) à l'exercice des rôles professionnel et parental	Moyenne	L'inquiétude de Mme Aquilini quant à l'exercice de ses rôles professionnel et parental ne constitue pas une menace pour sa survie. De plus, le traitement du problème prioritaire *Dégagement inefficace des voies respiratoires* éliminera l'une des causes du problème (la dyspnée). D'ici là, l'infirmière doit apporter un soulagement symptomatique de l'anxiété au cours des périodes de dyspnée, car l'anxiété extrême pourrait compromettre davantage l'oxygénation en entraînant une respiration inefficace et une augmentation du taux d'utilisation de l'oxygène.
Risque de dynamique familiale perturbée, relié à l'affection de la mère et à l'absence temporaire du père	Faible	La voisine de Mme Aquilini s'occupe de son enfant. Si le mari revient au moment prévu, le risque de perturbation ne dégénérera pas en problème. Aucune intervention n'est nécessaire pour l'instant, sauf le maintien de l'évaluation et du réconfort.
Alimentation déficiente, reliée à une diminution de l'appétit, aux nausées et à l'augmentation de la vitesse du métabolisme consécutives au processus morbide	Faible	Ce problème ne menace pas la santé de Mme Aquilini à l'heure actuelle, mais il pourrait le faire s'il persistait. Il disparaîtra vraisemblablement dans un jour ou deux, en même temps que le problème médical. La priorité de ce problème deviendra moyenne si le problème médical qui en est la cause n'est pas résolu rapidement.
Déficit de soins personnels : se laver et effectuer ses soins d'hygiène, relié à la faiblesse consécutive au dégagement inefficace des voies respiratoires et aux habitudes de sommeil perturbées	Faible	Ce problème est causé par les problèmes plus prioritaires et, par conséquent, il se résoudra en même temps qu'eux. D'ici là, l'infirmière se limitera à aider Mme Aquilini dans ses soins personnels pour lui permettre d'économiser son énergie.
Habitudes de sommeil perturbées, reliées à la toux, à la douleur, à l'orthopnée, à la fièvre et à la diaphorèse	Faible	Le manque de sommeil constitue une menace pour la santé. Ce problème contribue à un autre problème, le *Dégagement inefficace des voies respiratoires*, mais n'en est pas la cause principale. La place de ce problème dans l'ordre de priorité changera quand l'infirmière aura répondu aux besoins d'oxygénation et d'hydratation de Mme Aquilini.
Douleur (thoracique) aiguë, reliée à la toux consécutive à la pneumonie	Problème absent du plan de soins	L'infirmière n'a pas inclus *Douleur (thoracique) aiguë* dans le plan de soins et de traitements, car elle doit considérer ce problème comme l'étiologie d'*Habitudes de sommeil perturbées* et de *Dégagement inefficace des voies respiratoires*. L'étiologie de la douleur (toux et pneumonie) sera traitée au moyen de médicaments (interventions en collaboration). Les interventions infirmières autonomes viseraient le problème plutôt que son étiologie et seraient les mêmes que pour *Dégagement inefficace des voies respiratoires*.

des besoins physiologiques comme l'air, la nourriture et l'eau est essentielle au maintien de la vie, et elle a par conséquent préséance sur la satisfaction des besoins de sécurité et d'activité. En outre, les besoins reliés à la croissance, comme l'estime de soi, ne sont pas considérés comme fondamentaux. C'est ainsi que, selon cette hiérarchie, des diagnostics infirmiers comme *Dégagement inefficace des voies respiratoires* et *Échanges gazeux perturbés* priment *Anxiété* et *Stratégies d'adaptation inefficaces*.

Il n'est pas nécessaire de résoudre tous les problèmes ayant une priorité élevée ou moyenne avant de s'occuper des autres. L'infirmière peut résoudre partiellement un problème ayant une priorité élevée ou moyenne, puis s'attaquer à un diagnostic infirmier moins pressant. Du reste, l'infirmière s'occupe souvent de plusieurs diagnostics simultanément, puisque les personnes présentent généralement plus d'un problème. L'ordre des priorités varie à mesure que changent les réactions, les problèmes et les traitements de la personne. En dehors de l'urgence du problème de santé, l'infirmière doit tenir compte des facteurs suivants dans l'établissement d'un ordre de priorité :

1. *Valeurs et croyances de la personne en matière de santé.* Il est possible que l'infirmière et la personne ne partagent pas les mêmes valeurs reliées à la santé. Par exemple, une personne peut penser, contrairement à l'infirmière, qu'il est plus important de rester à la maison auprès de ses enfants que de traiter un problème de santé. Une telle divergence doit faire l'objet d'une franche discussion entre l'infirmière et la personne. Cependant, l'infirmière doit prendre l'initiative d'établir l'ordre de priorité si le problème menace la survie de la personne.
2. *Priorités de la personne soignée.* L'infirmière favorise la coopération de la personne en la faisant participer à l'établissement de l'ordre de priorité et à la planification des soins. Il arrive toutefois que la façon dont la personne perçoit ce qui est important ou non peut entrer en conflit avec les connaissances que possède l'infirmière à propos des complications ou des problèmes possibles. Une personne âgée peut juger, par exemple, qu'il est plus important pour elle de se reposer que d'être changée de position. Pour sa part, l'infirmière connaît les complications possibles d'un repos prolongé au lit (faiblesse musculaire et apparition de plaies de pression) ; elle doit donc en informer la personne et exécuter l'intervention nécessaire.
3. *Ressources de l'infirmière et de la personne soignée.* L'ordre de priorité attribué à un problème peut varier selon la disponibilité des ressources financières, matérielles et humaines. L'infirmière qui visite les personnes à domicile, par exemple, n'a pas accès aux mêmes ressources que celle qui travaille dans un établissement de soins. Si l'infirmière ne dispose pas des ressources nécessaires, elle doit parfois différer la résolution d'un problème ou orienter la personne vers d'autres services. Par ailleurs, les ressources de la personne, qu'il s'agisse d'argent ou de stratégies d'adaptation, doivent être prises en compte lors de l'établissement d'un ordre de priorité. C'est ainsi qu'une personne sans emploi peut reporter à plus tard un traitement dentaire ; de même, une femme qui s'occupe de son mari atteint d'une maladie en phase terminale peut se sentir incapable d'observer les conseils d'une diététiste qui lui recommande de perdre du poids.
4. *Traitement médical.* Les priorités que l'infirmière établit doivent concorder avec les traitements exécutés par les autres professionnels de la santé. Par exemple, même si elle place en tête des priorités le fait que la personne recommence à marcher, l'infirmière devra modifier cet ordre dans le plan de soins et de traitements infirmiers si le médecin prescrit un repos prolongé au lit. Elle pourra plus tard enseigner des exercices facilitant la marche ou même les faire pratiquer, si l'état de santé de la personne le permet. L'infirmière n'a pas à ignorer le diagnostic infirmier relié à la marche, mais elle doit différer les interventions qui s'y rattachent.

Formuler des objectifs de soins infirmiers ou des résultats escomptés

Après avoir établi un ordre de priorité, l'infirmière, en collaboration avec la personne soignée, assigne des objectifs à chaque diagnostic infirmier (figure 18-7 ■). Dans un plan de soins et de traitements infirmiers, les **objectifs de soins** et **résultats escomptés** représentent, sous forme de réactions observables, ce que la personne devra accomplir grâce aux interventions infirmières. Certaines auteures d'ouvrages en soins infirmiers emploient indifféremment les expressions *objectif de soins* et *résultat escompté*. D'autres auteures utilisent plutôt les termes *objectif*, *objectif du patient*, *objectif de la personne* ou *critère de résultat*.

Le présent ouvrage fait une distinction entre les deux expressions : on y définit l'objectif de soins comme un énoncé général sur l'état de la personne, et le résultat escompté comme un critère spécifique et observable servant à déterminer si l'objectif a été atteint. Cette distinction apparaît nettement dans l'exemple suivant :

Objectif de soins (général) :	amélioration de l'état nutritionnel.
Résultat escompté (spécifique) :	gain de poids de 2 kg d'ici au 25 avril.

Si l'infirmière exprime les objectifs de soins en termes généraux, comme dans cet exemple, elle doit indiquer tant les

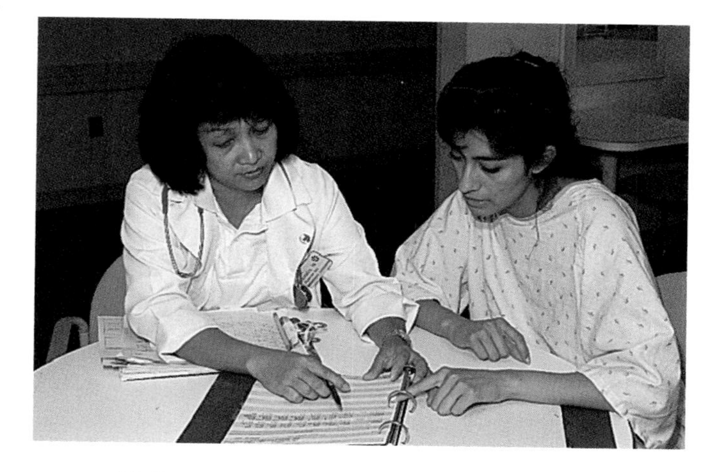

FIGURE 18-7 ■ Raymonde Aquilini collabore avec l'infirmière Carolina Medina à l'établissement des objectifs de soins et des résultats escomptés, et à l'élaboration d'un plan de soins et de traitements infirmiers.

objectifs de soins que les résultats escomptés dans le plan de soins et de traitements. L'infirmière peut exprimer les deux éléments en un seul énoncé en les reliant par l'expression « manifesté par » :

Amélioration de l'état nutritionnel, manifestée
par un gain de poids de 2 kg d'ici au 25 avril.

Le fait d'écrire l'objectif général en premier peut aider l'infirmière à déterminer les résultats escomptés qui s'imposent. L'objectif général demeure un point de départ pour la planification. Les résultats spécifiques et observables sont utilisés pour évaluer les progrès de la personne. Le tableau 18-2 présente à la fois les objectifs de soins et les résultats escomptés formulés pour deux diagnostics infirmiers.

CLASSIFICATION DES RÉSULTATS DE SOINS INFIRMIERS

L'infirmière doit utiliser un langage uniforme à toutes les étapes de la démarche systématique afin de rassembler les données de soins infirmiers dans des bases de données informatiques, de les analyser et de les utiliser ensuite en pratique infirmière. À cette fin, les chercheuses ont mis au point une taxinomie appelée **Classification des résultats de soins infirmiers** (**CRSI** ou **NOC**, pour *Nursing Outcomes Classification*), qui systématise les résultats escomptés visés par les interventions infirmières (Johnson, Maas et Moorhead, 2000). Cette classification comprend sept domaines (tels que santé physiologique et santé familiale), eux-mêmes subdivisés en classes (telles que nutrition pour santé physiologique et bien-être familial pour santé familiale). Chaque résultat compris dans la classification est accompagné d'un code de quatre chiffres (qui apparaît entre crochets dans le présent ouvrage) et d'une définition. Le tableau 18-3 présente un résultat de soins infirmiers (CRSI/NOC) associé au mouvement et ses indicateurs.

Un résultat de soins infirmiers s'apparente à un objectif de soins au sens courant du terme. On le définit comme « un état, un comportement ou une perception mesurables de la personne soignée ou d'une personne aidante, considérés comme une variable, sensibles aux interventions infirmières et largement influencés par elles » (Johnson *et al.*, 2000, p. 25). Les résultats de soins infirmiers sont énoncés en termes généraux et ont un caractère conceptuel. Pour pouvoir mesurer un résultat, il faut se servir des différents indicateurs de ce résultat et choisir ceux qui correspondent à la situation de la personne. Un **indicateur** est « un état observable, un comportement, ou encore une perception ou une évaluation signalées par la personne » (Johnson *et al.*, 2000, p. 25) ; il est semblable à un résultat escompté dans le langage courant. On formule un indicateur en termes neutres, mais on le mesure à l'aide de l'échelle en cinq points qui accompagne le résultat (voir l'appendice E). Dans un plan de soins et de traitements, l'infirmière doit écrire le titre du résultat de soins infirmiers, les indicateurs qui s'appliquent à la personne et la cote de 1 à 5 qu'on vise à atteindre pour chaque indicateur. Par exemple, pour le résultat présenté dans le tableau 18-3 en rapport avec les diagnostics infirmiers du tableau 18-2, les résultats escomptés individualisés se liraient comme suit :

Niveau de mobilité :

Exécution des transferts (5, complètement autonome)

Déplacement : marche (4, autonome avec appareil fonctionnel)

Traduit en langage courant, ce résultat escompté se lirait comme suit : « La personne présentera une amélioration de la mobilité, manifestée par la capacité d'effectuer les transferts de manière autonome et de marcher à l'aide d'un appareil fonctionnel (déambulateur). »

FONCTIONS DES OBJECTIFS DE SOINS ET DES RÉSULTATS ESCOMPTÉS

Les objectifs de soins et les résultats escomptés remplissent les fonctions suivantes :

1. Ils facilitent la planification des interventions infirmières en leur donnant une orientation précise. L'infirmière trouve les idées d'intervention plus facilement si les résultats escomptés expriment clairement et précisément les effets qu'elle espère obtenir.
2. Ils servent de critères pour l'évaluation des progrès de la personne. Les résultats escomptés sont formulés à l'étape de la planification de la démarche systématique, mais ils servent aussi de critères pour mesurer l'efficacité des interventions infirmières et les progrès de la personne à l'étape de l'évaluation (voir le chapitre 19).

TABLEAU 18-2

Formulation d'objectifs de soins et de résultats escomptés à partir de diagnostics infirmiers

Diagnostics infirmiers	Objectifs de soins	Résultats escomptés
Mobilité physique réduite : incapacité de faire porter son poids sur la jambe gauche, reliée à une inflammation de l'articulation du genou	Amélioration de la mobilité Capacité de faire porter son poids sur la jambe gauche	Se déplacera à l'aide de béquilles d'ici à la fin de la semaine. Se tiendra debout sans aide d'ici à la fin du mois.
Dégagement inefficace des voies respiratoires, relié à un effort de toux insuffisant consécutif à la sensibilité de l'incision et à la peur de rompre les points de suture	Dégagement efficace des voies respiratoires	Poumons clairs à l'auscultation pendant toute la période postopératoire. Aucune pâleur de la peau ni aucune cyanose 12 heures après l'intervention chirurgicale. Aura un effort de toux suffisant dans les 24 heures suivant l'intervention chirurgicale.

TABLEAU 18-3

Résultat de soins infirmiers CRSI/NOC associé au mouvement et ses indicateurs

Domaine I: Physiologie de base
Classe C: Gestion d'immobilité
Résultat: Niveau de mobilité [0208]
Définition: Capacité de se mouvoir volontairement

Niveau de mobilité	Est totalement dépendant	A besoin de l'aide d'une personne et d'aides techniques	A besoin de l'aide d'une personne	A besoin d'aides techniques	Est complètement autonome
Indicateurs					
Équilibre	1	2	3	4	5
Changement de position	1	2	3	4	5
Mouvement musculaire	1	2	3	4	5
Mouvement articulaire	1	2	3	4	5
Transfert	1	2	3	4	5
Déplacement: marche	1	2	3	4	5
Déplacement: fauteuil roulant	1	2	3	4	5
Autres (préciser) :	1	2	3	4	5

Source: *Classification des résultats de soins infirmiers CRSI/NOC,* (p. 197), de M. Johnson et M. Maas (dir.), traduction française par l'ANFIIDE et l'AFEDI, 1999, Paris: Masson.

3. Ils permettent à la personne et à l'infirmière de déterminer le moment précis où le problème a été résolu.
4. Ils motivent la personne soignée et l'infirmière en leur donnant une impression d'accomplissement. Lorsqu'elles atteignent les objectifs fixés, elles constatent que leurs efforts en valaient la peine. Elles sont ainsi plus motivées à rester fidèles au plan, surtout lorsque s'imposent de difficiles changements du mode de vie.

OBJECTIFS À COURT TERME ET À LONG TERME

On peut définir des objectifs à court terme ou à long terme. « Augmentation de la mobilité du membre supérieur, manifestée par l'élévation du bras droit jusqu'à la hauteur de l'épaule d'ici vendredi » est un exemple d'objectif à court terme, et « La personne retrouvera le plein usage de son bras droit d'ici six semaines » est un exemple de résultat escompté à long terme. Les objectifs à court terme sont utiles pour: (a) la personne qui a besoin de soins de santé pendant une brève période; (b) la personne qui est rebutée par les objectifs lointains difficiles à atteindre et qui a besoin de la gratification que procure l'atteinte d'un objectif rapproché. Dans un établissement de soins de courte durée, l'infirmière passe la majeure partie de son temps à répondre aux besoins immédiats des personnes; la plupart des objectifs qu'elle poursuit sont donc à court terme. Elle doit néanmoins formuler des objectifs à long terme pour donner les grandes lignes de la planification du congé, du suivi des soins ou des soins à domicile. L'infirmière formule aussi des objectifs à long terme à l'intention de personnes atteintes d'affections chroniques et de personnes vivant en centre d'hébergement et de soins de longue durée, en maison de convalescence et en centre de réadaptation.

RELATION ENTRE LES OBJECTIFS DE SOINS ET LES DIAGNOSTICS INFIRMIERS

Les objectifs de soins sont formulés à partir des diagnostics infirmiers, et plus précisément de leur premier segment (le problème), où est décrite la réaction indésirable, autrement dit ce qui doit changer. Par exemple, dans le cas du diagnostic infirmier *Risque de déficit de volume liquidien,* relié à la diarrhée et à un apport insuffisant consécutif aux nausées, l'objectif de soin principal se lirait comme suit:

> Maintien d'un équilibre hydrique, manifesté par une élimination urinaire et fécale correspondant à l'apport liquidien, une élasticité normale de la peau et des muqueuses humides.

Dans cet exemple, l'objectif général (équilibre hydrique) s'oppose au problème (*Déficit de volume liquidien*) et est suivi d'une liste de résultats escomptés observables. Si on obtient ces résultats, on aura la preuve que le problème *Déficit de volume liquidien* a été résolu (voir le tableau 18-2).

Pour chaque diagnostic infirmier, l'infirmière doit formuler au moins un résultat escompté qui, s'il est obtenu, sera une preuve directe de la résolution du problème. Lorsque l'infirmière établit des objectifs de soins et des résultats escomptés, elle doit se poser les questions suivantes :

1. Quel est le problème ?
2. Quelle est la réaction désirable opposée ?
3. Quels seront l'apparence ou le comportement de la personne si la réaction désirable est obtenue ? (Que pourrai-je voir, entendre, mesurer, palper, sentir ? Autrement dit, que pourrai-je observer à l'aide de mes sens ?)
4. Que doit faire la personne et comment doit-elle le faire pour prouver que le problème a été résolu ou qu'elle est capable de le résoudre ?

COMPOSANTES DES OBJECTIFS DE SOINS ET DES RÉSULTATS ESCOMPTÉS

L'énoncé des objectifs de soins et des résultats escomptés doit habituellement comprendre les quatre éléments suivants :

1. *Sujet.* Le sujet est un nom qui désigne la personne, une partie de son corps ou un de ses attributs, comme le pouls ou le débit urinaire. Il arrive souvent qu'on omette le sujet dans les objectifs de soins ; on sous-entend alors, sauf indication contraire, que le sujet est la personne soignée.
2. *Verbe.* Le verbe exprime une action que la personne doit accomplir : faire, apprendre, expérimenter, etc. L'infirmière doit employer des verbes qui expriment des comportements observables, comme *administrer*, *montrer* et *marcher*. L'encadré 18-2 présente quelques exemples de verbes d'action.
3. *Complément.* L'infirmière peut ajouter un complément au verbe afin d'indiquer les conditions dans lesquelles l'action sera accomplie. Ce complément indique l'objet, le lieu, le temps ou la manière. Par exemple :

   Marchera *à l'aide d'une canne* (manière).

   Après avoir assisté à deux séances de formation, énumérera les signes et les symptômes du diabète (temps).

   À domicile, maintiendra le poids actuel (lieu).

   Expliquera *le Guide alimentaire canadien et les portions quotidiennes recommandées* (objet).

   Il n'est pas nécessaire d'ajouter de complément si les critères de performance expriment clairement ce que l'on recherche.
4. *Critère de performance.* Le critère indique la norme par rapport à laquelle on évaluera la performance ou encore le degré d'exécution de l'action. Il peut contenir des précisions sur le moment, la vitesse, l'exactitude, la distance et la qualité de l'action. Pour formuler des critères de temps, d'exactitude, de distance et de qualité, l'infirmière se pose respectivement les questions suivantes : Dans combien de temps ? À quel degré ? Jusqu'où ? Selon quelles normes ? En voici quelques exemples :

   Pèsera 75 kg *d'ici avril* (temps).

   Énumérera *cinq des six* signes du diabète (exactitude).

   Marchera *la longueur d'un pâté de maisons tous les jours* (temps et distance).

   S'administrera l'insuline *en respectant la technique d'asepsie* (qualité).

Le tableau 18-4 présente les composantes des résultats escomptés. Le tableau 18-5 contient les résultats de soins infirmiers et les indicateurs pour Raymonde Aquilini.

LIGNES DIRECTRICES POUR LA RÉDACTION D'OBJECTIFS DE SOINS ET DE RÉSULTATS ESCOMPTÉS

Les lignes directrices suivantes aideront l'infirmière à rédiger de façon appropriée des objectifs de soins et des résultats escomptés :

1. Exprimer les objectifs de soins et les résultats escomptés du point de vue des réactions de la personne et non de celui des activités infirmières. Pour ce faire, inscrire d'abord le sujet, puis un verbe. Éviter les tournures comme *laisser la personne* et *permettre à la personne*, qui indiquent ce que l'infirmière espère accomplir et non ce que la personne soignée fera.

   Tournure appropriée : La personne boira 100 mL d'eau toutes les heures (comportement de la personne).

   Tournure fautive : Maintenir l'hydratation de la pesonne (action infirmière).
2. S'assurer que les résultats escomptés sont réalistes, compte tenu des capacités de la personne, de ses limites ainsi que de la période de temps indiquée, le cas échéant. Les limites de la personne concernent sa situation financière, son accès à du matériel, son soutien familial, son accès aux services sociaux, son état physique et mental, et le temps. Par exemple, le résultat escompté « Mesurera exactement l'insuline » peut être irréaliste pour une personne atteinte de cataractes.
3. Veiller à ce que les objectifs de soins et les résultats escomptés soient compatibles avec les traitements prodigués par d'autres professionnels. Par exemple, le résultat « Augmentera de 15 minutes par jour le temps passé hors du lit » est incompatible avec une ordonnance médicale de repos au lit.
4. Formuler chaque objectif à partir d'un seul diagnostic infirmier. L'infirmière s'assure ainsi que les interventions planifiées sont clairement reliées au diagnostic, ce qui facilite l'évaluation des soins. Par exemple, l'objectif « La personne augmentera son apport alimentaire et améliorera sa capacité de s'alimenter elle-même » est incorrect, car il découle de deux diagnostics infirmiers différents, soit *Déficit de soins personnels : s'alimenter* et *Alimentation déficiente*.

ENCADRÉ 18-2

Exemples de verbes d'action

Aider	Déplacer	Nommer
Appliquer	Déterminer	Parler
Assembler	Discuter	Partager
Asseoir (s')	Distinguer	Préparer
Boire	Dormir	Rendre compte
Choisir	Effectuer	Respirer
Comparer	Énoncer	Sélectionner
Décrire	Énumérer	Tourner (se)
Définir	Expliquer	Verbaliser
Démontrer	Injecter	

TABLEAU 18-4

Composantes des résultats escomptés

Sujets	Verbes	Compléments	Critères de performance
La personne	boira	2 500 mL de liquide	tous les jours (temps).
La personne	s'administrera	la dose exacte d'insuline	en respectant la technique d'asepsie (norme de qualité).
La personne	énumérera	trois risques associés au tabagisme (après avoir consulté de la documentation)	(degré d'exactitude exprimé par « trois risques »).
La personne	se rappellera	cinq symptômes du diabète avant son congé	(degré d'exactitude exprimé par « cinq symptômes »).
La personne	marchera	jusqu'au bout du corridor sans l'aide d'une canne	au moment du congé (temps).
La cheville de la personne	mesurera	moins de 25 cm de circonférence	dans 48 heures (temps).
La personne	exécutera	les exercices d'amplitude du mouvement de la jambe qui lui ont été enseignés	toutes les 8 heures (temps).
La personne	indiquera	quels sont les aliments riches en sel parmi ceux d'une liste	avant son congé (temps).
La personne	expliquera	la raison d'être de sa médication	avant son congé (temps).

5. Exprimer les résultats sous forme d'actions observables et mesurables. Éviter les mots vagues ainsi que ceux qui demandent une part d'interprétation ou de jugement de la part de l'observateur. Par exemple, les expressions « augmenter l'activité physique quotidienne » et « accroître ses connaissances en nutrition » peuvent prendre différentes significations et donner lieu à des désaccords au moment de l'évaluation. Elles peuvent convenir à un objectif général, mais n'ont ni la clarté ni la précision nécessaires pour guider l'infirmière quand viendra le temps d'évaluer les réactions de la personne.
6. S'assurer que la personne accorde de l'importance aux objectifs de soins et aux résultats escomptés. Certains résultats supposent des choix que la personne doit faire elle-même ou en collaboration avec l'infirmière. C'est le cas notamment des résultats reliés aux problèmes d'estime de soi, et de communication et d'exercice du rôle parental.

Certaines personnes savent précisément ce qu'elles désirent accomplir par rapport à leur problème de santé, tandis que d'autres ne connaissent même pas tous les résultats qu'il est possible d'obtenir. L'infirmière doit écouter activement la personne pour déterminer ses valeurs personnelles, ses objectifs et les résultats qu'elle compte obtenir par rapport à ses problèmes actuels. En règle générale, les personnes sont motivées et déploient l'énergie nécessaire pour atteindre les objectifs qu'elles considèrent comme importants.

Vous trouverez aux pages 414 et 415 le plan de soins et de traitements infirmiers pour trois des diagnostics infirmiers établis pour Raymonde Aquilini.

Choisir des interventions infirmières

Les interventions infirmières sont les actions qu'une infirmière accomplit pour atteindre les objectifs de soins. Les interventions qu'elle choisit de faire doivent viser à éliminer ou à atténuer les facteurs favorisants (deuxième segment) des diagnostics infirmiers.

Lorsqu'il est impossible de modifier les facteurs favorisants, comme dans le cas de *Douleur* reliée à l'incision chirurgicale et d'*Anxiété* reliée à une étiologie inconnue, l'infirmière doit alors choisir des interventions qui traiteront les signes et les symptômes (caractéristiques).

Les interventions associées aux diagnostics infirmiers de type risque devraient viser à atténuer les facteurs de risque, qui apparaissent aussi dans le deuxième segment des diagnostics.

Les interventions infirmières varient selon la cause du problème. Par conséquent, on ne peut faire un choix d'interventions approprié que si l'on a déterminé correctement les facteurs favorisants, à l'étape de l'analyse. Le diagnostic *Intolérance à l'activité*, par exemple, a plusieurs étiologies possibles : douleur, faiblesse, mode de vie sédentaire, anxiété, arythmies cardiaques, etc.

TYPES D'INTERVENTIONS INFIRMIÈRES

L'infirmière détermine les interventions infirmières à faire et les consigne par écrit à l'étape de *planification* de la démarche systématique, mais elle ne les accomplit qu'à l'étape suivante, justement appelée « interventions ». Les interventions infirmières comprennent des soins directs et indirects, de même que des traitements amorcés par l'infirmière, le médecin et d'autres professionnels de la santé. Un soin direct est une intervention exécutée lors d'une interaction avec la personne soignée. Un soin indirect est une intervention exécutée en l'absence de la personne mais en son nom ; il peut s'agir d'une collaboration interdisciplinaire ou d'une activité de gestion du milieu de soins.

Les **interventions autonomes** sont les activités que l'infirmière est autorisée à amorcer en se basant sur ses connaissances

TABLEAU 18-5

Résultats de soins infirmiers et indicateurs pour Raymonde Aquilini

Diagnostics infirmiers*	Résultats de soins infirmiers [N° CRSI/NOC] et indicateurs
Dégagement inefficace des voies respiratoires, relié à la présence de sécrétions visqueuses et à une faible amplitude thoracique consécutives au déficit de volume liquidien, à la douleur et à la fatigue	État respiratoire: échanges gazeux [0402], manifesté par: ▪ absence de pâleur et de cyanose (peau et muqueuses); ▪ utilisation d'une technique appropriée de respiration et de toux après enseignement; ▪ toux productive; ▪ amplitude thoracique symétrique d'au moins 4 cm. Dans les 48 à 72 heures: ▪ poumons clairs à l'auscultation; ▪ fréquence respiratoire: 12-22/min; pouls: < 100 battements/min; ▪ inspiration d'un volume normal d'air avec l'inspiromètre d'incitation.
Déficit de volume liquidien: apport insuffisant pour remplacer les pertes liquidiennes, relié aux vomissements, à la fièvre et à la diaphorèse	Équilibre hydrique [0601], manifesté par: ▪ débit urinaire supérieur à 30 mL/h; ▪ densité de l'urine entre 1,005 et 1,025; ▪ bonne élasticité de la peau; ▪ muqueuses humides; ▪ exprime son besoin d'un apport liquidien par voie orale.
Anxiété, reliée aux difficultés respiratoires ainsi qu'à l'exercice des rôles professionnel et parental	Contrôle de l'anxiété [1402], manifesté par: ▪ écoute les consignes relatives aux techniques de respiration et de toux, et les observe, même pendant les périodes de dyspnée; ▪ verbalise sa compréhension de l'affection, des examens paracliniques et des traitements (d'ici la fin de la journée); ▪ diminution des manifestations de peur et d'anxiété; aucune manifestation d'ici les 12 prochaines heures; ▪ voix calme, non saccadée; ▪ fréquence respiratoire: 12-22/min; ▪ exprime librement ses inquiétudes et les solutions possibles au sujet de l'exercice des rôles professionnel et parental.
Risque de dynamique familiale perturbée, relié à l'affection de la mère et à l'absence temporaire du père	Stratégies d'adaptation familiale [2606], manifestées par: ▪ dit qu'elle a pris des dispositions satisfaisantes pour la garde de son enfant; ▪ communique efficacement avec son mari et cherche des solutions avec lui; ▪ les membres de la famille expriment leurs sentiments et se soutiennent mutuellement.
Alimentation déficiente, reliée à une diminution de l'appétit, aux nausées et à une augmentation de la vitesse du métabolisme consécutives au processus morbide	État nutritionnel: apports nutritifs [1009], manifesté par: ▪ consomme au moins 85 % de chaque repas; ▪ maintient son poids actuel; ▪ explique l'importance d'une bonne alimentation; ▪ indique une augmentation de son appétit.
Déficit de soins personnels: se laver et effectuer ses soins d'hygiène, relié à l'intolérance à l'activité consécutive au dégagement inefficace des voies respiratoires et aux habitudes de sommeil perturbées	Soins personnels: activités de la vie quotidienne [0300], manifestés par: ▪ marche jusqu'à la salle de bain sans présenter de dyspnée, de fatigue, de respiration inefficace ni d'essoufflement; ▪ dans les 24 heures, fait sa toilette au lit avec aide; dans les 48 heures, fait sa toilette au lavabo avec aide; dans les 72 heures, se lave sous la douche sans présenter de dyspnée; ▪ se dit satisfaite de ses soins d'hygiène et à l'aise par rapport à ceux-ci.
Habitudes de sommeil perturbées, reliées à la toux, à la douleur, à l'orthopnée et à la diaphorèse	Sommeil [0004], manifesté par: ▪ dort pendant la nuit; ▪ dit se sentir reposée; ▪ ne présente aucune orthopnée.

* Les diagnostics infirmiers sont présentés par ordre de priorité.

et ses compétences. Par exemple, après avoir diagnostiqué une *Atteinte de la muqueuse buccale*, l'infirmière planifie des soins de la bouche et les prodigue. Les interventions autonomes comprennent les soins physiques, l'évaluation continue, la surveillance clinique, le soutien et le réconfort psychologique, l'enseignement, la consultation (ou counseling), la gestion du milieu de soins, l'orientation de la personne vers d'autres professionnels de la santé et l'ajustement du plan thérapeutique infirmier.

Au Québec, le champ de pratique des infirmières a été élargi par le projet de loi 90 modifiant le *Code des professions* (Assemblée nationale, 2002); par cette loi, le gouvernement reconnaît formellement le « rôle accru des infirmières en leur accordant une plus grande autonomie ». Par exemple, lors de l'évaluation initiale de l'état de santé d'une personne, l'infirmière peut dorénavant instaurer des mesures diagnostiques et thérapeutiques selon une ordonnance; de même, elle peut décider d'utiliser ou non des mesures de contention, et effectuer et ajuster des traitements médicaux selon une ordonnance.

Nous avons déjà défini les diagnostics infirmiers au chapitre 17 : il s'agit des problèmes de la personne qu'il est possible de traiter principalement au moyen d'interventions infirmières autonomes. McCloskey et Bulechek (2000) désignent ces interventions par l'expression *traitements amorcés par l'infirmière*. L'infirmière qui accomplit une intervention autonome détermine que la personne a besoin de certaines interventions infirmières, exécute ces interventions ou les confie à d'autres membres du personnel infirmier. Elle est responsable de ses décisions et de ses actions; elle doit donc rendre des comptes.

Les **interventions selon une ordonnance** sont les activités que l'infirmière accomplit à la suite d'une ordonnance médicale, sous la surveillance du médecin ou conformément à des méthodes spécifiées. Il incombe à l'infirmière d'expliquer les ordonnances médicales, d'en évaluer la nécessité et de les exécuter. L'infirmière peut rédiger ses interventions de manière à adapter l'ordonnance médicale en fonction de l'état de la personne. Par exemple, pour l'ordonnance médicale « Ambulation progressive selon la tolérance », l'infirmière peut écrire ce qui suit :

1. S'asseoir sur le bord du lit pendant 5 min, 12 heures après l'intervention chirurgicale.
2. Se tenir à côté du lit 5 minutes, 24 heures après l'intervention chirurgicale; surveiller l'apparition de pâleur, d'étourdissements et de faiblesse.
3. Vérifier le pouls avant et après le déplacement. Ne pas poursuivre si le pouls > 110.

Les **interventions en collaboration** sont des actions que l'infirmière accomplit de concert avec d'autres membres de l'équipe de soins, tels les physiothérapeutes, les travailleurs sociaux, les diététistes et les médecins, en collaboration avec la personne et ses proches. Le plan d'intervention interdisciplinaire qui en découle témoigne du chevauchement des responsabilités et de la collégialité des relations entre les personnes soignantes. Par exemple, dans un cas où le médecin prescrit des séances de physiothérapie pour enseigner à une personne à marcher avec des béquilles, l'infirmière doit prendre contact avec le service de physiothérapie et coordonner les soins de la personne de manière à y intégrer les séances. Au retour de la personne dans l'unité de soins, l'infirmière l'aidera à marcher avec ses béquilles et collaborera avec le physiothérapeute pour évaluer ses progrès.

> Le plan thérapeutique infirmier s'arrime au plan d'intervention interdisciplinaire en fonction des résultats communs escomptés chez le client [voir la figure 18-7]. Cet arrimage est tributaire du degré d'intégration et de fonctionnement de l'équipe interdisciplinaire et des modalités de collaboration et de concertation des professionnels. (OIIQ, 2002, p. 26 relevé par Leprohon et Lessard, 2003)

> Dans le cas d'un arrimage étroit, il s'agit de conserver la perspective des interventions infirmières afin d'assurer une continuité des soins intra et interdisciplinaire, dans le meilleur intérêt du client. (Leprohon et Lessard, OIIQ, 2003b)

Le temps consacré aux différentes interventions (autonomes, selon une ordonnance et en collaboration) varie selon le domaine clinique, le type d'établissement et les attributions particulières de l'infirmière.

Selon l'article 2 du projet de loi 90, l'expression **activités réservées** désigne

> un ensemble d'opérations ou d'interventions qui doivent être réalisées dans le cadre d'un champ d'exercice de la profession. Même si elles sont souvent libellées en termes généraux de façon à permettre l'évolution des pratiques, elles sont toujours balisées par la description du champ d'exercice. Ces activités sont réservées en raison du risque de préjudice lié à leur réalisation ainsi que des compétences requises et des connaissances exigées pour les exercer. Elles ont été retenues parce qu'elles peuvent : présenter un caractère irrémédiable ; être complexes ; être invasives ; impliquer un haut niveau de technicité ; être contre-indiquées dans certaines situations ; faire appel à l'usage de médicaments ; causer ou entraîner des effets secondaires, des complications, une atteinte à l'intégrité physique ou causer le décès ; comporter un potentiel d'abus physique ou émotif ; causer ou entraîner la perte d'un droit. (OIIQ, 2003a)

L'encadré 4-2, à la page 77, présente la liste des activités réservées à l'infirmière.

ANALYSE DES CONSÉQUENCES D'UNE INTERVENTION

En règle générale, plusieurs interventions sont possibles à partir de chaque diagnostic infirmier. Il incombe à l'infirmière de choisir celles qui ont le plus de chances de produire les résultats escomptés. Une intervention peut entraîner plus d'une conséquence, et l'infirmière doit tout d'abord en peser les risques et les bénéfices. Par exemple, l'intervention « Fournir une information précise » peut engendrer les effets suivants chez la personne :

- Augmentation de l'anxiété
- Diminution de l'anxiété
- Désir de s'entretenir avec le médecin
- Désir de quitter le centre hospitalier
- Détente

L'infirmière doit faire appel à ses connaissances et à son expérience pour déterminer les conséquences de chaque intervention. Ainsi, son expérience peut lui avoir enseigné que le fait de fournir l'information le soir précédant l'intervention chirurgicale risque d'accroître l'anxiété de la personne, et que le maintien des rituels précédant le sommeil aura, au contraire, un effet calmant. L'infirmière décidera alors d'informer la personne le plus tôt possible avant l'intervention chirurgicale.

CRITÈRES POUR LE CHOIX DES INTERVENTIONS INFIRMIÈRES

Après avoir soupesé les conséquences des diverses interventions possibles, l'infirmière choisit celle qui semble la plus efficace. Elle prend sa décision en se basant sur ses connaissances et son expérience, mais elle doit aussi tenir compte de l'opinion de la personne.

Les critères suivants aideront l'infirmière à choisir les meilleures interventions possibles. Une intervention doit être :

- Sûre et appropriée à l'âge et à l'état de santé de la personne.
- Réalisable, compte tenu des ressources disponibles. Par exemple, une infirmière peut souhaiter qu'une personne âgée vérifie quotidiennement sa glycémie. Pour se conformer à cette ordonnance de manière autonome, cependant, cette personne doit avoir une vue, une cognition et une mémoire intactes. Si ce n'est pas le cas, elle devra recevoir tous les jours la visite d'une infirmière.
- Adaptée aux valeurs, aux croyances et à la culture de la personne.
- Compatible avec les autres traitements. Par exemple, si le médecin interdit les aliments solides, l'infirmière devra renoncer à la stratégie de la collation en soirée jusqu'à ce que l'état de santé de la personne le permette.
- Fondée sur les connaissances et l'expérience propres au domaine des soins infirmiers ou à d'autres sciences pertinentes (autrement dit, appuyée sur une justification scientifique). Le plan de soins et de traitements établi pour Raymonde Aquilini, aux pages 414 et 415, contient des exemples de justifications scientifiques.
- Conforme aux normes établies par la loi, les associations professionnelles et les politiques de l'établissement. De nombreux établissements se sont dotés de politiques (tels les règles relatives aux heures de visite et les protocoles en cas d'arrêt cardiaque) visant à régir les activités des professionnels de la santé et à protéger les personnes soignées. Si une infirmière se rend compte qu'une politique ne sert pas les intérêts des personnes, elle a le devoir de porter la situation à l'attention des autorités compétentes.

Rédiger les ordonnances infirmières dans le plan de soins et de traitements

Après avoir choisi les interventions infirmières appropriées, l'infirmière les inscrit dans le plan de soins et de traitements sous forme d'ordonnances infirmières. Une **ordonnance infirmière** est une demande d'exécuter les activités infirmières individualisées qui aideront la personne à atteindre les objectifs de soins établis. L'infirmière qui la formule et celle qui l'exécute sont responsables de l'ordonnance. Le plan de soins et de traitements infirmiers établi pour Raymonde Aquilini, aux pages 414 et 415, contient des exemples d'ordonnances infirmières. La quantité de détails qui figurent sur une ordonnance infirmière dépend, dans une certaine mesure, du personnel soignant qui l'exécutera. Le tableau 18-6 présente les composantes d'une ordonnance infirmière.

DATE

L'infirmière date les ordonnances au moment où elle les rédige et chaque fois qu'elle les révise, c'est-à-dire régulièrement, à des intervalles qui dépendent des besoins de la personne. Par exemple, le plan de soins et de traitements est revu et corrigé de manière continuelle dans une unité de soins intensifs, et toutes les semaines ou toutes les deux semaines dans un CHSLD.

VERBE D'ACTION

L'ordonnance commence par un verbe qui doit être le plus précis possible. Par exemple, « Expliquer (à la personne) les actions de l'insuline » est plus précis que « Renseigner (la pesonne) sur l'insuline ». De même, « Mesurer et noter la cir-

TABLEAU 18-6

Composantes d'une ordonnance infirmière

Date	Verbe d'action	Champ d'action	Indication de temps	Signature
05-04-14	Surveiller	les manifestations d'intérêt envers les activités de groupe	à chaque contact avec la personne.	J. Jodoin
05-04-14	Indiquer	(à la personne) d'éviter de boire des liquides aux repas si elle a des nausées	pendant le quart de soir, 05-04-14.	J. Jodoin
05-04-14	Rembourrer	les ridelles du lit	pendant les périodes d'agitation et de désorientation.	C. Vanier
05-04-14	Discuter	(avec la famille de la personne) des besoins en matière d'aide aux soins à domicile	vendredi.	L. Chung
05-04-14	Palper	le fond de l'utérus pour en évaluer la fermeté	toutes les heures × 2, puis toutes les 4 h × 24 h.	C. Parent

conférence de la cheville tous les jours à 9 h » est plus précis que « Évaluer quotidiennement l'œdème de la cheville gauche ». Parfois, la seule présence d'un adverbe peut suffire à préciser l'ordonnance infirmière. C'est ainsi que « Enrouler fermement un bandage autour de la jambe gauche » est plus précis que « Enrouler un bandage autour de la jambe gauche ».

CHAMP D'ACTION

Le champ d'action correspond à l'objet de l'ordonnance et à son lieu d'exécution. Dans l'exemple précédent, il s'agit du bandage et de la jambe gauche. L'infirmière pourrait aussi préciser si le pied et les orteils seront laissés à l'air libre.

INDICATION DE TEMPS

L'indication de temps exprime le moment, la durée ou la fréquence de l'intervention, par exemple « Aider la personne à prendre un bain tous les jours à 7 heures » et « Administrer l'analgésique 30 minutes avant la séance de physiothérapie ».

SIGNATURE

La signature de l'infirmière qui émet l'ordonnance engage sa responsabilité et donne une valeur juridique à cette ordonnance.

CATÉGORIES D'ORDONNANCES INFIRMIÈRES

Selon le problème que présente la personne, l'infirmière rédige des ordonnances d'observation, de prévention, de traitement ou de promotion de la santé.

Les *ordonnances d'observation* prescrivent des évaluations visant à détecter l'apparition d'une complication ou encore les réactions d'une personne aux soins infirmiers et aux autres traitements. Les ordonnances d'observation que rédige l'infirmière portent tant sur les problèmes actuels que sur les problèmes possibles ou sur les risques. « Ausculter les poumons toutes les huit heures », « Être à l'affût de l'apparition de rougeurs sur le sacrum » et « Consigner les ingesta et les excreta toutes les heures » sont des exemples d'ordonnances d'observation.

Les *ordonnances de prévention* indiquent les soins qu'il est nécessaire de donner pour prévenir les complications ou réduire les facteurs de risque. Elles sont associées principalement aux diagnostics possibles ou de type risque et aux problèmes traités en collaboration. En voici deux exemples : « Changer de position, tousser et respirer profondément toutes les deux heures » et « Si le fond de l'utérus est œdémateux, masser jusqu'au retour de la fermeté (prévention d'une hémorragie de la délivrance) ». Les *ordonnances de traitement* décrivent l'enseignement, les demandes de consultation, les soins physiques et les autres soins reliés à des diagnostics infirmiers actuels. Une même ordonnance peut être axée soit sur la prévention, soit sur le traitement, selon le problème. Ainsi, les exemples d'ordonnance précédents peuvent aussi porter sur un traitement : l'ordonnance « Changer de position, tousser et respirer profondément toutes les deux heures » peut viser à traiter un problème respiratoire existant, et l'ordonnance « Si le fond de l'utérus est œdémateux, masser jusqu'au retour de la fermeté » peut être destinée au traitement d'une hémorragie actuelle de la délivrance.

L'infirmière rédige des *ordonnances de promotion de la santé* si elle formule un diagnostic centré sur le bien-être ou si la personne ne présente aucun problème de santé. Les interventions ainsi prescrites aident la personne à atteindre un degré supérieur de bien-être et à actualiser son potentiel global de santé, comme dans les exemples suivants : « Expliquer l'importance de séances quotidiennes d'activité physique » et « Faire l'essai de techniques de stimulation du nourrisson ».

Activités réservées

Au Québec,

> le Règlement sur les actes visés à l'article 36 de la *Loi sur les infirmières et les infirmiers* qui peuvent être posés par des classes de personnes autres que des infirmières ou des infirmiers est maintenu en vigueur pour une période indéterminée afin de permettre aux infirmières auxiliaires de continuer à poser certains actes qui ne figurent pas parmi les activités qui leur sont réservées. L'application des nouvelles dispositions législatives nécessite une période de transition entre la délégation d'actes et ces dispositions. À cette fin, l'Office des professions du Québec a élaboré, en collaboration avec les ordres concernés, des tableaux de concordance entre, d'une part, les actes compris dans les règlements de délégations d'actes médicaux et infirmiers et, d'autre part les activités réservées aux différents professionnels. Ces tableaux visent à démontrer qu'en vertu des nouvelles dispositions législatives, les professionnels peuvent poser les actes qui leur étaient antérieurement délégués et à préciser les nouvelles conditions d'exercice applicables. (OIIQ, 2003b, p. 15)

La **délégation d'actes** encore présente dans certains milieux, aux États-Unis par exemple, se définit comme « le fait, pour une personne, de transférer à une autre la responsabilité de l'exécution d'une activité tout en conservant l'obligation de rendre compte du résultat » (ANA, 1992). La délégation est donc distincte de l'**affectation**, qui se définit comme « le fait, pour une personne, de transférer à une autre personne de niveau hiérarchique inférieur ou égal la responsabilité d'une activité *de même que l'obligation de rendre compte* » (c'est nous qui soulignons) (ANA, 1992, annexe I, n°s 5-6).

Au Québec, la part de responsabilité de chaque professionnel est précisée dans le projet de loi 90 :

> La détermination d'un plan de traitement n'inclut ni sa réserve de la réalisation et ni la surveillance de la réalisation. C'est donc dire que l'exécution du plan de traitement déterminé peut être confiée à quiconque, pourvu que ce soit en conformité avec les activités par ailleurs réservées aux autres professionnels. Le partage des activités entre les professionnels de la santé ne modifie aucunement les règles applicables en matière de responsabilité professionnelle. Chacun des professionnels continue d'être responsable de ses seules erreurs dans la détermination du plan de traitement. Ainsi, le professionnel qui détermine le plan de traitement ne peut voir sa responsabilité engagée par le personnel qui l'exécute pour le compte d'un établissement. Par contre, si le professionnel participe à la réalisation du plan de traitement, l'adapte ou le modifie au fur et à mesure de sa réalisation, il verra sa responsabilité engagée en partage avec les autres intervenants, dans la mesure de ses propres fautes. (OIIQ, 2003a)

Classification des interventions infirmières

Nous avons traité au chapitre 17 des efforts que déploie NANDA International pour uniformiser la formulation des problèmes qui nécessitent des soins infirmiers et pour constituer une taxinomie des résultats de soins infirmiers. Les membres du Iowa Intervention Project ont cherché à faire de même avec les interventions infirmières et ont ainsi abouti à une taxinomie appelée **Classification des interventions de soins infirmiers** (**CISI** ou **NIC**, pour *Nursing Interventions Classification*) (McCloskey et Bulechek, 2000). Cette taxinomie comprend trois niveaux, soit : (1) les domaines ; (2) les classes ; (3) les interventions proprement dites. L'appendice D présente les 7 domaines et les 30 classes d'interventions de cette taxinomie.

À l'heure actuelle, la taxinomie regroupe 486 interventions (au niveau 3). Chacune est assortie d'un titre et d'une définition, tout comme les diagnostics de NANDA ; de plus, chaque intervention est associée à une liste d'activités qui permettent à l'infirmière de l'exécuter (voir l'encadré 18-3). Par exemple, l'intervention (niveau 3) *Toucher* est l'une des interventions de la classe « Aide aux stratégies d'adaptation » (niveau 2) dans le domaine « Comportemental » (niveau 1).

Toutes les interventions CISI/NIC sont reliées à un diagnostic de NANDA. L'infirmière peut donc trouver, pour un diagnostic précis, des interventions suggérées, puis faire un choix parmi ces interventions en s'appuyant sur son jugement et ses connaissances. Pour le diagnostic *Habitudes de sommeil perturbées*, par exemple, l'infirmière trouvera 10 interventions visant la résolution du problème et 18 interventions optionnelles (voir l'encadré 18-4).

Lorsqu'elle travaille à la planification et à la notation des soins dans un établissement où on utilise la taxinomie CISI/NIC, l'infirmière écrit le titre de l'intervention retenue ou le choisit dans un menu du logiciel (*Toucher*, par exemple). Elle choisit, parmi les activités suggérées pour l'intervention, celles dont la personne soignée a besoin et elle les adapte en fonction des fournitures, du matériel et des autres ressources disponibles dans l'établissement.

L'infirmière qui inscrit des ordonnances infirmières individualisées dans un plan de soins et de traitements doit, pour l'instant, consigner les activités plutôt que les titres des interventions. Lorsque l'usage de la taxinomie CISI/NIC sera plus répandu, cependant, elle pourra se contenter d'inscrire seulement les titres des interventions, car toutes les infirmières sauront alors quelles activités elles peuvent exécuter à partir d'un titre.

La classification des interventions infirmières présente de nombreux avantages tant pour la profession infirmière en général que pour chacune des infirmières, qu'elles soient praticiennes, enseignantes ou gestionnaires (voir l'encadré 18-5).

ENCADRÉ 18-3

Exemple d'une liste d'activités associée à une intervention infirmière CISI/NIC

Intervention : Toucher

Définition : Utilisation d'un contact tactile afin de favoriser le bien-être et la communication

Activités

- Respecter les tabous d'ordre culturel relatifs au toucher.
- Donner une étreinte rassurante, si nécessaire.
- Passer les bras autour des épaules de la personne, si nécessaire.
- Tenir la main de la personne afin de lui apporter du soutien psychologique.
- Presser avec douceur le poignet, la main ou l'épaule d'une personne gravement malade.
- Masser le dos en synchronisme avec la respiration de la personne, si nécessaire. Passer doucement la main sur les différentes parties du corps suivant un mouvement rythmique et lent, si nécessaire.
- Masser la peau autour des régions douloureuses, si nécessaire.
- Susciter chez les parents les gestes habituels pour apaiser et calmer leur enfant.
- Tenir le nourrisson ou l'enfant fermement et douillettement.
- Encourager les parents à toucher le nouveau-né ou l'enfant malade. Entourer un enfant prématuré de couvertures enroulées.
- Emmailloter le nourrisson douillettement dans une couverture afin de garder ses bras et ses jambes contre son corps.
- Placer l'enfant sur le corps de la mère immédiatement après la naissance.
- Encourager la mère à tenir, toucher et examiner l'enfant au moment où le cordon ombilical est sectionné.
- Encourager les parents à tenir l'enfant.
- Encourager les parents à masser l'enfant.
- Faire la démonstration de techniques pour apaiser les enfants.
- Fournir une sucette appropriée pour la succion non nutritive chez les nouveau-nés.
- Fournir des exercices de stimulation orale préalablement à l'alimentation entérale chez les enfants prématurés.

Source : *Classification des interventions de soins infirmiers CISI/NIC*, 2e éd., de J. C. McCloskey et G. M. Bulechek (dir.), 2000, Paris : Masson.

ENCADRÉ 18-4

Exemples d'interventions CISI/NIC reliées au diagnostic infirmier *Habitudes de sommeil perturbées*

Habitudes de sommeil perturbées

Définition : Dérèglement momentané de la quantité et de la qualité du sommeil (suspension normale ou périodique de la vigilance)

INTERVENTIONS INFIRMIÈRES SUGGÉRÉES POUR LA RÉSOLUTION DU PROBLÈME

- Conduite à tenir face à une démence
- Aménagement du milieu ambiant
- Aménagement du milieu ambiant : bien-être
- Administration de médicaments
- Gestion de la médication
- Prescription médicamenteuse
- Amélioration du sentiment de sécurité
- Thérapie par la relaxation
- Amélioration du sommeil
- Toucher

INTERVENTIONS SUPPLÉMENTAIRES ET OPTIONNELLES

- Diminution de l'anxiété
- Technique d'apaisement
- Amélioration de la capacité d'adaptation
- Limitation de la dépense énergétique
- Incitation à faire de l'exercice
- Thérapie par l'exercice : marche
- Soins kangourou
- Méditation
- Musicothérapie
- Assistance nutritionnelle
- Conduite à tenir face à la douleur
- Positionnement
- Relaxation musculaire progressive
- Relaxation
- Aide aux soins personnels : bain et soins d'hygiène
- Aide aux soins personnels : fonction d'élimination
- Massage
- Traitement de l'incontinence urinaire : énurésie

Source : *Classification des interventions de soins infirmiers CISI/NIC*, 2e éd., de J. C. McCloskey et G. M. Bulechek (dir.), 2000, Paris : Masson.

ENCADRÉ 18-5

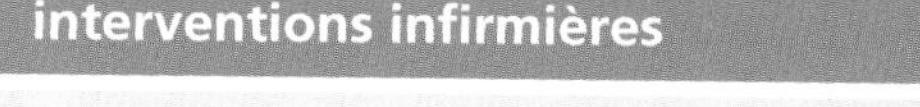

Avantages de la Classification des interventions infirmières

- Témoigne du rôle prépondérant que jouent les infirmières dans le système de soins de santé.
- Uniformise et définit les connaissances de base pour la formation et la pratique infirmière.
- Facilite le choix d'interventions infirmières appropriées.
- Facilite la communication des traitements infirmiers d'une infirmière aux autres infirmières, et d'une infirmière aux autres personnes soignantes.
- Permet aux chercheuses d'étudier l'efficacité et les coûts des soins infirmiers.
- Aide les enseignantes à adapter la formation à la pratique clinique.
- Facilite l'enseignement de la prise de décisions cliniques aux infirmières novices.
- Aide les gestionnaires à planifier l'embauche de personnel et l'achat de matériel.
- Facilite la mise au point et l'utilisation de systèmes d'information en soins infirmiers.
- Fait connaître au public la nature exacte des soins infirmiers.

Source : *Nursing Interventions Classification (NIC)*, 3e éd., de J. C. McCloskey et G. M. Bulechek (dir.), 2000, St. Louis, Mosby.

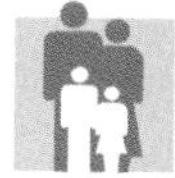

LES ÂGES DE LA VIE

Personnes âgées

Pour un grand nombre de personnes âgées qui vivent dans un établissement de soins prolongés, les interventions et la médication varient peu au cours du temps. Néanmoins, il est important de réviser le plan de soins et de traitements régulièrement, car l'état de santé d'une personne âgée peut s'améliorer ou s'aggraver de manière subtile. L'infirmière doit rester attentive et parer à ces deux éventualités, afin de pouvoir modifier au besoin les résultats escomptés et les interventions. L'infirmière doit viser des résultats réalistes en tenant compte de la condition physique et psychologique de la personne, et de son état mental, de même que de son réseau de soutien. Elle doit s'attendre à les obtenir de manière graduelle et, par conséquent, décomposer l'ensemble de sa démarche en plusieurs étapes modestes. Ainsi, une personne qui a subi un accident vasculaire cérébral peut mettre plusieurs semaines à réapprendre à se brosser les dents ou à se vêtir. L'atteinte de tels objectifs, bien qu'ils soient modestes, confère à la personne un sentiment d'accomplissement et la motive à continuer. Cet exemple montre l'importance de la collaboration entre l'infirmière et les autres professionnels de la santé, tels les physiothérapeutes et les ergothérapeutes, dans l'élaboration du plan de soins et de traitements.

PLAN DE SOINS ET DE TRAITEMENTS INFIRMIERS POUR RAYMONDE AQUILINI

Diagnostic infirmier : Dégagement inefficace des voies respiratoires, relié à la présence de sécrétions visqueuses et à une faible amplitude thoracique consécutives au déficit de volume liquidien, à la douleur et à la fatigue

RÉSULTATS DE SOINS INFIRMIERS [N° CRSI/NOC] ET INDICATEURS	ORDONNANCES INFIRMIÈRES	JUSTIFICATION SCIENTIFIQUE
État respiratoire : échanges gazeux [0402], manifesté par : • Absence de pâleur et de cyanose (peau et muqueuses) • Utilisation d'une technique appropriée de respiration et de toux après enseignement • Toux productive • Amplitude thoracique symétrique d'au moins 4 cm	Vérifier l'état respiratoire toutes les 4 h : fréquence, amplitude, effort, couleur de la peau, muqueuses, quantité et couleur des crachats.	Il est important de vérifier si l'on s'approche ou s'éloigne de l'objectif. Le problème *Dégagement inefficace des voies respiratoires* nuit à l'oxygénation, ce qui se manifeste par la pâleur, la cyanose, la léthargie et la somnolence.
	Prendre connaissance des radiographies pulmonaires, des résultats de l'analyse des gaz sanguins et de la mesure du volume inspiré avec l'inspiromètre d'incitation si possible.	
	Surveiller l'état de conscience.	
	Ausculter les poumons toutes les 4 h. Mesurer les signes vitaux toutes les 4 h (T, PA, pls, saturométrie).	Une oxygénation insuffisante entraîne une augmentation du pouls. Les analgésiques opioïdes peuvent entraîner une diminution de la fréquence respiratoire. Une respiration superficielle nuit à l'oxygénation.
Dans les 48 à 72 h : • Poumons clairs à l'auscultation • Fréquence respiratoire : 12-22/min ; pouls : < 100 battements/min • Inspiration d'un volume normal d'air avec l'inspiromètre d'incitation	Enseigner des techniques de toux et de respiration. Rappeler à la patiente de les pratiquer et l'y aider toutes les 3 h.	Les techniques permettront à la personne d'expectorer les sécrétions. La personne aura peut-être besoin d'encouragement et de soutien en raison de la fatigue et de la douleur.
	Administrer un expectorant selon l'ordonnance ; établir l'horaire le plus propice à son efficacité.	L'expectorant détache les sécrétions et en facilite l'expulsion.
	Maintenir la personne en position Fowler ou semi-Fowler.	La gravité favorise la dilatation des poumons en allégeant la pression exercée par l'abdomen sur le diaphragme.
	Administrer les analgésiques selon l'ordonnance. Avertir le médecin si la douleur ne s'atténue pas.	Les analgésiques soulagent la douleur pleurétique en bloquant les voies de la douleur et en modifiant la perception de la douleur, ce qui favorise la dilatation du thorax. Une douleur persistante peut indiquer l'imminence de complications.
	Administrer de l'oxygène à l'aide de lunettes nasales, selon l'ordonnance. Fournir une source portative d'oxygène à la personne si elle sort de l'unité (pour se rendre au service de radiographie, par exemple).	L'oxygène d'appoint fournit un supplément d'oxygène aux cellules, même si la quantité d'air inspirée et expirée est diminuée. L'effort respiratoire s'en trouve allégé.
	Aider la personne à pratiquer son drainage postural tous les jours à 9 h 30.	La gravité favorise l'ascension des sécrétions dans les voies respiratoires.
	Administrer l'antibiotique prescrit de manière à conserver une concentration sanguine constante.	L'antibiotique combat l'infection par son effet bactériostatique ou bactéricide, selon le type. Il est nécessaire de maintenir une concentration sanguine constante pour empêcher la multiplication des agents pathogènes.
	Surveiller l'apparition d'une éruption cutanée, d'un trouble gastro-intestinal ou d'autres effets secondaires.	Les allergies aux antibiotiques sont fréquentes.

Diagnostic infirmier : Déficit de volume liquidien : apport insuffisant pour remplacer les pertes liquidiennes (voir la figure 18-4, plan de soins et de traitements infirmiers type pour le diagnostic infirmier *Déficit de volume liquidien*)		
Diagnostic infirmier : Anxiété, reliée aux difficultés respiratoires ainsi qu'à l'exercice des rôles professionnel et parental		
Contrôle de l'anxiété [1402], manifesté par : • Écoute et observe les consignes relatives aux techniques de respiration et de toux, même pendant les périodes de dyspnée.	Demeurer avec la personne pendant les épisodes de dyspnée ; la rassurer en lui disant qu'on restera à ses côtés.	La présence d'une personne soignante compétente atténue la peur d'être incapable de respirer. Le contrôle de l'anxiété aidera la personne à maintenir un mode de respiration efficace.
• Verbalise sa compréhension de la maladie, des examens paracliniques et des traitements (d'ici la fin de la journée).	Rester calme ; paraître confiante. Encourager la personne à respirer lentement et profondément.	Une attitude calme et confiante rassure la personne. Se concentrer sur la respiration peut donner à la personne un sentiment de maîtrise et diminuer son anxiété.
• Diminution des manifestations de peur et d'anxiété ; aucune manifestation d'ici les 12 prochaines h. • Voix calme, non saccadée. • Fréquence respiratoire : 12-22/min.	Pendant un épisode de dyspnée, expliquer brièvement les traitements et les procédures. Après l'épisode aigu, fournir des renseignements détaillés sur la nature de l'affection, les traitements et les examens paracliniques.	L'anxiété et la douleur nuisent à l'apprentissage. Le fait de savoir à quoi s'attendre atténue l'anxiété.
• Exprime librement ses inquiétudes à propos de l'exercice de ses rôles professionnel et parental, et énumère les solutions possibles à ce problème. Étudie des solutions de rechange au besoin. Consigner si son mari revient au moment prévu. Sinon, instaurer le plan de soins et de traitements pour *Dynamique familiale perturbée*.	Si la personne le tolère, l'inciter à exprimer et à expliciter ses préoccupations face à son enfant et à son travail.	Il est plus facile de maîtriser l'anxiété quand on en connaît la source. L'absence prolongée du mari constituerait une caractéristique déterminante pour ce diagnostic infirmier.

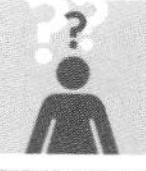

EXERCICES D'INTÉGRATION

1. Qu'est-ce que l'infirmière présuppose en choisissant d'utiliser un plan de soins et de traitements type pour le *Déficit de volume liquidien* de Raymonde Aquilini ?
2. Trouvez, dans le plan de soins et de traitements et les ordonnances infirmières, un résultat axé sur la planification du congé. Justifiez votre réponse.
3. De quelle façon l'infirmière fait-elle collaborer Mme Aquilini à l'élaboration du plan de soins et de traitements et à la détermination des résultats ?
4. L'indication de temps est sous-entendue dans certaines ordonnances infirmières. Dans quelles circonstances l'infirmière peut-elle omettre l'indication de temps ?
5. Dans le tableau 18-1, le diagnostic infirmier *Dégagement inefficace des voies respiratoires* vient en tête des priorités. À quelles conditions ce diagnostic pourrait-il devenir moyennement prioritaire dans le cas de Mme Aquilini ?

Voir l'appendice A : Exercices d'intégration – Pistes de réflexion.

SCHÉMA DU PLAN DE SOINS ET DE TRAITEMENTS INFIRMIERS

Dégagement inefficace des voies respiratoires (échanges gazeux)

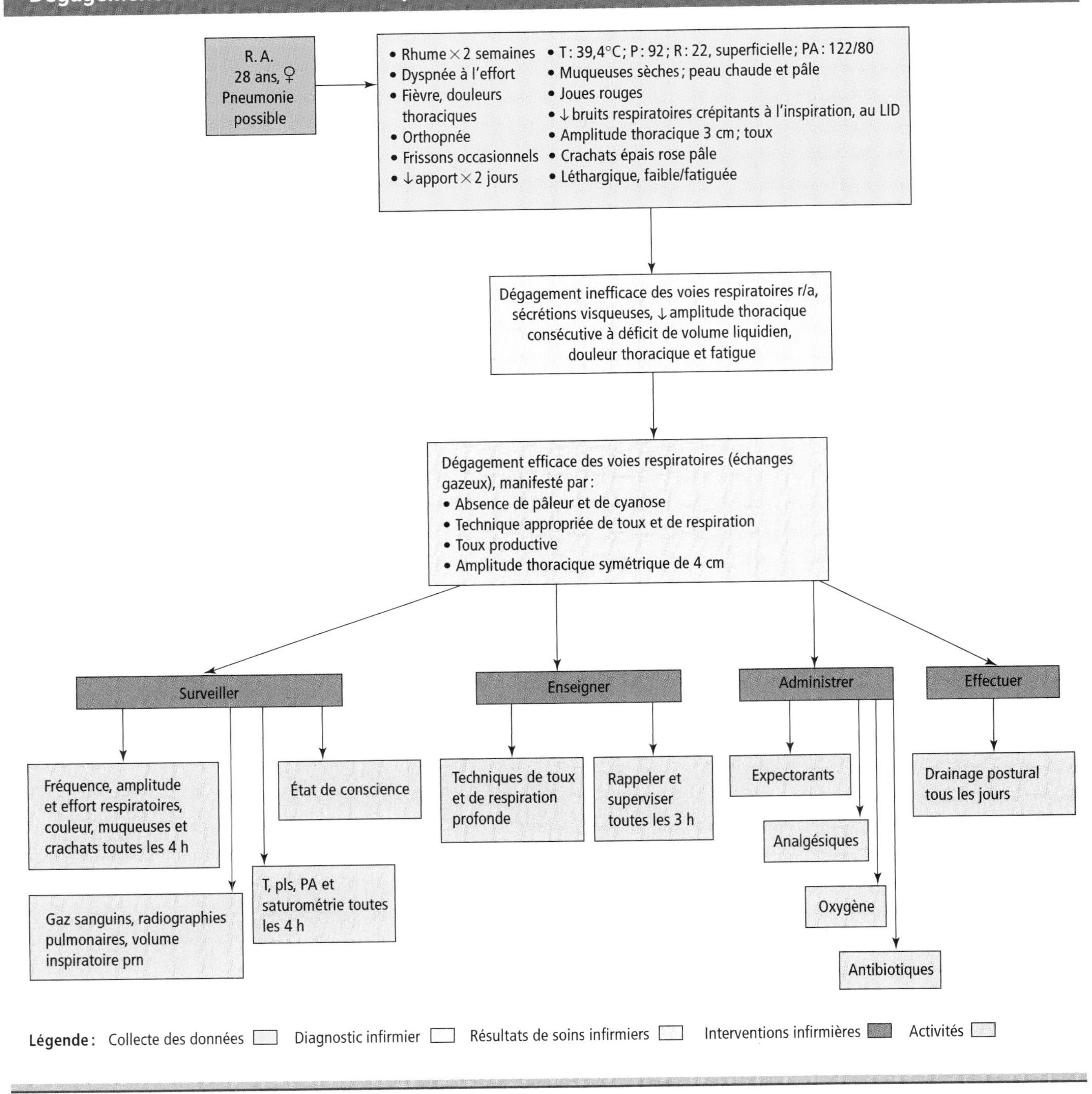
R. A.
28 ans, ♀
Pneumonie possible
• Rhume × 2 semaines
• Dyspnée à l'effort
• Fièvre, douleurs thoraciques
• Orthopnée
• Frissons occasionnels
• ↓ apport × 2 jours
• T : 39,4 °C ; P : 92 ; R : 22, superficielle ; PA : 122/80
• Muqueuses sèches ; peau chaude et pâle
• Joues rouges
• ↓ bruits respiratoires crépitants à l'inspiration, au LID
• Amplitude thoracique 3 cm ; toux
• Crachats épais rose pâle
• Léthargique, faible/fatiguée
Dégagement inefficace des voies respiratoires r/a, sécrétions visqueuses, ↓ amplitude thoracique consécutive à déficit de volume liquidien, douleur thoracique et fatigue
Dégagement efficace des voies respiratoires (échanges gazeux), manifesté par :
• Absence de pâleur et de cyanose
• Technique appropriée de toux et de respiration
• Toux productive
• Amplitude thoracique symétrique de 4 cm
Surveiller
Fréquence, amplitude et effort respiratoires, couleur, muqueuses et crachats toutes les 4 h
Gaz sanguins, radiographies pulmonaires, volume inspiratoire prn
T, pls, PA et saturométrie toutes les 4 h
État de conscience
Enseigner
Techniques de toux et de respiration profonde
Rappeler et superviser toutes les 3 h
Administrer
Expectorants
Analgésiques
Oxygène
Antibiotiques
Effectuer
Drainage postural tous les jours
Légende : Collecte des données
Diagnostic infirmier
Résultats de soins infirmiers
Interventions infirmières
Activités

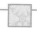

RÉVISION DU CHAPITRE

Concepts clés

- La planification est le processus qui consiste à mettre au point les activités infirmières nécessaires pour prévenir, réduire ou éliminer les problèmes de santé d'une personne.
- La planification fait intervenir l'infirmière, la personne, ses proches aidants et les autres personnes soignantes.
- Les hospitalisations de courte durée nécessitent une planification rigoureuse du congé.
- L'infirmière doit adapter les plans de soins et de traitements types, et les associer à des plans de soins et de traitements individualisés pour répondre aux besoins particuliers de la personne.
- C'est le plan de soins et de traitements infirmiers qui donne les grandes lignes pour l'individualisation des soins à la personne.
- Le processus de planification comprend les activités suivantes : le classement des problèmes de santé et des diagnostics infirmiers par ordre de priorité, la formulation des objectifs de soins et des résultats escomptés, le choix des interventions infirmières et la rédaction des ordonnances infirmières dans un plan de soins et de traitements infirmiers.
- L'infirmière consulte d'autres infirmières ou d'autres professionnels de la santé pour vérifier l'information, apporter des changements ou obtenir des renseignements supplémentaires en vue d'atteindre les objectifs de soins.
- L'infirmière attribue un ordre de priorité aux diagnostics infirmiers (priorité élevée, moyenne ou faible). Pour ce faire, elle consulte la personne si son état le permet.
- Les objectifs de soins et les résultats escomptés servent à planifier les interventions infirmières qui permettront d'obtenir les changements désirés chez la personne.
- La Classification des résultats de soins infirmiers (CRSI/NOC) est une taxinomie des résultats de soins infirmiers qui décrit des états, des comportements ou des perceptions mesurables manifestés à la suite des interventions infirmières. Chaque résultat de soins infirmiers est accompagné d'une définition, d'une échelle de mesure et d'indicateurs.
- Les résultats escomptés décrivent des réactions précises et mesurables chez la personne ; ils aident l'infirmière à évaluer l'efficacité de ses interventions.
- Les objectifs de soins et les résultats escomptés découlent du premier segment du diagnostic infirmier.
- L'infirmière exprime les objectifs de soins et les résultats escomptés sous forme de comportements de la personne.
- Les interventions et les activités infirmières sont axées sur les facteurs favorisants (deuxième segment du diagnostic infirmier).
- Les interventions infirmières sont les actions que l'infirmière accomplit pour aider la personne à atteindre les objectifs de soins infirmiers.
- Les interventions infirmières autonomes sont les interventions que l'infirmière est autorisée à prescrire ou à confier à d'autres membres du personnel infirmier.
- L'infirmière anticipe les conséquences de chaque stratégie infirmière en s'appuyant sur ses connaissances et son expérience.
- La Classification des interventions de soins infirmiers (CISI/NIC) est une taxinomie des interventions infirmières. Les interventions sont reliées aux diagnostics infirmiers de NANDA. Chacune possède un titre et une définition, et est associée à une liste d'activités qui permettent à l'infirmière d'exécuter son intervention.

Questions de révision

M. Leroux, un homme de 75 ans, a été admis directement à l'unité de chirurgie pour la mise en place d'une prothèse de la hanche. Il est sorti de la salle de réveil depuis quelques heures et il se trouve maintenant à l'unité d'orthopédie.

18-1. Quel type de planification l'infirmière effectuera-t-elle pendant ce premier quart de travail en période postopératoire ?
a) Une planification initiale.
b) Une planification continue.
c) Une planification du congé.
d) Toutes ces réponses.

18-2. M. Leroux souhaite que les membres de sa famille restent dans sa chambre pendant la nuit. Pour déterminer si elle peut accéder à sa demande, l'infirmière doit consulter :
a) les politiques de l'établissement de soins.
b) les plans de soins et de traitements types.
c) les protocoles de soins orthopédiques.
d) les ordonnances collectives.

18-3. L'examen physique donne les résultats suivants : M. Leroux est somnolent quand on ne le stimule pas ; il évalue son degré de douleur à 4 sur 10 ; ses signes vitaux sont dans les limites préopératoires ; ses membres sont chauds, différentes prises de son pouls montrent qu'il a une bonne amplitude, mais sa peau est très sèche ; il refuse les liquides par voie orale en raison de nausées ; il dit n'avoir pas eu de selles depuis deux jours ; le pansement est sec et les drains sont intacts. Lequel des diagnostics infirmiers suivants dicte de façon prioritaire une modification du plan de soins et de traitements infirmiers ?
a) *Douleur.*
b) *Nausées.*
c) *Constipation.*
d) *Risque d'infection.*

RÉVISION DU CHAPITRE (SUITE)

Questions de révision (suite)

18-4. Une autre infirmière formule le diagnostic *Risque d'atteinte à l'intégrité de la peau,* relié à l'immobilité, à la sécheresse de la peau et à l'incision chirurgicale. Lequel des résultats escomptés suivants est adéquat ? M. Leroux :
a) changera de position dans son lit toutes les deux heures.
b) fera état de l'importance d'une application quotidienne de lotion sur sa peau.
c) ne présentera pas de lésion de l'épiderme pendant son hospitalisation.
d) utilisera un matelas de soutien.

18-5. Le plan de soins et de traitements contient l'ordonnance infirmière suivante : « 05-04-02 – Mesurer les ingesta et les excreta. F. Jodoin. » Quel élément manque-t-il ?
a) Un verbe d'action.
b) Un champ d'action.
c) Une indication de temps.
d) Aucun.

Voir l'appendice B : Réponses aux questions de révision.

BIBLIOGRAPHIE

En anglais

Alfaro-LeFevre, R. (1998). *Applying the nursing process. A step-by-step guide* (4th ed.). Philadelphia : Lippincott.

American Nurses Association. (1992). *The American Nurses Association position statement on registered nurse utilization of unlicensed personnel.* Kansas City, MO : Author.

American Nurses Association. (1998). *Standards of clinical nursing practice* (2nd ed.). Washington, DC : Author.

Aquilino, M. L., & Keenan, G. (2000). Having our say : Nursing's standardized nomenclatures. *American Journal of Nursing, 100*(7), 33–38.

Carpenito, L. J. (2001). *Nursing diagnosis : Application to clinical practice* (9th ed.). Philadelphia : Lippincott Williams &Wilkins.

Gardner, P. (2002). *Nursing process.* Albany, NY : Delmar.

Iowa Intervention Project. (2001). Determining cost of nursing interventions : A beginning... *Nursing Economics, 19,* 146–160.

Johnson, M., & Maas, M. (1999). Nursing-sensitive patient outcomes : Development and importance for use in assessing health care effectiveness. In E. Cohen & V. DeBack (Eds.), *The outcomes mandate : Case management in health care today* (pp. 37–48). St. Louis, MO : Mosby.

Johnson, M., Maas, M., & Moorhead, S. (Eds.). (2000). *Nursing outcomes classification (NOC)* (2nd ed.). St. Louis, MO : Mosby.

LaDuke, S. (2000). NIC puts nursing into words. *Nursing Management, 31*(2), 43–44.

Maas, M., Moorhead, S., Specht, J., Schoenfelder, D., Swanson, E. A., & Johnson, M. (2000). Concept development of nursing-sensitive patient outcomes. In B. Rogers & K. Knafl (Eds.), *Concept analysis in nursing research* (pp. 387–400). New York : Springer.

McCloskey, J. C., Bulechek, G. M., Dochterman, J., & Maas, M. (Eds.). (2000). *Nursing diagnoses, outcomes, and interventions : NANDA, NOC and NIC linkages.* St. Louis, MO : Mosby.

McCloskey, J. C., & Bulechek, G. M. (Eds.). (2000). *Nursing interventions classification (NIC)* (3rd ed.). St. Louis, MO : Mosby.

NANDA International. (2003). *NANDA nursing diagnoses : Definitions & classification 2003–2004.* Philadelphia : Author.

NIC/NOC letter–published twice a year in February and August, available online at http ://www.nursing.uiowa.edu/centers/cncce/nicnocnews.htm

O'Connor, N. A., Kershaw, T., & Hameister, A. D. (2001). Documenting patterns of nursing interventions using cluster analysis. *Journal of Nursing Measurement, 9*(1), 73–90.

Payne, J. (2000). The Nursing interventions classification : A language to define nursing. *Oncology Nursing Forum, 27,* 99–103.

Schoenfelder, D., Swanson, E., Specht, J., Johnson, M., & Maas, M. (2000). Outcome indicators for direct and indirect caregiving. *Clinical Nursing Research, 9*(1), 47–69.

Sparks, S. M., & Taylor, C. M. (2001). *Nursing diagnostic reference manual* (5th ed.). Springhouse, PA : Springhouse.

Thomassy, C. S., & McShea, C. S. (2001). Shifting gears : Jump-start interdisciplinary patient care. *Nursing Management, 32*(5), 40–44.

Wilkinson, J. M. (2000). *Nursing diagnosis handbook with NIC interventions and NOC outcomes* (7th ed.). Upper Saddle River, NJ : Prentice Hall Health.

Wilkinson, J. M. (2001). *Nursing process & critical thinking* (3rd ed.). Upper Saddle River, NJ : Prentice Hall Health.

En français

Code des professions (L.R.Q., chapitre C-26, article 39.3).

Johnson, M. et Maas, M. (dir.). (1999). *Classification des résultats de soins infirmiers CRSI/NOC,* Paris : Masson.

Leprohon, J., Lessard, L.-M. et OIIQ (novembre 2003). *Plan thérapeutique infirmier et son arrimage avec le plan d'intervention interdisciplinaire. Document préliminaire,* 2e version, Montréal : Direction scientifique OIIQ.

McCloskey, J. C. et Bulechek, G. M. (dir.). (2000). *Classification des interventions de soins infirmiers CISI/NIC,* 2e éd, Paris : Masson.

NANDA International. (2004). *Diagnostics infirmiers : Définitions et classification 2003-2004,* Paris : Masson.

Office des professions du Québec. (juin 1997). *Le système professionnel québécois de l'an 2000. L'adaptation des domaines d'exercice et du système à la réalité du XXIe siècle. Avis au gouvernement du Québec transmis au ministre responsable de l'application des lois professionnelles.*

Ordre des infirmières et infirmiers du Québec (OIIQ). (2002). *Énoncé de principes sur la documentation des soins infirmiers,* Montréal : OIIQ.

Ordre des infirmières et infirmiers du Québec (OIIQ). (2003a). *Loi 90. Loi modifiant le Code des professions et d'autres dispositions législatives dans le domaine de la santé, Cahier explicatif,* (page consultée le 21 mars 2005), [en ligne], <http ://www.oiiq.org/infirmieres/lois_reglements_pdf/Cahier-explicatif-PL90-5.pdf>.

Ordre des infirmières et infirmiers du Québec (OIIQ). (2003b). *Guide d'application de la nouvelle* Loi sur les infirmières et les infirmiers *et de la* Loi modifiant le Code des professions et d'autres dispositions législatives dans le domaine de la santé, Montréal : OIIQ.

OBJECTIFS D'APPRENTISSAGE

Après avoir étudié ce chapitre, vous pourrez :

- Expliquer le lien entre l'étape des interventions et les autres étapes de la démarche systématique dans la pratique infirmière.
- Nommer trois catégories d'habiletés nécessaires aux interventions infirmières.
- Décrire les cinq phases de l'étape des interventions.
- Énoncer les lignes directrices que l'infirmière doit observer à l'étape des interventions.
- Expliquer le lien entre l'étape de l'évaluation et les autres étapes de la démarche systématique dans la pratique infirmière.
- Décrire les cinq phases de l'étape de l'évaluation.
- Décrire les étapes de la révision et de la modification du plan de soins et de traitements infirmiers.
- Nommer les deux composantes de l'énoncé d'évaluation.
- Faire la distinction entre l'amélioration de la qualité des soins et l'assurance de la qualité des soins.
- Décrire les éléments de structure, de processus et de résultats que comporte l'évaluation de la qualité des soins.

CHAPITRE 19

INTERVENTIONS ET ÉVALUATION

Adaptation française :
Caroline Longpré, inf., M.Sc.
Enseignante en soins infirmiers
Cégep régional de Lanaudière à Joliette

La démarche systématique dans la pratique infirmière est orientée vers l'action, centrée sur la personne et axée sur les résultats. Après avoir élaboré un plan de soins et de traitements infirmiers fondé sur la collecte des données et l'analyse, l'infirmière assure la réalisation du plan de soins et de traitements infirmiers, prodigue les soins et les traitements infirmiers et médicaux, et évalue ensuite les résultats obtenus. L'évaluation lui indique si elle doit maintenir, modifier ou cesser le plan de soins et de traitements infirmiers. Comme à toutes les autres étapes de la démarche systématique, l'infirmière encourage la personne et ses proches à participer aux soins dans toute la mesure du possible.

MOTS CLÉS

Interventions

Selon la définition CISI/NIC, l'étape des **interventions** de la démarche systématique de l'infirmière consiste à accomplir et à documenter les **activités**, c'est-à-dire les actions infirmières nécessaires à la mise en œuvre des plans de soins et de traitements infirmiers (ou ordonnances infirmières). L'infirmière accomplit ou délègue les activités reliées aux interventions prévues à l'étape de la planification, après quoi elle consigne ces activités ainsi que les réactions de la personne qu'elle soigne.

Bien que l'infirmière puisse agir au nom de la personne (en l'orientant, par exemple, vers une ressource en santé communautaire pour ses soins à domicile), les normes de sa profession l'incitent à favoriser la participation de la personne et celle de sa famille à toutes les étapes de la démarche. Le degré de participation de la personne dépend évidemment de son état de santé. Alors que des personnes inconscientes, par exemple, dépendent totalement du personnel soignant, certaines personnes ont besoin d'un minimum de soins infirmiers et sont capables d'assumer leurs soins de santé.

Lien entre l'étape des interventions et les autres étapes de la démarche systématique

D'une part, les activités infirmières accomplies à l'étape des interventions reposent sur les trois premières étapes de la démarche systématique, soit la collecte des données, l'analyse et la planification. D'autre part, les activités infirmières et les réactions de la personne sont l'objet de la dernière étape de la démarche, soit l'évaluation. À l'aide des données recueillies à la première étape, l'infirmière individualise les soins qu'elle donne à l'étape des interventions ; elle adapte ses interventions aux besoins particuliers de la personne plutôt que de les généraliser à certaines catégories de personnes (toutes les personnes atteintes de pneumonie, par exemple).

L'infirmière, tout en accomplissant les ordonnances infirmières, profite de chaque contact avec la personne pour poursuivre sa collecte des données ; elle procède alors à des observations pour déterminer les réactions de la personne aux activités infirmières et discerner l'apparition de nouveaux problèmes. Supposons, par exemple, qu'un plan de soins et de traitements infirmiers prévoie l'intervention CISI/NIC *Soins des voies respiratoires* ; l'une des activités infirmières correspondant à cette intervention consiste, selon le plan de soins et de traitements infirmiers, à ausculter les poumons toutes les quatre heures. En accomplissant cette activité, l'infirmière recueille des données en même temps qu'elle exécute l'intervention. Les activités infirmières ne sont pas toutes reliées à une intervention dictée par un diagnostic infirmier. Certaines activités habituelles constituent en elles-mêmes des collectes de données. Par exemple, toutes les personnes ont des besoins en matière d'hygiène, d'alimentation et d'élimination. Les actions qu'accomplit l'infirmière pour aider les personnes à satisfaire ces besoins peuvent comporter une part de collecte de données. Ainsi, il arrive que l'infirmière qui fait la toilette d'une personne âgée observe une rougeur dans la région sacrale. De même, l'infirmière qui vide un sac collecteur d'urine mesure 200 mL d'urine brunâtre à l'odeur prononcée.

Habiletés nécessaires aux interventions

Pour mener à bien le plan de soins et de traitements infirmiers, l'infirmière doit posséder des habiletés cognitives, interpersonnelles et techniques qu'elle utilisera à divers degrés et dans divers ordres, selon les activités. Ainsi, l'insertion d'une sonde vésicale exige des habiletés cognitives (connaissance des principes et des étapes du procédé), des habiletés interpersonnelles (informer et rassurer la personne) et des habiletés techniques (mise en place d'un champ stérile et manipulation du matériel).

Les **habiletés cognitives** (habiletés intellectuelles) comprennent la résolution de problèmes, la prise de décision, la pensée critique et la créativité. Leur apport est essentiel à des soins infirmiers sûrs et avisés (voir le chapitre 15).

Les **habiletés interpersonnelles** correspondent à toutes les activités, verbales et non verbales, reliées aux interactions directes entre les personnes. L'efficacité d'une activité repose souvent sur la capacité de communication de l'infirmière. Celle-ci recourt à la communication thérapeutique pour comprendre la personne et être comprise par elle. En tant que membre de l'équipe de soins, l'infirmière doit par ailleurs travailler efficacement avec ses collègues.

L'infirmière a besoin d'habiletés interpersonnelles pour accomplir toutes ses activités, qu'il s'agisse de prodiguer des soins, de rassurer les personnes, de défendre leurs intérêts, de les aiguiller vers des services, de les conseiller ou de les soutenir. La capacité de manifester son savoir, ses attitudes, ses sentiments, son intérêt et son appréciation des valeurs culturelles et du mode de vie de la personne est au nombre des habiletés interpersonnelles que doit posséder l'infirmière. Pour maîtriser ces habiletés, l'infirmière doit d'abord parvenir à la conscience de soi et à l'empathie (voir les chapitres 24 et 28).

Les **habiletés techniques** sont des compétences d'ordre pratique comme la manipulation du matériel, l'administration d'une injection, la mise en place d'un pansement ainsi que le déplacement et le changement de position des personnes. Ces habiletés sont aussi appelées tâches, procédés ou habiletés psychomotrices. Le terme *psychomoteur* implique que l'habileté a une composante interpersonnelle et qu'elle suppose une communication avec la personne.

Les habiletés techniques sont indissociables des connaissances et, dans bien des cas, de la dextérité. Le nombre d'habiletés techniques que l'infirmière doit acquérir a considérablement augmenté au cours des dernières années, en raison des progrès de la technologie, dans les centres de soins actifs en particulier.

Processus de l'étape des interventions

Le processus de l'étape des interventions (figure 19-1 ■) comprend habituellement les phases suivantes :

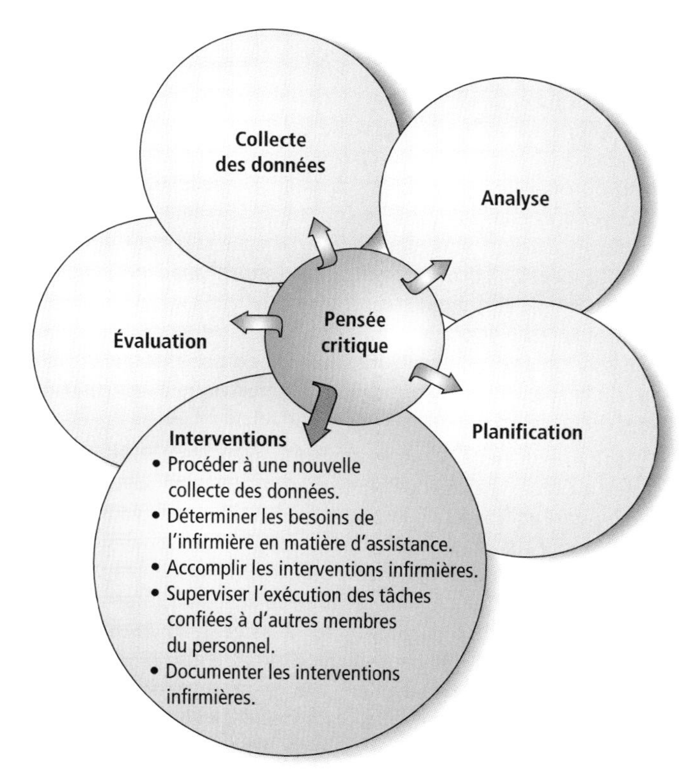

FIGURE 19-1 ■ **Interventions.** La quatrième étape de la démarche systématique dans la pratique infirmière consiste à accomplir les interventions infirmières et à documenter les interventions prodiguées à la personne.

- Procéder à une nouvelle collecte des données.
- Déterminer les besoins de l'infirmière en matière d'assistance.
- Accomplir les interventions infirmières.
- Superviser l'exécution des tâches accomplies par d'autres membres du personnel.
- Documenter les interventions infirmières.

PROCÉDER À UNE NOUVELLE COLLECTE DES DONNÉES

Juste avant d'accomplir une intervention, l'infirmière doit procéder à une nouvelle collecte des données afin de s'assurer que l'intervention est encore nécessaire. L'état de la personne peut en effet avoir changé et il faut alors en tenir compte, même si le plan de soins et de traitements infirmiers comporte une ordonnance. Par exemple, on a posé pour Ginette Lafrance le diagnostic *Habitudes de sommeil perturbées,* reliées à l'anxiété et à un environnement inconnu. Si l'infirmière constate que Mme Lafrance dort, elle ne lui administre pas le massage du dos qu'elle avait planifié pour l'aider à se détendre.

L'existence de nouvelles données peut obliger l'infirmière à modifier ses priorités ou ses activités. Par exemple, une infirmière commence à enseigner à Mme Lévesque la manière de s'injecter de l'insuline, mais s'aperçoit bientôt que celle-ci n'est pas concentrée. La discussion révèle qu'elle s'inquiète pour sa vue et craint de devenir aveugle. Consciente que le stress nuit à l'apprentissage, l'infirmière interrompt temporairement la leçon et recourt à la communication thérapeutique pour soulager le stress causé par la nouvelle préoccupation de Mme Lévesque. Elle peut aussi lui indiquer qu'elle prendra, par la suite, rendez-vous avec un médecin pour qu'il examine ses yeux.

DÉTERMINER LES BESOINS DE L'INFIRMIÈRE EN MATIÈRE D'ASSISTANCE

L'infirmière peut avoir besoin d'assistance pour accomplir certaines interventions infirmières, et ce, pour l'une des raisons suivantes :

- L'infirmière compromettrait sa sécurité si elle exécutait l'activité seule (aider une personne obèse et instable à marcher, par exemple).
- L'assistance atténuerait le stress imposé à la personne (changer de position une personne pour laquelle les mouvements sont très douloureux, par exemple).
- L'infirmière ne possède pas les connaissances ou les habiletés nécessaires à l'accomplissement d'une activité donnée (mettre en place pour la première fois un nouveau modèle de dispositif de traction, par exemple).

ACCOMPLIR LES INTERVENTIONS INFIRMIÈRES

Il est important que l'infirmière explique à la personne les interventions qu'elle s'apprête à accomplir, les sensations que la personne est susceptible d'éprouver, la conduite à tenir et le résultat que l'on recherche. De nombreuses activités infirmières exigent par ailleurs que l'on respecte l'intimité de la personne, en fermant les portes, en tirant les rideaux ou en couvrant la personne de draps, par exemple. Le nombre et la nature des interventions infirmières directes sont presque illimités. L'infirmière coordonne les soins de la personne ; elle est donc appelée à prendre des rendez-vous pour celle-ci dans divers services (comme le laboratoire, la radiographie, la physiothérapie et l'inhalothérapie) et à servir d'agent de liaison dans l'équipe de soins.

Pendant l'accomplissement des interventions, l'infirmière doit observer les lignes directrices suivantes :

- Fonder les interventions infirmières sur les connaissances scientifiques, la recherche en soins infirmiers et les normes de la profession, autant que possible. L'infirmière doit connaître la justification scientifique ainsi que les effets secondaires et les complications possibles de toutes les interventions. Supposons, par exemple, qu'une personne préfère prendre un médicament après les repas. Si l'ingestion d'aliments nuit à l'absorption de ce médicament, l'infirmière doit alors lui expliquer la raison pour laquelle elle ne peut souscrire à sa préférence.
- Comprendre les ordonnances à exécuter et les remettre en question dans le cas contraire. L'infirmière a le devoir de mettre en œuvre de manière judicieuse les plans thérapeutiques. Elle doit donc connaître chaque intervention, sa raison d'être et ses contre-indications (comme des allergies), et être informée des changements de l'état de santé de la personne qui pourraient se répercuter sur l'ordonnance.
- Adapter et individualiser les activités. Les croyances, les valeurs, l'âge, l'état de santé et le milieu de vie de la personne sont des facteurs qui peuvent influer sur le succès d'une activité infirmière. Ainsi, l'infirmière qui constate qu'une personne s'étouffe en avalant des comprimés doit demander au médecin de prescrire le médicament sous forme liquide.
- Assurer la sécurité. L'infirmière qui change un pansement stérile doit employer la technique aseptique afin de prévenir l'infection. Lors de l'administration d'un médicament, par ailleurs, l'infirmière doit donner à la personne la dose appropriée selon la voie prescrite.
- Enseigner, soutenir et réconforter. Ce sont là des activités infirmières autonomes qui favorisent l'efficacité des plans de soins et de traitements infirmiers (figure 19-2 ■).

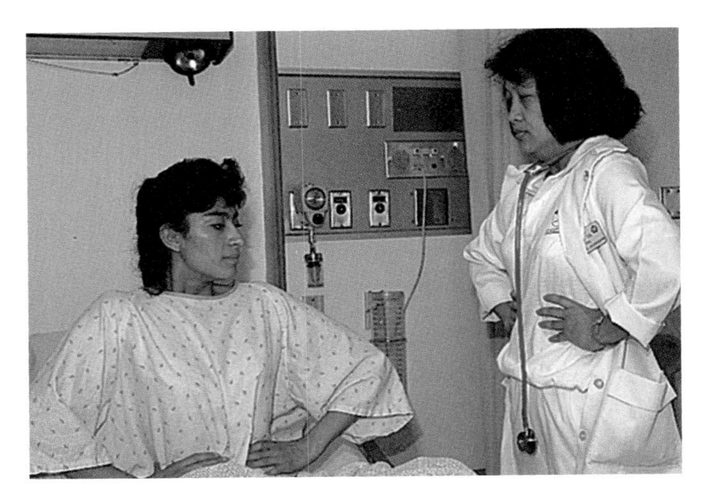

FIGURE 19-2 ■ Mme Aquilini accepte d'accomplir des exercices de respiration profonde toutes les trois heures dans la journée. De plus, elle dit savoir qu'elle doit augmenter son apport liquidien et planifier ses activités de l'avant-midi en fonction de ses séances de drainage postural.

- Adopter l'approche holistique. L'infirmière doit toujours considérer la personne dans sa globalité et analyser ses réactions de ce point de vue.
- Respecter la dignité de la personne et renforcer son estime de soi. Assurer l'intimité de la personne et l'inciter à prendre ses décisions de manière autonome sont deux façons de respecter sa dignité et de renforcer son estime de soi.
- Encourager la personne à participer activement aux interventions infirmières. La participation active donne à la personne un sentiment d'autonomie et de maîtrise. Cependant, les individus n'aspirent pas tous au même degré de participation. Leur volonté de participer et d'être autonome dépend de la gravité de leur affection, de leur culture, de leurs peurs ainsi que de leur compréhension de l'affection et des interventions.

SUPERVISER L'EXÉCUTION DES TÂCHES CONFIÉES À D'AUTRES MEMBRES DU PERSONNEL

L'infirmière est responsable des soins administrés à la personne et, lorsque certaines tâches sont accomplies par d'autres membres du personnel soignant, elle doit s'assurer que leur intervention est conforme au plan de soins et de traitements infirmiers. Elle peut demander aux autres personnes soignantes de documenter leurs activités dans le dossier de la personne, d'en rendre compte verbalement ou de remplir les formulaires appropriés. L'infirmière doit prendre connaissance des résultats ou des réactions indésirables, et agir en conséquence, ce qui peut supposer qu'elle modifie le plan de soins et de traitements infirmiers.

DOCUMENTER LES INTERVENTIONS INFIRMIÈRES

L'étape des interventions se termine par la documentation des interventions et des réactions de la personne dans les notes de l'infirmière. Ces notes font partie du dossier permanent de la personne. L'infirmière ne doit pas consigner les soins à l'avance, car une nouvelle collecte des données peut lui indiquer que l'intervention est impossible ou inutile. Supposons, par exemple, qu'une infirmière soit autorisée à administrer une injection sous-cutanée de 10 mg de sulfate de morphine, mais qu'elle constate que la fréquence respiratoire de la personne est de six par minute. Elle conclut que l'administration de morphine (un dépresseur du système respiratoire) est contre-indiquée et elle signale la fréquence respiratoire de la personne à un supérieur immédiat et au médecin.

L'infirmière peut documenter au dossier les activités habituelles ou récurrentes (comme les soins de la bouche) à la fin de son quart de travail. Entre-temps, elle consigne ces interventions sur une feuille de travail personnelle. Certaines interventions infirmières doivent être notées tout de suite après leur exécution. C'est le cas en particulier de l'administration de médicaments et de traitements. Le dossier des personnes doit en effet être à jour, précis et accessible aux autres infirmières et professionnels de la santé. Une documentation diligente protège la personne contre les erreurs et lui évite, par exemple, de recevoir deux fois une dose de médicament.

L'infirmière communique ses activités tant verbalement que par écrit. Si l'état d'une personne connaît des variations rapides dont le supérieur immédiat ou le médecin veulent être informés, l'infirmière peut être appelée à donner des comptes rendus verbaux. Par ailleurs, l'infirmière rend compte de l'état de la personne lorsque cette dernière est transférée dans une autre unité ou un autre établissement, et lorsque son quart de travail se termine. Elle peut alors communiquer de vive voix, au moyen d'un enregistrement ou par écrit. Nous traitons en détail des dossiers et des rapports au chapitre 20.

Évaluation

Évaluer consiste à porter un jugement. L'évaluation est la cinquième et dernière étape de la démarche systématique dans la pratique infirmière. Dans le contexte des soins infirmiers, l'**évaluation** est une activité planifiée, continuelle et systématique par laquelle la personne soignée et les professionnels de la santé déterminent : (a) le degré d'atteinte des objectifs ou d'obtention des résultats ; (b) l'efficacité du plan de soins et de traitements infirmiers. L'évaluation constitue un aspect important de la démarche systématique, car c'est en s'appuyant sur les conclusions alors tirées que l'on décide de maintenir, de modifier ou de cesser le plan de soins et de traitements infirmiers.

L'évaluation est un processus continu. L'évaluation réalisée pendant l'accomplissement d'une ordonnance infirmière ou tout de suite après permet à l'infirmière de modifier sur-le-champ une intervention. L'évaluation effectuée à intervalles réguliers (une fois par semaine pour la personne traitée à domicile, par exemple) révèle le chemin parcouru vers l'objectif et permet à l'infirmière de modifier le plan de soins et de traitements infirmiers et d'en corriger les lacunes au besoin. L'évaluation se poursuit jusqu'à ce que la personne atteigne ses objectifs de santé ou obtienne son congé. L'évaluation réalisée au moment du congé porte notamment sur l'atteinte des objectifs et sur les capacités de la personne en matière de soins personnels dans l'optique des soins de suivi.

Par l'évaluation, l'infirmière témoigne de sa responsabilité et de son obligation de rendre compte de ce qu'elle fait ; l'évaluation lui permet aussi de témoigner de l'intérêt qu'elle porte aux résultats des activités infirmières et de sa volonté de renoncer aux actions inefficaces pour adopter des méthodes plus fructueuses.

Lien entre l'étape de l'évaluation et les autres étapes de la démarche systématique

Le succès de l'étape de l'évaluation repose sur celui des étapes précédentes. La collecte des données doit être précise et complète afin que l'infirmière puisse formuler des diagnostics infirmiers et des résultats escomptés appropriés. Les résultats escomptés doivent être exprimés en termes concrets, c'est-à-dire sous forme de comportements, afin qu'on puisse s'y reporter pour évaluer les réactions de la personne. Et il va sans dire que, sans l'étape des interventions, étape au cours de laquelle l'infirmière traduit le plan en actions, il n'y aurait rien à évaluer.

L'évaluation et la collecte des données se chevauchent. Comme nous l'avons déjà mentionné, la collecte des données est continue et se poursuit lors de chaque contact avec la personne. Or, la finalité de la collecte des données varie selon les étapes de la démarche systématique. À l'étape de la collecte des données proprement dite, l'infirmière recueille des données en vue de formuler des diagnostics infirmiers. À l'étape de l'évaluation, l'infirmière recueille des données en vue de vérifier l'atteinte des objectifs et de mesurer l'efficacité des soins et des traitements infirmiers. L'action de recueillir des données ne change pas ; la différence réside dans : (a) le moment où elle a lieu ; (b) l'usage qu'on entend faire des données.

Processus d'évaluation des réactions de la personne

À l'étape de la planification, l'infirmière établit les résultats escomptés (indicateurs) sur lesquels elle s'appuiera pour mesurer l'atteinte de l'objectif. Les résultats escomptés ont deux fonctions : déterminer le type de données d'évaluation à recueillir et fournir une norme par rapport à laquelle on juge ultérieurement les données. Par exemple, pour les résultats escomptés suivants, toute infirmière qui s'occupera de cette personne en particulier saura quelles données il lui faut recueillir :

- L'apport liquidien quotidien sera de 2 500 mL ou plus.
- Le débit urinaire équivaudra à l'apport liquidien.
- Le volume d'urine résiduelle sera inférieur à 100 mL.

Le processus d'évaluation comporte les cinq phases suivantes (figure 19-3 ■) :

- Recueillir des données relatives aux résultats escomptés (indicateurs CRSI/NOC).
- Comparer les données obtenues aux résultats escomptés.
- Établir le rapport entre les interventions infirmières et les résultats obtenus.
- Tirer des conclusions à propos de l'évolution du problème de santé.
- Maintenir, modifier ou cesser le plan de soins et de traitements infirmiers.

RECUEILLIR DES DONNÉES RELATIVES AUX RÉSULTATS ESCOMPTÉS

En s'appuyant sur des résultats escomptés clairs, précis et mesurables, l'infirmière recueille des données afin de tirer des conclusions à propos de l'atteinte des objectifs. Elle doit généralement recueillir tant des données objectives que des données subjectives.

Certaines données objectives nécessitent une part d'interprétation. Parmi les données de ce type, on trouve le degré d'élasticité de la peau d'une personne déshydratée et le degré d'agitation d'une personne qui éprouve de la douleur. L'infirmière qui doit interpréter des données objectives a parfois intérêt à demander l'avis d'autres infirmières qui l'aideront à discerner si un changement s'est produit. Par ailleurs, il arrive aussi que l'infirmière doive interpréter des données subjectives. C'est le cas notamment lorsqu'une personne se plaint de nausées ou de douleur. Pour interpréter des données subjectives, l'infirmière doit s'appuyer soit sur les dires de la personne (« La douleur a empiré depuis le déjeuner »), soit sur les indicateurs objectifs des données subjectives, même s'ils exigent encore une interprétation (par exemple, la diminution de l'agitation, du pouls et de la fréquence respiratoire et le relâchement des muscles faciaux sont des indicateurs d'un soulagement de la douleur). L'infirmière doit documenter les données de manière concise et précise afin de faciliter la phase suivante du processus d'évaluation.

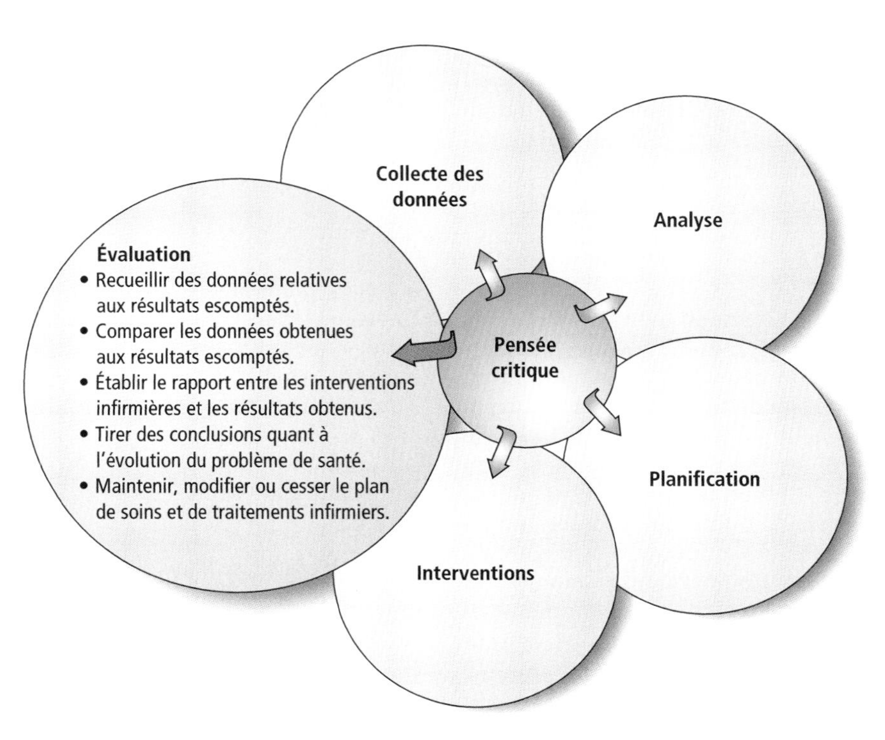

FIGURE 19-3 ■ **Évaluation.** La cinquième étape de la démarche systématique dans la pratique infirmière, l'évaluation, consiste à mesurer l'atteinte de l'objectif et l'efficacité du plan de soins et de traitements infirmiers, qui peut être maintenu, modifié ou cessé.

COMPARER LES DONNÉES OBTENUES AUX RÉSULTATS ESCOMPTÉS

Si on a réalisé efficacement les deux premières phases du processus d'évaluation, il est relativement simple de déterminer si on a obtenu ou non un résultat escompté. Ensemble, l'infirmière et la personne comparent les réactions de cette dernière aux résultats recherchés. La personne a-t-elle bu 3 000 mL de liquide en 24 heures ? A-t-elle parcouru, quotidiennement et sans aide, la distance précisée dans le plan de soins et de traitements infirmiers ? L'infirmière peut alors parvenir à l'une des trois conclusions suivantes :

1. L'objectif a été atteint : la réaction de la personne équivaut au résultat escompté.
2. L'objectif a été partiellement atteint : un objectif à court terme a été atteint, mais non l'objectif à long terme, ou encore le résultat escompté n'a été obtenu qu'en partie.
3. L'objectif n'a pas été atteint.

Après avoir déterminé si l'objectif a été atteint, l'infirmière écrit un énoncé d'évaluation (dans ses notes ou dans le plan de soins et de traitements infirmiers). Un **énoncé d'évaluation** est composé de deux parties, soit une conclusion et une justification. La conclusion indique si l'objectif a été atteint, partiellement atteint ou non atteint. La justification consiste en une énumération des réactions de la personne qui motivent la conclusion, par exemple :

> Objectif atteint : apport liquidien par voie orale supérieur de 300 mL au débit urinaire ; bonne élasticité de la peau ; muqueuses humides.

Le plan de soins et de traitements infirmiers qui figure aux pages 430 à 432 contient des énoncés d'évaluation relatifs à Raymonde Aquilini. (Dans la pratique, les énoncés d'évaluation ne figurent pas dans les plans de soins et de traitements, mais plutôt dans les notes de l'infirmière.) Les données comprises dans la colonne intitulée « Énoncés d'évaluation » représentent les réactions de Mme Aquilini aux soins observées par l'infirmière de nuit le lendemain de l'admission. Si les résultats de soins infirmiers sont accompagnés d'indicateurs CRSI/NOC, on compare les cotes des échelles après intervention à celles que l'on a mesurées initialement. La colonne intitulée « Motifs du maintien ou de la modification des ordonnances infirmières » figure particulièrement dans les plans de soins et de traitements élaborés en milieu de formation.

ÉTABLIR LE RAPPORT ENTRE LES INTERVENTIONS INFIRMIÈRES ET LES RÉSULTATS OBTENUS

La quatrième phase du processus d'évaluation consiste à déterminer s'il existe un rapport entre les interventions infirmières et les résultats obtenus. On ne doit jamais présumer qu'une activité infirmière est la seule cause ou le seul facteur de l'obtention, de l'obtention partielle ou de la non-obtention d'un résultat escompté.

Supposons, par exemple, qu'une personne nommée Sophie Riendeau soit obèse et qu'elle doive perdre 14 kg. Au moment d'élaborer le plan de soins et de traitements infirmiers, l'infirmière et la personne conviennent de l'objectif suivant : « Perdra 1,4 kg d'ici au 7 avril 2005. » Le plan de soins et de traitements infirmiers prévoit la stratégie suivante : « Expliquer à

Mme Riendeau comment planifier et préparer ses repas de manière à consommer 3 600 kJ par jour. » Le 7 avril 2005, Mme Riendeau se pèse et constate qu'elle a perdu 1,8 kg. L'objectif est non seulement atteint, mais dépassé. Il est facile de supposer que la stratégie s'est révélée très efficace. Avant de tirer cette conclusion, cependant, il est important de recueillir un supplément de données. En lui posant des questions, l'infirmière pourrait en effet s'apercevoir que Mme Riendeau : (a) a planifié un apport énergétique quotidien de 3 600 kJ, a préparé ses repas en conséquence et les a consommés ; (b) a planifié un apport énergétique quotidien de 3 600 kJ, mais n'a pas préparé les repas appropriés ; (c) n'a pas compris la manière de planifier l'apport énergétique quotidien de 3 600 kJ et a laissé tombé.

Si la première possibilité s'avère, l'infirmière peut conclure sans crainte de se tromper que la stratégie a effectivement aidé Mme Riendeau à perdre du poids. Mais si l'infirmière apprend que c'est la deuxième ou la troisième possibilité qui s'est réalisée, elle doit conclure que la stratégie n'a pas eu d'effet sur le résultat. Elle doit alors recueillir des données sur la manière dont Mme Riendeau a perdu du poids.

TIRER DES CONCLUSIONS À PROPOS DE L'ÉVOLUTION DU PROBLÈME DE SANTÉ

À partir du jugement formulé sur l'atteinte des objectifs, l'infirmière détermine si le plan de soins et de traitements infirmiers a permis de résoudre, d'atténuer ou de prévenir les problèmes de la personne. Si les objectifs ont été atteints, l'infirmière peut tirer l'une des conclusions suivantes à propos de l'état du problème :

- Le problème actuel décrit dans le diagnostic infirmier a été résolu, ou le problème possible a été prévenu et les facteurs de risque sont disparus. L'infirmière note que les objectifs ont été atteints et cesse l'apport de soins reliés à ce problème.
- Le problème possible décrit dans le diagnostic infirmier a été prévenu, mais les facteurs de risque existent toujours. L'infirmière laisse le problème dans le plan de soins et de traitements infirmiers.
- Le problème actuel persiste même si certains objectifs ont été atteints. Supposons par exemple que le plan de soins et de traitements infirmiers comporte le résultat escompté suivant : « Boira 3 000 mL de liquide par jour. » Certaines données prouvent que ce résultat a été obtenu, mais d'autres (par exemple, les muqueuses buccales sèches) indiquent qu'il existe toujours un *Déficit de volume liquidien*. Par conséquent, l'infirmière doit poursuivre ses interventions.

Si les objectifs ont été partiellement atteints ou n'ont pas été atteints, l'infirmière peut tirer l'une des conclusions suivantes :

- Le plan de soins et de traitements infirmiers doit être révisé. Les révisions peuvent avoir lieu à l'étape de la collecte des données, de l'analyse, de la planification ou des interventions.

  OU

- Il n'est pas nécessaire de réviser le plan de soins et de traitements infirmiers : la personne a tout simplement besoin de plus de temps pour atteindre les objectifs. Avant de formuler ce jugement, l'infirmière doit trouver les raisons pour lesquelles les objectifs n'ont été que partiellement atteints et se demander notamment si elle a procédé trop tôt à l'évaluation.

MAINTENIR, MODIFIER OU CESSER LE PLAN DE SOINS ET DE TRAITEMENTS INFIRMIERS

Après avoir tiré des conclusions sur l'état du problème, l'infirmière maintient, modifie ou cesse le plan de soins et de traitements infirmiers. Elle peut en rayer des parties, les surligner à l'aide d'un crayon feutre à encre transparente ou inscrire « Cessé » et la date.

Que les objectifs aient été atteints ou non, l'infirmière doit prendre un certain nombre de décisions à propos du maintien, de la modification ou de la cessation des soins infirmiers reliés à chaque problème. Avant d'apporter des modifications ponctuelles, l'infirmière doit trouver les raisons pour lesquelles le plan dans son ensemble n'a pas été totalement efficace. Cela suppose qu'elle le revoie entièrement et se penche sur chacune des étapes de la démarche systématique (figure 19-4 ■). Le tableau 19-1 présente une liste de vérification destinée à la révision du plan de soins et de traitements infirmiers. Cette liste est présentée sous forme de questions fermées ; sa seule finalité est de faire ressortir les aspects que l'infirmière doit étudier de plus près.

Collecte des données. Les lacunes ou les erreurs contenues dans la collecte des données se répercutent sur toutes les étapes subséquentes de la démarche systématique, de même que sur le plan de soins et de traitements infirmiers. Si les données sont incomplètes, l'infirmière doit procéder à une nouvelle collecte et noter les données ainsi obtenues. Il peut arriver que les nouvelles données obligent l'infirmière à formuler de nouveaux diagnostics infirmiers, de nouveaux objectifs et de nouvelles ordonnances.

Analyse. Si les données se révèlent incomplètes, l'infirmière peut devoir formuler de nouveaux diagnostics. Si, au contraire, les données sont complètes, l'infirmière doit déterminer si les problèmes ont été correctement déterminés et si les diagnostics infirmiers sont pertinents. Après avoir formulé des jugements sur l'état du problème, l'infirmière révise les diagnostics infirmiers ou en ajoute de nouveaux de manière à tenir compte des données les plus récentes.

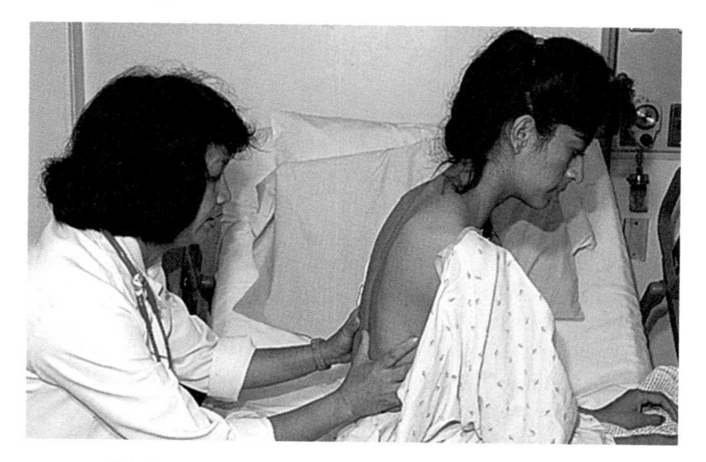

FIGURE **19-4** ■ En évaluant l'amplitude thoracique, l'infirmière constate que Mme Aquilini n'arrive pas à une ventilation maximale. Elle révise le plan de soins et de traitements infirmiers avec Mme Aquilini et le modifie : Mme Aquilini fera dorénavant ses exercices de toux et de respiration profonde toutes les deux heures.

TABLEAU 19-1

Liste de vérification pour l'évaluation

Collecte des données	Analyse	Planification	Interventions
___ Les données sont-elles complètes et précises ? Ont-elles été confirmées ? ___ Les nouvelles données obtenues imposent-elles qu'on modifie le plan de soins et de traitements infirmiers ?	___ Les diagnostics infirmiers sont-ils pertinents et exacts ? ___ Les diagnostics infirmiers reposent-ils sur les données ? ___ L'état du problème a-t-il changé (problème actuel ou de type risque) ? ___ Les diagnostics sont-ils formulés clairement ? Ont-ils été formulés dans une forme appropriée ? ___ Est-ce que certains diagnostics doivent cesser parce que le problème n'existe plus ?	**Résultats escomptés** ___ A-t-on formulé de nouveaux diagnostics infirmiers qui exigent que l'on établisse de nouveaux objectifs ? ___ Les objectifs sont-ils réalistes ? ___ A-t-on prévu suffisamment de temps pour l'atteinte des objectifs ? ___ Les objectifs portent-ils sur tous les aspects du problème ? ___ La personne est-elle toujours d'accord avec les objectifs ? ___ Les priorités de la personne ont-elles changé ? **Ordonnances infirmières** ___ A-t-on formulé de nouveaux diagnostics infirmiers ou de nouveaux objectifs qui exigent que l'on rédige de nouvelles ordonnances infirmières ? ___ Les ordonnances infirmières semblent-elles reliées aux objectifs ? ___ Les ordonnances infirmières ont-elles toutes une justification scientifique ? ___ Les ordonnances infirmières sont-elles claires, précises et détaillées ? ___ Les ordonnances infirmières portent-elles sur tous les aspects des objectifs ? ___ A-t-on accès à de nouvelles ressources ? ___ A-t-on exécuté les ordonnances infirmières ?	___ A-t-on demandé l'opinion de la personne à toutes les étapes de la démarche ? ___ Les objectifs et les interventions infirmières étaient-ils acceptables pour la personne ? ___ Les personnes soignantes possèdent-elles les connaissances et les compétences nécessaires pour accomplir les interventions correctement ? ___ A-t-on donné des explications à la personne avant d'accomplir les interventions ?

Planification. Si un diagnostic infirmier est incorrect, l'infirmière doit évidemment réviser les objectifs ou les résultats escomptés correspondants. Mais si le diagnostic infirmier est approprié, l'infirmière doit s'assurer que les objectifs ou les résultats escomptés sont réalistes et atteignables, puis les corriger au besoin. Elle doit également vérifier si les priorités ont changé et si la personne les approuve toujours. L'infirmière doit penser à formuler des objectifs correspondant aux nouveaux diagnostics. Elle vérifie si les interventions ont eu un effet sur l'atteinte des objectifs et si ces interventions étaient les meilleures qu'il était possible de faire. Il se peut que les diagnostics infirmiers et les objectifs soient appropriés, mais qu'on n'ait pas choisi les interventions les plus propices à l'atteinte des objectifs. Les nouvelles ordonnances infirmières peuvent correspondre soit à l'évolution des besoins de la personne en matière de soins, soit aux changements d'horaire, ou encore à une réorganisation des interventions infirmières visant le regroupement des activités semblables ou la prolongation des périodes de repos ou d'activité de la personne.

Interventions. Même si toutes les parties du plan de soins et de traitements infirmiers semblent satisfaisantes, il se peut que sa mise en œuvre ait fait obstacle à l'atteinte des objectifs. Avant de choisir de nouvelles interventions, l'infirmière doit vérifier si les ordonnances infirmières prévues dans le plan ont été exécutées. Elles peuvent en effet avoir été omises parce qu'elles étaient soit ambiguës, soit irréalistes en raison de contraintes de budget, de ressources humaines ou de matériel, par exemple.

Après avoir apporté les corrections nécessaires, l'infirmière accomplit le plan de soins et de traitements infirmiers modifié et recommence le cycle de la démarche systématique. Le plan de soins et de traitements infirmiers destiné à Raymonde Aquilini, aux pages 430 à 432, a été modifié à la suite de l'évaluation de l'atteinte des objectifs et de la révision de la démarche systématique. Les parties que l'infirmière désirait éliminer sont rayées, tandis que les ajouts apparaissent en italique.

Évaluation de la qualité des soins infirmiers

L'infirmière évalue non seulement l'atteinte des objectifs chez une personne en particulier, mais aussi la qualité globale des soins donnés à un groupe de personnes. Il s'agit là d'un aspect essentiel de sa responsabilité professionnelle. La qualité des soins « correspond à une approche d'amélioration continue des résultats centrée sur la personne. Elle constitue un concept dynamique se modifiant suivant l'évolution scientifique, technologique et la multiplicité des attentes des patients » (Lefort et Deletoille, 2001).

ASSURANCE DE LA QUALITÉ

Un **programme d'assurance de la qualité (AQ)** est un processus systématique et continu qui vise à promouvoir l'excellence des soins de santé. On croit généralement que l'assurance de la qualité se situe à l'échelle d'un établissement, mais elle peut tout aussi bien porter sur le rendement d'une infirmière en particulier que sur les soins de santé fournis dans un pays entier. L'assurance de la qualité suppose l'évaluation de trois composantes des soins : les structures, les processus et les résultats. Chaque forme d'évaluation exige des méthodes et des critères distincts, et chacune a un objet particulier.

L'**évaluation des structures** porte sur le milieu dans lequel les soins sont donnés. Elle vise à répondre à la question suivante : Quel est l'effet du milieu sur la qualité des soins ? Les caractéristiques environnementales et organisationnelles qui influent sur les soins, tels la composition de l'équipe de soins, l'organisation des soins, le matériel et les équipements, les politiques et les protocoles, sont prises en considération.

L'**évaluation des processus** concerne la manière dont l'infirmière utilise la démarche systématique et dont les soins sont donnés. Elle vise à répondre aux questions suivantes : Les soins sont-ils appropriés aux besoins de la personne ? Les soins sont-ils complets et donnés de façon compétente et diligente ? Les éléments d'évaluation du processus portent par exemple sur l'évaluation et la surveillance cliniques, les soins et les traitements, l'enseignement à la personne, la préparation au transfert et au congé, et la documentation des soins. Ils sont assortis de critères comme « Vérifie le bracelet d'identité de la personne avant d'administrer un médicament » et « Exécute un examen pulmonaire, y compris une auscultation, et en note les résultats une fois par quart de travail ».

L'**évaluation des résultats** touche les changements observables dans l'état de santé de la personne à la suite de l'apport de soins infirmiers. Les critères de résultat sont exprimés sous forme de réactions de la personne ou de descriptions de l'état de santé, comme pour l'évaluation dans la démarche systématique infirmière. Selon l'OIIQ (mars 2001, p. 35), un indicateur de résultat est un « indice, un repère spécifique d'une situation clinique, observable et mesurable, visant à évaluer l'effet d'une ou de plusieurs interventions en soins infirmiers. Il permet de poser un jugement sur les interventions et sur les résultats qui en découlent ». Les éléments d'évaluation des résultats portent, entre autres, sur l'acquisition de connaissances et d'habiletés d'autosoins, et sur l'absence de complications et d'incidents évitables. Par exemple, on cherche des réponses aux questions suivantes : « Combien de personnes ayant subi la mise en place d'une prothèse de la hanche contractent une pneumonie ? » ou « Combien de personnes ayant subi une colostomie souffrent d'une infection qui retarde leur congé ? » La figure 19-5 ■ présente un modèle hypothétique des liens entre les trois éléments de la qualité des soins infirmiers (soit les structures, les processus et les résultats).

AMÉLIORATION DE LA QUALITÉ

L'**amélioration de la qualité** est aussi désignée par les expressions suivantes : amélioration continue de la qualité, gestion de la qualité totale, amélioration des performances et amélioration continue. Selon Schroeder (1994, p. 3), l'amélioration de la qualité est « la recherche d'une amélioration constante de tous les procédés utilisés dans toutes les parties d'une organisation en vue de satisfaire et de dépasser les attentes du client ».

L'amélioration de la qualité se distingue de l'assurance de la qualité par trois différences majeures : (a) l'amélioration de la qualité porte sur les soins de la personne plutôt que sur les structures organisationnelles ; (b) elle est axée sur les processus plutôt que sur les individus ; (c) comme son nom l'indique, elle vise à *améliorer* la qualité des soins plutôt qu'à l'*assurer*. Les démarches d'amélioration de la qualité visent souvent à discerner et à corriger les problèmes d'un système, par exemple le redoublement des services dans un centre hospitalier ou la correction des lacunes des services.

Selon l'OIIQ (mars 2001, p. 36), l'amélioration continue de la qualité des soins infirmiers est un « changement progressif et positif des interventions en soins infirmiers assurant une mise à jour et une qualité toujours plus grande de l'exercice infirmier. Ce changement fait appel à l'engagement des infirmières, à une pensée critique et à la mise en place de projets novateurs ».

Selon Morin (2001), l'amélioration de la qualité est « l'identification et l'évaluation des changements systématiques pour améliorer la qualité des structures, des processus et/ou résultats de soins sur la base des appréciations des usagers de soins autant que la base des indicateurs de performance professionnelle et systémique ». Les indicateurs permettant d'évaluer la performance professionnelle sont déterminés en grande partie à partir des assises de l'exercice de la profession infirmière (Lefort et Deletoille, 2001), soit l'ensemble de croyances et de valeurs, liées à une façon de voir la personne, la santé, l'environnement et le soin, qui orientent l'exercice de la profession infirmière (OIIQ, 2004).

Au Québec, il existe deux instruments globaux d'évaluation de la qualité des soins infirmiers (IGEQSI). L'un de ces instruments est destiné à la mesure et à l'évaluation de la qualité des soins infirmiers fournis en établissement de soins de courte durée ; l'autre est destiné à la mesure et à l'évaluation de la qualité en établissement de soins de longue durée. Le premier instrument a été créé au Québec par le professeur Raymond Grenier, de l'Université de Montréal, et Jeanine Drapeau, infirmière clinicienne à l'hôpital Notre-Dame de Montréal. Grenier et Drapeau proposent de mesurer et d'évaluer six dimensions de la qualité des soins infirmiers, et ce, pour les structures, les processus et les résultats. Les 6 dimensions sont précisées par un ensemble de 31 normes, lesquelles deviennent opérationnelles sous forme de critères ou d'indicateurs de qualité, au nombre de 400 environ. L'exemple suivant montre comment cet instrument permet de formuler la mesure et l'évaluation de la qualité des soins : dimension 1 : le plan de soins infirmiers est formulé ; norme : le plan de soins infirmiers est formulé par écrit ; critère : on trouve au dossier le ou les problèmes de la personne, et ces problèmes ont été mis à jour (Grenier et Drapeau, 1989).

VÉRIFICATION DES SOINS INFIRMIERS

Une *vérification* est un examen des dossiers. Une *vérification rétrospective* est une évaluation du dossier d'une personne qui a reçu son congé. Une *vérification simultanée* est une évaluation des soins apportés à une personne pendant son séjour dans

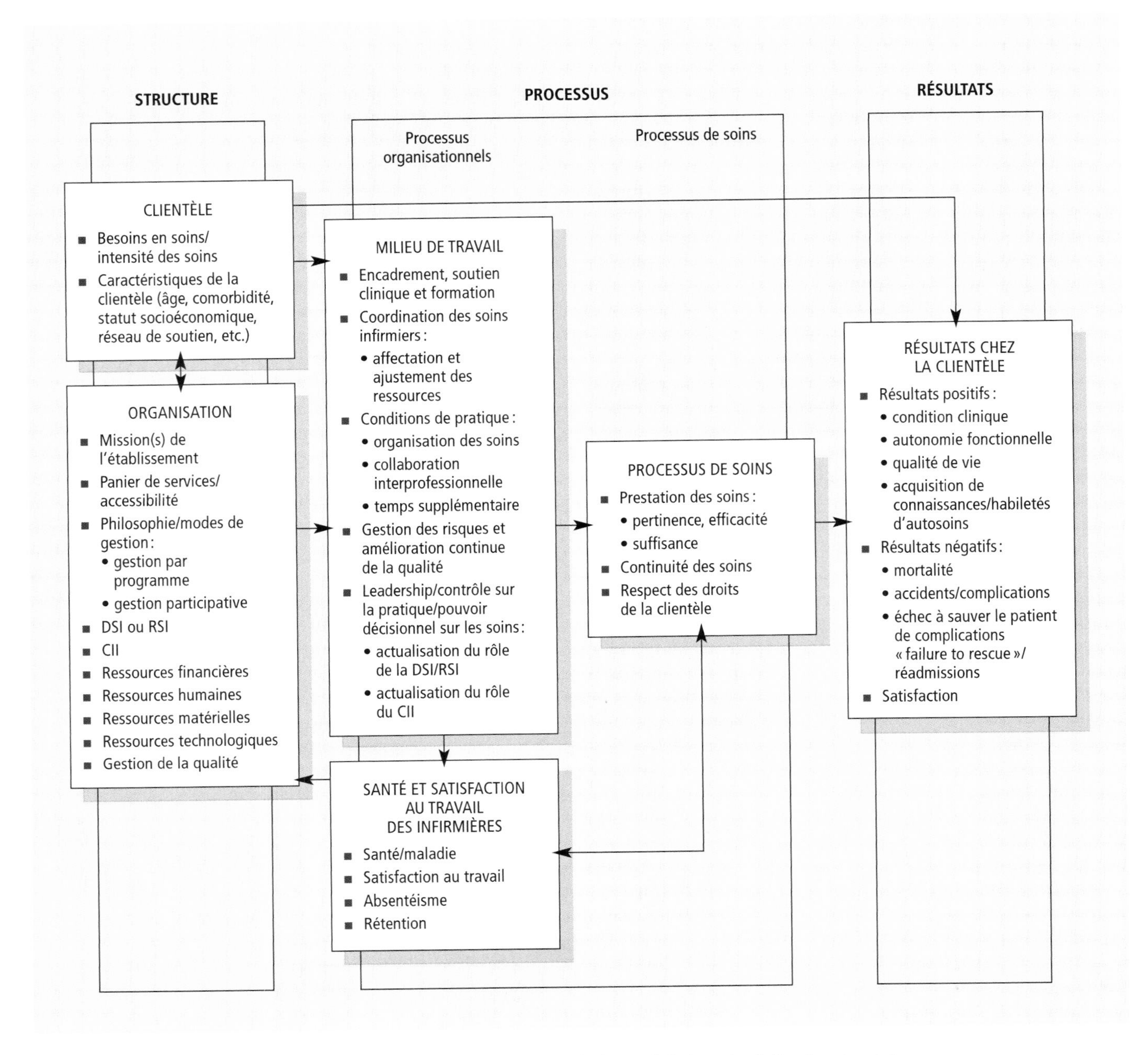

FIGURE 19-5 ■ Modèle hypothétique des liens entre les éléments de la qualité des soins infirmiers, inspiré des modèles de Kovner (2001) et de Eisenberg, Bowman et Foster (2001) et proposé par l'OIIQ.
(Source : *Étude sur la qualité des soins infirmiers dans les établissements de santé du Québec. Recommandations du Bureau de l'Ordre des infirmières et infirmiers du Québec,* de J. Leprohon, décembre 2001, Montréal : OIIQ.)

un établissement. Ces vérifications visent à déterminer si on a satisfait aux critères d'évaluation donnés ; elles s'effectuent au moyen d'entrevues, d'observations directes des soins infirmiers et de révisions des dossiers cliniques.

L'évaluation des soins peut aussi prendre la forme d'un *examen par les pairs.* Autrement dit, les infirmières évaluent la pratique d'autres infirmières également qualifiées en s'appuyant sur des critères préétablis.

Il existe deux types d'examen par les pairs, soit l'examen individuel et la vérification des soins infirmiers. L'examen individuel porte sur le rendement d'une infirmière en particulier ; la vérification des soins infirmiers porte quant à elle sur les dossiers. L'infirmière doit se faire un point d'honneur de consigner toutes ses interventions. Si elle omet des données, les vérificatrices supposeront qu'elle n'a pas prodigué les soins. L'Ordre des infirmières et infirmiers du Québec (OIIQ) se soucie de la qualité des soins offerts et, par le fait même, de la protection du public ; il s'est donc doté d'un comité d'inspection professionnelle qui a pour mandats généraux de surveiller l'exercice de la profession par les membres et d'enquêter sur la compétence de tout membre, s'il y a lieu.

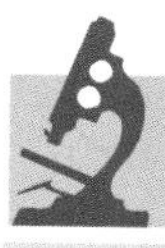

RÉSULTATS DE RECHERCHE

Qu'en est-il de la surveillance de la qualité au Québec ?

« Depuis 1996, l'OIIQ a adopté une approche de surveillance générale de l'exercice de la profession qui permet au comité d'inspection professionnelle d'examiner non seulement la compétence des infirmières, mais également les résultats obtenus chez la clientèle, y compris les accidents et les complications, ainsi que les éléments organisationnels qui affectent l'exercice de la profession, en vue de mieux soutenir les infirmières dans leur démarche d'amélioration continue de la qualité. »

« Préoccupé par les conditions actuelles de l'exercice de la profession d'infirmière et leurs conséquences eu égard à la protection du public, l'OIIQ a décidé, en décembre 2000, de créer un comité spécial de vigilance sur la qualité des soins infirmiers. »

« Cette étude s'appuie principalement sur une consultation réalisée au moyen d'un sondage auprès des directrices de soins infirmiers (DSI), des responsables de soins infirmiers (RSI) et des conseils des infirmiers et infirmières (CII) dans le cadre des travaux du comité spécial de vigilance sur la qualité des soins infirmiers, et sur des analyses de régression effectuées à partir des résultats du sondage. Plusieurs de ces résultats se retrouvent dans diverses études nord-américaines récentes. »

Cette étude sur la qualité des soins infirmiers a permis d'inventorier certaines situations problématiques de soins infirmiers dans les établissements de santé au Québec et de dégager des tendances relatives à leur évolution. Parmi les constats réalisés, il importe de noter l'omission de soins et de traitements qui s'accentue dans un contexte où l'intensité des soins est en hausse. Ces constats ont été confirmés par le sondage mené en 1998-1999 dans le cadre des travaux de l'International Hospital Outcomes Reasearch Consortium (Aiken *et al.*, 2001, cités dans OIIQ, décembre 2001), qui fournit certaines données concernant l'omission de soins. « Plusieurs des infirmières canadiennes consultées indiquent avoir omis, durant leur dernier quart de travail, différentes interventions de soins qu'elles jugeaient nécessaires, entre autres : élaborer ou mettre à jour les plans de soins (47,4 %) ; parler aux patients et les réconforter (43,6 %) ; donner les soins de la peau (34,7 %) ; prodiguer l'enseignement au patient et à sa famille pour le congé (13,7 %). À cet égard, seulement 30 % des répondantes croient que leurs patients sont capables de gérer leurs soins lorsqu'ils ont leur congé. »

Implications : Cette situation en inquiète plusieurs : « Dans un contexte où l'intensité des soins infirmiers est à la hausse, l'omission des soins s'accentue en soins de courte durée et en soins de longue durée, de l'avis de plus du quart des répondantes, et la planification des soins se détériore dans ces deux secteurs d'activités ainsi qu'en santé communautaire. L'omission ou l'insuffisance des activités de prévention, plus particulièrement en santé communautaire, fait partie des situations problématiques actuelles et tend à s'accentuer. »

Source : *Étude sur la qualité des soins infirmiers dans les établissements de santé du Québec. Recommandations du Bureau de l'Ordre des infirmières et infirmiers du Québec*, de l'Ordre des infirmières et infirmiers du Québec et J. Leprohon, décembre 2001, Montréal : OIIQ.

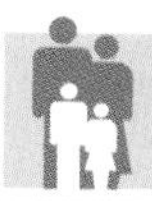

LES ÂGES DE LA VIE

Personnes âgées

Lorsqu'une infirmière travaille auprès des personnes âgées, il lui faut évaluer les objectifs, les résultats escomptés et les interventions de façon continue et faire preuve d'une vigilance constante. Les situations peuvent évoluer rapidement, et l'infirmière doit être prête à modifier l'ordre de priorité dès que les problèmes apparaissent. Un bon nombre de personnes âgées sont atteintes de troubles qui compromettent la communication, qu'il s'agisse de l'aphasie consécutive à un accident vasculaire cérébral, de la démence, de la sclérose en plaques ou d'autres affections neurologiques. L'infirmière doit donc redoubler d'ingéniosité pour pouvoir procéder à une collecte des données non verbales et détecter les changements et les problèmes. Si ses évaluations sont fréquentes et méticuleuses, elle peut apporter rapidement (voire au cours d'un même quart de travail) les changements qui s'imposent pour améliorer les soins et intervenir plus efficacement. Les habiletés reliées à la communication et aux relations interpersonnelles sont aussi cruciales à l'étape de l'évaluation qu'à celle de la collecte des données initiale.

PLAN DE SOINS ET DE TRAITEMENTS INFIRMIERS POUR RAYMONDE AQUILINI, MODIFIÉ À LA SUITE DES INTERVENTIONS ET DE L'ÉVALUATION

Diagnostic infirmier: Dégagement inefficace des voies respiratoires, relié à la présence de sécrétions visqueuses et à une faible amplitude thoracique consécutives au déficit de volume liquidien, à la douleur et à la fatigue

RÉSULTATS DE SOINS INFIRMIERS [N° CRSI/NOC] ET INDICATEURS	ÉNONCÉS D'ÉVALUATION	ORDONNANCES INFIRMIÈRES*	MOTIFS DU MAINTIEN OU DE LA MODIFICATION DES ORDONNANCES INFIRMIÈRES
État respiratoire: échanges gazeux [0402], manifesté par:		Vérifier l'état respiratoire toutes les 4 h: fréquence, amplitude, effort, couleur de la peau, muqueuses, quantité et couleur des crachats.	L'évaluation indique que le problème n'est pas résolu. Maintenir les ordonnances infirmières afin d'en suivre l'évolution.
• Absence de pâleur et de cyanose (peau et muqueuses)	Résultat partiellement obtenu. La peau et les muqueuses ne sont pas cyanosées, mais sont encore pâles.	Prendre connaissance des résultats de l'analyse des gaz sanguins, de la saturométrie, du pouls et de la mesure du volume inspiré avec l'inspiromètre d'incitation si possible.	
• Utilisation d'une technique appropriée de respiration et de toux après enseignement	Résultat partiellement obtenu. La personne utilise la technique appropriée quand sa douleur est soulagée par des analgésiques opioïdes.	Surveiller l'état de conscience.	
• Toux productive	Résultat obtenu. La personne expectore des quantités modérées de crachats épais, jaunes et teintés de rose.	Ausculter les poumons toutes les 4 h.	
• Amplitude thoracique symétrique d'au moins 4 cm	Résultat non obtenu. Amplitude thoracique = 3 cm.	Prendre les signes vitaux toutes les 4 h (T, PA, saturométrie, pouls).	
• Poumons clairs à l'auscultation dans les 48 à 72 h	Résultat non obtenu. Crépitants à l'inspiration dans les parties antérieures et postérieures droites du thorax.	Enseigner des techniques de toux et de respiration. Rappeler de les pratiquer et l'aider à le faire toutes les 3 h. *Soutenir et encourager. (05-04-17, J.V.)*	La personne utilise les techniques appropriées et n'a pas besoin d'un enseignement supplémentaire. Elle peut encore avoir besoin de soutien et d'encouragement en raison de la fatigue et de la douleur.
• Fréquence respiratoire: 12-22/min; pouls: 92 BPM	Résultat partiellement obtenu. Fréquence respiratoire: 26/min; pouls: 80 BPM	Administrer un expectorant selon l'ordonnance; établir l'horaire le plus propice à son efficacité.	
• Inspiration d'un volume normal d'air avec l'inspiromètre d'incitation	Résultat non obtenu. Volume courant de 350 mL seulement. *(Évalué le 05-04-17, J.V.)*	Maintenir en position Fowler ou semi-Fowler. Administrer les analgésiques selon l'ordonnance. Avertir le médecin si la douleur ne s'atténue pas.	

Diagnostic infirmier : Dégagement inefficace des voies respiratoires, relié à la présence de sécrétions visqueuses et à une faible amplitude thoracique consécutives au déficit de volume liquidien, à la douleur et à la fatigue (suite)

RÉSULTATS DE SOINS INFIRMIERS [N° CRSI/NOC] ET INDICATEURS	ÉNONCÉS D'ÉVALUATION	ORDONNANCES INFIRMIÈRES*	MOTIFS DU MAINTIEN OU DE LA MODIFICATION DES ORDONNANCES INFIRMIÈRES
		Administrer de l'oxygène à l'aide d'une sonde nasale, selon l'ordonnance. Fournir une source portative d'oxygène si la personne sort de l'unité (pour se rendre au service de radiographie, par exemple).	
		Aider à pratiquer son drainage postural tous les jours à 9 h 30. *Le 04/17, enseigner de continuer au besoin à domicile. (05-04-17, J.V.)*	La personne recevra probablement son congé dès que l'hydratation sera rétablie et que la fièvre aura disparu.
		Administrer l'antibiotique prescrit de manière à conserver une concentration sanguine constante. Surveiller l'apparition d'une éruption cutanée, d'un trouble gastro-intestinal ou d'autres effets secondaires.	

Diagnostic infirmier : Anxiété, reliée aux difficultés respiratoires ainsi qu'à l'exercice des rôles professionnel et parental

Contrôle de l'anxiété [1402], manifesté par : • Écoute et observe les consignes relatives aux techniques de respiration et de toux, même pendant les périodes de dyspnée.	Résultat obtenu. La personne a pratiqué les techniques de toux pendant les périodes de dyspnée.	Demeurer avec la personne pendant les épisodes de dyspnée ; la rassurer en lui disant qu'on restera à ses côtés.	
• Verbalise sa compréhension de la maladie, des examens paracliniques et des traitements (d'ici à la fin de la journée).	Résultat obtenu. Voir les notes de l'infirmière de soir. La personne a dit : « Je sais qu'il faut que j'essaie de respirer profondément, même quand ça fait mal. » Elle a fait une démonstration de l'utilisation appropriée de l'inspiromètre d'incitation et dit comprendre qu'elle doit l'utiliser. Elle comprend que la perfusion intraveineuse sert à l'hydratation et à l'administration d'antibiotiques. *(Évalué le 05-04-17, J.V.)*	Rester calme, paraître confiante.	
• Diminution de l'expression de la peur et de l'anxiété.	Résultat obtenu. La personne a dit : « Je sais que je peux obtenir assez d'air, mais j'ai encore mal quand je respire. »	Encourager la personne à respirer lentement et profondément.	
• Voix calme, non saccadée.	Résultat obtenu. La personne parle d'une voix calme.	Pendant un épisode de dyspnée, expliquer brièvement les traitements et les procédés.	

PLAN DE SOINS ET DE TRAITEMENTS INFIRMIERS POUR RAYMONDE AQUILINI, MODIFIÉ À LA SUITE DES INTERVENTIONS ET DE L'ÉVALUATION (SUITE)

Diagnostic infirmier : Anxiété, reliée aux difficultés respiratoires ainsi qu'à l'exercice des rôles professionnel et parental (suite)

RÉSULTATS DE SOINS INFIRMIERS [N° CRSI/NOC] ET INDICATEURS	ÉNONCÉS D'ÉVALUATION	ORDONNANCES INFIRMIÈRES*	MOTIFS DU MAINTIEN OU DE LA MODIFICATION DES ORDONNANCES INFIRMIÈRES
• Fréquence respiratoire : 12-22/min.	Résultat non obtenu. Fréquence respiratoire : 26-36/min	~~Après l'épisode aigu, fournir des renseignements détaillés sur la nature de la maladie, les traitements et les épreuves.~~ *Réévaluer si la personne a besoin d'information sur son état, son traitement ou les épreuves. (05-04-17, J.V.)*	La personne a reçu une information détaillée et a prouvé qu'elle la comprenait. Elle n'a pas besoin qu'on la lui répète.
• Exprime librement ses inquiétudes et les solutions possibles en ce qui concerne l'exercice de ses rôles professionnel et parental.	Résultat partiellement obtenu. Le sujet a été abordé brièvement pendant le quart de soir. N'a pas été abordé pendant le quart de nuit, car la patiente avait besoin de repos. *(Évalué le 05-04-17, J.V.)*	Si la personne le tolère, l'inciter à exprimer et à expliciter ses préoccupations quant à son enfant et à son travail. Étudier les solutions possibles au besoin. Noter si son mari revient au moment prévu. Sinon, instaurer le plan de soins et de traitements infirmiers pour *Dynamique familiale perturbée. (À faire le 04-17, quart de jour.) (05-04-17, J.V.)*	Il est important de tenir cette discussion immédiatement afin qu'on puisse prendre des dispositions pour la garde de l'enfant au besoin.

* Les parties du plan de soins et de traitements infirmiers que l'infirmière désirait éliminer sont rayées, tandis que les ajouts apparaissent en italique.

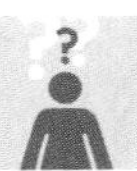

EXERCICES D'INTÉGRATION

1. Quelles conclusions générales pouvez-vous tirer à propos des résultats escomptés associés à *Dégagement inefficace des voies respiratoires* et à *Anxiété* ?
2. Certains des résultats non obtenus ou partiellement obtenus ne sont pas accompagnés de nouvelles ordonnances infirmières. Pourquoi ?
3. La plupart des résultats escomptés associés à *Anxiété* ont été obtenus. Est-ce que vous retireriez ce diagnostic du plan de soins et de traitements infirmiers ?
4. Dans la pratique, les plans de soins ne comprennent pas de colonne « Énoncés d'évaluation ». Où les personnes chargées de la vérification et de l'évaluation de la qualité trouvent-elles ces données ?

Voir l'appendice A : Exercices d'intégration – Pistes de réflexion.

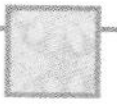

RÉVISION DU CHAPITRE

Concepts clés

- L'étape des interventions est la mise en œuvre des interventions infirmières planifiées.
- L'étape des interventions est accompagnée d'une nouvelle collecte des données.
- Le succès de l'étape des interventions et de l'étape de l'évaluation repose en partie sur la qualité des étapes précédentes, soit la collecte des données, l'analyse et la planification.
- L'accomplissement de stratégies infirmières exige des habiletés cognitives, interpersonnelles et techniques.
- Avant d'accomplir une ordonnance, l'infirmière procède à une nouvelle collecte des données afin de s'assurer que l'ordonnance est toujours appropriée.
- L'infirmière doit déterminer si elle a besoin d'assistance pour exécuter une intervention infirmière de manière compétente, sûre et acceptable pour la personne qu'elle soigne.
- L'étape des interventions se termine par la documentation des interventions infirmières et des réactions de la personne.
- Après la mise en œuvre du plan de soins et de traitements infirmiers, l'infirmière évalue l'état de santé de la personne et détermine si le plan de soins et de traitements infirmiers a permis d'atteindre les objectifs de soins.
- Les résultats escomptés formulés à l'étape de la planification servent de critères pour l'évaluation des progrès et de l'état de santé de la personne.
- Les résultats escomptés servent à déterminer les données à recueillir pour l'évaluation de l'état de santé de la personne.
- L'examen du plan de soins et de traitements infirmiers consiste à prendre des décisions à propos de l'état du problème et à passer en revue chaque phase de la démarche systématique dans la pratique infirmière.
- En vertu des normes de la profession, l'infirmière a la responsabilité et l'obligation de rendre des comptes en matière d'accomplissement et d'évaluation du plan de soins et de traitements infirmiers.
- L'assurance de la qualité porte sur les structures, les processus et les résultats des soins infirmiers.
- L'amélioration de la qualité est une conception générale et une démarche qui sont propres à un établissement ; sa validité ne repose pas nécessairement sur une inspection par un organisme externe.

Questions de révision

19-1. Quelle phase de l'étape des interventions vient en premier ?
   a) Accomplir les interventions infirmières.
   b) Déterminer les besoins de l'infirmière en matière d'assistance.
   c) Procéder à une nouvelle collecte des données.
   d) Documenter les interventions infirmières.

19-2. Dans quelles circonstances est-il acceptable de consigner une activité infirmière *avant* son exécution ?
   a) Quand il s'agit d'une activité habituelle (relever les ridelles du lit, par exemple).
   b) Quand l'activité revient à intervalles réguliers (changer la personne de position, par exemple).
   c) Quand l'activité doit être accomplie sans délai (l'administration d'urgence d'un médicament, par exemple).
   d) Jamais.

19-3. La principale fonction de l'évaluation est de révéler si :
   a) les résultats escomptés ont été obtenus.
   b) les interventions infirmières ont été exécutées.
   c) les interventions infirmières ont été efficaces.
   d) l'état de santé de la personne a changé.

19-4. On a formulé pour une personne un diagnostic infirmier prioritaire de *Risque d'atteinte à l'intégrité de la peau,* relié à un repos au lit prolongé. Après une semaine, l'infirmière évalue le plan de soins et de traitements infirmiers et constate que la personne ne présente aucune atteinte à l'intégrité de la peau. La décision la plus appropriée consiste donc à :
   a) retirer le diagnostic du plan de soins et de traitements infirmiers puisque le problème n'est pas apparu.
   b) conserver le diagnostic puisque les facteurs de risque sont toujours présents.
   c) remplacer le diagnostic infirmier par *Mobilité physique réduite*.
   d) attribuer un ordre de priorité inférieur au diagnostic infirmier.

19-5. Une infirmière se propose d'évaluer le délai entre les appels logés au poste et l'arrivée des infirmières dans les chambres. De quel type d'évaluation de la qualité s'agit-il ?
   a) Évaluation des structures.
   b) Évaluation des processus.
   c) Évaluation des résultats.
   d) Vérification.

Voir l'appendice B : Réponses aux questions de révision.

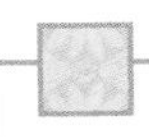

BIBLIOGRAPHIE

En anglais

Alfaro-LeFevre, R. (2002). *Applying the nursing process. A step-by-step guide* (5th ed.). Philadelphia : Lippincott.

American Nurses Association. (1999). *Nursing quality indicators : Guide for implementation.* Washington, DC : Author.

American Nurses Association. (2000). *Nursing quality indicators beyond acute care : Literature review.* Washington, DC : Author.

Carpenito, L. J. (2002). *Nursing diagnosis : Application to clinical practice* (9th ed.). Philadelphia : Lippincott.

Colton, D. (2000). Quality improvement in health care : Conceptual and historical foundations. *Evaluation & the Health Professions, 23,* 7–42.

Determining cost of nursing interventions : A beginning…Iowa Intervention Project. (2001). *Nursing Economics, 19,* 146–60.

Gardner, P. (2002). *Nursing process.* Albany, NY : Delmar.

Johnson, M., Maas, M., & Moorhead, S. (Eds.). (2000). *Nursing outcomes classification (NOC)* (2nd ed.). St. Louis, MO : Mosby.

Kirrane, C. (2001). An audit of care planning on a neurology unit. *Nursing Standard, 15*(19), 36–39.

LaDuke, S. (2000). NIC puts nursing into words. *Nursing Management, 31*(2), 43–44.

McCloskey, J. C., and Bulechek, G. M. (Eds.). (2000). *Nursing interventions classification (NIC)* (3rd ed.). St. Louis, MO : Mosby.

McCloskey, J. C., Bulechek, G. M., Dochterman, J., & Maas, M. (Eds.). (2000). *Nursing diagnoses, outcomes, and interventions : NANDA, NOC and NIC linkages.* St. Louis, MO : Mosby.

NANDA International. (2003). NANDA *nursing diagnoses : Definitions & classification 2003-2004.* Philadelphia : Author.

Page, C. K. (1999). Performance improvement integration : A whole systems approach. *Journal of Nursing Care Quality, 13*(3), 59–70.

Parsley, K., & Corrigan, P. (1999). *Quality improvement in nursing and health care : Putting evidence into practice.* Cheltenham, UK : Stanley Thornes.

Payne, J. (2000). The nursing interventions classification : A language to define nursing. *Oncology Nursing Forum, 27,* 99–103.

Rantz, M. J., Popejoy, L., Petroski, G. F., Madsen, R. W., Mehr, D. R., Zwygart-Stauffacher, M., et al. (2001). Randomized clinical trial of a quality improvement intervention in nursing homes. *The Gerontologist, 41,* 525–538.

Schroeder, P. (1994). *Improving quality and performance : Concepts, programs and techniques.* St. Louis, MO : Mosby.

Smith, A. P. (2001). Removing the fluff : The quality in quality improvement. *Nursing Economics, 19,* 183–188.

Wilkinson, J. M. (2000). *Nursing diagnosis handbook with NIC interventions and NOC outcomes* (7th ed.). Upper Saddle River, NJ : Prentice Hall Health.

Wilkinson, J. M. (2001). *Nursing process and critical thinking* (3rd ed.). Upper Saddle River, NJ : Prentice Hall.

En français

Carpenito, L. J. (2003). *Manuel de diagnostics infirmiers,* traduction de la 9e édition, Saint-Laurent : Éditions du Renouveau Pédagogique.

Grenier, R. et Drapeau, J. (1989). *Développement d'un instrument global d'évaluation de la qualité des soins infirmiers, l'IGEQSI, et étude de ses qualités métrologiques,* Montréal : Université de Montréal, Faculté des sciences infirmières.

Lefort, M.-C. et Deletoille, V. (juin 2001). « Les indicateurs de qualité au service d'une culture de l'amélioration continue des soins infirmiers », *Recherche en soins infirmiers,* nº 65, p. 5-13.

Morin, D. (2001). *Activité de formation continue. Comment élaborer des indicateurs de résultats ?* Québec : Université Laval.

Ordre des infirmières et infirmiers du Québec (OIIQ) / Leprohon, J. (décembre 2001). *Étude sur la qualité des soins infirmiers dans les établissements de santé du Québec. Recommandations du Bureau de l'Ordre des infirmières et infirmiers du Québec,* Montréal : OIIQ.

Ordre des infirmières et infirmiers du Québec et Lévesque-Barbès, H. (2004). *Perspectives de l'exercice de la profession d'infirmière,* Montréal : OIIQ.

Ordre des infirmières et infirmiers du Québec et Lévesque-Barbès, H., Leprohon, J. et Thibault, C. (mars 2001). *Guide d'autoapprentissage sur l'utilisation des Perspectives de l'exercice de la profession d'infirmière dans le cadre d'une démarche d'amélioration continue,* Montréal : OIIQ.

OBJECTIFS D'APPRENTISSAGE

Après avoir étudié ce chapitre, vous pourrez :

- Exposer les raisons qui justifient la documentation des soins infirmiers.
- Saisir les considérations professionnelles et juridiques reliées à la documentation des soins infirmiers.
- Comparer deux systèmes de tenue de dossier : le dossier orienté vers la source et le dossier orienté vers les problèmes.
- Comparer différentes méthodes de documentation des soins infirmiers : la méthode des notes narratives, la méthode SOAPIER, la méthode APIE, la méthode des notes ciblées, la méthode de gestion de cas et la méthode des notes d'exception.
- Préciser les particularités et les caractéristiques du dossier informatisé.
- Expliquer la façon dont l'infirmière se sert des divers formulaires contenus dans le dossier de la personne (feuilles de surveillance, collecte des données, plan thérapeutique infirmier, plans de soins et de traitements infirmiers, cardex, plan de congé ou d'orientation vers un autre professionnel, rapport d'incident-accident) pour rendre compte des étapes de la démarche systématique dans la pratique infirmière.
- Décrire le rôle de l'infirmière dans l'échange d'information entre collègues.
- Comparer les dossiers à constituer pour les personnes traitées dans un établissement de soins actifs, dans un établissement de soins de longue durée ainsi qu'à domicile.
- Exposer les caractéristiques d'une documentation des soins infirmiers efficace et conforme aux normes légales et déontologiques.
- Exposer les lignes directrices de la communication des données relatives à la personne.
- Interpréter les abréviations et les symboles communément utilisés dans les dossiers.
- Interpréter les abréviations et les symboles communément utilisés dans le dossier.

CHAPITRE 20

TENUE DE DOSSIER

Adaptation française :
Caroline Longpré, inf., M.Sc.
Enseignante en soins infirmiers
Cégep régional de Lanaudière à Joliette

Pour prodiguer des soins de qualité à la personne, il est essentiel que le professionnel de la santé sache communiquer efficacement. La communication s'effectue généralement au moyen de discussions, de rapports et de dossiers. Une **discussion** est un échange verbal d'idées entre des professionnels de la santé dans le but de définir un problème ou d'élaborer des stratégies pour le résoudre. Un **rapport** est une communication verbale, écrite ou informatisée qui vise à transmettre de l'information. Par exemple, l'infirmière fait toujours, à la fin de son quart de travail, un rapport de relève ou un rapport interservice sur les personnes qu'elle soigne. Un **dossier** est un document écrit ou informatisé. Un **dossier clinique** est un document officiel, à caractère légal, qui constitue la preuve des soins prodigués à la personne. L'action d'inscrire des données dans le dossier d'une personne est appelée **consignation**, **inscription**, ou **notation**.

MOTS CLÉS

« Tout membre de l'Ordre des infirmières et infirmiers du Québec doit constituer et tenir un dossier pour chacun de ses clients, qu'il exerce la profession à temps plein ou à temps partiel, seul ou en société, à son propre compte ou pour le compte d'un membre de l'Ordre ou d'une société de membres de l'Ordre. » (*Règlement sur les effets, les cabinets de consultation et autres bureaux des membres de l'OIIQ*, 1997)

Chaque établissement de soins se dote de politiques en matière de dossiers et de rapports, et l'infirmière est tenue de se conformer à celles qui sont en vigueur là où elle travaille. Les établissements définissent des règles précisant les évaluations et les interventions qui doivent être consignées par l'infirmière et celles qui peuvent être notées par le personnel infirmier. Les méthodes de tenue de dossier et les formulaires utilisés varient selon les établissements, mais tous les dossiers contiennent les mêmes renseignements, lesquels doivent être pertinents, complets, précis, confidentiels et individualisés (Smith et Dougherty, 2001). L'encadré 20-1 présente les éléments que les membres de l'Ordre des infirmières et infirmiers du Québec doivent consigner dans le dossier des personnes qu'ils soignent.

ENCADRÉ 20-1

Éléments que les membres de l'Ordre des infirmières et infirmiers du Québec doivent consigner dans le dossier des personnes qu'ils soignent

1. La date d'ouverture du dossier et de chaque consultation.
2. Le nom, le sexe, la date de naissance, l'adresse et le numéro de téléphone du client.
3. Le nom et l'adresse du médecin traitant ou du médecin de famille ou de tout autre professionnel de la santé.
4. Le motif de la consultation et les services professionnels requis.
5. Les renseignements pertinents relatifs à l'évaluation de la situation de santé du client, y compris l'examen physique.
6. S'il y a lieu, une copie de tout contrat de service ou la description de toute entente particulière concernant la nature et les modalités d'une intervention de soins et une copie du consentement aux soins et aux services.
7. Toute l'information relative à la planification des interventions de soins.
8. Une description sommaire des services professionnels rendus, notamment des soins prodigués au client y compris les recommandations et les conseils de santé ainsi que les réactions du client aux interventions de soins.
9. L'information relative à tout acte relié à une ordonnance médicale.
10. L'information pertinente relative à l'orientation du client vers un autre professionnel de la santé.
11. Tous les rapports relatifs à des examens, consultations, traitements faits par d'autres professionnels.
12. Les renseignements transmis à des tiers, et les documents d'autorisation signés par le client.
13. L'information relative aux horaires professionnels et à toute autre somme facturée au client.

Le membre de l'Ordre signe ou initiale chaque note versée au dossier du client.

Décision, 96-12-19, a. 2.

Source : *Règlement sur les effets, les cabinets de consultation et autres bureaux des membres de l'Ordre des infirmières et infirmiers du Québec*, L.R.Q. c. I-8, r.7.01. Reproduction autorisée par Les Publications du Québec.

Documentation des soins infirmiers

La **documentation des soins infirmiers :**

> est une activité essentielle de la pratique infirmière consistant à consigner l'ensemble de l'information relative aux soins infirmiers du client dans son dossier, que celui-ci soit informatisé ou non. La documentation des soins infirmiers réfère également au résultat de cette activité et inclut les données pertinentes permettant de suivre l'évolution de l'état de santé physique et mentale du client, de communiquer les décisions cliniques concernant sa situation de santé, de témoigner des soins, traitements et autres interventions planifiés et dispensés ainsi que des résultats obtenus à la suite des interventions et ce, dans une perspective de continuité des soins. (OIIQ, 2002)

Elle constitue une responsabilité professionnelle inhérente à la pratique infirmière et elle a pour but de communiquer de l'information. Selon la mosaïque des compétence cliniques initiales de l'infirmière, élaborée par l'OIIQ et qui consiste à présenter une vision globale de l'exercice en définissant des compétences en interaction qui permettent de cerner le domaine de la compétence professionnelle de l'infirmière,

> l'infirmière prend divers moyens pour assurer la communication de l'information pertinente afin d'assurer la continuité des soins lors des changements d'équipe, au moment des pauses et des repas, ou lorsque le client est dirigé vers une autre unité ou vers un autre établissement de santé, ou lorsqu'un autre professionnel de la santé est consulté. (OIIQ, 2001a)
>
> L'infirmière est apte à :
>
> - Informer le médecin des changements survenus dans l'état de santé du client.
> - Transmettre à une autre infirmière ou à un autre professionnel de la santé, au besoin et en temps opportun, des renseignements relatifs à l'état du client, en déterminer la nature, selon la situation, et assurer la coordination et le suivi de la consultation, le cas échéant.
> - Prendre les mesures appropriées visant à assurer la continuité et le suivi des soins intraétablissement et interétablissements ainsi qu'avec les organismes et groupes communautaires.
> - Consigner au dossier les données pertinentes, les problèmes de santé du client, les objectifs de soins, les interventions effectuées, les médicaments et les traitements administrés ainsi que les résultats obtenus.
> - Voir à la mise à jour du dossier du client. (OIIQ, 2001a)

Considérations d'ordre professionnel et légal relatives à la documentation des soins infirmiers

Considérations d'ordre professionnel

D'un point de vue professionnel, trois principes de base de la documentation des soins infirmiers prévalent : le soutien clinique à la pratique infirmière ; la contribution à la continuité des soins ; l'apport à l'évaluation de la qualité des soins dans une perspective d'amélioration continue. Conformément à ces principes, le contenu de la documentation des soins infirmiers doit comporter de

> l'information pertinente, exacte et complète pour assurer des soins sécuritaires et de qualité. Son organisation doit permettre un accès facile et rapide à cette information et favoriser la complémentarité des divers outils cliniques utilisés. (OIIQ, 2002)

Le *soutien clinique* est essentiel pour assurer la sécurité et la qualité des soins à la personne au cours de son épisode de soins. La documentation des soins infirmiers doit faire

> état des besoins du client et de ses attentes, de l'évolution de sa situation de santé telle qu'évaluée par l'infirmière, de la prise de décisions cliniques de l'infirmière et des éléments sur lesquels elle appuie ces décisions, des soins, des traitements, des autres interventions planifiées et effectuées et des résultats obtenus. (OIIQ, 2002)

Quant au principe de la *contribution de la documentation des soins infirmiers à la continuité des soins,* il favorise la qualité des soins tant au niveau interdisciplinaire qu'interétablissement, en référence au continuum de soins et de services. Tous les professionnels concernés sont ainsi renseignés sur la personne, sur l'évolution de sa situation de santé et sur le plan thérapeutique infirmier. Selon les *Perspectives de l'exercice de la profession d'infirmière*, « l'infirmière, dans l'exercice de sa profession, doit prendre les moyens nécessaires pour assurer la continuité des soins (OIIQ, 2004). »

La documentation des soins infirmiers constitue un apport très utile à l'évaluation de la qualité des soins infirmiers, car elle procure des données relatives aux éléments organisationnels, aux éléments de l'exercice professionnel et aux résultats obtenus chez les personnes soignées.

Considérations d'ordre légal

Des éléments de nature légale qui reposent sur les lois et les règlements en vigueur au Québec sont regroupés dans l'encadré 20-2.

> Le *Code des professions* (art. 60.5 et 60.6), le *Code de déontologie des infirmières et infirmiers*, le *Règlement sur les effets, les cabinets de consultation et autres bureaux des membres de l'Ordre des infirmières et infirmiers du Québec* (art. 2, 3, 9 et 10) ainsi que le *Règlement sur l'organisation et l'administration des établissements* (art. 20, 45, 50, 51 et 53) précisent les responsabilités de l'infirmière quant à la tenue du dossier, à l'exactitude de l'information consignée et à l'accès au dossier. (OIIQ, 2002)
>
> La *Charte des droits et libertés de la personne* (art. 5 et 9), le *Code civil du Québec* (art. 35, 37 et 41), le *Code des professions* (art. 60.4), la *Loi sur les services de santé et les services sociaux* (art. 17 à 23), la *Loi sur l'accès aux documents des organismes publics et sur la protection des renseignements personnels* (art. 53 et 62) et la *Loi sur la protection des renseignements personnels dans le secteur privé* (art. 10) définissent l'accessibilité à l'information dans la perspective des droits de la clientèle, notamment celui de la confidentialité. (OIIQ, 2002)

ENCADRÉ 20-2

Éléments de nature légale reliés à la documentation des soins infirmiers

L'infirmière, dans son exercice professionnel, est tenue :

- De constituer et de tenir un dossier pour chaque client lorsqu'elle exerce en pratique privée, sauf dans le cas où elle lui fournit un service déterminé et ponctuel inscrit en peu de mots dans un registre.
- D'inscrire des données exactes, signées ou identifiées, au dossier de chaque client ou, le cas échéant, dans un dossier de groupe ou un registre.
- De donner accès au client à son dossier, selon certaines modalités.

Le client, comme utilisateur des services de santé :

- A droit à la confidentialité des renseignements nominatifs inclus dans son dossier.
- A accès à son dossier selon certaines modalités.
- N'a pas accès aux renseignements contenus dans son dossier qui ont été fournis par un tiers, à moins que ce dernier n'ait consenti à leur divulgation.
- Doit donner son consentement pour qu'une personne autre que celles autorisées par la loi ait accès à des renseignements nominatifs contenus dans son dossier.

Source : *Regroupement de lois et règlements en vigueur au Québec*. Dans *Énoncé de principes sur la documentation des soins infirmiers*, (p. 13), de H. Lévesque-Barbès, J. Beauséjour, J. Leprohon et OIIQ, 2002, Montréal : OIIQ.

Selon le *Code des professions*, « le professionnel doit respecter le secret de tout renseignement de nature confidentielle qui vient à sa connaissance dans l'exercice de sa profession » (*Code des professions*, L.R.Q., c. C-26).

Le dossier de la personne fait partie de ces renseignements. Seuls y ont accès les professionnels de la santé qui participent aux soins de la personne. L'établissement est propriétaire du dossier, mais la personne a le droit de le consulter et d'en obtenir une copie. L'établissement peut cependant imposer des droits de copie et assujettir la consultation du dossier à certaines exigences comme la présence d'un représentant de l'établissement apte à répondre aux questions. Cependant,

> le professionnel peut en outre communiquer un renseignement protégé par le secret professionnel, en vue de prévenir un acte de violence, dont un suicide, lorsqu'il a un motif raisonnable de croire qu'un danger imminent de mort ou de blessures graves menace une personne ou un groupe de personnes identifiables. Toutefois, le professionnel ne peut alors communiquer ce renseignement qu'à la ou aux personnes exposées à ce danger, à leur représentant ou aux personnes susceptibles de leur porter secours. Le professionnel ne peut communiquer que les renseignements nécessaires aux fins poursuivies par la communication. (*Code des professions*, L.R.Q., c. C-26)

Par ailleurs, il est possible, toujours selon le *Code des professions* (L.R.Q., c. S-4.2), de refuser à toute personne de 14 ans et plus l'accès à son dossier lorsque la divulgation des informations qui y sont contenues entraînerait vraisemblablement pour elle ou pour un tiers un préjudice grave.

La plupart des établissements permettent aux étudiants et aux professionnels de la santé diplômés de consulter les dossiers cliniques des personnes à des fins de formation et de recherche et de les utiliser lors de réunions, de séances de formation, d'études de cas et de travaux écrits. L'étudiant ou le professionnel qui est tenu, en vertu d'un code de déontologie rigoureux, de respecter la confidentialité de l'information doit s'abstenir de nommer les personnes et de s'exprimer oralement ou par écrit de façon telle qu'on puisse les identifier.

Confidentialité des dossiers informatisés

Comme les dossiers sont de plus en plus informatisés, les établissements de soins de santé ont élaboré des politiques et des procédés visant à assurer la confidentialité des dossiers enregistrés sous forme électronique. Le principal problème lié aux documents informatisés est la confidentialité (voir le chapitre 10). Voici quelques directives en ce sens :

1. Ne jamais révéler à quiconque des mots de passe ou les autres mécanismes d'accès aux dossiers et changer de mot de passe chaque fois que les politiques de l'établissement l'exigent.
2. Savoir qui a le droit d'accéder aux renseignements confidentiels.
3. Garder à l'esprit les questions liées à la protection des renseignements personnels informatisés et prendre des précautions pour éviter la divulgation de ces renseignements.
4. Ne jamais effacer des renseignements. Ne jamais accéder à des renseignements qui ne sont pas requis à des fins professionnelles.
5. S'informer des politiques et des procédés relatifs à la correction des erreurs auprès du site de l'Ordre de thérapeutes respiratoires de l'Ontario (OTRO, <http ://www.crto.on.ca/documentation-f.html#toc>).

Fonctions du dossier clinique

Le dossier clinique de la personne remplit plusieurs fonctions : il constitue un moyen de communication et un outil de planification des soins, il permet la vérification, il favorise la recherche et l'éducation, il obéit à des obligations d'ordre légal et il est utile pour l'analyse des soins de santé.

Communication

Les différents professionnels de la santé qui participent aux soins d'une personne communiquent entre eux par l'intermédiaire d'un dossier. Celui-ci permet d'éviter la fragmentation, la répétition et le retard des soins.

Planification des soins

Chaque professionnel de la santé s'appuie sur la documentation contenue dans le dossier pour planifier les soins qu'il donnera à la personne. Un médecin, par exemple, peut prescrire un antibiotique à une personne après avoir vu dans son dossier que sa température demeure élevée et que les épreuves de laboratoire indiquent la présence d'un microorganisme. L'infirmière, quant à elle, se reporte aux résultats de la collecte des données initiale et continue pour évaluer l'efficacité du plan de soins et de traitements infirmiers.

Vérification

Une vérification est un examen des dossiers afin de s'assurer de la qualité des soins (voir le chapitre 19). À titre d'exemple, le comité d'inspection professionnelle de l'Ordre des infirmières et infirmiers du Québec peut procéder à la vérification de l'exercice professionnel, tant collective qu'individuelle, lors de l'étude du dossier clinique des personnes. Le Conseil canadien d'Agrément des services de santé (CCASS) est l'organisme d'agrément du Canada qui a pour mandat l'évaluation de la qualité des services de santé. Les établissements sont encouragés à se servir constamment des normes d'agrément comme outil d'évaluation du rendement et d'amélioration de la qualité des soins de façon ponctuelle et continue.

> Améliorer la tenue des dossiers des clients (parachèvement, intégration des données, accès, sécurité) représente un secteur de normes qui se rattachent le plus souvent à l'octroi de l'agrément avec suivi sous forme de rapport et de visite supplémentaire.
>
> Les dossiers des clients constituent une source précieuse en raison de l'information qu'ils contiennent. L'information ne peut être utilisée que si elle est bien consignée, mise à jour régulièrement et facilement accessible quand on en a besoin. L'information est essentielle à la prestation quotidienne de services de santé de haute qualité qui sont fondés sur des données probantes. Une gestion efficace des dossiers assure qu'une telle information est gérée de façon appropriée et qu'elle est disponible. (CCASS, 2003)

Par exemple, les consignations du consentement éclairé, de l'application du plan de congé, de l'individualisation des soins et de l'enseignement sont des normes d'évaluation quant aux types d'informations qui doivent être intégrées au dossier des personnes.

Recherche

Le dossier constitue une source précieuse de données pour les chercheurs. Ainsi, les plans de soins et de traitements infirmiers établis pour un certain nombre de personnes atteintes d'une même affection peuvent fournir, par exemple, des informations utiles pour soigner d'autres personnes.

Éducation

Le dossier constitue un outil d'apprentissage pour les étudiants du domaine de la santé. Un dossier fournit souvent un éventail de renseignements détaillés sur la personne, tels que son état de santé, les stratégies thérapeutiques efficaces et les facteurs influant sur l'issue des problèmes de santé, tels qu'une blessure ou une affection.

Document légal

Le dossier de la personne est un document légal qui peut habituellement être utilisé comme preuve devant un tribunal. Cependant, en raison du caractère confidentiel des renseignements qu'elle a fournis à son médecin, la personne peut refuser que son dossier soit ainsi divulgué, sauf si le tribunal ou le coroner, dans l'exercice de ses fonctions, ne l'ordonne.

Analyse des soins de santé

Les gestionnaires du système de soins de santé peuvent se servir de l'information contenue dans les dossiers pour calculer les coûts des divers services et définir les problèmes et les besoins en matière d'organisation des services, par exemple.

Systèmes de tenue de dossier et méthodes de documentation des soins infirmiers

Divers systèmes de tenue de dossier et diverses méthodes de documentation des soins infirmiers qui « réfèrent à l'organisation des données relatives aux soins infirmiers de la personne et varient dans le degré de structure qu'elles confèrent à la rédaction des notes d'évolution » (OIIQ, 2002) sont actuellement en usage dans les établissements de soins de santé. Le dossier doit décrire l'état de la personne et rendre compte de toutes les étapes de la démarche systématique dans la pratique infirmière. À cette fin, l'infirmière documente les soins infirmiers en remplissant différents formulaires faisant partie du dossier clinique (voir le tableau 20-1). Les **notes d'évolution** que rédige l'infirmière comprennent des renseignements sur les progrès qu'accomplit la personne pour atteindre les résultats escomptés. Elles contiennent donc, en plus des résultats des collectes des données, un compte rendu des problèmes de la personne et des interventions infirmières. La forme des notes d'évolution dépend des méthodes de documentation des soins infirmiers ou du système de tenue de dossier utilisés dans l'établissement. Deux systèmes de tenue de dossier, le dossier orienté vers la source et le dossier orienté vers les problèmes, sont couramment employés. Les méthodes de documentation les plus courantes sont la méthode des notes narratives, la méthode SOAPIER, la méthode APIE et, la méthode des notes ciblées, dont fait partie la méthode de gestion de cas, et la méthode des notes d'exception. Le dossier informatisé, pour sa part, est de plus en plus répandu dans les établissements de santé québécois.

TABLEAU 20-1 **Documentation des soins infirmiers selon les étapes de la démarche systématique dans la pratique infirmière**

Étapes*	Formulaires
Collecte des données	Collecte des données, diverses feuilles de surveillance
Analyse	Plan de soins et de traitements infirmiers, cheminement clinique, notes d'évolution, liste des problèmes
Planification	Plan de soins et de traitements infirmiers, cheminement clinique
Interventions	Notes d'évolution, feuilles de surveillance
Évaluation	Notes d'évolution

* Toutes les étapes sont notées dans le résumé du plan de congé et d'orientation vers un autre professionnel.

Systèmes de tenue de dossier

DOSSIER ORIENTÉ VERS LA SOURCE

Le **dossier orienté vers la source** constitue le dossier traditionnel. Ce dossier réserve une section à chaque discipline et à chaque service. Il contient une feuille d'admission, des feuilles de données médicales (ordonnances, antécédents, notes d'évolution), des notes de l'infirmière et des données provenant des autres professionnels de la santé. L'information relative à un problème particulier est disséminée dans tout le dossier. Ainsi, les données relatives à une personne atteinte d'hémiplégie gauche (paralysie du côté gauche du corps) figurent dans différents documents : la feuille des antécédents médicaux, la feuille des ordonnances médicales, les notes de l'infirmière, le rapport du physiothérapeute et le rapport du travailleur social. Le dossier orienté vers la source permet de repérer plus facilement les formulaires et l'information propres à chaque discipline des soins de santé. Par contre, les renseignements relatifs à un problème en particulier sont disséminés dans tout le dossier, de sorte qu'il est difficile d'établir la chronologie des problèmes et des progrès de la personne. Le tableau 20-2 présente une liste des éléments d'un dossier orienté vers la source.

DOSSIER ORIENTÉ VERS LES PROBLÈMES

Le **dossier orienté vers les problèmes (DOP)** a été mis au point par Lawrence Weed dans les années 1960. Il permet de classer les données en fonction des problèmes de la personne plutôt que selon la source de l'information (comme c'est le cas dans le dossier orienté vers la source). Les différents membres de l'équipe de soins contribuent à l'établissement de la liste des problèmes, du plan thérapeutique infirmier et des notes d'évolution. Chaque problème actuel ou possible est accompagné de plans de soins et de traitements infirmiers, ainsi que de notes d'évolution.

TABLEAU 20-2

Éléments d'un dossier orienté vers la source

Documents	Contenu
Feuille d'admission (page de garde)	Nom, date de naissance, âge, sexe. Numéro d'assurance-maladie. Adresse. Situation familiale ; nom du plus proche parent ou de la personne à aviser en cas d'urgence. Date, heure et diagnostic à l'admission. Allergies aux aliments ou aux médicaments. Nom du médecin traitant. Renseignements relatifs aux assurances.
Collecte des données	Données recueillies par l'infirmière au moment de l'admission.
Graphiques	Température, pouls, fréquence respiratoire, pression artérielle, saturation en oxygène, poids et mesures spéciales comme le bilan des ingesta et des excreta.
Feuilles de soins usuels	Activité, régime alimentaire, toilette, élimination.
Feuilles de surveillance spéciales	Évaluation des plaies de pression, par exemple.
Fiches de médicaments	Nom, posologie, voie d'administration, date et heure de l'administration des médicaments. Nom ou initiales de la personne administrant le médicament.
Notes narratives de l'infirmière	Collecte des données. Soins infirmiers particuliers, y compris l'enseignement et la réaction de la personne. Plaintes et stratégies d'adaptation de la personne.
Examen clinique	Antécédents personnels et familiaux, problèmes actuels, diagnostic infirmier de type risque ou actuel, résultats de l'examen physique.
Feuilles des ordonnances médicales	Médicaments et traitements prescrits par le médecin.
Notes d'évolution du médecin	Observations, traitements, progrès de la personne, etc.
Examens paracliniques	Rapports de laboratoire et des examens en radiologie et en tomodensitométrie, par exemple.
Rapports de consultation	Rapports des consultations des médecins spécialistes, de la physiothérapie ou de l'inhalothérapie, par exemple.
Résumé du plan de congé et d'orientation	Commence à l'admission et se termine lors du congé ; comprend les problèmes de soins infirmiers, des renseignements généraux et des données d'orientation vers un autre professionnel.

Le dossier orienté vers les problèmes présente deux grands avantages : (a) il favorise la collaboration ; (b) il s'ouvre sur une liste des problèmes qui signale les besoins de la personne et facilite la surveillance de l'évolution de chaque problème. Cette méthode de consignation des données comporte cependant des lacunes : (a) la capacité de se conformer à la méthode de notation varie chez les infirmières ; (b) il faut répéter les collectes des données et les interventions qui s'appliquent à plus d'un problème.

Le DOP comprend quatre éléments de base : une collecte des données, un plan de soins et de traitements infirmiers, des notes d'évolution et une *liste des problèmes*. Au besoin, on y ajoute des feuilles de surveillance et des notes sur le congé. La liste des problèmes (figure 20-1 ■) est issue de la collecte des données et fait état des besoins physiologiques, psychologiques, sociaux, culturels, spirituels, développementaux et environnementaux de la personne. Toutes les personnes soignantes peuvent contribuer à l'établissement de cette liste. Celle-ci est placée habituellement au début du dossier et sert d'index pour les notes d'évolution numérotées. Les problèmes y sont énumérés selon leur déroulement chronologique. La liste est mise à jour au fur et à mesure de l'apparition et de la résolution des problèmes. Les médecins y décrivent les problèmes sous forme de diagnostics médicaux, d'interventions chirurgicales ou de symptômes, et l'infirmière, sous forme de diagnostics infirmiers. Il peut être nécessaire de « redéfinir » les problèmes à mesure que l'état de la personne change ou que l'on obtient de nouvelles données à son sujet. Un exemple d'une liste de problèmes est présenté à la figure 20-1. Pour signaler qu'un problème est résolu, on raye l'énoncé et on n'utilise plus dorénavant le numéro qu'il portait.

Méthodes de documentation

MÉTHODE DES NOTES NARRATIVES

La **méthode des notes narratives** est souvent utilisée dans un système de tenue de *dossier orienté vers la source*. Cette méthode permet de noter de façon continue et chronologique tous les événements, soins, traitements et autres interventions se rapportant à la personne ainsi que les réactions de cette dernière. « Elle est essentielle à la documentation des soins infirmiers et, de par sa nature, est universelle et peut être jumelée à toute autre méthode de documentation. » (OIIQ, 2002) La méthode des notes narratives donne beaucoup de latitude à l'infirmière lors de la consignation des informations ; ainsi, cette dernière peut décrire les particularités ou spécificités de la personne, les changements dans sa situation de santé et les interventions infirmières, expliquer les décisions cliniques prises, ainsi que faire état des résultats obtenus. Selon cette méthode, les notes d'évolution sont moins structurées ; toutefois, on peut la combiner à une autre méthode comme la méthode SOAPIER ou la méthode APIE (voir les sections « Méthode SOAPIER » et « Méthode APIE »). La figure 20-2 ■ présente un exemple de notes narratives traditionnelles et la figure 20-3 ■, un exemple de notes narratives à caractère abrégé.

Numéro	Date d'inscription	Date de résolution	Problème de la personne
1	05-03-09		AVC entraînant une hémiplégie dr. et une faiblesse du côté g.
1A	05-03-09		Déficit de soins personnels (effectuer ses soins d'hygiène, se laver, soigner son apparence, s'alimenter).
1B	05-03-09		Mobilité physique réduite (incapable de changer de position dans le lit). Redéfini 06-02-07
1C	05-03-09		Incontinence urinaire complète. Redéfini 06-01-17
1D	05-03-09		Dysphasie.
2	05-03-09		Constipation reliée à l'immobilité. Redéfini 05-06-10
3	05-03-09		Antécédents de dépression.
4	05-03-09		Hypertension artérielle.
~~5~~	~~05-06-06~~	~~05-07-11~~	~~Prurit.~~
2	05-06-10		Risque de constipation relié à un apport insuffisant de fibres alimentaires.
1C	06-01-17		Incontinence urinaire la nuit par besoin impérieux.
1B	06-02-07		Mobilité physique réduite (a besoin de l'aide de 2 personnes lors d'un transfert et pour marcher).

FIGURE 20-1 ■ Liste des problèmes dans un DOP. Notez que les problèmes 1B, 1C et 2 ont été redéfinis aux dates indiquées et que les nouveaux énoncés ont été ajoutés au bas de la liste.

NOTES DE L'INFIRMIÈRE		
Date	Heure	
05-06-06	14 h 00	Fait effectuer des exercices passifs d'amplitude des mouvements pour le bras et la jambe g.
		Exercices actifs assistés pour le bras et la jambe g. A des traces de grattage sur les
		avant-bras dr. et g. Dit: « La peau du dos et des bras me démange depuis une semaine. »
		Pas d'éruption visible. Aucun antécédent de prurit. Allergique à l'Elastoplast mais sa peau n'a
		pas été au contact de cet adhésif. Ai avisé le Dr Wong.
		Lui ai indiqué d'éviter de se gratter.
		L'ai aidé à se couper les ongles.
		René Bastien, inf.
	14 h 30	Appliqué de la calamine sur le dos et les bras.
		Incontinence urinaire. Agité.
		Problème signalé au médecin.
		René Bastien, inf.

FIGURE 20-2 ■ Exemple de notes narratives traditionnelles.

MÉTHODE SOAPIER

La **méthode SOAPIER** est très utilisée. Voici la signification de chacune des lettres composant le sigle (SOAPIER) de cette méthode de documentation des soins infirmiers :

- Les *données subjectives* (S) sont les renseignements fournis par la personne elle-même. Elles correspondent à ses perceptions et à la description de ses problèmes (voir le chapitre 16). L'infirmière note littéralement les paroles de la personne dans la mesure du possible ; sinon, elle les résume. Elle ne doit transcrire que les données subjectives qu'elle juge importantes et pertinentes.
- Les *données objectives* (O) sont les données mesurables ou observables (comme les signes vitaux et les résultats des épreuves de laboratoire et des radiographies).
- L'*analyse de la situation à partir des données recueillies* (A) est l'interprétation des données subjectives et objectives. Lors de l'évaluation initiale, l'infirmière établit la liste des problèmes à partir de la collecte des données, de sorte que la note A devrait constituer un énoncé du problème. Dans toutes les notes rédigées par la suite relativement au problème, la note A devrait décrire l'état et le degré de progrès de la personne et non simplement répéter le diagnostic infirmier ou la description du problème.
- L'*intervention planifiée devant les problèmes ou les diagnostics infirmiers définis* (P) correspond à l'ensemble des mesures prévues pour résoudre le problème. Le plan thérapeutique initial est rédigé par la personne qui inscrit le problème dans le dossier. Tous les plans subséquents, de même que les révisions, sont consignés dans les notes d'évolution.
- Les *interventions* (I) sont les interventions spécifiques accomplies par les infirmières.
- L'*évaluation* (E) comprend les réponses et les réactions de la personne aux interventions infirmières et aux traitements médicaux. Les renseignements consignés sous cette rubrique proviennent principalement de la répétition de la collecte des données.
- La *révision* (R) fait état des modifications apportées au plan thérapeutique infirmier à la suite de l'évaluation. Les changements peuvent concerner les résultats escomptés, les interventions ou les délais.

MÉTHODE APIE

La **méthode APIE** (analyse, problèmes, interventions et évaluation des soins infirmiers) permet de regrouper les renseignements en quatre catégories. Le dossier est composé d'une feuille de surveillance et de notes d'évolution. La **feuille de surveillance** est structurée en fonction de critères d'évaluation particuliers comme les besoins fondamentaux ou les modes fonctionnels de santé. L'échelle de temps peut être divisée en intervalles variant de quelques minutes à quelques mois. Dans une unité de soins intensifs, par exemple, on peut prendre la pression artérielle d'une personne toutes les minutes, tandis que dans une clinique de soins ambulatoires on peut mesurer la glycémie d'une personne tous les mois.

Après la collecte des données, l'infirmière inscrit les problèmes ou les diagnostics infirmiers dans les notes d'évolution, la plupart du temps sous forme de diagnostics infirmiers. S'il n'existe pas de diagnostic infirmier approuvé lui permettant de décrire un problème donné, elle crée un énoncé en respectant la forme habituelle des diagnostics infirmiers : réaction de la personne, facteurs favorisants et caractéristiques déterminantes (voir le chapitre 17).

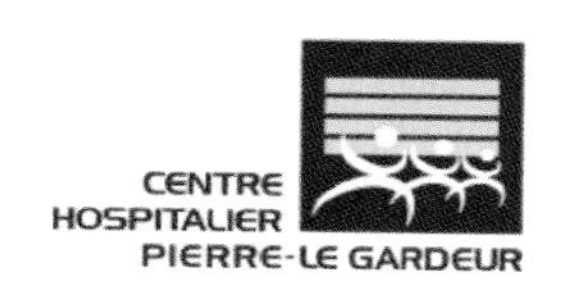

OBSERVATIONS EN SOINS INFIRMIERS

DATE: A / M / J

Heure d'arrivée:	Arrivé de:	Accompagné de:	Transport:
Transféré du:	Au:		

	NOTES D'OBSERVATION DIRIGÉES	Hre et init N	Hre et init J	Hre et init S	HEURE	PARTICULARITÉS	Init
RESPIRATION	O_2 N____% VMo LNo HHo J____% VMo LNo HHo S____% VMo LNo HHo Auscultation Spirométrie q ____________ Moniteur cardiaque Eupnéique					Légende: bradypnée-tachypnée-polypnée-hyperpnée-ronchis-crépitants-râles-murmures vésiculaires-sibilants insp. exp.-toux-expectoration-aspiration -évaluation post-traitement-trachéotomie	
ALIMENTATION	Diète____________ Degré d'autonomie____________ Déj.___% Dîner___% Souper___% Gavage via:________ _____mL/h Type________ Horaire________ Rés. gastrique Limite liquidienne__________mL Dosage I/E					Légende: nausées-vomissements	
ÉLIMINATION	Continence ____________ Stomie: ____________ Sonde ____________ Levine: clampé ☐ Low ☐ Intermittent ☐ Continu ☐ H_2O ☐ Liquide gastrique					Légende: 1ière miction-particularités des selles-urines-cathétérisme-irrigation vésicale	
HYGIÈNE	Lit ☐ Lavabo ☐ Douche ☐ Aspect peau ____________ Degré autonomie ____________					Légende: seul-aide partielle MS-MI-Tronc-fesse-surveillance-stimulation-consignes-totale-lève-patient	
MOBILISATION	Aide requise ____________ Repos lit ____________ Fauteuil ____________ Étape / N____ J____ S____ Position alternée q 2 h Dort aux tournées M. sup. élevé ☐ D ☐ G ☐ M. inf. élevé ☐ D ☐ G ☐ Couleur-chaleur-mobilisation-sensibilité Bas A/E ☐ Orthèse ☐					Légende: plâtre-attelle-Mobilimb-traction-canne-quadripode-marchette	

654750 (Rév. 10-2002)

FIGURE 20-3 ■ Notes narratives à caractère abrégé. (Source: Centre hospitalier Pierre-Le Gardeur, Terrebonne.)

	NOTES D'OBSERVATION DIRIGÉES	Hre et init N	Hre et init J	Hre et init S	HEURE	PARTICULARITÉS	Init
ACCÈS VEINEUX	Site : ______ Microperfuseur ☐ Papillon S/C ☐ Soluté Perméable, aucune rougeur, aucun œdème					Légende : prélèvements-sous-clavière	
SÉCURITÉ	Côtés de lit X 1 ☐ X 2 ☐ Contentions (à spécifier) Surveillance q ______						
PANSEMENT IMMOBILISATION	Site : ______ Propre Solution ______ Pansement utilisé ______ Drain ______ Hémovac ______					Légende : lésion de pression	

DOULEUR	Légende : Forme : brûlure-crampe-serrement-élancement-inconfort						
	HEURE	LOCALISATION	FORME	INTENSITÉ	FACTEURS PRÉCIPITANTS	SÉD. OUI NON	SUIVI DE LA DOULEUR-PARTICULARITÉS	Init

COMMUNICATION / ENSEIGNEMENT	USAGER / FAMILLE	Légende : humeur - attitude - collaboration - orientation - communication verbale - non verbale

NOTES SUPPLÉMENTAIRES	

EXAMEN	

PLAN CONGÉ				
	Transport planifié :	Comment :	Accompagné de :	Prescriptions remises :
	Heure de départ :	Destination :	Cartes remises :	Rendez-vous remis :

INIT. SIGNAT.						
	N		J		S	

FIGURE 20-3 ■ (SUITE)

Voici la signification du sigle APIE :

- L'*analyse* des problèmes que l'infirmière doit faire en lien avec la collecte des données est désignée par la lettre A.
- Les *problèmes* que l'infirmière doit résoudre sont désignés à l'aide de la lettre P suivie d'un numéro (« P5 », par exemple).
- Les *interventions* que l'infirmière doit mettre en œuvre pour remédier aux problèmes sont désignées par la lettre I suivie du numéro du problème correspondant (« I5 », par exemple).
- Les activités d'*évaluation* de l'efficacité des interventions de l'infirmière sont désignées par la lettre E accompagnée du numéro du problème correspondant (« E5 », par exemple).

Le modèle APIE permet d'incorporer dans les notes d'évolution un plan de soins et de traitements infirmiers continu. Il évite par conséquent à l'infirmière d'élaborer et de mettre à jour un plan distinct. L'infirmière doit cependant réviser toutes ses notes avant de donner des soins afin de déterminer les problèmes actuels et de repérer les interventions efficaces. La figure 20-4 ■ présente des exemples de notes d'évolution selon les modèles SOAPIER et APIE.

MÉTHODE DES NOTES CIBLÉES

La **méthode des notes ciblées** se concentre essentiellement sur les soins et les besoins de la personne, ses problèmes et ses forces ainsi que sur l'évolution de sa situation de santé. Le formulaire comprend habituellement trois colonnes : la première sert à consigner la date et l'heure, la seconde, la « cible », et la troisième, les notes d'évolution. La *cible* peut être un état, un diagnostic infirmier, un comportement, un signe ou un symptôme, un changement soudain dans l'état de la personne ou une force de la personne. Les notes d'évolution sont présentées selon le modèle DAR (*données, actions* et *réactions*) (figure 20-5 ■). Les *données* sont issues de la première étape de la démarche systématique et consistent en des observations de l'état et des comportements de la personne ; elles comprennent les données provenant des feuilles de surveillance (signes vitaux, réactivité des pupilles, etc.). L'infirmière inscrit dans cette section tant des données subjectives que des données objectives. Les *actions* correspondent à la planification et à l'intervention ; l'infirmière fait état dans cette rubrique de ses actions immédiates et futures ainsi que des modifications du plan de soins et de traitements infirmiers. Enfin, les *réactions* concernent l'étape de l'évaluation de la démarche systématique ; dans cette rubrique, l'infirmière décrit les réactions de la personne aux soins infirmiers et médicaux.

La méthode des notes ciblées fournit une image globale de la personne et de ses besoins et permet à l'infirmière de structurer ses notes d'évolution selon la démarche systématique. L'infirmière n'est pas tenue de consigner les données, les actions et les réactions dans l'ordre, ni de remplir les trois rubriques dans

Modèle SOAPIER

05-06-06
14 h 00

N° 5 Prurit généralisé.

S – «La peau de mon dos et de mes bras me démange depuis une semaine.»

O – La peau paraît intacte ; pas d'irritation ou d'éruption visible. Marques de grattage sur les avant-bras droit et gauche. Allergique à l'Elastoplast mais sa peau n'a pas été au contact de cet adhésif.

Aucun antécédent de prurit.

A – Bien-être altéré (prurit): cause inconnue.

P – Indiquer d'éviter de se gratter.
– Appliquer de la calamine au besoin.
– Couper les ongles pour prévenir les éraflures.
– Poursuivre l'observation pour détecter une réapparition du prurit associée à des aliments ou à des médicaments.
– Diriger vers le médecin pour examen.

I – Lui ai indiqué d'éviter de se gratter. Appliqué de la calamine sur le dos et les bras à 14 h 30. L'ai aidé à se couper les ongles. Signalé le problème au médecin.

16 h 00

E – Dit : «J'ai encore des démangeaisons. La lotion ne m'a pas soulagé.»

R – Retirer la calamine et appliquer un onguent d'hydrocortisone selon l'ordonnance.

René Bastien, inf.

Modèle APIE

05-06-06
14 h 00

A – Prurit généralisé relié à une cause inconnue.

Dit : «La peau de mon dos et de mes bras me démange depuis une semaine.» La peau paraît intacte ; pas d'irritation ou d'éruption visible. Marques de grattage sur les avant-bras droit et gauche. Allergique à l'Elastoplast mais sa peau n'a pas été au contact de cet adhésif. Aucun antécédent de prurit.

P – Indiquer d'éviter de se gratter.
– Appliquer de la calamine au besoin.
– Couper les ongles pour prévenir les éraflures.
– Poursuivre l'observation pour détecter une réapparition du prurit associée à des aliments ou à des médicaments.
– Diriger vers le médecin pour examen.

I – Lui ai indiqué d'éviter de se gratter. Appliqué de la calamine sur le dos et les bras à 14 h 30.

L'ai aidé à se couper les ongles.

Signalé le problème au médecin.

E – Dit : «J'ai encore des démangeaisons. La lotion ne m'a pas soulagé.»

René Bastien, inf.

FIGURE 20-4 ■ Exemples de notes d'évolution présentées selon les modèles SOAPIER et APIE.

Date et heure	Cible	Notes d'évolution
05-02-11	Douleur	D: Défense musculaire de l'incision. Visage grimaçant. Évalue la douleur à « 8 » sur
9 h 00		une échelle de 0 à 10.
		A: Administré 4 mg de sulfate de morphine par voie IV.
9 h 30		R: Évalue la douleur à « 1 ». Se dit prêt à se déplacer.

FIGURE 20-5 ■ Exemple de notes d'évolution selon la méthode DAR.

chacune de ses notes. Elle peut consigner les tâches usuelles et les données de l'examen clinique sur des feuilles de surveillance et des listes de vérification intégrées au dossier.

MÉTHODE DE GESTION DE CAS

La **méthode de gestion de cas,** qui entre dans la catégorie des notes ciblées, vise la prestation de soins de qualité et efficients lors d'un séjour d'une durée déterminée. La planification et la notation des soins reposent sur une approche interdisciplinaire ; ils requièrent de plus l'utilisation d'un plan de *cheminement clinique*. Ce formulaire précise les objectifs que certains groupes de personnes doivent atteindre chaque jour de leur hospitalisation de même que les interventions qui leur sont nécessaires. Nous voyons plus en détail le cheminement clinique à la figure 18-6 et au chapitre 6.

Le dossier établi selon la méthode de la gestion de cas contient également des graphiques et des feuilles de surveillance. D'autre part, les notes d'évolution sont le plus souvent structurées selon la consignation des exceptions (voir la section « Méthode des notes d'exception »). Si, par exemple, les objectifs de santé de la personne sont atteints, l'infirmière peut cesser la notation. Un objectif non atteint est appelé **écart**. Il s'agit d'une anomalie qui se répercute sur les soins planifiés ou les réactions de la personne aux soins. Lorsque l'infirmière observe un écart, elle rédige une note pour rendre compte de l'événement inattendu, de sa cause et des actions entreprises, ou encore pour justifier les mesures mises en œuvre pour y remédier. La figure 20-6 ■ présente un exemple de notation des écarts.

La méthode de la gestion de cas favorise la collaboration entre les personnes soignantes, contribue à écourter les séjours et permet de gagner du temps. Elle peut également améliorer

Une personne a subi une amputation transtibiale. Trois jours après l'intervention, sa température est de 38,8 °C. Elle ne tousse pas et ses poumons sont clairs. L'infirmière remarque une rougeur et une lésion cutanée au sacrum. Dans le formulaire du cheminement clinique, les objectifs prévus pour le jour 3 sont les suivants : « Température orale de 37,7 °C » et « Peau intacte sur les éminences osseuses ». L'infirmière doit donc inscrire les écarts suivants :

Date et heure	Écarts	Causes	Actions exécutées/Plans
05-04-16	Température élevée	Infection possible	04-16 — Cultures sanguines × selon l'ordonnance.
9 h 00			Prendre la température toutes les heures. Surveiller
			les ingesta et les excreta, l'hydratation et l'état mental.
05-04-16	Atteinte à l'intégrité	La personne ne change	04-16 — Tourner la personne sur le côté g.
11 h 30	de la peau : plaie de	de position dans le lit	La changer de côté toutes les 2 h pendant ses périodes
	pression sur le sacrum	que si on le lui rappelle.	de veille. Lui rappeler à chacune des visites de changer
			de position. Appliquer un pansement Duoderm après
			le bain.

FIGURE 20-6 ■ Exemple de consignation des écarts (cheminement clinique).

la qualité des soins en les orientant vers des objectifs. Par contre, le cheminement clinique convient surtout à la personne qui a peu de besoins particuliers et pour laquelle on a formulé seulement un ou deux diagnostics. Il est plus difficile de consigner sur ce type de formulaire les données relatives à une personne qui a reçu des diagnostics multiples (une personne atteinte d'une fracture de la hanche, d'une pneumonie, du diabète et de plaies de pression, par exemple) et à celle qui présente des symptômes imprévisibles (une personne atteinte d'un trouble neurologique entraînant des crises convulsives, par exemple).

MÉTHODE DES NOTES D'EXCEPTION

La **méthode des notes d'exception** se caractérise principalement par l'importance qu'elle accorde à ce qui dévie de la normalité. En effet, l'infirmière note seulement les résultats anormaux ou importants ou encore ceux qui s'écartent de la norme. Cette méthode présente l'avantage d'éliminer les longues notes répétitives et de faire uniquement ressortir les changements dans l'état de santé de la personne. Certains auteurs (Allan et Englebright, 2000) jugent cependant que ce système de consignation ne fournit pas aux professionnels de la santé toute l'information dont ils ont besoin pour détecter les problèmes possibles. De leur côté, Burke et Murphy (2000) estiment que l'établissement de santé doit s'assurer que le dossier clinique comprend non seulement tous les éléments voulus mais aussi que le système de notation respecte les exigences des organismes de réglementation et d'accréditation. Cette méthode, qui peut être utilisée de concert avec la méthode *de gestion de cas* (voir la section « Méthode de gestion de cas »), est basée sur la mise en place de trois éléments principaux :

- L'élaboration de critères prédéterminés concernant l'évaluation, l'intervention et les résultats escomptés.
- L'accessibilité des données de soins au chevet du client, afin de permettre l'inscription immédiate des données.
- L'élaboration de formulaires d'enregistrement systématique comprenant plus particulièrement des paramètres de surveillance relatifs à l'état de santé physique du client, à des interventions et à des résultats escomptés. (OIIQ, 2002)

Outils de documentation des soins infirmiers

Formulaires d'enregistrement systématique

Les **formulaires d'enregistrement systématique** constituent une forme de notes d'évolution. Ils sont également utilisés pour documenter les activités d'intervention. Ils permettent à l'infirmière d'enregistrer des données de manière rapide et concise et de les regrouper afin d'obtenir un bilan des interventions et des résultats relatifs à un aspect de la situation de santé de la personne. Les paragraphes suivants décrivent quelques formulaires d'enregistrement systématique.

SURVEILLANCE DES SIGNES VITAUX

La **surveillance des signes vitaux**, présentée sous forme de graphique, indique la température, le pouls, la fréquence respiratoire, la pression artérielle, le poids et, dans certains établissements, d'autres données cliniques importantes comme le jour d'admission, le jour de l'opération, les selles, l'appétit et l'activité (figure 20-7 ■).

BILAN HYDRIQUE

Le **bilan hydrique** indique les quantités et les voies de l'apport et de la déperdition hydriques (voir le chapitre 50).

FICHE DE MÉDICAMENTS

La **fiche de médicaments** indique la date de chaque ordonnance, la date de péremption de la médication ou de l'ordonnance, le nom du médicament, la posologie, la voie et l'horaire d'administration, et, habituellement, les allergies de la personne (voir le chapitre 39). La fiche de médicaments contient aussi un espace réservé à la signature de l'infirmière.

SURVEILLANCE DE L'ÉTAT DE LA PEAU

La **surveillance de l'état de la peau** permet de consigner les résultats des examens de la peau. Le formulaire peut comprendre un certain nombre de sections où l'infirmière précise le stade de la lésion, le type et la couleur des écoulements, le résultat des cultures et les traitements.

Formulaires d'évaluation et d'intervention

> Les formulaires d'évaluation présentent des différences selon les clientèles (par exemple : postopératoire, santé mentale), le contexte de l'évaluation (évaluation initiale ou en cours d'évolution), et le secteur d'activité (par exemple : urgence, soins intensifs, soins de longue durée, soins à domicile). Ils peuvent prendre la forme d'un questionnaire d'entrevue, de grille d'observation et d'examen clinique, de formulaire d'enregistrement systématique ou de notes au dossier. (OIIQ, 2002)

COLLECTE DES DONNÉES

La **collecte des données** est un formulaire que l'infirmière remplit lors de l'admission de la personne dans l'unité de soins. Comme nous l'avons indiqué au chapitre 16, ce formulaire peut être structuré selon les systèmes physiologiques, les capacités fonctionnelles, les problèmes de santé et les facteurs de risque, un modèle de soins infirmiers ou encore selon le champ d'activité de l'unité (obstétrique, pédiatrie, psychiatrie, etc.). Il contient notamment l'anamnèse de la personne, ainsi que les résultats de l'examen physique et des examens paracliniques initiaux. La collecte des données est mise à jour à mesure que l'état de santé de la personne se modifie. L'infirmière inscrit généralement les résultats des collectes des données sur des feuilles de surveillance ou dans des notes d'évolution.

PLAN THÉRAPEUTIQUE INFIRMIER

> Le **plan thérapeutique infirmier** comprend l'ensemble des soins et traitements infirmiers et des autres interventions déterminées par l'infirmière lors de l'évaluation initiale ou en cours d'évolution, auquel s'ajoutent les soins et traitements médicaux prescrits [...] Il devient un instrument de communication pour tous les intervenants [...] et il contribue par le fait même à assurer la continuité des soins [...]. Il peut faire l'objet d'un outil de documentation distinct ou s'inscrire dans les notes au dossier en l'absence d'un tel outil. (OIIQ, 2002)

La figure 18-2 représente un exemple d'outil de plan thérapeutique infirmier qui, selon sa présentation, fait aussi office de cardex.

PARAMÈTRES FONDAMENTAUX
(Signes vitaux)

Nom de l'établissement : ______________________

____

Taille ▷ __________ m Masse à l'admission ▷ __________ kg

Nº de dossier : Date d'admission :

Année ▷ mois ▷

Date :
Heure :

TEMPÉRATURE — X rectal ● buccal: 41, 40, 39, 38, 37, 36

Debout :
Couché :

PRESSION ARTÉRIELLE — ● Systolique, Diastolique X: 300, 280, 260, 240, 220, 200, 180, 160, 140, 120, 100, 80, 60, 40

● Pulsation, X Respiration: 120, 100, 80, 60, 40, 20

Selles :
Masse :

Signature :

Pagination

PARAMÈTRES FONDAMENTAUX (Signes vitaux)

FIGURE 20-7 ■ Exemple de graphique des signes vitaux. (Source : Adapté de *Guide de préparation à l'examen professionnel de l'Ordre des infirmières et infirmiers du Québec*, (p. 298), de L.-M. Lessard et L. Lepage, 2003b, Montréal : OIIQ.)

PLAN DE SOINS ET DE TRAITEMENTS INFIRMIERS

Le **plan de soins et de traitements infirmiers** permet à l'infirmière de rédiger des ordonnances infirmières ou des plans de soins et de traitements infirmiers qui se rapportent aux problèmes actuels ou possibles de la personne. Les médecins rédigent des ordonnances médicales ou des plans de soins médicaux. Selon le système de tenue de dossier utilisé, le plan de soins et de traitements infirmiers est conservé à l'extérieur du dossier, ou bien inscrit dans les notes d'évolution et d'autres formulaires du dossier ou encore intégré dans le plan thérapeutique infirmier. Il existe deux types de plans de soins et de traitements infirmiers : le plan de soins et de traitements infirmiers traditionnel et le plan de soins et de traitements infirmiers type (voir le chapitre 18).

Le **plan de soins et de traitements infirmiers traditionnel** est élaboré à l'intention d'une personne en particulier. Sa forme varie suivant les établissements, les besoins de la personne et les caractéristiques de l'unité de soins. La plupart du temps, le plan de soins et de traitements infirmiers traditionnel comprend trois colonnes : la première est consacrée aux diagnostics infirmiers, la seconde, aux résultats escomptés, et la troisième, aux interventions infirmières.

Le **plan de soins et de traitements infirmiers type** vise à accélérer la consignation. Il détermine les stratégies de soins et les actions correspondantes pour diverses situations cliniques. Il peut être structuré selon les pratiques de l'établissement et favoriser ainsi la prestation de soins infirmiers de grande qualité. L'infirmière doit individualiser les plans de soins types afin de répondre adéquatement aux besoins particuliers des personnes.

CARDEX

Le **cardex** est un ensemble de fiches informatisées ou de fiches manuscrites placées dans un fichier portatif. Très répandue, cette méthode permet à l'infirmière de consigner en peu de mots le profil de la personne ainsi que les soins et les traitements à lui prodiguer. Le cardex facilite la consultation des données pour tous les professionnels de la santé. Dans la plupart des établissements, il ne fait pas partie du dossier permanent de la personne ; il sert alors de feuille de travail temporaire sur laquelle l'infirmière note au crayon les détails des soins. Une grande partie de l'information contenue dans le cardex est consignée par l'infirmière, mais tout intervenant qui participe aux soins d'une personne joue un rôle clé dans la constitution et la mise à jour de la fiche. Tout cardex, qu'il soit sur papier ou informatisé, devrait comprendre un espace dans lequel la personne qui le révise ou le corrige pourra inscrire la date et ses initiales. Ce repère visuel commode indique que l'information est mise à jour régulièrement. Le cardex peut comprendre les sections suivantes :

- Renseignements généraux sur la personne (nom, numéro de chambre, âge, religion, situation familiale, date d'admission, nom du médecin, diagnostic, nature et date de l'intervention chirurgicale, nom du plus proche parent, etc.).
- Allergies.
- Liste des médicaments, dates des ordonnances de chacun des médicaments et heures auxquelles ils doivent être administrés.
- Liste des perfusions intraveineuses (début, fin, changements de tubulure, changements du point de perfusion).
- Liste des procédés et des traitements quotidiens (irrigations, changements de pansement, drainage postural, mesure des signes vitaux, etc.).
- Liste des examens paracliniques demandés (radiographies, épreuves de laboratoire, etc.).
- Liste des consultations professionnelles.
- Données sur les besoins physiques de la personne (régime alimentaire, aide à l'alimentation, dispositifs pour l'élimination, activité, hygiène, mesures de sécurité, etc.).
- Liste des problèmes ou des diagnostics infirmiers et des objectifs formulés, et liste des interventions infirmières visant à atteindre les objectifs et à résoudre les problèmes.
- Liste des ressources du réseau de la santé et des ressources communautaires qui participent aux soins.

PLAN DE CONGÉ

Le **plan de congé** ou les démarches d'orientation doivent être rédigés par l'infirmière au moment où la personne est transférée dans une autre unité ou dans un autre établissement ou prise en charge à domicile. Nous décrivons au chapitre 7 la planification du congé et la préparation de la personne au retour à domicile. Dans de nombreux établissements, on utilise un formulaire accompagné de listes de vérification pour la rédaction du résumé. Il arrive aussi que l'on joigne au plan de congé des directives relatives aux soins ainsi que la dernière note d'évolution. Si on transmet le plan de congé directement à la personne et à sa famille, il est impératif de formuler les directives de manière compréhensible. On doit décrire les médicaments, les traitements et les activités en langage courant et éviter les abréviations médicales. Si la personne est transférée dans un autre établissement, le rapport doit permettre au personnel du nouveau milieu d'assurer le suivi des soins de la personne. Il doit contenir toutes les directives relatives au congé, rendre compte de l'enseignement prodigué à la personne et décrire son état avant le transfert. Quelle que soit sa forme, le résumé du plan de congé ou des démarches d'orientation de la personne doit comprendre les renseignements suivants :

- Description de l'état physique, mental et émotionnel de la personne au moment du congé ou du transfert.
- Liste des problèmes de santé résolus.
- Liste des problèmes de santé non résolus et des soins nécessaires ; cette liste peut être accompagnée d'un rapport d'examen des fonctions sous forme de liste de vérification (fonctions tégumentaire, respiratoire, cardiovasculaire, neurologique, muscolosquelettique, gastro-intestinale, urinaire et génitale).
- Liste des traitements à poursuivre (comme les soins de la plaie et l'oxygénothérapie).
- Liste des médicaments.
- Limitations : (a) activités interdites (soulèvement de poids, montée d'escaliers, marche, conduite automobile, travail, etc.) ; (b) diète ; (c) pratiques d'hygiène interdites (bain ou douche).
- Capacités fonctionnelles (vue, ouïe, parole, mobilité) et aptitude à effectuer ses auto-soins (préparation des repas, alimentation, préparation et administration des médicaments, etc.).
- Degré de bien-être.

- Réseau de soutien (famille, proches, conseiller religieux, groupes d'entraide, services de soins à domicile, organismes communautaires, etc.).
- Enseignement prodigué à la personne relativement au processus morbide, à l'activité et à l'exercice, au régime alimentaire, aux médicaments, aux soins et aux traitements spécialisés, aux consultations de suivi, etc.
- Destination de la personne (domicile, établissement de soins de longue durée, etc.) et transport (autonome, fauteuil roulant, ambulance, etc.).
- Professionnel ou proche aidant vers lequel la personne a été dirigée (travailleur social, infirmière en santé communautaire, etc.).

DEMANDE DE SERVICES INTERÉTABLISSEMENTS

La **Demande de services interétablissements (DSIE)**, nouvel outil informatisé, bidirectionnel, d'échange d'information clinique, conçu pour les demandes de services interétablissements ou intraétablissement, est dorénavant utilisé au Québec. Cet outil permet à tous les types d'établissements d'avoir accès à des demandes de services relatives à des soins ou à des services à court, à moyen ou à long terme. Faciles à consulter, les demandes contiennent toutes les informations cliniques nécessaires pour assurer un suivi adapté aux besoins de la personne. La DSIE se compose d'un formulaire principal qui comprend des informations telles que la provenance de la demande, l'identification de la personne et l'étude de la demande (la nature de la demande, par exemple, aide à domicile ou hébergement temporaire), les problèmes ou les facteurs menant à la demande, les informations médicales, les ressources actuelles et le délai d'intervention suggéré (figure 20-8 ■). Selon les besoins, d'autres documents peuvent composer la demande de services, soit : sommaire de l'autonomie (figure 20-9 ■) ; thérapie intraveineuse ; périnatalité ; avis sur la possibilité de maintien à domicile, page complémentaire (qui offre la possibilité de joindre un protocole de soins, une prescription ou tout autre document numérisé). La normalisation des formulaires de DSIE a été effectuée avec la collaboration de représentants du réseau de la santé et des représentants du ministère de la Santé et des Services sociaux du Québec. Pour information supplémentaire, on peut consulter WWW.SOGIQUE. QC.CA/DSIE.

RAPPORT D'INCIDENT-ACCIDENT

Chaque personne a le droit d'être informée de tout accident ou incident susceptible d'entraîner des conséquences sur son état de santé ou sur son bien-être, et le professionnel a l'obligation de déclarer ce fait dans un **rapport d'incident-accident**. Le code de déontologie des infirmières et infirmiers prévoit que l'infirmière doit dénoncer tout incident ou accident qui résulte de son intervention ou de son omission. Elle doit le faire immédiatement et officiellement en informant l'infirmière chef ou le médecin, en inscrivant une note au dossier de la personne ou encore en remplissant un rapport d'incident-accident. Une infirmière ne doit pas tenter de dissimuler l'incident ou l'accident et elle doit prendre les mesures pour le corriger, l'atténuer ou remédier aux conséquences. « L'erreur est humaine, mais le camouflage est délibéré et il pourrait priver le client des soins nécessaires pour contrer les conséquences d'un incident ou d'un accident. » (OIIQ, 2003a)

Dossier informatisé

Étant donné la quantité importante de données relatives aux soins de santé, l'informatisation des dossiers est de plus en plus fréquente. Le **dossier informatisé** permet à l'infirmière d'accéder aux données, d'ajouter de nouvelles données, de créer et de réviser des plans de soins et de traitements infirmiers et de rendre compte des progrès de la personne. L'infirmière note les soins aussitôt qu'elle les donne par l'intermédiaire du terminal installé au chevet de chaque personne, d'un terminal portatif ou encore d'un terminal central (figure 20-10 ■).

Grâce à l'informatisation des dossiers, l'infirmière n'a plus besoin d'une panoplie de feuilles de surveillance, car elle peut afficher désormais l'information pertinente sous diverses formes. Elle peut par exemple obtenir les résultats d'une analyse sanguine, l'horaire de toutes les interventions chirurgicales prévues pour les personnes d'une unité, une liste des interventions suggérées pour un diagnostic infirmier, le graphique des signes vitaux ou encore l'impression de toutes les notes d'évolution concernant une personne. De nombreux systèmes informatiques peuvent même produire une liste des tâches pour chaque quart de travail accompagnée d'une liste des traitements, des procédés et des médicaments dont la personne a besoin.

L'ordinateur facilite grandement la planification des soins et la documentation des soins infirmiers. L'infirmière peut sélectionner un certain nombre d'interventions et de réactions de la personne dans une liste ou encore saisir des notes narratives. L'informatisation des dossiers cliniques facilite aussi l'échange d'information entre les établissements. Voir le chapitre 10 pour de plus amples renseignements.

Tenue de dossier dans les établissements de soins de longue durée

Un certain nombre de personnes traitées dans les établissements de soins de longue durée ont besoin de soins spécialisés et relativement constants. D'autres nécessitent seulement des soins intermédiaires. La plupart de ces personnes sont atteintes d'affections chroniques et n'ont besoin d'aide que pour accomplir les activités de la vie quotidienne comme se laver et se vêtir. La tenue de dossier dans les établissements de soins de longue durée est assujettie aux normes professionnelles, aux règlements fédéraux et provinciaux ainsi qu'aux politiques internes.

L'infirmière doit se familiariser avec les lois et les règlements qui régissent la tenue de dossier dans les établissements de soins de longue durée. Selon les éléments de l'exercice infirmier en soins de longue durée (OIIQ, 2004), l'infirmière consigne dans les documents cliniques (qu'ils soient sur papier ou informatisés) les différentes données à mesure que les événements se produisent ; elle communique les renseignements indispensables à la continuité des soins (modification de l'état de santé, interventions effectuées, résultats obtenus, surveillance à apporter, etc.) à la collègue qui prend en charge la personne au moment d'un changement d'équipe, d'une pause ou d'un repas ; elle s'assure que les membres de l'équipe de soins reçoivent les informations pertinentes pour donner des soins adaptés (degré d'autonomie dans les AVQ, déficits cognitifs,

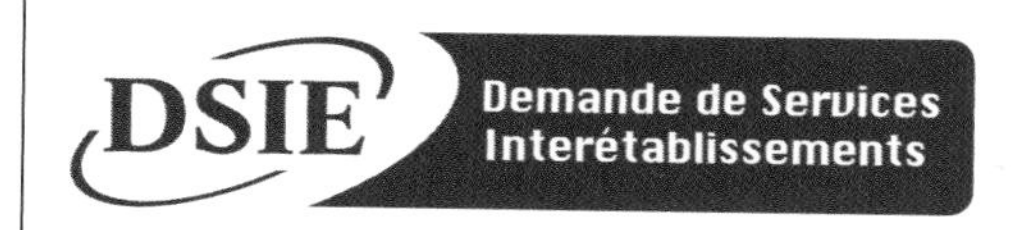

○ Complet ○ Incomplet

Besoins, Aimée (1)

No. Demande: 06-00003339-1-20031007-1

Provenance de la demande

Destinataire

Établissement: **DEMO CLSC CB** Téléphone: **(418) 123-2572**
Mission(s): **CLSC** Télécopieur: **(418) 456-2572**

Service / Programme:

Centrale Info-Santé

Centrale Info-Santé: **DEMO Centrale Info-Santé CB** Téléphone: **(418) 444-4444**
Télécopieur: **(418) 444-4445**

Expéditeur

Établissement: **DEMO Centre Info-Santé CB** Téléphone: **(418) 527-52115204**
Service / Programme: Télécopieur: **(418) 661-8164**

Intervenants

Nom:	Profession:	Téléphone:	Poste:
Généralement, personne qui complète la DSIE et/ou intervenants impliqués dans le dossier			

Consentement

L'usager consent à la référence et à la transmission de l'information à son sujet: ○ oui ○ non

Identification

Numéro de dossier: **1**

Nom à la naissance: **Bonsoins**
Sexe: ○ M ● F

Prénom: **Aimée**
Nom usuel:

Adresse permanente: **2, rue de l'Hôpital**
Ville: **Québec** Code postal: **G1J 2Z8**
Téléphone (permanent): **(418) 123-4567**
Téléphone (travail): No. de poste
Courriel:

Adresse temporaire:
Ville: Code postal:
Téléphone (temporaire):

CLSC d'appartenance: **CLSC-CHSLD Basse-Ville-Limoilou-Vanier**

Date de naissance: **1960-08-11** (aaaa-mm-jj)
État civil: **Célibataire**
No. d'assurance maladie: **BONA11586013**
Langue de communication: **Français**

Âge: **43 ans 2 mois**
Lieu de naissance: **Québec**
Exp. (année/mois):
Communauté culturelle: **Français**

Nom du/de la conjoint(e):
Date de naissance: (aaaa-mm-jj)

Prénom:
Âge: ans

Nom du père: **Bonsoins**
Nom de la mère à la naissance: **St-Cyr**

Prénom: **Arthur**
Prénom: **Yvette**

FIGURE 20-8 ■ DSIE (Demande de services interétablissements): formulaire principal de la demande de services.
(Source: Ministère de la Santé et des Services sociaux, ©MSSS.)

Personnes ressources

Nom: **Bonsoins**
Prénom: **Diane**
Lien: **Soeur**
Préciser si cette personne est **Tuteur**
Téléphone (résidence):
Téléphone (travail):
No de poste:
Courriel:
Langue de communication: **Français**

Nom:
Prénom:
Lien:
Préciser si cette personne est
Téléphone (résidence):
Téléphone (travail):
No de poste:
Courriel:
Langue de communication: **Français**

Type de résidence

Permanente (lieu de résidence): **Domicile**

● **Maison** ○ **HLM**
○ **Logement/appartement** ○ **Chambre**

Temporaire (lieu de séjour):
Situation de vie: **Personne seule**
Occupation: **Au travail**

Étude de la demande

Nature de la demande

Thérapie intraveineuse:

☒ **Prescription médicale** ○ **À domicile** ○ **À venir**

Médecin:
Téléphone:
Signature: X ______________________
Date: (aaaa-mm-jj)
Préciser:

Problèmes ou facteurs menant à la demande (d'ordre bio-psychosocial – préciser le diagnostic et les antécédents – ou liés aux habitudes de vie, aux activités de la vie quotidienne (AVQ), aux tâches domestiques (AVD), etc.)

Préciser la situation actuelle:
Type d'épisode de soins:
Date visite: (aaaa-mm-jj)
Antécédents: **Aucun**
PLAIE

2003-08-11 / /

2003-08-11 / /

2003-08-11 / /

2003-08-11 / /

2003-08-11 / /

Diagnostic principal: ▼
Autre(s) diagnostic(s): ▼
Préciser:
Complication(s):

FIGURE 20-8 ■ (SUITE)

☒ **Chirurgie(s)**

Date : (aaaa-mm-jj) Type : Complication(s) :

Préciser :

☒ **Examen(s) diagnostique(s)**

Date : (aaaa-mm-jj) Examen : Résultats :

Informations médicales

Hospitalisation (date de la plus récente) : de (aaaa-mm-jj) à (aaaa-mm-jj) Nombre de fois depuis 1 an :
Nom de l'établissement :
Raisons :

Suivi

Nom Spécialité CH / Clinique / Adresse Prochain rendez-vous :

Préciser :

▶ Médecin traitant : Spécialité :

▶ Médecin consultant : Spécialité :
Adresse : Téléphone :

▶ Médecin de famille : Téléphone :
Adresse : Télécopieur :
Avisé le : (aaaa-mm-jj)

Endroit du suivi :

Médicaments au départ (nom, dose et fréquence) :

Nom de la pharmacie :
Téléphone de la pharmacie :

● **Allergie(s) (médicament - alimentation - environnement)** ○ **Aucune**
Allergie(s) médicament : ▼
Allergie(s) alimentation : **Viande rouge**
Allergie(s) environnement :
Préciser :

Bactérie multirésistante : **ERV**
Bactérie multirésistante test :
Bactérie multirésistante échantillon du test :
Dans le cadre de notre politique de prévention des bactéries multirésistantes, cette recherche a été faite le : (aaaa-mm-jj)
Préciser :

Intolérance(s) :

Pronostic connu de l'usager ○ **Oui** ○ **Non**

Profil nutritionnel

Diète :

☒ **Dénutrition**
Niveau : ○ **Légère** ○ **Modérée** ○ **Élevée**
Traitement : ☐ **Oral** ☐ **Entéral** ☐ **Parentéral**
Préciser :

Fournitures médicales, aides techniques, équipement remis etc. :

Ressources actuelles (aide, services, ressources financières)

Famille, entourage (implication effective ou potentielle) :

FIGURE 20-8 ■ (SUITE)

Services communautaires, publics et privés :
Régime de protection :
Parent ayant la garde :
Agent payeur :

Remarques et autres informations

☒ **L'usager est suivi dans le cadre d'un projet**

Nom du projet : Personne contact dans le projet :

Téléphone : Courriel :

☒ **OEMC complété** Date :

☐ **OEMC joint** sections :
☐ **Évaluation de l'autonomie (Bleu)**
☐ **Évaluation de l'autonomie - clientèle de soins court terme (Mauve)**
☐ **Profil évolutif de l'autonomie (Orangé)**
☐ **Plan d'intervention et d'allocation de services (Rose)**
☐ **Tableau de soins**

Autres documents acheminés :

Délai d'intervention suggéré

○ **Immédiatement** ○ **Moins de 48 heures** ○ **Moins d'une semaine** ○ **Moins de 2 semaines**

Préciser :

☐ **Guichet unique**

Gestionnaire de cas / Intervenant : **Réfère au « Guichet unique », intervenant du réseau responsable du dossier de l'usager** Établissement :

Téléphone : No. de poste : Télécopieur :

Courriel :

Commentaires :

FIGURE 20-8 ■ (SUITE)

habitudes de vie, attentes de la personne et de ses proches, etc.) ; elle s'informe auprès de ses collègues des autres quarts de travail afin de mieux connaître le fonctionnement de la personne au cours d'une période de 24 heures et d'adapter ses interventions ; elle rassure la personne et ses proches lors d'un transfert et les informe des modalités de communication mises en place pour assurer la continuité et le suivi des soins. (OIIQ, 2004).

On doit élaborer des outils de documentation des soins infirmiers, tels que les collectes des données et les grilles d'observation, ainsi que des instruments de mesure tels le SMAF et l'échelle de Braden, et les mettre à la disposition de l'unité. Les politiques et les procédés propres à l'établissement concernant l'évaluation et la réévaluation périodique de l'état de santé de la personne doivent être mis en application. À titre d'exemple, l'infirmière peut avoir à rédiger un *résumé* des soins infirmiers au moins une fois par semaine en ce qui a trait aux personnes recevant des soins spécialisés, et toutes les deux semaines en ce qui concerne les personnes recevant des soins intermédiaires. Le résumé doit rendre compte des éléments suivants :

- Problèmes particuliers notés dans le plan de soins et de traitements.
- État mental.
- Activités de la vie quotidienne.
- État hydrique et nutritionnel.
- Mesures de sécurité nécessaires.
- Médicaments.
- Traitements.
- Mesures de prévention.

DSIE Demande de Services Interétablissements

○ Complet ○ Incomplet

Sommaire de l'autonomie

☒ Habitudes de vie	Problème	Si l'usager a des problèmes ou incapacités, préciser :
1. Alimentation	○ Non ○ Oui	
2. Sommeil	○ Non ○ Oui	
3. Consommation de tabac	○ Non ○ Oui	
4. Consommation d'alcool et de drogue	○ Non ○ Oui	
5. Activités personnelles et de loisirs	○ Non ○ Oui	

☒ A.V.Q.	Incapacité	Si l'usager a des problèmes ou incapacités, préciser :
1. Se nourrir	○ Non ○ Oui	☐ Sonde naso-gastrique ☐ Gastrostomie
2. Se laver	○ Non ○ Oui	
3. S'habiller	○ Non ○ Oui	☐ Bas de soutien
4. Entretenir sa personne	○ Non ○ Oui	
5. Fonction vésicale	○ Non ○ Oui	☐ Culotte d'incontinence ☐ Condom urinaire ☐ Sonde à demeure
6. Fonction intestinale	○ Non ○ Oui	☐ Culotte d'incontinence ☐ Stomie
7. Utiliser les toilettes	○ Non ○ Oui	☐ Chaise d'aisances ☐ Bassine ☐ *Urinal*

☒ Mobilité	Incapacité	Si l'usager a des problèmes ou incapacités, préciser :
1. Transferts	○ Non ○ Oui	☐ Positionnement particulier ☐ Lève-personne ☐ Planche de transfert
2. Marcher à l'intérieur	○ Non ○ Oui	☐ Canne simple ☐ Tripode ☐ Quadripode ☐ Marchette
3. Installer prothèse ou orthèse	○ Non ○ Oui	
4. Se déplacer en fauteuil roulant à l'intérieur	○ Non ○ Oui	

FIGURE 20-9 ■ DSIE (Demande de services interétablissements) : sommaire de l'autonomie.
(Source : Ministère de la Santé et des Services sociaux, © MSSS.)

		☐ **Fauteuil roulant simple** ☐ **Fauteuil roulant à conduite unilatérale** ☐ **Fauteuil roulant motorisé** ☐ **Triporteur** ☐ **Quadriporteur**
5. Utiliser les escaliers	◯ **Non** ◯ **Oui**	
6. Circuler à l'extérieur	◯ **Non** ◯ **Oui**	

☒ **Communication**	**Incapacité**	**Si l'usager a des problèmes ou incapacités, préciser :**
1. Voir	◯ **Non** ◯ **Oui**	☐ **Verres correcteurs** ☐ **Loupe**
2. Entendre	◯ **Non** ◯ **Oui**	☐ **Appareil auditif**
3. Parler	◯ **Non** ◯ **Oui**	☐ **Ordinateur** ☐ **Tableau de communication**

☒ **Fonctions mentales**	**Incapacité**	**Si l'usager a des problèmes ou incapacités, préciser :**
1. Mémoire	◯ **Non** ◯ **Oui**	
2. Orientation	◯ **Non** ◯ **Oui**	
3. Compréhension	◯ **Non** ◯ **Oui**	
4. Jugement	◯ **Non** ◯ **Oui**	
5. Comportement	◯ **Non** ◯ **Oui**	

☒ **Tâches domestiques (AVD)**	**Incapacité**	**Si l'usager a des problèmes ou incapacités, préciser :**
1. Entretenir la maison	◯ **Non** ◯ **Oui**	
2. Préparer les repas	◯ **Non** ◯ **Oui**	
3. Faire les courses	◯ **Non** ◯ **Oui**	
4. Faire la lessive	◯ **Non** ◯ **Oui**	
5. Utiliser le téléphone	◯ **Non** ◯ **Oui**	
6. Utiliser les moyens de transport	◯ **Non** ◯ **Oui**	
7. Prendre ses médicaments	◯ **Non** ◯ **Oui**	☐ **Pilulier**
8. Gérer son budjet	◯ **Non** ◯ **Oui**	

☒ **Situation psychosociale**	**Problème**	**Si l'usager a des problèmes ou incapacités, préciser :**
1. Histoire sociale	◯ **Non** ◯ **Oui**	
2. Milieu familial	◯ **Non** ◯ **Oui**	
3. Aidants principaux	◯ **Non** ◯ **Oui**	
4. Réseau social	◯ **Non** ◯ **Oui**	
5. Ressources communautaires, publiques et privées	◯ **Non** ◯ **Oui**	

FIGURE 20-9 ■ (SUITE)

6. État affectif	◯ Non ◯ Oui	
7. Perception de l'usager	◯ Non ◯ Oui	
8. Sexualité	◯ Non ◯ Oui	
9. Croyances et valeurs personnelles	◯ Non ◯ Oui	

☒ **Conditions économiques**	**Problème**	**Si l'usager a des problèmes ou incapacités, préciser :**
1. Capacité de faire face à ses obligations	◯ Non ◯ Oui	

☒ **Environnement physique**	**Problème**	**Si l'usager a des problèmes ou incapacités, préciser :**
1. Conditions du logement	◯ Non ◯ Oui	**Accès :** ☐ **Ascenseur** ☐ **Escalier intérieur, nombre de marches :** ☐ **Escalier extérieur, nombre de marches :**
2. Sécurité personnelle et environnementale	◯ Non ◯ Oui	
3. Accessibilité	◯ Non ◯ Oui	
4. Proximité des services	◯ Non ◯ Oui	

FIGURE 20-9 ■ (SUITE)

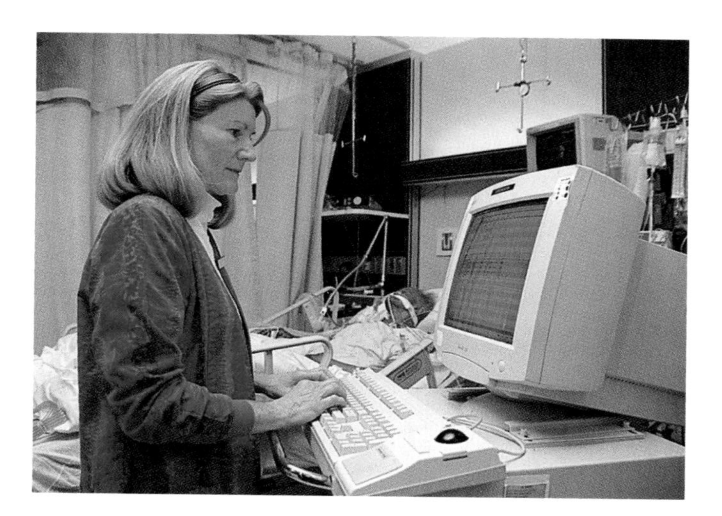

FIGURE 20-10 ■ Ordinateur de chevet. (Source : Mike English/MediChrome.)

- Évaluation des changements de comportement (si la personne prend des médicaments psychotropes ou présente des problèmes comportementaux).

L'encadré *Conseils pratiques – Tenue de dossier dans les établissements de soins de longue durée* fournit plus de détails à ce sujet.

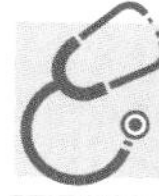

CONSEILS PRATIQUES

Tenue de dossier dans les établissements de soins de longue durée

- Remplissez les formulaires d'évaluation et rédigez le plan de soins et de traitements infirmiers dans les délais prescrits par les organismes de réglementation.
- Notez les visites et les appels téléphoniques que font les membres de la famille, les amis ou d'autres proches pour s'enquérir de l'état de santé de la personne.
- Rédigez les résumés de soins infirmiers et les notes d'évolution selon les normes prescrites par les organismes de réglementation.
- Révisez le plan de soins et de traitements tous les trois mois ou chaque fois que l'état de la personne change.
- Notez et signalez au médecin et à la famille dans les 24 heures tout changement dans l'état de la personne.
- Notez toutes les mesures prises à la suite d'un changement dans l'état de la personne.
- Assurez-vous que les notes d'évolution rendent compte des progrès de la personne en vue d'atteindre les résultats escomptés définis dans le plan de soins et de traitements infirmiers.

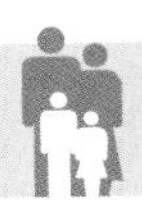

LES ÂGES DE LA VIE

Personnes âgées

Un grand nombre de personnes âgées vivant dans les établissements de soins de longue durée souffrent d'affections chroniques qui entraînent la plupart du temps des changements d'état subtils. Lorsqu'un problème se manifeste, cependant, il s'agit d'un trouble grave qui nécessite une attention immédiate, comme une fracture de la hanche, un AVC ou une pneumonie. Il est donc important de garder la documentation des soins infirmiers à jour pour se préparer à l'éventualité d'un transfert dans un établissement de soins spécialisés. La rédaction d'un résumé du plan d'orientation de la personne vers d'autres professionnels facilite alors le suivi des soins et la communication entre les différents membres du personnel infirmier.

Notation des soins à domicile

> Parfois seule intervenante à accéder au domicile du client, l'infirmière doit créer et maintenir des partenariats avec celui-ci, ses proches-aidants, ainsi qu'avec les ressources professionnelles et communautaires requises selon les besoins, afin d'assurer la continuité des soins et des services. (OIIQ, 2004)

Par ailleurs, « toutes les données pertinentes relatives à l'évaluation clinique sont notées et conservées au dossier, car elles sont indispensables pour suivre l'évolution de la situation de santé du client » (OIIQ, 2003).

À titre d'exemple, l'infirmière documente et rapporte tout incident ou accident susceptible de causer une infection ou une surinfection. Elle évalue la plaie s'il y a lieu et surveille son évolution à l'aide de paramètres appropriés, information qu'elle consigne systématiquement au dossier du la personne. Elle assure le monitorage de la douleur en utilisant une échelle de mesure de l'intensité de la douleur et en notant les différents paramètres tels que la localisation, la durée, les facteurs aggravants, l'irradiation, etc.

Directives relatives à la documentation des soins infirmiers

Le dossier clinique est un document légal qui peut servir de preuve dans une cour de justice ; lorsqu'il constitue celui-ci, le personnel soignant doit donc tenir compte de nombreux facteurs. En effet, il doit non seulement assurer la confidentialité du dossier, mais aussi se conformer à des normes juridiques.

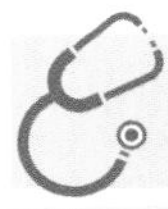

CONSEILS PRATIQUES

Notation des soins à domicile

« Dans un contexte de soins à domicile, assurer la continuité des soins présente des difficultés particulières en ce qui a trait à l'accès à l'information et à la coordination des soins. Il importe donc de prendre différentes mesures à cet effet.

L'infirmière s'assure que toute l'information clinique pertinente liée à l'évaluation initiale et à l'évaluation en cours d'évolution, ainsi que le plan thérapeutique infirmier et les ajustements qu'elle y apporte, sont consignés au dossier du client. Cette information clinique doit toujours être à jour. Le recours à des feuilles d'enregistrement systématique peut faciliter le suivi de différents aspects de la situation de santé (ex. : douleur, plaie, glycémie, dépistage, signes vitaux) ainsi que l'évaluation des résultats obtenus.

Le plan thérapeutique infirmier ainsi que toutes les données pertinentes sur la situation de santé du client et sur son évolution doivent être accessibles aux infirmières appelées à prendre la relève. [...]

Lorsque l'infirmière confie des soins à domicile à d'autres membres du personnel infirmier, dans le cadre du plan thérapeutique infirmier, elle s'assure que ceux-ci ont accès à toute l'information pertinente pour leurs interventions. L'infirmière collabore avec les membres de l'équipe interdisciplinaire pour répondre aux divers besoins du client. [...]

Ainsi, l'infirmière du soutien à domicile, qu'elle soit l'infirmière responsable ou remplaçante, prend les moyens nécessaires pour transmettre l'information pertinente en temps opportun au client, aux autres infirmières, au médecin traitant et aux professionnels de la santé en lien avec le suivi du client, que ce soit intra ou interétablissements. [...]

Lorsque la condition du client le nécessite ou qu'une situation d'urgence se présente, l'infirmière l'oriente vers la ressource institutionnelle appropriée et s'assure de transmettre l'information pertinente. [...]

Le système de documentation des soins infirmiers doit permettre de suivre l'évolution de la situation de santé des clients et faciliter la continuité des soins, notamment en assurant l'arrimage constant de l'information disponible à l'infirmière au domicile et de celle consignée au dossier du client. »

Source : *L'exercice infirmier en santé communautaire. Soutien à domicile*, de M. Labrie-Gauthier et J. Leprohon, 2003, Montréal : OIIQ.

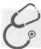

CONSEILS PRATIQUES

Directives relatives à la documentation des soins infirmiers

À FAIRE

Consigner un changement dans l'état de la personne *puis* démontrer qu'on a pris les mesures nécessaires.

Lire les notes de l'infirmière avant de donner des soins afin de déterminer si l'état de la personne a changé.

Faire preuve de diligence. Même s'il vaut mieux consigner une action tardivement plutôt que ne pas la consigner du tout, il faut dans la mesure du possible consigner les soins immédiatement après les avoir donnés.

Donner des descriptions objectives, précises et factuelles.

Corriger les erreurs de notation.

Consigner toutes les activités d'enseignement.

Citer textuellement les paroles de la personne en utilisant des guillemets.

Consigner les réactions de la personne aux interventions.

Réviser ses notes pour s'assurer qu'elles sont claires et traduisent exactement sa pensée.

À ÉVITER

Laisser un espace blanc à remplir par une collègue du quart de travail suivant.

Consigner une action (procédé, administration d'un médicament, etc.) à l'avance.

Employer des termes vagues (par exemple, « semble à l'aise » et « a passé une bonne nuit »).

Faire une inscription à la place d'une autre personne.

Effacer ou corriger une inscription, même à la demande d'un supérieur ou d'un médecin.

Exprimer des jugements ou des préjugés (en employant des mots comme « plaignard » ou « désagréable »).

Date et heure

On doit indiquer la date et l'heure de chaque inscription. Cette information est essentielle non seulement pour des raisons légales, mais aussi pour la sécurité de la personne. On note la date sous la forme année-mois-jour et l'heure selon la période de 24 heures (figure 20-11 ■), par exemple « 05-06-14, 20 h 30 ».

Fréquence

Il faut se conformer à la politique de l'établissement pour ce qui est de la fréquence des inscriptions au dossier et adapter cette fréquence à l'état de la personne. Ainsi, il faut mesurer et consigner une pression artérielle instable plus fréquemment qu'une pression artérielle stable. En règle générale, on doit consigner une évaluation ou une intervention dès que possible. L'infirmière ne doit jamais consigner des soins *avant* de les avoir prodigués.

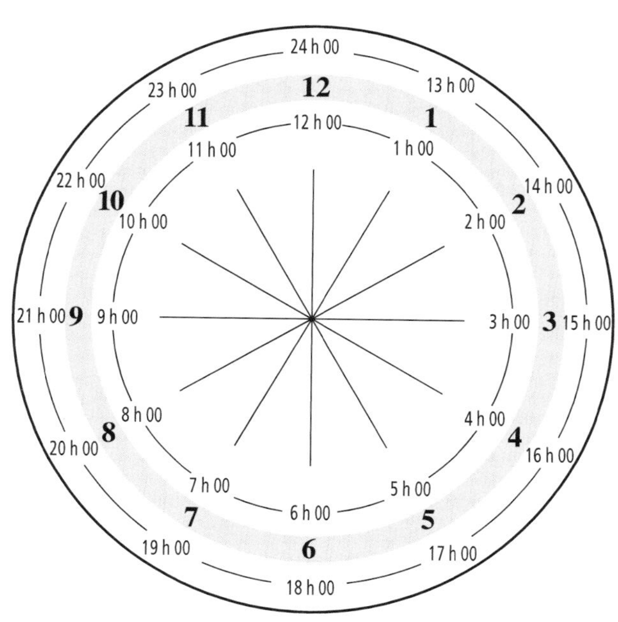

FIGURE 20-11 ■ Notation de l'heure.

Lisibilité

On doit écrire lisiblement afin d'éviter les erreurs d'interprétation. L'infirmière doit se conformer aux politiques de l'établissement pour ce qui est des notes manuscrites.

Permanence

On utilise toujours une encre foncée afin d'assurer la **permanence** des dossiers et d'éviter toute modification. Les inscriptions écrites à l'encre foncée ressortent clairement dans les microfilms et les photocopies. Il faut se conformer aux politiques de l'établissement pour ce qui est du type de stylo et d'encre à utiliser.

Terminologie

Beaucoup d'abréviations sont universelles, mais d'autres sont propres à certains pays ou à certaines régions. De plus, quelques abréviations ont plusieurs significations, ce qui peut porter à confusion. Ainsi, « AG » peut signifier « antigène », « acide gras » ou « anesthésie générale », « TS » peut signifier « temps de saignement » ou « tentative de suicide », et « IRA » peut signifier « insuffisance rénale aiguë » ou « insuffisance respiratoire aiguë ». C'est pourquoi les dirigeants d'un grand nombre d'établissements sont tenus de mettre au point et de faire approuver la liste de leurs abréviations d'usage. On doit utiliser seulement les abréviations, les symboles et les termes acceptés par l'établissement où l'on travaille afin d'éviter de compromettre la sécurité des personnes. Si on n'est pas certain d'une abréviation, on écrit le mot au long. L'appendice F présente les abréviations courantes. Le tableau 20-3 présente une liste des symboles les plus employés.

TABLEAU 20-3 Quelques symboles fréquemment utilisés

Symboles	Signification
>	Plus grand que
<	Plus petit que
=	Égal à
↑	Augmentation
↓	Diminution
♀	Femme
♂	Homme
°	Degré
×	fois (multiplié par)

Justesse de l'orthographe

L'exactitude des dossiers exige de la rigueur en ce qui a trait à l'orthographe des mots. Si on doute de la graphie d'un mot, on doit consulter le dictionnaire ou un autre ouvrage de référence. Deux médicaments complètement différents peuvent néanmoins avoir des orthographes qui se ressemblent, comme l'épirubicine (antinéoplasique) et l'épinéphrine (bronchodilatateur).

! ALERTE CLINIQUE *Les fautes d'orthographe donnent une impression défavorable au lecteur et, par conséquent, nuisent à la crédibilité de l'infirmière.* ■

Signature

Toute inscription dans les notes de l'infirmière doit être signée par son auteure. L'infirmière doit faire suivre sa signature de l'abréviation correspondant à son titre :

Inf., cand.	infirmière candidate
Inf.	infirmière
Inf. aux.	infirmière auxiliaire
Inf., B. Sc.	infirmière bachelière
Inf., M. Sc.	infirmière possédant une maîtrise
Inf., Ph. D.	infirmière possédant un doctorat
P.A.B.	préposé aux bénéficiaires

Certains établissements tiennent une liste de signatures afin de permettre aux infirmières inscrites d'apposer seulement leurs initiales dans les dossiers. Le code attribué à chaque infirmière tient lieu de signature dans les dossiers informatisés.

Exactitude

Le nom et les renseignements signalétiques de la personne doivent apparaître sur chaque page du dossier, sous forme imprimée ou manuscrite. On doit vérifier si on a en main le bon dossier avant d'y faire une inscription. On ne doit pas identifier les dossiers uniquement avec le numéro de chambre de la personne. Il faut toujours vérifier le nom de la personne et être particulièrement attentif si deux personnes portent le même nom de famille.

« L'**exactitude** des données inscrites au dossier du client conditionne la valeur du contenu de la documentation des soins infirmiers eu égard au soutien clinique à la pratique. » (OIIQ, 2002) Les données doivent exprimer des faits ou des observations et non des opinions ou des interprétations.

> L'inexactitude des données peut entraîner la prise de décision erronées et des préjudices au client. De plus, tout jugement de valeur et toute interprétation non validée du comportement du client auprès de ce dernier nuisent à la précision des données et peuvent desservir l'infirmière dans ses activités cliniques. (OIIQ, 2002)

Ainsi, il est plus exact d'écrire que la personne « a refusé la médication » (fait) que d'écrire qu'elle « est récalcitrante » (opinion). De même, il vaut mieux consigner que la personne « pleurait » (observation) que d'indiquer qu'elle « était déprimée » (interprétation). Quand une personne exprime son inquiétude devant un diagnostic ou un problème, on doit citer ses paroles textuellement, par exemple : *Dit : « Je m'inquiète pour ma jambe. »* Il faut éviter les mots vagues qui peuvent avoir différentes interprétations, par exemple *gros*, *bon* ou *normal*. Ainsi, on écrira « Ecchymose de 2 cm sur 3 cm » plutôt que « Grosse ecchymose ».

Si on fait une erreur de notation, on raye le texte, on écrit *inscription erronée* à côté ou au-dessus et on appose ses initiales ou sa signature (selon la politique de l'établissement). Il ne faut pas essayer de faire disparaître le texte à l'aide de rayures, d'une gomme à effacer ou de liquide correcteur, car l'inscription initiale doit demeurer visible. Si le dossier est informatisé, on doit se conformer aux politiques de l'établissement en ce qui a trait à la correction des erreurs de notation.

! ALERTE CLINIQUE *Évitez d'écrire le mot « erreur » quand vous faites une erreur de notation. Certains pensent que ce mot attire l'attention lors d'une poursuite judiciaire et peut laisser sous-entendre que la personne a subi un tort à la suite d'une erreur professionnelle.* ■

Il faut faire ses inscriptions sur des lignes consécutives, mais ne rien écrire entre les lignes. Si un énoncé ne remplit pas complètement une ligne, on tire un trait jusqu'au bout de la ligne de manière à empêcher les ajouts. Enfin, on signe l'inscription.

Ordre chronologique

On note les événements selon l'ordre chronologique. « La présentation chronologique des soins infirmiers et des événements, le cas échéant, avec les dates et heures correspondantes, permet de suivre l'évolution de la situation de santé du client et d'évaluer les résultats obtenus à la suite des interventions. » (OIIQ, 2002) Par exemple, il s'agit de faire état de la collecte des données, des interventions infirmières puis des réactions de la personne. Ensuite, il faut mettre la liste des problèmes à jour au besoin. Par ailleurs, si on oublie de consigner une intervention, on doit inscrire au dossier une note tardive précisant la date et l'heure de l'intervention, par exemple :

> 05-07-10 – 11 h 00. Note tardive du 05-07-09 – 10 h 00. Premier lever postopératoire effectué avec l'aide de deux personnes, fait trois pas pour se rendre jusqu'à son fau-

teuil, accuse un léger étourdissement en position debout lors du déplacement. A pu rester dans son fauteuil 15 minutes d'affilée, réinstallé dans son lit par la suite.

Pertinence

La pertinence de la documentation des soins infirmiers représente son bien-fondé en regard de la situation de santé de la personne, des décisions cliniques de l'infirmière, des interventions, de leurs résultats et de la continuité des soins. L'OIIQ (2002) donne quelques exemples tels que l'état de la peau chez une personne alitée ; les données obtenues à l'auscultation pulmonaire chez une personne ayant des problèmes respiratoires ; les caractéristiques des signes neurovasculaires chez une personne porteuse d'un plâtre à la jambe ; les étapes franchies par la personne relativement à l'enseignement préparatoire au congé et à son degré de compréhension à chaque étape.

Il faut noter seulement l'information qui se rapporte directement aux problèmes de santé et aux soins de la personne. Les autres renseignements personnels transmis par la personne ne doivent pas figurer dans le dossier. La consignation de renseignements inopportuns pourrait être considérée comme une atteinte à la réputation ou à la vie privée. Si, par exemple une personne confie à l'infirmière qu'elle était héroïnomane il y a 20 ans, cette dernière *ne* doit *pas* consigner ce renseignement dans son dossier, sauf s'il a un effet direct sur son problème de santé.

Complétude

L'infirmière ne peut consigner toutes les données qu'elle obtient au sujet d'une personne. Cependant, elle doit faire preuve de **complétude**, c'est-à-dire que l'information qu'elle consigne doit être complète et utile tant pour la personne que pour les professionnels de la santé.

Les notes de l'infirmière doivent rendre compte de la démarche systématique. « Elles doivent permettrent de soutenir et d'expliquer les décisions diagnostiques et thérapeutiques de l'infirmière à partir des informations sur lesquelles elle fonde son jugement clinique et des liens qu'elle établit avec l'évaluation de la situation de santé du client. » (OIIQ, 2002) On doit noter les collectes des données, les problèmes ou les diagnostics infirmiers, les interventions infirmières, les commentaires et les réactions de la personne aux interventions, les progrès accomplis afin d'atteindre les objectifs et les communications avec les autres membres de l'équipe de soins.

Il faut aussi consigner les soins qui ont été *omis* en raison de l'état de la personne ou d'un refus de sa part. Dans ce cas, on indique les soins omis, le motif de leur omission et le nom de la personne qui a été avisée.

! ALERTE CLINIQUE *Notez les interventions usuelles comme les changements de position, même si elles vous semblent évidentes et banales. Ne présumez pas que vos lecteurs comprendront qu'elles sont « sous-entendues ».* ■

Concision

Comme la complétude, la concision favorise l'efficacité de la communication. On peut omettre le mot *patient* au début d'une phrase et écrire, par exemple : « Transpire abondamment. Respiration superficielle, irrégulière, 28/min. » On termine chaque énoncé par un point.

Prudence

L'exactitude et la complétude des dossiers confèrent une protection légale à l'infirmière, aux autres membres du personnel soignant, à l'établissement de soins de santé et à la personne soignée. Admissible en cour comme document légal, le dossier clinique constitue une preuve de la qualité des soins donnés. Les jurés et les avocats le considèrent habituellement comme la meilleure preuve des actes dont la personne a bénéficié (Iyer et Camp, 1999).

! ALERTE CLINIQUE *Une tenue de dossier rigoureuse, fondée par exemple sur la démarche systématique dans la pratique infirmière, constitue la meilleure défense à opposer aux accusations d'erreurs professionnelles.* ■

Afin d'assurer sa protection sur le plan légal, l'infirmière doit se conformer non seulement aux normes de pratique professionnelle, mais aussi aux politiques et règlements définis par l'établissement en matière d'intervention et de notation, et ce dans toutes les situations, en particulier dans celles qui présentent un risque élevé. En voici un exemple :

> 11 h 00 – Se plaint d'étourdissements. Ridelles du lit relevées ; lui ai indiqué de rester au lit et d'appeler en appuyant sur la sonnette d'appel si elle a besoin d'aide.
>
> 11 h 30 – Personne trouvée par terre à côté de son lit. Dit : « Je suis passée toute seule par-dessus les ridelles. » Lui ai demandé si elle avait mal. A répondu : « Ça va, mais je suis un peu étourdie. » L'ai aidée à remonter dans son lit. PA 100/60, P90, R24. Ai avisé le Dr R. Nadon. R. Lépine, inf.

Organisation

La documentation des soins infirmiers doit être organisée de façon à permettre « un accès facile et rapide à l'information pertinente et favoriser la complémentarité des divers outils cliniques utilisés » (OIIQ, 2002).

Rapports

Un rapport sert à communiquer des renseignements précis à une personne ou à un groupe. Qu'il soit verbal ou écrit, il doit être concis et divulguer l'information pertinente sans détails superflus. Outre les rapports de relève et les rapports téléphoniques, l'infirmière rédige des rapports pour communiquer de l'information ou des opinions à d'autres professionnels de la santé en ce qui concerne les soins d'une personne, lors des réunions de planification des soins et des réunions d'étude de cas, par exemple.

Rapport de relève

L'infirmière rédige un **rapport de relève** à la fin de chaque quart de travail. Ce rapport s'adresse à toutes les infirmières qui commencent leur quart de travail. Il contient un résumé des besoins des personnes et des soins à leur prodiguer. Le rapport de relève a donc pour fonction principale d'assurer le suivi des soins. Il peut être verbal, écrit ou enregistré sur bande magnétique. Le rapport verbal permet à l'interlocutrice de poser des questions ; le rapport écrit et le rapport enregistré sont souvent plus brefs et moins explicites. Parfois, l'infirmière écrit son rapport au chevet de la personne et elle peut alors la faire participer à l'échange d'information. L'encadré 20-3 présente les éléments clés d'un rapport de relève.

! ALERTE CLINIQUE *Dans la mesure du possible, rédigez le rapport de relève dans un lieu où vous serez à l'abri des oreilles indiscrètes et où vous risquerez moins d'être dérangée afin de pouvoir respecter le caractère confidentiel des données transmises.* ■

Rapport téléphonique

Les professionnels de la santé transmettent souvent de l'information par téléphone. L'infirmière peut faire part au médecin d'un changement dans l'état de santé d'une personne. Elle peut informer une collègue d'une autre unité de soins du transfert d'une personne. Enfin, elle peut recevoir les résultats du service de radiologie. L'infirmière qui reçoit un **rapport téléphonique** doit consigner la date et l'heure de l'appel, le nom de son interlocuteur ainsi que le sujet dont il est question, puis signer l'inscription qu'elle en fait au dossier, par exemple :

> 05-06-06 10 h 35 Ht indiqué au téléphone par P. Messier, technicienne de laboratoire : 0,39. D. Brissette, inf.

Si l'infirmière n'est pas certaine d'avoir bien compris l'information qui lui est transmise par téléphone, elle doit la répéter à son interlocuteur afin de s'assurer de son exactitude.

On doit faire preuve de concision et de précision si on fait un rapport téléphonique à un médecin. Il faut se présenter et se situer par rapport à la personne : « Ici Jeannine Gaudreault, infirmière. Je vous appelle au sujet de Mme Dorothée Desmarais. C'est moi qui lui donne les soins pendant le quart de 8 h 00 à 16 h 00. »

Dans un rapport téléphonique, l'infirmière fait habituellement mention du nom de la personne, de son diagnostic, des changements de son profil, des variations des signes vitaux par rapport aux valeurs initiales, des résultats des analyses de laboratoire et des interventions infirmières pertinentes. L'infirmière doit avoir le dossier de la personne sous la main

RÉSULTATS DE RECHERCHE

Les dossiers reflètent-ils le travail réellement accompli par les infirmières ?

En 1998, Brooks a utilisé la méthode des cas multiples en recherche qualitative pour effectuer une étude-pilote qui consistait à étudier les perceptions qu'avaient les infirmières de la fonction et de l'importance de la tenue de dossier ainsi que les obstacles à cette démarche. Dans le cadre de cette recherche, elle a posé à sept infirmières en service général une série de questions ouvertes portant sur leur manière de communiquer, de raisonner et de prendre des décisions à propos d'une personne qui avait été leur patiente ce jour-là. Brooks a ensuite comparé les commentaires des infirmières au contenu des dossiers et elle leur a demandé d'analyser les différences entre leur « travail réel » et les données qu'elles avaient consignées.

En classant les données selon leur contenu, Brooks a pu dégager un certain nombre de thèmes. Toutes les infirmières ont déclaré qu'elles accordaient de l'importance à la tenue de dossier ; cependant, elles étaient déçues du peu d'utilisation qu'on faisait de leurs notes (« Une grande partie de ce que nous consignons n'a pas tellement d'importance »). Elles considéraient notamment que la surcharge de travail et les formulaires « encombrants » constituaient des obstacles à la tenue de dossier. Elles laissaient sous-entendre qu'elles ne possédaient ni le vocabulaire ni la motivation nécessaires pour consigner les comportements et les problèmes autres que physiques des personnes.

Brooks a relevé des divergences entre les questions soulevées par les infirmières et les données notées dans les dossiers. Par exemple, les infirmières ont expliqué qu'une partie de leur temps était consacrée à des activités comme calmer l'anxiété des personnes en période préopératoire et déterminer si une désorientation était d'apparition récente ou ancienne. Leur façon de décrire la situation des personnes démontrait un jugement intuitif et empathique (« Il a besoin de prendre le temps d'en parler »). Elles élaboraient des stratégies qu'elles communiquaient verbalement à leurs collègues au moment de la relève (« Tu dois passer du temps avec lui »). Pourtant, les dossiers étaient construits selon un modèle médical et contenaient principalement des résultats d'examens physiques. La plupart des infirmières ont été surprises par l'écart entre la nature des soins qu'elles notaient et ceux qu'elles disaient valoriser.

Implications : L'étude-pilote de Brooks laisse supposer que les infirmières ne notent pas fidèlement leurs activités. Les infirmières qui ont participé à cette étude accordaient de l'importance aux questions de comportement mais communiquaient leur opinion verbalement plutôt que d'en rendre compte dans les dossiers. Or, en ne faisant pas état du travail qu'elles ont réellement accompli, les infirmières minimisent leur contribution aux soins de santé. Avec l'avènement de la gestion de cas dans le système des soins de santé, il est capital que les infirmières communiquent leurs connaissances et leurs stratégies. Elles doivent laisser dans les dossiers les marques de l'approche holistique qui leur est propre.

Source : « An Analysis of Nursing Documentation as a Reflection of Actual Nurse Work », de J. T. Brooks, 1998, *MEDSURG Nursing, 7*(4), p. 189-196.

ENCADRÉ 20-3

Éléments clés du rapport de relève

- Présentez l'information de manière ordonnée (en suivant l'ordre chronologique des numéros de chambre dans un établissement de soins, par exemple).
- Identifiez chaque personne (nom, numéro de sa chambre, numéro de son lit, par exemple).
- Pour une nouvelle personne admise, indiquez le motif de son admission ou bien son diagnostic médical, la date de son intervention chirurgicale, les examens paracliniques qu'elle a subis et les traitements qu'elle a reçus au cours des 24 dernières heures.
- Mentionnez les changements importants dans l'état de la personne et présentez l'information de manière chronologique (c'est-à-dire en suivant l'ordre des étapes de la démarche systématique), par exemple : « M. Roland Vermette a dit qu'il ressentait une douleur sourde dans le mollet gauche à 14 h 00. L'inspection n'a révélé aucun autre signe. La douleur dans le mollet pourrait être reliée à une diminution de la circulation sanguine. Le repos et l'élévation des jambes sur un tabouret pendant 30 min l'ont soulagé de sa douleur. »
- Soyez précise, par exemple : « Mme Jocelyne Barrette a reçu 6 mg de morphine IV à 20 h 00 » et non « Mme Jocelyne Barrette a reçu de la morphine pendant la soirée ».
- Faites état des besoins émotionnels particuliers de chaque personne. Ainsi, une personne qui vient d'apprendre qu'elle est atteinte d'une tumeur et qu'elle devra subir une laryngectomie a besoin d'exprimer ce qu'elle ressent avant de recevoir un enseignement préopératoire.
- Donnez un résumé de la situation d'une personne nouvellement admise. Indiquez son diagnostic, son âge, son état général et son plan de soins et de traitements. Fournissez des renseignements généraux sur les personnes de son entourage.
- Mentionnez les ordonnances infirmières et médicales.
- Faites état des transferts et des congés.
- Indiquez clairement les soins prioritaires et ceux que les personnes doivent recevoir au début du quart de travail. Lors du rapport de relève de 7 h 00, par exemple, l'infirmière pourrait dire : « Il faut prendre les signes vitaux de M. Li à 7 h 30 et remplacer son sac de soluté à 8 h 00. » Inscrivez ces renseignements à la fin de votre rapport, car la mémoire retient mieux les données présentées au début et à la fin d'une énumération.
- Soyez brève en ce qui concerne des renseignements généraux ou des soins usuels (par exemple, il est inutile d'indiquer de prendre les signes vitaux à 8 h 00 et à 12 h 00 si telle est la norme dans l'unité). Ne mentionnez pas les visites, sauf si elles posent problème, et n'indiquez pas non plus que des visiteurs ont participé à l'enseignement ou aux soins. Le soutien social et les visites sont habituels dans un établissement de soins de santé.

afin de pouvoir fournir un supplément d'information au médecin. Après avoir fait un rapport téléphonique, l'infirmière note au dossier la date, l'heure et le contenu de la conversation, par exemple :

> Dorothée Desmarais a été admise à 12 h 00 ; se plaint de douleur à type de brûlure dans le quadrant supérieur droit de l'abdomen. PA 120/80, P100, R20 à l'admission. Demerol 100 mg IM administré à l'admission. À 15 h 15, PA 100/40, P120, R30. Douleur inchangée. Pâle et transpire abondamment. Rapport téléphonique au Dr Lebrun à 15 h 30. T. Bourdages, inf.

Ordonnances téléphoniques

Il arrive souvent que les médecins prescrivent un traitement ou un médicament par téléphone. La plupart des établissements se dotent de politiques précises à ce sujet. C'est ainsi que, dans la plupart des cas, seules les personnes habilitées légalement à exécuter l'ordonnance sont autorisées à recevoir des ordonnances par téléphone.

On doit écrire l'ordonnance sous la dictée du médecin et la lire à haute voix pour en vérifier l'exactitude. Il ne faut pas hésiter à poser des questions au médecin si une ordonnance paraît ambiguë, inusitée (dosage exceptionnellement élevé, par exemple) ou contre-indiquée pour la personne. On transcrit ensuite l'ordonnance sur la feuille d'ordonnances du médecin, en précisant qu'il s'agit d'une ordonnance verbale (OV) ou téléphonique (OT). Les directives relatives aux ordonnances téléphoniques sont présentées dans l'encadré 20-4. Le médecin doit contresigner l'ordonnance dans un délai prescrit par les politiques de l'établissement. Ce délai est de 24 heures dans un grand nombre d'établissements de soins actifs.

Réunion de planification des soins

Lors des réunions de planification des soins, les infirmières se réunissent pour discuter des solutions possibles aux problèmes d'une personne, telles l'incapacité d'accepter un événement ou l'absence de progrès en vue d'atteindre un résultat escompté. Chaque infirmière a alors l'occasion d'exprimer son opinion. Les infirmières peuvent inviter d'autres professionnels de la santé à participer à leur réunion. Elles peuvent ainsi demander à une travailleuse sociale de présenter les problèmes familiaux d'un enfant gravement brûlé ou à une diététiste d'exposer les problèmes nutritionnels d'une personne diabétique.

L'efficacité des réunions de planification des soins repose sur le respect mutuel, c'est-à-dire sur l'ouverture aux idées des autres en dépit des divergences de valeurs, d'opinions et de croyances. L'infirmière doit être réceptive aux idées de ses collègues et les écouter sans porter de jugement, même si elle n'y adhère pas.

Réunion d'étude de cas

Une réunion d'étude de cas est une rencontre entre deux infirmières ou plus au chevet d'une personne. Elle vise à :

- Obtenir de l'information qui facilitera la planification des soins infirmiers.
- Permettre à la personne de discuter de ses soins.
- Évaluer les soins infirmiers que la personne a reçus.

ENCADRÉ 20-4

Directives relatives aux ordonnances téléphoniques

1. Prenez connaissance des règlements qui précisent les personnes habilitées à donner et à recevoir des ordonnances verbales et téléphoniques.
2. Prenez connaissance de la politique de l'établissement en ce qui a trait aux ordonnances téléphoniques. (Dans certains établissements, on exige qu'une deuxième infirmière écoute la conversation et consigne l'ordonnance.)
3. N'acceptez pas d'ordonnance d'un prescripteur que vous ne connaissez pas.
4. Demandez au prescripteur de parler lentement et clairement.
5. Si vous ignorez l'orthographe d'un nom de médicament, demandez au prescripteur de l'épeler.
6. Si le médicament, la posologie ou le changement prescrit ne vous paraissent pas convenir à cette personne, faites-le savoir au prescripteur.
7. À la fin de la conversation, lisez l'ordonnance au prescripteur. N'utilisez pas d'abréviations (dites, par exemple, « trois fois par jour » plutôt que « tid »).
8. Écrivez l'ordonnance sur la feuille d'ordonnances du médecin. Notez la date et l'heure et indiquez qu'il s'agit d'une ordonnance téléphonique (OT). Apposez votre signature suivie de votre fonction.
9. Pour consigner les dosages, écrivez toujours un nombre avant une virgule décimale (0,3 mL, par exemple).
10. Écrivez le mot *unité* au long (par exemple, « 20 unités d'insuline » et non « 20 u d'insuline »).
11. Transcrivez l'ordonnance.
12. Conformez-vous au protocole de l'établissement en ce qui a trait au délai dans lequel le prescripteur doit signer l'ordonnance (c'est-à-dire généralement 24 heures).

Source : « Taking Orders by Phone ? », de N. Cirone, 1998, *Nursing, 28*(8), p. 56 ; d'après *Surefire Documentation : How, What and When Nurses Need to Document,* p. 271-273, 1999, St. Louis : Mosby Inc.

Pendant une réunion d'étude de cas, l'infirmière qui donne les soins à la personne résume les besoins de cette dernière et les interventions accomplies. Ce type de communication se révèle bénéfique tant pour la personne que pour l'infirmière. En effet, la personne peut prendre part à la discussion, et l'infirmière peut voir la personne ainsi que le matériel qu'elle aura à utiliser pour ses soins. Pour favoriser la participation de la personne, l'infirmière doit employer un langage adapté et compréhensible pour elle. Utiliser la terminologie médicale aurait pour effet de l'exclure des conversations.

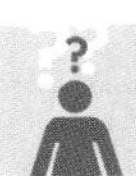

EXERCICES D'INTÉGRATION

M. Pronovost, âgé de 80 ans, a été admis au centre hospitalier pour des douleurs au dos. Il a des antécédents d'hypertension artérielle. Lors de son admission, il a dit à l'infirmière que la douleur constante qu'il éprouvait dans le dos l'empêchait de se livrer à plusieurs de ses activités habituelles. Une autre infirmière a inscrit ce qui suit dans le dossier de M. Pronovost :

8 – Patient plaignard. L'ai écouté pendant 20 minutes, sans succès. PA 210/90 et 180/70, P72, R18.

12 – Refuse le repas.

14 – Est tombé du lit.

1. Quelles sont les lacunes de cette inscription ?
2. Le diagnostic infirmier formulé pour M. Pronovost est *Douleur aiguë.* Quelle information aurait dû contenir le dossier ?
3. À partir des données suivantes, rédigez une note d'évolution selon le modèle SOAPIER.
   a) « Je n'ai pas dormi la nuit dernière. »
   b) Installé en décubitus latéral droit, avec des oreillers derrière le dos.
   c) Apparition de douleur en l'absence de la médication analgésique.
   d) Évalue la douleur à 8 sur 10.
   e) « Je me sens mieux » (après les interventions).
   f) Dernière dose reçue il y a 5 heures.
   g) Coussin chauffant appliqué dans le bas du dos.
   h) PA 210/90, P72, R18.
   i) Ajouter au plan de soins et de traitements de proposer des analgésiques jour et nuit q 4 h plutôt que prn.
   j) 05-06-06 N° 1 Douleur.
   k) « Douleur vive comparable à un coup de poignard naissant dans le bas du dos et irradiant jusque dans la jambe gauche. »
   l) Analgésiques opioïdes administrés selon l'ordonnance.
4. Avec les mêmes données, rédigez une note d'évolution selon le modèle DAR.

Voir l'appendice A : Exercices d'intégration – Pistes de réflexion.

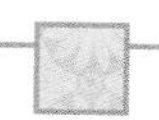

RÉVISION DU CHAPITRE

Concepts clés

- Le dossier clinique de la personne est un document légal qui prouve que la personne a reçu des soins.
- L'infirmière a le devoir de respecter la confidentialité des dossiers.
- Le dossier clinique sert à de nombreuses fins : la communication, la planification des soins, la vérification, la recherche, l'éducation et l'analyse des soins de santé. Il obéit également à des obligations d'ordre légal.
- Il existe différents systèmes de tenue de dossier et méthodes de documentation des soins infirmiers : dossier orienté vers la source, dossier orienté vers les problèmes, méthode des notes narratives, méthode SOAPIER, méthode APIE (analyse, problèmes, interventions, évaluation), méthode des notes ciblées, méthode de gestion de cas, méthode des notes d'exception et dossier informatisé.
- Dans le système de tenue de dossier orienté vers la source, les données sont classées selon les disciplines des soins de santé.
- Dans le système de tenue de dossier orienté vers les problèmes, les données sont classées selon les problèmes de santé de la personne.
- La méthode de la gestion de cas vise la prestation de soins efficients et de qualité lors d'un séjour d'une durée déterminée.
- L'ordinateur facilite la planification et la tenue de dossier. Grâce au terminal de chevet, l'infirmière peut consigner immédiatement ses interventions et les résultats de ses évaluations.
- Le cardex facilite la consultation des données aux divers professionnels de la santé.
- Les notes d'évolution rendent compte des progrès accomplis par la personne en vue d'atteindre les résultats escomptés. La façon dont elles sont présentées dépend du système de tenue de dossier ou de la méthode de documentation utilisé dans l'établissement.
- Dans les établissements de soins de longue durée, la forme et le contenu des dossiers varient selon le type de soins dispensés et les exigences des organismes de réglementation.
- L'infirmière doit se conformer à des normes légales en ce qui concerne la tenue de dossier. Elle doit écrire lisiblement, utiliser une encre foncée, indiquer la date et l'heure de ses inscriptions, employer une terminologie appropriée, soigner son orthographe et signer ses inscriptions. Elle doit en outre inscrire toutes les données en ordre chronologique en faisant preuve d'exactitude, de pertinence, de complétude, de concision, de prudence et d'organisation.
- Un rapport sert à communiquer de l'information en vue d'améliorer la qualité des soins. L'infirmière fait des rapports de relève et des rapports téléphoniques. Elle reçoit des ordonnances téléphoniques et participe à des réunions de planification des soins ainsi qu'à des réunions d'étude de cas.

Questions de révision

20-1. Lequel des énoncés suivants ne respecte pas une des considérations légales quant à la documentation des soins infirmiers ?

a) Possibilité de communiquer à un tiers un renseignement protégé par le secret professionnel d'une personne, lorsqu'il y a une raison de croire qu'un danger imminent de blessures graves menace celle-ci.
b) Inscrire des données exactes, signées ou identifiées au dossier de chaque personne.
c) Si elle en fait la demande, toute personne de 14 ans et plus a accès automatiquement à son dossier.
d) Respecter le secret de tout renseignement de nature confidentielle qui vient à sa connaissance dans l'exercice de sa profession.

20-2. La méthode de la gestion de cas avec plan de cheminement clinique convient davantage aux personnes ayant reçu un diagnostic :

a) d'infarctus du myocarde (crise cardiaque) ;
b) de diabète et d'hypertension ;
c) d'infarctus du myocarde, de diabète et d'hypertension ;
d) de diabète, d'hypertension, d'ulcère infecté du pied et de démence sénile.

20-3. Interprétez l'ordonnance suivante : « OV : 2 gttes Isopto Atropine OD ac qd. »

a) Vérifier l'ordonnance : deux gouttes d'Isopto Atropine dans l'œil gauche avant les repas toutes les heures.
b) Ordonnance verbale : deux gouttes d'Isopto Atropine dans l'œil droit avant les repas tous les jours.
c) Ordonnance téléphonique : deux gouttes d'Isopto Atropine dans l'œil droit après les repas tous les jours.
d) Ordonnance verbale : deux gouttes d'Isopto Atropine dans les deux yeux avant les repas quatre fois par jour.

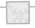

RÉVISION DU CHAPITRE (SUITE)

Questions de révision (suite)

20-4. Que doit faire l'infirmière si elle commet une erreur dans la rédaction d'un dossier ?
a) Rayer l'inscription erronée.
b) Rayer l'inscription erronée et inscrire *erreur* au-dessus.
c) Rayer l'inscription erronée et écrire *inscription erronée* au-dessus.
d) Rayer l'inscription erronée, écrire *inscription erronée* au-dessus et apposer ses initiales.

20-5. Laquelle des inscriptions suivantes est la plus défendable en cour ?
a) La personne est tombée de son lit.
b) La personne s'est présentée ivre à l'admission.
c) Grande ecchymose sur la cuisse gauche.
d) PA de 90/40 signalée au Dr Langlois.

Voir l'appendice B : Réponses aux questions de révision.

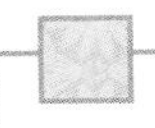

BIBLIOGRAPHIE

En anglais

Allan, J., & Englebright, J. (2000). Patient-centered documentation. *Journal of Nursing Administration, 30*(2), 90–96.

American Nurses Association. (2001). *Code of ethics for nurses with interpretive statements.* Washington, DC : Author.

Blachly, B., & Young, H. M. (1998). Reducing the burden of paperwork. Modified charting by exception for medications. *Journal of Gerontological Nursing, 24*(6), 16–20.

Brooks, J. T. (1998). An analysis of nursing documentation as a reflection of actual nurse work. *MEDSURG Nursing, 7*(4), 189–196.

Burke, L. J., & Murphy, J. (2000). Letters to the editor : Patient documentation. *Journal of Nursing Administration, 30*(7/8), 342.

Catalano, K., Perlman, K., & Pinney, C. (2001). Critical path network. Improve patient safety to comply with new standards : Demonstrate evidence to JCAHO surveyors. *Hospital Case Management, 9*(7), 103–106.

Celia, L. M. (2002). Legally speaking. Keep electronic records safe ! *RN, 65*(6), 69–71.

Cirone, N. (1998). Taking orders by phone ? *Nursing, 28*(8), 56–57.

Feldkamp, J. K. (2002). Legally speaking. The legal landscape of long-term care. *RN, 65*(4), 61–62.

Frank-Stromborg, M., Christensen, A., & Elmhurst, D. (2001). Nurse documentation : Not done or worse, done the wrong way–part I. *Oncology Nursing Forum, 28*(4), 697–702.

Frank-Stromborg, M., Christensen, A., & Elmhurst, D. (2001). Nurse documentation : Not done or worse, done the wrong way–part II. *Oncology Nursing Forum, 28*(5), 841–846.

Getty, M., Ryan, A. S., & Ekins, M. L. (1999). A comparative study of the attitudes of users and non-users towards computerized care planning. *Journal of Clinical Nursing, 8*(4), 431–439.

Guido, G. W. (2001). *Legal and ethical issues in nursing* (3rd ed.). Upper Saddle River, NJ : Prentice Hall.

Iyer, P. W., & Camp, N. H. (1999). *Nursing documentation : A nursing process approach* (3rd ed.) St. Louis, MO : Mosby.

Johnson, T. (2000). Functional health pattern assessment on-line : Lessons learned. *Computers in Nursing, 18*(5), 248–254.

Kibbe, D., & Bard, M. R. (1997, May). How safe are computerized patient records ? [Electronic version]. *Family Practice Management.* Retrieved June 5, 2003, from http ://www.aafp.org/fpm/970500fm/lead.html

LaDuke, S. (2001). Online nursing documentation : Finding a middle ground. *Journal of Nursing Administration, 31*(6), 283–286.

Lamond, D. (2000). The information content of the nurse change of shift report : A comparative study. *Journal of Advanced Nursing, 31*(4), 794–804.

Larrabee, J. H., Boldreghini, S., Elder-Sorrells, K., Turner, Z. M., Wender, R. G., Hart, J. M., et al. (2001). Evaluation of documentation before and after implementation of a nursing information system in an acute care hospital. *Computers in Nursing, 19*(2), 56–65.

Martin, A., Hinds, C., & Felix, M. (1999). Documentation practices of nurses in long-term care. *Journal of Clinical Nursing, 8*(4), 345–352.

Meiner, S. E. (1999). *Nursing documentation. Legal focus across practice settings.* Thousand Oaks, CA : Sage Publications.

Mosby, Inc. (1999). *Surefire documentation : How, what, and when nurses need to document.* St. Louis, MO : Author.

Murphy, J., & Burke, L. J. (1990). Charting by exception : A more efficient way to document. *Nursing, 20*(9), 65, 68–69.

Nahm, R., & Poston, I. (2000). Measurement of the effects of an integrated point-of-care computer system on quality of nursing documentation and patient satisfaction. *Computers in Nursing, 18*(5), 220–229.

Randolph, J. F., Magro, J., Stalmach, D., Cermak, B., & Wilson, B. (1999). A study of the accuracy of telephone orders in nursing homes in Southern California. *Annals of Long-Term Care, 7*(9), 334–338.

Raymond, L. (2001). Legally speaking : How to chart for peer review. *RN, 64*(6), 67–70.

Raymond, L. (2002). Documenting for PROs. *Nursing, 32*(3), 50–53.

Smith, C. M., & Dougherty, M. (2001). Practice brief : Requirements for the acute care record. *Journal of AHIMA, 72*(3), 56A–56G.

Smith, L. S. (2000). Charting tips : How to use focus charting. *Nursing, 30*(5), 76.

Smith, L. S. (2000). Charting tips : Safe computer charting. *Nursing, 30*(9), 85.

Springhouse Corp. (1999). *Mastering documentation* (2nd ed.). Springhouse, PA : Author.

Staggers, N., Thompson, C. B., & Snyder-Halpern, R. (2001). History and trends in clinical information systems in the United States. *Journal of Nursing Scholarship, 33*(1), 75–81.

Tan, R. S., & Isaacks, S. (1999). Computerized records and quality of care. *Annals of Long-Term Care, 7*(9), 348–353.

Utz, S. W. (1998). Computerized documentation of case management from diagnosis to outcomes. *Nursing Care Management, 3*(6), 247–254.

Yurkovich, E., & Smyer, T. (1998). Shift report : A time for learning. *Journal of Nursing Education, 37*(9), 401–403.

En français

Charte des droits et libertés de la personne, L.R.Q., c. C-12.

Code civil du Québec, L.Q. 1991, c. 64.

Code de déontologie des infirmières et infirmiers (projet et règlement). (2002). 134 G.O. II, 394.

Code des professions, L.R.Q., c. C-26.

Conseil canadien d'Agrément des services de santé. (2003). Rapport National de 2002 sur l'agrément des services de santé. *Promouvoir l'excellence dans la prestation de soins de santé de qualité,* Ottawa : CCASS.

Loi sur l'accès aux documents des organismes publics et sur la protection des renseignements personnels, L.R.Q., c. A-2.1.

Loi sur la protection des renseignements personnels dans le secteur privé, L.R.Q., c. P-39.1.

Loi sur les services de santé et les services sociaux, L.R.Q., c. S.-4.2).

Ordre des infirmières et infirmiers du Québec (OIIQ). (2001). *Perspectives de l'exercice de la profession d'infirmière*, Montréal : OIIQ.

Ordre des infirmières et infirmiers du Québec (OIIQ). (2001a). *La mosaïque des compétences cliniques initiales de l'infirmière. Compétences initiales*, Montréal : OIIQ.

Ordre des infirmières et infirmiers du Québec (OIIQ). (2002). *Énoncé de principes sur la documentation des soins infirmiers*, Montréal : OIIQ.

Ordre des infirmières et infirmiers du Québec (OIIQ) / Labrie-Gauthier, M. et Leprohon, J. (2003). *Lignes directrices. L'exercice infirmier en santé communautaire. Soutien à domicile*, Montréal : OIIQ.

Ordre des infirmières et infirmiers du Québec (OIIQ). (2003a). Les incidents et les accidents maintenant dénoncés. *Le Journal*, septembre/octobre, *1*(1).

Ordre des infirmières et infirmiers du Québec (OIIQ) / Lessard, L.-M. et Lepage, L. (2003b). *Guide de préparation à l'examen professionnel de l'Ordre des infirmières et infirmiers du Québec*, Montréal : OIIQ.

Ordre des infirmières et infirmiers du Québec (OIIQ). (2004). *L'exercice infirmier en soins de longue durée. Au carrefour du milieu de soins et du milieu de vie*, Montréal : OIIQ.

Ordre des thérapeutes respiratoires de l'Ontario (OTRO). (2000). (page consultée le 6 février 2005), [en ligne], <http ://www.crto.on.ca/documentation-f.html#toc>.

Règlement sur les effets, les cabinets de consultation et autres bureaux des membres de l'Ordre des infirmières et infirmiers du Québec. (1997). 129 G.O. II, 812 (I-8, r. 7.01).

Règlement sur l'organisation et l'administration des établissements, D. 1320-84. (1984). 116 G.O. II, 2745 (S-5, r. 3.01).

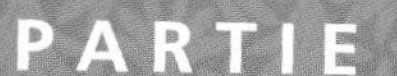

PARTIE

5

Développement au cours des âges de la vie

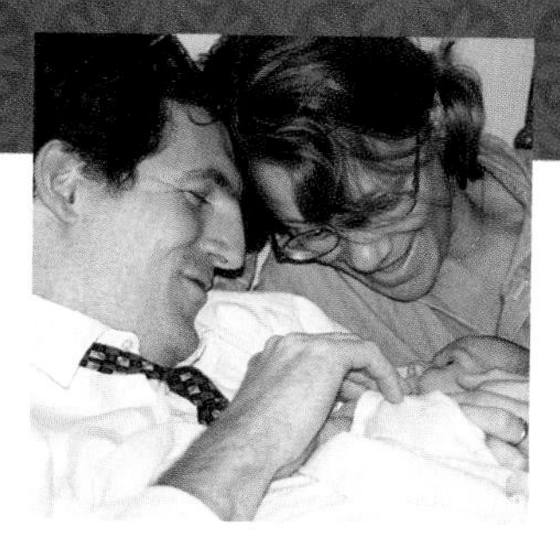

Le parcours de la petite enfance à la vieillesse traverse plusieurs étapes toujours étonnantes et parfois difficiles. Pour offrir des soins pertinents et efficaces, l'infirmière doit non seulement comprendre les besoins individuels mais aussi connaître les grandes lignes du développement humain et les principaux défis qu'impose chacune de ses étapes.

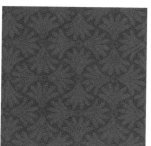

CHAPITRES

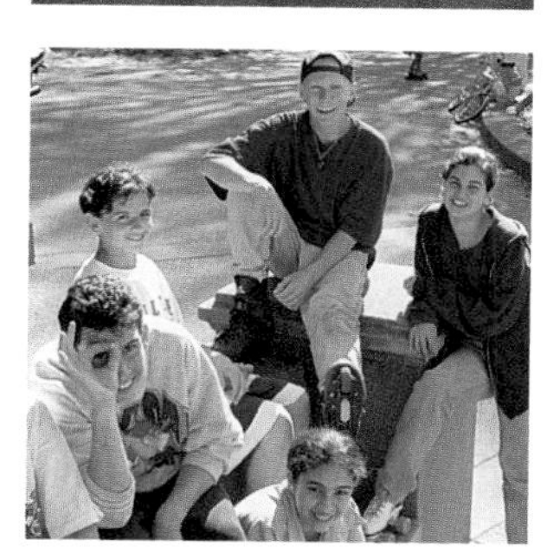

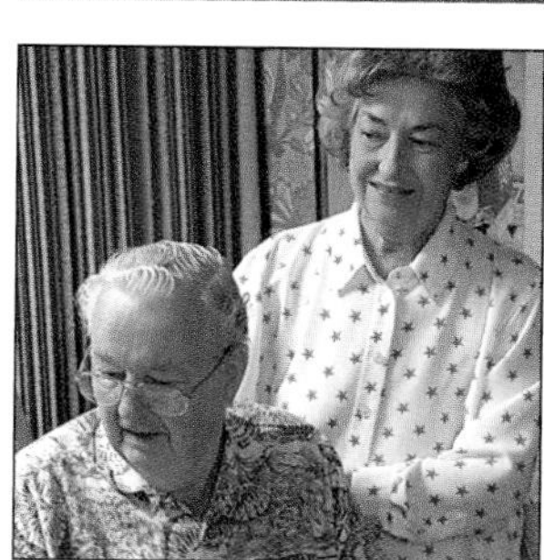

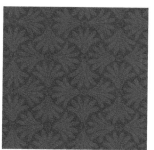

PARTIE 5 Développement au cours des âges de la vie

CROISSANCE ET DÉVELOPPEMENT

Adaptation française :
Marie-Josée Martel, inf., M.Sc.
Professeure, Département des sciences infirmières
Université du Québec à Trois-Rivières

OBJECTIFS D'APPRENTISSAGE

Après avoir étudié ce chapitre, vous pourrez :

- Établir la distinction entre la croissance et le développement.
- Décrire les principes généraux de la croissance et du développement.
- Dresser la liste des facteurs qui influent sur la croissance et le développement.
- Décrire les étapes de la croissance et du développement selon différentes théories.
- Indiquer les tâches de développement selon les six tranches d'âge définies par Havighurst.
- Décrire les caractéristiques et les implications relativement aux cinq stades psychosexuels du développement définis par Freud.
- Indiquer les huit stades psychosociaux du développement selon Erikson.
- Comparer les stades de développement durant l'âge adulte selon Peck et selon Gould.
- Présenter la théorie du développement cognitif selon Piaget.
- Comparer les théories du développement moral élaborées par Kohlberg et par Gilligan.
- Comparer les stades du développement spirituel selon Fowler et selon Westerhoff.

La *croissance* et le *développement* sont des processus dynamiques. Bien que ces deux termes soient souvent utilisés comme synonymes, ils désignent en fait des réalités très différentes. Le terme **croissance** renvoie aux changements physiques et à l'augmentation de la taille. La croissance peut être mesurée quantitativement à l'aide de différents indicateurs, comme la taille totale (des pieds à la tête), le poids, la taille des os ou la dentition. Les stades de la croissance physiologique sont les mêmes pour tous les êtres humains. Par contre, le rythme de la croissance varie considérablement au cours de l'existence : rapide aux stades prénatal et néonatal, pendant la petite enfance et à l'adolescence, il est plus lent pendant l'enfance proprement dite et presque nul à l'âge adulte.

Le **développement** correspond à une complexification des fonctions et à une évolution des aptitudes. Un niveau de développement désigne les capacités et les compétences dont l'individu dispose à tel moment de sa vie pour s'adapter à son

MOTS CLÉS

environnement. En somme, il s'agit de la dimension comportementale de la croissance : au fur et à mesure qu'il croît, l'individu développe la capacité de marcher, de parler, de courir, etc.

La croissance et le développement sont des processus distincts mais interreliés. Par exemple, chez le nourrisson, les muscles, les os et le système nerveux doivent atteindre un certain niveau de croissance pour qu'il puisse développer la capacité de s'asseoir ou de se tenir debout. La croissance se poursuit généralement pendant les 20 premières années de la vie, tandis que le développement continue bien au-delà. L'encadré 21-1 résume les principes généraux de la croissance et du développement humains.

ENCADRÉ 21-1

Principes généraux de la croissance et du développement

- La croissance et le développement sont des processus continus, progressifs et séquentiels, déterminés par des facteurs régissant la maturation, l'environnement et le patrimoine génétique.
- Tous les êtres humains franchissent les mêmes étapes de croissance et de développement.
- Les stades de la croissance et du développement suivent la même séquence chez tout le monde, mais leur durée et les comportements qui en résultent varient d'une personne à l'autre.
- L'apprentissage peut favoriser la maturation comme il peut l'entraver; tout dépend de ce que l'individu apprend.
- Tous les stades de développement revêtent des caractéristiques particulières. Par exemple, Piaget attribue au stade sensorimoteur (de la naissance à deux ans) la coordination de tâches motrices simples.
- La croissance et le développement se produisent selon un axe céphalocaudal, c'est-à-dire en descendant de la tête vers le tronc, les jambes et les pieds (figure 21-1 ■). Cet axe de développement est particulièrement évident chez les nouveau-nés, dont la tête semble démesurée par rapport au reste du corps.
- La croissance et le développement suivent un axe proximodistal, c'est-à-dire du centre du corps vers les membres (figure 21–1). Par exemple, les bébés roulent sur eux-mêmes avant de pouvoir tenir des objets entre le pouce et l'index.
- Le développement évolue d'actes simples en actions plus complexes ou d'actes isolés vers des actions intégrées. Pour réussir à boire au gobelet puis à avaler (action intégrée), l'enfant doit d'abord maîtriser plusieurs actes isolés : coordination oculomanuelle (yeux-mains), préhension, coordination buccomanuelle (main-bouche), basculement contrôlé du gobelet et, enfin, mouvements cohérents de la bouche, des lèvres et de la langue en vue de boire, puis d'avaler.

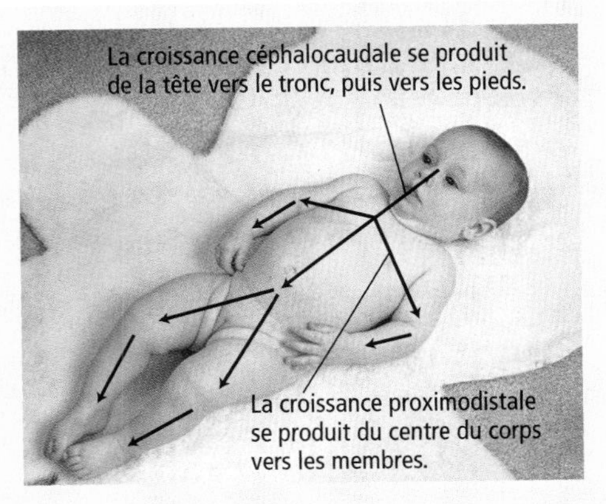

FIGURE 21-1 ■ Croissance céphalocaudale et proximodistale

- Les actions et les réactions de l'enfant se différencient au fur et à mesure de son développement. Tout d'abord, il réagit d'une manière globale aux stimuli pour ensuite réagir de façon plus spécifique, c'est-à-dire en manifestant des aptitudes plus raffinées. Ainsi, c'est tout le corps du nouveau-né qui réagit à tel stimulus (par exemple, l'apparition d'un masque), alors que le même stimulus pourra provoquer un éclat de rire ou une réaction de peur chez un enfant de cinq ans sans pour autant que tout son corps ne bouge.
- Certains stades de croissance et de développement sont plus critiques que d'autres. On sait par exemple que pendant les 10 à 12 semaines suivant la conception, l'embryon est particulièrement sensible aux virus, aux produits chimiques, aux médicaments ou aux substances tératogènes susceptibles d'entraîner des anomalies congénitales.
- La croissance et le développement fluctuent dans le temps. On appelle « asynchrone » une période de croissance plus rapide comme celle de la tête chez le nourrisson et celle des membres à la puberté.

Principaux facteurs qui influent sur la croissance et le développement

La croissance et le développement dépendent de facteurs génétiques et de facteurs environnementaux. Le patrimoine génétique de l'être humain est établi dès sa conception. Il reste invariable durant toute sa vie et détermine plusieurs caractéristiques telles que le sexe, certains traits physiques (par exemple la couleur des yeux, la taille probable) et le tempérament (une manière personnelle de répondre aux stimuli extérieurs). Des facteurs environnementaux jouent également sur la croissance et le développement des individus, notamment la famille, l'ensemble des relations, la religion, le climat, la culture, l'école, la communauté d'appartenance ou l'alimentation. Ainsi, les enfants sous-alimentés sont plus sujets aux infections et risquent de ne jamais atteindre la taille inscrite dans leur patrimoine génétique.

Stades de la croissance et du développement

Le rythme de la croissance et du développement varie considérablement d'une personne à l'autre. Par contre, leurs étapes suivent toujours le même ordre. Les stades de la croissance correspondent en général à des évolutions bien précises qui jalonnent le développement (voir le tableau 21-1).

La croissance et le développement couvrent généralement cinq grandes dimensions : physiologique, psychosociale, cognitive, morale et spirituelle. Voici quelques grandes théories traitant de l'une ou l'autre de ces composantes.

TABLEAU 21-1 **Étapes de la croissance et du développement**

Stade	Âge	Principales caractéristiques	Rôle de l'infirmière
Début de la vie (nouveau-né)	De la naissance à 28 jours	Le comportement relève essentiellement du réflexe mais deviendra de plus en plus volontaire.	Aider les parents à reconnaître et à satisfaire les besoins exprimés par l'enfant.
Première année (nourrisson)	De 1 mois à 1 an	La croissance physique est rapide.	Adapter l'environnement aux besoins physiques et psychologiques de l'enfant.
Petite enfance (trottineur)	De 1 à 3 ans	Le développement moteur assure une plus grande autonomie physique. Les capacités psychosociales augmentent.	Établir un équilibre judicieux entre les mesures sécuritaires et le respect de la témérité de l'enfant, qui a besoin d'explorer pour se développer.
Âge préscolaire	De 3 à 6 ans	L'univers de l'enfant s'élargit. Il accumule les expériences nouvelles et expérimente différents rôles sociaux à travers le jeu. Sa croissance physique ralentit.	Fournir à l'enfant des occasions de jeux diversifiés et des activités collectives qui l'incitent à la participation.
Âge scolaire	De 6 à 12 ans	Ce stade inclut la préadolescence (entre 10 et 12 ans). Les pairs exercent une influence accrue sur le comportement. Les développements physique, cognitif et social se poursuivent; les capacités de communication s'affinent.	Accorder du temps à l'enfant pour favoriser ou soutenir ses jeux et ses activités de loisirs de même que ses devoirs scolaires. L'encourager en soulignant ses réussites.
Adolescence	De 12 à 20 ans	Le développement biologique modifie le concept de soi. Il remet en question les différentes valeurs. La croissance physique s'accélère. Le stress augmente surtout dans les situations de conflit.	Soutenir l'ouverture aux autres et l'élaboration de stratégies efficaces de résolution de problèmes.
Début de l'âge adulte	De 20 à 40 ans	Un style de vie personnel s'élabore. Une personne significative est choisie à titre de partenaire de vie. Des engagements se prennent.	Respecter le mode de vie choisi ; le cas échéant, proposer et soutenir les ajustements indispensables ou souhaitables du point de vue de la santé. Aider la personne à faire le point sur ses engagements et ses responsabilités et, si nécessaire, accompagner les initiatives favorables au maintien de sa santé.

TABLEAU 21-1

Étapes de la croissance et du développement (suite)

Stade	Âge	Principales caractéristiques	Rôle de l'infirmière
Âge mûr	De 40 à 65 ans	Plusieurs changements influent sur le mode de vie : par exemple, les enfants quittent la maison, les objectifs professionnels se modifient.	Aider la personne à se préparer aux changements qui pointent à l'horizon, à prendre conscience des facteurs nocifs sur le plan de la santé et à miser sur ses forces plutôt que sur ses faiblesses.
Âge avancé			
Troisième âge	De 65 à 74 ans	La retraite et certains déclins physiques réclament une adaptation. Des affections chroniques peuvent apparaître.	Aider la personne à rester active physiquement et socialement.
Quatrième âge	De 75 à 84 ans	Les mouvements ralentissent de même que les temps de réaction ; les capacités de la mémoire diminuent ; une certaine dépendance aux autres peut se manifester.	Aider la personne âgée à assumer les pertes qui l'affectent (capacités sensorielles et motrices amoindries) ou les deuils qui la touchent. Mettre en place les mesures de sécurité qui s'imposent.
Cinquième âge	À partir de 85 ans	La personne très âgée peut subir des difficultés physiques plus graves.	Assister la personne âgée dans les autosoins et les activités de la vie quotidienne et domestique (AVQ et AVD) en encourageant le maintien de la plus grande indépendance possible.

Théories de la croissance et du développement

Les chercheurs ont élaboré diverses théories qui décrivent les dimensions et les stades de la croissance et du développement, notamment au cours de la petite enfance et de l'enfance proprement dite.

Théorie des tâches de développement (Havighurst, 1900-1991)

Robert Havighurst considère que l'apprentissage est indispensable à la vie, et il estime que nous ne cessons jamais d'apprendre. Il distingue six stades de croissance et de développement auxquels il relie de six à dix apprentissages fondamentaux (voir le tableau 21-2).

L'auteur a formulé le concept des **tâches de développement** dans les années 1950. Il s'agit d'apprentissages clés qui s'imposent à un certain moment de la vie, dont la réalisation procure du bonheur et ouvre sur d'autres apprentissages. En revanche, passer outre ou ne pas réussir cet apprentissage rend malheureux, entraîne la désapprobation sociale et entrave le cours des tâches ultérieures (Havighurst, 1972, p. 2).

Le cadre théorique élaboré par Havighurst peut servir à évaluer les habiletés générales des individus. Cependant, certaines infirmières considèrent que les catégories définies par ce chercheur ne permettent pas d'évaluer des comportements plus spécifiques, comme ceux des nourrissons et des enfants.

Théories psychosociales

Le développement dit « psychosocial » renvoie au développement de la **personnalité**, un concept difficile à définir. On peut considérer la personnalité comme l'expression du soi intériorisé. Ce concept fait référence au tempérament, à la sensibilité, aux traits de caractère, à l'autonomie, à l'estime de soi, au concept de soi, au comportement, aux modalités relationnelles et à la capacité de s'adapter aux changements.

Nombreux sont les chercheurs qui ont tenté de décrire le développement psychosocial de l'individu. En général, leurs théories portent sur le développement de la personnalité et retracent les sources du comportement.

FREUD (1856-1939)

Sigmund Freud a établi plusieurs concepts de développement dont on s'inspire encore. C'est à lui que nous devons, entre autres, l'idée des trois instances psychiques appelées ça (ou id), moi (ou ego) et surmoi (ou superego) auxquelles sont rattachées les notions d'inconscient, d'adaptation et de mécanismes de défense. L'**inconscient** renvoie à cette dimension de la vie mentale (pulsions, désirs, événements ou expériences refoulées) qui échappe à l'appréhension. La théorie des trois instances constitue l'une des principales contributions de Freud à la discipline psychanalytique. Le **ça** représente une composante psychique non consciente qui désigne les énergies ou la dynamique pulsionnelle. Régi par le principe de plaisir, il tend à la satisfaction immédiate des pulsions fondamentales, soit de nature sexuelle (libido) et agressive (Thomas, 2001). Le **moi**, régi quant à lui par le principe de réalité, gère les exigences pulsionnelles du ça en fonction des limites imposées par le réel, soit les circonstances sociales, physiques ou autres. Pour satisfaire les pulsions du ça d'une manière socialement acceptable ou pour carrément les bloquer, une structure particulière du moi met en œuvre des mécanismes de défense ou d'adaptation plus ou moins conscients. Les **mécanismes de défense** entrent

TABLEAU 21-2

Tâches de développement au cours des âges de la vie selon Havighurst

Petite enfance

1. Apprendre à marcher.
2. Apprendre à mastiquer les aliments solides.
3. Apprendre à parler.
4. Contrôler l'élimination urinaire et fécale.
5. Reconnaître les différences sexuelles et manifester de la pudeur.
6. Atteindre une stabilité psychologique.
7. Appréhender globalement la réalité physique et sociale.
8. Établir des relations affectives avec les parents, la fratrie et les autres personnes de l'entourage.
9. Apprendre à distinguer le bien du mal et développer sa conscience.

Enfance

1. Acquérir les habiletés physiques de base requises par le jeu.
2. Acquérir l'ensemble des attitudes envers soi-même qui conviennent à un organisme en croissance.
3. Coopérer avec les pairs.
4. Se familiariser avec le rôle social qui correspond davantage à celui de son sexe.
5. Acquérir les techniques intellectuelles de base : lire, écrire et calculer.
6. Acquérir les connaissances indispensables à la vie quotidienne.
7. Développer sa conscience morale, intégrer les normes fondamentales de sa culture et élaborer son échelle des valeurs.
8. Acquérir une indépendance personnelle.
9. Se situer par rapport aux institutions et aux groupes sociaux.

Adolescence

1. Établir de nouvelles relations, plus matures, avec les garçons et les filles de son âge.
2. Intégrer le rôle social plus particulièrement dévolu à son identité sexuelle.
3. Accepter son apparence physique et déployer adéquatement ses capacités corporelles.
4. Acquérir une indépendance affective par rapport aux parents et aux autres adultes.
5. Préparer son accès à l'indépendance économique.
6. Choisir un métier et s'y préparer.
7. Se préparer au mariage et à la vie de famille.
8. Acquérir les capacités intellectuelles et les connaissances requises pour exercer ses droits et ses responsabilités civiques.
9. Aspirer à des responsabilités sociales et tâcher de les accomplir.
10. Adopter un ensemble de valeurs et une éthique susceptibles d'orienter ses comportements.

Début de l'âge adulte

1. Choisir un partenaire de vie.
2. Apprendre à vivre en couple.
3. Fonder une famille.
4. Élever des enfants.
5. Tenir maison.
6. S'établir dans un métier.
7. Assumer ses responsabilités sociales et civiques.
8. Trouver un groupe social qui répond à ses aspirations profondes.

Quarantaine et cinquantaine

1. Assumer ses responsabilités civiques et sociales.
2. Établir et maintenir un niveau de vie normal.
3. Aider ses enfants à devenir des adultes responsables et épanouis.
4. Pratiquer des activités de loisirs.
5. Dans sa relation avec le partenaire, concevoir et traiter l'autre en tant que personne à part entière.
6. Accepter les modifications physiologiques de l'âge et s'y adapter.
7. S'adapter au vieillissement de ses parents.

Âge mûr avancé

1. S'adapter au déclin de sa santé et de ses forces physiques.
2. S'adapter à la retraite et à la réduction du revenu.
3. S'adapter, le cas échéant, au décès du conjoint.
4. S'intégrer véritablement à un groupe de pairs.
5. Poursuivre ses obligations sociales et civiques.
6. S'aménager un environnement physique adéquat et un milieu de vie satisfaisant.

Source : *Developmental Tasks and Education,* 3e éd., de R. J. Havighurst, 1972, Boston : Allyn & Bacon. Reproduction autorisée par l'éditeur.

en jeu dès qu'un conflit apparaît entre les pulsions du ça et les contraintes extérieures ou intérieures qui les interdisent (surmoi). Déclenchés automatiquement et en dehors de la conscience, ils empêchent de passer à l'acte intempestivement et bloquent par le fait même l'angoisse ou le malaise qu'entraîne un tel conflit. Cependant, le moi n'a pas que des vertus défensives, lesquelles se trouvent d'ailleurs à la charnière de la conscience et de l'inconscient. Il représente surtout pour Freud le siège de la raison, de la sagesse et de la conscience : un agent régulateur des pulsions et intégrateur de l'expérience qui gère tout le rapport au réel. Autrement dit, c'est le moi qui, entre autres, apprend, décide, choisit des valeurs et gère les relations avec autrui. Le **surmoi** constitue une troisième instance psychique de la personnalité. Il impose à l'individu une sorte de loi rigide, inconsciente et impérative faite d'interdits hérités du fond des âges (le meurtre et l'inceste) et d'autres interdits intégrés dès le plus jeune âge à la faveur des exigences parentales. Le surmoi inflige un autre type de pressions internes issues de ce qu'on a convenu d'appeler l'idéal du moi, c'est-à-dire les attentes qu'ont plus ou moins consciemment les parents et d'autres personnes significatives à l'égard des enfants. Ces normes enfouies dans l'inconscient mais toujours actives s'expriment sous forme d'un idéal de perfection auquel la personne s'efforce de se conformer (Green et Piel, 2002, p. 49). Freud attribue au ça l'énergie vitale qui anime tout le développement humain. Ses disciples en viendront plus tard à attribuer au moi une vitalité ou des forces énergétiques indépendantes, ce qui rallie maintenant les tenants de la théorie psychanalytique.

La théorie freudienne s'attache surtout au développement psychosexuel, lequel s'échelonne sur cinq stades qui se chevauchent de la naissance à l'âge adulte. La **libido** (énergie sexuelle) n'investit pas les mêmes zones du corps d'un stade à l'autre ; elle se fixe dans la zone corporelle la plus active au cours du développement psychophysiologique d'une étape donnée. Les trois premiers stades qui traversent la petite enfance (oral, anal et phallique) sont dits *prégénitaux*, le *stade génital* correspondant à l'apogée du développement psychosexuel, qui est l'ouverture à la sexualité adulte (Cloutier et Renaud, 1990). Le tableau 21-3 résume les caractéristiques des différents stades.

Si l'individu ne se développe pas de manière satisfaisante à l'un ou l'autre stade, une part de son développement y reste pour ainsi dire fixée. La fixation correspond à une certaine cristallisation du mode psychophysiologique associé à ce stade,

TABLEAU 21-3

Les cinq stades du développement selon Freud

Stade	Âge	Caractéristiques	Implications
Oral	De la naissance à 1 1/2 an	La bouche est la principale zone corporelle investie de libido (source de plaisir et moyen d'exploration). La sécurité est un besoin primordial. Conflit majeur : le sevrage.	La tétée et l'ingestion de nourriture procurent du plaisir à l'enfant, le rassurent et le réconfortent. Les repas doivent être agréables et offerts selon les besoins exprimés par l'enfant.
Anal	De 1 1/2 à 3 ans	L'anus et la vessie sont les principales zones corporelles investies de libido (plaisir sensuel à retenir et à éliminer). Conflit majeur : l'entraînement à la propreté.	Le contrôle des sphincters procure à l'enfant du plaisir ainsi qu'un sentiment de maîtrise. L'apprentissage de la propreté doit être une expérience agréable et, surtout, avoir lieu au bon moment pour l'enfant, c'est-à-dire quand il est prêt physiquement et psychologiquement.
Phallique	De 3 à 6 ans	Les parties génitales sont les zones corporelles investies de libido. La masturbation est une source de plaisir. C'est le cas aussi d'autres activités telles que : rêvasser/fantasmer ; faire des expériences à teneur sexuelle avec des pairs et poser aux adultes des questions sur la sexualité. Conflit majeur : le complexe d'Œdipe ou d'Électre qui se résout entre autres par le biais de l'identification au parent de même sexe. (Le complexe d'Œdipe renvoie à l'attrait du petit garçon pour sa mère et aux attitudes hostiles dirigées vers son père-rival. Le complexe d'Électre renvoie à l'attrait de la petite fille pour son père et aux attitudes hostiles dirigées vers sa mère-rivale.)	L'enfant s'identifie au parent de même sexe, ce qui le prépare aux relations d'amour extrafamiliales. Encourager l'enfant dans les initiatives qui favorisent le processus d'identification. Encourager l'enfant à développer son identité et à l'exprimer. Importance pour les parents de bien manifester que le conjoint ou la conjointe est leur seul objet d'amour sur le plan sexuel.
Latence	De 6 ans à la puberté	La personne consacre l'essentiel de son énergie aux activités physiques et intellectuelles. Ses pulsions sexuelles sont généralement latentes, c'est-à-dire que le processus de développement sexuel n'a pas de nouveaux buts et n'investira plus d'autres zones. Dans ses relations avec les pairs, les enfants de même sexe sont habituellement privilégiés.	Inciter l'enfant à relever de nouveaux défis physiques et intellectuels. L'encourager à faire du sport et d'autres activités avec des camarades du même sexe. Partager ses intérêts intellectuels et autres, et soutenir le déploiement des talents qui se manifestent.
Génital	À partir de la puberté	La libido investit pleinement la génitalité et la fonction sexuelle. Sont développées les habiletés permettant d'interagir avec l'entourage.	Soutenir la prise de distance à l'égard des parents, l'acquisition d'une plus grande indépendance et d'un pouvoir décisionnel.

Source : *Health Promotion Strategies Through the Life Span*, 7e éd., (p. 238), de R. B. Murray et J. P. Zentner, 2001, Upper Saddle River : Merrill/Prentice Hall.

et elle peut entraver ou retarder le passage au stade suivant en raison de la forte anxiété qui accompagne les apprentissages inhérents. Par exemple, l'apprentissage du contrôle des sphincters – expérience fondamentale du stade anal – qui aurait été marqué par une rigidité excessive de la part des adultes peut entraîner une **fixation** au mode éliminatif ou au mode rétentif, impliqués l'un et l'autre dans cet apprentissage ; c'est ce qu'un psychanalyste pourrait voir par exemple dans la tendance excessive à la minutie (fixation au mode rétentif) ou dans la tendance excessive à l'éparpillement (fixation au mode éliminatif). Dans les cas plus graves, un enfant sévèrement marqué par un apprentissage inadéquat de la propreté peut éprouver de la honte et du doute sur lui-même au point de résister à franchir le stade suivant. Freud accorde une importance fondamentale à la relation parents-enfant. Aussi l'infirmière doit-elle soutenir le développement de l'enfant en favorisant un sentiment de maîtrise de soi afin que les parents s'en inspirent et reproduisent ces attitudes à la maison.

Idéalement, l'individu progresse en traversant les apprentissages fondamentaux de chaque stade et parvient à un sain équilibre entre le ça, le moi et le surmoi. Toutefois, les conflits et le stress peuvent ralentir les processus de développement en retardant l'accès au stade suivant ou, pire, en provoquant une régression à un stade antérieur.

ERIKSON (1902-1994)

Erikson (1963, 1964), pour sa part, a fait une adaptation de la théorie freudienne en appliquant certains des concepts psychanalytiques à l'ensemble du cycle de la vie puisque, a-t-il établi, l'individu poursuit sa croissance psychosociale à travers huit stades qui jalonnent tout le cycle d'une vie humaine (voir le tableau 21-4).

Erikson conceptualise l'existence personnelle comme une succession de périodes critiques qui mettent en jeu le développement global de la personne. Chaque niveau ou stade comporte un ensemble de défis fondamentaux qui seront relevés soit de façon satisfaisante, soit partiellement, ou encore pas du tout. D'après l'auteur, mieux sont résolues les crises que représentent les huit stades, plus la personnalité se trouve en santé psychosociale. En revanche, la résolution incomplète ou un échec

TABLEAU 21-4

Les huit stades du développement selon Erikson

Stade	Âge	Attitudes de base	Indicateurs d'une résolution positive	Indicateurs d'une non-résolution
Premiers mois de la vie	De la naissance à 18 mois	Confiance/Méfiance	Une bonne confiance dans les adultes significatifs, laquelle rejaillit sur soi.	Méfiance excessive, repli sur soi, suspicion, angoisse.
Petite enfance (période ambulatoire)	De 18 mois à 3 ans	Autonomie/Honte et doute	Exercice du contrôle sans perte de l'estime personnelle. Exploration frénétique de l'espace. Intérêt pour le langage et la communication.	Autocontrôle à caractère compulsif ou incapacité de contrôle. Entêtement et attitudes de défi. Inhibition excessive (timidité).
Enfance	De 3 à 6 ans	Initiative/Culpabilité	Saine affirmation de soi et sens de l'initiative. Intérêt envers les pairs. Rudiments d'évaluation de ses comportements.	Manque de confiance en soi. Pessimisme, peur de mal faire, d'où le manque d'initiative. Restrictions et contrôle excessif de sa propre activité.
Âge scolaire	De 6 à 12 ans	Compétence/Infériorité	Créativité, intérêts multiples, révélations des talents, comportements industrieux, plaisir d'apprendre, capacité de persévérer. Sentiment de compétence.	Impression de médiocrité, d'incapacité, timidité excessive ou l'inverse. Passivité, manque de motivation. Repli sur soi à l'école par rapport aux autres enfants et aux adultes.
Adolescence	De 12 à 18 ans	Identité/Confusion des rôles	Image de plus en plus cohérente de soi. S'intéresse à l'autre sexe. Expérimente des valeurs, critique les idéologies, aime discuter de grandes questions. Se dégage progressivement des figures parentales, vit de profondes amitiés.	Sentiment de confusion personnelle et sexuelle. Indécision ; comportement antisocial dans certains cas (provisoire ou non). Manque d'intérêt social. Initiation précoce aux drogues ou à l'alcool. Désabusement excessif.

TABLEAU 21-4

Les huit stades du développement selon Erikson (suite)

Stade	Âge	Attitudes de base	Indicateurs d'une résolution positive	Indicateurs d'une non-résolution
Début de l'âge adulte	De 18 à 25 ans	Intimité/Isolement	Expérience de relations intimes avec une autre personne. Choix d'un métier ou d'une profession. Expériences d'engagement personnel. Établissement d'une échelle de valeurs. Investissement dans son travail et dans les relations.	Relations impersonnelles. Évitement des relations et des engagements professionnels et personnels. Insatisfaction généralisée.
Âge adulte	De 25 à 65 ans	Générativité/ Stagnation	Soin (souvent d'une progéniture). Transmission de ce qui tient à cœur. Créativité, productivité, intérêt envers les autres, notamment la collectivité.	Manque d'altruisme. Complaisance envers soi-même, égocentrisme, manque d'intérêts et absence d'engagements.
Âge avancé	À partir de 65 ans	Intégrité personnelle/ Désespoir	Acceptation de la valeur et de l'unicité de sa propre vie. Confiance et intérêt envers la génération qui monte. Intérêt pour l'histoire et souci du monde. Acceptation de la mort.	Sentiment de perte, tristesse généralisée, mépris envers les autres, désabusement.

Source : « Tableau des stades du développement de la personnalité selon Erikson », *Childhood And Society,* de Erik H. Erikson. Copyright 1950, © 1963 by W. W. Norton & Company, Inc., Renouvellement © 1978, 1991 by Erik H. Erikson. Reproduit avec l'autorisation de W. W. Norton & Company, Inc.

à tel stade menace la résolution de la crise suivante. Autrement dit, chaque passage réussi d'un stade à un autre renforce les pouvoirs du moi et vice versa.

Les huit stades d'Erikson rendent compte des dimensions positives et négatives des périodes charnières de l'existence tant sur le plan affectif que social, cognitif, moral et psychosexuel. *Grosso modo*, la résolution du conflit typique de chaque stade permet à l'individu de fonctionner d'une manière adéquate et efficace dans la société. À chaque stade correspondent des appels extérieurs et intérieurs à acquérir de nouvelles capacités et à trouver un équilibre entre la face positive et la face négative de certaines forces vitales ou de certaines attitudes de base. Voici deux exemples : le tout premier stade convie le bébé, surtout par le biais de ses expériences affectives et alimentaires, à acquérir juste assez de méfiance pour devenir prudent, mais surtout de la confiance en lui-même, en ses proches et dans la nature ; au cours du dernier stade, l'individu vieillissant, devant la réalité de la mort, est susceptible de manifester davantage de sagesse ou de sombrer plus ou moins dans le désespoir (figures 21-2 ■ et 21-3 ■).

Une infirmière qui s'inspire du modèle d'Erikson prête une attention particulière aux indicateurs de la résolution des crises traversées. Elle tient compte de l'influence majeure du milieu ambiant et des expériences vécues sur les développements psychosocial, affectif et cognitif des individus. Au courant des éléments critiques des stades successifs et des possibilités qu'ils comportent sur le plan des capacités à acquérir, elle se souciera du type d'occasions et d'expériences à offrir pour les favoriser. Par exemple, si elle accompagne un enfant d'une dizaine d'années, elle lui proposera des expériences qui en appellent au sens de la compétence, au plaisir du travail bien fait, à la créativité, l'encouragera à se rendre au bout d'une activité, à remplir les étapes d'un projet, etc. Autant d'expériences qui jouent en faveur d'une saine évaluation de soi et permettent l'acquisition du sens du travail et du sentiment de compétence. Tout cela, bien sûr, en tenant compte des capacités physiques de l'enfant.

Erikson insiste sur le fait qu'on doit constamment modifier et adapter son comportement pour garder la maîtrise de sa propre vie. Personne ne saurait sauter un stade tant ils sont tous étroitement reliés les uns aux autres, la résolution de l'un préparant aux défis du suivant. Aussi, quand une étape comporte pour un individu des obstacles insurmontables, il peut arriver que le stress et l'angoisse l'empêchent de surmonter la crise actuelle et qu'il reste fixé sur ce palier de développement, ou encore qu'il manifeste les caractéristiques d'un stade antérieur. Par exemple, la personne qui n'aurait pas résolu la crise d'identité typique de l'adolescence pourrait montrer des difficultés à

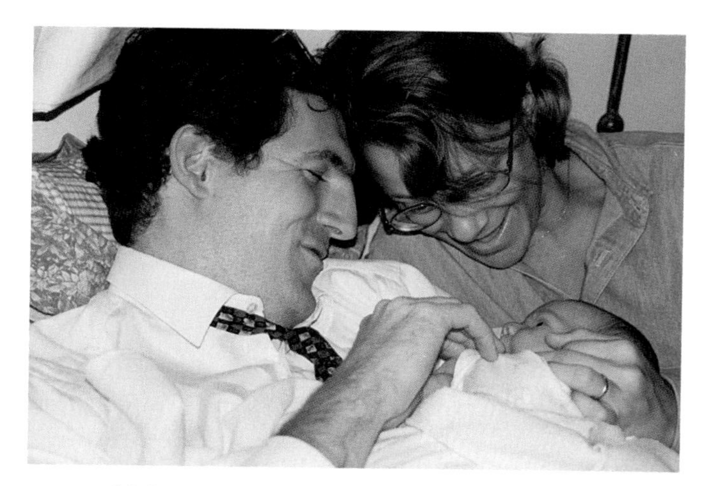

FIGURE 21-2 ■ La satisfaction des besoins fondamentaux du nourrisson est à la base du lien de confiance.

s'engager dans une relation affective stable ou sombrer dans une maladie qu'elle n'arrive pas à accepter et qui paralyse des capacités qui seraient pourtant disponibles.

PECK

Contrairement aux théories et aux modèles du développement de l'enfant, ceux qui concernent l'adulte sont relativement récents. Plusieurs facteurs, dont l'augmentation de la longévité et l'amélioration de l'état de santé des personnes vieillissantes, contribuent à l'avancement des recherches sur le développement de l'adulte. On considérait auparavant que la fin du développement coïncidait avec l'achèvement des processus de maturation neurophysiologique, le vieillissement prenant alors le seul trait d'un déclin progressif. Dès lors, on ne s'intéressait pratiquement qu'à la détérioration des facultés. Robert Peck (1968) tient compte évidemment du déclin inévitable des facultés physiques chez les personnes vieillissantes, mais il s'intéresse surtout aux facultés mentales et sociales, qui paraissent augmenter vers la fin de la vie.

Peck attribue trois tâches de développement à l'adulte d'âge avancé :

1. *Une identité différenciée plutôt qu'une identité exclusivement professionnelle.* Chez la plupart des adultes, le sens de l'identité et le concept de soi dépendent amplement du rôle tenu dans l'univers du travail. Or, quand l'identité professionnelle prend le pas sur toutes les autres composantes du moi de la personne, l'heure de la retraite sonne le glas du sentiment de sa valeur personnelle. En revanche, les personnes qui ont endossé d'autres rôles et ont déployé d'autres activités significatives vivent mieux cette transition : elles ne tombent pas dans un vide existentiel puisque d'autres sources d'estime de soi prennent le relais. Par exemple, les retraités qui aiment jardiner ou jouer au golf trouvent dans ces activités des gratifications compensatoires.
2. *Transcender le corps plutôt que s'en préoccuper excessivement.* Cette tâche consiste à s'adapter au déclin des capacités physiques et cognitives tout en maintenant un sentiment de bien-être. Une préoccupation excessive à l'égard de ce déclin diminue la joie et les satisfactions de la vie.

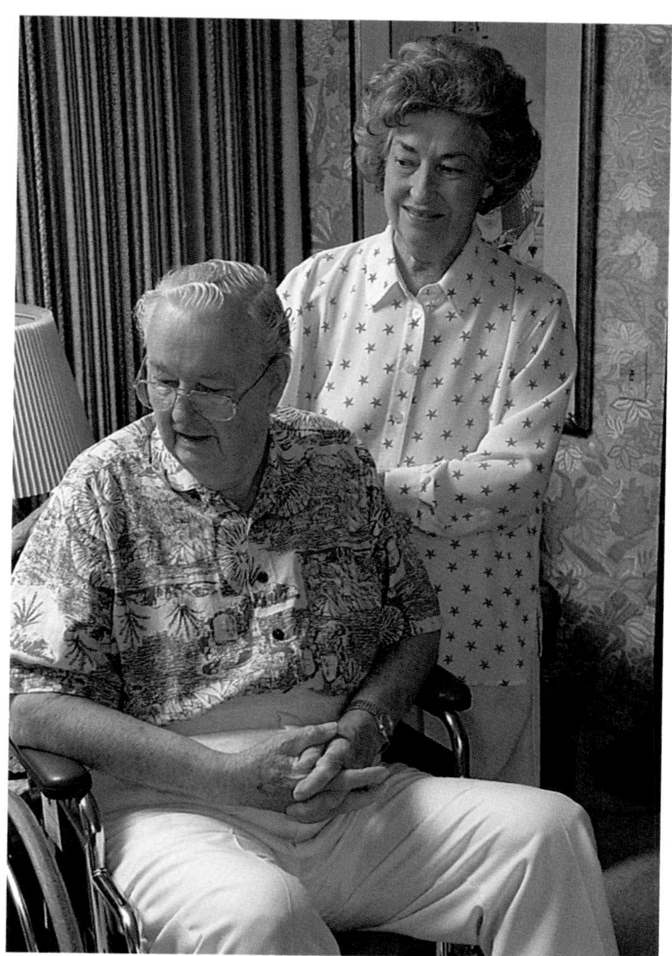

FIGURE 21-3 ■ Les aides techniques répondant aux besoins de la personne vieillissante favorisent son indépendance et maintiennent d'autant son estime d'elle-même, ce qui joue en faveur de l'intégrité du moi et soutient l'adaptation aux réalités du vieillissement.

3. *Transcender l'ego plutôt que s'en préoccuper excessivement.* Dans la pensée de Peck, l'ego n'a pas le sens freudien évoqué antérieurement. Il est question ici d'un repli sur soi. Transcender le moi signifie alors accepter avec un minimum d'anxiété sa propre mort en tant qu'échéance inévitable. Cette acceptation suppose notamment une participation active au devenir de la société et de son entourage au-delà de son propre décès. À l'inverse, la préoccupation excessive de soi caractérise l'individu qui s'accrocherait désespérément à la vie et aux satisfactions égocentrées.

GOULD

Roger Gould a également étudié le développement de l'adulte. À ses yeux, des transformations marquent fondamentalement la vie de l'adulte, qui continue d'évoluer au-delà de l'enfance et de l'adolescence pour franchir encore plusieurs étapes (Gould, 1972, p. 33). Dans la vingtaine, on endosse de nouveaux rôles. Dans la trentaine, on connaît souvent une certaine confusion des rôles. Dans la quarantaine, on prend conscience que la vie n'est pas éternelle et qu'il devient urgent d'atteindre ses objectifs. Dans la cinquantaine, la maturité veut qu'on conçoive chaque stade vécu de sa vie passée comme une progression naturelle. À partir d'une vaste étude comportant 524 sujets, hommes et femmes, Gould distingue sept stades de développement au cours de la vie adulte :

- *Stade 1 (de 16 à 18 ans).* L'individu se considère davantage comme un membre de sa famille que comme une personne à part entière. Il souhaite néanmoins se distancier de ses parents.
- *Stade 2 (de 18 à 22 ans).* L'individu a établi son autonomie mais il la sent encore menacée. Il a l'impression qu'il pourrait être poussé à retourner au noyau familial.
- *Stade 3 (de 22 à 28 ans).* L'individu se sent véritablement adulte et parfaitement autonome par rapport à sa famille. Il se considère comme une personne à part entière mais ressent encore le besoin de faire ses preuves au regard de ses parents. Il cherche à acquérir de la maturité et à bâtir son avenir (figure 21-4 ■).
- *Stade 4 (de 29 à 34 ans).* La vie conjugale et l'insertion dans le monde du travail sont bien établies. L'individu s'interroge sur le sens de la vie et souhaite se voir accepté tel qu'il est. Il n'a plus besoin de prouver quoi que ce soit.
- *Stade 5 (de 35 à 43 ans).* L'individu s'interroge profondément sur lui-même, sur les valeurs, voire sur le sens de la vie. Il prend conscience du fait qu'il n'est pas éternel et de l'urgence de contribuer à l'éducation de ses enfants devenus maintenant des adolescents.
- *Stade 6 (de 43 à 50 ans).* La personnalité est bien établie. L'individu accepte que le temps ait une fin. Les activités sociales en compagnie des amis et du conjoint ont de l'importance. L'individu attend de l'autre compréhension et amour.
- *Stade 7 (de 50 à 60 ans).* Il s'agit d'une période de transformations qui aiguisent la conscience de la mort et amènent des inquiétudes quant à la santé. Les relations sont plus chaleureuses et la tolérance augmente. Le conjoint reste un compagnon important (Gould, 1972, p. 525-527).

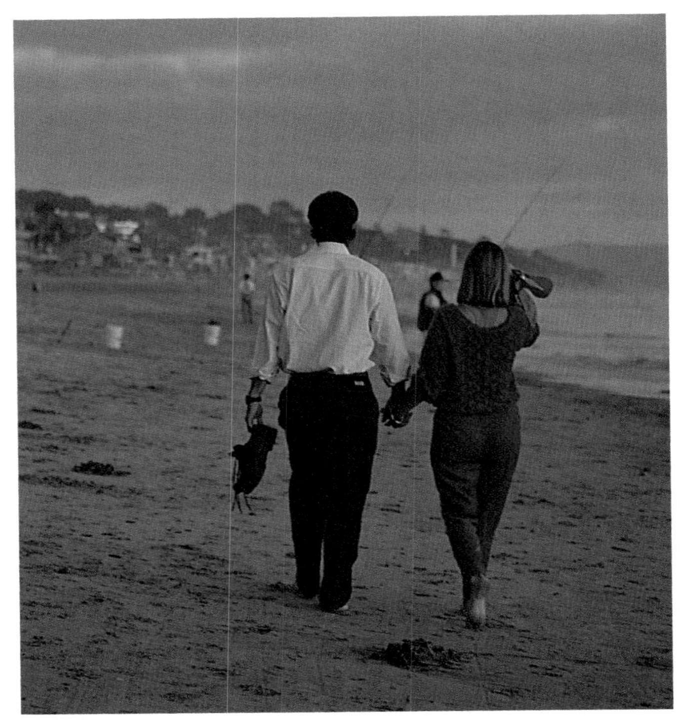

FIGURE 21-4 ■ Les jeunes adultes établissent des relations significatives et envisagent maintenant de fonder leur propre foyer.

Développement cognitif (Piaget, 1896-1980)

Le **développement cognitif** renvoie à la façon dont on apprend à penser, à raisonner, à maîtriser le langage et l'outillage minimal nécessaire à l'analyse scientifique (induction-déduction/hypothèses-vérification). Le développement cognitif fait appel à l'intelligence, aux facultés de perception ainsi qu'à la capacité de traiter l'information. En somme, il s'agit de la progression des aptitudes mentales grâce à laquelle la pensée accède aux lois de la logique, à la résolution de problèmes de plus en plus complexes et passe de la compréhension d'idées concrètes à la saisie de notions abstraites.

La théorie de la cognition de Jean Piaget est connue de tous ceux qui s'intéressent au développement de l'intelligence. Sa théorie du développement cognitif a nettement contribué à l'élaboration de théories dans d'autres domaines tels que le développement moral de Kohlberg ou le développement spirituel de Fowler dont il sera question plus loin. Erikson s'est également beaucoup inspiré de Piaget et il a été le premier à intégrer les notions piagétiennes dans une théorie du développement psychosocial.

Piaget (1966) a repéré dans le développement cognitif des séquences claires et une succession de stades bien définis qui nécessitent autant de stimuli externes ou d'expériences nouvelles pour se réaliser. Le processus de développement intellectuel proposé par Piaget compte cinq grands stades : sensorimoteur ; préopératoire ; intelligence intuitive ; opératoire concret ; et opératoire formel (figure 21-5 ■).

Chaque stade revêt ses propres caractéristiques (voir le tableau 21-5) et fait appel à trois processus toujours à l'œuvre

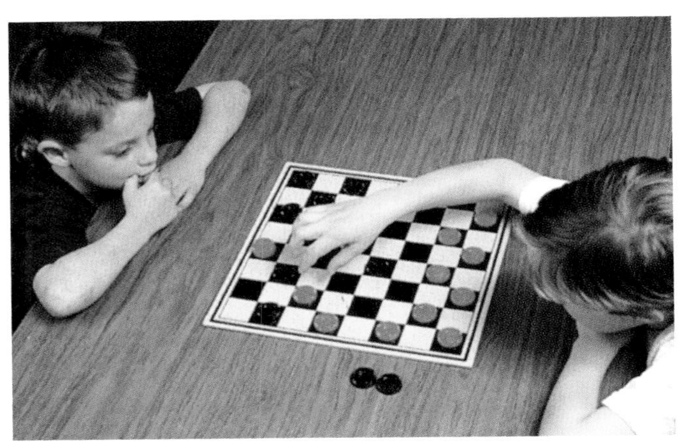

FIGURE 21-5 ■ Les enfants d'âge scolaire (entre 7 et 11 ans) comprennent les enchaînements de cause à effet dans des relations ou des problèmes concrets.

TABLEAU **21-5**

Stades du développement cognitif selon Piaget

Stade ou étape	Âge	Comportements significatifs
Stade sensorimoteur	De la naissance à 2 ans	
Étape 1 : Actions basées sur les réflexes	Au cours du premier mois	Le nouveau-né agit essentiellement par réflexes, par exemple la succion.
Étape 2 : Réactions circulaires primaires	Au cours des quatre premiers mois	Le bébé n'a que des perceptions d'ordre sensoriel. Les objets et les personnes, en particulier le sein de sa mère, sont tenus pour une extension de lui-même.
Étape 3 : Réactions circulaires secondaires	Vers 4 mois	Le bébé comprend que les objets et l'entourage sont à l'extérieur de lui et qu'il peut obtenir des effets sur les choses (faire du bruit par exemple en grattant son drap).
Étape 4 : Coordination des schèmes secondaires	Vers 8 mois	L'enfant établit une relation entre de petits buts bien concrets et les moyens de les atteindre (allumer la lumière en manipulant le commutateur).
Étape 5 : Réactions circulaires tertiaires	Vers 12 mois	L'enfant envisage des buts plus complexes et les moyens de les atteindre. Les rituels sont très importants à ce stade. Il sait que les proches continuent d'exister même quand il ne les voit pas, ce qui indique un début de représentation mentale.
Étape 6 : Représentation symbolique	Vers 18 mois	L'enfant se fait des images mentales des choses, saisit plusieurs mots (symboles par excellence) et en utilise quelques-uns. Il joue à faire semblant.
Stade préopératoire	Vers 2 ans	L'enfant pense le monde à partir de sa propre expérience et de ses propres perceptions. Tout ce qui implique une participation personnelle est significatif. L'enfant explore son environnement avec une certaine frénésie. Il développe rapidement le langage. Il fait des raisonnements sur des choses bien concrètes.
Stade de l'intelligence intuitive	Vers 4 ans	La pensée de l'enfant devient de moins en moins égocentrique. Il pense à une chose à la fois. Il inclut les autres dans son environnement. Ses mots expriment aussi des pensées.
Stade des opérations concrètes	Vers 7 ans	L'enfant résout des problèmes concrets. Il commence à comprendre certaines notions de quantité ou différencie des ordres de grandeur ; la notion de volume reste insaisissable. Il distingue la droite de la gauche. Il comprend que des points de vue puissent diverger.
Stade des opérations formelles	Vers 11 ans	La pensée raisonne dans l'abstrait, c'est-à-dire sans la nécessité de support concret (tout se passe dans la tête). Il sait induire et déduire, formuler des hypothèses et les vérifier, bref, il parvient à la maturité intellectuelle.

Source : *The Origin of Intelligence in Children,* de J. Piaget, 1966, International Universities Press, Inc., © 1966.

dans les apprentissages cognitifs : l'assimilation, l'accommodation et l'adaptation. Piaget appelle **assimilation** le processus par lequel l'intelligence accueille un problème (une expérience) qui déborde les schèmes de pensée déjà acquis. Pour s'*adapter* au nouveau domaine de la connaissance qu'amène cette nouveauté, l'intelligence doit incorporer un nouveau schème de pensée, que Piaget appelle processus d'**accommodation**. L'**adaptation** se fait quand le problème initial n'en est plus un et que la personne dispose d'un nouvel outil intellectuel pour résoudre un autre type de problèmes ou être à l'aise dans un nouveau domaine d'expériences, et ce, jusqu'au prochain déséquilibre entraîné par un stimulus qui dépasse les capacités en place. C'est dans cette dynamique, selon Piaget, qu'évoluent les capacités intellectuelles jusqu'à ce qu'elles accèdent, vers l'âge de 11 ans, à la pensée dite formelle, qui a tout ce qu'il faut pour raisonner dans la pure abstraction, comme en témoigne, par exemple, l'adolescent qui trouve la solution à un problème d'arithmétique en appliquant la règle de trois.

L'infirmière peut s'inspirer de la théorie du développement cognitif de Piaget dans ses interventions auprès des personnes dont elle s'occupe. Par exemple, les enfants d'âge préscolaire – et encore – déploient une pensée dite égocentrée. Autrement dit, ils se sentent eux-mêmes concernés par tout ce qui arrive et ils se laissent berner par ce qu'eux-mêmes perçoivent. Par exemple, ils pensent que les avions devraient pouvoir atteindre la lune puisqu'ils passent au-dessus des nuages (vue de terre, en effet, la lune ne semble pas si loin des nuages !). Ce qui a plus de conséquences, par contre, c'est quand un enfant – en raison de sa pensée égocentrée – est convaincu d'être la cause de la séparation de ses parents du fait qu'il laisse traîner ses affaires ou parce qu'il n'a pas été gentil la veille du jour où on lui a appris la nouvelle. Aussi l'infirmière gagne-t-elle à tenir compte d'un tel fonctionnement quand elle explique quelque chose à un enfant ou observe un comportement dérangeant. Toutefois, ce genre d'attention ne concerne pas seulement les enfants. Dans le domaine de l'intervention, il importe toujours de tenir compte des moyens intellectuels dont dispose la personne si on veut la joindre là où elle se situe en regard d'un problème ou d'une expérience. Par ailleurs, une personne peut disposer d'une intelligence parfaitement développée tout en ne parvenant pas à raisonner convenablement à propos d'une situation ou d'un problème qui l'angoisse, l'inquiète ou l'obsède.

Théories morales

Le développement moral est un processus complexe que nous ne comprenons pas encore pleinement. Il permet notamment à l'individu d'apprendre à établir la distinction entre ce qui doit être fait et ce qu'il faut éviter. Le développement moral va au-delà de la transmission par les parents de règles, de vertus et de valeurs à leurs enfants. L'adjectif **moral** qualifie la frontière entre ce qui est bien et ce qui est mal. Les termes *moralité*, *comportement moral* et *développement moral* doivent également être précisés. La **moralité** se définit par l'ensemble des conditions qui doivent être réunies pour que les gens puissent vivre ensemble en société. Le **comportement moral** correspond à la manière dont un individu donné perçoit ces exigences et y réagit (s'y conforme ou les enfreint). Le **développement moral** est l'évolution du comportement moral d'une personne au fil du temps, à mesure qu'elle prend de l'âge (voir le chapitre 5 CD).

KOHLBERG (1927-1987)

La théorie de Lawrence Kohlberg décrit le développement moral des enfants et des adultes (Murray et Zentner, 2001). Kohlberg ne s'intéresse pas au degré de moralité des décisions éventuelles que l'individu prendrait dans telles circonstances, mais aux raisons pour lesquelles il les prendrait. D'après ses recherches, le développement moral s'échelonne sur trois niveaux de raisonnement moral comportant chacun deux sous-niveaux, soit en somme six stades. Ces stades et niveaux ne sont pas forcément associés à un âge bien précis. En effet, certaines personnes atteignent un niveau de développement moral plus élevé que d'autres, et tous les individus n'évoluent pas à travers les stades répertoriés.

Kohlberg décrit tout d'abord le *niveau préconventionnel* (ou *prémoral*), qui consiste à moduler ses actions en fonction des règles que la culture ambiante juge bonnes ou mauvaises, sans autres nuances (à noter, ici, que la règle est tout à fait extérieure à soi). Dans ce cas, c'est la peur de la punition ou le désir de la récompense qui fait office de motivation. Le second niveau est dit *conventionnel*. L'individu cherche à répondre aux attentes de sa famille, de son groupe ou de sa société, et il estime que ces exigences et les actions correspondantes sont justes. Ce niveau est marqué par le conformisme et la bonne conscience de faire comme il faut. Suit le niveau *postconventionnel* (dit aussi *autonome* ou *de principes*) : l'individu s'efforce d'établir ses propres normes en fonction de son propre choix de valeurs, indépendamment de toute autorité extérieure et des attentes ou exigences de son entourage (voir le tableau 21-6). On estime généralement qu'à peine 5 à 10 % de la population atteint un haut niveau de sens moral.

GILLIGAN

Ayant mené pendant plus de dix ans des recherches auprès de sujets féminins, Carol Gilligan (1982) mentionne que les dilemmes moraux utilisés par Kohlberg dans ses analyses sont loin d'être toujours pertinents pour les femmes. Ainsi, selon l'échelle du développement moral de Kohlberg, les femmes obtiennent des résultats inférieurs aux hommes, et ce, en dépit du fait qu'elles abordent les dilemmes moraux avec beaucoup de finesse. Gilligan ajoute que la plupart des cadres de recherche appliqués au développement moral ne tiennent pas compte de certaines dimensions spécifiquement féminines. Les femmes, croit-elle, se caractérisent par une éthique de sollicitude (caring) qui influe sur leur rapport avec autrui et leur sens des responsabilités (Gilligan, 1986).

Gilligan estime que le développement moral des femmes franchit trois niveaux et deux transitions. Chacun de ces niveaux correspond à une compréhension plus précise des relations entre soi et les autres, tandis que chaque transition débouche sur une réévaluation en profondeur de l'antagonisme « égoïsme versus responsabilité » (Murray et Zentner, 2001, p. 251).

- *Stade 1 : Souci de soi.* À ce premier stade du développement, la femme ne se préoccupe que d'elle-même. Elle se sent seule, isolée, séparée des autres. Elle ne se soucie pas des besoins d'autrui et n'est pas davantage en conflit, car elle s'intéresse avant tout à elle-même. Sa priorité consiste à survivre. L'ouverture au stade suivant se traduit par le sentiment de vivre en égoïste et par une aspiration à la responsabilité. La personne commence à éprouver le besoin de contact et de relations avec les autres.
- *Stade 2 : Souci des autres.* Au cours de cette période, la femme prend conscience de l'égoïsme qui a jusque-là marqué son existence et elle commence à comprendre la nécessité de soigner ses relations avec les autres. Or, soigner ses relations entraîne des responsabilités et, dès que le souci d'autrui devient une valeur fondamentale à ses propres yeux, le sens de la responsabilité s'ensuit avec la part de renoncement qu'il implique. Dès lors, la personne a à cœur de ne blesser personne ; elle se rend plus disponible et plus réceptive aux besoins de son entourage jusqu'à négliger parfois ses propres besoins. La transition entre ce stade et le suivant s'annonce quand la personne commence à souffrir d'un déséquilibre entre l'attention qu'elle prête aux autres et celle qu'elle

TABLEAU 21-6

Stades du développement moral selon Kohlberg

Niveau 1 : Morale préconventionnelle	
Stade 1 : Orientation vers la punition et l'obéissance. L'enfant décide de ce qui est bien ou mal sur la base des actions pour lesquelles il est puni ou récompensé. L'obéissance est perçue comme une valeur en soi, mais l'enfant obéit parce que l'adulte possède un pouvoir supérieur au sien.	*Stade 2 :* Relativisme instrumental. L'enfant se plie aux règles qui satisfont son intérêt immédiat. Ce qui entraîne des conséquences plaisantes est nécessairement bien. L'enfant comprend les relations de réciprocité et peut saisir que chacun agit en fonction de son intérêt personnel.
Niveau 2 : Morale conventionnelle	
Stade 3 : Concordance interpersonnelle. La famille ou le petit groupe dont l'enfant fait partie deviennent importants. Les actions morales sont celles qui correspondent aux attentes des autres. L'intérêt personnel fait place à un début de conscience sociale. L'intention manifeste est de plaire aux autres et de se conformer au groupe d'appartenance.	*Stade 4 :* Conscience du système social (la loi et l'ordre). On observe un déplacement des préoccupations centrées sur la famille et les groupes proches de l'enfant vers une société plus élargie. Le bien consiste à consentir à accomplir son devoir. On ne remet pas en question les lois et l'on doit maintenir l'intégrité du système social. Les lois ont été instituées pour le bien-être de tous et elles doivent être respectées, sauf en cas extrême. Une moralité sociale apparaît au détriment des intérêts personnels.
Niveau 3 : Morale postconventionnelle ou principes moraux	
Stade 5 : Contrat social et droits individuels. L'action doit tendre vers « le meilleur pour le plus grand nombre ». L'adolescent ou l'adulte sait qu'il existe différents points de vue et que les valeurs sont relatives. Une moralité personnelle apparaît chez la personne qui assume les conséquences de ses actes. Les lois et les règles doivent être respectées pour préserver l'ordre social, mais elles peuvent être modifiées de façon démocratique et par consensus. Toutefois, certaines valeurs sont absolues, comme l'importance de la vie humaine. Les principes de liberté et d'égalité entre les humains doivent être défendus à tout prix.	*Stade 6 :* Principes éthiques universels. L'adulte acquiert des principes éthiques librement choisis, une moralité universelle qui va au-delà de toute autre considération. Comme les lois suivent normalement ces principes, elles doivent être respectées. Mais lorsque apparaît une contradiction entre la loi et la conscience, c'est la conscience qui prédomine. À ce stade, les principes éthiques auxquels on se conforme font partie d'un système de valeurs et de principes clairs, intégrés, bien pesés et observés de façon conséquente.

Source : *Les âges de la vie*, 2e éd., (p. 258), de H. Bee et D. Boyd, 2003, Saint-Laurent : Éditions du Renouveau Pédagogique.

s'accorde à elle-même. Elle appuie ses décisions sur ses propres buts en tenant davantage compte des conséquences pour elle-même que des réactions possibles de l'entourage (Murray et Zentner, 2001, p. 253).

- *Stade 3 : Souci de soi et des autres.* Ce dernier stade est marqué par la recherche d'un équilibre entre la sollicitude et le respect de ses propres besoins. Le sens de la responsabilité englobe maintenant ces deux pôles. La sollicitude reste néanmoins le critère le plus fondamental des décisions, mais la personne reconnaît que le fait de négliger ses propres besoins rejaillit défavorablement sur les relations avec autrui.

Comme les femmes, selon Gilligan (1982), conçoivent la moralité sous l'angle de l'intégrité de leurs relations interpersonnelles et de leur sollicitude, les problèmes moraux auxquels elles se heurtent diffèrent de ceux des hommes. La tendance masculine serait de considérer comme bien ce qui est juste, alors que les femmes ont tendance à considérer comme bien l'intention personnelle d'être responsable des autres (p. 140). Le modèle éthique qui a la faveur des hommes et des éthiciens s'appuie sur le principe d'égalité qui consacre la justice ou la loyauté : tous ont droit au même traitement. En revanche, le modèle éthique privilégié par les femmes repose sur le principe de la non-violence : personne ne doit souffrir ou être lésé. On en trouve peu d'écho dans les études théoriques.

Selon Gilligan (1982), sur le plan du développement moral, les deux perspectives – masculine et féminine – convergent sur le plan des effets puisque tout comme l'iniquité a des effets néfastes sur les relations humaines, la violence a des effets destructeurs sur quiconque en est victime. Entrecroiser ces deux perspectives pourrait améliorer la conception du développement personnel et la compréhension des relations humaines.

Théories ayant trait à la spiritualité

La dimension spirituelle de la croissance et du développement personnels renvoie à la manière dont l'individu conçoit sa relation avec la transcendance, ainsi que l'orientation et la signification de sa vie.

FOWLER

Pour James Fowler, la foi est une force qui donne du sens à la vie. Le terme « foi » désigne ici une forme de connaissance, une manière d'être en relation avec un « milieu transcendant ». Il s'agit donc d'un phénomène relationnel, en somme d'une manière active d'établir avec quelqu'un ou avec les autres une relation dans laquelle on investit un engagement personnel, de la foi, de l'amour, une part de risque et de l'espérance (Fowler et Keen, 1985, p. 18). Le tableau 21-7 décrit les stades du développement de la foi selon Fowler.

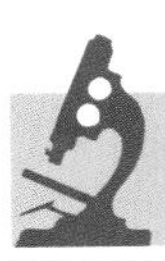

RÉSULTATS DE RECHERCHE

Comment vous percevez-vous ?

Belknap (2002) s'est inspirée de la théorie du développement moral de Gilligan pour mener une étude qualitative sur la façon dont se perçoivent les femmes victimes ou ex-victimes de violence. L'auteure a interrogé 18 femmes de 18 à 51 ans provenant de milieux ethniques et culturels divers et, selon leur témoignage, victimes d'abus sexuel de la part du partenaire. Sur ces 18 femmes, 14 s'en étaient séparées et 4 vivaient encore avec lui au moment de l'enquête.

Les femmes étaient d'abord invitées à parler de leur vie en général. Puis, on leur demandait : « Comment vous décririez-vous à vous-même ? » Les femmes devaient ensuite raconter une expérience vécue et leurs réactions dans cette circonstance. Suivant l'interprétation des entrevues, l'auteure distingue quatre catégories de séparation/connexion qui recoupent les stades du développement moral de Gilligan. À l'une des extrémités du spectre, les femmes se disent seules et en colère ; elles témoignent d'une piètre estime d'elles-mêmes ; elles n'ont pas de relations avec les autres. À l'autre extrémité du spectre apparaît la période de transition entre le deuxième et le troisième stade : elles réalisent qu'elles doivent s'occuper d'elles-mêmes en plus de prendre soin des autres et de les aider (par exemple, leurs enfants).

Cette constatation indique que les femmes qui cessent de confondre bonté avec sacrifice de soi (stade 2 selon Gilligan) sont en train d'améliorer leur image d'elles-mêmes et appuient leur perspective morale non plus sur l'antinomie moi/autrui mais sur un sens de leur valeur propre : elles entendent respecter aussi bien leurs besoins personnels que ceux des autres. Elles se situent donc à la charnière de la sollicitude à tout prix et de l'équilibre entre la responsabilité des autres et de soi-même.

Implications : L'infirmière en charge de femmes maltraitées ou victimes d'abus actuels ou antérieurs gagne à bien cerner la manière dont elles se situent au regard des autres et d'elles-mêmes. Il serait cependant souhaitable de multiplier les recherches dans le but de préciser davantage les stratégies qui permettraient de soutenir chez les femmes le développement moral tel qu'il est défini par Gilligan.

Source : « Sense of Self : Voices of Separation and Connection in Women Who Have Experienced Abuse », de R. A. Belknap, 2002, *Canadian Journal of Nursing Research, 33*(4), p. 139-153.

TABLEAU 21-7

Stades du développement spirituel selon Fowler

Stade	Âge	Description
0. Indifférencié	De 0 à 3 ans	Le jeune enfant est incapable de formuler des concepts relatifs à soi et à l'environnement.
1. Intuition–Projection	De 4 à 6 ans	Les représentations et les croyances transmises par les personnes significatives se mêlent à l'expérience concrète de l'enfant et aux produits de son imagination.
2. Mythe–Prosaïsme	De 7 à 12 ans	L'intériorité de l'enfant est habitée par la fantaisie et la curiosité. Les symboles renvoient à des signifiés précis. Ce sont les fictions dramatiques et les mythes qui transmettent des valeurs d'ordre spirituel.
3. Synthèse–Convention	Adolescence ou âge adulte	Les attentes et les jugements d'autrui structurent le monde et ce qui le transcende. Les relations interpersonnelles constituent la priorité.
4. Individuation–Réflexion	À partir de 18 ans	L'individu construit explicitement sa propre idéologie (au sens de système de valeurs) et atteint un haut degré de conscience de soi.
5. Paradoxe–Consolidation	À partir de 30 ans	L'individu appréhende la vérité sous divers angles.
6. Universalisation	Peut-être jamais	La personne essaie d'incarner les principes d'amour et de justice.

Sources : *Life Maps : Conversations in the Journey of Faith,* de J. Fowler et S. Keen, 1985, Waco : Word Books ; et *How to Help Your Child Have a Spiritual Life : A Parents' Guide to Inner Development,* de A. Hollander, 1980, New York : A and W Publishers.

La théorie et les stades du développement définis par Fowler s'inspirent des travaux de Piaget, Kohlberg et Erikson. Le développement de la foi est conçu comme un processus interactif entre la personne et son environnement. À chaque stade, de nouveaux modes de pensée, de nouvelles valeurs et de nouvelles convictions s'ajoutent, ce qui rend impossible l'omission d'une étape. Dans la perspective de Fowler, la trajectoire de la foi évolue parallèlement à celle de la cognition en ce qu'elle fait appel à la fois à la connaissance et aux valeurs.

WESTERHOFF

Pour Westerhoff, la foi est une manière d'être et de se comporter qui évolue avec l'âge. Dans l'enfance et la petite enfance, l'individu se familiarise avec la foi sous la gouverne des parents et d'autres personnes. Devenu adulte, il s'approprie sa foi et l'intériorise; elle oriente son action personnelle (voir le tableau 21-8). La foi donne force et confiance aux malades, qu'elle soit placée dans une autorité supérieure (Dieu, Allah, Jéhovah), en soi-même, dans l'équipe soignante ou dans une combinaison de tout ce qui inspire force et confiance.

TABLEAU 21-8

Les quatre stades du développement de la foi selon Westerhoff

Stade	Âge	Comportement
Apprivoisement	Enfance/Début de l'adolescence	L'individu se familiarise avec la foi par le biais d'interactions avec des personnes qui observent une certaine tradition spirituelle.
Affiliation	Fin de l'adolescence	L'individu participe personnellement à des projets qui s'inscrivent dans une tradition spirituelle précise; il fait l'expérience religieuse de la fascination et de l'effroi; il éprouve un sentiment d'appartenance.
Recherche	Début de l'âge adulte	À travers un processus de questionnements et de doute, le jeune adulte accède à une foi rationnelle et affective.
Appropriation	Milieu de l'âge adulte/Vieil âge	La foi investit l'action personnelle et sociale. L'individu est prêt à défendre ce en quoi il croit, dût-il aller en cela contre sa propre communauté.

Source: *Will Our Children Have Faith?* (p. 79-103), de J. Westerhoff, 1976, New York: Seabury Press.

Application des principes de la croissance et du développement à la pratique infirmière

Plusieurs théories visent à expliquer la croissance et le développement de l'être humain. Cependant, la plupart des théoriciens n'en étudient qu'une seule dimension, par exemple l'axe cognitif, moral ou physique, suivant leur champ d'intérêt et leur discipline de formation. Les théoriciens peuvent en outre restreindre la population qu'ils étudient à une tranche d'âge, par exemple la petite enfance, l'enfance ou l'âge adulte.

Bien qu'elles soient fort utiles, ces théories sont marquées par des limites. Premièrement, comme nous l'avons mentionné précédemment, la théorie choisie n'explique bien souvent qu'une seule dimension du processus de croissance et de développement. Comme le développement de la personne n'est pas morcelé mais implique en même temps toutes les dimensions, l'infirmière devra souvent s'inspirer de plusieurs théories à la fois pour bien comprendre les divers aspects de la personne qu'elle soigne.

Il importe également d'être prudent sur la question des tranches d'âge évoquées relativement à l'accès à tel ou tel stade de croissance ou de développement même si, généralement, elles sont assez fidèles à la réalité. L'infirmière peut en effet constater que les données du manuel ne correspondent pas dans le cas de telle personne, ce qui est tout à fait normal puisqu'une théorie, par définition, s'attache statistiquement aux moyennes et ne peut, par conséquent, tenir compte des différences individuelles. Le développement humain implique une formidable synthèse de développements complexes sur les plans physiologique, cognitif, psychosocial, moral et spirituel. L'infirmière doit prendre acte de l'unicité de chaque personne quand elle aborde ou applique ces théories de la personnalité. Elle sera ainsi davantage en mesure de comprendre l'évolution particulière de telle personne et d'établir un plan d'interventions personnalisé.

À l'occasion de la collecte des données, les théories du développement peuvent également servir de grille pour expliquer le comportement et baliser le plan de soins et de traitements infirmiers. Par exemple, connaître les capacités intellectuelles d'un enfant permet de mieux prévoir et d'expliquer ses réactions, ses réponses et ses besoins. Cela peut aider l'intervenant à bien cibler les comportements qu'il peut attendre de l'enfant.

Les théories peuvent en outre servir à planifier les interventions. Par exemple, faire le bon choix d'un jouet destiné à un garçon de trois ans demande qu'on tienne compte non seulement de ses préférences mais aussi de ses capacités physiques et cognitives.

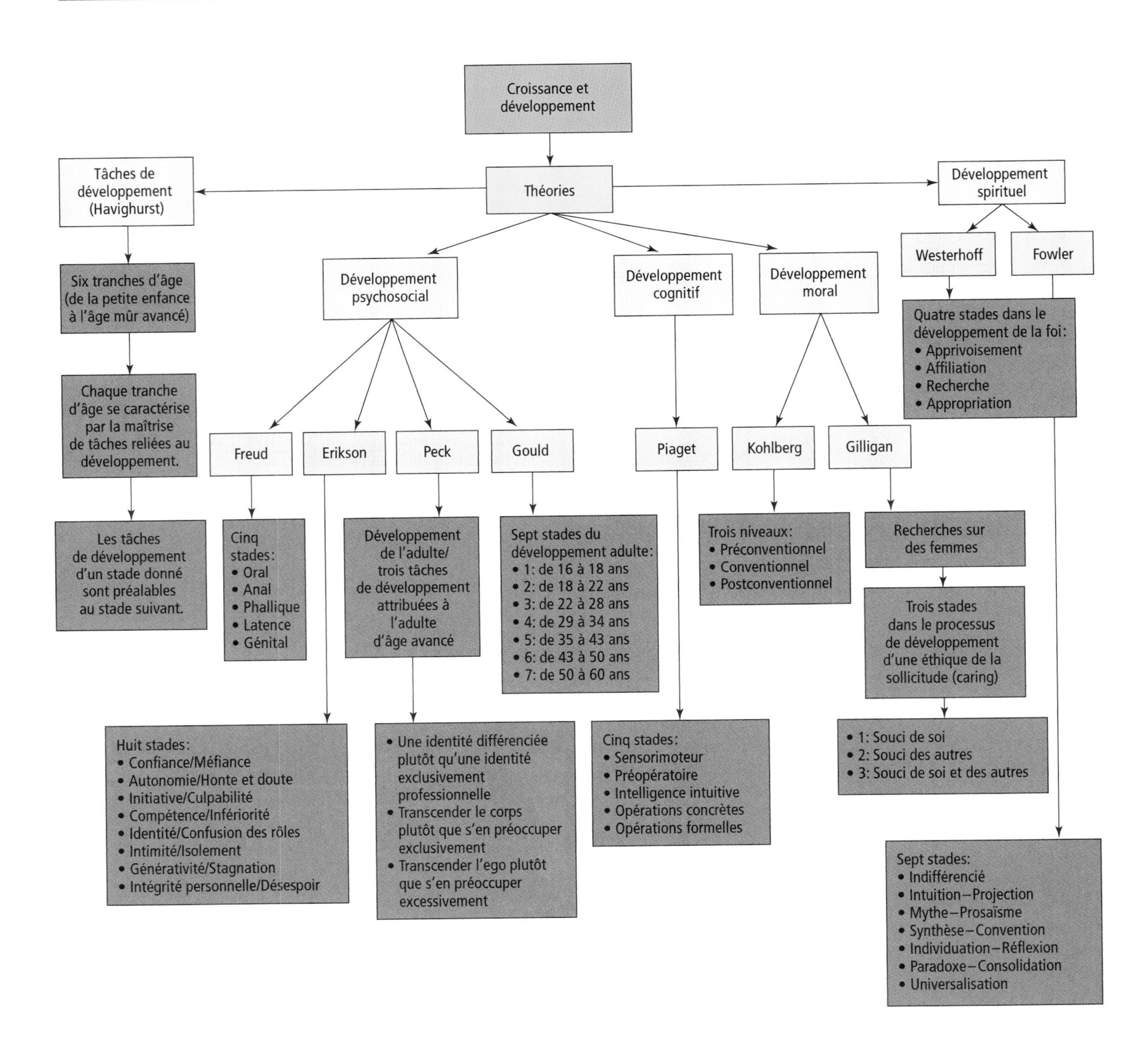

Concernant les adultes, l'infirmière gagne à saisir les dimensions physiques, cognitives et psychologiques du vieillissement pour prodiguer des soins appropriés. Elle pourra, par exemple, utiliser ses connaissances théoriques pour aborder le plus adéquatement possible les changements psychosociaux inhérents à la retraite et aux limitations physiques qui accompagnent le vieillissement.

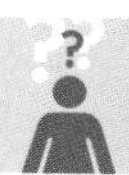

EXERCICES D'INTÉGRATION

M. Savard conduit Benoît, son fils de deux ans et demi, à la clinique pour un examen de santé de routine. En attendant que l'examen commence, le petit Benoît essaie de sauter en bas de la table d'examen, joue avec l'otoscope et ouvre toutes les portes d'armoires à sa portée. Invité à s'asseoir, il refuse d'un « non ! » énergique et s'éloigne de son père en courant. Cependant, il accorde une attention particulière aux jouets apportés de chez lui. M. Savard demande : « Que puis-je faire pour qu'il se tienne tranquille ? »

1. À quel stade de développement se trouve Benoît selon la théorie d'Erikson ?
2. À quels éléments de la théorie du développement cognitif de Piaget l'infirmière peut-elle recourir pour répondre à M. Savard ?
3. En se basant sur ses connaissances sur les théories de la croissance et du développement, quels conseils l'infirmière pourrait-elle donner à M. Savard ?

Voir l'appendice A : Exercices d'intégration – Pistes de réflexion.

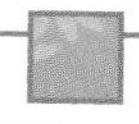

RÉVISION DU CHAPITRE

Concepts clés

- Les termes *croissance* et *développement* désignent des processus dynamiques distincts et reliés entre eux.
- La croissance regarde les changements physiques et l'augmentation de la taille. Les étapes de la croissance physiologique ont un caractère universel.
- Le développement fait référence à la complexification des fonctions et à l'évolution des aptitudes. Un niveau de développement est circonscrit par les capacités et les compétences particulières qu'un individu acquiert et déploie pour s'adapter aux défis qui correspondent à son âge et que lui présente l'environnement.
- Le patrimoine génétique et l'environnement sont les principaux facteurs qui déterminent la croissance et le développement.
- Le rythme de la croissance et du développement est très variable d'une personne à l'autre. Par contre, tous les êtres humains franchissent les différentes étapes dans le même ordre.
- Les dimensions de la croissance et du développement se répartissent généralement selon les catégories suivantes : physiologiques, psychosociales, cognitives, morales et spirituelles.
- Pour Robert Havighurst, l'apprentissage constitue l'un des aspects fondamentaux de l'existence, et les êtres humains apprennent de la naissance jusqu'à la mort. Sa théorie distingue six tranches d'âge auxquelles correspondent des tâches de développement précises.
- Le développement psychosocial est celui de la personnalité. Freud, Erikson, Peck et Gould comptent parmi les principaux représentants de la théorie psychosociale.
- Le développement cognitif détermine la manière dont la personne apprend à penser, à raisonner et à manier le langage. Piaget figure parmi les plus illustres chercheurs qui se sont consacrés à l'étude du développement cognitif.
- Le développement moral est un processus complexe encore difficile à cerner. Il consiste notamment à apprendre à établir la distinction entre ce qui doit être fait et ce qu'il faut éviter. La théorie de Kohlberg décrit la progression des motifs sous-jacents aux décisions morales.
- La dimension spirituelle du développement désigne la manière dont la personne conçoit sa relation avec l'univers ainsi que l'orientation et la signification qu'elle donne à sa vie. Les théoriciens Fowler et Westerhoff attribuent des stades au développement spirituel ou de la foi.
- En matière de soins infirmiers, les théories du développement peuvent orienter la collecte des données, expliquer les comportements et guider les interventions.

Questions de révision

21-1. Les parents d'un bébé de cinq mois vous demandent de les informer sur les principales étapes du développement : à quel âge se produisent-elles ? dans quel ordre ? Ils ont également un enfant de trois ans. En vous référant aux notions précédentes, quelle serait la meilleure réponse ?

a) « Votre bébé devrait franchir les étapes du développement exactement au même âge que votre premier enfant. »

b) « Chaque enfant est unique ; il est possible que votre bébé de cinq mois ne franchisse pas les étapes du développement dans le même ordre que votre premier enfant. »

c) « Chaque enfant est unique. Les principales étapes du développement surviennent toujours dans le même ordre, mais pas forcément aux mêmes âges. »

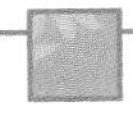

RÉVISION DU CHAPITRE (SUITE)

Questions de révision (suite)

d) « Chaque enfant est unique. On ne peut pas prévoir l'ordre des étapes du développement, ni l'âge auquel elles surviendront. Le mieux reste d'apprécier l'unicité de chaque enfant. »

21-2. En quoi consiste l'étude de la croissance et du développement de l'enfant ?
a) C'est l'étude des changements physiques qui se produisent chez l'enfant qui grandit.
b) C'est l'étude de la complexification des fonctions et de l'évolution des aptitudes chez l'enfant qui grandit.
c) C'est l'analyse de facteurs environnementaux tels que la famille, la religion et la culture de l'enfant qui grandit.
d) C'est l'analyse des évolutions physiques et de la sophistication croissante des fonctions et des aptitudes de l'enfant qui grandit.

21-3. Le père de Samantha, 11 ans, conduit sa fille à l'examen de santé annuel. Il s'inquiète du fait que sa fille se passionne pour le soccer et pour ses amis au détriment de sa famille. D'après les tâches de développement définies par Havighurst, que devrait répondre l'infirmière ?
a) « C'est très bizarre. Y a-t-il des problèmes chez vous ? »
b) « Bien que ce phénomène soit tout à fait normal pour une fille de 11 ans, cette étape est parfois difficile pour la famille. »
c) « Vous devez être plus présents dans sa vie et insister pour qu'elle reste à la maison avec sa famille. »
d) « Cette phase du développement est tout à fait normale et vous vous inquiétez inutilement du temps que votre fille passe avec ses amis. »

21-4. L'infirmière doit enseigner à un groupe d'enfants d'âge préscolaire de quatre à cinq ans à se brosser les dents. Lequel de ces théoriciens lui sera le plus utile ?
a) Fowler.
b) Erikson.
c) Gould.
d) Peck.

21-5. L'infirmière doit examiner un garçon de cinq ans qui sera opéré prochainement. En voyant la pompe volumétrique, le garçon est pris de panique : « La machine va me mordre parce que j'ai fait des bêtises », dit-il. D'après ce qu'on sait des théories de Piaget, d'Erikson et de Fowler, quelle serait la meilleure attitude à adopter ?
a) Dans le but de rassurer l'enfant, l'infirmière l'invite à toucher la pompe, et elle lui en explique le fonctionnement en termes simples.
b) L'infirmière conclut que l'enfant se laisse emporter par son imagination débridée. Elle lui dit que ses craintes sont stupides et qu'il est trop grand pour faire ce genre de crise.
c) L'infirmière constate que l'enfant est trop jeune pour comprendre et elle essaie de le distraire.
d) L'infirmière explique à l'enfant que la machine ne le mordra pas s'il est bien sage. Ainsi, elle met à profit le besoin de l'enfant de fuir dans la fantaisie.

Voir l'appendice B : Réponses aux questions de révision.

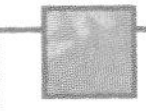

BIBLIOGRAPHIE

En anglais

Abide, M. M., Richards, H. C., & Ramsay, S. G. (2001). Moral reasoning and consistency of belief and behavior : Decisions about substance abuse. *Journal of Drug Education, 31*(4), 367–384.

Alaimo, K., Olson, C. M., & Frongillo, E. A. (2001). Food insufficiency and American school-aged children's cognitive, academic, and psychosocial development. *Pediatrics, 108*(1), 44–51.

Armstrong, T. D., & Crowther, M. R. (2002). Spirituality among older African Americans. *Journal of Adult Development, 9*(1), 3–12.

Belknap, R. A. (2002). Sense of self : Voices of separation and connection in women who have experienced abuse. *Canadian Journal of Nursing Research, 33*(4), 139–153.

Erikson, E. H. (1963). *Childhood and society* (2nd ed.). New York : Norton.

Erikson, E. H. (1964). *Insight and responsibility : Lectures on the ethical implications of psychoanalytic insight.* New York : Norton.

Erikson, E. H. (1985). *The life cycle completed : A review.* New York : Norton.

Fowler, J., & Keen, S. (1985). *Life maps : Conversations in the journey of faith.* Waco, TX : Word Books.

Fowler, J. W. (1982). *Stages of faith.* San Francisco : Harper Collins.

Freud, S. (1923). *The ego and the id.* London : Hogarth Press.

Freud, S. (1961). *The ego and the id and other works* (Vol. 19). Strachey, J., translator. London : Hogarth Press and the Institute of Psychoanalysis.

Gilligan, C. (1982). *In a different voice : Psychological theory and women's development.* Cambridge, MA : Harvard University Press.

Gould, R. L. (1972). The phases of adult life : A study in developmental psychology. *American Journal of Psychiatry, 129,* 33–43.

Green, M., & Piel, J. A. (2002). *Theories of human development. A comparative approach.* Boston : Allyn & Bacon.

Havighurst, R. J. (1972). *Developmental tasks and education* (3rd ed.). New York : Longman Publishers.

Hollander, A. (1980). *How to help your child have a spiritual life : A parent's guide to inner development.* New York : A and W publishers.

Mitchell, K. (2002). Women's morality : A test of Carol Gilligan's theory. *Journal of Social Distress and the Homeless, 11*(1), 81–110.

Murray, R. B., & Zentner, J. P. (2001). *Health promotion strategies through the life span* (7th ed.). Upper Saddle River, NJ : Prentice Hall.

Paludi, M. A. (2002). *Human development in multicultural contexts. A book of readings.* Upper Saddle River, NJ : Prentice Hall.

Paris, R., & Bradley, C. L. (2001). The challenge of adversity : Three narratives of alcohol dependence, recovery, and adult development. *Qualitative Health Research, 11*(5), 647–667.

Peck, R. (1968). Psychological developments in the second half of life. In B. L. Neugarten (Ed.), *Middle age and aging.* Chicago : University of Chicago Press.

Piaget, J. (1966). *Origins of intelligence in children.* New York : Norton.

Polan, E., & Taylor, D. (2003). *Journey across the life span. Human development and health promotion* (2nd ed.). Philadelphia : F. A. Davis.

Stuart-Hamilton, I. (2000). *The psychology of ageing. An introduction* (3rd ed.). London and Philadelphia : Jessica Kingsley Publishers.

Thomas, R. M. (2001). *Recent theories of human development.* Thousand Oaks, CA : Sage Publications.

Westerhoff, J. (1976). *Will our children have faith ?* New York : Seabury Press.

Wink, P., & Dillon, M. (2002). Spiritual development across the adult life course : Findings from a longitudinal study. *Journal of Adult Development, 9*(1), 79–94.

En français

Ball, J. et Bindler, R. (2003). *Soins infirmiers en pédiatrie,* Saint-Laurent : Éditions du Renouveau Pédagogique.

Bee, H. et Boyd, D. (2003). *Les âges de la vie – Psychologie du développement humain,* 2e éd., Saint-Laurent : Éditions du Renouveau Pédagogique.

Brûlé, M., Cloutier, L. et Doyon, O. (dir.). (2002). *L'examen clinique dans la pratique infirmière,* Saint-Laurent : Éditions du Renouveau Pédagogique.

Cloutier, R. et Renaud, A. (1990). *Psychologie de l'enfant,* Chicoutimi : Gaëtan Morin.

Gilligan, C. (1986). *Une si grande différence,* (éd. orig. 1982). Paris : Flammarion.

Ladewig, P. W., London, M. L., Moberly, S. et Olds, S. B. (2003). *Soins infirmiers en périnatalité,* Saint-Laurent : Éditions du Renouveau Pédagogique.

Lalanne, J. (1990). Le développement moral cognitif chez Lawrence Kohlberg, *Entre-vues, 7,* 17.

Legendre-Bergeron, M.-F. (1980). *Lexique de la psychologie du développement de Jean Piaget,* Chicoutimi : Gaëtan Morin.

Philosophie et spiritualité. *L'échiquier du mal,* (page consultée le 02 décembre 2004), [en ligne], <http ://perso.club-internet.fr/sergecar/litterat/echiquier.htm>.

Psychiatrie infirmière. *Piaget,* (page consultée le 02 décembre 2004), [en ligne], <http ://psychiatriinfirmiere.free.fr/infirmiere/formation/psychiatrie/enfant/therapie/piaget.htm>.

TECFA Éducation et technologie. *Jean Piaget (1896-1980) et les stades du développement,* (page consultée le 02 décembre 2004), [en ligne], <http ://tecfa.unige.ch/tecfa/teaching/UVLibre/0001/bin06/piaget/piaget.htm>.

Théologie morale fondamentale, Université de Fribourg. *Une si grande différence. Une analyse de travaux de Carol Gilligan,* (page consultée le 02 décembre, 2004), [en ligne], <http ://www.unifr.ch/tmf/article.php3 ?id_article=65>.

Université du Québec à Chicoutimi. *Constructivisme,* (page consultée le 02 décembre 2004), [en ligne], <http ://www.uqac.ca/~pminier/act1/constr.htm>.

OBJECTIFS D'APPRENTISSAGE

Après avoir étudié ce chapitre, vous pourrez :

- Définir les tâches de développement propres à chacun des stades de la petite enfance à l'adolescence.
- Décrire le développement physique de la petite enfance à l'adolescence.
- Décrire le développement psychosocial selon Erikson, de la petite enfance à l'adolescence.
- Décrire le développement cognitif selon Piaget, de la petite enfance à l'adolescence.
- Décrire le développement moral selon Kohlberg, de l'enfance à l'adolescence.
- Décrire le développement spirituel selon Fowler, de l'enfance à l'adolescence.
- Indiquer les composantes de l'examen clinique et les résultats normaux de cette évaluation, de la naissance à l'adolescence.
- Définir les principales mesures de prévention des accidents et de promotion de la santé devant être mises en œuvre auprès des nouveau-nés et des nourrissons, des trottineurs, des enfants d'âge préscolaire, des enfants d'âge scolaire et des adolescents.

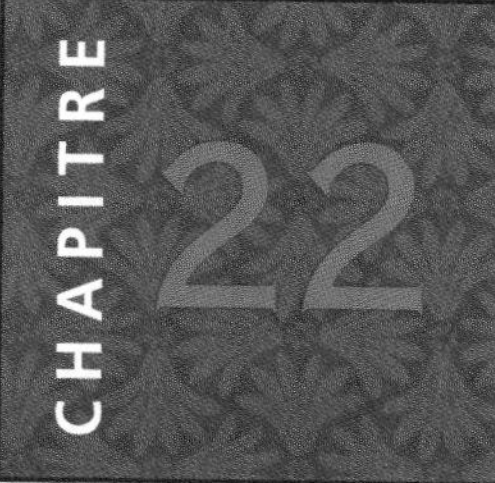

PROMOTION DE LA SANTÉ, DE LA CONCEPTION À LA FIN DE L'ADOLESCENCE

Adaptation française :
Marie-Josée Martel, inf., M.Sc.
Professeure, Département des sciences infirmières
Université du Québec à Trois-Rivières

L'infirmière doit bien connaître les caractéristiques de la croissance et du développement humains pour cerner les besoins inhérents au développement des personnes dont elle prend soin et pour ainsi détecter les problèmes potentiels. Dans ce chapitre, nous mettrons en application et approfondirons les notions présentées au chapitre 21 sur la croissance et le développement de la conception à la fin de l'adolescence. Chacun des stades du développement se caractérise par ses dimensions physique, psychosociale, cognitive, morale et spirituelle. Par ailleurs, nous verrons en détail l'examen clinique infirmier de chaque tranche d'âge ainsi que la promotion de la santé et du bien-être durant les périodes correspondantes.

MOTS CLÉS

Développement de la conception à la naissance

Le développement prénatal (ou intra-utérin) dure environ 9 mois (ou 10 mois lunaires de 28 jours), c'est-à-dire de 38 à 40 semaines, selon la méthode de calcul employée. Si on calcule la durée de la grossesse à partir de la conception, soit vers le 14ᵉ jour suivant la dernière menstruation, le stade prénatal dure 38 semaines (ou 9,5 mois lunaires). Si on estime plutôt que la gestation commence le 1ᵉʳ jour de la dernière menstruation (DDM ou date de la dernière menstruation), le stade prénatal dure alors en moyenne 10 mois lunaires (soit 40 semaines ou 280 jours).

On subdivise traditionnellement la grossesse en trois **trimestres** (périodes qui durent chacune environ trois mois). Chaque trimestre est marqué par plusieurs jalons du développement tant chez la mère que chez le fœtus. Le développement de l'être humain qui va naître se divise en trois stades : le stade préembryonnaire, le stade embryonnaire et le stade fœtal. Le stade préembryonnaire correspond aux 14 premiers jours suivant la fécondation de l'ovule ; le stade embryonnaire s'étend du 15ᵉ jour à la fin de la 8ᵉ semaine environ et correspond aux deux premiers mois de gestation ; enfin, le stade fœtal s'étend de la 9ᵉ semaine à l'accouchement. Les deux derniers stades sont reliés à la vie intra-utérine proprement dite et seront abordés dans ce chapitre.

Comme nous l'avons précisé plus haut, le **stade embryonnaire** commence le 15ᵉ jour après la conception et se poursuit jusqu'à la fin de la 8ᵉ semaine – ou jusqu'à ce que l'embryon mesure 3 cm du sommet du crâne au coccyx (longueur vertex-coccyx). Durant cette période, l'embryon est très vulnérable aux agents tératogènes puisqu'il présente une importante différenciation cellulaire. Vers la fin de la période embryonnaire (à la fin de la 8ᵉ semaine), l'embryon prend une forme humaine et tous les tissus qui formeront plus tard les organes essentiels sont présents. Pendant la troisième semaine suivant la conception, les tissus de l'embryon se différencient en trois feuillets primaires : l'ectoderme est la couche extérieure, le mésoderme est la couche intermédiaire et l'endoderme (ou entoderme) est la couche intérieure. Tous les tissus, appareils, systèmes et organes du corps dérivent de ces trois feuillets.

Ainsi, l'**ectoderme** formera l'épiderme, les glandes sudoripares et sébacées, les ongles et les follicules pileux, le cristallin et l'épithélium sensitif de l'oreille interne et externe, des fosses nasales, des sinus, de la bouche et du canal anal. De même, ce feuillet formera le système nerveux central et périphérique, les glandes salivaires et l'émail des dents, l'hypophyse et les glandes mammaires.

Le **mésoderme** constituera le derme, la paroi du tube digestif, les reins et les uretères, les organes génitaux, les tissus conjonctifs, le squelette, les muscles, l'appareil cardiovasculaire, la plèvre, les tissus et les cellules lymphoïdes ainsi que la rate.

Enfin, l'**endoderme** (ou **entoderme**) engendrera l'épithélium des voies respiratoires, les autres épithéliums à l'exception de celui du nez (pharynx, langue, amygdales, thyroïde, parathyroïde, thymus et caisse du tympan), la muqueuse du tube digestif, le tissu primitif du foie et du pancréas, l'urètre et les glandes annexes, la vessie et certaines parties du vagin.

Les trois premières semaines du développement embryonnaire sont marquées par les trois événements majeurs suivants :

1. L'embryon s'implante complètement dans l'endomètre (la muqueuse qui tapisse l'intérieur de l'utérus). On appelle ce phénomène « nidation de l'embryon ».
2. Au même moment, deux membranes embryonnaires se forment : le chorion et l'amnios. Ces membranes servent à protéger et à soutenir l'embryon durant sa croissance et son développement. La surface du chorion comporte de nombreuses villosités (villosités choriales). Celles situées sous le fœtus croissent et s'étendent dans la paroi utérine pour former la partie embryonnaire du placenta. Le chorion constitue la membrane externe qui entoure l'embryon et revêt le placenta du côté fœtal en lui donnant sa couleur grisâtre. L'amnios est la membrane cellulaire interne qui entoure l'embryon et contient le liquide amniotique. Ces membranes croissent à mesure que l'embryon grandit et que le liquide amniotique se forme. Durant la grossesse, l'amnios et le chorion entrent en contact. Ces deux membranes fœtales forment la poche des eaux (sac amniotique) qui protège l'embryon.
3. Durant la troisième semaine du développement fœtal, la fonction placentaire s'amorce. Le **placenta** est un organe plat, très vascularisé et en forme de disque. Il se développe habituellement dans la partie supérieure de l'endomètre (où l'embryon s'est fixé à la paroi

utérine). Il permet les échanges nutritionnels et gazeux entre l'embryon (ou le fœtus) et la femme enceinte. La structure du placenta est complète à la 12e semaine.

Le **stade fœtal** correspond au reste de la gestation. Ces semaines sont consacrées au perfectionnement des systèmes, des structures et des fonctions de même qu'à la croissance sur le plan physique. Ces changements cruciaux apportent au fœtus la maturation nécessaire pour affronter la vie extra-utérine. Ils dépendent de nombreux facteurs génétiques, physiques et environnementaux qui influent sur la durée de la gestation et sur le développement du fœtus.

À la fin du deuxième trimestre (six premiers mois lunaires), le fœtus ressemble déjà à un bébé. Sa peau est rouge, translucide et ridée, car il a très peu de gras sous-cutané. Les vaisseaux sous-jacents sont visibles en transparence. Le **vernix caseosa** sécrété par les glandes sébacées commence à se former. Cette substance protectrice blanchâtre recouvre toute la peau et peut atteindre 3 mm d'épaisseur à la naissance. La peau est également couverte d'un fin duvet, le **lanugo**. Au cinquième mois, la future mère commence à sentir les mouvements du fœtus, et les battements cardiaques de ce dernier sont audibles au fœtoscope.

À la fin du troisième trimestre (9,5 mois lunaires), le fœtus mesure approximativement 50 cm et pèse de 3,2 à 3,4 kg. Le lanugo a presque complètement disparu et le vernix caseosa est plus abondant aux plis cutanés. La peau est moins ridée et présente une coloration rosée. Les graisses sous-cutanées rendent le bébé plus dodu. Les deux derniers mois *in utero* sont consacrés en grande partie à la prise de poids. L'encadré 22-1 dresse la liste des facteurs maternels pouvant accroître chez le bébé le risque de faible poids à la naissance.

ENCADRÉ 22-1

Facteurs maternels pouvant accroître chez le bébé le risque de faible poids à la naissance

- La femme présente une insuffisance pondérale au moment de la conception (MC inférieure à 18,5).
- Elle prend moins de 9,5 kg pendant la grossesse.
- Elle ne bénéficie pas de soins prénatals adéquats.
- Elle a moins de 16 ans ou plus de 35 ans.
- Son niveau socioéconomique est faible.
- Elle s'alimente mal pendant la grossesse (plus particulièrement, pendant le troisième trimestre).
- Elle fume pendant la grossesse.
- Elle consomme pendant la grossesse de l'alcool ou des drogues susceptibles de provoquer l'accoutumance.
- Elle a subi un ou plusieurs avortements spontanés ou provoqués.
- Elle connaît des complications pendant sa grossesse (affections associées ou non à la grossesse).
- Elle souffre d'un haut niveau de stress (y compris le stress lié à la violence physique ou psychologique).
- Elle est isolée et manque de soutien psychologique.
- Elle est multipare ou a une grossesse multiple.

Source : *Health Promotion Strategies Through the Life Span*, 7e éd., (p. 309), de R. B. Murray et J. P. Zentner, 2001, Upper Saddle River : Prentice Hall. Traduit et reproduit avec l'autorisation de Pearson Education, Inc., Upper Saddle River, NJ.

Promotion de la santé

Pendant la période intra-utérine, le sang maternel traverse le placenta et répond aux besoins fondamentaux de l'embryon ou du fœtus. Il est indispensable que la mère soit en bonne santé pour assurer de façon optimale la croissance et le développement de l'embryon, puis ceux du fœtus.

OXYGÉNATION

Pour répondre aux besoins en oxygène du fœtus, le flux sanguin de la femme enceinte doit augmenter graduellement d'environ un tiers (jusque vers le huitième mois), sa fréquence respiratoire doit s'accélérer d'environ 40 % et son débit cardiaque doit augmenter d'une manière significative. Ces changements hémodynamiques maintiennent l'intégrité vasculaire de la mère tout en répondant aux besoins du fœtus. Au début de la gestation, soit vers la fin de la troisième semaine, un cœur primitif (sous forme tubaire) alimente l'embryon. Le cœur se développe et devient un organe à quatre cavités durant les quatrième et cinquième semaines, pour atteindre un développement complet vers la fin de la huitième semaine. Afin d'assurer les échanges métaboliques essentiels à la survie du fœtus, le sang circule par les deux artères ombilicales du fœtus jusqu'au placenta, s'oxygène (par diffusion) et retourne au fœtus par la veine ombilicale. En même temps, les déchets fœtaux (y compris le dioxyde de carbone) sont diffusés dans le sang maternel par les veines utérines et sont éliminés par les reins de la mère. Les battements cardiaques du fœtus sont audibles par fœtoscope à la 20e semaine ; l'utilisation d'un stéthoscope Doppler à ultrasons permet cependant d'entendre le cœur du fœtus dès la 10e semaine de la grossesse.

ALIMENTATION ET HYDRATATION

Le fœtus est nourri par la circulation placentaire et par l'ingestion de liquide amniotique, celle-ci lui assurant une source de liquide par voie orale. Pour combler les besoins nutritionnels du fœtus, il est essentiel que la mère maintienne une alimentation bien équilibrée et suffisamment riche en énergie pour répondre à la fois à ses propres besoins et à ceux du fœtus.

Il est important que la femme qui désire devenir enceinte consomme de l'acide folique (vitamine du groupe B) en quantité suffisante pour prévenir les **malformations du tube neural** (ou **MTN**), telles que le spina bifida, l'anencéphalie et l'encéphalocèle. La femme enceinte doit agir de la même façon pour répondre à l'augmentation du volume sanguin et à la croissance des tissus maternels et fœtaux (Santé Canada, 1999). Selon une étude multicentrique aléatoire et contrôlée, la prise de suppléments d'acide folique avant la conception peut diminuer le risque de malformations du tube neural de 72 % (Turner et McCourt, 1998). Ainsi, les femmes qui planifient une grossesse et qui n'ont jamais accouché d'un bébé atteint de MTN devraient commencer à prendre quotidiennement 0,4 mg de supplément de folacine au moins un mois avant de tenter de devenir enceinte et continuer à en prendre pendant les premières semaines de grossesse. De même, elles devraient adopter un régime alimentaire sain, conforme au *Guide alimentaire canadien*, en prenant soin d'y inclure des aliments riches en acide folique (Santé Canada, 1999). L'infirmière pourra indiquer à ces femmes les aliments les plus riches en acide folique (légumes verts à feuilles, oranges, haricots secs, etc.) et leur conseiller de prendre un supplément vitaminique qui en contient.

REPOS ET ACTIVITÉ

Bien qu'il dorme la plupart du temps, le fœtus adopte un rythme veille-sommeil qui persiste parfois après la naissance. La femme enceinte commence en général à percevoir les premiers mouvements actifs du fœtus entre la 18e et la 20e semaine après la DDM.

ÉLIMINATION

La déglutition du liquide amniotique contribue à la formation de selles dans les intestins du fœtus tout au long de la grossesse. Normalement, ces selles ne sont expulsées qu'après la naissance. Il arrive cependant, pendant le troisième trimestre, qu'une souffrance fœtale due à une hypoxie provoque le relâchement des intestins et des sphincters de l'anus et entraîne ainsi l'émission de selles dans le liquide amniotique ; on dit alors que le liquide amniotique est « méconital ». La production d'urine débute entre la 10e et la 12e semaine de gestation, et le fœtus contribue au volume du liquide amniotique en excrétant cette urine.

TEMPÉRATURE

En principe, le liquide amniotique assure au fœtus une température corporelle stable. Les variations majeures de température corporelle de la future mère peuvent toutefois faire varier la température du liquide amniotique et, donc, la température corporelle du fœtus. Pendant le premier trimestre, l'hyperthermie maternelle, attribuable à une maladie, à un bain tourbillon trop chaud ou à un sauna, est susceptible de causer des anomalies congénitales, telles que des anomalies du système nerveux central ou la non-fermeture du tube neural.

SÉCURITÉ

Comme nous l'avons mentionné précédemment, les systèmes corporels se forment au stade embryonnaire. L'embryon est donc particulièrement exposé aux anomalies attribuables à des facteurs tératogènes. Le terme **tératogène** désigne tout élément (matière ou autre) pouvant perturber le développement cellulaire de l'embryon ou du fœtus (Venes, 2001). L'infirmière doit toujours se préoccuper des effets tératogènes potentiels des médicaments qu'elle administre à une femme en âge de procréer ; par mesure de précaution, elle doit toujours demander à la femme si elle est enceinte ou prévoit le devenir. La même prudence s'impose pour les examens radiographiques. Par ailleurs, l'infirmière devrait informer une femme enceinte ou qui prévoit le devenir que le contact avec des pesticides a aussi des effets néfastes sur la croissance et le développement du fœtus.

La consommation de tabac ou d'alcool par la femme enceinte représente un risque environnemental pour le fœtus. Buchanan (2002, p. 245) estime que le tabagisme pendant la grossesse peut accroître la probabilité de plusieurs problèmes : faible poids à la naissance, mortinatalité, syndrome de mort subite du nourrisson, fente palatine et fissure labiale. De leur côté, Curet et Hsi (2002, p. 74) indiquent que la consommation d'alcool pendant la période périnatale augmente le risque de faible poids à la naissance, d'anomalies du développement, de troubles du comportement, d'avortement spontané et de mortinatalité.

Nouveau-né et nourrisson (de la naissance à 12 mois)

Les enfants sont considérés comme des nouveau-nés de la naissance à 28 jours de vie et comme des nourrissons de 1 à 12 mois.

Développement physique

Jusqu'à un an, l'enfant doit assurer sa survie de diverses façons : respirer, dormir, téter, manger, avaler, digérer et éliminer. Comme la plupart de ces activités et plaisirs sont concentrés dans la région de la bouche, ce stade du développement est appelé « stade oral » dans la typologie de Freud. Dans les 12 premiers mois de leur vie, les enfants subissent des modifications physiologiques majeures sur plusieurs plans : augmentation du poids et de la longueur, croissance de la tête, développement de la vision, développement moteur, etc.

POIDS

À la naissance, la plupart des enfants pèsent entre 2 500 et 4 000 g, le poids moyen étant de 3 405 g. Les pertes liquidiennes font en général baisser leur poids de naissance de 5 à 10 % dans les premiers jours de vie. Cette diminution de poids est tout à fait normale, et plusieurs facteurs peuvent y contribuer : par exemple, l'élimination accrue du méconium et de l'urine ainsi qu'un faible apport liquidien pendant les premiers jours de vie. La plupart des nouveau-nés reprennent le poids perdu en une semaine environ. Au bout de quelques jours et pendant six mois, l'enfant prend en moyenne 200 g par semaine. En général, le poids de naissance a doublé à 5 mois et triplé à 12 mois.

LONGUEUR

Le nouveau-né mesure habituellement entre 48 et 53 cm, soit 50 cm en moyenne. Les filles sont en général plus petites que les garçons.

Deux mesures de la longueur du bébé en position allongée sont possibles : la longueur vertex-coccyx et la longueur tête-talon (ou vertex-talon) (figure 22-1 ■). Normalement, la longueur vertex-coccyx est à peu près égale au périmètre crânien. Par rapport à sa taille à la naissance, le nourrisson âgé de 6 mois a

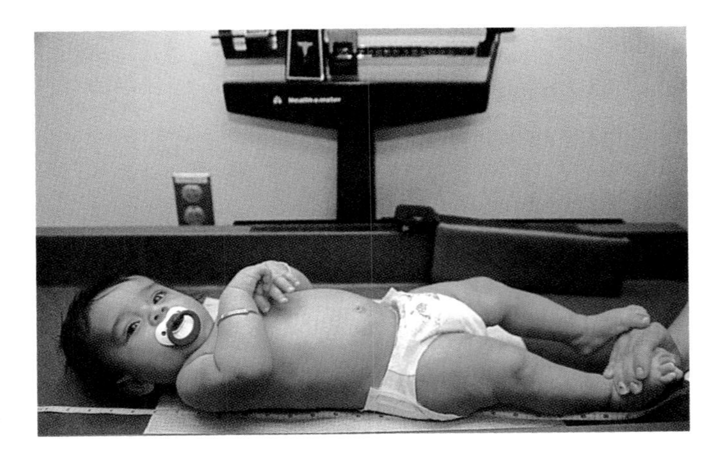

FIGURE 22-1 ■ On peut mesurer un nourrisson en évaluant sa longueur de la tête au talon, c'est-à-dire du sommet du crâne (vertex) à la base du talon.

généralement grandi de 13,75 cm, et à 12 mois sa longueur a augmenté de 50 %. L'alimentation et la longueur à la naissance déterminent en grande partie le rythme de croissance de la taille.

PÉRIMÈTRE CRÂNIEN ET PÉRIMÈTRE THORACIQUE

Il est capital de mesurer régulièrement le périmètre crânien de l'enfant pour évaluer la croissance du crâne et du cerveau. Le médecin ou l'infirmière doit ainsi mesurer le périmètre crânien de l'enfant à chaque visite jusqu'à l'âge de deux ans (figure 22-2 ■). À la naissance, le périmètre crânien de l'enfant varie de 32 à 36 cm. Il peut être légèrement inférieur à ces valeurs s'il y a eu un modelage important de la tête à l'accouchement (voir la section suivante). Il est donc primordial de mesurer de nouveau le périmètre crânien lorsque la tête a repris sa forme, soit vers le deuxième ou le troisième jour de vie. À la naissance, le périmètre crânien est plus grand que le périmètre thoracique d'environ 2 cm ; vers un ou deux ans, ces deux périmètres seront d'égale longueur (Brûlé, Cloutier et Doyon, 2002).

MODELAGE DU CRÂNE

Au cours des accouchements par voie vaginale, le modelage du crâne déforme souvent la tête du nouveau-né. Ce modelage est rendu possible par la présence des **fontanelles** (espaces non ossifiés de la structure osseuse du crâne, constitués de tissus conjonctifs) et par le chevauchement des **sutures** (espaces membraneux situés entre deux surfaces articulaires des os du crâne). La tête de l'enfant retrouve généralement sa symétrie au cours de sa première semaine de vie. La fontanelle antérieure (ou bregma) est la plus grande ; elle est en forme de losange et mesure de 3 à 4 cm de long sur 2 à 3 cm de large ; elle se referme entre 12 et 18 mois. La fontanelle postérieure (ou lambda) a une forme triangulaire et mesure de 1 à 2 cm ; elle se trouve entre les os pariétaux et l'os occipital ; elle se referme vers l'âge de deux mois (figure 22-3 ■).

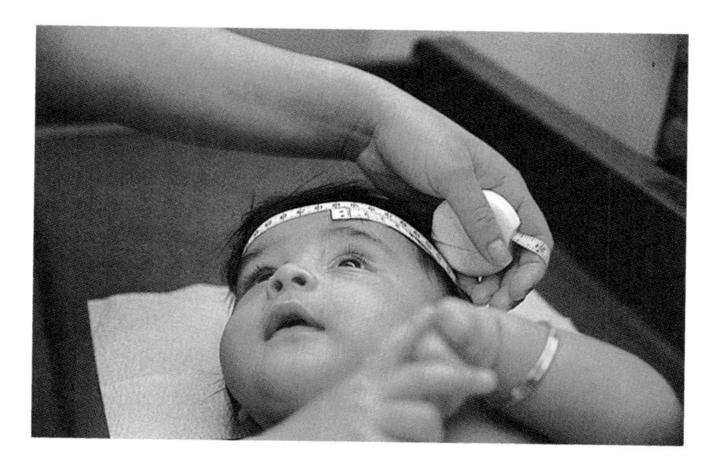

FIGURE 22-2 ■ Le périmètre crânien se mesure avec un ruban à mesurer. Cette mesure, qui correspond au plus grand diamètre occipito-frontal, doit être notée en centimètres et prise lorsque l'enfant est en décubitus dorsal.

VISION

Le nouveau-né suit du regard les objets mobiles de grande dimension et cligne des yeux (réflexe de clignement) s'il est exposé à une lumière vive ou à un bruit fort. Le réflexe pupillaire est également présent dès la naissance. Si on veut attirer l'attention du nouveau-né, il est important de se rappeler que sa vision est plus claire entre 17 et 20 cm. À 4 mois, le nourrisson reconnaît les objets familiers de son environnement et les suit du regard quand ils bougent ; à 6 mois, il perçoit les couleurs ; à partir de 9 mois, la plupart des bébés reconnaissent les traits faciaux et sourient aux visages familiers ; à 12 mois, l'enfant perçoit la profondeur (le relief) et les changements de niveaux (par exemple, l'abaissement ou l'élévation des ridelles de son lit).

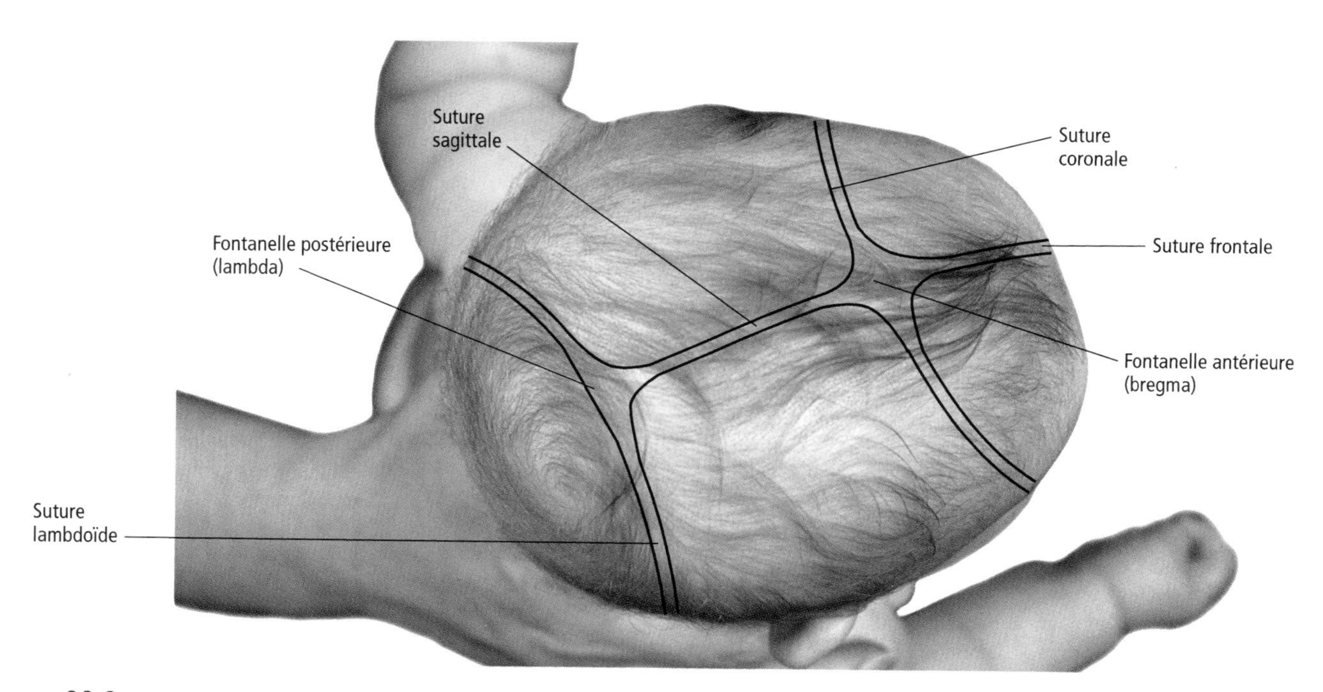

FIGURE 22-3 ■ Fontanelles et sutures entre les os du crâne.

AUDITION

Le nouveau-né dont l'audition est normale sursaute aux bruits forts et soudains. À partir de la deuxième semaine de vie, le nouveau-né réagit à un bruit soudain en présentant le *réflexe de Moro* (Brûlé, Cloutier et Doyon, 2002). En quelques jours, il arrive à distinguer des sons. Par exemple, il différencie la voix de sa mère de celle des autres femmes. Il réagit aux sons de basse fréquence (battements cardiaques, berceuses) en devenant plus calme, alors que les sons à haute fréquence provoquent chez lui une réaction d'alerte. Vers l'âge de cinq mois, le nourrisson interrompt sa tétée pour écouter la voix de sa mère. À neuf mois, il arrive à repérer la source d'un son, reconnaît les bruits familiers et réagit aux consignes simples qu'on lui donne. À un an, il est attentif aux différents sons et commence à distinguer les mots.

GOÛT ET ODORAT

Le goût et l'odorat sont fonctionnels dès la naissance. Le nouveau-né préfère les solutions sucrées, qu'il tète avec enthousiasme. Au contraire, en présence d'une solution salée ou insipide, il a tendance à téter moins vigoureusement. Il reconnaît l'odeur du lait de sa mère et il y réagit en tournant la tête vers le sein maternel.

TOUCHER

Le toucher est bien développé dès la naissance, et l'enfant perçoit les sensations tactiles sur la totalité de son corps. Cependant, la densité des récepteurs tactiles varie selon la région du corps. En fait, les mains, les doigts, la bouche et le visage possèdent la plus forte densité de capteurs tactiles, ce qui leur procure une acuité plus élevée que le reste du corps. Le contact est essentiel à l'établissement du lien d'attachement entre l'enfant et la mère. L'enfant réagit favorablement aux sentiments de chaleur, d'amour et de sécurité qu'il perçoit quand on le touche, qu'on le tient dans les bras ou qu'on le cajole. La méthode kangourou, qui fait référence à la façon qu'ont les marsupiaux de porter leur progéniture, est pratiquée dans un grand nombre de centres hospitaliers à travers le monde. Il s'agit en fait de porter le bébé vêtu seulement d'une couche et d'un bonnet et de le placer en position ventrale où il sera en contact « peau contre peau » contre l'abdomen dénudé d'un parent. Une couverture, qui fait office de poche ventrale, revêt le couple parent-enfant afin de conserver la chaleur et de procurer une certaine intimité. Selon Charpak (Charpak, Ruiz-Pelaez et Charpak, 1994 ; Charpak, Ruiz-Pelaez et de Calume, 1996), ce genre de contact répété à maintes reprises durant l'hospitalisation favorise l'attachement entre le parent et son enfant. Ce dernier est également sensible aux températures extrêmes et à la douleur. Il réagit cependant d'une manière diffuse ; il est incapable de repérer l'origine et le lieu de son malaise ou de sa douleur.

RÉFLEXES

Les réflexes du nouveau-né sont inconscients et involontaires. Ses réactions ne sont ni apprises, ni mises en œuvre d'une manière consciente. Ce sont des réponses motrices spontanées du système nerveux qui se produisent quand celui-ci est soumis à différents stimuli. Plusieurs réflexes sont normalement présents à la naissance ; ce sont les réflexes archaïques ou les automatismes primaires (voir l'encadré 22-2) : réflexe de succion, réflexe des points cardinaux, réflexe de Moro, réflexe de préhension palmaire, réflexe de préhension plantaire, réflexe tonique du cou (position de l'escrimeur), réflexe de la marche automatique, réflexe de l'allongement croisé, réflexe d'incurvation latérale du tronc (ou réflexe de Gallant), réflexe de reptation et signe de Babinski. Ces réflexes du nouveau-né disparaissent au cours de la première année de la vie. Selon Brûlé, Cloutier et Doyon (2002), ces réflexes sont présents dans les premières semaines de vie et diminuent au fur et à mesure que le contrôle volontaire et les fonctions cérébrales progressent, à la suite de la myélinisation et de l'augmentation du nombre de neurones, pour finalement disparaître. Plusieurs aptitudes sont également présentes à la naissance ; ce sont des réflexes spontanés : bâillement, étirement, éternuement, éructation (rot), hoquet. Dans l'évaluation des réflexes archaïques et des autres réflexes, il est important que l'infirmière débute son exploration par le visage et les membres pour terminer avec les manœuvres qui nécessitent un changement de position et qui risquent donc de fatiguer l'enfant. L'absence, l'asymétrie, la persistance ou la faiblesse d'un réflexe chez un enfant doivent être documentées et signalées, puisqu'elles peuvent être le signe d'une anomalie du système nerveux central.

DÉVELOPPEMENT MOTEUR

Le développement moteur de l'enfant renvoie à la capacité de bouger et de maîtriser son corps. À la naissance, les mouvements corporels ne sont pas coordonnés. Dès l'âge de un mois, un nourrisson couché sur le ventre peut soulever momentanément la tête et la tourner d'un côté ou de l'autre. De plus, lors de la manœuvre du tiré-assis (passage de la position de décubitus dorsal à la position assise), sa tête peut se maintenir droite dans l'axe du corps pendant quelques secondes avant de basculer vers l'arrière. Vers six mois, le nourrisson peut se tenir assis tout seul (figure 22-4 ■). Vers neuf mois, il arrive à tendre la main vers son hochet, à le serrer entre ses doigts et à le faire passer d'une main à l'autre. Vers 12 mois, il peut tourner les pages d'un livre, mettre des objets dans une boîte, marcher avec l'aide d'un adulte et participer à son habillage.

Développement psychosocial

Selon Erikson (1963), la principale tâche de développement de cette tranche d'âge (jusqu'à 18 mois) consiste à trouver un sain équilibre entre la confiance et la méfiance. La résolution de cette crise détermine la manière dont l'enfant abordera les stades ultérieurs de son développement. Pendant la première année de sa vie, l'enfant dépend entièrement de ses parents pour tous ses besoins physiologiques et psychologiques. Ces besoins doivent être comblés pour que l'enfant apprenne à faire confiance à autrui. Les parents doivent donc : (a) satisfaire d'une manière constante et cohérente les besoins du nourrisson ; (b) offrir à l'enfant un environnement prévisible rythmé par des habitudes ; (c) se montrer sensibles aux besoins de l'enfant en y répondant d'une manière efficace et rapide. Le maternage (ensemble des soins prodigués par la mère) est indispensable au développement psychosocial du bébé. Il consiste notamment à bien s'occuper de l'enfant, à le toucher, à le caresser, à le tenir dans les bras et à le cajoler. Vers l'âge de huit mois, le nourrisson manifeste en général de l'attachement envers ses parents et peut exprimer de la contrariété si on le laisse seul avec des inconnus.

ENCADRÉ 22-2

Réflexes du nouveau-né

- *Réflexe de succion.* Ce réflexe alimentaire se déclenche dès qu'on touche les lèvres de l'enfant ou qu'on met un objet dans sa bouche. Il s'agit d'une succion non nutritive qui calme le bébé. Ce réflexe persiste pendant toute la petite enfance.
- *Réflexe des points cardinaux.* Ce réflexe alimentaire se déclenche quand on touche la joue ou la commissure des lèvres du bébé : l'enfant tourne la tête du côté du stimulus. Ce réflexe disparaît en général à partir de l'âge de quatre mois.
- *Réflexe de Moro.* Ce réflexe est souvent utilisé pour estimer la maturité du système nerveux central. Soumis à un bruit fort ou à un changement soudain de position, le nourrisson ouvre les bras et les jambes en écartant les doigts, puis ramène ses membres vers le tronc. En général, ce réflexe s'accompagne de pleurs. Il disparaît à partir de quatre mois.
- *Réflexe de préhension palmaire.* Quand on approche un petit objet de sa paume, le nourrisson referme ses doigts dessus. Ce réflexe disparaît à partir de trois mois.
- *Réflexe de préhension plantaire.* Ce réflexe est analogue à celui de la préhension palmaire. Quand on place un objet contre la face interne inférieure des orteils de l'enfant, il referme ses orteils dessus. Ce réflexe disparaît à partir de huit mois.
- *Réflexe tonique du cou* (*RTC* ou *position de l'escrimeur*). Réflexe postural. Quand l'enfant est couché en décubitus dorsal et qu'il tourne sa tête d'un côté, le bras et la jambe du côté opposé se plient. Ce réflexe disparaît à partir de quatre mois.
- *Réflexe de la marche automatique.* Quand on tient le bébé en position debout sur une surface plane, l'enfant lève et abaisse ses jambes comme s'il cherchait à marcher. La disparition de ce réflexe est variable, mais elle se produit normalement avant cinq mois.
- *Réflexe de l'allongement croisé.* Le bébé est placé en décubitus dorsal et une jambe est maintenue en extension par pression sur le genou. La stimulation de la plante du pied de la jambe maintenue en extension provoque une réaction de l'autre jambe (flexion, abduction et extension), ce qui fait penser que l'enfant tente de repousser l'agent stimulant.
- *Réflexe d'incurvation latérale du tronc* (ou *réflexe de Gallant*). Le bébé est placé en décubitus ventral. Lorsqu'il y a une stimulation linéaire de la peau dans la région paravertébrale d'un côté, le bébé réagit en fléchissant le tronc et en déplaçant le pelvis du côté stimulé. Ce réflexe disparaît généralement vers la quatrième semaine.
- *Réflexe de reptation.* Lorsque l'enfant est placé en position ventrale, il bouge ses bras et ses jambes comme s'il cherchait à ramper. Ce réflexe disparaît vers la sixième semaine.
- *Signe de Babinski.* Ce réflexe se déclenche par une stimulation qui s'effectue dans un seul mouvement. Ainsi, la région externe de la plante du pied de l'enfant est stimulée, du talon jusqu'à la partie charnue située à la base des orteils puis vers le gros orteil. Cette stimulation provoque une extension lente et majestueuse du gros orteil, associée à une extension en éventail des quatre autres. Les nouveau-nés présentent un réflexe de Babinski positif, qui disparaît normalement après un an. Par la suite, les orteils de l'enfant se replient au lieu de se déplier. La persistance du réflexe de Babinski au-delà de la première année peut trahir la présence de lésions cérébrales.

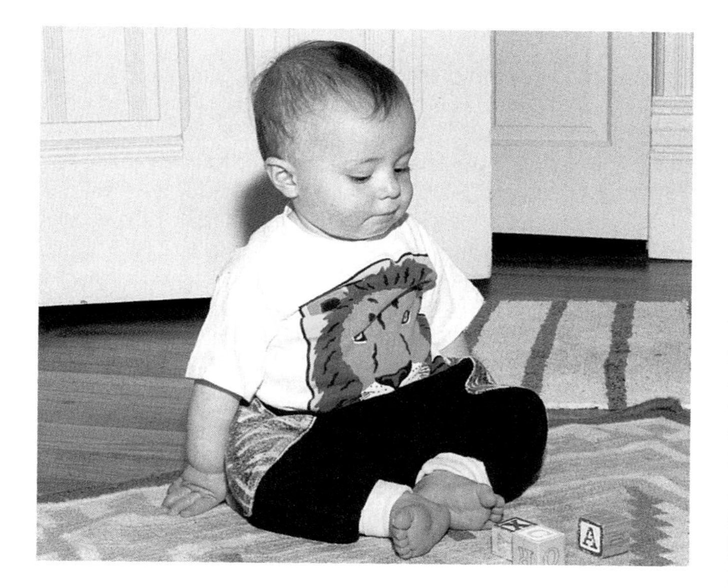

FIGURE **22-4** ■ Vers l'âge de six mois, le nourrisson peut se tenir en position assise sans aide.

On observe chez le nourrisson différentes réactions sociales par rapport aux personnes qui s'occupent de lui : il est attentif à leur visage et à leur voix ; il se blottit contre elles quand elles le prennent dans leurs bras. L'enfant interagit également avec son environnement en réagissant aux stimuli, par exemple sonores ou tactiles. Le tableau 22-1 indique plusieurs jalons du développement moteur et social de la petite enfance.

Ni le nouveau-né ni le nourrisson ne comprennent la notion d'attente. À cause de cette absence de la notion du temps, ils ne peuvent pas mesurer la durée qui sépare l'expression de leurs besoins et la réaction de leur entourage pour les combler. Placé en situation de stress, l'enfant en très bas âge réagit tout d'abord par des pleurs. C'est de cette façon qu'il exprime ses sentiments face au stress subi. Il apprend graduellement à mieux tolérer ce dernier. Selon Freud, la région de la bouche constitue le principal centre de plaisir et de réconfort des enfants en bas âge ; pour atténuer leurs tensions, ils ont par conséquent tendance à sucer des objets ou à les porter à leur bouche. Pour réduire le stress chez le nourrisson, l'infirmière et les parents veilleront à perturber le moins possible ses habitudes et à limiter le nombre d'inconnus qui gravitent autour de lui.

TABLEAU 22-1

Quelques jalons du développement moteur et social du nouveau-né et du nourrisson

Âge	Développement moteur	Développement psychosocial
Nouveau-né	Allongé sur le ventre, l'enfant tourne la tête des deux côtés. Il referme les doigts par mouvement réflexe sur les objets placés contre sa paume.	L'enfant exprime sa contrariété par des pleurs; il exprime son contentement par un doux gazouillis. Il réagit au visage et à la voix des adultes par un contact visuel et se calme.
6 mois	Allongé sur le ventre, l'enfant s'appuie sur ses mains, les bras en extension, pour soulever les épaules et le torse. Il manipule les objets de petite taille et peut les faire passer d'une main à l'autre. Il peut même tenir deux objets.	L'enfant commence à imiter les sons. Il gazouille en répétant des monosyllabes (par exemple, « mama », « dada »).
9 mois	En appui sur les mains et les genoux, l'enfant effectue ou tente d'effectuer des mouvements de reptation. Il saisit des objets entre le pouce et l'index (préhension en pince supérieure). Il apprend à tendre un jouet à ses parents.	L'enfant obéit aux consignes verbales simples. Il exprime la peur d'être laissé seul (par exemple, quand on le couche). Il agite la main pour dire « au revoir ».
12 mois	L'enfant marche avec de l'aide. Il mange à l'aide d'une cuillère.	Placé dans un contexte inconnu, l'enfant s'accroche à sa mère. Il exprime des émotions telles que la colère et l'affection.

Développement cognitif

Piaget (1966) estime que le développement cognitif résulte des interactions entre l'enfant et son environnement. Selon sa classification, la période initiale du développement cognitif correspond au stade sensorimoteur. À ce stade, l'enfant est guidé essentiellement par la perception et la sensation immédiates de ce qui l'entoure : il agit selon le mode de l'« ici et maintenant ». Ce stade compte six étapes, dont quatre interviennent durant la première année (voir le chapitre 21). Au cours du premier mois, le nouveau-né agit essentiellement par réflexes. Pendant les quatre premiers mois, il perçoit son environnement par les sens. Vers quatre mois, le nourrisson comprend que les objets et l'entourage sont à l'extérieur de lui et qu'il peut obtenir des effets en agissant sur les choses ; il réagit à de nouveaux stimuli ; il se rappelle certains objets et les cherche pendant quelques instants. De 8 à 12 mois, l'enfant maîtrise les notions d'espace et de temps. Il multiplie les tentatives pour atteindre un but (par exemple, prendre un jouet sur une chaise).

Grâce à son développement cognitif au cours des 12 premiers mois, l'enfant évolue des réflexes (nouveau-né) à la mise en œuvre d'une ou deux actions précises en vue d'atteindre un but (un an).

Développement moral

L'enfant en bas âge associe le bien au plaisir et le mal, à la douleur. Pour lui, ce qui lui procure du plaisir est bien et bon. À cet âge, il lui est impossible de raisonner autrement. S'il bénéficie souvent de réactions favorables de la part de ses parents dans les premiers mois de sa vie (sourires, caresses, paroles encourageantes et approbatrices), il comprend graduellement que certains comportements sont bons et d'autres, mauvais – et qu'ils entraînent plaisir ou peine, selon le cas. Au fil des mois et des années, l'enfant apprend ensuite à décoder rapidement les expressions faciales de ses parents ainsi que le ton de leur voix et à déterminer si ceux-ci approuvent ou désapprouvent son comportement.

Problèmes de santé

Certains problèmes de santé touchant les nouveau-nés et les nourrissons exigent l'intervention d'une équipe qualifiée. Les questions de sécurité revêtent une importance majeure avec les enfants en bas âge.

RETARD STATUROPONDÉRAL

Le **retard staturopondéral** est un syndrome caractérisé soit par le fait que l'enfant se situe au-dessous du cinquième percentile de taille et de poids selon la courbe de croissance normale, soit par le fait qu'il régresse sur sa propre courbe de croissance (Pillitteri, 2003, p. 1700). Ce syndrome peut être causé par des facteurs organiques (par exemple, malformation cardiaque congénitale) ou non organiques (donc non liés à une affection). Dans ce dernier cas, le retard s'explique en général par des difficultés dans la relation parents-enfant. Ainsi, un nourrisson privé de maternage n'apprend pas à établir des relations significatives ni à faire confiance à autrui, surtout si cette carence intervient entre le 3e et le 15e mois. Pour se développer normalement et bien grandir, l'enfant doit absolument être touché, cajolé et soumis à un nombre suffisant de stimuli visuels et auditifs. Ces interactions lui permettent d'apprendre à se connaître et à connaître son environnement. Les enfants en bas âge qui n'établissent pas de relations d'amour et de sollicitude avec les personnes chargées de prendre soin d'eux se développent souvent d'une manière anormale. Dans le cas d'un retard staturopondéral d'origine non organique, le bébé n'atteint pas les jalons du développement aux âges prévus, sans qu'aucun facteur physique ne soit pourtant en cause. Ces enfants sont souvent mal nourris ; ils ne grossissent pas et ne grandissent pas normalement.

COLIQUES INFANTILES

Les coliques infantiles sont des douleurs abdominales paroxystiques ou des crampes d'origine intestinale, accompagnées de pleurs soutenus et du repli des jambes sur l'abdomen ; elles touchent généralement les enfants âgés de moins de trois mois et disparaissent en général à cet âge (Pillitteri, 2003). Elles font partie du processus d'adaptation de l'enfant à son nouvel environnement et sont liées à sa sensibilité digestive et nerveuse. Cependant, l'étiologie des coliques infantiles est inconnue. On sait cependant que certains facteurs les favorisent : ingestion d'air, déglutition trop rapide, allergies, consommation excessive de glucides, détresse psychologique de l'enfant, anxiété des parents ou des gardiens ou suralimentation.

Afin d'avoir une vision globale du problème et de pouvoir proposer des mesures adéquates, l'infirmière doit recueillir auprès des parents plusieurs renseignements sur le quotidien de l'enfant et observer les périodes d'alimentation. Elle doit se renseigner aussi sur les épisodes de coliques (moment, durée, qualité des pleurs, mesures utilisées pour soulager l'enfant, efficacité de ces mesures). Par exemple, elle pourra recommander de changer de sorte de tétine si elle constate que le bébé ingurgite de l'air en buvant au biberon ; si elle soupçonne une allergie au lait de vache, elle pourra recommander l'utilisation d'une formule de lait maternisé ; elle pourra aussi conseiller de faire éructer le bébé plus souvent, de le cajoler pendant qu'il se nourrit ou de chercher une position qui le soulage.

PLEURS

Les pleurs du nouveau-né ou du nourrisson constituent un souci majeur pour les parents. Quand un enfant pleure de 10 à 12 heures par jour, c'est généralement parce qu'il a des coliques (voir la section précédente). Il est par contre normal qu'un enfant en bas âge pleure ou ronchonne de une à deux heures par jour. Les pleurs du nouveau-né sont forts et vigoureux : ils constituent pour lui un moyen de communication verbale. L'infirmière doit porter une attention particulière aux pleurs d'intensité faible ou aiguë et à l'absence de pleurs.

MAUVAIS TRAITEMENTS

Depuis quelques années, on assiste à l'augmentation du nombre de cas signalés de mauvais traitements infligés aux enfants. Quand on parle de mauvais traitements, il est question de violence physique ou psychologique, de négligence physique ou psychologique, ou encore de violence sexuelle.

Le **syndrome du bébé secoué** est une forme de mauvais traitement. Il touche les nourrissons ou les jeunes enfants qu'on secoue violemment. La plupart du temps, la personne qui agit ainsi avec un enfant est soit un des parents, soit un gardien ou une gardienne d'enfants. Ce sont surtout les bébés âgés de moins de un an qui sont victimes de ce syndrome. Les lésions le plus souvent observables sont les suivantes : hémorragie intracrânienne, hémorragie rétinienne, fractures des côtes et fractures des os longs à leurs extrémités ; par ailleurs, un traumatisme causé par un choc peut entraîner, en plus des fractures, d'autres genres de lésions, telles que des ecchymoses et des lacérations ; enfin, les coups ne laissent pas toujours des signes visibles sur le corps du bébé. En effet, une secousse violente avec interruption brusque de la tête peut s'être produite alors que le bébé reposait sur un matelas ou une autre surface molle (Société canadienne de pédiatrie, 1998). Le syndrome du bébé secoué entraîne des conséquences qui peuvent être fatales : « Les nourrissons qui ont été secoués peuvent présenter différents symptômes, allant de l'irritabilité ou de la léthargie aux vomissements, aux convulsions ou à une perte de conscience accompagnée d'un arrêt de la respiration ou d'un décès. » (Société canadienne de pédiatrie, 1998) À long terme, le bébé secoué pourra souffrir d'invalidité permanente, de retard staturo-pondéral, de paralysie ou de cécité, il pourra même en mourir. Il n'est pas nécessaire d'observer la présence de tous les symptômes pour poser le diagnostic du syndrome.

Au Canada, il n'existe pas de données statistiques précises sur le phénomène ; il se pourrait que l'incidence en soit grandement sous-estimée en raison de l'inexistence du dépistage ou d'une sous-déclaration (Société canadienne de pédiatrie, 1998). L'infirmière doit mettre en garde les parents contre les dangers qu'ils font courir à leur enfant en le secouant.

SYNDROME DE MORT SUBITE DU NOURRISSON

On définit le **syndrome de mort subite du nourrisson** (ou **SMSN**) comme suit : « décès soudain, inattendu et inexpliqué d'un enfant âgé de moins de 1 an, d'apparence saine et sans antécédent pathologique » (Régie régionale de la santé et des services sociaux, 2003). En général, l'autopsie ne permet pas de déterminer la cause du décès. L'incidence la plus élevée du syndrome intervient entre le deuxième et le quatrième mois. L'encadré 22-3 présente quelques statistiques relatives à ce syndrome.

Devant le grand nombre de victimes du syndrome de mort subite du nourrisson, des organismes se sont regroupés pour agir : Santé Canada, la Fondation canadienne sur l'étude de la mortalité infantile, l'Institut canadien de la santé infantile et la Société canadienne de pédiatrie. Entre autres actions, ils ont publié une déclaration conjointe (Société canadienne de pédiatrie, 1998, dont la principale recommandation était de placer les bébés sur le dos pour réduire l'incidence du SMSN. La Société canadienne de pédiatrie (2001b) a réitéré cette recommandation en faisant état de recherches qui montrent que la position sur le dos plutôt que sur le ventre réduit la mortalité liée au SMSN ; on ajoute la précision suivante : « Les données en provenance de pays où cette position a toujours été la norme étayent cette observation. » Par ailleurs, la position sur le côté représente un risque, puisque l'enfant peut facilement rouler sur le ventre (figure 22-5 ■).

En fait, la Régie régionale de la santé et des services sociaux (2003) précise que le rôle de l'infirmière est clair :

- Il est recommandé de coucher le bébé sur le dos pour le sommeil.
- Il est recommandé de le remettre sur le dos s'il s'endort sur le ventre.
- Il n'y a aucun risque à placer le bébé sur le ventre lorsqu'il est éveillé et sous surveillance. Afin de prévenir la **plagiocéphalie positionnelle** (déformation

ENCADRÉ 22-3

Statistiques relatives au syndrome de mort subite du nourrisson

- « Chaque semaine, trois nourrissons meurent au Canada de façon soudaine et inexpliquée (Fondation canadienne sur l'étude de la mortalité infantile *et al.*, 2001[1]).
- Depuis que l'on encourage les parents à coucher leur bébé sur le dos, il y a une diminution de 50 % à 70 % des cas de mort subite du nourrisson.
- Au Québec, le nombre de décès est passé de 55 à 60, à moins de 30 cas par année. La plupart des bébés décédés étaient des bébés couchés sur le côté qui ont roulé sur le ventre, ou des bébés dormant sur le ventre (Côté, 2002[2]).
- Il a été estimé que 12 % des cas de mort subite du nourrisson pourraient être évités si les mères cessaient de fumer en période prénatale (Pollack, 2001[3]).
- L'incidence de mort subite du nourrisson serait plus faible chez les bébés allaités. »

1. *La mort subite du nourrisson au Canada : réduire le risque*, de la Fondation canadienne sur l'étude de la mortalité infantile, l'Institut canadien de la santé infantile, la Société canadienne de pédiatrie et Santé Canada, 2001 (révision en cours en janvier 2004), (page consultée le 16 septembre 2004), [en ligne], <http ://www.cps.ca/francais/enonces/IP/cps98-01.htm>.
2. *Dodo sur le dos… pour la vie et sommeil en sécurité*, de A. Côté, 2002, Montréal : Service de médecine respiratoire, Hôpital de Montréal pour enfants, Centre universitaire de santé McGill.
3. « Sudden infant death syndrome, maternal smoking during pregnancy and effectiveness cessation intervention », 2001, de H. A. Pollack, *American Journal of Public Health, 91*(3), p. 432-436.

Source : *Guide de santé postnatale. Neuf mois plus tard… un enfant naît, la famille grandit*, de Lise Ross, 2003, Montréal : Régie régionale de la santé et des services sociaux de Montréal-Centre, (page consultée le 16 septembre 2004), [en ligne], <http ://www.santemontreal.qc.ca/fr/planstrategique/ pdf/GuideSantePostnatale_VoletBebe.pdf>.

et aplatissement de la tête) et de favoriser le développement de la musculature du cou, il est recommandé d'adopter la position ventrale pour le jeu alors que l'enfant est sous surveillance directe. […]

- L'infirmière joue un rôle modélisant essentiel dans la prévention de la mort subite du nourrisson en adoptant une pratique dès la naissance, à l'hôpital, en lien avec ces recommandations.

Examen clinique et promotion de la santé

Il est indispensable d'examiner l'enfant dès sa naissance, puis régulièrement par la suite, afin de bien suivre sa croissance et son développement.

INDICE D'APGAR

Dès la naissance, l'**indice d'Apgar** procure très rapidement une évaluation chiffrée des capacités physiologiques dont l'enfant dispose pour s'adapter à la vie extra-utérine. Un résultat compris entre 0 et 2 est attribué à chacun des cinq signes composant l'indice, pour un résultat maximal de 10. Si le résultat est inférieur à 7, l'enfant est en difficulté et peut avoir besoin de mesures de réanimation ; un résultat inférieur à 4 indique que l'enfant est dans un état critique et présente une grave détresse

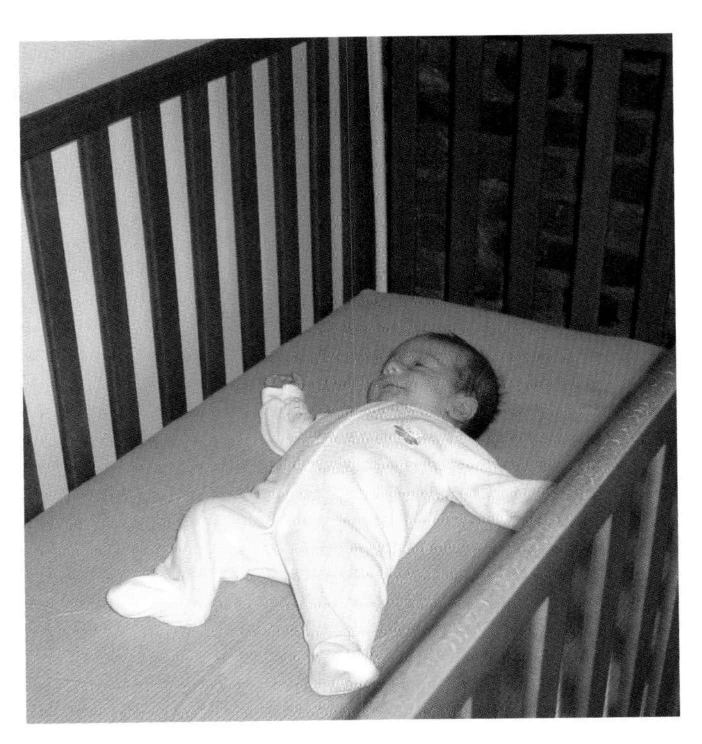

FIGURE 22-5 ■ Il est recommandé de coucher le bébé sur le dos pour le sommeil.

(voir le tableau 22-2). L'indice d'Apgar est mesuré 1 minute après la naissance, 5 minutes plus tard, puis 10 minutes après la naissance.

ÉVALUATION DU DÉVELOPPEMENT

Le stade de développement de l'enfant est déterminé à la lumière de l'observation de son comportement et au moyen d'outils standardisés, tels que le **test de Denver II**. Celui-ci permet d'évaluer le développement des enfants de la naissance à six ans. Il mesure les capacités de l'enfant selon les normes correspondant à chacun des groupes d'âge. Ce test de dépistage porte sur quatre dimensions importantes du développement : (a) les relations sociopersonnelles ; (b) la motricité fine et l'adaptation ; (c) le langage ; (d) la motricité globale.

EXAMENS CLINIQUES INFIRMIERS DE ROUTINE

Au cours des examens de routine, l'infirmière ausculte l'enfant et l'observe. Dans son interprétation des signes cliniques observés, elle doit tenir compte de l'âge et du niveau d'activité de l'enfant. Par exemple, le pouls à la naissance peut monter jusqu'à 170 quand l'enfant pleure, mais descendre jusqu'à 70 quand il dort.

Au cours des entretiens avec les parents, l'infirmière doit prêter particulièrement attention aux inquiétudes de ces derniers et tenter de déceler les problèmes éventuels. Elle leur indiquera les comportements habituels et les caractéristiques de la tranche d'âge de leur enfant. Il est essentiel que les parents sachent que certaines attitudes, réactions et activités sont tout à fait normales chez l'enfant en bas âge. L'infirmière insistera toutefois sur le fait que chaque enfant est unique et se différencie des autres de plusieurs façons.

TABLEAU 22-2

Indice d'Apgar

Signe clinique	Résultat		
	0	**1**	**2**
1. Fréquence cardiaque	Absente	Lente (inférieure à 100 battements par minute)	Supérieure à 100 battements par minute
2. Respiration	Absente	Lente, irrégulière	Régulière, accompagnée de pleurs vigoureux
3. Tonus musculaire	Flaccidité	Légère flexion des membres	Mouvements actifs
4. Réactivité aux stimuli	Aucune	Grimaces	Cris vigoureux
5. Coloration	Pâle ; cyanose (bleue)	Corps rose (ou membranes muqueuses roses), extrémités bleues	Corps complètement rose (ou membranes muqueuses complètement roses)

L'infirmière profitera des rencontres pour souligner l'importance du rôle parental, évaluer le lien d'attachement parents-enfant et observer les interactions familiales. L'encadré *Évaluation du développement – Nouveau-né et nourrisson* indique les principaux paramètres de l'examen clinique, et la figure 22-6 ■ présente deux feuilles de suivi des enfants de la naissance à un an.

Le premier mois de la vie est primordial dans l'adaptation physique de l'enfant à la vie extra-utérine et dans l'adaptation psychosociale des parents à l'arrivée du bébé. L'enfant change considérablement entre un mois et un an ; il connaît en particulier une croissance physique et un développement psychosocial majeurs. L'encadré 22-4 passe en revue les mesures à prendre pour promouvoir la santé et le bien-être du nouveau-né et du nourrisson.

ÉVALUATION DU DÉVELOPPEMENT

Nouveau-né et nourrisson

Comment le bébé se situe-t-il par rapport aux cinq dimensions suivantes du développement ?

DÉVELOPPEMENT PHYSIQUE

- La croissance physique (poids, longueur, périmètre crânien et périmètre thoracique) de l'enfant est normale.
- Les fontanelles sont d'une taille normale selon l'âge.
- Les signes vitaux sont normaux selon l'âge.

DÉVELOPPEMENT MOTEUR

- L'enfant maîtrise la motricité fine et la motricité globale d'une manière normale selon l'âge.
- Les réflexes sont normaux selon l'âge.

DÉVELOPPEMENT SENSORIEL

- Le bébé arrive à suivre des yeux un objet en mouvement (poursuite oculaire) selon les capacités habituelles à son âge.
- Il réagit aux sons (voix, claquement des mains, etc.).

DÉVELOPPEMENT PSYCHOSOCIAL

- L'enfant interagit avec ses parents ou son environnement par le gazouillis et les mouvements de son corps.

DÉVELOPPEMENT OBSERVÉ DANS LES ACTIVITÉS QUOTIDIENNES

- Le bébé ingurgite des quantités adéquates de lait maternel, de lait maternisé ou d'aliments solides.
- Il a des habitudes d'élimination normales selon l'âge.
- Il a des habitudes de sommeil et de repos adéquates selon l'âge.

Trottineur (de un à trois ans)

Entre un et trois ans, l'enfant apprend à parler, à marcher et à maîtriser l'élimination urinaire et fécale (apprentissage de la propreté). Par ailleurs, il acquiert une connaissance beaucoup plus grande de son environnement.

Développement physique

À deux ans, le trottineur a perdu son allure de bébé. Il est généralement potelé. Il a une grosse tête et des jambes relativement courtes. Son visage paraît petit par rapport à son crâne, mais il grandit peu à peu et acquiert graduellement des proportions plus harmonieuses. Le trottineur se caractérise par une lordose lombaire prononcée et par un abdomen proéminent. À mesure qu'il grandit, les muscles abdominaux se développent et le ventre s'aplatit.

POIDS

À deux ans et demi, l'enfant pèse en général quatre fois plus qu'à la naissance. Il prend environ 2 kg entre 1 et 2 ans, et de 1 à 2 kg entre 2 et 3 ans. À 3 ans, le trottineur pèse plus ou moins 13,6 kg. L'enfant peut être pesé en position assise ou couchée.

LONGUEUR ET TAILLE

On évalue la croissance du trottineur soit à sa longueur, soit à sa taille. La longueur se mesure en position allongée et la taille,

Dr Leslie et James Rourke, Goderich, Ontario
Révisé en septembre 2000 avec la collaboration du Dr D. Leduc, Montréal, Qué.
Endossé par le Collège des médecins de famille du Canada et
la Société canadienne de pédiatrie

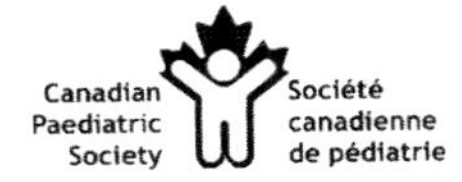

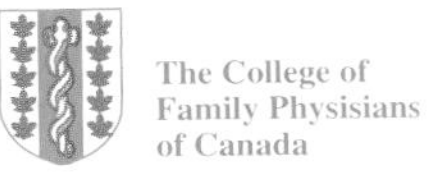

Feuille de suivi des enfants de Rourke : GUIDE I DE MAINTIEN DE LA SANTÉ DES BÉBÉS ET DES ENFANTS FONDÉ SUR LES DONNÉES PROBANTES

Remarques à la naissance :	Facteurs de risque/ histoire familiale :

NOM ______________________ Date de naissance (j/m/a) _______ M [ ] F [ ]

Taille : ______ cm Périmètre crânien : ______ cm Poids à la naissance : ______ g Poids au congé : ______ g

DATE / ÂGE	moins d'une semaine	2 semaines *(facultatif)*	1 mois *(facultatif)*	2 mois
CROISSANCE	*Taille* / *Poids* / *PC* *moy : 35 cm*	*Taille* / *Poids* / *PC*	*Taille* / *Poids* / *PC*	*Taille* / *Poids* / *PC*
PRÉOCCUPATIONS PARENTALES				
NUTRITION	○ **Allaitement maternel*** **vit. D 10 µg = 400 UI/jour*** ○ *Lait maternisé* (enrichi de fer) [150 mL = 5 oz/kg/jour] ○ Fréquence des selles et diurèse	○ **Allaitement maternel*** **vit. D 10 µg = 400 UI/jour*** ○ *Lait maternisé* (enrichi de fer) [150 mL = 5 oz/kg/jour] ○ Fréquence des selles et diurèse	○ **Allaitement maternel*** **vit. D 10 µg = 400 UI/jour*** ○ *Lait maternisé* (enrichi de fer) ○ Fréquence des selles et diurèse	○ **Allaitement maternel*** **vit. D 10 µg = 400 UI/jour*** ○ *Lait maternisé* (enrichi de fer)
ÉDUCATION, CONSEILS **Sécurité** **Comportement** **Famille** **Autres**	○ **Siège d'auto (nourrisson)*** ○ Couchette sécuritaire ○ Sommeil/pleurs ○ Capacité de consoler, calmer/ réponse aux stimuli ○ Compétence parentale/liens affectifs ○ Fatigue/dépression ○ Conflits familiaux/stress ○ Fratrie ○ **Évaluation du besoin d'une visite à domicile*** ○ **Position de sommeil*** ○ *Contrôle de la température et éviter de trop habiller* ○ **Tabagisme passif***	○ **Siège d'auto (nourrisson)*** ○ Couchette sécuritaire ○ Sommeil/pleurs ○ Capacité de consoler, calmer/ réponse aux stimuli ○ Compétence parentale/liens affectifs ○ Fatigue/dépression ○ Conflits familiaux/stress ○ Fratrie ○ **Évaluation du besoin d'une visite à domicile*** ○ **Position de sommeil*** ○ *Contrôle de la température et éviter de trop habiller* ○ **Tabagisme passif***	○ Détecteurs de monoxyde de carbone/*de fumée** ○ *Vêtements de nuit non inflammables* ○ *Température d'eau chaude <54 °C* ○ Étouffement/jouets sécuritaires* ○ Sommeil/pleurs ○ Capacité de consoler, calmer/ réponse aux stimuli ○ Interaction parent/enfant ○ Évaluation du soutien familial	○ *Chutes** ○ *Étouffement*/jouets sécuritaires* ○ Sommeil/pleurs ○ Capacité de consoler, calmer/ réponse aux stimuli ○ Interaction parent-enfant ○ Dépression/stress familial ○ Contrôle de la fièvre
DÉVELOPPEMENT (Vérification et observation des repères) Les tâches sont exécutées **après** le temps normal dévolu à l'acquisition selon les repères. **Le fait de ne pas réussir un item exige une évaluation plus poussée du développement.**			○ Regard soutenu ○ Sursaute aux bruits soudains ou forts ○ Bonne succion aux seins ○ Aucune inquiétude parentale	○ Suit les mouvements avec les yeux ○ A une variété de sons et de cris ○ Tient sa tête droite lorsqu'on le porte à l'épaule ○ Aime être touché et caressé ○ Aucune inquiétude parentale
EXAMEN PHYSIQUE On met surtout l'accent sur les conditions particulières que les preuves actuelles permettent de dépister mais on recommande aussi un examen physique approprié à l'âge, à chaque visite	○ *Peau (ictère, sécheresse)* ○ Fontanelles ○ *Yeux (réflexe rétinien)* ○ *Oreilles (tympans)* ○ Coeur/poumons ○ Ombilic ○ Pouls fémoraux ○ **Hanches** ○ Testicules ○ Jet urinaire des garçons/soins du prépuce	○ *Peau (ictère, sécheresse)* ○ Fontanelles ○ *Yeux (réflexe rétinien)* ○ *Oreilles (tympans)* ○ Coeur/poumons ○ Ombilic ○ Pouls fémoraux ○ **Hanches** ○ Testicules ○ Jet urinaire des garçons/soins du prépuce	○ Fontanelles ○ *Yeux (réflexe rétinien)* ○ **Résultats du test de l'écran et des questions au sujet de la vision*** ○ **Questions au sujet de l'audition** ○ Coeur ○ **Hanches**	○ Fontanelles ○ *Yeux (réflexe rétinien)* ○ **Résultats du test de l'écran et des questions au sujet de la vision*** ○ **Questions au sujet de l'audition** ○ Coeur ○ **Hanches**
PROBLÈMES ET PLANS D'ACTION	○ **Phénylcétonurie/hypothyroïdie** ○ **Dépistage hémoglobinopathie (si à risque)***			
VACCINATION Les lignes directrices provinciales varient	Si parents ou fratrie positifs pour HBsAg : ○ **Vaccin Hép. B**		Donner de l'information sur : ○ Vccination ○ Acétaminophène Si parents ou fratrie positifs pour HBsAg : ○ **Vaccin Hép. B***	○ Acétaminophène ○ **HIB** ○ **aPDT polio**
Signature				

Niveau de preuve : (A) **en gras – bonne preuve** (B) *en italique – preuve satisfaisante* (C) en régulier – consensus sans preuve concrète
(*) *Voir Le maintien de la santé des bébés/enfants : Lignes directrices sélectionnées au verso du guide I*

** Avertissement : Puisque la nature des preuves est en perpétuelle évolution et que les recommandations changent continuellement, les *Feuilles de suivi des enfants de Rourke : fondées sur les données probantes* doivent être utilisées à titre de guide uniquement.

La traduction française de la *Feuille de suivi des enfants de Rourke* a été rendue possible grâce au soutien financier de La Fondation pour l'éducation médicale continue. Part #MC0046

FIGURE **22-6** ■ **Feuilles de suivi des enfants de Rourke : Guides I et II de maintien de la santé des bébés et des enfants fondés sur les données probantes.** (Reproduction autorisée par les Dr Leslie et James Rourke, Memorial University of Newfoundland, et le Dr Denis Leduc, président désigné de la Société canadienne de pédiatrie. Une version mise à jour des feuilles de suivi des enfants de Rourke sera disponible à l'automne 2005. L''information sur l'immunisation peut être obtenue auprès du Comité consultatif national de l'immunisation sur le site http ://www.phac-aspc.gc.ca/naci-ccni/index_f.html.)

Dr Leslie et James Rourke, Goderich, Ontario
Révisé en septembre 2000 avec la collaboration du Dr D. Leduc, Montréal, Qué.
Endossé par le Collège des médecins de famille du Canada et
la Société canadienne de pédiatrie

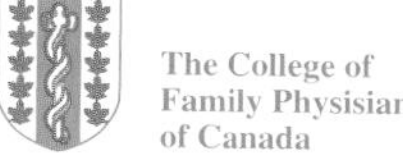

Remarques à la naissance :

Facteurs de risque/
histoire familiale :

Feuille de suivi des enfants de Rourke : GUIDE II DE MAINTIEN DE LA SANTÉ DES BÉBÉS ET DES ENFANTS FONDÉ SUR LES DONNÉES PROBANTES

NOM ______________________ Date de naissance (j/m/a) _______ M [ ] F [ ]

Taille : ______ cm Périmètre crânien : ______ cm Poids à la naissance : ______ g Poids au congé : ______ g

DATE / ÂGE	**4 mois**	**6 mois**	**9 mois** ***(facultatif)***	**12-13 mois**
CROISSANCE	*Taille* · *Poids* · *PC*	*Taille* · *Poids (x2PN***)* · *PC*	*Taille* · *Poids* · *PC*	*Taille* · *Poids (x3PN)* · *PC (moy : 47 cm)*
PRÉOCCUPATIONS PARENTALES				
NUTRITION	○ **Allaitement maternel* vit. D 10 µg = 400 UI/jour*** ○ *Lait maternisé (enrichi de fer)* ○ *Céréales enrichies de fer*	○ **Allaitement maternel* vit. D 10 µg = 400 UI/jour*** ○ *Lait maternisé Lait maternisé de transition (enrichi de fer)* ○ Pas de biberon au lit ○ Fruits/légumes ○ Pas de blanc d'œuf, de noix ni de miel ○ Étouffement/sécurité des aliments*	○ **Allaitement maternel* vit. D 10 µg = 400 UI/jour*** ○ *Lait maternisé Lait maternisé de transition (enrichi de fer)* ○ Pas de biberon au lit ○ Viandes et substituts* ○ Produits laitiers* ○ Pas de blanc d'œuf, de noix ni de miel ○ Étouffement/sécurité des aliments*	○ Lait homogénéisé ○ Encourager le verre plutôt que le biberon ○ Diminution de l'appétit
ÉDUCATION, CONSEILS **Sécurité**	○ **Siège d'auto (tout-petit)*** ○ *Escaliers/marchettes* ○ *Bain sécuritaire*; jouets sécuritaires**	○ **Poisons*; n[o] centre anti-poison*** ○ *Prises électriques murales*	○ Environnement sécuritaire pour les enfants	○ **Poisons*; n[o] centre anti-poison*** ○ *Prises électriques murales* ○ Détecteurs de monoxyde de carbone/*de fumée** ○ *Temp. eau chaude <54 °C*
Comportement	○ ***Réveils/pleurs nocturnes****	○ ***Réveils/pleurs nocturnes****	○ Anxiété de séparation ○ ***Réveils/pleurs nocturnes****	○ ***Réveils/pleurs nocturnes****
Famille	○ Interaction parent/enfant ○ *Soins à l'enfant/retour au travail*	○ Interaction parent/enfant ○ *Soins à l'enfant/retour au travail*	○ **Évaluation des besoins en *service de garde**** ○ **Évaluation du besoin d'une visite à domicile***	○ Interaction parent/enfant
Autres	○ *Dentition*		○ **Tabagisme passif***	○ *Dentition/**soins dentaires****
DÉVELOPPEMENT (Vérification et observation des repères) Les tâches sont exécutées **après** le temps normal dévolu à l'acquisition selon les repères. **Le fait de ne pas réussir un item exige une évaluation plus poussée du développement.**	○ *Tourne la tête en direction des sons* ○ Rit aux éclats/vocalise en *réponse à ses parents* ○ Se tient la tête droite ○ Attrape/tend vers ce qui est à sa portée ○ Aucune inquiétude parentale	○ Suit des yeux un objet en mouvement ○ Répond à son nom ○ Babille ○ Se tourne dos-ventre, ventre-dos ○ Reste assis avec aide ○ Porte ses mains/jouets à sa bouche ○ Aucune inquiétude parentale	○ Cherche les jouets cachés ○ *Babille différents sons* et obtient l'attention ○ Reste assis sans aide ○ *Se tient debout sans aide* ○ Utilise la pince pouce-index ○ Se déplace pour se faire prendre et caresser ○ Aucune inquiétude parentale	○ *Comprend des consignes simples* p. ex. trouver ses souliers ○ Jase avec 3 sons différents ○ *Se traîne à 4 pattes* ou déplace les fesses latéralement ○ Tire pour se lever/marche avec aide ○ Exprime plusieurs émotions différentes ○ Aucune inquiétude parentale
EXAMEN PHYSIQUE On met surtout l'accent sur les conditions particulières que les preuves actuelles permettent de dépister mais on recommande aussi un examen physique approprié à l'âge, à chaque visite	○ *Yeux (réflexe rétinien)* ○ **Résultats du test de l'écran et des questions au sujet de la vision*** ○ **Questions au sujet de l'audition** ○ Babillage ○ **Hanches**	○ Fontanelles ○ *Yeux (réflexe rétinien)* ○ **Résultats du test de l'écran et des questions au sujet de la vision*** ○ **Questions au sujet de l'audition** ○ **Hanches**	○ *Yeux (réflexe rétinien)* ○ **Résultats du test de l'écran et des questions au sujet de la vision*** ○ **Questions au sujet de l'audition**	○ *Yeux (réflexe rétinien)* ○ **Résultats du test de l'écran et des questions au sujet de la vision*** ○ **Questions au sujet de l'audition** ○ **Hanches**
PROBLÈMES ET PLANS D'ACTION		○ Question au sujet d'une possible exposition à la TB	○ **Anti HBs & HBsAg*** *(si la mère est positive pour HBsAg)* ○ Hb (si exposé au risque)*	○ *Hb (si à risque)** ○ *Plomb sérique (si à risque)**
VACCINATION Les lignes directrices provinciales varient	○ **HIB** ○ **aPDT polio**	○ **HIB** ○ **aPDT polio** *Si parents ou fratrie positifs pour HBsAg :* ○ **Vaccin Hép. B***	○ Test cutané de la TB ?*	○ **RRO** ○ **Vaccin varicelle***
Signature				

Niveau de preuve : (A) **en gras – bonne preuve** (B) *en italique – preuve satisfaisante* (C) en régulier – consensus sans preuve concrète
(*) *Voir Le maintien de la santé des bébés/enfants : Lignes directrices sélectionnées au verso du guide I*
** Avertissement : Puisque la nature des preuves est en perpétuelle évolution et que les recommandations changent continuellement, les *Feuilles de suivi des enfants de Rourke : fondées sur les données probantes* doivent être utilisées à titre de guide uniquement.
*** PN : Poids à la naissance
La traduction française de la *Feuille de suivi des enfants de Rourke* a été rendue possible grâce au soutien financier de La Fondation pour l'éducation médicale continue. Part #MC0046

FIGURE 22-6 ■ (SUITE)

ENCADRÉ 22-4

Promotion de la santé chez le nouveau-né et le nourrisson

EXAMENS DE SANTÉ[1]

- À 1 semaine ou moins.
- À 2 semaines (facultatif).
- À 1 mois (facultatif).
- À 2 mois.
- À 4 mois.
- À 6 mois.
- À 9 mois (facultatif).
- À 12 ou13 mois.

PROTECTION ET PRÉVENTION

- Vaccins : DCaT-Polio-Hib : diphtérie (D), coqueluche acellulaire (Ca), tétanos (T), poliomyélite (polio), Hæmophilus influenzæ de type b (Hib). RRO : rougeole (R), rubéole (R) et oreillons (O)[2]. Hépatite B (si indiqué)[1, 2, 3].
- Suppléments de fluor : si l'eau n'est pas assez fluorée (moins de 0,3 ppm[4]), il est recommandé de s'informer auprès du dentiste ou du médecin sur la nécessité de prendre des suppléments de fluor.
- Dépistage de la tuberculose chez les groupes à risque (par exemple, adoption internationale, immigrant, réfugié)[5].
- Test de phénylcétonurie et d'hypothyroïdie[1,6].
- Détection rapide des signes de maladie.
- Vêtements adéquats et bonne hygiène de la peau.

SÉCURITÉ

- Importance de la supervision par les parents (ou par d'autres adultes).
- Siège d'auto ; berceau ; parc d'intérieur ou de jardin ; baignoire ; escalier, trotteur (marchette) ; autres mesures de sécurité à la maison.
- Alimentation (par exemple, éviter de laisser l'enfant seul avec un biberon).
- Ne pas donner à l'enfant des jouets (ou d'autres objets) comportant des bords tranchants ou des pièces détachables.

ALIMENTATION

- Technique d'allaitement maternel et d'allaitement au biberon.
- Préparation du lait maternisé.
- Horaire des repas.
- Introduction des aliments solides dans le régime alimentaire.
- Vérification des besoins en supplément de fer[7].
- Si allaitement maternel : vitamine D, 400 UI/jour[1].

ÉLIMINATION

- Caractéristiques et fréquence de l'élimination urinaire et fécale.
- Diarrhée (et ses effets).

SOMMEIL ET REPOS

- Habitudes de sommeil et de repos.
- Position de sommeil[1].

STIMULATION SENSORIELLE

- Toucher : tenir l'enfant contre soi, le cajoler, le bercer.
- Vision : jouets mobiles et colorés.
- Audition : chansons, comptines, pièces musicales et tons de voix apaisants.
- Jeux : jouets appropriés au stade de développement de l'enfant.

1. *Relevé postnatal Rourke,* de la Société canadienne de pédiatrie, (page consultée le 17 septembre 2004), [en ligne], <http ://www.cps.ca/francais/enonces/CP/Rourke.htm>.
2. « Le "Protocole d'immunisation du Québec". Un guide pratique, un ouvrage de référence indispensable », de la Régie régionale de la santé et des services sociaux de Montréal Centre, *Bulletin de l'Unité des maladies infectieuses,* (page consultée le 17 septembre 2004), [en ligne], <http ://www.santepub-mtl.qc.ca/Publication/synthese/bul2_1.pdf>.
3. *La vaccination, une bonne protection,* de la Direction de santé publique de Montréal Centre, Unité des maladies infectieuses, (page consultée le 17 septembre 2004), [en ligne], <http ://www.santepub-mtl.qc.ca/mdprevention/chronique/2002/pdf/feuilletvaccination.pdf>.
4. *Le fluor et les dents saines. Les soins de nos enfants,* de la Société canadienne de pédiatrie, (page consultée le 13 octobre 2004), [en ligne], <http ://www.soinsdenosenfants.cps.ca/santegenerale/fluordents.htm>.
5. « Maladies infectieuses. La tuberculose (TB) : savoir cibler ses interventions », de la Direction de santé publique de Montréal Centre, suppl. *Prévention en pratique médicale,* novembre 2001, (page consultée le 17 septembre 2004), [en ligne], <http ://www.santepub-mtl.qc.ca/Publication/pdfppm/ppmnov01.pdf>.
6. *Les soins à la mère et au nouveau-né dans une perspective familiale : lignes directrices nationales,* chapitre 6, « Soins postnatals mère-enfant et transition vers la collectivité », p. 6.19, de Santé Canada, 2000, (page consultée le 17 septembre 2004), [en ligne], <http ://www.hc-sc.gc.ca/dca-dea/publications/pdf/smpf06_f.pdf>.
7. *Les besoins en fer des bébés et des enfants,* de la Société canadienne de pédiatrie, (page consultée le 17 septembre 2004), [en ligne], <http ://www.soinsdenosenfants.cps.ca/grossesse/fer.htm>.

en position debout. Dès l'âge de deux ans, on mesure l'enfant en position debout, sans chaussures (Brûlé, Cloutier et Doyon, 2002). Bien que les deux mesures ne diffèrent que légèrement, l'infirmière doit préciser au dossier la mesure utilisée afin d'éviter toute confusion. De 1 à 2 ans, l'enfant grandit en moyenne de 10 à 12 cm ; de 2 à 3 ans, il ne prend en général que de 6 à 8 cm.

PÉRIMÈTRE CRÂNIEN

Le périmètre crânien du trottineur augmente en moyenne de 2,5 cm pendant la deuxième année ; ensuite, il augmente de 0,5 cm par année jusqu'à cinq ans. Il est recommandé de mesurer le périmètre crânien régulièrement durant la première année de vie (à chaque consultation par exemple) et une fois l'an par la suite pendant les trois à cinq premières années, selon le cas. À 24 mois, la tête du trottineur atteint 80 % du volume de celle d'un adulte moyen et son cerveau, 70 %.

FACULTÉS SENSORIELLES

L'acuité visuelle est relativement bien établie dès l'âge de un an. L'estimation moyenne de l'acuité du trottineur est de 20/70 (6/20) à 18 mois et de 20/40 (6/12) à 2 ans. L'enfant arrive à faire assez correctement le point (processus d'accommodation) sur les objets proches ou éloignés dès l'âge de 18 mois. Cette capacité de focalisation continue cependant de se raffiner avec l'âge. À trois ans, le trottineur peut détourner les yeux d'un jouet, puis poser la main dessus et le prendre (donc, sans le regarder). Cette capacité exige l'intégration des mécanismes visuels et neuromusculaires. C'est vers l'âge de quatre à six ans que l'acuité visuelle de l'enfant est égale à celle de l'adulte.

Les sens de l'ouïe, du goût, de l'odorat et du toucher se développent au fil du temps et se coordonnent entre eux. L'audition d'un enfant de trois ans est équivalente à celle d'un adulte. Le trottineur a des papilles gustatives sensibles aux différentes saveurs des aliments et il apprend à distinguer les quatre goûts fondamentaux (sucré, salé, amer et acide). À trois ans, l'enfant privilégie les odeurs et les goûts qui lui sont familiers. À cet âge, le toucher constitue un sens très important ; en particulier, les sensations tactiles agréables apaisent le trottineur agité ou bouleversé.

CAPACITÉS MOTRICES

La coordination musculaire fine et la motricité globale s'améliorent de la première à la troisième année. À 18 mois, l'enfant peut prendre des raisins secs ou des flocons de céréale entre ses doigts et les mettre dans un bol. Il est capable aussi de tenir une cuillère ou une tasse. Il peut monter un escalier avec l'aide d'un adulte ; pour descendre un escalier, il tentera de transposer le nouveau comportement appris et pourra utiliser un mur ou une rampe, ou encore essayer de le faire à plat ventre.

À deux ans, le trottineur, qui sait déjà tenir une cuillère, peut la mettre correctement dans sa bouche. Il peut aussi courir, marcher d'un pas régulier, se tenir sur un pied et se déplacer en tricycle (figure 22-7 ■). À trois ans, la plupart des enfants sont propres, mais certains peuvent à l'occasion salir leur culotte pendant le sommeil ou le jeu.

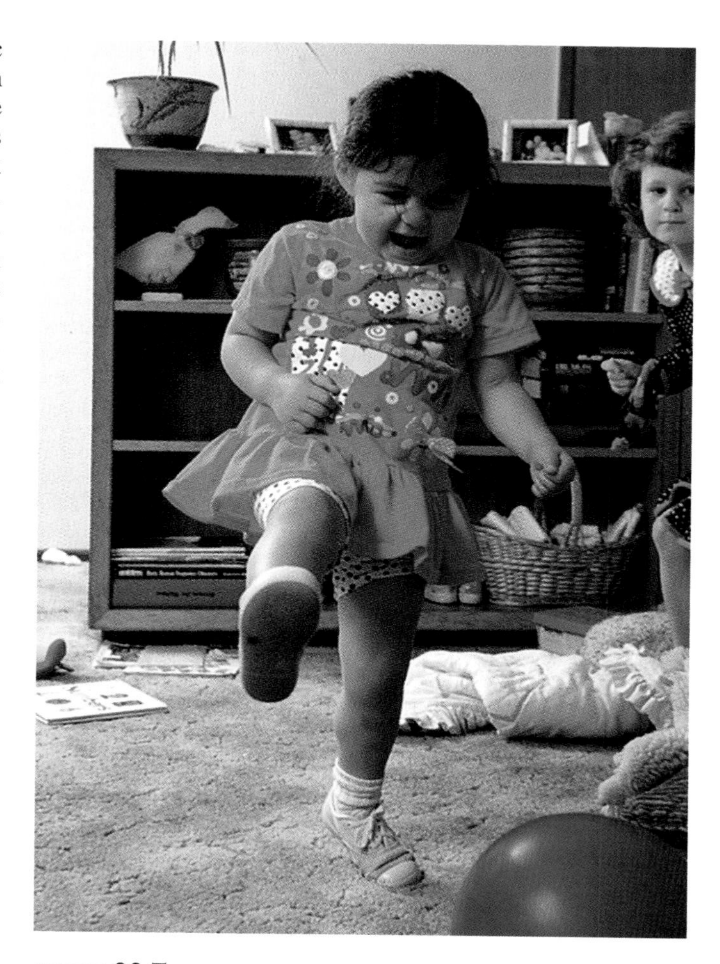

FIGURE 22-7 ■ Le trottineur possède une motricité fine et une motricité globale suffisantes pour sauter et frapper du pied un ballon.

Développement psychosocial

Dans la typologie de Freud, l'enfant âgé de deux à trois ans se situe au stade anal de son développement : pour lui, le rectum et l'anus constituent des parties très significatives de son corps. Selon Erikson, la principale tâche de développement de la tranche d'âge 18 mois-3 ans consiste à trouver l'équilibre entre, d'une part, l'autonomie et, d'autre part, la honte et le doute.

Pour s'affirmer et exprimer son autonomie grandissante, le trottineur commence par user constamment du mot « non ». La moindre limitation de ses comportements et la moindre contrariété le frustrent. Ses crises de colère sont fréquentes. Cependant, l'enfant acquiert graduellement la maîtrise de ses émotions grâce aux conseils et aux consignes de ses parents et des autres adultes. Les adultes de son entourage doivent faire preuve d'une grande patience et bien comprendre l'importance de cette étape du développement. Ils doivent laisser une certaine autonomie d'action à l'enfant, tout en lui imposant des limites claires et cohérentes : l'enfant doit connaître les conséquences auxquelles il s'expose en cas de bêtise ou de désobéissance. L'infirmière peut proposer aux parents d'utiliser des techniques qui favorisent le développement du trottineur (voir l'encadré 22-5).

Le **concept de soi** se compose de plusieurs dimensions : l'image que l'enfant a de son propre corps ; les sentiments qu'il éprouve envers lui-même ; ses mécanismes d'adaptation et de défense ; les réactions de son entourage ; sa perception et son interprétation de ces réactions, des attitudes et des valeurs ; la plupart des événements, des situations, des sensations et des sentiments que vit l'enfant (Murray et Zentner, 2001, p. 407). Le trottineur acquiert le concept de soi dans le contexte de ses interactions avec son environnement social immédiat, en particulier avec ses parents. S'il y a des interactions négatives entre l'enfant et ses parents (par exemple, s'ils désapprouvent constamment sa façon de manger, son mode d'apprentissage de la propreté ou d'autres comportements), l'enfant finit par se considérer comme mauvais et acquiert par conséquent un concept de soi négatif. Il est important que les parents encouragent le trottineur et le félicitent afin de l'aider à acquérir un concept de soi positif et sain. Si l'enfant possède une estime de soi solide et un sentiment profond de sécurité, il sera mieux outillé pour aborder les échecs sans se sentir gravement dévalorisé ou anéanti.

Les trottineurs adorent explorer leur environnement, mais seulement en présence d'une personne en laquelle ils ont confiance. Les parents doivent savoir que les enfants de cet âge éprouvent une très vive **angoisse de la séparation**, causée par la peur et la frustration éprouvées à l'occasion des absences parentales. La peur de l'abandon constitue la principale crainte du trottineur. L'enfant a parfois du mal à accepter de se faire garder même à la maison et il résiste de toutes ses forces quand ses parents le déposent à la garderie. L'hospitalisation peut

ENCADRÉ 22-5

Promotion du développement psychosocial chez le trottineur

- Fournir au trottineur des jouets correspondant à son âge et d'autres, plus difficiles et d'un âge plus avancé, pour le stimuler – mais pas au point de lui faire accumuler les échecs et entraîner son découragement (l'échec renforce le doute de soi et le sentiment de honte).
- Lui faire des suggestions ou des propositions positives au lieu de lui donner des ordres. Éviter d'instaurer un environnement psychologique marqué par la critique, le reproche et la sanction.
- Lui proposer de choisir parmi deux ou trois possibilités, toutes parfaitement sûres pour lui.
- Si l'enfant pique une crise de colère, vérifier que le lieu est sécuritaire pour lui et attendre son retour au calme en assurant une supervision à distance. Si l'enfant fait une crise dans un lieu public : « Retirez-le alors du lieu de sa mauvaise conduite et maintenez-le gentiment jusqu'à ce qu'il reprenne le contrôle. Donnez-lui une courte directive orale ou rassurez-le, puis supervisez-le et donnez-lui un exemple du comportement qu'il devrait avoir[1]. »
- Fixer des limites raisonnables et constantes et les appliquer afin d'aider le trottineur à acquérir la maîtrise de soi.
- Féliciter l'enfant pour ses succès et ses « bons coups ».

1. *Une discipline efficace auprès des enfants*, de la Société canadienne de pédiatrie, 2004, (page consultée le 17 septembre 2004), [en ligne], <http ://www.cps.ca/francais/enonces/PP/pp04-01.htm>.

représenter une source majeure d'angoisse pour lui, puisqu'il est séparé de ses parents pour une période plus ou moins longue.

La **régression** est un retour à un stade antérieur du développement. Par exemple, le trottineur recommence à mouiller son lit ou à babiller comme un bébé. L'infirmière doit expliquer aux parents que ce comportement est normal : il traduit l'incapacité de faire face à un nouveau stress qui déclenche chez l'enfant la nécessité de recourir à des comportements antérieurs, sécurisants. Dans certains cas (par exemple, la naissance d'un autre enfant dans la famille), l'enfant essaie simplement de consolider sa position dans la famille.

Les séparations ponctuelles aident l'enfant à mieux vivre l'absence de ses parents et à devenir plus autonome. Le trottineur a besoin qu'on le laisse avoir des expériences et interagir avec des enfants et des adultes autres que ceux de son cercle habituel, mais il est indispensable qu'il puisse compter sur l'amour et les soins de ses parents.

Pour affirmer son indépendance, le trottineur semble prendre un malin plaisir à traînasser et il multiplie les « non » à propos de tout et de rien. À cet âge, les capacités de compréhension et d'expression du langage se développent rapidement. L'enfant comprend le sens des mots et peut obéir à des consignes claires bien avant de pouvoir former des phrases complètes. À un an, le trottineur reconnaît son prénom.

Développement cognitif

Selon Piaget, c'est vers l'âge de deux ans que le trottineur boucle les cinquième et sixième étapes du stade sensorimoteur pour amorcer le stade préopératoire. À la cinquième étape du stade sensorimoteur, soit celle des réactions circulaires tertiaires, l'enfant explore et expérimente activement son environnement pour atteindre des objectifs antérieurement inaccessibles. Il résout les problèmes par essais et erreurs. La sixième étape, soit celle de la représentation symbolique, constitue une étape de transition : l'enfant accède à un niveau de compréhension supérieur. Pour se représenter mentalement les objets et les événements, l'enfant commence à utiliser des symboles. Comparativement à l'étape précédente, l'enfant vit ses faits et gestes sur le plan de la pensée et non seulement dans l'action. Par exemple, quand on lui offre un nouveau jouet, il ne le prend pas immédiatement pour voir comment il fonctionne ; il l'examine attentivement et tente de déterminer mentalement son fonctionnement.

Au stade préopératoire de Piaget, l'enfant développe considérablement ses aptitudes cognitives et intellectuelles. Il commence à comprendre le concept de l'écoulement du temps et les rudiments de la notion de causalité. De même, il construit des pensées symboliques, et il associe des propriétés aux objets et aux événements. Par exemple, une chaise peut représenter un endroit sûr et une couverture symbolisera le confort. L'enfant âgé de deux à quatre ans apprend des mots qui représentent des catégories d'objets ou de pensées. Cette étape est essentielle à la construction de nombreux concepts rudimentaires qui lui permettront par la suite de faire des classifications simples. Par exemple, le mot « table » est un concept *concret*, c'est-à-dire qu'il représente des meubles appartenant tous à la catégorie des tables tout en étant différents.

Développement moral

Selon Kohlberg, le premier stade du développement moral appartient à la morale préconventionnelle et s'appuie sur l'équilibre entre punition et obéissance : l'enfant agit uniquement en fonction des punitions et des récompenses. Dans la deuxième année de sa vie, l'enfant commence à comprendre que certains actes lui rapportent approbation et affection. La mise en œuvre de certains rituels lui vaut aussi l'assentiment de son entourage (par exemple, la répétition des phrases d'une prière). Cette constatation procure à l'enfant un fort sentiment de sécurité. À partir de deux ans, le trottineur assimile le point de vue et l'attitude de ses parents par rapport aux questions d'ordre moral.

Développement spirituel

Selon Fowler (1981), le trottineur se situe au stade indifférencié du développement spirituel. Il peut être sensibilisé à certaines pratiques religieuses, mais l'acquisition des connaissances et l'assimilation des réactions émotives l'intéressent plus que la recherche de convictions spirituelles. Ses nouvelles habiletés permettent au trottineur de réciter de courtes prières à son coucher et de se conformer à un rituel pour obtenir en échange félicitations et marques d'affection de ses parents. Cette réaction des parents ou d'autres adultes significatifs renforce son sentiment de sécurité.

Problèmes de santé

Les problèmes de santé qui touchent les trottineurs sont notamment les accidents, les problèmes visuels, les caries dentaires et les infections respiratoires ou auriculaires.

ACCIDENTS

Les accidents constituent la principale cause de décès chez les trottineurs. La curiosité insatiable, les nouvelles habiletés physiques et l'inconscience du danger expliquent le taux élevé d'accidents. Par exemple, le trottineur adore toucher et goûter tout ce qui lui tombe sous la main, explorer les endroits qui lui étaient auparavant inaccessibles. Les blessures et lésions mortelles les plus courantes dans cette tranche d'âge sont attribuables aux accidents de voiture, aux noyades, aux brûlures, aux empoisonnements et aux chutes. Les parents doivent prendre toutes les mesures préventives nécessaires pour protéger l'enfant de ces dangers (figure 22-8 ■). L'infirmière joue un rôle actif dans la prévention des accidents en sensibilisant les parents à ce sujet.

PROBLÈMES VISUELS

Il faut examiner l'alignement oculaire du trottineur pour détecter rapidement la présence d'amblyopie ou de strabisme. L'**amblyopie** est la baisse de l'acuité visuelle d'un œil ou, plus rarement, des deux yeux. Elle est souvent associée au strabisme (non détecté ni corrigé dans les premières années) lorsqu'elle est unilatérale et au nystagmus (secousses rythmiques des yeux) lorsqu'elle est bilatérale. Dans le **strabisme**, ou anomalie de l'alignement des yeux, chaque rétine reçoit une image différente, ce qui crée une vision double (diplopie). Afin de corriger la situation, le cerveau conserve l'image la plus claire et élimine l'autre. L'œil dévié, s'il n'est pas corrigé, devient paresseux, et il s'ensuit une perte de vision (l'amblyopie). Le strabisme est congénital ou acquis. On dit des personnes atteintes de strabisme qu'elles « louchent ». Il est important de détecter et de traiter le strabisme le plus tôt possible (idéalement avant l'âge de deux ans), d'une part, pour assurer le meilleur développement possible de la vision binoculaire et, d'autre part, pour des raisons esthétiques.

CARIES DENTAIRES

Les caries dentaires sont fréquentes chez le trottineur. En général, elles sont causées par une consommation excessive de sucreries ou par le fait que l'enfant reçoit un biberon de jus ou de lait à la sieste ou au coucher.

INFECTIONS RESPIRATOIRES ET AURICULAIRES

Les infections respiratoires et celles de l'oreille moyenne sont très fréquentes chez le trottineur.

Examen clinique et promotion de la santé

L'examen du trottineur est semblable à celui du nourrisson. Il consiste à mesurer le poids et la longueur (ou la taille) de l'enfant et à dresser le bilan de ses signes vitaux (voir l'encadré *Évaluation du développement – Trottineur* et la figure 22-9 ■, qui présente une feuille de suivi des enfants de 18 mois à cinq ans).

La promotion de la santé et du bien-être du trottineur consiste notamment à prévenir les accidents, à favoriser l'apprentissage de la propreté et à instaurer une bonne hygiène dentaire. L'encadré 22-6 passe en revue les mesures à prendre pour promouvoir la santé dans cette tranche d'âge.

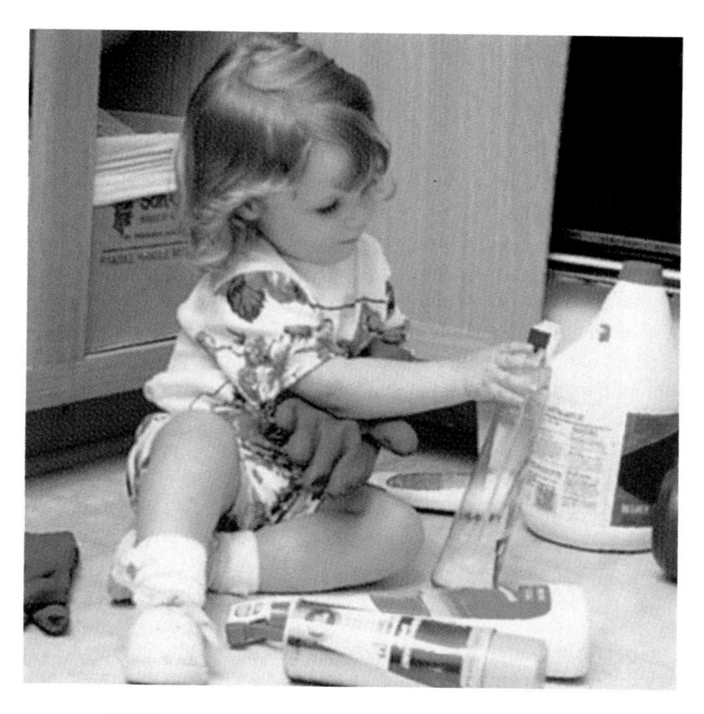

FIGURE **22-8** ■ Il est important de garder hors de portée du trottineur les médicaments et les autres produits qui peuvent s'avérer toxiques pour lui.

Enfant d'âge préscolaire (quatre et cinq ans)

La croissance physique ralentit à l'âge préscolaire. Par contre, l'enfant développe considérablement la maîtrise et la coordination de son corps. Son monde s'élargit au fil de ses rencontres avec les membres de sa famille, les amis et les voisins.

Développement physique

Les enfants de quatre ou cinq ans semblent plus minces que les trottineurs, car leur taille s'accroît plus vite que leur poids. La croissance touche davantage les os longs des bras et des jambes. Ainsi, les membres grandissent plus vite que le tronc, ce qui donne à l'enfant une allure légèrement disproportionnée. Le bassin se redresse et les muscles abdominaux se renforcent, ce qui modifie la posture. L'enfant se tient plus droit et semble plus svelte. Dès l'âge de cinq ans, le cerveau a presque atteint sa taille adulte.

POIDS

En général, la prise de poids est lente à l'âge préscolaire. À 5 ans, l'enfant n'a souvent pris que de 3 à 5 kg par rapport au poids qu'il avait à 3 ans ; le gain moyen annuel est d'environ 2,3 kg. Il pèse donc entre 18 et 20 kg.

TAILLE

L'enfant grandit de 5 à 6,25 cm par année. À 5 ans, il mesure donc le double de sa longueur à la naissance, soit environ de 100 à 110 cm.

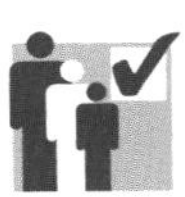

ÉVALUATION DU DÉVELOPPEMENT

Trottineur

Comment le trottineur se situe-t-il par rapport à chacune des quatre dimensions suivantes du développement ?

DÉVELOPPEMENT PHYSIQUE

- La croissance physique (poids, taille et périmètre crânien) de l'enfant est normale.
- Les signes vitaux sont normaux selon l'âge.
- La vision et l'audition sont normales.

DÉVELOPPEMENT MOTEUR

- L'enfant maîtrise la motricité fine et la motricité globale d'une manière normale selon l'âge. Par exemple, dans le cas d'un trottineur âgé de trois ans :
  - Monter un escalier sans aide.
  - Se tenir sur un pied, sauter, marcher sur la pointe des pieds.
  - Dessiner un cercle à partir d'un modèle.
  - Construire une structure avec un jeu de construction simple.
  - Rouler en tricycle.

DÉVELOPPEMENT PSYCHOSOCIAL

- L'enfant présente un développement psychosocial normal selon l'âge. Par exemple, dans le cas d'un trottineur âgé de trois ans :
  - Exprimer ses goûts et ses aversions.
  - Manifester de la curiosité et poser des questions.
  - Accepter d'être séparé de sa mère pendant de brèves périodes.
  - Jouer et communiquer avec des enfants ou des adultes n'appartenant pas à sa famille immédiate.
  - Comprendre des mots tels que « haut », « bas », « froid » et « faim ».
  - Dire des phrases de trois ou quatre mots.
  - Imiter les rituels religieux de la famille.

DÉVELOPPEMENT OBSERVÉ DANS LES ACTIVITÉS QUOTIDIENNES

- L'enfant mange seul.
- Il mange et boit des aliments variés.
- Il commence à maîtriser l'élimination urinaire et fécale.
- Il a des habitudes de sommeil et de repos adéquates selon l'âge.
- Il s'habille seul.

ENCADRÉ 22-6

Promotion de la santé chez le trottineur

EXAMENS DE SANTÉ

- À 18 mois[1].
- À 2-3 ans[1].
- À 4-5 ans[1] ; ensuite, selon les recommandations du médecin.
- Début des visites chez le dentiste : à 3 ans.
- Test d'audition : à 18 mois ou plus tôt.

PROTECTION ET PRÉVENTION

- Vaccins : rappels de DCaT-Polio-Hib : diphtérie (D), coqueluche acellulaire (Ca), tétanos (T), poliomyélite (polio), Hæmophilus influenzæ de type b (Hib). RRO : rougeole (R), rubéole (R) et oreillons (O)[2,3]. VAR : varicelle (selon les recommandations).
- Dépistage de la tuberculose et de l'empoisonnement au plomb[1].
- Suppléments de fluor : si l'eau n'est pas assez fluorée (moins de 0,3 ppm[4]), il est recommandé de s'informer auprès du dentiste ou du médecin sur la nécessité de prendre des suppléments de fluor.

SÉCURITÉ

- Surveillance de l'enfant.
- Apprentissage de l'obéissance aux consignes.
- Mesures de sécurité dans la maison (par exemple, fermer à clé l'armoire à pharmacie).
- Mesures de sécurité à l'extérieur (par exemple, surveiller étroitement l'enfant près des plans d'eau).
- Jouets appropriés.

ALIMENTATION

- Régime alimentaire nutritif (repas et collations).
- Apprentissage des bonnes manières à table.
- Hygiène dentaire.

ÉLIMINATION

- Techniques d'apprentissage de la propreté.

SOMMEIL ET REPOS

- Analyse et traitement des perturbations du sommeil.

JEU

- Fournir à l'enfant des espaces suffisants et lui proposer des activités diversifiées.
- Lui offrir des jouets qui favorisent l'apprentissage et la réorientation des comportements.
- Lui fournir des jouets qui le stimulent sur les plans moteur et sensoriel.

---

1. *Relevé postnatal Rourke,* de la Société canadienne de pédiatrie, (page consultée le 17 septembre 2004), [en ligne], <http ://www.cps.ca/francais/enonces/CP/Rourke.htm>.
2. « Le "Protocole d'immunisation du Québec". Un guide pratique, un ouvrage de référence indispensable », de la Régie régionale de la santé et des services sociaux de Montréal Centre, *Bulletin de l'Unité des maladies infectieuses,* (page consultée le 17 septembre 2004), [en ligne], <http ://www.santepub-mtl.qc.ca/Publication/synthese/bul2_1.pdf>.
3. *La vaccination, une bonne protection,* de la Direction de santé publique de Montréal Centre, Unité des maladies infectieuses, (page consultée le 17 septembre 2004), [en ligne], <http ://www.santepub-mtl.qc.ca/mdprevention/chronique/2002/pdf/feuilletvaccination.pdf>.
4. *Le fluor et les dents saines. Les soins de nos enfants,* de la Société canadienne de pédiatrie, (page consultée le 13 octobre 2004), [en ligne], <http ://www.soinsdenosenfants.cps.ca/santegenerale/fluordents.htm>.

Dr Leslie et James Rourke, Goderich, Ontario
Révisé en septembre 2000 avec la collaboration du Dr D. Leduc, Montréal, Qué.
Endossé par le Collège des médecins de famille du Canada et
la Société canadienne de pédiatrie

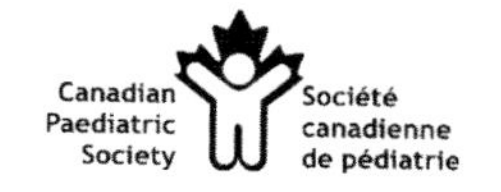

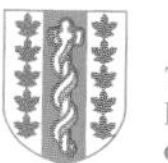

The College of Family Physicians of Canada
Le Collège des médecins de famille du Canada

Remarques à la naissance :	Facteurs de risque/ histoire familiale :

Feuille de suivi des enfants de Rourke : GUIDE III DE MAINTIEN DE LA SANTÉ DES BÉBÉS ET DES ENFANTS FONDÉ SUR LES DONNÉES PROBANTES

NOM ______________________ Date de naissance (j/m/a) _______ M [ ] F [ ]

Taille : ______ cm Périmètre crânien : ______ cm Poids à la naissance : ______ g Poids au congé : ______ g

DATE / ÂGE	**18 mois**	**2-3 ans**	**4-5 ans**
CROISSANCE	*Taille* | *Poids* | *PC*	*Taille* | *Poids*	*Taille* | *Poids*
PRÉOCCUPATIONS PARENTALES			
NUTRITION	○ Pas de biberon	○ Lait homogénéisé ou 2% ○ Guide alimentaire canadien	○ Lait 2% ○ Guide alimentaire canadien
ÉDUCATION, CONSEILS **Sécurité**	○ *Bain sécuritaire** ○ Étouffement/jouets sécuritaires*	○ *Casque pour le tricycle** ○ Allumettes ○ Détecteurs de monoxyde de carbone/ *de fumée**	○ *Casque pour le tricycle** ○ Allumettes ○ Détecteurs de monoxyde de carbone/*de fumée** ○ Consignes de sécurité aquatique
Comportement	○ Caractère		
Famille	○ Imposer des limites ○ Occasions de socialiser	○ Interaction parent/enfant ○ Occasions de socialiser	○ Occasions de socialiser
Autres	○ **Soins dentaires*** ○ Apprentissage de la propreté	○ **Évaluation des besoins en service de garde*/ pré-maternelle*** ○ **Soins dentaires/examen dentaire*** ○ Apprentissage de la propreté	○ **Soins dentaires/examen dentaire*** ○ Préparation à l'entrée scolaire*
DÉVELOPPEMENT (Vérification et observation des repères) Les tâches sont exécutées **après** le temps normal dévolu à l'acquisition selon les repères. **Le fait de ne pas réussir un item exige une évaluation plus poussée du développement.**	○ Pointe des images (p. ex. montre-moi le…) et trois parties différentes de son corps ○ Dit au moins cinq mots ○ Prend sa nourriture et mange avec ses doigts ○ Marche seul ○ Empile au moins trois blocs ○ Démontre de l'affection ○ Pointe avec son index pour montrer quelque chose à ses parents ○ Vous regarde lorsque vous parlez/jouez avec lui ○ Aucune inquiétude parentale	**2 ans** ○ Apprend au moins un nouveau mot par semaine ○ Phrase de deux mots ○ Essaie de courir ○ Met des objets dans un petit contenant ○ Mime les actions des adultes ○ Continue de développer de nouvelles habiletés ○ Aucune inquiétude parentale **3 ans** ○ Comprend une directive avec deux étapes ○ Ouvre les couvercles de pot ou les poignées de porte ○ Tourne les pages d'un livre une à la fois ○ Partage quelquefois ○ Écoute de la musique ou une histoire pendant 5 à 10 minutes avec des adultes ○ Aucune inquiétude parentale	4 ans ○ Comprend 3 directives liées ○ Demande beaucoup de questions ○ Se tient sur une jambe de 1 à 3 secondes ○ Dessine une personne avec au moins 3 parties du corps ○ Contrôle diurne vessie/intestins ○ Essaie de réconforter quelqu'un de fâché ○ Aucune inquiétude parentale **5 ans** ○ Compte jusqu'à 10 et connaît les couleurs et les formes courantes ○ Parle distinctement avec des phrases ○ Lance et attrape une balle ○ Saute à cloche-pied ○ Partage facilement ○ Travaille seul sur une activité pendant 20 à 30 minutes ○ Se sépare facilement de ses parents ○ Aucune inquiétude parentale
EXAMEN PHYSIQUE On met surtout l'accent sur les conditions particulières que les preuves actuelles permettent de dépister mais on recommande aussi un examen physique approprié à l'âge, à chaque visite	○ *Yeux (réflexe rétinien)* ○ **Résultats du test de l'écran et des questions au sujet de la vision*** ○ **Questions au sujet de l'audition**	○ *Acuité visuelle* ○ **Résultats du test de l'écran et des questions au sujet de la vision*** ○ **Questions au sujet de l'audition**	○ *Acuité visuelle* ○ **Résultats du test de l'écran et des questions au sujet de la vision*** ○ **Questions au sujet de l'audition** ○ *Tension artérielle*
PROBLÈMES ET PLANS D'ACTION		○ *Plomb sérique (si à risque)**	
VACCINATION Les lignes directrices provinciales varient	○ **HIB** ○ **aPDT polio** ○ **CTTO (ou à 4-5 ans)**		○ **RRO (si non reçu à 18 mois)** ○ **aPDT polio**
Signature			

Niveau de preuve : (A) **en gras – bonne preuve** (B) *en italique – preuve satisfaisante* (C) en régulier – consensus sans preuve concrète
(*) *Voir Le maintien de la santé des bébés/enfants : Lignes directrices sélectionnées au verso du guide I*
** Avertissement : Puisque la nature des preuves est en perpétuelle évolution et que les recommandations changent continuellement, les *Feuilles de suivi des enfants de Rourke : fondées sur les données probantes* doivent être utilisées à titre de guide uniquement.
La traduction française de la *Feuille de suivi des enfants de Rourke* a été rendue possible grâce au soutien financier de La Fondation pour l'éducation médicale continue. Part #MC0046

FIGURE **22-9** ■ Feuille de suivi des enfants de Rourke : Guide III de maintien de la santé des bébés et des enfants fondé sur les données probantes. (Reproduction autorisée par les Dr Leslie et James Rourke, Memorial University of Newfoundland, et le Dr Denis Leduc, président désigné de la Société canadienne de pédiatrie. Une version mise à jour des feuilles de suivi des enfants de Rourke sera disponible à l'automne 2005. L''information sur l'immunisation peut être obtenue auprès du Comité consultatif national de l'immunisation sur le site http ://www.phac-aspc.gc.ca/naci-ccni/index_f.html.)

VISION

L'enfant d'âge préscolaire est souvent **hypermétrope** (presbyte), c'est-à-dire qu'il ne distingue pas nettement les objets très rapprochés puisque les rayons lumineux convergent en arrière de la rétine. En s'allongeant, ses yeux deviennent graduellement **emmétropes**, c'est-à-dire qu'ils réfractent correctement la lumière. La vision devient donc normale. Si l'œil s'allonge trop, l'enfant devient **myope** : dans ce cas, puisque les rayons lumineux se focalisent devant la rétine, l'enfant ne distingue pas nettement les objets lointains. Les hypermétropies ou les myopies graves exigent le port de lunettes. À la fin de l'âge préscolaire, la capacité visuelle de l'enfant s'est améliorée. La vision normale d'un enfant de cinq ans s'établit à environ 20/30 (6/9). La vision de l'enfant d'âge préscolaire est généralement évaluée à l'aide de l'échelle des E directionnels ou de l'échelle de Snellen (si l'enfant connaît les lettres).

AUDITION ET GOÛT

À l'âge préscolaire, l'audition de l'enfant est à son meilleur. De plus, sa capacité à écouter (c'est-à-dire à se concentrer sur ce qui est dit et à le comprendre) est très supérieure à celle du trottineur. En ce qui concerne le goût, l'enfant d'âge préscolaire exprime ses préférences et établit une distinction assez nette entre ce qui est « bon » et ce qui n'est « pas bon ».

APTITUDES MOTRICES

À cinq ans, l'enfant peut se laver les mains et la figure ainsi que se brosser les dents (figure 22-10 ■). Il devient pudique et cesse d'annoncer à son entourage qu'il va aux toilettes. L'enfant d'âge préscolaire court avec davantage d'aisance d'année en année. À cinq ans, il roule à vélo avec ou sans roues d'appoint et peut effectuer de grands sauts. L'enfant d'âge préscolaire arrive en outre à se tenir en équilibre sur la pointe des pieds et il sait s'habiller tout seul.

Développement psychosocial

Selon Erikson, la principale tâche psychosociale de l'âge préscolaire consiste à trouver l'équilibre entre l'initiative et la culpabilité. Poussé par son désir de prendre des initiatives et sa curiosité, l'enfant explore activement son environnement et tente de nouvelles expériences. Cependant, lorsqu'il est devant un dilemme (par exemple, adopter ou non un comportement en particulier), il se trouve aux prises avec sa conscience. Sa personnalité se développe. Selon Erikson, les crises de cet âge jouent un rôle important dans l'élaboration du concept de soi de l'enfant. Toujours selon ce chercheur, l'enfant d'âge préscolaire doit apprendre à mesurer ses compétences avec justesse. Il imite donc le comportement des autres, mais il laisse aussi libre cours à son imagination et à sa créativité.

Pour optimiser le concept de soi de l'enfant, les parents doivent fournir à ce dernier de nouvelles occasions d'accomplissement et lui donner la possibilité d'apprendre de nouvelles tâches, de les essayer, de les répéter, puis de les maîtriser. Ils pourront par exemple lui offrir sa première bicyclette, munie de roues d'appoint ; très vite, il acquerra la coordination de ses mouvements ainsi que le sens de l'équilibre et il apprendra à freiner et à rouler en toute sécurité. La maîtrise de ces tâches procure à l'enfant un sentiment de réussite qui l'incite à relever de nouveaux défis (par exemple, rouler à bicyclette sans les roues d'appoint).

À l'âge préscolaire, le concept de soi repose aussi sur l'identification sexuelle. L'enfant est conscient de l'existence de deux sexes distincts et il s'identifie à celui qui lui correspond. Il a tendance à reproduire les stéréotypes sexuels. Il s'identifie tout d'abord à son parent de même sexe : il adopte son comportement, ses attitudes et, dans toute la mesure du possible, son allure (figure 22-11 ■). Il est important que les parents sachent que

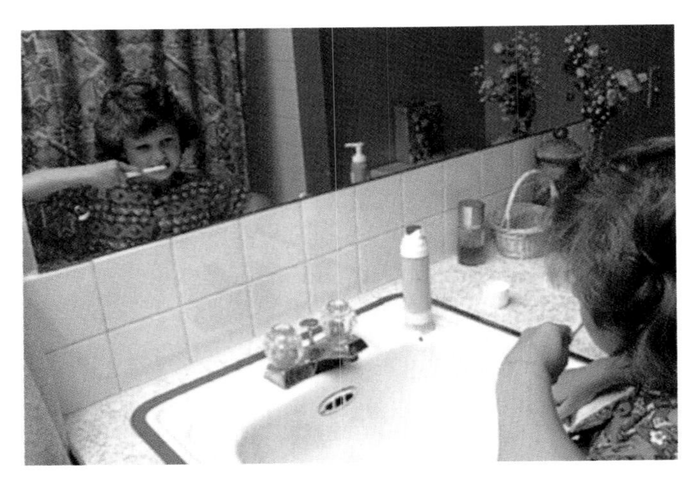

FIGURE 22-10 ■ Cette enfant d'âge préscolaire sait se brosser les dents seule.

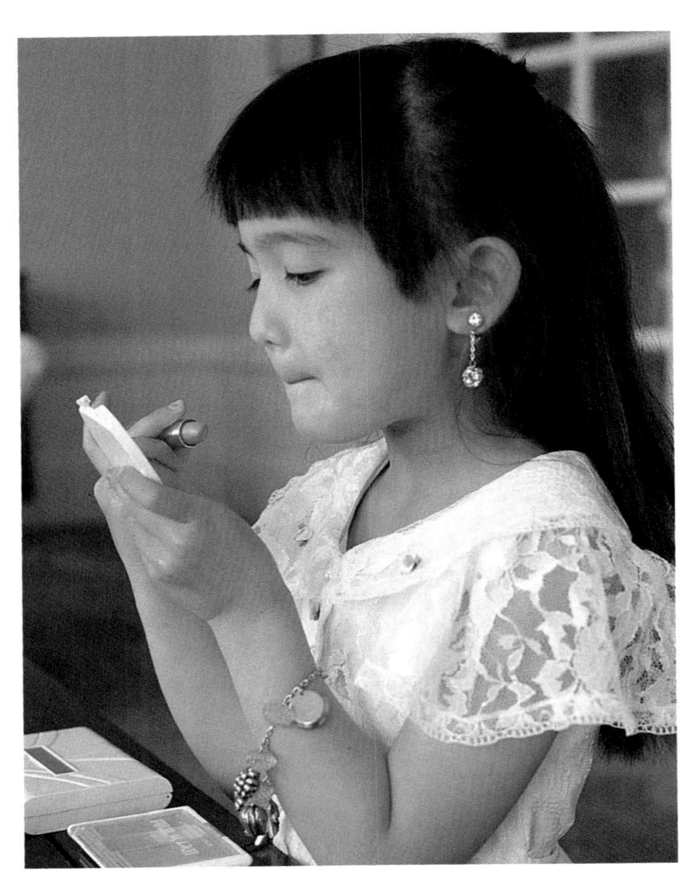

FIGURE 22-11 ■ L'enfant d'âge préscolaire s'identifie généralement au parent du même sexe et aime l'imiter.

l'enfant d'âge préscolaire éprouve une grande curiosité envers les fonctions sexuelles et envers son propre corps comme envers celui des autres. Il pose toutes sortes de questions à ce propos. Les parents ne devraient pas laisser entendre à leur enfant d'âge préscolaire que ces questions sont malsaines ou que le sujet est « mauvais » et doit être évité.

Selon Freud, l'enfant d'âge préscolaire se trouve au stade phallique de son développement. Sur le plan biologique, la région génitale devient la plus significative pour l'enfant. Les relations affectives très étroites avec les deux parents cèdent la place à une phase bien différente, marquée par ce que Freud appelle le complexe d'Électre (pour les filles) ou le complexe d'Œdipe (pour les garçons) : l'enfant réserve l'essentiel de ses marques d'amour au parent du sexe opposé et il peut même manifester une certaine hostilité envers le parent du même sexe ou entrer en rivalité avec ce dernier. Il commence à s'intéresser à la sexualité, aux styles de coiffure et à l'habillement.

L'enfant d'âge préscolaire acquiert quatre mécanismes d'adaptation : l'identification, l'introjection, l'imagination et la répression. L'**identification** se définit par le fait que l'enfant se perçoit comme semblable à une autre personne de même sexe et qu'il adopte le comportement de cette dernière. Par exemple, le petit garçon intègre l'image de son père et tente d'adapter son propre comportement. L'**introjection** est un mécanisme analogue à l'identification. Il s'agit en fait d'un processus inconscient par lequel l'image d'une autre personne est incorporée au moi et au surmoi. L'introjection consiste à assimiler les caractéristiques et les manières d'autrui. En observant ses parents, l'enfant adopte leurs attitudes et leurs valeurs. L'**imagination** joue un rôle capital dans la vie des enfants d'âge préscolaire. Le garçon ou la fillette possède une imagination fertile et la fait souvent intervenir dans ses jeux. Par exemple, une chaise peut devenir un trône somptueux pour une petite fille, qui se perçoit alors comme une véritable reine. La **répression** est un mécanisme d'adaptation consistant à rejeter hors du champ de la conscience certaines expériences, pensées ou impulsions. Par exemple, l'enfant d'âge préscolaire a tendance à réprimer les pensées se rapportant au complexe d'Œdipe ou au complexe d'Électre. Ainsi, une fillette pourrait vouloir éliminer sa mère, qui est une rivale à ses yeux, afin d'obtenir l'attention sexuelle de son père. Cependant, l'enfant rejettera cette pensée, car elle engendre de la culpabilité chez elle.

C'est également à l'âge préscolaire que l'enfant se forme en tant qu'être social. À trois ou quatre ans, il apprend à jouer avec quelques autres enfants. Puis, il élargit graduellement son cercle de camarades de jeu. L'enfant participe plus activement à la vie familiale. Il apprend aussi les relations sociales dans le contexte de ses interactions avec le voisinage, les invités de sa famille et les personnes qui le gardent.

L'enfant de quatre ans se montre volontiers dogmatique dans ses propos. Pour lui, toute l'information qu'il possède est la vérité même. Il aime les mots qui n'ont pas toujours de sens véritable pour les autres et il les répète inlassablement – à la grande exaspération des adultes. Il peut avoir des amis imaginaires, qui lui « tiennent compagnie » dans les moments de solitude.

L'enfant de quatre ans devient beaucoup plus extraverti dans ses paroles et il peut soutenir de longues conversations dans lesquelles il mêle fiction et réalité. À cinq ans, ses capacités d'expression orale sont bien développées. Il emploie les mots sans hésitation et pose des questions pour obtenir l'information qu'il cherche. Il ne se contente pas de s'entraîner à parler comme le font les enfants de trois ou quatre ans, mais il utilise le langage comme un moyen d'établir des interactions sociales. L'exagération est un phénomène courant chez les enfants âgés de quatre ou cinq ans.

L'âge préscolaire se caractérise également par une prise de conscience grandissante de l'enfant par rapport à lui-même. Il se lance dans toutes sortes d'expériences corporelles, essentiellement par curiosité. Il sait où commence et finit son corps, il connaît le nom de ses différentes parties. À cinq ans, il dessine des personnages possédant les principales caractéristiques physiques de l'être humain. L'enfant d'âge préscolaire raffine également sa connaissance des sentiments. Il maîtrise les mots « pleurer », « triste », « rire » – et les sentiments qui y sont liés. Il apprend en outre à mieux maîtriser ses émotions et son comportement. Devant le stress, il recourt aux mêmes genres de mécanismes d'adaptation que le trottineur. Cependant, les comportements de protestation (par exemple, donner des coups de pied, hurler) sont de moins en moins fréquents à mesure que l'enfant grandit. Par rapport aux garçons et aux fillettes plus jeunes, l'enfant d'âge préscolaire est aussi mieux outillé pour exprimer verbalement son stress.

À quatre ou cinq ans, l'enfant a besoin de se sentir aimé et de savoir qu'il occupe une place importante dans sa famille. S'il doit rivaliser avec ses frères et sœurs pour obtenir l'attention de ses parents, il se montre souvent jaloux. Les parents et les autres adultes responsables de l'éducation et des soins des enfants doivent être conscients du fait que l'enfant d'âge préscolaire a besoin de temps pour s'adapter à l'arrivée d'un nouveau-né dans la famille. Il faut parfois lui accorder plus d'attention ou prévoir des activités spéciales afin de l'aider à mieux vivre cette transition. L'enfant d'âge préscolaire qui a des frères et des sœurs plus vieux peut vivre également de la rivalité. Les enfants peuvent par exemple se battre, se disputer et devenir agressifs les uns envers les autres du fait de leur promiscuité quotidienne ou dans le but d'accaparer l'attention parentale. Dans la mesure du possible, les parents doivent passer du temps et planifier des activités avec chaque enfant afin que tous se sentent aimés. En agissant ainsi, les parents contribueront à atténuer les rivalités entre frères et sœurs.

L'encadrement et l'inculcation de la discipline comptent au nombre des tâches majeures qui incombent aux parents d'enfants d'âge préscolaire. L'enfant cherche à acquérir de l'indépendance par rapport aux adultes ; il refuse régulièrement de leur obéir ou de coopérer avec eux afin de mettre à l'épreuve leurs limites. Les parents peuvent éliminer certaines de ces luttes de pouvoir en incitant l'enfant à assumer le plus possible la responsabilité de son comportement et en lui imposant des exigences réalistes et des limites cohérentes. En cas de conflit, les parents peuvent recourir à la discussion et au compromis.

Développement cognitif

Selon la théorie du développement cognitif proposée par Piaget, l'enfant se situe au stade de l'intelligence intuitive vers quatre ans. Son égocentrisme, bien qu'il soit encore présent, diminue à mesure que son monde s'agrandit. L'enfant apprend par essais et erreurs. Il ne considère qu'un seul aspect à la fois, qu'il s'agisse d'un objet, d'une personne ou d'un événement, et il ne tient pas compte des autres dimensions. Il ne saisit pas certaines relations, comme celles qui unissent ses parents ou celles qui unissent ses frères et ses sœurs. Vers trois ou quatre ans, il commence à comprendre que les mots sont associés à des objets. L'enfant d'âge préscolaire s'inquiète du caractère inéluctable de la mort sans pouvoir l'expliquer. Il a par ailleurs tendance à croire que la mort concerne plutôt les autres que lui-même.

La plupart des enfants comprennent la valeur de l'argent à l'âge de l'entrée à l'école. La capacité de lecture commence aussi à se développer à cet âge. Les enfants aiment les contes de fées et les livres qui portent sur les animaux ou sur les enfants.

Développement moral

L'enfant d'âge préscolaire est en mesure d'avoir des comportements prosociaux, c'est-à-dire d'agir au profit d'autrui. Dans ce contexte, le terme *prosocial* est plus ou moins synonyme de « gentil » : il recouvre l'aide, la protection, la sollicitude, le partage, les témoignages d'affection et les encouragements.

À ce stade de son développement, l'enfant d'âge préscolaire ne possède pas encore une conscience pleinement formée. Cependant, il dispose déjà de certains mécanismes internes qui orientent sa conduite. Le comportement moral s'acquiert essentiellement par l'imitation – d'abord des parents, puis des autres personnes significatives de l'entourage.

Selon Kohlberg, l'enfant d'âge préscolaire se situe au niveau préconventionnel. Il se préoccupe des conséquences concrètes de ses actes, en particulier des récompenses et des punitions, et de son propre intérêt immédiat. Ainsi, d'une manière générale, l'enfant d'âge préscolaire maîtrise son propre comportement pour obtenir l'amour et l'approbation de ses parents. De même, à cet âge, il adoptera des comportements s'il obtient quelque chose en retour ou pour faire plaisir. Il pourra par exemple attendre son tour pour jouer ou partager des bonbons. En général, l'enfant d'âge préscolaire se comporte correctement en société.

L'infirmière pourra analyser les dimensions du comportement moral en compagnie des parents et inciter ces derniers à féliciter leur enfant d'âge préscolaire quand il se comporte d'une manière adéquate (par exemple, quand il partage avec ses amis). Il est important en outre que les parents répondent aux « pourquoi ? » de l'enfant et qu'ils discutent avec lui des différentes valeurs morales.

Développement spirituel

C'est le plus souvent à l'âge préscolaire que les enfants commencent à être initiés aux activités religieuses. En général, ils apprécient ces occasions de rencontres et les interactions sociales que ces réunions leur procurent. Selon Fowler, les enfants âgés de quatre à six ans se situent au stade Intuition-Projection de leur développement spirituel. Leur foi émane essentiellement des enseignements qu'ils reçoivent des personnes significatives de leur entourage, notamment leurs parents et leurs enseignants. L'enfant apprend tout d'abord à imiter le comportement religieux (par exemple, pencher la tête pour prier), même s'il ne comprend pas le sens de ce genre de geste. Devant les questions spirituelles, l'enfant d'âge préscolaire a besoin d'explications simples, telles que celles qu'on trouve dans les livres d'images. Il met aussi son imagination à contribution pour se représenter certains concepts, tels que les anges ou le démon.

Problèmes de santé

Les problèmes de santé à l'âge préscolaire sont souvent semblables à ceux des années antérieures. La fréquentation de la prématernelle ou de la garderie augmente le risque d'infections respiratoires et de maladies contagieuses.

Par ailleurs, comme l'enfant acquiert plus d'indépendance et que ses capacités motrices s'accroissent, les accidents restent fréquents dans cette tranche d'âge. Plus particulièrement, plusieurs activités exigent une certaine vigilance de la part des parents ou des adultes responsables des enfants : la bicyclette, le ballon, la baignade, etc. L'infirmière peut jouer un rôle appréciable auprès des parents en leur recommandant d'inculquer des habitudes et des règles de sécurité à leurs enfants.

Il est important de se préoccuper de l'hygiène dentaire de l'enfant d'âge scolaire, puisqu'il a encore besoin d'aide et de supervision pour effectuer les soins de ses dents de lait.

Pour des raisons d'ordre médical (par exemple, le poids et l'état de santé général), c'est souvent à l'âge préscolaire que sont corrigées les anomalies congénitales, telles que les malformations cardiaques et les hernies.

Examen clinique et promotion de la santé

Pendant l'examen, l'enfant d'âge préscolaire peut souvent répondre aux questions avec l'aide de ses parents ou des autres adultes chargés de prendre soin de lui. Par exemple, si l'enfant fréquente la prématernelle, il pourra décrire les aliments qui lui sont servis le midi et les quantités approximatives qu'il mange. Il pourra également indiquer les activités qu'il préfère. L'encadré *Évaluation du développement – Enfant d'âge préscolaire* indique les paramètres à prendre en considération pour cette tranche d'âge. Voir également la figure 22-9 à ce sujet.

La promotion de la santé et du bien-être recouvre notamment les dimensions suivantes : prévention des accidents, santé dentaire, saine alimentation, stimulation cognitive, maintien d'un sommeil adéquat. L'encadré 22-7 passe en revue les mesures à prendre pour promouvoir la santé de l'enfant d'âge préscolaire.

Enfant d'âge scolaire (de 6 à 12 ans)

L'âge scolaire commence vers six ans, quand l'enfant perd ses dents de lait. Cette période couvre la préadolescence (ou prépuberté). Elle se termine vers 12 ans, au début de la puberté, c'est-à-dire quand les organes reproducteurs deviennent fonctionnels et que les caractères sexuels secondaires se développent. Comme le début de la puberté survient vers l'âge de 10 ans pour les filles et vers l'âge de 12 ans pour les garçons, certains spécialistes estiment que l'âge scolaire s'étend de 6 à 10 ans pour les filles et de 6 à 12 ans pour les garçons. Les aptitudes acquises à ce stade déterminent en partie la vie professionnelle future de l'enfant et la tendance qu'il aura à essayer de nouvelles tâches. L'enfant vit en général des changements majeurs et très rapides entre 6 et 12 ans.

ÉVALUATION DU DÉVELOPPEMENT

Enfant d'âge préscolaire

Comment l'enfant se situe-t-il par rapport aux quatre dimensions suivantes du développement ?

DÉVELOPPEMENT PHYSIQUE

- La croissance physique (poids, taille) de l'enfant est normale.
- Les signes vitaux sont normaux selon l'âge.
- La vision et l'audition sont normales.

DÉVELOPPEMENT MOTEUR

- L'enfant a acquis une motricité fine et une motricité globale normales selon l'âge. Par exemple, dans le cas d'un enfant âgé de cinq ans :
  - Sauter à la corde.
  - Grimper aux structures des terrains de jeu.
  - Faire du vélo (avec ou sans roues d'appoint).
  - Tracer des lettres moulées et des chiffres.

DÉVELOPPEMENT PSYCHOSOCIAL

- L'enfant présente un développement psychosocial normal selon l'âge. Par exemple, dans le cas d'un enfant âgé de cinq ans :
  - Supporter facilement l'absence temporaire de ses parents.
  - Faire preuve d'imagination et de créativité.
  - Prendre du plaisir à jouer avec des enfants de son âge au cours d'activités de coopération.
  - Comprendre la distinction entre le bien et le mal, et se conformer aux exigences comportementales de son entourage.
  - Reconnaître et nommer correctement quatre couleurs.
  - Former des phrases complètes en utilisant toutes les parties du discours (nom, verbe, adjectif, déterminant, etc.) ; employer un vocabulaire de plus en plus riche.
  - Participer aux tâches ménagères simples (par exemple, ranger ses jouets).
  - S'identifier aux personnes du même sexe.

DÉVELOPPEMENT OBSERVÉ DANS LES ACTIVITÉS QUOTIDIENNES

- L'enfant a réussi son apprentissage de la propreté.
- Il sait accomplir des mesures d'hygiène simples.
- Il s'habille et se déshabille sans aide.

ENCADRÉ 22-7

Promotion de la santé chez l'enfant d'âge préscolaire

EXAMENS DE SANTÉ

- Examen physique annuel ou selon les recommandations.

PROTECTION ET PRÉVENTION

- Vaccins : DCaT-Polio : diphtérie (D), coqueluche acellulaire (Ca), tétanos (T), poliomyélite (polio)[1,2].
- Autres immunisations s'il y a lieu, selon les recommandations.
- Dépistage de la tuberculose.
- Examen visuel et examen auditif.
- Examen dentaire et traitement au fluor périodiques.

SÉCURITÉ

- Mesures de sécurité de base (par exemple, comment traverser une rue).
- Sécurité dans les jeux et les autres activités (par exemple, au terrain de jeu ou en vélo).
- Prévention des empoisonnements.

ALIMENTATION

- Régime alimentaire nutritif (repas et collations).

ÉLIMINATION

- Mesures d'hygiène élémentaires (par exemple, se laver les mains après être allé aux toilettes).

SOMMEIL ET REPOS

- Analyse et traitement des perturbations du sommeil (par exemple, les cauchemars).

JEU

- Laisser du temps à l'enfant pour jouer avec ses amis.
- Lui enseigner des jeux simples, exigeant l'interaction et la coopération.
- Lui fournir des jouets ainsi que des accessoires et des éléments de costume pour ses jeux de rôles.

1. « Le "Protocole d'immunisation du Québec". Un guide pratique, un ouvrage de référence indispensable », de la Régie régionale de la santé et des services sociaux de Montréal Centre, *Bulletin de l'Unité des maladies infectieuses,* (page consultée le 17 septembre 2004), [en ligne], <http ://www.santepub-mtl.qc.ca/Publication/synthese/ bul2_1.pdf>.
2. *La vaccination, une bonne protection,* de la Direction de santé publique de Montréal Centre, Unité des maladies infectieuses, (page consultée le 17 septembre 2004), [en ligne], <http ://www.santepub-mtl.qc.ca/ mdprevention/chronique/2002/pdf/feuilletvaccination.pdf>.

Développement physique

Les changements physiques chez l'enfant d'âge scolaire se produisent de façon continue, mais jamais brutale. Les différences individuelles attribuables aux facteurs génétiques et environnementaux deviennent très manifestes à ce stade.

POIDS

À 6 ans, la plupart des garçons pèsent environ 21 kg, soit 1 kg de plus que les filles. De 6 à 12 ans, l'enfant prend en moyenne de 2 à 3 kg par an. La prise de poids la plus importante survient entre 10 et 12 ans pour les garçons et entre 9 et 12 ans pour les filles. À 12 ans, garçons et filles pèsent en moyenne de 40 à 42 kg, bien que les filles aient généralement un poids supérieur à celui des garçons. Ce phénomène s'explique par le fait que les filles atteignent la puberté avant les garçons.

TAILLE

À 6 ans, garçons et filles font à peu près la même taille : plus ou moins 115 cm. De façon générale, les enfants d'âge scolaire grandissent d'environ 5 cm annuellement (Brûlé, Cloutier et

Doyon, 2002). À 12 ans, ils mesurent environ 150 cm. Une poussée de croissance survient juste avant la puberté, entre 10 et 12 ans chez les filles et entre 12 et 14 ans chez les garçons. À 12 ans, les filles sont donc souvent plus grandes que les garçons.

Les membres grandissent plus vite que le tronc, de sorte que le corps de l'enfant d'âge scolaire paraît souvent mal proportionné. À six ans, la courbure thoracique commence à se développer et la lordose disparaît. La posture adulte n'est cependant atteinte qu'à l'adolescence, au terme du développement complet de la musculature squelettique.

VISION

Les enfants âgés de six à huit ans perçoivent avec justesse le relief (la profondeur) et la distance. La vision binoculaire est pleinement établie dès l'âge de six ans. Les muscles oculaires sont alors correctement développés et coordonnés ; les deux yeux peuvent se focaliser simultanément sur un même objet. La forme de l'œil change au fil de la croissance, de sorte que l'hypermétropie (presbytie) des années préscolaires régresse graduellement : la vision 20/20 (6/6) est généralement bien établie entre 9 et 11 ans.

AUDITION ET TOUCHER

L'enfant d'âge scolaire possède une perception auditive pleinement développée et il perçoit les nuances vocales subtiles, tant dans le timbre que dans la hauteur. À ce stade, l'enfant possède aussi un sens du toucher bien développé et sait repérer les zones chaudes et froides sur toute la surface de son corps. Il peut en outre reconnaître un objet (par exemple, un crayon ou un livre) qu'il ne voit pas grâce au toucher. Cette capacité s'appelle la **stéréognosie**.

CHANGEMENTS PRÉPUBERTAIRES

Jusqu'à la prépuberté, les systèmes reproducteur et endocrinien changent peu. Toutefois, pendant ces deux années qui précèdent la puberté, les fonctions endocriniennes s'intensifient peu à peu. Ce changement peut causer un accroissement de la transpiration et une augmentation de l'activité des glandes sébacées.

CAPACITÉS MOTRICES

De 6 à 10 ans, l'enfant raffine ses aptitudes et sa coordination musculaires. De même, on constate une augmentation de la vitesse d'exécution des mouvements. À neuf ans, il devient beaucoup plus habile dans les sports et les jeux qu'il aime (par exemple, le football ou le base-ball). La plupart de ses aptitudes sont acquises ou perfectionnées à l'école. À neuf ans, l'enfant possède en général une motricité fine suffisante pour accomplir des tâches de précision (par exemple, faire de la couture ou construire des modèles réduits).

Développement psychosocial

Selon Erikson, l'enfant d'âge scolaire se situe au stade de la compétence et de l'infériorité, pendant lequel il prend goût au travail et acquiert un sentiment de compétence personnelle et interpersonnelle tout en cherchant à éviter les situations d'échec, qui lui procureraient un sentiment d'infériorité. À ce stade, l'enfant commence à acquérir la conscience de sa compétence et de sa persévérance. Il aime particulièrement les activités qui le valorisent. Il consacre beaucoup de temps et d'énergie à maîtriser des aptitudes qui lui seront utiles à l'âge adulte. Bien qu'il travaille très dur pour atteindre ses objectifs, l'enfant n'est évidemment jamais à l'abri d'un échec. Par exemple, comme l'enfant a tendance à se comparer avec ses pairs, les diverses activités d'évaluation scolaire peuvent susciter chez lui un sentiment d'infériorité. Toutefois, s'il a réalisé correctement ses tâches de développement aux stades antérieurs, il est en général déterminé à persévérer et à coopérer avec les autres pour atteindre des buts communs.

Pour Freud, l'enfant âgé de 6 à 12 ans se situe au stade de latence. Il se consacre essentiellement aux activités intellectuelles et physiques, et ses pulsions sexuelles semblent refoulées, inactives.

Le système scolaire encadre le comportement de l'enfant et réfrène ses excès. Le garçon ou la fille se dote ainsi, graduellement, de mécanismes d'autocontrôle. Les enfants aiment comparer leurs capacités à celles de leurs camarades dans différents domaines (par exemple, le langage et le développement moteur ou social). Ces comparaisons leur permettent de raffiner leur image de soi.

À mesure qu'il grandit, l'enfant d'âge scolaire élargit son cercle de camarades de jeu : il se montre de plus en plus désireux d'interagir avec un groupe nombreux. Vers six ou sept ans, l'écolier fait généralement partie d'un groupe d'amis, informel et temporaire, qui peut être dirigé par différents enfants à tour de rôle. À cet âge marqué par la socialisation, l'enfant devient de moins en moins autocentré, de plus en plus coopératif et de plus en plus conscient du groupe qui l'entoure. Ce groupe d'amis joue parfois un rôle plus grand que la famille dans le façonnement des aptitudes. Vers le milieu et la fin de l'enfance, le garçon ou la fille se joint en général à un groupe de pairs mieux organisé, formé par les enfants eux-mêmes et structuré autour de centres d'intérêt communs. À la fin du primaire, ces bandes se composent habituellement d'enfants du même sexe.

Le concept de soi continue de se raffiner. L'enfant constate les différences et les similitudes qui existent entre lui et les autres. Il se compare aux autres et il est régulièrement exposé à l'opinion que ses enseignants et ses pairs ont de lui ou de son comportement. Si son entourage le félicite quand il fournit des efforts importants ou qu'il remporte un succès, l'enfant devient confiant en sa propre compétence et acquiert un solide sentiment de maîtrise de lui-même et de son environnement. Par contre, s'il a l'impression que ses pairs le rejettent, s'il n'est jamais félicité ou que son entourage le soumet régulièrement à des commentaires négatifs, il risque de se sentir dévalorisé et d'éprouver un sentiment d'infériorité.

Les enfants d'âge scolaire s'intéressent avant tout à l'école, à leurs amis et à leurs activités sociales. Le foyer familial reste toutefois le lieu privilégié du développement de leur estime de soi.

Développement cognitif

Selon Piaget, l'enfant âgé de 7 à 11 ans se situe au stade des opérations concrètes. Dans ses interactions, il passe graduellement de l'égocentrisme à la coopération. Par le fait même, il doit se détacher de sa propre perspective et accepter celles de ses camarades de jeu (figure 22-12 ■). L'enfant d'âge scolaire acquiert par ailleurs une meilleure compréhension des concepts associés aux objets concrets (par exemple, la protection de

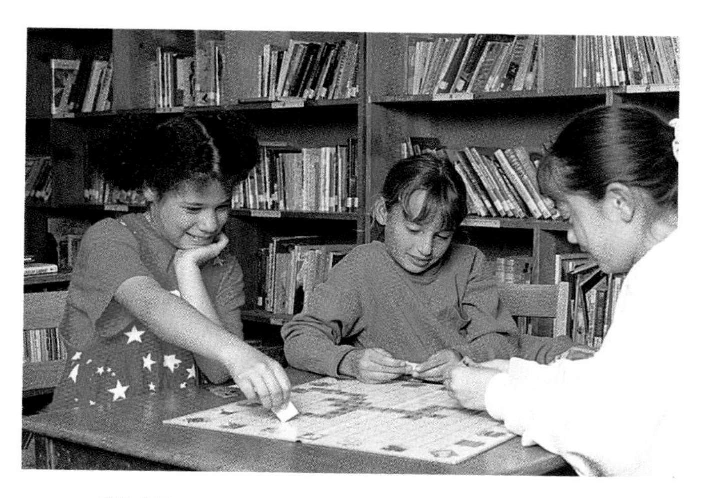

FIGURE **22-12** ■ Le raffinement de ses capacités cognitives permet à l'enfant d'âge scolaire de coopérer avec des camarades au cours d'activités de plus en plus complexes (par exemple, les jeux de société).

l'environnement ou la préservation de la faune). Il passe du raisonnement intuitif au raisonnement logique. Il apprend ainsi à additionner et à soustraire pour résoudre des problèmes mathématiques. Il se familiarise aussi avec les relations de cause à effet : il apprend, par exemple, que les pierres ne flottent pas parce qu'elles sont plus lourdes que l'eau.

Dès que l'enfant commence à fréquenter l'école, le concept d'argent devient plus significatif pour lui. À sept ou huit ans, il connaît généralement la valeur de la plupart des pièces de monnaie. Il découvre également le concept de temps. À six ans, quand il entre à l'école, l'horaire des activités pédagogiques et autres l'aide à comprendre la notion de durée. Il faut cependant attendre l'âge de 9 ou 10 ans pour que l'enfant puisse appréhender les notions de durée et de temps historiques. Il lui est relativement facile de savoir l'heure et le jour de la semaine en se repérant grâce à ses activités habituelles. Par exemple, un enfant sait qu'il fréquente l'école du lundi au vendredi, qu'il passe le samedi à jouer, qu'il va à la messe ou participe à d'autres activités religieuses le dimanche matin et que son père l'emmène au parc le dimanche après-midi. Les enfants sont en général capables de lire l'heure sur le cadran d'une horloge dès l'âge de six ans.

Les capacités de lecture sont en général bien développées à la fin de l'enfance. Le contenu des lectures dépend en grande partie de l'environnement familial. À 9 ans, la plupart des enfants n'ont pas besoin de motivation extérieure pour agir. Ils se mesurent à eux-mêmes et aiment planifier leurs activités ; à 12 ans, leur motivation est intérieure et ne dépend plus d'une quelconque concurrence avec les pairs. Ils aiment parler, discuter de sujets divers et participer à des débats.

Développement moral

Certains enfants d'âge scolaire se situent encore au stade 1 de la morale préconventionnelle (niveau 1) selon Kohlberg, l'orientation vers la punition et l'obéissance ; ils agissent en vue d'éviter les sanctions (voir le chapitre 21). Cependant, certains ont déjà atteint le stade 2 du niveau 1, le relativisme instrumental. En effet, ils se plient aux règles qui satisferont leurs besoins ou leurs intérêts immédiats. L'équité devient importante à leurs yeux : chacun doit avoir sa part ou sa chance. La plupart des enfants atteignent le niveau 2 du développement moral (la morale conventionnelle) juste avant d'aborder l'adolescence, soit entre 10 et 13 ans. Ce niveau comprend deux stades : le stade 3, soit la concordance interpersonnelle (l'enfant veut se montrer « bon garçon », « bonne fille », « enfant sage »), et le stade 4, soit la conscience du système social (la loi et l'ordre). L'enfant passe alors des intérêts concrets des individus aux intérêts du groupe. Son comportement moral est motivé par l'opinion et les exigences des personnes qui comptent le plus pour lui.

Développement spirituel

Selon Fowler, l'enfant d'âge scolaire se situe au stade 2 de son développement spirituel, Mythe-Prosaïsme. Il apprend à établir la distinction entre l'imaginaire et les faits. Les faits spirituels sont les convictions communes à tous les membres d'un groupe religieux ; l'imaginaire regroupe les pensées et les images qui se forment dans l'esprit de l'enfant. Les parents et les ministres du culte (prêtres, pasteurs, rabbins, etc.) aident l'enfant à distinguer les faits de l'imaginaire. En matière de spiritualité, ces adultes continuent d'exercer sur l'enfant une influence plus grande que ses pairs.

Si l'enfant ne comprend pas certaines dimensions de son instruction religieuse (par exemple, la création du monde), il recourt à son imaginaire pour les expliquer. Les concepts tels que la prière doivent lui être présentés en termes concrets. Par exemple, l'enfant attribue à Dieu des caractéristiques humaines : c'est un vieil homme gentil ou une personne qui punit les gens désobéissants.

De nombreux enfants d'âge scolaire posent beaucoup de questions sur Dieu et sur la religion. Ils croient en général que Dieu est bon et qu'il est toujours présent pour leur venir en aide en cas de besoin. Durant la puberté, l'enfant prendra conscience du fait que ses prières ne sont pas systématiquement exaucées ; il en sera déçu. Certains pourront alors rejeter la religion ; d'autres maintiendront leurs convictions. Cette décision dépendra en grande partie de l'entourage parental. Si l'enfant poursuit son instruction religieuse, il est généralement outillé dès cet âge pour recourir à la raison plutôt qu'à la croyance aveugle.

Problèmes de santé

L'enfant âgé de 6 à 12 ans est aussi sujet que l'enfant d'âge préscolaire aux maladies contagieuses, aux caries dentaires et aux accidents (figure 22-13 ■). La prévalence croissante de l'obésité chez les enfants constitue actuellement une source d'inquiétude majeure pour les professionnels de la santé. Selon la Société canadienne de pédiatrie (2002), « on remarque depuis dix ans, une augmentation du mode de vie sédentaire et de l'obésité chez les enfants et les adolescents, tant en Amérique du Nord qu'ailleurs dans le monde ». L'obésité dans l'enfance persiste souvent à l'âge adulte et augmente le risque de diabète, d'hypertension et d'affections cardiovasculaires.

Examen clinique et promotion de la santé

Pendant l'entrevue d'évaluation, l'infirmière doit répondre aux questions des parents (ou des autres adultes chargés de prendre

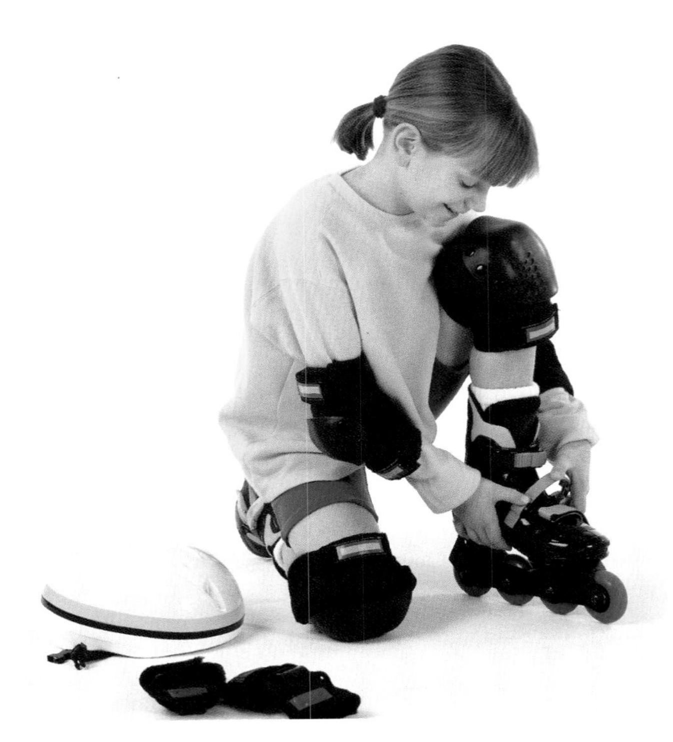

FIGURE 22-13 ■ Il faut enseigner aux enfants à porter un équipement de protection lorsqu'ils pratiquent certains sports. (Source : Ray Moller/Dorling Kindersley)

soin de l'enfant), leur fournir une information adéquate sur les caractéristiques de l'enfant et leur offrir les encouragements et le soutien dont ils ont besoin. L'infirmière doit en outre manifester de l'intérêt envers l'enfant et de l'enthousiasme par rapport aux forces et aux compétences de ce dernier. L'encadré *Évaluation du développement – Enfant d'âge scolaire* indique les paramètres à prendre en considération chez l'enfant d'âge scolaire.

La promotion du bien-être et de la santé consiste notamment à souligner l'importance des dimensions suivantes : hygiène dentaire, examen dentaire périodique, prévention des accidents, régime alimentaire sain, maintien d'une bonne forme physique, développement de l'autonomie et de l'estime de soi, mesures d'hygiène destinées à prévenir les infections. L'encadré 22-8 passe en revue les paramètres de la promotion de la santé chez l'enfant d'âge scolaire.

Adolescent (de 12 à 18 ans)

L'**adolescence** est marquée par la fin du processus de maturation physique et psychologique et par la formation de l'identité personnelle. À la fin de cette période critique du développement, l'adolescent doit en principe être prêt à entrer dans l'âge adulte et à assumer ses responsabilités. La durée de l'adolescence est déterminée dans une certaine mesure par le contexte culturel. En Amérique du Nord, l'adolescence dure plus longtemps que dans d'autres cultures : elle se termine vers l'âge de 18 ou même 20 ans.

La **puberté** constitue le premier stade de l'adolescence. Elle se caractérise par le déclenchement du processus de croissance et de maturation des organes sexuels. Chez les filles, la **ménarche** correspond à l'apparition des premières règles. Les garçons connaissent leur première **éjaculation** (émission de

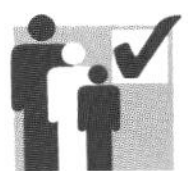

ÉVALUATION DU DÉVELOPPEMENT

Enfant d'âge scolaire

Comment l'enfant se situe-t-il par rapport aux quatre dimensions suivantes du développement ?

DÉVELOPPEMENT PHYSIQUE

- La croissance physique (poids, taille) de l'enfant est normale.
- Les signes vitaux sont normaux selon l'âge.
- La vision et l'audition sont normales.
- L'évolution prépubertaire est normale selon le sexe.

DÉVELOPPEMENT MOTEUR

- Les capacités motrices et la coordination de l'enfant sont normales selon l'âge. Par exemple, dans le cas d'un enfant âgé de 12 ans :
  - Faire des prouesses à vélo, grimper à un arbre ou à une corde.
  - Lancer et attraper une petite balle.
  - Jouer d'un instrument de musique.

DÉVELOPPEMENT PSYCHOSOCIAL

- Le développement psychosocial de l'enfant est normal selon l'âge. Les jalons habituels sont atteints. Par exemple, dans le cas d'un enfant âgé de 12 ans :
  - Se faire des amis du même sexe et se constituer un groupe de pairs.
  - Acquérir une certaine indépendance par rapport aux membres de sa famille et développer son autonomie.
  - Maintenir de bonnes interactions avec ses parents.
  - Maîtriser ses sentiments vifs et ses impulsions.
  - Prendre part à des compétitions organisées.
  - Lire, écrire lisiblement et être à l'aise avec les chiffres et les lettres.
  - Maîtriser le concept d'argent et remettre la monnaie pour de petites transactions.
  - S'exprimer d'une manière logique et régler les problèmes par la parole.
  - Avoir du plaisir à résoudre des énigmes et des devinettes ; lire et comprendre des bandes dessinées.
  - S'investir dans un passe-temps ou dans la constitution d'une collection.
  - Avoir du plaisir à aider les autres.
  - Se considérer comme une personne saine et digne d'être aimée.

DÉVELOPPEMENT OBSERVÉ DANS LES ACTIVITÉS QUOTIDIENNES

- L'enfant s'intéresse à son apparence et s'occupe de son hygiène personnelle.
- Il exprime son besoin d'intimité.

ENCADRÉ 22-8

Promotion de la santé chez l'enfant d'âge scolaire

EXAMENS DE SANTÉ
- Examen physique annuel ou selon les recommandations.

PROTECTION ET PRÉVENTION
- Vaccins: hépatite B[1,2] et autres immunisations au besoin, selon les recommandations.
- Dépistage de la tuberculose.
- Examens périodiques: vision, élocution et audition.
- Examen dentaire et traitement au fluor périodiques.
- Information exacte et précise sur les questions d'ordre sexuel: reproduction, sida, infections transmissibles sexuellement (ITS), etc.

SÉCURITÉ
- Utilisation d'un équipement adéquat pour la pratique des sports et autres activités physiques (casque, jambières, protège-genoux, etc.).
- Encourager l'enfant à prendre en charge sa propre sécurité (par exemple, suivre un cours de sécurité à vélo ou de sécurité dans la piscine).

ALIMENTATION
- Maintenir une alimentation équilibrée et ne pas sauter de repas.
- Éviter les aliments et les comportements alimentaires susceptibles de provoquer l'obésité.

ÉLIMINATION
- Aborder d'une manière positive les problèmes d'élimination (par exemple, l'énurésie).

JEU ET INTERACTIONS SOCIALES
- Fournir à l'enfant des occasions diversifiées de participer à des activités de groupe.
- Entretenir des attentes réalistes par rapport aux capacités de l'enfant.
- Accepter les personnes différentes et inculquer ainsi à l'enfant la tolérance et l'ouverture d'esprit.
- Offrir à l'enfant un environnement familial qui restreint le nombre d'heures passées devant la télévision ou les jeux vidéo et qui favorise l'étude et la réalisation des travaux scolaires.

1. « Le "Protocole d'immunisation du Québec". Un guide pratique, un ouvrage de référence indispensable », de la Régie régionale de la santé et des services sociaux de Montréal Centre, *Bulletin de l'Unité des maladies infectieuses,* (page consultée le 17 septembre 2004), [en ligne], <http ://www.santepub-mtl.qc.ca/Publication/synthese /bul2_1.pdf>.
2. *La vaccination, une bonne protection,* de la Direction de santé publique de Montréal Centre, Unité des maladies infectieuses, (page consultée le 17 septembre 2004), [en ligne], <http ://www.santepub-mtl.qc.ca/ mdprevention/chronique/2002/pdf/feuilletvaccination.pdf>.

sperme). Chez les filles, la puberté commence habituellement entre 10 et 14 ans; chez les garçons, entre 12 et 16 ans. On divise habituellement l'adolescence en trois étapes: de 12 à 13 ans, de 14 à 16 ans et de 17 à 18 ans (ou de 17 à 20 ans). Cette troisième étape, la fin de l'adolescence, est beaucoup plus stable. Le jeune homme ou la jeune femme commence alors à préparer son avenir et son indépendance économique.

Développement physique

La croissance, lente et régulière pendant l'enfance, s'accélère brusquement à la puberté. Cette période est marquée par des changements physiques majeurs et soudains, qu'on regroupe sous le terme **poussée de croissance de l'adolescence**. Chez les garçons, cette poussée de croissance commence en général entre 12 et 16 ans; chez les filles, elle s'amorce souvent plus tôt, habituellement entre 10 et 14 ans. Cet écart explique le fait que les adolescentes sont souvent plus grandes que les garçons du même âge.

CROISSANCE PHYSIQUE

La croissance physique se poursuit pendant toute l'adolescence. Chez les garçons, elle atteint son rythme maximal vers l'âge de 14 ans; le jeune homme atteint ainsi l'apogée de sa taille vers 18 ou 19 ans; certains grandissent encore de 1 ou 2 cm dans la vingtaine, à cause de la croissance de la colonne vertébrale. En Amérique du Nord, les garçons voient en général leur poids doubler entre 10 et 18 ans; ils prennent approximativement 32 kg et grandissent d'environ 41 cm. Chez les filles, la croissance atteint son rythme maximal vers l'âge de 12 ans; elles atteignent l'apogée de leur taille vers 15 ou 16 ans. Toujours en Amérique du Nord, les filles prennent en moyenne 25 kg et grandissent d'environ 24 cm entre 10 et 18 ans. La croissance physique à l'adolescence dépend largement de facteurs tels que l'hérédité, l'alimentation, les soins médicaux, les maladies, l'environnement émotionnel et physique, la taille de la famille et le milieu culturel. La croissance touche en premier lieu le système musculosquelettique et se déroule dans un ordre bien précis: la tête, les mains et les pieds, puis les membres atteignent leur taille adulte. Comme les membres grandissent avant le tronc, l'adolescent semble souvent dégingandé et gauche, et la coordination de ses mouvements paraît défectueuse. Une fois que le tronc a atteint sa taille adulte, les épaules, la poitrine et les hanches se mettent à se développer. Les proportions des os du crâne et du visage changent également: le front devient plus proéminent et la mâchoire se développe.

CHANGEMENTS GLANDULAIRES

Les **glandes sudoripares** sont constituées par les glandes eccrines et les glandes apocrines; elles deviennent pleinement fonctionnelles à la puberté et leurs sécrétions augmentent. Les glandes eccrines sont présentes sur presque toute la surface du corps; elles sécrètent une sueur particulièrement riche en sel (chlorure de sodium) et en eau. Elles participent à la régulation de la température du corps. Les glandes apocrines se développent dans les régions axillaires, la région anale, la région génitale et les conduits auditifs externes, autour du nombril et autour de l'aréole des seins. Elles évacuent la sueur dont l'odeur est particulière à l'être humain.

L'organisme ne sécrète la sueur apocrine qu'en réaction à un stimulus émotionnel. Tant chez les garçons que chez les filles, les **glandes sébacées** arrivent à maturité grâce à la sécrétion d'androgènes. Ces glandes, qui produisent le sébum, s'activent surtout sur la figure, le cou, les épaules, le haut du dos et la poitrine, ce qui provoque souvent des poussées d'acné.

CARACTÈRES SEXUELS

Les caractères sexuels primaires et secondaires se développent pendant la puberté. Les **caractères sexuels primaires** se rapportent aux organes de la reproduction (par exemple, les testicules, le pénis, le vagin et l'utérus). Les **caractères sexuels secondaires** distinguent l'homme de la femme, mais ils n'ont pas d'incidence directe sur la reproduction (par exemple, la pilosité, le développement des seins et la mue de la voix).

Chez le garçon, l'apparition des poils pubiens ainsi que la croissance du scrotum et des testicules constituent les premiers indices de l'enclenchement de la puberté. La première éjaculation, qui survient en général vers l'âge de 14 ans, est considérée comme l'événement marquant de la puberté masculine, mais la fertilité ne se développe que plusieurs mois plus tard. À 18 ans, le jeune homme a atteint la maturité sexuelle.

La formation des seins constitue en général le premier indice de la puberté chez les filles. Il arrive cependant que le développement de la pilosité sur les grandes lèvres précède l'apparition des seins. La ménarche, qui se produit environ deux ans après la formation des seins, est considérée comme l'événement marquant de la puberté féminine. Les premières menstruations sont souvent irrégulières et peu abondantes ; elles ne s'accompagnent pas forcément d'une ovulation. Celle-ci s'établit généralement un ou deux ans après la ménarche. Les organes reproducteurs internes de la femme atteignent leur taille adulte vers l'âge de 18 ou 20 ans.

Développement psychosocial

Selon Erikson (1963), l'adolescent se trouve au stade de l'identité et de la confusion des rôles, et sa principale tâche psychosociale consiste à établir son identité tout en évitant de confondre les rôles. Il arrive souvent à l'adolescent d'être incapable de se doter d'une identité personnelle, ce qui est une source de perturbation et d'inquiétude. Il lui arrive aussi, quoique moins fréquemment, de douter de son identité sexuelle. Comme son corps change beaucoup et rapidement, il lui est difficile d'acquérir une identité stable. Pour Erikson, les adolescents s'aident les uns les autres à surmonter cette crise identitaire en constituant de petits groupes et en établissant une culture de la jeunesse, distincte de celle du reste de la société. Ces bandes ont souvent tendance à exclure les adolescents « différents » d'eux, soit par la couleur de la peau, l'origine culturelle, les vêtements, les gestes habituels ou les goûts.

Les adolescents s'inquiètent souvent de leur corps, de leur allure et de leurs capacités physiques. La coiffure, l'entretien de la peau et les vêtements prennent une importance considérable. Les membres des bandes adolescentes peuvent se montrer extrêmement clanistes (c'est-à-dire qu'ils défendent les intérêts de leur groupe sans tenir compte des règles sociales) et cruels quand ils rejettent les éléments extérieurs à leur groupe. Cette intolérance constituerait en fait un mécanisme temporaire de défense contre la confusion identitaire (Erikson, 1963, p. 236).

La recherche d'une identité nouvelle oblige l'adolescent à reprendre certains des combats qu'il a menés aux stades antérieurs de son développement. Il souhaite, par exemple, s'entourer de personnes « idéales », sur lesquelles il peut compter et qui peuvent, en retour, compter sur lui. Pour ce faire, il doit acquérir une nouvelle confiance en lui-même et en l'autre. À la recherche de nouvelles manières d'exprimer son droit de choisir, l'adolescent doit également redéployer son autonomie. Par exemple, il choisira un rôle personnel lui permettant de manifester sa liberté et son indépendance. L'autonomie et le libre choix constituent des sources de conflits pour l'adolescent. Celui-ci est partagé entre l'envie de bien se comporter aux yeux de ses parents et la crainte de paraître ridicule aux yeux de ses pairs. Le sens de l'initiative subit aussi une réorientation majeure à cet âge. L'adolescent possède une ambition et une imagination illimitées, et il aspire à réaliser de grandes choses. La dimension du travail (compétence) revêt une importance capitale au moment où l'adolescent choisit sa future carrière. Les équilibres définis aux stades antérieurs du développement (la manière dont les tâches de développement ont été réalisées et la manière dont les crises ont été résolues) ont une incidence majeure sur la capacité de l'adolescent à se doter d'une saine image de soi et d'une identité solide.

L'adolescent doit acquérir une image de soi qui intègre à la fois ses points forts et ses points faibles. Devant les changements majeurs qui touchent la structure et les fonctions de son corps et en réaction aux responsabilités grandissantes qui s'imposent à lui, l'adolescent éprouve souvent des difficultés (de façon temporaire) à se doter d'une image de soi positive. S'il se sent accepté, aimé et valorisé par sa famille et par ses pairs, il arrive en général à avoir confiance en lui et à s'apprécier. Par contre, s'il a du mal à établir des relations avec autrui ou si ses pairs le considèrent comme trop différent d'eux pour faire partie de leur bande, il risque d'acquérir une image de soi moins positive et de souffrir d'une mauvaise estime de soi. Il est important que l'adolescent apprenne à tirer parti de ses points forts sans trop s'inquiéter des défauts qu'il croit discerner en lui.

Les adolescents qui souffrent d'une affection ou d'un handicap physique sont particulièrement exposés au rejet par leurs pairs. C'est pourquoi les infirmières et les membres du personnel scolaire doivent aider l'entourage de ces adolescents à mieux comprendre et accepter ce genre de différences. Ils peuvent ainsi organiser des discussions de groupe sur le problème précis que vit tel adolescent en particulier. À l'adolescence, le concept de soi dépend en grande partie de l'opinion des autres. Si les pairs acceptent ses défauts (par exemple, un doigt manquant), l'adolescent sera lui-même plus enclin à les accepter. L'intégration à un groupe de pairs présentant des problèmes similaires peut aussi aider l'adolescent à établir des relations de proximité avec autrui et à se sentir valorisé et apprécié.

L'identification sexuelle commence à se former dès l'âge de trois ou quatre ans, mais elle prend à l'adolescence une importance capitale. Le garçon s'efforce d'acquérir une identité sexuelle masculine et la fille, une identité sexuelle féminine. En Amérique du Nord, les rôles sexuels étant moins clairement définis qu'autrefois, l'adoption de rôles masculins ou féminins s'avère plus ardue pour les adolescents. Les rôles professionnels et familiaux ne sont plus aussi traditionnels ni aussi nettement tranchés en fonction du sexe. Quand il bâtit son identité sexuelle, l'adolescent fantasme d'abord le rôle masculin ou féminin lui correspondant, puis il arbore différents comportements de ce rôle imaginé. Selon ses propres sentiments et selon les réactions de son entourage, il peut ensuite adopter ou rejeter ces représentations. Plus tard, l'adolescent établit des relations d'intimité avec un ou plusieurs partenaires. Ces relations forment la base de ses futurs engagements affectifs d'adulte. L'expérimentation sexuelle ne définit pas la véritable intimité. Une fois l'intimité établie, cependant, il n'est pas rare que l'activité sexuelle s'inscrive dans la relation. Les adolescents sont actifs sexuellement; ils peuvent se masturber ou avoir des relations hétérosexuelles et homosexuelles. L'encadré 22-9 présente quelques statistiques liées aux comportements sexuels des adolescents au Québec et au Canada.

Vers l'âge de 15 ans, la plupart des adolescents commencent à prendre du recul par rapport à leur famille et acquièrent de l'indépendance. Malgré ce besoin d'autonomie, le soutien familial reste très important. Cette dichotomie peut susciter chez l'adolescent des conflits intérieurs et des conflits familiaux. Au cours de cette transition douloureuse, l'adolescent semble parfois agressif ou déprimé. À cet âge, il préfère être avec ses pairs plutôt qu'avec ses parents et il est parfois tenté de demander conseil à des adultes autres que son père ou sa mère. Ce stade du développement adolescent rend souvent les parents perplexes. Au lieu de relâcher leur encadrement pour donner plus de latitude à l'adolescent, ils ont parfois tendance à resserrer leur surveillance, suscitant ainsi des affrontements avec leur progéniture qui se rebelle.

Le jeune âgé de 12 à 18 ans doit en outre régler l'ambivalence de ses sentiments envers son parent de sexe opposé. Pour ce faire, il éprouve parfois une passion amoureuse passagère envers des adultes n'appartenant pas à son cercle familial, par exemple un enseignant ou un voisin; dans ce cas, il n'est pas rare que l'adolescent adopte certains traits de l'adulte dont il est épris. Ce mimétisme peut d'ailleurs favoriser sa maturation.

Certaines discordes familiales qui surviennent à l'adolescence sont attribuables au fossé des générations. En effet, les valeurs de l'adolescent sont souvent bien différentes de celles de ses parents. Pour l'adulte, cet écart est généralement difficile à comprendre et à accepter. L'adolescent a encore besoin de l'encadrement de ses parents, même si son comportement semble indiquer le contraire et qu'il rejette l'avis de son père et de sa mère. Il est toutefois important pour lui de savoir que ses parents l'aiment, qu'ils tiennent encore à l'aider et à l'appuyer. Les conseils, comme les interdictions et les critiques, doivent être présentés à l'adolescent de telle manière qu'il se sente aimé. En général, il a besoin de recommandations cohérentes et d'une discipline imposée moins sévère que quand il était plus jeune. Il doit bénéficier d'une indépendance correspondant à ses capacités, tout en étant assuré de l'aide de ses parents en cas de difficulté.

ENCADRÉ 22-9

Statistiques liées aux comportements sexuels des adolescents au Québec et au Canada

« [L]'enquête sociale et de santé (Gouvernement du Québec, 2002a[1]) menée auprès de 3 700 filles et garçons âgés respectivement de 9 ans, 13 ans et 16 ans et qui se veut représentative de l'ensemble des Québécois de ces groupes d'âge, apporte des éléments éclairants. On y précise que moins de 5 % des jeunes de 13 ans et moins de 50 % des jeunes de 16 ans ont déjà eu des relations sexuelles. L'âge moyen à la première relation sexuelle du groupe des 16 ans qui se disent "actifs sexuellement" est de 14,5 ans. Autour de 6 % des filles de 16 ans de l'échantillon ont déjà vécu une grossesse. Quant à l'utilisation du condom lors de la première et de la dernière relation sexuelle, les chiffres sont encourageants: environ 60 % des garçons de 16 ans déclarent y avoir eu recours. Cependant, 15 % des garçons et 18 % des filles de cet âge ne se sont pas protégés ni à la première ni à la dernière relation sexuelle. »

Source : *L'éducation à la sexualité dans le contexte de la réforme de l'éducation,* de F. Duquet, 2003, Québec : Ministère de l'Éducation du Québec, (page consultée le 20 septembre 2004), [en ligne], <http ://www.meq.gouv.qc.ca/lancement/eudcation_sexualite/>.

« [D]epuis 1997, Santé Canada a constaté un accroissement des taux d'ITS à déclaration obligatoire (chlamydia, gonorrhée et syphilis) au Canada. Les adolescents et les jeunes adultes de 15 à 29 ans sont beaucoup plus exposés que les autres groupes à la chlamydia et à la gonorrhée tandis que les taux de syphilis ont surtout augmenté chez les HRH[2]. Un grand nombre de jeunes sont touchés par les ITS, y compris le VIH/sida, en raison d'un accroissement des comportements sexuels à risque, comme les rapports sexuels non protégés et les relations sexuelles avec plusieurs partenaires. »

Source : *Q et R sur... L'éducation en matière de santé sexuelle. La santé sexuelle, la clé d'une vie saine*, chapitre « Fondement », de la Direction générale de la santé de la population et de la santé publique, Santé Canada, 1997, (page consultée le 16 septembre 2004, [en ligne], <http ://www.hc-sc.gc.ca/pphb-dgspsp/publicat/cgshe-ldnemss/ems_index.html>.

« Au Québec, on estime que chaque année environ 2 p. cent des filles de moins de 18 ans et 8 p. cent des filles de 18 et 19 ans deviennent enceintes. En 1997, le risque cumulé de devenir enceinte une première fois est de 22 p. cent chez les jeunes filles de moins de 20 ans. »

Source : *Jeunes filles enceintes et mères adolescentes. Un portrait statistique*, du Ministère de l'Éducation du Québec, 2001, (page consultée le 16 septembre 2004), [en ligne], <http ://www.meq.gouv.qc. ca/cond%2Dfem/publications/enceinte_ado_stat.pdf>.

Enfin, au Canada, c'est plus de 42 000 adolescentes âgées de 15 à 19 ans qui tombent enceintes chaque année.

Source : « Teenage pregnancy », de H. Dryburgh, 2000, *Health Reports*, *12*(1), p. 9-19.

1. Il s'agit du document suivant : *Enquête sociale et de santé auprès des enfants et des adolescents québécois 1999*, de l'Institut de la statistique du Québec, coll. La santé et le bien-être, 2003, Québec : Gouvernement du Québec, 520 pages.
2. HRH : hommes qui ont des relations sexuelles avec d'autres hommes.

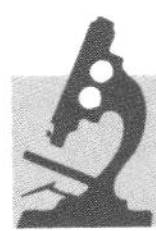

RÉSULTATS DE RECHERCHE

Impact des garderies en milieu scolaire sur les parents adolescents et leurs enfants

Une étude descriptive de Williams et Sadler (2001) fait le point sur l'impact des garderies en milieu scolaire sur les parents adolescents et leurs enfants. Les chercheuses ont analysé rétrospectivement les dossiers de 52 parents adolescents, citadins, à faible revenu et dont le ou les enfants fréquentaient la garderie de leur établissement secondaire.

Les recherches montrent que les parents adolescents, en général, ne terminent pas le secondaire, ont moins de chances de trouver un emploi et dépendent plus largement de l'aide sociale. Leurs enfants sont également plus à risque dans ces domaines. Or, les mères adolescentes établissent moins d'interactions avec leurs enfants que les mères adultes, ce qui peut accroître le risque de problèmes cognitifs et comportementaux à l'âge scolaire.

Cependant, les auteures observent que l'utilisation des services d'une garderie en milieu scolaire par les parents adolescents a entraîné les résultats suivants : la moyenne pondérée cumulative (MPC) des parents était plus élevée et leur taux d'absentéisme, plus faible ; ces parents n'ont pas eu d'autres enfants pendant les trois années qu'a duré l'étude ; ils ont tous terminé leurs études secondaires ; ils ont respecté le calendrier recommandé des vaccinations et des examens médicaux pour leurs enfants.

Implications : Cette recherche s'ajoute aux rapports de plus en plus nombreux indiquant une corrélation positive entre, d'une part, les services de soutien social et, d'autre part, le bien-être des parents adolescents et de leurs enfants. L'infirmière doit connaître les programmes de ce genre qui existent dans sa communauté afin de pouvoir en informer les adolescents parents ou futurs parents. Elle doit en outre participer à ces projets, qui contribuent à promouvoir la santé des parents adolescents et de leurs enfants.

Source : « Effects of an Urban High School-Based Child Care Center on Self-Selected Adolescent Parents and Their Children », de E. G. Williams et L. S. Sadler, 2001, *Journal of School Health, 71*(2), p. 47-52.

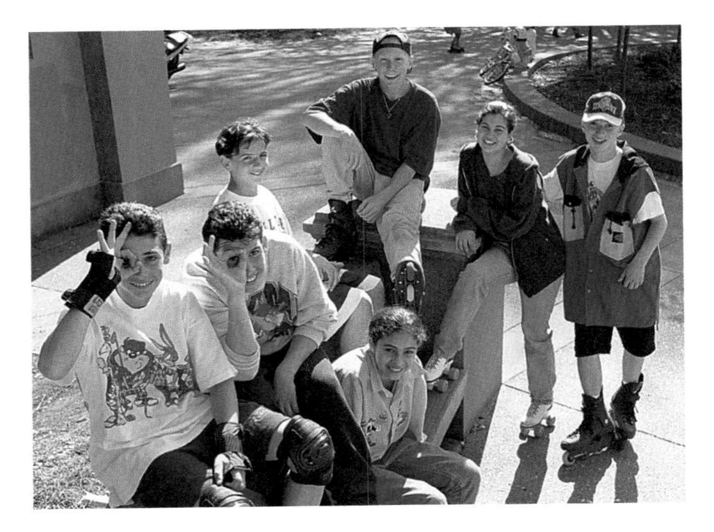

FIGURE 22-14 ■ Les relations que l'adolescent entretient avec son groupe de pairs l'aident à acquérir un sentiment d'appartenance, une estime de soi et une identité.

Le **groupe de pairs** joue un rôle considérable à l'adolescence (figure 22-14 ■). Ce groupe a plusieurs fonctions. Entre autres, il fournit à l'adolescent un sentiment d'appartenance et de fierté, et il lui procure différentes occasions d'apprentissage social et de consolidation de son rôle sexuel. La plupart des groupes de pairs définissent des normes claires de comportement selon le sexe. La structure des groupes de pairs évolue selon l'âge de ses membres. D'abord constitué uniquement de filles ou de garçons, le groupe devient ensuite mixte, puis se réduit à des couples qui font différentes activités ensemble.

Les adolescents et les adolescentes ne sont pas tous hétérosexuels. Or, l'adolescence est une période difficile pour les homosexuels. L'acceptation des pairs jouant un rôle essentiel dans l'acceptation de soi, les filles et les garçons homosexuels se conforment en général aux codes et aux comportements des hétérosexuels de leur groupe, même s'ils ne se les approprient pas pleinement. Ce conformisme peut toutefois être lourd de conséquences sur le plan personnel. À l'inverse, les adolescents qui choisissent de vivre ouvertement leur homosexualité se heurtent souvent non seulement à l'ostracisme de leurs pairs, mais aussi à l'incompréhension et au refus de leurs parents, de leurs enseignants et des autres adultes significatifs de leur entourage.

Développement cognitif

C'est à l'adolescence que les capacités cognitives arrivent à maturité. Entre 11 et 15 ans commence le stade des opérations formelles du développement cognitif, tel que Piaget l'a défini. Ce stade se caractérise notamment par le fait que l'adolescent apprend à penser en dehors de la sphère du présent et du monde réel. Les jeunes de cet âge sont très imaginatifs et très idéalistes. Ils se représentent des situations ou des objets qui n'existent pas, mais qui pourraient exister, et ils imaginent la manière dont le monde (ou leur vie) pourrait ou devrait être. Ce type de pensée exige logique, organisation et cohérence.

L'adolescent est mieux informé que l'enfant sur le monde et sur son environnement. Il peut utiliser de l'information nouvelle pour résoudre les problèmes quotidiens et discuter avec les adultes sur la plupart des sujets. Il possède une excellente capacité à intégrer les connaissances et à les mettre en œuvre. L'adolescent choisit en général lui-même ses domaines d'apprentissage ; il approfondit les thèmes et les centres d'intérêt susceptibles de déboucher sur une profession et sur une carrière. Les méthodes d'étude et d'apprentissage acquises à l'adolescence seront utilisées durant tout le reste de la vie.

Développement moral

Selon Kohlberg, la plupart des adolescents se situent au niveau 2 du développement moral, la morale conventionnelle. En général, ils se trouvent au stade 4 de ce niveau, soit la conscience du système social (la loi et l'ordre) ; ils adhèrent encore aux préceptes dominants et se plient volontiers aux règles de la société. L'adolescent analyse ses valeurs, ses normes et ses principes moraux. Dans certains cas, il rejette les valeurs transmises par ses parents au profit de valeurs qu'il considère comme supérieures.

L'adolescent commence à remettre en question les règles et les lois de la société quand il atteint le niveau de la morale postconventionnelle, qui comprend le stade 5, soit le contrat social et les droits individuels, et le stade 6, soit les principes éthiques universels. À ce niveau, l'adolescent détermine la justesse de la pensée ou de l'action en fonction de ses valeurs et de ses opinions personnelles – qui peuvent entrer en contradiction avec les lois de la société. L'adolescent peut alors envisager la possibilité de changer rationnellement la loi et accorder une grande importance aux droits individuels. Cependant, les adolescents – de même que les adultes, d'ailleurs – n'atteignent pas tous le niveau de la morale postconventionnelle (voir le chapitre 21 pour en savoir davantage sur les niveaux et les stades du développement moral selon Kohlberg).

Développement spirituel

Selon la typologie de Fowler, l'adolescent ou le jeune adulte se situe au stade Synthèse-Convention du développement spirituel. L'adolescent rencontre différents groupes de la société et se trouve ainsi exposé à une grande diversité d'opinions, de croyances, de convictions et de comportements par rapport aux questions religieuses. Il peut alors tenter de réconcilier ces différences de plus d'une façon :

- Il peut conclure que ces divergences correspondent à autant d'égarements, c'est-à-dire considérer simplement comme erronées les convictions différentes des siennes.
- Il peut dissocier ces différences (par exemple, l'un de ses amis ne veut pas sortir le vendredi soir à cause de rituels religieux, mais il peut partager d'autres activités avec lui les autres jours).
- Il peut demander conseil à une personne de confiance (par exemple, à l'un de ses parents ou à un ministre du culte).

Les adolescents considèrent souvent que les pratiques et les traditions religieuses ont plus de points communs entre elles que de divergences. À ce stade, l'adolescent s'intéresse davantage aux relations interpersonnelles qu'aux questions conceptuelles.

Voici quelques exemples d'interventions infirmières auprès des adolescents rendus à ce stade du développement spirituel :

- Adopter une attitude d'ouverture et d'acceptation à l'égard des affirmations et des interrogations de l'adolescent sur les questions spirituelles et à l'égard de leurs implications pour la santé.
- Si l'adolescent le souhaite, organiser une rencontre entre lui et un représentant du groupe religieux auquel il appartient ; demander un soutien à des membres de ce groupe.
- Fournir à l'adolescent un environnement propice à la pratique de ses rituels religieux.

Problèmes de santé

Le *Youth Risk Behavior Surveillance System* signale les principaux comportements à risque des adolescents et des jeunes adultes pour l'année 2001 aux États-Unis (Grunbaum *et al.*, 2002). Les trois quarts des décès survenant entre 10 et 24 ans résultent des quatre causes suivantes :

- Accidents de la route (figure 22-15 ■)
- Homicides
- Suicide

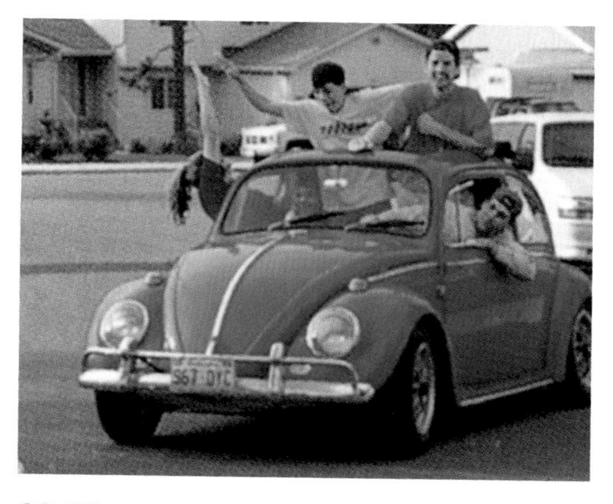

FIGURE **22-15** ■ Pour éviter les accidents de voiture ou de moto, l'adolescent doit suivre des cours de conduite, se conformer au code de la route et suivre les règles de sécurité.

- Autres blessures non intentionnelles (chutes, noyades, empoisonnements, etc.)

Les élèves du secondaire interrogés ont eu les comportements à risque suivants au cours du mois précédant l'enquête :

- 14 % ne bouclaient jamais leur ceinture de sécurité.
- 30 % étaient montés dans une voiture dont le conducteur avait consommé de l'alcool.
- 17 % avaient porté une arme.
- 47 % avaient bu de l'alcool.
- 24 % avaient fumé de la marijuana.
- 8,8 % avaient tenté de se suicider (au cours des 12 derniers mois).

Murray et Zentner (2001) affirment que les suicides chez les adolescents passent souvent pour des morts accidentelles. Des accidents de voiture ou de moto, des surdoses de drogue ou d'alcool, des accidents par arme à feu et même des homicides seraient ainsi des suicides déguisés. Les facteurs de stress psychologiques, sociaux et physiologiques seraient à l'origine du nombre grandissant de suicides.

Doherty (2002), se référant aux recherches de Golding (1999), va plus loin : « Des études établissent un lien entre l'exposition à la violence familiale et des comportements à risque, tels que l'automutilation, les troubles de l'alimentation et le suicide. » Elle ajoute : « Les enfants victimes de violence familiale risquent davantage d'adopter un comportement autodestructeur et malsain, lequel peut avoir à long terme des conséquences néfastes sur la santé. »

D'autres problèmes de santé guettent également les adolescents : affections cardiovasculaires, dépression, caries dentaires, gingivite, malposition dentaire, négligence et mauvais traitements.

Examen clinique et promotion de la santé

L'encadré *Évaluation du développement – Adolescent* indique les paramètres à prendre en considération pour analyser la croissance et le développement des adolescents.

Il arrive souvent que les adolescents prennent eux-mêmes en charge leurs problèmes de santé. Cependant, comme la maturation provoque en eux des changements importants et soudains, ils ont en général besoin de conseils et d'information.

Pour promouvoir le bien-être et la santé d'un adolescent, il faut notamment vérifier s'il consomme du tabac, de l'alcool et des drogues, dresser le bilan de ses pratiques sexuelles et mesurer sa pression artérielle, sa taille et son poids. L'encadré 22-10 passe en revue les mesures à prendre pour promouvoir la santé dans cette tranche d'âge.

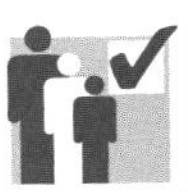

ÉVALUATION DU DÉVELOPPEMENT

Adolescent

Comment l'adolescent se situe-t-il par rapport aux trois dimensions suivantes du développement ?

DÉVELOPPEMENT PHYSIQUE

- La croissance physique (taille, poids) de l'adolescent est normale selon l'âge et le sexe.
- Le développement sexuel est conforme aux observations habituelles selon le sexe.
- Les signes vitaux sont normaux selon l'âge et le sexe.
- La vision et l'audition sont normales.

DÉVELOPPEMENT PSYCHOSOCIAL

- L'adolescent maintient de bonnes interactions avec ses parents, les enseignants, ses pairs, ses frères et sœurs ainsi que les représentants de l'autorité.
- Il s'estime et s'apprécie.
- Il pense à son avenir et le prépare (par exemple, il choisit de poursuivre ses études ou de commencer à travailler).
- Il a un style de vie et des centres d'intérêt qui correspondent à son identité.
- Il détermine ses propres convictions et valeurs.
- Il amorce l'établissement de son identité dans la famille.
- En cas de problème, il s'adresse à des personnes bien placées pour l'aider.

DÉVELOPPEMENT OBSERVÉ DANS LES ACTIVITÉS QUOTIDIENNES

- L'adolescent est bien informé sur les principaux jalons du développement physique, les menstruations, la reproduction et la contraception.
- Il a un mode de vie sain en ce qui concerne l'alimentation, l'exercice physique, les loisirs, le sommeil et les habitudes personnelles.
- Il manifeste de l'intérêt pour son apparence et son hygiène personnelle.

ENCADRÉ 22-10

Promotion de la santé chez l'adolescent

EXAMENS DE SANTÉ

- Selon les recommandations du médecin.

PROTECTION ET PRÉVENTION

- Vaccins : d_2T_5: diphtérie (d), coqueluche acellulaire (Ca) et tétanos (T). Autres immunisations selon les recommandations[1,2].
- Dépistage de la tuberculose.
- Examen visuel et examen auditif périodiques.
- Examen dentaire périodique.
- Obtention et divulgation de renseignements exacts concernant les questions d'ordre sexuel.

SÉCURITÉ

- L'adolescent respecte les règles de sécurité concernant les véhicules automobiles, soit comme conducteur ou comme passager (par exemple, il suit un cours de conduite, il boucle toujours sa ceinture de sécurité, il porte son casque de protection quand il se déplace en véhicule tout-terrain).
- Il prend toutes les précautions requises quand il fait du sport (par exemple, il vérifie auprès d'un médecin les contre-indications à pratiquer un sport, il utilise un équipement adéquat).
- Ses parents ont une bonne communication avec lui et ils sont attentifs aux indices de toxicomanie, d'alcoolisme ou de perturbations émotionnelles.

ALIMENTATION ET EXERCICE PHYSIQUE

- L'adolescent doit prendre des collations santé, manger régulièrement et sainement ainsi que faire régulièrement de l'exercice.
- Dresser le bilan des facteurs pouvant causer des problèmes nutritionnels, tels que l'obésité, l'anorexie mentale et la boulimie.
- Il est important de compenser les activités sédentaires par des activités sportives régulières.

INTERACTIONS SOCIALES

- Inciter l'adolescent à établir des relations dans lesquelles il peut exprimer ses sentiments, ses préoccupations et ses craintes.
- Les parents doivent aussi inciter l'adolescent à prendre part avec ses pairs à des activités qui renforcent ses valeurs morales et spirituelles.
- Ils doivent montrer par l'exemple comment établir des interactions sociales adéquates.
- Ils doivent offrir à l'adolescent un environnement familial accueillant pour ses activités avec ses pairs.

1. « Le "Protocole d'immunisation du Québec". Un guide pratique, un ouvrage de référence indispensable », de la Régie régionale de la santé et des services sociaux de Montréal Centre, *Bulletin de l'Unité des maladies infectieuses,* (page consultée le 17 septembre 2004), [en ligne], <http ://www.santepub-mtl.qc.ca/Publication/synthese/bul2_1.pdf>.
2. *La vaccination, une bonne protection,* de la Direction de santé publique de Montréal Centre, Unité des maladies infectieuses, (page consultée le 17 septembre 2004), [en ligne], <http ://www.santepub-mtl.qc.ca/mdprevention/chronique/2002/pdf/feuilletvaccination.pdf>.df>.

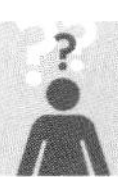

EXERCICES D'INTÉGRATION

Brigitte Thomas est âgée de 16 ans. Son petit ami, âgé de 17 ans, l'amène à la clinique de santé publique. Les deux adolescents questionnent l'infirmière sur les méthodes contraceptives. L'infirmière remarque que Brigitte est timide et qu'elle a de la difficulté à s'exprimer. Dans la salle d'examen, elle révèle à l'infirmière qu'elle pense être enceinte, mais qu'elle craint d'en parler à son petit ami et à sa famille. Brigitte est très mince et aurait besoin de soins dentaires importants.

1. Selon Erikson, à quel stade du développement psychosocial Brigitte se trouve-t-elle ?
2. Comment l'infirmière pourrait-elle se guider sur la théorie du développement cognitif de Piaget pour aider l'adolescente ?
3. Selon les théories de la croissance et du développement, quels conseils l'infirmière devrait-elle donner à Brigitte pour préserver ou améliorer son état de santé ?

Voir l'appendice A : Exercices d'intégration – Pistes de réflexion.

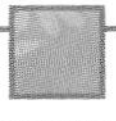

RÉVISION DU CHAPITRE

Concepts clés

- Le développement prénatal (ou intra-utérin) dure environ neuf mois.
- Le stade embryonnaire commence le 15e jour après la conception et se poursuit jusqu'à la fin de la 8e semaine ou jusqu'à ce que l'embryon mesure 3 cm du sommet du crâne au coccyx (longueur vertex-coccyx). Durant cette période, l'ovule fécondé se transforme graduellement en un organisme présentant la plupart des caractéristiques de l'être humain.
- Pour évaluer la croissance et l'état de santé du nouveau-né, il faut mesurer son poids, sa longueur, son périmètre crânien et son périmètre thoracique. Il faut observer ses fontanelles ainsi que la croissance de son crâne et de son cerveau. Il faut évaluer son système nerveux sensoriel (vue, odorat, audition, goût et toucher), ses réflexes archaïques et spontanés ainsi que son développement moteur.
- La première année de vie se caractérise par une croissance importante de la taille et du poids, à condition que l'enfant soit bien nourri et bénéficie de soins adéquats. En général, le poids du bébé à la naissance a doublé à 5 mois et triplé à 12 mois.
- Le développement moteur est remarquable pendant la petite enfance : à 1 mois, un nourrisson couché sur le ventre peut soulever momentanément sa tête ; vers 6 mois, il arrive à s'asseoir sans soutien ; vers 12 mois, il peut marcher avec l'aide d'un adulte.
- Pour que l'enfant puisse acquérir une certaine confiance, ses besoins physiologiques et psychologiques doivent être comblés. Les parents doivent satisfaire d'une manière constante et cohérente les besoins du nourrisson, lui fournir un environnement prévisible, rythmé par des habitudes, se montrer sensibles à ses besoins et y répondre d'une manière efficace et rapide.
- Le développement cognitif du nouveau-né et du nourrisson résulte de leurs interactions avec leur environnement. L'enfant en très bas âge a besoin d'une bonne diversité de stimuli provenant de son environnement afin de bien se développer.
- Alors que plus jeune il n'exerçait aucun contrôle volontaire sur son corps, le trottineur (de un à trois ans) apprend graduellement à marcher et à parler. Il apprend aussi à maîtriser l'élimination urinaire et fécale (apprentissage de la propreté). Il acquiert une quantité importante d'information concernant son environnement.
- La croissance physique ralentit à l'âge préscolaire (quatre et cinq ans). Par contre, la coordination et la maîtrise du corps augmentent considérablement. Le monde de l'enfant s'élargit au fil de ses rencontres avec les membres de sa famille, les amis et les voisins.
- La période scolaire commence vers l'âge de six ans, quand l'enfant perd ses dents de lait. En général, l'enfant vit des changements rapides et marqués entre 6 et 12 ans. Les aptitudes acquises à ce stade déterminent en grande partie sa vie professionnelle future et la tendance qu'il aura à tenter de nouvelles tâches.
- Sur le plan du développement psychosocial défini par Erikson, l'enfant d'âge scolaire se situe au stade pendant lequel la principale tâche consiste à chercher l'équilibre entre le travail et l'infériorité ; il prend goût au travail et acquiert un sentiment de compétence personnelle et interpersonnelle, tout en cherchant à éviter les situations d'échec, qui lui procureraient un sentiment d'infériorité.
- Grâce à ses interactions sociales, l'enfant d'âge scolaire commence à comprendre les relations entre les gens et passe de l'égocentrisme à la coopération. Selon la typologie du développement cognitif de Piaget, il se situe au stade des opérations concrètes.
- La plupart des enfants d'âge scolaire atteignent le niveau de la morale conventionnelle selon Kohlberg et le stade Mythe-Prosaïsme du développement spirituel selon Fowler.
- L'adolescence est marquée par plusieurs événements majeurs : croissance rapide, développement des caractères

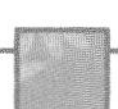

RÉVISION DU CHAPITRE (SUITE)

Concepts clés (suite)

sexuels secondaires, réalisation de la maturité sexuelle, indépendance croissante par rapport à la famille.

- Le groupe de pairs joue un rôle majeur à l'adolescence : il procure un sentiment d'appartenance et de fierté, et il fournit des occasions nombreuses d'apprentissage social et de consolidation des rôles sexuels.
- Sur le plan du développement spirituel, les adolescents se situent au stade Synthèse-Convention dans la typologie de Fowler.
- Les adolescents âgés de 11 à 15 ans amorcent le stade des opérations formelles du développement cognitif selon Piaget. Ils peuvent penser de manière logique et rationnelle, envisager le futur et imaginer un monde idéal (tel qu'ils aimeraient qu'il soit).
- L'adolescent se situe au niveau de la morale conventionnelle selon Kohlberg ; certains atteignent cependant le niveau de la morale postconventionnelle.
- Les quatre principales causes de décès chez l'adolescent sont les suivantes : les accidents de la route, les homicides, le suicide et les autres blessures non intentionnelles.

Questions de révision

22-1. Vous travaillez de nuit à l'unité des soins postnatals d'un hôpital. En entrant dans la chambre de Mme Yee, vous trouvez cette dernière en train de pleurer tout en frottant la tête de son enfant. « Regardez comme elle a une drôle de forme ! vous dit-elle. C'est de ma faute. Pendant ma grossesse, ma mère me disait toujours de m'allonger au lieu de rester assise. Maintenant, vous voyez, la tête de mon enfant est toute déformée. » Parmi les éléments d'information suivants, lesquels guideront votre intervention auprès de Mme Yee ?

a) Il vaut mieux pour le fœtus que la future mère s'allonge sur le côté au lieu de s'asseoir – mais il est un peu tard pour y penser.
b) La plupart des nouveau-nés ont une tête asymétrique à cause du phénomène de modelage qui survient pendant le travail et l'accouchement.
c) Malgré ses bonnes intentions, l'entourage familial donne souvent une information erronée qui doit être corrigée sur-le-champ.
d) La tête de tous les bébés est déformée à la naissance, mais elle retrouve sa symétrie au bout d'une semaine.

22-2. Sylvie, âgée de 24 mois, s'accroche à sa mère et se met à hurler chaque fois que vous tentez de l'examiner. D'après ce que vous savez du développement psychosocial, que concluez-vous ?

a) Sylvie manifeste un comportement tout à fait normal pour un trottineur.
b) Cette enfant doit faire l'objet d'une évaluation psychologique plus poussée.
c) Sylvie est manipulatrice. Qu'elle le veuille ou non, vous devez la retirer des bras de sa mère pour l'examiner.
d) Ce comportement serait normal chez un enfant de 12 mois, mais Sylvie est trop âgée pour avoir ce genre d'attitude ; elle est en phase de régression.

22-3. Les parents de Maria, âgée de cinq ans, amènent leur fille à l'urgence. L'enfant s'est cassé un bras en tombant d'une structure au terrain de jeu. Ses parents voudraient savoir quelles activités seraient appropriées pour leur fille qui aura le bras dans le plâtre. Quelle conduite proposerez-vous aux parents ?

a) Il n'est pas nécessaire de restreindre les activités de l'enfant.
b) Faites-lui regarder la télévision ou faire des casse-tête ; l'important est qu'elle reste assise.
c) Incitez-la à dessiner, à jouer et à faire des tâches ménagères simples. Essayez de lui faire garder son bras en écharpe.
d) Maria peut faire du vélo, sauter à la corde, regarder la télévision et jouer.

22-4. L'enfant d'âge scolaire, au stade des opérations concrètes, passe du raisonnement intuitif au raisonnement logique. Lequel des énoncés suivants constitue un exemple de cette transition ?

a) L'enfant réalise un projet scientifique consistant à comparer la vitesse à laquelle différents objets tombent d'une même hauteur.
b) À la suite de l'hospitalisation de sa sœur, l'enfant se reproche d'avoir souhaité qu'elle disparaisse.
c) L'enfant comprend comment des figures géométriques pourraient s'insérer dans un monde futur idéal.
d) L'enfant apprend à faire du vélo.

22-5. Quels sont les éléments d'information que l'infirmière doit garder présents à l'esprit quand elle explique les jalons de la croissance et du développement à l'adolescence ?

a) Chez les filles, la formation des seins constitue le premier signe visible de la puberté.
b) Chez les garçons, la poussée de croissance commence en général entre 10 et 14 ans.
c) Les glandes apocrines, qui se trouvent sur presque toute la surface du corps, commencent à sécréter une sueur dont l'odeur est particulière à l'être humain.
d) Les décès à l'adolescence sont rarement causés par les accidents de la route, le suicide ou les homicides.

Voir l'appendice B : Réponses aux questions de révision.

BIBLIOGRAPHIE

En anglais

Broadwater, H. R. (2002). Reshaping the future for overweight kids. *RN, 65*(11), 36–41.

Buchanan, L. (2002). Evidence based practice : Implementing a smoking cessation program for pregnant women based on current clinical practice guidelines. *Journal of the American Academy of Nurse Practitioners, 14*(6), 243–250.

Busen, N. H. (2001). Perioperative preparation of the adolescent surgical patient. *AORN Journal, 73,* 337–363.

Carl, D. L., Roux, G., & Matacale, R. (2000). Exploring dental hygiene and perinatal outcomes. Oral health implications for pregnancy and early childhood. *AWHONN Lifelines, 4*(1), 22–27.

Charpak, N., Ruiz-Pelaez, J. G., & Charpak, Y. (1994). Rey-Martinez kangaroo mother program : An alternative way of caring for low birth weight infants ? One year mortality in a two cohort study. *Pediatrics,* (94)6, 804-810.

Charpak, N., Ruiz-Pelaez, J. G., & de Calume, Z. F. (1996). Current knowledge of kangaroo mother intervention. *Current Opinion in Pediatrics, 8*(2), 108-112.

Curet, L. B., & Hsi, A. C. (2002). Drug abuse during pregnancy. *Clinical Obstetrics and Gynecology, 45*(1), 73–88.

Doswell, W. M., & Braxter, B. (2002). Risk-taking behaviors in early adolescent minority women : Implications for research and practice. *Journal of Obstetric Gynecologic and Neonatal Nursing, 31,* 454–461.

Edelman, K. L., & Mandle, C. L. (2002). *Health promotion throughout the lifespan* (5th ed.). St. Louis, MO : Mosby.

Epstein, J. L., & Kiryk, P. D. (Eds.). (2002). Adolescent health. *The Nursing Clinics of North America, 37,* 373–573.

Erikson, E. H. (1963). *Childhood and society* (2nd ed.). New York : Norton.

Fowler, J. W. (1981). *Stages of faith : The psychology of human development and the quest for meaning.* New York : Harper & Row.

Golding, J. M. (1999). Intimate partner violence as a risk factor for mental disorders : A meta-analysis. *Journal of Family Violence, 14*(2), 99-132.

Grunbaum, J. A., Kann, L., Kinchen, S. A., Williams, B., Ross, J. G., Lowry, R., et al. (2002, June 28). Youth risk behavior surveillance—United States, 2001. *Morbidity and Mortality Weekly Report, 51* (55-4) 1–62.

Johnson, P. J., & Hellerstedt, W. L. (2002). Current or past physical or sexual abuse as a risk marker for sexually transmitted disease in pregnant women. *Perspectives on Sexual and Reproductive Health, 34*(2), 62–67.

Mattson, S. (2000). Providing culturally competent care strategies and approaches for perinatal clients. *AWHONN Lifelines, 4*(5), 37–39.

Mims, B., & Biordi, D. L. (2001). Communication patterns in African-American families with adolescent mothers of single or repeat pregnancies. *Journal of National Black Nurses' Association, 12*(1), 34–41.

Murray, R. B., & Zentner, J. P. (2001). *Health assessment and promotion strategies through the life span* (7th ed.). Upper Saddle River, NJ : Prentice Hall.

Murray, S. S., McKinney, E. S., & Gorrie, T. M. (2002). *Foundations of maternal-newborn nursing* (3rd ed.). Philadelphia : W. B. Saunders Company.

Piaget, J. (1966). *Origins of intelligence in children.* New York : Norton.

Pillitteri, A. (2003). *Maternal & child health nursing : Care of the childbearing & childrearing family* (4th ed.). Philadelphia : Lippincott Williams & Wilkins.

Pletsch, P. K. (2002). Reduction of primary and secondary smoke exposure for low-income black pregnant women. *The Nursing Clinics of North American, 37,* 315–329.

Simpson, K. R., & Creehan, P. A. (2001). *Association of women's health, obstetric and neonatal nurses's. Perinatal nursing* (2nd ed.). Philadelphia : Lippincott.

U.S. Department of Health and Human Services. (2000). *Healthy people 2010 : Objectives for improving health (Part B : Focus area 16). Maternal, infant, and child health. Understanding and improving health* (2nd ed.) [Electronic version]. Washington, DC : Author. Retrieved March 8, 2003, from http ://www.healthypeople.gov/document/html /volume2/16mich.htm

Venes, D. (Ed.). (2001). *Taber's cyclopedic medical dictionary* (19th ed.) [Electronic version]. Philadelphia : F. A. Davis Company. Retrieved November 30, 2002, from http ://www.tabers.com

Williams, E. G., & Sadler, L. S. (2001). Effects of an urban high school-based child care center on self-selected adolescent parents and their children. *Journal of School Health, 71*(2), 47–52.

En français

Ball, J. et Bindler, R. (2003). *Soins infirmiers en pédiatrie,* Saint-Laurent : Éditions du Renouveau Pédagogique.

Brûlé, M., Cloutier, L. et Doyon, D. (dir.). (2002). *L'examen clinique dans la pratique infirmière*, Saint-Laurent : Éditions du Renouveau Pédagogique.

Doherty, D. (2002). *Effets de la violence familiale sur la santé,* Santé Canada, Centre national d'information sur la violence dans la famille, (page consultée le 16 septembre 2004), [en ligne], <http ://www.hc-sc.gc.ca/hppb/violencefamiliale/pdfs/healtheffects-fre.pdf>.

Dryburgh, H. (2000). Teenage pregnancy, *Health Reports, 12*(1), 9-19 (Eng) ; 9-21 (Fre).

Duquet, F. (2003). *L'éducation à la sexualité dans le contexte de la réforme de l'éducation,* Québec : Ministère de l'Éducation du Québec, (page consultée le 20 septembre 2004), [en ligne], <http ://www.meq.gouv.qc.ca/lancement/eudcation_sexualite/>.

Ministère de l'Éducation du Québec. (2001). *Jeunes filles enceintes et mères adolescentes. Un portrait statistique,* (page consultée le 16 septembre 2004), [en ligne], <http ://www.meq.gouv.qc.ca/cond%2Dfem/publications/enceinte_ado_stat.pdf>.

Régie régionale de la santé et des services sociaux. (2003). *Guide de santé postnatale. Neuf mois plus tard... un enfant naît, la famille grandit,* Montréal, (page consultée le 16 septembre 2004), [en ligne], <http ://www.santemontreal.qc.ca/fr/planstrategique/pdf/GuideSantePostnatale_VoletBebe.pdf>.

Santé Canada. (1997). *Q et R sur... L'éducation en matière de santé sexuelle. La santé sexuelle, la clé d'une vie saine,* chapitre « Fondement », Direction générale de la santé de la population et de la santé publique, (page consultée le 16 septembre 2004), [en ligne], <http ://www.hc-sc.gc.ca/pphb-dgspsp/publicat/cgshe-ldnemss/ems_index.html>.

Santé Canada. (1999). *Nutrition pour une grossesse en santé. Lignes directrices nationales à l'intention des femmes en âge de procréer,* (page consultée le 16 septembre 2004), [en ligne], <http ://www.hc-sc.gc.ca/hpfb-dgpsa/onpp-bppn/national_guidelines_int_f.html>.

Société canadienne de pédiatrie. (1998). *La mort subite du nourrisson au Canada : réduire le risque,* (page consultée le 16 septembre 2004), [en ligne], <http ://www.cps.ca/francais/enonces/IP/cps98-01.htm>.

Société canadienne de pédiatrie. (2001a). *Déclaration conjointe sur le syndrome du bébé secoué,* texte publié antérieurement par Santé Canada, (page consultée le 16 septembre 2004), [en ligne], <http ://www.cps.ca/francais/enonces/IP/cps01-01.htm>.

Société canadienne de pédiatrie. (2001b). *La plagiocéphalie positionnelle et la position du sommeil : une mise à jour de l'énoncé conjoint sur la mort subite du nourrisson,* (page consultée le 16 septembre 2004), [en ligne], <http ://www.cps.ca/francais/enonces/IP/cps01-02.htm>.

Société canadienne de pédiatrie. (2002). *Une vie active saine pour les enfants et les adolescents*, (page consultée le 15 décembre 2004), [en ligne], <http ://www.cps.ca/francais/enonces/HAL/HAL02-01.htm>.

Turner, L. A. et McCourt, C. (1998). Fortification par l'acide folique : qu'est-ce que cela signifie pour les patients et les médecins ?, *Journal de l'Association médicale canadienne, 158*(6), 775-776.

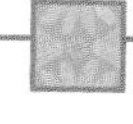

RESSOURCES ET SITES WEB

Élysa – Pour savoir, comprendre et agir en sexualité humaine. Site autonome créé par l'Université du Québec à Montréal. <http ://www.unites.uqam.ca/~dsexo/elysa.htm>.

jcapote.com – Si t'es pas fait en bois, moi, j'suis en latex ! Site autonome créé par le ministère de la Santé et des Services sociaux. <http ://www.jcapote.com>.

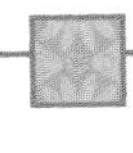

RESSOURCES ET SITES WEB (SUITE)

masexualité.ca – Pour accéder au mieux-être sexuel. Site autonome créé par la Société des obstétriciens et gynécologues du Canada. <http ://www.masexualite.ca>.

Ministère de l'Éducation nationale (France). (1998). Enseignements élémentaire et secondaire. Santé scolaire. Éducation à la sexualité et prévention du sida, *Bulletin officiel de l'Éducation nationale,* n° 46, 10 décembre, (page consultée le 17 septembre 2004), [en ligne], <http ://www.education.gouv.fr/bo/1998/46/ensel.htm>.

Projet Intervention Prostitution Québec. Site autonome créé par le ministère de la Justice du Québec. <http ://www.cendrillon.ca/>.

Réseau canadien de la santé. <http ://www.canadian-health-network.ca/html/faqf/chntopiccategory_17f.html>.

Santé Canada. (2001). *Ressources éducationnelles. Parler de sexualité ? Oui, mais comment ?,* (page consultée le 17 septembre 2004), [en ligne], <http ://www.hc-sc.gc.ca/hppb/hss/resources/parler/index.html>.

PARTIE 5 Développement au cours des âges de la vie

OBJECTIFS D'APPRENTISSAGE

Après avoir étudié ce chapitre, vous pourrez :

- Énoncer les tâches de développement propres à chacun des stades de l'âge adulte.
- Décrire les étapes habituelles du développement physique qui se succèdent au cours des différents stades de l'âge adulte.
- Décrire l'application de la théorie du développement psychosocial d'Erikson à chacun des stades de l'âge adulte.
- Décrire l'application de la théorie du développement cognitif de Piaget à chacun des stades de l'âge adulte.
- Décrire l'application de la théorie du développement moral de Kohlberg à chacun des stades de l'âge adulte.
- Décrire l'application de la théorie du développement spirituel de Fowler à chacun des stades de l'âge adulte.
- Expliquer certains problèmes de santé propres à chacun des stades de l'âge adulte.
- Énoncer les directives pour l'évaluation du développement à chacun des stades de l'âge adulte.
- Donner des exemples de promotion de la santé à chacun des stades de l'âge adulte.

PROMOTION DE LA SANTÉ CHEZ L'ADULTE

Adaptation française :
Caroline Longpré, inf., M.Sc.
Enseignante en soins infirmiers
Cégep régional de Lanaudière à Joliette

L'âge adulte s'étend de la fin de l'adolescence à la mort ; il compte trois étapes définies en fonction des tâches de développement à accomplir : jeune adulte, adulte d'âge mûr et personne âgée. Dans cet ouvrage, les tranches d'âge correspondant à ces trois étapes sont les suivantes : de 20 à 40 ans pour le jeune adulte (ou début de l'âge adulte) ; de 40 à 65 ans pour la personne d'âge mûr (ou quarantaine, cinquantaine et âge mûr avancé) ; plus de 65 ans pour la personne âgée. Dans ce chapitre, nous appliquons à ces trois étapes les concepts présentés au chapitre 21 sur la croissance et le développement. Chacune de ces étapes se caractérise par ses dimensions physique, psychosociale, cognitive, morale et spirituelle. Les problèmes de santé courants ainsi que les directives pour l'évaluation et la promotion de la santé à l'âge adulte seront également abordés et analysés.

MOTS CLÉS

Andropause (climatère masculin), 533
Cataracte, 541
Centre de jour, 546
Centre d'hébergement et de soins de longue durée (CHSLD), 546
Cyphose, 538
Démence, 550
Dyspnée, 542
Fractures pathologiques, 538
Générativité, 534
Hébergement alternatif, 546
Hébergement temporaire, 546
Hôpital de jour, 546
Hypothermie, 549
Maturité, 528
Mémoire à court terme (mémoire récente), 547
Mémoire à long terme (mémoire ancienne), 547
Mémoire sensorielle, 547
Ménopause (climatère), 533
Ostéoporose, 538
Perceptions, 547
Pharmacodynamique, 549
Presbyacousie, 541
Stagnation, 534
Test de Papanicolaou, 531
Théorie de l'activité, 542
Théorie de la continuité, 542
Théorie du désengagement, 542
Unité de réadaptation fonctionnelle intensive (URFI), 546
Unité de soins palliatifs, 546

Jeune adulte (de 20 à 40 ans)

Il existe plusieurs façons de déterminer le début de l'âge adulte. On peut considérer un événement comme le marqueur de cette étape, par exemple l'acquisition du droit de vote (18 ans) ou celle du droit de consommer de l'alcool hors de la maison (18 ou 19 ans au Canada, selon la province). L'indépendance financière peut aussi constituer un critère ; l'âge où elle s'acquiert varie selon la personne et le contexte. Certains adolescents subviennent à leurs besoins dès l'âge de 16 ans, en général à cause du contexte familial dans lequel ils vivent. À l'inverse, certains adultes dépendent financièrement de leur famille pendant plusieurs années (par exemple, ceux qui poursuivent leurs études).

Le départ du foyer parental peut aussi marquer le début de l'âge adulte, mais l'indépendance ainsi acquise peut varier considérablement. Certains adolescents quittent prématurément le domicile parental pour diverses raisons (par exemple, présence de problèmes familiaux), alors que de jeunes adultes, de plus en plus nombreux, restent tard chez leurs parents. Il n'est pas rare enfin que des jeunes âgés de 30 ans retournent au nid familial après avoir vécu en appartement, et ce, pour plusieurs raisons : coût de logement élevé, divorce ou séparation, chômage, problèmes liés à la toxicomanie.

La **maturité** correspond au plein développement physique, affectif et intellectuel de l'individu, à l'apogée de ses fonctions et de son intégration sociale. De nombreux autres critères peuvent servir à caractériser la maturité, comme l'adoption d'une philosophie globale de la vie, la prise en compte de points de vue divers ou la tolérance envers l'opinion des autres. La philosophie personnelle qu'on acquiert donne un sens à sa vie, elle aide à mieux comprendre les tragédies humaines et à garder espoir devant l'adversité. La personne en pleine maturité est disposée à vivre des expériences nouvelles ainsi qu'à poursuivre ses apprentissages et son développement. Elle tolère mieux l'ambiguïté, elle est plus souple et s'adapte plus aisément aux changements, elle s'accepte davantage telle qu'elle est. Elle observe, réfléchit et arrive à se percevoir comme les autres la perçoivent. Elle assume davantage ses décisions et ses actes, tout en estimant que les autres doivent en faire autant. Elle aborde la vie et ses obligations d'une manière plus réaliste.

Le jeune adulte est en général très occupé et il a de nombreux défis à relever. Il assume de nouveaux rôles au travail, à la maison et dans la communauté ; il se construit un système de valeurs, il adopte des attitudes et se trouve des intérêts personnels par rapport à ses rôles.

Développement physique

Le début de la vingtaine correspond chez l'être humain à l'apogée des capacités physiques : c'est la « fleur de l'âge ». La fonction musculosquelettique est complètement développée et sa coordination est achevée. Les capacités athlétiques de l'individu se trouvent à leur zénith. Tous les systèmes de l'organisme (par exemple, cardiovasculaire, sensoriel et reproducteur) fonctionnent également au maximum de leurs possibilités.

Peu de changements physiques se produisent à cette période de la vie. Toutefois, le poids et la masse musculaire peuvent fluctuer selon le régime alimentaire et l'activité physique. La femme enceinte et la mère qui allaite sont soumises à d'importantes modifications physiques et psychosociales (ces changements sont analysés dans les manuels consacrés à la périnatalité).

Développement psychosocial

Si son corps change relativement peu, le jeune adulte évolue par ailleurs d'une manière remarquable sur le plan psychosocial. L'encadré 23-1 présente la synthèse du développement psychosocial du jeune adulte selon les théories de Freud, d'Erikson et de Havighurst.

Sur le chemin qui le mène à la maturité, le jeune adulte vit de nombreuses expériences nouvelles et d'importants changements dans son mode de vie. Il doit prendre des décisions majeures qui concernent notamment ses études et son emploi, sa situation de famille (rester célibataire, vivre en union de fait ou se marier), la constitution d'un foyer et la fondation d'une famille. Les responsabilités sociales changent également (par exemple, formation d'amitiés nouvelles et engagement personnel dans la communauté).

ENCADRÉ 23-1

Développement psychosocial du jeune adulte

- Selon Freud, le jeune adulte se situe au stade génital de son développement : le jeune homme ou la jeune femme se caractérise par son ouverture à une sexualité adulte et consacre ses énergies à établir une relation avec un ou une partenaire.
- Erikson place le jeune adulte au stade Intimité/Isolement de son développement.
- Selon Havighurst, le jeune adulte doit accomplir les tâches de développement suivantes :
  - Choisir un partenaire de vie.
  - Apprendre à vivre en couple.
  - Fonder une famille.
  - Élever des enfants.
  - Tenir maison.
  - S'établir dans un métier.
  - Assumer ses responsabilités sociales et civiques.
  - Trouver un groupe social qui répond à ses aspirations profondes.

Les décisions entourant les études sont étroitement liées aux aspirations professionnelles. En effet, le niveau d'instruction et le domaine d'études déterminent en grande partie les possibilités d'emploi et définissent les diplômes à obtenir. D'une manière générale, les études améliorent les perspectives professionnelles et financières. Comme leur statut a beaucoup évolué ces dernières décennies, la plupart des femmes choisissent maintenant de poursuivre leurs études ou d'exercer un métier afin de jouer un rôle actif dans la société tout en étant aussi épouses et mères (figure 23-1 ■).

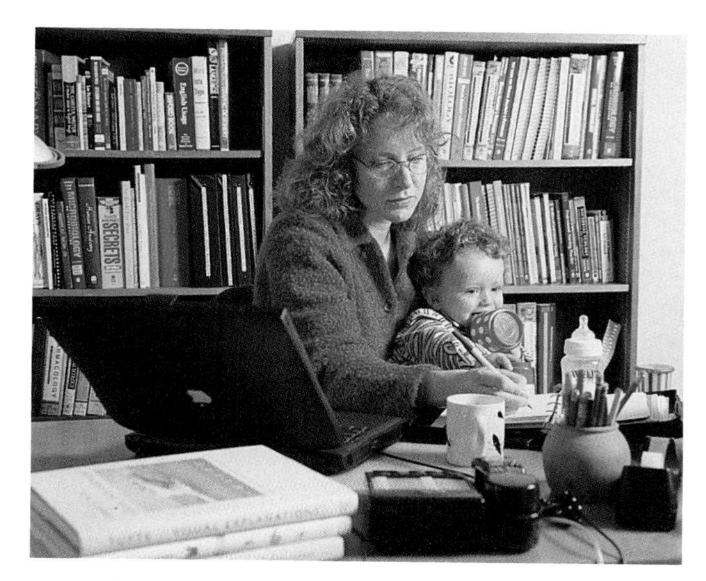

FIGURE **23-1** ■ La plupart des jeunes femmes cumulent les tâches de la carrière et celles de la maternité.

Les jeunes adultes sont de plus en plus nombreux à choisir le célibat, par exemple pour poursuivre leurs études et suivre plus librement leur parcours professionnel. Certaines personnes décident de vivre avec un partenaire (du sexe opposé ou du même sexe) sans se marier ; elles partagent alors le logement et certaines dépenses. Des homosexuels (hommes ou femmes) peuvent s'engager légalement avec leur partenaire au moyen d'un contrat de conjoints de fait ou d'un contrat de mariage.

Bien que les modes de vie non traditionnels soient de plus en plus acceptés dans la société, l'attitude des proches ou de l'entourage envers ces choix représente, dans certains cas, une pression sociale génératrice de stress. La multiplicité des tâches et des responsabilités qui incombent à l'adulte peut aussi provoquer des conflits de rôles et, par conséquent, engendrer un certain niveau de stress. Aujourd'hui, l'adulte doit en effet cumuler plusieurs rôles : citoyen ou citoyenne, travailleur ou travailleuse, contribuable, propriétaire, conjoint ou conjointe, enfant, frère ou sœur, père ou mère, ami ou amie, etc.

Développement cognitif

Selon Piaget, le développement des structures cognitives s'achève au stade des *opérations formelles*, qui s'étend de l'âge de 11 à 15 ans environ. À partir de ce stade, les opérations formelles (par exemple, élaboration d'hypothèses) constituent la base de la pensée de l'individu et sont appliquées à des domaines de plus en plus nombreux. L'égocentrisme de l'individu continue de décroître. Toujours selon Piaget, ces changements ne modifient pas la structure de la pensée, mais seulement son contenu et sa stabilité.

Certains chercheurs en psychologie avancent l'hypothèse selon laquelle le stade des opérations formelles de Piaget ne marquerait pas le terme du développement humain. Ils proposent ainsi le concept de « pensée postformelle » (Stuart-Hamilton, 2000, p. 84). Selon certaines recherches, la pensée postformelle correspond à ce qu'on appelle le « stade de la détermination des problèmes ». Elle se caractérise par la mise en œuvre d'une pensée créatrice qui se manifeste par la détermination des problèmes, la pensée relativiste, l'élaboration de problèmes génériques, la formulation de questions générales à partir de problèmes mal définis, le recours à l'intuition, à la perspicacité et au pressentiment ainsi que le développement d'une pensée scientifique significative (Murray et Zentner, 2001, p. 633). En plus de posséder la capacité de penser en termes abstraits (faculté déjà présente chez l'adolescent), l'adulte au stade postformel saisit la nature temporaire ou relative de la connaissance. Il peut également comprendre et évaluer les divergences de nature logique ou émotive.

Développement moral

Le jeune adulte qui a franchi avec succès les étapes antérieures du développement moral défini par Kohlberg (morale préconventionnelle et morale conventionnelle) accède au stade de la morale postconventionnelle ou des principes moraux. Il peut alors prendre ses distances par rapport aux attentes et aux règles de l'entourage ou de la société, et il se dote d'une moralité fondée sur ses propres principes. Quand ses valeurs ou ses règles de conduite entrent en contradiction avec celles de la société, il tranche en fonction de ses principes personnels. Par exemple, un jeune adulte pourra décider en toute connaissance de cause d'enfreindre la loi pour participer à une manifestation contre la chasse parce qu'il estime que la protection de la faune justifie ce genre d'action. Les raisonnements de cet ordre sont «justifiés par les principes»; ils reposent sur des *motivations de fond*. Selon Gilligan, aux abords de l'âge adulte, la manière de définir les problèmes moraux se différencie nettement selon le sexe (voir le chapitre 21). Les hommes ont tendance à appliquer une «éthique de la justice» et définissent les problèmes moraux à la lumière des droits et des règles. Les femmes les définiraient plutôt en fonction des impératifs consistant à prêter assistance à autrui et à limiter les torts causés aux autres.

Développement spirituel

Selon Fowler, l'être humain peut accéder à l'étape Individuation – Réflexion à partir de 18 ans. À cette étape, il s'intéresse en priorité à la réalité. Ainsi, l'adulte de 27 ans pourra se poser des questions philosophiques sur la spiritualité et se situer d'une manière plus précise par rapport aux grandes interrogations spirituelles. À ce stade de son développement, le jeune adulte peut accepter pleinement ou bien redéfinir les principes et les dogmes religieux qui lui ont été inculqués durant l'enfance.

Problèmes de santé

En général, le jeune adulte jouit d'une bonne santé. Certains problèmes s'avèrent néanmoins assez courants dans cette tranche d'âge: accidents, suicide, alcoolisme et toxicomanie, infections transmissibles sexuellement (ITS), violence (sous toutes ses formes), violence envers les femmes, cancers, hypertension artérielle. Certains de ces problèmes sont attribuables à des comportements, et on peut les contrer en donnant de l'information et en utilisant des stratégies ciblées en prévention primaire. C'est notamment le cas de certains accidents, de l'alcoolisme, de la toxicomanie et des ITS (Ministère de la Santé et des Services sociaux du Québec, 2003).

ACCIDENTS

L'Institut de la statistique du Québec (2004a) souligne que les principales causes de décès sont différentes selon le groupe d'âge. Ainsi, dans l'ensemble de la population, les causes externes (par exemple, blessures non intentionnelles qui surviennent principalement dans les accidents de la route et qui entraînent la mort) se classent au cinquième rang des causes de décès, alors que dans le groupe des 20 à 39 ans elles se classent au deuxième rang – le suicide étant au premier rang dans ce groupe d'âge. Dans le domaine de la promotion de la santé chez le jeune adulte, l'une des missions principales de l'infirmière consiste donc à donner de l'information sur les mesures de sécurité et sur la prévention des accidents (pour en savoir davantage, voir le chapitre 36).

SUICIDE

Comme nous l'avons mentionné plus haut, le suicide se classe au premier rang des causes de décès chez les jeunes adultes âgés de 20 à 39 ans au Québec (Institut de la statistique du Québec, 2004a). Les chercheurs estiment en outre que de nombreuses morts apparemment accidentelles (par exemple, morts liées à un accident de voiture, à l'ingestion d'alcool ou de barbituriques, à une décharge d'arme à feu) seraient en réalité des suicides. Au Québec, près de 3,9 % des gens âgés de 15 ans et plus déclarent avoir sérieusement pensé au moins une fois au suicide au cours des 12 mois précédant le sondage (Institut de la statistique du Québec, 1998).

Les causes de suicide sont multiples: problèmes relationnels avec les proches (par exemple, parents ou conjoint); dépression causée par un sentiment d'échec professionnel, scolaire ou financier; etc. En général, le suicide d'un jeune adulte résulte de son incapacité à faire face aux responsabilités, aux pressions et aux autres attentes inhérentes à l'âge adulte.

Pour contribuer à prévenir le suicide, l'infirmière doit pouvoir détecter les comportements ou les signes qui trahissent certains problèmes, tels que la dépression, les difficultés sur le plan physique (par exemple, perte de poids, perturbation du sommeil, troubles digestifs), le désintérêt à l'égard du travail et des relations sociales ou l'isolement. Il faut diriger le jeune adulte présentant un risque suicidaire vers un centre d'intervention d'urgence ou vers un professionnel de la santé mentale. Pour réduire l'incidence du suicide, l'infirmière peut aussi participer à des programmes d'information pour renseigner le public sur les signes avant-coureurs de ce comportement.

L'Association québécoise de prévention du suicide est un des nombreux regroupements provinciaux qui œuvrent dans le domaine. Le site Internet de cette association présente des informations sur la problématique du suicide: prévention, interventions, ressources; on y trouve de la documentation, des activités, des liens, etc. (voir la rubrique *Ressources et sites Web* à la fin du chapitre).

ALCOOLISME ET TOXICOMANIE

L'alcoolisme et la toxicomanie représentent des menaces sérieuses pour la santé du jeune adulte. Pour la personne qui éprouve des difficultés d'adaptation sociale, l'alcool, la marijuana, les amphétamines et la cocaïne, entre autres, peuvent procurer un sentiment de bien-être très apprécié. Cependant, l'utilisation prolongée de ces substances peut causer une dépendance physique ou psychologique et des problèmes de santé. Par exemple, la consommation de drogues ou d'alcool pendant la grossesse peut entraîner des anomalies congénitales chez l'enfant et la consommation prolongée d'alcool risque de causer différentes affections, telles que la cirrhose ou le cancer de l'œsophage.

Dans les cas d'alcoolisme ou de toxicomanie, l'infirmière doit notamment informer le jeune adulte sur les complications possibles auxquelles il s'expose et l'aider à changer d'attitude par rapport à ses habitudes de consommation. La consommation élevée et régulière d'alcool est très courante chez les jeunes adultes au Canada. Plus du tiers (36 %) des jeunes buveurs actuels âgés de 20 à 24 ans ont pris 5 consommations ou plus au moins 12 fois au cours de la dernière année. Plus de 13 % des jeunes adultes ont en fait consommé une quantité élevée d'alcool, c'est-à-dire 52 fois ou plus au cours de la dernière année (Profil canadien de 1999, cité par Centre canadien de lutte contre l'alcoolisme et les toxicomanies, 2005). Le site officiel des Alcooliques anonymes du Québec donne des informations sur ses activités régionales et sur ses publications (voir la rubrique *Ressources et sites Web* à la fin du chapitre).

Le tabagisme doit également être inscrit au nombre des toxicomanies. Il peut notamment provoquer le cancer du poumon et des affections cardiovasculaires. L'Institut de la statistique du Québec (1998) révèle qu'environ 40 % des gens âgés de 20 à 44 ans sont des fumeurs et que les jeunes hommes de 24 à 44 ans ont le taux d'usage du tabac le plus élevé parmi tous les groupes d'âge au Canada.

Dans ce domaine, l'infirmière doit: (a) donner l'exemple en s'abstenant elle-même de fumer; (b) informer le jeune adulte sur les dangers du tabagisme; (c) faire respecter la réglementation concernant l'interdiction de fumer dans les lieux publics; (d) renseigner le jeune adulte qui souhaite arrêter de fumer sur les différentes ressources disponibles (par exemple, hypnose, réorientation du mode de vie, modification comportementale).

INFECTIONS TRANSMISSIBLES SEXUELLEMENT

Certaines infections transmissibles sexuellement (ITS) sont fréquentes dans ce groupe d'âge: herpès génital, sida, syphilis, gonorrhée, etc. Dans ce domaine, le rôle de l'infirmière consiste essentiellement à informer la population. L'utilisation du condom réduit considérablement la possibilité de transmission des microorganismes infectieux. Le condom est utilisé plus fréquemment par les jeunes de 30 ans et moins; c'est aussi dans ce groupe d'âge que les individus ont le plus grand nombre de partenaires et qu'une plus grande proportion de personnes déclarent avoir été traitées pour une infection transmissible sexuellement (Institut de la statistique du Québec, 1998). Une bonne connaissance des symptômes de ces affections aidera le jeune adulte à se faire traiter le plus rapidement possible en cas d'infection. En présence d'une personne atteinte d'une ITS, l'infirmière doit éviter de porter quelque jugement que ce soit; par ailleurs, elle doit respecter d'une manière très rigoureuse le principe de la confidentialité de l'information reçue (voir le chapitre 29).

VIOLENCE

La violence est de plus en plus répandue au Canada. Elle menace le bien-être, voire la vie, des individus de tous les groupes d'âge. Le jeune adulte peut commettre des actes de violence, mais aussi en être victimes. Le taux des crimes contre la personne a augmenté continuellement de 1997 à 2000 et s'est stabilisé en 2001. Il y a toutefois eu en 2001 une augmentation des voies de fait (1 %), des menaces (1,4 %), des agressions sexuelles (9,8 %) et des enlèvements ou séquestrations (17 %). À l'inverse, tous les autres genres de crimes contre la personne ont décru en 2001. Les homicides ont diminué de 3,9 %, ce qui correspond à cinq meurtres de moins qu'en 2000 (Ministère de la Sécurité publique du Québec, 2002); cependant, l'homicide est une des causes premières de décès dans la population des jeunes adultes (Institut de la statistique du Québec, 2004a). Dans ce groupe d'âge, les jeunes femmes sont particulièrement exposées aux agressions physiques, notamment les agressions sexuelles.

VIOLENCE ENVERS LES FEMMES

Selon le Ministère de la Justice du Canada (1998), « la violence conjugale, c'est la tentative intentionnelle du partenaire d'une relation intime à maîtriser l'autre partenaire ou à l'intimider. Le couple peut être marié ou ne pas l'être, et les partenaires peuvent être du même sexe ». Le phénomène des femmes maltraitées ou battues ne se limite pas à une classe socioéconomique en particulier; il est présent dans tous les milieux. De nombreux facteurs peuvent prédisposer les individus à cette violence: difficultés financières, manque de soutien de la famille et de la communauté, isolement physique et social, etc. Quand elle intervient auprès d'une femme victime de violence conjugale, l'infirmière doit: (a) établir une bonne communication ainsi qu'un climat de confiance et de franchise, ce qui incitera la femme à lui faire part de ses problèmes; (b) aider la femme à améliorer son estime de soi afin de lui permettre de rassembler les éléments nécessaires pour gérer ou quitter le milieu violent dans lequel elle vit; (c) l'informer sur les ressources pouvant l'aider à réorienter sa vie (par exemple, centres d'hébergement et services sociaux spécialisés); (d) lui donner un soutien et l'informer pour l'aider à comprendre les causes et les conséquences des comportements agressifs et violents.

CANCER

Le cancer des testicules, malgré sa faible incidence, représente le néoplasme le plus fréquent chez les hommes âgés de 20 à 34 ans (Barkauskas, Bauman et Darling-Fisher, 2002). L'autoexamen des testicules constitue un bon moyen de dépistage précoce du cancer du scrotum et devrait être effectué tous les mois (voir le chapitre 29).

Le cancer du sein représente une cause importante de décès chez les femmes. Il apparaît rarement avant l'âge de 25 ans, mais le risque s'accroît à partir de la trentaine (Murray et Zentner, 2001, p. 662). Les jeunes femmes doivent prendre l'habitude d'effectuer l'autoexamen des seins une fois par mois (voir le chapitre 29). Plus les tumeurs au sein sont détectées tôt, plus leur traitement s'avère efficace.

Les jeunes femmes doivent passer régulièrement le **test de Papanicolaou** (aussi appelé test Pap, colpocytologie ou frottis vaginal) afin de détecter rapidement l'apparition d'un cancer du col de l'utérus. Ce test consiste à recueillir pour analyse des cellules du col de l'utérus au cours d'un examen gynécologique (pour en savoir davantage sur le procédé, voir le chapitre 34). L'infirmière doit repérer les facteurs qui augmentent le risque de cancer du col de l'utérus: avant l'âge de 25 ans, il est plus fréquent chez la femme qui a eu des relations sexuelles et des grossesses précoces, celle qui a eu de nombreux partenaires sexuels et celle qui a des antécédents de syphilis, d'herpès génital ou d'infection à *Trichomonas vaginitis*. La jeune femme est souvent réticente à passer ce test de dépistage. L'infirmière doit en souligner l'importance et inciter la femme à prendre ces mesures préventives dès l'âge de 20 ans (pour en savoir davantage sur les directives liées au dépistage du cancer, voir le chapitre 34).

HYPERTENSION ARTÉRIELLE

L'hypertension artérielle représente un problème de santé courant chez le jeune adulte, en particulier chez l'homme. Certains facteurs peuvent renforcer la prédisposition biologique: tabagisme, obésité, alimentation trop riche en sel, stress excessif. L'hypertension artérielle constitue un facteur de risque majeur associé aux affections cardiaques chroniques et aux accidents vasculaires cérébraux. En général, on conseille à l'adulte de faire mesurer sa pression artérielle à l'occasion de l'examen médical annuel ou selon les recommandations afin de dépister rapidement d'éventuels problèmes d'hypertension.

Examen clinique et promotion de la santé

L'encadré *Évaluation du développement – Jeune adulte* passe en revue les paramètres de la croissance et du développement des individus de ce groupe d'âge.

Le jeune adulte est généralement désireux de préserver sa santé. Cependant, comme les facteurs de stress sont nombreux et que les changements se succèdent à un rythme soutenu au cours de cette période, l'infirmière doit informer et conseiller le jeune adulte dans plusieurs domaines. Elle pourra aborder avec lui tous les sujets suggérés dans l'encadré 23-2 ou ceux qu'elle jugera pertinents. Certains chapitres du présent ouvrage analysent ces sujets plus en détail.

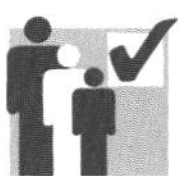

ÉVALUATION DU DÉVELOPPEMENT

Jeune adulte

Comment le jeune adulte se situe-t-il par rapport aux trois dimensions suivantes du développement?

DÉVELOPPEMENT PHYSIQUE

- Le poids est normal selon l'âge et le sexe.
- Les signes vitaux (par exemple, la pression artérielle) sont normaux selon l'âge et le sexe.
- La vision et l'audition sont normales.
- Le niveau de connaissance est satisfaisant (par exemple, sur les infections transmissibles sexuellement); les attitudes et les comportements liés à la sexualité sont adéquats.

DÉVELOPPEMENT PSYCHOSOCIAL

- La personne se sent indépendante de ses parents.
- Elle a une image réaliste d'elle-même.
- Elle s'apprécie et elle est satisfaite de l'orientation que prend sa vie.
- Elle maintient des interactions saines avec sa famille.
- Elle fait face aux stress liés à la croissance et aux changements.
- Elle maintient des liens étroits avec ses proches (par exemple, son conjoint ou ses meilleurs amis).
- Elle mène une vie sociale épanouissante.
- Elle assume les responsabilités affectives, sociales et économiques de son existence.
- Elle possède un ensemble cohérent de valeurs qui guident ses comportements.

DÉVELOPPEMENT OBSERVÉ DANS LES ACTIVITÉS QUOTIDIENNES

- La personne a un mode de vie sain.

ENCADRÉ 23-2

Promotion de la santé chez le jeune adulte

EXAMENS DE SANTÉ

- Examen physique périodique: tous les ans ou selon les recommandations
- Vaccins: selon les recommandations du *Guide canadien d'immunisation* (Santé Canada, 2002) ou celles du médecin (par exemple, rappels du vaccin antitétanique et du vaccin antidiphtérique)
- Examen dentaire périodique: par exemple, tous les 9 ou 12 mois
- Examen périodique de la vue et de l'ouïe
- Autoexamen des seins: tous les mois (entre 7 et 10 jours après la fin des règles)
- Examen des seins par un professionnel de la santé: entre une fois par année et une fois tous les trois ans
- Test de Papanicolaou: au début de la vie sexuelle active et tous les ans (même tous les six mois, selon les recommandations les plus récentes)
- Autoexamen des testicules: tous les mois
- Dépistage des affections cardiovasculaires (par exemple, test de cholestérol tous les cinq ans dans le cas de résultats normaux, mesure de la pression artérielle pour dépister la présence d'hypertension, électrocardiogramme sur recommandation)

SÉCURITÉ

- Respect des normes de sécurité routière (par exemple, ne jamais conduire après avoir consommé de l'alcool, assurer un entretien rigoureux des pneus et des freins)
- Protection solaire
- Respect des mesures de sécurité au travail (par exemple, porter un casque protecteur)
- Respect des mesures de sécurité aquatique (par exemple, ne pas plonger en eau peu profonde)

ALIMENTATION ET ACTIVITÉ PHYSIQUE

- Alimentation comportant suffisamment de fer
- Bilan des facteurs nutritionnels et physiques susceptibles de favoriser les affections cardiovasculaires (par exemple, obésité, consommation excessive de cholestérol et de matières grasses, manque d'exercice soutenu)

INTERACTIONS SOCIALES

- Relations personnelles permettant d'exprimer ses préoccupations, ses sentiments et ses craintes
- Buts à court et à long terme pour le travail et la carrière

Adulte d'âge mûr (de 40 à 65 ans)

L'âge mûr s'étend de 40 à 65 ans et représente une étape de stabilité et de consolidation. En général, les enfants ont quitté la maison ou s'apprêtent à le faire. Les parents ont donc plus de temps pour passer des moments ensemble et se consacrer aux activités qu'ils ont négligées pendant quelques années (figure 23-2 ■).

Développement physique

Plusieurs changements majeurs jalonnent l'âge mûr. À 40 ans, la plupart des adultes jouissent d'une santé aussi bonne que dans la vingtaine. Cependant, ils observent au cours des 25 années qui suivent différents changements physiques (voir le tableau 23-1).

Chez l'homme comme chez la femme, l'âge mûr se caractérise par une diminution des sécrétions hormonales. Chez la femme, la **ménopause** (ou **climatère**) – ce qu'on appelait anciennement « âge critique » ou « retour d'âge » – marque une étape importante et se manifeste par l'arrêt des menstruations. Une femme est considérée comme ménopausée quand elle n'a pas eu de règles depuis un an. La ménopause survient en général entre 40 et 55 ans, la moyenne se situant aux alentours de 47 ans. À cet âge, l'activité ovarienne diminue jusqu'à l'arrêt définitif de l'ovulation. Les symptômes les plus courants de la ménopause sont les suivants : bouffées de chaleur, sensation de froid, affaissement et diminution du volume des seins, prise de poids. L'insomnie et les maux de tête sont aussi relativement fréquents. Sur le plan psychologique, la ménopause peut susciter de l'angoisse, surtout si la femme considère la fertilité comme une composante essentielle de son identité.

Chez l'homme, l'**andropause** (**climatère masculin**) – ce qu'on appelait anciennement « âge critique » – se caractérise par une diminution de l'activité sexuelle. Elle ne produit cependant pas de changements comparables à ceux de la ménopause chez la femme. Les taux d'androgènes diminuent très lentement, mais l'homme peut continuer de procréer jusqu'à un âge avancé. Les problèmes psychologiques causés par l'andropause reposent généralement sur des craintes (par exemple, peur de vieillir, de prendre sa retraite, de s'ennuyer ou de manquer d'argent). Le chapitre 29 analyse plus en détail la santé sexuelle.

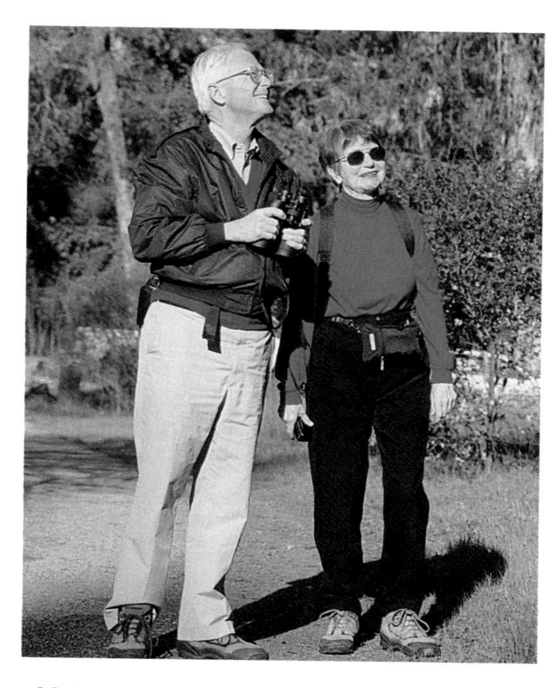

FIGURE 23-2 ■ Les adultes d'âge mûr ont plus de temps à consacrer aux activités qu'ils ont délaissées pour s'occuper de leurs enfants.

TABLEAU 23-1 **Changements physiques de l'âge mûr**

Catégorie	Description
Fonction tégumentaire	Les cheveux deviennent clairsemés et grisonnent. La peau s'affine et son taux d'hydratation baisse ; les graisses sous-cutanées diminuent ; des rides apparaissent. La répartition des tissus graisseux se modifie : ils s'accumulent dans la région abdominale.
Fonction musculosquelettique	La musculature squelettique diminue vers l'âge de 60 ans. L'amincissement des disques intervertébraux provoque une réduction de la taille d'environ 2,5 cm. Les pertes en calcium des tissus osseux touchent surtout les femmes en postménopause. La croissance musculaire se maintient en fonction de l'activité physique et de l'utilisation de la musculature.
Fonction cardiovasculaire	Les vaisseaux sanguins perdent de leur élasticité et leurs parois s'épaississent.
Fonction sensorielle	L'acuité visuelle baisse en général vers la fin de la quarantaine, surtout pour la vision de près (presbytie). La perception des sons de haute fréquence baisse également (presbyacousie), surtout chez les hommes. Les sensations gustatives sont moins marquées.
Métabolisme	Le métabolisme ralentit, ce qui provoque un gain de poids.
Fonction gastro-intestinale	La tonicité du gros intestin diminue graduellement, ce qui peut favoriser la constipation.
Fonction urinaire	Le nombre des néphrons diminue et la filtration glomérulaire ralentit.
Fonction reproductrice	L'homme et la femme subissent plusieurs changements hormonaux.

Développement psychosocial

C'est seulement à partir des années 1950 que les chercheurs ont commencé à s'intéresser aux tâches de développement de l'âge mûr. Havighurst en décrit sept (voir l'encadré 23-3). Pour Erikson (1963, p. 266), la personne d'âge mûr doit privilégier la générativité par opposition à la stagnation. La **générativité** est la volonté de « passer le flambeau » à la génération suivante et de la guider dans ses choix. En d'autres termes, la personne se soucie autant du bien-être de l'humanité que du sien propre. L'adulte dans la vingtaine et la trentaine a tendance à se préoccuper plutôt de lui-même et de sa famille. À l'âge mûr, l'être humain devient généralement plus altruiste. Il accorde plus d'importance à la solidarité, à l'amour et à la compassion envers les autres, et il participe à des projets de bienfaisance : travail paroissial, actions sociales ou politiques, campagnes de financement au profit d'organismes de bienfaisance, interventions culturelles. Les personnes qui vivent en couple ont plus de temps à consacrer à leur conjoint et à leurs loisirs communs. Par conséquent, la vie conjugale s'avère souvent plus heureuse à l'âge mûr que dans les années qui ont précédé. L'homme et la femme peuvent aussi pratiquer ensemble des activités bénévoles. Ils ont plus de loisirs pour leurs activités individuelles : l'un peut sortir avec des amis tandis que l'autre va à la pêche. La personne d'âge mûr qui possède un sens poussé de la générativité apprécie généralement son mode de vie et les gratifications qu'elle retire de ses activités familiales et sociales.

Pour Erikson, la personne qui n'arrive pas à élargir ses centres d'intérêt à cette étape de sa vie et qui n'assume pas les responsabilités inhérentes à l'âge mûr souffre souvent d'un ennui profond et d'une détérioration importante de sa qualité de vie : c'est la **stagnation**. Cette personne a en général du mal à accepter le vieillissement de son corps ; elle se referme sur elle-même et s'isole. Très soucieuse d'elle-même, elle s'avère incapable de donner aux autres. Elle peut régresser vers des comportements caractéristiques des années antérieures (par exemple, ceux de l'adolescence).

À l'instar de nombreux autres chercheurs, Peck (1968) considère qu'en dépit de la diminution des fonctions et des capacités, les facultés mentales et sociales auraient plutôt tendance à augmenter avec l'âge. La personne d'âge mûr peut effectuer simultanément quatre groupes de tâches de développement (voir l'encadré 23-4).

La personne d'âge mûr commence à percevoir et à ressentir les effets du vieillissement. La plupart des gens acceptent le vieillissement, mais certains tentent de défier le passage des ans en modifiant leur tenue vestimentaire ou même leurs comportements. Hommes et femmes ont parfois des aventures extra-conjugales ou épousent des partenaires plus jeunes. La personne d'âge mûr se sent plus indépendante et plus libre de se consacrer à ses centres d'intérêt personnels. Avant cet âge, les proches (notamment le conjoint) définissent en grande partie le moi. À l'âge mûr, l'être humain cesse de se comparer aux autres et n'a généralement plus peur ni du vieillissement ni de

ENCADRÉ 23-3

Développement psychosocial de l'adulte d'âge mûr

- Selon Erikson, l'adulte d'âge mûr se situe au stade de développement Générativité/Stagnation.
- Selon Havighurst, l'adulte d'âge mûr doit accomplir les tâches de développement suivantes :
  - Assumer ses responsabilités civiques et sociales.
  - Établir et maintenir un niveau de vie normal.
  - Aider ses enfants à devenir des adultes responsables et épanouis.
  - Pratiquer des activités de loisirs.
  - Dans sa relation avec le partenaire, concevoir et traiter l'autre en tant que personne à part entière.
  - Accepter les modifications physiologiques de l'âge et s'y adapter.
  - S'adapter au vieillissement de ses parents.

ENCADRÉ 23-4

Tâches de développement de l'âge mûr

- *Valoriser la sagesse (par opposition à la force physique et au pouvoir de séduction).* La force physique et le pouvoir de séduction déclinent à l'approche de la quarantaine. La personne doit graduellement considérer ses capacités mentales et intellectuelles comme la source principale de ses gratifications et de sa valorisation. L'adulte d'âge mûr doit apprendre à compter sur sa sagesse et son expérience plutôt que sur ses facultés physiques.
- *Privilégier la socialisation des rapports humains (par opposition à leur sexualisation).* À l'âge mûr, l'être humain doit commencer à redéfinir ses relations sociales. Les rapports avec les personnes du sexe opposé ne doivent plus être considérés sous l'angle exclusif de l'attraction physique. L'adulte d'âge mûr doit adopter d'autres critères, tels que l'amitié, la cordialité et la compréhension.
- *Opter pour l'adaptabilité émotionnelle (par opposition à la rigidité émotionnelle).* Cette tâche consiste à « s'assouplir » sur le plan affectif. Elle se manifeste, par exemple, par la capacité à transférer son investissement affectif d'une personne à l'autre ou d'une tâche à l'autre. L'adulte d'âge mûr voit souvent ses enfants quitter le foyer et ses parents mourir. Il doit savoir assumer de nouveaux rôles sociaux et affectifs, sous peine de se retrouver isolé.
- *Maintenir une bonne flexibilité mentale (par opposition à la rigidité mentale).* À l'approche de la quarantaine, il n'est pas rare que les manières de voir et de penser se cristallisent. La personne renonce alors à chercher de nouveaux points de vue et se ferme aux solutions novatrices proposées par son entourage. Cette rigidité n'est pas saine. L'adulte d'âge mûr a au contraire avantage à préserver une bonne souplesse mentale et à rester ouvert à la nouveauté. Les solutions d'hier ne conviennent pas forcément aux problèmes d'aujourd'hui. Il est donc important de continuer à prendre en considération les idées et les points de vue nouveaux.

Source : *Psychological Aspects of Aging : Proceedings from a Conference on Planning Research,* (p. 44-49), de J. E. Anderson (dir.), 1965, Washington : American Psychological Association.

la mort ; il est moins enclin à la compétition ; il profite pleinement de l'indépendance et de la liberté que la maturité apporte. L'opinion des autres devient moins déterminante ; on ne cherche plus à plaire à tout le monde. La personne d'âge mûr se fixe des normes éthiques et morales indépendantes de celles de son entourage. Elle s'intéresse moins à l'introspection et à ce qu'elle est (l'être) pour privilégier de plus en plus les autres et l'action (le faire). Les préoccupations philosophiques et religieuses prennent davantage d'importance.

Pour Gail Sheehy (1976), le passage à l'âge mûr s'avère tout aussi critique que l'adolescence. Définissant les caractéristiques de la « crise de la quarantaine », elle considère les 10 années qui séparent le 35e anniversaire du 45e comme la « décennie décisive ». Selon ses travaux, la plupart des femmes vivraient en fait la « crise de la quarantaine » entre 35 et 40 ans, tandis que les hommes la traverseraient plutôt entre 40 et 45 ans. Cette crise survient quand la personne prend conscience du fait qu'elle est arrivée au milieu de sa vie. Bien qu'elle soit en fait dans la force de l'âge, elle se rend compte qu'elle n'est pas immortelle et que le temps se fait rare et précieux. La jeunesse et la force physique ne peuvent plus être considérées comme des acquis inépuisables.

Certains adultes considèrent l'âge mûr comme une crise, c'est-à-dire un tournant décisif qui bouleverse leur vie professionnelle ainsi que leurs relations conjugales et familiales, un événement marquant qui s'accompagne de perturbations majeures et durables, tant pour eux-mêmes que pour leur entourage ; d'autres considèrent cette étape comme une simple transition de la jeunesse à la maturité (Murray et Zentner, 2001, p. 733).

Développement cognitif

Les capacités cognitives et intellectuelles changent peu à l'âge mûr. Les processus cognitifs recouvrent notamment les phénomènes suivants : délai de réaction, mémoire, perceptions, apprentissage, résolution de problème, créativité. La vitesse de réaction n'évolue pas d'une manière significative ; elle peut néanmoins baisser légèrement vers la fin de cette période. La mémoire et la capacité à résoudre les problèmes restent les mêmes. L'apprentissage se poursuit ; le regain de motivation que la personne éprouve à cette étape peut même la stimuler.

L'adulte d'âge mûr possède la capacité de mettre en œuvre toutes les stratégies du stade des opérations formelles de Piaget. Certaines personnes recourent aux stratégies du stade des opérations postformelles pour mieux appréhender les contradictions qu'elles constatent dans les dimensions personnelles et physiques de leur réalité. Les productions cognitives de l'individu rendent compte de ce qu'il vit sur le plan professionnel, social et personnel. Par conséquent, dans cette tranche d'âge, la manière de résoudre les problèmes et de réaliser les tâches varie considérablement d'une personne à l'autre. Non seulement l'adulte d'âge mûr peut-il réfléchir sur le passé et le présent, mais il peut aussi imaginer l'avenir, prévoir, planifier et espérer (Murray et Zentner, 2001, p. 722).

Développement moral

Pour Kohlberg, l'adulte d'âge mûr peut dépasser le niveau conventionnel pour atteindre le niveau postconventionnel (voir le chapitre 21). Pour ce faire, il doit déjà avoir pris de nombreuses décisions morales personnelles et avoir assumé de multiples responsabilités dans ce domaine. Kohlberg a constaté que les sujets de ses recherches étaient peu nombreux à atteindre l'étape la plus élevée du raisonnement moral. Pour passer du stade 4 (Conscience du système social ; la loi et l'ordre) au stade 5 (Contrat social et droits individuels), l'individu doit privilégier les droits d'autrui. La personne qui se trouve au stade 5 de son développement moral prend des mesures concrètes pour appuyer les droits des autres.

Développement spirituel

Certains adultes, mais pas tous, atteignent la cinquième étape du développement spirituel de Fowler, le stade Paradoxe – Consolidation. Rappelons qu'à ce stade, l'individu s'avère capable de considérer la « vérité » sous différents angles et selon divers points de vue. Ce cinquième stade du développement spirituel de Fowler correspond au cinquième stade (Contrat social et droits individuels) du développement moral de Kohlberg. Selon Fowler, seules les personnes de plus de 30 ans peuvent y parvenir – mais rares sont celles qui y parviennent.

Arrivée à l'âge mûr, la personne a généralement tendance à se montrer moins dogmatique par rapport aux convictions religieuses. Par ailleurs, la religion représente souvent un réconfort plus grand à cet âge que dans les années précédentes. L'adulte d'âge mûr s'appuie sur ses convictions spirituelles pour aborder plus sereinement la maladie, la mort et les autres épreuves de la vie.

Problèmes de santé

L'adulte d'âge mûr conserve en général une bonne santé. Il est néanmoins plus exposé aux affections que dans les années précédentes. Les principales causes de décès dans ce groupe d'âge sont notamment les affections chroniques (par exemple, le cancer domine le tableau des principales causes de mortalité) et les accidents de la route ou du travail. Les affections cardiovasculaires sont une cause d'hospitalisation de plus en plus importante chez les personnes âgées entre 45 et 65 ans (Ministère de la Santé et des Services sociaux du Québec, 2003). De nombreux facteurs contribuent aux problèmes de santé observés à l'âge mûr : mode de vie, vieillissement, antécédents familiaux, stress lié au développement individuel (par exemple, ménopause ou andropause) ou aux événements (par exemple, divorce). Ainsi, le tabagisme et la consommation élevée d'alcool augmentent le risque d'apparition de plusieurs problèmes de santé, tels que les problèmes respiratoires chroniques, le cancer du poumon et les affections hépatiques. Trop riche ou trop abondante, l'alimentation peut causer l'obésité, le diabète sucré ou l'athérosclérose et accroître les risques associés (hypertension artérielle et maladies coronariennes). L'infirmière doit informer la personne d'âge mûr sur les mesures à prendre pour prévenir ces problèmes de santé ou en réduire la probabilité.

CANCER

Au Québec, le cancer est la cause la plus importante de morbidité et de mortalité chez l'adulte d'âge mûr, tant chez l'homme que chez la femme. On observe depuis quelques dizaines d'années une évolution de l'incidence et de la nature des cancers.

Chez les hommes, les cancers du poumon, des tissus lymphoïdes et du côlon sont nombreux. Chez les femmes, le cancer du poumon est le plus fréquent ; viennent ensuite le cancer du sein, le cancer du côlon et le cancer de l'utérus. L'incidence du cancer pulmonaire est en augmentation dans la population féminine. Le cancer du poumon arrive au premier rang des décès par cancer, tant chez les hommes que chez les femmes, et c'est de loin la première cause de décès prématuré dû au cancer (Institut de la statistique du Québec, 2004a ; Institut national du cancer du Canada, 2004). En fait, le Québec est la province où l'on rapporte le plus grand nombre estimé de décès par cancer du poumon chez les hommes : 33,6 % des cas (Société canadienne du cancer, 2002).

Dans le but de détecter rapidement toute anomalie, l'infirmière doit conseiller aux femmes de procéder à l'autoexamen mensuel des seins et aux hommes, de procéder à l'autoexamen mensuel des testicules. Par ailleurs, les femmes en postménopause devraient signaler immédiatement tout saignement vaginal à leur médecin.

AFFECTIONS CARDIOVASCULAIRES

Au Québec, les affections coronariennes, particulièrement les cardiopathies ischémiques (Institut de la statistique du Québec, 2004a), se classent immédiatement après le cancer comme cause de décès. De nombreux facteurs accroissent le risque de telles affections : tabagisme, obésité, hypertension artérielle, hyperlipidémie, diabète sucré, mode de vie sédentaire, antécédents familiaux associés à l'infarctus du myocarde ou au décès soudain (survenu avant l'âge de 55 ans pour le père ou avant 65 ans pour la mère) et âge. Les hommes de plus de 45 ans et les femmes de plus de 55 ans sont plus exposés aux affections coronariennes que les jeunes adultes. Le manque d'activité physique représente le principal facteur de risque associé à ces affections (Edelman et Mandle, 2002, p. 323).

ACCIDENTS

L'évolution de l'état physiologique ainsi que les soucis liés aux responsabilités personnelles et professionnelles augmentent la probabilité des accidents chez les adultes d'âge mûr. Les suicides et les accidents de la route représentent les principales causes de mort accidentelle dans cette tranche d'âge. L'allongement du délai de réaction et la détérioration de l'acuité visuelle peuvent aussi constituer des facteurs de risque d'accident. L'adulte d'âge mûr est exposé à plusieurs autres genres de mort accidentelle : chutes, incendies, brûlures, empoisonnements et noyades. Les accidents du travail continuent de représenter un risque important à cet âge. Le chapitre 36 décrit les mesures de sécurité à conseiller.

OBÉSITÉ

Les hommes et les femmes qui prennent du poids à l'âge mûr ne sont pas toujours conscients des réalités de cette étape de la vie. Le métabolisme ralentit et l'activité physique diminue, ce qui réduit d'autant les besoins énergétiques. Pour aider la personne à éviter l'obésité, l'infirmière doit lui recommander de réduire son apport énergétique et de faire régulièrement de l'exercice. Elle soulignera également que la surcharge pondérale constitue un facteur de risque associé non seulement à de nombreuses affections chroniques (par exemple, diabète et hypertension artérielle), mais aussi à certains problèmes de mobilité (par exemple, arthrite). Avant de modifier de manière significative son alimentation, la personne doit cependant consulter son médecin.

ALCOOLISME

Dans ce groupe d'âge, la consommation d'alcool est plus fréquente et régulière que pour le groupe d'âge précédent. Cependant, la consommation décline avec l'âge : 16,6 % de la population de la ville de Montréal comprise entre 40 et 49 ans a une consommation élevée d'alcool (12 fois ou plus au cours d'une année) ; la proportion est de 13,5 % chez les 50 à 64 ans, comparativement à 31 % pour le groupe des 20 à 29 ans (Direction de santé publique de Montréal, 2004).

La consommation élevée d'alcool peut causer la perte d'emploi, des problèmes d'ordre juridique, l'éclatement de la famille, des accidents et des affections. On estime que la consommation d'alcool a causé 6 503 décès en 1995 et 80 946 hospitalisations en 1995-1996. Un grand nombre de ces décès ont été causés par des accidents de la route, des cirrhoses alcooliques et des suicides, et la plupart des hospitalisations étaient dues aux chutes accidentelles, au syndrome de dépendance alcoolique et aux accidents de la route. L'infirmière informera la personne sur les dangers de l'alcool, l'aidera à clarifier ses valeurs relatives à la santé et, au besoin, la mettra en communication avec des groupes spécialisés, tels que les Alcooliques anonymes (voir la rubrique *Ressources et sites Web* à la fin du chapitre). Selon l'Enquête sociale générale (ESG) de 1993 (Centre canadien de lutte contre l'alcoolisme et les toxicomanies, 2005), 9,2 % des adultes ont déclaré avoir des problèmes causés par la consommation d'alcool, liés, entre autres, à la santé physique (5,1 %) et à la situation financière (4,7 %). De plus, 43,9 % des adultes ont déclaré avoir déjà souffert de la consommation des autres, soit en raison de fêtes trop bruyantes (23,8 %), d'insultes ou d'humiliations (20,9 %), ou encore de graves disputes (15,6 %).

ANOMALIES DE LA SANTÉ MENTALE

De nombreux facteurs de stress liés au développement individuel (par exemple, ménopause ou andropause, vieillissement, imminence de la retraite) et aux circonstances (par exemple, divorce, perte d'emploi ou décès du conjoint) peuvent accroître l'angoisse et favoriser la dépression chez l'adulte d'âge mûr. La personne touchée a généralement avantage à s'intégrer à des groupes de soutien ou à entreprendre une thérapie individuelle afin d'aborder ces crises d'une manière plus positive.

Examen clinique et promotion de la santé

L'encadré *Évaluation du développement – Adulte d'âge mûr* passe en revue les paramètres de la croissance et du développement de l'adulte d'âge mûr. D'une manière générale, celui-ci prend en charge ses besoins en santé et souhaite prévenir les accidents, les affections et le vieillissement précoce.

L'infirmière déterminera les sujets pertinents à aborder avec les personnes de ce groupe d'âge (voir l'encadré 23-5). Certains chapitres du présent ouvrage analysent ces sujets plus en détail.

ÉVALUATION DU DÉVELOPPEMENT

Adulte d'âge mûr

Comment l'adulte d'âge mûr se situe-t-il par rapport aux trois dimensions suivantes du développement ?

DÉVELOPPEMENT PHYSIQUE

- Le poids est normal selon l'âge et le sexe.
- Les signes vitaux (par exemple, la pression artérielle) sont normaux selon l'âge et le sexe.
- La vision et l'audition sont normales.
- L'adulte d'âge mûr possède des connaissances suffisantes et il a des attitudes et des comportements adéquats par rapport à la sexualité (par exemple, au sujet de la ménopause).
- Il décrit tous les changements qu'il constate dans son alimentation, ses habitudes d'élimination et son activité physique.

DÉVELOPPEMENT PSYCHOSOCIAL

- L'adulte d'âge mûr accepte le vieillissement de son corps.
- Il se sent bien dans sa peau et se respecte.
- Il apprécie sa liberté nouvelle et son indépendance.
- Il accepte l'évolution des rôles familiaux (par exemple, ses enfants sont devenus des adolescents et ses parents vieillissent).
- Il maintient des relations satisfaisantes avec son conjoint ou sa conjointe, et il participe à des activités agréables en sa compagnie.
- Il renouvelle et élargit ses centres d'intérêt.
- Il participe à des projets caritatifs et altruistes.
- Il possède une bonne philosophie de vie.

DÉVELOPPEMENT OBSERVÉ DANS LES ACTIVITÉS QUOTIDIENNES

- L'adulte d'âge mûr respecte les mesures préventives concernant la santé.

ENCADRÉ 23-5

Promotion de la santé chez l'adulte d'âge mûr

EXAMENS DE SANTÉ

- Examen physique périodique : tous les ans ou selon les recommandations du médecin
- Vaccins selon les recommandations du *Guide canadien d'immunisation* (Santé Canada, 2002) ou celles du médecin (par exemple, rappel du vaccin antitétanique tous les 5 à 10 ans au besoin et vaccin antigrippal tous les ans)
- Examen dentaire périodique : par exemple, tous les neuf mois
- Examen périodique de la vue et de l'ouïe : tous les deux ou trois ans ou chaque année, selon les recommandations
- Autoexamen des seins : tous les mois (de 7 à 10 jours après la fin des règles ou, une fois la ménopause terminée, le premier jour de chaque mois)
- Autoexamen des testicules : tous les mois
- Dépistage des affections cardiovasculaires (par exemple, mesure de la pression artérielle, électrocardiogramme et dépistage du cholestérol, selon les recommandations du médecin)
- Dépistage du cancer du côlon et du rectum, du sein, du col de l'utérus, de l'utérus et de la prostate (voir au chapitre 34 les directives concernant les tests de dépistage du cancer)

SÉCURITÉ

- Respect rigoureux des mesures de sécurité routière, surtout pour la conduite nocturne
- Respect des mesures de sécurité au travail
- Sécurité à la maison : éclairage adéquat des escaliers et des corridors, suppression des obstacles potentiels, détecteurs de fumée, tapis antidérapants et barres d'appui dans la salle de bain

ALIMENTATION ET ACTIVITÉ PHYSIQUE

- Apport alimentaire suffisant en protéines, en calcium et en vitamine D
- Facteurs de risque d'affections cardiovasculaires reliés à l'alimentation et à l'activité physique (par exemple, obésité, consommation excessive de cholestérol et de matières grasses, manque d'exercice soutenu)
- Programme d'activité physique pour favoriser le maintien et l'amélioration de l'agilité et de la coordination

INTERACTIONS SOCIALES

- Éventualité d'une « crise de la quarantaine » : discussions permettant l'expression des sentiments, des préoccupations et des craintes
- Inventaire des centres d'intérêt des années antérieures et, le cas échéant, choix de nouveaux passe-temps
- Planification de la retraite (par exemple, ressources financières, loisirs), le cas échéant avec le conjoint ou la conjointe

Personne âgée (plus de 65 ans)

Le vieillissement démographique, qui marquera la population du Québec durant encore 50 ans, doit être interprété dans un sens large et évolutif. Il englobe à la fois la réduction du nombre et de la proportion des jeunes, une population en âge de travailler vieillissante et de plus en plus difficile à renouveler, ainsi que l'explosion de l'effectif et de la part des aînés. Par exemple, le nombre des personnes de 80 ans et plus connaîtra la croissance la plus notable des prochaines décennies. L'effectif actuel d'environ 220 000 de ces personnes très âgées sera multiplié par près de trois en 2031 et par plus de quatre en 2051. (Institut de la statistique du Québec, 2004b)

Plusieurs typologies permettent de catégoriser les personnes âgées selon les groupes d'âge (l'encadré 23-6 en présente deux exemples). À cause de l'augmentation récente et considérable de l'espérance de vie, on doit répartir les personnes âgées de 65 ans et plus en plusieurs groupes. On peut ainsi tenir compte des particularités de chaque groupe, notamment sur le plan des tâches de développement. Depuis quelque temps, l'augmentation (en nombre absolu et en pourcentage) de la population âgée suscite dans la communauté scientifique un regain d'intérêt pour le vieillissement : ses causes, ses modalités et les facteurs qui déterminent l'état physique, psychologique et fonctionnel de la personne âgée. Les théories biologiques du vieillissement se répartissent en deux catégories : intrinsèques et extrinsèques. Les théories intrinsèques s'intéressent uniquement aux facteurs corporels, alors que les théories extrinsèques tiennent compte des facteurs environnementaux. Le tableau 23-2 décrit les principales théories biologiques du vieillissement.

Changements physiques

Le vieillissement s'accompagne d'un certain nombre de changements physiques. Certains sont manifestes, mais d'autres sont moins visibles. En général, jusqu'à 60 ans environ, la masse maigre diminue tandis que la graisse corporelle augmente. La masse osseuse diminue. Le volume des liquides extracellulaires reste constant, mais le volume intracellulaire diminue, ce qui fait baisser le volume liquidien corporel total. La personne âgée est donc exposée à la déshydratation (Eliopoulos, 2001). Le tableau 23-3 passe en revue les changements physiques normaux qui accompagnent le vieillissement.

ENCADRÉ 23-6

Deux typologies des personnes âgées

PREMIÈRE TYPOLOGIE

- 65 ans et plus, sans distinction : âge d'or, aîné, gens âgés, sujet âgé, vieillard, vieux
- De 65 à 80 ans : jeune vieux, troisième âge
- 80 ans et plus : âge extrême, grand âge, grand vieillard, grande vieillesse, octogénaire, vieux-vieux, quatrième âge, y compris les centenaires
- 100 ans et plus : centenaire
- Personne âgée fragile (ou frêle) : personne âgée vulnérable, vieillard fragile*

Source : *Thésaurus du vieillissement et de la santé,* de L. Bourbonnais et M. Lefebvre (dir.), 2003, Montréal : Institut universitaire de gériatrie de Montréal.

DEUXIÈME TYPOLOGIE

- De 65 à 75 ans : jeune vieux
- De 75 à 85 ans : vieux
- De 85 à 100 ans : vieux-vieux, personne très âgée
- 100 ans et plus : centenaire

Source : *Gerontological Nursing,* 5e éd., (p. 14), de C. Eliopoulos, 2001, Philadelphie : Lippincott, Williams & Wilkins.

* Ces termes servent le plus souvent à désigner une personne âgée de 75 ans ou plus et qui a accumulé au fil des ans plusieurs incapacités ou affections chroniques (Burnside, 1988, cité dans Berger et Mailloux-Poirier, 1991).

FONCTION TÉGUMENTAIRE

Le vieillissement provoque des changements manifestes dans la fonction tégumentaire : la peau devient plus sèche et plus fragile, les cheveux se décolorent, les ongles des mains et des pieds s'épaississent et deviennent cassants, la pilosité faciale augmente chez la femme à partir de 60 ans.

Les réactions à ces changements varient selon la personne et la culture. Par exemple, certains considèrent les cheveux gris comme un signe d'élégance et de distinction ; d'autres y voient la fin de la jeunesse et vivent très mal cette évolution.

Ces changements tégumentaires s'accompagnent de plusieurs autres phénomènes graduels : diminution du volume des graisses sous-cutanées et des tissus musculaires, atrophie musculaire, perte d'élasticité et épaississement des fibres élastiques. Ces phénomènes provoquent le double menton, l'affaissement des paupières et des lobes auriculaires ainsi que les rides, surtout dans les zones les plus exposées au soleil. Les proéminences osseuses deviennent visibles. Chez la femme âgée, les seins rapetissent et s'affaissent ; s'ils gardent leur volume et deviennent pendants, des irritations cutanées peuvent apparaître sur les surfaces de contact. La diminution de la masse graisseuse sous-cutanée rend également la personne plus sensible au froid.

FONCTION MUSCULOSQUELETTIQUE

Le vieillissement s'accompagne d'une diminution graduelle de la vitesse et de l'intensité des contractions des muscles volontaires (ou squelettiques) et d'une baisse de la capacité à faire des efforts musculaires soutenus. L'activité physique peut toutefois renforcer les muscles affaiblis ; le volume et la densité des muscles squelettiques peuvent même augmenter jusqu'à l'âge de 50 ans environ. À partir de la cinquantaine, le volume des fibres musculaires diminue de manière régulière. Ce phénomène donne à la personne âgée l'allure incertaine ou chétive qui la caractérise ; il explique aussi le fait qu'elle manque de force physique et qu'elle se fatigue vite. La personne âgée peut maintenir une bonne partie de ses activités, mais elle les fait à un rythme plus lent. Le vieillissement entraîne aussi la détérioration du sens de l'équilibre. La personne peut fournir des efforts musculaires prolongés, à condition de se ménager des pauses adéquates et d'éviter d'utiliser ses capacités maximales.

Le délai de réaction s'allonge avec l'âge, surtout si le tonus musculaire diminue (par exemple, à cause d'une réduction de l'activité physique). Pour compenser cette difficulté, la personne âgée a généralement tendance à redoubler de prudence, par exemple quand elle est au volant, ce qui peut exaspérer les jeunes conducteurs impatients.

La stature diminue légèrement avec l'âge. Dans certains cas, la faiblesse musculaire rend la personne voûtée et provoque une **cyphose** (bosse dans le haut du dos), ce qui amplifie le phénomène du tassement des vertèbres attribuable à l'âge. L'**ostéoporose** (baisse de la densité osseuse) et la fragilisation des os exposent la personne âgée aux fractures graves. Les **fractures pathologiques** surviennent de manière spontanée. L'ostéoporose frappe surtout la personne dont le régime alimentaire est trop pauvre en calcium, la femme en postménopause et la personne immobilisée ou qui fait peu d'activité physique. Bien qu'elle soit souvent considérée comme une affection féminine, l'ostéoporose touche aussi les hommes (Curry et Hogstel, 2002).

TABLEAU 23-2

Principales théories biologiques du vieillissement

Théories	Hypothèses
Théories de l'usure	Le vieillissement résulte de la détérioration continuelle de l'organisme sous l'effet du stress biomécanique et biochimique. Par exemple, les cellules s'usent parce qu'elles sont exposées à des facteurs de stress internes et externes, tels que les traumas, les produits chimiques et l'accumulation de déchets métaboliques. Les cellules musculaires et neuronales qui meurent ne sont pas remplacées (Lauzon et Adam, 1996).
Théories neuroendocriniennes	Les changements qui se produisent dans l'hypothalamus et dans l'hypophyse modifient la production hormonale et entraînent le déclin de l'organisme.
Théorie des radicaux libres (théorie stochastique)	L'oxydation des constituants organiques, tels que les glucides et les protéines, cause la formation de radicaux libres instables. « Les radicaux libres sont des agents oxydants qui causent des dommages aux lipides, aux protéines et aux acides nucléiques en leur arrachant des électrons pour les apparier à leurs propres électrons libres. Certains effets se traduisent par les rides sur la peau, les raideurs dans les articulations et le durcissement des artères. » (Tortora et Grabowski, 2001, p. 102)
Théories génétiques	L'organisme est programmé génétiquement pour effectuer un certain nombre prédéterminé de divisions cellulaires. La cessation de la mitose est programmée dans les gènes. « Les gènes du vieillissement [...] s'activent à des moments prédéterminés pour ralentir ou interrompre divers processus vitaux. » (Tortora et Grabowski, 2001, p. 102) La dégradation du processus de synthèse protéique entraîne la production de protéines déficientes qui s'accumulent dans l'organisme et le font graduellement décliner.
Théories des liaisons longues	Le vieillissement irréversible des protéines (par exemple, le collagène) cause à terme les défaillances des organes et des tissus. « Le glucose [...] est ajouté au hasard aux protéines à l'intérieur et à l'extérieur des cellules, et forme des liaisons irréversibles entre les molécules protéiques qui sont voisines les unes des autres. Avec l'âge ces liaisons deviennent plus nombreuses. » (Tortora et Grabowski, 2001, p. 102) Ces liens réduisent l'élasticité, provoquent de la raideur et entraînent, en définitive, une dégradation fonctionnelle.
Théories immunologiques	«[Une] réponse auto-immune peut être causée par des modifications des marqueurs d'identité à la surface des cellules. Celles-ci deviennent alors la cible des anticorps et sont appelées à être détruites. Au fur et à mesure que se multiplient les altérations des protéines de la membrane plasmique, la réponse auto-immune s'intensifie et produit les signes bien connus du vieillissement. » (Tortora et Grabowski, 2001, p. 102)

Certaines dégénérescences articulaires peuvent accompagner le vieillissement. Elles restreignent la motricité et rendent les mouvements plus ardus. L'inactivité aggrave cette raideur. Par exemple, si une personne âgée reste assise trop longtemps, ses articulations s'ankylosent et elle éprouve des difficultés pour se lever et marcher. L'activité physique et le maintien d'une alimentation adéquate ralentissent la diminution de la densité osseuse, l'atrophie musculaire et la raideur (figure 23-3 ■).

FONCTION SENSORIELLE

Les cinq sens deviennent moins efficaces à mesure qu'on avance en âge. Les yeux subissent des modifications manifestes : la diminution du volume graisseux des orbites oculaires les fait paraître plus petits, le réflexe de clignement ralentit et la diminution de la tonicité musculaire provoque un relâchement des paupières (surtout les paupières inférieures). Le vieillissement entraîne aussi une baisse de l'acuité visuelle, de la capacité d'adaptation à la pénombre et à l'obscurité, de l'accommodation de proche et de loin, de la vision périphérique et de la capacité à distinguer des couleurs similaires (en particulier les bleus, les verts et les violets).

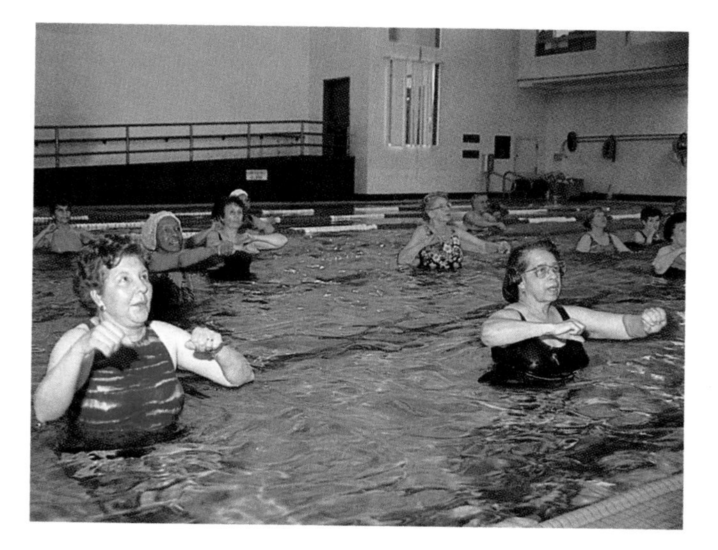

FIGURE 23-3 ■ L'exercice physique régulier aide à préserver la mobilité des articulations et le tonus musculaire… et permet d'entretenir des relations sociales.

TABLEAU 23-3

Changements physiques normaux accompagnant le vieillissement

Changement physique	Justification scientifique
Fonction tégumentaire	
Augmentation de la sécheresse cutanée	L'activité des glandes sébacées diminue et le volume des liquides tissulaires baisse.
Blêmissement de la peau	La vascularisation diminue.
Fragilisation de la peau	Le derme et l'épiderme s'amincissent et deviennent moins vascularisés ; le volume des tissus graisseux sous-cutanés diminue.
Apparition de rides et relâchement de la peau	La peau devient moins élastique et plus sèche ; la masse graisseuse sous-cutanée diminue.
Apparition de lentigo sénile (taches de vieillesse) sur les parties exposées du corps (visage, mains, bras, etc.)	Les mélanocytes (cellules qui synthétisent la pigmentation de la peau) forment des agrégats ; la distribution pigmentaire ne peut se poursuivre de façon adéquate.
Diminution de la transpiration	Le nombre de glandes sudoripares s'amoindrit et les sécrétions sébacées diminuent.
Éclaircissement et grisonnement des cheveux, des poils pubiens et des poils axillaires	Le nombre de cellules pigmentaires des bulbes pileux baisse. Les follicules pileux s'attrophient naturellement.
Épaississement des ongles, ralentissement de leur croissance, apparition de stries	L'apport sanguin diminue ; les dépôts de calcium s'intensifient.
Fonction musculosquelettique	
Baisse de la force musculaire et ralentissement des réflexes musculaires	La masse musculaire est remplacée par du tissu conjonctif fibreux et du tissu adipeux.
Ralentissement des réactions	La vitesse de conduction des fibres nerveuses baisse et le tonus musculaire diminue.
Diminution de la taille (stature)	Les disques intervertébraux s'atrophient.
Ostéoporose	Les os se déminéralisent.
Perte de flexibilité des articulations	Le collagène devient moins souple, plus rigide ; les ligaments et les tendons raccourcissent. Le cartilage se dégrade.
Fragilisation de l'équilibre	La coordination musculaire diminue et le délai de réaction des muscles s'allonge.
Fonction sensorielle	
Baisse de l'acuité visuelle	La dégénérescence opacifie le cristallin (cataracte), l'épaissit, réduit son élasticité et le rigidifie (presbytie). La pression intraoculaire s'élève de façon anormale (glaucome).
Accroissement de la sensibilité aux reflets, diminution du réflexe à la lumière et détérioration de l'accommodation à l'obscurité	L'élasticité du cristallin s'amoindrit, les muscles ciliaires s'atrophient et le diamètre des pupilles diminue.
Apparition d'un cercle blanc et brillant, partiel ou complet, autour de la cornée (arc sénile)	Cet arc est formé par des dépôts lipidiques entre la conjonctive et la cornée.
Détérioration progressive de l'ouïe	Cette altération est causée par la dégénérescence et l'atrophie des cellules ciliées de la cochlée, l'atrophie du nerf auditif, la perte de neurones, la perte de capillaires (presbyacousie) et l'épaississement des membranes tympaniques. On observe aussi une perte neurosensorielle (hypoacousie).
Détérioration du sens du goût (surtout le goût sucré et le goût salé au bout de la langue)	L'atrophie linguale se traduit par une diminution du nombre et de l'efficacité des papilles gustatives.
Détérioration de l'odorat	Le bulbe olfactif situé à la base du cerveau (responsable des perceptions olfactives) s'atrophie.
Élévation du seuil de la douleur, du toucher et de la température	Les corpuscules de Meissner (récepteurs sensibles aux contacts légers) se dégradent.
Fonction pulmonaire	
Diminution de la capacité à expulser les corps étrangers et les déchets accumulés	L'élasticité pulmonaire et le nombre de cils pulmonaires diminuent, l'efficacité du mécanisme de la toux s'amoindrit.
Diminution de l'expansion pulmonaire, de l'efficacité de l'exhalation et de la capacité vitale ; augmentation du volume résiduel	Les muscles thoraciques s'affaiblissent ; le cartilage costal se calcifie et rigidifie la cage thoracique ; la détérioration de l'élasticité des alvéoles entraîne une dilatation permanente.

Changement physique	Justification scientifique
Après une activité physique intense, respiration difficile, oppressée, rapide, saccadée (dyspnée)	La modification des tissus respiratoires et vasculaires liée à l'âge ainsi que l'effort diminuent l'acheminement et la diffusion de l'oxygène dans les tissus, ce qui ralentit le retour à l'oxygénation normale.
Fonction cardiovasculaire	
Diminution du débit cardiaque et du volume systolique (surtout en période d'activité physique intense ou à l'occasion d'efforts inhabituels); essoufflement en cas d'effort et accumulation de sang en périphérie	Les valvules cardiaques s'épaississent et se rigidifient, ce qui diminue leur capacité de remplissage et d'expulsion; l'intensité des contractions diminue.
Baisse de l'élasticité des artères et augmentation de leur rigidité	Le taux d'élastine diminue dans les parois et le taux de collagène augmente dans les tissus conjonctifs. Une calcification se produit lorsque l'élastine se lie au calcium.
Augmentation de la pression artérielle diastolique et systolique	Les artères systémiques deviennent moins élastiques et la résistance vasculaire périphérique augmente.
Hypertension orthostatique	Les barorécepteurs qui régulent la pression artérielle deviennent moins sensibles.
Fonction gastro-intestinale	
Ralentissement de la déglutition	Le mécanisme de la déglutition se détériore.
Augmentation de la fréquence des indigestions	Le nombre d'enzymes digestives diminue graduellement, ce qui fait baisser le pH gastrique; la vitesse d'absorption diminue.
Tendance à la constipation	Le tonus des muscles intestinaux et le péristaltisme diminuent.
Fonction urinaire	
Diminution de la capacité de filtration des reins et détérioration de la fonction rénale	Le nombre de néphrons (unités fonctionnelles de base des reins) diminue et plusieurs changements artériosclérotiques entravent la circulation sanguine.
Urgences urinaires et augmentation de la fréquence des mictions	Chez l'homme, ce problème peut être causé par une hypertrophie bénigne de la prostate. Chez la femme, le sphincter urinaire ou les muscles soutenant la vessie deviennent plus faibles.
Multiplication des mictions nocturnes et tendance à la rétention d'urine après les mictions	La capacité et le tonus de la vessie diminuent. La perfusion rénale est augmentée pendant la nuit, tandis que les exigences métaboliques des autres systèmes sont diminuées.
Fonction reproductrice	
Accroissement (bénin) du volume de la prostate chez l'homme	Les mécanismes de cet accroissement sont encore mal connus; il est possible qu'il soit attribuable aux changements endocriniens.
Changements multiples chez la femme: rétrécissement et atrophie de la vulve, du col de l'utérus, de l'utérus, des trompes de Fallope et des ovaires; diminution des sécrétions; modification de la flore vaginale	La sécrétion d'hormones féminines baisse et le pH vaginal augmente (accroissement de l'alcalinité).

La plupart des personnes âgées de 80 ans ou plus présentent une **cataracte**, c'est-à-dire une opacité partielle ou totale du cristallin: l'acuité visuelle baisse et les reflets gênent la vue. L'ablation de la cataracte par intervention chirurgicale n'est pas rare chez la personne âgée. Comme les muscles ciliaires définissent la forme du cristallin, leur vieillissement provoque une diminution de la capacité du cristallin à accommoder sur les objets proches ou lointains. Le diamètre de la pupille diminue, ce qui réduit d'autant la quantité de lumière qui pénètre dans l'œil et allonge par conséquent le délai de réaction aux variations lumineuses. Ce phénomène constitue à la fois une gêne et un risque pendant la conduite nocturne. La vieillesse se caractérise également par la diminution de la fonction rétinienne et la dégradation de la vision périphérique.

La **presbyacousie** (ou surdité de sénescence) touche la personne âgée de plus de 65 ans et correspond à une détérioration des capacités auditives attribuable au vieillissement. La perte graduelle de l'audition est plus fréquente chez l'homme que chez la femme, peut-être à cause d'une plus grande exposition au bruit en milieu de travail. La détérioration touche plus les fréquences élevées que les fréquences basses, ce qui explique que la personne âgée a généralement moins de mal à comprendre les gens qui ont une voix grave et claire. Par rapport aux jeunes atteints d'une déficience auditive, la personne âgée a également plus de difficulté à compenser la dégradation de son ouïe par l'observation du mouvement labial des interlocuteurs.

Le vieillissement se traduit également par la détérioration du goût et de l'odorat ainsi que par la diminution des stimulations alimentaires. La personne âgée a donc moins d'appétit que la personne plus jeune, ce qui constitue un facteur de risque d'insuffisance nutritionnelle. La baisse ou la disparition du goût et de l'odorat représente également une menace pour la santé (par exemple, consommation excessive de sel), voire pour la vie (par exemple, incapacité à détecter une fuite de gaz).

Les récepteurs cutanés se raréfient graduellement, ce qui élève le seuil sensoriel de la douleur, celui du toucher et celui de la température. Ainsi, la personne âgée ne peut plus toujours distinguer entre le froid, le tiède et le chaud. Les stimuli qui provoquaient une douleur intense chez une personne jeune ne suscitent parfois plus qu'une sensation minime quand cette personne vieillit. Ce phénomène accroît le risque de brûlures et d'autres blessures chez la personne âgée.

FONCTION PULMONAIRE

Le vieillissement fait baisser l'efficacité respiratoire. Le vieillissement des structures musculosquelettiques de la paroi thoracique provoque une diminution des dimensions du thorax et réduit par conséquent le volume des inspirations. L'affaiblissement des muscles expiratoires augmente le volume de l'air résiduel (air qui reste dans les poumons après l'expiration) et rend la toux moins efficace. Les sécrétions des muqueuses s'accumulent plus facilement dans l'arbre bronchique, ce qui augmente le risque d'infections respiratoires. La **dyspnée** (difficultés respiratoires, essoufflement) accompagne souvent les efforts physiques (par exemple, quand une personne court pour ne pas manquer un autobus ou monte un escalier en portant des sacs d'épicerie).

FONCTION CARDIOVASCULAIRE

La capacité cardiaque diminue avec l'âge. Ce phénomène se manifeste d'une manière particulièrement évidente quand les muscles cardiaques sont plus sollicités que d'habitude (par exemple, à l'occasion d'un exercice physique soutenu ou d'un stress émotionnel). En général, le rythme cardiaque au repos diminue avec l'âge, et la fréquence cardiaque réagit moins vite au stress et revient plus lentement à la normale après une activité physique.

Ces modifications s'accompagnent de changements artériels. La baisse de l'élasticité des artères peut diminuer l'afflux sanguin dans les différentes parties du corps et causer des problèmes. Par exemple, la diminution de l'irrigation sanguine dans les jambes se traduit par des douleurs dans les mollets après une marche soutenue, et celle qui se produit dans le cerveau, se manifeste par des étourdissements. En outre, la circulation sanguine s'adapte moins vite quand la personne se lève de son lit. Ce délai d'adaptation provoque une *hypotension orthostatique*, c'est-à-dire une baisse brutale de la pression artérielle systolique.

Il n'est pas rare d'observer, durant cette période de la vie, une légère augmentation de la pression systolique, alors que la pression diastolique reste constante. Ce phénomène n'est pas vraiment lié à l'âge, mais plutôt à des facteurs tels que le régime alimentaire, le poids ou le stress (Polan et Taylor, 2003, p. 231).

FONCTION GASTRO-INTESTINALE

Avec l'âge, on observe une diminution graduelle de la quantité des enzymes digestives, notamment de la ptyaline (présente dans la salive), qui transforme l'amidon ; de la pepsine et de la trypsine, qui digèrent les protéines ; de la lipase, qui active la fragmentation des triglycérides.

Le nombre des cellules chargées de l'absorption des nutriments dans le tractus intestinal diminue et le pH gastrique baisse, ce qui ralentit l'absorption des nutriments et des médicaments. Le tonus musculaire des intestins diminue aussi, ce qui freine le péristaltisme et l'élimination. La diminution du tonus musculaire, de la sécrétion des sucs digestifs et de l'activité intestinale peut provoquer des indigestions et de la constipation.

FONCTION URINAIRE

La capacité d'excrétion des reins diminue avec l'âge. En général, elle ne baisse pas significativement sous la normale, à moins de la présence d'un processus morbide. La capacité de filtration des reins peut aussi diminuer, ce qui ralentit la filtration des déchets et leur excrétion hors de l'organisme.

Les changements les plus évidents pour la personne elle-même se produisent au niveau de la vessie. Ils consistent en une augmentation du nombre d'urgences urinaires et de la fréquence des mictions. Avec l'âge, la capacité vésicale diminue et la vessie se vide complètement avec plus de difficulté. La plupart des personnes âgées doivent par conséquent se lever la nuit pour uriner (mictions nocturnes) et font parfois de la rétention d'urine résiduelle, ce qui accroît le risque d'infections vésicales.

FONCTION REPRODUCTRICE

La dégénérescence des gonades mâles est graduelle. La production de testostérone se maintient et les testicules continuent de sécréter du sperme jusqu'à un âge avancé. Cependant, le nombre de spermatozoïdes produits baisse graduellement au fil du temps. Chez la femme, la dégénérescence des ovaires se traduit par la cessation relativement brusque des menstruations à l'âge mûr, au moment de la ménopause.

Chez la femme âgée, la diminution des sécrétions d'hormones ovariennes entraîne plusieurs changements gonadiques. Certains passent inaperçus sans examen médical (par exemple, réduction de l'utérus et des ovaires) ; d'autres sont manifestes (par exemple, atrophie des seins et diminution des sécrétions vaginales lubrifiantes). Cette diminution de la lubrification naturelle peut rendre les rapports sexuels douloureux ; on peut résoudre ce problème en utilisant un gel lubrifiant.

Développement psychosocial

Les chercheurs ont élaboré diverses théories pour rendre compte des dimensions psychosociales du vieillissement. Selon la **théorie du désengagement**, le vieillissement entraîne un éloignement mutuel (désengagement) de la personne âgée et de son entourage. Ce retrait libère la personne âgée de certaines pressions sociales et restreint son cercle (diminution du nombre de personnes avec lesquelles elle maintient des relations). Selon la **théorie de l'activité**, le maintien de l'activité physique et mentale à un niveau suffisant constitue le meilleur moyen de bien vieillir. Enfin, selon la **théorie de la continuité**, l'être humain, en vieillissant, conserve ses valeurs, ses habitudes et ses comportements. Ainsi, les gens qui se sont entourés de nombreuses personnes tout au long de leur vie continuent de le faire quand ils vieillissent, et ceux qui ont privilégié la solitude ont davantage tendance à se désengager. Cette théorie expliquerait la diversité des comportements observés chez les personnes âgées (figure 23-4 ■).

Selon Erikson, la principale tâche de développement qui incombe à la personne âgée consiste à favoriser son intégrité personnelle (acceptation de soi), par opposition au désespoir.

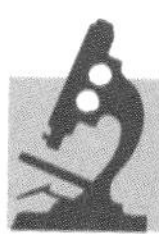

RÉSULTATS DE RECHERCHE

Les chutes chez les personnes âgées vivant à domicile

« Les chutes constituent une forme très fréquente d'accidents chez les personnes âgées. En fait, la mortalité par chute augmente de façon spectaculaire avec l'âge. De plus les chutes sont à l'origine de 80 % des hospitalisations pour traumatismes crâniens chez les 65 ans et plus au Canada. De façon générale, elles touchent le tiers des personnes âgées de la communauté. Les conséquences sont nombreuses : 10 à 30 % des chutes nécessitent des soins médicaux. La majorité de ces chutes causent des blessures légères : contusions, écorchures, lacérations ou hématomes. Cependant, environ 15 % des chutes ont des conséquences graves : fractures, traumatismes crâniens, dislocations, foulures ou encore des coupures requérant des points de suture ; la fracture de la hanche est la plus redoutée, car 50 % des personnes qui subissent ce type de fracture ne retrouveraient pas leur degré initial d'autonomie fonctionnelle, et la moitié des victimes âgées de plus de 75 ans décéderont dans l'année qui suivra. »

Implications : « Chez les personnes âgées, dans la majorité des cas les chutes sont dues à des facteurs intrinsèques. Il faut tout d'abord considérer les changements physiologiques et pathologiques liés au vieillissement. Pensons aux altérations qui affectent la vision, l'équilibre et la démarche, le système cardiovasculaire, le système musculosquelettique, tout comme le ralentissement du temps de réaction, qui peut contribuer à la chute. Les médicaments sont aussi très souvent en cause. Ceux qui agissent sur le système nerveux central et le système cardiovasculaire sont susceptibles de provoquer une chute. Enfin, la chute peut être provoquée par le comportement de la personne elle-même. Les habitudes antérieures, les troubles de jugements, souvent associés à des troubles cognitifs, peuvent expliquer certaines chutes. De plus les personnes déprimées ou qui s'isolent ont tendance à moins porter attention à leur environnement, ce qui peut entraîner une chute. »

Source : « Les chutes chez les personnes âgées vivant à domicile », de L. Francœur et A. Bourbonnais, 2002, *L'infirmière du Québec*, mars-avril, *9*(4), p. 40-44.

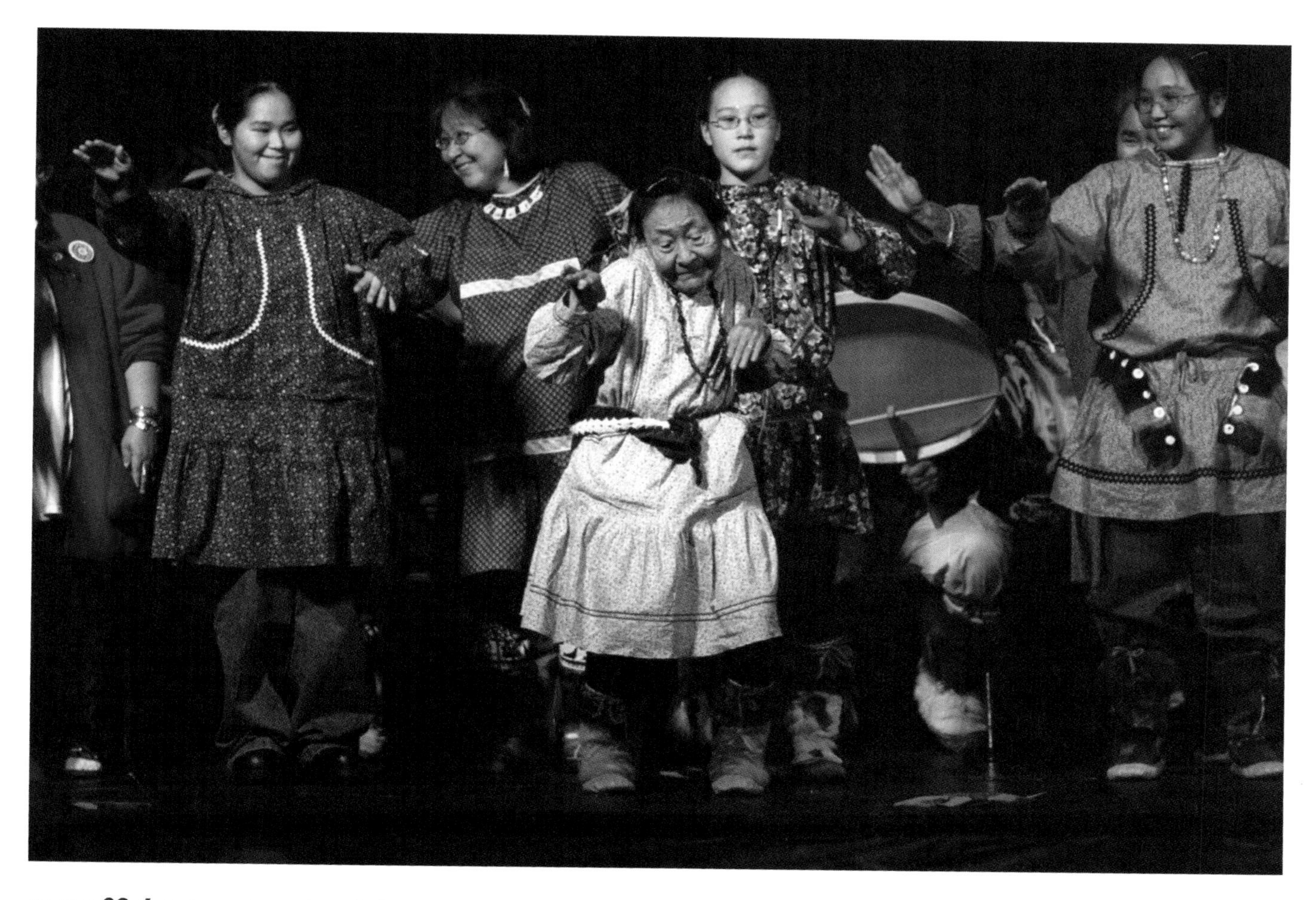

FIGURE **23-4** ■ Trois générations de femmes autochtones de l'Alaska en train de danser. Dans la plupart des cultures, l'appartenance à la communauté favorise le maintien des relations sociales et assure différentes formes de soutien. (Source : Erik Hill/*Anchorage Daily News*.)

Les gens qui s'acceptent considèrent leur vie comme un tout et ils tirent d'importantes gratifications de leurs réussites passées. Ils considèrent la mort comme un terme acceptable à l'existence. Pour Erikson (1963, p. 263), la personne qui acquiert cette intégrité accepte le fait qu'elle n'a qu'une vie et que celle-ci doit se terminer un jour. À l'inverse, l'individu qui cède au désespoir conclut en général qu'il a fait de mauvais choix pendant les années qui ont précédé; il souhaiterait avoir une seconde chance et recommencer sa vie.

On peut regrouper les personnes âgées selon les groupes d'âge: de 65 à 80 ans (jeunes vieux, troisième âge), 80 ans et plus (âge extrême, grand âge, grands vieillards, vieux-vieux, quatrième âge, octogénaires, grande vieillesse), personne très âgées, y compris les centenaires, soit les personnes âgées de 100 ans et plus. Selon ces regroupements, les personnes âgées diffèrent non seulement par leurs caractéristiques physiques, mais aussi par leurs réactions psychosociales. En s'appuyant sur cette hétérogénéité des personnes âgées, certains observateurs récusent la théorie d'Erikson et l'attribution d'une tâche de développement unique à toutes les personnes âgées. Peck (1968) en propose trois pour la seule tranche d'âge des 65 ans et plus:

1. Différenciation de l'ego par opposition à la préoccupation du rôle de travailleur
2. Transcendance du corps par opposition à la préoccupation du corps
3. Transcendance du moi par opposition à la préoccupation du moi

Pour en savoir davantage sur les tâches de développement de la personne âgée, voir l'encadré 23-7 et le chapitre 21.

ENCADRÉ 23-7

Tâches de développement de la personne âgée

DE 65 À 80 ANS

- S'adapter au déclin de la santé et de ses forces physiques.
- S'adapter à la retraite et à la réduction du revenu.
- S'adapter au décès des parents, du conjoint et des amis.
- S'adapter à l'évolution des relations avec les enfants devenus adultes.
- S'adapter aux nombreux temps libres.
- S'adapter au ralentissement des réactions physiques et cognitives.
- Rester actif et maintenir une vie sociale adéquate.
- Adopter un mode de vie satisfaisant et adapté aux différentes étapes du vieillissement.

À PARTIR DE 80 ANS

- S'adapter à la solitude.
- Préserver sa santé physique et mentale.
- S'adapter à l'éventualité d'un emménagement dans un établissement de soins.
- Maintenir le contact avec sa famille.
- Redéfinir le sens de la vie.
- S'adapter à la perspective de sa propre mort.

Sources: *Readings in Gerontology,* 2e éd., de M. Brown, 1978, St. Louis: Mosby; *Gerontological Nursing,* 2e éd., de M. Stanley et P. G. Beare, 1999, Philadelphie: F. A. Davis; *Health Promotion Strategies Through the Life Span,* 2e éd., de R. B. Murray et J. P. Zentner, 2001, Upper Saddle River: Prentice Hall.

RETRAITE

De nos jours, la majeure partie des personnes âgées de plus de 65 ans ne travaillent pas. Ceux qui jouissent d'une bonne santé peuvent cependant maintenir leurs activités professionnelles à temps plein ou partiel. Le travail procure un revenu plus élevé que celui de la retraite, il apporte une valorisation et permet de conserver des habitudes établies de longue date. Certaines personnes âgées sont par ailleurs contraintes de continuer à travailler pour des raisons purement financières.

La retraite peut constituer pour la personne âgée l'occasion longtemps attendue d'entreprendre des projets personnels ou de se consacrer à différentes activités de loisirs (figure 23-5 ■). Les retraités n'ont plus à se lever à heure fixe, ils peuvent se coucher à l'heure qu'ils veulent et s'offrir le luxe de faire la grasse matinée… Il est toutefois rare qu'ils consacrent beaucoup de temps au sommeil et au repos. Habitués depuis longtemps à s'activer, la plupart des retraités se trouvent rapidement des occupations: emploi, participation à la vie de la communauté, voyages, bénévolat, projets intellectuels ou récréatifs, passe-temps, etc. (figure 23-6 ■).

Le mode de vie de la personne âgée est en grande partie déterminé par celui de sa jeunesse. L'individu qui essaie de changer radicalement de vie une fois arrivé à la retraite se heurte en général à d'importantes difficultés. À l'inverse, celui qui mène dès sa jeunesse une existence épanouissante et bien équilibrée vit généralement une retraite plus heureuse. La femme qui ne s'est préoccupée que du cheminement et des exploits de ses enfants ainsi que l'homme qui s'est intéressé exclusivement à son statut professionnel et à ses revenus éprouvent souvent un immense sentiment de vide quand les enfants quittent le nid parental ou que l'heure de la retraite sonne. La vieillesse peut être une période d'accomplissement, d'acceptation et de continuité – ou de désespoir.

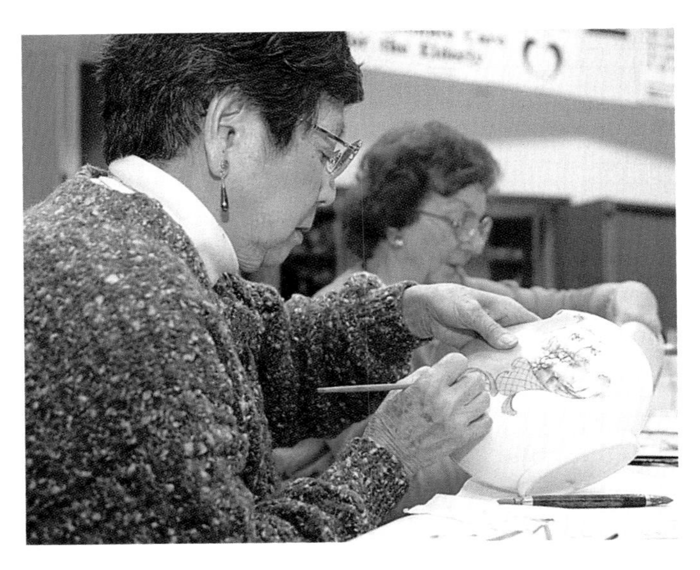

FIGURE 23-5 ■ La plupart des retraités profitent de leurs temps libres pour se consacrer à des activités créatrices.

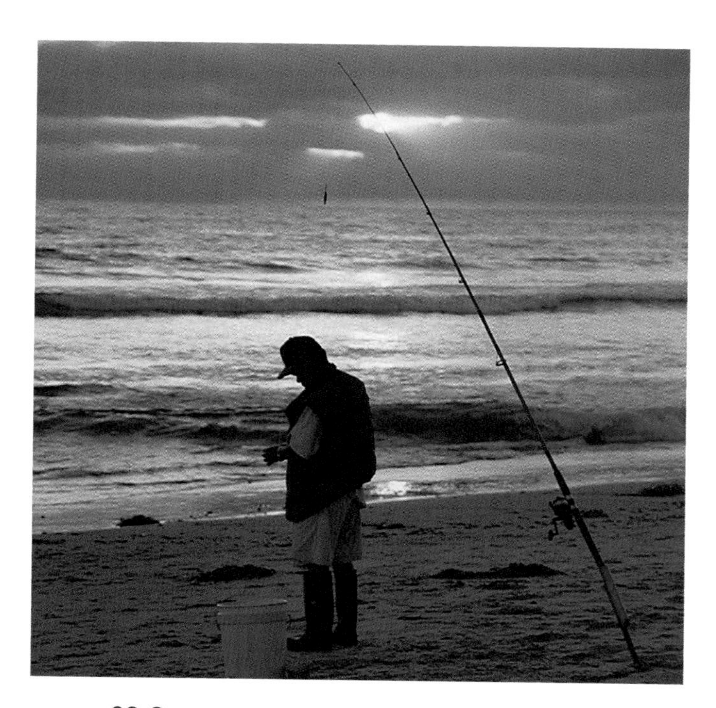

FIGURE **23-6** ■ La retraite permet à la personne âgée de se consacrer à ses passe-temps favoris.

CHANGEMENT DE LA SITUATION FINANCIÈRE

Les besoins financiers varient beaucoup d'une personne âgée à une autre. La plupart des gens ne consacrent plus autant d'argent aux vêtements, aux divertissements et aux exigences du travail. Cependant, même si une personne est propriétaire de sa maison, elle doit quand même faire face à l'augmentation du coût de la vie, qui expose la plupart des personnes âgées à la difficulté de joindre les deux bouts. À eux seuls, la nourriture et les soins médicaux non couverts par un régime public ou privé d'assurance maladie représentent souvent un fardeau financier important. Le maintien de ressources financières suffisantes permet à la personne âgée de conserver son indépendance.

Plusieurs facteurs peuvent expliquer le manque de revenus : insuffisance des prestations de retraite, absence de régime de retraite (pour une grande partie des travailleurs), allongement de la durée de vie bien au-delà de l'accession à la retraite. Les personnes âgées des minorités ethniques ou culturelles d'une société ont souvent plus de problèmes financiers que l'ensemble de la population. Dans l'ensemble, la femme âgée a des revenus inférieurs à ceux de l'homme, et plus une femme est âgée, plus elle est pauvre.

L'infirmière doit rester consciente des coûts que représentent certaines recommandations en santé. Par exemple, quand elle élabore un régime alimentaire pour une personne âgée, l'infirmière doit tenir compte du budget maximal que cette personne peut consacrer à son alimentation. Enfin, l'équipe soignante doit recommander les fournitures médicales les plus économiques possible dans ses interventions.

DÉMÉNAGEMENT

Il est très fréquent qu'une personne âgée déménage : la maison ou l'appartement sont devenus trop grands ou trop chers ; l'entretien des lieux s'avère trop lourd, voire impossible pour la personne ou le couple âgé ; la personne âgée à mobilité réduite doit habiter dans un rez-de-chaussée ou peut avoir besoin d'une salle de bain plus accessible ; la personne âgée souffrant d'une affection chronique ou d'une diminution de son autonomie doit assurer sa sécurité et son bien-être en déménageant dans un milieu offrant des services adaptés à ses besoins.

La décision et la simple perspective de déménager provoquent souvent un stress important chez la personne âgée. En décidant de déménager dans un appartement ou dans un établissement de soins qui répond à ses nouveaux besoins, la personne âgée renonce au confort et aux souvenirs associés à la maison familiale, et renonce aussi à la compagnie des voisins et des amis qu'elle fréquente parfois depuis plusieurs décennies. Certaines personnes âgées doivent s'établir plus près de chez leurs enfants pour bénéficier de leur présence et de leur soutien. La décision de déménager se révèle généralement difficile et stressante. À l'inverse, certaines personnes âgées déménagent sans aucune hésitation pour bénéficier d'un meilleur climat ou d'infrastructures de loisirs mieux adaptées à leur nouvelle vie. Dans ce cas, l'adaptation au nouveau lieu de résidence s'avère beaucoup plus facile.

Aujourd'hui, plusieurs formules s'offrent à la personne âgée selon ses besoins particuliers, entre autres l'habitation collective, les services offerts à domicile et les CHSLD (voir l'encadré 23-8).

- *Habitation collective :* L'habitation collective qui n'est pas rattachée à un établissement public offre une gamme plus ou moins étendue de services à la personne âgée relativement autonome (intervention d'urgence, repas, surveillance, animation, soutien social, etc.). Il peut s'agir d'une unité locative (appartement, studio, chambre) dans un immeuble à logements. C'est la personne âgée qui choisit ce lieu de résidence.
- *Services à domicile de première ligne :* Il s'agit de soins et de services professionnels ou non professionnels offerts à domicile ou dans la communauté (Hollander et Walker, 1998).
- *Soins de longue durée en établissement :* Ces services concernent les soins à long terme donnés dans un établissement (Hollander et Walker, 1998).

PRÉSERVATION DE L'INDÉPENDANCE ET DE L'ESTIME DE SOI

La plupart des personnes âgées considèrent leur indépendance comme un bien précieux. Malgré les difficultés, il est important qu'elles conservent une autonomie maximale et qu'elles continuent de prendre soin d'elles-mêmes dans toute la mesure de leurs capacités. L'entourage familial peut s'impatienter de les voir prendre tant de temps pour effectuer leurs tâches. Les personnes âgées tirent néanmoins beaucoup de satisfaction et de fierté de ces réussites ; il convient donc de leur donner les moyens de mener leurs projets à terme. Les enfants constatent parfois que les problèmes de vision empêchent leur parent vieillissant de garder la cuisine aussi propre qu'avant, ou encore, la personne âgée devient plus lente et moins méticuleuse dans ses travaux de jardinage ou de menuiserie. Pour préserver l'estime de soi de la personne âgée, l'infirmière et l'entourage familial doivent l'encourager à continuer de prendre soin d'elle-même, dans toute la mesure du possible et à condition que sa sécurité ne soit pas compromise. Les jeunes pensent souvent,

ENCADRÉ 23-8

Le CHSLD est ouvert sur la communauté de plusieurs façons

Centre d'hébergement et de soins de longue durée (CHSLD): c'est ainsi qu'on désigne désormais ce qu'on appelait anciennement « centre d'accueil », « centre d'hébergement », « centre de soins prolongés » ou encore « centre hospitalier de soins prolongés ».

> La mission d'un CHSLD consiste à offrir, de façon temporaire ou permanente, des services d'hébergement, d'assistance, de soutien, de surveillance ainsi que des services psychosociaux, infirmiers, pharmaceutiques, médicaux et de réadaptation. Les services s'adressent aux adultes en perte d'autonomie fonctionnelle ou psychosociale, principalement les personnes âgées, qui ne peuvent plus demeurer dans leur milieu de vie naturel. (Association des CLSC et des CHSLD du Québec, 2001)

Une proportion de 41,9 % de la clientèle est âgée de 85 ans et plus, et 10 % est âgée de moins de 65 ans. Les profils individuels sont les suivants: déficit cognitif, déficience physique, problèmes de santé physique ou mentale, déficience intellectuelle, incontinence, perte de mobilité, comportements perturbateurs ou fin de vie nécessitant des soins de confort (Association des CLSC et des CHSLD, 2004).

- **Hébergement temporaire (répit, dépannage, convalescence):** Dans toutes les régions du Québec, les CHSLD offrent des services d'**hébergement temporaire** et contribuent, par ce programme, au maintien dans la communauté de personnes en perte d'autonomie qui demeurent à domicile grâce au soutien de leur entourage. Plus de 10 500 personnes ont bénéficié de ces services au cours de la dernière année. La durée de séjour et le retour à domicile sont déterminés et conditionnels à l'admission, la durée moyenne étant d'une vingtaine de jours. Le motif premier de l'hébergement temporaire est relié aux besoins de soutien de la famille, soit le répit aux aidants et le dépannage familial; les motifs secondaires concernent la personne elle-même et recouvrent les besoins de protection sociale ou de convalescence.
- **Centre de jour:** Au Québec, plus de 25 000 personnes en perte d'autonomie et vivant à domicile fréquentent un **centre de jour**, à raison d'une ou deux journées par semaine. Le centre de jour constitue un élément essentiel, voire une ressource indispensable, au maintien à domicile de cette population majoritairement âgée de 65 ans et plus et qui présente des déficits cognitifs ou d'autres incapacités physiques et fonctionnelles. Pour les proches et la famille, le centre de jour représente une mesure importante de répit et de ressourcement. Il offre une programmation diversifiée d'activités thérapeutiques, individuelles et de groupe: physiothérapie, séances d'exercices, activités de stimulation et de mémoire, suivi infirmier et suivi de la médication, ateliers de cuisine, de peinture et de motricité fine, etc. Ces activités jouent un rôle important dans la socialisation des personnes en perte d'autonomie, particulièrement celles qui vivent seules ou qui souffrent d'isolement.
- **Hôpital de jour:** Ce type d'établissement offre pour des périodes temporaires (environ deux ou trois mois) des services d'évaluation et des traitements médicaux, psychosociaux et de réadaptation. On dénombre une quarantaine d'hôpitaux de jour qui ont desservi en 2003 quelque 8 000 personnes, majoritairement très âgées, qui vivent à domicile ou dans un milieu substitut de vie. C'est généralement après une hospitalisation ou un séjour à l'unité de réadaptation fonctionnelle intensive (URFI) que la clientèle est envoyée à l'**hôpital de jour**, afin de poursuivre les traitements et les soins requis. La durée de séjour à l'interne est ainsi réduite, ce qui permet d'augmenter la capacité d'accueil et d'assurer une gamme de services à l'usager.
- **Soins palliatifs et de fin de vie:** Les CHSLD ont créé des unités de soins spécifiques, adaptées aux réalités de certaines clientèles. Parmi ces unités, qui se caractérisent par une approche globale et une prise en compte de l'ensemble des besoins, mentionnons l'unité prothétique, l'unité de psychogériatrie et l'**unité de soins palliatifs**. Cette dernière accueille aussi des personnes de la communauté franchissant les dernières étapes de leur vie. Elle se distingue par son approche aux personnes en phase terminale et l'accompagnement des familles.
- **Services de réadaptation:** Ces services offrent un hébergement et des soins de longue durée offerts aux personnes de 18 ans et plus, mais majoritairement très âgées, qui, en raison de leur perte sévère d'autonomie, ne peuvent plus demeurer dans leur milieu de vie. Le programme de l'**unité de réadaptation fonctionnelle intensive (URFI)** s'adresse aux adultes qui présentent une incapacité motrice significative et persistante après un accident de la route, une chute, un accident vasculaire cérébral, un anévrisme ou une maladie dégénérative. Les personnes admises en réadaptation doivent avoir un potentiel de récupération; l'intervention thérapeutique vise, dans la plupart des cas, le retour dans le milieu de vie habituel.
- **Hébergement alternatif** (ressources intermédiaires et de type familial): Ce service s'adresse à une clientèle qui ne peut plus vivre en toute sécurité à la maison, mais qui ne requiert pas un environnement de soins soutenus. L'**hébergement alternatif** se situe à mi-chemin entre le domicile et le CHSLD. Il peut s'agir d'une personne physique ou morale, d'un organisme à but non lucratif ou d'une résidence privée qui accueille des clientèles ciblées et envoyées par le réseau de la santé et des services sociaux. Les ressources intermédiaires et de type familial sont les plus connues et constituent le milieu substitut de vie d'environ 8 000 adultes et personnes âgées.

Sources: *Le CHSLD ouvert sur sa communauté,* de l'Association des CLSC et des CHSLD du Québec, 2001, (page consultée le 1er décembre 2004), [en ligne], <www.clsc-chsld.qc.ca/membres/chsld.htm>; *Une vision pour les ressources publiques d'hébergement et de soins de longue durée,* de l'Association des CLSC et des CHSLD du Québec, 2004, (page consultée le 3 novembre 2004), [en ligne], <www.clsc-chsld.qc.ca/document/Documents_deposes/Vision_%20davenir_CHSLD.pdf>.

à tort, qu'ils aident leurs parents ou leurs grands-parents âgés ou qu'ils leur font plaisir en accomplissant leurs tâches à leur place par souci de rapidité et d'efficacité.

Chaque personne vieillissante doit être considérée comme une personne unique, avec ses propres caractéristiques. Comme elle a moins d'énergie qu'une personne plus jeune pour exprimer ce qu'elle est vraiment, il n'est pas toujours facile de discerner ses différences. Ce phénomène pourrait expliquer que la personne âgée a souvent tendance à parler plus volontiers de ses réalisations, ses actions et ses exploits passés.

L'infirmière ne doit pas oublier que cette personne garde sa capacité de penser, de raisonner et de décider. La plupart des personnes âgées sont réceptives aux conseils et aux suggestions, mais elles détestent qu'on leur donne des ordres. L'infirmière doit les aider à concrétiser leurs décisions – même si, en définitive, les problèmes de santé peuvent les obliger à renoncer à ces projets.

La personne âgée apprécie que son entourage accepte le déclin de ses capacités et fasse preuve à cet égard de délicatesse et de considération. Par exemple, un jeune adulte qui souhaite amener au restaurant son parent vieillissant qui présente des difficultés de locomotion aura avantage à choisir un établissement bien éclairé et facilement accessible (peu d'escaliers, présence de rampes de soutien). Le jeune adulte doit par ailleurs rester conscient du fait que ses parents âgés n'ont plus autant d'énergie qu'avant et évitera de faire garder ses enfants par eux trop longtemps, par exemple. L'entourage doit accepter les valeurs et les principes de la personne âgée, qu'ils se rapportent aux questions éthiques et religieuses ou à l'organisation domestique. Par exemple, les enfants et les petits-enfants doivent respecter la décision des grands-parents de suspendre leur lessive à l'extérieur au lieu de la sécher à la machine ou d'utiliser une cuisinière plutôt qu'un four à microondes.

DEUIL ET PERSPECTIVE DE SA PROPRE MORT

Les couples qui vivent sereinement le vieillissement retirent en général beaucoup d'avantages de leur relation. La plupart des personnes âgées en couple comptent de plus en plus sur leur conjoint pour combler leurs besoins de compagnie et n'ont donc pas toujours beaucoup d'amis à l'extérieur de cette relation. Des liens très forts d'intimité et d'affection peuvent se développer entre les conjoints quand ils vieillissent ensemble et prennent soin l'un de l'autre. À la mort de son conjoint, la personne âgée éprouve inévitablement des sentiments de perte, de vide et de solitude. Elle peut en général vivre seule, et elle choisit souvent cette formule. La personne âgée doit néanmoins de plus en plus compter sur son entourage familial plus jeune à mesure que le temps passe et que les problèmes de santé se multiplient. Certains veufs et veuves se remarient – en particulier les hommes, car les hommes qui sont aujourd'hui âgés ont acquis beaucoup moins que les femmes l'habitude de tenir une maison.

Comme les femmes vivent généralement plus longtemps que les hommes, elles sont statistiquement plus exposées au deuil et à la solitude. La mort des amis ramène constamment la personne âgée à sa propre finitude. Elle l'incite ainsi à dresser le bilan de sa vie – bilan heureux ou amer selon le cas, plein de satisfaction ou de regrets. La personne âgée peut alors éprouver un sentiment de sérénité ou, au contraire, se sentir coupable et se dire qu'elle a raté sa vie. La personne qui a bien établi son indépendance avant de choisir un conjoint a moins de mal à vivre cette transition. De nombreux facteurs peuvent rendre le deuil moins lourd à porter : le maintien d'amitiés significatives, la sécurité économique, la participation à la vie de la communauté, les passe-temps, une philosophie de vie reposant sur la paix intérieure et la plénitude, etc. De bonnes relations avec ses enfants et ses petits-enfants sont inestimables aux yeux de la personne âgée. Voir, au chapitre 32, l'analyse des difficultés soulevées par la perspective de la mort.

L'infirmière peut aider la personne isolée à adapter son mode de vie afin de multiplier les relations sociales épanouissantes. Dans certains cas, elle pourra l'inciter, par exemple, à participer à des activités organisées par un cercle de personnes âgées ou un club de l'âge d'or, ou à emménager dans une habitation collective qui accueille des personnes vivant la même réalité. La plupart des communautés possèdent des établissements qui offrent des services spécialisés aux personnes âgées, par exemple des centres de jour ou des relais qui organisent des excursions d'une journée. L'infirmière renseignera la personne sur ces ressources et l'incitera à élargir son réseau social.

Développement cognitif

Le développement cognitif décrit par Piaget s'achève avec le stade des opérations formelles. Toutefois, nombreux sont les chercheurs qui étudient actuellement l'évolution des capacités cognitives chez l'adulte et la personne âgée. Rappelons que la capacité intellectuelle comprend les perceptions, l'agilité cognitive, la mémoire et l'apprentissage.

Les **perceptions** correspondent à la capacité d'interpréter l'environnement. Elles reposent sur les sens ; leur justesse dépend donc de l'efficacité sensorielle. Toute détérioration des facultés sensorielles réduit la capacité de percevoir avec exactitude l'environnement et d'y réagir d'une manière adéquate. Les anomalies du système nerveux peuvent aussi avoir des répercussions sur la capacité perceptuelle.

Les structures cognitives évoluent avec l'âge.

> Le poids de l'encéphale commence à diminuer à compter du début de l'âge adulte et décroît d'environ 7 % entre ce moment et l'âge de 80 ans. Le nombre de neurones demeure à peu près constant, mais les contacts synaptiques se raréfient. La diminution du poids de l'encéphale est associée à un affaiblissement de la capacité d'émettre et de recevoir des influx nerveux, ce qui entraîne un ralentissement du traitement de l'information. (Tortora et Grabowski, 2001)

Toutefois, on connaît encore mal les répercussions de ces changements physiques sur le fonctionnement cognitif de la personne âgée.

L'évolution des capacités cognitives de la personne âgée touche plutôt la vitesse que la faculté proprement dite. En général, l'intelligence, la capacité à résoudre les problèmes, le jugement, la créativité et les autres aptitudes cognitives régulièrement mises en œuvre se maintiennent malgré le vieillissement. Le déclin intellectuel est souvent attribuable à un processus morbide, tel que l'athérosclérose (qui provoque un rétrécissement des vaisseaux sanguins et entrave l'acheminement des nutriments au cerveau). La plupart des personnes âgées ne subissent aucune détérioration cognitive.

La mémoire constitue également une composante majeure de la capacité intellectuelle. Le processus mémoriel se déroule selon les étapes suivantes :

1. Les stimuli produits par l'environnement sont perçus par la **mémoire sensorielle**.
2. L'information que le cerveau emmagasine temporairement pour une utilisation immédiate et les pensées qui traversent l'esprit au moment présent représentent la **mémoire à court terme** (ou **mémoire récente**). Par exemple, on appelle l'assistance-annuaire pour obtenir un numéro de téléphone et on ne retient l'information que le temps de composer le numéro. La mémoire à court terme permet aussi de conserver le souvenir des activités et des autres stimuli survenus récemment (de quelques minutes à quelques heures).
3. Un processus d'encodage expulse l'information de la mémoire à court terme et l'intègre à la **mémoire à long terme** (ou

mémoire ancienne). Celle-ci conserve les données pendant plus de 72 heures – en général, pendant des semaines ou des années. C'est dans la mémoire à long terme que s'inscrit le souvenir des amis d'enfance, des enseignants du primaire et des événements des premières années de la vie. Certaines personnes âgées se rappellent les fleurs qui composaient leur bouquet de mariage et les noms des cavaliers inscrits à leur carnet de bal : ces souvenirs anciens sont entreposés dans la mémoire à long terme.

Chez la personne âgée, la récupération de l'information stockée dans la mémoire à long terme est souvent plus lente que chez le jeune adulte, surtout quand il s'agit de données rarement utilisées. Cependant, c'est sur la mémoire à court terme que le vieillissement a les impacts les plus importants : la personne âgée a souvent tendance à oublier les événements récents. Elle peut mettre au point des techniques mnémoniques (aide-mémoire) pour atténuer les effets de ce phénomène : prendre des notes, dresser des listes, placer ses objets toujours aux mêmes endroits, exécuter certaines actions répétitives toujours au même moment.

La personne âgée apprend moins vite que les jeunes, notamment parce qu'elle a plus de difficulté à récupérer l'information dans sa mémoire. La motivation joue également un rôle crucial dans l'apprentissage. Elle a plus de difficulté à assimiler les données qu'elle ne considère pas comme importantes ou significatives. Les chercheurs estiment en général que les personnes âgées devraient maintenir une bonne activité mentale afin de conserver le plus possible leurs capacités cognitives. En maintenant une activité mentale tout au long de sa vie, notamment l'activité verbale, la personne âgée contribue à prévenir les détériorations de sa fonction cognitive et à préserver sa mémoire à long terme. Les troubles cognitifs qui gênent la vie quotidienne ne constituent pas une dimension normale du vieillissement. Au contraire, les dégradations des facultés intellectuelles qui entravent les fonctions sociales ou professionnelles doivent systématiquement être considérées comme pathologiques. L'entourage familial doit alors faire examiner le plus rapidement possible la personne âgée concernée.

Développement moral

Pour Kohlberg (voir le chapitre 21), le développement moral est achevé dès le début de l'âge adulte. La plupart des personnes âgées se maintiennent au niveau conventionnel du développement moral défini par Kohlberg ; certaines en restent même au niveau préconventionnel. La personne âgée qui ne dépasse pas le stade préconventionnel obéit aux lois dans le seul but d'éviter les sanctions ou pour ne pas déplaire aux autres. Au niveau 1, la personne distingue le bien du mal en fonction des conséquences que les différentes possibilités d'action pourraient avoir pour elle. Au niveau 2, par contre, la personne peut chercher à répondre aux besoins des autres en plus de répondre aux siens. La personne âgée qui a atteint le niveau conventionnel se conforme aux règles sociales afin de répondre aux attentes de son entourage.

Certaines des convictions et des valeurs capitales de la personne âgée ne représentent rien pour les jeunes, car elles se sont formées à une époque bien différente. En outre, nombreuses sont les personnes âgées qui sont nées dans un pays étranger et ont immigré ici. Les origines culturelles, les expériences vécues, le sexe, la religion et le statut socioéconomique ont une incidence importante sur les valeurs de l'individu. L'infirmière doit discerner les valeurs propres à chacun et en tenir compte dans l'élaboration du plan de soins et de traitements.

Développement spirituel

La personne âgée vit souvent la réorientation de ses convictions religieuses et philosophiques. Elle peut notamment chercher à mieux comprendre des notions qu'elle a mal saisies dans ses jeunes années ou auxquelles elle a donné une interprétation qui ne lui semble plus exacte à l'heure actuelle. Elle se sent par ailleurs valorisée quand elle peut transmettre ses expériences et faire connaître son point de vue. À l'inverse, la personne qui n'a pas mûri sur le plan spirituel se sent souvent diminuée, voire désespérée, quand son enthousiasme envers la réussite professionnelle et financière s'estompe.

Carson (1989) estime que la religion revêt un sens très différent pour la personne âgée. Celle-ci peut puiser dans les activités religieuses beaucoup de réconfort et de soutien ainsi qu'un grand sentiment d'affirmation de soi (p. 44-45). Les connaissances de la personne âgée se transforment en sagesse et constituent pour elle une ressource intérieure qui l'aide à mieux vivre les événements heureux autant que les épreuves. La plupart des personnes âgées ont des convictions religieuses très fortes et continuent d'assister aux rencontres et aux services religieux. La religion aide souvent la personne âgée à aborder plus sereinement les interrogations profondes sur le sens de la vie, sur le malheur et sur la bonne fortune. La personne âgée qui n'est plus en mesure d'assister aux services religieux peut néanmoins continuer à observer certains rites dans l'intimité. Nombreuses sont celles qui regardent les cérémonies religieuses à la télévision. Certaines sont très vulnérables aux demandes de financement de certains groupes religieux et leur envoient des sommes importantes, malgré leurs ressources financières limitées.

Fowler et Keen (1985) estiment que certaines personnes, relativement très peu nombreuses, atteignent le sixième stade du développement spirituel (Universalisation). À ce stade de leur évolution, elles incarnent par leurs actions et leur réflexion les principes universels d'amour et de justice, et elles deviennent à ce titre des modèles pour leur entourage.

Problèmes de santé

La personne âgée est exposée à des problèmes de santé divers : accidents, affections chroniques invalidantes, consommation excessive de médicaments ou mauvais usage de produits pharmaceutiques, alcoolisme, démence, violence, cancer. Les affections cardiaques et cérébrovasculaires (AVC), le cancer, la pneumonie, la grippe et les affections respiratoires obstructives comptent parmi les principales causes de décès chez les personnes âgées de plus de 65 ans.

ACCIDENTS

La prévention des accidents constitue une préoccupation majeure par rapport aux personnes âgées, les accidents demeurant un problème sérieux en matière de santé publique. L'Institut canadien d'information sur la santé (2002) indique que les chutes restent la cause principale des admissions en établissement de soins de courte durée, constituant 54,4 % de toutes les admissions en raison de blessures et 75,7 % de tous les décès survenus à l'hôpital parmi les blessés. Les chutes sont à l'origine de 85 % de toutes les blessures menant à l'hospitalisation parmi les personnes âgées de 65 ans et plus. L'âge réduit l'acuité visuelle, ralentit les réflexes et fragilise les os. La personne âgée doit donc redoubler de prudence pour monter et descendre les escaliers, conduire sa voiture et même marcher. La conduite automobile, en particulier de soir ou de nuit, présente certaines difficultés : comme l'accommodation de l'œil à la lumière et la vision périphérique ne sont plus aussi efficaces que dans les jeunes années, la personne âgée doit prendre l'habitude de tourner la tête pour bien regarder avant de changer de voie (c'est une bonne habitude à prendre aussi avant de traverser une rue à pied) ; elle devrait éviter de conduire par temps brumeux ou dans d'autres conditions risquées.

Les troubles de la mémoire accroissent le risque d'incendie. Une personne âgée peut oublier qu'elle a laissé le fer à repasser branché ou une plaque de cuisinière allumée, ou négliger d'éteindre sa cigarette. La sensibilité à la douleur et à la chaleur diminuant avec l'âge, la personne âgée doit prendre des précautions supplémentaires pour éviter les brûlures quand elle utilise des appareils chauffants ou qu'elle prend un bain ou une douche.

On relève chaque année de nombreux cas d'hypothermie chez les personnes âgées. Certaines en meurent. L'**hypothermie** est l'abaissement de la température corporelle au-dessous de la normale. Le ralentissement métabolique et l'amincissement des tissus sous-cutanés qui assurent un certain isolement thermique diminuent la capacité de la personne âgée à conserver sa chaleur corporelle.

La personne âgée qui prend des analgésiques ou des sédatifs est exposée à un risque accru de léthargie ou de confusion mentale, et elle doit par conséquent faire l'objet d'une surveillance étroite. Dans la mesure du possible, il est préférable de recourir à d'autres méthodes pour favoriser le sommeil.

L'infirmière peut aider la personne âgée à rendre son domicile plus sécuritaire. Pour ce faire, il faut établir une liste précise des dangers potentiels et prendre les mesures correctives correspondantes (par exemple, faire installer des mains courantes dans les escaliers). L'infirmière doit expliquer très clairement à la personne âgée qu'elle doit prendre uniquement les médicaments qui lui sont prescrits et communiquer avec un professionnel de la santé au moindre signe d'intolérance.

La personne atteinte de la maladie d'Alzheimer ou d'autres genres de démence a besoin de dispositifs de sécurité de plus en plus poussés à mesure que son état de santé se détériore. Puisque son comportement régresse en général jusqu'au stade infantile, elle doit bénéficier des mêmes précautions de sécurité que les enfants en bas âge. Par exemple, il convient de garder les médicaments et les poisons hors de sa portée (de préférence, dans des armoires fermées à clé), d'enlever les boutons de la cuisinière pour éviter les brûlures et les incendies et, dans le cas d'une personne qui a tendance à sortir pour vagabonder, de munir les portes de serrures spéciales. Ces dangers potentiels doivent faire l'objet de mesures précises (voir le chapitre 36), quel que soit le lieu de résidence de la personne – qu'elle vive dans sa propre maison ou dans un établissement de soins.

AFFECTIONS CHRONIQUES INVALIDANTES

La plupart des personnes âgées continuent de vivre dans leur communauté sans souffrir de déficiences ni de handicaps. Certaines présentent cependant une ou plusieurs affections chroniques susceptibles d'entraver gravement leur vie quotidienne (par exemple, arthrite, ostéoporose, affection cardiaque, accident vasculaire cérébral, affection pulmonaire obstructive, détérioration de la vue ou de l'ouïe, dysfonctions cognitives). Plusieurs affections aiguës peuvent en outre provoquer des problèmes chroniques de santé : pneumonie, fracture, trauma causé par une chute ou un accident de la route, etc. Les affections chroniques entraînent de nombreux bouleversements non seulement pour la personne, mais aussi pour son entourage familial. La personne âgée peut ainsi avoir besoin d'une aide plus soutenue pour ses activités quotidiennes (marcher, manger, se laver, etc.). Dans certains cas, les coûts de santé non couverts par un régime public ou privé d'assurance maladie représentent un fardeau financier important pour la personne ou pour son entourage. Les affections chroniques peuvent modifier les rôles familiaux. Enfin, les membres de la famille doivent parfois modifier leur mode de vie pour s'adapter à l'évolution des besoins de la personne âgée.

CONSOMMATION EXCESSIVE ET MAUVAIS USAGE DE PRODUITS PHARMACEUTIQUES

La personne âgée qui souffre d'une ou de plusieurs affections chroniques doit prendre de nombreux médicaments. Les affections aiguës exigent aussi la mise en œuvre d'un traitement pharmacologique. On trouve par ailleurs en vente libre de nombreux médicaments destinés à atténuer les désagréments liés au vieillissement, tels que la constipation, les perturbations du sommeil et les douleurs articulaires. Enfin, la consommation de vitamines, de suppléments alimentaires et de remèdes à base de plantes a considérablement augmenté ces dernières années. Comme ces produits sont en vente libre ou sont considérés comme des produits « naturels », la personne âgée oublie souvent de les mentionner aux professionnels de la santé quand elle dresse la liste des médicaments qu'elle prend. Pour établir un bilan pharmacologique précis, l'équipe soignante doit donc déterminer si la personne âgée en consomme. La plupart de ces produits ne sont pas soumis à des tests adéquats d'efficacité, d'innocuité (effets secondaires) et d'interactions médicamenteuses.

Comme l'automédication s'avère souvent complexe, la personne âgée est exposée à un risque élevé de mauvais usage de médicaments : consommation excessive ou insuffisante, consommation d'alcool et de médicaments, cumul de médicaments sur ordonnance et de médicaments en vente libre, problèmes d'observance (non-respect de l'horaire ou de la posologie), ingestion de médicaments destinés à une autre personne, etc. Il arrive aussi qu'une personne âgée consulte successivement plusieurs médecins et néglige de les informer des médicaments qu'on lui a déjà prescrits ; dans ce cas, les interactions médicamenteuses sont à craindre.

Enfin, le vieillissement modifie la **pharmacodynamique** (activité des médicaments dans l'organisme). Les changements physiologiques qui accompagnent l'âge ont des incidences sur l'absorption, la diffusion, le métabolisme et l'excrétion des médicaments (voir le chapitre 39).

ALCOOLISME

Parmi l'alcool, les drogues et les médicaments, c'est l'alcool qui est la substance la plus souvent utilisée par les personnes âgées (voir l'encadré 23-9). Selon Baron et Carver (1997, cités dans Santé Canada, 2003), 22 % des personnes âgées de plus de 65 ans consomment de l'alcool quatre fois ou plus par semaine. On distingue deux types de personnes âgées alcooliques : celles qui buvaient déjà dans leurs jeunes années et celles qui ont commencé à boire à l'approche de la vieillesse pour affronter les désagréments et les changements liés à cette période de la vie. La plupart des personnes alcooliques qui appartiennent à cette seconde catégorie sont des veuves.

La consommation chronique d'alcool a des répercussions majeures sur toutes les fonctions de l'organisme : elle cause la dégradation progressive du foie et des reins ; elle endommage l'estomac et les organes connexes ; elle ralentit les réactions mentales, ce qui augmente le risque d'accident et de mort. L'alcool interagit avec plusieurs médicaments et en modifie les effets sur l'organisme. Il peut renforcer les effets de certains médicaments (par exemple, somnifères et anticoagulants) ou les inhiber (par exemple, antibiotiques). La personne âgée qui souffre d'une affection chronique et qui prend de nombreux médicaments s'expose à un risque sérieux de surdose médicamenteuse si elle consomme de l'alcool.

L'infirmière doit éviter de porter quelque jugement que ce soit sur une personne alcoolique qu'elle traite. Elle doit au contraire accepter cet état de fait, écouter la personne d'une manière attentive et lui proposer de l'aide. Elle rassemblera les détails liés à la consommation d'alcool : nature et nombre des boissons alcoolisées, habitudes de consommation (y compris la fréquence). Elle dressera le bilan des médicaments pris par la personne et établira les effets secondaires possibles ainsi que les interactions potentielles entre l'alcool et les médicaments. L'infirmière doit toujours agir dans l'intérêt de la personne, plaider en sa faveur et favoriser la mise en œuvre d'un traitement de l'alcoolisme en plus d'une stratégie de prévention des complications possibles.

DÉMENCE

La **démence** est un processus lent et insidieux qui mène à la détérioration progressive des fonctions cognitives. Elle se caractérise non seulement par des anomalies de la mémoire, du jugement, du langage, du calcul mathématique, du raisonnement abstrait et des capacités à résoudre des problèmes, mais aussi par un comportement impulsif, la stupeur, la confusion et la désorientation (Wold, 1999, p. 252-253).

> Une étude canadienne portant uniquement sur la population âgée évalue à 8 % la prévalence des différentes formes de démence et à 5 % la prévalence de la maladie d'Alzheimer dans la population âgée totale, qui tient donc compte à la fois de celle qui vit à domicile et en établissement. Cependant, le taux de démence ne devient important qu'à partir d'un certain âge. Il est en effet très faible à 65-74 ans (2,4 %), augmente à 11,1 % dans le groupe des 75-84 ans et devient élevé à 85 ans et plus, affectant alors plus du tiers des personnes de ce groupe d'âge. (Institut de la statistique du Québec, 2004c)

La maladie d'Alzheimer constitue la forme la plus courante de démence. Les causes de cette affection nous sont encore inconnues. Les symptômes se regroupent en trois ou quatre stades d'évolution et peuvent légèrement différer d'une personne à l'autre. Les plus évidents sont les dysfonctions cognitives, c'est-à-dire la détérioration de la mémoire, de l'apprentissage, de l'attention, du jugement, des facultés d'orientation et du langage. Les symptômes sont progressifs : toutes les personnes atteintes de la maladie subissent une dégradation régulière de leurs capacités cognitives et physiques sur une période de 7 à 15 ans. Le stade final de cette affection est le coma et la mort,

ENCADRÉ 23-9

Consommation d'alcool, de drogues et de médicaments chez les personnes âgées

- L'alcool est la substance dont les personnes âgées font le plus souvent usage.
- Il y a 22 % des personnes âgées qui consomment de l'alcool quatre fois ou plus par semaine.
- Les signes d'intoxication ou de consommation prolongée peuvent être attribués par mégarde au vieillissement, à un déficit cognitif ou à une démence.
- Les personnes ayant commencé à consommer de l'alcool à un jeune âge forment près des deux tiers des consommateurs d'alcool excessifs et plus âgés, tandis que les personnes ayant commencé à consommer de l'alcool à un âge avancé en forment le tiers.
- Les personnes ayant commencé à consommer de l'alcool à un jeune âge ont souvent des antécédents de traitement pour des problèmes attribuables à la consommation d'alcool et comptent sur un soutien social limité, tandis que les personnes ayant commencé à consommer de l'alcool à un âge avancé acquièrent souvent des habitudes de consommation excessive en réaction à une perte ou au stress, et elles ont généralement un réseau de soutien social.
- L'usage de médicaments sur ordonnance est plus fréquent chez les personnes âgées de 65 ans et plus que chez les personnes plus jeunes.
- Les médicaments sur ordonnance que prennent le plus souvent les personnes âgées sont les médicaments pour les problèmes cardiaques ou l'hypertension, les médicaments analgésiques et les benzodiazépines.
- Près de 20 % des personnes âgées consomment des médicaments antidouleur en vente libre en plus de médicaments analgésiques obtenus sur ordonnance.
- Moins de 1 % des personnes âgées canadiennes déclarent consommer des drogues illicites.
- Les hommes consomment de plus grandes quantités d'alcool, mais les femmes peuvent courir un plus grand risque d'acquérir une dépendance aux médicaments sur ordonnance.

Source : *Meilleures pratiques. Traitement et réadaptation des personnes aînées ayant des problèmes attribuables à la consommation d'alcool et d'autres drogues,* de Santé Canada, 2002, tableau 2.3, p. 14 (page consultée le 4 mars 2005), [en ligne], <www.hc-sc.gc.ca/hecs-sesc/sca/pdf/ainees.pdf>.

en général consécutive aux infections. La personne qui est à un stade avancé de la maladie a besoin d'assistance dans toutes les activités quotidiennes. Elle ne peut plus communiquer, souffre d'incontinence et, dans certains cas, n'arrive plus à marcher. Il n'existe à l'heure actuelle ni remède ni traitement spécifique de la maladie d'Alzheimer. Plusieurs médicaments ont été mis au point, mais aucun d'eux n'a pu jusqu'ici inverser d'une manière significative et durable la progression de cette affection.

Bon nombre de personnes souffrant de la maladie d'Alzheimer sont prises en charge chez elles par des proches aidants. Le fardeau des soins incombe généralement aux femmes (épouses et filles), souvent elles-mêmes vieillissantes. La maladie d'Alzheimer s'avère dévastatrice pour l'entourage familial de la personne atteinte, notamment pour ceux qui s'en occupent. La nécessité de prodiguer des soins de façon continue et la douleur de voir un être cher perdre tout souvenir lié à sa propre vie provoquent souvent un épuisement affectif et physique intense chez les proches. L'infirmière doit procurer des soins de soutien, une information juste et, au besoin, les coordonnées des établissements de soins susceptibles d'accueillir la personne atteinte. Elle évaluera régulièrement non seulement l'état de santé de la personne, mais aussi celui des aidants qui prennent soin d'elle – car la détérioration de l'état de santé du malade bouleverse souvent la vie familiale. En dressant le bilan de cette évolution, l'infirmière pourra mettre en œuvre les ressources nécessaires pour atténuer le stress des proches. Par exemple, elle proposera de faire appel à un centre de jour pour adultes ou à un service de répit afin de permettre à l'entourage de bénéficier de quelques heures quotidiennes de repos et de liberté.

VIOLENCE

« Veiller à ce que la dignité et la qualité des soins dispensés aux personnes âgées soient établies, maintenues et protégées, et à ce que les personnes âgées ne soient pas exploitées et à ce qu'elles ne soient pas victimes de mauvais traitements physiques et psychologiques. » (*Déclaration de Montréal,* 4e Conférence mondiale de la Fédération internationale du vieillissement, 1999, citée dans Ordre des infirmières et infirmiers du Québec, 2000)

Les cas de violence envers les personnes âgées n'étant pas toujours signalés, il est difficile d'en établir le nombre exact. Il est toutefois possible que ce phénomène prenne de l'ampleur à mesure que la proportion de personnes âgées dans la population globale augmentera. La violence touche les personnes âgées des deux sexes, mais surtout les femmes de plus de 75 ans qui présentent des déficiences physiques ou mentales et qui dépendent de la personne qui les maltraite pour leurs soins quotidiens. La violence peut être de nature physique, psychologique, affective ou sexuelle ; elle se manifeste aussi sous la forme d'extorsion financière, de violation des droits humains ou civils et de négligence active ou passive.

La personne âgée victime de négligence physique peut présenter des signes de déshydratation, de malnutrition ou de sédation excessive. Les auteurs des mauvais traitements la privent dans certains cas des objets qui lui sont indispensables (par exemple, lunettes, appareil auditif, déambulateur). Les actes de violence psychologique les plus courants sont les agressions verbales, les menaces, les humiliations et le harcèlement. La violence peut prendre aussi bien d'autres formes : la privation de médicaments ou de traitements médicaux indispensables, l'isolement, le confinement abusif, les violations de la vie privée, le maintien dans un environnement dangereux ou dans un état de servitude. Certaines personnes âgées sont exploitées financièrement par des proches qui les volent ou font mauvais usage de leurs biens et de leur argent. D'autres sont battues ou même violées par des membres de leur famille. La plupart des victimes subissent au moins deux formes différentes de violence.

La négligence et la violence envers la personne âgée se produisent non seulement à la maison, mais aussi dans des établissements de santé. Les mauvais traitements que subit une personne âgée sont en général infligés par ses fils ou ses filles, parfois par son conjoint, par d'autres membres de sa famille (par exemple, petits-enfants, frères et sœurs, neveux et nièces), voire, dans certains cas, par des employés de l'établissement de santé.

Il arrive que la personne âgée qui continue de vivre à la maison (chez elle, chez ses enfants ou chez quelqu'un d'autre) hésite à signaler la négligence ou les violences dont elle est victime. Il peut y avoir plusieurs raisons à ce silence. La personne âgée a parfois honte d'admettre que ses enfants la maltraitent ou elle craint des représailles en cas de dénonciation. Elle redoute d'être envoyée dans un établissement de santé ou une résidence spécialisée. Il arrive souvent que la victime manque de ressources financières. Dans certains cas, elle ne possède pas les capacités mentales nécessaires pour prendre conscience de la négligence ou des violences dont elle est victime et pour les signaler. Les agressions et les escroqueries envers la personne âgée qui présente des incapacités physiques ou mentales et qui n'a ni amis ni parents de confiance pour la protéger constituent des crimes selon le *Code criminel du Canada*. Pour prévenir ces situations ou y mettre un terme, l'infirmière pourra informer l'entourage sur les besoins de la personne âgée et sur les ressources disponibles. Elle doit par ailleurs signaler la situation aux responsables de l'établissement de santé.

Il est important que l'infirmière connaisse les lois régissant la dénonciation des cas de violence avérés ou soupçonnés. Il faut néanmoins savoir qu'une personne majeure qui n'est pas légalement déclarée inapte ne peut pas être contrainte de se soustraire à une relation violente ou de quitter son milieu de vie ; d'ailleurs, il arrive très souvent que la personne âgée victime de violence choisisse de rester dans son milieu de vie. Par contre, si la personne a été déclarée inapte, des procédures peuvent être engagées pour obtenir sa mise en tutelle.

CANCER

Le cancer touche principalement la personne âgée. L'Institut national du cancer (2004) prévoyait qu'en 2004 63 500 nouveaux cas (44 %) et 40 500 décès dus au cancer (59 %) surviendraient dans la population canadienne des 70 ans et plus, et que 35 800 nouveaux cas (25 %) et 14 400 décès (21 %) seraient enregistrés dans le groupe des 60 à 69 ans.

Examen clinique et promotion de la santé

L'encadré *Évaluation du développement – Personne âgée* indique les paramètres du développement de la personne âgée. L'examen comprend notamment les éléments suivants : mesurer

ÉVALUATION DU DÉVELOPPEMENT

Personne âgée

Comment la personne âgée se situe-t-elle par rapport aux trois dimensions suivantes du développement ?

DÉVELOPPEMENT PHYSIQUE

- La personne s'adapte bien aux changements physiologiques (par exemple, apparence, perceptions sensorielles, fonctions musculosquelettique, pulmonaire, reproductrice et cardiovasculaire).
- Elle adapte son mode de vie au déclin de ses capacités et à la baisse de son niveau d'énergie.
- Les signes vitaux (en particulier la pression artérielle) sont normaux selon l'âge et le sexe.

DÉVELOPPEMENT PSYCHOSOCIAL

- La personne âgée vit sa retraite professionnelle d'une manière satisfaisante.
- Elle prend part à des activités sociales et récréatives qui lui conviennent.
- Elle maintient un bon réseau social d'amis et de personnes susceptibles de l'aider.
- Elle considère que la vie vaut la peine d'être vécue.
- Elle possède une bonne estime de soi.
- Elle a un système de valeurs ou une vie spirituelle qui lui procure un soutien adéquat.
- Elle accepte la mort de ses proches et s'adapte à leur disparition.

DÉVELOPPEMENT OBSERVÉ DANS LES ACTIVITÉS QUOTIDIENNES

- La personne âgée maintient des habitudes saines dans les domaines de l'alimentation, de l'activité physique, des loisirs, du sommeil et des soins personnels.
- Elle peut s'occuper d'elle-même ou s'assurer l'aide de personnes compétentes pour les différentes activités quotidiennes.
- Elle maintient un mode de vie satisfaisant et un revenu suffisant pour combler ses besoins au fil de leur évolution.

le poids et la taille de la personne, prendre ses signes vitaux, observer sa peau pour détecter d'éventuels signes de déshydratation ou des lésions, évaluer son acuité visuelle à l'aide de l'échelle de Snellen, mesurer son acuité auditive grâce à l'épreuve de Weber et à l'épreuve de Rinne (voir le chapitre 34), et poser des questions sur les sujets suivants :

- Habitudes alimentaires
- Problèmes éventuels d'élimination fécale ou urinaire
- Activité physique et sommeil ou repos
- Activités et centres d'intérêt familiaux et sociaux
- Difficultés éventuelles de lecture, d'écriture ou de résolution de problèmes
- Adaptation à la retraite ou à la perte du conjoint

Les professionnels de la santé doivent également se montrer attentifs aux signes suivants :

- Symptômes de dépression
- Facteurs de risque de suicide
- Manifestations anormales d'un deuil
- Changements dans les fonctions cognitives
- Utilisation de médicaments susceptibles d'accroître le risque de chute
- Signes de négligence ou de violence physique
- Lésions cutanées (malignes et périphériques)
- Caries dentaires, gingivite, déchaussement des dents
- Affection artérielle périphérique

En général, la personne âgée s'inquiète de sa santé et s'intéresse aux renseignements et aux stratégies comportementales susceptibles de l'améliorer. L'infirmière pourra discuter avec elle de l'ensemble des sujets suggérés dans l'encadré 23-10 ou seulement de ceux qui correspondent plus précisément à sa situation. Certains chapitres du présent ouvrage analysent ces sujets plus en détail.

Considérations sur les adultes sans distinction d'âge

La promotion de la santé auprès des adultes constitue l'un des rôles majeurs de l'infirmière, et ce, pour toutes les catégories d'âge. Elle recouvre notamment la prévention des maladies, le maintien de la santé et des fonctions, l'adaptation à la détérioation de l'état de santé (par exemple, le diabète) et l'obtention d'une information exacte et pertinente. Les dimensions culturelles et développementales font partie intégrante de l'identité et du parcours de la personne. À ce titre, elles doivent être prises en compte dans l'établissement du plan de soins et de traitements afin de répondre aux besoins particuliers de la personne et de lui permettre de tirer le meilleur parti possible de ses atouts et de ses forces.

Promotion de la santé

Ces dernières années ont été marquées par l'accroissement fulgurant des connaissances et de l'information ainsi que par des progrès technologiques sans précédent dans l'histoire de l'humanité. Cette évolution nous oblige à faire preuve d'une grande rigueur quand nous informons des personnes – peu importe leur âge – pour les aider à préserver leur santé ou à l'améliorer. Évidemment, plus une personne vieillit, plus elle a vécu de changements au cours de sa vie.

Les stratégies visant la promotion de la santé et le bien-être des personnes doivent prendre en compte les dimensions suivantes :

- Quels sont les médias les plus pertinents pour diffuser l'information ? Par exemple, la télévision, Internet, le courrier traditionnel, les magazines, les journaux.
- Quels sont les rôles familiaux de la personne et de son entourage ? Par exemple, qui prend les décisions touchant la santé de chaque membre ?

ENCADRÉ 23-10

Promotion de la santé chez la personne âgée

EXAMENS DE SANTÉ
- Mêmes examens que pour l'adulte d'âge mûr (voir l'encadré 23-5)

SÉCURITÉ
- Au domicile, mise en œuvre de mesures de sécurité ciblées pour prévenir les chutes, les incendies, les brûlures et les électrocutions
- Respect rigoureux des mesures de sécurité routière, surtout pour la conduite nocturne
- Prévention des accidents quand la personne circule à pied

ALIMENTATION ET ACTIVITÉ PHYSIQUE
- Alimentation équilibrée, mais à teneur énergétique réduite (à cause du ralentissement du métabolisme et de la diminution de l'activité physique)
- Consommation suffisante de vitamine D et de calcium pour prévenir l'ostéoporose
- Facteurs de risque d'affections cardiovasculaires reliés à l'alimentation et à l'activité physique (par exemple, obésité, consommation excessive de cholestérol et de matières grasses, manque d'exercice)
- Programme régulier d'exercice modéré pour préserver la mobilité des articulations, le tonus musculaire et la densité osseuse

ÉLIMINATION
- Consommation en quantité adéquate de fibres, exercice et ingestion d'au moins six verres de 250 mL d'eau par jour pour prévenir la constipation

INTERACTIONS SOCIALES
- Participation à des projets intellectuels et récréatifs
- Maintien de relations personnelles permettant d'exprimer ses préoccupations, ses sentiments et ses craintes
- Liste des centres communautaires et sociaux ainsi que des programmes destinés à la personne âgée

- Quelles sont les instances ou les individus susceptibles d'apporter un soutien à la personne ? Par exemple, l'église, les centres pour personnes âgées, la famille, les amis.
- Quels sont les facteurs culturels à prendre en considération ?

Les infirmières qui travaillent dans les hôpitaux, les cliniques ou les cabinets de médecin ont souvent l'occasion d'informer leurs patients et de favoriser des activités de promotion de la santé. Elles peuvent aussi jouer un rôle déterminant dans la communauté et participer à la diffusion de l'information dans le grand public selon les méthodes présentées dans le présent chapitre. Il est important que cette information soit exacte et pertinente. Certaines sources désinforment le public plus qu'elles ne le renseignent. L'infirmière doit bien connaître les personnes qu'elle soigne ainsi que leur entourage familial pour répondre à leurs besoins d'une manière plus efficace.

Culture

Le chapitre 13 analyse les dimensions culturelles et patrimoniales des soins de santé. Beare et Stanley (1999) ont établi une liste de groupes culturels en indiquant certaines de leurs caractéristiques liées notamment à la communication, aux rôles familiaux, aux comportements à risque pour la santé, à l'alimentation, aux rituels entourant la mort, à la spiritualité, aux pratiques en soins de santé et aux praticiens. Une bonne connaissance de ces caractéristiques permettra à l'infirmière de mieux cibler son plan d'intervention et de prodiguer des soins plus efficaces. Par exemple, la famille élargie continue de jouer un rôle important dans certaines cultures ; l'information et les soins restent une « affaire de famille », et les projets de prévention ou d'intervention doivent être présentés à l'ensemble du cercle familial.

Paramètres développementaux

Nous avons analysé dans ce chapitre les tâches et les rôles de développement du jeune adulte, de la personne d'âge mûr et de la personne âgée. En quoi le cheminement développemental de la personne est-il un facteur déterminant du plan de soins et de traitements infirmiers ? L'objectif de toutes les interventions infirmières doit être de maximiser les capacités de la personne. Ce principe s'applique à toutes les étapes de l'âge adulte, mais surtout aux personnes d'âge mûr et aux personnes âgées – car ces stades se caractérisent par des détériorations et des changements physiques et psychosociaux importants. La plupart de ces changements sont attribuables au vieillissement et sont, par conséquent, inévitables. En mettant en valeur les atouts et les capacités de la personne qu'elle soigne, l'infirmière l'aide à garder le moral et à affronter d'une manière plus positive ces changements ainsi que ses nouveaux besoins.

Prenons l'exemple d'un homme d'âge mûr qui a fait la guerre quand il était dans la vingtaine. À cet âge, cet homme aurait dû apprendre à établir des relations saines. Or, il a vu plusieurs de ses amis intimes mourir à la guerre. Les années qui ont suivi ont donc probablement été marquées par l'une des deux orientations suivantes : soit cet homme a modifié ses valeurs et s'est mis à apprécier la vie d'une manière toute différente ; soit il s'est refermé sur lui-même en évitant de s'investir dans ses relations afin de ne pas revivre la douleur qu'il avait ressentie pendant la guerre en perdant des êtres chers. Tant qu'elle n'est pas accomplie, la tâche de développement consistant à établir des relations saines continue de poser problème et entrave l'épanouissement et la santé psychosociale et physique. En cernant le problème d'une manière précise, l'infirmière pourra prodiguer à la personne un soutien ciblé, lui indiquer des ressources appropriées et concevoir des interventions qui mettront en valeur ses atouts et ses points forts. Pour établir un plan de soins et de traitements individualisé vraiment efficace, l'infirmière doit tout d'abord cerner avec exactitude le degré d'accomplissement des différentes tâches de développement. Elle pourra ainsi intégrer la personne au processus de planification et de mise en œuvre des soins et l'aider à améliorer son concept de soi. Chaque être humain vit des événements qui bouleversent son univers et son existence. Ce ne sont pas les événements en eux-mêmes qui sont déterminants, mais bien la manière dont la personne les perçoit et y réagit : ses perceptions et ses réactions définiront ses attitudes, ses comportements et son cheminement.

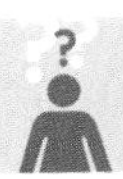

EXERCICES D'INTÉGRATION

Alice Girard, âgée de 78 ans, a passé une tomodensitométrie osseuse dans le cadre d'un examen physique périodique. Les résultats ont révélé une ostéoporose avancée. Le médecin de Mme Girard lui a prescrit un médicament expérimental qui maintiendrait la masse osseuse chez les personnes atteintes d'ostéoporose. Mme Girard vit seule dans sa propre maison et peut effectuer les tâches quotidiennes de manière autonome.

1. Comment pourriez-vous expliquer le phénomène de l'ostéoporose à Mme Girard ?
2. Dans l'évaluation de l'état de santé de Mme Girard, quels facteurs de risque reliés à l'ostéoporose devrait-on prendre en considération ?
3. Parmi ces facteurs de risque, quels sont ceux qui pourraient être modifiés ou atténués par une réorientation du mode de vie ?
4. Quels renseignements sur les médicaments doit-on fournir à une personne atteinte d'ostéoporose qui suit un traitement pharmacologique pour maintenir ou accroître sa masse osseuse ?
5. Quelles mesures de prévention devriez-vous indiquer à Mme Girard pour réduire le risque de fracture et pour l'aider à maintenir sa masse osseuse ?

Voir l'appendice A : Exercices d'intégration – Pistes de réflexion.

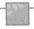

RÉVISION DU CHAPITRE

Concepts clés

- Les chercheurs distinguent en général trois étapes dans le développement de l'adulte : jeune adulte (de 20 à 40 ans), adulte d'âge mûr (de 40 à 65 ans) et personne âgée (65 ans et plus).
- Cette dernière étape se subdivise en trois ou quatre groupes d'âge selon les auteurs. Par exemple : de 65 à 75 ans, de 75 à 85 ans, de 85 à 100 ans, 100 ans et plus. Les termes utilisés pour caractériser ces groupes d'âge varient (par exemple, jeune vieux, grand vieillard, personne très âgée, centenaire).
- Le jeune adulte présente une stabilité remarquable sur le plan physique, mais son développement psychologique est jalonné d'importants changements. Il doit prendre des décisions importantes concernant ses études, sa carrière, sa vie amoureuse (mariage, union de fait, célibat), la fondation d'une famille et l'éducation des enfants, le lieu de résidence, les responsabilités sociales et civiques, etc.
- La personne d'âge mûr doit s'adapter au vieillissement de son corps, à la dépendance croissante de ses parents à son égard et à l'indépendance grandissante de ses enfants. Elle devient toutefois plus autonome et peut se trouver de nouveaux centres d'intérêt.
- Les hommes et les femmes d'âge mûr vivent la « crise de la quarantaine », qui les oblige à faire le point sur leur vie, sur leurs objectifs et sur l'usage qu'ils font de leur énergie et de leurs capacités.
- La personne âgée subit de nombreux changements physiques attribuables au vieillissement. Toutes les fonctions de l'organisme évoluent avec l'âge : tégumentaire, musculosquelettique, sensorielle, pulmonaire, cardiovasculaire, gastro-intestinale, reproductrice et urinaire.
- Les chercheurs ont élaboré des théories et avancé des hypothèses pour expliquer le vieillissement biologique du corps : théories de l'usure, théories neuroendocriniennes, théorie des radicaux libres (ou stochastique), théories génétiques, théories des liaisons longues et théories immunologiques.
- Sur le plan psychosocial, il existe aussi plusieurs théories pour rendre compte du vieillissement, en particulier la théorie du désengagement, la théorie de l'activité et la théorie de la continuité.
- La personne âgée doit s'adapter à différents changements psychosociaux, notamment la retraite (qui exige des ajustements financiers et sociaux), le déménagement, la dépendance croissante envers les autres, le décès d'êtres chers et l'imminence de la mort.
- Le développement cognitif se poursuit tout au long de la période du jeune adulte et de l'âge mûr. Au-delà du stade des opérations formelles défini par Piaget, l'individu peut atteindre le stade des opérations postformelles du raisonnement. Les capacités intellectuelles de la personne âgée en bonne santé n'évoluent guère par rapport aux années antérieures. Cependant, la personne âgée met souvent plus de temps qu'auparavant à récupérer l'information entreposée dans sa mémoire à long terme. La plupart des changements qui accompagnent le vieillissement touchent toutefois la mémoire à court terme (ou mémoire récente).
- Sur le plan du développement moral, la plupart des adultes se situent soit au stade 4 du niveau conventionnel défini par Kohlberg (Conscience du système social), soit au stade 5 du niveau postconventionnel (Contrat social et droits individuels).
- Le jeune adulte, la personne d'âge mûr ou la personne âgée qui poursuit son développement spirituel peut atteindre le stade Paradoxe – Consolidation, défini par Fowler ; certaines personnes parviennent même au sixième stade (Universalisation).

- Certains problèmes de santé peuvent toucher le jeune adulte, notamment les accidents, le suicide, la toxicomanie et l'alcoolisme, les infections transmissibles sexuellement, la violence envers les femmes, les tumeurs malignes. À l'âge mûr, les problèmes de santé sont plutôt les suivants : cancers, accidents, affections cardiovasculaires, obésité, alcoolisme, anomalies de la santé mentale. Quant à la personne âgée, elle peut être aux prises avec les problèmes de santé suivants : les affections chroniques invalidantes, les accidents, la consommation excessive ou le mauvais usage de médicaments, l'alcoolisme, la démence, la violence, le cancer.
- À toutes les étapes de l'âge adulte, l'information fournie aux personnes doit présenter les méthodes susceptibles de favoriser l'amélioration ou le maintien du bien-être et de la santé, notamment : (a) les examens physiques, visuels, auditifs et dentaires recommandés ; (b) les tests de dépistage des affections cardiovasculaires ; (c) l'autoexamen des seins ou des testicules, selon le cas ; (d) les vaccinations ; (e) le test de Papanicolaou (pour les femmes) ; (f) la prévention des accidents ; (g) le maintien d'une alimentation saine et d'un programme d'exercice physique ciblé ; (h) la prévention de la constipation (pour la personne âgée).
- L'infirmière doit posséder une connaissance approfondie des tâches de développement. Ce savoir l'aidera à dresser un bilan de santé plus précis des personnes qu'elle soigne, à leur indiquer des moyens de maximiser leurs capacités et à élaborer les interventions correspondant exactement à leurs besoins. Ce travail s'avère particulièrement important auprès des personnes d'âge mûr ou âgées, car ces personnes vivent inévitablement des pertes et des bouleversements psychosociaux et physiques.

Questions de révision

23-1. Le cancer arrive au premier rang des causes de décès chez les personnes âgées de 40 à 64 ans. Parmi les cancers suivants, lequel est de plus en plus fréquent chez les femmes ?
a) Cancer du col de l'utérus.
b) Lymphome.
c) Cancer du poumon.
d) Cancer du côlon.

23-2. Une infirmière qui travaille en soins à domicile rend visite chaque semaine à une personne âgée qui a perdu son mari il y a huit mois. Lequel des comportements ci-dessous pourrait indiquer que cette femme a du mal à s'adapter à son veuvage ?
a) Elle montre constamment des photos de sa famille à l'infirmière.
b) Elle néglige sa toilette et sa tenue vestimentaire.
c) Elle se rend sur la tombe de son mari toutes les deux semaines.
d) Elle est catholique et assiste à la messe tous les jours.

23-3. Une infirmière d'un centre hospitalier de soins de longue durée s'occupe de plusieurs personnes âgées présentant des déficiences auditives significatives. Lequel des énoncés suivants s'applique aux personnes âgées présentant des difficultés d'audition ?
a) Elles subissent des modifications physiologiques de l'oreille.
b) Elles n'entendent que ce qu'elles veulent bien entendre.
c) Elles entendent mieux les voix graves que les voix aiguës.
d) Elles devraient toutes porter un appareil auditif.

23-4. Un homme âgé de 85 ans se rend quotidiennement à un centre de jour pour personnes âgées. L'infirmière remarque qu'il raconte souvent son enfance : comme sa famille était pauvre et son père, alcoolique, il a dû déménager très souvent dans sa jeunesse. Il n'est jamais resté plus d'une année à la même adresse ni à la même école. Il relate ces anecdotes d'une manière très positive. Que devrait faire l'infirmière ?
a) Elle devrait faire passer à cet homme une évaluation psychiatrique gériatrique.
b) Elle devrait considérer l'attitude de cet homme comme parfaitement normale, compte tenu du stade de développement de cette personne.
c) Elle devrait discuter avec cet homme, chercher à le distraire et changer de sujet de conversation.
d) Elle devrait conclure que cet homme a besoin de participer à un plus grand nombre d'activités sociales au centre de jour.

23-5. Une femme âgée de 70 ans habite dans un CHSLD. Elle est atteinte de la maladie d'Alzheimer et devient très agitée dès la tombée du jour ; elle se met alors à aller et venir dans les corridors en répétant qu'elle veut « retourner chez elle », c'est-à-dire dans la maison qu'elle habitait. Que devrait faire l'infirmière pour l'apaiser ?
a) Elle devrait ramener cette femme à sa chambre, éteindre les lumières et la laisser seule.
b) Elle devrait inciter cette femme à participer à une activité de groupe qui vient de commencer.
c) Elle devrait allumer la télévision et inciter cette femme à s'asseoir devant.
d) Elle devrait toucher délicatement cette femme, par exemple en passant son bras autour de sa taille.

Voir l'appendice B : Réponses aux questions de révision.

BIBLIOGRAPHIE

En anglais

Anderson, J. E. (Ed.). (1956). *Psychological aspects of aging : Proceedings from a conference on planning research.* Washington, D.C. : American Psychological Association.

Barkauskas, V. H., Bauman, L. C., & Darling-Fisher, C. (2002). *Health and physical assessment* (3rd ed.). St. Louis, MO : Mosby.

Baron, J., & Carver, V. (1997). Substance abuse and older clients. In S. Harrison & V. Carver (Eds.) *Alcohol and drug problems : A practical guide for counsellors* (p. 271-291). Toronto : Addiction Research Foundation.

Beare, P., & Stanley, M. (Eds.). (1999). *Gerontological nursing* (2nd ed.). Philadelphia : F. A. Davis.

Brookmeyer, R., Gray, S., & Kawas, C. (1998). Projections of Alzheimer's disease in the United States and the public health impact of delaying disease onset. *American Journal of Public Health, 88,* 1337–1342.

Brown, M. (1998). *Readings in gerontology* (2nd ed.). St. Louis, MO : CV Mosby.

Burnside, I. M. (1988). *Nursing and the aged* (3rd ed.), New York : McGraw-Hill.

Carson, V. B. (1989). *Spiritual dimensions in nursing practice.* Philadelphia : W. B. Saunders.

Clark, M. J. (2003). *Community health nursing. Caring for populations* (4th ed.). Upper Saddle River, NJ : Prentice Hall.

Cooper, K., Bilbrew, D., Dubbert, P., Karr, K., & Kirschner, K. (2001). Health barriers to walking for exercise in elderly primary care. *Geriatric Nursing, 22,* 258–262.

Curry, L., & Hogstel, M. (2002). Osteoporosis : Education and awareness can make a difference. *American Journal of Nursing, 102*(1), 26–33.

Duvall, E. M. (1977). *Family development* (5th ed.). Philadelphia : Lippincott.

Edelman, C., & Mandle, C. L. (2002). *Health promotion throughout the life span* (5th ed.). St. Louis, MO : Mosby.

Eliopoulos, C. (2001). *Gerontological nursing* (5th ed.). Philadelphia : Lippincott.

Erikson, E. H. (1963). *Childhood and society* (2nd ed.). New York : Norton.

Erikson, E. H. (1982). *The life cycle completed : A review.* New York : Norton.

Fowler, J. W. (1981). *Stages of faith : The psychology of human development and the quest for meaning.* New York : Harper & Row.

Fowler, J., & Keen, S. (1985). *Life maps : Conversations in the journey of faith.* Waco, TX : Word Books.

Freud, S. (1923). *The ego and the id.* London : Hogarth Press.

Gilligan, C. (1982). *In a different voice : Psychological theory and women's development.* Cambridge, MA : Harvard University Press.

Grando, V. T., Mehr, D., Popejoy, L., Maas, M., Rantz, M., Wipke-Tevis, D. D., et al. (2002). Why older adults with light care needs enter and remain in nursing homes. *Journal of Gerontological Nursing, 28*(7), 47–53.

Haight, B. K., Barba, B. E., Tesh, A. S., & Courts, N. F. (2002). Thriving : A life span theory. *Journal of Gerontological Nursing, 28*(3), 14–22.

Havighurst, R. J. (1972). *Developmental tasks and education* (3rd ed.). New York : Longman.

Hawranik, P., & Pangman, V. (2002). Perceptions of a senior citizens' wellness center. The community's voice. *Journal of Gerontological Nursing, 28*(11), 38–44.

Hetzel, L., & Smith, A. (2001). *The 65 years and over population : 2000. Census 2000 brief.* Washington, DC : U.S. Census Bureau.

Johnson, R., Sorofman, B., & Tripp-Reimer, T. (1999). Cultural dimensions in gerontological nursing. In P. Beare & M. Stanley (Eds.), *Gerontological nursing* (2nd ed., pp. 21–36). Philadelphia : F. A. Davis.

Kohlberg, L. (1971). *Recent research in moral development.* New York : Holt, Rinehart & Winston.

Kohlberg, L. (1981). *The psychology of moral development : Moral stages and the idea of justice.* San Francisco : Harper & Row.

Murray, R. B., & Zentner, J. P. (2001). *Health promotion strategies through the life span* (7th ed.). Upper Saddle River, NJ : Prentice Hall.

Paludi, M. A. (2002). *Human development in multicultural contexts. A book of readings.* Upper Saddle River, NJ : Prentice Hall.

Peck, R. (1955). Psychological developments in the second half of life. In J. Anderson (Ed.), *Psychological aspects of aging.* Washington, DC : American Psychological Association.

Peck, R. (1968). Psychological development in the second half of life. In B. L. Neugarten (Ed.), *Middle age and aging.* Chicago : University of Chicago Press.

Piaget, J. (1966). *Origins of intelligence in children.* New York : Norton.

Polan, E., & Taylor, D. (2003). *Journey across the life span. Human development and health promotion* (2nd ed.). Philadelphia : F. A. Davis.

Sheehy, G. (1976). *Passages : Predictable crises of adult life.* New York : Dutton.

Sheehy, G. (1995). *New passages. Mapping your life across time.* New York : Ballantine Books.

Stuart-Hamilton, I. (2000). *The psychology of ageing* (3rd ed.). Philadelphia : Jessica Kingley Publishers.

U.S. Department of Health and Human Services. (2000). *Healthy people 2010 : Understanding and improving health* (2nd ed.). *Goal 15 : Injury and violence prevention.* Washington, DC : Author.

Wold, G. (1999). *Basic geriatric nursing* (2nd ed.). St. Louis, MO : Mosby.

En français

Association des CLSC et des CHSLD du Québec. (2001). *Le CHSLD ouvert sur sa communauté. La semaine des CHSLD du 7 au 13 mai,* (page consultée le 11 septembre 2004), [en ligne], <www.clsc-chsld.qc.ca/membres/chsld.htm>.

Association des CLSC et des CHSLD du Québec. (2004). *Une vision pour les ressources publiques d'hébergement et de soins de longue durée,* septembre, (page consultée le 3 novembre 2004), [en ligne], < www.clsc-chsld.qc.ca/document/ Documents_deposes/Vision_%20davenir_CHSLD.pdf>.

Association des intervenants en toxicomanie du Québec. (2001). *Suicide et toxicomanie,* XXIXe colloque, tenu du 28 au 31 octobre 2001, Trois-Rivières et Québec, 184 p.

Berger, L. et Mailloux-Poirier, D. (1991). *Soins gériatriques. Problèmes complexes et interventions autonomes,* Montréal : Éditions Études Vivantes, 365 p.

Bourbonnais, L. et Lefebvre, M. (dir.). (2003). *Thésaurus du vieillissement et de la santé,* Montréal : Institut universitaire de gériatrie de Montréal.

Centre canadien de lutte contre l'alcoolisme et les toxicomanies (CCLAT). (2005). *Profil canadien 1999 : points saillants,* Ottawa : CCLAT, (page consultée), [en ligne], <www.ccsa.ca/indexF. asp ?menu=&ID=43>.

Collas, C. (2004). *Stages of Faith – Le développement de la foi. « La psychologie du développement de l'homme et quête du sens », James W. Fowler, Harper, San Francisco 1981-1995,* résumé de livre, (page consultée le 11 septembre 2004), [en ligne], <www.relation-aide.com/dossiers/description.php ??id=42&cat=13>.

Direction de santé publique de Montréal. (2004). *Région de Montréal. Comportements et risques liés à la santé. Enquête sur la santé dans les collectivités canadiennes – volet Montréal,* avril, Montréal : Santé et services sociaux.

Hollander, M. J et Walker, E. R. (1998). *Rapport du projet d'étude sur l'organisation et la terminologie des soins de longue durée,* préparé à la demande du Comité fédéral-provincial-territorial des hauts fonctionnaires (aînés) pour les ministres responsables des aînés, décembre, Ottawa : Santé Canada, (page consultée le 4 novembre 2004), [en ligne], <www.phac-aspc.gc.ca/seniors-aines/pubs/continuing_care/pdf/cont-care_f.pdf>.

Institut canadien d'information sur la santé. (2002). *Les chutes sont les grandes responsables des admissions aux hôpitaux canadiens de soins de courte durée à la suite de blessures, selon l'ICIS,* février, Ottawa, (page consultée le 10 septembre 2004), [en ligne], http ://secure.cihi.ca/cihiweb/dispPage.jsp ?cw_page=media_27feb2002_f >.

Institut de la statistique du Québec. (1998). *Enquête sociale et de santé 1998,* 2e édition, chapitre 17, « Idées suicidaires et parasuicides », (page consultée le 30 novembre 2004), [en ligne], <www.stat.gouv.qc.ca/publications/sante/e_soc-sante98_pdf.htm>.

Institut de la statistique du Québec. (2004a). *Décès et taux de mortalité selon la cause, le sexe et le groupe d'âge, 2002,* Québec : Gouvernement du Québec, (page consultée le 4 novembre 2004), [en ligne],

<www.stat.gouv.qc.ca/donstat/societe/demographie/naisn_dece 2002>.

Institut de la statistique du Québec. (2004b). *Données sociodémographiques en bref: premier bilan des nouvelles perspectives démographiques du Québec, 2001-2051,* Québec: Gouvernement du Québec, (page consultée le 4 novembre 2004), [en ligne], <www.stat.gouv.qc.ca/salle-presse/communiq/2004/fevrier/fev0402a.htm>.

Institut de la statistique du Québec. (2004c). *Vie des générations et personnes âgées: aujourd'hui et demain,* vol. 1, Québec: Gouvernement du Québec, (page consultée le 4 novembre, 2004), [en ligne], <www.stat.gouv.qc.ca/publications/conditions/pdf/Person_agee2.pdf>.

Institut national du cancer du Canada. (2004). *Statistiques canadiennes sur le cancer 2004,* Toronto: Société canadienne du cancer, Institut national du cancer du Canada, Statistique Canada, Registres du cancer des provinces et des territoires, Santé Canada, (page consultée le 30 novembre 2004), [en ligne], <http ://www.cancer.ca/vgn/images/portal/cit_86755361/27/54/195991114CCS_stats2004_fr.pdf >.

Krug, É. G, Dahlberg, L. L., Mercy, J. A., Zwi, A. et Lozano-Ascencio, R. (dir.). (2002). *Rapport mondial sur la violence et la santé,* Genève: Organisation mondiale de la santé, (page consultée le 11 septembre 2004), [en ligne], <www.who.int/violence_injury_prevention/violence/world_report/en/ introdfr.pdf>.

Lauzon, S. et Adam, E. (1996). *La personne âgée et ses besoins. Interventions infirmières,* Saint-Laurent: Éditions du Renouveau Pédagogique.

Legros, C. (sans date). *Kohlberg. La pédagogie des « dilemmes moraux » dans l'enseignement de l'éthique,* Association européenne de jeunes chercheurs en psychopathologie et psychanalyse, (page consultée le 11 septembre 2004), [en ligne], <http ://aejcpp.free.fr/articles/kohlberg.htm>.

Ministère de la Justice du Canada. (1998). *National. Violence conjugale,* (page consultée le 30 novembre 2004), [en ligne], <www.law-faqs.org/nat/v-spo-fr.htm>.

Ministère de la Santé et des Services sociaux du Québec. (1998). *Stratégie québécoise d'action face au suicide: s'entraider pour la vie,* Québec: Gouvernement du Québec, Direction de santé publique, 94 p.

Ministère de la Santé et des Services sociaux du Québec. (2003). *Programme national de santé publique 2003-2012,* Québec: MSSS, Direction des communications, 133 p., (page consultée le 30 novembre 2004), [en ligne], <ftp.msss.gouv.qc.ca/publications/acrobat/f/documentation/2002/02-216-01.pdf>.

Ministère de la Sécurité publique du Québec. (2002). *Statistiques 2001 sur la criminalité au Québec,* Québec: Direction des publications, (page consultée le 30 novembre 2004), [en ligne], <www.msp.gouv.qc.ca/stats/crimina/2001/criminal/statistiques_2001.pdf>.

Morin, M.-J. *et al.* (2002). *Guide d'intervention en prévention du suicide,* Sainte-Marie (Québec): Régie régionale de la santé et des services sociaux, pour le Comité régional de prévention du suicide, Chaudière-Appalaches.

Mouvement des aînés du Québec (FADOQ). (1999-2001). *Région de Laval, Régie régionale de la santé et des services sociaux. Programmes roses d'or (1999-2001),* FADOQ, région de Laval, Régie régionale de la santé et des services sociaux.

Ordre des infirmières et infirmiers du Québec. (2000). *L'exploitation des personnes âgées,* mémoire de l'OIIQ présenté à la Commission des droits de la personne et des droits de la jeunesse dans le cadre de sa consultation générale sur le sujet en titre, Montréal: OIIQ, février.

Préville, M. (2003). *Étude des facteurs psychosociaux et de santé reliés au suicide chez les personnes âgées: rapport de recherche,* Sherbrooke: Centre de recherche sur le vieillissement.

Santé Canada. (2002). *Guide canadien d'immunisation,* 6e éd., Direction générale de la santé de la population et de la santé publique, Centre de prévention et de contrôle des maladies infectieuses, (page consultée le 17 novembre 2004), [en ligne], <www.phac-aspc.gc.ca/publicat/ciggci/pdf/guide_immuniz_cdn-2002-6.pdf>.

Santé Canada. (2003). *Meilleures pratiques. Traitement et réadaptation des personnes aînées ayant des problèmes attribuables à la consommation d'alcool et d'autres drogues,* (page consultée le 11 septembre 2004), [en ligne], <www.hc-sc.gc.ca/hecs-sesc/sca/publications/readaptation_personnes_ainees/tdm.htm>.

Sexualités humaines. Représentations sexuelles. « Construction culturelle » de la notion de « sexualité ». (2002). S.G.D.L. / I.D.D.N., (page consultée le 11 septembre 2004), [en ligne], <http ://psychobiologie.ouvaton.org/sexualite/z-sexualite-7.sexualite-g.erotique.htm>.

Société canadienne du cancer. (2002). *Le cancer des poumons demeure le plus meurtrier des cancers,* communiqué du 6 mai, Montréal.

Tortora, G. J. et Grabowski, S. R. (2001). *Principes d'anatomie et de physiologie,* Saint-Laurent: Éditions du Renouveau Pédagogique.

RESSOURCES ET SITES WEB

Alcooliques anonymes du Québec. <www.aa-quebec.org>.

Association québécoise de prévention du suicide. <www.cam.org/aqs>.

PARTIE

6

Aspects essentiels du rôle de l'infirmière

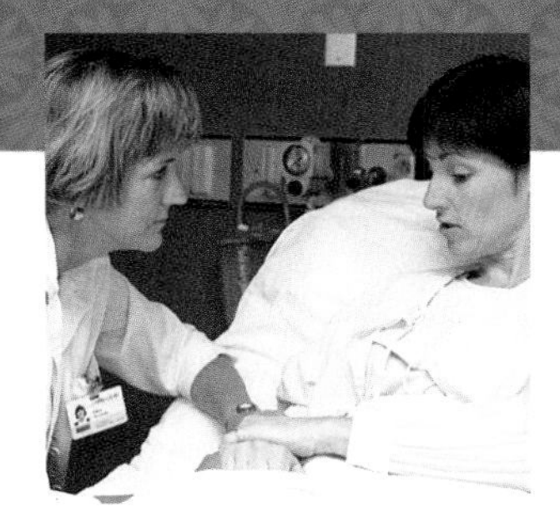

La communication efficiente est un élément essentiel de la relation infirmière-personne soignée et du rôle de leader. Les infirmières sont des expertes dans toutes les formes de communication ; elles savent que les gestes, les expressions et les autres éléments du langage corporel transmettent souvent des messages plus efficacement et plus exactement que les mots. L'infirmière ne réagit pas seulement au contenu factuel du message, mais tient compte des sentiments exprimés de manière verbale ou non verbale. La relation infirmière-personne soignée facilite un aspect vital du rôle de l'infirmière, celui de l'enseignement, qui est une forme de communication destinée à produire un apprentissage chez la personne soignée.

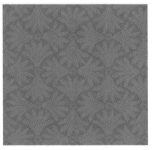

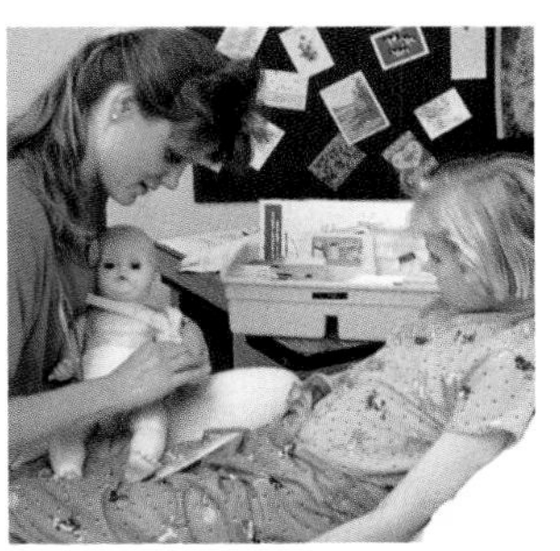

CHAPITRES

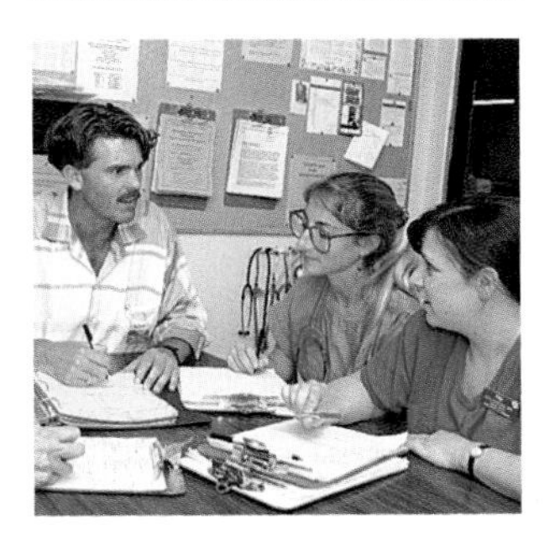

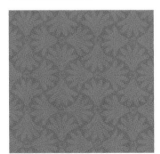

OBJECTIFS D'APPRENTISSAGE

Après avoir étudié ce chapitre, vous pourrez :

- Discuter de la théorie des soins infirmiers en relation avec le caring.
- Décrire les principaux aspects de la compassion infirmière.
- Décrire les facteurs d'influence sur le processus de communication.
- Discuter de la communication thérapeutique infirmière-personne soignée en tant que processus dynamique.
- Décrire certaines attitudes et habiletés en relation d'aide.
- Décrire les quatre étapes de la relation d'aide.
- Nommer les catégories de groupes orientés vers la promotion de la santé.
- Énumérer les caractéristiques des groupes efficients.
- Discuter de la manière dont les infirmières déploient leurs aptitudes à communiquer à chaque étape de la démarche systématique dans la pratique infirmière.

PARTIE 6 Aspects essentiels du rôle de l'infirmière

CHAPITRE 24

CARING, COMPASSION ET COMMUNICATION THÉRAPEUTIQUE

Adaptation française :
Caroline Longpré, inf., M.Sc.
Enseignante en soins infirmiers
Cégep régional de Lanaudière à Joliette

Dans la pratique infirmière, savoir communiquer représente une compétence fondamentale. La communication est le processus par lequel les personnes comblent leurs besoins essentiels, construisent leurs relations et vivent de nouvelles expériences. Dans le domaine des soins infirmiers, c'est par le processus dynamique de la communication qu'on recueille des données d'évaluation, qu'on enseigne et guide, qu'on prodigue des soins et qu'on offre de la compassion. On appellera ici **compassion** cette attitude qui consiste à soutenir la personne soignée et ses proches devant la détresse et les multiples effets de la maladie. En soins infirmiers, la communication fait partie intégrante de la relation d'aide.

MOTS CLÉS

Caring

La plupart des infirmières considèrent le **caring** comme un aspect essentiel de la pratique infirmière. Aux yeux de Madeleine Leininger (1984), le caring constitue la principale dimension de cette profession; il la caractérise, la distingue et l'unifie. D'après l'auteure, si l'on peut prodiguer le caring sans que la guérison s'ensuive, on ne saurait guérir sans caring. Bien sûr, il s'agit d'un phénomène universel, mais son expression, ses méthodes et ses modèles varient selon les cultures.

Leininger (1984) définit le caring de plusieurs façons (voir l'encadré 24-1). Elle croit que le personnel soignant devrait fonder son travail sur une certaine compréhension des soins mais aussi des valeurs, des croyances en matière de santé et des modes de vie des personnes de différentes cultures. Jean Watson (1985) situe, elle aussi, le caring au centre de la pratique infirmière. C'est pour ainsi dire l'idéal moral de l'infirmière qui non seulement soigne mais nourrit l'intention et la volonté de le faire. Le caring s'appuie sur un ensemble de valeurs universelles dont entre autres la bienveillance, l'ouverture à l'autre, l'amour de soi et des autres. La communication, le regard positif, le soutien et les interventions physiques sont autant de dimensions du caring. Miller (1995) définit le caring comme « une pratique intentionnelle qui engendre la sécurité physique et émotionnelle de même qu'une réelle réciprocité entre deux ou plusieurs personnes. Le caring fait appel en effet aussi bien à la bienveillance de l'infirmière qu'à celle de la personne soignée » (p. 32). Selon Gadow (1984) et Noddings (1984), le caring peut se manifester par l'absence d'action ou de communication verbale et être tout aussi aidant et réconfortant, si c'est ce que désire la personne.

Le caring produit des effets variés : il favorise la réalisation de soi ou la croissance personnelle, préserve la dignité et le sens de la valeur personnelle, stimule l'autoguérison et diminue le stress. Il peut aussi bien ne produire aucun résultat concret, étant lui-même le but de l'action. Sa valeur réside souvent dans le processus lui-même – qui en est un d'engagement et de relation.

Compassion

Il n'y a pas de soins infirmiers sans cette dimension fondamentale du caring qu'est la compassion. Depuis Florence Nightingale, on confond souvent la profession infirmière avec la compassion du fait que les infirmières consolent, soutiennent, encouragent, aident et insufflent force et espoir, autant d'attitudes qui traduisent la compassion.

Processus de compassion

L'infirmière fait preuve de compassion lorsqu'elle partage le désespoir et la douleur d'une personne souffrante. En faisant écho au sentiment de la personne souffrante, l'infirmière la réconforte et lui redonne des forces. La compassion, souvent comparée à l'empathie, est un processus complexe qui « peut se manifester par des gestes discrets et furtifs comme toucher

ENCADRÉ 24-1

Le caring d'après Leininger

- Le caring se manifeste essentiellement par des gestes d'aide et de soutien adressés à une personne ou à un groupe en état de besoins ou qui le deviendra.
- Le caring améliore les conditions personnelles ou collectives. Il stimule chez les personnes ou les groupes des activités saines et des apprentissages susceptibles de les aider et qui correspondent à ce que leur culture définit, consacre ou sanctionne.
- Le caring est indispensable à la survie, à la croissance et au développement humains.
- Le caring fait appel à divers comportements et attitudes : la compassion, le réconfort, l'implication, la coopération, l'empathie, l'enseignement, l'appui, l'intérêt, l'engagement, les instructions et les soins relatifs à la santé, l'assistance, l'amour, le dévouement, la présence, la protection et l'aide au rétablissement de la santé, le partage, la stimulation, l'allègement du stress, le soulagement, le soutien, la surveillance, la tendresse, l'émotion et la confiance.

la personne ou encore par des interventions plus soutenues comme l'écouter » (Morse, 1996, p. 6). Le processus de compassion est guidé par la personne soignée qui en signale le besoin d'une façon ou d'une autre, mais c'est l'infirmière qui choisit l'approche souhaitable. Il ne s'agit pas pour autant d'un processus univoque : comme la personne s'efforce souvent elle-même d'augmenter son bien-être, l'infirmière encourage cette participation, et le réconfort engendré par la compassion relève alors de l'une et de l'autre.

Finalité de la compassion : le réconfort

Le **réconfort** (*comfort*), que visent les comportements et les attitudes de compassion, renouvelle et augmente le pouvoir de la personne sur elle-même et le sentiment de maîtrise, qui ne peuvent que vivifier la personne, favoriser chez elle une attitude positive et l'inviter à la participation.

BESOINS EN MATIÈRE DE RÉCONFORT

Kolcaba (1991, 1995) définit les besoins de réconfort sous quatre angles : physique, psychospirituel, social et environnemental.

- Sous l'angle physique, les besoins en matière de réconfort renvoient aux sensations corporelles et aux problèmes physiologiques associés au diagnostic médical.
- Sous l'angle psychospirituel, les besoins en matière de réconfort renvoient à l'intériorité et touchent notamment la perception et l'estime de soi, la sexualité et le sens de la vie. Ils concernent aussi, le cas échéant, la relation de la personne avec un ordre ou un être supérieur.
- Sous l'angle social, les besoins en matière de réconfort regardent les relations interpersonnelles dans un contexte familial ou autre.
- Sous l'angle environnemental, les besoins en matière de réconfort concernent les éléments du cadre physique où se déroule l'expérience personnelle de la personne, comme la lumière, le bruit, l'ambiance, la couleur, la température et les matières naturelles plutôt que les produits synthétiques. Ils peuvent aussi englober l'alimentation et le langage propres à une culture donnée.

TYPES DE RÉCONFORT

Kolcaba distingue trois types de réconfort : le soulagement, la satisfaction et la transcendance. Le *soulagement* survient quand un besoin spécifique trouve une réponse. Celle-ci peut être incomplète, partielle, temporaire et même ne durer qu'un court instant, mais elle permet à la personne de reprendre certaines activités ou d'aborder paisiblement la mort. La *satisfaction* réside dans un état de calme ou signale une joie sereine. Elle peut indiquer un soulagement total de malaises persistants plutôt qu'un soulagement temporaire de malaises sévères, mais elle ne vient pas forcément à la suite d'un malaise. Dans tous les cas, la satisfaction permet d'exercer efficacement ses activités. La *transcendance* désigne le réconfort particulier de la personne qui est pour ainsi dire conduite au-delà de ses problèmes ou au-delà de la douleur. Ce type de réconfort diffère des deux autres en ce que la personne se trouve vivifiée ou aspirée vers une performance inhabituelle ; c'est le stade ultime du soulagement et de la satisfaction. Une telle intensité de réconfort requiert des moyens exceptionnels pour contrer la douleur d'une personne, son incapacité ou d'autres difficultés. Elle est nécessitée par des affections ou des blessures qui entraînent des changements corporels permanents, par exemple chez les victimes d'arthrite débilitante, de douleurs intenses ou d'un traumatisme médullaire.

Soins de réconfort

On peut procurer du réconfort à une personne directement et indirectement, c'est-à-dire par l'intermédiaire d'autres membres du personnel, de la famille ou par le biais de l'environnement. Par exemple, assurer le calme ambiant, une bonne coordination du personnel soignant et un soutien aux membres de la famille ou à d'autres proches. Des mesures s'imposent dès que la personne manifeste de la détresse ou un malaise, ou qu'elle exprime un besoin particulier. Puisqu'il existe plusieurs types de malaise à des degrés d'intensité variables, la créativité et l'innovation sont de mise si l'infirmière veut répondre par des mesures spécifiques et individualisées. Celles-ci s'incarnent souvent dans des gestes tout simples : apporter une couverture chaude, offrir une tasse de thé ou appliquer une crème hydratante, pourvu que l'infirmière soit au fait des besoins plus fondamentaux d'ordre médical et infirmier dans les cas, par exemple, de plaies ouvertes, de douleur, d'infection, d'obstruction des voies respiratoires, de confusion, etc. Comme nous l'avons déjà mentionné, les soins de réconfort englobent les domaines psychospirituel, social et environnemental. S'exprimer d'une voix calme, reconnaître et accepter les émotions, offrir sa présence et encourager la prise de décision sont autant de soins de réconfort. Soutenir la famille et les amis, les encourager à venir visiter la personne figurent parmi les soins de réconfort de type social. Mettre à profit l'environnement peut se résumer à ouvrir une fenêtre ou ranger la chambre. Le tableau 24-1 présente des exemples de stratégies de communication thérapeutique inhérentes à la compassion et axées sur le réconfort.

Puisque les soins de réconfort visent un mieux-être, on peut les évaluer en comparant le degré de bien-être de la personne avant et après l'intervention. En milieu hospitalier, poursuivre le bien-être absolu est illusoire. Il incombe plutôt à l'infirmière d'encourager et d'aider la personne à surmonter les obstacles afin d'obtenir un maximum de bien-être.

Communication

Le terme *communication* revêt plusieurs sens suivant les contextes. Il peut s'agir d'un échange d'informations, d'idées ou d'opinions entre deux ou plusieurs personnes ; on recourt alors à la parole et à l'écoute, ou à l'écriture et à la lecture, ou à des gestes et à des attitudes corporelles. Cependant, peindre, danser et raconter des histoires sont aussi des moyens de communiquer.

La communication peut viser des buts plus intimes ou plus profonds que l'échange d'idées ou d'opinions. Elle peut exprimer des émotions ou favoriser une interaction plus personnelle et sociale entre des personnes. Dans un couple, il est fréquent que l'un des conjoints se plaigne du manque de communication de la part de l'autre. Certains adolescents constatent un fossé entre les générations – ils sont incapables de communiquer avec émotion ou dans une certaine ouverture d'esprit avec un parent ou une personne en autorité. Parfois, on dit d'une infirmière qu'elle est efficace mais manque de ce qu'on appelle une *bonne écoute*.

TABLEAU 24-1

Exemples de stratégies de communication thérapeutique inhérentes à la compassion et axées sur le réconfort

Stratégie	Description	Exemples de réponses données par les infirmières
Attitude d'empathie	Exprimer la compréhension des émotions et des comportements de la personne, ainsi que des expériences qu'elle a vécues. La difficulté de la situation est reconnue. Se mettre à la place de l'autre.	« Je vois ce que c'est pour vous. » « Je comprends combien c'est difficile pour vous. » « Dans cette situation, il est très normal d'éprouver ce que vous ressentez. »
Interventions positives	Informer, encourager et stimuler la personne.	« Vous agissez très bien ; c'est un procédé très difficile. » « Ce n'est pas facile de franchir ces étapes, mais vous allez mieux. Vous faites du bon travail ! » « La plupart des familles dans cette situation ont ce genre d'émotions et de pensées. »
Toucher thérapeutique	Dans les situations appropriées, maintenir un contact physique avec la personne, la rassurer et la réconforter.	« Aimeriez-vous que je vous tienne la main pendant le procédé ? » « Je vais masser votre épaule pendant un petit moment jusqu'à ce que le médicament contre la douleur commence à faire effet. »
Compétences physiques et techniques appropriées	Diminuer l'anxiété et favoriser le bien-être par des actes compétents et efficaces.	« L'installation de cette perfusion IV ne prendra que quelques secondes, vous avez de très bonnes veines. » « Nous faisons ce procédé très souvent. Y a-t-il des questions auxquelles nous n'avons pas répondu ? »
Vigilance	Manifester la qualité de l'engagement envers la personne.	« Je reviens voir comment vous allez. » « Je ne serai pas absente plus de 30 minutes. Si vous avez besoin de moi avant, utilisez le voyant d'appel et je viendrai. »

Pour notre propos, le terme **communication** comprend ici tous les moyens d'échanger de l'information ou des émotions entre deux personnes ou plus. C'est là un fondement des relations humaines et, notamment, de la pratique infirmière.

Le but de toute communication est d'obtenir une réponse. Il s'agit donc d'un processus qui a pour double objectif d'influencer les autres et d'obtenir de l'information. La communication est efficace ou elle ne l'est pas. Dans le premier cas, le partage d'information, de pensées ou d'émotions entre deux ou plusieurs personnes a lieu. Dans le second cas, le transfert d'information ou d'émotions est entravé ou bloqué.

L'infirmière dont la communication est efficace réussit mieux à recueillir les données d'évaluation, à amorcer les interventions, à évaluer leurs résultats, à promouvoir les changements favorables à la santé et à éviter les problèmes juridiques associés à la pratique infirmière. Le processus de communication thérapeutique repose sur une relation de confiance avec la personne et ses proches et, en retour, une bonne relation infirmière-personne soignée s'établit à la faveur d'une communication thérapeutique efficace.

La communication peut être d'ordre intrapersonnel, interpersonnel ou peut concerner un groupe. Tant l'émetteur d'un message que le récepteur poursuivent, en effet, un *monologue intérieur*. L'émetteur pense à la formulation de son message avant de le transmettre, il y pense pendant qu'il l'envoie et une fois qu'il a été reçu. Cela se produit constamment, si bien que la communication intrapersonnelle peut nuire à la capacité d'entendre correctement le message conçu par l'émetteur (figure 24-1 ■).

Processus de communication

Dans la communication directe, il y a un émetteur, un message, un récepteur, ainsi qu'une réponse ou une rétroaction (figure 24-2 ■). Dans sa forme la plus simple, la communication est un processus bilatéral : un message est envoyé, puis reçu. Puisque le but de la communication est de susciter une réponse, le processus est permanent et les rôles s'interchangent : le récepteur du message devient l'émetteur d'une réponse et l'émetteur initial devient le récepteur de celle-ci.

ÉMETTEUR

L'*émetteur* (une personne ou un groupe) qui souhaite envoyer un message peut être considéré comme un *codeur de source*. Cette expression suggère que l'émetteur a une idée à transmettre ou, en tout cas, un motif pour communiquer (source), et qu'il doit mettre cette idée ou ce motif en forme transmissible. Le **codage** réside dans le choix de signaux ou de symboles spécifiques (codes) qui serviront à la transmission du message : des mots d'une certaine langue, une manière de les combiner et le recours à tel ton de voix et, le cas échéant, à tels gestes. Dans le cas d'un récepteur francophone, l'émetteur choisira probablement des mots français. Supposons que le message suivant est prononcé sur un certain ton de voix et accompagné d'un hochement de tête : « M. Côté, vous devez attendre encore une heure avant de recevoir vos médicaments contre la douleur. » Tout cela peut incliner le message dans un sens qui déborde les mots employés. Autrement dit, l'infirmière doit non seulement tenir compte des parlers régionaux et des langues étrangères, mais aussi de deux niveaux de langage : en l'occurrence, celui des professionnels de la santé et celui des profanes en la matière.

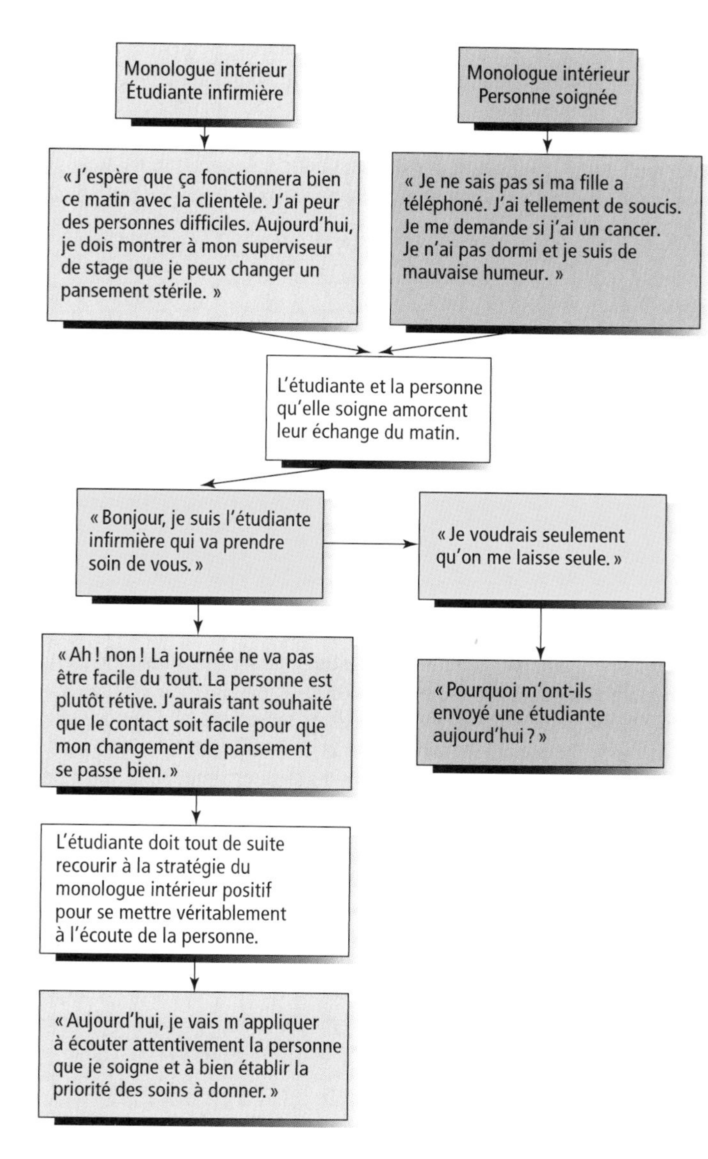

FIGURE 24-1 ■ Améliorer le monologue intérieur de l'étudiante infirmière.

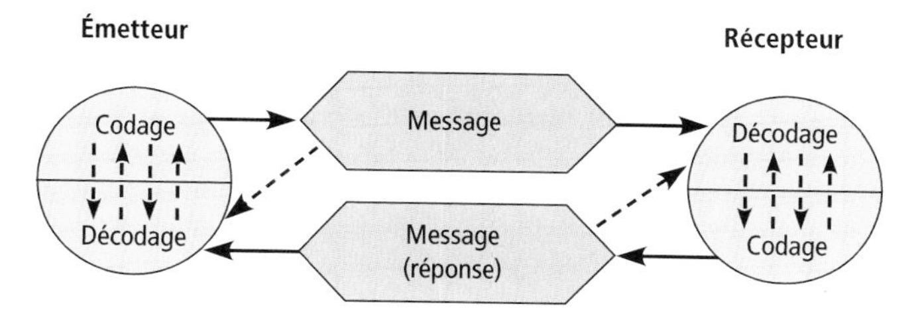

FIGURE 24-2 ■ Le processus de communication. Les flèches pointillées illustrent la communication intrapersonnelle (monologue intérieur). Les lignes pleines illustrent la communication interpersonnelle.

MESSAGE

Le deuxième élément du processus de communication est le *message* lui-même : ce qui est dit ou écrit, le langage corporel qui accompagne les mots et la manière dont le message est transmis. Le moyen de transmettre le message constitue le canal de communication, et il peut s'adresser à l'un ou l'autre des sens du récepteur : la vue, l'ouïe, le toucher. Il importe que le canal soit approprié au message et en assure la plus grande clarté possible.

Dans certaines circonstances, communiquer face à face peut porter davantage que téléphoner ou écrire. Enregistrer des messages sur cassette ou les communiquer par l'intermédiaire de la radio ou d'Internet convient mieux quand on s'adresse à un auditoire. La communication écrite sert à fournir de longues explications ou à conserver un message. Le canal non verbal du toucher est souvent très efficace (figure 24-3 ■).

RÉCEPTEUR

Le *récepteur*, troisième élément du processus de communication, est la personne à qui s'adresse le message, qui doit écouter, observer et être attentive. Cette personne est le *décodeur*

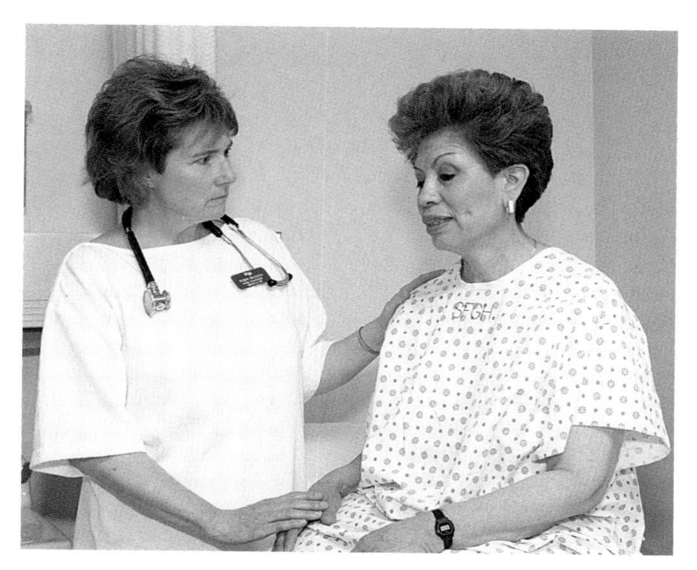

FIGURE 24-3 ■ Des formes appropriées de toucher correspondent à de véritables soins.

qui doit saisir ce que l'émetteur a voulu dire (interprétation). Cette perception met plusieurs sens à profit pour recevoir les messages verbaux et non verbaux. Le **décodage** implique d'abord l'intégration du message perçu dans les connaissances et l'expérience emmagasinées par le récepteur puis la clarification du sens. Le décodage du récepteur sera d'autant plus fidèle à l'intention de l'émetteur que leurs connaissances, leur expérience et leurs antécédents socioculturels se ressemblent. La communication est jugée efficace quand le sens du message décodé par le récepteur correspond à l'intention de l'émetteur. La communication est inefficace lorsque le message envoyé n'est pas interprété par le récepteur en conformité avec l'intention de l'émetteur. Par exemple, M. Côté est anxieux parce qu'il vient d'apprendre qu'il sera opéré de nouveau. En entrant dans la chambre, l'infirmière s'apprête à lui expliquer la nature du médicament contre la douleur qu'elle va lui donner. M. Côté lui répond brusquement (ce qui est inhabituel) qu'il connaît bien ce médicament et qu'il était grand temps qu'elle le lui apporte. L'infirmière qui ne prendrait pas la peine de contextualiser cette réplique de M. Côté passerait outre une anxiété qu'il a pourtant bien besoin de partager.

RÉPONSE

Le message que le récepteur envoie à l'émetteur en guise de réponse constitue le quatrième élément du processus de communication. On l'appelle aussi **rétroaction** (ou **feedback**) ; celle-ci peut prendre la forme verbale, non verbale ou les deux. Un hochement de tête ou un bâillement sont des exemples de communication non verbale. La rétroaction permet éventuellement à l'émetteur de corriger ou de reformuler son message. Dans notre dernier exemple, l'infirmière pourrait refléter verbalement à M. Côté ce qu'elle a compris de son attitude afin de vérifier son interprétation. Dans la mesure où elle lui signale en outre de façon non verbale, c'est-à-dire par une attitude calme et disponible, qu'il a tout le loisir d'exprimer ce qu'il ressent, d'émetteur qu'il était, il devient récepteur et se voit invité à décoder à son tour puis à répondre.

Modes de communication

Les deux principaux modes de communication sont la communication verbale et la communication non verbale, aussi appelée paralangage. La **communication verbale** utilise la parole ou l'écriture, tandis que la **communication non verbale** recourt à d'autres moyens tels que les gestes, l'expression faciale ou le toucher, entre autres. Bien que les deux modes de communication soient souvent simultanés, l'essentiel de la communication n'est pas verbal. Bien comprendre la communication non verbale permet à l'infirmière de gérer efficacement la communication thérapeutique et assure l'établissement de meilleures relations.

COMMUNICATION VERBALE

La communication verbale est en grande partie sous le contrôle du moi conscient puisque l'émetteur choisit les mots pour formuler son message. Le vocabulaire varie évidemment selon les personnes en cause et leur culture, leur milieu socioéconomique, leur âge et leur éducation. Il existe donc diverses manières d'échanger des idées et une multitude de mots pour formuler des messages. De plus, une large gamme d'émotions circulent entre des gens qui parlent.

Lorsqu'elle choisit les mots qu'elle prononcera ou écrira, l'infirmière veille : (a) au rythme et à l'intonation ; (b) à la simplicité ; (c) à la clarté et à la concision ; (d) au moment et à la pertinence ; (e) à l'adaptabilité ; (f) à la crédibilité ; (g) éventuellement à l'humour.

Rythme et intonation. Le rythme et l'intonation qui accompagnent le message jouent un rôle sur l'effet et les sentiments qu'il provoquera. L'intonation traduit l'enthousiasme, la tristesse, le mécontentement ou l'amusement. Le rythme signale l'intérêt, l'anxiété, l'ennui ou la peur. Par exemple, parler lentement et avec douceur à une personne anxieuse peut contribuer à la calmer.

Simplicité. S'exprimer avec simplicité, c'est choisir des mots courants, des formules concises et produire un contenu exhaustif. S'il est nécessaire que l'infirmière possède un vocabulaire spécialisé et comprenne les termes techniques, tout le monde n'est pas en mesure de les saisir. L'infirmière évitera, par exemple, de parler de vasoconstriction ou de cholécystectomie avec la personne ; elle l'entretiendra des mêmes réalités dans des mots simples et appropriés à son bagage culturel. Par exemple, au lieu de dire : « Demain, l'infirmière vous posera un cathéter afin de prélever un spécimen de votre urine », elle pourra dire : « Demain, l'infirmière prélèvera un échantillon de votre urine en insérant un petit tube dans votre vessie. » On peut dès lors s'attendre à ce que l'interlocuteur lui demande si cette intervention est nécessaire ou douloureuse : il a saisi le message.

Clarté et concision. Un message clair et court se révélera efficace. La clarté d'expression suppose de recourir à des termes précis et la concision, en utilisant le moins de mots possible. Il est préférable qu'un message ne contienne qu'une seule idée. Le résultat est un message simple et clair. Lorsque le comportement de l'infirmière ou son langage non verbal est en harmonie avec ce qu'elle dit, la communication est cohérente ou congruente. On produira par exemple un message cohérent si l'ont dit à la personne : « Je suis intéressée à entendre ce que vous avez à me dire » en lui faisant face, en la regardant dans les yeux et en se penchant légèrement vers elle. En fait, il s'agit de bien faire comprendre tous les aspects de la situation ou des circonstances. Parler lentement et articuler avec soin jouent également en faveur de la clarté.

Moment et pertinence. Quand elle veut communiquer, l'infirmière tient compte du moment de l'intervention et de la pertinence du contenu. Le message aura beau être clair et concis, si le moment est mal choisi ou si le message est sans lien avec les préoccupations ou les intérêts de la personne, il ne passera pas.

Il importe donc d'être sensible aux besoins et aux inquiétudes de la personne. Une personne hantée par la peur du cancer n'aurait pas la disponibilité requise pour accueillir un discours sur les soins préopératoires et postopératoires entourant une chirurgie de la vésicule biliaire. En revanche, elle apprécierait peut-être d'exprimer son inquiétude et de recevoir un encouragement. D'autres moments plus opportuns se présenteront certainement pour lui fournir les explications requises.

Il est également judicieux de ne pas poser plusieurs questions à la fois. Par exemple, si l'infirmière dit d'un trait : « Bonjour, madame Tremblay, comment allez-vous ce matin ? Avez-vous bien dormi ? Votre mari vient vous voir avant l'opération, n'est-ce pas ? », l'interlocutrice a bien des chances d'être

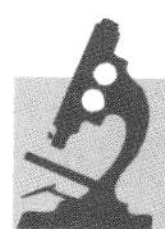

RÉSULTATS DE RECHERCHE

Le bavardage et la conversation sociale sont-ils des techniques de communication thérapeutique efficaces ?

L'étude de Fenwick, Barclay et Schmeid (2001) visait à évaluer l'utilité du bavardage ou de la conversation sociale à titre de techniques de communication dans le domaine des soins à la famille en milieu néonatal. Les chercheurs ont d'abord effectué une analyse théorique de 60 heures d'entrevues menées auprès de 28 femmes, une analyse thématique de 50 heures d'entrevues menées auprès de 20 infirmières et une analyse de contenu de 398 échanges enregistrés entre des infirmières et des parents. Les résultats de la recherche montrent que les échanges verbaux entre une mère et une infirmière ont une influence positive sur la confiance éprouvée par la mère, sur son sentiment de maîtrise et sur son impression d'attachement à l'enfant. Bavarder, ici, n'est pas loin de partager.

Implications : Cette étude confirme que le bavardage ou la conversation avec la mère représente pour l'infirmière un outil clinique très efficace pour faciliter les rapports interpersonnels. Ce type de propos donne un visage humain à la relation d'aide.

Source : « Chatting : An Important Clinical Tool in Facilitating Mothering in Neonatal Nurseries », de J. Fenwick, L. Barclay et V. Schmeid, 2001, *Journal of Advanced Nursing*, n° 33, p. 583-593.

étourdie plutôt qu'apaisée. Poser une question suppose également qu'on attende la réponse avant de formuler quelque commentaire. Des chercheurs ont observé qu'en donnant à la personne le temps d'engager une conversation ou de bavarder, l'infirmière établit d'emblée un rapport significatif avec elle (Fenwick, Barclay et Schmeid, 2001), ce qui ne peut que faciliter la communication thérapeutique.

Adaptabilité. Adapter une communication verbale, c'est la modifier au fur et à mesure que l'interlocuteur y réagit. Cette adaptabilité réclame de l'infirmière une bonne sensibilité à l'autre, une fine observation et la capacité de réfléchir sur le coup afin de personnaliser ses messages. Par exemple, une infirmière qui saluerait une personne excessivement souffrante d'un « Bonjour ! » enthousiaste modifierait tout de suite son approche en la voyant se tordre de douleur et lui offrirait à la place une écoute attentive ou lui manifesterait de la compassion.

Crédibilité. Être crédible, c'est se montrer digne de foi, de confiance et donner des messages fiables. Là se trouve le cœur d'une communication thérapeutique efficace. Ce sont la cohérence, le sérieux et l'honnêteté de l'infirmière qui lui valent d'être crédible. Cela suppose qu'elle soit bien informée, certaine de ce qu'elle dit et que ses connaissances soient à jour relativement aux messages à livrer. Une infirmière inspire d'autant plus confiance qu'elle reste consciente de ses limites : « Je ne peux pas répondre à cette question, mais je vais trouver quelqu'un qui pourra le faire. »

Humour. L'humour est un atout extraordinaire pour la relation infirmière-personne soignée, à condition qu'on y recoure judicieusement. Il permet la détente dans des situations difficiles ; on connaît d'ailleurs les vertus thérapeutiques du rire tant sur le plan physique que sur le plan émotionnel. Toutefois, il faut que la personne soit au diapason et que l'infirmière ait le sens de l'humour, ce qui n'est pas le propre de tout le monde. Ahern (1995) formule ainsi les règles d'utilisation de l'humour :

- Connaître la raison pour laquelle on utilise l'humour et les conséquences de son utilisation.
- Connaître les principes théoriques associés à l'utilisation de l'humour en relation d'aide.
- Évaluer le type de personnalité de la personne : quel type d'humour préfère-t-elle ? De quel groupe culturel est-elle issue ? Quelle est son histoire personnelle ?
- Utiliser l'humour au moment opportun.
- Tenir compte du contexte et des circonstances : la personne est-elle anxieuse, en état de panique ou délirante ? L'infirmière ressent-elle de l'animosité à son égard ? L'environnement rend-il l'expression de l'humour contre-indiquée ?
- Se sentir à l'aise avec l'utilisation de l'humour.

COMMUNICATION NON VERBALE

On appelle parfois *langage corporel* la communication non verbale, qui renvoie aux gestes, aux mouvements du corps, au toucher et à l'apparence physique, notamment les bijoux ou autres parures portés. Le langage corporel est souvent plus révélateur que la communication verbale du fait qu'il est plus spontané et moins maîtrisé (figure 24-4 ■). La communication non verbale peut aussi bien renforcer que contredire le contenu verbalisé. Dire par exemple : « Je serais heureuse de m'asseoir un instant et de parler avec vous » tout en jetant nerveusement des coups d'œil à sa montre produit une contradiction flagrante, et il est à peu près certain que l'interlocuteur tiendra pour vrai le message non verbal.

L'infirmière a tout intérêt à observer puis à interpréter les comportements non verbaux : l'apparence physique, la posture, l'allure générale, l'expression faciale et la gestuelle. Quelles que soient ses constatations, l'infirmière doit les interpréter avec circonspection, quitte à les vérifier soigneusement par la suite.

La personne dont les processus mentaux sont altérés (comme celle qui souffre de schizophrénie ou de démence) peut éprouver des difficultés d'expression majeures. Cela rend d'autant plus importante l'observation du langage non verbal quand on veut détecter les émotions ou les sentiments de cette personne. Ce faisant, l'infirmière manifeste de la compassion et son acceptation de la personne. Cela ne peut que servir les futurs échanges relationnels et l'établissement d'une confiance de base.

Toutes les cultures ne donnent pas le même sens aux mêmes gestes. Si un sourire ou une poignée de main sont des signes sympathiques aux yeux d'un Québécois, un Russe pourrait y voir de l'arrogance ou de la frivolité.

L'infirmière ne peut pas toujours d'emblée interpréter correctement les expressions non verbales. Au sein d'un même groupe culturel, un sentiment peut se traduire différemment en langage corporel : certains expriment la colère par des gestes saccadés ou des mouvements agressifs, tandis que d'autres resteront figés dans un silence glacial. Il se peut même qu'une mesure défensive fasse sourire certaines personnes sous l'effet

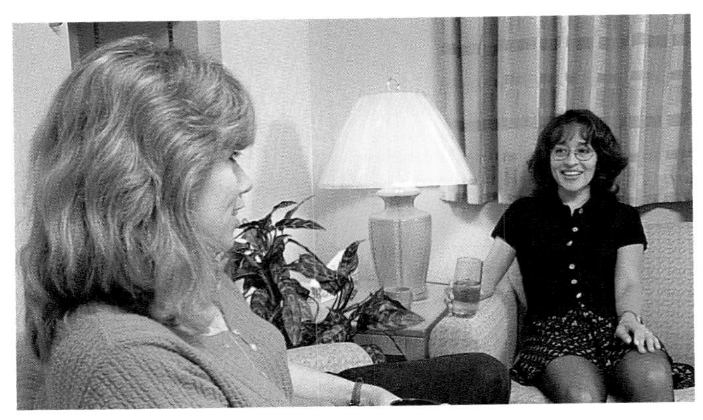

A

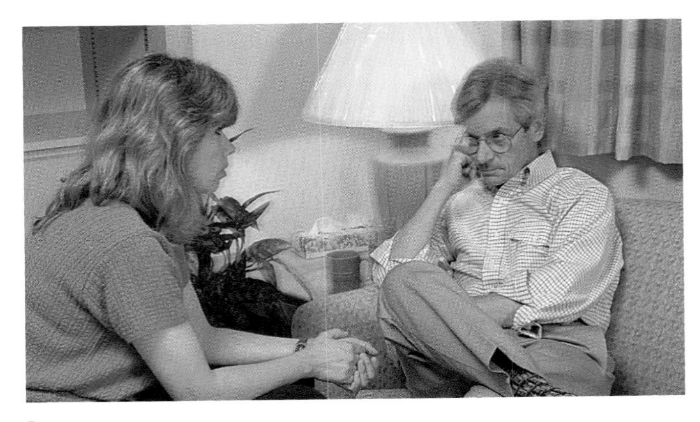

B

FIGURE 24-4 ■ La communication non verbale est parfois plus efficace et plus révélatrice que les mots. *A*, Chez ces deux femmes, la posture indique l'ouverture à la communication. *B*, La posture du récepteur indique une résistance soit au contenu, soit à la communication.

de la colère, comme il arrive qu'on ait le fou rire dans un salon mortuaire. Par conséquent, l'interprétation de ce qui est observé demande souvent d'être confirmée auprès de la personne. Par exemple, l'infirmière peut demander: « Vous semblez avoir pleuré. Y a-t-il quelque chose qui vous inquiète ? »

Apparence physique. La tenue vestimentaire, le choix des bijoux et autres parures en disent long sur une personne. Même si la manière de se vêtir reste très personnelle et rend compte jusqu'à un certain point de l'image de soi, elle peut signaler également le statut social, le niveau de culture, parfois l'appartenance religieuse ou ethnique. Certaines personnes hospitalisées se rassurent en portant des breloques ou des amulettes. Leur demander la signification symbolique de tel objet peut servir d'amorce à une véritable communication thérapeutique.

La manière dont une personne est vêtue indique souvent comment elle se sent. Les gens fatigués ou malades peuvent n'avoir ni l'énergie ni le désir de soigner leur tenue vestimentaire. Lorsqu'une personne dont l'apparence est toujours impeccable se met à la négliger, on peut penser que son estime de soi est altérée ou qu'elle est sévèrement atteinte par une affection. Il suffit de l'interroger délicatement pour en avoir le cœur net. Inversement, des améliorations notoires dans l'apparence peuvent signifier que la personne se sent mieux : ainsi en est-il de l'homme qui demande à être rasé ou de la femme qui réclame un shampoing ou sa trousse de maquillage.

Démarche et attitude. La manière de marcher et de se déplacer traduit souvent l'humeur et la santé d'une personne, sinon la perception qu'elle a d'elle-même. Une posture droite et un pas décidé indiquent une saine énergie. Une attitude nonchalante et une démarche traînante suggèrent au contraire un état plus ou moins dépressif ou quelque malaise physique. Une attitude tendue, des mouvements saccadés et un pas plutôt marqué peuvent indiquer l'anxiété ou la colère. Même les postures assises ou couchées sont révélatrices d'un état d'esprit ou d'humeurs. Là encore, l'infirmière gagne à vérifier les impressions que lui laissent les comportements observés : « Vous semblez avoir du mal à vous déplacer. Éprouvez-vous de la douleur ? Quelque chose pourrait-il améliorer votre confort ? »

Expression faciale. Rien n'exprime autant qu'un visage (figure 24-5 ■). Surprise, peur, colère, dégoût, joie et tristesse transparaissent presque automatiquement, à moins qu'une grande maîtrise des muscles ne permette de cacher la véritable émotion. À défaut d'un message clair, il importe de sonder plus profondément le sens de l'expression. Évidemment, plusieurs expressions faciales revêtent une signification universelle : le sourire marque la joie ; des lèvres pincées, la tête rejetée en arrière et des yeux pointés sous le nez de l'interlocuteur expriment plutôt du mépris. Cependant, une juste interprétation réclame de tenir compte d'autres indices : physiques, environnementaux, familiaux et culturels.

L'infirmière doit faire attention à ce que ses propres expressions communiquent. La personne ne tarde pas à lire son expression et remarque, par exemple, son malaise ou ses incertitudes. Une personne terrifiée par un prochain diagnostic surveillera le regard ou l'attitude de l'infirmière afin de détecter la réponse redoutée, que celle-ci ne connaît d'ailleurs probablement pas. La personne dont le visage est marqué par une chirurgie cherchera des signes de dégoût sur le visage de son interlocutrice. Il est impossible de maîtriser toutes ses expressions faciales mais il importe dans certaines circonstances de ne pas laisser paraître des sentiments tels que la peur ou le dégoût, tout en demeurant authentique.

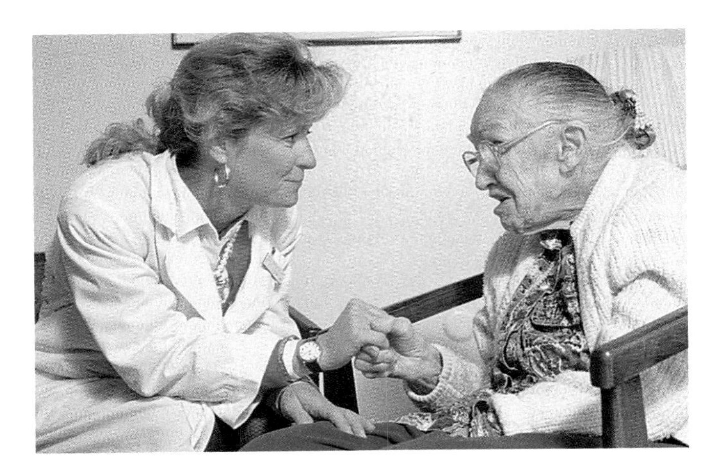

FIGURE 24-5 ■ L'expression du visage de l'infirmière est rassurante et réconfortante.

Le contact visuel est un autre élément essentiel de la communication thérapeutique. Dans plusieurs cultures, le contact visuel est une manière de reconnaître l'autre et de signaler la volonté de maintenir la communication. L'émetteur lance un coup d'œil à son interlocuteur pour attirer son attention avant de lui parler. La personne faible ou sans défense détournera souvent le regard pour éviter le contact visuel si le message reçu l'embarrasse ou si l'interlocuteur est trop autoritaire.

Gestes. Les gestes des mains et du corps peuvent accentuer et clarifier les paroles prononcées, sinon exprimer un état d'esprit ou transmettre un message fondamental sans que soit prononcée la moindre parole. Un père qui attend des nouvelles de la chirurgie que subit sa fille peut se tordre les mains, taper du pied, se ronger les ongles ou marcher de long en large. Tout cela en dit long sur son état d'esprit. Il n'y a rien de mieux qu'un geste, par exemple, pour indiquer la grosseur ou la forme d'un objet. Un au revoir de la main ou le fait de s'élancer vers une chaise sont des gestes on ne peut plus clairs pour tout le monde. Toutefois, certains gestes revêtent une signification particulière dans une culture donnée. En Amérique du Nord, balancer la main pour dire « va-t'en » signifie « viens ici » ou « reviens » dans certaines cultures asiatiques.

Chez la personne présentant un problème de communication, comme la surdité, les mains jouent un rôle inestimable. De nombreux malentendants apprennent d'ailleurs le langage gestuel. Une personne incapable, pour quelque raison que ce soit, de répondre verbalement peut s'inventer un système de communication manuelle. Par exemple, lever l'index une fois signifie « oui » et deux fois, « non » ; d'autres signaux peuvent être mis au point par l'infirmière et la personne pour augmenter le niveau de la communication.

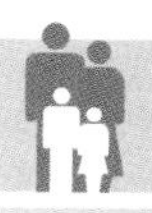

LES ÂGES DE LA VIE

Communication

NOURRISSONS

- Enseigner aux parents l'importance du toucher, car les nourrissons communiquent par l'intermédiaire de leurs sens.
- Utiliser un ton doux et calme, ainsi que le contact visuel.

TROTTINEURS ET ENFANTS D'ÂGE PRÉSCOLAIRE

- Leur donner le temps de verbaliser complètement leurs pensées sans les interrompre.
- Donner des réponses simples à leurs questions compte tenu de leur capacité restreinte de maintenir l'attention.
- Demander à un enfant de dessiner est un moyen de susciter la communication.

ENFANTS D'ÂGE SCOLAIRE

- Parler à l'enfant en se plaçant au niveau de ses yeux pour éviter de l'intimider.
- Quand on parle avec les parents, offrir à l'enfant de prendre part à l'échange.

ADOLESCENTS

- Prendre le temps d'établir un rapport avec l'adolescent.
- Exercer l'écoute attentive.
- Éviter de critiquer et de réagir même aux propos dérangeants.

Facteurs d'influence sur le processus de communication

De nombreux facteurs jouent sur le processus de communication thérapeutique : le niveau de développement, le sexe, les valeurs et les perceptions, l'espace personnel, la territorialité, les rôles et les relations, l'environnement et les attitudes interpersonnelles.

NIVEAU DE DÉVELOPPEMENT

La personnalité évolue tout au long de la vie, et ce, sur plusieurs plans dont le langage, les caractéristiques psychosociales et les capacités intellectuelles. Lorsqu'elle a déterminé le niveau de développement d'une personne, l'infirmière peut y adapter ses messages ou ses interventions. Recourir à des poupées, à des jeux et choisir des termes simples sont autant de moyens judicieux pour expliquer un procédé à un enfant. L'adolescent appréciera des explications plus détaillées vu sa capacité de raisonner dans l'abstrait, alors qu'un dirigeant d'entreprise souhaitera probablement le plus de renseignements techniques possible. La personne âgée qui a une longue expérience du système de santé aura des réactions particulières et comprendra les choses autrement. L'âge entraîne parfois des problèmes d'acuité visuelle ou auditive qui ne sont pas sans influer sur les relations interpersonnelles.

SEXE

Dès leur plus jeune âge, les garçons et les filles communiquent différemment. Il est bien féminin d'utiliser le langage pour obtenir une confirmation, calmer une dispute et établir une intimité, tandis que les garçons s'en servent volontiers pour affirmer leur indépendance et marquer leur statut au sein d'un groupe. Ces différences peuvent subsister à l'âge adulte, et cela explique qu'un même message peut vibrer différemment chez un homme et chez une femme.

VALEURS ET PERCEPTIONS

Les *valeurs* orientent les comportements, et les perceptions renvoient à la manière personnelle de comprendre un événement. Puisque chaque personne déploie ses propres traits de personnalité, adhère à un système de valeurs personnel et intègre son lot particulier d'expériences, chacune perçoit les choses, interprète les messages ou traverse les expériences différemment. Supposons qu'une infirmière ferme le rideau autour du lit d'une personne en larmes et la laisse toute seule. Celle-ci pourrait penser : « L'infirmière pense que je vais déranger les autres ; je ne devrais pas pleurer », ou encore : « Cette infirmière a la gentillesse de préserver mon intimité ou mon besoin de solitude. » Dans la mesure où l'infirmière a pu sonder un tant soit peu les valeurs que privilégie la personne, elle saura mieux comment agir ; quoi qu'il en soit, elle gagne toujours à confirmer ou à corriger ses propres perceptions et celles de l'autre pour éviter les obstacles à la communication.

ESPACE PERSONNEL

L'**espace personnel** est la distance que les gens souhaitent garder lorsqu'ils sont en contact avec les autres. La **proxémie** est l'étude de l'espace que franchissent les personnes en interactions et de la distance qu'elles entendent conserver. La classe moyenne nord-américaine gère des distances bien définies selon le type de relation de même que des tons de voix et un langage corporel particuliers. On a distingué quatre distances en fonction de quatre types de communication, chacune comportant une phase rapprochée et une phase éloignée. Tamparo et Lindh (2000, p. 31) donnent les exemples suivants :

1. *Distance intime :* contact à 45 cm
2. *Distance personnelle :* de 45 cm à 1,2 m
3. *Distance sociale :* de 1,2 m à 3,6 m
4. *Distance publique :* de 3,6 m à 4,5 m

La *distance intime* est caractérisée par le contact physique, des sensations puissantes de chaleur et d'odeurs corporelles et un ton de voix peu élevé. La vision est intense, restreinte à une petite part du corps de l'autre et elle peut être déformée. L'infirmière se tient souvent à distance intime, par exemple pour câliner un bébé, accompagner une personne malvoyante ou aider une personne alitée à changer de position, pour examiner une incision ou immobiliser un enfant à l'occasion d'une injection. C'est en vertu de l'autoprotection naturelle et instinctive que les gens gardent un certain espace libre autour d'eux, lequel varie selon les personnes et les cultures. Quand un interlocuteur s'approche trop, on recule spontanément d'un pas ou deux. L'infirmière est souvent obligée de franchir l'espace intime des personnes soit pour accomplir des gestes cliniques, soit pour réconforter. Dans ces circonstances, elle gagne à les en aviser. Habituellement, elle respecte la distance intime des personnes.

La *distance personnelle* est moins engageante que la distance intime. Le ton de voix est modéré, la chaleur et l'odeur corporelles sont moins puissantes. Le contact physique n'est pas exclu, par exemple serrer la main ou tapoter l'épaule de l'interlocuteur. À cette distance, on peut voir plus entièrement la personne, ce qui permet de mieux observer ses comportements non verbaux et les expressions de son visage. La distance personnelle caractérise souvent la communication infirmière-personne soignée, par exemple quand l'infirmière discute avec quelqu'un, lui donne des médicaments ou installe une perfusion intraveineuse. Se tenir à distance personnelle facilite l'engagement et permet le partage d'idées et de sentiments, mais cela peut également créer des tensions si la distance empiète trop sur l'espace personnel de l'interlocuteur (figure 24-6 ■). À la limite de 1,2 m, toutefois, l'engagement est moindre et l'échange se borne plutôt au badinage ou aux conversations plus ou moins neutres.

La *distance sociale* est caractérisée par une perception claire de toute la personne. La chaleur et l'odeur corporelles sont imperceptibles, le contact visuel est plus subtil et le ton de voix assez élevé pour que d'autres puissent entendre. La communication est par conséquent plus formelle et ne fait appel qu'aux sens de la vue et de l'ouïe. L'espace intime est protégé et à l'abri du toucher ou de l'échange de pensées et de sentiments personnels. Cette distance favorise l'activité et les mouvements. Elle convient quand il s'agit de communiquer avec plusieurs personnes à la fois ou lorsqu'on dispose de peu de temps pour la communication, par exemple lorsque l'infirmière fait sa tournée ou salue quelqu'un en passant. Si la distance sociale est de rigueur pour exécuter les tâches quotidiennes, en abuser peut créer un froid dans la communication. Par exemple, l'infirmière qui se tient à la porte d'une chambre et demande : « Comment allez-vous aujourd'hui ? » doit s'attendre à une réponse évasive qui ne serait pas la même dans l'espace personnel.

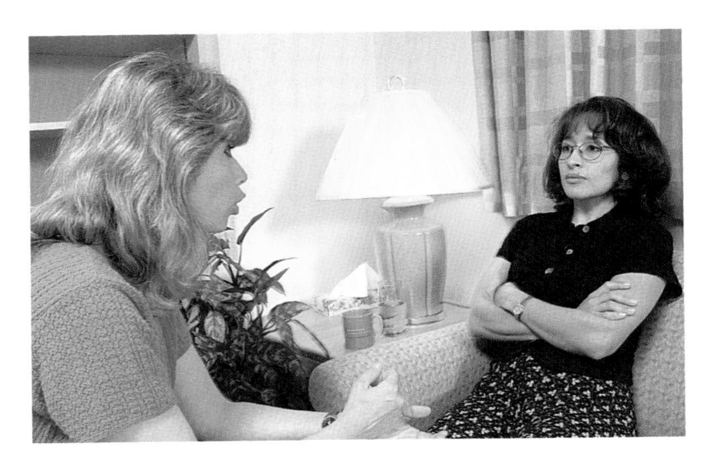

FIGURE 24-6 ■ Un espace personnel est en jeu dans les communications aussi bien sociales que professionnelles. Empiéter sur l'espace personnel crée des tensions.

La *distance publique* requiert un ton de voix fort et clair ainsi qu'une prononciation soignée. Les visages et les formes des personnes sont bien découpés, mais l'individualité disparaît. Cette distance convient aux communications de groupe ou carrément publiques.

TERRITORIALITÉ

La **territorialité** englobe l'espace et les choses qu'une personne tient pour siens. Le territoire comporte des limites visibles. Par exemple, une personne hospitalisée délimite souvent son territoire par les rideaux tirés autour du lit ou par les murs de sa chambre privée. La tendance universelle à marquer son territoire demande le respect de tout le personnel soignant puisque son envahissement entraîne une réaction spontanée. Par exemple, il suffit de déplacer une chaise et de l'approcher d'un lit voisin pour que la personne sente son territoire violé. Il vaut toujours mieux demander la permission quand on touche d'une manière ou d'une autre aux objets d'un territoire donné.

RÔLES ET RELATIONS

Le statut de chacun et le type de relations entre l'émetteur et le récepteur influent sur le processus de communication. Le statut d'étudiante en soins infirmiers, d'enseignant, de personne soignée, de médecin ou de parent influe sur le contenu de la communication et sur les réponses obtenues. Le choix des mots, la structure de la phrase et le ton de la voix varieront considérablement en fonction du statut de la personne qui parle et de celui de l'interlocuteur. En outre, la relation spécifique entre les personnes qui communiquent n'est pas sans poids. Un premier contact ne ressemble en rien à une communication de longue date.

ENVIRONNEMENT

Les gens communiquent habituellement mieux dans un environnement confortable. Les températures extrêmes, le bruit intense et une pièce mal aérée peuvent nuire à la communication. De plus, le manque d'intimité peut empêcher une personne de se confier. Par exemple, un homme inquiet de la capacité de sa conjointe à prendre soin de lui après sa sortie de l'hôpital peut se priver d'en parler si d'autres personnes peuvent entendre. Les distractions causées par l'environnement peuvent nuire à la communication, sinon la dénaturer.

ATTITUDES INTERPERSONNELLES

Nos attitudes transmettent nos croyances, nos pensées et nos sentiments envers les gens et les événements. Les autres les perçoivent rapidement tant elles sont éloquentes. Les attitudes telles que l'écoute attentive (voir plus loin), le caring, la compassion, le respect chaleureux et l'acceptation inconditionnelle facilitent la communication, tandis que la condescendance, l'indifférence et la froideur l'inhibent.

Le *caring* et la *compassion* procurent un sentiment d'intimité émotionnelle. De telles attitudes reflètent un souci réel et profond de la personne. Le caring se traduit par des sentiments, des pensées, des aptitudes et des connaissances. Il est exigeant sur le plan de l'énergie psychique et, bien qu'il ne soit pas toujours gratifié en retour, il conduit habituellement à une communication et à une compréhension plus profondes. La compassion, communiquée par le sourire et un souci du bien-être de l'autre, manifeste de la chaleur et de la considération (Brammer, 1988).

L'attitude de *respect chaleureux* tient compte de la valeur et de l'unicité de la personne. Elle reconnaît la particularité et la spécificité des espoirs et des sentiments de l'autre même s'ils ont quelque chose d'universel. Tout le monde a besoin d'être unique et, en même temps, semblable aux autres. Une particularité trop accentuée peut conduire à l'isolement et représenter une menace. L'infirmière témoigne de respect chaleureux quand elle écoute avec attention et qu'elle est ouverte à ce qu'on lui exprime même si elle n'est pas d'accord ; quand elle manifeste de l'intérêt à la personne ; quand elle fait valoir l'importance de la personne en faisant confiance à son potentiel, à sa capacité de prendre des décisions et à son autonomie. Elle peut découvrir de nouvelles façons d'aborder des situations inédites en écoutant de manière professionnelle le point de vue d'autrui.

L'attitude d'*acceptation inconditionnelle,* qui est en lien étroit avec le respect chaleureux, n'approuve pas ni ne désapprouve ; elle n'est qu'attention aux sentiments exprimés. Une telle attitude de la part de l'infirmière donne libre cours aux confidences et à l'expression des émotions ; elle permet surtout d'être soi-même en face de l'autre qui ne jugera pas. L'infirmière peut évidemment se montrer plus directive devant des comportements ou des situations néfastes pour la personne soignée, elle-même ou d'autres personnes de l'entourage. Aider la personne à exprimer adéquatement ses sentiments fait partie du rôle éducatif de l'infirmière.

Communication thérapeutique

La **communication thérapeutique** favorise la compréhension et peut aider à établir une relation constructive entre l'infirmière et la personne qu'elle soigne. Contrairement à la relation sociale, qui ne comporte pas nécessairement un but ou un sens spécifique, la relation d'aide est axée sur la personne et orientée vers l'atteinte d'un objectif.

L'infirmière est appelée à répondre non seulement au contenu du message verbal de la personne mais aussi aux sentiments exprimés. Il importe de bien saisir comment la personne voit la situation et ce qu'elle éprouve avant de répondre. Le contenu de la communication, ce sont les mots et les pensées exprimés, détachés des sentiments. Quelquefois, la pensée exprimée en mots ne correspond pas aux émotions sous-jacentes ; bref, la congruence n'est pas toujours au rendez-vous. Par exemple, une femme peut déclarer, les larmes aux yeux : « Je suis heureuse qu'il m'ait laissée ; il était très cruel. » Comment réagir alors ? Pour répondre aux mots, l'infirmière pourrait simplement les reformuler ainsi : « Vous êtes heureuse qu'il vous ait quittée » et, pour tenir compte des *sentiments* : « Tout cela semble vous attrister. » Une telle réponse aide la personne à prendre conscience de ses émotions, ce qui vaut toujours mieux que de les refouler. Dans certaines circonstances, l'infirmière sent qu'elle doit explorer davantage l'état psychique de la personne afin de recourir si nécessaire à d'autres ressources pour lui venir en aide.

Il faut du temps pour apprivoiser certaines émotions fortes, qui sont plus ou moins épuisantes. Ce travail psychique est nécessaire avant de passer à autre chose, par exemple acquérir de nouvelles compétences ou planifier l'avenir. Cela est encore plus vrai en milieu hospitalier lorsque des personnes apprennent qu'elles vont mourir. Certaines mettent des heures, des jours et même des semaines avant d'être prêtes à entreprendre une action précise. Certaines ont besoin de temps pour elles-mêmes, d'autres, de quelqu'un qui les écoute ; certaines ont besoin d'aide pour reconnaître et exprimer leurs émotions, et d'autres requièrent un soutien pour appuyer leurs décisions à propos de l'avenir. Les techniques ou les habiletés de communication thérapeutique facilitent l'interaction ; elles mettent l'accent sur les besoins et les émotions de la personne (voir le tableau 24-2). Les stratégies de la communication thérapeutique inhérentes à la compassion et axées sur le réconfort figurent dans le tableau 24-1.

ÉCOUTE ATTENTIVE

L'**écoute attentive** est dite active parce qu'elle en appelle à tous les sens, tandis que l'écoute passive ne concerne que ce qu'on entend. Sur le plan de la communication, c'est certainement l'une des attitudes les plus importantes en soins infirmiers puisqu'elle est inhérente à toutes les techniques de communication. L'écoute attentive est un processus actif qui exige énergie et concentration pour appréhender le message tant verbal que non verbal dans sa globalité et en vérifier la congruence. L'écoute attentive perçoit aussi bien le contenu que les sentiments sous-jacents sans sélectionner ce qu'on voudrait bien entendre : l'infirmière ne met pas l'accent sur ses propres besoins mais sur ceux de la personne soignée. L'écoute attentive conduit tout naturellement à la bienveillance et elle traduit l'intérêt de l'infirmière envers la personne, ce qui encourage celle-ci à s'exprimer (figure 24-7 ■, p. 575).

Appréhender le message dans sa globalité suppose qu'on l'écoute jusqu'au bout, sans interrompre l'interlocuteur. L'infirmière (le récepteur) gagne à s'accorder un délai avant de réagir, ce qui lui donne le temps de réfléchir et, éventuellement, de poser des questions pour préciser ce qui manque de clarté ou pour obtenir de plus amples informations.

Qu'on le veuille ou non, tout le monde a des préjugés, et l'infirmière a tout intérêt à reconnaître les siens et à s'en protéger

TABLEAU 24-2

Techniques ou habiletés de communication thérapeutique

Technique	Description	Exemples
Utiliser le silence.	Accepter des pauses ou des silences qui peuvent durer de plusieurs secondes à plusieurs minutes sans intervenir ni donner de réponse verbale.	S'asseoir calmement (ou marcher avec la personne) et attendre, en prêtant attention, que la personne soit capable de formuler ses pensées et ses sentiments.
Fournir des pistes qui incitent à poursuivre.	Recourir à des phrases ou à des questions qui : (a) encouragent la personne à verbaliser ; (b) favorisent le choix d'un sujet de conversation ; (c) facilitent la poursuite de la verbalisation.	« Pouvez-vous me dire ce que cela représente pour vous ? » « Peut-être aimeriez-vous me parler de… » « Cela vous aiderait-il de parler de vos sentiments ? » « Par quoi aimeriez-vous commencer ? » « Et ensuite ? »
Parler de manière précise ou exploratoire.	Utiliser des formulations spécifiques plutôt que générales, exploratoires plutôt que formelles.	« Mesurez votre douleur sur une échelle de 0 à 10. » (Affirmation spécifique) « Avez-vous mal ? » (Affirmation générale) « Vous ne semblez pas vous préoccuper de votre diabète. » (Affirmation exploratoire) « Vous ne vous préoccupez pas du tout de votre diabète et vous ne le ferez jamais. » (Affirmation formelle)
Poser des questions ouvertes ou des questions fermées.	Poser des questions ouvertes (q.o.) qui invitent la personne à explorer (détailler, clarifier, décrire, comparer ou illustrer) ses pensées et ses sentiments. Les questions ouvertes portent seulement sur le sujet qui doit être abordé et demandent des réponses étendues. Les questions fermées (q.f.) sont utiles lorsque la personne a de la difficulté à communiquer et elles permettent d'obtenir des réponses courtes et précises.	« J'aimerais que vous m'en disiez plus. » (q.o.) « Comment vous êtes-vous senti ensuite ? » (q.o.) « Qu'est-ce qui vous a amené à l'hôpital ? » (q.o.) « Qu'en pensez-vous ? » (q.o.) « Vous m'avez dit qu'hier vous avez ressenti de la douleur. Avez-vous mal maintenant ? » (q.f.) « Quel âge avez-vous ? » (q.f.)
Recourir au toucher.	Certaines formes de toucher peuvent renforcer le sentiment de compassion. Puisque la forme que prennent les contacts tactiles varie énormément selon les personnes, les familles et les cultures, l'infirmière doit être attentive aux différences entre les attitudes et les pratiques de la personne et les siennes.	Entourer les épaules de la personne avec son bras. Placer sa main sur sa main. Massage. Toucher thérapeutique.
Reformuler ou paraphraser.	Utiliser l'écoute active pour saisir le message de la personne et lui répéter ensuite ses pensées ou ses sentiments dans des mots semblables. Cela prouve que l'infirmière a écouté et compris le message pour ce qu'il est, et permet à la personne d'avoir une idée plus claire de ce qu'elle veut dire.	*Personne :* « Je n'ai rien pu manger hier soir – même pas le dessert. » *Infirmière :* « Vous avez eu de la difficulté à manger hier. » *Personne :* « Oui, après le départ de ma famille, j'étais bouleversé. » *Personne :* « J'ai de la difficulté à parler aux étrangers. » *Infirmière :* « Vous trouvez cela difficile de parler à des gens que vous ne connaissez pas ? »

Technique	Description	Exemples
Clarifier le sens.	Aider la personne à rendre le message plus compréhensible dans son ensemble. Cela sert quand il est plus difficile de reformuler les phrases ou lorsque la communication se révèle décousue ou confuse. Pour clarifier ce qui a été dit, l'infirmière peut reformuler le cœur du message ou dire à la personne qu'elle ne comprend pas bien et lui demander de répéter ou de reprendre son message. L'infirmière peut aussi clarifier son propre message.	« Je ne sais pas quoi penser. » « Je ne suis pas certaine que je comprends ce que vous venez de dire. » « Pourriez-vous me répéter cela s'il vous plaît ? » « Pouvez-vous m'en dire davantage ? » « Je veux dire ceci et non cela. » « Ce n'était pas très clair, je suis désolée. Laissez-moi vous expliquer de nouveau. »
Faire préciser.	Aider la personne à préciser et à rendre sa pensée plus concrète. Cela permet de diminuer l'ampleur du problème, de réduire le sentiment d'impuissance et de cerner les éléments précis du problème.	*Personne*: « Personne ne me comprend. » *Infirmière*: « Y a-t-il une personne en particulier qui ne comprend pas votre situation ? » *Personne*: « J'ai mal partout. » *Infirmière*: « Indiquez-moi les endroits précis où vous ressentez de la douleur. »
Vérifier une perception ou chercher à confirmer une interprétation.	Vérifier le sens de certains mots plutôt que le sens du message dans son ensemble.	*Personne*: « Mon mari ne m'offre jamais de cadeaux. » *Infirmière*: « Vous voulez dire qu'il ne vous a jamais offert de cadeaux à Noël et à votre anniversaire ? » *Personne*: « Je ne devrais pas dire jamais. Il me donne quelque chose à Noël et à ma fête, mais il ne pense jamais à m'offrir quoi que ce soit à d'autres moments. »
Proposer.	Offrir un moment de présence, manifester un intérêt ou essayer de comprendre la personne; lui donner l'occasion de recevoir de l'attention sans rien demander en retour ni poser aucune condition.	« Je vais rester avec vous jusqu'à ce que votre fille arrive. » « Nous pouvons nous asseoir ici tranquillement pendant un moment; nous n'avons pas besoin de parler, à moins que vous ne souhaitiez le faire. » « Si vous voulez, je vais vous aider à vous habiller pour retourner à la maison. »
Donner des renseignements.	Donner à la personne, de manière simple et directe, des renseignements précis sollicités ou non. Lorsque l'infirmière ne peut pas répondre, elle le dit en précisant qui fournira l'information ou quand viendra la réponse.	« Votre chirurgie est prévue à 11 h demain matin. » « Vous allez sentir que ça tire un peu lorsqu'on retirera le tube de votre abdomen. » « Je n'ai pas la réponse à votre question, mais Mme Roy, l'infirmière responsable, pourra vous répondre. »
Reconnaître.	Reconnaître sans poser de jugement que la personne a changé de comportement, qu'elle a fait un effort ou a contribué à la communication. La reconnaissance peut être accompagnée ou non de compréhension, verbale ou non verbale.	« Vous avez taillé votre barbe et votre moustache, et vous vous êtes lavé les cheveux ! » « J'ai remarqué que vous plissez les yeux. Avez-vous de la difficulté à voir ? » « Aujourd'hui, vous êtes allé deux fois plus loin en vous appuyant sur votre déambulateur. »
Préciser le temps ou le moment.	Aider la personne à situer un événement ou un fait dans le temps.	*Personne*: « J'ai vomi ce matin. » *Infirmière*: « Était-ce après le déjeuner ? » *Personne*: « J'ai l'impression d'avoir dormi pendant des semaines. » *Infirmière*: « Vous avez été opéré lundi et aujourd'hui nous sommes mardi. »

TABLEAU 24-2

Techniques ou habiletés de communication thérapeutique (suite)

Technique	Description	Exemples
Présenter la réalité.	Aider la personne à faire une distinction entre ce qui est réel et ce qui ne l'est pas.	« Cette sonnerie de téléphone vient du téléviseur. » « Je vois des ombres projetées par les rideaux. » « Votre magazine est ici dans le tiroir. Il n'a pas été volé. »
Faire preuve de rigueur.	Aider la personne à dépasser les généralités pour percevoir correctement la réalité et la juste proportion des choses.	*Personne*: « Je suis stupide et maladroite. » *Infirmière*: « Vous avez trébuché sur le tapis. »
Mettre l'accent sur l'essentiel (départage de l'essentiel et de l'accessoire).	Aider la personne à en dire davantage sur le sujet qui la préoccupe. L'infirmière doit attendre que la personne ait fini de s'exprimer avant de souligner ce qui est important. Cela peut être une idée ou un sentiment; cependant, l'infirmière met souvent l'accent sur un sentiment afin d'aider la personne à reconnaître une émotion cachée derrière les mots.	*Personne*: « Ma femme dit qu'elle va s'occuper de moi, mais je ne pense pas qu'elle puisse le faire, il faut qu'elle s'occupe des enfants, ils sont toujours en train de lui demander quelque chose – de l'aide pour les devoirs, leurs vêtements ou ce qu'il y aura pour souper. » *Infirmière*: « Il me semble que vous vous inquiétez de savoir comment elle va s'y prendre. »
Refléter le contenu (reflet simple).	Renvoyer vers la personne les idées, les questions ou le contenu exprimés afin de lui permettre d'explorer ses propres pensées relativement à une situation.	*Personne*: « Que puis-je faire ? » *Infirmière*: « D'après-vous, qu'est-ce qui serait utile ? » *Personne*: « Croyez-vous que je doive en parler à mon mari ? » *Infirmière*: « Vous ne semblez pas certaine que vous devriez en parler à votre mari. »
Refléter les sentiments.	Renvoyer vers la personne les émotions exprimées afin de lui permettre d'explorer ses propres sentiments relativement à une situation.	« Vous semblez vous sentir bien seule depuis la mort de votre mari. » « Les ordres de votre patron semblent vous mettre en colère. »
Résumer (synthèse) et planifier.	Énoncer les principaux éléments d'une discussion afin d'en dégager les points plus importants. Cette technique est utile à la fin d'une entrevue ou pour réviser un enseignement. On l'utilise souvent comme introduction d'un plan de soins et de traitements infirmiers.	« Pendant la dernière demi-heure, nous avons parlé de… » « Demain après-midi, nous approfondirons cette question. » « Dans quelques jours, je verrai avec vous ce que vous avez appris sur les effets et les actions de votre insuline. » « Demain, si vous y tenez, je lirai dans votre journal personnel les sentiments que vous y exprimez. »
Confronter.	Relever délicatement et avec respect les incohérences entre les idées, les sentiments et les actions. Cette technique permet d'offrir de nouvelles perspectives qui pourront motiver la personne à changer de comportement. Elle requiert de la délicatesse et du doigté si l'on veut éviter que la personne se sente évaluée ou jugée. Ne pas confondre avec affrontement.	*Personne*: « Ma blessure est douloureuse, ne me touchez pas, ne touchez pas à mon pansement. » *Infirmière*: « Je comprends que vous soyez très souffrante; cependant, le fait de refaire votre pansement permettra à votre plaie de guérir plus rapidement. C'est probablement ce que vous souhaitez. Je peux cependant vous offrir un médicament qui vous soulagera. »
Utiliser les transitions.	Orienter la communication de façon à ce que la personne ne s'éloigne pas trop du sujet.	*Personne*: « Clouée au lit, je me sens inutile depuis cette chirurgie. Ma sœur s'est fait opérer l'an dernier et elle a de la difficulté à remonter la pente depuis. »

Technique	Description	Exemples
		Infirmière: « Revenons à votre situation ; je comprends que vous avez de la difficulté à accepter le fait de devoir demeurer au lit présentement. »
Rechercher les solutions.	Synthétiser l'information afin d'aider la personne à prendre conscience des différentes possibilités qui s'offrent à elle.	*Personne*: « Je ne sais plus quoi faire. » *Infirmière*: « Jusqu'à présent, une solution a été envisagée. En voyez-vous d'autres qui pourraient vous aider ? »
Élucider.	Relever les sentiments qui ne sont pas dits mais qui sont déduits par le contexte ou la communication. Favoriser une compréhension complète d'une situation. Cette technique se rapproche de l'interprétation mais découle d'un cadre de référence théorique.	« Vous n'avez pas de contacts avec votre frère et votre mère, seulement avec votre père, ce qui vous pousse à vous identifier à lui. »

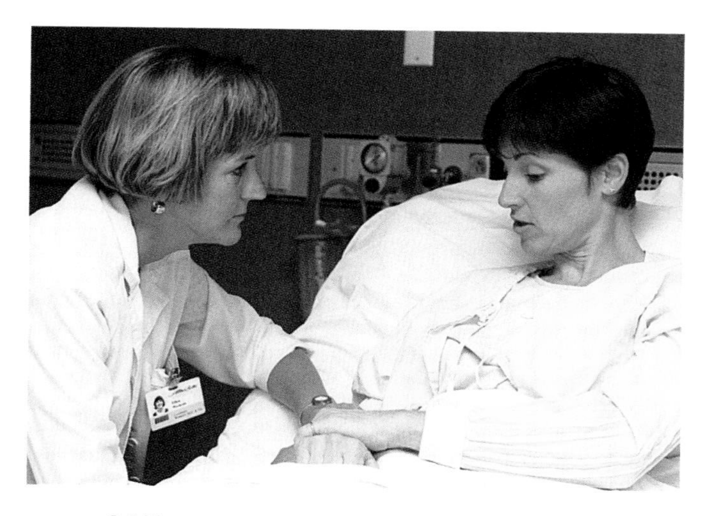

FIGURE **24-7** ■ La posture de l'infirmière indique la qualité de son écoute.

afin de pouvoir accueillir des messages dont le contenu ne rencontre pas ses propres valeurs ou ses propres croyances. Rondeau (1992) conseille de laisser la personne soignée ou l'émetteur du message clore la conversation. Si c'était l'infirmière, son interlocuteur pourrait croire qu'elle juge son message peu important.

En résumé, l'écoute attentive compte parmi les plus hautes compétences, mais, heureusement, elle s'apprend au fur et à mesure qu'on la met en pratique. Il y a plusieurs façons de manifester son attention pendant qu'on écoute une personne: le hochement de tête, un murmure comme « hum hum » ou « mmm », qui scande l'écoute, ou encore déclarer: « Je vois ce que vous voulez dire. » Chaque infirmière déploie ses propres manières et communique sa disponibilité pour peu qu'elle écoute vraiment plutôt que de feindre d'écouter. Le temps investi dans l'écoute n'est jamais du temps perdu. « Les infirmières qui savent vraiment écouter peuvent témoigner que non seulement cela ne requiert globalement pas plus de temps de leur part mais qu'au contraire, cette écoute contribue, dans bien des cas, à accélérer leurs démarches de soins. » (Lazure, 1987, p. 15)

MANIFESTATION DE SA PRÉSENCE

Egan (1998) définit cinq manières spécifiques de manifester sa présence, c'est-à-dire d'être vraiment là quand on communique avec quelqu'un. Dans ce cadre de référence, l'écoute est l'acte par excellence qui signale l'attention à l'autre. Les cinq actions caractérisant une présence physique de qualité, c'est-à-dire qui font appel à l'engagement personnel, figurent dans l'encadré 24-2.

Relation d'aide

La relation infirmière-personne soignée est appelée par certains *relation interpersonnelle*, par d'autres, *relation thérapeutique* et par d'autres encore, **relation d'aide**. L'aide est un processus axé sur la croissance qui vise essentiellement les deux objectifs fondamentaux suivants (Egan, 1998):

1. Aider la personne à gérer ses problèmes en déployant plus d'efficacité et en apprenant à exploiter ou à mieux exploiter les occasions de croissance qui se présentent.
2. Aider la personne à mieux s'aider elle-même dans la vie quotidienne.

Une relation d'aide peut durer des semaines ou à peine quelques minutes. Les clés du succès d'une telle relation sont: (a) la confiance et l'acceptation mutuelles établies entre l'infirmière et la personne soignée ; (b) la conviction chez la personne que l'infirmière se préoccupe réellement d'elle et souhaite l'aider.

La relation d'aide est tributaire des caractéristiques personnelles et professionnelles de l'infirmière et de la personne soignée. L'âge, le sexe, l'apparence, le diagnostic, l'éducation, les valeurs, l'origine culturelle ou ethnique, la personnalité, les attentes et l'environnement peuvent influer sur l'établissement de la relation infirmière-personne soignée. Tenir compte de tous ces facteurs, acquérir de bonnes aptitudes pour la communication et avoir un intérêt sincère pour la personne et son bien-être permettront à l'infirmière d'établir une véritable relation d'aide. Les caractéristiques de la relation d'aide sont énumérées dans l'encadré 24-3.

ENCADRÉ 24-2

Actions caractérisant une présence physique de qualité

- Bien se situer en face de la personne dans une attitude franche qui laisse entendre : « Je suis disponible. » Se situer de biais suggère un intérêt moindre.
- Adopter une posture ouverte : ni les bras ni les jambes ne sont croisés, ce qui pourrait être perçu comme une attitude défensive. La posture ouverte montre une disponibilité à la communication comme il en est d'une porte grande ouverte donnant sur un bureau ou une maison.
- Se pencher légèrement vers la personne. Les gens s'avancent naturellement vers l'interlocuteur pour dire ou entendre quelque chose : on se place devant la classe, on approche une chaise pour s'asseoir près d'un ami ou on se penche au-dessus d'une table en étendant les bras devant soi. Bref, l'infirmière manifeste une attitude d'engagement quand elle se penche vers la personne.
- Maintenir le contact visuel. Le contact des yeux, si possible à la même hauteur, signale la reconnaissance de l'autre personne et le désir de poursuivre la communication. Il s'agit ici d'un contact visuel qui va de soi : ni trop fixe, ni intimidant ou évaluatif.
- Se détendre le plus possible. Une détente absolue est certes impossible puisqu'une telle écoute implique une certaine concentration, mais il s'agit de prendre son temps pour répondre, de s'accorder des pauses si nécessaire, d'équilibrer les périodes de tension et de détente et de faire des gestes naturels.

Ces cinq actions caractérisant une présence physique de qualité doivent évidemment être adaptées aux besoins spécifiques de la personne dans une situation donnée. Par exemple, en commençant une entrevue, il n'est peut-être pas approprié de se pencher vers la personne, ce qui sera en revanche tout à fait approprié quand une relation plus intime sera établie. Cela vaut aussi pour le contact visuel, qui est habituellement constant lorsque les interlocuteurs sont très engagés dans l'interaction.

ENCADRÉ 24-3

Caractéristiques de la relation d'aide

Une relation d'aide :

- Est un lien intellectuel et émotionnel entre l'infirmière et la personne qu'elle soigne, axé sur cette personne.
- Respecte la personne, notamment :
  - En maximisant sa participation aux décisions et aux traitements.
  - En tenant compte de ses appartenances ethniques et culturelles.
  - En tenant compte de ses relations familiales et de ses valeurs.
- Respecte la confidentialité.
- Met l'accent sur le bien-être de la personne.
- S'établit sur la confiance, l'acceptation et le respect mutuels.

Développement de la relation d'aide

Quel que soit le contexte de sa pratique, l'infirmière établit un certain type de relation d'aide qui implique la poursuite d'objectifs communs de concert avec la personne aidée ou, si la personne est incapable de participer, avec ses proches aidants. Bien qu'une formation en techniques de consultation (counseling) soit toujours utile, on peut déployer un certain nombre d'attitudes en relation d'aide même si on n'a pas suivi une formation spécialisée.

EXEMPLES D'ATTITUDES THÉRAPEUTIQUES EN RELATION D'AIDE

- Faire preuve d'attitudes interpersonnelles, comme *le caring, la compassion, le respect chaleureux, l'acceptation inconditionnelle* (que nous avons déjà vues).
- Appliquer les principes de l'écoute attentive.
- Être *empathique*. Selon Egan (1998, p. 73), l'**empathie** « peut être vue comme un processus intellectuel qui implique une juste compréhension de la situation émotionnelle et du point de vue de l'autre » et aussi comme une réponse émotionnelle à la personne aidée. L'écoute empathique est une manière d'« être avec » la personne dans le but de saisir qui elle est et de quoi son univers est fait. Pour que la personne aidée saisisse bien à son tour qu'elle a été comprise, une réponse empathique est nécessaire. En fin de compte, l'empathie revient à la compassion et au caring ; elle exprime la relation d'aide et favorise la guérison. Elle consiste à communiquer de telle manière que l'interlocuteur sente qu'on comprend bien ses émotions, ses comportements et son expérience. Elle se démontre par la reformulation sur les plans conceptuel, affectif et comportemental (reflet de contenu et de sentiment, élucidation), de sorte que la personne se sente moins seule avec ses problèmes.
- Être *authentique, honnête*. C'est de vivre en harmonie avec ses pensées et ses sentiments et se démontre par une attitude congruente et empreinte de spontanéité. La relation sera d'autant plus efficace si l'infirmière n'hésite pas à reconnaître son ignorance ou son malaise en disant par exemple : « Pour l'instant, je ne peux répondre à cela »ou « Je ne suis pas à l'aise de discuter de cette question ». Elle gagne à ne pas nier un problème, par exemple si une personne affirme : « Je suis dans le pétrin, n'est-ce pas ? ».
- Être *authentique, se révéler (révélation de soi)*. Les témoignages personnels jouent parfois en faveur de la relation entre l'infirmière et la personne aidée. L'infirmière peut, par exemple, signaler : « Je me souviens de (évoquer une situation semblable), j'étais en colère d'avoir été négligée. » Cela dit, l'infirmière doit user de prudence : si elle se met trop en scène, la personne aidée se sentira éclipsée. Egan (1998) attribue cinq facettes à l'authenticité (voir l'encadré 24-4).
- Être *crédible*. Une personne détecte très rapidement dans quelle mesure l'infirmière se sent ou non réellement concernée par sa situation.
- Être *congruent* mène à une **communication congruente** ; les aspects verbaux et non verbaux du message concordent tout à fait. La congruence favorise une correspondance entre les émotions et leur expression, traduites consciemment dans le comportement. La personne fera davantage confiance à l'infirmière dont le mode de communication se révèle congruent,

ENCADRÉ 24-4

Facettes de l'authenticité (honnêteté et révélation de soi)

- L'aidant authentique évite de se réfugier ou de se complaire dans le rôle de conseiller.
- La personne authentique est spontanée.
- La personne authentique ne se tient pas sur la défensive.
- La personne authentique n'est pas en contradiction avec elle-même – elle est cohérente et n'affirme pas une chose alors qu'elle pense ou ressent autre chose.
- La personne authentique est capable de se révéler elle-même (de partager) à bon escient.

ce qui, bien sûr, ne peut que favoriser la communication thérapeutique. La congruence n'est pas difficile à vérifier. Si de son côté l'infirmière apprend à connaître les personnes qu'elle soigne, celles-ci ne manquent pas de flair pour décoder l'expression ou le langage corporel de celle qui les soigne. Quand la congruence fait défaut, c'est habituellement la communication non verbale qui traduit la vérité. Par exemple, si l'infirmière qui enseigne à une personne les soins relatifs à une colostomie déclare : « Vous n'aurez aucun problème » tout en faisant une mimique inquiète ou dégoûtée, il est fort probable qu'elle perdra la confiance de son interlocuteur.

- Faire preuve d'*immédiateté*. Au-delà du message, il existe entre la personne et l'infirmière un niveau d'échange qui se situe dans le moment présent, dans l'immédiat, qui parle de la qualité de leur relation et qui permet de comprendre comment un événement du passé ou à venir vient influer sur le vécu présent de la personne. C'est une manière de vivre intensément le moment présent avec la personne. Par exemple, une femme qui pleure vous dit : « Il y a un an que mon mari est décédé. » Vous constatez que cette situation affecte cette personne présentement et que ces émotions influent sur votre relation. Il peut être approprié de déclarer : « Vous éprouvez beaucoup de peine en ce moment ; désirez-vous que nous reportions à plus tard votre enseignement sur le diabète ? »

Afin que la relation d'aide soit efficace, il importe de considérer les éléments suivants :

- Faire preuve d'ingéniosité. Il y a plusieurs manières d'aborder un problème, mais on choisit la plus prometteuse quant aux objectifs établis tout en prenant soin de respecter les valeurs de la personne.
- Déterminer les différences culturelles et en tenir compte (voir le chapitre 13). Il faut notamment recourir à un interprète si on ne comprend pas la langue de la personne.
- Protéger la confidentialité. Dans le but de garantir la confidentialité, on ne doit communiquer des renseignements sur la personne qu'à d'autres professionnels de la santé et uniquement pour des raisons reliées aux soins ou aux traitements.
- Connaître son rôle et ses limites. Chaque personne déploie des forces et manifeste des faiblesses. Si l'infirmière se sent incapable de faire face à certains problèmes, elle doit prévenir la personne et lui recommander de faire appel au professionnel approprié. Il importe de bien circonscrire les fonctions et les rôles, c'est-à-dire ce qu'on attend de la personne, de l'infirmière et du médecin.

Obstacles à la relation d'aide

Il importe de reconnaître les obstacles à une communication efficace ou les réponses non thérapeutiques (voir le tableau 24-3), entre autres ne pas écouter, mal décoder le message émis et tenir davantage compte de ses propres intérêts que de ceux de la personne.

Étapes de la relation d'aide

Le processus de la relation d'aide peut se découper en quatre étapes, chacune renvoyant à des tâches et des compétences précises. La relation doit passer par toutes ces étapes, dans l'ordre, puisqu'il s'agit d'une séquence, chaque étape préparant la suivante. L'infirmière peut déterminer les progrès d'une relation si elle observe les étapes suivantes : préparation (ou préinteraction), introduction (ou orientation), déroulement (ou exploitation, travail ou émergence des identités) et terminaison (ou fin de la relation). Le tableau 24-4 résume les tâches, les attitudes et les habiletés liées à chacune des étapes de la relation d'aide.

ÉTAPE DE PRÉPARATION (PRÉINTERACTION)

L'étape de préparation ressemble à l'étape de planification qui précède une entrevue. Dans la plupart des situations, l'infirmière dispose de renseignements sur la personne avant la rencontre initiale : son nom, son adresse, son âge, ses antécédents médicaux et sociaux. La planification de la première visite peut soulever une certaine anxiété chez l'infirmière. Si elle accueille ses propres sentiments et pointe les renseignements qui doivent faire l'objet de la rencontre, elle parviendra probablement à des résultats positifs. La préparation est intellectuelle et psychologique.

ÉTAPE D'INTRODUCTION (ORIENTATION)

L'étape d'introduction, appelée aussi *étape préalable à l'aide*, a ceci d'important qu'elle donne le ton à tout ce qui va suivre. Pendant cette première rencontre, la personne et l'infirmière s'observent mutuellement et se font une idée du comportement de l'autre. Les trois stades de cette étape d'introduction sont l'amorce de la relation, la clarification du problème ainsi que la structuration et la formulation du contrat (Brammer, 1988). À cette étape, l'infirmière et la personne commencent à se connaître et établissent les bases d'un sentiment de confiance.

Une fois les présentations faites, l'infirmière peut tout d'abord échanger des généralités avec la personne pour la mettre à l'aise : le temps qu'il fait et ce qu'elle ferait si elle était à la maison, etc.

Pendant la première partie de l'étape d'introduction, il est possible que la personne manifeste des résistances. Les *comportements de résistance* sont ceux qui freinent l'engagement, la collaboration ou le changement. Ils peuvent venir d'une difficulté à reconnaître le besoin d'aide ou d'une peur de la dépendance ; ils peuvent signaler la peur de découvrir et d'affronter ses sentiments ou une anxiété devant les changements à opérer dans les comportements qui font problème. Les résistances peuvent aussi provenir de la peur ou de l'anxiété que suscite l'approche plus ou moins adéquate de l'infirmière.

L'infirmière peut contrer les comportements de résistance par une attitude compatissante, en s'intéressant véritablement

TABLEAU 24-3

Obstacles à la relation d'aide

Technique	Description	Exemples
Stéréotyper.	Exprimer des opinions générales et simplistes à propos de groupes de gens, opinions fondées sur des expériences trop limitées pour être valables. Ces réponses catégorisent les personnes et nient leur individualité.	« Les enfants de deux ans sont détestables. » « Les femmes se plaignent tout le temps. » « Les hommes ne pleurent pas. » « La plupart des gens n'ont aucune douleur après ce genre de chirurgie. »
Approuver ou désapprouver.	Dire qu'on est d'accord ou en désaccord s'apparente à un jugement critique qui laisse entendre que la personne a raison ou tort et, par conséquent, que l'infirmière est en droit de juger. Ce genre de réponse empêche la personne de réfléchir à partir de ce qu'elle ressent et peut la mettre sur la défensive.	*Personne :* « Je ne crois pas que le Dr Legrand soit un bon médecin. Il ne semble pas s'intéresser aux personnes qu'il soigne. » *Infirmière :* « Le Dr Legrand est le responsable du service de chirurgie et c'est un excellent chirurgien. »
Se tenir sur la défensive.	Essayer de protéger une personne ou un service de santé contre des commentaires négatifs, ce qui empêche la personne d'exprimer ses véritables inquiétudes. L'infirmière laisse entendre : « Vous n'avez pas le droit de vous plaindre. » Les réponses défensives protègent l'infirmière des faiblesses administratives dans les services de santé, notamment de ses propres faiblesses.	*Personne :* « Les infirmières de nuit ne font que s'asseoir et parler pendant toute la nuit. Elles n'ont pas répondu à mon appel pendant au moins une heure. » *Infirmière :* « Vous ne devez pas oublier que nous courons littéralement toute la nuit. Vous n'êtes pas la seule personne que nous soignons, vous savez. »
Mettre au défi.	Répondre de telle manière que la personne se sente obligée de prouver son affirmation ou son point de vue. Ce genre de réponse signifie que l'infirmière néglige de tenir compte des sentiments de la personne, l'obligeant à défendre son point de vue.	*Personne :* « Après avoir pris la pilule rouge, j'ai eu la nausée. » *Infirmière :* « Vous ne pensez certainement pas que je vous ai donné la mauvaise pilule ? » *Personne :* « Je me sens comme si j'allais mourir. » *Infirmière :* « Comment pouvez-vous penser ça alors que votre pouls est à 60. » *Personne :* « Je crois que mon mari ne m'aime pas. » *Infirmière :* « Vous ne pouvez pas dire cela : il vient vous voir tous les jours ! »
Être trop curieux.	Poser des questions par curiosité plutôt qu'avec l'intention de venir en aide à la personne. Indiscrète, cette attitude viole l'intimité de la personne. Demander « pourquoi », c'est souvent se montrer trop curieux et cela place la personne sur la défensive.	*Personne :* « J'allais vite et je n'ai pas vu le signal d'arrêt. » *Infirmière :* « Pourquoi alliez-vous vite ? » *Personne :* « Je n'ai pas demandé au médecin quand il serait ici. » *Infirmière :* « Pourquoi ne l'avez-vous pas fait ? »
Mettre à l'épreuve.	Poser des questions qui obligent la personne à admettre quelque chose. Ces questions ne laissent que peu de choix de réponses et satisfont les besoins de l'infirmière plutôt que ceux de la personne.	« Où vous croyez-vous ? » (Oblige la personne à admettre qu'elle doit se soumettre aux soins sans discuter.) « Croyez-vous que je ne suis pas occupée ? » (Oblige la personne à admettre que l'infirmière est réellement occupée.)
Rejeter.	Refuser d'aborder certains sujets avec la personne. Souvent, cette esquive donne à la personne le sentiment que l'infirmière non seulement ne s'intéresse pas à la communication avec elle, mais la rejette.	« Je ne veux pas discuter de cela. Parlons de… » « Parlons d'autre chose que des deux sujets que vous venez de mentionner. » « Je ne peux pas vous parler maintenant. C'est le temps de la pause. »

Technique	Description	Exemples
Changer de propos et de sujet.	Diriger la communication vers des sujets qui intéressent l'infirmière plutôt que tenir compte des préoccupations de la personne est souvent un réflexe d'autodéfense face à un sujet angoissant. Ce genre de réponse signale que l'infirmière dirigera les conversations et que la personne ferait mieux de ne pas insister.	*Personne*: « J'ai eu des relations sexuelles avec une autre femme, car mon épouse me repousse constamment ces derniers temps. Est-ce si mal que ça ? » *Infirmière*: « Depuis combien de temps êtes-vous marié ? »
Rassurer de manière injustifiée.	Utiliser des clichés, des affirmations ou donner des conseils pour réconforter la personne. Ce genre de réponse empêche la personne d'exprimer ses inquiétudes, ses sentiments et ses pensées.	« Bientôt, vous irez mieux. » « Je suis certaine que tout va s'arranger. » « Ne vous inquiétez pas. »
Porter un jugement.	Donner son opinion et approuver ou désapprouver les réponses obtenues, moraliser ou mettre en évidence ses propres valeurs. Ce genre de réponse signifie que la personne doit penser comme l'infirmière, ce qui favorise le sentiment de dépendance.	« C'est bien (mal). » « Vous ne devriez pas faire ça. » « Ce n'est pas suffisant. » « Ce que vous avez fait est très mal (bien). »
Donner un avis d'ordre général.	Dire quoi faire à la personne. Ce genre de réponse empêche un lien d'égalité avec l'infirmière. Cependant, donner un avis à titre de spécialiste peut se révéler thérapeutique.	*Personne*: « Dois-je quitter ma maison et aller dans une résidence ? » *Infirmière*: « Si j'étais vous, j'irais dans une résidence où vous auriez des repas tout préparés. »

TABLEAU 24-4

Tâches, attitudes et habiletés liées à chacune des étapes de la relation d'aide

Étape	Tâches	Attitudes et habiletés
Préparation	L'infirmière passe en revue les données dont elle dispose sur la personne, les évalue, tient compte des problèmes qui pourraient survenir et se prépare à la rencontre. Elle se fixe des objectifs concernant sa rencontre avec la personne.	Organiser la collecte des données; reconnaître ses limites et trouver de l'aide si nécessaire. Authenticité (ouverture aux autres).
Introduction		
1. Amorce de la relation	L'infirmière et la personne se présentent l'une à l'autre. Si c'est l'infirmière qui entame la relation, il est important qu'elle explique le rôle qu'elle va jouer afin que la personne sache à quoi s'attendre. Si c'est la personne qui amorce la relation, l'infirmière doit l'aider à exprimer ses préoccupations et les raisons pour lesquelles elle demande de l'aide. Les questions générales et ouvertes sont très utiles à cette étape : « Qu'avez-vous à l'esprit aujourd'hui ? »	Avoir une attitude détendue et ouverte met la personne à l'aise. Certaines personnes ont de la difficulté à se laisser aider. Exploration. Respect chaleureux.
2. Clarification du problème	Il est possible que, au départ, la personne ne voie pas le problème clairement; la principale tâche de l'infirmière sera donc de l'aider à le clarifier.	Écouter attentivement, reformuler, clarifier. L'erreur la plus fréquente est de poser trop de questions à la personne. Il convient mieux de dégager les priorités. Empathie, authenticité.

TABLEAU 24-4

Tâches, attitudes et habiletés liées à chacune des étapes de la relation d'aide (suite)

Étape	Tâches	Attitudes et habiletés
3. Structuration et formulation du contrat (obligations à respecter tant par l'infirmière que par la personne)	L'infirmière et la personne manifestent un début de confiance et conviennent verbalement: (a) d'un endroit où se rencontrer, de la fréquence et de la durée des rencontres; (b) de l'objectif global de la relation d'aide; (c) de la manière dont les questions confidentielles seront traitées; (d) des tâches à accomplir; (e) de la durée de la relation d'aide et de ce qui en indiquera la fin.	Mettre en œuvre les compétences en communication énumérées ci-dessus et surmonter les comportements de résistance qui apparaissent.
Déroulement	L'infirmière et la personne poursuivent les tâches décrites à l'étape d'introduction, approfondissent la confiance mutuelle et leur relation. Un lien de caring s'instaure.	
1. Exploration et compréhension des idées et des sentiments	L'infirmière aide la personne à explorer ses idées et ses sentiments tout en apprenant à la comprendre. La personne examine ses idées et ses sentiments en rapport avec ses problèmes, et acquiert des aptitudes d'écoute et une meilleure compréhension de son comportement personnel.	Écouter et être présent, faire preuve d'empathie, de respect, d'authenticité, de rigueur, d'immédiateté et de clarification, et accepter la confrontation. Les compétences acquises par la personne sont l'écoute non défensive et la compréhension d'elle-même.
2. Facilitation de l'action	L'infirmière élabore un plan en tenant compte des capacités de la personne et fixe des objectifs à court et à long terme. La personne apprend à courir des risques (c'est-à-dire accepter que le résultat puisse être un échec autant qu'un succès). L'infirmière doit insister sur les réussites et aider la personne à reconnaître l'échec avec réalisme.	Savoir prendre des décisions et fixer des objectifs. De plus, pour l'infirmière, appliquer des stratégies de renforcement; pour la personne, prendre des risques. Confrontation, clarification, respect chaleureux.
Terminaison	L'infirmière et la personne surmontent le sentiment de perte. La personne accepte que la relation actuelle prenne fin sans anxiété ou régression dans la dépendance.	Pour l'infirmière, faire une synthèse des compétences; pour la personne, gérer ses problèmes de manière autonome. Respect chaleureux, authenticité, écoute, clarification, immédiateté.

à la personne et en faisant preuve de compétence. De tels comportements favorisent l'établissement de la **confiance**, qui consiste à pouvoir compter sur quelqu'un sans être envahi par trop de doutes ou de questions à son sujet. La confiance, c'est croire que l'autre personne dispose de ce qu'il faut pour nous aider et que, le cas échéant, elle le fera. Faire confiance à une personne revient à prendre des risques, car une personne se rend vulnérable en exprimant des idées, des sentiments et des attitudes devant l'infirmière. C'est précisément ce qu'un lien de confiance permet de faire.

À la fin de l'étape d'introduction, la personne devrait:

- Commencer à faire confiance à l'infirmière.
- Considérer l'infirmière comme une professionnelle capable de l'aider.
- Reconnaître chez l'infirmière l'honnêteté, l'ouverture et le souci de l'autre.
- Croire que l'infirmière essaiera de la comprendre et de respecter ses croyances et ses valeurs culturelles.
- Être sûre que l'infirmière respectera la confidentialité.
- Se sentir à l'aise de confier à l'infirmière ses sentiments et d'autres préoccupations personnelles.
- Comprendre le but de la relation d'aide et les rôles des deux personnes concernées.
- Sentir que l'infirmière met activement en place un plan de soins et de traitements infirmiers adéquat.

DÉROULEMENT

Pendant que se déroule la relation d'aide, l'infirmière et la personne en viennent à saisir l'individualité ou l'unicité de l'autre, à l'apprécier et à montrer un souci mutuel. Le caring est un souci profond et réel du bien-être d'autrui, et l'empathie s'accroît à mesure qu'il se développe. Cette étape comporte deux stades principaux: d'abord, explorer et comprendre les idées et les sentiments, et ensuite faciliter l'action. L'infirmière aide la personne à approfondir ses idées, ses sentiments et ses actions ainsi qu'à structurer un plan d'action dans le but d'atteindre des objectifs précis.

Explorer et comprendre les idées et les sentiments. À ce stade, l'infirmière déploie entre autres les attitudes et les habiletés suivantes :

- *Écoute et réponses empathiques.* L'infirmière écoute attentivement et communique d'une manière telle que la personne sait qu'elle a bien saisi ce qu'elle dit et ressent. Elle répond au contenu, aux sentiments ou aux deux selon le cas. Le langage non verbal de l'infirmière a toute son importance ; par exemple, elle fait preuve d'empathie en hochant modérément la tête, en regardant l'autre personne, en ayant des gestes calmes et mesurés.
- *Respect chaleureux ; authenticité ; révélation de soi ; rigueur ; confrontation* (ces notions ont été vues précédemment).

Pendant le premier stade du déroulement, l'interaction gagne en intensité et des sentiments tels que la colère, la honte et la timidité peuvent émerger. Si l'infirmière maîtrise bien les attitudes et habiletés relatives à cette étape et si la personne a la volonté de poursuivre la découverte d'elle-même, elle aura de plus en plus conscience de ses comportements et de ses sentiments.

Faciliter l'action. Finalement, la personne doit prendre des décisions et entreprendre des actions afin de parvenir à plus d'autonomie. La responsabilité de l'action lui appartient. Cependant, l'infirmière collabore aux décisions, soutient les initiatives et peut proposer des options ou donner des renseignements supplémentaires.

TERMINAISON

On s'attend souvent à ce que la fin d'un engagement relationnel soit difficile et suscite de l'ambivalence. Pourtant, si les étapes précédentes se sont bien déroulées, la personne adoptera probablement un regard positif sur les choses et se sentira capable de faire face à ses problèmes sans le soutien de l'infirmière. Néanmoins, puisque des liens se sont tissés, il est naturel d'éprouver un sentiment de perte, et chacune doit trouver une manière de dire au revoir.

Il existe plusieurs manières de franchir la fin d'un engagement. Résumer ce qui a été vécu ou revenir sur l'ensemble du déroulement peut susciter un sentiment de réussite, par exemple lorsqu'on compare le début de la relation à ce qu'elle est maintenant. Il importe pour les deux personnes concernées que chacune exprime ouvertement les émotions soulevées par l'imminence de la séparation, ce qui, évidemment, doit s'amorcer avant la dernière rencontre. Cela prépare la personne à l'autonomie, bien que, dans certaines situations, on doive lui recommander de consulter quelqu'un d'autre ; on peut aussi offrir une rencontre supplémentaire si cela paraît nécessaire. La communication par téléphone ou par courriel peut faciliter la transition vers l'indépendance.

Communication de groupe

Dès la naissance, nous entrons dans un groupe et, à toutes les étapes de la vie, nous interagissons avec d'autres : famille, pairs, équipes sportives, collègues de travail, groupes sociaux, groupe religieux, etc. Un **groupe** est constitué de deux personnes ou plus qui partagent des besoins et des objectifs, dont les actions produisent des effets sur chacune et qui, par conséquent, sont liées entre elles et séparées de toutes les autres situées à l'extérieur. Les groupes poursuivent des objectifs qui, autrement, seraient plus ou moins inatteignables. Par exemple, en mettant en commun les idées et les expériences de plusieurs personnes, un groupe peut parvenir à régler un problème qu'une personne seule aurait du mal à résoudre ; de plus, l'information se diffuse plus rapidement dans un groupe qu'aux individus pris isolément.

Dynamique de groupe

La communication entre les membres d'un groupe est appelée **dynamique de groupe**. Le type de communication sera déterminé par un certain nombre de facteurs et de variables interdépendants. Chaque membre influe sur la dynamique d'un groupe en fonction de ses motivations à participer, de sa ressemblance ou non avec les autres membres, de la maturité dont le groupe fait preuve dans l'expression de ses sentiments et en fonction de l'objectif poursuivi par le groupe.

La dynamique particulière d'un groupe exerce une influence sur son évolution ou sa progression et sur son efficience. L'efficience dépend des trois principaux facteurs suivants : l'unité ou la cohésion de ses membres, le réajustement de ses structures en fonction d'une meilleure efficacité et l'atteinte de ses objectifs. Les caractéristiques de l'efficience d'un groupe figurent dans le tableau 24-5.

Catégories de groupes en soins de santé

La vie professionnelle de l'infirmière se déroule en grande partie dans des groupes, allant de la dyade (groupe de deux personnes) aux grandes organisations professionnelles. Par exemple, les équipes de quarts de travail, les équipes interdisciplinaires, ou les groupes d'enseignement aux personnes soignées ou aux employés. À titre de participante à un groupe, l'infirmière peut jouer plusieurs rôles : membre ou leader, enseignante ou étudiante, superviseure ou stagiaire, etc.

Dans le domaine des soins de santé, les groupes de travail, d'enseignement, d'entraide, de ressourcement et de croissance, de thérapie et de soutien social sont les plus courants. Ils se caractérisent par des ressemblances et des différences, et le rôle tenu par l'infirmière y varie.

GROUPES DE TRAVAIL

Le groupe de travail est le plus couramment relié à la pratique infirmière : comités de planification en soins de santé, comités de services infirmiers, comités d'équipe de soins infirmiers, groupes de discussion sur les soins infirmiers et réunions du personnel hospitalier. Dans ces groupes, l'accent porte généralement sur l'accomplissement de tâches spécifiques dont la structure est d'emblée définie par le leader ou les membres. Les méthodes varient en fonction des tâches.

Le leader d'un groupe de travail, appelé le plus souvent président, doit être accepté par les membres et déployer les qualités appropriées, surtout celle qui consiste à mettre les tâches en valeur. Il incombe au président de définir les tâches spécifiques, de veiller à la qualité de la communication, de favoriser

TABLEAU 24-5

Caractéristiques de l'efficience d'un groupe

Facteur	Groupe efficient	Groupe non efficient
Atmosphère	Confortable et détendue; les membres manifestent leur intérêt et leur engagement au travail.	Tendue; manque d'intimité ou faible niveau d'engagement personnel dans le groupe.
But	Les objectifs, les tâches et les résultats attendus sont clairs, bien compris et modifiés si nécessaire en cours de route afin d'atteindre les buts visés par la collaboration de chacun.	Les buts ne sont pas clairs, sont mal compris ou sont imposés.
Leadership et participation des membres	Le leadership est démocratique et assuré par divers membres selon l'évolution des connaissances et de l'expérience.	Le leadership est autoritaire; le leader est trop dominant ou les membres, trop dépendants. La participation des membres est inégale et certains s'imposent trop.
Communication	Ouverte; l'expression des idées et des sentiments est encouragée.	Fermée; seule la production d'idées est encouragée. Les sentiments sont ignorés. Des membres peuvent avoir des « intentions cachées » ou des objectifs personnels qui vont à l'encontre des objectifs du groupe.
Prise de décision	Par le groupe, bien que les procédés puissent varier selon la situation.	Souvent par l'autorité en place ou par une ou deux personnes influentes, donc peu démocratique. Les conflits sont ignorés.
Cohésion	Facilitée par la valorisation des membres du groupe, par l'expression ouverte des sentiments, de la confiance et du soutien.	Le leader réclame tout le crédit des réussites. Les commentaires tendent davantage à la critique et sont axés sur les caractéristiques personnelles.
Tolérance aux conflits	Les conflits ou les désaccords sont soigneusement étudiés et le groupe cherche des solutions.	La peur des conflits empêche la prise de décision et freine la croissance.
Pouvoir	Déterminé par les capacités et les connaissances des membres. Le pouvoir est partagé.	Déterminé par le rôle joué dans le groupe. L'obéissance à l'autorité prime. On cherche qui aura le pouvoir, lequel est basé sur les besoins émotionnels des individus.
Résolution de problèmes	Excellente; la critique constructive est de mise, franche, relativement facile et orientée vers la résolution de problèmes.	Pas très bonne; la critique est souvent destructrice et prend la forme d'attaques personnelles ouvertes ou dissimulées.
Créativité	Favorisée.	Découragée.

l'expression des opinions et de proposer des solutions. Les membres du comité sont en général sélectionnés sur la foi de leur fonction et de leurs états de service plutôt qu'à partir de leurs traits de caractère. La participation des membres est fonction de leur tâche. D'habitude, l'échéance du travail de groupe est fixée préalablement. Voici deux exemples. Vu l'ampleur de l'influenza, un groupe de travail a été mis sur pied en collaboration avec le comité québécois sur l'influenza. Il a pour fonctions de superviser l'application du programme et de le réviser si nécessaire, de préparer un plan en cas de pandémie et d'organiser les mesures de contrôle et les soins cliniques. En 2002, au Québec, on assistait à la formation d'un groupe de travail sur l'expertise dans le domaine des technologies de l'information en soins infirmiers.

GROUPES D'ENSEIGNEMENT

Les groupes d'enseignement visent principalement à informer les participants, par exemple par l'intermédiaire de groupes de formation permanente et de groupes d'aide aux personnes soignées. De nombreux sujets sont étudiés par ces groupes : entre autres les techniques d'accouchement, les méthodes de régulation des naissances, les compétences parentales, la nutrition, la gestion des affections chroniques comme le diabète, l'exercice physique chez les personnes d'âge mûr, les directives aux membres des familles quant au suivi des personnes à domicile. Une infirmière à la tête d'un groupe d'enseignement doit posséder les compétences liées à la démarche d'enseignement et d'apprentissage (voir le chapitre 25). À titre d'exemple, le Centre hospitalier d'Ottawa offre un service clinique et un programme d'éducation populaire en matière d'endocrinologie et de métabolisme ainsi que de diabète et de troubles lipidiques. Les cliniques d'asthme installées dans plusieurs centres hospitaliers du Québec offrent un programme d'information aux personnes atteintes et à leur famille.

GROUPES D'ENTRAIDE

Les groupes d'entraide comportent un petit nombre de personnes aux prises avec un même problème de santé ou menacées par une même difficulté sociale ; elles se soutiennent mutuellement soit sur le plan de la santé, soit sur le plan de la vie quotidienne ou d'un problème particulier. Les groupes d'entraide reposent essentiellement sur la conviction que les personnes partageant un même problème social ou de santé en ont une compréhension que personne d'autre ne peut avoir.

À titre d'exemples de problèmes traités par des groupes d'entraide, mentionnons la mort fœtale, les compétences parentales, la grossesse chez les adolescentes, le divorce, la toxicomanie, le cancer, la ménopause, la maladie mentale, le diabète, le sida, la santé des femmes, la prestation de soins aux personnes âgées, la souffrance, etc. Le groupe des Alcooliques Anonymes aura joué le rôle de précurseur dans ce domaine et il demeure exemplaire. La Société Alzheimer du Québec, la Fondation de la surdité de Montréal, la Société canadienne de la schizophrénie et Virage Montréal, destiné aux personnes atteintes du cancer et à leurs proches, en sont d'autres exemples. Dans l'encadré 24-5, on trouvera les avantages des groupes d'entraide.

Voici les principales fonctions de l'infirmière au sein d'un groupe d'entraide :

- Aider les personnes en difficulté à former un groupe en prenant soin de déterminer qui pourrait tenir la fonction d'animateur.
- Partager son expérience et les aider à acquérir les aptitudes et les compétences nécessaires.
- Renseigner les personnes sur les groupes d'entraide pertinents.
- Participer à un groupe d'entraide en tant que membre si cela semble approprié. L'infirmière devient alors personne-ressource ; elle n'endosse pas la fonction de leader.
- Intervenir dans les moments de crise.

GROUPES DE RESSOURCEMENT ET DE CROISSANCE

Les groupes de ressourcement et de croissance visent à développer les forces personnelles liées aux défis relationnels et à les actualiser dans un groupe. L'objectif global est d'améliorer le fonctionnement de la personne au sein du groupe dans lequel elle retourne à la suite d'un retrait : emploi, famille ou communauté. Dès le départ, des techniques sont mises de l'avant en fonction des objectifs, par exemple étudier les modèles de communication, le processus de groupe ou la résolution de problèmes. Puisque, dans ces groupes, l'accent est mis sur les problèmes interpersonnels reliés à des situations spécifiques, l'action porte sur la confrontation avec la réalité et, plus concrètement, sur ce qui a lieu présentement. Il incombe aux membres de corriger dans l'expérience de groupe elle-même les modèles de relation et de communication inadéquats. On apprend le processus de groupe en participant, en s'engageant et en effectuant des exercices guidés. Au Québec, une multitude de centres et d'organismes offrent des services du genre. Le site atelier-vie.com, par exemple, présente le centre d'écoute l'AIDANT (Association pour l'intégration et le développement de l'aide naturelle et thérapeutique).

GROUPES DE THÉRAPIE

Les groupes de thérapie visent une meilleure connaissance de soi, la gestion adéquate du stress et l'amélioration des comportements liés à la santé. Les membres d'un groupe de thérapie

ENCADRÉ 24-5

Avantages des groupes d'entraide

- Les membres sont susceptibles d'éprouver un sentiment de parenté, et c'est là toute la philosophie du regroupement, dont la devise pourrait être « Vous n'êtes pas seul ».
- Les membres peuvent confier leurs émotions et écouter les autres exprimer leurs difficultés ; ils savent d'entrée de jeu qu'ils partagent une expérience semblable.
- L'atmosphère du groupe reflète généralement l'acceptation, le soutien, l'encouragement et le caring mutuels.
- Les membres plus anciens peuvent servir de modèle aux nouveaux et leur inspirer des réalisations à première vue impossibles.
- Le groupe offre aux personnes la possibilité d'aider autant que d'être aidées – un élément essentiel pour retrouver l'estime de soi à la suite ou sous le coup de sévères difficultés.

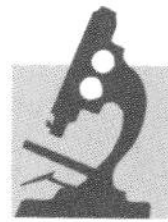

RÉSULTATS DE RECHERCHE

L'éducation sur l'asthme dans Internet

« L'éducation des personnes asthmatiques doit faire partie intégrante du traitement de leur maladie ; c'est ce que recommande la Conférence canadienne de consensus sur l'asthme. » (L.-P. Boulet *et al.*, 1999, cité par S. Boulet, 2003). Comme 47 % des ménages québécois ayant accès à Internet consultaient en 2000 des sites dévolus à la santé selon l'Institut de la statistique du Québec (2001), on en a déduit que « Internet offre des possibilités extraordinaires pour l'éducation des personnes asthmatiques. Il permet de démocratiser la diffusion de l'information et favorise l'échange entre les personnes atteintes pour une meilleure autogestion de leur maladie ». Aussi l'auteure conclut-elle à « l'importance de travailler, de concert avec le Réseau québécois de l'asthme et de MPOC [BPCO], à l'élaboration d'un répertoire des sites Web intéressants liés à l'éducation sur l'asthme pour les professionnels de la santé et le grand public ».

Implications : « L'amélioration de l'accès à Internet et de ses possibilités permettra une utilisation accrue du Web dans l'éducation pour la santé. »

Source : « L'éducation sur l'asthme dans Internet », de S. Boulet, 2003, *L'infirmière du Québec*, mars-avril, p. 38-41.

sont sélectionnés par des professionnels de la santé à la suite d'entrevues approfondies qui permettent de discerner leur personnalité, leurs comportements et leurs besoins, et de désigner le groupe de thérapie qui convient. La durée de l'expérience n'est généralement pas fixée d'avance, mais plutôt déterminée par le thérapeute ou les membres du groupe. « De victime à survivante, je deviens une vivante » constitue un exemple de groupe de thérapie ; il s'adresse aux femmes victimes d'inceste ou d'agressions sexuelles. « Vi-Sa-Vi (vivre sans violence) » s'adresse aux hommes violents.

GROUPES DE SOUTIEN LIÉS AU TRAVAIL

Beaucoup d'infirmières, notamment celles qui travaillent dans un service de soins palliatifs, à l'urgence et aux soins intensifs, sont soumises à un haut degré de stress professionnel. Plusieurs catégories de groupes de soutien liés au travail visent une meilleure gestion du stress. Les membres au fait des conditions de travail qui les affectent tous s'aident mutuellement à déployer plus de créativité, plus d'efficacité et plus d'enthousiasme professionnels. Par exemple, une infirmière propose à un collègue d'envisager de nouvelles stratégies d'intervention. Les participants peuvent aussi partager les joies de la réussite et les frustrations de l'échec en procurant une écoute attentive, donc sans donner d'avis ni porter de jugement. Il est préférable que ce type de soutien social ait lieu en dehors du milieu de travail. L'Association québécoise des soins palliatifs, par exemple, offre de la formation et du soutien au personnel intéressé afin de l'aider et de le soutenir dans ses fonctions et dans les situations difficiles. Au Québec, certains groupes s'intéressent présentement à la lutte contre la discrimination et la violence au travail.

Communication thérapeutique et démarche systématique dans la pratique infirmière

La communication thérapeutique est une composante essentielle de la démarche systématique en soins infirmiers. L'infirmière déploie ses compétences en communication à chaque étape de la démarche systématique. D'ailleurs, la communication thérapeutique est d'autant plus importante que les personnes montrent une difficulté à communiquer en raison notamment de problèmes sensoriels, cognitifs ou de troubles associés au langage.

DÉMARCHE SYSTÉMATIQUE dans la pratique infirmière

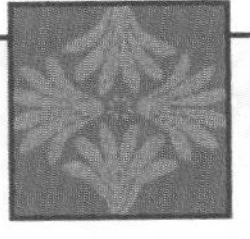

Collecte des données

Pour évaluer les capacités de communication d'une personne, l'infirmière note tout ce qui, chez elle, pourrait nuire à la communication ainsi que sa manière de communiquer. N'oublions pas que sa culture peut lui dicter quand et comment parler. Le langage varie évidemment avec le temps et les processus de maturation. Auprès des enfants, l'infirmière observe les sons, les gestes et le vocabulaire.

Obstacles à la communication thérapeutique

Des obstacles variés peuvent nuire à la capacité d'adresser, de recevoir ou de comprendre un message, notamment les problèmes sensoriels ou les troubles associés au langage, la déficience intellectuelle, les problèmes structurels et la paralysie. L'infirmière gagne à évaluer chaque cas pour déceler ces obstacles.

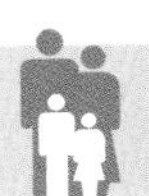

LES ÂGES DE LA VIE

Communication thérapeutique avec les personnes âgées

Il est possible que la personne âgée souffrant de problèmes physiques ou cognitifs exige des interventions infirmières pour améliorer les compétences en communication. Voici quelques exemples courants :

- Problèmes sensoriels de vision, d'audition ou autres.
- Déficience intellectuelle, par exemple dans les cas de démence.
- Problèmes neurologiques à la suite d'un accident vasculaire cérébral ou d'autres affections neurologiques, tels que l'aphasie ou autres séquelles psychomotrices.
- Problèmes psychologiques tels que la dépression.

Lorsqu'on reconnaît les besoins spécifiques d'une personne et qu'on a recours aux personnes-ressources appropriées, on peut grandement améliorer sa socialisation et sa qualité de vie. Voici quelques interventions susceptibles d'améliorer la communication avec les personnes qui montrent des besoins spécifiques :

- S'assurer que les appareils et les accessoires fonctionnels (lunettes, prothèses auditives) sont utilisés et fonctionnent correctement.
- Diriger la personne vers les ressources appropriées, par exemple en orthophonie.
- Utiliser, si possible, des techniques de soutien à la communication telles que les tableaux de communication, les ordinateurs ou les images.
- Réduire les distractions au minimum.
- Employer des phrases courtes et simples et ne traiter que d'un sujet à la fois – si nécessaire, réaffirmer et répéter ce que vous avez dit.
- Toujours faire face à la personne en lui parlant – arriver par derrière peut effrayer.
- Inviter la famille et les amis à participer aux conversations.
- Dans les conversations individuelles ou de groupe, faire appel aux souvenirs afin de cultiver la mémoire et d'améliorer l'actualisation des forces personnelles et l'estime de soi chez la personne âgée.
- Si des incohérences se glissent entre l'expression verbale et l'expression non verbale, se fier davantage à l'expression non verbale. Clarifier ce qui a été compris et prêter attention aux émotions qui facilitent le caring et l'acceptation mutuelle. Découvrir ce qui a pris de l'importance dans la vie de la personne et ce qui a du sens à ses yeux en vue de tenir le plus possible son intérêt en éveil. Même les choses simples, par exemple ses propres rituels du coucher, prennent de l'importance si la personne en est privée pendant le séjour au centre hospitalier ou dans un centre d'hébergement.

PROBLÈMES DE LANGAGE. Utiliser la langue qui permet la meilleure communication et, si nécessaire, faire appel à un bon interprète. Quand la langue maternelle de l'infirmière correspond à une langue seconde chez la personne, ils peuvent rencontrer des difficultés de communication.

PROBLÈMES SENSORIELS. Entendre, voir, toucher ou ressentir ce qui se passe dans le corps et humer sont étroitement liés à la communication. Par exemple, la surdité peut considérablement déformer le contenu d'un message ; une mauvaise vision entrave la perception des messages non verbaux tels que le sourire ou la gestuelle ; l'incapacité de humer ou de ressentir peut empêcher la personne de signaler des blessures ou de percevoir la présence de fumée. Pour la personne qui présente d'importants problèmes de surdité, suivre les étapes suivantes :

- Procurer un bracelet (ou un collier ou un insigne) Medic-Alert qui indique une perte d'audition.
- Vérifier si la personne dispose d'une prothèse auditive et, le cas échéant, vérifier si elle fonctionne et si la personne s'en sert.
- Vérifier si la personne s'efforce de voir votre visage et de lire sur vos lèvres.
- Vérifier si la personne communique par gestes.

DÉFICIENCE INTELLECTUELLE. Toute affection qui altère le fonctionnement cognitif (accident vasculaire cérébral, maladie d'Alzheimer, tumeurs et traumatismes au cerveau) peut jouer sur les compétences verbales : arrêt total de la parole, prononciation ardue, perte plus ou moins sévère du vocabulaire. Certains médicaments tels que les sédatifs, les antidépresseurs et les neuroleptiques peuvent également diminuer les capacités verbales (phrases incomplètes ou faible articulation).

L'infirmière observe comment la personne réagit ou répond lorsqu'on lui pose une question : S'exprime-t-elle avec aisance ou est-elle hésitante ? Choisit-elle les mots justes ? Est-elle capable de suivre des instructions et de bien les exécuter ? Peut-elle répéter des mots et des phrases ? Puis l'infirmière observe les capacités de lecture : Peut-elle suivre des instructions écrites ? Peut-elle répondre correctement en pointant un mot parmi d'autres ? Peut-elle lire à voix haute ? Si elle ne peut lire des phrases complètes, peut-elle reconnaître des lettres ou des mots ? L'infirmière utilise des mots écrits clairement et en gros caractères lorsqu'elle évalue de telles compétences.

Si la personne est inconsciente, l'infirmière est attentive à tout ce qui pourrait manifester quelque possibilité de communication (par le toucher, par la parole). Elle peut poser une question qui ne demande qu'un oui ou un non en guise de réponse, telle que « M'entendez-vous ? », et être vigilante à tout signe non verbal, par exemple un hochement de tête en guise de « oui » ou de « non » ; elle peut demander à la personne de lui serrer la main ou de battre des paupières une fois pour oui et deux fois pour non.

PROBLÈMES STRUCTURELS. Les problèmes structurels des cavités buccales ou nasales ou du système respiratoire peuvent altérer l'usage de la parole, entre autres : une fente palatine, les tubes pharyngés tels que le tube endotrachéal ou la trachéostomie, la laryngectomie (ablation du larynx). Une dyspnée sévère (essoufflement) peut aussi rendre l'expression verbale difficile.

PARALYSIE. Si la déficience verbale se conjugue à une paralysie des membres supérieurs qui entrave la capacité d'écrire, l'infirmière observe si la personne peut pointer, hocher la tête, hausser les épaules ou battre des paupières.N'importe lequel de ces moyens peut servir de base à un système de communication.

Style de communication

Reconnaître le style de communication d'une personne requiert un examen de ses capacités verbales et de son langage non verbal. En plus des contraintes physiques, certaines affections psychologiques (la dépression ou la psychose) influent sur la capacité de communiquer : la personne peut répéter constamment les mêmes mots ou phrases, faire des associations d'idées dont la cohérence nous échappe ou carrément perdre ses idées.

COMMUNICATION VERBALE. Lorsqu'elle évalue les capacités verbales, l'infirmière tient compte de trois aspects : le contenu des messages, les thèmes abordés et les émotions verbalisées. De plus, elle examine les aspects suivants :

- La manière de communiquer : lente, rapide, calme, spontanée, hésitante, évasive, etc.
- Le vocabulaire de la personne et, surtout, les modifications qui le marquent (par exemple, une personne qui ne jure jamais et qui se met à prononcer des jurons peut manifester par là un surcroît de stress, une régression ou une affection).
- Des signes verbaux d'hostilité, d'agressivité, d'arrogance, de résistance, d'anxiété dans la communication ou encore un verbiage incessant.
- Des difficultés de communication telles qu'une mauvaise articulation, le bégaiement, la difficulté de prononcer certains sons, une certaine confusion dans le discours, l'incapacité de faire des phrases, des associations d'idées illogiques, la fuite des idées ou l'incapacité de trouver les mots pour exprimer quelque chose ou désigner des objets.
- Le refus ou l'incapacité de parler.

COMMUNICATION NON VERBALE. Pour connaître le mode de communication non verbal d'une personne, il importe de tenir compte de ce qui relève de sa culture et de porter une attention particulière aux expressions faciales, aux gestes, aux mouvements du corps, à l'affect, au ton de voix, à la posture et au contact visuel.

Analyse

Certaines composantes de la communication peuvent faire l'objet d'un diagnostic infirmier lorsqu'« une personne présente une diminution, un retard dans l'utilisation des symboles ou n'a pas la capacité de recevoir, de traiter, de transmettre et d'utiliser un système de symboles, c'est-à-dire de transmettre ce qui a un sens » (Wilkinson, 2000, p. 65). Les problèmes de communication relevés peuvent être d'ordre *réceptif* (difficultés d'audition) ou d'ordre *expressif* (difficultés d'élocution).

Wilkinson (2000) souligne que le diagnostic infirmier *Communication verbale altérée* peut ne pas convenir quand les problèmes de communication résultent d'une affection psychiatrique ou d'un problème d'adaptation. Dans ces circonstances, le diagnostic infirmier *Peur* ou *Anxiété* serait probablement plus approprié. Voici d'autres diagnostics infirmiers (NANDA, 2004) dans lesquels le problème de communication agit à titre de *facteur favorisant* (étiologique) :

- *Anxiété,* reliée aux troubles de la communication verbale.
- *Inadaptation à un changement dans l'état de santé,* reliée aux troubles de la communication verbale.

- *Diminution situationnelle de l'estime de soi,* reliée aux troubles de la communication verbale.
- *Isolement social,* relié aux troubles de la communication verbale.
- *Interaction sociale perturbée,* reliée aux troubles de la communication verbale.

Planification

Une fois établi le diagnostic sur le plan de la communication verbale, l'infirmière circonscrit avec la personne les résultats visés et, ensemble, elles planifient les moyens d'y parvenir. Globalement, dans le cas d'une personne caractérisée par une *Communication verbale altérée*, on cherche à réduire ou à éliminer les facteurs nuisibles à la communication. Des interventions infirmières spécifiques seront planifiées en fonction de l'analyse étiologique. Voici certains résultats qui permettent d'évaluer l'efficacité des interventions infirmières en regard des objectifs visés.

La personne :

- Parvient à exprimer que ses besoins sont satisfaits.
- Commence à établir une méthode de communication :
  - Répond oui ou non aux questions claires en utilisant la parole ou en appliquant le signe physique convenu (battre des paupières, serrer une main).
  - Applique des techniques verbales ou non verbales pour faire connaître ses besoins.
- Perçoit les messages correctement comme en témoignent ses réponses verbales ou non verbales.
- Communique efficacement :
  - En s'exprimant dans sa langue.
  - En recourant aux services d'un traducteur ou d'un interprète.
  - Par des gestes.
  - En utilisant un tableau de mots ou un tableau d'images.
  - Au moyen d'un ordinateur.
- Recouvre la majeure partie de ses capacités initiales.
- Manifeste moins de crainte, d'anxiété, de frustration et paraît moins dépressive.
- Utilise les ressources appropriées.

Interventions

Les interventions infirmières visant à faciliter la communication avec la personne présentant des problèmes associés au langage ou à la parole consistent à modifier certains éléments de l'environnement, à donner du soutien, à appliquer des mesures susceptibles d'améliorer la communication thérapeutique, et à renseigner la personne et ses proches aidants.

Modifier l'environnement

Un environnement calme et favorable à la concentration appuie les efforts de communication chez la personne et chez l'infirmière, ce qui accroît les chances de réussite sur ce plan. Un éclairage adéquat s'impose quand on veut transmettre des messages non verbaux, à plus forte raison si l'acuité visuelle ou auditive fait défaut. Une atmosphère paisible joue contre l'anxiété. On ne doit pas perdre de vue que toute difficulté de communication risque d'engendrer de la frustration, de l'anxiété, de la dépression ou de l'hostilité. En revanche, la communication donne une impression de sécurité et fait échec au sentiment d'isolement ou à la confusion qu'entraînent souvent les difficultés à communiquer. Dans tous les cas, l'infirmière reste aux aguets des moindres progrès, reconnaît le moindre effort et les souligne.

Donner du soutien

L'infirmière encourage la personne et la rassure d'une manière ou d'une autre, notamment par le toucher. Quand elle ne parvient pas à comprendre la personne, l'infirmière lui en fait part afin qu'elle puisse clarifier son langage verbal ou non verbal. Elle vérifie également dans quelle mesure elle se fait bien comprendre elle-même. L'utilisation de questions ouvertes (qui demandent un développement) et fermées (qui ne demandent qu'une réponse très brève, comme un oui ou un non) servent à vérifier l'efficacité de la communication. Par exemple, l'infirmière veut parler à Maria Perez, dont le français est approximatif, du régime alimentaire qui accompagne la maladie de Crohn : « Comprenez-vous ce que vous devez manger ? » Maria peut bien répondre « oui » en hochant la tête, mais cela ne permet pas à l'infirmière de savoir si son message a été bien compris. L'infirmière devrait plutôt formuler son message ainsi : « Qu'est-ce que vous devrez manger qui sera bon pour vous lorsque vous serez de retour à la maison ? » L'infirmière peut, par son langage corporel (gestes, posture, expression du visage et contact visuel), exprimer son accord et son approbation.

Appliquer des mesures susceptibles d'améliorer la communication thérapeutique

En premier lieu, détecter la manière dont la personne recevra le mieux les messages : en écoutant, en regardant, par l'intermédiaire du toucher ou avec l'aide d'un interprète. Employer une formulation simple et concrète, puis discuter de sujets qui intéressent la personne constituent des moyens utiles. On gagne souvent à mettre en œuvre des stratégies de communication thérapeutique variées telles que les tableaux de mots ou d'images, ou le papier et les crayons.

Souvent, lorsque la personne ne s'exprime pas couramment dans la langue du milieu, l'aide d'un interprète peut faciliter la communication. Certains hôpitaux disposent d'interprètes. Si l'aidant naturel qui accompagne la personne offre de faire office d'interprète, il importe d'en demander à celle-ci la permission afin de garantir la confidentialité. L'interprète, quel qu'il soit, sera prié de traduire le plus fidèlement possible, c'est-à-dire sans glisser ses propres commentaires ou ses propres interprétations du sens.

Donner de l'information à la personne et à ses proches aidants

La personne et ses proches aidants gagnent à être préparés à faire face à des problèmes de communication, par exemple avant une intubation ou une chirurgie de la gorge. Lorsque le problème est anticipé, la personne est souvent moins anxieuse une fois la difficulté présente.

Évaluation

L'évaluation porte sur la communication tant de la personne que de l'infirmière.

Communication de la personne

Dans le but d'évaluer les résultats en matière de communication, l'infirmière écoute activement, observe les signaux non verbaux et utilise ses compétences en communication thérapeutique pour déterminer dans quelle mesure l'échange a été efficace. Voici quelques critères indiquant que les objectifs ont été atteints : « La personne a utilisé le tableau d'images pour exprimer ses besoins » ou « La personne raconte : "J'ai écouté ma fille plus attentivement hier et j'ai découvert comment elle se sent par rapport à son divorce." »

Communication de l'infirmière

Pour évaluer l'efficacité de sa propre communication, l'infirmière utilise souvent le **compte rendu d'entretien** (ou analyse d'interaction). Il s'agit d'un rapport textuel (mot à mot) de la conversation. Il peut être enregistré ou écrit et il comporte également toutes les interactions non verbales entre la personne et l'infirmière.

Un tableau sur deux colonnes constitue un bon moyen de rédiger un compte rendu d'entretien. Dans la première colonne, l'infirmière consigne ce qu'elle et la personne ont dit, ainsi que les comportements non verbaux associés à l'échange. Dans la seconde colonne, l'infirmière inscrit l'analyse de ses réponses. Dans un processus d'apprentissage d'analyse d'interaction, une description plus détaillée de la situation et de l'analyse est souvent exigée. L'encadré 24-6 présente un exemple d'un compte rendu d'entretien en trois points : (1) le comportement de la personne (ce que j'observe) ; (2) les réactions de l'infirmière (ce que je pense et ressens) ; et (3) les actions de l'infirmière (ce que je dis et fais). Chacun de ces points est analysé à l'aide de questions spécifiques.

Le contenu et la signification des interactions sont analysés à partir de la théorie de la communication. Par exemple, pour chacune des affirmations de l'infirmière, on note les compétences en communication utilisées, leur justification et leur efficacité. Tous les obstacles à une communication efficace peuvent être précisés ; on peut aussi formuler une autre réponse. Un tel travail permet d'accroître la sensibilité de l'infirmière, de circonscrire ses habiletés et de découvrir les compétences à améliorer.

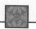

ENCADRÉ 24-6

Exemple d'un compte rendu d'entretien

Contexte (description des lieux et des personnes)

J. R., un homme de 48 ans, est hospitalisé depuis plusieurs années pour ataxie, diabète insulinodépendant, iléostomie et plaies de pression demandant des traitements réguliers. Il a de la difficulté à parler et à se mouvoir à cause de l'ataxie. Il doit fournir beaucoup d'efforts afin de prononcer les mots correctement. Assis dans son fauteuil roulant, il regarde les gens autour de lui. J'arrive devant lui, souriante, et je lui fais part de la température froide qui me rappelle que le temps des Fêtes approche. Je lui demande s'il a hâte à Noël et quels seraient ses souhaits pour le Nouvel An.

1. LE COMPORTEMENT DE LA PERSONNE (CE QUE J'OBSERVE, MES PERCEPTIONS)

J. R. est assis dans son fauteuil, il me regarde en m'écoutant attentivement, puis il se détourne pour regarder fixement devant lui d'un air triste. Il ne sourit pas, il ne bouge pas. Après quelques instants de silence, il me répond : « Mon souhait serait de guérir de ma maladie. Mais les médecins ne me guérissent pas. »

Analyse

- **La communication non verbale de la personne vient renforcer ou non sa communication verbale :** Renforcer : J. R. a le regard triste, il regarde fixement devant lui et son message exprime de la déception (observation).
- **Mon interprétation du message communiqué par la personne :** J. R. parle de son souhait profond et de la chronicité de sa maladie. Il voulait communiquer l'espoir qu'il entretient de guérir et le fait qu'il n'accepte pas sa maladie (acceptation inconditionnelle, écoute attentive).

2. LES RÉACTIONS DE L'INFIRMIÈRE DEVANT LES COMPORTEMENTS DE LA PERSONNE (CE QUE JE PENSE ET RESSENS, ET POURQUOI)

La question posée était axée davantage sur l'établissement d'une conversation que sur le désir d'avoir une réponse précise. En observant la réaction de J. R., je constate le sérieux de son commentaire. Mon attitude de départ et mes sentiments changent, je me sens un peu mal à l'aise du fait que je me demande comment réagir. Cependant, je trouve intéressant qu'il s'ouvre à moi sur le sujet, malgré la chronicité de sa maladie. Je perçois qu'il désire communiquer ; certains objectifs de communication se précisent et devront être confirmés avec lui. Je me dis qu'avec une telle maladie j'aurais probablement le même souhait. J'ai senti de la tristesse chez J. R., qui a pratiquement perdu toute illusion quant à l'éventualité d'une guérison. Je ressens moi-même une certaine tristesse.

Analyse

- **Mes pensées et mes sentiments sont liés ou non au comportement de la personne :** J'adapte rapidement mes pensées et mes sentiments en fonction de ce que J. R. me communique. Mon attitude « légère » se transforme en une attitude plus calme et sérieuse. Je désire communiquer de façon thérapeutique, écouter activement et permettre à J. R. de continuer à s'exprimer. Je démontre une attitude de respect chaleureux et d'acceptation.
- **Le comportement verbal de la personne influe sur mes pensées :** Le fait que J. R. s'exprime sérieusement sur le sujet m'amène à opter pour une attitude

ENCADRÉ 24-6

Exemple d'un compte rendu d'entretien (suite)

qui démontre davantage de la compassion. Je me demande comment réagir de façon thérapeutique. Je me sens concernée par ce que J. R. communique. Je me mets à sa place et je pense à ce qu'il peut ressentir (écoute attentive, empathie, acceptation inconditionnelle). Je constate que, malgré la chronicité de sa maladie, il oscille entre l'espoir et le désespoir (respect chaleureux).

- **Mes pensées et mes sentiments se sont traduits dans mes gestes:** Mes sentiments se sont traduits par le désir de rendre la communication plus intime. Je démontre à J. R. que je suis disponible pour l'écouter (écoute attentive, manifestation physique). La correspondance entre mes sentiments et mes gestes démontre de la congruence.

3. LES ACTIONS DE L'INFIRMIÈRE (CE QUE JE DIS ET FAIS)

Je me suis accroupie devant J. R., je lui ai pris la main et d'une voix plus basse et calme je lui ai dit: « Vous êtes découragé que les médecins ne trouvent pas de moyens pour vous guérir de votre maladie ? » Après un long silence, il me fait signe que oui de la tête; je lui fais aussi un signe de la tête et, après quelques secondes, je lui demande: « Comment vous percevez-vous avec cette maladie ? »

Analyse

- **Ma communication non verbale vient ou non appuyer ce que je ressens:** Oui: en m'accroupissant près de J. R., en baissant la voix et en tenant sa main (le toucher), la communication devient plus intime, ce qui correspond à ce que je ressens, à mon désir d'écouter et d'entrer en communication thérapeutique avec lui.
- **Ce que je communique à la personne:** Je communique mon désir de poursuivre la communication (création d'un climat intime, poursuite de la discussion) et je lui pose une question fermée qui permet de faire un reflet de sentiment (empathie) et d'obtenir une confirmation. Le moment de silence respecté a permis à J. R. de réfléchir à ma question, de formuler une réponse et, dans sa situation (ataxie), de s'exprimer à son rythme (respect chaleureux). De plus, ce silence était rempli d'intérêt et d'attention pour ce qu'il communique. La deuxième question (ouverte) permet d'aller plus loin dans l'expression de ses sentiments et de son vécu (élucidation: sentiments qui ne découlent pas des paroles mais qui peuvent être déduits par la communication). Le signe de la tête fait entre les deux questions afin de garder un contact constant avec J. R. représente une invitation à poursuivre et une rétroaction.
- **Ce qui motive chez moi ce genre d'intervention:** Le souci d'aider J. R. à exprimer ses émotions et de maintenir une relation de confiance et de confidentialité.
- **Mes paroles ou mes gestes ont influé sur la réponse de la personne:** Sachant que je considérais son commentaire, J. R. a donc continué dans le même sens en répondant à la question suivante.
- **Mes paroles et mes gestes ont été facilitants ou non:** Oui, le climat étant devenu plus intime, J. R. est incité à poursuivre la conversation. La présence démontrée a permis de me concentrer sur lui et de l'accompagner tant physiquement que psychologiquement.

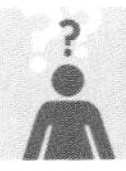

EXERCICES D'INTÉGRATION

Vous êtes l'étudiante infirmière qui devra s'occuper de M. Maltais, un homme de 45 ans, qui reviendra sous peu de la salle de réveil après avoir subi l'ablation d'une masse à l'abdomen. Pendant que vous préparez la chambre pour son retour, l'infirmière et le médecin arrivent pour parler à Mme Maltais de la chirurgie que vient de subir son mari. Le médecin lui explique que la masse enlevée était maligne et invasive. M. Maltais est apte à subir de la chimiothérapie, mais le pronostic est réservé en raison de l'importance de la tumeur. Mme Maltais regarde autour d'elle, ferme les yeux et fait seulement « oui » en hochant la tête. Après le départ du médecin, l'infirmière s'approche de Mme Maltais, s'assoit près d'elle et lui entoure les épaules de son bras. Mme Maltais commence à pleurer. L'infirmière lui dit d'une voix douce que ça fait du bien de pleurer et l'assure qu'elle va rester auprès d'elle. Les deux femmes restent assises sans parler jusqu'à ce que Mme Maltais soit capable d'exprimer ses sentiments. L'infirmière l'écoute attentivement. Elle offre ensuite à Mme Maltais d'aller lui chercher une tasse de café et lui demande si elle peut faire quelque chose pour l'aider dans cette épreuve difficile.

1. Interprétez le comportement non verbal de Mme Maltais à la suite des nouvelles qu'elle reçoit.
2. Évaluez la réaction de l'infirmière envers Mme Maltais en vous inspirant des concepts du caring et de la compassion.
3. Pourquoi est-il important que l'infirmière communique de manière efficace avec Mme Maltais à ce moment ?
4. L'infirmière adopte une attitude d'écoute attentive envers Mme Maltais. Dégagez les traits de l'écoute attentive dans cet exemple.

Voir l'appendice A: Exercices d'intégration – Pistes de réflexion.

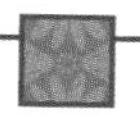

RÉVISION DU CHAPITRE

Concepts clés

- Savoir communiquer est une compétence fondamentale dans le domaine des soins infirmiers ; la communication thérapeutique est un processus dynamique visant à recueillir des données d'évaluation, enseigner, guider, prodiguer des soins et offrir de la compassion.
- Le caring constitue l'aspect essentiel de la pratique infirmière. Idéal moral de la pratique infirmière, il comporte la volonté et l'intention de donner des soins dans une attitude de compassion.
- Le caring peut favoriser la croissance des personnes, encourager le maintien de leur dignité et leur sentiment de valeur personnelle, stimuler l'autoguérison et diminuer le stress.
- La compassion caractérise tout particulièrement les soins infirmiers ; c'est une dimension essentielle du caring.
- Les besoins de réconfort concernent les aspects physique, psychospirituel, social et environnemental. Il importe que l'infirmière soit bien renseignée, qualifiée et novatrice afin de déployer des stratégies bien adaptées à la personne, d'où découlera un esprit de compassion.
- Il existe trois types de réconfort : le soulagement, la satisfaction et la transcendance.
- La communication est un processus interpersonnel entre l'émetteur et le récepteur d'un message. Ce processus comprend aussi les messages intrapersonnels, ou monologues intérieurs, qui peuvent influer sur le message, sur son interprétation et sur la réponse obtenue ou donnée.
- Puisque l'émetteur doit coder le message et déterminer les canaux appropriés pour le transmettre, puisque le récepteur doit recevoir le message, le décoder et ensuite y répondre, le processus de communication se compose de quatre éléments : l'émetteur, le message, le récepteur et la rétroaction.
- Pour évaluer l'efficacité d'une communication verbale, on doit tenir compte des éléments suivants : le rythme et l'intonation, la simplicité, la clarté et la concision, le moment et la pertinence, l'adaptabilité, la crédibilité et l'humour.
- La communication non verbale est souvent plus révélatrice des idées et des sentiments d'une personne que la communication verbale ; elle se transmet à travers l'apparence physique, la démarche et l'attitude, l'expression faciale et les gestes.
- Lorsqu'elle évalue le comportement verbal et non verbal d'une personne, l'infirmière tient compte des influences culturelles tout en gardant à l'esprit qu'une simple expression non verbale peut exprimer une variété de sentiments et que les mots peuvent avoir des significations différentes selon les cultures.
- Lorsque la communication est efficace, les expressions verbales et non verbales sont congruentes.
- De nombreux facteurs influent sur le processus de communication : le niveau de développement, le sexe, les valeurs privilégiées et les perceptions, l'espace personnel (distance intime, personnelle, sociale et publique), la territorialité, les rôles et les relations, l'environnement et les attitudes interpersonnelles (écoute attentive, caring, compassion, respect chaleureux, acceptation inconditionnelle).
- La communication thérapeutique favorise la compréhension et peut aider à établir une relation caractérisée entre l'infirmière et la personne. Elle est axée sur la personne et elle est orientée vers l'atteinte d'objectifs.
- L'écoute attentive est certainement une des attitudes les plus importantes en soins infirmiers, car elle est inhérente à toutes les techniques de communication thérapeutique.
- Les attitudes thérapeutiques en relation d'aide sont les attitudes interpersonnelles, l'écoute attentive, l'empathie, l'authenticité (honnêteté et révélation de soi), la crédibilité, la congruence et l'immédiateté.
- Plusieurs techniques facilitent la communication thérapeutique : le silence, la proposition de pistes qui incitent à poursuivre, le langage précis ou exploratoire, des questions ouvertes ou fermées selon le besoin, le toucher, la reformulation ou les paraphrases, la clarification du sens, la spécificité, la vérification des perceptions ou la confirmation d'une interprétation, la proposition, des renseignements supplémentaires, la reconnaissance de ce qui a lieu, la précision du temps ou du moment, le rappel de la réalité, la rigueur, le départage de l'essentiel et de l'accessoire, le reflet (simple et de sentiment), la synthèse, la planification, la confrontation, la transition, la recherche de solutions et l'élucidation.
- Les techniques à proscrire en relation d'aide sont : stéréotyper, approuver ou désapprouver, se tenir sur la défensive, mettre au défi, être trop curieux, mettre à l'épreuve, rejeter, changer de sujet, rassurer de manière injustifiée, porter un jugement et donner un avis d'ordre général.
- Une relation d'aide infirmière-personne soignée efficace stimule la croissance personnelle de la personne.
- Les quatre étapes de la relation d'aide sont : la préparation (préinteraction), l'introduction (orientation), le déroulement (travail) et la terminaison ; chaque étape est caractérisée par des tâches et des compétences qui font appel à des aptitudes spécifiques chez l'infirmière.
- L'infirmière interagit avec des groupes de personnes et de collègues dans toutes sortes de situations. Pour qu'un groupe fonctionne de manière rationnelle et efficiente, il est fondamental que l'infirmière connaisse les caractéristiques d'un groupe efficient et d'un groupe non efficient.

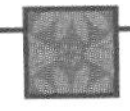

RÉVISION DU CHAPITRE (SUITE)

Concepts clés (suite)

- Pour aider la personne qui présente des difficultés de communication, l'infirmière peut modifier l'environnement, donner du soutien, appliquer des mesures susceptibles d'améliorer la communication et donner de l'information à la personne et à son entourage.
- L'infirmière recourt souvent au compte rendu d'entretien pour évaluer sa propre manière de communiquer. Cet outil lui permet d'analyser tant le processus que le contenu de la communication.

Questions de révision

24-1. Une étudiante infirmière donne des soins à une personne de 72 ans atteinte de la maladie d'Alzheimer. À titre d'outils de communication, elle doit notamment:
- a) donner des directives écrites à la personne pour l'aider à prendre son bain.
- b) parler d'une voix très forte.
- c) toucher la personne avec douceur en la guidant dans les AVQ.
- d) garder un visage impassible.

24-2. La proxémie est:
- a) la distance intime dans une communication.
- b) l'étude de la distance entre les personnes en interaction.
- c) la vision personnelle d'un événement.
- d) une relation constructive entre l'infirmière et la personne.

24-3. Pour déployer une écoute attentive, l'infirmière sait qu'elle devra:
- a) donner une égale importance au contenu verbal ainsi qu'aux sentiments exprimés par la personne.
- b) tenir compte des besoins de la personne.
- c) adopter une attitude professionnelle rigoureuse.
- d) être complètement détendue pour bien écouter.

24-4. Une infirmière dit à une personne atteinte d'un cancer et aux prises avec une forte douleur: « Il est normal d'éprouver de la frustration quand on souffre. » Quelle compétence inhérente à l'étape du déroulement de la relation déploie-t-elle ?
- a) Le respect.
- b) L'authenticité.
- c) Le réalisme.
- d) La confrontation.

24-5. Une personne dépressive âgée de 45 ans n'a pas fait sa toilette ni enfilé de vêtements propres aujourd'hui. Elle est assise devant son menu, incapable de prendre une décision à propos de son dîner. Parmi les suivants, quel diagnostic infirmier serait approprié ?
- a) *Anxiété.*
- b) *Inadaptation à un changement de l'état de santé.*
- c) *Estime de soi perturbée.*
- d) *Isolement social.*

Voir l'appendice B : Réponses aux questions de révision.

BIBLIOGRAPHIE

En anglais

Anonymous. (2002). What makes teams work ? *HR Focus Supplement, 79*(4), S1–S4.

Atkin, C. K., Smith, S. W., Roberto, A. J., Fediuk, T., & Wagner, T. (2002). Correlates of verbally aggressive communication in adolescents. *Journal of Applied Communication Research, 30*(3), 251–268.

Brammer, L. M. (1988). *The helping relationship : Process and skills* (4th ed.). Upper Saddle River, NJ : Prentice Hall.

Burgio, L. D., Allen-Burge, R., Roth, D. L., Bourgeois, M. S., Dijkstre, K., Gerstle, J., et al. (2001). Come talk with me : Improving communication between nursing assistants and nursing home residents during care routines. *The Gerontologist, 41,* 449–460.

Bush, K. (2001). Do you really listen to patients ? *RN, 64*(3), 35–37.

Deering, C. G. (1999). To speak or not to speak ? Self-disclosure with patients. *American Journal of Nursing, 99*(1), 34–38.

Deering, C. G., & Cody, D. J. (2002). Communicating with children and adolescents. *American Journal of Nursing, 102*(3), 34–41.

Egan, G. (1998). *The skilled helper : A problem-management approach to helping* (6th ed.). Pacific Grove, CA : Brooks/Cole.

Engle, V. F., & Graney, M. (2000). Biobehavioral effects of therapeutic touch. *Journal of Nursing Scholarship, 32,* 287–292.

Falk-Rafael, A. R. (2001). Watson's philosophy, science and theory of human caring as a conceptual framework for guiding community health nursing. *Advances in Nursing Science, 24,* 34–49.

Fenwick, J., Barclay, L., & Schmeid, V. (2001). Chatting : An important clinical tool in facilitating mothering in neonatal nurseries. *Advances in Nursing Science, 24,* 34–49.

Gadow, S. (1984). Touch and technology : Two paradigms of patient care. *Journal of Religion and Health, 23*(1), 63–69.

Hawley, M. P. (2000). Nursing comforting strategies. *Clinical Nursing Research, 9,* 441–458.

Hemsley, B., Sigafoos, J., Balandin, S., Forbes, R., Taylor, C., Green, V. A., et al. (2001). Nursing the patient with severe communication impairment. *Journal of Advanced Nursing, 35,* 827–835.

Hilgers, J. (2003). Comforting a confused patient. *Nursing, 33*(1), 48–50.

Kolcaba, K. Y. (1991). A taxonomic structure for the concept of comfort. *Image : Journal of Nursing Scholarship, 23,* 237–240.

Kolcaba, K. Y. (1995). Comfort as process and product merged in holistic nursing art. *Journal of Holistic Nursing, 13*(2), 117–131.

Leininger, M. M. (1984). *Care : The essence of nursing and health.* Thorofare, NJ : Charles B. Slack.

Miller, K. L. (1995). Keeping the care in nursing care. Our biggest challenge. *JONA, 25*(11), 29–32.

Morse, J. (1996). The science of comforting. *Reflections, 22*(4), 6–7.

NANDA International. (2003). *NANDA nursing diagnosis : Definitions & classification* 2003-2004. Philadelphia : Author.

Nelson, M. L. (2001). Helping students to know and respond to human suffering. *Nursing Science Quarterly, 14,* 202–204.

Noddings, N. (1984). *Caring : A feminine approach to ethics and moral education.* Berkeley : University of California Press.

Nuss-Kotecki, C. (2002). Baccalaureate nursing students communication process in the clinical setting. *Journal of Nursing Education, 41,* 61–70.

Perreault-LaCoursiere, S. (2001). A theory of online social support. *Advances in Nursing Science, 24,* 60–77.

Rondeau, K. V. (1992). Effective communication means really listening. *Canadian Journal of Medical Technology, 52*(2), 78–80.

Saewyc, E. (2000). Nursing theories of caring : A paradigm for adolescent nursing practice. *Journal of Holistic Nursing, 18,* 114–128.

Smith, M. C. (1999). Caring and the science of unitary beings. *Advances in Nursing Science, 21,* 14–28.

Tamparo, C. T., & Lindh, W. Q. (2000). *Therapeutic communications for health professionals* (2nd ed.). Albany, NY : Delmar : Thompson Learning.

Usher, K., & Monkley, D. (2001). Effective communication in an intensive care setting : Nurses' stories. *Contemporary Nurse, 10*(1/2), 91–101.

Viego, A., & Kaplow, R. (2000). Use of nursing resources and comfort of cancer patients with and without do-not-resuscitate orders in the intensive care unit. *American Journal of Critical Care, 9,* 87–95.

Watson, J. (1985). *Nursing : Human science and human care.* Norwalk, CT : Appleton-Century-Crofts.

Watt-Wattson, J., Garfinkel, P., Gallop, R., Stevens, B., & Streiner, D. (2000). The impact of nurses' empathetic responses on patients' pain management in acute care. *Nursing Research, 49,* 191–200.

Wilkinson, J. M. (2000). *Nursing diagnosis handbook with NIC interventions and NOC outcomes* (7th ed.). Upper Saddle River, NJ : Prentice Hall Health.

En français

Ahern, E. (1995). L'humour a-t-il sa place en relation d'aide ?, *L'infirmière du Québec*, juillet-août, 36-41.

Carpenito, L. J. (2003). *Manuel de diagnostics infirmiers*, traduction de la 9e édition, Saint-Laurent : Éditions du Renouveau Pédagogique.

Chalifour, J. (1989). *La relation d'aide en soins infirmiers : une approche holistique-humaniste,* Boucherville : Gaëtan Morin.

Chalifour, J. (1993). *Enseigner la relation d'aide. Exercices et réflexions sur la relation d'aide*, Boucherville : Gaëtan Morin.

Chalifour, J. (1999-2000). *L'intervention thérapeutique*, Boucherville : Gaëtan Morin.

Kérouac, S., Pépin, J., Ducharme, F., et Major, F. (2003). *La pensée infirmière,* 2e éd., Montréal : Éditions Beauchemin.

Lazure, H. (1987). *Vivre la relation d'aide. Approche théorique et pratique d'un critère de compétence de l'infirmière*, Mont-Royal : Décarie.

NANDA International. (2004). *Diagnostics infirmiers : Définitions et classification 2003-2004*, Paris : Masson.

Patenaude, O. (1998). *Au cœur des soins infirmiers. Guide d'apprentissage de la relation d'aide*, Éditions Point Tournant.

Phaneuf, M. (2002). *Communication, entretien, relation d'aide et validation*, Montréal : Chenelière/Mc Graw-Hill.

PARTIE 6 Aspects essentiels du rôle de l'infirmière

OBJECTIFS D'APPRENTISSAGE

Après avoir étudié ce chapitre, vous pourrez:

- Discuter de l'importance du rôle d'enseignante de l'infirmière.
- Décrire les caractéristiques de l'apprentissage.
- Comparer l'andragogie, la pédagogie et la géragogie.
- Discuter des théories de l'apprentissage suivantes et des façons dont l'infirmière peut les utiliser: béhaviorisme, cognitivisme et humanisme.
- Décrire les trois domaines de l'apprentissage: cognitif, affectif, psychomoteur.
- Reconnaître les facteurs qui influent sur l'apprentissage.
- Évaluer les besoins d'apprentissage des apprenants et l'environnement propice à l'apprentissage.
- Déterminer les diagnostics infirmiers, les résultats escomptés et les interventions qui correspondent aux besoins d'apprentissage.
- Décrire les aspects essentiels d'un plan d'enseignement.
- Discuter des règles d'action d'un enseignement efficace.
- Discuter des méthodes à utiliser pour enseigner à des personnes d'origine culturelle différente.
- Distinguer les méthodes d'évaluation de l'apprentissage.
- Documenter de manière appropriée les activités liées à l'enseignement et à l'apprentissage.

CHAPITRE 25

ENSEIGNEMENT

Adaptation française:
Caroline Longpré, inf., M.Sc.
Enseignante en soins infirmiers
Cégep régional de Lanaudière à Joliette

L'enseignement à la personne et aux membres de sa famille est un aspect essentiel de la pratique et constitue un des rôles fondamentaux de l'infirmière. Selon les lois qui régissent les soins infirmiers, on considère généralement l'enseignement comme une fonction liée de façon étroite à la pratique infirmière. L'enseignement constitue donc une responsabilité légale et professionnelle qui incombe à l'infirmière, et il s'intègre sur plusieurs plans à la notion de «soins» selon les *Perspectives de l'exercice de la profession d'infirmière* (OIIQ, 2004):

- «Les soins infirmiers aident la personne à acquérir des mécanismes d'adaptation qui lui permettront de prévenir ou de surmonter les problèmes de santé et les situations de crise.» (p. 10)
- «Les soins infirmiers aident la personne à apprendre comment accroître le répertoire de ses ressources personnelles pour assumer ses responsabilités en matière de santé et acquérir des habiletés d'autosoins.» (p. 10)

MOTS CLÉS

L'enseignement à la personne présente de multiples facettes, notamment la promotion, la protection et le maintien de la santé. On y aborde la diminution des facteurs de risque pour la santé, l'augmentation du degré de bien-être de la personne et l'adoption de mesures visant expressément à favoriser la santé. L'encadré 25-1 présente la liste des domaines propres à l'enseignement en matière de santé.

ENCADRÉ 25-1

Domaines propres à l'enseignement en matière de santé

PROMOTION DE LA SANTÉ

- Augmentation du niveau de bien-être de la personne
- Sujets liés à l'épanouissement et au développement de la personne
- Planification des naissances
- Hygiène
- Nutrition
- Pratique de l'exercice
- Gestion du stress
- Changement des habitudes de vie
- Ressources accessibles dans la communauté

PRÉVENTION DES PROBLÈMES DE SANTÉ

- Dépistage (par exemple, glycémie, pression artérielle, cholestérol sanguin, test de PAP, mammographie, vision, audition, examens paracliniques de routine)
- Diminution des facteurs de risque pour la santé (par exemple, consommation de mauvais cholestérol)
- Mesures particulières pour la protection de la santé (par exemple, vaccination, utilisation de condoms, utilisation d'un écran solaire, soins à apporter au cordon ombilical)
- Premiers soins
- Sécurité (par exemple, utilisation de la ceinture de sécurité, du casque protecteur ou du déambulateur)

RÉTABLISSEMENT DE LA SANTÉ

- Renseignements sur les examens paracliniques, les diagnostics, les traitements et les médicaments
- Compétences nécessaires pour prendre soin de soi-même ou pour donner des soins à un membre de sa famille
- Ressources dans les milieux de soins et dans la communauté

ADAPTATION AUX PROBLÈMES DE SANTÉ ET AUX DÉFICIENCES DE FONCTIONNEMENT

- Adaptation du mode de vie
- Aptitudes à résoudre les problèmes
- Adaptation aux changements de l'état de santé
- Stratégies de résolution des problèmes actuels (par exemple, autoadministration d'intraveineuses, médicaments, régime alimentaire, limitation des activités, prothèses)
- Stratégies de résolution des problèmes à venir (par exemple, crainte de la douleur dans le cas d'un cancer en phase terminale, chirurgies à venir, traitements)
- Renseignements sur les traitements et les résultats anticipés
- Recommandations aux autres établissements ou services de santé
- Amélioration du concept de soi, dont font partie l'estime de soi et l'image de soi
- Assistance aux personnes en deuil

Enseignement

L'**enseignement** est un ensemble structuré d'activités qui favorise l'apprentissage. Le processus d'enseignement est conçu dans l'intention de conduire à un apprentissage particulier.

Dans le processus enseignement-apprentissage, il y a nécessairement une interaction dynamique entre l'apprenant et l'enseignant. Chaque participant du processus communique à l'autre de l'information, des émotions, des perceptions et des attitudes. La démarche d'enseignement et la démarche systématique dans la pratique infirmière sont très semblables (voir le tableau 25-1).

TABLEAU 25-1

Comparaison entre la démarche d'enseignement et la démarche systématique dans la pratique infirmière

Étape	Démarche d'enseignement	Démarche systématique dans la pratique infirmière
1	Recueillir les données; analyser les forces et les faiblesses de la personne.	Recueillir les données; analyser les forces et les faiblesses de la personne.
2	Faire une évaluation pédagogique.	Formuler un diagnostic infirmier.
3	Préparer un plan d'enseignement: ■ Rédiger les objectifs d'apprentissage. ■ Choisir le contenu et établir un échéancier. ■ Choisir les stratégies d'enseignement.	Planifier les objectifs et les résultats escomptés; déterminer les interventions appropriées.
4	Mettre en pratique le plan d'enseignement.	Mettre en œuvre le plan de soins et de traitements infirmiers.
5	Évaluer l'atteinte des objectifs d'apprentissage selon les résultats établis pour la personne.	Évaluer l'atteinte des objectifs selon les résultats escomptés.

L'infirmière enseigne à des personnes différentes dans diverses situations: l'individu, sa famille ou ses proches; à l'hôpital, à la maison ou en centre d'hébergement et de soins de longue durée (CHSLD); à de petits ou à de grands groupes, par exemple dans le contexte de programmes d'éducation à la santé.

L'infirmière enseigne aussi à des consœurs et à des collègues, tant dans les établissements d'enseignement, tels que les collèges et les universités, que dans des établissements de santé, tels que les hôpitaux et les CHSLD.

Enseignement à la personne et à sa famille

L'infirmière donne parfois une formation individuelle ou personnalisée. Elle peut, par exemple, montrer à la personne comment prendre soin de ses plaies lorsqu'elle change son pansement; elle peut donner à une personne qui a des problèmes cardiaques de la formation sur les régimes alimentaires, sur l'exercice et sur l'adoption d'un mode de vie et de comportements qui réduit le risque d'infarctus. L'infirmière doit parfois enseigner aux membres de la famille ou aux proches qui prennent soin d'une personne malade. Par exemple, l'infirmière qui travaille en obstétrique ou en pédiatrie enseigne le soin des enfants aux parents ou à d'autres proches.

Puisque la durée des séjours à l'hôpital diminue, il est possible que le temps dévolu à l'enseignement soit plus court. L'infirmière doit donner à la personne et à sa famille un enseignement qui leur permettra de passer de manière sûre d'un niveau de soins à un autre et elle doit également planifier de façon appropriée le suivi de l'enseignement à la maison. Le plan de suivi doit comprendre tant les renseignements sur ce qui a été enseigné à la personne avant son transfert ou son congé que ce qu'il lui reste à apprendre pour pouvoir prendre soin d'elle-même à la maison ou dans un autre contexte (voir le chapitre 7).

Enseignement à la communauté

L'infirmière collabore souvent à des programmes de formation en santé communautaire, soit à titre de bénévole (par exemple, pour un organisme tel que la Croix-Rouge ou pour une association de planification des naissances) ou à titre de salariée dans le contexte de son travail. L'enseignement à la communauté peut s'adresser à des groupes de personnes qui s'intéressent à certains aspects de la santé et prendre la forme de cours portant sur la nutrition, la RCR ou la diminution de facteurs de risque liés aux affections cardiovasculaires; il peut aussi s'agir de programmes de sécurité en cyclisme ou en natation. Ces programmes peuvent en outre être conçus pour de petits groupes ou offrir des services plus individuels, tels que les cours prénataux ou les cours de planification familiale.

Enseignement aux autres membres du personnel des services de santé

L'infirmière enseigne aussi à des collègues. Celle qui exerce sa profession dans un établissement sera appelée à contribuer à la formation clinique des étudiantes infirmières et à mettre son expérience au service des nouvelles diplômées ou des nouvelles arrivantes. L'infirmière spécialiste pourra partager ses connaissances avec les novices dans un domaine de spécialisation donné.

L'infirmière enseigne aussi à d'autres professionnels de la santé en participant, par exemple, à la formation des étudiants stagiaires en médecine ou dans des disciplines paramédicales. À ce titre, l'infirmière explique souvent aux autres professionnels de la santé le rôle qu'elle joue et la manière dont elle peut les aider dans les soins à donner. Il lui arrive aussi de donner de la formation à des collègues du domaine de la santé, en les aidant à acquérir des connaissances ou des compétences qui se rattachent à la pratique infirmière, comme les mesures non pharmaceutiques pour soulager la douleur.

En d'autres mots, selon les *Perspectives de l'exercice de la profession d'infirmière* (OIIQ, 2004, p. 21):

> L'infirmière, dans l'exercice de sa profession:
> - collabore avec les établissements d'enseignement et facilite les stages des étudiantes; [...]
> - partage son expertise et adresse des commentaires constructifs à ses collègues infirmières [...]

Apprentissage

« Apprendre est l'un des plus grands plaisirs de la vie. C'est aussi l'une des conditions essentielles de l'existence. » (Leclerc et Rowan, 1992, p. 11)

Toute personne a des besoins d'apprentissage variés. Chez l'apprenant, un **besoin d'apprentissage** correspond au désir ou à la nécessité d'apprendre quelque chose qu'il ne connaît pas. Les besoins d'apprentissage comprennent l'acquisition de connaissances d'ordre intellectuel ; de compétences ou de capacités physiques ; de nouveaux comportements, ou la modification de certains comportements. L'**apprentissage** constitue un changement d'attitude ou de capacité qui laisse des traces durables et qui ne peut être mis sur le seul compte de la croissance. L'apprentissage résulte en un changement de comportement (voir l'encadré *Enseignement – Caractéristiques de l'apprentissage*).

Le désir de la personne d'apprendre et d'agir en fonction de son apprentissage est un aspect important de cette démarche ; on l'appelle **observance**. Dans le contexte des soins de santé, l'observance est la concordance entre un avis donné à la personne au sujet de sa santé et le comportement de celle-ci par la suite. L'observance est réelle lorsqu'une personne reconnaît et accepte son besoin d'apprendre, et qu'elle adopte ensuite des comportements qui montrent la réussite de l'apprentissage. Par exemple, une personne atteinte du diabète comprend d'abord qu'elle doit suivre un régime alimentaire particulier ; par la suite, elle le planifie et le respecte adéquatement. Cependant, le terme « observance » est perçu de manière négative par bon nombre de personnes puisqu'il peut sous-entendre que l'apprenant est en situation de soumission et qu'il y a par conséquent conflit entre le droit de prendre lui-même les décisions relatives à sa santé et le fait qu'un professionnel de la santé lui dise quoi faire.

Le terme **adhésion** est lui aussi utilisé fréquemment dans la documentation traitant des soins de santé. Il correspond à l'acceptation d'un régime de vie ou d'un traitement ou bien à l'engagement de le respecter. Selon Bastable (2003, p. 169), tant l'observance que l'adhésion renvoient à la « capacité de maintenir des traitements favorables à la santé, traitements qui sont établis en grande partie par un professionnel de la santé ».

L'**andragogie** est l'art et la science d'enseigner aux adultes, alors que la **pédagogie** est la discipline qui permet d'aider les enfants à apprendre et désigne, par extension, toute méthode d'enseignement, peu importe l'âge des apprenants. Quant à la **géragogie,** elle renvoie à la démarche qui vise à stimuler et à favoriser l'apprentissage chez les personnes âgées (John, 1988).

Les concepts andragogiques suivants peuvent servir de repères à l'infirmière qui enseigne à des adultes (Knowles, 1984) :

- À mesure qu'une personne acquiert de la maturité, elle passe de la dépendance à l'indépendance.
- L'apprentissage résultant des expériences précédentes d'une personne peut être utilisé comme moyen d'enseignement.
- La réceptivité à l'apprentissage est souvent liée à une tâche développementale ou à un rôle social.
- Chez l'adulte, l'apprentissage est plus facile lorsque son contenu peut être utilisé immédiatement et non uniquement dans un avenir indéterminé.

ENSEIGNEMENT

Caractéristiques de l'apprentissage

L'apprentissage est :

- Une expérience de vie intime
- La découverte individuelle du sens et de la pertinence des idées
- La conséquence de l'expérience
- Un processus de collaboration et de coopération
- Un processus évolutif
- Un processus à la fois intellectuel et émotionnel

Théories de l'apprentissage

Les théories qui portent sur la manière dont les gens apprennent et sur les raisons pour lesquelles ils le font remontent au XVIIe siècle. Les trois principales théories de l'apprentissage sont le béhaviorisme, le cognitivisme et l'humanisme.

BÉHAVIORISME

La théorie du béhaviorisme a d'abord été mise de l'avant par Edward Thorndike qui, dans la perspective de l'enseignement, affirmait que l'apprentissage devait se fonder sur le comportement de l'apprenant. Parmi les principaux béhavioristes, on compte aussi I. Pavlov, B. F. Skinner et A. Bandura.

Selon la pensée béhavioriste, un acte est appelé « réponse » lorsqu'il résulte des effets d'un stimulus. Les béhavioristes observent attentivement les réponses et manipulent ensuite l'environnement de manière à induire le changement souhaité. Ainsi, pour modifier l'attitude et la réponse d'une personne, un béhavioriste modifiera le stimulus, l'environnement ou le résultat, une fois la réponse obtenue (Bastable, 2003, p. 45).

Les travaux de Skinner et de Pavlov ont mis l'accent sur le conditionnement des réponses comportementales à un stimulus entraînant une réponse ou un comportement. Pour augmenter la probabilité d'obtenir une réponse, Skinner introduit l'importance de la notion de **renforcement positif** (par exemple, une expérience agréable telle que des éloges et des encouragements) pour favoriser la répétition d'une action. De son côté, Bandura affirme que la plus grande partie de l'apprentissage est le fruit de l'observation et de l'enseignement plutôt que le résultat évident d'un comportement par essais et erreurs. Les recherches de Bandura mettent l'accent sur l'**imitation**, le processus par lequel la personne copie ou reproduit ce qu'elle observe, et sur le **modelage**, le processus par lequel une personne apprend en observant le comportement des autres.

Certains programmes conçus pour traiter des problèmes de santé tels que l'alcoolisme, le tabagisme et l'obésité sont inspirés de l'approche béhavioriste (Redman, 1993).

L'infirmière doit demeurer consciente qu'elle contribue grandement à l'apprentissage en renforçant les comportements de la personne, même en dehors du contexte d'un enseignement formel (Lauzon et Adam, 1996).

COGNITIVISME

Selon le cognitivisme, on considère l'apprentissage comme une activité cognitive. Autrement dit, l'apprentissage est avant tout un processus mental, intellectuel ou réflexif. L'apprenant structure et traite l'information. Un individu choisit les perceptions de manière sélective et ses caractéristiques personnelles influent sur la façon dont il perçoit un signal. Les tenants du cognitivisme accordent en outre beaucoup d'importance aux éléments du contexte social, émotionnel et physique dans lequel l'apprentissage se situe, tels que la relation enseignant-apprenant et l'environnement. Les approches cognitives tiennent également compte de la réceptivité développementale et individuelle (la motivation). La relaxation et la visualisation utilisées dans le soulagement de la douleur et de l'anxiété sont des applications de l'approche cognitiviste de l'apprentissage (Redman, 1993).

Parmi les principaux théoriciens du cognitivisme, on compte J. Piaget, K. Lewin et B. Bloom. Piaget établit cinq principaux stades dans le développement cognitif: sensorimoteur, préopératoire, intuitif, opératoire concret et opératoire formel (voir le chapitre 21). Pour sa part, Lewin avance que l'apprentissage comporte quatre différents types de changements: changement de la structure cognitive, changement de la motivation, changement du sentiment d'appartenance au groupe et gain de maîtrise musculaire. Sa théorie du changement, très connue, comporte trois stades: dégel, changement et regel (voir le chapitre 26).

Bloom (1956) a déterminé trois domaines d'apprentissage: cognitif, affectif et psychomoteur. Le **domaine cognitif** est le domaine de la « pensée » et il compte six aptitudes mentales et processus de réflexion, entre autres le savoir, la compréhension et, en relation avec l'analyse, la synthèse et l'évaluation. Le **domaine affectif**, ou domaine des « sentiments », comporte des catégories qui précisent le degré de « profondeur de la réponse émotionnelle d'une personne aux tâches » (Bastable, 2003, p. 330). Il comprend les sentiments, les émotions, les intérêts, les attitudes et la reconnaissance. Le **domaine psychomoteur** est le domaine des « aptitudes » et il comprend les habiletés motrices (par exemple, savoir donner une injection).

Selon cette approche, l'infirmière adapte son enseignement en fonction des représentations symboliques que la personne se fait à partir de ses connaissances et de ses expériences antérieures (Redman, 1993). Ces interventions « amènent la personne à prendre conscience de l'influence de ses pensées et de ses sentiments négatifs sur son comportement, et à les remplacer par des pensées et des sentiments positifs » (Poulin, 1993, citée dans Lauzon et Adam, 1996).

Dans chaque plan d'enseignement, l'infirmière devrait inclure les trois domaines établis par Bloom. Par exemple, enseigner à une personne comment irriguer une colostomie relève du domaine psychomoteur, mais une partie importante du plan d'enseignement destiné à un colostomisé consiste à lui enseigner pourquoi on utilise une quantité spécifique de liquide et à quel moment l'irrigation doit être effectuée, ce qui relève du domaine cognitif; par ailleurs, aider la personne à accepter la colostomie et à garder une bonne estime de soi relève du domaine affectif.

HUMANISME

Le modèle humaniste de l'apprentissage met l'accent sur les qualités tant cognitives qu'affectives de l'apprenant. Abraham Maslow et Carl Rogers font partie des représentants éminents de cette école de pensée. D'après la théorie humaniste, l'apprentissage est motivé, autodéterminé et autoévalué. Chaque personne est considérée comme un ensemble unique de facteurs biologiques, psychologiques, sociaux, culturels et spirituels. L'apprentissage met l'accent sur l'autoperfectionnement et sur la réalisation de son plein potentiel, et il est plus efficace si l'apprenant se sent directement visé. L'autonomie et l'autodétermination sont importantes; l'apprenant détermine ses besoins d'apprentissage et prend l'initiative de les satisfaire. De cette manière, il devient un participant actif et assume la responsabilité de répondre à ses besoins d'apprentissage individuels. Selon cette approche, l'enseignant devient davantage un « facilitateur » de l'apprentissage (Lauzon et Adam, 1996).

Utilisation des théories de l'apprentissage

Les principales caractéristiques de la **théorie béhavioriste de l'apprentissage** comprennent la reconnaissance attentive de ce qui doit être enseigné et la détermination immédiate d'une récompense accordée pour les réponses appropriées. Toutefois, la théorie ne s'applique pas facilement à des situations d'apprentissage complexes et limite le rôle de l'apprenant dans le processus d'apprentissage. Pour mettre en pratique la théorie béhavioriste, l'infirmière agit comme suit:

- Elle prévoit suffisamment de temps pour la pratique, tout en effectuant d'emblée une vérification et une nouvelle démonstration.
- Elle donne la possibilité à l'apprenant de résoudre ses problèmes par tâtonnement (essais et erreurs).
- Elle choisit des stratégies d'enseignement qui atténuent les éléments de distraction et suggèrent la bonne réponse.
- Elle félicite l'apprenant de son comportement adéquat et lui donne une rétroaction positive à intervalles réguliers tout au long de l'expérience d'apprentissage.
- Elle fournit à l'apprenant des modèles du comportement souhaité.

La principale caractéristique de la **théorie cognitive de l'apprentissage** est la reconnaissance du niveau de développement de l'apprenant, de ses motivations et de son environnement. Toutefois, il arrive que l'enseignant n'ait aucune prise sur certains des facteurs motivationnels et environnementaux. Pour mettre en pratique la théorie cognitive, l'infirmière agit comme suit:

- Elle fournit un environnement social, émotionnel et physique propice à l'apprentissage.
- Elle favorise une relation enseignant-apprenant positive.
- Elle choisit des méthodes d'enseignement multisensorielles puisque les sens influent sur la perception.
- Elle reconnaît que les caractéristiques personnelles influent sur la manière dont les signaux sont perçus et met au point les méthodes d'enseignement nécessaires pour cibler les différents styles d'apprentissage.
- Elle évalue la réceptivité développementale individuelle par rapport à l'apprentissage et adapte ses méthodes d'enseignement au développement de l'apprenant.
- Elle choisit des objectifs comportementaux et des méthodes d'enseignement qui touchent aux domaines d'apprentissage cognitif, affectif et psychomoteur.

La **théorie humaniste de l'apprentissage** met surtout l'accent sur les sentiments et les attitudes des apprenants, sur la nécessité pour la personne de déterminer ses besoins d'apprentissage et d'en assumer la responsabilité, ainsi que sur sa motivation à acquérir son autonomie et son indépendance. Pour mettre en pratique la théorie humaniste, l'infirmière agit comme suit :

- Elle fait preuve d'empathie dans sa relation avec la personne.
- Elle encourage l'apprenant à établir lui-même des objectifs et favorise l'autoapprentissage.
- Elle favorise l'apprentissage actif chez l'apprenant en jouant le rôle d'animatrice, de conseillère ou de personne-ressource.
- Elle fournit à l'apprenant les renseignements pertinents et lui pose les questions adéquates pour l'encourager à trouver les réponses.

Facteurs influant sur l'apprentissage

L'infirmière doit être attentive aux nombreux facteurs qui peuvent faciliter ou gêner l'apprentissage de la personne, particulièrement lorsque le temps consacré à l'enseignement est limité.

MOTIVATION

La **motivation**, c'est le désir d'apprendre. Elle a une grande influence sur la rapidité d'apprentissage et sur la quantité d'information qu'on peut assimiler. La motivation est en général plus grande lorsqu'une personne reconnaît un besoin et croit qu'elle pourra le combler grâce à l'apprentissage. Il ne suffit pas que l'infirmière détermine et formule le besoin, il faut également que l'apprenant en fasse lui-même l'expérience. La tâche de l'infirmière consiste souvent à aider la personne à constater le problème et à déterminer le besoin. Il arrive parfois que la personne ou ses proches aient besoin d'assistance pour découvrir l'information pertinente à la situation avant de pouvoir constater l'existence d'un besoin. Par exemple, il sera peut-être nécessaire de renseigner une personne atteinte d'une affection cardiaque sur les méfaits de la cigarette avant qu'elle ne puisse reconnaître la nécessité d'arrêter de fumer ou d'expliquer à un adolescent ce qui peut se produire si on ne traite pas une affection transmissible sexuellement (ITS) avant qu'il n'accepte la nécessité d'un traitement.

RÉCEPTIVITÉ

Dans le domaine de l'apprentissage, la **réceptivité** est la manifestation de comportements ou de signaux qui reflètent la motivation de l'apprenant à apprendre à un moment donné. La réceptivité indique non seulement le désir ou la volonté d'apprendre, mais aussi la capacité de le faire à un moment précis. Par exemple, une femme peut manifester le désir d'apprendre à changer elle-même un pansement, tout en étant incapable d'en faire l'apprentissage parce qu'elle éprouve de la douleur. L'infirmière peut alors proposer à cette personne un médicament analgésique pour qu'elle se sente plus à l'aise et, par conséquent, mieux disposée à apprendre. Il incombe à l'infirmière de favoriser la réceptivité des personnes.

PARTICIPATION ACTIVE

Lorsque l'apprenant participe activement au processus d'apprentissage, la démarche devient beaucoup plus significative. Si l'apprenant participe activement à la planification et à la discussion, l'apprentissage devient plus facile et l'assimilation des connaissances, meilleure (figure 25-1 ■). L'apprentissage actif favorise la pensée critique, ce qui permet à l'apprenant de résoudre plus efficacement les problèmes. La personne qui s'engage activement dans l'apprentissage des soins de santé qui lui sont destinés sera probablement plus apte à les mettre en pratique. Par exemple, la personne qui s'intéresse vraiment au régime alimentaire prescrit saura davantage intégrer les principes appris à ses préférences, à ses habitudes et à sa culture en matière de nutrition. L'apprentissage passif (par exemple, assister à une conférence ou regarder un film) n'optimise pas l'apprentissage.

PERTINENCE

La connaissance ou la compétence à acquérir doit être tout à fait pertinente pour l'apprenant. La personne apprend plus facilement quand elle peut associer de nouvelles connaissances à ses connaissances et expériences antérieures. Par exemple, une personne qui souffre d'hypertension artérielle, qui a un excès de poids et qui éprouve des symptômes tels que la fatigue et des maux de tête prendra davantage conscience de la nécessité de perdre du poids si elle se souvient avoir eu davantage d'énergie quand elle avait quelques kilos en moins. Tout au long du processus d'apprentissage, l'infirmière doit faire valoir à la personne la pertinence de l'enseignement.

RÉTROACTION

La **rétroaction** est une information qui associe la performance d'une personne à un objectif souhaité. Elle doit être significative pour l'apprenant. Ainsi, la rétroaction qui s'ajoute à la pratique de compétences psychomotrices aide la personne à acquérir ou à renforcer ces compétences. Les compliments, les commentaires favorables et les suggestions de méthodes différentes sont autant de manières de favoriser le comportement souhaité et de donner une rétroaction positive. Les observations négatives, qu'elles tournent en ridicule, qu'elles soient inspirées par la colère ou qu'elles tiennent du sarcasme, peuvent amener la

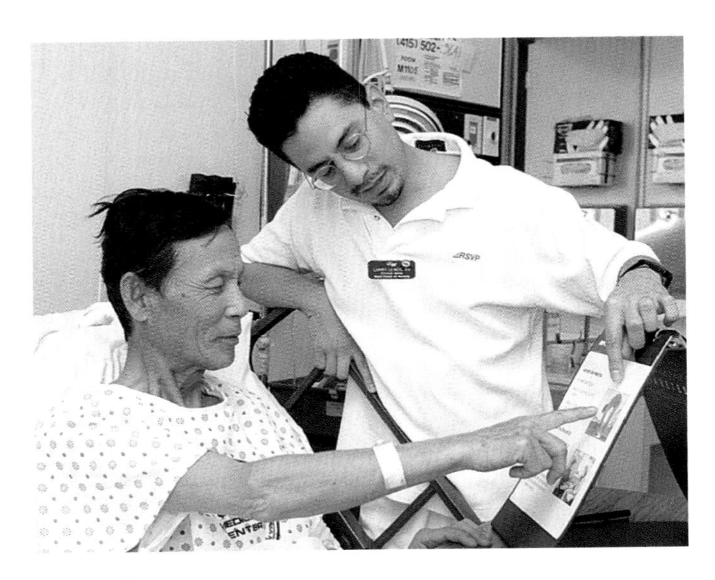

FIGURE 25-1 ■ L'apprentissage est plus facile lorsque la personne est intéressée et peut y participer activement.

personne à abandonner l'apprentissage ; ce genre de rétroaction peut amener la personne à fuir l'enseignant dans le but d'éviter la punition.

SOUTIEN NON CRITIQUE

Un individu apprend mieux quand il sent qu'il sera accepté sans être critiqué. Il apprend moins bien quand il s'attend à ce qu'on le juge « mauvais » ou « bon ». Une fois que l'apprenant a réussi à accomplir une tâche ou à assimiler un concept, il devient plus confiant dans sa capacité d'apprendre. Il a moins peur d'échouer et il sera probablement plus motivé devant l'apprentissage. Les apprenants qui ont vécu l'expérience de la réussite sont plus confiants et plus en mesure de faire face à un échec.

ORGANISATION DE LA MATIÈRE DU SIMPLE AU COMPLEXE

L'apprentissage est plus facile lorsque le matériel utilisé est organisé de manière logique et progresse du simple au complexe. Cela permet à l'apprenant de bien saisir la nouvelle information, de la comprendre sans avoir à effectuer d'apprentissage préalable et de bien l'assimiler. Évidemment, les notions de « simple » et de « complexe » sont relatives et dépendent du niveau de l'apprenant ; ainsi, ce qui paraît simple à un individu peut être complexe pour un autre.

RÉPÉTITION

La répétition des concepts clés et des faits importants facilite l'assimilation de nouvelles connaissances. La mise en pratique des compétences psychomotrices, en particulier lorsque l'infirmière donne de la rétroaction, améliore les performances liées à ces compétences et facilite leur transposition dans d'autres contextes.

CHOIX DU MOMENT

Il est plus facile de mémoriser l'information et les compétences psychomotrices lorsque le temps écoulé entre l'apprentissage et sa mise en pratique est court ; plus cet intervalle est long, plus l'apprenant risque d'oublier l'apprentissage. Par exemple, on peut utiliser de la documentation écrite et audiovisuelle pour expliquer à une femme hospitalisée comment s'administrer de l'insuline. Toutefois, si on ne lui donne pas le loisir de mettre en pratique son apprentissage avant son congé, elle éprouvera probablement des difficultés à se le rappeler. On facilitera son apprentissage si on l'encourage à se faire ses injections pendant son séjour à l'hôpital.

ENVIRONNEMENT

Parce qu'il diminue le risque de distractions et apporte un bien-être physique et psychologique, un environnement adéquat facilite l'apprentissage. L'éclairage doit être approprié et ne doit pas être éblouissant ; la pièce doit être bien ventilée et la température ambiante doit être agréable. La plupart des étudiants savent à quel point il est difficile de faire un travail intellectuel dans une pièce surchauffée, dont l'atmosphère étouffante nuit à la concentration et provoque la somnolence. Les bruits peuvent aussi distraire l'étudiant et nuire à l'écoute ou à la réflexion. Dans le contexte hospitalier, l'infirmière doit choisir un moment où il n'y a pas de visiteurs et où elle ne sera pas interrompue.

Pour certains sujets d'apprentissage, la confidentialité est essentielle. Par exemple, lorsqu'une personne apprend à irriguer une colostomie, la présence d'autres personnes peut être embarrassante et l'empêcher de bien apprendre. Toutefois, si cette personne est anxieuse, elle pourra être rassurée par la présence d'un proche.

Plusieurs facteurs peuvent nuire à l'apprentissage. Quelques-uns des obstacles à l'apprentissage parmi les plus fréquents sont présentés au tableau 25-2.

ÉTAT PSYCHOLOGIQUE

Les émotions telles que la peur ou la colère et certains états mentaux comme la dépression peuvent gêner l'apprentissage, tout comme un degré élevé d'anxiété, qui provoque souvent l'agitation chez l'individu et l'empêche de se concentrer. Il se peut que la personne ou les membres de la famille qui vivent un état émotif intense n'entendent pas ce qu'on leur dit ou n'en retiennent qu'une partie. On peut atténuer une réponse émotive, telle que la peur ou l'anxiété, chez la personne en lui donnant de l'information qui dissipera son incertitude. Le médecin peut prescrire des anxiolytiques à la personne ou aux membres d'une famille qui sont très angoissés afin de leur procurer un état psychologique qui les rendra plus réceptifs à l'apprentissage.

ÉTAT PHYSIOLOGIQUE

Des états physiologiques particuliers, tels que les problèmes de santé graves, la douleur ou les difficultés de perception sensorielle, peuvent gêner l'apprentissage en empêchant l'apprenant de se concentrer ou simplement d'y consacrer son énergie. Avant de commencer son enseignement, l'infirmière doit essayer d'éliminer, dans la mesure du possible, les obstacles physiologiques à l'apprentissage, par exemple en donnant à la personne des analgésiques et en lui permettant de se reposer.

ASPECTS CULTURELS

La langue et les valeurs culturelles peuvent aussi constituer des obstacles à l'apprentissage. De toute évidence, la personne qui ne comprend pas bien la langue parlée par l'infirmière ne comprendra pas grand-chose à ce qu'elle lui dit. Par ailleurs, il est possible que la médecine traditionnelle entre en conflit avec les croyances et les pratiques culturelles d'une personne en matière de guérison. Pour être efficace, l'infirmière doit tenir compte de ce conflit dès le départ ; autrement, il est possible que la personne respecte peu ou ne respecte pas du tout le traitement. L'écart qui sépare les valeurs véhiculées par les membres de l'équipe de soins et celles de l'apprenant peut aussi être un obstacle à l'enseignement. Par exemple, une personne dont la culture ne valorise pas la minceur aura peut-être de la difficulté à apprendre comment suivre un régime amaigrissant.

CAPACITÉS PSYCHOMOTRICES

Lorsqu'elle planifie son enseignement, l'infirmière doit connaître les compétences psychomotrices de la personne et savoir que son état de santé peut influer sur ces compétences. Par exemple, une personne âgée souffrant d'arthrose grave aux mains sera peut-être incapable de nouer un bandage. Les capacités physiques suivantes sont importantes dans l'acquisition de compétences psychomotrices :

TABLEAU 25-2

Obstacles à l'apprentissage

Obstacle	Explication	Intervention infirmière
Affection aiguë	La personne a besoin de toutes ses forces et de toute son énergie pour lutter contre l'affection.	Reporter l'enseignement jusqu'à ce que la personne se sente mieux.
Douleur	La douleur nuit à la capacité de concentration.	Évaluer et soulager la douleur avant l'enseignement.
Pronostic	La personne peut être préoccupée par son état de santé et être incapable de se concentrer sur de nouveaux renseignements.	Reporter l'enseignement à un moment plus propice.
Biorythmes	Les performances mentales et physiques suivent un rythme circadien.	Choisir un moment qui convient à la personne.
Émotion (par exemple, anxiété, déni, tristesse)	Les émotions demandent beaucoup d'énergie et empêchent la personne de se concentrer sur l'apprentissage.	S'occuper d'abord des émotions de la personne et vérifier ses impressions.
Langue	La personne peut éprouver certaines difficultés de compréhension liées à la langue de communication.	Faire appel à un interprète ou à une infirmière qui s'exprime bien dans la langue de la personne.
Âge		
• Personne âgée	La personne âgée peut être incommodée par des problèmes de vision, d'audition et de motricité.	Adapter le plan d'enseignement à la personne selon ses difficultés sensorielles et motrices.
• Enfant	L'enfant a une capacité d'attention de courte durée et un vocabulaire différent.	Planifier des périodes d'apprentissage plus courtes et plus actives.
Culture et religion	Il existe des restrictions d'ordre culturel ou religieux portant sur la transmission de certaines connaissances (par exemple, la limitation des naissances et la contraception).	Évaluer les besoins d'ordre culturel ou religieux de la personne avant de planifier les activités d'enseignement.
Handicap physique	Une déficience visuelle, auditive, sensorielle ou motrice peut nuire à la capacité de compréhension de la personne.	Planifier des activités d'enseignement appropriées aux capacités physiques de la personne (par exemple, fournir des outils d'apprentissage audio à une personne aveugle ou de la documentation en gros caractères à une personne atteinte d'une déficience visuelle).
Handicap mental	Une déficience cognitive peut avoir des répercussions sur la capacité d'apprentissage de la personne.	Évaluer la capacité d'apprentissage de la personne et planifier les activités d'enseignement en conséquence; prévoir un enseignement plus complet à l'intention du proche aidant.

1. *Force musculaire.* Une personne âgée qui ne peut se lever seule d'une chaise parce qu'elle manque de force musculaire dans les jambes ne pourra pas apprendre à sortir seule d'une baignoire.
2. *Coordination motrice.* Marcher exige une bonne motricité globale, alors qu'il faut une bonne motricité fine pour manier des ustensiles (par exemple, manger à l'aide d'une fourchette). Une personne qui souffre de sclérose latérale amyotrophique (SLA) à un stade avancé ayant atteint les membres inférieurs sera probablement incapable d'utiliser un déambulateur.
3. *Énergie.* La plupart des habiletés psychomotrices exigent une dépense énergétique, et l'apprentissage de ces compétences demande davantage d'énergie. La personne âgée ou malade a souvent peu d'énergie ; on doit planifier l'apprentissage et l'exécution de ces compétences à des moments où la personne est relativement en forme.
4. *Acuité sensorielle.* La vue est utile dans la plupart des apprentissages (par exemple, marcher avec des béquilles, changer un pansement, remplir une seringue avec un médicament). Souvent, la personne qui a des problèmes de vision aura besoin d'aide pour exécuter ce genre de tâches.

Infirmière et éducatrice

L'infirmière a un rôle primordial d'éducatrice. La personne et sa famille sont en droit de recevoir une éducation à la santé de manière à pouvoir prendre des décisions éclairées. Au cours de l'enseignement donné à une personne et aux membres de sa famille, l'infirmière est justement en mesure de promouvoir des habitudes de vie saines grâce à ses connaissances en matière de santé, de processus de changement et de théories de l'apprentissage.

DÉMARCHE SYSTÉMATIQUE dans la pratique infirmière

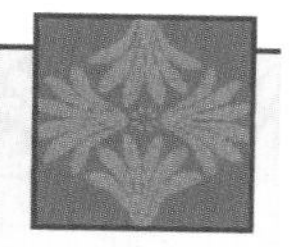

Collecte des données

La collecte des données concernant les besoins d'apprentissage inclut les données relatives à l'examen clinique, soit l'anamnèse et l'examen physique, et elle tient compte du soutien dont la personne bénéficie. On doit aussi prendre en considération les caractéristiques individuelles qui peuvent influer sur le processus d'apprentissage : l'étape de développement, la réceptivité, la motivation et, par exemple, la capacité de lire et de comprendre, sans oublier les obstacles au changement tels que la personne les perçoit (voir le chapitre 8).

L'infirmière peut également puiser dans son expérience liée aux personnes qu'elle a déjà rencontrées et qui éprouvaient les mêmes difficultés de santé. Par ailleurs, comme les besoins d'apprentissage d'une personne changent à mesure que son état de santé évolue, l'infirmière doit les réévaluer constamment.

Anamnèse

Plusieurs éléments de l'anamnèse peuvent fournir des indications concernant les besoins d'apprentissage de la personne : (a) l'âge ; (b) la compréhension et la perception des problèmes de santé ; (c) les croyances et les pratiques en matière de santé ; (d) les facteurs culturels ; (e) les facteurs économiques ; (f) le style d'apprentissage ; (g) le réseau de soutien. L'encadré *Entrevue d'évaluation – Besoins d'apprentissage et caractéristiques de la personne* propose des exemples de questions à poser au cours de l'entretien pour obtenir les renseignements pertinents. Il s'agit surtout de questions ouvertes.

ÂGE. L'âge fournit des renseignements sur le niveau de développement et peut servir d'indicateur pour les approches à adopter et le contenu de l'enseignement à offrir en matière de santé. Chez l'enfant d'âge scolaire et l'adolescent, des questions simples permettent d'évaluer les connaissances. Observer un enfant qui joue fournit des renseignements sur son développement moteur et intellectuel ainsi que sur ses relations interpersonnelles. Converser avec une personne âgée et l'interroger permet de voir ses difficultés de remémoration, la limitation de ses capacités psychomotrices, ses problèmes de perception sensorielle ou ses difficultés d'apprentissage (voir l'encadré *Les âges de la vie*).

COMPRÉHENSION ET PERCEPTION DES PROBLÈMES DE SANTÉ. La perception qu'a la personne de ses problèmes de santé actuels et l'inquiétude qu'elle manifeste à ce sujet peuvent fournir de bonnes indications sur son niveau de connaissance en matière de santé. Afin de déceler les besoins d'aide possibles, l'infirmière doit être attentive aux répercussions des problèmes éprouvés sur les activités habituelles de la personne. Ainsi, l'infirmière peut proposer des renseignements, des ressources et des services offerts dans la communauté à une personne qui est incapable de s'autoadministrer des soins à la maison ou qui a besoin d'assistance pour le faire.

CROYANCES ET PRATIQUES EN MATIÈRE DE SANTÉ. Dans tout plan d'enseignement, il est important de tenir compte des croyances et des pratiques de la personne en matière de santé. Le modèle des croyances décrit au chapitre 11 fournit un indicateur prévisionnel du comportement préventif en matière de santé. Cependant, même quand l'infirmière est convaincue qu'une personne doit modifier ses croyances en matière de santé, elle doit savoir que ce n'est pas toujours possible, puisque les convictions liées à la santé découlent de nombreux facteurs.

FACTEURS CULTURELS. Les groupes culturels ont leurs propres croyances et coutumes, et bon nombre de ces dernières se rapportent au régime alimentaire, à la santé, à la maladie et aux habitudes de vie. Par conséquent, il est important de connaître la manière dont les coutumes et les valeurs véhiculées par l'individu influeront sur ses besoins d'apprentissage. Même si la personne semble bien comprendre le contenu de l'enseignement en matière de santé, il se peut quand même qu'elle ne le mette pas en pratique à la maison parce que les coutumes traditionnelles prennent le dessus (voir le chapitre 13).

FACTEURS ÉCONOMIQUES. Les facteurs économiques peuvent aussi avoir des répercussions sur l'apprentissage. Ainsi, une personne qui n'a pas les moyens de s'offrir un ordinateur ou qui n'a pas accès à un de ces appareils peut trouver difficile d'apprendre à l'aide du programme assisté par ordinateur que l'infirmière lui propose.

STYLES D'APPRENTISSAGE. Les styles d'apprentissage ont fait l'objet de nombreuses recherches. Il n'y a pas une manière d'apprendre qui soit universelle. Certaines personnes sont plus visuelles que d'autres et apprennent mieux en observant. D'autres personnes ont de la difficulté à visualiser une activité, et elles comprennent davantage en manipulant l'équipement et en découvrant comment il fonctionne. D'autres encore apprennent bien en lisant, à condition que le contenu soit bien présenté. Dans le cas de certaines personnes, c'est l'apprentissage en groupe qui est le plus efficace parce qu'elles peuvent être en relation avec d'autres. Pour d'autres, l'acquisition de connaissances peut être facilitée par l'importance accordée à la compétence et à ses aspects logiques. Enfin, ce sont les aspects émotifs et interpersonnels qui motiveront davantage certaines personnes et favoriseront leur apprentissage.

L'infirmière a rarement le temps ou les compétences nécessaires pour évaluer un apprenant, déterminer son style d'apprentissage et adapter son enseignement en conséquence ; cependant, elle peut lui demander de préciser la manière dont il a le mieux réussi ses apprentissages par le passé et d'exprimer ses préférences en la matière. De nombreuses personnes savent ce qui les aide à apprendre, et l'infirmière peut utiliser cette information pour planifier son enseignement. Utiliser plusieurs techniques d'enseignement et varier les activités sont de bons moyens d'assortir les apprenants et les styles d'apprentissage. Une technique particulière peut être très efficace avec un individu, alors que d'autres approches conviendront à des personnes dont le style d'apprentissage est différent.

RÉSEAU DE SOUTIEN. L'infirmière évalue le réseau de soutien de la personne afin de déterminer si elle dispose d'aide à l'apprentissage et de soutien. Un membre de la famille ou un proche peut aider la personne à utiliser les compétences apprises et à persévérer dans de nouvelles habitudes de vie une fois à la maison.

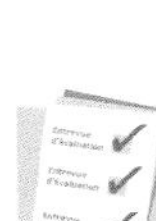

ENTREVUE D'ÉVALUATION

Besoins d'apprentissage et caractéristiques de la personne

PRINCIPAL PROBLÈME DE SANTÉ

- Dites-moi ce que vous savez sur votre problème de santé actuel. Selon vous, quelle en est la cause ?
- Qu'est-ce qui vous inquiète dans ce problème ?
- De quelle manière ce problème influe-t-il sur vos activités courantes ? Qu'est-ce que vous ne pouvez plus faire (par exemple, dans votre travail, vos loisirs, les courses et les travaux ménagers) ?
- Que faites-vous ou qu'avez-vous fait à la maison pour résoudre le problème ? Cela vous aide-t-il ?
- Si vous avez commencé des traitements, vous ont-ils aidé à régler votre problème ?
- Si ces traitements vous causent des difficultés, quelles sont-elles (par exemple, des inconvénients, le coût élevé ou des malaises) ?
- Parlez-moi des examens (chirurgie, traitement) que vous allez subir.

CROYANCES EN MATIÈRE DE SANTÉ

- Comment est votre état de santé dans l'ensemble ?
- D'habitude, que faites-vous pour rester en bonne santé ?
- En ce qui concerne votre santé, croyez-vous être une personne à risque en raison de vos antécédents familiaux, de votre âge, de votre régime alimentaire, de votre emploi, de vos activités physiques ou de certaines habitudes de vie (par exemple, l'usage du tabac) ?
- Quels changements seriez-vous prêt à faire pour diminuer les risques liés à ces problèmes ou pour améliorer votre état de santé ?

FACTEURS CULTURELS

- Quelle langue parlez-vous et écrivez-vous le plus souvent ?
- Allez-vous consulter un autre professionnel de la santé ?
- Prenez-vous des produits naturels ou des médicaments couramment utilisés dans votre groupe culturel ? Suivez-vous des traitements qui sont courants dans votre groupe culturel ?
- Le médecin que vous voyez présentement est-il au courant que vous prenez ces médicaments et que vous suivez ces traitements ?
- Votre médecin vous a-t-il déjà donné des conseils ou prescrit des traitements qui entrent en conflit avec vos valeurs ou vos croyances ?
- Si jamais vous n'étiez pas d'accord avec votre médecin, que feriez-vous ?

STYLE D'APPRENTISSAGE

- Quel âge avez-vous ?
- Quel est votre niveau de scolarité ?
- Aimez-vous lire ?
- De quelle façon obtenez-vous des renseignements sur la santé (par exemple, en consultant un médecin, une infirmière, un pharmacien ou un site Internet, ou encore en lisant des magazines ou des livres) ?
- De quelle manière préférez-vous apprendre de nouvelles choses ?
  a) En lisant.
  b) En discutant.
  c) En regardant un film ou en assistant à une démonstration.
  d) À l'aide d'Internet.
  e) En écoutant un enseignant.
  f) En regardant d'abord comment les choses se font et en les faisant ensuite.
  g) De façon individuelle ou en groupe.

RÉSEAU DE SOUTIEN

- Aimeriez-vous qu'un membre de votre famille ou un ami vous aide à apprendre ce que vous devez savoir dans le but de prendre soin de vous ?
- Selon vous, qui serait intéressé à apprendre ce qu'il faut savoir avec vous ?

Examen physique

L'examen physique d'une personne fournit des indications utiles, telles que son état mental, son niveau d'énergie et son état nutritionnel, sur ses besoins d'apprentissage. Il permet aussi de recueillir des renseignements sur sa capacité physique d'apprendre et de prendre soin d'elle-même. Par exemple, les aptitudes visuelles et auditives ainsi que la coordination musculaire influent sur le choix du contenu et des approches pédagogiques à utiliser.

Réceptivité à l'apprentissage

La personne qui est disposée à apprendre se comporte souvent différemment de celle qui ne l'est pas : la première cherchera de l'information (par exemple, en posant des questions, en lisant des livres ou des articles, en parlant aux autres et, de manière générale, en manifestant de l'intérêt) ; la seconde évitera le sujet ou fuira la situation lorsque l'infirmière abordera la question de l'enseignement (par exemple, si l'infirmière lui propose de trouver un moment opportun pour lui montrer comment changer son pansement, elle pourra répondre : « Oh ! Ma femme va s'en occuper »).

L'infirmière évalue les divers aspects de la réceptivité de la personne :

- *Réceptivité physique.* La personne est-elle capable de se concentrer sur autre chose que son état physique ? La douleur, la fatigue et l'immobilité accaparent-elles tout son temps et toute son énergie ?
- *Réceptivité émotionnelle.* Sur le plan émotif, la personne est-elle prête à apprendre comment prendre soin d'elle-même ? Une personne extrêmement anxieuse, déprimée ou acceptant mal son état de santé sera peu réceptive.
- *Réceptivité cognitive.* La personne est-elle capable de penser clairement ? Les effets de l'anesthésie et des analgésiques altèrent-ils son niveau de conscience ?

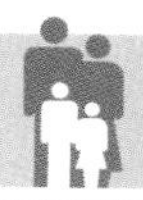

LES ÂGES DE LA VIE

Personnes âgées

« Quels que soient le projet éducatif dans lequel elle s'engage, son niveau d'instruction et son statut social, la personne âgée cherche toujours à apprendre pour vivre, pour être et se sentir utile, et pour donner un sens à sa vie. » (Chené et Fleury, 1990, citées dans Lauzon et Adam, 1996)

Carré (1981), cité dans Lauzon et Adam (1996), affirme que « l'éducation des aînés permet de lutter contre les stéréotypes sociaux relatifs à la vieillesse, en ce qu'elle aide les personnes âgées à se construire un nouveau rôle social, leur permet de recouvrer leur confiance en soi et leur confirme qu'on peut apprendre à tout âge ».

La personne âgée souffre souvent d'affections chroniques qui exigent de nombreux traitements ainsi qu'une importante médication. L'enseignement doit donc porter sur la promotion de la santé et du bien-être et sur la prévention des affections et des accidents, comme pour le reste de la population. Cependant, les besoins de la personne âgée sont souvent plus grands lorsqu'il s'agit d'apprendre à vivre avec ses problèmes de santé et de fonctionner au mieux tout en maintenant le meilleur état de santé possible. Pour motiver l'adulte âgé à apprendre, le matériel pédagogique doit être pratique et vraiment significatif, particulièrement quand il s'agit de nouvelle information. Lorsqu'on enseigne à la personne âgée, il faut notamment tenir compte des points suivants :

- Donner la priorité à la promotion de la santé et aborder les domaines suivants :
  - Exercice
  - Nutrition
  - Habitudes sécuritaires
  - Régularité des examens de santé
  - Compréhension de la médication
- Établir des objectifs réalistes pour la personne et les membres de sa famille.
- Si on utilise une aide visuelle, choisir une impression en gros caractères et en couleurs contrastantes.
- Accorder davantage de temps à l'enseignement et permettre à la personne de se reposer de temps en temps.
- Répéter l'information au besoin.
- Demander à la personne de répéter le geste (la compétence psychomotrice) que vous venez de lui apprendre (par exemple, faire une injection d'insuline).
- Déterminer de quelle manière la personne obtient les renseignements qu'elle possède sur la santé (par exemple, journaux, magazines, télévision).
- Utiliser des exemples se rapportant à la vie quotidienne de la personne.
- Prêter attention aux problèmes de perception sensorielle, tels que les problèmes d'audition et de vision.
- Utiliser l'approche avec laquelle la personne est le plus à l'aise (en groupe ou en rencontre individuelle).
- Si la non-observance est un problème, chercher à savoir pourquoi – il peut s'agir de problèmes financiers, de problèmes de transport, de difficultés d'accès à des soins médicaux, etc.

La personne âgée a vécu toutes sortes d'expériences et a beaucoup appris par elle-même. Il faut la respecter et lui permettre d'utiliser ses forces pour résoudre un problème. Le renforcement positif et l'évaluation continue sont des facteurs importants de l'efficacité dans une démarche d'enseignement auprès de la personne âgée.

Source : *Gerontological Nursing,* 2e éd., (p. 55-56), de M. Stanley et P. G. Beare, 1999, Philadelphie : F. A. Davis.

Préférences de la personne âgée en matière de style d'apprentissage

Une étude a démontré que les personnes âgées autonomes de 64 à 88 ans préfèrent que les activités d'apprentissage se tiennent à la fin de l'avant-midi et en présence d'un enseignant, et que le travail avec les pairs soit possible. Ces personnes privilégient un environnement d'apprentissage formel, elles aiment que l'enseignant fasse une présentation structurée et elles veulent pouvoir vivre des interactions plutôt que de se faire dire de lire une brochure. Elles préfèrent recourir à l'audition plutôt qu'à la vue. L'infirmière doit se rappeler qu'il est important de fournir aux personnes vieillissantes des renseignements d'ordre technique sur la promotion de la santé et du mieux-être.

Source : « A Key to Successful Aging : Learning-Style Patterns of Older Adults », de E. A. VanWynen, 2001, *Journal of Gerontological Nursing, 27*(9), p. 6-15.

L'infirmière peut favoriser la réceptivité d'une personne en fournissant à cette dernière un soutien physique et émotionnel pendant la convalescence. Lorsque l'état de la personne se stabilise sur le plan physique et émotif, l'infirmière peut lui fournir des occasions d'apprendre.

Motivation

La motivation est liée au désir d'apprendre et elle est généralement plus grande lorsque la personne est réceptive, qu'elle reconnaît son besoin d'apprentissage et que l'information proposée a un sens pour elle. Cependant, il est parfois difficile d'évaluer la motivation. Grâce à son aptitude à communiquer, l'infirmière peut obtenir des renseignements (par exemple, « Cette fois, je suis vraiment prêt à perdre du poids ») qui lui sont très utiles pour savoir si la personne est réceptive à un changement. Par ailleurs, les comportements non verbaux, tels que le manque d'intérêt ou d'attention et le fait de manquer des rendez-vous, peuvent indiquer une baisse de motivation.

L'infirmière peut augmenter la motivation de la personne à l'apprentissage de plusieurs façons :

- En faisant le lien entre l'apprentissage et un élément que la personne valorise beaucoup, et en aidant cette dernière à voir la pertinence de l'apprentissage.

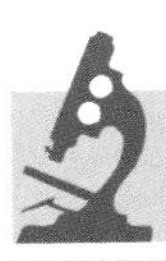

RÉSULTATS DE RECHERCHE

Les 72 premières heures : quels sont les besoins d'information des proches d'une personne qui a subi un traumatisme crânien grave ?

« Dans un environnement où abondent les situations d'urgence ou de soins intensifs, les membres des familles éprouvent une perte de contrôle face à l'événement et aux soins prodigués à leurs proches. Très peu de renseignements fournis sont intégrés, puisque les membres des familles vivent intensément l'événement de crise. »

St-Denis, Coutu-Wakulczyk, Popiea et Labbé (2003) ont mené une étude exploratoire qui a permis de déterminer le degré de dysphorie (insomnie, difficulté à se concentrer, perte d'appétit, agitation et perte d'intérêt pour les activités quotidiennes) et les besoins d'information des proches d'une victime de traumatisme crânien grave. Les principaux besoins relevés étaient les suivants : une information préliminaire portant sur l'état de la personne, avant son admission à l'urgence ou aux soins intensifs ; la raison des traitements ; les ressources d'aide disponibles pour résoudre les problèmes familiaux.

Mirr (1991), citée dans St-Denis *et al.* (2003), mentionne que « les familles expriment le besoin d'information, mais hésitent à faire les démarches pour l'obtenir et elles se dirigent vers les infirmières faute de pouvoir parler au médecin qui est perçu comme une source fiable ». Les interventions infirmières doivent donc inclure le partage d'information avec les membres de la famille ou des mesures destinées à faciliter les échanges entre ces derniers et le médecin. Après avoir constaté un niveau élevé de dysphorie, l'infirmière doit « juger des besoins les plus appropriés tout en adaptant l'information aux perceptions des membres de la famille, à l'âge, au niveau de langue et à la scolarité ».

Implications : On peut retenir des pistes intéressantes pour mieux cibler le rôle infirmier en salle d'urgence et combler plus adéquatement les besoins des membres de la famille dès leur arrivée à l'hôpital. Pour être en mesure de mieux répondre aux besoins exprimés, il existe des interventions, telles qu'« évaluer les expériences antérieures et inciter les familles à poser leurs questions ». Il importe de reconnaître l'« importance de la perception de chacun et la qualité de l'expression des besoins et des sentiments dont entre autres ceux qui caractérisent l'affect négatif ».

Source : « À la suite d'un traumatisme crânien grave d'un proche, les 72 premières heures… pour la famille », de Y. St-Denis, G. Coutu-Wakulczyk, E. Popiea et R. Labbé, 2003, *L'Infirmière canadienne/The Canadian Nurse, 4*(7), août, p. 5-10.

- En aidant la personne à rendre les situations d'apprentissage agréables et non menaçantes.
- En encourageant l'autodétermination et l'indépendance.
- En affichant une attitude positive par rapport aux capacités d'apprentissage de la personne.
- En soutenant et en encourageant continuellement la personne qui cherche à apprendre (c'est-à-dire un renforcement positif).
- En créant une situation d'apprentissage dans laquelle la personne a toutes les chances de réussir (le succès dans les petites tâches encourage la poursuite de l'apprentissage).
- En aidant la personne à reconnaître les avantages d'un changement de comportement.

Capacité de lecture et d'écriture

Mayer et Rushton (2002) affirment que des millions d'adultes ont une capacité de lecture équivalant à un niveau scolaire de cinquième année, alors que la plupart des publications sur les soins de santé sont destinées à des personnes dont la scolarité se situe entre la septième et la neuvième année ou même à un niveau plus élevé. Une personne dont la capacité de lecture et d'écriture est faible a un vocabulaire limité et de la difficulté à comprendre l'information orale ou écrite. Or, une faible capacité de lecture et d'écriture va souvent de pair avec une mauvaise santé (Schultz, 2002 ; Winslow, 2001). C'est un défi pour l'infirmière que d'enseigner à des personnes qui ont de la difficulté à lire et à écrire ou qui en sont incapables ; cependant, cet enseignement est extrêmement important, justement parce que ces personnes ont souvent besoin qu'on leur enseigne comment améliorer leurs habitudes en matière de santé.

! ALERTE CLINIQUE *Les ouvrages consultés révèlent que la majorité des personnes ayant une capacité de lecture très faible affirment pourtant qu'elles « lisent bien ».* ■

Les facteurs associés à une faible capacité de lecture et d'écriture sont notamment la pauvreté, le chômage, l'appartenance à une minorité ou le fait d'être immigrant, le fait de n'avoir pas fréquenté l'école secondaire et le fait d'être âgé (Schultz, 2002, p. 46). Cependant, il est difficile d'évaluer les capacités de lecture et d'écriture d'une personne parce que cette dernière peut être très gênée d'admettre qu'elle ne sait pas lire. Les comportements suivants peuvent amener l'infirmière à entrevoir une incapacité en matière de lecture :

- La personne fait habituellement preuve de non-observance.
- La personne affirme avec insistance qu'elle possède déjà l'information qu'on veut lui transmettre.
- La personne se trouve des excuses afin de ne pas lire les modes d'emploi (par exemple, dire que ses lunettes sont brisées ou affirmer vouloir le faire à un autre moment).

Il existe plusieurs méthodes pour évaluer la capacité de lecture d'une personne qui doit consulter de la documentation écrite. L'infirmière qui rédige du matériel pédagogique relatif à la santé doit écrire pour que les personnes qui ont de la difficulté à lire puissent comprendre (voir l'encadré *Enseignement – Élaborer du matériel didactique écrit*). Winslow (2001) affirme que les personnes ayant de bonnes aptitudes pour la lecture ne sont pas offusquées lorsqu'elles lisent de la documentation facile à lire et qu'elles préfèrent ce genre de document. Cependant, même la directive écrite la plus simple ne sera d'aucune utilité pour la

ENSEIGNEMENT

Élaborer du matériel didactique écrit

- Adopter un niveau de langue ne dépassant pas le niveau scolaire d'une cinquième année.
- Utiliser la forme active de préférence à la forme passive.
- Utiliser des mots simples d'une ou deux syllabes (par exemple, « faire » au lieu de « effectuer » ou « donner » au lieu de « administrer »).
- Utiliser des gros caractères (de 14 à 16 points).
- Utiliser des phrases courtes.
- Commencer par les renseignements les plus importants.
- Au besoin, utiliser des photos, des illustrations ou des bandes dessinées.
- Faire une mise en page aérée.
- Demander une rétroaction aux infirmières et aux personnes visées.

Sources : « Writing Easy-to-Read Teaching Aids », de G. G. Mayer, 2002, *Nursing, 32*(3), p. 48-49 ; « Research for Practice : Caring for Patients with Limited Literacy », de E. H. Winslow, 1998, *American Journal of Nursing, 98*(7), p. 55, 57 ; *Teaching Patients with Low Literacy Skills*, 2e éd., de C. C. Doak, L. G. Doak et J. H. Root, 1996, Philadelphie : J. B. Lippincott.

personne dont la capacité de lecture est faible ou inexistante (voir l'encadré *Enseignement – Enseigner à une personne ayant une faible capacité de lecture et d'écriture*).

ENSEIGNEMENT

Enseigner à une personne ayant une faible capacité de lecture et d'écriture

- Utiliser des méthodes d'enseignement variées et nombreuses : montrer des illustrations ; lire les renseignements importants à voix haute ; organiser de petits groupes de discussion ; recourir aux jeux de rôles.
- Mettre l'accent sur les points importants et donner des exemples.
- Limiter la quantité d'information donnée au cours d'une rencontre. Il est préférable de tenir plusieurs rencontres de courte durée, chacune portant sur un sujet précis, que de donner beaucoup d'information au cours d'une rencontre plus longue.
- Répéter l'information pour aider la personne à la retenir plus facilement.
- Demander de la rétroaction : poser des questions précises à la personne sur l'information présentée ou lui demander de la dire dans ses propres mots.
- Faire des liens entre l'information nouvellement apprise et les connaissances antérieures de la personne, son travail ou ses habitudes de vie.
- Éviter les documents volumineux et les exposés en grand groupe.

Sources : « Low-Level Literacy Skills Needn't Hinder Care », de M. Schultz, 2002, *RN, 65*(4), p. 45-48 ; « Limited English Proficiency Workers : Health and Safety Education », de O. S. Hong, 2001, *AAOHN, 49*(1), p. 21-26 ; *Nurse as Educator : Principles of Teaching and Learning for Nursing Practice,* 2e éd., (p. 222-225), de S. Bastable, 2003, Sudbury : Jones and Bartlett Publishers.

Analyse

Il y a deux manières de concevoir le diagnostic infirmier d'une personne ayant des besoins d'apprentissage : comme la principale difficulté ou le plus important problème que vit la personne ; comme facteur favorisant d'un diagnostic infirmier associé à la réaction de la personne à une dysfonction ou à des problèmes de santé (voir l'encadré *Diagnostics infirmiers, résultats de soins infirmiers et interventions*).

Besoin d'apprentissage comme diagnostic infirmier

NANDA propose les diagnostics infirmiers suivants quand les besoins d'apprentissage décelés constituent un problème fondamental :

- *Connaissances insuffisantes :* Situation d'une personne qui manque d'information sur son état de santé, ou qui n'a pas suffisamment d'habiletés psychomotrices pour suivre son programme thérapeutique.

Lorsque le diagnostic *Connaissances insuffisantes* est posé, c'est parce que la personne cherche de l'information en matière de santé ou que l'infirmière a déterminé un besoin d'apprentissage. Le domaine où le manque est constaté doit être inclus dans le diagnostic. Voici, selon NANDA, des exemples de diagnostics de *Connaissances insuffisantes* constituant un problème important :

- *Connaissances insuffisantes (régime à faible teneur énergétique),* reliées à l'inexpérience liée à une thérapie prescrite récemment.
- *Connaissances insuffisantes (risques d'accidents à la maison),* reliées à un refus de reconnaître une santé qui décline et à un manque d'intérêt pour l'apprentissage.

Wilkinson (2000) précise que si des *Connaissances insuffisantes* constituent le problème principal, l'objectif doit être le suivant : « La personne doit acquérir des connaissances sur… » L'infirmière doit fournir l'information qui modifiera le comportement de la personne plutôt que mettre l'accent sur les comportements causés par le manque de connaissances.

Voici un deuxième diagnostic infirmier fondé sur un besoin d'apprentissage :

- *Recherche d'un meilleur niveau de santé :* Volonté d'une personne dont l'état de santé est stable de rechercher activement des façons de modifier ses habitudes personnelles en matière de santé ou son milieu afin d'améliorer son niveau de santé.

Lorsque ce diagnostic infirmier est posé, la personne est à la recherche de renseignements en matière de santé. Qu'elle souffre ou non d'une dysfonction ou de problèmes de santé à ce moment, elle est à la recherche de renseignements qui lui permettront d'améliorer sa santé ou de prévenir les affections. Ce diagnostic infirmier est particulièrement approprié aux personnes qui participent à des programmes d'éducation à la santé offerts dans la communauté. Voici, selon NANDA, quelques exemples de diagnostics infirmiers fondés sur la *Recherche d'un meilleur niveau de santé :*

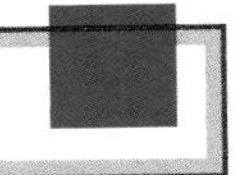

DIAGNOSTICS INFIRMIERS, RÉSULTATS DE SOINS INFIRMIERS ET INTERVENTIONS

Besoin d'enseignement

COLLECTE DES DONNÉES	*DIAGNOSTICS INFIRMIERS : DÉFINITION*	EXEMPLES DE RÉSULTATS DE SOINS INFIRMIERS [N° CRSI/NOC] : *DÉFINITION*	INDICATEURS	INTERVENTIONS CHOISIES [N° CISI/NIC] : *DÉFINITION*	EXEMPLES D'ACTIVITÉS CISI/NIC
L'infirmière apporte à M. Gagnon la première dose d'un médicament que le médecin lui a prescrit. Elle lui demande si on lui a déjà expliqué la teneur de ce médicament et les raisons de le prendre. Il répond par la négative.	*Connaissances insuffisantes (information sur un médicament),* reliées à l'utilisation d'un médicament nouvellement prescrit : *Situation d'une personne qui manque d'informations sur son état de santé, ou qui n'a pas suffisamment d'habiletés psychomotrices pour suivre son programme thérapeutique.*	Connaissance : médicament [1808] : *Niveau de compréhension de l'utilisation en toute sécurité des traitements médicamenteux.*	Importants : • Relevé du nom correct du médicament. • Description des actions du médicament. • Description des effets secondaires du médicament. • Description des précautions à prendre avec le médicament.	Éducation : médication prescrite [5616] : *Préparation d'une personne à prendre correctement, sans risque, le médicament prescrit et à surveiller ses effets.*	• Donner à la personne le nom générique et le nom commercial du médicament. • Renseigner la personne sur le but et l'action du médicament. • Renseigner la personne sur le dosage, la voie d'administration et la durée d'utilisation du médicament. • Informer la personne sur les précautions particulières à la prise de ce médicament (par exemple, ne pas conduire un véhicule).
Georges Côté, âgé de 45 ans, se présente à la clinique pour son examen médical annuel. Il s'inquiète de l'existence d'antécédents familiaux relatifs à des affections cardiovasculaires et s'informe des activités qui pourraient l'aider à diminuer le risque de cardiopathie.	*Recherche d'un meilleur niveau de santé (information sur la nutrition, l'activité et l'exercice)* afin de réduire les risques de cardiopathie : *Volonté d'une personne dont l'état de santé est stable de rechercher activement des façons de modifier ses habitudes personnelles en matière de santé ou son milieu afin d'améliorer son niveau de santé.*	Comportement d'adhésion [1600] : *Actions personnelles favorisant la santé, le rétablissement et la réadaptation.*	Souvent démontrés : • Pose des questions au moment opportun. • Recherche des informations relatives à la santé à partir de différentes sources. • Décrit les stratégies afin d'éliminer les comportements néfastes à la santé. • Décrit des stratégies pour améliorer la santé.	Aide au changement souhaité par la personne [4470] : *Utilisation de moyens destinés à encourager un changement de comportement que la personne a amorcé dans le but d'atteindre des objectifs personnels importants.*	• Aider la personne à se fixer un objectif précis de changement. • Aider la personne à déceler des comportements cibles qui doivent changer de manière à atteindre l'objectif visé. • Évaluer les connaissances actuelles et le niveau de compétence de la personne par rapport au changement désiré. • Explorer avec la personne les obstacles potentiels au changement de son comportement.

Besoin d'enseignement (suite)

COLLECTE DES DONNÉES	*DIAGNOSTICS INFIRMIERS : DÉFINITION*	EXEMPLES DE RÉSULTATS DE SOINS INFIRMIERS [N° CRSI/NOC] : *DÉFINITION*	INDICATEURS	INTERVENTIONS CHOISIES [N° CISI/NIC] : *DÉFINITION*	EXEMPLES D'ACTIVITÉS CISI/NIC
Murielle Carbonneau, veuve et âgée de 74 ans, a des antécédents d'hypertension. Sa pression artérielle est de 150/96. Elle doit prendre quotidiennement un antihypertenseur. Lorsque l'infirmière lui demande si elle prend ses médicaments selon l'ordonnance, elle répond qu'elle les prend un jour sur deux parce qu'ils coûtent cher et qu'elle ne peut se permettre de les prendre chaque jour.	*Non-observance (du programme de traitement),* reliée à un manque d'argent : *Non-concordance entre le comportement de la personne ou de l'aidant naturel et le programme de traitement ou de promotion de la santé, ce dernier ayant été accepté par la personne (ou la famille ou la collectivité) et le professionnel de la santé. En présence d'un accord mutuel, le comportement de la personne ou de l'aidant naturel peut être partiellement conforme ou non conforme au programme et peut compromettre les résultats cliniques escomptés.*	Observance [1601] : *Actions effectuées conformément aux conseils dispensés par les soignants afin de favoriser : santé, rétablissement et réhabilitation.*	Constamment démontrés : • Suit le programme thérapeutique prescrit. • Modifie son traitement selon l'avis des professionnels de la santé.	Aide à la subsistance [7500] : *Aide apportée à une personne ou à une famille dans le besoin pour trouver des denrées alimentaires, des vêtements ou un abri.*	• Discuter avec la personne ou la famille des aides financières possibles. • Aider la personne ou la famille à remplir les formulaires requis, par exemple pour le logement et l'aide financière.

- *Recherche d'un meilleur niveau de santé (exercice et activité),* reliée au désir d'améliorer ses comportements en matière de santé et de diminuer le risque de cardiopathie. Ce diagnostic infirmier sera approprié dans le cas d'une personne qui sait qu'elle risque de souffrir d'une affection cardiaque et qui veut diminuer ces risques grâce à l'exercice.
- *Recherche d'un meilleur niveau de santé (risques d'accidents à la maison),* reliée au désir de réduire le risque de blessures. Ce diagnostic infirmier sera approprié dans le cas de parents d'un trottineur qui cherchent de l'information afin de s'assurer que leur maison est sécuritaire pour l'enfant. Il peut aussi convenir dans le cas d'un enfant adulte qui cherche des renseignements visant à vérifier si la maison de son parent âgé ne présente pas de risques de chutes ou d'autres blessures fréquentes chez les personnes âgées.

Voici un troisième diagnostic infirmier fondé sur un besoin d'apprentissage :

- *Non-observance :* Non-concordance entre le comportement de la personne ou de l'aidant naturel et le programme de traitement ou de promotion de la santé, ce dernier ayant été accepté par la personne (ou la famille ou la communauté) et le professionnel de la santé. En présence d'un accord mutuel, le comportement de la personne ou de l'aidant naturel peut être partiellement conforme ou non conforme au programme et peut compromettre les résultats cliniques escomptés.

Le diagnostic infirmier de *Non-observance* doit être utilisé avec prudence. En général, ce diagnostic est établi pour une personne qui *souhaite* adhérer au traitement, mais qui en est empêchée pour des raisons diverses (Wilkinson, 2000, p. 289). Les facteurs qui poussent la personne à ne pas se conformer à l'enseignement en matière de santé sont notamment une mauvaise compréhension de ce qui lui a été enseigné, l'expérience antérieure d'effets négatifs liés au traitement, des ressources financières insuffisantes pour suivre le traitement normal, des obstacles linguistiques ou un enseignement de mauvaise qualité donné par l'équipe soignante. Le diagnostic de *Non-observance ne* devrait *pas* être établi pour une personne incapable de suivre les directives (par exemple, à cause d'une déficience cognitive) ni pour une personne qui décide de son plein gré de refuser un traitement médical ou de ne pas le suivre.

! ALERTE CLINIQUE *La Non-observance est souvent perçue comme un diagnostic infirmier négatif. Il faut donc s'assurer que l'énoncé des causes est neutre et ne comporte pas de jugement.* ■

Connaissances insuffisantes comme facteur favorisant

Une autre manière d'aborder les besoins d'apprentissage qu'on a déterminés pour une personne consiste à indiquer que les connaissances insuffisantes sont le facteur favorisant (ou la deuxième partie) du diagnostic infirmier. Ce type de diagnostic infirmier est rédigé comme suit :

- *Risque de (préciser),* relié à des connaissances insuffisantes (préciser)

Voici des exemples de diagnostics infirmiers qui précisent la nature du risque et le domaine de l'insuffisance de connaissances :

- *Risque de tension dans l'exercice du rôle parental,* relié à des connaissances insuffisantes (compétences dans les soins aux nourrissons)
- *Risque d'infection,* relié à des connaissances insuffisantes (infections transmissibles sexuellement et leur traitement)
- *Anxiété,* reliée à des connaissances insuffisantes (ponction de la moelle osseuse)

Voici d'autres diagnostics infirmiers liés à des connaissances insuffisantes :

- *Risque d'accident*
- *Allaitement maternel inefficace*
- *Stratégies d'adaptation inefficaces*

La plupart des diagnostics infirmiers approuvés par NANDA impliquent un enseignement et un apprentissage. Par exemple, le diagnostic *Constipation* indique qu'il faut revoir avec la personne les habitudes qui influent sur l'élimination, notamment le régime alimentaire, l'hydratation et l'exercice (ou l'activité physique).

Planification

L'élaboration d'un plan d'enseignement comporte une série d'étapes. Susciter dès le départ l'intérêt de la personne favorise la mise en place d'un plan significatif et motivant pour elle. Ainsi, la personne qui aura participé à l'élaboration du plan d'enseignement atteindra probablement plus facilement les résultats escomptés (voir l'encadré *Enseignement – Modèles de plan d'enseignement*).

! ALERTE CLINIQUE *Une fois déterminée l'étape de changement où se situe la personne, il est plus facile d'établir les interventions utiles à la poursuite du changement.* ■

Déterminer les priorités de l'enseignement

Il faut classer les besoins d'apprentissage de la personne dans un ordre de priorité. L'infirmière et la personne doivent faire ce travail ensemble, et les priorités de la personne doivent être considérées. Une fois les priorités établies, la personne est habituellement plus motivée et donc prête à se concentrer sur les autres besoins d'apprentissage. Par exemple, un homme qui veut tout savoir sur la coronaropathie peut être incapable d'apprendre comment modifier ses habitudes de vie tant que son besoin de savoir n'aura pas été satisfait. L'infirmière peut utiliser un cadre théorique pour établir les priorités (par exemple, la hiérarchie des besoins selon Maslow ; voir le chapitre 12).

Établir les objectifs d'apprentissage

On assimile les objectifs d'apprentissage aux objectifs des autres diagnostics infirmiers et on les rédige d'une manière semblable. Ils ressemblent aux objectifs visés par une personne :

- Ils précisent le comportement ou la performance qu'on attend de l'apprenant et non le rôle de l'infirmière. Par exemple : « Déterminer ses facteurs personnels de risque de cardiopathie » (performance de la personne) au lieu de « Informer la personne sur les facteurs de risque de cardiopathie » (rôle de l'infirmière).
- Ils reflètent une activité observable ou mesurable. La performance peut être observable (par exemple, marcher) ou inobservable (par exemple, additionner une colonne de chiffres). Cependant, il est nécessaire de pouvoir déduire si une activité non observable a été maîtrisée à l'aide d'une performance qui concrétise l'activité. Par exemple, la performance liée à un objectif peut être inscrite comme suit : « Choisir des aliments faibles en gras sur un menu » (observable) au lieu de « Comprendre en quoi consiste un régime faible en gras » (inobservable). L'encadré 25-2 propose des listes de verbes dont l'action est mesurable et qu'on peut utiliser pour formuler les objectifs d'apprentissage. Il faut éviter les verbes dont l'action n'est ni observable ni mesurable : « connaître », « comprendre », « croire », « apprécier », etc.
- Ils peuvent servir à ajouter des conditions ou des déterminants afin de clarifier le comportement à adopter et les circonstances (où, quand et comment). Par exemple : « Expliquer *correctement* (condition) les quatre étapes de l'utilisation de béquilles » ;

ENSEIGNEMENT

Modèles de plan d'enseignement

PLAN D'ENSEIGNEMENT POUR LE SOIN DES PLAIES

Évaluation de l'apprenant: Martin Houle, un étudiant de 24 ans, a subi une lacération de 7 cm à la partie antérieure basse de la jambe gauche pendant une partie de hockey. La blessure est nettoyée, suturée et pansée. On fixe un rendez-vous 10 jours plus tard pour enlever les points de suture. Le jeune homme précise qu'il habite dans une résidence d'étudiants et qu'il est capable de prendre soin de sa plaie si on lui montre comment le faire. Il parle couramment le français et il sait lire. On évalue qu'il se situe aux étapes de changement suivantes: « préparation » et « changement ».

Diagnostic infirmier: Connaissances insuffisantes (soin d'une plaie avec points de suture), reliées au manque d'expérience.

Objectif immédiat: M. Houle répond à des questions concernant le soin de sa plaie et montre qu'il a bien appris ce qu'on lui a enseigné en nettoyant la plaie et en changeant le pansement lui-même.

Objectif à moyen terme: Au rendez-vous à la clinique, M. Houle doit présenter une blessure en voie de guérison, sans signe d'infection, de perte de fonction, ni d'aucune autre complication, ce qui démontrera qu'il a bien intégré les connaissances relatives au soin de la plaie.

Objectif à long terme: L'application soutenue des connaissances permettra la guérison complète de la blessure sans infection ni autre complication.

Objectifs d'apprentissage	Contenu	Méthodes d'enseignement
À la fin de la séance d'enseignement, Martin Houle sera en mesure de:		
1. Décrire le processus de guérison normale d'une plaie.	I. Guérison normale d'une plaie.	Décrire la guérison normale d'une plaie à l'aide d'un document audiovisuel.
2. Décrire les signes et les symptômes de l'infection d'une plaie.	II. Infection Parmi les signes et les symptômes d'infection, on trouve notamment les suivants: plaie chaude au toucher, défaut d'alignement au pourtour de la plaie et écoulement de pus. La fièvre et une sensation de malaise général sont des signes d'infection généralisée.	Discuter des possibilités d'infection de la plaie avec la personne. Montrer une plaie infectée à l'aide d'un document audiovisuel. Fournir un document imprimé décrivant les signes et les symptômes d'une infection.
3. Préciser le matériel nécessaire au soin de sa plaie.	III. Matériel nécessaire au soin de la plaie: a) Solution nettoyante (par exemple, eau claire, eau et savon doux ou solution antimicrobienne). b) Matériel de pansement: pansement Telfa, gaze, ruban adhésif.	Montrer le matériel nécessaire au nettoyage et au pansement d'une plaie. Fournir une liste écrite du matériel nécessaire.
4. Nettoyer et panser adéquatement sa plaie.	IV. Démonstration du nettoyage et du pansement d'une plaie, sur la personne ou sur un mannequin.	Montrer à la personne comment nettoyer et panser une plaie, sur elle-même ou sur un mannequin. Fournir de la documentation décrivant la marche à suivre.
5. Décrire ce qu'il faut faire si des questions se posent ou si des complications surviennent.	V. Ressources disponibles, notamment les services téléphoniques (tels que Info-Santé), les cliniques médicales et les services d'urgence.	Discuter des ressources disponibles. Fournir de la documentation décrivant les ressources disponibles et le suivi du traitement.
6. Donner la date, l'heure et l'endroit du rendez-vous de suivi pour faire enlever les points de suture.	VI. Plan de suivi du traitement: moment et endroit.	Donner des indications écrites.

Évaluation: M. Houle:

1. Répondra aux questions concernant le soin de sa plaie.
2. Fera une démonstration de nettoyage et de pansement de sa plaie.
3. Donnera le nom et le numéro de téléphone de la personne-ressource à joindre en cas de besoin.
4. Donnera la date, l'heure et l'endroit du rendez-vous de suivi.

ENSEIGNEMENT (SUITE)

PLAN D'ENSEIGNEMENT INCLUS DANS UN CHEMINEMENT CLINIQUE, SUIVI SYSTÉMATIQUE DE CLIENTÈLE MPOC [BPCO]

Catégories	Phase 1 – Exacerbation Jours 1 et 2	Phase 2 – Stabilisation Jours 3, 4 et 5	Phase 3 – Congé Jours 6 et 7 et jusqu'au congé
Enseignement et communication	• Enseigner ou vérifier techniques: – respiration diaphragmatique – à lèvres pincées – technique de toux contrôlée • Si stéroïdes: hygiène buccale • Permettre de verbaliser son anxiété	• Autoadministration de l'aérosol-doseur • Signes et symptômes de détérioration • Exercices de relaxation • Effets des médicaments et prise judicieuse • Importance de la mobilisation et des périodes de repos	• Importance de cesser le tabac • Importance des vaccins • Amélioration du milieu de vie • Ressources communautaires • **Vérifier la compréhension de l'enseignement reçu**
Date et signature	Jour 1: Jour 2:	Jour 3: Jour 4: Jour 5:	Jour 6: Jour 7: Jours 8 et suivants: continuer selon jours 6 et 7

Source: *Suivi systématique de clientèle MPOC: cheminement clinique,* Centre hospitalier Pierre-Le Gardeur, Terrebonne.

ENCADRÉ 25-2

Exemples de verbes à utiliser pour formuler les objectifs d'apprentissage

Domaine cognitif	Domaine affectif	Domaine psychomoteur
Classer	Accepter	Arranger
Comparer	Amorcer	Assembler
Décrire	Assister	Bouger
Délimiter	Choisir	Calculer
Déterminer	Commencer	Changer
Distinguer	Discuter	Démontrer
Dresser la liste	Entreprendre	Mesurer
Écrire	Joindre (se)	Modifier
Énumérer	Manifester	Montrer
Établir	Partager	Ordonner
Évaluer	Participer	Organiser
Expliquer	Utiliser	
Localiser		
Nommer		
Planifier		
Reconnaître		
Relever		
Repérer		

«Irriguer sa colostomie *de manière autonome* (condition) en suivant les consignes apprises»; *Effectuer ses injections sous-cutanées avant sa sortie de l'hôpital* (condition)».

- Ils comprennent un critère précisant le moment de chaque apprentissage. Par exemple: «La personne énoncera trois facteurs qui influent sur le taux de sucre dans le sang *à la fin du deuxième cours sur le diabète*.»

Les objectifs d'apprentissage peuvent tenir compte des demandes de l'apprenant, en passant du concept le plus simple au concept le plus complexe. Par exemple, l'objectif d'apprentissage «La personne dressera la liste des facteurs de risque de cardiopathie» constitue un objectif peu élevé qui demande simplement à l'apprenant de faire la liste de tous les facteurs de risque de cardiopathie; il ne laisse pas entendre l'application des connaissances au comportement de l'apprenant. Par contre, l'objectif d'apprentissage «La personne fera la liste des facteurs de risque de cardiopathie qui la concernent» exige de la part de l'apprenant non seulement qu'il connaisse les facteurs de risque de la cardiopathie en général, mais qu'il sache reconnaître, parmi ses propres comportements, ceux qui augmentent le risque pour lui-même d'avoir une cardiopathie.

En rédigeant les objectifs d'apprentissage, l'infirmière doit préciser (sur les plans cognitif, affectif et psychomoteur) les comportements que l'apprenant doit adopter et les connaissances qu'il doit avoir pour veiller de manière favorable sur son état de santé. Dans la plupart des cas, les besoins d'apprentissage dépassent la simple acquisition de données et comprennent l'application des connaissances acquises à soi-même (voir l'encadré *Diagnostics infirmiers, résultats de soins infirmiers et interventions*, page 606).

Choisir le contenu

Le contenu, ou la matière à enseigner, est déterminé par les objectifs d'apprentissage. Par exemple, l'objectif «Localiser les sites appropriés à l'injection d'insuline» signifie que l'infirmière doit inclure, dans le contenu de l'enseignement, de l'information sur les meilleurs sites d'injection d'insuline. Pour ce faire, elle peut choisir des références parmi plusieurs sources d'information, notamment des livres et des revues spécialisées en soins infirmiers, et consulter des consœurs et des médecins. L'information colligée doit cependant répondre aux critères suivants :

- Elle doit être précise.
- Elle doit refléter la pratique courante (être à jour).
- Elle doit s'appuyer sur les objectifs d'apprentissage.
- Elle doit être cohérente avec l'enseignement donné.
- Elle doit être choisie en fonction du temps et des ressources disponibles pour l'enseignement.

Choisir les méthodes d'enseignement

L'infirmière doit choisir une méthode d'enseignement qui convient à la personne et qui est appropriée à la matière à enseigner (figure 25-2 ■). Par exemple, si la personne ne peut ou ne sait pas lire, il faut utiliser du matériel autre que de la documentation écrite ; en général, une discussion de groupe n'est pas un bon moyen d'enseigner comment faire une injection ; pour recourir à une discussion de groupe, l'infirmière doit être une animatrice compétente. Comme nous l'avons précisé précédemment, certaines personnes sont surtout visuelles et apprennent mieux en observant ; d'autres apprennent mieux en écoutant la présentation des compétences à acquérir. Le tableau 25-3 présente brièvement quelques méthodes d'enseignement courantes.

Organiser les expériences d'apprentissage

Pour venir en aide aux infirmières qui préparent leurs propres guides pédagogiques, certains organismes de santé ont élaboré des guides pour les cours les plus fréquents. Le contenu et les méthodes d'enseignement de ces guides sont normalisés, ce qui facilite le travail de planification et de mise en application. La normalisation des programmes d'enseignement assure la cohérence du contenu pour l'apprenant, ce qui réduit le risque de confusion dans le cas d'enseignement de pratiques variées. Par exemple, lorsqu'elle enseigne comment donner un bain à un nouveau-né, l'infirmière doit demeurer cohérente dans ses explications sur les savons qui sont appropriés aux soins de l'enfant et ceux qui ne le sont pas. Que l'infirmière utilise un programme conçu par d'autres ou élabore son propre plan d'enseignement, les règles d'action suivantes peuvent l'aider à organiser une expérience d'apprentissage :

- Débuter avec un sujet qui concerne directement l'apprenant. Par exemple, avant d'apprendre comment se faire une injection d'insuline, un adolescent voudra plutôt savoir comment il peut modifier ses habitudes de vie et s'il pourra continuer à jouer au hockey.
- Afin de donner confiance à l'apprenant, vérifier d'abord ce qu'il sait et aborder ensuite ce qu'il ne connaît pas. Parfois, on ne sait rien des connaissances et des compétences de la personne ; il faut alors obtenir ces renseignements en lui posant des questions ou en lui demandant de remplir un questionnaire (par exemple, un prétest).

! ALERTE CLINIQUE *Mettez un bloc-notes et un crayon à la disposition de la personne et encouragez-la à écrire ses questions à l'intention de l'infirmière ou du médecin.* ■

- Aborder le plus rapidement possible tout sujet anxiogène pour la personne. Un niveau d'anxiété élevé peut nuire à la concentration. Par exemple, une femme qui s'inquiète beaucoup de savoir comment elle pourra aider son mari à se mettre au lit sera probablement peu disposée à apprendre comment lui donner son bain tant qu'elle n'aura pas appris avec succès comment l'installer dans le lit.
- Enseigner la base avant de passer aux particularités et aux variantes (par exemple, du simple au complexe). Il est déroutant d'avoir à tenir compte des aspects secondaires avant d'avoir bien maîtrisé les concepts de base. Par exemple, lorsqu'on enseigne à une personne comment insérer une sonde, il est préférable de lui enseigner le procédé de base avant de lui parler des interventions à effectuer si l'écoulement cesse après l'insertion de la sonde.
- Planifier une période de révision et de questions ; l'apprenant pourra ainsi clarifier ce qu'il a appris.

! ALERTE CLINIQUE *Si l'apprenant n'a aucune question, vous pouvez l'amener à en poser en lui disant « Les questions le plus fréquemment posées sont... »* ■

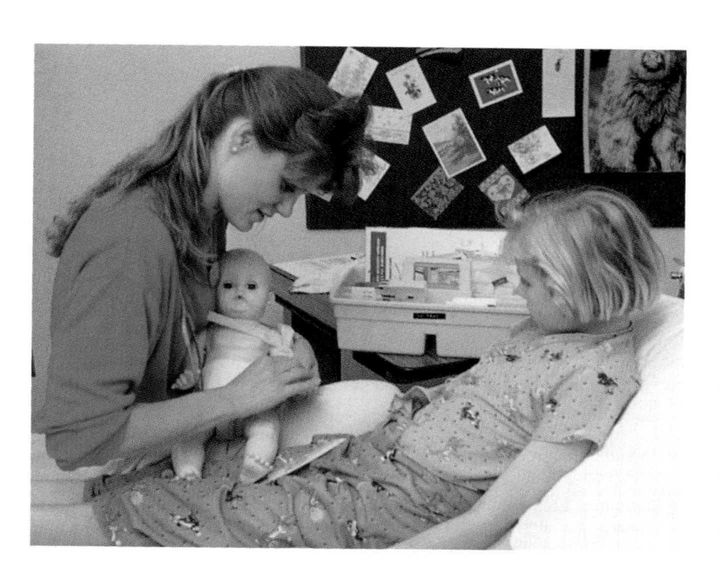

FIGURE 25-2 ■ Le matériel et les méthodes d'enseignement doivent être appropriés à la personne et à la matière à enseigner.

Interventions

L'infirmière doit faire preuve de flexibilité dans la mise en pratique d'un plan d'enseignement parce qu'il est possible qu'il lui faille adapter ce plan. L'apprenant peut se fatiguer plus rapidement que prévu ou être incapable d'assimiler rapidement beaucoup d'information ; ses besoins peuvent se modifier en cours de route ou des facteurs externes peuvent surgir. Par exemple, une infirmière et un apprenant ont planifié l'irrigation de la colostomie de ce dernier, mais, le moment venu, il souhaite obtenir des renseignements supplémentaires avant de la faire lui-même. Dans ce cas, l'infirmière modifie le plan d'enseignement et donne l'information nécessaire à l'apprenant, lui fournit de la documentation écrite au besoin et remet l'enseignement des compétences psychomotrices au jour suivant.

TABLEAU 25-3

Méthodes d'enseignement courantes

Méthode	Principaux domaines d'apprentissage	Caractéristiques et commentaires
Explication ou description (par exemple, un exposé)	Cognitif	L'enseignant dirige le contenu et le rythme. L'apprenant est passif; par conséquent, il enregistre moins de renseignements que s'il participait activement. C'est l'enseignant qui détermine la rétroaction. Cette stratégie convient à un groupe ou à une personne.
Dialogue	Affectif, cognitif	Cette stratégie favorise la participation de l'apprenant. Elle permet le renforcement et la répétition de la part de l'apprenant. Elle permet d'aborder des sujets délicats.
Réponse aux questions	Cognitif	L'enseignant dirige presque tout le contenu et presque tout le rythme. L'enseignant doit bien comprendre chaque question et sa signification pour l'apprenant. Dans certaines cultures, il est impoli de la part de l'apprenant de poser des questions, au risque de mettre l'enseignant dans l'embarras. Cette stratégie convient à l'enseignement individuel et en groupe. Il faut parfois vérifier si l'apprenant est satisfait de la réponse (par exemple: « Cela répond-il à votre question ? »).
Démonstration	Psychomoteur	On utilise souvent cette méthode avec celle de l'explication. Cette stratégie convient à l'enseignement individuel et en petit ou grand groupe. L'apprenant n'utilise pas le matériel et est passif.
Découverte et résolution de problèmes	Cognitif, affectif	L'enseignant guide l'apprenant dans une situation de résolution de problèmes. L'apprenant participe activement à l'apprentissage, ce qui l'aide à retenir une grande partie de ce qu'il apprend.
Enseignement ou discussion de groupe	Affectif, cognitif	L'apprenant peut obtenir de l'aide d'un groupe de soutien. Les membres du groupe apprennent les uns des autres. L'enseignant doit s'assurer que la discussion ne s'égare pas et n'est pas dominée par un ou deux apprenants.
Mise en pratique	Psychomoteur	Cette stratégie permet les répétitions et la rétroaction immédiate. Elle permet l'intégration d'expériences concrètes.
Documentation écrite, audiovisuelle et logicielle	Cognitif	Il peut s'agir de livres, de dépliants, de films, d'enseignement programmé ou d'apprentissage par ordinateur. L'apprenant suit son propre rythme. L'enseignant agit comme personne-ressource et n'a pas besoin d'être présent pendant l'apprentissage. Cette stratégie est probablement peu efficace si l'apprenant a une faible capacité de lecture. L'enseignant doit choisir du matériel conçu dans une langue appropriée pour l'apprenant (par exemple, l'anglais).
Jeux de rôles	Affectif, cognitif	Cette stratégie amène l'apprenant à extérioriser ses attitudes, ses valeurs et ses émotions. Elle peut favoriser le développement de compétences en communication. L'apprenant doit participer activement à son apprentissage. L'enseignant doit créer un environnement favorable et sécuritaire afin de réduire le plus possible l'anxiété éprouvée par l'apprenant.
Modelage	Affectif, psychomoteur	L'enseignant présente des exemples d'attitudes et de compétences psychomotrices.
Enseignement assisté par ordinateur (EAO)	Cognitif, affectif, psychomoteur	L'apprenant est actif. Il suit son propre rythme. Il a accès au renforcement et à la révision à tout moment. Cette stratégie convient à l'apprentissage individuel et en groupe.

! ALERTE CLINIQUE *Beaucoup d'infirmières se rendent compte qu'elles enseignent à la personne pendant qu'elles lui prodiguent des soins (par exemple, en donnant des médicaments). Il ne faut pas oublier de consigner cet enseignement non formel dans le dossier.* ■

Par ailleurs, il est important que l'infirmière utilise des techniques d'enseignement qui facilitent l'apprentissage et réduisent ou éliminent les obstacles, tels que la douleur ou la fatigue (voir le tableau 25-2).

Règles d'action de l'enseignement

La connaissance seule ne suffit pas pour motiver une personne à changer de comportement. L'information transmise à une personne ne la fait pas changer automatiquement d'attitude. Apprendre la façon de modifier un comportement et agir en tenant compte de cet apprentissage sont deux processus différents (Saarmann, Daugherty et Riegel, 2000, p. 281). Les étapes de changement, la volonté de la personne, sa perception du besoin de changement et les obstacles à ce changement sont autant d'éléments importants dont il faut tenir compte dans la mise en pratique d'un plan d'enseignement (voir le chapitre 8). Les règles d'action suivantes peuvent être utiles à l'infirmière pour mettre en pratique un plan d'enseignement avec une personne prête à modifier un comportement relatif à sa santé :

- La qualité de la relation enseignant-apprenant est primordiale. Une relation à la fois ouverte et constructive favorise l'apprentissage. Avant de planifier l'enseignement, il est important de connaître la personne visée et les facteurs, décrits plus haut, qui la concernent.
- Le recours aux connaissances antérieures de l'apprenant favorise l'acquisition de nouvelles compétences. Par exemple, une personne qui sait cuisiner peut utiliser ses connaissances dans le contexte d'un régime alimentaire spécial.
- C'est l'apprenant qui est le mieux placé pour choisir le moment le plus approprié à l'apprentissage. Dans la mesure du possible, il faut laisser la personne choisir le meilleur moment (par exemple, lorsqu'elle se sent reposée ou qu'elle n'a pas d'autres activités prévues).
- L'infirmière doit être capable de communiquer avec clarté et concision avec l'apprenant. Les mots utilisés doivent avoir la même signification pour les deux intéressés. Pour certaines personnes, la consigne « ne pas mettre d'eau sur une région du corps » n'est pas contradictoire avec l'utilisation d'une serviette humide pour laver cette région ; dans ce cas, il vaut mieux expliquer que la région ne doit jamais entrer en contact avec quelque forme d'humidité que ce soit.
- L'utilisation d'un vocabulaire non spécialisé facilite la communication. L'infirmière utilise souvent des termes et des abréviations qui ont un sens pour les autres professionnels de la santé, mais qui ne signifient à peu près rien pour la population en général. Pour quelqu'un qui ne travaille pas dans le domaine de la santé, même des mots comme « urine » ou « selles » peuvent n'avoir aucun sens, pas plus que certaines abréviations courantes dans le milieu, telles que SO (salle d'opération) ou SR (salle de réveil).
- Le rythme de l'enseignement influe sur l'apprentissage. L'infirmière doit être attentive à tout signe indiquant que le rythme est trop rapide ou trop lent. Ainsi, une personne qui semble confuse ou qui ne comprend pas les questions qu'on lui pose trouve sans doute le rythme trop rapide. Au contraire, si une personne semble s'ennuyer et perdre de l'intérêt, le rythme est peut-être trop lent ou la période d'enseignement trop longue pour elle, par exemple à cause de la fatigue.
- L'environnement peut nuire à l'apprentissage ou le favoriser ; par exemple, le bruit ou les interruptions nuisent à la concentration, alors qu'un environnement agréable la favorise. La plupart des gens associent le lit au repos et au sommeil, mais pas à l'apprentissage. Lorsqu'une personne est dans une position et un endroit associés à une activité ou à la formation, cela peut l'aider à apprendre davantage. Par exemple, une personne qui regarde une vidéocassette, bien installée dans son lit, pourra davantage être portée à somnoler que si elle visionnait la même cassette assise sur une chaise placée au chevet de son lit.
- Le matériel pédagogique peut favoriser l'apprentissage et la concentration de l'apprenant. Afin de s'assurer que la personne apprend bien, l'infirmière doit utiliser du matériel qui ressemble à celui que la personne utilisera par la suite. Avant la séance, l'infirmière doit rassembler tout le matériel pédagogique et s'assurer que le matériel audiovisuel fonctionne bien (voir l'encadré *Enseignement – Outils facilitant l'enseignement aux enfants*).
- L'enseignement qui fait appel à plus d'un sens facilite habituellement l'apprentissage. Par exemple, lorsqu'elle enseigne à une personne comment changer un pansement, l'infirmière lui explique (audition) comment faire le changement, lui montre (vue) comment faire et lui apprend comment manipuler (toucher) le matériel.
- L'apprentissage est plus efficace lorsque l'apprenant en découvre le contenu par lui-même. Comme la motivation et l'autonomie de l'apprenant améliorent son apprentissage, il est important de les soutenir ; on peut le faire de diverses façons, entre autres : (a) en visant des objectifs spécifiques, réalistes et accessibles ; (b) en fournissant de la rétroaction à l'apprenant ; (c) en l'aidant à tirer satisfaction de l'apprentissage ; (d) en l'encourageant à explorer les sources d'information disponibles. Si certaines activités n'aident pas l'apprenant à atteindre ses objectifs, l'infirmière doit les réévaluer et, le cas échéant, les remplacer par d'autres. Ainsi, la meilleure façon de montrer à l'apprenant comment tenir une seringue n'est peut-être pas de le lui expliquer, mais bien de lui faire tenir la seringue dans la main. D'un point de vue pédagogique, la pratique se révèle souvent fort utile (figure 25-3 ■).
- La répétition renforce l'apprentissage. Le résumé, la reformulation et la présentation du matériel sous un autre angle sont des moyens de répéter et de clarifier le contenu. Par exemple, après avoir discuté des particularités d'un régime alimentaire spécial, l'infirmière peut décrire en détail et de façon concrète le menu des repas d'une journée.
- Il importe de faire le lien entre ce qui est connu de l'apprenant et ce qui lui est inconnu, de façon à susciter chez lui des relations logiques : « Vous comprenez comment l'urine s'écoule dans la sonde à partir de la vessie. Maintenant, je vais vous montrer comment faire une injection de liquide pour qu'il

ENSEIGNEMENT

Outils facilitant l'enseignement aux enfants

- *Visite.* La visite de l'hôpital, en particulier des salles de traitement, permet à l'enfant de voir des gens vêtus de leur uniforme, d'une combinaison de chirurgie ou d'une tenue de protection.
- *Habillement.* Permettre à l'enfant de toucher et de porter les vêtements qu'il verra ou qu'il aura à utiliser.
- *Livres à colorier.* Utiliser des livres à colorier pour préparer l'enfant aux traitements, à la chirurgie ou à l'hospitalisation ; lui montrer des illustrations des gens, de l'endroit et de l'équipement.
- *Livres de contes.* Les livres de contes décrivent les sensations que l'enfant éprouvera, les événements qu'il vivra et l'environnement où il se trouvera. Les parents peuvent lire plusieurs fois la même histoire à leur enfant avant qu'il vive son expérience de l'hôpital ou des soins. Les jeunes enfants aiment ce genre de répétition.
- *Poupées.* À l'aide de poupées ou d'ours en peluche, mimer les procédés que l'enfant aura à vivre, ce qui lui apportera le sentiment de maîtriser la situation (par exemple, la mise en place d'un drain ou une injection).
- *Marionnettes.* Les marionnettes sont utiles dans les jeux de rôles pour fournir de l'information à l'enfant et lui faire voir en quoi consiste l'expérience à venir ; leur utilisation favorise chez l'enfant l'expression de ses émotions.
- *Ateliers sur la santé.* Les ateliers sur la santé peuvent être utiles pour renseigner un enfant sur son corps et sur les bonnes habitudes de santé. Les ateliers peuvent porter sur les situations à haut risque que vit un enfant et les moyens de se protéger (par exemple, la prévention des accidents, le risque d'empoisonnement ou tout sujet propre à la communauté dans laquelle l'enfant vit).

s'écoule dans la sonde et parvienne à la vessie. » Cette façon de procéder aide l'apprenant à mieux saisir le sens de la suite de la démonstration.

- Quand on veut évaluer les changements de comportement qui témoignent de l'efficacité de l'apprentissage, il faut toujours tenir compte du contexte de vie et des ressources de la personne. Par exemple, dans le cas d'une personne qui ne possède pas de baignoire ou qui doit faire chauffer l'eau sur la cuisinière, il serait absurde de s'attendre à ce qu'elle prenne un bain chaud deux fois par jour.

Méthodes d'enseignement particulières

L'entretien individuel est la méthode d'enseignement la plus utilisée par l'infirmière. Cependant, elle peut choisir parmi plusieurs méthodes d'enseignement particulières : le contrat d'apprentissage, l'enseignement en groupe, l'enseignement assisté par ordinateur, la découverte et la résolution de problèmes ou la technique de modification du comportement. La stratégie choisie doit convenir à l'apprenant et correspondre aux objectifs d'apprentissage.

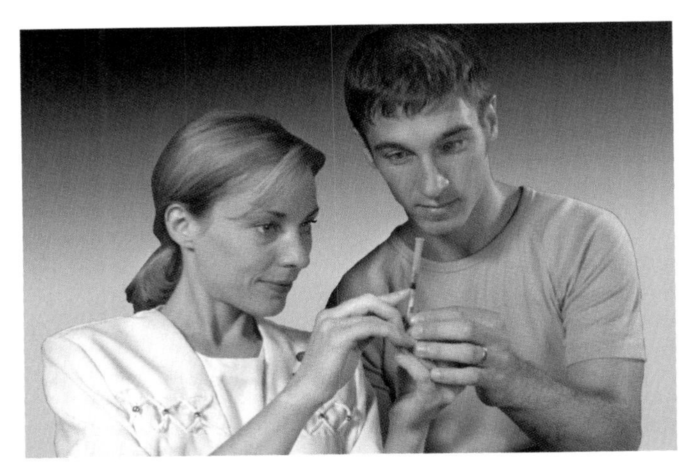

FIGURE 25-3 ■ D'un point de vue pédagogique, la pratique se révèle souvent fort utile.

CONTRAT D'APPRENTISSAGE. Selon le contrat d'apprentissage, la personne précise des objectifs et les moyens qu'elle entend prendre pour les atteindre. Voici un exemple de contrat d'apprentissage :

> Moi, Anne Martin, m'engage à faire de l'exercice de manière intensive pendant 20 minutes, 3 fois par semaine, pendant 2 semaines ; en récompense, je m'achèterai 6 roses jaunes.
>
> Anne Martin — A. Lamarche, infirmière
> Le 30 juillet 2005 — Le 30 juillet 2005

Le contrat, rédigé et signé par l'apprenant et l'infirmière, peut inclure les objectifs d'apprentissage, les responsabilités de chaque intéressé ainsi que les méthodes de suivi et d'évaluation. Deux situations peuvent entraîner la modification du contrat : l'apprenant a atteint ses objectifs d'apprentissage et veut en viser de nouveaux ; ou il arrive à la conclusion qu'il est incapable d'atteindre les objectifs établis et souhaite les réviser (Rankin et Stallings, 1996, p. 162-163). Le contrat d'apprentissage doit laisser place à la liberté, à la responsabilité et au respect mutuels.

ENSEIGNEMENT EN GROUPE. La formation en groupe, en plus d'être économique, donne l'occasion à l'apprenant de partager son expérience avec les autres et d'en tirer profit. Dans un petit groupe, tout le monde peut participer aux discussions. Dans un groupe plus grand, il faut parfois avoir recours au cours magistral, au jeu de rôles ou à l'utilisation d'appareils audiovisuels.

Il est par ailleurs important que tous les participants aient des besoins communs (comme dans un cours prénatal ou une rencontre préopératoire). Il est en outre essentiel de tenir compte des aspects socioculturels pour former le groupe.

ENSEIGNEMENT ASSISTÉ PAR ORDINATEUR (EAO). L'enseignement assisté par ordinateur est populaire. Dans l'enseignement, on a d'abord utilisé l'ordinateur pour l'apprentissage cognitif. Aujourd'hui, toutefois, son utilisation est plus variée :

- Application des connaissances (par exemple, la personne répond à des questions après avoir lu de l'information sur un sujet relatif à la santé).
- Compétences psychomotrices (par exemple, la personne remplit en simulation une seringue jusqu'à la ligne indiquant la bonne dose).

- Résolution de problèmes complexes (par exemple, la personne répond à des questions relatives à sa propre situation).

L'ordinateur a vraiment de multiples usages :

- Tant le professionnel de la santé que l'apprenant peuvent utiliser un ordinateur.
- Une famille ou trois à cinq personnes se regroupent devant un ordinateur ; les participants utilisent une application logicielle à tour de rôle et chacun répond aux questions qui lui sont posées.
- Un grand groupe prend place autour d'un écran de projection sur lequel est projeté le contenu de l'écran de l'ordinateur ; l'enseignant ou l'un des apprenants est au clavier.
- Des individus ou de petits groupes utilisent chacun un ordinateur ; tous les ordinateurs sont reliés, soit en réseau, soit au moyen d'Internet, et ils sont pourvus des mêmes applications. Par ailleurs, de plus en plus de foyers sont branchés à Internet, et les sources d'information sur l'éducation à la santé y sont nombreuses.

L'ordinateur permet à un individu d'apprendre à son propre rythme et selon ses besoins. Cependant, en petit groupe, cet avantage peut s'estomper, et un grand groupe fait davantage ressortir les différences de rythme d'apprentissage d'un individu à l'autre. C'est pourquoi il est préférable de regrouper des apprenants selon leurs besoins et leurs habiletés.

Que l'utilisation de l'ordinateur soit individuelle ou en grand groupe, les apprenants lisent et voient le contenu informationnel, répondent aux questions et reçoivent une rétroaction immédiate. La bonne réponse est habituellement indiquée par une couleur, un clignotement ou une appréciation écrite. Lorsque l'apprenant ne choisit pas la bonne réponse, le logiciel peut lui expliquer pourquoi et lui proposer de recommencer ; dans ce cas, plusieurs logiciels offrent la possibilité à l'apprenant de réviser la matière. Il existe aussi des logiciels de simulation dans lesquels l'apprenant manipule des objets à l'écran afin d'acquérir des compétences psychomotrices ; l'enseignement doit alors être suivi d'une séance de pratique, supervisée par l'enseignant, avec du matériel réel.

Les préjugés que certaines personnes entretiennent à l'égard de l'ordinateur peuvent constituer un obstacle à l'apprentissage. L'infirmière peut aider ces personnes et les rendre autonomes en leur expliquant en détail la marche à suivre : le lancement et l'exécution du programme, la mise en marche et l'arrêt de l'ordinateur ; la manière et le moment d'insérer la disquette ou le cédérom. Une documentation d'accompagnement s'avère souvent très utile. Les catalogues des médias, les journaux professionnels et les bibliothèques spécialisées en soins de santé constituent des sources de renseignements sur les logiciels que l'infirmière peut utiliser pour l'enseignement. Les spécialistes des médias et les bibliothécaires des établissements de santé ou d'enseignement sont des personnes-ressources précieuses pour l'infirmière qui désire utiliser l'ordinateur comme outil de formation et ils l'aideront à trouver les logiciels appropriés. Le matériel pédagogique informatique est offert en différentes langues et est adapté à certains besoins visuels spéciaux ainsi qu'à différents niveaux de croissance et de développement.

DÉCOUVERTE ET RÉSOLUTION DE PROBLÈMES. Lorsqu'elle utilise la technique de découverte et de résolution de problèmes, l'infirmière commence par fournir certains renseignements de base à l'apprenant ; elle lui pose ensuite une question ou elle lui présente une situation liée à l'information donnée. L'apprenant applique la nouvelle information à la situation et décide ce qu'il faut faire. L'apprenant peut travailler seul ou en groupe. Cette technique convient bien à l'apprentissage en famille. L'enseignant guide les apprenants à travers le processus de réflexion nécessaire pour trouver la meilleure solution à la question ou la meilleure action à accomplir dans une situation donnée. On pourrait ici parler de « résolution d'un problème par anticipation ». Par exemple, l'infirmière peut présenter à l'apprenant de l'information sur le diabète et la régulation glycémique et lui demander de quelle manière il pourrait ajuster son insuline ou son régime alimentaire advenant que sa glycémie matinale soit trop basse. La personne apprend ainsi quels comportements décisifs elle doit considérer pour trouver la meilleure solution au problème.

MODIFICATION DU COMPORTEMENT. La technique de modification du comportement s'appuie sur les hypothèses suivantes : (a) les comportements humains sont appris et peuvent, de manière sélective, être renforcés, affaiblis, éliminés ou remplacés ; (b) le comportement d'une personne appartient au domaine du conscient. D'après ce système, le comportement souhaitable est connu et apprécié, alors que le comportement indésirable est laissé de côté. La réaction de la personne constitue la clé du changement de comportement. Par exemple, on ne critique pas une personne qui fume une cigarette alors qu'elle essaie de cesser de fumer ; il faut plutôt la féliciter ou la récompenser après une certaine période pendant laquelle elle a tenu le coup. Pour certaines personnes, il peut être utile d'associer un contrat d'apprentissage à la technique de modification du comportement et d'y inclure les caractéristiques suivantes :

- L'utilisation du renforcement positif (par exemple, les compliments)
- La participation de la personne à l'élaboration du programme d'apprentissage
- L'absence de critique des comportements indésirables
- Des attentes claires de la personne et de l'infirmière par rapport à l'atteinte des objectifs d'apprentissage (c'est-à-dire la modification du comportement)

Enseignement transculturel

Les différences culturelles et ethniques entre l'infirmière et l'apprenant peuvent créer des obstacles supplémentaires dans le processus d'enseignement et d'apprentissage. Ces obstacles peuvent notamment comprendre les problèmes de langage et de communication, les différences dans les concepts liés au temps, et les contradictions entre les méthodes de traitement, les croyances liées à la santé et certains problèmes de santé particuliers, à fréquence ou à risque élevés, qui peuvent être traités grâce à l'éducation à la santé (voir le chapitre 13). L'infirmière doit tenir compte des règles d'action suivantes lorsqu'elle enseigne à des personnes d'origine ethnique différente :

- *Se procurer le matériel pédagogique, la documentation et les directives dans la langue usuelle de l'apprenant.* L'infirmière qui est incapable de lire dans cette langue peut faire appel à un traducteur. Cela lui permettra d'évaluer la qualité de l'information et, au besoin, de procéder à une mise à jour avec l'aide du traducteur.
- *Utiliser des aides visuelles, telles que des illustrations, des graphiques ou des diagrammes pour faire comprendre le sens de son message.* On peut utiliser du matériel audiovisuel en français dans la mesure où la langue parlée est claire et le débit,

suffisamment lent. Même si la personne a de la difficulté à comprendre le message verbal, le fait d'observer la démonstration d'une compétence ou d'un procédé peut lui être utile. Dans certaines circonstances, un interprète pourra clarifier le sens à l'apprenant. Certaines vidéocassettes sont offertes en plusieurs langues ; l'infirmière peut alors se procurer la version appropriée.

- *Employer des termes concrets plutôt qu'abstraits.* Utiliser un langage simple (phrases courtes, mots courts) et présenter une seule idée à la fois.
- *Planifier des périodes de questions.* Ces périodes aident l'apprenant à distinguer les idées ou les compétences.
- *Éviter les termes médicaux ou le jargon des professionnels de la santé.* Par exemple, dire « prendre la pression artérielle » au lieu de « prendre les signes vitaux » ou « écouter le cœur » au lieu de « prendre le pouls apical ».
- *S'assurer que l'information est bien comprise en écrivant les mots dont la prononciation suscite une difficulté.* Par exemple, pendant l'évaluation, écrire les nombres, les mots ou les phrases et demander à la personne de les lire pour vérifier si elle a bien compris.
- *Utiliser l'humour avec circonspection.* Il arrive que la traduction ou l'interprétation fausse la signification de ce qui a été dit.
- *Éviter les expressions familières.* Elles peuvent être interprétées littéralement.
- *Vérifier la signification des comportements ; ne pas présumer qu'une personne qui hoche la tête, garde un contact visuel ou sourit comprend nécessairement tout ce qui lui est enseigné.* Ces réactions peuvent être simplement l'expression d'une marque de respect. La personne peut penser qu'il ne faut pas embarrasser l'infirmière ou lui faire perdre du temps en posant des questions ou en manifestant son incompréhension.
- *Inviter et encourager la personne à poser des questions.* Faire comprendre à la personne qu'elle est fortement invitée à poser des questions et à faire ce qu'il faut pour obtenir l'information la plus précise possible. Lorsqu'on pose des questions afin d'évaluer si la personne a bien compris, il faut éviter les questions négatives, qui peuvent être mal interprétées par des personnes dont le français n'est pas la langue maternelle. Dites « Voyez-vous jusqu'où vous pourrez plier votre hanche après la chirurgie ? » au lieu de « Ne voyez-vous pas jusqu'où vous pourrez plier votre hanche après la chirurgie ? » Dans le cas de renseignements ou de compétences particulièrement difficiles à enseigner, l'infirmière peut dire : « La plupart des gens ont des difficultés avec cela. Puis-je vous aider à recommencer ? » Dans certaines cultures, il n'est pas convenable de manifester un besoin ; de même, exprimer sa confusion ou demander qu'on enseigne quelque chose à nouveau est considéré comme grossier.
- *Prendre en considération le sexe de la personne. Lorsqu'on explique des procédés ou un fonctionnement liés à certaines parties du corps, faire appel à une infirmière s'il s'agit d'une apprenante et à un infirmier s'il s'agit d'un apprenant.* Il faut tenir compte de la notion de pudeur propre à certaines cultures ou croyances et à ce qui est approprié ou non dans les relations homme-femme ; à cet effet, il est sage de faire appel à une infirmière (plutôt qu'à un infirmier) pour enseigner à une femme les soins d'hygiène personnelle, la planification des naissances, les infections transmissibles sexuellement et tout autre sujet potentiellement délicat. Si on doit demander l'aide d'un interprète pendant qu'on donne les explications, il est préférable que ce soit une femme.
- *Inclure la famille dans la planification et l'enseignement.* Cela favorise la confiance et le respect mutuels. Déterminer la personne qui représente l'autorité familiale et l'associer à la planification et à la formation afin de faciliter l'adhésion et le soutien à l'enseignement lié à la santé. Dans certaines cultures, l'homme chef de famille est la personne à associer à l'enseignement qu'on veut donner ; dans d'autres cultures, ce peut être la femme la plus âgée de la famille.
- *Tenir compte des croyances et des conceptions liées au temps.* Il est possible que la personne soit plus centrée sur le présent que l'infirmière. Certains groupes culturels, comme les nouveaux immigrants, et les gens défavorisés, qui luttent quotidiennement pour répondre aux besoins essentiels, accordent une importance primordiale au moment présent. La prévention des problèmes possibles peut avoir moins de signification pour ces personnes que pour d'autres. Ainsi, enseigner l'adoption de bonnes habitudes de vie (par exemple, faire de l'exercice régulièrement ou manger de façon équilibrée afin de diminuer l'embonpoint) sera plus difficile si la personne est très centrée sur le présent. Dans pareil cas, l'infirmière peut mettre l'accent sur la prévention des problèmes à court terme plutôt qu'à long terme. Il arrive fréquemment que des personnes centrées sur le présent ne se présentent pas à leurs rendez-vous ou arrivent en retard. Pour pallier ce problème, l'infirmière peut organiser le transport de la personne ou accepter de la recevoir quand elle se présente plutôt que de lui fixer un autre rendez-vous, auquel elle ne viendra probablement pas de toute façon.

  Dans les sociétés axées d'abord sur le moment présent, les horaires peuvent être très flexibles et les heures de sommeil ou de repas peuvent varier grandement. Il faut donc comprendre que la prise de médicaments « à l'heure du coucher ou avec un repas » ne signifie pas nécessairement que ces activités se produiront à la même heure chaque jour. C'est pourquoi l'infirmière doit évaluer la routine quotidienne de la personne avant de lui demander d'associer un traitement ou une prise de médicament à une activité ; en effet, l'infirmière ne peut présumer que cette activité a lieu à la même heure tous les jours. Lorsqu'elle enseigne l'horaire de la prise d'un médicament, l'infirmière doit vérifier si la personne dispose d'une horloge ou d'une montre et si elle peut lire l'heure.
- *Déterminer les pratiques et les croyances culturelles en matière de santé.* La non-observance de ce qui est enseigné est parfois liée à un conflit entre les croyances et la médecine traditionnelle. Elle peut aussi être liée à l'incompréhension ou au fatalisme, un système de croyances selon lequel les événements de la vie sont prédestinés et non modifiables par qui que ce soit. Pour favoriser l'observance du traitement, l'infirmière devra amener la personne à comprendre les causes de ses problèmes de santé et à les prévenir.

  L'infirmière doit considérer avec respect les croyances culturelles de la personne en matière de traitement et tenter de distinguer celles qui sont en harmonie avec l'enseignement et celles qui ne le sont pas. Elle peut alors mettre l'accent sur les éléments concordants afin de favoriser l'intégration des nouveaux apprentissages aux pratiques familières à la personne. Cette dernière aura sans doute besoin qu'on lui explique pourquoi certaines méthodes de traitement traditionnelles sont nuisibles et comment l'approche et les méthodes recommandées amélioreront sa santé.

Évaluation

L'évaluation est un processus qu'on utilise de façon continue et à la fin de la démarche d'enseignement ; l'apprenant, l'infirmière et souvent les membres du réseau de soutien établissent alors ce qui a été appris.

Évaluation de l'apprentissage

Le processus d'évaluation de l'apprentissage est le même que celui visant à évaluer l'atteinte des objectifs pour d'autres diagnostics infirmiers. L'apprentissage est mesuré en fonction des objectifs choisis au cours de la planification du processus d'enseignement. Par conséquent, les objectifs ne servent pas uniquement à établir le plan d'enseignement, mais aussi à fournir des critères d'évaluation. Par exemple, on peut évaluer l'atteinte de l'objectif « Choisir des aliments faibles en glucides » en demandant à la personne de nommer de tels aliments ou de les repérer dans une liste.

Le choix de la méthode d'évaluation dépend du type d'apprentissage. Dans l'*apprentissage cognitif*, l'apprenant montre ce qu'il a appris. Voici des exemples d'outils pour évaluer un apprentissage cognitif :

- Observation directe du comportement (par exemple, observer la personne choisir une solution à un problème en utilisant une nouvelle compétence).
- Mesure des compétences acquises (par exemple, à l'aide d'un test).
- Questions orales (par exemple, demander à la personne de reformuler l'information ou de fournir des réponses verbales correctes à des questions).
- Autoévaluation et autosurveillance. Ces moyens peuvent être utiles au cours des appels téléphoniques de suivi et des visites à domicile. Il peut s'agir de l'évaluation de l'apprentissage de la personne selon son propre rythme ; c'est le cas de l'enseignement assisté par ordinateur, qui comprend souvent un volet d'autosurveillance.

La meilleure manière d'évaluer l'acquisition de *compétences psychomotrices* consiste à observer directement comment la personne exécute un procédé, tel qu'un changement de pansement ou la mise en place d'une sonde vésicale.

L'*apprentissage affectif* est plus difficile à évaluer. On peut constater les attitudes ou les valeurs apprises en écoutant la personne répondre aux questions, en remarquant sa manière de s'exprimer sur des sujets importants et en observant les comportements qui expriment ses sentiments ou ses valeurs. Par exemple, les parents ont-ils appris à valoriser la santé au point qu'ils ont fait vacciner leurs enfants ? La personne qui affirme accorder beaucoup d'importance à la santé utilise-t-elle des condoms lorsqu'elle a des relations sexuelles avec un nouveau partenaire ?

Grâce à l'évaluation, l'infirmière peut voir la nécessité de modifier ou de répéter le plan d'enseignement (par exemple, si les objectifs n'ont pas été atteints ou l'ont été seulement en partie). Faire un suivi de l'enseignement à la maison ou par téléphone est souvent nécessaire dans le cas d'une personne qui sort d'un établissement de santé.

Un changement de comportement ne se produit pas nécessairement tout de suite après l'apprentissage. Il est fréquent que la personne accepte d'abord le changement sur le plan intellectuel et qu'elle modifie son comportement par étapes ou de manière périodique (par exemple, Mme Lavoie sait très bien qu'elle doit perdre du poids, mais elle suit son régime et fait de l'exercice seulement par intermittence). Si le nouveau comportement doit remplacer un comportement ancien, il doit prendre place graduellement ; autrement, l'ancien comportement peut l'emporter. L'infirmière doit aider une personne comme Mme Lavoie à modifier son comportement en lui permettant des écarts et en l'encourageant.

Évaluation de l'enseignement

Il est important que l'infirmière évalue son enseignement et le contenu de son plan d'enseignement de la même manière qu'elle évalue l'efficacité des interventions infirmières pour d'autres diagnostics infirmiers. L'évaluation doit tenir compte de tous les facteurs : le moment choisi, les méthodes d'enseignement, la quantité d'information, l'utilité réelle de l'enseignement, etc. L'infirmière peut constater, par exemple, que la personne a été submergée par une trop grande quantité d'information, qu'elle s'est ennuyée ou, au contraire, qu'elle était motivée pour apprendre davantage.

Tant l'apprenant que l'infirmière doivent évaluer l'expérience d'apprentissage. L'apprenant peut dire à l'infirmière ce qui a été utile, intéressant, etc. Les questionnaires de rétroaction et les enregistrements vidéo des séances d'apprentissage peuvent aussi être efficaces.

L'infirmière ne doit pas éprouver un sentiment d'incompétence comme enseignante si la personne oublie certaines des choses qui lui ont été enseignées. L'oubli est normal et devrait même être prévu. Demander à la personne de prendre des notes sur ce qu'elle apprend, la faire répéter, lui remettre de la documentation sur la matière enseignée et lui permettre d'être active dans le processus d'apprentissage sont autant de moyens qui favorisent la mémorisation.

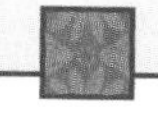

Documentation des soins infirmiers

La documentation du processus d'enseignement est essentielle parce qu'elle constitue une preuve reconnue que l'enseignement a bel et bien eu lieu et qu'elle permet de faire connaître cet enseignement aux autres professionnels de la santé. Si l'enseignement n'est pas documenté, du point de vue juridique, il n'existe pas.

De plus, il est important de documenter les réponses de l'apprenant et des proches aux activités d'enseignement. Qu'a fait la personne ou qu'a dit ou fait le proche aidant qui indique que l'apprentissage a eu lieu ? L'apprenant a-t-il montré sa maîtrise d'une compétence ou l'acquisition d'une connaissance ? L'infirmière enregistre ces données dans le dossier de la personne comme preuves de l'apprentissage. Plusieurs établissements de soins de santé possèdent des formulaires relatifs à l'enseinement ; ces formulaires peuvent comprendre les diagnostics médicaux et infirmiers, le plan de traitement et l'enseignement destiné à la personne. Une fois l'enseignement terminé,

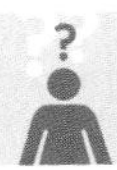

EXERCICES D'INTÉGRATION

Mme Loti est âgée de 59 ans. Elle est vice-présidente dans une banque ; son patron et ses collègues ont une grande confiance en elle. Il y a trois jours, elle a été admise à l'hôpital en se plaignant d'essoufflement et de douleurs à la poitrine. L'évaluation diagnostique révèle qu'elle a une coronaropathie importante, mais qu'elle n'a jamais fait d'infarctus. Le médecin indique que Mme Loti devra faire d'importants changements à son mode de vie pour diminuer le risque de crise cardiaque. Vous êtes l'infirmière de Mme Loti et on vous a demandé de lui enseigner tout ce qui concerne l'évolution de son affection, le régime qu'elle doit adopter, l'exercice qu'elle doit faire et les différentes façons de diminuer le stress. Lorsque vous commencez à enseigner à Mme Loti, vous remarquez que c'est une personne très agréable, qu'elle hoche fréquemment la tête, mais qu'elle semble aussi très préoccupée et facilement distraite.

1. Comment évaluez-vous la réceptivité de Mme Loti à l'égard de l'apprentissage ?
2. Étant donné que, de toute évidence, Mme Loti est instruite, l'évaluation des besoins d'apprentissage sera-t-elle utile ?
3. Vous vous rendez compte que vous avez beaucoup d'information à transmettre à Mme Loti et vous craignez de ne pas pouvoir tout lui enseigner. Que pouvez-vous faire pour aider Mme Loti et avoir l'impression que vous avez atteint vos objectifs d'enseignement ?
4. Comment saurez-vous si votre enseignement aura été efficace ?
5. De quelle manière votre enseignement serait-il différent si vous enseigniez à Mme Loti chez elle plutôt qu'à l'hôpital ou dans un établissement de soins actifs ?

Voir l'appendice A : Exercices d'intégration – Pistes de réflexion.

l'apprenant et l'infirmière signent le formulaire et une copie est remise à l'apprenant ; cette copie constitue une attestation de l'enseignement et sert de renforcement au contenu étudié. Une deuxième copie du formulaire est placée dans le dossier de l'apprenant. Les parties du processus d'enseignement qui devraient être documentées dans le dossier sont les suivantes :

- Besoins d'apprentissage diagnostiqués
- Objectifs d'apprentissage
- Sujets enseignés
- Objectifs de la personne
- Besoins d'enseignement supplémentaires
- Ressources fournies

Le plan d'enseignement décrit les ressources que l'infirmière utilisera pour les séances d'enseignement. Il devrait aussi comprendre les éléments suivants :

- Information transmise et compétences enseignées
- Méthodes d'enseignement utilisées
- Horaire et contenu de chaque séance d'enseignement
- Objectifs d'enseignement et méthodes d'évaluation

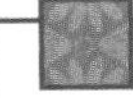

RÉVISION DU CHAPITRE

Concepts clés

- Donner à la personne et aux membres de sa famille un enseignement en matière de santé constitue un aspect fondamental de la pratique et du rôle de l'infirmière. Cette dernière doit aussi enseigner à des collègues, à du personnel auxiliaire, à des étudiants en soins infirmiers et à d'autres futurs professionnels des soins de santé, ainsi qu'à divers groupes de personnes dans le contexte de programmes d'éducation à la santé.
- L'apprentissage est un préalable au changement de comportement.
- Les trois principales théories de l'apprentissage sont le béhaviorisme, le cognitivisme et l'humanisme.
- Bloom a déterminé trois domaines d'apprentissage : cognitif, affectif et psychomoteur.
- De nombreux facteurs influent sur l'apprentissage, notamment la motivation, la réceptivité, la participation active, la pertinence, la rétroaction, le soutien non critique, l'organisation de la matière du simple au complexe, la répétition, le choix du moment, l'environnement, l'état psychologique, l'état physiologique, les aspects culturels et les capacités psychomotrices.
- L'enseignement, tout comme la pratique infirmière, consiste essentiellement en six activités : la collecte des données ; l'analyse des besoins d'apprentissage ; la planification (élaboration d'un plan d'enseignement) ; l'intervention (la mise en place de ce plan) ; l'évaluation des objectifs d'apprentissage et de l'efficacité de l'enseignement ; la documentation des activités liées à l'apprentissage.
- Les méthodes d'apprentissage choisies par l'infirmière doivent être adaptées à la personne et au contenu à enseigner.
- Un plan d'enseignement est un document écrit qui précise les objectifs d'apprentissage, le contenu à enseigner et les méthodes à utiliser. Le plan doit être révisé lorsque les besoins de la personne changent ou que les méthodes s'avèrent inefficaces.

Concepts clés (suite)

- L'évaluation de l'enseignement et de l'apprentissage est un processus qu'on utilise tant pendant la démarche d'enseignement qu'à la fin de celle-ci et dans lequel la personne, l'infirmière et souvent les membres du réseau de soutien établissent ce qui a été appris.
- La documentation de l'enseignement dans le dossier de la personne est essentielle. Elle permet de faire connaître cet enseignement aux autres professionnels de la santé et elle constitue une preuve reconnue que l'enseignement a bel et bien eu lieu.

Questions de révision

25-1. Parmi les activités suivantes, lesquelles relèvent du domaine de l'apprentissage affectif selon la classification de Bloom ?
   a) Enseigner comment irriguer une colostomie.
   b) Apprendre à accepter la perte d'un membre.
   c) Apprendre à insérer une sonde.
   d) Enseigner la lecture.

25-2. On vient de diagnostiquer le diabète chez Mme Dupuis. Elle doit apprendre en quoi consiste son nouveau régime alimentaire. Quelle méthode d'enseignement l'infirmière devrait-elle utiliser pour que Mme Dupuis mémorise bien ce qu'elle a à apprendre ?
   a) Lui remettre une vidéocassette portant sur les régimes pour diabétiques.
   b) Demander à une nutritionniste de lui rendre visite et lui donner des renseignements et de la documentation sur les régimes appropriés.
   c) Lui demander de faire la liste de ses aliments favoris et lui montrer comment les intégrer dans son régime.
   d) Lui demander de participer à une réunion qui est organisée pour des personnes atteintes du diabète et qui a pour but de les faire discuter de leur adaptation à cette affection chronique.

25-3. Laquelle des personnes suivantes est réceptive à l'apprentissage ?
   a) Un homme de 45 ans à qui son médecin vient d'apprendre qu'il souffre d'un cancer.
   b) Un enfant de trois ans à qui ses parents lisent un livre dans lequel on raconte l'histoire d'un enfant qui va à l'hôpital.
   c) Une femme de 60 ans qui vient de recevoir un médicament pour soulager sa douleur abdominale.
   d) Un homme de 70 ans qui se remet d'un accident vasculaire cérébral et qui revient d'une séance de physiothérapie.

25-4. Comment l'infirmière peut-elle le mieux évaluer le style d'apprentissage d'une personne ?
   a) En lui demandant la manière dont elle apprend le mieux.
   b) En effectuant un test d'aptitude à la lecture et à l'écriture.
   c) En observant ses interactions interpersonnelles.
   d) En se renseignant auprès des membres de sa famille.

25-5. Un homme de 74 ans qui prend plusieurs médicaments dit à l'infirmière : « Je ne sais absolument pas à quoi sert cette petite pilule jaune. » Quel est le meilleur diagnostic infirmier pour cet homme ?
   a) *Confusion aiguë.*
   b) *Recherche d'un meilleur niveau de santé.*
   c) *Connaissances insuffisantes (renseignements sur les médicaments).*
   d) *Non-observance du traitement.*

Voir l'appendice B : Réponses aux questions de révision.

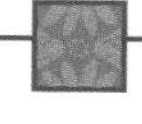

BIBLIOGRAPHIE

En anglais

Bandura, A. (1971). Analysis of modeling processes. In A. Bandura (Ed.), *Psychological modeling*. Chicago : Aldine.

Bastable, S. (2003). *Nurse as educator : Principles of teaching and learning for nursing practice* (2nd ed.). Boston : Jones and Bartlett.

Binder, S., & Ratzan, S. (2001). Take a tip from educators : Gear message to audience. *Case Management Advisor, 12*(9), 143–144.

Bloom, B. S. (Ed.). (1956). *Taxonomy of education objectives. Book 1, Cognitive domain.* New York : Longman.

Bruccoliere, T. (2000). How to make patient teaching stick. *RN, 63*(2), 34–38.

Conlin, K. K., & Schumann, L. (2002). Research. Literacy in the health care system : A study on open heart surgery patients. *Journal of the American Academy of Nurse Practitioners, 14*(1), 38–42.

Davidhizar, R. E., & Brownson, K. (1999). Literacy, cultural diversity, and client education. *Health Care Manager, 18*(1), 39–47.

Doak, C. C., Doak, L. G., & Root, J. H. (1996). *Teaching patients with low literacy skills* (2nd ed.). Philadelphia : J. B. Lippincott.

Gravely, S. (2001). When your patient speaks Spanish—and you don't. *RN, 64*(5), 65–67.

Hansen, M., & Fisher, J. C. (1998). Patient teaching : Patient-centered teaching from theory to practice. *American Journal of Nursing, 98*(1), 56–60.

Hong, O. S. (2001). Limited English proficiency workers : Health and safety education. *AAOHN Journal, 49*(1), 21–25.

John, M. T. (1988). *Geragogy : A theory for teaching the elderly.* New York : Haworth Press.

Johnson, M., Maas, M., & Moorhead, S. (2000). *Nursing outcomes classification (NOC)* (2nd ed.). St. Louis, MO : Mosby.

Knowles, M. S. (1984). *Andragogy in action.* San Francisco : Jossey-Bass.

Lewin, K. (1951). *Field theory in social science.* New York : Harper and Row.

MacDonald, D. (1998). Meeting special learning needs. *RN, 61*(4), 33–34.

Magee, B., Mathews, P. A., Phelps, R. L., & Szczepanik, M. (2001). Gaps in teaching due to staff shortages ? Try more efficient methods. *Patient Education Management, 8*(11), 121–124.

Maslow, A. H. (1970). *Motivation and personality.* New York : Harper and Row.

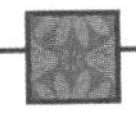

BIBLIOGRAPHIE (SUITE)

Mayer, G. G., & Rushton, N. (2002). Writing easy-to-read teaching aids. *Nursing, 32*(3), 48–49.

McCloskey, J. C., & Bulechek, G. M. (2000). *Nursing interventions classification (NIC)* (3rd ed.). St. Louis, MO : Mosby.

Murphy, P. W., Chesson, A. L., Berman, S. A., Arnold, C. L., & Galloway, G. (2001). Neurology patient education materials : Do our educational aids fit our patients' needs ? *Journal of Neuroscience Nursing, 33*(2), 99–104.

Murphy, V. (2000). Accreditation alert : Meeting JCAHO standards of patient and family education. *Inside Ambulatory Care, 6*(10), 12.

NANDA International. (2003). *NANDA nursing diagnoses : Definitions and classification 2003–2004*. Philadelphia : Author.

Pavlov, I. P. (1927). *Conditioned reflexes* (G. V. Anrep, trans.). London : Oxford University Press.

Piaget, J. (1966). *Origins of intelligence in children*. New York : Norton.

Rankin, S. H., & Stallings, K. D. (1996). *Patient education : Issues, principles, practices* (3rd ed.). Philadelphia : J. B. Lippincott.

Redman, B. K. (1993). *The process of patient education in nursing* (7th ed.). Saint Louis : Mosby Year Book.

Rhodes, R. S., & Carlson, J. H. (2001). Patient teaching tips for acute care nurse practitioners. *Nurse Practitioner Forum, 12*(2), 86–91.

Rogers, C. R. (1961). *On becoming a person*. Boston : Houghton-Mifflin.

Rogers, C. R. (1969). *Freedom to learn*. Columbus, Ohio : Chas. E. Merrill.

Saarmann, L., Daugherty, J., & Riegel, B. (2000). Patient teaching to promote behavioral change. *Nursing Outlook, 48*, 281–287.

Schrecengost, A. (2001). Do humorous preoperative teaching strategies work ? *AORN Journal, 74*, 683–689.

Schultz, M. (2002). Low literacy skills needn't hinder care. *RN, 65*(4), 45–48.

Skinner, B. F. (1953). *Science and human behavior*. New York : Macmillan.

Stanley, M., & Beare, P. G. (1999). *Gerontological nursing* (2nd ed.). Philadelphia : F. A. Davis.

Tankel, K. (2001). Therapeutic interactions in a medication education group using the psychopharmacology race. *Journal of Psychosocial Nursing and Mental Health Services, 39*(6), 23–31.

The National Work Group on Literacy and Health (1998). Communicating with patients who have limited literacy skills. *The Journal of Family Practice, 46*(2), 169–175.

Treacy, J. T., & Mayer, D. K. (2000). Perspectives on cancer patient education. *Seminars in Oncology Nursing, 16*(1), 47–56.

VanWynen, E. A. (2001). Healthy people 2010. A key to successful aging : Learning-style patterns of older adults. *Journal of Gerontological Nursing, 27*(9), 6–15.

Weissman, M. A., & Jasovsky, D. A. (1998). Discharge teaching for today's times. *RN, 61*(6), 38–40.

Wilkinson, J. M. (2000). *Nursing diagnosis handbook with NIC interventions and NOC outcomes* (7th ed.). Upper Saddle River, NJ : Prentice Hall Health.

Winslow, E. H. (1998). Research for practice : Caring for patients with limited literacy. *American Journal of Nursing, 98*(7), 55, 57.

Winslow, E. H. (2001). Patient education materials. Can patients read them, or are they ending up in the trash ? *American Journal of Nursing, 101*(10), 33–38.

En français

Carpenito, L. J. (2003). *Manuel de diagnostics infirmiers*, traduction de la 9e édition, Saint-Laurent : Éditions du Renouveau Pédagogique.

Carré, P. (1981). *Retraite et formation,* Paris : Éditions ERES.

Chené, A. et Fleury, M.-J. (1990). *La dimension relationnelle de la formation des personnes âgées,* Montréal : Université de Montréal, Publications de la faculté des sciences de l'éducation.

Johnson, M. et Meridean, M. (dir.). (1999). *Classification des résultats de soins infirmiers CRSI/NOC*, Paris : Masson.

Lauzon, S. et Adam, E. (1996). *La personne âgée et ses besoins : interventions infirmières,* Saint-Laurent : Éditions du Renouveau Pédagogique.

Leclerc, G. et Rowan, R. (1992). Nouveau regard sur la retraite, *Le Gérontophile, 14*(1), 9-12.

McCloskey, J. C. et Bulechek, G. M. (dir.). (2000). *Classification des interventions de soins infirmiers CISI/NIC*, 2e éd., Paris : Masson.

NANDA International. (2004). *Diagnostics infirmiers : Définitions et classifications 2003-2004*, Paris : Masson.

Ordre des infirmières et infirmiers du Québec (OIIQ). (2004). *Perspectives de l'exercice de la profession d'infirmière,* Montréal : OIIQ.

Palacio-Quintin, E., Bouchard, J.-M. et Terrisse, B. (dir.). (2004). *Questions d'éducation familiale dans les années 2000,* Outremont : Éditions Logiques.

Poulin, G. (1993). *Application d'un programme d'enseignement auprès d'une personne atteinte de MPOC et de son conjoint,* rapport de stage de maîtrise, Université de Montréal, Faculté des sciences infirmières.

Sousa, D. A. (2002). *Un cerveau pour apprendre : comment rendre le processus enseignement-apprentissage plus efficace,* traduction et adaptation de G. Sirois, Montréal : Chenelière/McGraw-Hill.

St-Denis, Y., Coutu-Wakulczyk, G., Popiea, E. et Labbé, R. (2003). À la suite d'un traumatisme crânien grave d'un proche, les 72 premières heures… pour la famille, *L'Infirmière canadienne / The Canadian Nurse, 4*(7), août, 5-10.

Tourigny, J., et Chapados, C. (2001). Croyance des parents et participation aux soins de l'enfant : chirurgie d'un jour, *L'Infirmière canadienne / The Canadian Nurse,* avril, 2(4), 4-10.

Vienneau, R. (2004). *Apprentissage et enseignement : théories et pratiques,* Montréal : Gaëtan Morin Éditeur.

PARTIE 6 Aspects essentiels du rôle de l'infirmière

OBJECTIFS D'APPRENTISSAGE

Après avoir étudié ce chapitre, vous pourrez :

- Décrire les caractéristiques des tâches qui peuvent être déléguées au personnel infirmier (PI).
- Décrire la délégation selon le caractère approprié de ses composantes.
- Comparer leadership et gestion.
- Différencier les leaders formels des leaders informels.
- Comparer différents styles de leadership.
- Nommer les caractéristiques d'un leader efficace.
- Comparer les niveaux de gestion.
- Décrire les quatre fonctions de gestion.
- Discuter du rôle et des fonctions de l'infirmière gestionnaire.
- Reconnaître les compétences et les aptitudes nécessaires à une infirmière gestionnaire.
- Décrire le rôle d'un leader ou d'un gestionnaire dans la planification et la mise en place d'un changement.

DÉLÉGATION, GESTION ET LEADERSHIP

Adaptation française :
Clémence Dallaire, inf., Ph.D.
Professeure agrégée, Faculté des sciences infirmières
Université Laval

Infirmière et délégation

La **délégation** est le transfert, à une personne compétente, de la responsabilité et de l'autorité nécessaires à l'exécution d'une tâche qu'on lui confie. Une nuance s'impose : il ne s'agit pas ici de la délégation d'actes professionnels, mécanisme permettant le partage d'activités entre catégories de professionnels ; la délégation dont il est question ici est une activité qui relève de la gestion. La personne à qui on délègue assume la responsabilité de l'exécution réelle de la tâche, tandis que la personne qui délègue a toujours l'obligation de rendre compte. La délégation est un outil qui permet au gestionnaire de consacrer davantage de temps aux tâches qui ne peuvent être déléguées. Elle permet aussi à la personne à qui on délègue d'améliorer ses compétences, ses capacités et son estime de soi ainsi que de garder un bon moral ; de plus, elle favorise le travail d'équipe et l'atteinte des objectifs de l'organisation. En soins infirmiers, la délégation de tâches concerne les soins indirects – l'objectif établi est atteint grâce au travail d'une personne supervisée par l'infirmière – et comprend les étapes suivantes : définir la tâche, déterminer qui va l'exécuter, préciser les attentes, conclure une entente, superviser la performance et fournir une rétroaction à la personne qui a effectué la tâche.

L'infirmière délègue de plus en plus de tâches relevant des soins infirmiers à d'autres travailleurs du domaine de la santé, particulièrement depuis l'augmentation du recours au personnel infirmier autre

MOTS CLÉS

que les infirmières. L'infirmière qui délègue une tâche à un autre travailleur de la santé a la responsabilité de choisir une personne qui possède les compétences requises tout en poursuivant elle-même l'évaluation des soins donnés. L'infirmière peut déléguer des tâches aux membres du **personnel infirmier** (**PI**) qui ne sont pas des infirmières : brancardiers, infirmières auxiliaires, aides familiales, préposés aux bénéficiaires, etc. La formation et l'expérience de ces personnes peuvent varier beaucoup ; ce sont des employés rémunérés, et il faut les distinguer des membres de la famille, des amis ou des proches aidants.

Au Québec, la *Loi modifiant le Code des professions et d'autres dispositions législatives dans le domaine de la santé* est entrée en vigueur le 30 janvier 2003. En particulier, la *Loi sur les infirmières et les infirmiers* précise le champ d'exercice de ce corps professionnel et les activités qui lui sont réservées. Aux États-Unis, c'est la législation de chaque État qui précise les actes propres à la pratique de la profession infirmière, les actes réservés à l'infirmière et les actes que celle-ci peut déléguer. Le National Council of State Boards of Nursing (1995) (NCSBN) traite de la délégation selon le caractère approprié de chacune de ses composantes : l'infirmière délègue la *tâche appropriée,* dans les *circonstances appropriées,* à la *personne appropriée,* en donnant à cette dernière les *directives* et les *renseignements appropriés,* tout en lui fournissant la *supervision appropriée* et l'*évaluation appropriée.*

Il est impossible de distinguer de manière exhaustive entre les tâches que l'infirmière peut déléguer à d'autres membres du personnel infirmier et les tâches qu'elle ne peut pas leur déléguer (voir les exemples de l'encadré 26-1). Par ailleurs, un membre du personnel infirmier autre qu'une infirmière ne peut pas déléguer de tâches.

Les principes qui guident l'infirmière dans la décision de déléguer une tâche assurent la sécurité de la personne soignée et la qualité des objectifs à atteindre (voir l'encadré 26-2). Dans chaque cas, l'infirmière doit établir si la tâche peut être confiée à tel membre du personnel infirmier par rapport à telle personne soignée. Le NCSBN a établi une grille d'évaluation que l'infirmière peut utiliser pour prendre une décision (figure 26-1 ■). Une fois prise la décision de déléguer certaines tâches, l'infirmière doit faire part des points suivants à l'employé concerné et s'assurer qu'il comprend bien ce qu'il doit faire :

- Tâches précises à accomplir auprès de chaque personne.
- Moment d'exécution de chaque tâche.
- Résultats escomptés pour chaque tâche, notamment les limites et les circonstances qui nécessitent d'en référer à l'infirmière ainsi que les actes à accomplir en situation d'urgence.

ENCADRÉ 26-1

Exemples de tâches que l'infirmière peut déléguer et de tâches qu'elle ne peut pas déléguer

DÉLÉGATION POSSIBLE

- Vérification des signes vitaux
- Évaluation et consignation au dossier de l'alimentation et de l'élimination
- Transfert et déplacement d'une personne
- Soins post mortem
- Bain
- Alimentation
- Cathétérisme vésical (à domicile à l'aide d'une technique propre)
- Alimentation par sonde de gastrostomie (si le dispositif est déjà en place)
- Surveillance liée à la sécurité
- Pesée des personnes
- Changement de pansement simple
- Aspiration dans le cas de trachéostomie chronique
- Soins immédiats en réanimation cardiorespiratoire (RCR)

DÉLÉGATION IMPOSSIBLE

- Évaluation
- Interprétation des données
- Établissement d'un diagnostic infirmier
- Création d'un plan de soins et de traitements infirmiers
- Évaluation de l'efficacité des soins
- Application de techniques effractives
- Administration parentérale de médicaments
- Installation d'une sonde nasogastrique
- Ponction veineuse
- Décisions liées à l'utilisation de la contention
- Établissement d'un plan de traitement pour soigner une plaie
- Conseils par téléphone
- Triage des personnes à l'urgence

ENCADRÉ 26-2

Critères décisionnels pour déléguer une tâche à un autre membre du personnel infirmier

1. L'infirmière doit évaluer l'état de la personne soignée avant de déléguer une tâche qui concerne cette dernière.
2. La personne soignée doit être dans un état de santé stable; si son état est chronique, il doit ne présenter aucun risque.
3. La personne soignée doit considérer la tâche déléguée comme une activité de routine.
4. La tâche ne doit pas exiger de grandes connaissances scientifiques ou de grandes compétences techniques.
5. La personne soignée devra se sentir en sécurité pendant l'exécution de la tâche.
6. La tâche doit avoir un résultat prévisible.
7. L'infirmière doit suivre la politique de l'établissement de santé en matière de délégation de tâches.
8. Pour chaque classe d'emploi représentée dans l'équipe de soins, l'infirmière doit connaître le champ d'exercice, les activités professionnelles, la description de tâches, les connaissances de base et les compétences.
9. L'infirmière doit être au courant des compétences propres à chaque individu. Elle ne doit pas perdre de vue le fait que, dans une même catégorie de soignants, chaque individu a ses propres caractéristiques; ainsi, l'expérience de vie d'un individu peut le rendre incapable d'exécuter certaines tâches qui sont par ailleurs incluses dans la description de son emploi.
10. Si elle a un doute au sujet de la compétence d'un individu, l'infirmière peut soit observer ce dernier en train d'exécuter la tâche à déléguer, soit lui montrer ce qu'il faut faire et lui demander de le faire devant elle. Selon son évaluation, l'infirmière décide ensuite si elle peut déléguer ce genre de tâche à cet individu.
11. L'infirmière doit clarifier ses attentes en matière de responsabilité afin de s'assurer que la tâche sera exécutée.
12. L'infirmière doit instaurer un climat qui favorise la communication, l'enseignement et l'apprentissage. Par exemple, elle peut encourager les employés à poser des questions, écouter attentivement l'expression de leurs inquiétudes et profiter de toutes les occasions qui se présentent pour leur donner de la formation.

- Personnes-ressources à joindre au besoin.
- Caractéristiques du rapport à faire après la réalisation de la tâche : moment et forme (verbal ou écrit).

La même tâche à déléguer peut être appropriée pour un membre du personnel infirmier et inappropriée pour un autre ; en matière de délégation, il faut toujours tenir compte de l'expérience et des compétences individuelles. Il en va de même pour la personne soignée : selon les circonstances, il n'est pas toujours adéquat de déléguer la même tâche au même individu ; par exemple, on pourra demander à un membre du personnel infirmier de vérifier les signes vitaux d'une personne dont l'état est stable, mais on ne lui confiera pas cette tâche si l'état de la personne devient instable.

! ALERTE CLINIQUE *Tout membre du personnel infirmier, y compris l'infirmière, de même que tout travailleur des services de santé, est responsable de ses propres actes. Quiconque ne se sent pas compétent pour accomplir une tâche qu'on veut lui déléguer doit la refuser.* ■

Il est important de souligner que l'infirmière n'est pas tenue légalement responsable des actes accomplis par un autre membre du personnel infirmier, mais que c'est elle qui doit rendre des comptes sur la qualité de la tâche exécutée et s'assurer que les soins appropriés sont fournis. La délégation de tâches peut s'avérer une stratégie très utile pour assurer la prestation de soins infirmiers complets et efficaces. Dans ce domaine comme dans d'autres, l'infirmière doit acquérir des compétences et les parfaire ; ainsi, si elle doute du bien-fondé de la délégation dans un cas particulier, elle doit demander conseil.

Infirmière leader et gestionnaire

L'infirmière assume souvent le double rôle de leader et de gestionnaire. Ces rôles sont liés ; cependant, même si le gestionnaire doit avoir des compétences en leadership et que le leader fait souvent office de gestionnaire, les deux rôles diffèrent.

Un **leader** exerce une influence sur les membres de son entourage et les amène à collaborer en vue d'atteindre un objectif précis. Les leaders sont souvent des visionnaires ; ils sont informés, articulés et confiants, et ils ont une bonne connaissance d'eux-mêmes. Ils ont habituellement de bonnes compétences en matière de relations interpersonnelles et excellent dans l'art d'écouter et de communiquer. Ils font preuve d'initiative ; ils ont les capacités et l'assurance nécessaires pour faire des changements innovateurs ou pour motiver les autres, les aider et leur servir de mentor. On trouve les leaders dans divers emplois, du chef d'équipe au directeur général ; ils agissent aussi comme bénévoles, notamment à titre de président d'une organisation professionnelle ou d'un conseil d'administration au sein de la communauté.

Un **gestionnaire** est l'employé d'une organisation à qui on a confié une autorité, un pouvoir ; il a la responsabilité de planifier, de structurer, de coordonner et de diriger le travail d'autres employés ; il doit aussi établir et évaluer des normes. Le gestionnaire doit comprendre la structure et la culture de cette organisation. Il contrôle des ressources humaines, financières et matérielles. Il établit des objectifs, prend des décisions et résout des problèmes. Il instaure des changements et voit à leur mise en œuvre.

Les buts du **leadership infirmier** varient selon le contexte ; ils comprennent notamment : (a) l'amélioration de l'état de santé des personnes ou des membres de leur famille ; (b) l'augmentation de l'efficacité et du degré de satisfaction des collègues ;

Éléments à examiner		Personne A	Personne B	Personne C	Personne D
Activité ou tâche	**Décrire l'activité ou la tâche :**				
Niveau de stabilité de l'état de santé de la personne	**Évaluer la stabilité de l'état de santé de la personne :** 0. L'état de santé de la personne est chronique/stable/prévisible. 1. L'état de santé de la personne est peu susceptible de changer. 2. L'état de santé de la personne est modérément susceptible de changer. 3. L'état de santé de la personne est très susceptible de changer.				
Niveau de compétence du membre du personnel infirmier	**Évaluer le niveau de compétence du membre du personnel infirmier en tenant compte à la fois de la tâche à déléguer et de la personne qui bénéficiera des soins :** 0. C'est un spécialiste des tâches à déléguer. 1. Il possède une expérience des tâches à déléguer. 2. Il possède une expérience des tâches à déléguer, mais pas pour cette catégorie de personnes. 3. Il n'a aucune expérience des tâches à déléguer ni de cette catégorie de personnes.				
Niveau de compétence de l'infirmière qui délègue	**Évaluer le niveau de compétence de l'infirmière à la fois en ce qui concerne les connaissances liées aux soins destinés à cette catégorie de personnes et le processus de délégation :** 0. Elle a une connaissance approfondie des tâches et des besoins liés à cette catégorie de personnes ***et*** c'est une spécialiste en délégation de tâches. 1. Elle a une connaissance approfondie des tâches et des besoins liés à cette catégorie de personnes et elle est expérimentée en délégation de tâches ***ou*** elle est expérimentée dans le domaine des tâches et des besoins liés à cette catégorie de personnes et c'est une spécialiste en délégation de tâches. 2. Elle est expérimentée et a une connaissance approfondie des tâches et des besoins liés à cette catégorie de personnes ***et*** elle est compétente en délégation de tâches. 3. Elle est expérimentée et a une connaissance approfondie des tâches ou des besoins liés à cette catégorie de personnes ***ou*** elle est compétente en délégation de tâches. 4. Elle n'est pas expérimentée dans le domaine des tâches et des besoins liés à cette catégorie de personnes ***ni*** en délégation de tâches.				
Risque de préjudices	**Évaluer le niveau de risque potentiel (probabilité de préjudice) que comporte pour la personne la tâche à déléguer :** 0. Aucun. 1. Faible. 2. Modéré. 3. Élevé.				
Fréquence	**Évaluer l'expérience du membre du personnel infirmier dans l'exécution de la tâche à déléguer :** 0. Il l'exécute au moins une fois par jour. 1. Il l'exécute au moins une fois par semaine. 2. Il l'exécute au moins une fois par mois. 3. Il l'exécute moins d'une fois par mois. 4. Il ne l'exécute jamais.				
Niveau de prise de décision	**Évaluer le niveau de prise de décision en tenant compte à la fois de la tâche à déléguer, de la personne (sur les plans cognitif et physique) et de l'état général de cette dernière :** 0. Aucune prise de décision nécessaire. 1. Niveau de prise de décision faible. 2. Niveau de prise de décision modéré. 3. Niveau de prise de décision élevé.				
Degré d'autonomie de la personne	**Évaluer le niveau d'aide requis par la personne en matière d'autosoins :** 0. Aucune aide. 1. Peu d'aide. 2. Beaucoup d'aide. 3. Aide complète ou présence constante.				
	Résultat final				

FIGURE 26-1 ■ Grille d'évaluation pour la prise de décision en matière de délégation de tâches.
(Source : *Delegation Decision-Making Grid,* du National Council of State Board Nursing, 1997, Chicago.)

(c) l'amélioration de l'attitude et de la satisfaction à l'égard de la profession, aussi bien de la part du public que des membres du gouvernement.

L'infirmière gestionnaire est responsable de la gestion des soins prodigués; dans un établissement de santé, elle peut occuper un poste de cadre, comme chef d'unité, coordonnatrice, adjointe ou directrice des soins infirmiers. À titre de gestionnaire, l'infirmière est responsable : (a) de la réalisation efficace des objectifs de l'établissement; (b) de l'utilisation efficace des ressources; (c) de la prestation de soins de qualité; (d) de l'observation des normes en matière de soins, tant les normes de l'établissement ou de la profession que celles du gouvernement. L'infirmière gestionnaire est aussi responsable du perfectionnement infirmier des membres de son équipe.

Le tableau 26-1 fait ressortir les ressemblances et les différences entre le rôle du leader et celui du gestionnaire. La figure 26-2 ▪ illustre un exemple du rôle de l'infirmière gestionnaire.

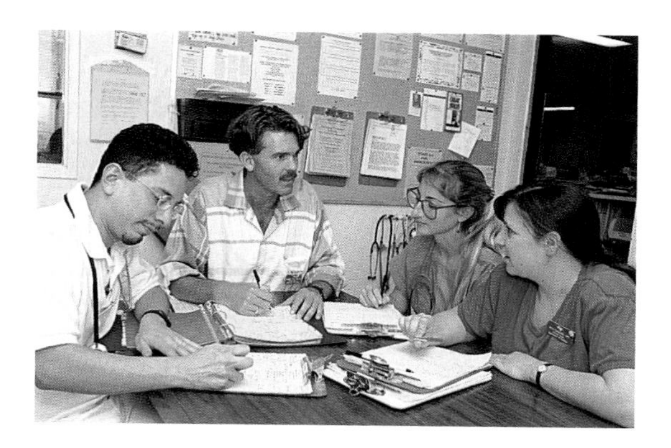

FIGURE **26-2** ▪ Une infirmière gestionnaire discute de l'attribution des tâches au moment du rapport de changement de quart.

Leadership

Le leadership peut être formel ou informel. Le **leader formel**, c'est-à-dire nommé, est choisi par une organisation qui lui confie officiellement l'autorité de prendre des décisions et d'agir. Le **leader informel** n'est pas désigné officiellement pour diriger les autres, mais en raison de son ancienneté, de son âge ou de ses capacités particulières, il est choisi comme leader par le groupe et joue un rôle important; il exerce une influence sur ses collègues, sur ses compagnons de travail ou sur les autres membres de l'organisation, ce qui aide le groupe à atteindre les objectifs établis.

Théories du leadership

Les premières théories portant sur le leadership mettaient l'accent sur ce qu'est le leader (théories des traits caractéristiques), sur ce qu'il fait (théories du comportement) et sur la manière dont il adapte son style de leadership à la situation (théories de la contingence). Les théories portant sur le **style de leadership** décrivent les caractéristiques, les comportements et les motivations des personnes ainsi que les choix qu'elles font pour exercer une influence sur les autres de manière efficace.

THÉORIES CLASSIQUES DU LEADERSHIP

D'après la théorie des traits caractéristiques, il arrive souvent que le leader possède certains traits de caractère et certaines habiletés, notamment le jugement, l'esprit de décision, la connaissance, la facilité d'adaptation, l'intégrité, le tact, la popularité, l'esprit de collaboration et l'esprit d'indépendance. Les béhavioristes croient que c'est grâce à son éducation, à sa formation et à ses expériences de vie que le leader efficace acquiert un style de leadership, qu'il soit autocratique, démocratique, de type laisser-faire ou administratif.

Le **leader autocratique** (ou **autoritaire**) prend les décisions pour le groupe. D'après lui, les individus possèdent une motivation extérieure au groupe (leur force de motivation est extrinsèque et ils souhaitent être récompensés par les autres) et sont incapables de prendre des décisions de manière autonome.

TABLEAU 26-1

Comparaison entre le rôle de leader et le rôle de gestionnaire

Leader	Gestionnaire
▪ N'a pas nécessairement le titre officiel de « leader ». ▪ Possède le pouvoir et l'autorité pour appliquer les décisions dans la mesure où les gens sont d'accord avec lui. ▪ Exerce une influence, formelle ou informelle, sur les autres personnes lors de l'établissement d'objectifs. ▪ Ne craint pas de courir des risques et d'explorer de nouvelles avenues. ▪ Établit des liens interpersonnels de manière intuitive et empathique. ▪ Se sent récompensé par ses réussites personnelles. ▪ N'est pas nécessairement compétent comme gestionnaire.	▪ Est dûment nommé à ce poste. ▪ Possède le pouvoir et l'autorité pour appliquer les décisions. ▪ Agit en tenant compte des directives et des statuts et règlements. ▪ Assure le maintien d'une structure ordonnée, contrôlée, rationnelle et équitable. ▪ Interagit avec les gens conformément au rôle de chacun. ▪ Se sent récompensé par l'atteinte des objectifs ou la réalisation de la mission de l'établissement. ▪ Est gestionnaire tant qu'il conserve son poste.

Source : *The Effective Nurse : Leader and Manager,* 4e éd., (p. 6), de L. M. Douglass, 1995, St. Louis : Mosby. Reproduit avec l'autorisation de Elsevier.

Semblable à un dictateur, le leader autocratique établit les directives, donne les ordres et dirige le groupe. Ce style de leadership sécurise le groupe parce que les façons de procéder sont clairement définies et les activités, prévisibles. Dans ce contexte, la productivité peut être élevée. Cependant, les besoins en matière de créativité, d'autonomie et de motivation personnelle ne sont pas respectés, et le degré d'ouverture et de confiance entre le leader et les membres du groupe est faible ou inexistant. Souvent, les membres ne sont pas satisfaits de ce style de leadership ; il arrive toutefois que le style autocratique soit le plus efficace. Dans les situations d'urgence (par exemple, en cas d'arrêt cardiaque, d'incendie ou de catastrophe où il y a de nombreux blessés), il doit y avoir une personne qui prend les décisions sans être remise en question par les autres membres de l'équipe. Lorsque les membres d'un groupe sont incapables de prendre une décision ou ne souhaitent pas le faire, le style autoritaire permet de résoudre le problème et d'aller de l'avant. Ce style peut aussi être efficace lorsqu'un projet doit être terminé avec promptitude et efficacité.

Le **leader démocratique** (**coopératif** ou **participatif**) favorise les discussions et les prises de décision collectives. Ce leader agit comme un catalyseur ou un facilitateur en guidant activement le groupe vers la réalisation de ses objectifs. La productivité et la satisfaction sont élevées parmi les membres du groupe, puisque tous contribuent à l'effort de travail. Le leader démocratique croit que les gens possèdent une motivation intérieure (leur force de motivation est intrinsèque et ils veulent être satisfaits d'eux-mêmes), qu'ils sont capables de prendre des décisions et qu'ils valorisent l'autonomie. Le leader démocratique met l'accent sur la critique constructive, l'information, les suggestions et les questions. Ce leader doit croire en la capacité des membres du groupe d'atteindre les objectifs. Bien que le leadership démocratique soit moins efficace et plus exigeant que le leadership autoritaire, il favorise davantage la motivation personnelle et la créativité chez les membres du groupe, en plus de faire appel à leur esprit de coopération et de coordination. Ce type de leadership peut s'avérer très efficace dans les établissements de soins de santé.

Le **leader de type laisser-faire** (**non directif** ou **permissif**) reconnaît les besoins du groupe en matière d'autonomie et d'esprit de discipline. Ce leader croit à l'approche non interventionniste ; il suppose que les membres du groupe possèdent des motivations internes. Toutefois, les membres peuvent agir de manière autonome et, parfois, se trouver à contre-courant du groupe en raison d'un manque de coopération et de coordination. Ce style de leadership est plus efficace quand les membres du groupe font preuve de maturité personnelle et professionnelle ; en effet, dès que le groupe a pris une décision, les individus s'engagent à la mettre en œuvre grâce à leur expérience. Les membres exécutent alors leurs tâches de manière autonome, dans leur champ de compétence respectif, alors que le leader agit à titre de personne-ressource. Le tableau 26-2 permet de comparer le leadership autoritaire, le leadership démocratique et le leadership de type laisser-faire.

Le **leader administratif** ne fait confiance à personne, pas plus à lui-même qu'aux autres ; lorsqu'il s'agit de prendre des décisions, il s'appuie plutôt sur les directives ou les statuts et règlements de l'établissement pour diriger les efforts de travail du groupe. Ce style de leadership suscite généralement l'insatisfaction chez les membres du groupe en raison de son inflexibilité et de la nature impersonnelle des relations qui régissent le groupe.

Selon les théoriciens de la contingence, le leader efficace adapte son style de leadership à chaque situation. Une théorie populaire de la contingence attribue les habiletés suivantes au **leader situationnel** : (a) reconnaissance du comportement centré sur la tâche à accomplir et du comportement centré sur les relations ; (b) prise en compte des capacités des membres du personnel ; (c) connaissance de la nature de la tâche à exécuter ; (d) sensibilité au contexte ou à l'environnement relié à la tâche. Le leader centré sur la tâche à accomplir s'intéresse à l'exécution de chaque tâche et, par conséquent, il accorde beaucoup d'importance aux activités qui favorisent la productivité du groupe. Le leader centré sur les relations interpersonnelles met l'accent sur les activités qui satisfont les besoins des membres du groupe. Contrairement aux leaders autoritaires, démocratiques

TABLEAU 26-2

Comparaison entre le leadership autoritaire, le leadership démocratique et le leadership de type laisser-faire

Élément de comparaison	Leadership autoritaire	Leadership démocratique	Leadership de type laisser-faire
Degré de liberté	Peu de liberté	Un peu plus de liberté que le style autoritaire	Beaucoup de liberté
Degré de contrôle	Contrôle élevé	Contrôle modéré	Aucun contrôle
Niveau d'activité du leader	Élevé	Élevé	Très bas
Prise de responsabilité	Surtout par le leader	Partagée	Aucune par le leader (qui y renonce)
Résultats obtenus par le groupe	Beaucoup de résultats de bonne qualité	Résultats créatifs, de bonne qualité	Résultats variables, parfois de mauvaise qualité
Rendement	Très efficient	Moins efficient que le style autoritaire	Pas du tout efficient

Source : *Nursing Leadership and Management : Concepts and Practice*, 4e éd., (p. 82), de R. M. Tappen, 2000, Philadelphie : F. A. Davis.

et de type laisser-faire, les leaders situationnels adaptent leur style à la réceptivité et à la bonne volonté des membres du groupe.

Lorsque les employés manquent d'assurance, qu'ils sont incapables d'accomplir la tâche ou qu'ils ne veulent pas l'exécuter, le leader utilise un style très directif : il leur donne des instructions précises et les supervise étroitement. Si le groupe est motivé et bien disposé, mais incapable d'exécuter la tâche, le leader adopte un style tout aussi directif ; cependant, il prend le temps d'expliquer les décisions et laisse la porte ouverte aux informations complémentaires. Lorsque le groupe est capable d'exécuter la tâche, mais qu'il manifeste de la réticence ou un manque d'assurance, le style utilisé est très centré sur les relations et peu sur la tâche à effectuer. Ce style favorise le partage des idées et la prise de décision. Enfin, le style du leader qui délègue est peu centré sur la tâche ou sur les relations ; on l'utilise dans les groupes réceptifs, capables d'accomplir la tâche et confiants dans leurs compétences. Un leader qui délègue donne au groupe la responsabilité de prendre et de mettre en œuvre les décisions.

THÉORIES CONTEMPORAINES DU LEADERSHIP

Les théoriciens contemporains font la distinction entre le leader charismatique, le leader transactionnel et le leader transformationnel ; ils ont aussi défini le leadership partagé.

Le **leader charismatique** est plutôt rare ; son style se caractérise par la relation affective qui l'unit aux membres du groupe. La personnalité séduisante de ce leader suscite un fort sentiment d'engagement, tant envers lui-même qu'envers les causes qu'il défend et les croyances qui l'animent. Parce qu'ils croient en lui, les partisans du leader charismatique sont souvent prêts à traverser de grandes épreuves en vue de contribuer à l'atteinte des objectifs du groupe.

Le **leader transactionnel** entretient des relations fondées sur l'échange de ressources précieuses aux yeux des membres du groupe. Il utilise des incitatifs pour favoriser la loyauté et la performance. Par exemple, afin d'avoir suffisamment de personnel pour assurer le quart de nuit, le chef d'unité peut proposer à une infirmière de faire ce quart de travail en échange d'une fin de semaine de congé. Le leader transactionnel est un peu un leader traditionnel qui met l'accent sur les tâches quotidiennes en vue d'atteindre les objectifs organisationnels et qui cherche à comprendre et à satisfaire les besoins du groupe.

Quant au **leader transformationnel**, il favorise la créativité, la prise de risque, l'engagement et la collaboration en permettant au groupe de participer à la vision de l'organisation. Son style est très stimulant pour les autres membres du groupe ; il s'assure ainsi de leur concours pour réaliser des objectifs clairs, intéressants et accessibles. Grâce au partage de valeurs, à l'honnêteté, à la confiance et à l'apprentissage continu, le leader donne du pouvoir au groupe. L'indépendance, la croissance personnelle et le changement sont alors plus accessibles à chacun.

En **leadership partagé**, on reconnaît qu'un groupe de professionnels est constitué de nombreux leaders : aucun membre du groupe n'est censé posséder plus de connaissances ou de capacités que les autres et c'est selon les défis à relever que le leadership nécessaire se manifeste. En soins infirmiers, les équipes autogérées (ou autonomes), le coleadership et la gestion participative sont des exemples de leadership partagé. Par ailleurs, la **gestion participative** est une approche qui favorise la prise de décision par l'ensemble des membres du groupe.

Leadership efficace

On a beaucoup écrit sur l'efficacité et le style du leadership (pour lire quelques énoncés sur les comportements caractéristiques du leader efficace, voir l'encadré 26-3). Le leadership est une faculté qui s'acquiert. Pour être un leader efficace, il faut comprendre certains facteurs, tels que les suivants : les besoins, les objectifs et la recherche de récompenses qui motivent les individus ; les compétences en leadership et les activités du groupe ; les compétences en matière de relations interpersonnelles afin de pouvoir influencer les autres. Les principes du leadership efficace comprennent notamment la vision, l'influence et le pouvoir.

La **vision** est l'image mentale d'une situation future à la fois possible et désirable. Le leader traduit ses visions en objectifs réalistes et il les communique aux autres membres du groupe, qui les acceptent et les font leurs.

L'**influence** est une stratégie informelle utilisée pour obtenir la collaboration des autres membres du groupe sans avoir à exercer une autorité formelle. L'influence s'exerce par la persuasion

ENCADRÉ 26-3

Comportements caractéristiques du leader efficace

- Le leader efficace exerce son leadership de façon naturelle.
- Il adapte son style de leadership à la situation, en tenant compte de la tâche à effectuer et des personnes concernées.
- Il évalue les effets de son comportement sur les autres et les effets du comportement des autres sur lui-même.
- Il est attentif aux forces qui favorisent le changement et à celles qui l'entravent.
- Il a une vision optimiste de la nature humaine.
- Il est énergique.
- Il est ouvert et favorise l'ouverture de manière à faire ressortir les questions importantes.
- Il facilite les relations interpersonnelles.
- Il planifie et organise les activités du groupe.
- Son comportement envers les membres du groupe est cohérent.
- Il délègue des tâches et des responsabilités dans le but d'aider les membres à parfaire leurs capacités, non dans le seul but de faire exécuter les tâches.
- Il fait participer les membres à toutes les décisions.
- Il valorise et favorise la participation des membres du groupe.
- Il favorise la créativité.
- Il favorise la rétroaction des membres du groupe sur son style de leadership.

et d'excellentes compétences en communication ; elle est basée sur une relation de confiance.

Le **pouvoir** est la capacité d'exercer une influence. C'est la capacité de faire des gestes qui ont pour effet de modifier le comportement ou les attitudes d'un individu ou d'un groupe. Dans un ouvrage classique, French et Raven (cités dans Andrews et Baird, 2000) décrivent cinq catégories de pouvoir :

- Le **pouvoir de récompense** est fondé sur les gratifications que le leader peut offrir aux membres de son groupe en échange de leur collaboration.
- Le **pouvoir de coercition** est fondé sur la crainte qu'éprouve un individu à l'idée de perdre un avantage ou de se voir refuser une récompense.
- Le **pouvoir légitime** est lié à l'autorité et est associé à un poste (ou rôle) donné.
- Le **pouvoir de prééminence** (ou **pouvoir de l'expertise**) renvoie au respect qu'a un individu à l'égard des capacités, des connaissances ou des compétences d'une autre personne.
- Le **pouvoir de référence** est associé à l'admiration et au respect qu'on manifeste envers le leader pour son charisme et ses succès.

Un leader efficace doit faire preuve de sensibilité afin d'être un modèle positif ; il doit témoigner de la sollicitude envers ses collègues et les personnes soignées. Comme c'est souvent le cas dans les professions liées à la santé et aux soins, on peut exercer un leadership humaniste, en mettant l'accent sur la dignité et la valeur de l'individu. Les stratégies qui permettent d'exercer un leadership humaniste sont présentées dans l'encadré 26-4.

! ALERTE CLINIQUE *C'est le plus souvent en gravissant les échelons hiérarchiques qu'en poursuivant sa formation que l'infirmière atteint un poste de haute direction. Par ailleurs, les universités proposent une spécialisation en administration de la santé.* ■

Gestion

Le gestionnaire a la tâche de voir à l'exécution du travail dans l'organisation. À cette fin, il remplit des rôles et des obligations qui varient selon son niveau de gestion et selon l'organisation pour laquelle il travaille.

Niveaux de gestion

La gestion de style traditionnel comprend trois niveaux (ou paliers) de responsabilité.

Le **cadre subalterne** gère le personnel et les activités quotidiennes d'un ou de plusieurs groupes de travail. Sa principale responsabilité est de motiver les employés à atteindre les objectifs de l'organisation. Ce niveau de gestion comprend le personnel qui rend des comptes à la haute direction, notamment l'infirmière en soins intégraux, la chef d'équipe, l'infirmière gestionnaire de soins et l'assistante infirmière-chef (ou infirmière-chef adjointe).

Le **cadre intermédiaire** supervise un certain nombre de cadres subalternes et est responsable des activités dans les

RÉSULTATS DE RECHERCHE

De quelle manière le leader en milieu clinique influe-t-il sur les soins ?

Dans un article paru en 2001, Cook décrit une recherche exploratoire qui avait pour but d'étudier le rôle du leader en milieu clinique. On a analysé des données tirées d'entrevues avec des infirmières responsables qui travaillent en milieu clinique ainsi que des observations effectuées aux États-Unis et en Australie afin de mieux comprendre le rôle joué par le leader en milieu clinique. Le chercheur est arrivé à la conclusion que l'étude des compétences, des traits de caractère et des attitudes du leader est moins fructueuse que l'examen de la préparation du leader et de son influence positive sur l'atteinte des résultats escomptés pour la personne soignée. La recherche comprend deux modèles : le premier permet d'examiner le style de leadership et le second porte sur le pouvoir en milieu clinique.

Implications : Les infirmières cadres travaillent dans des milieux fort diversifiés, mais on ne doit pas sous-estimer l'importance de l'action de celles qui travaillent principalement au chevet des personnes. Nous sommes à l'ère de la pratique fondée sur l'expérience clinique, et la recherche sur la relation entre le leadership et les résultats s'impose.

Source : « The Renaissance of Clinical Leadership », de M. J. Cook, 2001, *International Nursing Review, 48*, p. 38-46.

ENCADRÉ 26-4 Stratégies pour exercer un leadership humaniste

- Féliciter les membres du personnel et les collègues ou souligner leurs qualités.
- Entretenir des pensées positives à propos de soi-même et des autres.
- Donner avant de recevoir – donner à ses collègues et au personnel une raison de faire ce qu'on leur demande.
- Garder le sourire – cela suscite l'enthousiasme et la bonne volonté.
- Se souvenir du nom des personnes avec qui on travaille.
- Se comporter en pensée et en action comme une personne qui réussit.
- Saluer les autres de manière ouverte et positive.
- Rédiger des notes d'appréciation informelles ; cela renforce la performance positive.
- Sortir de son bureau ou du poste des infirmières ; se faire un devoir de circuler parmi les gens qui travaillent auprès de soi.
- Parler moins et écouter davantage ; favoriser la communication et le partage d'idées et d'information.
- Au lieu de blâmer, de critiquer ou de se plaindre, chercher des moyens pour améliorer la situation ou résoudre les problèmes.

Source : « Empowering Nurses Through Enlightened Leadership », de T. K. Glennon, 1992, *Revolution : The Journal of Nurse Empowerment, 2*, p. 40-44.

services qu'il supervise. Le cadre intermédiaire fait le lien entre les cadres subalternes et les cadres supérieurs. Il peut s'agir d'une infirmière-chef d'unité ou d'une coordonnatrice.

Le **cadre supérieur** est un dirigeant qui a comme responsabilité première d'établir les objectifs et d'élaborer des plans stratégiques. L'infirmière cadre supérieure est chargée de la gestion des soins infirmiers et de la pratique infirmière au sein de l'établissement de soins. Certaines infirmières gestionnaires sont aussi responsables des services auxiliaires, tels que la pharmacie, le laboratoire ou la diététique. Les infirmières qui occupent l'une de ces catégories de postes portent habituellement le titre de directrice des soins infirmiers.

Fonctions de gestion

La planification, l'organisation, la direction et la coordination sont les quatre fonctions de gestion qui permettent d'atteindre l'objectif global visé : la qualité des soins.

PLANIFICATION

La **planification** est un processus permanent qui comporte : (a) l'évaluation d'une situation ; (b) l'établissement de buts et d'objectifs selon cette évaluation et selon les tendances ; (c) l'élaboration d'un plan d'action qui établit les priorités, détermine les personnes responsables, précise les délais de réalisation et décrit les façons d'obtenir et d'évaluer les résultats escomptés. En fait, il s'agit de décider quoi faire, à quel moment, où et comment, et de déterminer qui s'en chargera et à l'aide de quelles ressources. La répartition des fonds, du personnel, de l'équipement et de l'espace constitue l'allocation des ressources. Le cadre supérieur consacre énormément de temps à planifier les objectifs et les services, ainsi qu'à déterminer le nombre et la catégorie d'infirmières et d'autres membres du personnel nécessaires à la prestation de ces services. Une infirmière de soins généraux passe moins de temps à planifier, mais, par ailleurs, elle gère son travail auprès des personnes qu'elle soigne, selon la démarche systématique.

La **gestion des risques** est un exemple d'activité inhérente à la fonction de planification. Elle consiste à mettre en place un système visant à réduire les dangers qui pourraient menacer les personnes soignées ou les membres du personnel. La gestion des risques comporte les étapes suivantes : anticipation et recherche des sources de risque ; analyse, classification et hiérarchisation des risques ; élaboration d'un plan d'action pour éviter et gérer les risques ; collecte des données pour vérifier l'efficacité de la prévention et de la réduction des risques ; évaluation et modification des programmes de réduction des risques. La communication entre toutes les personnes concernées est au centre de tout ce processus.

ORGANISATION

L'**organisation** est aussi un processus continu. Après avoir déterminé le travail à accomplir et évalué les ressources humaines et matérielles nécessaires, le gestionnaire décompose la somme de travail en tâches (ou unités) plus petites. Il doit déterminer les responsabilités de chacun, faire connaître ses attentes et établir la voie hiérarchique qui permettra d'assurer l'autorité et les communications. Bien que le cadre supérieur délègue la plus grande partie du travail, de la responsabilité et de l'obligation de rendre compte du travail des autres, il doit définir clairement les attentes du service en ce qui concerne les objectifs, les priorités, la description des tâches, les rapports hiérarchiques, les normes relatives aux soins infirmiers, les procédés et les politiques.

DIRECTION

La **direction** est le processus qui vise l'exécution du travail. Le gestionnaire doit assigner la tâche à accomplir et faire connaître ses attentes, donner des instructions et des directives tout en continuant de prendre les décisions qui s'imposent. Le cadre supérieur consacre moins de temps à la direction qu'à la planification, à l'organisation et au contrôle. À ce niveau de gestion, diriger signifie généralement assurer la supervision des cadres intermédiaires, c'est-à-dire des personnes à qui on confie la gestion intermédiaire. L'infirmière assistante (assistante infirmière chef d'unité) et l'infirmière de soins généraux consacrent moins de temps au travail de direction. Par exemple, l'assistante infirmière chef d'unité dirige les quarts de travail en répartissant les tâches à effectuer et en coordonnant les horaires des repas et des pauses. L'infirmière de soins généraux organise les soins infirmiers, rédige les plans de soins et de traitements ainsi que les rapports de quart de travail et supervise les soins donnés par les autres.

COORDINATION

La **coordination** est le processus qui assure l'exécution des plans et l'évaluation des résultats ; cette fonction de gestion comprend l'évaluation du personnel. Le gestionnaire évalue les résultats obtenus et les actions entreprises par rapport aux normes établies ou aux résultats escomptés ; il met ensuite l'accent sur ce qui est efficace ou entreprend de modifier ce qui ne l'est pas. Par exemple, le cadre supérieur évalue l'efficacité du recrutement, du roulement de personnel et du contrôle budgétaire. L'infirmière-chef d'unité évalue la performance des employés et l'infirmière détermine si ses interventions ont favorisé l'atteinte des résultats escomptés à l'égard des personnes soignées.

Principes de gestion

Le gestionnaire possède l'autorité, il assume la responsabilité et il a l'obligation de rendre compte. Par définition, l'**autorité** est le droit légitime de diriger les autres dans leur travail. Elle fait partie intégrante de la notion de gestion. L'autorité s'exprime par des gestes de leadership ; elle est fortement déterminée par la situation et est toujours associée à la responsabilité et à l'obligation de rendre compte. Le gestionnaire doit se sentir digne de l'autorité qui lui est confiée ; l'autorité peut être minée par le manque de confiance en soi.

L'**obligation de rendre compte** (ou **responsabilisation**) correspond à la capacité et à la volonté d'assumer la responsabilité de ses actions et d'accepter les conséquences de ses comportements. On peut considérer l'obligation de rendre compte sous l'angle hiérarchique : niveau individuel, niveau de l'établissement, niveau professionnel et niveau sociétal. Au niveau individuel ou à celui de la personne soignée, la responsabilisation se traduit par l'intégrité éthique de l'infirmière. Au niveau de l'établissement, elle s'exprime dans l'énoncé de la philosophie et des objectifs des services infirmiers et dans l'évaluation des soins infirmiers. Au niveau professionnel, elle apparaît dans les normes de pratique établies par les associations infirmières nationales ou provinciales. Enfin, au niveau sociétal, la responsabilisation est intégrée dans les lois relatives à la pratique infirmière.

La **responsabilité** est l'obligation de mener une tâche à bien. Le gestionnaire est responsable de l'utilisation des ressources, des communications avec ses subordonnés et de la mise en œuvre des buts et des objectifs de l'organisation.

Aptitudes et compétences de l'infirmière gestionnaire

Pour être une gestionnaire efficace, l'infirmière se doit d'avoir une pensée critique, de bien communiquer, de gérer les ressources avec efficacité, d'aider les employés à améliorer leur rendement, de mettre sur pied et de diriger des équipes, de gérer les conflits et les horaires de travail ainsi que d'amorcer et de gérer le changement.

PENSÉE CRITIQUE

La pensée critique est un processus cognitif créatif qui englobe la résolution de problèmes et la prise de décision. L'infirmière gestionnaire réfléchit avec logique, explore des hypothèses ou des solutions de rechange et examine les conséquences de ses actes (pour en apprendre davantage sur la pensée critique, voir le chapitre 15 ⊂⊃).

COMMUNICATION

Le gestionnaire consacre la plus grande partie de son temps à la communication. Il est donc essentiel qu'il sache bien communiquer ; d'ailleurs, cette compétence détermine souvent la réussite de son leadership. Le gestionnaire efficace communique verbalement et par écrit ; il le fait avec beaucoup d'assurance, en exprimant ses idées de façon claire, juste et honnête.

Le gestionnaire recourt au **réseautage**, processus par lequel on établit des liens professionnels et qui favorise l'échange des idées, des connaissances et de l'information ainsi que l'entraide et le soutien mutuel, ce qui contribue à la réalisation de ses objectifs professionnels.

GESTION DES RESSOURCES

L'obligation de rendre compte constitue l'une des plus importantes responsabilités du gestionnaire, principalement dans le domaine des ressources humaines, fiscales et matérielles. Savoir établir correctement un budget et analyser les écarts entre les dépenses engagées et les dépenses prévues au budget sont des compétences essentielles à tout gestionnaire efficace.

AMÉLIORATION DU RENDEMENT DES EMPLOYÉS

Le gestionnaire dispose de nombreux moyens pour aider les employés à améliorer leur rendement. Il a la responsabilité de favoriser les progrès des membres du personnel grâce à la formation appropriée, que ce soit en leur fournissant une formation d'appoint ou en leur permettant d'assister à des ateliers ou à des congrès professionnels. L'infirmière gestionnaire qui renforce l'autonomie des employés en leur donnant de l'information, du soutien, des ressources et la possibilité de participer constatera que ces personnes s'impliquent davantage dans l'organisation, sont plus efficaces, ont une plus grande estime de soi et sont mieux à même d'atteindre leurs buts.

En outre, le gestionnaire peut fournir un encadrement quotidien ou bien servir de mentor ou de précepteur aux employés. L'infirmière qui agit comme **mentor** consacre du temps et de l'énergie à une jeune infirmière et lui offre un soutien matériel pour la former, la guider, l'assister, la conseiller et lui servir de modèle ; cette relation est très enrichissante (Tomey, 2000). Il est reconnu que la présence d'un mentor est importante dans le cheminement professionnel.

En soins infirmiers cliniques, le terme **préceptrice** désigne l'infirmière expérimentée qui aide une novice à améliorer son jugement et ses compétences. La préceptrice apporte aussi son aide en ce qui a trait aux soins courants, aux politiques et aux méthodes de l'organisation et de l'unité.

MISE EN PLACE ET GESTION DES ÉQUIPES

Le gestionnaire est responsable également de la mise en place et de la gestion des équipes de travail. Une bonne connaissance des processus de groupe facilite le travail du responsable, qui doit diriger le groupe et en faire une véritable équipe de travail. Le groupe évolue selon des étapes au cours desquelles les rôles et les relations sont déterminés. Les finalités du groupe en tant qu'entité ainsi que les rôles de chacun doivent être clairs. Chaque membre doit sentir que sa contribution est reconnue tant par le gestionnaire que par les autres membres du groupe. Dans le domaine des soins de santé, l'équipe peut être constituée de travailleurs appartenant à diverses catégories : infirmière, thérapeute, préposé aux bénéficiaires, personnel de soutien, membre du clergé, etc. Tous les membres de l'équipe doivent faire appel à des compétences en matière de communication.

L'évaluation du travail du groupe constitue une autre responsabilité du gestionnaire. L'efficacité, l'efficience et la productivité sont trois mesures des résultats fréquemment utilisées. Dans le domaine des soins de santé, l'**efficacité** constitue une mesure de la qualité ou de la quantité des services fournis. L'**efficience** est la mesure des ressources utilisées dans la prestation des soins infirmiers. En soins infirmiers, la **productivité** est une mesure de la performance, tant de l'efficacité que de l'efficience. On la mesure souvent par le ratio infirmière/personnes soignées (par exemple, une infirmière pour huit personnes) ou par le ratio infirmières/nombre d'heures de soins à prodiguer (par exemple, l'unité a besoin d'un minimum de cinq infirmières pour le quart de travail de 8 h 00 à 16 h 00).

Changement

Le changement est le processus par lequel on modifie quelque chose. Le changement peut être l'acquisition de nouvelles connaissances ou l'enrichissement de connaissances actuelles à la lumière de nouveaux renseignements ; il peut aussi s'agir de l'acquisition de nouvelles compétences. Le changement constitue un aspect inhérent aux soins infirmiers, et l'infirmière est souvent un **agent de changement**, c'est-à-dire qu'elle amorce, stimule et réalise le changement.

Voici les principales caractéristiques d'un agent de changement :

- Il possède des compétences en communication et des habiletés en relations interpersonnelles, que ce soit avec les individus, les groupes, l'administration ou n'importe quel palier de l'organisation que le changement concerne.
- Il fait preuve d'expérience.
- Il connaît les ressources disponibles et la manière de les utiliser : individus, temps, fonds, installations, informations.
- Il possède les compétences pour résoudre les problèmes.
- Il possède les compétences pour enseigner.
- Il est respecté par les individus que le changement concerne.
- Il est capable d'encourager et d'aider les individus que le changement concerne directement.
- Il a confiance en lui-même.
- Il est capable de prendre des risques.
- Il inspire confiance et donne de l'assurance aux autres.
- Il tolère bien les situations d'ambiguïté.
- Il est capable de prendre des décisions.
- Il possède des connaissances de base diversifiées.
- Il possède un bon sens de l'emploi du temps.

! ALERTE CLINIQUE *Le même changement peut être considéré comme une menace par une infirmière et comme une occasion à exploiter par une autre.* ■

Types de changement

Le **changement planifié** est un essai prévu et délibéré tenté par un individu, un groupe, une organisation ou un corps social plus vaste dans le but d'influer sur son propre statut ou sur celui d'une autre organisation ou situation. Des compétences en matière de résolution de problèmes, de prise de décision et de relations interpersonnelles constituent des facteurs importants dans un processus de changement planifié.

Le **changement non planifié** est imposé par des individus ou des événements externes et il survient lorsque des circonstances inattendues entraînent des réactions. Ce genre de changement peut être anarchique, impossible à maîtriser, et les conséquences en sont imprévisibles. Un accident constitue un exemple de changement non planifié, qui survient sans que personne n'ait agi en ce sens. Un changement situationnel, ou naturel, peut aussi être considéré comme non planifié ; il survient sans que l'individu ou le groupe touché puisse intervenir. Une catastrophe naturelle en est un bon exemple. Les changements situationnels ne sont pas tous négatifs ; par exemple, lorsqu'un établissement de soins ouvre ou ferme des unités, une infirmière peut profiter de l'occasion pour changer de milieu de travail.

On peut considérer le changement sous un autre angle : est-il secret ou manifeste ? Un changement secret est caché ou il se produit sans que la personne touchée en ait conscience. L'aggravation lente et subtile d'une affection constitue un exemple de ce type de changement. À l'opposé, le changement est manifeste quand l'individu touché en est conscient. Par exemple, un appareil n'est plus disponible parce que l'établissement de soins a changé de fournisseur. Un individu qui vit un changement manifeste peut éprouver de l'anxiété et il arrive fréquemment qu'il doive modifier son comportement, selon ses besoins ou ses objectifs.

Modèles de changement

Lewin (1951) décompose le changement en trois étapes : dégel (ou décristallisation), mouvement (ou transition) et regel (ou cristallisation). Le dégel correspond à la reconnaissance du besoin de changement, à la détermination des forces favorables et des forces contraires, et à la découverte des solutions de rechange ; c'est aussi l'étape de la motivation. À la deuxième étape, celle du mouvement, les participants se mettent d'accord sur le fait que le statu quo n'est plus souhaitable, et le changement est alors planifié en détail et mis en place. À la dernière étape, celle du regel, le changement est intégré et stabilisé. Le tableau 26-3 présente la comparaison de quatre théories classiques du changement, nommées d'après leur auteur : Lewin, Lippitt, Havelock et Rogers.

La probabilité d'acceptation du changement constitue un aspect important de la planification ; il faut aussi déterminer le critère d'acceptation. Cette acceptation est souvent longue à se produire, particulièrement lorsque le changement ne cadre pas avec la façon de penser de l'individu. La démarche d'acceptation est plus facile si on intègre ce dernier dans le processus de changement. Dans la mesure du possible, le changement doit être introduit sur une petite échelle avant sa mise en place complète. Pour faciliter l'acceptation, l'agent de changement doit déterminer les forces favorables et les forces contraires en jeu (voir l'encadré 26-5). L'encadré 26-6 présente quelques stratégies pour vaincre la résistance au changement.

Toutes les infirmières sont touchées par le changement ; en fait, personne n'y échappe. Les infirmières qui sont bien informées des traditions et des tendances actuelles en soins infirmiers, qui sont bien au fait des questions politiques, sociales, technologiques et économiques, feront des plans rationnels pour être toujours prêtes à profiter des occasions d'amorcer et de mettre en œuvre les changements nécessaires ; elles se prépareront aussi à faire face aux changements qui pourraient avoir des répercussions, que ce soit dans leur milieu de travail, dans les organisations, dans la communauté ou au sein du gouvernement.

TABLEAU 26-3

Théories classiques du changement

Lewin (1951)	Lippitt (1958)	Havelock (1973)	Rogers (1983)
1. Dégel	1. Apparition du besoin de changement. 2. Établissement d'une relation de changement. 3. Établissement et délimitation du problème de changement.	1. Établissement d'une relation. 2. Diagnostic du problème.	1. *Connaissance.* L'individu, appelé « unité de prise de décision », découvre le changement et commence à essayer de le comprendre.
2. Mouvement	4. Examen des solutions de rechange ; établissement des objectifs ou des intentions. 5. Efforts de changement concernant la « situation de réalité ».	3. Acquisition des ressources pertinentes. 4. Choix de la solution. 5. Acceptation du changement.	2. *Permission.* Devant le changement, l'individu a une attitude soit favorable, soit défavorable. 3. *Décision.* L'individu choisit d'adopter ou non le changement. 4. *Mise en place.* L'individu agit sur le choix. À ce moment, des modifications prennent place.
3. Regel	6. Intégration et stabilisation du changement. 7. Fin de la relation d'aide ou poursuite de cette relation sur des bases différentes.	6. Stabilisation et autorenouvellement.	5. *Confirmation.* L'individu cherche la confirmation que son choix était le bon. Selon les messages qu'il reçoit, il peut modifier son choix.

Sources : *Field Theory in Social Science,* de K. Lewin, 1951, New York : Harper and Row ; *The Dynamics of Planned Change,* de R. Lippitt, J. Watson et B. Westley, 1958, New York : Harcourt Brace ; *The Change Agent's Guide to Innovations in Education,* de R. Havelock, 1973, Englewood Cliffs : Educational Technology Publications ; *Diffusion of Innovations,* 4e éd., de E. Rogers, 1995, New York : Free Press.

ENCADRÉ 26-5

Forces favorables et forces contraires au changement

FORCES FAVORABLES

- Perception que le changement est stimulant.
- Gain économique.
- Perception que le changement améliorera la situation.
- Visualisation de l'effet que produira le changement.
- Possibilité de croissance personnelle, de reconnaissance, d'accomplissement et d'amélioration des relations.

FORCES CONTRAIRES

- Crainte que quelque chose ayant une valeur personnelle soit perdu (par exemple, menace pour la sécurité d'emploi ou pour l'estime de soi).
- Compréhension erronée du changement et de ses conséquences.
- Faible tolérance au changement liée à une insécurité intellectuelle ou émotionnelle.
- Perception que le changement n'atteindra pas ses buts ; incapacité d'avoir une vue d'ensemble.
- Manque de temps ou d'énergie.
- Crainte de perdre la possibilité d'adopter certains comportements particuliers.

ENCADRÉ 26-6

Stratégies pour vaincre la résistance au changement

1. Discuter avec les opposants au changement. Trouver la source de leur opposition.
2. Clarifier l'information et fournir des renseignements précis.
3. Être ouvert aux remises en question, mais rester très clair à propos de ce qui ne doit pas changer.
4. Faire voir les conséquences négatives de la résistance (craintes par rapport à la survie de l'organisation, soins compromis, etc.).
5. Mettre l'accent sur les effets positifs du changement et les bénéfices pour le groupe. Cependant, ne pas consacrer trop d'énergie à analyser de manière rationnelle pourquoi le changement est bon ni pourquoi les arguments contre ce changement ne tiennent pas. La résistance au changement est souvent beaucoup plus émotive que rationnelle.
6. Réunir les opposants au changement et les partisans du changement. Encourager ces derniers à manifester de l'empathie aux opposants, à reconnaître les objections valables et à dissiper les peurs inutiles.
7. Maintenir un climat de confiance, de soutien et d'assurance.
8. Détourner l'attention. En déplaçant les préoccupations vers un problème « plus important » au sein de l'organisation, il est possible de détourner la force de résistance vers autre chose. Par exemple, on peut attirer l'attention sur un « phénomène menaçant » extérieur. Lorsque les membres d'un groupe ressentent une crainte plus grande liée à l'environnement global (comme la compétition ou des politiques gouvernementales restrictives), ils ont tendance à faire front commun.
9. Suivre la « politique du changement » : (a) analyser l'organigramme ; connaître le cadre d'autorité formel ; découvrir aussi le cadre informel ; (b) déterminer les personnes qui seront principalement touchées par le changement ; accorder de l'attention à celles qui sont immédiatement au-dessus et au-dessous du point de changement ; (c) se renseigner le plus possible sur ces personnes clés. Qu'est-ce qui les intéresse, les enthousiasme, les démobilise ? Quels sont leurs projets personnels et professionnels ? D'habitude, qui se rallie à l'opinion de qui lorsqu'il y a des décisions importantes à prendre ? (d) Former un front commun avec les partisans du changement avant d'entamer le processus ; déterminer les personnes qui seront probablement d'accord et celles qui seront faciles à persuader ; discuter avec les gens de manière informelle pour contrer les objections et découvrir les opposants éventuels. Quels seront les coûts et les avantages de ce changement pour ces personnes – particulièrement, sur le plan politique ? Tout en maintenant vos objectifs, pouvez-vous modifier vos idées de façon à rallier davantage de personnes importantes ?

Source : *Effective Leadership and Management in nursing,* 5e éd., de E. J. Sullivan, P. J. Decker et P. Jamerson, 2001, Upper Saddle River : Prentice Hall.

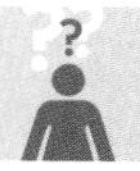

EXERCICES D'INTÉGRATION

En recherche d'emploi comme infirmière, vous avez passé deux entrevues. Vous devez maintenant choisir entre les deux emplois qu'on vous propose ! Au cours de la première entrevue pour un poste d'infirmière, l'infirmier-chef, M. Carrier, un homme enjoué, a fait l'éloge de ses employés actuels et a souligné à quel point ils étaient capables d'atteindre les objectifs et de participer aux prises de décision, d'être à l'écoute des idées des autres et de découvrir des moyens de contribuer à l'efficacité de l'équipe. Mme Turcotte, la seconde infirmière-chef que vous avez rencontrée, était elle aussi souriante et communicative. Elle vous a fait une description du poste d'infirmière en soins intégraux, vous a expliqué ce qu'elle attendait de vous comme nouvelle employée et a parlé des nouveaux programmes qu'elle essaie de mettre en place. Les deux personnes rencontrées ont parlé des changements qui se produisaient dans leur établissement et de la flexibilité dont les employés devaient faire preuve.

1. En vous basant sur ces données, décrivez le style de leadership de chacun des gestionnaires que vous avez rencontrés.
2. Pensez aux gestionnaires (ou aux leaders) que vous avez connus et admirés. Quelles sont les caractéristiques de leur style de gestion que vous aimeriez faire vôtres si vous deveniez infirmière gestionnaire ?
3. Les deux gestionnaires ont parlé de changements qui avaient lieu dans leur établissement. À titre d'infirmière, de quelle manière pourriez-vous aider vos collègues s'ils semblent être malheureux d'un changement positif planifié et s'y opposent ?
4. De quelle manière la délégation de tâches à des infirmières ou à d'autres membres du personnel infirmier diffère-t-il d'un établissement à l'autre ?

Voir l'appendice A : Exercices d'intégration – Pistes de réflexion.

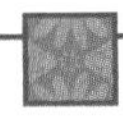

RÉVISION DU CHAPITRE

Concepts clés

- La délégation est un outil que l'infirmière peut utiliser pour améliorer la productivité. L'infirmière transfère la responsabilité de la tâche et l'autorité nécessaire à une autre personne, mais elle a quand même l'obligation de rendre compte.
- L'infirmière assume souvent les rôles de leader et de gestionnaire. Le leader, qu'il soit employé ou bénévole, exerce une influence sur les autres et les amène à collaborer en vue d'atteindre un objectif précis, alors que le gestionnaire a la responsabilité de voir à l'exécution des tâches au sein d'une organisation. Il a l'obligation de rendre compte.
- Le gestionnaire planifie, organise, dirige et coordonne le travail au sein d'une organisation.
- Il existe plusieurs styles de leadership, notamment : autocratique, démocratique, de type laisser-faire et administratif. Pour bien s'adapter à une situation, il faut souvent combiner ces styles. L'infirmière doit savoir quel style correspond le plus à sa personnalité et apprendre à intégrer des aspects d'autres styles à sa pratique.
- L'infirmière gestionnaire fait partie du cadre organisationnel de l'établissement qui l'emploie. Les principes de gestion sont notamment l'autorité, l'obligation de rendre compte (ou responsabilisation) et la responsabilité.
- À titre de gestionnaire, l'infirmière contribue : (a) à l'atteinte des objectifs de l'organisation : (b) à l'utilisation efficace des ressources ; (c) à la prestation de soins de qualité ; (d) à l'observation, d'une part, des normes de l'établissement, de celles de la profession et de celles du gouvernement et, d'autre part, de la réglementation en matière de soins. L'infirmière gestionnaire est aussi responsable du perfectionnement des infirmières et des autres membres du personnel infirmier dans son groupe de travail.

Questions de révision

26-1. L'infirmière leader apprend aux membres de l'unité d'intervention d'urgence qu'elle a besoin d'eux, qu'il leur faut rester à l'hôpital et se préparer à accueillir de nombreux blessés. Le personnel manifeste beaucoup d'anxiété et est très désorganisé. Dans cette situation, le style de leadership le plus efficace est :
   a) autoritaire.
   b) démocratique.
   c) de type laisser-faire.
   d) administratif.

26-2. Laquelle des approches suivantes illustre un leadership transformationnel ?
   a) Le leader stimule l'intérêt du groupe en établissant pour l'unité des objectifs qui contribuent à la mission de l'organisation.
   b) Le leader forme des sous-groupes ou des groupes de travail qui auront pour mission de trouver des solutions aux problèmes de l'unité.
   c) Le leader fait payer par l'établissement les activités de formation continue auxquelles veulent participer les membres du personnel qui n'ont pris aucun congé de maladie durant l'année.
   d) Le leader adapte ses stratégies à la situation actuelle.

26-3. Lequel des exemples suivants illustre la situation d'une infirmière gestionnaire qui a l'obligation de rendre compte, mais qui ne possède pas d'autorité ?
   a) L'administration exige que l'infirmière gestionnaire demande aux employés de faire moins d'heures supplémentaires afin de réduire les coûts budgétaires.
   b) L'infirmière gestionnaire doit évaluer le personnel de l'unité, mais elle n'est autorisée ni à embaucher ni à congédier des employés.
   c) On demande à l'infirmière gestionnaire de recommander un nouveau mode de dotation pour l'ensemble du groupe d'infirmières gestionnaires de l'établissement.
   d) L'infirmière gestionnaire prépare un rapport mensuel sur l'écart budgétaire en y ajoutant un plan de mesures correctives.

26-4. Bien qu'un membre du personnel infirmier ait déjà correctement transféré une personne (du lit au fauteuil roulant) à plusieurs reprises, dans quel cas serait-il inacceptable de lui déléguer cette tâche non supervisée ?
   a) L'unité dispose d'un nouveau modèle de fauteuil roulant.
   b) Il s'agit d'une personne âgée.
   c) C'est la première fois que la personne quitte son lit après une chirurgie.
   d) Le membre du personnel infirmier revient au travail après un long congé pour raisons familiales.

26-5. L'infirmière gestionnaire souhaite mettre en place une nouvelle manière d'établir le calendrier des vacances du personnel. Les employés qui ont le plus d'ancienneté s'opposent au changement, alors que les autres montrent plus d'ouverture. Quelle serait la stratégie la plus efficace pour aplanir cette différence ?

Questions de révision (suite)

a) Expliquer en détail les motifs et le fondement des changements proposés.
b) Expliquer que le changement aura lieu, peu importe les préférences de chacun.
c) Dire aux employés que le changement n'aura pas lieu s'ils n'en veulent pas.
d) Encourager les deux parties à discuter de leur point de vue.

Voir l'appendice B : Réponses aux questions de révision.

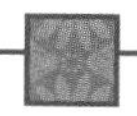

BIBLIOGRAPHIE

En anglais

Andrews, P. H., & Baird, J. E. (2000). *Communication for business and the professions* (7th ed.). New York : McGraw-Hill.

Boucher, M. A. (1998). Delegation alert ! *American Journal of Nursing, 98*(2), 26–32.

Bower, F. (2000). *Nurses taking the lead : Personal qualities of effective leadership.* St. Louis, MO : Mosby.

Clegg, A. (2000). Leadership : Improving the quality of patient care. *Nursing Standard, 14*(30), 43–45.

Cook, M. J. (2001). The renaissance of clinical leadership, *International Nursing Review, 48,* 38–46.

Douglass, L. M. (1995). *The effective nurse : Leader and manager* (4th ed.). St. Louis, MO : Mosby.

Fisher, M. (1999). Do your nurses delegate effectively ? *Nursing Management, 30*(5), 23–26.

Glennon, T. K. (1992). Empowering nurses through enlightened leadership. *Revolution : The Journal of Nurse Empowerment, 2,* 40–44.

Hansten, R., & Washburn, R. (1998). *Clinical delegation skills : A handbook for professional practice* (2nd ed.). Gaithersburg, MD : Aspen.

Hansten, R., & Washburn, R. (2001, January 29). Delegating to UAPs : Making it work. *Nurse Week, 14*(4), 16–17.

Havelock, R. (1973). *The change agent's guide to innovations in education.* Englewood Cliffs, NJ : Educational Technology Publications.

Johnston, B. (1999). Managing change in health care redesign : A model to assist staff in promoting healthy change. *Nursing Economics, 16*(1), 12–17.

Keeling, B., Adair, J., Seider, D., & Kirksey, G. (2000). Appropriate delegation. *American Journal of Nursing, 100*(12), 24A, 24C–D.

Kido, V. J. (2001). The UAP dilemma. *Nursing Management, 32*(11), 27–29.

Lancaster, J. (1999). *Nursing issues in leading and managing change.* St. Louis, MO : Mosby.

Laschinger, H. K. S., & Wong, C. (1999). Staff nurse empowerment and collective accountability : Effect on perceived productivity and self-rated work effectiveness. *Nursing Economics, 17,* 308–316.

Lesh, S. G., Russell, A., Jackson, J., & Sabet, B. (2001). Perceptions of change in the health care industry. *Journal of Allied Health, 30*(1), 11–19.

Lewin, K. (1951). *Field theory in social science.* New York : Harper and Row.

Lindholm, M., Sivberg, B., & Uden, G. (2000). Leadership styles among nurse managers in changing organizations. *Journal of Nursing Management, 8,* 327–335.

Lippitt, R., Watson, J., & Westley, B. (1958). *The dynamics of planned change.* New York : Harcourt Brace.

Marquis, B. L., & Huston, C. J. (2000). *Leading roles and management functions in nursing* (3rd ed.). Philadelphia : Lippincott.

National Council of State Boards of Nursing. (1995). *Delegation : Concepts and decision-making process.* Chicago : Author.

National Council of State Boards of Nursing. (1997). *Delegation decision-making grid.* Chicago : National Council of State Boards of Nursing. Retrieved March 17, 2003, from http ://www.ncsbn.org/public/res/uap/delegationgrid.pdf

Perra, B. M. (2000). Leadership : The key to quality outcomes. *Nursing Administration Quarterly, 24*(2), 56–61.

Rogers, E. (1995). *Diffusion of innovations* (4th ed.). New York : Free Press.

Sullivan, E. J., Decker, P. J., & Jamerson, P. (2000). *Effective leadership and management in nursing* (5th ed.). Upper Saddle River, NJ : Prentice Hall.

Tappen, R. M. (2000). *Nursing leadership and management : Concepts and practice* (4th ed.). Philadelphia : F. A. Davis.

Tappen, R. M., Weiss, S. A., & Whitehead, D. K. (2001). *Essentials of nursing leadership and management* (2nd ed.). Philadelphia : F. A. Davis.

Tomey, A. M. (2000). *Guide to nursing management and leadership* (6th ed.). St. Louis, MO : Mosby.

Whetten, D. A., & Cameron, K. S. (1998). *Developing management skills.* Reading, MA : Addison-Wesley.

Wolper, L. F. (1999). *Health care administration : Planning, implementing, and managing organized delivery systems* (3rd ed.). Gaithersburg, MD : Aspen.

Yoder-Wise, P. S. (1999). *Leading and managing in nursing.* St. Louis, MO : Mosby.

Zimmerman, P. G. (1997). Delegating to unlicensed assistive personnel. *Nursing, 27*(5), 71.

En français

Bellemare, D. et Besner G. (2002). L'infirmière au cœur de la tourmente et de la solution, *L'infirmière du Québec, 10*(2), 37-47.

En collaboration. (octobre 1999). Le pouvoir et l'infirmière, *Soins,* 639, 35-52.

Paré, I. (2001). Il nous faut repenser le paradigme de l'hôpital, *L'infirmière du Québec, 8*(6), 12-15.

PARTIE 7

Promotion de la santé psychosociale

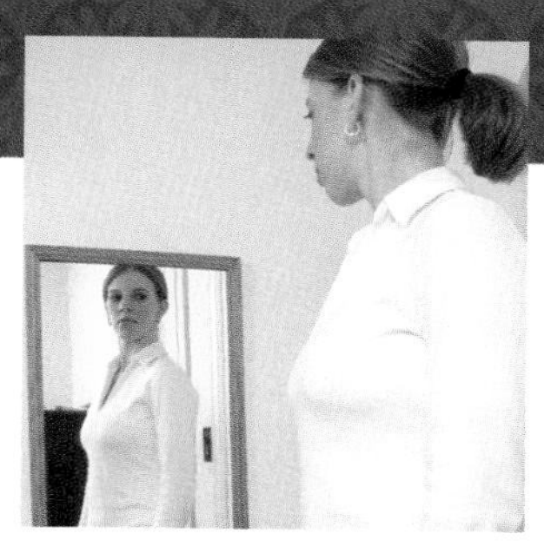

Des soins efficaces et complets réclament de l'infirmière qu'elle manifeste de la compréhension, de la sensibilité et de la compassion envers les personnes qui traversent un moment particulièrement difficile. L'infirmière doit rester attentive aux effets d'un manque d'estime de soi, d'une perte ou d'un deuil, ainsi qu'aux conséquences d'autres facteurs de stress sur la personne, sa famille et son entourage. Les personnes évolueront vers une plus saine image d'elles-mêmes et supporteront mieux le stress ou une épreuve si elles reçoivent une écoute attentive et du réconfort dans une ambiance propice à l'expression des émotions.

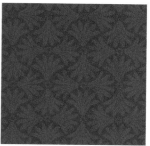

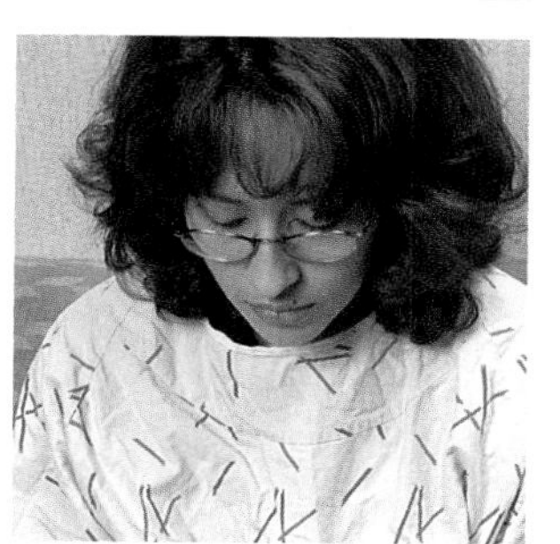

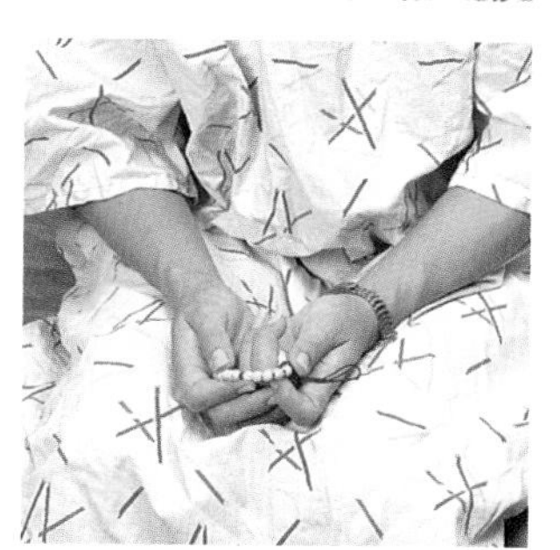

CHAPITRES

OBJECTIFS D'APPRENTISSAGE

Après avoir étudié ce chapitre, vous pourrez :

- Présenter les dimensions anatomiques et physiologiques du processus de perception sensorielle.
- Décrire les facteurs qui déterminent la fonction sensorielle.
- Indiquer les facteurs susceptibles de causer ou d'aggraver les perturbations sensorielles.
- Décrire les principaux volets de l'évaluation de la fonction sensorielle.
- Définir les symptômes et les signes cliniques de la surcharge et de la privation sensorielles.
- Établir les diagnostics infirmiers et indiquer les résultats escomptés relativement aux particularités de la fonction sensorielle.
- Expliquer les interventions infirmières susceptibles de préserver ou d'améliorer la fonction sensorielle.
- Définir des stratégies en vue de prévenir ou d'atténuer, chez la personne souffrant de confusion, les difficultés d'orientation dans le temps, dans l'espace ainsi que par rapport aux personnes et aux situations.

CHAPITRE 27

PERCEPTION SENSORIELLE

Adaptation française :
Sophie Longpré, inf., M.Sc.
Professeure, Département des sciences infirmières
Université du Québec à Trois-Rivières

Un être humain ne saurait croître, se développer ni même survivre sans les sens. Les stimuli sensoriels donnent en effet de la saveur et de la valeur aux événements d'une vie. En revanche, toute altération des fonctions sensorielles peut sérieusement affecter l'adaptation d'une personne à son milieu. Entre autres, les personnes hospitalisées dont les fonctions sensorielles se dégradent sont particulièrement vulnérables, et l'infirmière peut les aider à s'adapter à l'environnement complexe du centre hospitalier.

MOTS CLÉS

Auditif, 640
Conscience, 641
Déficit sensoriel, 642
Équilibre sensoriel, 641
Gustatif, 640
Kinesthésiques (proprioceptifs), 640
Olfactif, 640
Perception sensorielle, 640
Privation sensorielle, 641
Proprioception, 640
Réception sensorielle, 640
Soins culturellement adaptés, 642
Stéréognosie, 640
Surcharge sensorielle, 641
Tactile, 640
Viscéral, 640
Visuel, 640

Dimensions du processus sensoriel

Le processus sensoriel comporte une double dimension : la réception et la perception. La **réception sensorielle** est le processus par lequel on reçoit tels stimuli ou telle information. Les stimuli sont soit internes, soit externes. Les stimuli externes sont d'ordre **visuel** (vue), **auditif** (ouïe), **olfactif** (odorat), **tactile** (toucher) ou **gustatif** (goût ; les stimuli gustatifs peuvent également être internes). Les stimuli kinesthésiques et viscéraux sont internes. Les stimuli **kinesthésiques (proprioceptifs)** permettent de prendre conscience des mouvements des différentes parties du corps et de leurs positions respectives. Par exemple, c'est grâce à la **proprioception** qu'on sait laquelle de nos deux jambes devance l'autre. Reliée à la proprioception, la **stéréognosie** permet de percevoir et de reconnaître les objets par le seul toucher d'après leur taille, leur forme et leur texture. Un joueur de tennis, par exemple, n'a pas besoin de regarder la balle qu'il tient dans sa main pour être conscient de sa taille, de sa forme sphérique et de sa surface veloutée. L'adjectif **viscéral** se rapporte à tous les grands organes internes du corps. Ces organes se signalent à la conscience quand ils produisent un stimulus, par exemple la sensation d'un estomac creux ou satisfait. On parle de **perception sensorielle** quand les stimuli sont consciemment organisés et se traduisent en informations qui ont du sens.

Prendre conscience de ce qui nous entoure implique la coordination des quatre éléments suivants du processus sensoriel : un stimulus, un récepteur, la transmission des influx et la perception.

- *Stimulus.* Un agent ou une action qui stimule un récepteur nerveux.
- *Récepteur.* La cellule nerveuse agit à titre de récepteur : elle convertit le stimulus en influx nerveux. La plupart des récepteurs sont spécifiques, c'est-à-dire sensibles à un seul type de stimuli (par exemple visuel, auditif ou tactile).
- *Mécanisme de transmission des influx.* L'impulsion se propage le long des nerfs jusqu'au cerveau (figure 27-1 ■). Par exemple, les influx auditifs se rendent jusqu'à l'organe de Corti situé dans l'oreille interne, puis se propagent le long du huitième nerf crânien jusqu'au lobe temporal du cerveau.
- *Perception.* La perception, c'est-à-dire la saisie par la conscience des stimuli et leur interprétation, se produit dans le cerveau. Des cellules cérébrales spécialisées décodent la nature et la qualité de chaque stimulus sensoriel. Le niveau de conscience détermine en partie la perception des stimuli.

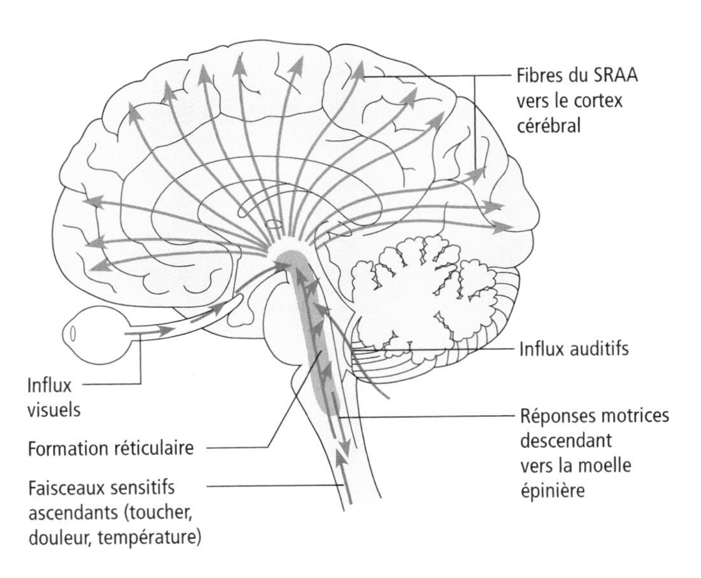

FIGURE 27-1 ■ L'influx nerveux se propage le long des faisceaux sensitifs ascendants jusqu'au système réticulaire activateur ascendant (SRAA) ; une part de ces impulsions atteignent le cortex cérébral, où elles sont perçues. (Source : *Human Anatomy and Physiology*, 4e éd., (p. 429), de Elaine N. Marieb, Copyright © 1998 by The Benjamin/Cummings Publishing Company. Reproduit avec l'autorisation de Pearson Education, Inc.)

Mécanisme de vigilance (éveil)

Pour recevoir et interpréter des stimuli, le cerveau doit être aux aguets ou en état d'éveil ; c'est ce qu'on entend par « mécanisme de vigilance ». Le *système réticulaire activateur ascendant* (SRAA) du tronc cérébral est le médiateur de ce mécanisme. Le SRAA comporte un *système réticulaire facilitateur* (SRF) et un *système réticulaire inhibiteur* (SRI). Le SRF est responsable de l'état d'éveil aux stimuli.

Chaque personne dispose d'un seuil d'éveil optimal, c'est-à-dire d'un niveau de vigilance confortable, qu'on appelle **équilibre sensoriel**. Quand un stimulus survient au-delà ou en deçà du seuil d'équilibre, on doit s'adapter à l'insuffisance ou à l'excès de stimulations sensorielles. Si le SRAA ne véhicule pas de stimulus vers le cerveau, il reste inactif.

C'est l'une des fonctions du cerveau de s'adapter aux stimuli sensoriels. Par exemple, les citadins finissent par ne plus entendre le grondement des voitures, alors qu'il envahirait les gens de la campagne de passage en ville. Tous les stimuli sensoriels ne déclenchent pas forcément une action ; certains sont entreposés par la mémoire, quitte à servir ultérieurement. La cognition est une fonction cérébrale qui fait appel à divers processus tels que la pensée consciente, la perception de la réalité, la résolution des problèmes, le jugement et la compréhension.

On appelle **conscience** la capacité de percevoir les stimuli externes et les réactions corporelles, auxquels on répond ensuite par la pensée ou l'action. Une personne normalement vigilante et sans déficit cognitif peut assimiler une grande diversité d'informations en même temps. On distingue plusieurs états de conscience (voir le tableau 27-1).

TABLEAU 27-1

États de conscience

État	Description
Vigilance	La personne est aux aguets; elle dispose de tous ses repères relatifs au temps, aux lieux et aux personnes; elle comprend les mots écrits et prononcés.
Désorientation	La personne n'arrive plus à se repérer par rapport à l'espace, au temps, aux personnes ou aux situations.
Confusion	La conscience diminue; la personne est facilement désorientée; sa mémoire lui fait défaut; elle n'interprète pas correctement les stimuli et fait des erreurs de jugement (interprétation inadéquate de la réalité).
Somnolence	La personne s'endort beaucoup mais continue de réagir aux stimuli.
Semi-coma	La personne ne peut être ramenée à la conscience que par des stimuli puissants ou répétés.
Coma*	La personne ne répond pas aux stimuli verbaux.

* *Voir au chapitre 34 l'échelle de coma de Glasgow, tableau 34-10.*

Altérations sensorielles

On s'habitue à certains stimuli sensoriels et on peut éprouver un malaise s'ils changent brusquement. Par exemple, les personnes qui entrent à l'hôpital sont exposées à une grande quantité de stimuli inhabituels. Ce nouvel environnement sensoriel pourrait les désorienter et induire de la confusion (voir le tableau 27-1).

Aujourd'hui, les infirmières connaissent bien les comportements causés par un tel bouleversement des stimuli environnementaux. Aussi s'efforcent-elles d'apparenter, dans la mesure du possible, les couleurs, les sons, le climat d'intimité et les interactions sociales au milieu naturel des personnes. Plusieurs facteurs peuvent occasionner des changements comportementaux, notamment la privation, la surcharge et les déficits sensoriels.

Privation sensorielle

On appelle **privation sensorielle** une diminution marquée des stimuli familiers ou leur absence, ce qui entraîne un déséquilibre du système réticulaire activateur ascendant : il ne parvient plus à maintenir la stimulation habituelle du cortex cérébral. Une telle diminution ou absence des stimuli familiers rend la personne beaucoup plus sensible aux nouveaux stimuli, ce qui peut les lui faire percevoir d'une manière déformée. Or, des perceptions mal interprétées risquent d'affecter la cognition et l'équilibre émotionnel. L'encadré 27-1 résume les signes cliniques de la privation sensorielle.

Surcharge sensorielle

Une **surcharge sensorielle** se produit quand la personne n'arrive plus à traiter les stimuli sensoriels ambiants en raison soit de leur quantité, soit de leur intensité. Les trois facteurs suivants peuvent contribuer à la surcharge sensorielle :

- L'augmentation de la quantité ou de l'intensité des stimuli internes, par exemple la douleur, la dyspnée, l'angoisse.
- L'augmentation de la quantité ou de l'intensité des stimuli externes, par exemple les bruits ambiants d'un hôpital, la multiplication des examens paracliniques et des nouveaux contacts.

ENCADRÉ 27-1

Signes cliniques de la privation sensorielle

- Somnolence, sommeil, bâillements excessifs
- Réduction de la capacité d'attention, difficultés de concentration, moindre capacité de résoudre les problèmes
- Déficits mnésiques (trous de mémoire)
- Désorientation épisodique, confusion toute la journée ou seulement le soir et la nuit
- Inquiétude causée par des problèmes somatiques, par exemple des palpitations
- Hallucinations ou délire
- Pleurs, irritabilité, dépression
- Apathie, labilité émotionnelle

- L'incapacité de sélectionner les stimuli en raison de perturbations du système nerveux ou sous l'effet de médicaments qui surexcitent le mécanisme de vigilance.

La surcharge sensorielle peut empêcher le cerveau de traiter correctement les stimuli, c'est-à-dire d'ignorer les stimuli sans importance et de répondre aux stimuli pertinents. Une personne exposée à un excès de stimuli parvient plus difficilement à interpréter et à percevoir correctement son environnement. Les pensées fusent dans toutes les directions, et l'agitation, l'accablement et un sentiment d'impuissance peuvent survenir. L'infirmière ne doit pas perdre de vue que les stimuli visuels et auditifs familiers au personnel hospitalier sont étrangers aux patients et peuvent leur occasionner une surcharge sensorielle. Celle-ci entraîne généralement une grande fatigue et une sursaturation cognitive : les informations ne passent plus. Plusieurs facteurs peuvent ajouter à la surcharge sensorielle, dont la douleur, le manque de sommeil et l'inquiétude. L'encadré 27-2 résume les signes cliniques les plus courants de la surcharge sensorielle.

Déficits sensoriels

On appelle **déficit sensoriel** une diminution du processus de réception ou de perception (ou des deux) affectant un ou plusieurs sens. Par exemple, la cécité et la surdité sont des déficits sensoriels. Quand un seul des cinq sens se trouve déficitaire, les autres peuvent compenser en s'affinant. Cependant, la perte soudaine d'un sens (par exemple, la vue) entraîne presque toujours une désorientation.

Quand la fonction sensorielle se dégrade progressivement, la personne acquiert souvent des comportements compensatoires plus ou moins consciemment. Par exemple, si elle perd peu à peu l'audition de l'oreille droite, elle tournera instinctivement l'oreille gauche vers son interlocuteur. Quand la perte ou le déclin d'un sens survient tout à coup, la personne n'a pas de comportements compensatoires : il lui faudra plusieurs jours ou plusieurs semaines pour en acquérir.

Certaines affections neurologiques altèrent la proprioception et les perceptions tactiles. Par exemple, les anomalies de l'oreille interne, comme la maladie de Ménière, détériorent parfois la proprioception.

Les personnes atteintes d'un ou de plusieurs déficits sensoriels sont davantage exposées à la privation et à la surcharge sensorielle. Par exemple, une personne atteinte d'un déficit visuel, qui ne peut ni lire, ni regarder la télévision, ni reconnaître un visage, sera probablement désorientée dans un centre hospitalier, qui n'a rien d'un environnement structuré en fonction d'un tel déficit. Une surcharge sensorielle risque donc de l'envahir. Par ailleurs, ses possibilités de déplacements et de socialisation étant souvent plus restreintes, cette personne peut souffrir d'une privation sensorielle.

ENCADRÉ 27-2

Signes cliniques de la surcharge sensorielle

- Sensation de fatigue extrême, somnolence
- Irritabilité, angoisse, agitation
- Désorientation épisodique ou permanente
- Affaiblissement des aptitudes à résoudre les problèmes et à effectuer des tâches
- Augmentation de la tension musculaire
- Dispersion de l'attention, agitation mentale (pensées furtives et désordonnées)

Facteurs influant sur la fonction sensorielle

Plusieurs facteurs jouent sur les processus sensoriels : entre autres le stade de développement, le milieu culturel, le niveau de stress, certains médicaments, l'état de santé, le mode de vie et la personnalité.

Stade de développement

La perception des sensations influe grandement sur le développement intellectuel, social et physique des nourrissons et des enfants. Les nourrissons reconnaissent graduellement le visage de leur mère et des autres personnes de l'entourage immédiat, puis ils établissent progressivement avec elles les liens indispensables à leur développement affectif. Très tôt, la musique les entraîne dans des mouvements de danse avec les autres. Un peu plus tard, l'enfant apprend à capter et à interpréter la signification des signaux visuels et auditifs indispensables à sa survie : trop de chaleur peut brûler ou, encore, on ne traverse qu'au feu vert. Les adultes disposent d'un vaste répertoire de réflexes qui répondent à des indices sensoriels. La détérioration ou la perte soudaine d'un sens ne peut qu'influer dramatiquement sur les habitudes d'une personne, quel que soit son âge. Par ailleurs, les changements physiologiques chez les personnes âgées ou certaines affections chroniques accroissent les risques d'altération de la fonction sensorielle, habituellement progressive dans ces cas-là.

Milieu culturel

Certains facteurs, tels le milieu culturel, l'origine ethnique, l'appartenance religieuse ou le statut socioéconomique, déterminent en partie le seuil de stimuli qu'une personne considère comme acceptable. Des changements brusques dans l'environnement culturel peuvent provoquer une surcharge sensorielle ou un choc culturel ; pensons, par exemple, à des arrivants dans un pays d'adoption dont la langue usuelle, les habitudes vestimentaires et les coutumes accusent une nette différence.

La privation de stimuli culturels ou des soins culturellement inadéquats se traduisent par un manque de soutien pertinent sur le plan culturel. Par **soins culturellement adaptés**, Spector (2000) entend les soins de santé qui tiennent compte des habitudes culturelles de la personne (p. 281). Il souligne que cette caractéristique est en passe de devenir capitale dans le domaine de l'intervention médicale et infirmière (voir le chapitre 13). Ainsi, l'infirmière est appelée à considérer le seuil de tolérance sensorielle des personnes compte tenu de leur culture. Le toucher, par exemple, réconfortant dans une culture, est mal reçu dans une autre. Les symboles religieux ou culturels rassurent les uns et angoissent les autres. L'infirmière gagne à encourager chez les personnes le recours à des symboles culturels apaisants et le maintien de leurs pratiques habituelles.

Stress

Un grand stress occasionne souvent en lui-même une surcharge sensorielle chez les personnes qui, dès lors, voudront restreindre au minimum les stimuli ambiants. Par exemple, une personne qui doit faire face à une affection, à un séjour en centre hospitalier et à une panoplie d'examens paracliniques, ou qui endure d'intenses douleurs physiques, préférera peut-être recevoir moins de visiteurs. Certaines personnes souhaitent le moins de bruit ou de lumière possible dans leur chambre. Par ailleurs, d'autres personnes seront satisfaites de recevoir suffisamment de stimuli sensoriels pour maintenir leur niveau habituel de stimulation corticale.

Médicaments et état de santé

Certains médicaments modifient la sensibilité aux stimuli. Par exemple, les opioïdes et les sédatifs abaissent le niveau de conscience. Certains antidépresseurs peuvent également modifier les perceptions. L'interaction entre certains types de médicaments peut nuire à la fonction sensorielle. Les personnes âgées sont particulièrement vulnérables à cet égard et doivent être suivies de près. Certains médicaments (ototoxiques) peuvent léser le nerf auditif, ce qui détériore plus ou moins irréversiblement le sens de l'ouïe. C'est entre autres le cas de l'aspirine, du furosémide (Lasix), des aminosides (aminoglucosides) et de certains médicaments contre le cancer.

Plusieurs affections, dont l'athérosclérose, diminuent le flux sanguin dans les organes récepteurs et dans le cerveau, ce qui a pour effet d'abaisser le niveau de conscience et de retarder la réaction. S'il n'est pas correctement traité, le diabète peut détériorer la vue ; c'est d'ailleurs l'une des causes principales de la cécité au Canada. Certaines affections du système nerveux central provoquent des paralysies et des détériorations sensorielles selon divers degrés.

Mode de vie et personnalité

Notre mode de vie détermine en partie notre seuil de tolérance aux stimuli. Par exemple, un employé d'usine s'acclimate à un large éventail de stimuli, comparativement au comptable qui travaille dans son sous-sol. Également, la personnalité n'est pas sans influence : certaines personnes aiment que leur environnement change constamment, alors que d'autres préfèrent mener une vie plus structurée et plus stable.

DÉMARCHE SYSTÉMATIQUE dans la pratique infirmière

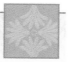

Collecte des données

La collecte des données concernant la perception sensorielle couvre six volets : (a) l'anamnèse ; (b) l'évaluation de l'état mental ; (c) l'examen physique ; (d) le dépistage des personnes à risque de privation ou de surcharge sensorielle ; (e) l'environnement ; (f) le réseau de soutien social.

Anamnèse

L'anamnèse consiste à dresser le bilan des fonctions de perception sensorielle, du fonctionnement sensoriel habituel, des déficits sensoriels et des problèmes afférents. Dans certains cas, c'est l'entourage qui fournit l'information que l'infirmière ne peut obtenir de la personne ni en observant les symptômes. Les amis ou la famille indiqueront, par exemple, des signes récents de dégradation de l'ouïe : la personne ne prête plus autant d'attention aux autres ; elle présente des sautes d'humeur ; elle a du mal à suivre des instructions pourtant claires ; elle fait souvent répéter ; elle monte constamment le volume des appareils de radio et de télévision. L'encadré *Entrevue d'évaluation – Perception sensorielle* propose des exemples de questions pertinentes.

État mental

L'état mental constitue un volet majeur de l'évaluation des processus de perception sensorielle. Il s'agit, entre autres, de vérifier le niveau de conscience, l'orientation dans le temps, dans l'espace et par rapport aux personnes, la mémoire et l'attention de la personne (voir le chapitre 34).

Examen physique

L'examen physique porte sur le fonctionnement des sens : la vue, l'audition, l'odorat, le goût, le toucher et la proprioception. L'examen devrait donner un portrait assez précis des facultés visuelles et auditives de la personne, de même que de sa perception de la chaleur, du froid, du toucher superficiel, de la douleur dans les membres et de la position des parties de son corps. Certains tests spécifiques explorent un sens en particulier (voir les détails au chapitre 34) :

- Pour l'acuité visuelle : on peut utiliser l'échelle de Snellen ou des exercices de lecture (un journal par exemple) et des tests relatifs aux champs visuels.
- Pour l'acuité auditive : on peut observer la personne en train de dialoguer, et effectuer le test du chuchotement ou les épreuves de Rinne ou de Weber à l'aide d'un diapason.
- Pour l'odorat : on peut demander d'identifier des odeurs familières.
- Pour le goût : on peut demander d'identifier trois saveurs (citron, sel, sucre).
- Pour le toucher : on peut demander d'identifier un objet par le toucher (stéréognosie) ; évaluer la sensibilité tactile en sondant la capacité de distinguer un bout pointu d'un bout arrondi, la capacité de discriminer deux points ; évaluer la perception du chaud, du froid, des vibrations ainsi que de la position d'un membre.

Le cas échéant, l'infirmière prend soin de vérifier si les auxiliaires sensoriels (lunettes, prothèses auditives) fonctionnent correctement et sont bien adaptés à la situation de la personne.

Dépistage des personnes à risque de privation ou de surcharge sensorielle

Il importe de dépister les personnes exposées à une altération des perceptions sensorielles afin de mettre en place des mesures préventives. L'encadré 27-3 décrit les personnes vulnérables à cet égard.

Environnement

L'infirmière doit tenir compte de l'environnement de la personne pour déterminer la quantité, l'intensité et la nature des stimuli auxquels elle est soumise. Un environnement trop pauvre en

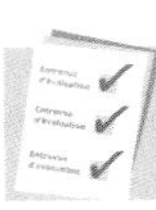

ENTREVUE D'ÉVALUATION

Perception sensorielle

VUE

- Comment qualifiez-vous votre vision ? Pouvez-vous lire le journal, regarder la télévision ?
- Portez-vous des lunettes ou des verres de contact ?
- Avez-vous noté des changements récents dans votre vision ?
- Avez-vous du mal à voir les objets proches ou lointains ?
- Avez-vous du mal à voir quand il fait sombre ? Vous arrive-t-il de voir flou ou en double, de voir des points bouger devant vos yeux, de percevoir des « trous » dans votre champ visuel ? Êtes-vous parfois sensible à la lumière continue ou clignotante ? Vous arrive-t-il de voir des halos autour des objets ?
- À quand remonte votre dernière visite chez l'optométriste ou l'ophtalmologiste ?

OUÏE

- Comment qualifiez-vous votre ouïe ? Parfaite, très bonne, assez bonne, mauvaise ?
- Portez-vous un appareil auditif ?
- Avez-vous noté des changements récents dans votre audition ?
- Pouvez-vous repérer l'origine et la direction des sons, distinguer les voix entre elles ?
- Vous arrive-t-il d'avoir des vertiges ou des étourdissements ?
- Avez-vous parfois des bourdonnements d'oreille, entendez-vous des tintements, des sifflements, des craquements, etc. ? Avez-vous parfois l'impression d'avoir les oreilles bouchées ?

GOÛT

- Avez-vous observé des changements récents dans votre perception du goût ? Par exemple, distinguez-vous facilement le sucré, l'aigre, le salé, l'amer ?
- Appréciez-vous toujours autant le goût des aliments ?

ODORAT

- Votre odorat a-t-il changé ?
- Les aliments, les fleurs et les parfums ont-ils pour vous la même odeur qu'avant ?
- Arrivez-vous à distinguer les aliments à leur odeur ? Quand un plat brûle, le sentez-vous ?
- Votre appétit a-t-il changé dernièrement ? (*Certaines modifications de l'appétit sont attribuables à une détérioration de la fonction olfactive.*)

TOUCHER

- Éprouvez-vous des sensations d'inconfort ou des douleurs ?
- Percevez-vous toujours aussi bien le chaud, le froid ou la douleur dans vos membres ?
- Avez-vous parfois les doigts ou les orteils engourdis ou parcourus de picotements ?

PROPRIOCEPTION

- Éprouvez-vous de la difficulté à percevoir la position des différentes parties de votre corps ?
- Échappez-vous des objets plus fréquemment qu'autrefois ?

ENCADRÉ 27-3

Personnes exposées à la privation ou à la surcharge sensorielle

PRIVATION SENSORIELLE

Sont considérées comme à risque les personnes :

- Confinées dans un environnement monotone ou non stimulant (à la maison ou en établissement de soins).
- Qui montrent des problèmes visuels ou auditifs.
- Dont la mobilité se trouve restreinte (quadriplégie, paraplégie, alitement, sous traction).
- Incapables de traiter les stimuli (lésions cérébrales ou médicaments touchant le système nerveux central).
- Perturbées sur le plan émotionnel (dépression) et qui se replient sur elles-mêmes.
- Qui ont peu de contacts sociaux, familiaux ou amicaux.

SURCHARGE SENSORIELLE

Sont considérées comme à risque les personnes :

- Qui souffrent ou expriment un malaise.
- Qui sont atteintes d'une affection aiguë et séjournent dans une unité de soins de courte durée.
- Qui sont l'objet de soins intensifs (figure 27-2 ■) ou sont reliées à de nombreux dispositifs (intraveineuses, cathéters, sondes nasogastriques ou endotrachéales, etc.).
- Qui sont atteintes dans leurs capacités cognitives (par exemple, traumatisme crânien).

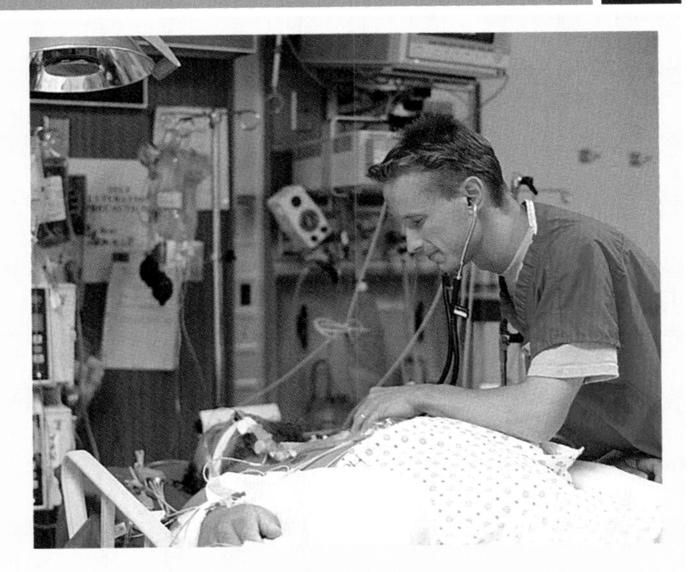

FIGURE 27-2 ■ L'unité de soins intensifs expose les personnes à une surcharge sensorielle.

stimulations risque d'entraîner la privation sensorielle ; un milieu trop riche, la surcharge sensorielle. Les environnements non stimulants n'offrent pas suffisamment d'activités physiques ni de contacts sociaux, familiaux ou amicaux. Sachant que l'exposition à des stimuli appropriés et significatifs réduit le risque de privation sensorielle, l'infirmière veillera à suggérer des stimulations adéquates telles que :

- Des appareils sonores (radio, magnétophone à cassettes) ou visuels (téléviseur)
- Une horloge, un calendrier
- De la lecture ou des jouets pour les enfants
- Un nombre approprié de visiteurs

L'infirmière pourra également vérifier si la personne dispose à son domicile d'un magnétoscope, d'animaux domestiques, d'un éclairage adéquat, de couleurs vives, etc.

Soucieuse de l'équilibre sensoriel des personnes, l'infirmière vérifiera l'intensité de l'éclairage et du bruit ainsi que le rythme des interventions thérapeutiques, des examens paracliniques, etc.

! ALERTE CLINIQUE *Êtes-vous consciente du niveau de bruit qui vous entoure et du bruit que vous produisez en soignant une personne ? Il arrive très souvent que la norme de 45 décibels (dB) pour le sommeil et le repos ne soit pas respectée en centre hospitalier. Des études estiment que le niveau de bruit dans les unités de soins intensifs atteint souvent de 60 à 83 dB, ce qui représente pour le moins un risque de surcharge sensorielle.* ■

Réseau de soutien social

L'impression d'isolement chez une personne est proportionnelle à la pauvreté du soutien social ou familial qu'elle reçoit. L'infirmière prend soin de vérifier : (a) si la personne vit seule ; (b) qui sont ses visiteurs et la fréquence des visites ; (c) si la personne manifeste des signes de privation sociale (évitement des contacts par crainte de situations embarrassantes ou par crainte de dépendance, image de soi négative, manque de communications significatives, expression insuffisante des craintes ou des inquiétudes, pourtant propice au développement des mécanismes d'adaptation).

Analyse

Diagnostic infirmier principal : *Trouble de la perception sensorielle*

NANDA (2004) situe les diagnostics suivants dans la catégorie des anomalies de la perception sensorielle :

- *Trouble de la perception sensorielle (préciser : visuelle, auditive, kinesthésique, gustative, tactile, olfactive) :* Réaction diminuée, exagérée, déformée ou perturbée à un changement dans la quantité ou le schéma des stimuli que reçoivent les sens (NANDA, 2004, p. 157). Dans ce cas, la perception est altérée par des facteurs physiologiques (douleurs, manque de sommeil, etc.) ou par une affection, par exemple un accident vasculaire cérébral (Wilkinson, 2000).

Les problèmes de perception sensorielle peuvent engendrer d'autres diagnostics infirmiers, dont voici un aperçu :

- *Confusion aiguë :* Apparition soudaine et transitoire d'un ensemble de changements comportementaux accompagnés de perturbations touchant l'attention, la cognition, l'activité psychomotrice, le niveau de conscience ou le cycle veille-sommeil (NANDA, 2004, p. 41).
- *Confusion chronique :* Détérioration irréversible, de longue date ou progressive de la capacité d'interpréter les stimuli du milieu et des processus intellectuels, et qui se manifeste par des troubles de la mémoire, de l'orientation et du comportement (NANDA, 2004, p. 42).
- *Troubles de la mémoire :* Oubli de bribes d'informations ou d'aptitudes acquises. Les troubles de la mémoire peuvent avoir des causes physiopathologiques ou situationnelles et être temporaires ou permanents (NANDA, 2004, p. 142).

L'encadré *Diagnostics infirmiers, résultats de soins infirmiers et interventions* indique des exemples d'application clinique de certains de ces diagnostics de NANDA, accompagnés des interventions (CISI/NIC) et des résultats (CRSI/NOC) correspondants.

! ALERTE CLINIQUE *On peut facilement confondre les diagnostics infirmiers* Trouble de la perception sensorielle et Opérations de la pensée perturbées. *Pour les différencier, rappelez-vous que le diagnostic infirmier* Trouble de la perception sensorielle *ne touche que les processus sensoriels : la personne n'interprète pas correctement les stimuli externes en raison d'un problème qui affecte l'un ou plusieurs de ses sens. Quand la personne n'interprète pas correctement la réalité en raison de problèmes psychologiques, c'est le diagnostic infirmier* Opérations de la pensée perturbées *qui s'applique. Il importe d'analyser soigneusement les données de l'examen clinique pour déterminer si les problèmes manifestés relèvent de l'un ou de l'autre diagnostic.* ■

Trouble de la perception sensorielle comme facteur favorisant

La détérioration des perceptions sensorielles peut se répercuter sur d'autres dimensions de la santé humaine, ce qui donne lieu à des diagnostics infirmiers corollaires. Dans ce cas, l'altération de la perception sensorielle est tenue pour la cause (le facteur favorisant) des problèmes secondaires.

Les diagnostics infirmiers suivants rapportent d'éventuels effets d'une altération de la perception sensorielle :

- *Risque d'accident,* relié à une altération de la fonction sensorielle (préciser). Par exemple :
  a) Déficience visuelle (perception erronée de la profondeur ou autre)
  b) Détérioration des sensations tactiles (problèmes neurologiques ou circulatoires)
  c) Diminution de l'odorat
  d) Déficience auditive
  e) Altération de la kinesthésie
- *Entretien inefficace du domicile,* relié à une altération de la perception sensorielle (baisse de la vue).
- *Risque d'atteinte à l'intégrité de la peau,* relié à une altération de la perception sensorielle (diminution des sensations tactiles).

- *Communication verbale altérée,* reliée à une altération de la perception sensorielle (préciser). Par exemple :
  a) Baisse du niveau de conscience
  b) Déficience auditive
  c) Surcharge sensorielle
  d) Privation sensorielle
- *Déficit de soins personnels : se laver et effectuer ses soins d'hygiène,* relié à une altération de la perception sensorielle (préciser). Par exemple :
  a) Déficience visuelle
  b) Détérioration de la kinesthésie
  c) Incapacité de percevoir une partie du corps ou sa position spatiale
- *Isolement social,* relié à une altération de la perception sensorielle (préciser). Par exemple :
  a) Déficience visuelle
  b) Déficience auditive

Planification

La planification établit, d'une part, des objectifs généraux indépendamment du contexte de vie et, d'autre part, des objectifs spécifiques de soins à domicile.

Objectifs généraux

Voici les objectifs généraux concernant les altérations de la perception sensorielle :

- Maintenir ou améliorer le fonctionnement actuel des sens.
- Maintenir ou améliorer la communication.
- Prévenir les accidents.
- Prévenir la surcharge et la privation sensorielles.
- Réduire l'isolement social.
- Maintenir ou rétablir la capacité de la personne à s'occuper d'elle-même (soins personnels) en toute sécurité.

La planification des soins pourra s'inspirer des interventions (CISI/NIC) établies par l'Iowa Intervention Project (McCloskey et Bulechek, 2000). Il s'agit de sélectionner les interventions appropriées parmi les suivantes :

- Amélioration de la communication : déficience auditive
- Amélioration de la communication : déficience visuelle
- Gestion de l'alimentation
- Aménagement du milieu ambiant
- Prévention des chutes
- Promotion d'une bonne mécanique corporelle
- Conduite à tenir en cas d'altération de la sensibilité périphérique
- Soutien psychologique
- Surveillance : sécurité

L'encadré *Diagnostics infirmiers, résultats de soins infirmiers et interventions* fournit des exemples de résultats de soins infirmiers (CRSI/NOC) et d'interventions infirmières (CISI/NIC).

Planification des soins à domicile

Pour la continuité des traitements, l'infirmière doit envisager les conditions que nécessitent les limitations sensorielles de la personne dans son lieu de vie (maison, appartement ou autres). En cas de limitations graves de ses perceptions sensorielles, la personne pourrait se voir dirigée vers une résidence spécialisée. Quoi qu'il en soit, plusieurs facteurs méritent d'être considérés avant qu'elle ne quitte l'établissement de soins de santé : la capacité de prise en charge personnelle, la disponibilité et les compétences des proches aidants, les ressources financières, les références (services sociaux ou autres) et les services à domicile nécessaires (voir l'encadré *Évaluation pour les soins à domicile – Altérations de la perception sensorielle*). Dans la planification du congé, il importe de préciser les informations qu'on devra transmettre à la personne concernée et à son entourage. La section suivante traite des moyens à mettre en œuvre pour soutenir les fonctions visuelles et les fonctions auditives de la personne, et pour garantir l'aspect sécuritaire de son milieu de vie.

Interventions

L'infirmière s'efforce de promouvoir la meilleure santé possible en matière de fonctionnement sensoriel et, en cas d'altération, d'adapter les stimuli externes et d'aider la personne à composer au mieux avec ses déficiences sensorielles.

Maintien d'un fonctionnement sensoriel adéquat

La détection rapide des altérations sensorielles aide à prévenir l'aggravation des problèmes connexes. Chez l'enfant sans déficit sensoriel, le mécanisme d'éveil ou de vigilance agit dès la naissance, mais de façon indifférenciée. Les sens sont disponibles à la naissance, mais les fonctions correspondantes subissent certains changements au fil de la croissance.

Les nouveau-nés devraient subir différents tests de dépistage des problèmes visuels et auditifs, de préférence avant de quitter l'hôpital ou au cours de leur premier mois. Les nourrissons atteints d'une déficience auditive devraient bénéficier d'un programme d'intervention précoce du fait que le langage se développe au cours des trois premières années. Les enfants qui ont fréquemment des otites et toutes les personnes qui vivent ou travaillent dans un milieu très bruyant devraient passer régulièrement des examens de l'ouïe. Les professionnels de la santé conseilleront aux femmes qui envisagent une grossesse de subir les tests de dépistage de la syphilis et de la rubéole, souvent responsables de déficiences auditives chez les enfants. Idéalement, tous les nourrissons et les enfants devraient subir régulièrement des examens visuels afin que soient détectés le plus tôt possible la cécité congénitale, le strabisme et les anomalies de la réfraction.

Pour promouvoir et maintenir une fonction sensorielle saine, il importe de vérifier la diversité et l'intensité des stimuli externes. Il importe de stimuler les sensations diverses que procurent les couleurs, les sons, les textures, les odeurs et les positions du corps. Le cas échéant, l'infirmière indiquera aux parents comment stimuler les sens de leur nouveau-né ou de leur enfant ou, s'il s'agit d'une personne âgée, elle fera part à l'entourage familial des techniques de stimulation appropriées. En général, les activités sociales stimulent à la fois les sens et l'esprit.

Si la personne présente un risque de détérioration sensorielle, l'infirmière doit lui expliquer comment prévenir cette dégradation et lui présenter les mesures générales de maintien de la santé, dont l'examen régulier des yeux ou de la vision, un suivi rigoureux des affections chroniques telles que le diabète, etc. (voir l'encadré *Enseignement – Prévention des altérations sensorielles*).

DIAGNOSTICS INFIRMIERS, RÉSULTATS DE SOINS INFIRMIERS ET INTERVENTIONS

Troubles de la perception sensorielle

COLLECTE DES DONNÉES	*DIAGNOSTICS INFIRMIERS: DÉFINITION*	EXEMPLES DE RÉSULTATS DE SOINS INFIRMIERS [N° CRSI/NOC]: *DÉFINITION*	INDICATEURS	INTERVENTIONS CHOISIES [N° CISI/NIC]: *DÉFINITION*	EXEMPLES D'ACTIVITÉS CISI/NIC
Antoine Boisvert, un avocat de 52 ans, souffre de sclérose en plaques. Sa force musculaire et ses sensations tactiles déclinent depuis deux ans. Il se déplace en fauteuil motorisé. M. Boisvert vous indique qu'il n'arrive plus à percevoir les différences de température et qu'il a perdu de la sensibilité tactile dans les membres inférieurs et dans les doigts. Mme Boisvert lui prête assistance pour le bain et la toilette.	*Risque d'accident: Situation dans laquelle une personne risque de se blesser car elle se trouve confrontée à des conditions qui dépassent ses capacités d'adaptation et de défense.*	Contrôle des risques [1902]: Actions mises en œuvre afin d'éliminer ou de réduire les réelles menaces, individuelles et modifiables, qui pèsent sur la santé.	Constamment démontrés: • Reconnaît le risque. • Surveille les facteurs de risque liés à l'environnement. • Développe des stratégies efficaces de contrôle des risques.	Identification des risques [6610]: *Analyse des facteurs de risque, détermination des risques pour la santé et établissement des priorités visant la réduction des risques pour un individu ou un groupe.*	• Mettre en œuvre un processus d'évaluation du risque à l'aide d'instruments fiables et valides. • Déterminer le degré de fonctionnement, passé et actuel. • Déterminer les stratégies individuelles utilisées pour faire face aux événements. • Déterminer si les besoins fondamentaux sont satisfaits.
Emma Rigaud, 84 ans, est veuve et vit seule en appartement. Elle est complètement sourde de l'oreille droite mais entend les mots prononcés clairement près de son oreille gauche. Elle vous indique qu'elle passe son temps à regarder la télévision et à écouter la radio (à plein volume). Elle a tendance à parler fort; quand les autres parlent, elle hoche la tête et sourit. Lui rendant visite, sa fille vous apprend qu'elle refuse de porter un appareil auditif. (Mme Rigaud affirme que ces appareils ne fonctionnent pas et qu'ils sont désagréables à	*Trouble de la perception sensorielle (auditive): Réaction diminuée, exagérée, déformée ou perturbée à un changement dans la quantité ou le schéma des stimuli que reçoivent les sens.*	Comportement de compensation d'un déficit auditif [1610]: *Des mesures ciblées sont mises en œuvre pour définir le déficit auditif, suivre son évolution et le compenser.*	Souvent démontrés: • Se place de manière à mieux entendre. • Invite son entourage à utiliser des techniques qui l'aident à mieux entendre. • Utilise des dispositifs d'aide (par exemple, voyants lumineux sur les téléphones, les détecteurs de fumée, la sonnette d'entrée).	Amélioration de la communication: déficience auditive [4974]: *Aide apportée à une personne souffrant d'une déficience auditive afin qu'elle accepte son état et qu'elle utilise des moyens pouvant lui permettre de surmonter sa déficience.*	• Aider la personne à obtenir un rendez-vous pour un examen auditif, si nécessaire. • Avertir la personne que les sons seront perçus différemment avec un appareil auditif. • Parler près de l'oreille qui entend le mieux. • Toucher la personne afin d'obtenir son attention.
	Communication verbale altérée: Absence, diminution ou	Aptitude à communiquer: compréhension [0904]:	Légèrement perturbés: • Utilise le langage écrit.	Voir ci-dessus.	Voir ci-dessus, plus: • Garder l'appareil auditif propre.

DIAGNOSTICS INFIRMIERS, RÉSULTATS DE SOINS INFIRMIERS ET INTERVENTIONS (SUITE)

Troubles de la perception sensorielle (suite)

COLLECTE DES DONNÉES	*DIAGNOSTICS INFIRMIERS : DÉFINITION*	EXEMPLES DE RÉSULTATS DE SOINS INFIRMIERS [N° CRSI/NOC] : *DÉFINITION*	INDICATEURS	INTERVENTIONS CHOISIES [N° CISI/NIC] : *DÉFINITION*	EXEMPLES D'ACTIVITÉS CISI/NIC
porter.) La fille de Mme Rigaud remarque depuis peu que sa mère se referme sur elle-même, qu'elle s'absorbe dans ses pensées et qu'elle parle et rit toute seule.	*lenteur de la capacité à recevoir, traiter et transmettre l'information et à utiliser un système de symboles.*	*Capacité de recevoir, d'interpréter et d'exprimer des messages parlés, écrits et non verbaux.*	• Utilise le langage parlé. • Reconnaît les messages reçus.		• Parler lentement et clairement ; s'exprimer d'une manière concise ; se placer directement face à la personne. • Utiliser des mots simples et faire des phrases courtes. • Utiliser du papier et un crayon ou encore l'ordinateur pour communiquer avec la personne.

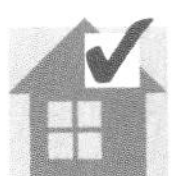

ÉVALUATION POUR LES SOINS À DOMICILE

Altérations de la perception sensorielle

PERSONNE ET ENVIRONNEMENT

- *Soins personnels :* autonomie et adaptation au déficit sensoriel.
- *Sécurité dans l'environnement physique :* éclairage, niveau de bruit, accessibilité, espace libre d'obstacles, escaliers, auxiliaires sensoriels (voyants clignotants sur les détecteurs de fumée ou les téléphones dans le cas d'une déficience auditive).
- *Ressources en matière de connaissances :* dispositifs d'aide disponibles ; moyens de rendement optimal des autres sens ; organismes locaux, régionaux ou nationaux d'information, de formation ou de soutiens divers (par exemple, Institut national canadien pour les aveugles, Institut Nazareth et Louis-Braille, Regroupement des aveugles et amblyopes du Québec, Fondation des aveugles du Québec, Mira, Association des sourds du Canada, Association des malentendants québécois, Association des devenus sourds et des malentendants québécois).

Adaptation des stimuli externes

Idéalement, l'établissement de soins de santé devrait offrir des stimuli comparables à ceux que recevaient habituellement la personne avant son séjour. Dans la réalité, cependant, l'infirmière doit souvent prendre des mesures concrètes pour favoriser l'adaptation de la personne hospitalisée à la surcharge et à la privation sensorielles.

PRÉVENTION DE LA SURCHARGE SENSORIELLE. En cas de stimulations sensorielles excessives, l'infirmière s'efforcera de réduire le nombre et l'intensité des stimuli externes, soit en les supprimant, soit en aidant la personne à mieux les gérer ou à mieux y réagir.

Les verres teintés bloquent une part des rayons lumineux ; les rideaux et les stores réduisent également les stimuli visuels. Les bouchons atténuent la stimulation auditive, de même que les casques d'écoute et une douce musique d'ambiance. L'odeur d'une plaie s'atténue quand elle est nettoyée régulièrement et le pansement, renouvelé.

Pour éviter la stimulation sensorielle excessive, l'infirmière peut également veiller à diminuer les imprévus, éviter les surprises trop intenses et aménager des périodes de repos sans interruptions, quitte à limiter le nombre ou la durée des visites. Elle pourrait aussi regrouper les procédés de telle façon que la personne puisse prolonger ses périodes de tranquillité.

En signalant à la personne l'origine et la signification des bruits, l'infirmière l'aide à les organiser mentalement, sinon à ne plus les entendre du tout. De son côté, la personne peut s'entraîner à réagir autrement aux stimuli. Par exemple, des techniques de relaxation peuvent atténuer l'angoisse et le stress malgré les stimulations sensorielles (voir le chapitre 31). L'encadré 27-4 indique des moyens de prévenir la surcharge sensorielle.

ENSEIGNEMENT

Prévention des altérations sensorielles

- Prévoyez des examens de santé réguliers.
- Prévoyez des examens oculaires réguliers selon les recommandations du médecin ou du pédiatre. À noter que plus de 1 % des Canadiens souffrent du glaucome après 40 ans et que le glaucome est la 2e cause de cécité chez les personnes de 50 ans et plus, d'où la pertinence d'un examen annuel (Alcon, 2004; Novartis Ophtalmics Canada, 2004).
- Consultez rapidement un médecin dans les cas suivants: (a) signes d'une déficience visuelle: le nouveau-né ne réagit pas à la lumière ou il ne vous regarde pas; (b) maux d'oreilles ou infection auriculaire; (c) rougeur oculaire persistante, augmentation du volume lacrymal ou des sécrétions, formation d'une excroissance sur l'œil ou à proximité, asymétrie ou autre irrégularité des pupilles, sensation de malaise ou douleur.
- Faites vacciner les jeunes enfants contre les affections susceptibles de causer une déficience auditive (rubéole, oreillons, rougeole) selon le calendrier de vaccination proposé.
- Évitez de laisser à la portée des nourrissons et des trottineurs des objets pointus ou contondants (ciseaux, tournevis, etc.). Les enfants d'âge préscolaire ne devraient pas utiliser de ciseaux à bouts pointus sans la surveillance d'un adulte.
- Empêchez le trottineur de marcher ou de courir en tenant des objets longs ou pointus. Expliquez à l'enfant d'âge préscolaire qu'il doit se déplacer avec précaution quand il transporte des objets pointus ou contondants tels que des bâtons.
- Enseignez à l'enfant d'âge scolaire ou à l'adolescent le mode d'utilisation des équipements sportifs (par exemple, les bâtons de hockey) et des outils électriques.
- Portez toujours des lunettes de protection quand vous utilisez des outils électriques, conduisez une moto, vaporisez des produits toxiques, etc.
- Portez des protections auriculaires dans un environnement très bruyant ou comportant des bruits brefs mais forts (par exemple, des explosions).
- Au soleil, portez des verres teintés pour vous protéger des rayons ultraviolets; ne regardez jamais le soleil.

Prévention de la surcharge sensorielle

ENCADRÉ 27-4

- Réduire le plus possible l'éclairage, le bruit et les distractions inutiles. Si nécessaire, remettre à la personne des lunettes teintées et des bouchons pour les oreilles.
- Soulager la douleur selon les recommandations.
- Se présenter à la personne en se nommant et s'adresser à elle par son nom.
- Signaler les repères: horloges, calendriers, équipements, meubles.
- Si possible, offrir une chambre privée.
- Limiter le nombre et la durée des visites.
- Planifier les soins en tenant compte des périodes de tranquillité souhaitables.
- Permettre à la personne de prévoir les procédés de soins (par exemple, afficher l'horaire des soins à la portée du regard).
- Parler lentement et à voix basse.
- Fournir graduellement l'information nouvelle afin que la personne puisse la traiter et l'assimiler à son rythme. Lui demander de répéter l'information pour éviter tout malentendu.
- Décrire à l'avance les examens, les tests et les procédés.
- Éliminer les odeurs nauséabondes. Vider les chaises d'aisances et les bassins de lit immédiatement après l'utilisation; couvrir les lésions et les nettoyer aussi souvent que nécessaire; le cas échéant, désodoriser la chambre à l'aide d'un produit; ventiler la pièce.
- Prendre le temps de discuter avec la personne de ses problèmes; rectifier les malentendus.
- Aider la personne à exercer les techniques destinées à réduire le stress.

PRÉVENTION DE LA PRIVATION SENSORIELLE. Si la personne risque une privation sensorielle, l'infirmière doit augmenter la quantité et l'intensité des stimuli externes: procurer des journaux, des livres ou encourager l'utilisation d'un téléviseur. La plupart du temps, une variété de stimuli sont disponibles à la maison. Les objets agréables à toucher procurent des stimulations tactiles, de même que les animaux de compagnie, qui offrent en plus des possibilités d'interactions. Certaines horloges ou certains réveils indiquent différemment les heures du jour et de la nuit. Diverses plantes et la plupart des fleurs stimulent l'odorat.

L'infirmière veille à ce que la personne reçoive régulièrement des visiteurs et interagisse avec une variété de gens. La plupart des groupes religieux disposent d'un service de visites aux personnes confinées chez elles ou dans un établissement de soins. L'encadré 27-5 indique plusieurs mesures de prévention en matière de privation sensorielle.

Personnes atteintes d'un déficit sensoriel

Lorsqu'une personne accuse un déficit sensoriel, l'infirmière veille à ce qu'elle: (a) tire le meilleur parti possible de ce qui lui reste de sa fonction sensorielle en utilisant les outils disponibles à cet égard; (b) mette les autres sens à contribution; (c) communique d'une manière efficace; (d) vive en sécurité.

AUXILIAIRES SENSORIELS. Les personnes atteintes de déficits visuels ou auditifs disposent de divers moyens pour atténuer leur limitation ou mieux l'assumer. L'encadré 27-6 présente quelques exemples. Les auxiliaires sensoriels peuvent servir à domicile ou dans les établissements de soins de santé. Dans tous les cas, la personne a grand besoin du soutien de personnes-ressources pour s'adapter au déficit.

ENCADRÉ 27-5

Prévention de la privation sensorielle

- Inviter la personne à porter des verres correcteurs ou un appareil auditif s'il y a lieu.
- Appeler la personne par son nom et la toucher en lui parlant (à condition que ce genre de contact ne soit pas un signe culturel offensant).
- Communiquer fréquemment avec la personne et multiplier les interactions significatives (par exemple, discuter des événements récents).
- Suggérer à la personne de se prévaloir d'un appareil téléphonique, de radio ou de télévision, d'une horloge et d'un calendrier.
- Encourager l'usage d'éléments décoratifs, de photographies significatives.
- Vérifier l'opportunité de garder un animal domestique (poisson, chat, oiseau, etc.) ou de profiter régulièrement de la présence d'un animal de compagnie.
- Augmenter la stimulation tactile par des soins physiques : massages du dos, coiffure, bains de pieds, etc.
- Favoriser les activités de groupe ou les visites d'amis ou de membres de la famille.
- Suggérer des mots croisés ou des jeux susceptibles de stimuler les fonctions mentales.
- Faciliter les changements d'environnement : par exemple, se promener dans un centre commercial, dans l'unité de soins, s'asseoir de préférence près d'une fenêtre ou à proximité d'un lieu passant.
- Inviter la personne à se stimuler elle-même, par exemple en chantant, en fredonnant, en sifflotant ou en lisant à haute voix.

ENCADRÉ 27-6

Auxiliaires sensoriels pour les déficits visuels et auditifs

DÉFICITS VISUELS

- Lunettes correctrices adéquates, propres et en bon état
- Éclairage adéquat dans la chambre, y compris des veilleuses
- Lunettes teintées ou stores aux fenêtres pour réduire l'intensité de la lumière
- Cadre de vie égayé de couleurs vives et contrastantes
- Loupe
- Cadran ou clavier téléphonique à gros caractères
- Horloge et montre à gros chiffres
- Codes de couleurs ou de textures sur les cuisinières, les laveuses, les boîtes de médicaments, etc.
- Tours colorés ou en relief sur les plats et les assiettes
- Livres et autres documents écrits en gros caractères
- Livres enregistrés ou en braille
- Chien-guide

DÉFICITS AUDITIFS

- Prothèse auditive en bon état
- Labiolecture (lecture sur les lèvres)
- Interprétation gestuelle (langage des signes)
- Sonorité téléphonique amplifiée
- Appareil de télécommunication pour sourds ou malentendants
- Dispositifs d'amplification pour les sonnettes de portes et la sonnerie du téléphone
- Réveil clignotant
- Détecteur de fumée clignotant

RECOURS ACCRU AUX AUTRES SENS. Quand une personne perd l'usage de l'un de ses sens, elle gagne grandement à compenser ce déficit par un rendement maximal des autres sens. Les techniques de stimulation à cet égard recoupent celles qui s'appliquent dans le cas d'une privation sensorielle, mais la stratégie doit être adaptée au déficit concerné. En cas de déficience visuelle, par exemple, il s'agit de stimuler l'ouïe, le goût, l'odorat et le toucher. La radio, les cassettes de musique, les livres enregistrés, les horloges à carillon, les boîtes à musique et les mobiles sonores peuvent servir à stimuler l'ouïe. Les régimes alimentaires riches en saveurs et en textures ainsi que les aliments de températures différentes stimulent les papilles gustatives. (Pour intensifier les réactions de celles-ci, la personne gagne à manger un aliment à la fois et à boire une gorgée d'eau entre chacun.) Les fleurs coupées, les bougies parfumées (à utiliser prudemment pour éviter les risques d'incendies), les parfums d'ambiance, le café fraîchement infusé et les pâtisseries ou plats au four stimulent l'odorat. On peut aussi rappeler à la personne des souvenirs d'odeurs agréables ou familières, par exemple celle des pois de senteur. Les accolades, les massages, le brossage des cheveux, la toilette, la diversité des tissus ainsi que les animaux domestiques excellent à stimuler les récepteurs tactiles.

MAINTIEN DE COMMUNICATIONS EFFICACES. Communiquer avec une personne présentant un déficit sensoriel commande un grand respect et doit jouer en faveur de son estime d'elle-même. Il importe toujours que l'information échangée soit exacte. Les malentendants doivent se concentrer davantage pour percevoir les mots, ce qui les fatigue plus vite. Ajoutée à la maladie, cette fatigue restreint encore la capacité d'entendre. Quant aux malvoyants, ils perçoivent plus ou moins les messages non verbaux et doivent par conséquent miser presque exclusivement sur les mots entendus et le ton de la voix pour comprendre. L'encadré 27-7 propose diverses techniques de communication efficace avec les personnes malentendantes ou malvoyantes.

SÉCURITÉ DE LA PERSONNE. L'infirmière applique les mesures de sécurité appropriées aux déficits sensoriels des personnes hospitalisées. Elle prend également soin de leur enseigner les précautions à prendre une fois qu'elles seront rentrées chez elles.

ENCADRÉ 27-7

Techniques de communication avec les personnes malentendantes ou malvoyantes

DÉFICITS VISUELS

- Annoncez votre présence en entrant dans la chambre et identifiez-vous par votre nom.
- Si la personne dispose d'une certaine capacité visuelle, restez constamment dans son champ de vision.
- Parlez d'un ton agréable et chaleureux. Évitez de parler plus fort que nécessaire, comme c'est souvent le cas.
- Expliquez ce que vous allez faire avant de toucher la personne.
- Identifiez les bruits ambiants.
- Annoncez la fin de la conversation quand elle se termine et indiquez que vous allez quitter la pièce.

DÉFICITS AUDITIFS

- Avant de parler à la personne, placez-vous dans son champ visuel ou touchez-la délicatement.
- Éliminez autant que possible les bruits ambiants avant de parler (par exemple, fermez la radio ou baissez-en le volume).
- Parlez d'un ton normal, mais pas trop vite.
- Évitez de crier: cela ne rend pas la voix plus distincte et peut au contraire entraver la compréhension.
- Faites constamment face à la personne. Ne lui tournez pas le dos au milieu d'une phrase ou d'une conversation. Assurez-vous que votre visage est bien éclairé et que la personne le voit distinctement.
- N'ayez rien dans la bouche quand vous parlez (bonbon, gomme à mâcher, stylo, etc.). Évitez de couvrir vos lèvres de votre main.
- Maintenez le même volume de voix sans baisser le ton à la fin.
- Parlez le plus distinctement possible et exprimez-vous avec précision. Articulez particulièrement les consonnes.
- N'articulez cependant pas d'une manière exagérée; cela déconcerte la personne autant que le marmonnement. Le cas échéant, mimez vos propos, écrivez-les ou utilisez le langage des signes.
- Choisissez soigneusement les termes que vous employez. Par exemple, la phrase: « Aimeriez-vous boire un verre d'eau fraîche ? » est moins difficile à comprendre pour un malentendant que: « Voulez-vous boire ? » La différence entre « 2 ans » et « 12 ans » est difficile à percevoir pour un malentendant; l'expression « une douzaine d'années » présente moins de difficulté.
- Prononcez les noms propres très distinctement. Pour faciliter la compréhension, ajoutez-y des précisions, par exemple: « Jeanne, la réceptionniste » ou « la pharmacie Savard, au centre-ville ».
- Quand vous changez de sujet, ralentissez votre débit et vérifiez si la personne saisit bien que vous passez à autre chose. Pour faciliter la transition, prononcez un ou deux mots clés quand vous abordez le nouveau sujet.

DÉFICIT VISUEL. En établissement de santé, l'infirmière prendra les mesures suivantes:

- Indiquer à la personne l'emplacement des meubles et veiller à ce que l'espace de la chambre soit bien dégagé.
- Éliminer les obstacles dans les pièces et les couloirs; indiquer à la personne tout réaménagement éventuel du mobilier. Demander à l'équipe d'entretien d'appliquer également ces mesures de précaution.
- Disposer les objets personnels et les articles de toilette à portée de la main et indiquer leur emplacement.
- Placer la sonnette d'appel à proximité de la personne et fixer son lit en position basse.
- Pour aider la personne à se déplacer, se tenir à côté d'elle tout en la devançant d'environ 30 cm et l'inviter à tenir son bras; lui demander si elle préfère être à droite ou à gauche.

DÉFICIT AUDITIF. Si la personne ne peut pas entendre la sonnerie de sa pompe intraveineuse ou de son moniteur cardiaque, l'infirmière doit aller la voir régulièrement. Le cas échéant, elle pourra lui apprendre à repérer visuellement les coudes qui se forment dans la tubulure d'intraveineuse, les dérivations d'ECG déconnectées, etc. À leur domicile, les malentendants doivent se procurer des dispositifs qui amplifient les sons ou les convertissent en signal lumineux, notamment pour la sonnette de la porte, les détecteurs de fumée, le système d'alarme et même les pleurs de bébé. Les sonnettes des portes et les sonneries de réveil peuvent être amplifiées ou remplacées par un son de fréquence plus basse ou par un bourdonnement. Ces appareils se vendent chez les détaillants d'auxiliaires auditifs, de téléphones ou d'appareils ménagers.

DÉFICIT OLFACTIF. Si la personne présente un déficit de l'odorat, l'infirmière lui indiquera les dangers que représentent pour elle les détergents toxiques tel que l'ammoniaque. Certains produits risquent de l'empoisonner à son insu, surtout si elle les utilise dans une petite pièce mal aérée comme une salle de bain. La personne doit également veiller à ce que ses appareils au gaz (cuisinière, chauffe-eau ou autres) soient toujours en parfait état, car elle ne percevrait pas les odeurs en cas de fuite. L'empoisonnement alimentaire représente également un risque pour les personnes qui ne percevraient pas l'odeur de la viande avariée ou des produits laitiers suris. Il importe par conséquent qu'elles lisent les dates de péremption sur les emballages et qu'elles prennent l'habitude de vérifier la fraîcheur des aliments à leur texture et à leur couleur.

DÉFICITS TACTILES. Les personnes dont le toucher est altéré sont moins sensibles à la chaleur et risquent d'autant plus de se brûler. Elles sont également plus exposées aux plaies causées par les pressions trop fortes ou trop soutenues sur les protubérances osseuses. Si les sensations thermiques sont affectées, il importe de diminuer la température du chauffe-eau et de vérifier à l'aide d'un thermomètre la température de l'eau avant de prendre un bain. Les personnes dont la proprioception est diminuée doivent changer fréquemment de position.

Personnes atteintes de confusion mentale

La confusion peut survenir à tout âge mais plus couramment pendant la vieillesse, et les symptômes sont souvent subtils. Dans la mesure du possible, il convient de distinguer si elle est aiguë (délire) ou chronique (démence). Le délire survient brusquement et disparaît dès la suppression de sa cause. La démence est une forme chronique de la confusion ; elle se traduit par des symptômes graduels et irréversibles. Bien qu'il soit souvent difficile de différencier ces deux formes de confusion, on s'efforce de traiter les causes afin de ramener la personne à son état normal. Les causes les plus fréquentes de la confusion sont les suivantes :

- *Effets secondaires de médicaments*; par exemple, une prise simultanée de plusieurs médicaments peut provoquer une potentialisation des effets, entraîner des interactions ou causer une intoxication médicamenteuse.
- *Perturbations physiologiques*, par exemple hypoxie, déshydratation, déséquilibre métabolique ou liquidien, troubles neurologiques, infections, carences alimentaires.
- *Perte brutale* d'une ou de plusieurs personnes chères.
- *Pertes multiples* en un court laps de temps.
- *Bouleversement du cadre de vie.*

Les personnes qui souffrent de confusion sont généralement conscientes de ne pas se trouver dans leur état normal et elles souhaitent de l'aide. L'encadré 27-8 propose une liste d'interventions infirmières susceptibles d'aider ces personnes à se repérer dans le temps et dans l'espace, et à s'orienter par rapport aux personnes ou aux situations (figure 27-3 ■).

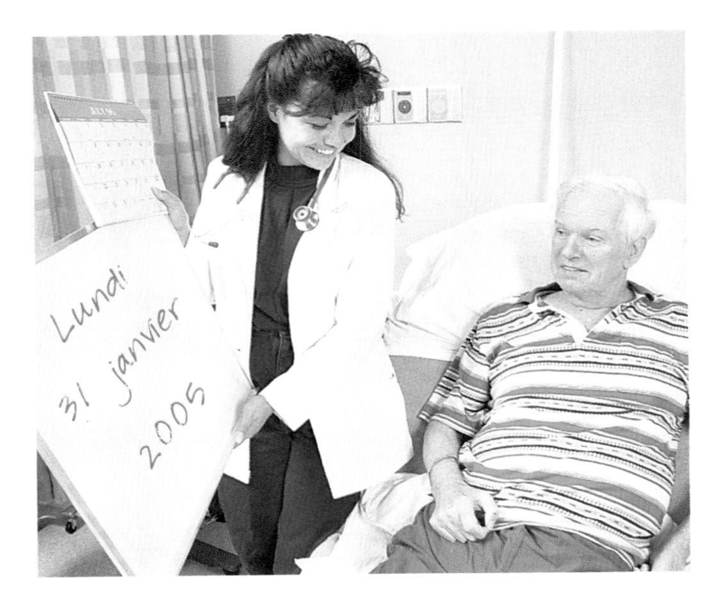

FIGURE 27-3 ■ L'infirmière doit souvent rappeler la date et l'heure aux personnes qui souffrent de confusion mentale ou de pertes de mémoire.

Personnes inconscientes

Les personnes inconscientes ne peuvent pas répondre mais, souvent, elles entendent. L'infirmière parle donc à la personne inconsciente en tenant compte de ce qu'elle pourrait bien la comprendre : elle s'exprime d'une voix normale et prononce quelques mots avant de la toucher. Elle veille à réduire le plus possible les bruits ambiants pour donner priorité à la voix humaine. Elle pourra en outre appliquer les mesures suivantes :

- S'identifier en abordant la personne inconsciente ; lui indiquer le jour et l'heure, ainsi que le lieu où elle se trouve.
- Écouter attentivement les inquiétudes exprimées par l'entourage ; très souvent, les amis et la famille ont tout simplement besoin de formuler leurs préoccupations sans nécessairement attendre des réponses précises.
- Maintenir le même horaire jour après jour ; la routine sécurise la personne inconsciente.
- Effleurer et toucher la personne.

ENCADRÉ 27-8

Orientation : temps, lieux, personnes, situations

- Portez un insigne d'identification bien lisible.
- Appelez la personne par son nom et identifiez-vous régulièrement : « Bonjour, M. Richard. Je m'appelle Béatrice Brochu. C'est moi qui suis votre infirmière aujourd'hui. »
- Indiquez la date, l'heure et le lieu aussi souvent que nécessaire : « Aujourd'hui, nous sommes le 5 décembre et il est 8 h du matin. »
- Demandez à la personne où elle se trouve et, si nécessaire, aidez-la à se situer (par exemple, dans un centre d'hébergement).
- Placez un calendrier et une horloge dans la chambre. Marquez les jours fériés d'un autocollant ou d'un autre signe.
- Parlez distinctement et calmement à la personne ; laissez-lui le temps de comprendre ce que vous venez de lui dire et de vous répondre.
- Multipliez les occasions pour la personne de converser avec différents interlocuteurs.
- Expliquez d'une manière claire et concise toutes vos tâches et les procédés de soins.
- Expliquez les sons, les odeurs ou les autres stimuli inhabituels pour renforcer chez la personne son sens de la réalité ; le cas échéant, corrigez son interprétation des situations ou des événements.
- Fixez les activités (repas, bain, siestes, traitements, loisirs, etc.) à la même heure chaque jour afin de sécuriser la personne. Si possible, assignez-lui toujours les mêmes intervenants.
- Placez des objets familiers et significatifs tout autour, par exemple des photographies. Tenez sa chambre bien rangée. Le désordre des lieux accroît la confusion mentale.
- Incitez la personne à porter ses vêtements personnels et à ranger ses accessoires de toilette dans l'ordre où elle les utilise habituellement.
- Invitez la personne à maintenir ses activités et ses passe-temps habituels afin de souligner ses forces plutôt que ses difficultés.
- Quand vous partez, informez-en la personne et indiquez-lui quand vous reviendrez.

- Expliquer ce qui se passe aux personnes de l'entourage et les inviter à parler à la personne et à la toucher comme si elle était consciente. Ces stimulations auditives et tactiles soutiennent la personne et pourraient contribuer à ranimer un tant soit peu la conscience.
- Toujours appeler la personne inconsciente par son nom et lui indiquer les soins qu'on s'apprête à lui donner. Les personnes inconscientes ont notamment besoin de bains, de soins cutanés et d'assistance pour les fonctions d'élimination ; elles doivent être nourries et déplacées ou tournées régulièrement.

Évaluation

Une fois les interventions mises en œuvre, l'infirmière doit vérifier dans quelle mesure les objectifs ont été atteints, et ce, à la lumière des résultats escomptés établis à l'étape de la planification. L'encadré *Diagnostics infirmiers, résultats de soins infirmiers et interventions* (p. 647-648) tout comme le *Plan de soins et de traitements infirmiers* présentent plusieurs exemples de résultats escomptés et leurs indicateurs. Si les objectifs n'ont pas été atteints, l'infirmière, la personne et, le cas échéant, les proches aidants devraient en établir les raisons avant de modifier le plan de soins et de traitements infirmiers.

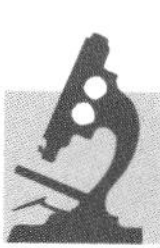

RÉSULTATS DE RECHERCHE

Le toucher thérapeutique permet-il d'aider les personnes atteintes de démence de type Alzheimer ?

Selon la *Canadian Study of Health and Aging* (1994), 5,1 % de la population canadienne âgée de 65 ans ou plus, soit près de 161 000 Canadiens, serait atteinte de la démence de type Alzheimer (DTA). Cette affection neurodégénérative entraîne le déclin de toutes les facultés intellectuelles et fonctionnelles de la personne. D'après les études statistiques, on estime à 600 000 le nombre de Canadiens qui en seront atteints en 2021. Reisberg et ses collègues (1982) décrivent sept stades dans l'évolution de la maladie (échelle de détérioration globale ou EDG). Les auteures (Giasson, Leroux, Tardif et Bouchard, 1999) ont mené une étude expérimentale auprès de personnes dont la DTA se situe au stade 6 (atteinte cognitive profonde) et au stade 7 (atteinte cognitive très profonde). Les résultats de la recherche mettent en relief un ensemble de comportements et d'expressions corporelles qui traduisent le malaise : cris, agitation, irritabilité, agressivité, gestes tendus. Jusqu'à présent, on connaît peu d'interventions infirmières susceptibles de réduire ce malaise.

Le toucher thérapeutique fait appel à un processus conscient d'échange d'énergie : l'intervenant utilise ses mains pour harmoniser le champ d'énergie « personne » dans le but d'accroître le bien-être (Nurse-Healers Professional Associates, 1992). Les chercheuses ont appliqué le toucher thérapeutique aux sujets du groupe expérimental ($n = 16$) pendant 5 séances d'une durée moyenne de 12,4 minutes. Les sujets du groupe témoin ont reçu 5 séances de présence d'une durée moyenne de 10,3 minutes. À l'aide de l'échelle d'inconfort de Reisberg (EI-DTA), elles ont mesuré les effets du toucher thérapeutique : comparativement au groupe témoin, le programme d'intervention a diminué sensiblement le niveau de malaise des personnes du groupe expérimental atteintes de DTA à un stade avancé.

Implications : Le toucher thérapeutique représente une des rares interventions infirmières censées réduire le malaise chez les personnes atteintes de DTA à un stade avancé. En ciblant la globalité de la personne et son confort, la technique du toucher thérapeutique vise à réduire l'état de malaise et, le cas échéant, à accroître la qualité de vie. Les auteures de l'étude recommandent que le toucher thérapeutique figure dans le programme de formation des infirmières au chapitre des soins holistiques. De plus, l'infirmière pourrait enseigner cette technique aux membres de la famille.

Source : « Le toucher thérapeutique : une nouvelle façon d'aider les personnes atteintes de démence de type Alzheimer », de M. Giasson, G. Leroux, H. Tardif et L. Bouchard, 1999, *L'infirmière du Québec, 6*(6), p. 38-47.

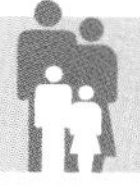

LES ÂGES DE LA VIE

Personnes âgées

Le vieillissement entraîne souvent une dégradation des perceptions sensorielles (ouïe, vue, odorat, goût ou toucher). Certaines affections plus fréquentes chez les personnes âgées peuvent également contribuer à la détérioration des fonctions sensorielles, notamment les accidents vasculaires cérébraux et d'autres affections neurologiques telles que la maladie de Parkinson. L'infirmière veille à élaborer un programme personnalisé d'interventions pertinentes dans le but d'augmenter ou de réduire les stimulations sensorielles.

Dans les cas de déficits sensoriels, les soins infirmiers visent à préserver la sécurité de la personne et à stimuler ses facultés de communication. Le diagnostic infirmier *Opérations de la pensée perturbées* s'applique le plus souvent dans les cas de démence. Quoi qu'il en soit, les interventions infirmières visent les objectifs suivants : optimiser les capacités actuelles de la personne, maintenir ou accroître sa qualité de vie, respecter sa dignité, veiller à sa sécurité et communiquer avec elle.

PLAN DE SOINS ET DE TRAITEMENTS INFIRMIERS

Troubles de la perception sensorielle

COLLECTE DES DONNÉES		*DIAGNOSTIC INFIRMIER*	RÉSULTATS DE SOINS INFIRMIERS [N° CRSI/NOC] ET INDICATEURS*
Anamnèse Julie Berger, une veuve âgée de 80 ans, vient d'emménager dans un établissement de soins prolongés après avoir été opérée pour une cataracte. Elle éprouve depuis peu certaines difficultés d'audition. Inquiets de sa sécurité physique et de son manque de contacts sociaux, ses enfants l'ont incitée à quitter sa maison. Auparavant, Mme Berger a vécu dans sa maison, seule et de façon autonome, pendant 15 ans. Trois jours après son admission dans l'établissement de soins prolongés, l'infirmière constate que Mme Berger présente certains signes de confusion et de désorientation dans le temps, dans l'espace et par rapport aux personnes. Elle manifeste une certaine agitation et un repli sur elle-même. Ses phrases manquent de logique : « J'ai peur des étranges créatures qui vivent dans cet orphelinat », a-t-elle dit.	**Examen physique** Taille : 1,60 m (5 pi 3 po) Poids : 55,3 kg (122 lb) Température : 37 °C Pouls : 72 bpm Respirations : 18/minute Pression artérielle : 128/74 mm Hg Épreuve de Rinne : négative **Examens paracliniques** Radiographie pulmonaire, hémogramme, analyse d'urine : tous négatifs	*Trouble de la perception sensorielle (surcharge sensorielle)*, relié au changement de cadre de vie et au déficit auditif, comme en témoignent la désorientation par rapport au temps, aux lieux et aux personnes, l'agitation et les perturbations du comportement.	Orientation [0901]. Indicateurs constamment démontrés : • S'identifie soi-même. • Reconnaît les personnes clés. • Reconnaît les endroits habituels. • Identifie correctement le jour, le mois, l'année, la saison. Comportement de compensation d'un déficit auditif [1610]. Indicateurs souvent démontrés : • La personne se place de manière à mieux entendre. • Elle rappelle à son entourage les techniques à mettre en œuvre pour l'aider à mieux entendre. • Elle élimine les bruits ambiants. • Elle utilise un appareil auditif ou d'autres aides techniques.

INTERVENTIONS INFIRMIÈRES [N° CISI/NIC] ET ACTIVITÉS CHOISIES*	*JUSTIFICATION SCIENTIFIQUE*
Orientation par rapport à la réalité [4820]	
• Procurer un environnement physique et une routine quotidienne stables.	*Les habitudes réduisent les chocs émotifs et la stimulation excessive, et, par conséquent, préviennent l'aggravation de la confusion mentale.*
• Permettre l'accès aux objets familiers, lorsque c'est possible.	*Le connu atténue la confusion.*
• Créer un environnement comportant peu de stimuli pour une personne dont la désorientation augmente avec la stimulation.	*Toute perturbation de la quantité ou de la qualité des stimuli risque d'altérer l'état cognitif de la personne. La surcharge sensorielle bloque la perception des stimuli favorables.*
• Fournir des périodes suffisantes de repos et de sommeil durant le jour.	*Le repos atténue la stimulation excessive et la fatigue, deux facteurs susceptibles d'aggraver la confusion mentale.*
• Adopter une approche calme lors de l'interaction avec la personne.	*Les entretiens sereins sont empreints de respect et celui-ci renforce le sentiment de dignité.*
• S'adresser à la personne sur un ton clair, lent et au volume adéquat.	*Vu la difficulté d'audition, elle comprendra mieux en lisant sur les lèvres.*
• Encourager la personne dans des activités concrètes, qui se concentrent sur un élément en dehors de soi, concret et orienté par rapport à la réalité.	*Les activités quotidiennes aident la personne à établir une distinction plus claire entre ses pensées et la réalité objective.*

Troubles de la perception sensorielle (suite)

INTERVENTIONS INFIRMIÈRES [Nº CISI/NIC] ET ACTIVITÉS CHOISIES*	*JUSTIFICATION SCIENTIFIQUE*
Amélioration de la communication : déficience auditive [4974]	
• Aider la personne à utiliser des auxiliaires auditifs, si nécessaire.	*Ces dispositifs augmentent l'acuité auditive dans la mesure où ils sont correctement ajustés et utilisés régulièrement.*
• Écouter attentivement la personne.	*L'écoute représente un volet essentiel de la relation infirmière-patient. Inefficace, elle mine la confiance et entrave la communication thérapeutique.*
• Utiliser des mots simples et des phrases courtes.	*Les mots simples et les phrases courtes facilitent la compréhension, ce qui atténue l'angoisse.*
• Toucher la personne afin d'obtenir son attention.	*Il importe d'attirer d'abord l'attention de la personne. La technique du contact n'est pas sans risque et demande l'approbation de la personne.*

ÉVALUATION

Les résultats escomptés ont été obtenus. Mme Berger reconnaît son infirmière attitrée à son visage et à son nom dès le troisième jour. Elle sait que Noël arrive dans trois semaines et elle attend avec impatience le moment où elle pourra faire des emplettes avec son groupe. Elle se lave chaque matin et fait son lit elle-même. Sa fille lui a procuré des piles pour son appareil auditif, qu'elle utilise toute la journée.

* Les résultats, interventions et activités présentés ici sont simplement des exemples de ceux qui sont proposés par les systèmes CRSI/NOC et CISI/NIC. Ils doivent être personnalisés en fonction du cas de chaque personne.

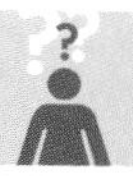

EXERCICES D'INTÉGRATION

Mme Daniel, 51 ans, reçoit des soins intensifs à la suite d'un accident de voiture qui lui a causé d'importantes lésions traumatiques. Elle est surveillée par plusieurs moniteurs. Elle est sous ventilation mécanique, porte une sonde urinaire, et différents analgésiques et autres médicaments lui sont administrés.

1. Indiquez les facteurs qui exposent Mme Daniel à la privation ou à la surcharge sensorielle.
2. Quels résultats de l'examen révéleraient chez Mme Daniel une surcharge sensorielle plutôt qu'une privation sensorielle ?
3. Quelles interventions l'infirmière peut-elle effectuer compte tenu du stress que vit Mme Daniel ?
4. Dans un tel cas, en quoi les soins à domicile différeraient-ils des soins intensifs reçus dans un hôpital ?

Voir l'appendice A : Exercices d'intégration – Pistes de réflexion.

SCHÉMA DU PLAN DE SOINS ET DE TRAITEMENTS INFIRMIERS

Troubles de la perception sensorielle

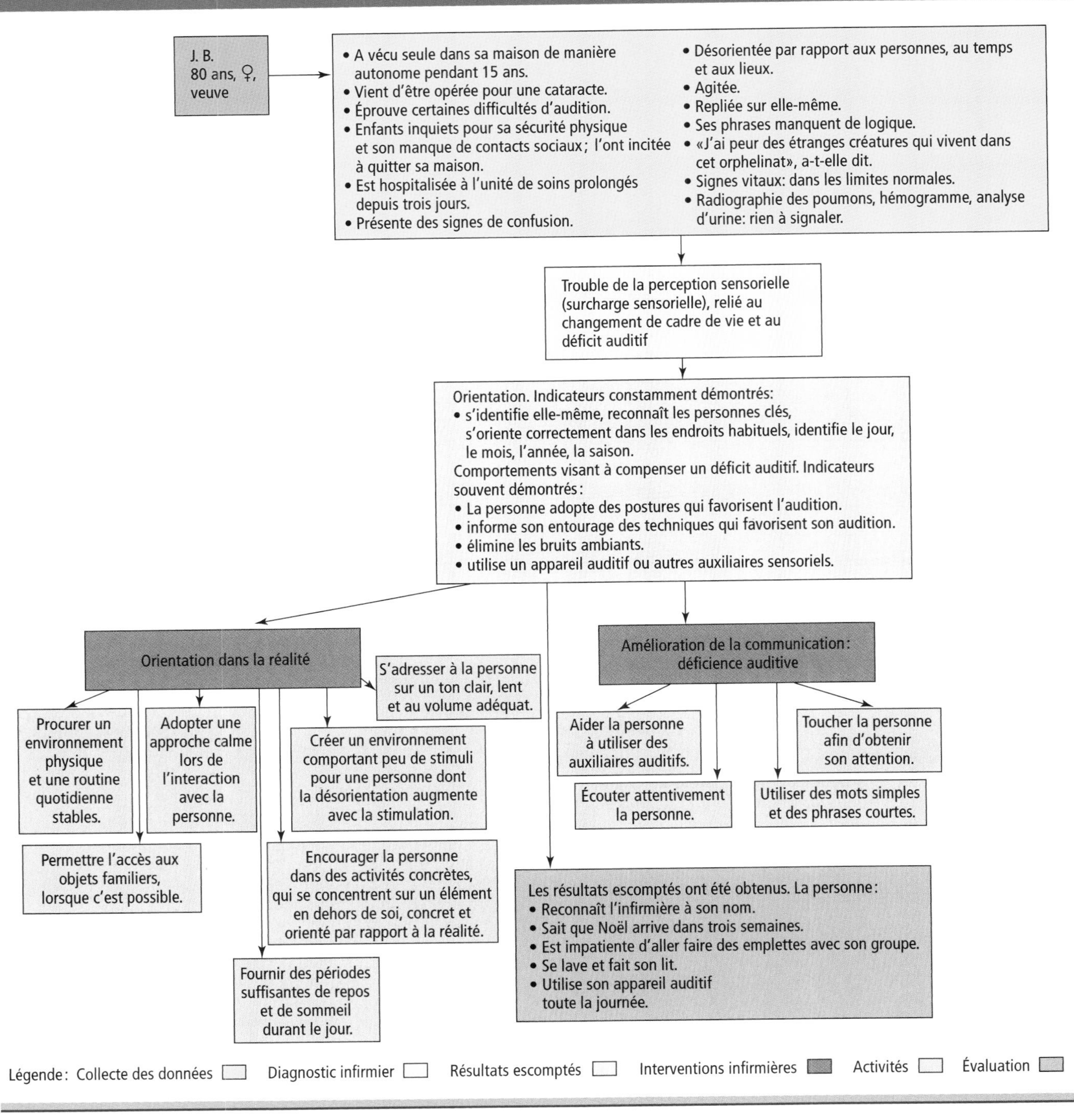

J. B.
80 ans, ♀,
veuve
• A vécu seule dans sa maison de manière autonome pendant 15 ans.
• Vient d'être opérée pour une cataracte.
• Éprouve certaines difficultés d'audition.
• Enfants inquiets pour sa sécurité physique et son manque de contacts sociaux; l'ont incitée à quitter sa maison.
• Est hospitalisée à l'unité de soins prolongés depuis trois jours.
• Présente des signes de confusion.
• Désorientée par rapport aux personnes, au temps et aux lieux.
• Agitée.
• Repliée sur elle-même.
• Ses phrases manquent de logique.
• «J'ai peur des étranges créatures qui vivent dans cet orphelinat», a-t-elle dit.
• Signes vitaux: dans les limites normales.
• Radiographie des poumons, hémogramme, analyse d'urine: rien à signaler.
Trouble de la perception sensorielle (surcharge sensorielle), relié au changement de cadre de vie et au déficit auditif
Orientation. Indicateurs constamment démontrés:
• s'identifie elle-même, reconnaît les personnes clés, s'oriente correctement dans les endroits habituels, identifie le jour, le mois, l'année, la saison.
Comportements visant à compenser un déficit auditif. Indicateurs souvent démontrés:
• La personne adopte des postures qui favorisent l'audition.
• informe son entourage des techniques qui favorisent son audition.
• élimine les bruits ambiants.
• utilise un appareil auditif ou autres auxiliaires sensoriels.
Orientation dans la réalité
Procurer un environnement physique et une routine quotidienne stables.
Adopter une approche calme lors de l'interaction avec la personne.
Créer un environnement comportant peu de stimuli pour une personne dont la désorientation augmente avec la stimulation.
S'adresser à la personne sur un ton clair, lent et au volume adéquat.
Permettre l'accès aux objets familiers, lorsque c'est possible.
Encourager la personne dans des activités concrètes, qui se concentrent sur un élément en dehors de soi, concret et orienté par rapport à la réalité.
Fournir des périodes suffisantes de repos et de sommeil durant le jour.
Amélioration de la communication: déficience auditive
Aider la personne à utiliser des auxiliaires auditifs.
Écouter attentivement la personne.
Utiliser des mots simples et des phrases courtes.
Toucher la personne afin d'obtenir son attention.
Les résultats escomptés ont été obtenus. La personne:
• Reconnaît l'infirmière à son nom.
• Sait que Noël arrive dans trois semaines.
• Est impatiente d'aller faire des emplettes avec son groupe.
• Se lave et fait son lit.
• Utilise son appareil auditif toute la journée.
Légende: Collecte des données
Diagnostic infirmier
Résultats escomptés
Interventions infirmières
Activités
Évaluation

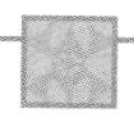

RÉVISION DU CHAPITRE

Concepts clés

- Le processus sensoriel comporte une double dimension : la réception et la perception.
- Les stimuli sensoriels peuvent être internes ou externes. Les stimuli visuels, auditifs, olfactifs, tactiles et gustatifs permettent de percevoir des éléments de l'environnement exterieur. Les stimuli proprioceptifs et viscéraux informent sur l'intérieur du corps. (Les stimuli proprioceptifs indiquent la position des différentes parties de notre corps ainsi que leurs mouvements.)
- La perception sensorielle implique à la fois la saisie par la conscience des stimuli et leur interprétation (traduction en données significatives). Ce processus se déroule dans le cortex cérébral.
- Grâce aux nombreux liens ascendants et descendants qu'il entretient avec les autres régions du cerveau, le système réticulaire activateur ascendant (SRAA) contrôle et régule les stimuli entrants. Selon le cas, le SRAA maintient, accroît ou inhibe la vigilance.
- Bien éveillée, une personne normale peut assimiler simultanément une grande diversité d'informations et y répondre d'une manière adéquate en pensées ou en actes.
- L'être humain est exposé à un risque de privation sensorielle quand ses stimuli diminuent en nombre ou en intensité, deviennent monotones ou perdent toute signification.
- L'être humain est exposé à un risque de surcharge sensorielle quand il est soumis à des stimuli trop intenses ou trop nombreux et qu'il n'arrive pas à les traiter d'une manière adéquate. La personne se sent alors accablée et impuissante.
- La privation et la surcharge sensorielles peuvent entraîner plusieurs types de réactions, dont : des altérations perceptuelles (distorsions, déformations des perceptions, hallucinations légères) ; des perturbations cognitives (diminution du pouvoir de concentration ou de la capacité à résoudre les problèmes) ; des altérations affectives (apathie, angoisse, colère, dépression, sautes d'humeur).
- Sont exposées au risque de privation sensorielle les personnes : (a) confinées à leur domicile ou dans un établissement de soins ; (b) alitées ou en isolement ; (c) soumises à des déficits sensoriels ; (d) soumises à un stress culturel ; (e) perturbées sur les plans affectif ou neurologique ; (f) soumises à une médication touchant le système nerveux central.
- Sont soumises au risque de surcharge sensorielle les personnes qui : (a) éprouvent des douleurs intenses ; (b) sont hospitalisées dans une unité de soins intensifs ; (c) sont intubées, reçoivent une perfusion intraveineuse continue, sont sous monitorage ou reliées à d'autres dispositifs thérapeutiques ; (d) présentent des perturbations du système nerveux.
- Plusieurs facteurs déterminent la stimulation sensorielle, notamment le stade de développement, le milieu culturel, le niveau de stress, les médicaments et l'état de santé, le mode de vie et la personnalité.
- La collecte des données concernant la perception sensorielle couvre les volets suivants : (a) anamnèse ; (b) évaluation de l'état mental ; (c) examen physique ; (d) dépistage des personnes à risque ; (e) environnement ; (f) réseau de soutien social.
- Les diagnostics infirmiers de NANDA relatifs aux altérations des perceptions sensorielles sont les suivants : *Trouble de la perception sensorielle (visuelle, auditive, gustative, olfactive, tactile, kinesthésique) ; Confusion aiguë ; Confusion chronique ; Troubles de la mémoire ; Isolement social ; Communication verbale altérée ; Risque d'atteinte à l'intégrité de la peau ; Déficit de soins personnels : se laver et effectuer ses soins d'hygiène ; Entretien inefficace du domicile ;* et *Risque d'accident.*
- En cas d'altération de la perception sensorielle, les objectifs des soins visent notamment à : (a) maintenir ou améliorer le fonctionnement actuel des sens ; (b) maintenir ou améliorer la communication ; (c) prévenir les accidents ; (d) prévenir la privation et la surcharge sensorielles ; (e) réduire l'isolement social ; (f) maintenir ou rétablir la capacité de la personne à prendre soin d'elle-même en toute sécurité dans son environnement.
- Plusieurs interventions permettent de prévenir ou d'atténuer la privation, la surcharge et les déficits sensoriels, notamment : favoriser le maintien d'un fonctionnement sensoriel adéquat, adapter les stimuli externes, aider la personne à composer au mieux avec ses déficiences sensorielles.
- L'infirmière doit informer les personnes souffrant d'un déficit sensoriel à propos des auxiliaires sensoriels susceptibles de soutenir la fonction sensorielle résiduelle ; des techniques en mesure de maximiser le rendement des autres sens ; des moyens de prévenir les accidents et les lésions corporelles.
- Quand une personne présente une déficience visuelle ou auditive, l'infirmière et l'entourage doivent établir des mécanismes adaptés permettant de communiquer efficacement avec elle.
- Pour les personnes inconscientes ou atteintes de confusion, l'objectif des soins vise la meilleure orientation possible dans le temps, dans l'espace, et par rapport aux personnes et aux situations.

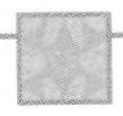

RÉVISION DU CHAPITRE (SUITE)

Questions de révision

27-1. Laquelle de ces personnes présente le risque le plus élevé de surcharge sensorielle ?
a) Un homme de 40 ans qui n'a pas de famille et est gardé en isolement.
b) Une femme paraplégique de 28 ans hospitalisée dans une chambre privée.
c) Un adolescent de 16 ans qui écoute de la musique à volume élevé.
d) Un homme de 80 ans hospitalisé pour une intervention chirurgicale d'urgence.

27-2. Un homme de 80 ans parfaitement alerte est transféré à un établissement de soins de longue durée. La deuxième nuit, il manifeste soudainement des signes de confusion et d'agitation. Lequel des diagnostics infirmiers suivants s'applique le mieux ?
a) *Confusion chronique.*
b) *Troubles de la mémoire.*
c) *Trouble de la perception sensorielle.*
d) *Opérations de la pensée perturbées.*

27-3. À laquelle de ces personnes le diagnostic infirmier *Risque d'atteinte à l'intégrité de la peau,* relié à une altération de la perception sensorielle correspondrait-il le mieux ?
a) La personne s'est coupée à un pied en marchant sur du verre.
b) La personne est paraplégique et se déplace en fauteuil roulant.
c) La personne voit mal et porte des lunettes.
d) La personne est aveugle et fume au lit.

27-4. M. Robert présente une déficience auditive. Lequel des énoncés suivants indique qu'il devrait porter un appareil à la maison ?
a) « Je me suis encore pris les pieds dans le tapis de l'entrée. »
b) « Je n'entends jamais la sonnette de la porte. »
c) « Avec mes lunettes, je vois très bien. »
d) « Quand je mets le volume à fond, j'arrive à entendre la télé assez bien. »

27-5. Une personne hospitalisée manifeste des signes évidents de désorientation. Elle se croit dans une gare de chemin de fer. Lequel des énoncés suivants représente la réaction la plus judicieuse de la part de l'infirmière ?
a) « Allons ! Vous savez bien qu'il n'y a pas de salle de bains dans les gares. »
b) « Dépêchez-vous de prendre votre bain avant que le train n'arrive. »
c) « Vous ne savez donc vraiment pas où vous êtes ? »
d) « Il est vrai que ces bâtiments ressemblent un peu à une gare, mais nous sommes à l'Hôpital de la Vallée. »

Voir l'Appendice B : Réponses aux questions de révision.

BIBLIOGRAPHIE

En anglais

Canadian Medical Association. (1994). Canadian Study of Health and Aging : Study Methods and Prevalence of Dementia. *Canadian Medical Association Journal, 150*(6), 899-913.

Centers for Disease Control and Prevention, National Center on Birth Defects and Developmental Disabilities. (2003). Hearing Loss. Retrieved May 5, 2003, from http :// www.cdc.gov/ncbddd/dd/ddhi.htm

Chitsey, A. M., Haight, B. K., & Jones, M. M. (2002). Snoezelen®. A multisensory environmental intervention. *Journal of Gerontological Nursing, 28*(3), 41–49.

Demers, K. (2001). Try this : Best practices in nursing care to older adults. Hearing screening. *Journal of Gerontological Nursing, 27*(11), 8-9.

Ebersole, P., & Hess, P. (1998). *Toward healthy aging : Human needs and nursing response.* St. Louis, MO : Mosby.

Eliopoulos, C. (2001). *Gerontological nursing* (5th ed.). Philadelphia : Lippincott.

Farr, L., Todero, C., & Boen, L. (2001). Reducing disruption of circadian temperature rhythm following surgery. *Biological Research for Nursing, 2*(4), 257–266.

Gammon, J. (1999). The psychological consequences of source isolation : A review of the literature. *Journal of Clinical Nursing, 8*(1), 13–21.

Johnson, M., Maas, M., & Moorhead (Eds.). (2000). *Nursing outcomes classification (NOC)* (2nd ed.). St. Louis, MO : Mosby.

Kovach, C. R., & Wells, T. (2002). Pacing of activity as a predictor of agitation for persons with dementia in acute care. *Journal of Gerontological Nursing, 22*(1), 28–35.

McCloskey, J. C., & Bulechek, G. M. (Eds.). (2000). *Nursing interventions classification (NIC)* (3rd ed.). St. Louis, MO : Mosby.

McGregor, D. (2002). Driving over 65 : Proceed with caution. *Journal of Gerontological Nursing, 28*(8), 22–26.

NANDA International. (2003). *NANDA nursing diagnoses : Definitions and classification 2003-2004.* Philadelphia : Author.

Rapp, C. G. (2001). Acute confusion/delirium protocol. *Journal of Gerontological Nursing, 27*(4), 21–33.

Spector, R. E. (2000). *Cultural diversity in health & illness* (5th ed.). Upper Saddle River, NJ : Prentice Hall Health.

Topf, M. (2000). Hospital noise pollution : An environmental stress model to guide research and clinical interventions. *Journal of Advanced Nursing, 31*, 520–528.

Wilkinson, J. M. (2000). *Nursing diagnosis handbook with NIC interventions and NOC outcomes* (7th ed.). Upper Saddle River, NJ : Prentice Hall Health.

Wold, G. H. (1999). *Basic geriatric nursing* (2nd ed.). St Louis, MO : Mosby.

En français

Alcon Canada, Professionnels. *Glaucome,* page consultée le 5 août 2004), [en ligne], <http ://www.alconlabs.com/ca_fr/aj/ disorders/glaucome.jhtml>.

Finlay, M. (1992). La désafférentation en gériatrie : un facteur de risque à considérer en santé mentale, *Le Médecin du Québec, 27*(6), 82-86.

Giasson, M., Leroux, G., Tardif, H. et Bouchard, L. (1999). Le toucher thérapeutique : une nouvelle façon d'aider les personnes atteintes de démence de type Alzheimer, *L'infirmière du Québec, 6*(6), p. 38-47.

Johnson, M. et Maas, M. (dir.). (1999). *Classification des résultats de soins infirmiers CRSI/NOC,* Paris : Masson.

Jutras, B. et Gendron, M. (2004). Troubles auditifs, troubles cognitifs : y a-t-il confusion ?, *Le Clinicien, 19*(4), 89-93.

McCloskey, J. C. et Bulechek, G. M. (dir.). (2000). *Classification des interventions de soins infirmiers CISI/NIC,* 2e éd., Paris : Masson.

NANDA International. (2004). *Diagnostics infirmiers : Définitions et classification 2003-2004,* Paris : Masson.

Novartis Ophtalmics Canada. *Les affections de l'œil : le glaucome,* (page consultée le 5 août 2004), [en ligne], <http ://www. novartisophtalmics.ca/f/eyes/glaucoma.shtml>.

OBJECTIFS D'APPRENTISSAGE

Après avoir étudié ce chapitre, vous pourrez :

- Définir deux dimensions personnelles et deux dimensions sociales du concept de soi.
- Expliquer l'effet de la réalisation des tâches psychosociales sur le concept de soi et l'estime de soi selon la théorie d'Erikson.
- Décrire les quatre composantes du concept de soi.
- Indiquer les facteurs de stress les plus susceptibles d'influer sur le concept de soi et sur les stratégies d'adaptation.
- Présenter les principaux volets de l'évaluation de l'exercice du rôle.
- Indiquer les diagnostics infirmiers se rapportant aux altérations du concept de soi.
- Décrire les interventions infirmières pour la personne souffrant d'altérations du concept de soi.
- Indiquer des moyens d'accroître l'estime de soi de la personne.

CHAPITRE 28

CONCEPT DE SOI

Adaptation française :
Caroline Longpré, inf., M.Sc.
Enseignante en soins infirmiers
Cégep régional de Lanaudière à Joliette

Le **concept de soi** tient à la perception mentale que l'on a de soi-même. Le maintien d'un concept de soi positif s'avère essentiel à la santé mentale et physique. Les personnes qui possèdent un bon concept de soi se trouvent en effet mieux outillées pour nouer des relations saines avec les autres, et elles résistent mieux aux affections psychologiques et physiques. Un concept de soi fort aide en outre à accepter les changements et à s'y adapter. Enfin, le regard que la personne porte sur elle-même détermine en partie ses interactions avec autrui.

Les personnes ayant un piètre concept de soi pourront le manifester par des sentiments d'inutilité, de dégoût de soi, voire de haine de soi – sentiments qu'elles pourront projeter sur l'entourage dans certains cas. Cette situation engendre généralement de la tristesse et du désespoir chez la personne, et celle-ci, en conséquence, ne dispose pas toujours de l'énergie nécessaire pour effectuer ses tâches quotidiennes, même les

MOTS CLÉS

plus simples. L'infirmière doit pouvoir reconnaître si une personne souffre d'un concept de soi déficient et déterminer les causes de cet état de fait pour l'aider à se considérer sous un jour plus favorable. L'infirmière doit « guider [la personne] afin de l'aider à retrouver l'équilibre auquel [elle] aspire » (Lévesque-Barbès et OIIQ, 2001).

Concept de soi

Le concept de soi regroupe l'ensemble des perceptions qu'une personne a d'elle-même (par rapport à son physique, ses valeurs et ses convictions) et qui influent sur son comportement. En général, ces perceptions de soi s'expriment par les termes « je » ou « moi ». Le concept de soi se présente comme une notion complexe, qui détermine plusieurs dimensions personnelles et sociales de la vie d'une personne, notamment :

- Ce qu'elle pense, dit et fait.
- La manière dont elle perçoit et traite les autres.
- Les décisions qu'elle prend.
- La capacité à donner de l'amour et à en recevoir.
- La capacité à agir et à changer son univers.

Le concept de soi compte deux dimensions personnelles et deux dimensions sociales :

- *La connaissance de soi :* Ce que la personne sait d'elle-même en tant qu'individu, par exemple sur ses capacités, sa nature et ses limites.
- *Les attentes envers soi :* Ce que la personne escompte d'elle-même (ces attentes peuvent être réalistes ou irréalistes).
- *Le soi social :* La manière dont les autres et la société perçoivent la personne.
- *L'évaluation sociale :* Le regard que la personne porte sur elle-même dans ses rapports aux autres, aux événements et aux situations.

On considérera comme « centrée sur elle-même », ou *égocentrique*, la personne qui accorde plus d'importance à la perception de soi qu'au regard que les autres portent sur elle. Cette personne s'efforce de répondre à ses propres attentes envers elle-même et se mesure uniquement à elle-même, non aux autres. À l'inverse, on considérera comme « centrée sur les autres », ou *allocentrique*, la personne qui cherche avant tout à obtenir l'approbation des autres et s'efforce de se conformer à leurs attentes ; elle se compare à eux, se mesure à eux et s'évalue en fonction d'eux. De façon tendancielle, elle évitera d'affronter ses défauts et ne cherchera pas à y remédier ; elle paraît incapable de s'affirmer et elle craint la désapprobation d'autrui. Un concept de soi positif résulte donc de l'autocentrage (un égocentrisme bien compris) et d'une prise en compte relativement minimale de l'opinion d'autrui.

L'infirmière doit posséder des compétences professionnelles précises pour évaluer comment une personne se perçoit et pour l'aider à acquérir ou à conserver un bon concept de soi. Cependant, la perception que l'infirmière a d'elle-même joue aussi un rôle important dans cette dynamique d'évaluation et d'entraide. L'infirmière qui connaît bien ses propres réactions, sentiments et traits de personnalité s'avère généralement plus à même de comprendre les besoins, les désirs, les émotions et les conflits des personnes qu'elle soigne. Si elle arrive à maintenir une perception positive d'elle-même, elle se donne également des moyens supplémentaires pour aider ces personnes à combler leurs propres besoins.

La *conscience de soi* résulte du croisement entre la perception de soi et la perception que les autres ont de soi. La personne, par exemple l'infirmière, qui dispose d'une juste conscience de soi se trouve en mesure de percevoir de façon cohérente le monde et les personnes qui l'entourent. L'approfondissement de la conscience de soi se présente comme un processus sans fin qui exige du temps et de l'énergie. L'introspection en constitue un volet capital, l'infirmière devant tâcher de faire le point sur ses convictions, ses attitudes, ses motivations, ses points forts et ses limites, notamment (Eckroth-Bucher, 2001). Pour mieux se connaître, elle effectuera des exercices individuels de réflexion sur soi, travaillera avec des collègues qui lui tiendront lieu de modèles, tiendra compte des commentaires qui découlent des évaluations du rendement et tâchera de traduire ceux-ci en des gestes concrets (Rowe, 1999).

Une fois qu'elle a une bonne compréhension et une juste conscience d'elle-même, l'infirmière se trouve mieux outillée pour respecter les autres et éviter de projeter ses convictions sur eux. En tant que personne prodiguant des soins, elle pourra alors mettre son jugement en veilleuse pour accorder toute son attention aux besoins des personnes qu'elle traite même si ceux-ci diffèrent des siens propres. En cas de conflit, l'infirmière disposant d'une juste conscience de soi est en mesure d'analyser ses réactions au moyen de l'introspection et de questions ciblées, telles que :

- Qu'est-ce qui, chez moi, provoque cette réaction chez la personne que je soigne ?
- Pourquoi est-ce que je réagis de cette façon (par exemple, par la peur, la colère, l'angoisse, l'ennui, l'inquiétude) ?
- Puis-je changer la manière dont je réagis à cette situation afin d'influencer positivement la réaction de la personne dont j'ai la charge ? (Eckroth-Bucher, 2001, p. 38).

Formation du concept de soi

Inexistant à la naissance, le concept de soi se développe chez la personne au fil de ses interactions avec son entourage. Le chapitre 21 traite du processus de développement du concept de soi, en particulier sous l'optique des stades du développement d'Erikson, des stades du développement cognitif de Piaget et des tâches développementales définies par Havighurst.

Selon Erikson (1963), l'être humain doit au fil de son existence effectuer diverses tâches de développement correspondant aux huit stades du développement formant le cadre de sa théorie. La manière dont la personne accomplit ces tâches détermine en grande partie l'évolution de son concept de soi. Si elle s'avère incapable d'effectuer l'une ou l'autre de ces tâches, c'est-à-dire de s'adapter à une nouvelle étape de son développement, son estime de soi en souffre au moment de cet échec, mais aussi, très souvent, dans les années ultérieures. Le tableau 28-1 indique des comportements révélant, selon le cas, qu'une personne a réussi ou échoué dans l'accomplissement d'une tâche de développement.

On distingue trois grandes étapes dans le développement du concept de soi :

- Le nourrisson constate qu'il est physiquement séparé de son environnement, qu'il s'en distingue.
- L'enfant intériorise les attitudes de son entourage envers lui.
- L'enfant et l'adulte intériorisent les normes de la société.

Le **concept de soi global** se définit comme « l'ensemble des perceptions et des convictions ou croyances qu'une personne entretient sur elle-même, ainsi que des attitudes qui en découlent » (Legendre, 1993). Il correspond à la description la plus complète que cette personne pourrait donner d'elle-même à un instant donné. Le concept de soi global constitue également le cadre de référence à l'intérieur duquel la personne envisage le monde et vit les différentes circonstances de son existence. Certaines des perceptions et des convictions qui composent le concept de soi global tiennent à des énoncés de fait, tels que « Je suis une femme » ; « Je suis une mère » ; « Je suis petit ». D'autres renvoient à des dimensions moins tangibles de soi, telles que « Je suis compétent » ; « Je suis timide ».

La perception de soi et les convictions que la personne entretient sur elle-même exercent une influence sur son concept de soi. Celui-ci ne se résume cependant pas à la somme de ses parties, car la personne n'accorde pas la même importance à toutes les perceptions et les convictions qu'elle a d'elle-même. En cela, le concept de soi se compare à une toile dont le centre abriterait les certitudes les plus vitales à l'identité de la personne, c'est-à-dire les **traits fondamentaux du concept de soi**, par exemple : « Je suis très intelligent/Je suis d'une intelligence moyenne » ; « Je suis un homme/Je suis une femme ». Sur cette toile, les perceptions de soi et les convictions moins importantes pour la personne figureraient à la périphérie, étant secondaires dans la définition du concept de soi. Il pourra s'agir, par exemple, d'assertions comme : « Je suis droitière/Je suis gauchère » ; « Je suis sportif/Je ne suis pas sportif ».

Le concept de soi repose sur la manière dont la personne se perçoit et se situe dans ces différents domaines :

- Résultats professionnels
- Capacités intellectuelles
- Allure et beauté
- Capacité de séduction et vie sexuelle
- Estime et affection reçues de l'entourage
- Capacité à affronter les problèmes et à les résoudre
- Autonomie et indépendance
- Talents particuliers

Le concept de soi évolue constamment. Certains événements ou situations pourront ainsi le modifier, en bien ou en mal. Cela dit, les traits fondamentaux du concept de soi d'une personne se trouvent généralement bien établis lorsque celle-ci atteint la maturité : ils président de la sorte à la manière dont elle se perçoit et dont elle pense que les autres la perçoivent. D'autre part, il existe un pendant au concept de soi, à savoir le **soi idéal**, qui correspond à ce que la personne pense qu'elle devrait être ou à ce qu'elle aimerait être. Le soi idéal repose sur la définition donnée du comportement optimal, que les normes, les valeurs, les aspirations et les objectifs personnels déterminent. Il paraît parfois réaliste, parfois irréaliste. Quand sa perception de soi ou l'image qu'elle a d'elle-même se rapproche du soi idéal, la personne n'aspire pas à devenir très différente de ce qu'elle croit déjà être. Un léger écart entre l'image de soi et le soi idéal peut inciter la personne à s'améliorer. Quand cet écart s'avère trop grand, en revanche, la personne risque de souffrir d'un manque d'estime de soi. La figure 28-1 ■ (p. 663) présente un modèle théorique du développement de l'estime de soi chez des enfants évoluant en contexte d'adaptation scolaire.

Comme tous les adultes, l'infirmière possède une image d'elle-même qui a contribué à définir diverses informations internes et externes qu'elle a recueillies au fil des ans. Influant sur son concept de soi, celles-ci peuvent découler de diverses sources telles que sa capacité à évaluer avec exactitude ses propres forces, son désir de suivre les traces de personnes qu'elle considère comme des modèles, les commentaires qu'elle reçoit de ses collègues et des personnes qu'elle soigne, etc.

TABLEAU 28-1

Exemples de comportements caractéristiques des stades du développement psychosocial selon Erikson

Stade : tâche de développement	Comportements indiquant que la personne a réussi à accomplir la tâche	Comportements indiquant que la personne n'a pas réussi à accomplir la tâche
Premiers mois de la vie (nouveau-né et nourrisson) : Confiance/Méfiance	Demander et accepter de l'aide, et escompter en recevoir. Exprimer sa confiance envers une autre personne. Passer du temps avec les gens ; leur faire part de ses opinions et de son expérience.	Restreindre la conversation à des sujets superficiels. Refuser d'informer les autres. Se montrer incapable d'accepter de l'aide.
Petite enfance (trottineur) : Autonomie/Honte et doute	Accepter les règles du groupe, mais rester capable d'exprimer son désaccord, le cas échéant. Exposer ses opinions. Accepter de bonne grâce que certains de ses vœux ne se réalisent pas sur-le-champ.	Ne pas exprimer ses besoins. Ne pas exprimer son désaccord. S'inquiéter à l'excès de sa propreté en toutes circonstances.
Enfance : Initiative/ Culpabilité	Aborder avec enthousiasme les projets nouveaux. S'intéresser à différents sujets ; manifester une grande curiosité. Faire preuve d'une pensée originale et personnelle.	Imiter les autres au lieu d'élaborer des idées personnelles. S'excuser à l'excès et ressentir un embarras extrême pour les erreurs les plus minimes. Ressentir de la crainte devant les nouveaux projets.
Âge scolaire : Compétence/Infériorité	Mener à terme les tâches entreprises. Savoir travailler avec les autres. Bien utiliser son temps.	Ne pas terminer les tâches entreprises. Ne pas aider les autres dans leurs projets. Ne pas organiser son travail.
Adolescence : Identité/ Confusion des rôles	Affirmer son indépendance. Se préparer d'une manière réaliste à ses rôles futurs. Établir des relations personnelles étroites.	Ne pas assumer la responsabilité de son propre comportement. Accepter les valeurs des autres sans les remettre en question. Ne pas se fixer d'objectifs de vie.
Jeune adulte : Intimité/Isolement	Établir une relation étroite et intense avec une autre personne. Considérer les comportements sexuels comme acceptables et désirables. S'investir pleinement dans cette relation, même dans les moments de stress, de difficultés ou de sacrifice.	Rester seul. Éviter les relations interpersonnelles intimes.
Adulte d'âge mûr : Générativité/Stagnation (souci des autres/souci exclusif de soi-même)	Être disposé à s'ouvrir à une autre personne. Servir de guide aux autres. Établir un ordre de priorité entre les besoins (en reconnaissant les siens propres et ceux des autres).	Parler constamment de soi au lieu d'écouter les autres. Se montrer préoccupé de soi-même malgré les besoins des autres. S'avérer incapable d'accepter l'interdépendance.
Personne âgée : Intégrité personnelle/ Désespoir	Se servir de son expérience pour aider les autres. Maintenir ses capacités dans certains domaines. Accepter ses propres limites.	Pleurer ; être apathique. Refuser les changements ou y résister. Exiger l'aide et l'attention des autres sans besoin réel.

Composantes du concept de soi

Le concept de soi se divise en quatre axes : l'identité personnelle, l'image corporelle, l'exercice du rôle et l'estime de soi.

Identité personnelle

L'**identité personnelle** correspond à la conscience que la personne a des caractéristiques qui la rendent unique, lesquelles évoluent tout au long de la vie. Une personne définira généralement son identité en recourant à son nom, à son sexe, à son âge, à son appartenance raciale, ethnique ou culturelle, à son travail ou à une autre fonction sociale, à ses talents et à d'autres éléments de son état civil (situation de famille, niveau d'instruction, etc.).

L'identité personnelle découle également des valeurs, des croyances et des convictions, de la personnalité et du carac-

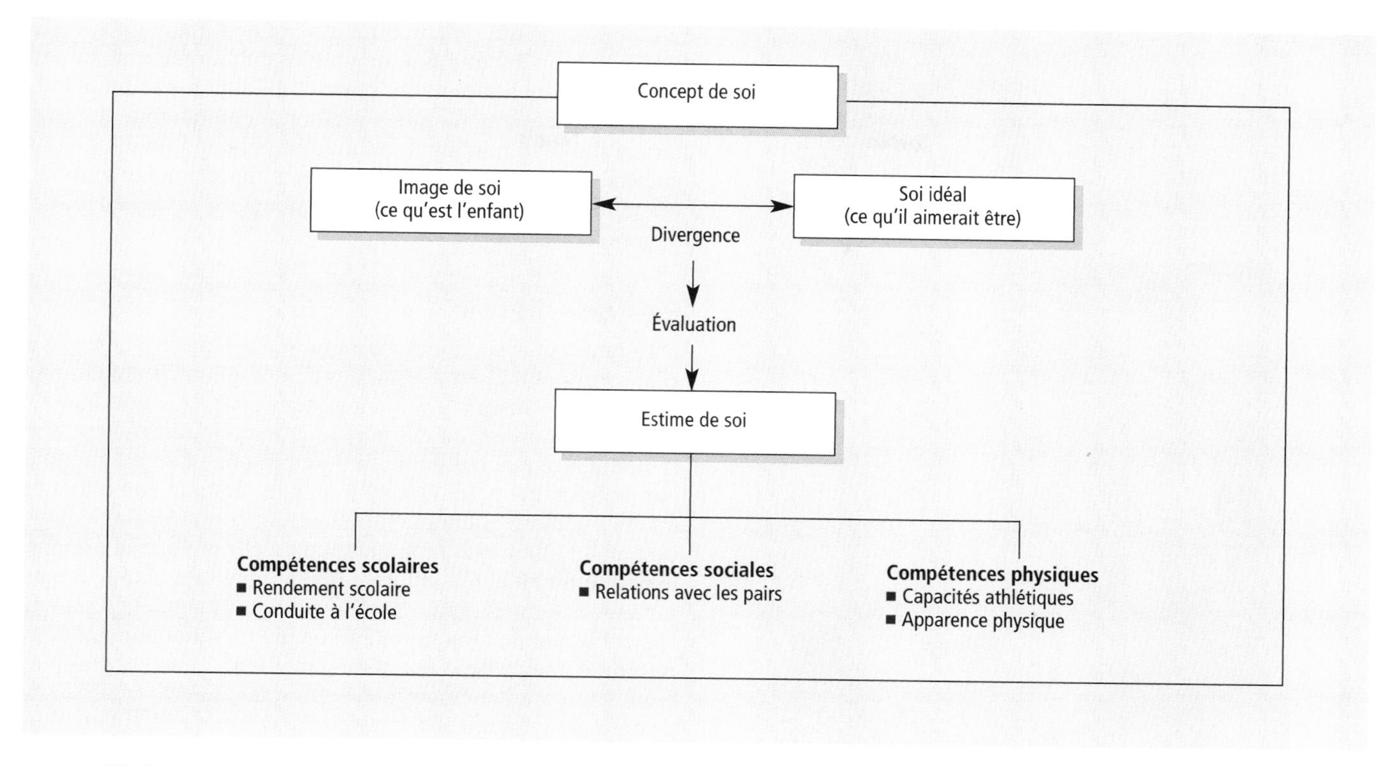

FIGURE 28-1 ■ Modèle théorique du développement de l'estime de soi chez les enfants en contexte d'adaptation scolaire. (Sources : *Enhancing Self-Esteem in the classroom,* de D. Lawrence, 1988, London : Paul Chapman Publishing ; et « The Perceived Competence Scale », de S. Harter, 1982, *Child Development, 53,* p. 87-89. Cités dans www.uquebec.ca/edusante/mentale/estime_de_soi.htm.)

tère. Une personne pourra par exemple se révéler dynamique, chaleureuse, réservée, généreuse, égoïste, etc. L'identité personnelle se compose donc d'éléments tangibles et factuels tels que le nom et le sexe, mais aussi d'éléments intangibles tels que les valeurs et les convictions. En un mot, l'identité, c'est ce qui distingue une personne de toutes les autres.

Une personne qui possède une identité personnelle forte présentera un concept de soi cohérent, où se verront par ailleurs bien intégrés l'image corporelle, les rôles et l'estime de soi. En conséquence, cette personne éprouvera quant à sa personnalité un fort sentiment de continuité et d'unité, malgré la diversité de ses activités et les étapes de la vie. Elle se considérera en outre comme un être unique, distinct de tous les autres.

Image corporelle

L'**image corporelle** se rapporte à l'image du soi physique. Elle correspond à la manière dont la personne perçoit la taille, l'aspect et le fonctionnement de son corps dans son ensemble et de ses différentes parties. L'image corporelle comporte un volet cognitif et un volet affectif. Le volet cognitif comprend la connaissance que la personne a de son corps et de ses différentes parties dans leur dimension strictement concrète et physique. Le volet affectif tient aux sensations que ressent le corps, par exemple la douleur, le plaisir, la fatigue et le mouvement. L'image corporelle résulte de l'addition des perceptions propres à ces deux volets, c'est-à-dire de la somme des opinions et des attitudes conscientes et inconscientes d'une personne par rapport à son corps.

L'image corporelle englobe le fonctionnement du corps et de ses parties, mais aussi l'apparence physique et matérielle, reflétée dans les vêtements, le maquillage, la coiffure, les bijoux et autres parures intimement liées à la personne (figure 28-2 ■). Elle comprend également les prothèses (membres artificiels, prothèses dentaires, mèches postiches) et les appareils indispensables au fonctionnement du corps (fauteuil roulant, canne, lunettes, etc.). Les perceptions passées et actuelles de même que l'évolution du corps au fil du temps en font partie intégrante.

L'image corporelle d'une personne s'établit d'une part en raison des attitudes et des réactions des autres concernant son corps, et d'autre part en raison des explorations auxquelles elle se livre sur celui-ci. Par exemple, l'image corporelle du nourrisson se développe au fur et à mesure que les parents et les autres adultes de l'entourage réagissent à l'enfant par des sourires, des contacts physiques, des étreintes et des caresses, mais aussi au fil des propres explorations sensorielles de l'enfant, lorsque, par exemple, il tète, suce son pouce ou se trouve dans l'eau. Les valeurs culturelles et sociétales influent aussi sur l'image corporelle.

Depuis quelques années, les médias d'information et de divertissement déterminent en partie la manière dont les personnes se perçoivent et perçoivent les autres. À l'adolescence, les préoccupations relatives à l'image corporelle revêtent une importance considérable. Or, la personne « idéale » qu'on peut voir au goût du jour dans les médias constitue rarement un modèle réaliste pour la grande majorité des gens, sinon un modèle complètement impossible à reproduire.

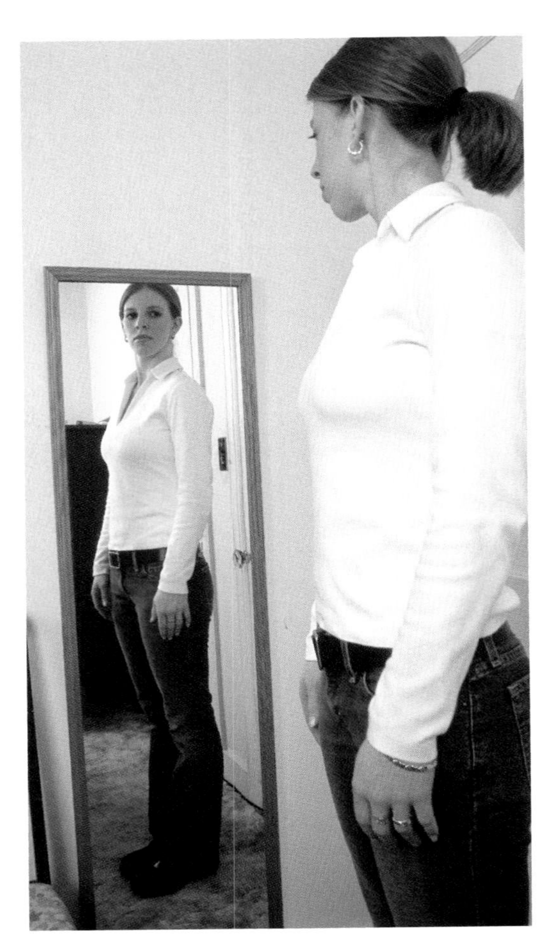

FIGURE 28-2 ■ L'image corporelle correspond à la somme des opinions et des attitudes conscientes et inconscientes d'une personne envers son propre corps.

Quand l'image corporelle d'une personne s'avère presque similaire à son idéal corporel, celle-ci envisage généralement sous un jour favorable ses caractéristiques physiques et même non physiques. À cet égard, les normes culturelles influent considérablement sur l'idéal corporel. En Amérique du Nord, par exemple, on admire plutôt à l'heure actuelle les corps minces et musclés.

Pour bien saisir la notion d'image corporelle, il faut également comprendre que tous n'accordent pas la même importance aux différentes parties du corps. Par exemple, certaines femmes considèrent qu'il est crucial d'avoir une poitrine volumineuse, alors que d'autres n'y attachent aucune importance ; l'arrivée des premiers cheveux gris représente un véritable traumatisme pour certains hommes, mais n'est d'aucune conséquence pour d'autres.

La personne dont l'image corporelle est saine s'intéressera en général à sa santé et à son allure. Elle cherchera à se faire soigner quand elle est malade et entretiendra de bonnes habitudes de vie. En revanche, la personne qui a une image corporelle malsaine aura tendance à s'inquiéter outre mesure des affections mineures et à négliger certaines activités indispensables à sa santé, telles qu'un sommeil réparateur et une alimentation équilibrée, par exemple.

La personne qui souffre d'un trouble de l'image corporelle préférera peut-être ne pas se montrer en public ou encore ne pas regarder ni toucher la partie de son corps altérée par une affection ou un accident. D'autres personnes éprouveront des sentiments de désespoir, de désarroi, d'impuissance et d'extrême vulnérabilité, et adopteront même des comportements autodestructeurs : sous-alimentation, suralimentation ou tentatives de suicide.

Exercice du rôle

Différents rôles nous incombent au fil de notre existence. Le **rôle** correspond à l'ensemble des attentes qu'une personne doit combler et à l'ensemble des comportements qu'elle doit adopter du fait de la position qu'elle occupe. L'**exercice du rôle** mesure la pertinence des comportements de la personne par rapport aux attentes qui pèsent sur elle dans le cadre de son rôle. On dit de la personne qui répond bien aux attentes sociales la concernant qu'elle *joue bien son rôle* ou qu'elle possède une bonne **maîtrise du rôle**. Ces attentes (les normes de comportement inhérentes au rôle) peuvent être définies par la société dans son ensemble, par un groupe culturel ou par une communauté plus restreinte à laquelle la personne appartient. Tous, ou presque, assument simultanément plusieurs rôles, tels ceux de mari, de père, de frère, de fils, d'employé, d'ami ou de fidèle d'un groupe spirituel ou religieux. Certains rôles, tels ceux de client, d'étudiant ou de personne malade, sont passagers et sont donc d'une durée limitée. Le **développement du rôle** suppose qu'une forme de socialisation survient dans le rôle considéré. Par exemple, une étudiante en soins infirmiers développe son rôle d'infirmière au fil de la socialisation professionnelle qui s'effectue grâce aux relations qu'elle tisse avec les enseignantes, aux stages, aux cours, aux simulations en laboratoire et aux séminaires.

Pour se comporter d'une manière adéquate, la personne doit pouvoir se situer d'une manière exacte par rapport aux autres et savoir ce que la société attend d'elle dans le cadre des positions qu'elle occupe. Des attentes floues suscitent l'**ambiguïté du rôle** : la personne soumise à des attentes vagues ou contradictoires ne saura pas quoi faire ou comment le faire ; il lui sera en outre impossible de prévoir comment réagira son entourage à ses comportements. L'incapacité à maîtriser un rôle génère des sentiments de frustration et d'inadéquation, qui engendrent souvent une piètre estime de soi.

Les tensions dans l'exercice du rôle et les conflits de rôles influent sur le concept de soi. La personne soumise à des **tensions dans l'exercice du rôle** ressent de la frustration, car elle se sent déplacée et se croit inapte à jouer son rôle. Il est à noter que l'entourage est souvent à l'origine de ce sentiment d'inaptitude, bien que les tensions dans l'exercice du rôle résultent parfois des stéréotypes sexuels. Par exemple, une femme qui occupe un emploi traditionnellement dévolu aux hommes se verra souvent considérée *a priori* comme moins compétente ou moins apte à remplir son rôle.

Le **conflit de rôles** naît des tiraillements entre des attentes opposées ou incompatibles entre elles. On distingue à cet égard trois types de conflits. Les conflits interpersonnels se caractérisent par le fait que des personnes n'entretiennent pas les mêmes attentes par rapport à un même rôle. Par exemple, la mère et la grand-mère d'un enfant pourront ne pas s'entendre sur la manière de prendre soin d'une famille. Les conflits interrôles découlent de l'écart qui s'établit entre les attentes de différents groupes ou différentes personnes dans une situation où plusieurs rôles incombent à une même personne. Par exemple, une femme qui travaille à temps plein sera exposée à ce type de conflit si son mari compte sur elle pour régler en plus tous les problèmes relatifs aux enfants. Enfin, les conflits personne-rôle surviennent quand les attentes correspondant à un rôle enfreignent les valeurs, les croyances ou les convictions de la personne qui occupe ce rôle. S'ils empêchent la personne de satisfaire ses besoins de réussite, d'indépendance et de reconnaissance, tous ces conflits de rôles peuvent provoquer des tensions, de l'embarras et une détérioration de l'estime de soi.

Estime de soi

L'**estime de soi** se rapporte au jugement qu'une personne porte sur sa propre valeur. Plus précisément, on peut la définir comme « l'aptitude d'éprouver un sentiment favorable à son endroit, lequel naît de la bonne opinion que la personne a d'elle-même et de la valeur qu'elle se donne » (Fourgeyrollas *et al.*, 1998, p. 82). « Chaque individu se fait une idée de lui-même. Cette image de soi, qui est fortement influencée par tous les changements sociaux, se construit au fil des années et n'est jamais acquise pour toujours. » (Duclos, Laporte et Ross, 1995) Pour Laporte (1997), l'estime de soi désigne la valeur qu'on se donne soi-même et le sentiment qu'on a de sa dignité, c'est-à-dire si on se sent digne d'être aimé, de réussir, etc. L'estime de soi correspond donc à l'adéquation (ou l'écart) entre, d'une part, les normes et les objectifs de la personne et les résultats auxquels elle parvient, et, d'autre part, ceux des autres et de son soi idéal. Si le concept de soi d'une personne ne correspond pas à son soi idéal, elle aura une piètre estime d'elle-même.

On distingue deux types d'estime de soi : l'estime de soi globale et l'estime de soi spécifique. L'**estime de soi globale** tient à l'affection et au respect (l'estime) qu'une personne se porte dans son ensemble. L'**estime de soi spécifique** correspond à l'acceptation ou à l'approbation d'une personne envers une partie précise d'elle-même. L'estime de soi spécifique détermine l'estime de soi globale. Si un homme se préoccupe beaucoup de son allure, son évaluation personnelle de son apparence déterminera en grande partie son estime de soi globale. À l'inverse, si cet homme ne valorise pas ses compétences culinaires, la qualité des plats qu'il cuisine n'exercera qu'une incidence minime sur son estime de soi globale. Ainsi, « le fait qu'un enfant évalue de façon négative ses compétences dans un domaine particulier n'influe pas pour autant sur le sentiment global de satisfaction qu'il peut ressentir par rapport à sa valeur personnelle » (Harter, 1982).

Si l'estime de soi dépend de soi, elle dépend aussi des autres. Dans les premières années de la vie, les jugements – acceptation ou désapprobation – que porte la personne sur l'enfant dont elle a soin influent directement sur l'estime de soi de l'enfant. Ultérieurement, ce seront l'issue des compétitions et les comparaisons avec les autres qui détermineront l'estime de soi de l'enfant. À l'âge adulte, une personne jouira d'une estime de soi élevée si elle se sent importante (ou utile) et compétente, et si elle a le sentiment qu'elle peut relever la plupart des défis qui se présentent à elle et qu'elle maîtrise sa destinée.

! ALERTE CLINIQUE *Dans la hiérarchie des besoins définie par Maslow, l'estime de soi se situe immédiatement au-dessus de l'amour et de l'appartenance. Une fois ses besoins d'estime de soi comblés, la personne se trouve en mesure de se réaliser.* ■

Les fondements de l'estime de soi s'établissent au fil des expériences vécues dans les premières années de la vie, généralement dans le contexte familial. Toutefois, le niveau d'estime de soi d'un adulte peut varier significativement jour après jour et même d'une heure à l'autre. En effet, la personne procède continuellement à une évaluation de ses interactions avec les gens et les objets qui l'entourent, laquelle détermine son estime de soi. Celle-ci peut conséquemment gagner ou diminuer en valeur. Les facteurs de stress majeurs tels qu'une affection chronique ou une interruption prolongée de travail peuvent abaisser considérablement l'estime de soi, car ils conduisent souvent la personne à ne plus percevoir ses qualités et à accorder une importance démesurée à ses défauts. À cet égard, toute personne devrait s'efforcer de cerner d'une manière précise ses forces et ses faiblesses. Selon Duclos, Laporte et Ross (1995), la séquence circulaire qu'on trouve dans la figure 28-3 ■ représente l'estime de soi.

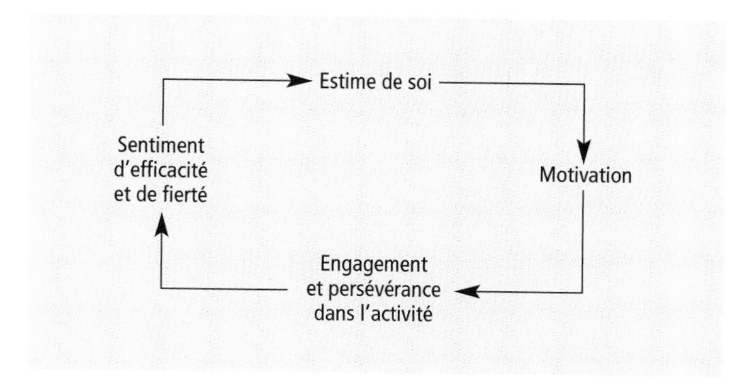

FIGURE **28-3** ■ Estime de soi selon Duclos, Laporte et Ross. (Source : *L'estime de soi de nos adolescents : guide pratique à l'intention des parents,* de G. Duclos, D. Laporte et J. Ross, 1995, Montréal : Centre hospitalier universitaire de Montréal, Hôpital Sainte-Justine. Cités dans <www.uquebec.ca/edusante/mentale/estime_de_soi.htm>.)

Le tableau 28-2 présente un modèle expérientiel-développemental qui résume les différentes structures, sous-structures et catégories faisant partie du concept de soi, selon L'écuyer (1978).

Facteurs influant sur le concept de soi

De nombreux facteurs influent sur le concept de soi : le développement ; la famille et la culture ; les sources de stress ; les ressources ; les antécédents de réussites et d'échecs ; la maladie.

TABLEAU 28-2

Modèle expérientiel-développemental du concept de soi selon L'écuyer

Structures	Sous-structures	Catégories
Soi matériel	Soi somatique	Traits et apparence physiques Condition physique de santé
	Soi possessif	Possession d'objets Possession de personnes
Soi personnel	Perception de soi	Aspirations Énumérations d'activités Sentiments et émotions Goûts et intérêts Capacités et aptitudes Qualités et défauts
	Identité de soi	Dénomination simple Rôle et statut Consistance Idéologie Identité abstraite
Soi adaptatif	Valeur de soi	Compétence Valeur personnelle
	Activité du soi	Stratégies d'adaptation Autonomie Ambivalence Dépendance Actualisation Mode de vie
Soi social	Préoccupation et attitude sociale	Réceptivité Domination
	Référence à la sexualité	Références simples Attraits et expériences sexuels
Soi – non-soi	Références aux autres Opinion des autres	

Source : *Le concept de soi,* de R. L'écuyer, 1978. Paris : PUF. Cité dans <www.uquebec.ca/edusante/mentale/estime_de_soi.htm>.

Développement

Les facteurs qui influent sur le concept de soi changent au fil du développement de la personne. Par exemple, un bébé doit bénéficier d'un milieu encourageant, réconfortant et chaleureux pour acquérir une bonne estime de lui-même. Quelques années plus tard, l'enfant aura plutôt besoin de liberté pour explorer son environnement et pour apprendre.

Famille et culture

La famille et le milieu culturel déterminent en grande partie les valeurs d'un enfant en bas âge. Au fil des ans, les pairs de l'enfant (ses amis et ses compagnons de classe) joueront dans sa vie un rôle plus marqué et influenceront davantage son concept de soi. L'enfant qui se voit soumis à des attentes contradictoires venant de sa famille, de son milieu culturel et de ses pairs éprouve souvent de la difficulté à se définir d'une manière claire (figure 28-4 ■). Par exemple, les parents d'un jeune ado-

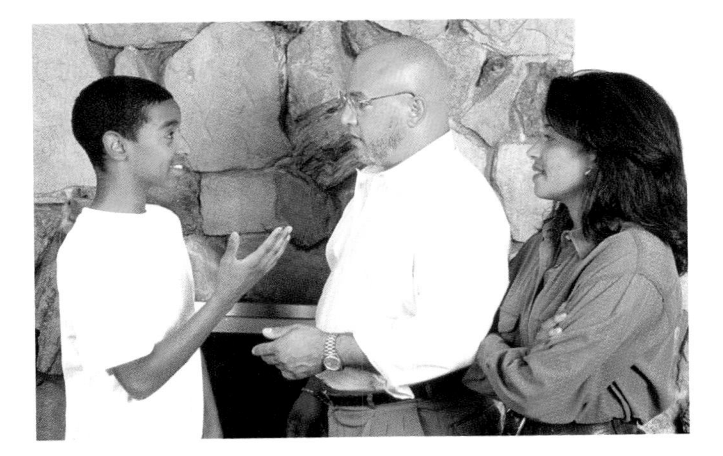

FIGURE 28-4 ■ Les jeunes sont souvent écartelés entre les attentes opposées de leur famille et de leurs pairs. (Source : Jonathan Nourok/PhotoEdit.)

lescent pourront exiger de lui qu'il ne boive pas d'alcool et qu'il passe son samedi soir en famille ; en revanche, ses amis voudront qu'il se joigne à eux, l'invitant à consommer de la bière.

Facteurs de stress

Le stress peut renforcer le concept de soi, à condition que la personne relève les défis qu'il représente et règle les problèmes qu'il engendre. Le stress excessif suscite au contraire des mésadaptations ou des réactions inadéquates telles que la consommation de drogues ou d'alcool, le repli sur soi et l'angoisse. La capacité d'une personne donnée à répondre d'une manière efficace aux sources de stress auxquelles elle est soumise dépend en grande partie de ses ressources personnelles.

Ressources

Les ressources d'une personne sont à la fois internes et externes. Les ressources internes correspondent notamment à la confiance et aux valeurs, tandis que les ressources externes concernent par exemple le réseau de soutien, les capacités financières et les institutions ou les organismes sur lesquels elle peut compter. En général, plus la personne dispose de ressources et les utilise, plus son concept de soi s'en trouve amélioré.

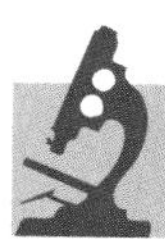

RÉSULTATS DE RECHERCHE

Les femmes âgées ont-elles un concept de soi inférieur à celui des hommes âgés ?

Des chercheurs ont examiné les conclusions de plusieurs études par métaanalyse afin de déterminer si celles-ci s'entendaient suffisamment sur les définitions des termes et des concepts pour qu'il soit possible de les combiner et d'obtenir ainsi des résultats concluants. Pinquart et Sörensen (2001) ont de la sorte analysé 300 projets de recherche portant sur les similitudes et les différences entre des femmes et des hommes âgés quant à leur concept de soi et au bien-être subjectif (bonheur, solitude, état de santé subjectif). Ils ont constaté que les différences entre les deux sexes sont minimes lorsque le veuvage, la santé et le statut socio-économique n'entrent pas en ligne de compte. Les différences s'avèrent plus marquées dans les tranches d'âge supérieures, le concept de soi des femmes se révélant alors moins positif que celui des hommes.

Implications : Il faut se méfier des préjugés entourant les différences entre les sexes en ce qui concerne l'évaluation que les personnes âgées font de leur état de santé, de leur bien-être et de leur personne en général. De nombreux facteurs déterminent en fait le regard que les personnes âgées portent sur leur santé, leur bonheur et leur qualité de vie. D'autres recherches s'avéreraient nécessaires pour établir l'existence (ou l'absence) de différences significatives d'un sexe à l'autre et, le cas échéant, pour cerner les autres facteurs déterminants à cet égard. Les auteurs de cette étude recommandent également que des recherches soient menées sur les différences de réaction qui distinguent vraisemblablement les hommes et les femmes à l'égard des altérations de leur santé et de leur capacité à fonctionner.

Source : « Gender Differences in Self-Concept and Psychological Well-Being in Old Age : A Meta-Analysis », de M. Pinquart et S. Sörensen, 2001, *Journals of Gerontology Series B : Psychological Sciences and Social Sciences, 56B*(4), p. 195-213.

Antécédents de réussites et d'échecs

La personne ayant souvent vécu des échecs finit généralement par se considérer comme incompétente. À l'inverse, la personne qui a connu un bon nombre de réussites acquiert un concept de soi positif, ce qui l'aide à remporter d'autres succès.

Maladie

La maladie influe également sur le concept de soi. À cet égard, « l'infirmière doit aider [la personne] à intégrer sa nouvelle image » (OIIQ et Lévesque-Barbès, 2004). Une femme ayant subi une mastectomie pourra se considérer comme moins attirante, et cela pourra influer sur son comportement et sur la valeur qu'elle s'accorde. Les facteurs de stress tels que la maladie et les altérations fonctionnelles dues au vieillissement suscitent des réactions très diverses selon les personnes ; l'acceptation, le déni, le repli sur soi et la dépression constituent cependant des réactions habituelles.

DÉMARCHE SYSTÉMATIQUE dans la pratique infirmière

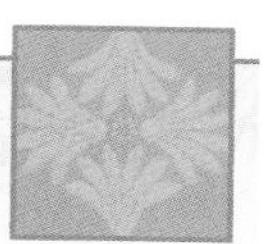

Collecte des données

Une collecte des données exhaustive doit comporter une évaluation psychosociale de la personne et de sa famille (ou d'autres proches). Une telle évaluation fournit souvent des indices révélateurs de problèmes actuels ou possibles. Lorsqu'elle évaluera le concept de soi d'une personne, l'infirmière s'attardera sur les quatre composantes que nous avons précédemment définies, à savoir : (a) l'identité personnelle ; (b) l'image corporelle ; (c) l'exercice du rôle ; (d) l'estime de soi.

Avant d'entreprendre une évaluation psychosociale, l'infirmière doit établir une bonne relation avec la personne afin de gagner sa confiance. Voici les directives à suivre lorsqu'on mène une telle évaluation :

- Choisir un endroit paisible et à l'écart pour l'entretien.
- Limiter le plus possible les interruptions.
- Maintenir un bon contact visuel avec la personne.
- S'asseoir au même niveau qu'elle.
- Manifester de l'intérêt pour ses préoccupations.
- Indiquer à la personne qu'on l'accepte pour ce qu'elle est, en évitant de la critiquer, de froncer les sourcils ou de se montrer choquée.
- Poser des questions ouvertes pour inciter la personne à s'exprimer librement (les questions fermées bloquent généralement l'échange d'information).
- Éviter de poser inutilement des questions personnelles.

- Ne pas prendre trop de notes pendant l'entretien (pour éviter de donner l'impression de « consigner » l'information confidentielle, mais aussi pour mieux se concentrer sur ses propos).
- Déterminer si la famille peut fournir des renseignements supplémentaires.
- Maintenir la confidentialité de l'information.
- Rester consciente de ses propres préjugés et réticences susceptibles d'influer sur la collecte des données.
- Déterminer l'incidence de la culture sur le comportement de la personne.

L'infirmière doit également cerner les facteurs de stress pouvant influer sur les différentes composantes du concept de soi de la personne. L'encadré 28-1 présente plusieurs facteurs de stress susceptibles d'altérer le concept de soi.

! ALERTE CLINIQUE *L'effet des facteurs de stress sur le concept de soi varie d'une personne à l'autre. Par exemple, les échecs répétés stimulent certaines personnes et les incitent à persévérer, alors qu'ils en découragent d'autres au point qu'elles abandonnent.* ■

Une fois les facteurs de stress reconnus, l'infirmière doit déterminer de quelle manière la personne les perçoit. Si elle considère un événement stressant comme stimulant et porteur d'évolution personnelle, la résolution du problème valorisera la personne, et elle sortira plus forte de cette épreuve. En revanche, si elle l'aborde d'une manière négative, désespérée ou défaitiste, l'épreuve risque plutôt d'abaisser l'estime qu'elle a d'elle-même. L'infirmière devra également tâcher de déterminer quelles sont les stratégies d'adaptation de la personne ainsi que leur efficacité au moyen de questions ciblées, telles que :

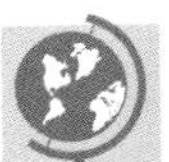

CONSIDÉRATIONS CULTURELLES

Évaluation du concept de soi

Il relève de la responsabilité de l'infirmière d'établir une communication thérapeutique adéquate avec la personne et de rester sensible aux influences du milieu culturel sur les comportements et les besoins de celle-ci. Le contexte culturel doit non seulement faire l'objet d'une évaluation directe, mais aussi être considéré comme un facteur déterminant pour ce qui regarde la perception de soi (autoperception), l'exercice du rôle (familial, professionnel ou social), l'évaluation des facteurs de stress (majeurs ou mineurs) et les stratégies d'adaptation. Quand elle constate des comportements qui semblent symptomatiques d'une faible estime de soi, l'infirmière doit se demander si ceux-ci révèlent réellement une situation inquiétante ou s'ils correspondent simplement à des comportements culturels normaux pour la personne concernée. Elle doit également déterminer si la personne éprouve un conflit culturel engendré par une contradiction entre les croyances, les convictions et les attitudes de son milieu culturel d'origine et celles de son milieu de vie (milieu d'accueil).

- Lorsque vous faites face à un problème ou à une situation stressante, comment les réglez-vous en général ?
- Cette façon de faire fonctionne-t-elle ?

Identité personnelle

Quand elle évalue le concept de soi d'une personne, l'infirmière doit tout d'abord chercher à obtenir de l'information sur l'identité personnelle de la personne, ce qui implique qu'il lui faut poser

ENCADRÉ 28-1

Facteurs de stress influant sur le concept de soi

STRESS RELATIF À L'IDENTITÉ PERSONNELLE
- Modification de l'apparence (apparition de rides sur le visage, par exemple)
- Déclin des capacités physiques, mentales ou sensorielles
- Incapacité à atteindre ses objectifs
- Inquiétudes par rapport aux relations
- Inquiétudes relatives à la sexualité
- Soi idéal irréaliste

STRESS RELATIF À L'IMAGE CORPORELLE
- Perte d'un membre ou d'un organe (amputation, mastectomie, hystérectomie, etc.)
- Perte de fonctions corporelles (causée par un accident vasculaire cérébral, une lésion de la moelle épinière, une affection neuromusculaire, l'arthrite, le déclin des capacités mentales ou sensorielles, etc.)
- Altérations du corps ou de la silhouette (en raison, par exemple, d'une grossesse, de brûlures graves, d'imperfections faciales, d'une colostomie, d'une trachéotomie, etc.)
- Idéal corporel irréaliste (configuration musculaire impossible à réaliser, par exemple)

STRESS RELATIF À L'ESTIME DE SOI
- Manque de commentaires positifs de la part des personnes significatives de l'entourage
- Échecs répétés
- Attentes irréalistes
- Relations marquées par la violence
- Détérioration ou perte de la sécurité financière

STRESS RELATIF À L'EXERCICE DU RÔLE
- Perte d'un parent, du conjoint, d'un enfant ou d'un ami proche
- Changement ou perte dans le travail ou dans un autre rôle significatif
- Divorce
- Affection
- Attentes ambiguës ou contradictoires par rapport au rôle
- Incapacité à combler les attentes relatives au rôle

des questions portant sur ce qu'elle pense d'elle-même. L'encadré *Entrevue d'évaluation – Identité personnelle* en fournit quelques exemples.

Image corporelle

Si des signes indiquent une altération de l'image corporelle, l'infirmière doit procéder à une évaluation soigneuse afin de déterminer si la personne souffre de problèmes fonctionnels ou physiques. L'altération peut résulter d'une difformité ou d'une dysfonction réelle ou appréhendée. En plus de recueillir les réponses de la personne concernant le problème en question, l'infirmière doit également évaluer les comportements qui y sont liés. L'encadré *Entrevue d'évaluation – Image corporelle* indique quelques exemples de questions qu'il est possible de poser lors d'une telle évaluation.

Exercice du rôle

L'infirmière doit établir le bilan des satisfactions et des insatisfactions de la personne quant à ses responsabilités et à ses rôles, qu'ils soient familiaux, professionnels, scolaires ou sociaux. Les rôles familiaux revêtent une importance toute particulière, car les relations familiales s'avèrent généralement étroites et intimes. Elles peuvent représenter une source d'encouragement, de réconfort et de soutien ; elles peuvent par contre être marquées par la violence et les mauvais traitements, ce qui constitue alors une source importante de stress. L'infirmière pourra commencer à brosser le tableau des relations et des rôles familiaux en évaluant leurs aspects structurels : nombre de personnes dans la famille, leur âge, leur lieu de résidence. Pour obtenir de l'information concernant les relations familiales de la personne et ses satisfactions et insatisfactions relativement à ses rôles professionnels et sociaux, l'infirmière pourra poser des questions telles que celles qu'on trouve dans l'encadré *Entrevue d'évaluation – Exercice du rôle,* en veillant toujours à les adapter à la personne, notamment à son âge et à sa situation personnelle.

Estime de soi

À l'aide des questions qui suivent, l'infirmière pourra déterminer le niveau d'estime de soi de la personne :

- Êtes-vous satisfait de votre vie ?
- Que pensez-vous de vous-même ?
- En ce moment, accomplissez-vous ce qui vous tient à cœur ?
- Quels sont les objectifs qui sont importants dans votre vie ?

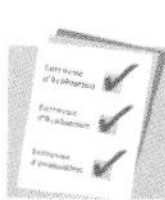

ENTREVUE D'ÉVALUATION

Identité personnelle

- Comment décririez-vous vos principales caractéristiques ? Quel genre de personne êtes-vous, à votre avis ?
- Qu'est-ce que les autres disent de vous ? Comment vous décrivent-ils ?
- Qu'est-ce que vous aimez en vous ?
- Que savez-vous bien faire ?
- Quels sont vos capacités, vos forces et vos talents personnels ?
- Quel(s) aspect(s) de votre personne aimeriez-vous changer ?
- Si vous pensez que quelqu'un ne vous aime pas, cela vous dérange-t-il beaucoup ?

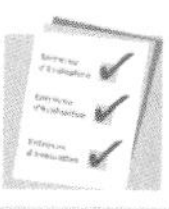

ENTREVUE D'ÉVALUATION

Image corporelle

- Aimeriez-vous changer une ou plusieurs parties de votre corps ?
- Vous sentez-vous capable de discuter de votre opération ?
- Vous sentez-vous différent des autres ou inférieur à eux ?
- Que pensez-vous de votre physique ?
- Selon vous, comment l'opération modifiera-t-elle votre corps ?
- Comment vos proches ont-ils réagi aux modifications de votre corps ?

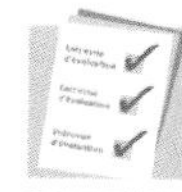

ENTREVUE D'ÉVALUATION

Exercice du rôle

RELATIONS FAMILIALES

- Parlez-moi de votre famille.
- Comment cela se passe-t-il à la maison ?
- Comment décririez-vous vos relations avec votre conjoint (le cas échéant) ?
- Comment décririez-vous vos relations avec les autres membres de votre famille ?
- Comment les décisions importantes se prennent-elles dans votre famille ?
- Quelles responsabilités assumez-vous dans votre famille ?
- Avez-vous le sentiment de faire et d'être ce que l'on attend de vous ?
- Aimeriez-vous changer certains de vos rôles ou de vos responsabilités ?
- Êtes-vous fier de votre famille ?
- Avez-vous le sentiment que votre famille est fière de vous ?

RÔLES PROFESSIONNELS ET SOCIAUX

- Aimez-vous votre travail ?
- Comment vous entendez-vous avec vos collègues ?
- Quels aspects de votre travail aimeriez-vous changer ?
- Que faites-vous de vos temps libres ?
- Faites-vous partie de groupes, d'organismes ou d'associations dans votre communauté ?
- Vous sentez-vous plus à l'aise lorsque vous vous trouvez seul, avec une autre personne ou en groupe ?
- Quelle personne est la plus importante pour vous ?
- Vers qui vous tournez-vous quand vous avez besoin d'aide ?

La figure 28-5 ■ présente une échelle d'évaluation de l'estime de soi, proposée par Rosenberg, en 1965, traduite et validée par Vallières et Vallerand (1990). On recourt souvent à cette échelle dans le domaine de la recherche en sciences sociales. Elle permet d'évaluer la perception qu'a une personne de sa propre valeur, de prédire le comportement qu'elle adoptera dans diverses situations et de mesurer globalement ce qu'elle pense d'elle-même.

L'infirmière doit tout d'abord cerner les particularités propres au milieu culturel de la personne afin de ne pas se tromper dans l'interprétation de ses comportements. Ainsi, les comportements qui suivent peuvent révéler une piètre estime de soi ou s'avérer tout à fait normaux dans certains milieux culturels :

- La personne évite de vous regarder dans les yeux.
- Elle se tient le dos voûté ; elle bouge lentement.
- Son allure est négligée.
- La personne parle d'une manière hésitante ; elle s'exprime par à-coups.
- Elle se montre extrêmement critique envers elle-même, en employant des phrases telles que : « Je suis méchant », « Je suis laid », « Les gens ne m'aiment pas », etc.
- Elle critique exagérément les autres.
- Elle est incapable d'accepter les commentaires positifs la concernant.
- Elle s'excuse constamment.
- Elle exprime des sentiments de désespoir, de désarroi et d'impuissance, en employant des phrases telles que : « Je me moque bien de ce qui peut arriver », « Je ferai ce qu'on me dira », « Quoi que je fasse, ce qui doit arriver arrivera », etc.

Analyse

Voici les diagnostics infirmiers de NANDA se rapportant spécifiquement aux problèmes de concept de soi :

- *Identité personnelle perturbée*
- *Image corporelle perturbée*
- *Exercice du rôle perturbé*
- *Estime de soi perturbée*

L'encadré *Diagnostics infirmiers, résultats de soins infirmiers et interventions* donne des exemples d'applications cliniques de ces diagnostics, avec les interventions (CISI/NIC) et les résultats (CRSI/NOC) correspondants.

Les diagnostics infirmiers qui suivent peuvent également s'appliquer aux personnes souffrant d'une altération du concept de soi :

- *Anxiété,* reliée à une modification de l'apparence (amputation, mastectomie, etc.)
- *Inadaptation* à un changement de l'apparence ou de l'état de santé physique
- *Deuil anticipé* ou *deuil dysfonctionnel,* relié à une altération de l'apparence
- *Sentiment d'impuissance*
- *Conflit face au rôle parental*
- *Syndrome du traumatisme de viol*
- *Habitudes de sommeil perturbées*
- *Isolement social*
- *Détresse spirituelle*
- *Opérations de la pensée perturbées*

PERCEPTION PERSONNELLE

Pour chacune des caractéristiques ou descriptions suivantes, indiquez à quel point chacune est vraie pour vous en encerclant le chiffre approprié.

	Tout à fait en désaccord	Plutôt en désaccord	Plutôt en accord	Tout à fait en accord
1. Je pense que je suis une personne de valeur, au moins égale à n'importe qui d'autre.	1	2	3	4
2. Je pense que je possède un certain nombre de belles qualités.	1	2	3	4
3.* Tout bien considéré, je suis porté-e à me considérer comme un-e raté-e.	1	2	3	4
4. Je suis capable de faire les choses aussi bien que la majorité des gens.	1	2	3	4
5.* Je sens peu de raisons d'être fier-e de moi.	1	2	3	4
6. J'ai une attitude positive vis-à-vis moi-même.	1	2	3	4
7. Dans l'ensemble, je suis satisfait-e de moi.	1	2	3	4
8.* J'aimerais avoir plus de respect pour moi-même.	1	2	3	4
9.* Parfois je me sens vraiment inutile.	1	2	3	4
10.* Il m'arrive de penser que je suis un-e bon-ne à rien.	1	2	3	4

CLÉ DE CODIFICATION
Score de 10 à 16 : Estime de soi faible
Score de 17 à 33 : Estime de soi moyenne
Score de 33 à 40 : Estime de soi élevée

* Énoncé formulé négativement, inverser la cote d'évaluation.

FIGURE 28-5 ■ Échelle d'évaluation de l'estime de soi. (Source : « Échelle de l'estime de soi de Rosenberg (1965). Traduction et validation canadienne française de l'échelle de l'estime de soi de Rosenberg », de E. T. Vallières et R. J. Vallerand, 1990, *Journal international de psychologie, 25,* p. 305-316. Reproduit avec l'autorisation de Psychology Press Ltd, <http ://www.psypress.co.uk/journals.asp>.)

DIAGNOSTICS INFIRMIERS, RÉSULTATS DE SOINS INFIRMIERS ET INTERVENTIONS

Altérations du concept de soi et problèmes relatifs au rôle

COLLECTE DES DONNÉES	*DIAGNOSTICS INFIRMIERS : DÉFINITION*	EXEMPLES DE RÉSULTATS DE SOINS INFIRMIERS [N° CRSI/NOC] : *DÉFINITION*	INDICATEURS	INTERVENTIONS CHOISIES [N° CISI/NIC] : *DÉFINITION*	EXEMPLES D'ACTIVITÉS CISI/NIC
François Simon a subi une colostomie définitive voilà sept jours, en raison d'un cancer du côlon sigmoïde. Tandis que l'infirmière changeait le sac de colostomie, il a déclaré : « Ça me dégoûte. » Il évitait de regarder la stomie et a replié son bras sur ses yeux.	*Image corporelle perturbée : Confusion dans la représentation mentale du moi physique*	Image corporelle [1200] : *Perception positive de son apparence personnelle et de son fonctionnement corporel*	Souvent positive : • Volonté de toucher la région de l'intervention chirurgicale • Adaptation aux changements du fonctionnement corporel	Amélioration de l'image corporelle [5220] : *Mise en œuvre de moyens pour que la personne améliore les perceptions conscientes et inconscientes de son image corporelle, et ses attitudes envers son corps.* Aide aux soins personnels [1800] : *Aide apportée à une personne dans ses activités de la vie quotidienne.*	• Aider la personne à exprimer ce qu'elle pense et ressent par rapport au changement provoqué par la maladie et l'intervention chirurgicale. • L'aider à déterminer les parties de son corps qu'elle perçoit de manière positive. • Faciliter les échanges entre la personne et d'autres personnes vivant des expériences similaires. • Encourager l'indépendance, mais intervenir lorsque la personne est incapable d'accomplir une activité.
Sophie Ferraro, 73 ans, droitière, est hémiplégique du côté droit. « J'ai appris à me débrouiller au Centre de réadaptation, dit-elle, mais mon pauvre mari est tout le temps obligé de m'aider pour préparer les repas et nettoyer la maison. »	*Exercice du rôle perturbé : Manque de congruence entre les comportements et le contexte, les normes et les attentes du milieu*	Relation entre la personne et l'aidant naturel [2204] : *Relations et liens positifs entre l'aidant naturel et la personne soignée*	Non perturbé : • Communication efficace • Compagnie • Résolution de problèmes en collaboration	Amélioration du rôle [5370] : *Aide à apporter à la personne, à l'aidant naturel ou à la famille pour améliorer leurs relations, en clarifiant et en consolidant les comportements associés à leurs rôles particuliers.*	• Aider la personne à définir des stratégies constructives pour mener à bien des changements de rôle. • Favoriser la tenue d'une discussion fructueuse, entre la personne et son mari, à propos de leurs attentes par rapport à leurs rôles respectifs.
Georges Pépin en est à sa première année de cégep, en arts et sciences. Bien qu'il assiste à tous ses cours et qu'il étudie tous les jours et même la fin de semaine, son père n'est jamais satisfait de ses notes. Il aimerait que Georges n'obtienne que des A. « J'ai toujours eu du mal à répondre aux attentes de mon père, explique l'étudiant. Il me considère comme moins intelligent que mon frère aîné. »	*Diminution chronique de l'estime de soi : Dévalorisation de longue date et entretien de sentiments négatifs à l'égard de soi-même ou de ses capacités*	Estime de soi [1205] : *Jugement personnel sur sa valeur*	Souvent positive : • Acceptation de ses propres limites • Volonté de faire face aux autres • Description de ses succès scolaires	Amélioration de l'estime de soi [5400] : *Mise en œuvre de moyens afin que la personne développe une opinion plus favorable de sa valeur personnelle.*	• Déterminer jusqu'à quel point la personne a confiance en son propre jugement. • Renforcer les points forts relevés par la personne. • Aider la personne à se fixer des objectifs réalistes. • Analyser ses succès antérieurs.

Planification

L'infirmière doit établir des plans d'intervention en collaboration avec la personne et son entourage, lorsque cela s'avère possible. Ces plans doivent tenir compte de l'état de santé de la personne, de son niveau d'angoisse, de ses ressources, de ses mécanismes d'adaptation et de ses horizons socioculturels et religieux. À cet égard, l'infirmière qui possède peu d'expérience auprès des personnes présentant des altérations du concept de soi aura avantage à consulter des collègues plus expérimentées, afin d'élaborer des plans vraiment efficaces et ciblés. L'infirmière et la personne fixeront ensemble des buts permettant à celle-ci d'améliorer son concept de soi.

Les buts varieront en fonction des caractéristiques et des diagnostics associés à la personne. On pourra de nouveau se reporter à l'encadré *Diagnostics infirmiers, résultats de soins infirmiers et interventions* pour des exemples d'objectifs visés et d'activités à mettre en œuvre. Voici des exemples d'interventions infirmières permettant de répondre aux besoins spécifiques d'une femme ayant subi une mastectomie :

- Établir et maintenir une relation de confiance avec la personne ; l'inciter de même que ses proches à exprimer leurs sentiments par rapport à la mastectomie.
- Écouter attentivement les propos de la personne et de ses proches, manifester de l'intérêt pour ces propos et faire preuve d'empathie.
- Permettre à la personne de réagir par des comportements de deuil et de chagrin à la perte corporelle qu'elle vient de subir et à l'altération de son image corporelle.
- Souligner ses points forts et ses mérites, et l'aider à se considérer dans sa globalité.
- Lui permettre d'exprimer ses inquiétudes par rapport aux altérations de son image corporelle et de son image de soi.
- L'inciter à prendre soin de sa plaie et à la panser elle-même.
- Lui fournir l'occasion de rencontrer d'autres femmes ayant subi une mastectomie ou des bénévoles de *CancerConnection,* un programme mis sur pied par la Société canadienne du cancer.
- L'aider à se procurer une prothèse mammaire temporaire, si elle le désire.
- Répondre à ses questions et lui donner de l'information sur la reconstruction des seins.

Interventions

Pour que la personne acquière ou maintienne un concept de soi positif, l'infirmière doit l'aider à découvrir ou à mieux définir ses points forts. En cas d'altération du concept de soi, elle établira en outre une relation thérapeutique avec la personne et lui procurera des outils ciblés pour qu'elle puisse se livrer à examen introspectif et modifier son comportement en conséquence.

Détermination des points forts

Généralement, une personne en bonne santé percevra plus facilement ses problèmes et ses faiblesses que ses ressources et ses forces. Cette tendance paraît plus marquée chez la personne qui souffre d'une piètre estime d'elle-même. En effet, celle-ci accordera plus d'importance à ses limites et à ses problèmes qu'à ses qualités. Si une personne éprouve des difficultés à découvrir et à définir les ressources et les points forts de sa personnalité, l'infirmière lui fournira des directives ou un cadre d'analyse approprié pour remédier à cet état de fait (voir l'encadré 28-2).

Les stratégies qui suivent permettront à l'infirmière d'aider la personne à prendre conscience de ses forces et à mieux les exploiter :

- Valoriser la confiance et l'assurance plutôt que l'autodénigrement.
- Repérer les forces de la personne et les souligner.
- Encourager la personne à se fixer des objectifs réalistes.

ENCADRÉ 28-2

Cadre de détermination des points forts de la personnalité

Déterminer si la personne s'est intéressée, s'intéresse ou pourrait s'intéresser à l'une ou à l'autre des activités des domaines suivants :

- Bricolage et passe-temps.
- Arts d'expression : écriture, peinture, croquis, musique, etc.
- Activités de plein air et sports (y compris en tant que spectateur d'événements sportifs).
- Études, formation et autres activités de perfectionnement des connaissances et des compétences (il ne faut pas perdre de vue que certaines personnes peuvent être autodidactes).
- Emploi ou autre forme de travail.

Déterminer en outre les aspects suivants :

- La personne possède-t-elle un sens de l'humour ? Est-elle capable de rire d'elle-même ? Accepte-t-elle les taquineries de bonne grâce ?
- Comment se présente son état de santé (y compris ses fonctions corporelles intactes et ses bonnes habitudes de vie) ?
- Quelles sont ses aptitudes particulières (compétences professionnelles ; aptitudes pour le jardinage ; capacité à percevoir et à apprécier la beauté ; facilité à résoudre les problèmes ; goût de l'aventure et de l'exploration ; dynamisme et persévérance ; etc.) ?
- Quelles sont ses qualités relationnelles ? (Possède-t-elle l'art de mettre les gens à l'aise ? Aime-t-elle la compagnie des autres ? Perçoit-elle facilement les sentiments et les besoins des personnes qui l'entourent ? Sait-elle écouter ?)
- Quelles sont ses forces d'un point de vue émotionnel ? (Sait-elle donner et recevoir de l'amour et de l'affection ? Sait-elle affronter ou tolérer la colère ? Peut-elle ressentir et exprimer des émotions très diverses ? Est-elle capable d'empathie ?)
- Quelles sont ses qualités spirituelles ? (Possède-t-elle la foi ou l'amour de Dieu ? Est-elle membre d'un groupe spirituel ou religieux et participe-t-elle à des événements de cette nature ?)

- Dresser le bilan des buts qui ont été atteints et souligner ces réussites.
- Émettre des commentaires honnêtes et positifs.

Renforcement de l'estime de soi

Quand elle constate qu'une personne souffre d'une altération du concept de soi, l'infirmière doit établir une relation thérapeutique avec cette personne. Pour ce faire, elle doit non seulement avoir conscience de ses propres sentiments, réactions et principaux traits de personnalité, mais aussi posséder de bonnes compétences en communication (voir le chapitre 24). Les techniques qui suivent lui permettront d'aider la personne à mieux définir ses problèmes et à restaurer son concept de soi :

- Inviter la personne à analyser sa situation et à exprimer ses sentiments.
- L'inciter à poser des questions.
- Lui fournir une information exacte.
- Détecter dans ses propos les distorsions ou les aberrations, les normes ou les buts inadéquats ou irréalistes, et les catégorisations erronées.
- Analyser ses qualités et ses points forts.
- L'inciter à se voir d'une manière positive plutôt que négative.
- Éviter de la critiquer.
- Enseigner à la personne comment remplacer son monologue intérieur négatif (« Je n'arrive plus à marcher jusqu'au magasin ») par un discours positif (« Je marche jusqu'au coin de la rue tous les matins »). Le monologue intérieur négatif accentue un concept de soi négatif.

Il est à noter qu'il faut choisir certaines stratégies en fonction de l'âge de la personne (voir l'encadré *Les âges de la vie – Renforcement de l'estime de soi)*.

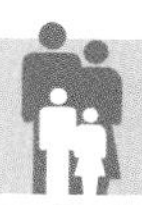

LES ÂGES DE LA VIE

Renforcement de l'estime de soi

ENFANT

- Pour disposer d'une bonne estime de soi, un enfant doit acquérir cinq caractéristiques de base : (a) confiance et sécurité ; (b) identité ; (c) sentiment d'appartenance ; (d) motivation, poursuite de buts ; (e) compétence personnelle.
- Certains comportements de l'entourage peuvent aider l'enfant à acquérir une forte estime de soi : manifestations d'amour et d'acceptation ; fermeté ; cohérence ; instauration d'attentes claires. L'amour et l'acceptation montrent à l'enfant que ses parents, ses enseignants ou les autres personnes qui s'occupent de lui agissent dans son intérêt et veulent son bien. Pour manifester ces sentiments, les adultes doivent consacrer du temps à l'enfant – l'écouter, lui lire des histoires ou les lire avec lui, jouer avec lui ou simplement rester en sa compagnie. Les contacts physiques (étreintes, caresses) s'avèrent en général réconfortants pour l'enfant et lui montrent qu'il est aimé.
- La fermeté et la cohérence établissent les règles à suivre et les sanctions en cas d'écarts. Ces limites procurent à l'enfant un milieu de vie sûr et prévisible. En définissant pour l'enfant des attentes élevées mais raisonnables, les adultes lui montrent qu'ils lui font confiance et qu'ils croient en ses capacités. Chaque fois qu'il satisfait à l'une de ces attentes, l'enfant gagne en assurance. Il faut que ces règles et ces normes soient suffisamment raisonnables et générales pour guider l'enfant dans les situations inédites, par exemple chez un voisin, dans la cour d'un ami ou en classe. L'enfant a besoin de normes dans les domaines suivants : la manière de traiter les autres ; le respect de la propriété d'autrui ; l'importance de l'honnêteté ; les habitudes quotidiennes (les préparatifs matinaux, les devoirs, les tâches ménagères, le coucher).
- L'enfant doit bénéficier de commentaires positifs venant des gens qui comptent beaucoup pour lui : ses parents, ses grands-parents, ses frères et ses sœurs aînés, ses enseignants, ses amis.Les commentaires que l'enfant reçoit peuvent être plus significatifs que les résultats qu'il a réellement obtenus. Les félicitations ou les encouragements consolident l'identité et le concept de soi.
- Pour motiver l'enfant, les adultes doivent établir des attentes raisonnables, l'aider à se fixer des buts stimulants mais réalistes, manifester leur confiance dans ses capacités et l'aider à approfondir et à élargir ses centres d'intérêt, ses talents et ses aptitudes. Les buts fournissent à l'enfant une direction à suivre et une base pour mesurer sa réussite. Ils contribuent par conséquent à l'acquisition d'un bon concept de soi.
- L'enfant qui grandit dans une famille dont les membres se valorisent beaucoup les uns les autres acquiert généralement un bon concept de soi et se porte plus d'estime et d'affection. En aidant l'enfant à atteindre les objectifs qu'il chérit, les adultes l'amènent à avoir plus confiance en lui, à se sentir plus compétent et à devenir autonome.

ADOLESCENT

- Confier à l'adolescent des responsabilités de plus en plus importantes. Il est fondamental que l'adolescent remporte des succès et soit obligé de faire face à l'échec, et qu'il soit exposé aux conséquences de ses comportements (positives ou négatives, selon le cas).
- Établir avec l'adolescent un dialogue sain sur ses préoccupations, qu'il s'agisse de ses problèmes ou de ses erreurs.
- Le féliciter de ses efforts ; souligner l'ensemble de la démarche ayant mené à la réalisation d'un objectif, non seulement le but atteint.
- Lui demander son avis et ses suggestions.
- L'encourager à prendre part aux décisions le concernant ; manifester de l'intérêt pour ses opinions et de la confiance en son jugement.
- Éviter de le comparer à d'autres personnes, de le ridiculiser ou de le punir en public.
- L'aider à se fixer des normes et des buts réalistes.

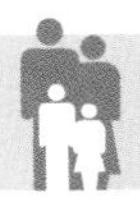

LES ÂGES DE LA VIE (SUITE)

Renforcement de l'estime de soi (suite)

ADULTE

- Analyser avec l'adulte la notion d'estime de soi ; déterminer l'effet de son estime de soi sur ses actions ou ses comportements passés ; définir l'incidence qu'elle pourrait avoir sur ses attitudes et ses décisions actuelles et futures.
- Aider l'adulte à dresser le bilan des forces intérieures et extérieures qui affermissent son estime de soi.
- Lui montrer qu'on le sait capable d'affronter ses difficultés et de trouver ou de retrouver le bonheur et la joie.
- Éviter de le comparer à d'autres personnes.
- Le dissuader de parler de lui-même en termes négatifs.
- L'inciter à recourir aux affirmations susceptibles d'accroître l'estime de soi, par exemple « Je m'aime » ou « Je suis quelqu'un de bien ».
- L'inciter à fréquenter des personnes qui le soutiennent et l'encouragent, c'est-à-dire qui exercent sur lui une influence positive.
- Souligner ses réussites passées (majeures ou mineures).
- L'aider à dresser le bilan de ses qualités et à relire souvent cette liste.
- L'inviter à aider les autres, à leur rendre service : les bons gestes nous valorisent à nos propres yeux.

PERSONNE ÂGÉE

La personne âgée souffre souvent d'une détérioration de son estime de soi à cause de la dépendance croissante qui la lie à son entourage. La vieillesse s'accompagne en outre de changements importants : réduction du revenu ; déclin de l'état de santé ; décès d'amis et de proches ; retraite.

En plus d'appliquer les interventions qui précèdent concernant les adultes, l'infirmière mettra en œuvre les techniques suivantes pour aider la personne âgée à améliorer son estime de soi :

- Inviter la personne à participer à la planification de ses propres soins.
- L'écouter exprimer ses inquiétudes.
- L'aider à cerner ses propres forces et à les mettre en œuvre.
- L'encourager à prendre part à des activités qui lui permettront de remporter des succès.
- Lui rappeler qu'elle est appréciée et le lui montrer. L'appeler par son nom et lui demander son avis.
- L'inviter à garder le fil de ses souvenirs. Pour ce faire, elle pourra écrire ou enregistrer son autobiographie, ou conter les anecdotes et les événements de sa vie à ceux qui l'entourent.
- Si la personne âgée se trouve dans un établissement de santé, veiller à ce qu'elle soit toujours traitée avec respect et à ce que sa dignité et son intimité soient préservées en toutes circonstances.
- Inviter la personne à prendre part à des activités créatives qui feront appel à ses ressources : musique, arts, soirée de contes, confection de courtepointes, photographie, etc.
- Établir avec elle des objectifs qu'il s'agira d'atteindre par étape, en fonction de buts modestes, réalistes et relativement faciles à réaliser. Cette stratégie contribue grandement à stimuler l'estime de soi de la personne âgée.

Évaluation

Pour déterminer si la personne a atteint les résultats escomptés, l'infirmière analysera les données recueillies dans le cadre de ses interactions avec elle et avec ses proches (voir l'encadré *Diagnostics infirmiers, résultats de soins infirmiers et interventions* présenté plus haut). Si les résultats escomptés n'ont pas été atteints, l'infirmière devra déterminer les raisons de cet échec. Les questions qui suivent l'aideront dans ce travail :

- D'anciennes dynamiques ou situations ont-elles resurgi, suscitant des comportements ou des sentiments nuisibles pour l'estime de soi ?
- De nouvelles situations stressantes se sont-elles produites, amenant la personne à douter de ses capacités et provoquant une détérioration de son estime de soi ou maintenant celle-ci à un niveau faible ?
- De nouveaux rôles ont-ils accentué le stress de la personne et ses difficultés d'adaptation ?
- L'entourage soutient-il la personne d'une manière adéquate dans les tentatives qu'elle déploie pour améliorer son estime de soi ?
- La personne a-t-elle communiqué avec les spécialistes ou les organismes qui lui avaient été recommandés ? Si oui, lui ont-ils fourni les services qu'elle espérait recevoir ?
- La personne s'était-elle donné trop peu de temps pour résoudre ses problèmes d'estime de soi ?

L'infirmière, la personne et son entourage doivent comprendre qu'il faut du temps et des efforts pour réorienter les convictions, les croyances, les sentiments et les comportements qui déterminent l'estime de soi. Contrairement à certains problèmes physiques qui peuvent guérir très vite, l'amélioration du concept de soi représente une entreprise de longue haleine dont la progression s'avère difficile à mesurer. De nouvelles crises peuvent amener la personne à douter d'elle-même et à renouer avec ses sentiments d'incompétence ou d'inadéquation. Toute personne peut cependant tirer parti de situations nouvelles pour apprendre des stratégies inédites qui l'aideront à mieux s'apprécier.

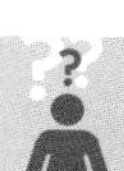

EXERCICES D'INTÉGRATION

Charles est un étudiant de 20 ans. À la suite d'un accident de voiture survenu il y a trois jours, il a subi une amputation traumatique de la moitié inférieure de la jambe gauche. Depuis, sa mère se trouve à son chevet et lui apporte un soutien considérable. Son père n'arrive pas à se remettre de cet événement. Il a du mal à accepter cette amputation : Charles était capitaine de l'équipe de basket-ball de son collège et espérait devenir joueur professionnel. L'état de santé du jeune homme est stable. Il a été immédiatement inscrit à un programme de rééducation et portera bientôt une prothèse. Habituellement dynamique et enjoué, Charles s'est refermé sur lui-même depuis l'accident et semble d'humeur sombre. Il ne regarde pas sa jambe quand les infirmières changent ses pansements et refuse de parler du programme de rééducation auquel il est inscrit.

1. Compte tenu de l'âge de Charles, son handicap risque-t-il d'exercer un effet négatif sur son concept de soi ? Précisez.
2. Quels éléments d'information permettent de conclure que l'amputation induit ou risque d'induire une détérioration de l'estime de soi du jeune homme ?
3. Quels facteurs pourront influer sur la manière dont Charles s'adapte à son amputation et à sa réadaptation ?
4. En quoi les interventions de l'infirmière seraient-elles différentes si la personne avait 70 ans ?
5. À part les amputés, quels groupes de personnes se trouvent exposés à des altérations de leur estime de soi ou de leur image corporelle ?

Voir l'appendice A : Exercices d'intégration – Pistes de réflexion.

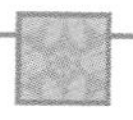

RÉVISION DU CHAPITRE

Concepts clés

- L'acquisition ou le maintien d'un concept de soi positif est indispensable au bien-être physique et psychologique.
- La perception qu'une personne a d'elle-même (perception de soi ou autoperception) ne correspond pas toujours à la façon dont les autres la voient ni à son moi idéal (c'est-à-dire ce qu'elle aimerait être).
- Les interactions avec les personnes significatives de l'entourage établissent les conditions qui détermineront le concept de soi tout au long de la vie.
- Dès qu'une personne devient capable de porter un regard sur elle-même, elle amorce un processus qui durera toute sa vie et par lequel elle évaluera constamment sa valeur, ses qualités et ses défauts.
- L'enfant qui grandit dans une famille dont les membres se valorisent beaucoup les uns les autres apprend généralement à s'apprécier et à s'aimer lui-même.
- Plusieurs facteurs déterminent le concept de soi, notamment : le stade de développement, la famille et la culture, les sources de stress, les ressources, les antécédents de réussites et d'échecs, la maladie.
- L'infirmière doit examiner les quatre composantes du concept de soi : l'identité personnelle, l'image corporelle, l'exercice du rôle et l'estime de soi.
- Le concept de soi exerçant une influence majeure sur la santé, l'infirmière doit aider la personne souffrant de perturbations à cet égard à se considérer d'un regard plus positif et plus réaliste.
- Pour évaluer d'une manière efficace le concept de soi d'une personne, lui fournir l'aide et le soutien dont elle a besoin, et l'inciter à modifier son comportement, il est essentiel que l'infirmière établisse une relation de confiance avec elle.

Questions de révision

28-1. Bien qu'elle pèse 48 kilos et mesure 1,70 m, Sylvie se plaint d'être grosse. Quelle notion ce problème implique-t-il ?
   a) Image corporelle.
   b) Identité personnelle.
   c) Attentes envers soi-même.
   d) Traits fondamentaux du concept de soi.

28-2. À quel risque s'exposent les étudiants qui cumulent des responsabilités professionnelles, universitaires et familiales ?
   a) Ambiguïté du rôle.
   b) Tensions dans l'exercice du rôle.
   c) Conflit de rôles.
   d) Renforcement du rôle.

28-3. Lequel de ces énoncés décrit un résultat escompté adéquat pour une personne souffrant d'une détérioration temporaire l'estime de soi ?
   a) Son estime de soi est restaurée.
   b) Ses propos montrent qu'elle s'accepte pleinement.
   c) On lui enseigne de meilleures capacités d'adaptation.
   d) Elle décrit les inquiétudes que suscite en elle l'altération de son moi.

RÉVISION DU CHAPITRE (SUITE)

Questions de révision (suite)

28-4. Un homme de 89 ans déclare : « Je suis un cas perdu. Je n'arrive même plus à rester debout assez longtemps pour préparer mes repas. » Que devrait lui répondre l'infirmière ?

a) « Ce doit être pénible. Qu'arrivez-vous encore à faire ? »
b) « Que voulez-vous ! C'est ça qui arrive, quand on vieillit… »
c) « Connaissez-vous quelqu'un qui pourrait cuisiner pour vous ? »
d) « Est-ce que vous êtes un bon cuisinier ? »

28-5. Lequel des énoncés suivants pourrait décrire le comportement d'un adulte qui n'aurait pas accompli d'une manière satisfaisante la tâche de développement « Identité/Confusion des rôles », associée à l'adolescence ?

a) L'adulte affirme son indépendance.
b) Il est incapable d'exprimer ses désirs personnels.
c) Il a du mal à travailler en équipe.
d) Il suit l'avis général en toutes circonstances.

Voir l'appendice B : Réponses aux questions de révision.

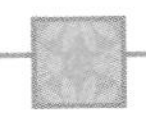

BIBLIOGRAPHIE

En anglais

Anderson, J. A. (1999). Adolescent self-esteem : A foundation disposition. *Nursing Science Quarterly, 12,* 62–67.

Castle, D. J., & Phillips, K. A. (Eds.). (2001). *Disorders of body image.* Petersfield, UK : Wrightson Biomedical.

Cook, N. F. (1999). Self-concept and cancer : Understanding the nursing role. *British Journal of Nursing, 8,* 318–324.

Cowin, L. (2001). Measuring nurses' self-concept. *Western Journal of Nursing Research, 23,* 313–325.

Cox, S. (2002). Emotional competence—the rest of the story. *Nursing Management, 33*(10), 64–66.

Eckroth-Bucher, M. (2001). Philosophical basis and practice of self-awareness in psychiatric nursing. *Journal of Psychosocial Nursing & Mental Health Services, 39*(2), 32–39.

Erikson, E. H. (1963). *Childhood and society* (2nd ed.). New York : Norton.

Harter, S. (1982). The perceived competence scale. *Child development, 53,* 87-97.

Johnson, M., Maas, M., & Moorhead, S. (Eds.). (2000). *Nursing outcomes classification (NOC)* (2nd ed.). St. Louis, MO : Mosby.

Lawrence, D. (1988). *Enhancing self-esteem in the classroom.* London : Paul Chapman Publishing.

McCloskey, J. C., & Bulechek, G. M. (Eds.). (2000). *Nursing interventions classification (NIC)* (3rd ed.). St. Louis, MO : Mosby.

Mruk, C. J. (1999). *Self-esteem : Research, theory, and practice* (2nd ed.). New York : Springer.

NANDA International. (2003). *NANDA nursing diagnoses : Definitions and classification 2003-2004.* Philadelphia : Author.

Norris, J., & Spelic, S. S. (2002). Supporting adaption to body image disruption. *Rehabilitation Nursing, 27*(1), 8–12, 38.

Pinquart, M., & Sörensen, S. (2001). Gender differences in self-concept and psychological well-being in old age : A meta-analysis. *Journals of Gerontology Series B : Psychological Sciences and Social Sciences, 56B*(4), 195–213.

Rowe, J. (1999). Self-awareness : Improving nurse-client interactions. *Nursing Standard, 14*(8), 37–40.

van Baarsen, B. (2002). Theories on coping with loss : The impact of social support and self-esteem on adjustment to emotional and social loneliness following a partner's death in later life. *The Journals of Gerontology, 57B*(1), S33–S42.

Wilkinson, J. M. (2000). *Nursing diagnosis handbook with NIC interventions and NOC outcomes* (7th ed.). Upper Saddle River, NJ : Prentice Hall Health.

En français

André, C. et Lelord, F. (1999). *L'estime de soi,* Paris : Odile Jacob.

Bolognini, M., Prêteur, Y. et Bariaud, F. (1998). *Estime de soi : perspectives développementales,* Paris, Lausanne : Delachaux et Niestlé.

Carpenito, L. J. (2003). *Manuel de diagnostics infirmiers,* traduction de la 9e édition, Saint-Laurent : Éditions du Renouveau Pédagogique.

Duclos, G. (2000). *L'estime de soi, un passeport pour la vie,* Montréal : Éditions de l'Hôpital Sainte-Justine.

Duclos, G., Laporte, D. et Ross, J. (1995). *L'estime de soi de nos adolescents : guide pratique à l'intention des parents,* Montréal : Centre hospitalier universitaire de Montréal, Hôpital Sainte-Justine.

Fourgeyrollas, P., Cloutier, R., Bergeron, H., Côté, J. et St-Michel, G. (1998). *Classification québécoise, processus de production du handicap,* Québec : Réseau international sur le processus de production du handicap.

Johnson, M. et Maas, M. (dir.). (1999). *Classification des résultats de soins infirmiers CRSI/NOC,* Paris : Masson.

Laporte, D. (1997). *Pour favoriser l'estime de soi des tout-petits,* Montréal : Éditions de l'Hôpital Sainte-Justine.

L'écuyer, R. (1978). *Le concept de soi,* Paris : PUF.

Legendre, R. (1993). *Dictionnaire actuel de l'éducation,* Montréal : Guérin.

Ordre des infirmières et infirmiers du Québec et Lévesque-Barbès, H. (2004). *Perspectives de l'exercice de la profession d'infirmière,* Montréal : OIIQ.

McCloskey, J. C. et Bulechek, G. M. (dir.). (2000). *Classification des interventions de soins infirmiers CISI/NIC,* 2e éd., Paris : Masson.

NANDA International. (2004). *Diagnostics infirmiers : Définitions et classification 2003-2004,* Paris : Masson.

Vallières, E. T. et Vallerand, R. J. (1990). Échelle de l'estime de soi de Rosenberg (1965). Traduction et validation canadienne française de l'échelle de l'estime de soi de Rosenberg, *Journal international de psychologie, 25,* 305-316.

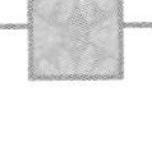

RESSOURCES ET SITES WEB

Association des intervenantes et intervenants pour le développement de l'estime de soi. <www.estimedesoi.org/>.

Formation sur l'estime de soi, Météo-mentale. <www.meteo-mentale.org/formations/estimedesoi.html>.

Société canadienne du cancer, programme *CancerConnection.* <http ://www.cancer.ca/ccs/internet/standard/0,3182,3172_14507__langId-fr,00.html>.

Université du Québec, *L'estime de soi,* <www.uqac.uquebec.ca/edusante/mentale/estime_de_soi.htm>.

PARTIE 7 Promotion de la santé psychosociale

OBJECTIFS D'APPRENTISSAGE

Après avoir étudié ce chapitre, vous pourrez:

- Définir la santé sexuelle.
- Décrire les composantes psychologiques de la santé sexuelle.
- Décrire le développement sexuel et les préoccupations relatives à la sexualité de chacune des étapes de la vie.
- Indiquer les facteurs qui influent sur la sexualité.
- Énoncer les affections les plus courantes qui ont un effet sur la sexualité.
- Décrire les principales caractéristiques de la stimulation, de la relation et du cycle de la réponse sexuelle.
- Décrire les changements physiologiques qui touchent les hommes et les femmes pendant le cycle de la réponse sexuelle.
- Identifier les dysfonctions sexuelles masculines et féminines.
- Effectuer un bilan des antécédents sexuels.
- Élaborer des stratégies d'information, de promotion et d'enseignement sur les structures reproductrices et leur fonctionnement.
- Indiquer les diagnostics et interventions infirmiers s'appliquant aux personnes qui présentent des difficultés d'ordre sexuel.

CHAPITRE 29

SEXUALITÉ

Adaptation française:
Liette St-Pierre, inf., Ph.D.
Professeure, Département des sciences infirmières
Université du Québec à Trois-Rivières

La sexualité est une composante essentielle de l'identité de l'individu. Elle détermine en grande partie ce que nous sommes, notre bien-être émotionnel et notre qualité de vie. Tous les êtres humains possèdent en eux des capacités leur permettant de vivre et d'exprimer leur sexualité d'une manière positive et agréable. Il n'est pas indispensable d'être en couple pour vivre sa sexualité. L'idée selon laquelle nous aurions besoin d'une autre personne pour exprimer notre identité sexuelle est non seulement fausse, mais paralysante. Les professionnels de la santé doivent en outre savoir que les personnes ayant besoin de soins n'abandonnent pas pour autant leur sexualité lors de leur admission dans l'établissement de soins: la sexualité fait partie intégrante de l'être humain quelles que soient les circonstances. La tâche de l'infirmière consiste à prodiguer des soins de nature holistique, c'est-à-dire qui tiennent compte de la globalité de la personne. À ce titre, l'infirmière doit mettre en œuvre des interventions ciblées pour optimiser la santé sexuelle des personnes auxquelles elle donne des soins.

MOTS CLÉS

Baisse du désir sexuel (inappétence sexuelle; anaphrodisie; trouble du désir sexuel), 690
Désir, 688
Dysfonction érectile, 689
Dysménorrhée, 682
Éjaculation précoce, 690
Éjaculation retardée, 690
Excitation/plateau, 688
Genre, 678
Identité sexuelle, 679
Image de soi sexuelle, 679
Impuissance, 689
Ménopause, 682
Menstruations (règles), 682
Orgasme, 688
Orientation sexuelle, 680
Résolution, 688
Santé sexuelle, 678
Sexe, 678
Sexualité, 678
Trouble de l'excitation sexuelle, 690
Trouble de l'orgasme (trouble orgasmique; trouble orgastique; anorgasmie), 690
Troubles sexuels avec douleur, 690

L'approche holistique est globale, c'est-à-dire qu'elle considère que toutes les dimensions de l'être sont reliées et interagissent entre elles. La sexualité dépend ainsi des dimensions biologiques, psychologiques, sociologiques, culturelles et spirituelles de la personne et, en retour, elle les détermine en partie. On ne saurait trop souligner l'importance de la sexualité dans la pratique des soins de santé. Ce sujet doit être abordé et traité dans toute sa subtilité et sa complexité.

Le terme **sexe** est celui que l'on utilise le plus couramment pour distinguer les hommes des femmes du point de vue biologique. Le terme **genre** désigne l'identité sexuelle des personnes, mais d'un point de vue personnel ou social plutôt que strictement biologique. Par ailleurs, le terme *sexe* s'emploie aussi pour décrire les organes génitaux externes, la sexualité, ainsi que les rapports sexuels en tant que tels: « Qu'est-ce que tu penses du sexe avant le mariage ? » « Le sexe est une dimension importante de la vie de couple. » La **sexualité** comporte de nombreuses composantes: le regard que la personne porte sur son propre corps, l'intérêt qu'elle éprouve envers l'activité sexuelle, le besoin qu'elle a de toucher et d'être touchée physiquement, sa capacité à faire connaître ses besoins sexuels à son partenaire, la manière dont elle amorce et vit l'activité sexuelle (satisfaisante ou insatisfaisante). Quand une personne suscite un plaisir érotique et s'y abandonne, elle a des rapports sexuels – mais elle explore également sa sexualité et elle l'exprime (Ellison, 2000).

La sexualité est une dimension dynamique de l'être humain qui évolue tout au long de son existence. L'état de santé de la personne ainsi que les changements qui accompagnent son développement peuvent lui imposer certains ajustements dans l'expression de sa sexualité; la sexualité s'exprime toute la vie, mais de manières diverses selon les périodes et les circonstances.

Santé sexuelle

Tout comme la santé en général, la santé sexuelle est difficile à définir. La plupart des gens n'en ont pas conscience avant qu'elle soit compromise par une affection ou un obstacle quelconque. L'Organisation mondiale de la santé (OMS) proposait en 1975 cette définition de la **santé sexuelle**: une intégration des dimensions somatiques, affectives, intellectuelles et sociales de l'être sexué qui favorise l'épanouissement personnel et l'enrichissement de la personnalité, de la communication et de l'amour (p. 6). Cette définition reconnaît les dimensions biologiques, psychologiques et socioculturelles de la sexualité. Les différentes caractéristiques de la santé sexuelle sont énumérées dans l'encadré 29-1.

La sexualité et le fonctionnement sexuels sont une partie intégrante de la santé globale et du bien-être de l'individu; ils doivent donc également faire l'objet d'évaluations infirmières et, si nécessaire, d'interventions. Ainsi, dans le cadre de ses fonctions, l'infirmière doit pouvoir évaluer sans porter de jugement les pratiques sexuelles de la personne, l'inviter à exposer ses inquiétudes, et lui proposer des recommandations qui l'aideront à trouver ou retrouver un bon niveau d'intimité et de fonctionnement sexuel.

Un grand nombre de personnes hésitent à aborder le thème de la sexualité avec les professionnels de la santé. Certains sont gênés, mal à l'aise; d'autres se reprochent d'avoir des problèmes sexuels en notre époque de grande liberté. Si le professionnel de la santé n'évoque pas lui-même le sujet, ces personnes risquent fort de retourner chez elles sans que leurs difficultés aient été résolues, ou même simplement détectées.

L'infirmière doit maîtriser au moins les six compétences suivantes afin de pouvoir aider les personnes à maintenir ou recouvrer leur santé sexuelle:

- Connaissance d'elle-même et aisance par rapport à sa propre sexualité.
- Reconnaissance de la sexualité en tant que domaine important de l'intervention infirmière et volonté d'aider des personnes qui vivent leur sexualité de manières très diverses.

ENCADRÉ

Caractéristiques de la santé sexuelle 29-1

- Bonnes connaissances de la sexualité et des comportements sexuels
- Capacité d'exprimer pleinement son potentiel sexuel, à l'exclusion de toute forme de coercition, d'exploitation ou d'abus sexuel
- Capacité à prendre des décisions autonomes relativement à sa propre vie sexuelle, dans le cadre de son éthique personnelle et sociale
- Expérience du plaisir sexuel en tant que source de bien-être physique, psychologique, intellectuel et spirituel
- Capacité à exprimer sa sexualité par la communication, le contact physique, la manifestation des sentiments et l'amour
- Droit de prendre des décisions libres et responsables relativement à la procréation
- Accès à des soins de santé de qualité pour la prévention et le traitement de tous les problèmes et troubles d'ordre sexuel

Source: *Déclaration des droits sexuels*, World Association of Sexology, 1999, 14e Congrès mondial de sexologie, Hong Kong (République populaire de Chine). Reproduction autorisée. Voir: http ://www.worldsexology.org

- Connaissance des étapes de la croissance et du développement sexuels tout au long de la vie.
- Connaissance des dimensions fondamentales de la sexualité, notamment l'impact des traitements et des problèmes de santé sur la sexualité et la fonction sexuelle, les interventions susceptibles de faciliter l'expression et le fonctionnement de la sexualité.
- Compétences en communication thérapeutique.
- Capacité à discerner que la personne et sa famille ont besoin d'être informées sur la sexualité par des documents écrits ou audiovisuels, mais aussi dans le cadre de discussions.

L'encadré 29-2 vous aidera à faire le point sur vos propres valeurs et opinions entourant la sexualité.

! ALERTE CLINIQUE *Selon leur origine et leur milieu culturel, leur âge, leur sexe, leur parcours et leur personnalité, les infirmiers et les infirmières n'ont pas la même aisance pour parler de sexualité avec les personnes. Il leur incombe toutefois de prendre les dispositions nécessaires pour qu'un professionnel qualifié aborde le sujet avec chacune des personnes auxquelles ils prodiguent des soins.* ■

Dimensions de la santé sexuelle

La santé sexuelle repose sur quatre piliers: l'image de soi sexuelle, l'image corporelle, l'identité sexuelle et l'orientation sexuelle. L'**image de soi sexuelle** est la manière dont la personne se considère en tant qu'être sexuel. L'image de soi sexuelle de la personne conditionne ses préférences : le choix de ses partenaires, les personnes vers lesquelles elle se sent attirée et les modalités de l'expression de sa sexualité – Quand ? Où ? Avec qui ? Comment ? Si elle est positive, l'image de soi sexuelle aide la personne à établir des relations intimes tout le long de sa vie. Si elle est négative, elle peut par contre entraver l'instauration de ces relations.

ENCADRÉ

Autoévaluation des valeurs personnelles entourant la sexualité 29-2

- Pour moi, la satisfaction sexuelle, c'est...
- Quand j'imagine mes parents faisant l'amour, je...
- Si je devais intervenir auprès d'une personne transsexuelle, je...
- Quand je pense aux homosexuels hommes et femmes et aux bisexuels, je...
- La masturbation, c'est...
- Pour moi, les relations sexuelles buccogénitales, c'est...

L'image corporelle constitue l'une des pierres angulaires du soi, elle est en évolution constante. Ainsi, la grossesse, le vieillissement, les traumatismes, la maladie et les traitements peuvent modifier l'apparence physique et le fonctionnement de la personne, et changer ainsi son image corporelle. Or, la sexualité est déterminée en grande partie par la manière dont nous voyons et percevons notre corps. Les gens qui aiment leur corps sont généralement très à l'aise avec l'activité sexuelle et l'apprécient. À l'inverse, ceux qui ont une mauvaise image de leur corps ont souvent tendance à répondre négativement à l'excitation sexuelle. L'insistance des médias à l'égard des canons de la beauté physique, en particulier des poitrines généreuses, a un impact majeur sur l'image corporelle des femmes. De leur côté, nombreux sont les hommes qui s'inquiètent de la taille de leur pénis. En Amérique du Nord, le pouvoir de séduction des hommes est encore associé aux dimensions de leur pénis et à la durée de leurs érections. La persistance de ce mythe peut nuire considérablement à l'image de soi corporelle des hommes qui ont du mal à atteindre l'érection.

L'**identité sexuelle** est l'image de soi en tant qu'homme ou en tant que femme. En plus de la caractérisation biologique, l'identité sexuelle repose sur des dimensions sociales et culturelles. Elle s'inscrit donc dans le cadre des normes définies par la culture et la société. L'identité sexuelle est le fruit d'une longue série d'étapes de développement qui peuvent, ou non, correspondre au sexe biologique de la personne considérée. Une fois qu'elle est établie, l'identité sexuelle peut difficilement changer.

L'adjectif *transgenre* s'applique à toutes les personnes dont l'identité ou l'expression sexuelle ne correspond pas à leur anatomie. Ce terme recouvre les catégories de personnes suivantes :

- *Travesti :* homme ou femme qui porte régulièrement des vêtements typiques de l'autre sexe. Le travestisme (ou transvestisme) constitue une expression de l'identité sexuelle, mais pas nécessairement de l'orientation: de nombreux travestis sont hétérosexuels.
- *Intersexué(e) :* personne dont les organes génitaux présentent à la fois des caractères masculins et féminins à la naissance. On employait autrefois le terme *hermaphrodite*.
- *Transsexuel non opéré :* personne s'identifiant de manière permanente à l'autre sexe – c'est-à-dire dont l'identité sexuelle

est contraire à l'anatomie. De nombreux transsexuels suivent un traitement hormonal et, dans certains cas, subissent une ou plusieurs interventions chirurgicales dans le but de changer de sexe.

- *Transsexuel opéré :* personne ayant subi un changement de sexe partiel ou complet au moyen d'interventions chirurgicales.

Le *comportement sexuel* est l'expression de la virilité ou de la féminité (telle que la personne considérée la vit), mais aussi l'expression des comportements jugés adéquats pour son sexe. Toutes les sociétés attribuent des rôles bien précis aux hommes et aux femmes. Les petits garçons sont félicités quand ils se comportent « comme des hommes » ; les petites filles sont valorisées quand elles agissent de manière « féminine ».

Différents facteurs déterminent les comportements sexuels, notamment la structure physique, les opinions personnelles et sociétales rattachées à la définition même de la féminité et de la masculinité, les valeurs familiales et les valeurs culturelles. En Amérique du Nord, l'homme est censé se comporter en pourvoyeur de ressources financières pour sa famille, en partenaire sexuel (hétérosexuel), en père et en athlète. Des comportements précis tels que porter des pantalons, déployer sa puissance physique, observer une certaine réserve dans l'expression de ses émotions lui sont assignés. De leur côté, les femmes sont censées extérioriser leurs sentiments avec plus de liberté, voire d'exubérance, et manifester plus de douceur et de réserve dans leurs réactions physiques. La société leur accorde par ailleurs beaucoup plus de choix vestimentaires qu'aux hommes.

Ces stéréotypes sont largement remis en question depuis quelques années. Nombreux sont les hommes qui ont les cheveux longs, qui portent des boucles d'oreille et font usage de produits cosmétiques. À l'inverse, il n'est pas rare de voir des femmes porter des bottes grossières, des jeans et des costumes d'homme. Certains pères élèvent seuls leurs enfants avec amour et tendresse. Un certain nombre de femmes occupent des postes de haute direction ou de cadre supérieur et font preuve dans leur métier d'un sens aigu de la compétition et de l'affirmation de soi.

L'**orientation sexuelle** se définit par l'attirance que l'on éprouve envers les personnes de l'autre sexe, du même sexe, ou des deux sexes. Elle s'inscrit sur un axe dont les deux extrêmes sont l'hétérosexualité exclusive et l'homosexualité exclusive. Les personnes qui sont attirées par les deux sexes sont dites *bisexuelles*.

On comprend encore mal les mécanismes qui déterminent l'orientation sexuelle. Certaines théories biologiques l'expliquent par la génétique. Les théories psychologiques insistent plutôt sur le caractère déterminant des premiers apprentissages et des processus cognitifs. D'autres théories se situent au confluent de ces deux écoles de pensée et affirment que la génétique et l'environnement définissent conjointement l'orientation sexuelle.

Les estimations du pourcentage des homosexuels dans la population sont variables, mais se situent généralement aux alentours de 5 à 10 % chez les hommes et de 2 à 4 % chez les femmes (Rodgers, 2001). Il est toutefois impossible de mesurer avec précision la proportion homosexuelle de la population nord-américaine, certains gais et certaines lesbiennes préférant tenir leur orientation secrète pour ne pas subir de discrimination.

Les professionnels de la santé doivent s'abstenir de porter quelque jugement de valeur que ce soit sur les personnes qui possèdent une orientation différente de la leur. Ils doivent aussi s'efforcer de transmettre cette tolérance à toutes les personnes qu'ils côtoient.

Développement de la sexualité

La sexualité se manifeste dès la conception et elle s'épanouit tout au long de la vie. Toutes les sociétés se dotent de normes qui balisent son expression. Le tableau 29-1 décrit les caractéristiques du développement sexuel à chaque âge et précise les interventions infirmières à mettre en œuvre ainsi que l'information à fournir aux personnes.

TABLEAU 29-1 Développement sexuel au cours des âges de la vie

Stade de développement	Caractéristiques	Interventions infirmières et conseils pour l'information de la personne
Nourrisson De la naissance à 18 mois	Le bébé reçoit son identité sexuelle et sociale : fille ou garçon. Il se différencie petit à petit des autres. Ses parties génitales externes sont sensibles au toucher. Les petits garçons ont des érections péniennes et les petites filles, des sécrétions vaginales lubrifiantes.	Il est normal que l'enfant touche ses parties génitales. L'entourage doit savoir que ce comportement est très fréquent chez les enfants en bas âge.
Trottineur De 1 à 3 ans	L'identité sexuelle continue de se développer. L'enfant devient capable de distinguer les deux sexes et de reconnaître les personnes du même sexe que lui.	Il est normal que l'enfant explore son corps et caresse ses parties génitales. Il utilise des termes enfantins pour désigner les différentes parties de son corps. Il est important que les enfants des familles monoparentales soient en contact avec des adultes des deux sexes.

Stade de développement	Caractéristiques	Interventions infirmières et conseils pour l'information de la personne
Enfant d'âge préscolaire De 4 à 5 ans	L'enfant prend de plus en plus conscience de lui-même. Il explore son propre corps et celui de ses camarades de jeux. Il apprend à nommer correctement les différentes parties du corps. Il apprend à contrôler ses émotions et son comportement. Il focalise son amour sur le parent de l'autre sexe.	Répondre d'une manière simple et honnête aux questions entourant la provenance des enfants : « D'où viennent les bébés ? » Les parents ne doivent pas réagir d'une manière démesurée si l'enfant explore ses parties génitales et se masturbe, car l'enfant risquerait de considérer le sexe comme sale, « pas bien »…
Enfant d'âge scolaire De 6 à 12 ans	L'enfant s'identifie très fortement au parent du même sexe que lui. Il s'entoure plutôt d'amis du même sexe que lui. Il a de plus en plus conscience de lui-même. Il est extrêmement pudique et souhaite que son intimité soit respectée. Il maintient ses comportements d'autostimulation. Dans le cadre du développement de son image de soi globale, il apprend les rôles et les caractéristiques de son sexe tels qu'ils sont définis par la société. Vers l'âge de 8 ou 9 ans, l'enfant commence à s'intéresser aux comportements sexuels spécifiques et pose souvent à ses parents des questions explicites sur la sexualité et la procréation.	Fournir aux parents et aux enfants l'occasion d'exprimer leurs préoccupations et de poser des questions sur la sexualité. Répondre à toutes les questions par des données factuelles et, le cas échéant, fournir des livres et autres documents sur les sujets abordés. Conseiller aux parents de discuter dans leurs grandes lignes des principaux thèmes de la sexualité avec leurs enfants dès qu'ils ont une dizaine d'années : rapports sexuels, menstruations, procréation. Remettre aux enfants des documents écrits, puis les analyser avec eux.
Adolescent De 12 à 18 ans	Les caractères sexuels primaires et secondaires se développent. La ménarche (apparition des premières règles) survient généralement pendant cette période. L'adolescent établit des relations avec d'éventuels partenaires. La masturbation est courante à cet âge. Un certain nombre d'adolescents sont actifs sexuellement.	Il est important que les adolescents soient informés sur les changements qui touchent leur corps. L'entourage amical (le groupe d'amis) joue un rôle très important à cette époque de la vie et contribue à la constitution des rôles sexuels sociaux. Les fréquentations et le flirt aident les adolescents à se préparer à leurs rôles d'adultes. Les parents exercent une influence importante sur les croyances, convictions et valeurs entourant le comportement. Les adolescents ont besoin d'information sur la contraception et sur la prévention des ITS.
Jeune adulte De 18 à 40 ans	La plupart des jeunes adultes sont actifs sexuellement. Ils établissent leur propre mode de vie et leurs valeurs. Les couples partagent en général les obligations financières et les tâches ménagères.	Les jeunes adultes ont souvent besoin d'information sur la prévention des grossesses non désirées (contraception ou abstinence). Ils ont besoin d'information sur la prévention des ITS. Ils doivent savoir qu'il est important de maintenir une bonne communication avec leur partenaire pour comprendre ses besoins sexuels et pour surmonter les problèmes et les périodes de stress.
Adulte d'âge mûr De 40 à 65 ans	Les sécrétions hormonales baissent chez l'homme et chez la femme. La ménopause touche les femmes généralement entre 40 et 55 ans. Le climatère masculin survient graduellement. Les adultes d'âge mûr accordent plus d'importance à la qualité de leurs relations sexuelles qu'à leur nombre. Ils définissent leurs propres normes morales et éthiques.	À cet âge, hommes et femmes ont souvent besoin d'aide pour s'adapter à l'évolution de leurs rôles. Ils peuvent aussi avoir besoin de conseils pour redéfinir l'utilisation qu'ils font de leur énergie. Inciter les couples à voir les aspects positifs de cette étape de la vie.
Personne âgée À partir de 65 ans	En général, l'intérêt envers l'activité sexuelle persiste. Les relations sexuelles sont parfois moins fréquentes. Les sécrétions vaginales de la femme diminuent et sa poitrine s'atrophie. L'homme sécrète moins de sperme et a besoin de plus de temps pour atteindre l'érection et pour éjaculer.	La plupart des personnes âgées restent actives sexuellement. Les couples ont dans certains cas besoin de conseils pour adapter leurs besoins affectifs et sexuels à leurs limitations physiques.

De la naissance à 12 ans

Fille ou garçon : dès la naissance, l'entourage assigne un sexe (social) à l'enfant. À 3 ans commence à se développer l'identité sexuelle. L'enfant d'âge préscolaire découvre son corps et celui des autres. Les comportements sexuels sociaux s'acquièrent à l'âge scolaire.

Adolescent

Les caractères sexuels primaires et secondaires se développent au début de l'adolescence, vers l'âge de 12 ou 13 ans. Il est important que les adolescents soient bien informés sur les changements qui surviennent dans leur corps. Chez les garçons, les testicules et le scrotum grandissent, la peau qui recouvre le scrotum devient plus foncée, les poils pubiens poussent, la sudation axillaire s'amorce. Il faut environ cinq à six ans pour que les parties génitales de l'adolescent atteignent leur taille adulte. Chez la fille, le bassin et les hanches s'élargissent, la poitrine se développe, les poils pubiens poussent (voir le chapitre 28), la sudation axillaire s'amorce, les sécrétions vaginales deviennent laiteuses et passent d'un pH alcalin à un pH acide.

Il est primordial que les filles soient informées sur les **menstruations** (**règles**), écoulements sanguins mensuels qui commencent à la puberté, ainsi que sur les mesures précises d'hygiène qui y sont associées. La plupart des adolescentes ont des règles irrégulières, surtout au début de leur puberté, et elles peuvent éprouver un fort sentiment de honte si elles tachent leurs sous-vêtements ou leurs vêtements. Les signes subtils annonçant l'éminence des règles doivent par conséquent leur être expliqués : gonflement et sensibilité accrue des seins, rétention d'eau (sensation d'être enflée, apparition de boutons ou éruptions cutanées, etc.). Les filles doivent également être renseignées sur les différentes protections féminines existant sur le marché (par exemple, serviettes ou tampons). Les parents et l'infirmière conseilleront à l'adolescente de bien se laver les mains avant de mettre un tampon, de changer fréquemment de tampon, d'alterner tampons et serviettes, et d'utiliser de préférence des serviettes pour la nuit. Ces précautions éviteront le risque d'infection. Pour prévenir les odeurs désagréables et les infections, la jeune fille doit nettoyer soigneusement ses parties génitales et s'essuyer de l'avant vers l'arrière.

La **dysménorrhée** (règles douloureuses) est très courante chez les adolescentes. Elle se caractérise par des désagréments qui peuvent durer entre quelques heures et trois jours : crampes, douleurs dans le bas-ventre qui irradient jusque dans le dos et le haut des cuisses, nausées, vomissements, diarrhée, maux de tête. La dysménorrhée est causée par de fortes contractions utérines qui provoquent de l'ischémie et, donc, des crampes douloureuses. Plusieurs solutions peuvent atténuer ces symptômes : repos (rester couchée), analgésiques ordinaires (aspirine ou autres), application de chaleur sur l'abdomen, exercices physiques ciblés, rétroaction biologique (voir le chapitre 14), anti-inflammatoires non stéroïdiens tels que l'ibuprofène (Motrin ou Advil).

Tous les adolescents aimeraient être davantage renseignés sur leurs comportements sexuels, mais la gêne les empêche souvent d'aborder le sujet avec leurs parents. Les infirmières, les établissements scolaires et les familles doivent leur procurer une information exacte et complète. Lors de la collecte des données, l'infirmière demandera à l'adolescent ce qu'il sait des relations sexuelles, de la contraception et de la procréation. L'information dont les adolescents disposent repose souvent sur des rumeurs et des mythes, très rarement sur des faits. L'infirmière procurera à l'adolescent une information factuelle sur le sexe, les activités sexuelles et leurs conséquences, le droit de chacun d'exprimer sa sexualité d'une manière qui lui convienne et les responsabilités qui lui incombent relativement à l'activité sexuelle.

Les infections transmissibles sexuellement (ITS) sont les infections bactériennes les plus fréquentes chez les adolescents. Les filles et les garçons de cette tranche d'âge ont besoin d'une information exhaustive et claire sur ces maladies, leur prévention et leurs traitements. Le tableau 29-2 dresse la liste des symptômes des principales ITS pour lesquelles les adolescents devraient toujours consulter un médecin. L'infirmière informera également les adolescents sur les différentes méthodes de contraception : abstinence, pilule, diaphragme, dispositif intra-utérin (stérilet), méthode du calendrier (abstinence périodique ; continence périodique ; méthode des rythmes), condom.

Jeune adulte et adulte d'âge mûr

Nombreux sont les hommes et les femmes qui commencent à établir des relations intimes à long terme au début de l'âge adulte. Ces relations peuvent prendre plusieurs formes : fréquentation sans cohabitation, cohabitation amoureuse ou encore mariage. Par ailleurs, certaines personnes ne tissent pas de rapports intimes durables avant la fin de l'âge adulte ; d'autres ne formeront jamais de couple de leur vie.

Les jeunes hommes et les jeunes femmes se demandent souvent ce qui constitue une réponse sexuelle normale, tant pour eux-mêmes que pour leurs partenaires. Dans les relations hétérosexuelles, ce problème survient parfois en raison des différences fondamentales qui distinguent les hommes des femmes, autant dans leurs attentes que dans leurs réactions. Les couples gais et lesbiens ont généralement moins de difficultés dans ce domaine. Il est important que les partenaires du couple se fassent mutuellement connaître leurs besoins dès le début de leur fréquentation afin que leur relation intime s'établisse sur de bonnes bases et se développe de manière satisfaisante pour tous les deux. Les jeunes adultes doivent par ailleurs se rappeler que les besoins et les attentes sexuelles changent au fil du temps ; chacun des deux partenaires doit par conséquent rester à l'écoute de l'autre et répondre à ses besoins.

Les sécrétions hormonales des deux sexes baissent à l'âge mûr, ce qui déclenche le climatère, étape de la vie appelée la **ménopause** chez la femme. Cette étape affecte généralement l'image de soi sexuelle, l'image corporelle et l'identité sexuelle de la personne.

Pendant toute la période qui précède la ménopause (périménopause), les femmes sont sujettes aux bouffées de chaleur, à l'instabilité vasomotrice, aux perturbations du sommeil, à la sécheresse vaginale, à l'atrophie des voies génitales, aux sautes d'humeur et aux changements touchant la peau, les cheveux et les ongles. L'incidence de l'ostéoporose et des affections cardiovasculaires augmente. La prise de poids représente souvent une source d'inquiétude pour les femmes pendant cette période. Jusqu'à tout récemment, l'hormonothérapie substitutive (HTS) était très souvent prescrite pour éliminer les symptômes de la ménopause. Des recherches récentes ayant indiqué qu'elle

TABLEAU 29-2

Signes cliniques des infections transmissibles sexuellement

Infection	Adolescent / Homme	Adolescente / Femme
Gonorrhée	Miction douloureuse; urétrite avec écoulement blanchâtre pouvant devenir purulent	Parfois asymptomatique; ou bien: écoulement vaginal, douleurs, miction anormalement fréquente
Syphilis	Chancre non douloureux qui est situé généralement sur le gland, et qui guérit en 4 à 6 semaines; symptômes secondaires: éruption cutanée; fièvre modérée; inflammation des ganglions lymphatiques. (Les symptômes secondaires persistent entre 6 semaines et 6 mois après la guérison du chancre.)	Chancre sur le col de l'utérus ou autre zone génitale (il guérit en 4 à 6 semaines); symptômes: les mêmes que chez l'homme
Condylomes acuminés (crêtes-de-coq; acanthome infectieux; végétations vénériennes)	L'infection est causée par le virus de la verrue humaine (virus du papillome). Elle se manifeste par des lésions isolées ou des lésions par grappes qui se développent sur le prépuce ou en dessous, autour du méat urinaire ou sur le gland. Ces lésions sont dures et jaune grisâtre dans les régions cutanées sèches; elles sont roses ou rouges, molles et en forme de chou-fleur dans les zones humides.	Certaines souches du virus de la verrue humaine peuvent favoriser le développement du cancer du col de l'utérus.. Les lésions touchent la partie inférieure du canal vaginal, le périnée, les lèvres vaginales, les parois intérieures du vagin et le col de l'utérus.
Infections à *Chlamydia*	Miction anormalement fréquente; écoulement urétral clair ou mucopurulent.	Les adolescentes / femmes sont souvent porteuses. Écoulement vaginal; dysurie; miction anormalement fréquente
Trichomonase	Démangeaisons légères; humidité à l'extrémité du pénis; écoulement urétral léger au petit matin. La plupart des adolescents / hommes sont asymptomatiques.	Démangeaisons et rougeurs de la vulve et de la peau à l'intérieur des cuisses; écoulements vaginaux aqueux et spumeux (mêlés d'écume) abondants
Candidose (infection à *Candida albicans*)	Démangeaisons; irritation; écoulements; plaques de matière blanchâtre sous le prépuce	Rougeurs et excoriation de la vulve; démangeaisons intenses de la vulve et du vagin; écoulements blanchâtres épais
Syndrome d'immunodéficience acquise (sida)	Les symptômes apparaissent entre plusieurs mois et plusieurs années après l'infection virale. La personne devient plus vulnérable aux autres affections, car son immunité naturelle perd de son efficacité. En l'absence d'autres causes, les symptômes suivants peuvent être révélateurs de la maladie: sudation nocturne excessive persistante; fatigue extrême; perte de poids importante; inflammation des ganglions lymphatiques du cou, des aisselles ou des aines; diarrhée persistante; éruptions cutanées; vision floue ou maux de tête chroniques; toux forte et sèche; tunique épaisse gris-blanc sur la langue ou dans la gorge.	
Herpès génital (*herpes simplex* des parties génitales)	L'herpès primaire se manifeste par des lésions douloureuses ou de grandes vésicules discrètes (espacées) qui durent plusieurs semaines avant d'éclater. L'herpès récidivant cause plus de démangeaisons que de douleur, et il dure entre quelques heures et 10 jours.	

accroît le risque d'affection cardiaque et de cancer du sein, les femmes renoncent de plus en plus à ces traitements et les remplacent par des produits naturels tels que le soja afin d'atténuer les désagréments de la périménopause. Comme l'œstrogène, la testostérone est sécrétée par les ovaires et les glandes surrénales, et elle décline graduellement au fil des ans. Or, des travaux de recherche ont démontré que cette hormone stimule le désir sexuel et la réponse sexuelle chez de nombreuses femmes (Berman et Berman, 2001).

Le climatère masculin n'est pas aussi perturbant que la ménopause car les changements se font de manière plus graduelle. La plupart des spécialistes estiment même que les hommes ne vivent pas de véritable âge critique et que la baisse de leur désir sexuel serait plutôt relié au déclin de leurs forces physiques et au vieillissement généralisé des tissus corporels. Même si le taux de testostérone diminue avec les ans, les hommes peuvent rester fertiles jusqu'à un âge très avancé.

Personnes âgées

Les personnes âgées donnent généralement de la sexualité une définition beaucoup moins restrictive que les personnes plus jeunes. Elles y intègrent le simple toucher, les étreintes, les accolades, les gestes romantiques (par exemple, offrir des roses ou en recevoir), la chaleur humaine, l'affection, l'élégance, la coquetterie, la joie, la spiritualité et la beauté. L'intérêt envers l'acte sexuel ne disparaît pas avec l'âge. Les hommes ont cependant

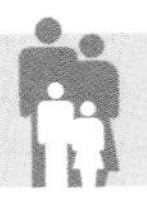

LES ÂGES DE LA VIE

Personnes âgées

> C'est bien quand les adultes se chuchotent sous les couvertures. Leur extase est plutôt soupir feuillu que braiement [*sic*] et le corps est le véhicule, pas le but. Ils cherchent, les adultes, quelque chose au-delà, bien au-delà et bien bien en dessous de la chair. [...] Ils sont intérieurement l'un vers l'autre [...].

Cette citation, extraite de *Jazz*, de Toni Morrison, Prix Nobel de littérature 1993, dépeint très exactement la sexualité des personnes âgées. La sexualité ne change pas quand on vieillit, mais la façon de l'exprimer évolue. Quand une personne âgée se sent bien avec elle-même, elle peut sans aucun problème continuer de tisser des relations significatives avec autrui. Nous étudierons dans ce chapitre les changements sexuels associés à l'âge ainsi que les autres facteurs susceptibles d'altérer le fonctionnement sexuel. Toute infirmière sensible à ces changements et aux défis qu'ils représentent pour la personne âgée, sera mieux outillée pour définir des interventions efficaces tout en aidant les personnes auxquelles elle donne des soins à préserver leur dignité et leur estime de soi.

Source: D'après *Jazz* (p. 228), T. Morrison, 1992, New York: Alfred A. Knopf, Inc. Reproduction autorisée par International Creative Management, Inc. © 1992 Toni Morrison. Traduction française de Pierre Allen, Paris: Christian Bourgois, 1993.

besoin de plus de temps pour atteindre l'érection et pour éjaculer; l'érection exige une stimulation génitale directe plus soutenue; le volume de l'éjaculat diminue; l'intensité des contractions orgasmiques peut être plus faible. La période réfractaire qui suit l'orgasme tend également à s'allonger avec les années.

Les femmes plus âgées ne perdent pas la possibilité d'atteindre des orgasmes multiples et peuvent même constater un accroissement de leur désir sexuel après la ménopause. Cependant, la ménopause et la diminution du taux d'œstrogène font baisser la lubrification et l'élasticité vaginales; par ailleurs, les différentes phases du cycle de la réponse sexuelle peuvent s'allonger. La sécheresse vaginale ainsi que certaines affections chroniques (par exemple, le diabète ou l'arthrite) rendent parfois les activités sexuelles douloureuses (dyspareunie), notamment la pénétration. Le manque d'intimité peut également poser problème aux personnes âgées qui vivent chez leurs enfants ou dans un établissement de soins ou de réadaptation.

Facteurs influant sur la sexualité

De nombreux facteurs exercent une influence importante sur la sexualité de l'individu: le stade de développement (voir ci-dessus), le milieu culturel, les valeurs religieuses, la morale personnelle, l'état de santé et les traitements médicamenteux.

Milieu culturel

La sexualité est largement régie par le milieu culturel. Ainsi, la culture détermine en grande partie la nature sexuelle des vêtements, les règles entourant le mariage, les normes du comportement et des responsabilités sociales ainsi que les pratiques sexuelles. Les attitudes sociétales varient considérablement d'un groupe culturel à l'autre. Certains laissent les enfants se livrer à des jeux sexuels seuls ou avec d'autres enfants du même sexe ou de l'autre sexe; d'autres répriment ces expérimentations. L'homosexualité et le coït prémarital et extraconjugal sont tolérés dans certaines cultures, mais complètement prohibés dans d'autres. La polygamie (coexistence de plusieurs épouses) ou la polyandrie (coexistence de plusieurs époux) constitue la norme dans certaines sociétés, alors que d'autres imposent la monogamie ou la monoandrie. Les rôles des femmes et des hommes varient aussi considérablement d'une culture à l'autre. Par exemple, dans la tradition iranienne, les femmes ne sont pas autorisées à travailler à l'extérieur de la maison.

Plusieurs pratiques sexuelles caractérisent les sociétés, notamment les rites pubertaires, la parure corporelle, l'excision du clitoris et autres mutilations génitales féminines (MGF). En Afrique et chez les Aborigènes d'Australie, la circoncision (ablation du prépuce) compte au nombre des rites pubertaires des adolescents de sexe masculin. Dans certains pays, telle la République démocratique du Congo, la scarification (formation de cicatrices très visibles) est utilisée comme technique de parure du corps féminin. Par exemple, à 4 ou 5 ans, des cicatrices en forme de bourrelets (chéloïdes) peuvent être dessinées sur le corps des petites filles du haut de la poitrine jusqu'à l'aine. L'excision du clitoris et d'autres mutilations génitales chez les fillettes sont toujours pratiquées en Afrique: elles consistent à couper le clitoris, les petites lèvres ou les grandes lèvres; l'infibulation consiste à coudre ensemble les grandes lèvres pour fermer le vagin. La justification de ces mutilations sexuelles varie d'une société à l'autre. L'infibulation sert parfois à garantir la virginité de la jeune mariée. L'excision clitoridienne réduit considérablement le désir sexuel des femmes et diminue ainsi le risque d'adultère féminin. En 1980, l'Organisation mondiale de la santé et le Fonds des Nations unies pour l'enfance (UNICEF) ont recommandé à l'unanimité l'abolition de toutes les formes de mutilation génitale féminine. En 1996, le Congrès des États-Unis a adopté une loi aux termes de laquelle la pratique d'une mutilation sexuelle sur une fille de moins de 18 ans est désormais considérée comme un crime fédéral (Brady, 1998).

L'infirmière doit être consciente des facteurs culturels et elle doit en tenir compte dans ses interventions lorsqu'elle fournit des renseignements sur la sexualité; en effet, les personnes auxquelles elle prodigue des soins (ainsi que les autres professionnels de la santé) peuvent avoir un point de vue très différent du sien. Pour en savoir plus sur l'impact de la culture sur les soins de santé, voir le chapitre 13.

Valeurs religieuses

La religion exerce une influence importante sur l'expression de la sexualité. Elle fournit des lignes de conduite qui encadrent le comportement sexuel et définissent les circonstances dans lesquelles il peut être considéré comme acceptable. Elle circonscrit aussi les comportements sexuels interdits et énonce les sanctions en cas d'infraction. Selon le cas, ces règles peuvent être précises et strictes ou, au contraire générales et flexibles. Ainsi, certaines religions considèrent toutes les activités sexuelles autres que le rapport homme/femme comme contraires à la nature et estiment que la virginité doit absolument être préservée jusqu'au mariage.

De nombreuses valeurs religieuses vont à l'encontre des manières de vivre plus souples qui se sont développées dans la société occidentale depuis quelques dizaines d'années – depuis ce que l'on a appelé la « révolution sexuelle ». Par exemple, les relations sexuelles avant le mariage, la maternité hors mariage, l'homosexualité et l'avortement ne suscitent plus autant de réprobations qu'autrefois. Ces conflits entre valeurs religieuses et valeurs sociales suscitent chez certaines personnes une angoisse très profonde, voire des dysfonctions sexuelles. Pour en savoir plus sur les valeurs religieuses, voir le chapitre 30.

Morale personnelle

Même si la morale fait partie intégrante de la religion, de nombreuses personnes soustraient leur réflexion morale aux prescriptions religieuses dans le cas précis de la sexualité. Des personnes et des groupes se sont ainsi dotés d'un code de conduite écrit ou non écrit reposant sur des principes éthiques ou moraux. Tel comportement considéré comme bizarre, pervers ou mauvais par certains peut sembler tout à fait naturel et souhaitable à d'autres. Ainsi, la masturbation, les relations sexuelles bucco-génitales et anales et le travestisme ne sont pas unanimement acceptés ni rejetés dans la société. D'une manière générale, notre société tolère de nombreuses formes d'expression sexuelle, à condition qu'elles soient pratiquées entre adultes consentants et en privé, et qu'elles ne présentent aucun danger. Afin d'éviter que leur vie sexuelle soit entièrement régie par les décisions de l'un des partenaires au détriment de l'autre, certains couples ont besoin d'explorer différentes expressions de la sexualité et de garder une communication constante à ce sujet.

État de santé

Pour atteindre et maintenir le bien-être sexuel, il faut être en bonne santé sur le plan psychologique, corporel et affectif. De nombreux problèmes de santé peuvent en effet entraver l'expression de la sexualité. Nous décrivons ci-dessous ceux qu'on rencontre le plus souvent.

AFFECTIONS CARDIAQUES

Une affection cardiaque exerce souvent un impact important sur la vie sexuelle. Les personnes qui ont subi un infarctus du myocarde ou qui sont à risque craignent souvent que l'activité sexuelle n'aggrave leur état de santé, et préfèrent par conséquent y renoncer partiellement ou totalement. Les professionnels de la santé doivent fournir une information claire et ciblée aux personnes qui viennent de subir une intervention chirurgicale cardiaque (ou qui sont hospitalisées en raison de perturbations de leur fonctionnement cardiaque) afin d'atténuer leurs craintes entourant leur vie sexuelle future. En évaluant leurs réactions à l'exercice physique, ils pourront leur indiquer à quel moment reprendre leur activité sexuelle ; ils leur recommanderont d'éviter les rapports sexuels après avoir pris un repas copieux et après avoir consommé de l'alcool ; ils leur conseilleront les positions les plus appropriées à leur état de santé ; enfin, ils leur indiqueront les signes de détresse à observer. Ils aideront ainsi les personnes souffrant d'une affection cardiaque ainsi que leurs partenaires à prendre des décisions éclairées relativement à leur sexualité (Bedell, Duperval et Goldberg, 2002).

CANCER DE LA PROSTATE

Des millions d'hommes nord-américains ont reçu un diagnostic de cancer de la prostate. Homosexuels ou hétérosexuels, ces hommes se sentent souvent doublement éprouvés quand cette affection ou son traitement entrave leur vie sexuelle. S'ils perdent leur capacité d'érection, ils éprouvent généralement un sentiment d'impuissance et d'incompétence, et leurs relations intimes peuvent en souffrir considérablement. L'intervention chirurgicale entraînant une modification anatomique de l'urètre postérieur, il arrive que le sperme, lors de l'éjaculation, suive la voie qui offre le moins de résistance et s'achemine ainsi dans la vessie. Cette éjaculation rétrograde nuit à la fertilité, mais ne diminue pas les sensations orgasmiques. Les individus et les couples qui doivent affronter le cancer de la prostate réagissent en tout premier lieu à la menace mortelle que cette affection représente et s'efforcent de tout faire pour l'écarter. Ce n'est que plus tard qu'ils peuvent aborder le problème complexe que représente la sexualité (Rudberg, Carlsson, Nilsson et Wikblad, 2002).

HYSTÉRECTOMIE

L'hystérectomie (ablation de l'utérus) est l'intervention chirurgicale pelvienne la plus courante chez les femmes après la césarienne. Un certain nombre de femmes, sujettes aux douleurs et aux hémorragies avant l'opération, déclarent se sentir beaucoup mieux après l'intervention et noter une augmentation de leur réactivité sexuelle. Par contre, si l'intervention provoque des lésions des nerfs, l'hystérectomie peut diminuer l'excitation sexuelle et l'orgasme (Berman et Berman, 2001).

DIABÈTE DE TYPE I

Les hommes qui souffrent depuis longtemps de diabète de type I développent souvent des dysfonctions érectiles dues aux altérations neurologiques causées par la maladie. Les femmes diabétiques développent dans certains cas une dysfonction orgasmique (difficulté [ou incapacité] à atteindre l'orgasme), des perturbations de l'excitation, une détérioration de la lubrification vaginale et des douleurs au moment de la pénétration. Cette dernière affection est attribuable à l'infection du vagin au *Candida*, très courante chez les femmes diabétiques.

LÉSION DE LA MOELLE ÉPINIÈRE

Les effets de la lésion de la moelle épinière sur le fonctionnement sexuel sont déterminés par l'emplacement de la lésion ; ainsi, la personne qui souffre de cette affection peut, selon le cas, conserver sa capacité d'érection et d'éjaculation ainsi que sa fertilité, éprouver des difficultés d'excitation génitale psychogènes ou réflexogènes, ou encore perdre toute réactivité génitale physiologique.

INTERVENTIONS CHIRURGICALES

Toute intervention chirurgicale est susceptible d'altérer l'image corporelle de la personne, en particulier si cette intervention suppose l'ablation ou l'altération d'une ou plusieurs parties du corps : amputation d'une jambe, opération majeure au cou, excision d'une partie importante du maxillaire inférieur, stomie. L'impact sur la personne est plus grave quand l'intervention altère ou supprime des parties du corps directement reliées au fonctionnement sexuel : mastectomie, hystérectomie, excision chez les femmes ; orchidectomie (ablation d'un testicule ou des deux) et pénectomie chez l'homme. Après avoir subi l'une de ces opérations, la plupart des personnes se sentent souvent laides, repoussantes et moins viriles (ou moins féminines).

De nombreuses personnes s'inquiètent par ailleurs de leurs propres réactions aux interventions chirurgicales subies par leur partenaire. Il est important d'en discuter avec les deux membres du couple pour corriger leurs points de vue erronés et leur fournir tous les faits nécessaires sur les modifications à prévoir quant aux comportements sexuels.

AFFECTIONS ARTICULAIRES

Les affections articulaires peuvent avoir une incidence indirecte sur le fonctionnement sexuel, car elles provoquent douleurs, raideurs, perte de mobilité articulaire et fatigue. Ces symptômes réduisent la motivation sexuelle et, par conséquent, l'éventail des méthodes et positions possibles.

DOULEURS CHRONIQUES

Les douleurs qui accompagnent bon nombre d'affections chroniques tendent à réduire la motivation sexuelle. Les personnes qui en souffrent doivent, dans certains cas, adopter une autre position lors des relations sexuelles génitales. Il est souhaitable, par ailleurs, qu'elles trouvent des méthodes nouvelles pour stimuler sexuellement leur partenaire et être stimulées, ainsi que pour donner et recevoir de l'affection.

INFECTIONS TRANSMISSIBLES SEXUELLEMENT

Les infections transmissibles sexuellement sont très nombreuses. Le tableau 29-2 en décrit quelques-unes. Quand l'un des partenaires est porteur d'une ITS, le couple préfère dans certains cas s'abstenir de tout rapport sexuel pour éviter la contamination. Parfois, le porteur ne sait pas qu'il est infecté et il transmet ainsi l'infection.

TROUBLES MENTAUX

La pensée jouant un rôle important dans la sexualité, toute perturbation du fonctionnement cérébral est susceptible de nuire à la vie sexuelle. Ainsi, les dépressifs manifestent généralement moins d'intérêt envers la sexualité. La phase maniaque du trouble affectif bipolaire se caractérise en général par une exacerbation (souvent impulsive) des comportements sexuels. De plus, comme la personne atteinte par ce trouble a tendance à devenir querelleuse, voire agressive, quand elle se trouve dans cette phase, ses relations intimes peuvent en souffrir. La plupart des schizophrènes pensent beaucoup à la sexualité et peuvent, dans certains cas, adopter des comportements inacceptables du point de vue social. Ils sont en outre sujets aux illusions se rapportant à l'identité ou à l'orientation sexuelle ainsi qu'à l'érotomanie : ils s'imaginent que des personnes célèbres sont amoureuses d'eux. Les paranoïaques ont tendance à accuser leurs partenaires sexuels d'être à l'origine de tous leurs problèmes et peuvent être en proie à une jalousie pathologique.

Traitements médicamenteux

Les effets secondaires d'un certain nombre de médicaments délivrés sur ordonnance affectent le fonctionnement sexuel. Le tableau 29-3 décrit les effets de certains médicaments sur la sexualité. Par exemple, les antidépresseurs ralentissent parfois l'éjaculation. L'homme peut alors craindre de devenir impuissant. Par contre, si la personne est plutôt sujette à l'éjaculation précoce, l'antidépresseur « règle » en quelque sorte ce problème. Certaines drogues telles que la marijuana, les amphétamines et la cocaïne stimulent le fonctionnement sexuel. D'autres, au contraire, l'entravent : opioïdes, stéroïdes anabolisants, etc.

Réponse sexuelle et jeux sexuels

La réponse sexuelle et les jeux sexuels font intervenir les dimensions affectives, psychologiques, physiques et spirituelles de la personne – tous paramètres qui déterminent en grande partie la satisfaction sexuelle. Il incombe à l'infirmière d'aider les personnes à exprimer leur sexualité d'une manière saine. Pour ce faire, elle doit parfaitement connaître le cycle de la réponse sexuelle.

Cycle de la réponse sexuelle

Les phases habituelles de la réponse sexuelle humaine se produisent dans le même ordre chez l'homme et chez la femme, quelle que soit leur orientation sexuelle. Par ailleurs, que l'activité sexuelle soit motivée par un amour véritable ou par un désir charnel totalement exempt d'attachement, la réponse sexuelle se développe selon le même schéma. Le tableau 29-4 résume les changements physiologiques survenant à chacune des étapes de ce cycle.

TABLEAU 29-3

Effets des médicaments sur la fonction sexuelle

Médicament	Effets possibles*
Alcool	Consommation modérée : stimule le fonctionnement sexuel Consommation chronique : diminue le désir sexuel, favorise la dysfonction orgasmique et l'impuissance
Alphabloquants	Incapacité à éjaculer
Amphétamines	Réduction de la motivation sexuelle ; orgasme retardé
Nitrate d'amyle	Intensification de l'orgasme ; vasodilatation, évanouissements
Stéroïdes anabolisants	Baisse de la motivation sexuelle ; chez l'homme, atrophie des testicules et infertilité
Anxiolytiques	Baisse du désir sexuel ; chez la femme, dysfonction orgasmique ; chez l'homme, éjaculation retardée
Anticonvulsivants	Baisse du désir sexuel ; atténuation de la réponse sexuelle

Médicament	Effets possibles*
Antidépresseurs	Baisse du désir sexuel; chez la femme, orgasme retardé ou dysfonctions orgasmiques; chez l'homme, éjaculation retardée ou absence d'éjaculation, érection douloureuse
Antihistaminiques	Diminution de la lubrification vaginale; baisse du désir
Antihypertenseurs	Baisse du désir sexuel; incapacité érectile; dysfonction éjaculatoire
Antipsychotiques	Baisse du désir sexuel; chez la femme, dysfonction orgasmique; chez l'homme, éjaculation retardée ou absente
Barbituriques	À faibles doses: augmentation du plaisir sexuel À fortes doses: baisse du désir sexuel, dysfonction orgasmique, impuissance
Bêtabloquants	Baisse du désir sexuel
Cardiotoniques	Baisse du désir sexuel
Cocaïne	Intensification des sensations sexuelles
Diurétiques	Consommation chronique: baisse du désir et dysfonction sexuelle
Marijuana	Diminution de la lubrification vaginale; baisse du désir sexuel; dysfonction érectile
Opioïdes	Effets identiques à ceux de la cocaïne, sauf: utilisation prolongée – baisse du taux de testostérone et baisse de la production spermatique
	Inhibition du désir et de la réponse sexuels; dysfonctions érectile et éjaculatoire

* L'infirmière et la personne doivent déterminer la nature exacte des médicaments utilisés, qu'ils soient en vente libre ou sur ordonnance car les effets peuvent varier considérablement d'un produit à l'autre au sein d'une même catégorie.

TABLEAU 29-4

Changements physiologiques du cycle de la réponse sexuelle

Phase du cycle de la réponse sexuelle	Signes présents chez les deux sexes	Signes présents seulement chez l'homme	Signes présents seulement chez la femme
Excitation/Plateau	Intensification de la tension musculaire à mesure que l'excitation augmente Rougeur (généralement sur la poitrine) Érection des mamelons	Érection du pénis; augmentation de la taille du gland à mesure que l'excitation augmente Apparition de quelques gouttes de liquide lubrifiant pouvant contenir du sperme	Érection du clitoris Lubrification vaginale Dans certains cas, la taille des lèvres est doublée ou triplée Gonflement des seins Élargissement et allongement des deux tiers intérieurs du vagin; gonflement et resserrement du tiers extérieur du vagin Élévation de l'utérus
Orgasme	Augmentation du rythme respiratoire, parfois jusqu'à 40 respirations par minute Spasmes involontaires des groupes musculaires de tout le corps Diminution des perceptions sensorielles Contractions involontaires du sphincter anal Apogée de la fréquence cardiaque (110-180 bpm), de la fréquence respiratoire (40/min ou plus) et de la pression artérielle (systolique: 30-80 mm Hg; et diastolique: 20-50 mm Hg au-dessus de la normale)	Contractions rythmiques expulsives du pénis à 0,8 seconde d'intervalle Émission du liquide séminal dans l'urètre prostatique par contraction du canal déférent et des organes connexes (phase 1 de l'émission éjaculatoire) Fermeture du sphincter intérieur de la vessie juste avant l'éjaculation (pour éviter l'éjaculation rétrograde, c'est-à-dire l'acheminement du sperme dans la vessie) Orgasme possible sans éjaculation Émission du sperme par l'urètre pénien et le méat urétral Puissance de l'éjaculation: variable d'un homme à l'autre et selon les circonstances; elle diminue cependant après les 2 ou 3 premières contractions (stade 2 de l'émission)	Plate-forme orgasmique: environ 5 à 12 contractions à 0,8 seconde d'intervalle Contraction des muscles du plancher pelvien (périnée) et des muscles utérins Déroulement de l'orgasme: variable – par exemple, contractions et pics mineurs; orgasmes multiples; ou orgasme simple et intense, similaire à celui de l'homme

TABLEAU 29-4

Changements physiologiques du cycle de la réponse sexuelle (suite)

Phase du cycle de la réponse sexuelle	Signes présents chez les deux sexes	Signes présents seulement chez l'homme	Signes présents seulement chez la femme
Résolution	Disparition de la vasodilatation en 10 à 30 minutes; disparition de tous les signes de myotonie dans les 5 minutes suivant l'orgasme Parties génitales et poitrine : retour à l'état antérieur à l'excitation (taille et forme) Disparition de la rougeur de l'excitation sexuelle dans l'ordre inverse de son apparition Retour à la normale de la fréquence cardiaque, de la fréquence respiratoire et de la pression artérielle Autres réactions : somnolence, détente, bouffées d'émotions fortes (par exemple, pleurs ou rires)	Période réfractaire au cours de laquelle le corps ne répond plus aux stimulations sexuelles; durée : de quelques instants à plusieurs heures ou plusieurs jours, selon l'âge et d'autres facteurs	

Le cycle de la réponse sexuelle s'amorce dans le cerveau, c'est la phase du **désir** qui se caractérise par une attirance sexuelle consciente. Les stimuli de l'excitation sexuelle, qu'on appelle généralement les stimuli érotiques, peuvent être réels ou symboliques. La vue, l'ouïe, l'odorat, le toucher et l'imagination (les fantasmes) peuvent susciter l'excitation. Le désir sexuel varie considérablement d'une personne à l'autre, mais aussi d'un moment à l'autre chez une même personne. Quand les désirs sexuels conscients sont supprimés ou occultés, la réponse physiologique en est généralement entravée, voire empêchée. Les facteurs psychologiques constituent la cause première du manque de désir sexuel. Cependant, les médicaments, les drogues et les déséquilibres hormonaux peuvent aussi le bloquer.

La phase de l'**excitation/plateau** se caractérise par deux changements physiologiques principaux (figure 29-1 ■). La vasodilatation est une augmentation de l'afflux sanguin dans différentes parties du corps. Elle se manifeste par l'érection du pénis ou du clitoris et par un gonflement des lèvres vaginales, des testicules et des seins. La vasodilatation stimule les récepteurs sensoriels situés dans ces parties du corps. Ces récepteurs informent alors le cerveau conscient (cortex) de leur état d'excitation. Le cortex interprète généralement cette excitation comme étant le signe d'une sensation agréable. Si la stimulation se poursuit, la vasocongestion augmente jusqu'à cesser brusquement, lors de l'orgasme, ou jusqu'à s'atténuer progressivement. De la même façon, la *myotonie*, une augmentation de la tension musculaire, peut augmenter jusqu'à l'orgasme ou atteindre un sommet anorgasmique pour s'estomper ensuite.

La phase de l'**orgasme** est l'apogée involontaire de la tension sexuelle. Elle s'accompagne d'une forte décharge physiologique et psychologique. On la considère généralement comme le maximum mesurable de l'activité sexuelle. Bien que tout le corps y participe, l'orgasme se ressent principalement dans la région pelvienne. Il dure en moyenne 10 à 30 secondes chez l'homme, et 10 à 50 secondes chez la femme. L'homme a généralement une *éjaculation* (émission de sperme) au moment de l'orgasme. Avant la puberté et chez la personne âgée, les garçons et les hommes atteignent l'orgasme sans éjaculer.

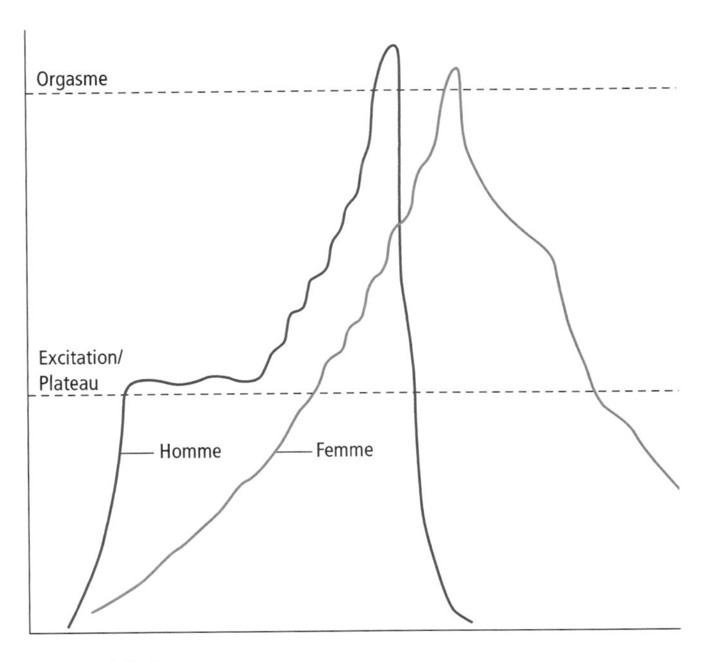

FIGURE 29-1 ■ Cycle de la réponse sexuelle.

La phase de la **résolution** est celle du retour au calme : l'excitation disparaît. Elle dure généralement 10 à 15 minutes après l'orgasme, ou plus longtemps en l'absence d'apogée orgasmique. Cette phase est très variable chez la femme : certaines atteignent plusieurs fois l'orgasme, puis amorcent une phase plus longue de résolution.

Jeux sexuels

La notion de « jeux sexuels » évoque immédiatement dans les esprits l'acte sexuel proprement dit : on imagine deux personnes emportées par une passion torride. En fait, la majeure partie de notre activité sexuelle ne correspond pas à cette description.

Tout au long de la vie, les fantasmes sexuels ainsi que le sexe en solitaire constituent les exutoires sexuels les plus courants pour les hommes comme pour les femmes, pour les célibataires comme pour les personnes en couple, et pour les hétérosexuels comme pour les homosexuels et les bisexuels. La *masturbation* est l'aventure, la liaison permanente que chacun d'entre nous entretient avec lui-même, à chaque âge de sa vie. C'est par elle que nous découvrons nos sensations érotiques et que nous nous familiarisons avec notre réponse sexuelle. La masturbation mutuelle apporte souvent aux partenaires intimité et plaisir sexuel et elle leur permet ainsi d'avoir des relations génitales quand ils se sentent prêts. La masturbation à deux constitue par ailleurs une solution de rechange sûre aux rapports sexuels génitaux non protégés (Dodson, 2002).

Le contact sexuel buccogénital d'homme à femme ou de femme à femme s'appelle le *cunnilingus*. Il consiste à embrasser, lécher ou sucer les parties génitales féminines : mont de Vénus, vulve, clitoris, petites et grandes lèvres, vagin. La *fellation* est une forme de stimulation buccale qui consiste à lécher et sucer le pénis. Le *69* est la stimulation buccogénitale simultanée et mutuelle des deux partenaires. Les mythes et les préjugés constituent des facteurs majeurs de réticence pour les personnes qui n'ont jamais essayé les relations sexuelles buccogénitales.

L'anus étant une région très innervée, la *stimulation anale* peut représenter une source importante de plaisir sexuel. Elle s'effectue avec les doigts, la bouche ou les jouets sexuels (vibromasseur ou autres). L'anus est entouré de muscles puissants et le rectum n'est pas lubrifié naturellement. Avant d'insérer un doigt ou le pénis dans le rectum, il faut donc s'assurer d'utiliser un lubrifiant hydrosoluble et le partenaire récepteur doit être détendu.

Chez les personnes plus âgées, certains facteurs physiques tels que le niveau d'énergie, la douleur et l'immobilité forcée peuvent avoir un impact important sur les jeux sexuels. La maladie, la faiblesse physique, la dépression et les affections chroniques qui provoquent des douleurs ou entraînent des incapacités font généralement baisser la libido. Enfin, plusieurs médicaments vendus sur ordonnance peuvent également atténuer le désir sexuel (voir le tableau 29-3).

Les *rapports génitaux* constituent une forme d'activité sexuelle très courante chez les couples hétérosexuels. La pénétration vaginale apporte généralement beaucoup de satisfaction physique et affective aux partenaires. Il existe de nombreuses positions pour ce type de rapport. La plus courante consiste à être allongés l'un sur l'autre (l'homme sur la femme ou la femme sur l'homme). Les partenaires peuvent également être allongés sur le côté, debout, assis ou en levrette (la femme étant à quatre pattes et l'homme debout ou agenouillé derrière elle). Les stimulations péniennes ou manuelles du clitoris sont plus faciles quand les partenaires sont allongés sur le côté, ou placés en levrette, ou quand l'homme est allongé sur le dos et la femme sur lui. Le choix des activités sexuelles et des positions dépend du degré de confort physique que recherchent les partenaires et de leurs convictions, valeurs et points de vue sur ces différentes pratiques.

Pendant la pénétration, l'homme fait glisser son pénis d'avant en arrière dans le vagin par poussées rythmées de ses hanches. La femme peut également bouger au gré du va-et-vient de son partenaire. Ces mouvements durent jusqu'à ce que l'un des deux partenaires, ou les deux, atteignent l'orgasme. Il est rare et difficile qu'ils jouissent en même temps (orgasme simultané). Après le coït, les étreintes, caresses et baisers augmentent le sentiment d'intimité des partenaires.

L'autre type de rapport sexuel génital est la *relation anale* au cours de laquelle l'un des partenaires introduit son pénis dans l'anus et le rectum de l'autre. La pénétration anale est pratiquée surtout par les hommes homosexuels, mais également par un certain nombre de couples hétérosexuels. Les positions possibles sont les mêmes que pour la relation pénienne-vaginale, avec les adaptations rendues nécessaires par le fait que la pénétration se fait par l'anus et non par le vagin.

À l'heure actuelle, le port du condom s'avère indispensable pour éviter la propagation des affections survenant à l'occasion des relations génitales, qu'elles soient vaginales ou anales. Les régions anale et rectale étant dépourvues de mécanismes d'autolubrification, les partenaires doivent enduire le condom d'un lubrifiant. Par ailleurs, comme l'intestin abrite de façon naturelle une flore bactérienne susceptible de causer des infections dans les autres parties du corps, il convient de retirer le condom après la pénétration anale et d'en mettre un nouveau avant de réintroduire le pénis dans un autre orifice corporel.

Altérations de la fonction sexuelle

La plupart des gens considèrent qu'il est très important d'avoir une vie sexuelle satisfaisante. Cependant, nombreux sont ceux qui éprouvent à un moment ou à un autre de leur vie des difficultés temporaires pour répondre à la stimulation sexuelle ou pour maintenir cette réponse. D'autres, beaucoup moins nombreux, ont de tels problèmes à long terme.

Dysfonctions sexuelles masculines

On distingue trois dysfonctions sexuelles masculines : la dysfonction érectile, l'éjaculation précoce et l'éjaculation retardée. La **dysfonction érectile**, qu'on appelle communément **impuissance**, est l'incapacité à atteindre ou à maintenir une érection suffisante pour être satisfait sexuellement et pour satisfaire son ou sa partenaire. Elle peut être causée par des facteurs physiologiques ou psychologiques. Les facteurs physiologiques sont notamment les suivants : (a) trouble neurologique attribuable à des lésions de la moelle épinière, lésions des nerfs génitaux ou du nerf périnéal, intervention chirurgicale majeure (par exemple, résection intestinale abdominale-périnéale ou prostatectomie périnéale radicale), diabète de type I, sclérose en plaques, maladie de Parkinson ; (b) consommation prolongée de drogue ou de médicaments, par exemple : alcool, sédatifs, héroïne, antidépresseurs, antipsychotiques, phénothiazines et antihypertenseurs.

Les facteurs psychologiques se manifestent généralement d'une manière soudaine plutôt que graduelle. Ce sont par exemple: (a) les doutes de l'homme quant à sa masculinité ou à sa capacité à accomplir l'acte sexuel; (b) la fatigue, la colère ou le stress; (c) une expérience sexuelle traumatisante (par exemple, un rejet); (d) l'ennui ressenti face au ou à la partenaire (Rosen, 2000).

L'**éjaculation précoce** se caractérise par le fait que l'homme ne peut pas retarder son éjaculation suffisamment pour satisfaire son ou sa partenaire. En général, l'éjaculation survient alors même que le pénis a été très peu stimulé. Elle se produit souvent soit au tout début de la pénétration (du vagin, de la bouche ou de l'anus), soit immédiatement après. Elle s'explique dans certains cas par le fait que l'homme a été longtemps contraint d'atteindre rapidement l'orgasme ou qu'il a été soumis de manière prolongée à des exigences trop élevées quant à sa « performance » sexuelle.

L'**éjaculation retardée** est une difficulté ou une incapacité à éjaculer dans les temps habituellement observés. Très souvent, l'homme a du mal à atteindre l'orgasme avec tous ses partenaires, pas seulement l'un ou l'une d'entre eux. Comme la dysfonction érectile, l'éjaculation retardée peut être causée par des facteurs physiques ou psychologiques.

Dysfonctions sexuelles féminines

On distingue quatre dysfonctions sexuelles chez la femme: la baisse du désir sexuel, le trouble de l'excitation sexuelle, le trouble de l'orgasme et les troubles sexuels avec douleur. La **baisse du désir sexuel (inappétence sexuelle, anaphrodisie, trouble du désir sexuel)** se caractérise par l'absence persistante ou récurrente de pensées sexuelles ou par un manque complet d'intérêt pour l'activité sexuelle. Différentes circonstances peuvent altérer le désir. Par exemple, la grossesse peut l'atténuer si la femme éprouve une sensation de malaise physique, si elle craint de blesser le fœtus ou si elle se sent moins attirante. Les changements hormonaux post-partum ainsi que la fatigue et l'angoisse qui accompagnent toute femme qui vient d'avoir un enfant peuvent aussi diminuer le désir sexuel. Les mères qui allaitent sécrètent beaucoup de prolactine, une hormone qui atténue considérablement la motivation sexuelle. D'autres facteurs peuvent également intervenir: médicaments, dépression, ménopause (Berman et Berman, 2001).

Le **trouble de l'excitation sexuelle** se définit par l'incapacité d'atteindre ou de maintenir un niveau adéquat de lubrification vaginale, ou par l'atténuation marquée des sensations clitoridiennes et labiales (génitales). Plusieurs facteurs peuvent être en cause: diminution de l'afflux sanguin vaginal ou clitoridien, lésions des nerfs génitaux, dépression clinique, etc.

Le **trouble de l'orgasme (trouble orgasmique, trouble orgastique, anorgasmie)** se définit par une difficulté ou une incapacité à atteindre l'orgasme malgré la stimulation et l'excitation. Si ce trouble a toujours été présent, on le qualifie de *trouble orgasmique primaire*. S'il est attribuable à une intervention chirurgicale, un trauma ou une insuffisance hormonale, il s'agit d'un *trouble orgasmique secondaire* (Berman et Berman, 2001).

Les **troubles sexuels avec douleur** sont les suivants: dyspareunie, vaginisme et douleurs génitales. La *dyspareunie* se caractérise par des rapports sexuels rendus douloureux par une lubrification inadéquate, des cicatrices , une affection vaginale ou un déséquilibre hormonal. Le *vaginisme* se définit par des spasmes musculaires involontaires du tiers inférieur du vagin qui rendent l'introduction du pénis très douloureuse, voire impossible. Il s'agit le plus souvent d'une réponse conditionnée. Les *douleurs génitales* sont des douleurs provoquées par toutes les stimulations sexuelles autres que la pénétration; leurs causes sont diverses: infections vaginales, mutilations génitales, vestibulite (inflammation du pourtour de l'orifice vaginal) (Berman et Berman, 2001).

Effets des médicaments sur la fonction sexuelle

Bon nombre de drogues et de médicaments vendus sur ordonnance peuvent modifier le désir et la réponse sexuels, par exemple les dépresseurs du système nerveux central (opioïdes); les tranquillisants (anxiolytiques) tels que les barbituriques et les benzodiazépines; les anticholinergiques (cholinolytiques) tels que l'atropine; les médicaments cardiovasculaires (antiarythmiques, antihypertenseurs, diurétiques, bêtabloquants, etc.); les antidépresseurs et les antipsychotiques; et enfin les drogues (alcool, marijuana, etc.). Il est important d'informer les personnes sur l'effet que pourraient avoir les drogues ou les médicaments qu'elles consomment sur leur fonction sexuelle. Le tableau 29-3 décrit les effets les plus courants de différents produits.

DÉMARCHE SYSTÉMATIQUE dans la pratique infirmière

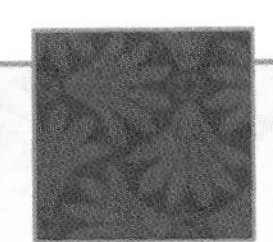

Collecte des données

Une collecte des données doit systématiquement comporter un bilan de la santé sexuelle de la personne. La nature et la quantité des données recueillies dépendent du contexte – des raisons pour lesquelles la personne sollicite l'intervention d'un professionnel de la santé, mais aussi des interactions entre sa sexualité et ses autres problèmes de santé. La compétence professionnelle de l'infirmière détermine également la précision de l'évaluation de la santé sexuelle.

D'une manière générale, l'infirmière doit établir les antécédents sexuels pour toutes les catégories de personnes suivantes:

- Les personnes qui consultent pour une grossesse, un problème de stérilité, la contraception ou une ITS.
- Les personnes qui souffrent d'une affection ou suivent un traitement susceptible d'altérer leur fonctionnement sexuel (diabète, problèmes gynécologiques, affection cardiaque, etc.).
- Les personnes qui présentent actuellement un trouble ou un problème d'ordre sexuel.

Anamnèse

L'établissement des antécédents sexuels dans le cadre d'une collecte des données s'avère essentiel pour certaines personnes, secondaire pour d'autres. Quoi qu'il en soit, il reste indispensable d'aborder

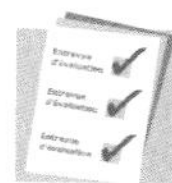

ENTREVUE D'ÉVALUATION

Antécédents sexuels

- Êtes-vous actif sexuellement en ce moment ? Avec des hommes, des femmes ou les deux ?
- Avec un ou plusieurs partenaires ?
- Quelles sont les dimensions positives et négatives de votre activité sexuelle ?
- Avez-vous des problèmes de désir sexuel ? d'excitation ? d'orgasme ? de satisfaction sexuelle ?
- Les relations sexuelles sont-elles douloureuses pour vous ?
- [En cas de problèmes] Quelle incidence ces problèmes ont-ils sur la manière dont vous vous percevez ? Quel impact ont-ils sur votre partenaire et sur votre relation ?
- Pensez-vous que votre maladie risque d'altérer votre fonctionnement sexuel ?
- Votre sexualité future préoccupe-t-elle votre partenaire ? Quelles sont ses principales inquiétudes à ce sujet ?
- Avez-vous d'autres questions ou préoccupations concernant la sexualité ?

le sujet de la sexualité afin de permettre à la personne d'exposer ses préoccupations ou problèmes éventuels. En établissant les antécédents de la personne, l'infirmière doit donc au moins poser une question ciblée telle que : « Avez-vous constaté des changements dans votre vie sexuelle qui pourraient être causés par votre maladie ou par les médicaments que vous prenez actuellement ? » Pour favoriser l'instauration d'une bonne communication avec la personne, elle pourra également dire : « En tant qu'infirmière, je m'intéresse à tous les aspects de votre santé. Qu'ils aient des problèmes de santé ou non, les gens se posent souvent des questions sur la sexualité. Ce thème est abordé dans la collecte des données afin que nous puissions établir une approche thérapeutique vraiment complète. »

L'infirmière ne doit jamais avoir d'*a priori* sur la personne, car cette attitude pourrait l'empêcher d'établir avec exactitude la collecte des données. En partant de l'hypothèse que chaque être est identique, elle sera davantage réceptive qu'en estimant *a priori* que telle personne est sexuellement active et que telle autre ne l'est pas ; que telle personne a plusieurs partenaires et que telle autre est monogame ; que telle personne se masturbe et que telle autre ne le fait pas. Enfin, l'infirmière doit être consciente qu'elle risque de détériorer ses relations avec les personnes en leur imposant ses valeurs personnelles.

L'encadré *Entrevue d'évaluation – Antécédents sexuels* indique des questions que l'infirmière peut poser à la personne dans le cadre de l'établissement des antécédents de santé, mais seulement vers la fin de l'entretien, une fois qu'elle aura établi une relation solide avec elle.

Examen physique

Dans certains établissements ou départements, l'examen physique des parties génitales fait partie intégrante de l'examen de routine. L'infirmière doit à ce sujet consulter le protocole de son établissement. Pour en savoir plus sur l'examen, voir le chapitre 34. Si la personne n'a pas été examinée depuis au moins un an, ou si la dernière collecte des données révèle une possibilité de problème, l'infirmière effectuera un examen physique. La collecte des données peut notamment révéler les problèmes suivants :

- Stérilité, grossesse ou ITS soupçonnées
- Écoulement, grosseur ou changement dans la couleur, la taille ou la forme d'une partie de l'appareil génital
- Changements dans la fonction urinaire
- Nécessité d'un test de Papanicolaou
- Nécessité d'une méthode contraceptive

Détection des personnes à risque

Les facteurs de risque concernant les altérations de l'activité et des comportements sexuels sont notamment les suivants :

- Altération d'une structure ou d'une fonction corporelle attribuable à un trauma, une grossesse, un accouchement récent, des anomalies anatomiques des parties génitales, ou bien une affection (voir plus haut dans ce chapitre la section « État de santé », qui décrit les affections les plus susceptibles d'entraver la sexualité).
- Violences physiques, psychosociales, émotionnelles ou sexuelles ; agressions sexuelles.
- Défigurement, par suite de brûlure, altérations cutanées, nævus, cicatrice (par exemple, mastectomie) et stomies.
- Traitements médicamenteux entraînant des problèmes sexuels (voir le tableau 29-3).
- Incapacité physique temporaire ou durable empêchant la personne de se laver, de s'habiller, de se maquiller ou de se coiffer – et donc, de rester séduisante.
- Conflits entre les convictions personnelles et la doctrine religieuse.
- Perte du ou de la partenaire.
- Manque de connaissances ou information erronée sur le fonctionnement de la sexualité et de son expression.

Analyse

Plusieurs diagnostics infirmiers de NANDA s'appliquent spécifiquement à la sexualité, notamment :

- *Habitudes sexuelles perturbées*
- *Dysfonctionnement sexuel*

L'encadré *Diagnostics infirmiers, résultats de soins infirmiers et interventions* donne des exemples d'applications cliniques de ces diagnostics de NANDA, avec des interventions infirmières (CISI/NIC) et des résultats de soins infirmiers (CRSI/NOC).

Les problèmes d'ordre sexuel peuvent également constituer la cause (le facteur étiologique) d'autres affections, notamment les suivantes :

- *Connaissances insuffisantes*, par exemple sur la conception, les ITS, la contraception, les changements normaux du fonctionnement sexuel au fil des étapes de la vie – insuffisance causée par un manque d'information, une information inexacte ou les mythes entourant la sexualité

DIAGNOSTICS INFIRMIERS, RÉSULTATS DE SOINS INFIRMIERS ET INTERVENTIONS

Difficultés d'ordre sexuel

COLLECTE DES DONNÉES	*DIAGNOSTICS INFIRMIERS : DÉFINITION*	EXEMPLES DE RÉSULTATS DE SOINS INFIRMIERS [Nº CRSI/NOC] : *DÉFINITION*	INDICATEURS	INTERVENTIONS CHOISIES [Nº CISI/NIC] : *DÉFINITION*	EXEMPLES D'ACTIVITÉS CISI/NIC
Marthe Oudon, 55 ans, déclare qu'elle souffre de douleurs et de brûlures vaginales quand elle fait l'amour avec son mari. Elle a eu ses dernières règles il y a 14 mois. Mme Oudon souligne que son mari s'inquiète de ne pas la voir participer comme d'habitude à leurs ébats amoureux.	*Dysfonctionnement sexuel : Changement dans le fonctionnement sexuel, perçu comme insatisfaisant, dévalorisant ou inadéquat.*	État de vieillissement physique [0113] : *Changements physiques normaux chez l'adulte vieillissant.*	Aucun écart par rapport aux normes : • Activité sexuelle.	Éducation à la santé [5510] : *Élaborer et donner des instructions et des expériences d'apprentissage pour faciliter l'adoption volontaire d'un comportement de santé à l'intention des individus, des familles, des groupes et des communautés.*	• Déterminer les connaissances actuelles dans le domaine de la santé et des comportements liés au style de vie de la personne et de sa famille. • Inclure des stratégies visant à accroître l'estime de soi de la personne. • Enseigner à la personne des stratégies pouvant l'aider à atténuer les douleurs et les sensations désagréables.
Laurent Stubert, 52 ans, prend de la réserpine (Serpasil), un antihypertenseur. Il déclare qu'il ne s'intéresse plus du tout au sexe depuis quelques mois et qu'il a du mal à rester en érection, lorsqu'il a des relations sexuelles.	*Habitudes sexuelles perturbées : Expression d'inquiétude face à sa sexualité.*	Fonctionnement sexuel [0119] : *Intégration des dimensions physiques, socio-affectives et intellectuelles de la sexualité.*	Souvent démontrés : • Maintien de l'érection pénienne. • Satisfaction sexuelle (le cas échéant, avec les accessoires nécessaires). • Technique sexuelle adaptée, selon les besoins.	Consultation en matière de sexualité [5248] : *Utilisation d'une approche centrée sur la nécessité d'apporter des changements à la pratique sexuelle ou d'améliorer la capacité à faire face à un phénomène ou à un trouble d'ordre sexuel.*	• Discuter de l'effet de la médication sur la sexualité. • Discuter d'autres formes d'expression de la sexualité acceptables pour la personne. • Mettre la personne en communication avec d'autres membres de l'équipe soignante, par exemple le médecin (qui évaluera les possibilités de prescrire un autre médicament pour la pression artérielle ou des médicaments pour la dysfonction érectile, par exemple du citrate de sildénafil [Viagra]) ; ou l'urologue (qui pourra envisager la mise en place d'une prothèse, des injections péniennes ou d'autres interventions).

- *Douleur*, reliée à une insuffisance de la lubrification vaginale ou à une intervention chirurgicale génitale
- *Anxiété*, reliée à la diminution ou la disparition du désir sexuel ou à la détérioration du fonctionnement sexuel
- *Peur*, reliée à des violences sexuelles subies ou à la dyspareunie
- *Image corporelle perturbée* (par exemple, à la suite d'une mastectomie), reliée à une impression persistante d'être rejeté(e) par le ou la partenaire

Planification

Dans le domaine de la santé sexuelle des personnes, les principaux objectifs des interventions infirmières sont les suivants :

- Maintenir, rétablir ou améliorer la santé sexuelle.
- Approfondir les connaissances de la personne sur la sexualité et la santé sexuelle.
- Prévenir les ITS ou empêcher leur propagation.

- Prévenir les grossesses non désirées.
- Accroître le degré de satisfaction de la personne par rapport à son fonctionnement sexuel.
- Améliorer l'image de soi sexuelle de la personne.

L'encadré *Diagnostics infirmiers, résultats de soins infirmiers et interventions* fournit des exemples de résultats (CRSI/NOC) et d'interventions (CISI/NIC) se rapportant à certains de ces objectifs. Pour aider les personnes à améliorer leur santé et leur fonctionnement sexuels, l'infirmière doit surtout les informer – par exemple, sur les sujets suivants : le fonctionnement sexuel normal de l'homme et de la femme, les effets des médicaments sur la sexualité, la prévention des infections transmissibles sexuellement ainsi que l'autoexamen des seins ou des testicules. De plus , l'infirmière doit aider les personnes à préserver leur image de soi sexuelle. Pour ce faire, elle prendra les précautions suivantes :

- Assurer à la personne un niveau d'intimité satisfaisant quand elle lui prodigue des soins de santé ou d'hygiène intime.
- Faire participer le ou la partenaire de la personne aux soins physiques.
- Accorder toute l'attention voulue à l'apparence physique (hygiène, coiffure, parure) et à l'habillement de la personne.
- Laisser à la personne toute l'intimité nécessaire pour satisfaire ses besoins sexuels, soit seule, soit avec son ou sa partenaire (dans les limites imposées par son état de santé physique).

Interventions

L'infirmière doit déterminer les interventions à mettre en œuvre selon les renseignements qu'elle a recueillis auprès de la personne et selon les diagnostics infirmiers qu'elle a établis. Un grand nombre de ces interventions visent à prévenir les problèmes auxquels la personne est exposée, ou à l'informer sur les changements à prévoir dans son fonctionnement sexuel et sur les mesures à prendre pour s'y adapter.

Information sur la santé sexuelle

L'infirmière doit être en mesure d'informer les personnes sur la santé sexuelle. En effet, la plupart des problèmes sexuels sont le fruit de l'ignorance, et beaucoup d'autres pourraient être évités si les personnes avaient reçu un enseignement sexuel plus rigoureux. On distingue deux domaines d'information particulièrement importants : le fonctionnement sexuel (y compris l'autoexamen) et le comportement sexuel responsable.

FONCTIONNEMENT SEXUEL. L'infirmière doit aider les personnes à comprendre leur anatomie et le fonctionnement de leur corps afin qu'elles aient une vie sexuelle plus épanouie. Par exemple, les femmes qui connaissent l'anatomie de leurs parties génitales comprennent généralement la manière dont leur corps répond à la stimulation sexuelle. Hommes et femmes doivent être informés des différents types de stimulation qui génèrent le plaisir et suscitent l'excitation. L'infirmière doit également insister sur la nécessité pour les partenaires d'établir et de maintenir une communication franche. Les femmes auront avantage à se familiariser avec les exercices de Kegel, qui consistent à contracter puis détendre le muscle pubococcygien (muscle qui se contracte quand on se retient d'uriner). Les exercices de Kegel présentent de nombreux avantages : augmentation du tonus musculaire du périnée (plancher pelvien) ; augmentation de la lubrification vaginale à l'excitation sexuelle ; accroissement des sensations au moment de la pénétration ; stimulation de la sensibilité génitale ; intensification du resserrement du vagin autour de la base du pénis ; accélération du retour à la normale du muscle périnéal après l'accouchement ; augmentation de la flexibilité des cicatrices d'épisiotomie (Berman et Berman, 2001). Les exercices de Kegel sont expliqués au chapitre 47 ; en effet, ces exercices sont également pratiqués au cours de la rééducation vésicale, dont traite ce chapitre.

Dans le cadre des soins de santé prodigués à la personne, l'infirmière doit exposer les changements physiologiques qui surviennent à l'occasion des principales crises du développement. Elle décrira ainsi les effets de la puberté, de la grossesse, de la ménopause et de l'andropause sur la fonction sexuelle. Si la personne a développé une affection ou doit subir une intervention chirurgicale susceptible d'altérer son fonctionnement sexuel, l'infirmière lui indiquera les effets possibles du traitement (médicamenteux ou autre) et les changements qu'elle devra apporter dans sa vie sexuelle. Par exemple, la personne devra adopter d'autres positions ou attendre quelque temps avant de reprendre son activité sexuelle si elle vient d'être victime d'un infarctus.

Les parents ont généralement besoin d'aide pour répondre aux questions que leurs enfants leur posent dès l'âge préscolaire et pour leur procurer une information adaptée à leur âge. Les parents doivent donner une éducation sexuelle à leurs enfants dès leur plus jeune âge ; cependant, les autres enfants, les enseignants, les médias et même les jouets informent aussi les garçonnets et les fillettes sur les questions d'ordre sexuel.

Même si de nos jours la plupart des gens sont de mieux en mieux informés sur les sujets portant sur la sexualité et sur le fonctionnement sexuel, certaines personnes continuent d'entretenir des mythes et d'avoir des préjugés dans ce domaine. La plupart de ces opinions fausses se transmettent au sein des familles de génération en génération ou font partie des convictions collectives propres à la culture. L'infirmière doit déterminer ce que la personne sait ou croit savoir sur la sexualité et lui fournir une information exacte, exhaustive et à jour. Le tableau 29-5 dresse la liste des mythes les plus courants.

AUTOEXAMEN. Pratiqués chaque mois, l'autoexamen des seins (AES), pour les femmes, et l'autoexamen des testicules (AET), pour les hommes, contribuent grandement à la détection précoce des affections ; ils permettent ainsi d'opter pour des traitements moins complexes et accroissent les probabilités de guérison. L'infirmière doit souligner que la plupart des grosseurs découvertes lors de ces autoexamens ne sont pas cancéreuses, mais qu'il est très important de consulter un médecin dès qu'une anomalie est constatée afin de faire établir un diagnostic précis. Dans le cadre de la collecte des données, l'infirmière doit expliquer la méthode de l'autoexamen, vérifier que la personne la comprend bien et l'inviter à la pratiquer sur-le-champ pour s'assurer qu'elle l'a bien comprise. L'autoexamen des seins ou des testicules comporte deux volets : l'inspection et la palpation.

Plus de 33 000 nouveaux cas de cancers du sein sont diagnostiqués au Canada chaque année ; 95 % d'entre eux touchent des femmes (Statistique Canada, 2004). Les hommes qui présentent un taux élevé d'œstrogène ou dont les antécédents familiaux révèlent une incidence élevée du cancer du sein doivent toutefois apprendre, eux aussi, la technique de l'AES car ils sont plus à risque. Cet autoexamen doit de préférence être pratiqué à date

TABLEAU 29-5

Mythes sexuels les plus répandus

Mythe	Fait
La plupart des hommes de plus de 70 ans souffrent de dysfonction érectile.	Le vieillissement ne provoque pas nécessairement la détérioration ou la perte de la capacité sexuelle. Son déclin s'explique dans certains cas par la maladie ou les traitements médicamenteux.
La masturbation provoque l'instabilité mentale.	La masturbation est un comportement sain et très répandu.
L'activité sexuelle affaiblit.	Rien n'indique que l'activité sexuelle affaiblisse les gens.
L'orgasme féminin augmente les probabilités de grossesse.	La conception et l'orgasme n'ont aucun lien entre eux.
Les filles bien ne doivent pas jouir/n'ont pas droit à l'épanouissement sexuel.	Une femme à l'aise avec sa sexualité exige d'être satisfaite sexuellement et prend les mesures nécessaires pour atteindre ce but.
Les gros pénis apportent plus de satisfaction sexuelle aux femmes que les petits.	Rien n'indique que les gros pénis procurent plus de plaisir aux femmes.
L'alcool est un stimulant sexuel.	L'alcool est un relaxant et un dépresseur du système nerveux central. L'alcoolisme chronique favorise la dysfonction érectile.
Il est dangereux d'avoir des rapports sexuels pendant les menstruations (par exemple, la pénétration pourrait endommager les tissus vaginaux).	Aucun motif physiologique ne plaide en faveur de l'abstinence pendant les règles.
Il faut toujours faire l'amour en position allongée l'un sur l'autre : c'est la seule position coïtale qui soit moralement acceptable.	Les partenaires ont avantage à adopter la position qui leur procure le plus de plaisir et qui plaît à tous les deux.

fixe – par exemple, une semaine après les menstruations (quand la sensibilité et le gonflement des seins causé par la rétention liquidienne ont disparu) ou le même jour de chaque mois (pour les hommes ou les femmes en postménopause). À force de s'examiner régulièrement, la femme (ou l'homme) finit par bien connaître la forme et la texture de sa poitrine. Les étapes de l'AES sont très similaires à celles de l'examen des seins pratiqué par l'infirmière (voir l'encadré 34-28 du chapitre « Examen physique »). Pour en savoir plus sur la technique exacte de l'autoexamen des seins, voir l'encadré *Enseignement – Autoexamen des seins*.

Le cancer testiculaire a touché 1 639 Canadiens entre 1995 et 1997 (Cansim, Statistique Canada, 2005). La pratique mensuelle de l'autoexamen des testicules dès l'âge de 15 ans constitue pour l'homme un moyen efficace de connaître cette partie de son corps et, par conséquent, de détecter la formation possible d'une tumeur cancéreuse à un stade précoce offrant d'excellentes probabilités de guérison. L'autoexamen doit être effectué de préférence après une douche ou un bain chaud, quand le scrotum est détendu. Pour en savoir plus sur cette technique, voir l'encadré *Enseignement – Autoexamen des testicules*.

! ALERTE CLINIQUE *Les infirmiers et les infirmières auraient généralement avantage à demander l'autorisation du parent ou autre tuteur qui accompagne l'enfant avant d'enseigner l'autoexamen des testicules aux adolescents.* ■

COMPORTEMENT SEXUEL RESPONSABLE. Les trois composantes essentielles d'un comportement sexuel responsable sont la prévention des infections transmissibles sexuellement ; la prévention des grossesses non désirées ; et la lutte contre le harcèlement et la violence sexuels.

Prévention des ITS. L'information des personnes sur la santé sexuelle doit accorder une place importante aux mesures de prévention des ITS (figure 29-3 ■). (Il est à noter que les infections à *Trichomonas* et à *Candida* peuvent également être contractées en dehors des relations sexuelles.) L'augmentation de l'incidence de ces affections est attribuable à deux facteurs : (a) l'évolution de la moralité sexuelle qui favorise la multiplication des activités sexuelles ; (b) le nombre moyen des partenaires sexuels par personne qui tend à augmenter. La notion d'*infection transmissible sexuellement* suscite généralement des sentiments de culpabilité, de honte et de crainte ; il n'est donc pas rare que les personnes infectées hésitent longuement avant de consulter un professionnel de la santé. L'infirmière doit fournir toutes les informations sur ces affections, leur prévention et les traitements précoces. La plupart des ITS peuvent être guéries rapidement ; par contre, d'autres ont des conséquences graves. Par exemple, l'infection génitale haute (syndrome inflammatoire pelvien) peut endommager définitivement les structures reproductrices de la femme, voire entraîner la stérilité. Le sida reste à ce jour incurable. Les craintes que suscite cette affection incitent de nombreuses personnes à modifier leurs comportements sexuels, par exemple, à utiliser systématiquement un condom pour la pénétration.

Le tableau 29-2, plus haut dans ce chapitre, énumère les principaux signes de ITS qui devraient inciter à consulter un professionnel de la santé. L'encadré *Enseignement – Prévention des ITS et de la contamination au VIH* décrit différentes méthodes pour se prémunir contre les infections transmissibles sexuellement et, dans le cas des personnes infectées, pour éviter de les propager.

ENSEIGNEMENT

Autoexamen des seins

EXAMEN DEVANT LE MIROIR

Observez tout changement dans la taille ou la forme des seins ; les grosseurs et les indurations (épaississement de la peau) ; les éruptions et irritations cutanées ; les plis et fossettes inhabituelles ; les écoulements et les changements touchant les mamelons (par exemple, position ou asymétrie).

Examinez vos seins dans toutes les positions décrites ci-dessous.

- Debout, face au miroir, les bras pendant de chaque côté du corps ou les mains sur les hanches ; tournez le corps vers la droite, puis vers la gauche pour vous voir de profil ; vérifiez si certaines zones de vos seins ne sont pas aplaties.
- Penchez le haut du corps vers l'avant (à partir de la taille), les bras levés au-dessus de la tête.
- Tenez-vous droite, debout, les bras tendus au-dessus de la tête ; faites descendre puis remonter lentement vos bras de chaque côté de votre torse. Observez les mouvements inhabituels des seins sur la paroi thoracique.
- Pressez vos mains fermement l'une contre l'autre au niveau du menton, les coudes levés à la hauteur des épaules.

PALPATION : POSITION COUCHÉE

- Placez un oreiller sous votre épaule droite, puis glissez votre main droite sous votre tête. Cette position répartit les tissus mammaires d'une manière plus égale.
- Pour détecter d'éventuelles grosseurs, joignez l'index, le majeur et l'annulaire de la main gauche et palpez votre sein droit du bout de ces trois doigts serrés l'un contre l'autre.
- Pressez votre sein contre la paroi thoracique suffisamment fort pour vous familiariser avec la texture des tissus mammaires. Il est normal de sentir une ligne de tissus plus fermes dans la partie inférieure de la courbe du sein.
- Faites glisser vos doigts autour du mamelon avec des petits mouvements circulaires jusqu'à ce que vous ayez couvert toute la surface du sein. (Voir la description de la marche à suivre aux figures 34-70 à 34-72 du chapitre 34.)
- Abaissez votre bras le long du corps et palpez l'aisselle : cette région comporte également des tissus mammaires.
- Répétez cet examen pour le sein gauche, avec les doigts de la main droite.

PALPATION : POSITION ASSISE OU DEBOUT

- Réexaminez les deux seins en position droite (assise ou debout), l'un des bras étant replié derrière la tête. Cette position aide à palper la partie supérieure extérieure et la zone vers l'aisselle, deux régions très exposées au cancer du sein.
- *Facultatif :* Pratiquez l'AES sous la douche. Les mains savonneuses glissent plus facilement sur la peau mouillée.

Signalez sans tarder tout changement à votre professionnel de la santé.

ENSEIGNEMENT

Autoexamen des testicules

- Choisissez un jour fixe pour votre examen mensuel – par exemple, le premier ou le dernier jour du mois.
- Pratiquez l'examen quand vous prenez une douche ou un bain.
- Placez une main en coupe sous un testicule pour le soutenir. Placez les doigts de l'autre main sous le testicule, le pouce au-dessus. (Cette façon de procéder est parfois plus facile si la jambe du côté du testicule est levée.)
- Faites rouler le testicule entre le pouce et les autres doigts et observez la présence éventuelle de grosseurs, d'indurations (épaississements de la peau) ou de zones plus résistantes à la palpation (figure 29-2 ■). L'ensemble du testicule doit être souple et lisse.
- Palpez l'épididyme, un canal situé dans la partie postérieure supérieure du testicule. L'épididyme doit être souple, mais moins lisse que le reste du testicule. Répétez l'examen avec l'autre testicule.
- Repérez le cordon spermatique, ou canal déférent, qui monte du scrotum jusqu'à la base du pénis. Il doit être lisse et ferme au toucher.
- Observez vos testicules à l'aide d'un miroir pour relever toute grosseur dans la peau testiculaire.
- Signalez sans tarder toute grosseur ou autre changement à votre professionnel de la santé.

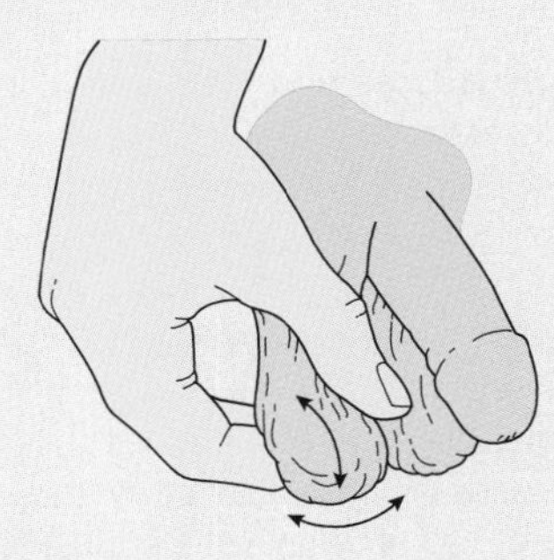

FIGURE 29-2 ■ La palpation consiste notamment à faire rouler le testicule entre le pouce et les autres doigts.

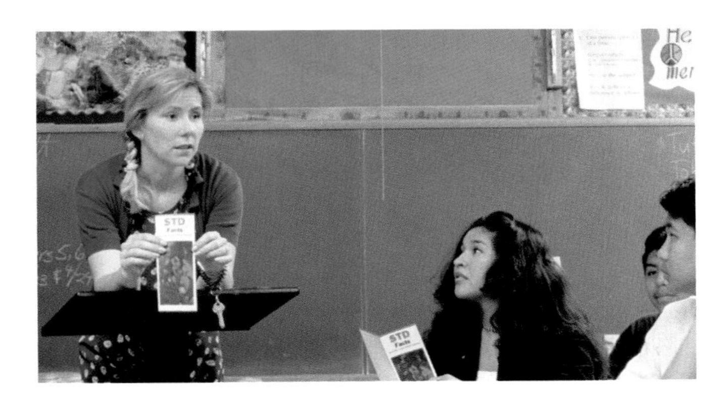

FIGURE 29-3 ■ L'infirmière doit fournir aux adolescents une information correspondant à leur âge relativement aux ITS et à la sexualité. (Will Hart/PhotoEdit.)

ENSEIGNEMENT

Prévention des ITS et de la contamination au VIH

- Limiter le nombre de ses partenaires sexuels.
- Utiliser systématiquement un condom pour les relations homosexuelles et multipartenaires, et pour toute autre relation représentant un risque de transmission des ITS.
- Parler ouvertement avec ses partenaires sexuels des méthodes à mettre en œuvre pour atténuer le niveau de risque de contagion et leur indiquer honnêtement ses antécédents de ITS.
- S'abstenir de toute activité sexuelle à risque avec un partenaire qui est porteur soupçonné ou avéré d'une ITS.
- Consulter un professionnel de la santé dès que l'on pense avoir été exposé à une ITS ou dès que l'on constate des signes de ITS.
- Si une ITS est diagnostiquée, avertir tous ses partenaires et les inciter à se faire examiner et traiter.
- Éviter les transfusions de sang ou produits sanguins qui ne sont pas indispensables. Pour les interventions chirurgicales électives, opter dans toute la mesure du possible pour la transfusion autologue (ou autotransfusion, transfusion réalisée avec son propre sang, prélevé avant l'intervention chirurgicale).

Prévention des grossesses non désirées. L'information sur la prévention des grossesses non désirées s'adresse aux adolescents, mais aussi aux couples qui veulent planifier l'arrivée de leur premier enfant, espacer les naissances ou limiter la taille de leur famille. L'infirmière doit connaître les différentes méthodes de contraception disponibles ainsi que leurs avantages, leurs inconvénients, leurs contre-indications, leur taux d'efficacité, leur taux d'innocuité et leurs coûts (figure 29-4 ■). L'analyse des différentes méthodes contraceptives dépasse les limites de ce manuel. L'encadré 29-3 décrit succinctement ces techniques. De plus, il est à noter que l'avortement n'est pas inclus dans cet encadré car il ne s'agit pas d'une méthode contraceptive mais d'une intervention qui est faite après la conception.

ENCADRÉ 29-3

Méthodes contraceptives

- Abstinence
- Coït interrompu : retrait du pénis avant l'éjaculation
- Méthode du calendrier : détermination des jours fertiles et abstinence pendant ces périodes
- Barrières mécaniques : diaphragme, cape cervicale, condom
- Barrières chimiques : insertion d'une mousse, d'une crème, d'un gel ou d'un suppositoire spermicide dans le vagin avant la pénétration
- Dispositif intra-utérin (DIU ; stérilet)
- Contraceptif hormonal : anovulant (pilule contraceptive), implant contraceptif sous-cutané de progestatif synthétique
- Stérilisation chirurgicale : ligature des trompes ; vasectomie

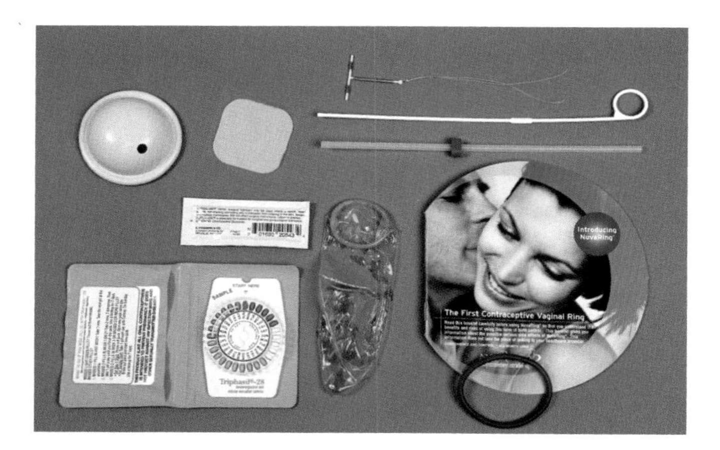

FIGURE **29-4** ■ Méthodes de contraception.

Consultation portant sur les altérations de la fonction sexuelle

Afin d'aider les personnes présentant des altérations de la fonction sexuelle, l'infirmière pourra notamment recourir au modèle PLISSIT, élaboré par Annon (1974). Ce modèle compte quatre étapes graduelles représentées en anglais par l'acronyme PLISSIT :

P *Permission giving :* Permission

LI *Limited information :* Information limitée

SS *Specific Suggestions :* Suggestions spécifiques

IT *Intensive therapy :* Traitement intensif

À chacune des étapes de cette démarche, l'infirmière fournit à la personne une information de plus en plus spécialisée. La mise en œuvre du modèle exige donc des connaissances et des compétences de plus en plus pointues. Toutes les infirmières devraient être en mesure de franchir les trois premières étapes sans problème.

PERMISSION. Certaines personnes ressentent parfois qu'elles ont besoin d'une « permission » pour s'affirmer en tant qu'êtres sexués, pour poser des questions, pour manifester leur affection et pour s'exprimer sexuellement. Lors de l'étape de la permission, la tâche de l'infirmière consiste à montrer, par la parole et par l'attitude, que les pensées sexuelles, les fantasmes et les activités sexuelles entre adultes consentants et avertis sont parfaitement acceptables – c'est-à-dire permis. L'infirmière doit tout d'abord montrer qu'elle est consciente des inquiétudes de la personne, même de celles qui ne sont pas exprimées. Elle doit faire comprendre à la personne que les besoins sexuels et l'intérêt envers la sexualité font partie intégrante de la santé et, le cas échéant, du rétablissement.

Si la personne se remet d'un infarctus, l'infirmière pourra par exemple lui poser les questions suivantes :

« Maintenant que vous allez mieux, pouvez-vous imaginer l'impact de votre crise cardiaque sur votre vie sexuelle ? »

« Avez-vous discuté avec votre partenaire des conséquences possibles de cette maladie sur votre vie sexuelle ? »

INFORMATION LIMITÉE. L'infirmière doit fournir à la personne une information exacte, mais également concise. Par exemple, elle définira la normalité (par rapport à l'affection) ; elle décrira

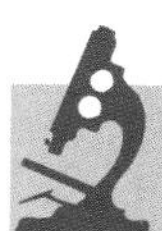

RÉSULTATS DE RECHERCHE

Quelles sont les connaissances et pratiques sexuelles des étudiants ?

Une enquête préliminaire menée aux États-Unis auprès de 84 étudiants a permis de faire le point sur les connaissances et les perceptions entourant différents thèmes relatifs à la sexualité dont la définition des pratiques sexuelles sûres, les attentes face aux activités sexuelles, et la planification des rencontres d'ordre sexuel (von Sadovszky, Keller et McKinney, 2002). L'analyse des réponses apportées aux trois questions ouvertes et fermées n'a pas révélé d'écart significatif dans les attentes sexuelles entre les participants à pratiques sûres et les participants à pratiques risquées. D'après l'analyse des résultats, les relations sexuelles planifiées n'étaient pas non plus nécessairement plus sûres que les rapports spontanés. Enfin, la plupart des étudiants qui ont participé à cette étude méconnaissaient la sécurité en matière de pratiques sexuelles. Ils estimaient ainsi que certaines pratiques risquées étaient parfaitement sûres. Par exemple, ils utilisaient le condom uniquement pour la pénétration vaginale ; ils pensaient que le contraceptif oral les protégeait ; de plus, ils assimilaient les relations buccogénitales à une activité non sexuelle.

Implications : L'infirmière doit toujours déterminer avec exactitude les connaissances et convictions de la personne sur les activités sexuelles, notamment en ce qui concerne les ITS et les grossesses non désirées.

Source : D'après « College Students' Perceptions and Practices of Sexual Activities in Sexual Encounters », V. von Sadovszky, M. Keller et K. McKinney, 2002, *Journal of Nursing Scholarship, 34*, p. 133-138.

l'impact des affections, traitements, blessures, lésions ou interventions chirurgicales sur la sexualité et le fonctionnement sexuel ; ou encore elle informera la personne des effets du vieillissement sur la vie sexuelle.

Pour reprendre notre exemple précédent, l'infirmière pourrait expliquer à la personne l'effet de son infarctus sur sa vie sexuelle de la manière suivante :

« Votre crise cardiaque n'aura aucun effet sur votre capacité de réponse sexuelle. La plupart des gens peuvent reprendre leurs activités sexuelles au bout de 4 à 6 semaines. Je vous recommande toutefois de vous le faire confirmer par votre médecin. »

« La plupart des personnes qui ont souffert de problèmes cardiaques craignent de reprendre leurs activités sexuelles, car elles font augmenter les fréquences respiratoire et cardiaque. Le programme d'activité physique progressif qui vous a été prescrit augmentera cependant votre tolérance à l'activité sexuelle. »

Après un accouchement ou après une affection (par exemple, un infarctus), l'infirmière doit généralement indiquer à la personne les activités sexuelles qu'elle peut pratiquer sans aucun risque et les effets que ses traitements pourraient avoir sur son fonctionnement sexuel. Elle devra en particulier aborder les points suivants :

- Le moment où la personne pourra reprendre ses activités sexuelles.
- Les activités sexuelles à risque, et quelle en est la raison.
- Les adaptations à prévoir pour avoir une vie sexuelle satisfaisante.
- Les effets secondaires des médicaments prescrits sur le fonctionnement sexuel ainsi que les problèmes nécessitant de consulter un médecin pour un ajustement de la posologie des médicaments ou encore un changement de médication.

SUGGESTIONS SPÉCIFIQUES. Pour effectuer cette troisième étape du modèle PLISSIT, l'infirmière doit posséder des compétences et des connaissances très spécialisées sur la sexualité et le fonctionnement sexuel, notamment en ce qui concerne l'effet des affections et des traitements, et l'efficacité respective des différentes interventions possibles. L'infirmière fera à la personne différentes suggestions pour l'aider à adapter son activité sexuelle et vivre au mieux sa sexualité. Elle l'informera par exemple sur les mesures d'atténuation de la sécheresse vaginale, les positions les plus sûres après une arthroplastie totale de la hanche, les pratiques sexuelles sûres et celles à éviter après un infarctus, les précautions à prendre avec les dispositifs de stomie, les sondes de Foley, les plâtres et autres accessoires médicaux (prothèses, etc.). Si elle travaille dans une unité de soins cardiaques, l'infirmière doit aussi posséder des connaissances approfondies sur les modifications à apporter à la vie sexuelle pendant la période de réadaptation cardiaque. Les infirmières qui interviennent auprès de personnes ayant subi des lésions à la moelle épinière doivent posséder une information exacte et complète sur les conséquences sexuelles de ces lésions en fonction de leur emplacement.

Si nous prenons l'exemple de la personne qui se remet d'un infarctus, l'infirmière pourra lui proposer ce qui suit :

« Beaucoup de personnes se demandent quelles sont les positions les plus appropriées lors de leurs relations sexuelles. Vous pouvez adopter toutes les positions qui vous semblent confortables, à vous ainsi qu'à votre partenaire, par exemple la position couchée sur le côté ou la position allongée, votre partenaire étant sur vous. »

TRAITEMENT INTENSIF. Donné par une infirmière clinicienne ou un sexothérapeute, le traitement intensif doit être envisagé quand les trois premières étapes du processus de consultation se sont révélées inefficaces. Il peut par exemple porter sur la motivation sexuelle, le mariage ou l'image de soi.

Réponse aux comportements sexuels déplacés

L'infirmière est parfois exposée à différents types de comportements sexuels déplacés, agressifs ou non. Ce sont par exemple les attitudes et les gestes suivants :

- La personne, homme ou femme, se dénude inutilement.
- Elle demande à l'infirmière de lui prodiguer des soins physiques intimes alors qu'elle est parfaitement apte à s'en charger elle-même (par exemple, lui laver les parties génitales).
- Elle effleure ou saisit les parties génitales de l'infirmière ou bien ses fesses.
- Elle lui tient des propos de nature incontestablement sexuelle.
- Elle lui propose d'avoir des relations sexuelles.
- Elle siffle ou exprime par la parole qu'elle trouve l'infirmière belle, désirable, etc.

- Elle parle à une autre personne de sa chambre ou à des visiteurs de l'infirmière « sexy » qui s'occupe d'elle ou des activités sexuelles qu'elle aimerait faire avec elle.

Plusieurs raisons peuvent expliquer ces comportements déplacés :

- La personne est angoissée, elle craint de ne pas retrouver son niveau de fonctionnement sexuel habituel après son hospitalisation.
- À cause de l'hospitalisation, de la lésion ou de la blessure, de l'affection, du traitement, de l'absence d'un partenaire ou du manque d'intimité, ses besoins de contacts et de proximité sexuelle ne sont pas satisfaits.
- Elle interprète mal le comportement de l'infirmière et s'imagine, à tort, qu'elle la provoque ou l'aguiche.
- Elle a besoin qu'on la rassure, qu'on lui confirme qu'elle reste un être sexué et qu'elle est encore attirante.
- Elle a besoin d'attention.
- Elle est dans un état de confusion. Les altérations et les traumas neurologiques peuvent amener une personne à parler d'une manière très crue et sexuelle, à se masturber publiquement, à s'exhiber ou à toucher l'infirmière d'une manière inconvenante.
- Elle a besoin de sentir qu'elle a prise sur son environnement. Les personnes hospitalisées ont souvent l'impression de perdre le contrôle de leur vie à cause de l'hospitalisation elle-même, de leurs blessures ou lésions, ou de leur affection.
- Elle a besoin d'affirmer son pouvoir.
- Elle croit qu'il lui est possible de flirter avec l'infirmière, car certains médias décrivent les membres de cette profession comme étant disponibles, portées sur le sexe et expérimentées.

Avant de mettre en œuvre quelque intervention que ce soit, l'infirmière doit s'assurer que le comportement dérangeant est effectivement déplacé, et qu'il ne constitue pas de la part de la personne une tentative pour exprimer un besoin physique. Par exemple, la personne peut se dénuder parce qu'elle a de la fièvre ; tirer sur son pénis si la sonde la gêne ou l'irrite ; attraper la blouse de l'infirmière dans le cas où elle ne peut pas communiquer par la parole. L'encadré 29-4 décrit les stratégies infirmières à mettre en œuvre en cas de comportements sexuels déplacés.

Évaluation

L'équipe infirmière vérifiera que les objectifs définis lors de la planification ont été atteints. À cet effet, elle reprendra la liste des résultats escomptés, également définis lors de la planification. Si certains des résultats voulus n'ont pas été obtenus, l'infirmière analysera les causes de cet échec. Elle se posera par exemple les questions suivantes :

- Les facteurs de risque avaient-ils été correctement cernés ?
- La personne a-t-elle exposé toutes ses préoccupations et toutes ses craintes vis-à-vis de la sexualité ?
- La personne était-elle plus à l'aise après avoir discuté de sexualité ?
- La personne a-t elle compris l'information que l'infirmière lui a transmise ?
- L'information qui a été transmise à la personne était-il conciliable avec ses valeurs culturelles et religieuses ?
- La personne était-elle prête à aborder ses problèmes sexuels en vue de les résoudre ?

ENCADRÉ 29-4

Stratégies infirmières en cas de comportements sexuels déplacés

- Dites à la personne que son comportement n'est pas acceptable, par exemple : « Je n'aime vraiment pas ce que vous me dites » « Je vois que vous vous êtes déshabillé. Je reviendrai dans 10 minutes et je vous aiderai à prendre votre petit-déjeuner quand vous aurez remis vos vêtements. »
- Indiquez à la personne l'effet que son comportement produit sur vous : « Votre attitude et vos paroles me mettent mal à l'aise. Cela me dérange et j'ai beaucoup de mal à vous prodiguer les soins dont vous avez besoin. »
- Indiquez le comportement que vous exigez de la part des personnes auxquelles vous donnez des soins : « Je ne veux pas que vous m'appeliez "Chérie". Appelez-moi par mon nom, je vous prie » « Je voudrais que vous soyez habillé quand je suis dans votre chambre. Si vous avez chaud ou si vos vêtements vous gênent, dites-le-moi et je prendrai les mesures nécessaires pour régler le problème. »
- Établissez des limites claires : retirez la main de la personne, regardez-la dans les yeux et dites-lui : « Ne faites pas ça ! »
- Concentrez de nouveau l'attention de la personne vers ses préoccupations réelles et ses craintes. Proposez-lui de discuter avec elle de ses préoccupations d'ordre sexuel : « Toute la matinée, vous m'avez fait des remarques très personnelles et sexuelles sur vous-même. Quand les gens font ça, c'est parfois parce qu'ils s'inquiètent pour leur vie sexuelle et qu'ils se demandent quelles seront les répercussions de leur maladie sur leur sexualité. Avez-vous des craintes à me confier ou des questions à me poser à ce sujet ? »
- Rapportez l'incident à l'assistante, à l'infirmière chef ou à l'infirmière clinicienne.
- Analysez l'incident avec elle ; faites le point sur les émotions que cela suscite en vous ; déterminez les interventions possibles.
- Désignez une infirmière qui sera plus à l'aise pour aborder le comportement déplacé et qui saura établir avec la personne une relation adéquate par rapport aux circonstances.
- Définissez clairement les conséquences de ce comportement déplacé s'il se maintient : évitement ; cessation des services ; impossibilité d'aider la personne à résoudre ses problèmes sous-jacents.

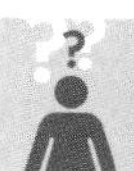

EXERCICES D'INTÉGRATION

M. Curry, un Afro-Canadien de 50 ans souffrant de diabète, a fait un infarctus il y a trois semaines. Il va bien et suit actuellement un programme de réadaptation cardiaque. Un régime alimentaire lui a été prescrit pour le diabète. Son traitement médicamenteux se limite à une aspirine par jour et à un antihypertenseur. À l'occasion d'un examen de routine, vous lui demandez comment il se sent et si ses médicaments lui conviennent. Avec réticence, il vous avoue qu'il a certains problèmes sexuels. Pour l'inciter à s'exprimer plus librement sur le sujet, vous manifestez de l'intérêt envers ses préoccupations en soulignant qu'il est tout à fait normal qu'il vous expose ses inquiétudes dans ce domaine. M. Curry déclare qu'il a de la difficulté à atteindre l'érection mais, surtout, qu'il craint d'avoir une autre crise cardiaque pendant l'acte sexuel.

- Selon vous, pourquoi M. Curry hésite-t-il à vous parler de ses problèmes sexuels ?
- Quels sont les facteurs qui déterminent la capacité de l'infirmière à analyser les inquiétudes sexuelles des personnes en leur présence ?
- Quel rapport existe-t-il entre la santé et la fonction sexuelle ?
- Quelle serait, selon vous, l'intervention la plus judicieuse à mettre en œuvre auprès de M. Curry ?

Voir l'appendice A : Exercices d'intégration – Pistes de réflexion.

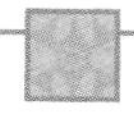

RÉVISION DU CHAPITRE

Concepts clés

- La sexualité joue un rôle important dans le développement de l'identité personnelle, des relations interpersonnelles, de l'intimité et de l'amour.
- Dans l'acception la plus large du terme, la sexualité touche toutes les dimensions de l'être et du comportement.
- De très nombreux facteurs participent au développement de la sexualité ; en particulier, les paramètres biologiques et psychologiques interviennent à tout âge.
- Les facteurs qui déterminent la sexualité sont notamment les suivants : stade de développement, culture, valeurs religieuses, morale personnelle, affections et traitements médicamenteux.
- L'évaluation des risques sexuels et des problèmes sexuels avérés fait partie intégrante de l'examen infirmier de base. Cette évaluation doit également être effectuée quand les propos ou le comportement de la personne ou de son entourage semblent révéler l'existence d'un problème, ou quand la personne est atteinte d'une maladie susceptible d'entraîner des problèmes sexuels.
- L'infirmière doit faire le point sur les convictions et les habitudes sexuelles de la personne, y compris les facteurs qui déterminent ses comportements et ses attitudes par rapport à la sexualité.
- Pour établir et maintenir des relations sexuelles satisfaisantes, toute personne aurait avantage à bien comprendre les stimuli sexuels et les formes de la réponse sexuelle.
- Pour intervenir d'une manière efficace auprès des personnes souffrant de problèmes d'ordre sexuel, l'infirmière doit posséder des connaissances précises et complètes sur la sexualité ; cerner et accepter ses propres valeurs et comportements sexuels et ceux des autres ; et enfin, se sentir très à l'aise pour recueillir et transmettre l'information sur la sexualité.
- Les adultes sont exposés à différents types de problèmes sexuels : dysfonction érectile, éjaculation précoce, éjaculation retardée, trouble de l'excitation sexuelle, trouble de l'orgasme, vaginisme, dyspareunie, douleurs vaginales, baisse du désir sexuel.
- Les diagnostics infirmiers s'appliquant aux personnes ayant des problèmes sexuels se rapportent aux nombreux facteurs qui peuvent y être associés : altération d'une structure ou d'une fonction corporelle, manque d'information ou connaissances insuffisantes sur les questions d'ordre sexuel, violences physiques ou psychologiques, conflits de valeurs, perte du partenaire ou absence d'un partenaire.
- Les interventions infirmières consistent en grande partie à informer la personne sur la sexualité et sur la fonction sexuelle, sur les comportements sexuels responsables (en particulier, la prévention des ITS et des grossesses non désirées), et sur l'autoexamen des seins ou des testicules.
- Pour faciliter ses interventions de conseil auprès des personnes dont la fonction sexuelle est altérée, l'infirmière pourra utiliser les trois premières étapes du modèle PLISSIT : la permission, l'information limitée et les suggestions spécifiques. La quatrième étape, celle du traitement intensif, nécessite habituellement l'intervention d'une infirmière clinicienne ou d'un sexothérapeute.

Questions de révision

29-1. Laquelle de ces raisons empêche souvent les personnes d'aborder le sujet de la sexualité avec les professionnels de la santé ?
  a) Elles pensent que les professionnels de la santé ne savent pas grand-chose de la sexualité et du fonctionnement sexuel.
  b) Elles n'ont généralement pas de questions à poser, ni de problèmes.
  c) En cas de difficulté d'ordre sexuel, les personnes de sexe féminin préfèrent parler à des femmes du domaine de la santé.
  d) Elles sont trop gênées pour aborder le sujet de la sexualité.

29-2. Une personne qui a été victime d'un infarctus il y a trois jours saisit les seins et les fesses d'une infirmière. Comment l'infirmière devrait-elle réagir ?
  a) « Vous n'avez pas le droit de me toucher de cette façon. J'ai l'impression que vous vous posez certaines questions sur votre sexualité depuis votre crise cardiaque… »
  b) « Retirez vos mains tout de suite et arrêtez de faire le gamin ! Ce n'est plus de votre âge, tout de même ! »
  c) « Si vous n'arrêtez pas immédiatement, je vais être obligée de demander à un infirmier de vous donner les soins. »
  d) Ne rien dire. Quitter la chambre et demander à l'infirmière en chef d'assigner une autre infirmière ou un infirmier à cette personne.

29-3. Lequel de ces énoncés décrit un comportement sexuel typique en Amérique du Nord ?
  a) Les hommes peuvent porter toutes sortes de vêtements différents.
  b) Les hommes sont censés se montrer tendres et en même temps directifs.
  c) Les femmes assurent l'essentiel de l'éducation et des soins des enfants.
  d) Les femmes sont censées exprimer leurs sentiments avec retenue.

29-4. La personne de sexe masculin que vous soignez commence à prendre un antidépresseur. Lequel de ces renseignements devriez-vous lui fournir ?
  a) « Vous allez faire très plaisir à votre partenaire, car votre fonctionnement sexuel va s'améliorer. »
  b) « Il se peut que votre désir sexuel diminue avec ce médicament. »
  c) « L'éjaculation rétrograde n'est pas rare chez les hommes qui prennent des antidépresseurs. »
  d) « Soyez prudent : votre peau risque de devenir hypersensible au toucher. »

29-5. La personne que vous voyez a subi une hystérectomie il y a trois jours. « J'ai l'impression de ne plus être vraiment une femme », vous dit-elle. Quelle serait la meilleure réponse à lui donner ?
  a) « Ne vous inquiétez pas. Cette impression va probablement disparaître. »
  b) « Vous devriez en parler à votre médecin. »
  c) « Je vous comprends ! Moi aussi, je réagirais comme vous. »
  d) « Il est bien normal que vous vous posiez certaines questions après cette intervention. Dites-moi ce que vous ressentez exactement. »

Voir l'appendice B : Réponses aux questions de révision.

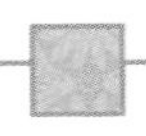

BIBLIOGRAPHIE

En anglais

Alexander, C. J. (Ed). (1999). *Working with gay men and lesbians in private psychotherapy practice.* Binghamton, NY : Harrington Park Press.

Annon, J. (1974). *The behavioral treatment of sexual problems. Vol. 1. Brief therapy.* New York : Harper & Row.

Armishaw, J., & Davis, K. (2002). Women, hepatitis C, and sexuality : A critical feminist exploration. *Contemporary Nurse, 12,* 194–203.

Augustus, C. E. (2002). Beliefs and perceptions of African American women who have had hysterectomy. *Journal of Transcultural Nursing, 13,* 296–302.

Bedell, S. E., Duperval, M., & Goldberg, R. (2002). Cardiologists' discussions about sexuality with patients with chronic coronary artery disease. *American Heart Journal, 144,* 239–242.

Berman, J., & Berman, L. (2001). *For women only.* New York : Henry Holt and Company.

Brady, J. M. (1998). Female genital mutilation. *Nursing, 28*(9), 50–51.

Dodson, B. (2002). *Orgasms for two : The joy of partner sex.* New York : Harmony Books.

Doyle, D., Bisson, D., Janes, N., Lynch, H., & Martin, C. (1999). Human sexuality in long-term care. *Canadian Nurse, 95*(1), 26–29.

Ellison, C. R. (2000). *Women's sexualities.* Oakland, CA : New Harbinger.

Estes, J. P. (2002). Beyond basic ADLS : Sexual expression is an important but often overlooked activity of daily living. *Rehab Management : The Interdisciplinary Journal of Rehabilitation, 15*(3), 36–37.

Fishman, J. R., & Mamo, L. (2001). What's in a disorder : A cultural analysis of medical and pharmaceutical constructions of male and female sexual dysfunction. *Women and Therapy, 24,* 179–193.

Forste, R., & Haas, D. W. (2002). The transition of adolescent males to first sexual intercourse : Anticipated or delayed ? *Perspectives on Sexual and Reproductive Health, 34,* 184–190.

Gross, Z. (2000). *Seasons of the heart : Men and women talk about love, sex, and romance after 60.* Novato, CA : New World Library.

Hock, R. A. (2002). *Insights in human sexuality.* Upper Saddle River, NJ : Prentice Hall Health.

Jemal, A., Murray, T., Samuels, A., Ghafoor, A., Ward, E., & Thun, M. J. (2003). Cancer statistics, 2003. *CA : A Cancer Journal for Clinicians, 53,* 5–26.

Jenkins, R. R., & Raine, T. (2000). Helping adolescents prevent unintended pregnancy. *Contemporary Pediatrics, 17*(5), 75–76, 79–80, 82.

Joannides, P. N. (1999). *The guide to getting it on* (2nd ed.). West Hollywood, CA : Goofy Foot Press.

Johnson, M., Maas, M., & Moorhead, S. (Eds.). (2000). *Nursing outcomes classification (NOC)* (2nd ed.). St. Louis, MO : Mosby.

Jollery, S. (2002). Taking a sexual history : The role of the nurse. *Nursing Times, 98*(18), 39–41.

Katz, A. (2002). Sexuality after hysterectomy. *Journal of Obstetrics, Gynecologic, and Neonatal Nursing, 31,* 256–262.

King, B. M. (2002). *Human sexuality today* (4th ed.). Upper Saddle River, NJ : Prentice Hall Health.

Klein, E., & Kroll, K. (1999). *Enabling romance : A guide to love, sex, and relationships for the disabled.* New York : Harmony Press.

Maticka-Tyndale, E. (2001). Sexual health and Canadian youth : How do we measure up ? *Canadian Journal of Human Sexuality, 10,* 1–16.

McCloskey, J. C., & Bulechek, G. M. (Eds.). (2000). *Nursing interventions classification (NIC)* (3rd ed.). St. Louis, MO : Mosby.

Miracle, T., Miracle, A., & Baumeister, R. (2003). *Human sexuality : Meeting your basic needs.* Upper Saddle River, NJ : Prentice Hall Health.

Morrison, T. (1992). *Jazz.* New York : Alfred A. Knopf, Inc.

NANDA International. (2003). NANDA *nursing diagnoses : Definitions and classification 2003-2004.* Philadelphia : Author.

Rew, L., Fouladi, R. T., & Yockey, R. D. (2002). Sexual health practices of homeless youth. *Journal of Nursing Scholarship, 34,* 139–145.

Rodgers, J. E. (2001). *Sex : A natural history.* New York : Times Books.

Rosen, R. C. (2000). Medical and psychological interventions for erectile dysfunction. In S. R. Leiblum & R. C. Rosen. *Principles and practice of sex therapy* (3rd ed., pp. 276–304). New York : Guilford Press.

Rudberg, L., Carlsson, M., Nilsson, S., & Wikblad, K. (2002). Self-perceived physical, psychologic, and general symptoms in survivors of testicular cancer 3 to 13 years after treatment. *Cancer Nursing, 25,* 187–195.

Stipetich, R. L., Abel, L. J., Blatt, H. J., Galbreath, R. W., Lief, J. H., Butler, W. M., et al. (2002). Nursing assessment of sexual function following permanent prostate brachytherapy for patients with early-stage prostate cancer. *Clinical Journal of Oncology Nursing, 6,* 271–274, 280–282.

Tiefer, L. (2001). Arriving at a "new view" of women's sexual problems : Background, theory, and activism. *Women and Therapy, 24,* 63–98.Von Sadovszky, V., Keller, M., & McKinney, K. (2002). College students' perceptions and practices of sexual activities in sexual encounters. *Journal of Nursing Scholarship, 34,* 133–138.

World Association of Sexology. (1999). *Declaration of sexual rights.* Adopted at the 14th World Congress of Sexology, Hong Kong and People's Republic of China.

World Health Organization. (1975). Education and treatment in human sexuality : The training of health professionals. Geneva : Author.

En français

Johnson, M. et Maas, M. (dir.). (1999). *Classification des résultats de soins infirmiers CRSI/NOC,* Paris : Masson.

McCloskey, J. C. et Buleckek, G. M. (dir.) (2000). *Classification des interventions de soins infirmiers CISI/NIC,* 2e éd., Paris : Masson.

NANDA International. (2004). *Diagnostics infirmiers : Définitions et classification 2003-2004,* Paris : Masson.

Statistique Canada. (2004). Registre canadien du cancer (cancer du sein), [en ligne], <http ://www.statcan.ca>.

PARTIE 7 Promotion de la santé psychosociale

CHAPITRE 30

SPIRITUALITÉ

Adaptation française :
Liette St-Pierre, inf., Ph.D.
Professeure, Département des sciences infirmières
Université du Québec à Trois-Rivières

OBJECTIFS D'APPRENTISSAGE

Après avoir étudié ce chapitre, vous pourrez :

- Définir les concepts de spiritualité et de religion dans le contexte des soins de santé et, plus particulièrement, des soins infirmiers.
- Décrire les caractéristiques du bien-être spirituel.
- Indiquer les facteurs qui causent ou aggravent la détresse spirituelle et les signes qui l'annoncent.
- Décrire le développement spirituel de l'être humain tout au long de sa vie.
- Expliquer les effets sur les soins de santé des convictions spirituelles et religieuses entourant l'alimentation, la tenue vestimentaire, la prière et la méditation, la naissance et la mort.
- Évaluer les besoins spirituels des personnes et planifier les soins infirmiers en conséquence.
- Décrire les interventions infirmières visant à permettre aux personnes de maintenir leurs pratiques spirituelles et religieuses.
- Définir les résultats escomptés de l'évaluation du bien-être spirituel de la personne.

Dans le cadre d'une approche holistique des soins, l'infirmière doit veiller non seulement à la santé physique et mentale des personnes, mais aussi à leur santé spirituelle. En effet, la satisfaction des besoins spirituels peut atténuer les souffrances et favoriser la guérison physique et mentale. Pour aider la personne à trouver ou à retrouver un meilleur niveau de santé et de bien-être spirituels, l'infirmière doit tout d'abord établir avec elle des relations de confiance. La mise en œuvre d'interventions infirmières relatives à la spiritualité représente un engagement personnel tant pour l'infirmière que pour la personne ; c'est pourquoi l'infirmière doit savoir communiquer avec sensibilité et empathie et posséder une connaissance précise de ses propres valeurs. Il est important qu'elle considère la spiritualité dans une perspective très large. Elle ne peut compter uniquement sur ses propres pratiques spirituelles pour venir en aide à toutes les personnes. Il lui incombe de s'ouvrir aux différentes traditions religieuses et modalités d'expression de la spiritualité qu'elle pourrait

MOTS CLÉS

rencontrer dans le cadre de ses fonctions. Faire preuve de sensibilité s'avère indispensable pour établir de bonnes relations avec les personnes et pour répondre à leurs besoins spirituels dans toute leur diversité. Chacun définit le divin d'une manière qui lui est propre et vit ses rapports à la divinité selon son parcours personnel. Ces relations sont subtiles et complexes. Par conséquent, il convient d'aborder chaque personne selon les besoins et les attentes qui lui sont propres. La plupart des personnes possèdent par ailleurs une force spirituelle que l'infirmière peut alimenter afin de les aider à maintenir ou à atteindre un sentiment de bien-être spirituel, à se rétablir plus vite ou à envisager plus sereinement la mort.

Définition de la spiritualité

Les termes spiritualité, foi et religion sont souvent utilisés de manière interchangeable même s'ils recouvrent en fait des réalités bien distinctes. Le mot *spiritualité* vient du latin *spiritus*, qui signifie « souffle » ou « respiration ». D'une manière générale, il désigne le principe qui donne à l'être humain sa vie ou son essence. La **spiritualité** renvoie à cette partie de l'être humain qui cherche constamment le sens des choses dans les contacts intrapersonnels, interpersonnels et transpersonnels (qui vont au-delà des individus) (Reed, 1991). La spiritualité repose généralement sur la croyance en une relation entre l'être humain et une puissance supérieure, un pouvoir créateur, un être divin ou une source d'énergie infinie. Cette entité porte différents noms : Dieu, Allah, le grand esprit, la puissance divine, etc. La spiritualité compte plusieurs dimensions, notamment les suivantes (Martsolf et Mickley, 1998) :

- Le sens : le dessein de la vie, de l'univers ; le but et la signification de l'existence.
- Les valeurs : les normes, les croyances et les convictions auxquelles la personne tient.
- La transcendance : la croyance en une réalité plus grande que soi.
- Les relations : les relations avec les autres, avec la nature, avec la puissance divine, etc.
- Le devenir : l'évolution, la réflexion, l'abandon de soi aux forces de la vie, la connaissance de soi.

Dans le langage courant, plusieurs termes peuvent être employés pour parler de spiritualité : la foi, le courage, la joie, l'espoir, etc.

Besoins spirituels

Puisque chaque être humain possède une dimension spirituelle, chaque personne présente des besoins particuliers relativement à sa spiritualité. Ces besoins sont souvent ravivés ou exacerbés par une affection et d'autres problèmes graves de santé. Les personnes aux croyances spirituelles solidement enracinées constatent parfois que la maladie les ébranle dans leurs croyances ou les amène à les repenser ; d'autres, qui n'ont jamais suivi de cheminement spirituel bien précis, se retrouvent soudain confrontées à des questions cruciales sur le sens et sur le but de la vie. L'infirmière doit être sensible aux manifestations des besoins spirituels de la personne et y répondre d'une manière adéquate. Cette question sera abordée plus loin dans le chapitre. Les personnes dont les besoins spirituels sont satisfaits ont généralement moins de difficulté à s'adapter au stress et disposent de meilleures ressources pour affronter les épreuves. L'encadré 30-1 indique quelques exemples de besoins spirituels.

Bien-être spirituel

La **santé spirituelle**, ou **bien-être spirituel**, se manifeste par le sentiment général d'avoir un but, d'être épanoui et pleinement vivant (Ellison, 1983). Pour Pilch (1988), le bien-être spirituel est un mode de vie, une manière de considérer l'existence comme agréable et significative et de la vivre en tant que telle ; une volonté de choisir en toute occasion l'action la plus épanouissante et la plus enrichissante, la plus porteuse d'avenir ; une manière d'exister profondément enracinée dans des valeurs spirituelles ou des convictions religieuses bien précises. L'encadré 30-2 indique les caractéristiques du bien-être spirituel.

ENCADRÉ 30-1

Exemples de besoins spirituels

- Amour
- Espoir
- Confiance
- Pardon
- Respect et valorisation
- Dignité
- Croyance en un but, en un sens de l'existence
- Valeurs
- Créativité
- Relation avec un dieu ou une puissance suprême, un être plus grand que soi
- Appartenance à une communauté

Il existe plusieurs façons de nourrir sa spiritualité. Certaines reposent sur le développement du soi intérieur, de l'univers que chacun porte en soi ; d'autres se fondent plutôt sur l'expression de son énergie spirituelle individuelle dans son rapport avec les autres ou avec le monde extérieur. Plusieurs voies permettent à l'être humain d'approfondir son dialogue individuel avec son âme ou son soi profond : établir le lien avec une puissance suprême ou avec soi-même par la prière ou la méditation ; analyser ses rêves, communier avec la nature, s'abandonner à l'inspiration artistique (par exemple, le théâtre, la musique ou la danse). Différentes possibilités s'offrent à la personne qui désire exprimer son énergie spirituelle : établir des relations d'amour avec les autres et leur venir en aide, rire et manifester sa joie, prendre part à des services religieux et autres activités collectives de même nature, manifester sa compassion, son empathie, sa capacité de pardonner et son espoir. Les infirmières qui vivent bien leur spiritualité sont généralement mieux outillées pour répondre aux besoins spirituels des personnes. Il est donc important que l'infirmière se sente à l'aise avec ses convictions spirituelles.

ENCADRÉ 30-2

Caractéristiques du bien-être spirituel

- Paix intérieure ; sérénité
- Compassion
- Respect de la vie
- Gratitude
- Intérêt et attachement envers l'unicité et la diversité de l'existence
- Humour
- Sagesse
- Générosité
- Capacité à se transcender, à aller au-delà de son propre soi
- Capacité d'aimer inconditionnellement

Source : *Spiritual Dimensions of Nursing Practice,* de V. B. Carson, 1989, Philadelphie : Saunders. Reproduit avec l'autorisation de Elsevier.

Détresse spirituelle

La **détresse spirituelle** affecte l'équilibre de l'esprit de la personne ou ses croyances, tout ce qui lui procurait jusque-là de la force, de l'espoir, et la conviction que la vie avait un sens et un but. Plusieurs facteurs peuvent provoquer la détresse spirituelle ou l'aggraver, par exemple des problèmes physiologiques, des inquiétudes relatives aux traitements ou des préoccupations conjoncturelles. Les événements suivants figurent au nombre des problèmes physiologiques susceptibles d'entraîner la détresse spirituelle : diagnostic d'une affection mortelle ou invalidante, expérience de la douleur, perte d'une partie ou d'une fonction du corps, fausse couche ou naissance d'un enfant mort-né. Les facteurs relatifs aux traitements comprennent par exemple la nécessité de transfusions sanguines, l'avortement, l'intervention chirurgicale, les restrictions alimentaires, l'amputation d'un membre ou l'ablation d'un organe ou bien encore l'isolement. Les paramètres conjoncturels sont notamment la mort ou la maladie d'un être cher, l'incapacité à pratiquer ses rites spirituels ou la gêne ressentie quand on les pratique (Carpenito, 2003).

La classification de NANDA (2004) caractérise la détresse spirituelle de la manière suivante :

- Manque d'espoir, conviction que la vie n'a pas de sens, incapacité à se pardonner soi-même.
- Sentiment d'être abandonné par Dieu ou colère envers Dieu.
- Refus d'établir des relations avec les amis et la famille.
- Changements soudains dans les pratiques spirituelles.
- Souhait de rencontrer un responsable religieux.
- Désintérêt complet pour la nature et pour les ouvrages spirituels.

Compte tenu de la complexité de la spiritualité et de la grande diversité des gens, il serait évidemment impossible de dresser la liste complète des signes de la détresse spirituelle.

Concepts apparentés

La spiritualité est le reflet d'une vie et d'une expérience intérieures. Elle s'exprime individuellement et compte à ce titre autant de représentations possibles qu'il existe d'êtres humains. Plusieurs concepts sont apparentés à celui de spiritualité : la religion, la foi, l'espoir, la transcendance et le pardon.

Religion

La **religion** est un système organisé de croyances et de pratiques. Elle procure à ses adeptes une manière d'exprimer leur spiritualité et leur fournit des pistes de réflexion, voire des modalités d'action, devant les grandes questions et les épreuves de l'existence. Pour Vardey (1996, p. XV), toutes les religions présentent les caractéristiques suivantes : (a) le sentiment d'appartenance à une communauté soudée par des croyances communes ; (b) l'étude collective des écritures saintes – Torah, Bible, Coran ou autres ; (c) l'accomplissement de rituels ; (d) le respect de règles de discipline et de coutumes connexes, de commandements et de sacrements ; (e) des méthodes de renforcement ou de régénération de l'âme et de l'esprit, par exemple le jeûne, la prière, la méditation. De nombreuses cérémonies et pratiques religieuses traditionnelles sont liées aux grands événements de la vie tels que la naissance, le passage de l'enfance à l'âge adulte, le mariage, la maladie et la mort (figure 30-1 ■). Les codes de conduite religieux orientent aussi la manière de vivre le quotidien : la tenue vestimentaire, l'alimentation, les interactions sociales, les menstruations, les relations sexuelles, etc. Ces pratiques sont aussi déterminées en partie par la culture.

Le cheminement religieux d'une personne se mesure au fait qu'elle accepte certains rituels, valeurs, règles de conduite et croyances spécifiques. Il peut aussi parfois s'accompagner d'un cheminement spirituel. Ainsi, certaines personnes observent des pratiques religieuses sans pour autant avoir intériorisé leur portée symbolique. Toutefois, le cheminement religieux sous-tend la spiritualité et la renforce, car il procure à l'adepte un système organisé de croyances qui l'incite à évoluer dans certaines dimensions précises de son être et de sa vie. Par exemple, les prières quotidiennes de l'islam mettent les musulmans en contact direct avec les questions les plus profondes de l'existence, et ce, plusieurs fois par jour. Les personnes qui doutent de l'existence de Dieu (ou d'un autre être suprême), ou qui estiment que cette existence n'a pas été prouvée, sont dites **agnostiques**. Les **athées** ne croient pas en Dieu, ou en un être suprême. Le **monothéisme** est la croyance en un dieu unique ; le **polythéisme** est la croyance en plusieurs dieux. Les agnostiques et les athées vivent selon des codes de conduite éthique et morale qui ne se réclament d'aucune divinité.

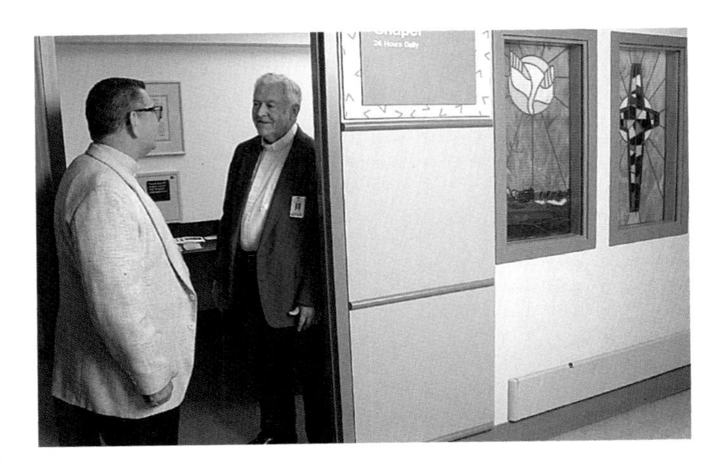

FIGURE 30-1 ■ Les aumôniers des hôpitaux donnent des soins spirituels aux personnes et à leur famille.

Foi

La **foi** est la croyance en une personne ou en une entité ; elle suppose que le fidèle fasse confiance à l'objet de sa foi et s'engage à suivre les voies qu'il lui indique. Selon Fowler (1981), la foi ne serait pas l'apanage des personnes religieuses ; elle pourrait également caractériser des personnes qui n'appartiennent à aucune religion. La foi donne un sens à la vie ; elle procure aussi une force considérable dans l'épreuve. Elle donne aux personnes soignées courage, endurance et espérance – qu'elles croient en une autorité supérieure (Dieu, Allah, Jéhovah, etc.), en elles-mêmes, en l'équipe soignante ou en plusieurs de ces entités.

Espoir

L'**espoir** (ou **espérance**) est inhérent à la spiritualité et l'exercice de la spiritualité s'inscrit dans une volonté d'espérer. Stephenson (1991, p. 1459) définit l'espoir comme étant un processus d'anticipation qui tend vers un épanouissement significatif de la personne et qui relève d'une interaction de la pensée, de l'action, du sentiment et du rapport à soi et à autrui. Les personnes qui n'ont pas d'espoir abandonnent vite ; elles perdent l'envie de vivre et elles s'étiolent ; elles ont souvent plus de mal à lutter contre la maladie et celle-ci pourrait progresser plus rapidement.

Transcendance

La **transcendance** est souvent assimilée à la transcendance de soi, que Coward (1990, p. 162) définit comme étant la capacité à aller au-delà de soi, à dépasser ses préoccupations personnelles pour envisager la vie dans une perspective plus vaste, s'investir dans des activités d'une portée plus grande et poursuivre des buts plus larges. La transcendance suppose aussi que la personne croie en l'existence d'une entité autre ou plus grande qu'elle-même, qu'elle la valorise et cherche à la connaître, à entrer en relation avec elle – qu'il s'agisse d'un être suprême, d'une force supérieure ou d'une valeur qu'elle estime particulièrement importante.

Pardon

Les professionnels de la santé s'intéressent de plus en plus à la notion de pardon. Devant la maladie, un handicap ou l'incapacité, nombreuses sont les personnes qui éprouvent un sentiment de honte ou de culpabilité. Elles considèrent leurs problèmes de santé comme un châtiment de leurs péchés passés, par exemple : « J'ai attrapé le cancer du sein parce que je n'étais pas vierge quand je me suis mariée. » Les personnes qui savent leur mort prochaine peuvent chercher à obtenir le pardon de leurs proches, et aussi de Dieu. Les travaux de Mickley et de Cowles (2001) font ressortir le fait que l'infirmière peut aider les personnes qu'elle soigne à comprendre le processus du pardon et à persévérer dans cette voie.

Développement spirituel

Au fil de sa vie, l'être humain se développe sur le plan physique, cognitif, intellectuel et moral – mais aussi spirituel. Plusieurs théologiens ont décrit les différentes étapes que la personne peut franchir dans le cadre de son évolution spirituelle. Ainsi, pour Westerhoff (1976), la foi est une manière de se comporter qui évolue au cours de l'existence : la foi des enfants repose en grande partie sur les convictions des parents et des autres membres de l'entourage, alors que l'adulte intériorise une foi qui lui est propre et qui détermine son action. Le tableau 30-1 décrit certains aspects du cheminement spirituel et des comportements religieux sains caractéristiques des différentes étapes de la vie.

Pratiques spirituelles influant sur les soins infirmiers

Nombreuses sont les personnes qui considèrent certaines pratiques religieuses, par exemple la prière, comme un moyen efficace de faire face à la maladie (Pargament, 1997). Les pré-

TABLEAU 30-1

Étapes du développement spirituel

Stade de développement	Caractéristiques
De la naissance à 3 ans	Les nouveau-nés et les trottineurs acquièrent graduellement les qualités spirituelles fondamentales que sont la confiance, la réciprocité, le courage, l'espoir et l'amour. L'enfant commence à passer à l'étape de la foi quand ses capacités de langage et de pensée lui permettent de comprendre les symboles.
De 3 à 7 ans	L'enfant a l'imagination fertile et aime imiter les comportements qu'il observe. Il est influencé par les autres, leur humeur et leurs façons d'agir. Il perçoit l'existence d'une manière intuitive à travers les histoires et les images, et il ne fait pas la distinction entre les faits et les émotions. Les entités qui relèvent de l'imaginaire sont pour lui tout aussi concrètes que la réalité, par exemple le père Noël, Dieu dépeint comme un grand-père vivant dans le ciel, etc.
De 7 à 12 ans, parfois jusqu'à l'âge adulte	Pour distinguer l'imaginaire du factuel, l'enfant exige des preuves ou des démonstrations de la réalité des personnages et des phénomènes. Les histoires l'aident à comprendre le sens des événements de l'existence, mais aussi son expérience personnelle. L'enfant prend les contes, les histoires et les croyances au pied de la lettre. Il peut intégrer les convictions et les pratiques culturelles et religieuses.
Adolescence	L'adolescent possède une connaissance du monde qui va bien au-delà du cercle familial; les convictions spirituelles peuvent l'aider à comprendre cet univers élargi. L'adolescent adopte généralement les convictions de son entourage; il ne les a pas encore examinées d'une façon objective.
Début de l'âge adulte	Le jeune adulte développe son identité personnelle et acquiert une vision du monde distincte de celle des autres. Il prend des engagements autonomes et adopte un mode de vie, des croyances, des attitudes et des comportements personnels. Il commence à donner aux symboles de la religion et à la foi une signification qui lui est propre.
Âge mûr	L'adulte d'âge mûr apprécie le passé. Il écoute plus volontiers sa voix intérieure et il est plus conscient du fait que les mythes, les préjugés et les représentations sont généralement définis par le contexte social. Il constate des contradictions entre sa vie spirituelle et son expérience personnelle et il tente de les concilier. Il s'efforce aussi de rester ouvert aux vérités des autres.
Du milieu de l'âge mûr au troisième âge	L'individu a la capacité de croire en l'existence d'une communauté globale et de se sentir partie prenante de cette communauté dans ses activités et réflexions les plus quotidiennes. Il doit parfois régler des problèmes sociaux, politiques, économiques ou idéologiques de la société. Il sait prendre la vie à bras-le-corps et la vivre pleinement tout en la laissant suivre son cours et en s'y abandonnant. (Martin Luther King, le Mahatma Gandhi et Mère Teresa constituent des figures caractéristiques de cette étape du développement spirituel.)

Source: *Stages of Faith Development: The Psychology of Human Development and the Quest for Meaning*, de J. W. Fowler, 1981, San Francisco: Harper & Row.

ceptes, croyances et manifestations les plus susceptibles d'influer sur les soins infirmiers sont les suivants: fêtes religieuses, livres sacrés, symboles sacrés, prière et méditation, croyances relatives à l'alimentation, à la guérison, à la tenue vestimentaire, à la naissance et à la mort.

! ALERTE CLINIQUE *Les convictions religieuses et l'expression de la spiritualité sont très enracinées dans l'être; c'est pourquoi l'infirmière peut parfois imposer involontairement ses propres croyances et pratiques à une personne. Pour maintenir un comportement parfaitement éthique dans ce domaine, l'infirmière doit tout d'abord bien se connaître, mais aussi être réceptive aux propos, à l'attitude et aux réactions de la personne.* ■

Fêtes religieuses

Une **fête religieuse** est un événement soulignant l'observance d'un précepte religieux. Toutes les religions ont leurs propres fêtes qui se célèbrent à des périodes déterminées. Par exemple, les chrétiens fêtent Pâques et Noël; les juifs, Yom Kippour et la pâque juive; les bouddhistes, l'anniversaire de Bouddha; les musulmans, le mois sacré du ramadan; et les hindous, Mahashivarathri, qui célèbre le dieu Shiva. La plupart des religions imposent des jeûnes, des périodes prolongées de prière et de réflexion ainsi que des rituels à l'occasion des jours saints. En général, les personnes gravement malades sont toutefois exemptées de telles obligations (notamment du jeûne).

Les chrétiens et les juifs ont un jour de repos hebdomadaire consacré à Dieu en vertu du commandement biblique: « Souviens-toi du jour du sabbat pour le sanctifier » (Exode 20,8). Les chrétiens observent généralement ce jour du Seigneur le dimanche, alors que les juifs et certaines Églises chrétiennes (par exemple, l'Église adventiste du Septième Jour) choisissent le samedi. Les adeptes de ces religions souhaitent parfois éviter les traitements spéciaux le jour du sabbat et, d'une manière générale, toute perturbation de leur repos et de leur réflexion. L'islam prescrivant cinq prières par jour, les personnes d'origine musulmane ont parfois besoin d'assistance pour observer cette règle. En outre, les musulmans se regroupent traditionnellement le vendredi midi pour prier et approfondir leur connaissance des livres sacrés ainsi que leur foi. Les hindous et les bouddhistes pratiquent la méditation ; le cas échéant, l'infirmière peut réserver aux personnes de ces deux confessions un temps de tranquillité pour qu'elles puissent méditer.

Les fêtes les plus importantes de l'année sont parfois qualifiées de *jours saints* et comprennent par exemple l'observation d'un jeûne, des périodes de réflexion et de prière. Ces fêtes sont notamment: Rosh Hashanah et Yom Kippour pour les juifs ; le Vendredi saint pour les chrétiens ; le ramadan pour les musulmans. La plupart des hôpitaux et des établissements de santé ont des procédures qui permettent aux personnes soignées et aux membres du personnel d'observer ces rites. Comme la plupart des religions ne suivent pas le calendrier grégorien, il est préférable d'utiliser un calendrier multiconfessionnel qui indique les jours saints de chacune des religions (Griffith, 1996).

Livres sacrés

Chaque religion a ses Écritures, ses livres sacrés qui définissent les croyances de ses adeptes et leur dictent leurs comportements. De plus, les livres sacrés accordent souvent une place importante aux histoires édifiantes des chefs, rois et héros de la religion considérée. La plupart des religions associent ces Écritures à la parole même de l'être suprême, consignée par des prophètes ou autres représentants humains. Les chrétiens suivent ainsi les enseignements de la Bible et des Évangiles ; les juifs de la Torah et du Talmud ; les musulmans du Coran ; les hindous des Védas ; et les bouddhistes des Tripitakas. Les livres sacrés énoncent les lois religieuses sous forme de commandements et de règles de vie (par exemple, les dix commandements). Cette loi peut cependant être interprétée très différemment par chacun des groupes qui composent la religion considérée. Elle interdit parfois aux personnes ayant des problèmes de santé d'avoir recours à certains traitements. Ainsi, les transfusions sanguines sont contraires à la loi religieuse des Témoins de Jéhovah.

Dans la maladie comme dans l'épreuve, lire des textes religieux procure souvent beaucoup de force et d'espoir aux croyants. Les personnes ayant des problèmes de santé peuvent par exemple puiser du réconfort dans la lecture des tourments endurés par Job (Écritures juives et chrétiennes) ou dans la description des guérisons physiques et mentales réalisées par Jésus (Nouveau Testament).

Symboles sacrés

Les symboles sacrés sont porteurs d'une signification religieuse ou spirituelle particulière. Ils peuvent être de nature diverse : bijoux, médailles, amulettes, icônes, totems, parures corporelles (tatouages ou autres), etc. Les symboles sacrés permettent à l'adepte d'une religion ou d'un mouvement spirituel de proclamer son appartenance religieuse et sa foi, de se rappeler les attitudes, comportements et pratiques auxquels il est astreint, d'attirer sur lui la protection des puissances supérieures ou, plus simplement, de trouver force et réconfort. Certaines personnes portent des médailles religieuses en permanence et peuvent souhaiter les garder sur elles au moment des examens paracliniques, des traitements médicaux et des interventions chirurgicales. Les catholiques romains utilisent parfois un rosaire pour prier ; les musulmans gardent souvent sur eux un chapelet de grains ou de perles qu'ils utilisent dans leurs prières (figure 30-2 ■).

Beaucoup de gens ont chez eux, dans leur voiture ou au travail des icônes ou des statuettes religieuses qui leur rappellent leur foi ou leur permettent de se créer un espace personnel pour la prière ou la méditation. Certaines personnes hospitalisées ou résidant dans un établissement de soins prolongés souhaitent avoir leurs icônes ou leurs statuettes placées près d'elles pour y puiser courage et réconfort.

Prière et méditation

La prière est une pratique spirituelle. Pour beaucoup de gens, elle est aussi une pratique religieuse. Une encyclopédie des religions donne de la **prière** cette définition toute simple : « une communication de l'être humain avec les entités divines et spirituelles » (Gill, 1987, p. 489). Estimant que la prière suppose une croyance en une entité divine ou spirituelle, certains concluent que tout le monde ne prie pas ; d'autres pensent au contraire que la prière est un phénomène universel qui ne suppose pas forcément une quelconque croyance religieuse ou spirituelle.

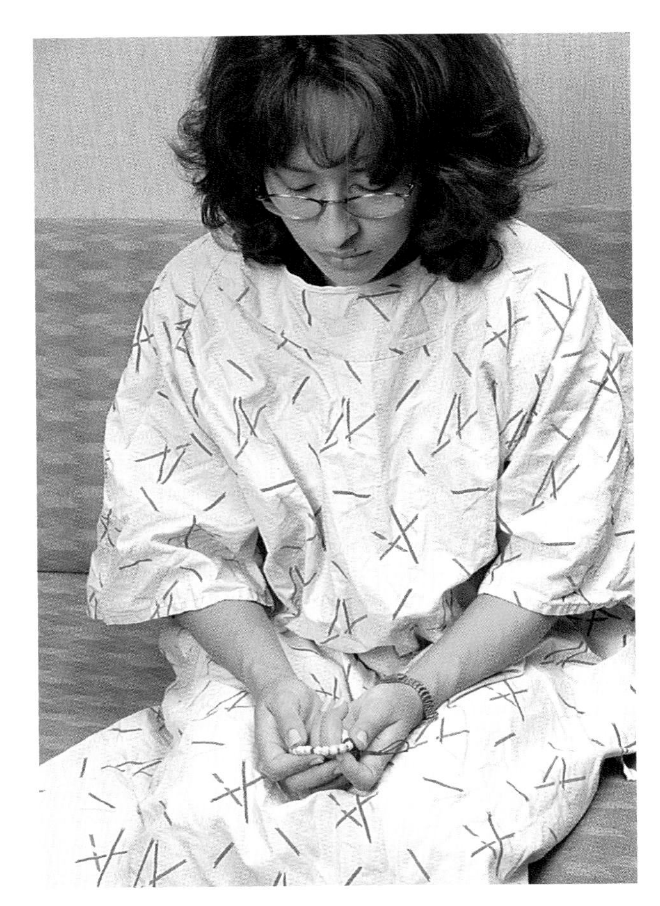

FIGURE 30-2 ■ Certaines personnes apportent à l'hôpital des objets sacrés qui les aident à prier ou à pratiquer leurs rituels religieux. Tous les membres de l'équipe soignante et de l'équipe de soutien doivent traiter ces objets avec grand respect, car ils revêtent souvent une signification très grande pour ces personnes.

Ainsi, Ulanov et Ulanov (1983, p. 1) affirment que tout le monde prie : « Les gens prient, même s'ils n'appellent pas cela prier. On prie chaque fois qu'on demande de l'aide, de la compréhension ou de la force, que ce soit dans une perspective religieuse ou non [...]. Ce que nous sommes, ce que nous faisons et disons parle de nous [...]. Prier, c'est écouter et entendre ce soi qui parle. » Pour Dossey (1999), la prière est une intention empreinte d'amour qui s'adresse en général à l'absolu ; c'est une pensée ou un vœu d'amour que l'on exprime pour soi-même ou pour quelqu'un d'autre – et non l'invocation d'une quelconque forme de magie, positive ou négative.

On distingue plusieurs types de prières. Poloma et Gallup (1991) les classifient de la façon suivante :

- Prières rituelles : Je vous salue, Marie, par exemple ; prières apprises puis récitées.
- Suppliques : « Dieu, guéris-moi, je T'en supplie ! » ; prières d'intercession servant à demander une faveur au divin.
- Entretiens : prières en forme de conversation.
- Méditations : moments de silence, par exemple, pendant lesquels la personne qui médite ne fixe son esprit sur rien ou pense à une phrase significative ou à une certaine dimension du divin.

Les méditations et les entretiens semblent favoriser le bien-être spirituel et la qualité de vie chez l'adulte en bonne santé. Pour les personnes ayant un problème de santé, les prières rituelles et les suppliques sont les formes de prières qui procurent apparemment le plus de réconfort et de soutien.

Certaines religions prescrivent des prières qui sont imprimées dans des livres, par exemple le *Livre de la prière commune* anglican et épiscopalien et le *Missel* catholique. D'autres religions font remonter une ou plusieurs prières à la source même de la foi : le Pater (Notre Père) des chrétiens est attribué à Jésus. La première sourate des musulmans est attribuée à Mahomet.

Quelques religions prescrivent des prières quotidiennes ou des moments précis pour le culte. Ce sont les cinq prières quotidiennes des musulmans (*Salat*) ; elles doivent être récitées le corps dirigé vers la Mecque à l'aube, à midi, au milieu de l'après-midi, au coucher du soleil et le soir. Les juifs récitent chaque jour le Kaddish. Les catholiques romains ont leurs prières canoniques. Certaines personnes soignées tiennent à maintenir leurs prières, voire à les intensifier (Moschella *et al.*, 1997). Pour ce faire, ils ont parfois besoin d'un temps ininterrompu de calme et de solitude, mais aussi de leurs livres, rosaires, chapelets ou icônes.

La **méditation** consiste à focaliser ses pensées ou à s'absorber dans la contemplation ou dans la réflexion sur soi. Certaines personnes croient que la méditation profonde peut exercer une influence sur le fonctionnement physique et psychologique, et ralentir la progression de l'affection ou même l'arrêter.

Croyances relatives à l'alimentation

La plupart des religions édictent des interdits alimentaires : elles précisent les boissons et les aliments qui sont autorisés et ceux qui ne le sont pas. Ainsi, les juifs orthodoxes ne peuvent pas manger de porc ni de fruits de mer. Les musulmans n'ont pas le droit de boire de l'alcool, ni de manger du porc. Les membres de l'Église de Jésus-Christ des saints des derniers jours (mormons) s'abstiennent de consommer des boissons alcoolisées ou contenant de la caféine. Les catholiques d'un certain âge évitent parfois de manger de la viande le vendredi, car telle était la règle autrefois. Les bouddhistes et les hindous sont généralement végétariens parce qu'ils se refusent à sacrifier une vie pour en alimenter une autre. Dans certains cas, la loi religieuse prescrit également la manière dont les plats doivent être préparés. Par exemple, de nombreux juifs préfèrent manger des aliments **casher**, c'est-à-dire préparés selon la loi judaïque.

Plusieurs rites religieux s'accompagnent d'un jeûne, c'est-à-dire d'une abstinence de nourriture pendant une période déterminée. Certaines religions interdisent non seulement de manger, mais aussi de boire pendant le jeûne ; d'autres autorisent l'eau (ou d'autres boissons plus nutritives). L'islam, le judaïsme et le catholicisme prescrivent ainsi des jeûnes. Pendant le mois du ramadan, les musulmans ne mangent pas et évitent de boire du lever au coucher du soleil ; le jeûne est rompu chaque soir, une fois le soleil couché. La religion juive prescrit le jeûne à Yom Kippour et la religion catholique, le Vendredi saint. La plupart des religions dispensent toutefois les personnes soignées de jeûner si cela risque de nuire à leur santé (par exemple, les diabétiques). Certaines religions exemptent également du jeûne les mères qui allaitent ou les femmes qui ont leurs règles.

Les professionnels de la santé doivent tenir compte des convictions religieuses des personnes qu'elles soignent en ce qui a trait à l'alimentation et au jeûne dans l'élaboration de leurs programmes diététiques et de leurs plans de repas.

Croyances relatives à la guérison

Certaines personnes attribuent la maladie à une défaillance ou à un dérèglement spirituel. Pour elles, il n'existe pas forcément de lien de cause à effet entre les traitements et la guérison. L'infirmière doit évaluer les convictions de la personne qu'elle soigne et, si possible, intégrer à son plan de soins quelques pratiques de guérison appartenant au système de croyances de cette personne.

Croyances relatives à la tenue vestimentaire

La plupart des religions comportent des lois ou des traditions d'ordre vestimentaire. Ainsi, les hommes juifs orthodoxes et conservateurs croient qu'il faut toujours avoir la tête couverte et portent donc en permanence la kippa. Les femmes juives orthodoxes se couvrent la tête d'une perruque ou d'un foulard en signe de respect envers Dieu. La plupart des femmes musulmanes se couvrent également les cheveux, selon leur milieu ethnique et leur nationalité. Les mormons peuvent porter des sous-vêtements spéciaux conformes à leur loi religieuse. Certaines religions demandent aux femmes de s'habiller sobrement : manches longues ou mi-longues, hauts amples au décolleté peu profond, jupes en dessous du genou. Par exemple, l'islam exige que le torse, les bras et les jambes soient couverts. Les femmes hindoues qui portent le sari se couvrent ainsi tout le corps, à l'exception des bras et des pieds (figure 30-3 ■). Les chemises d'hôpital peuvent mettre mal à l'aise les femmes qui souhaitent observer les prescriptions vestimentaires de leur religion. Certaines femmes sont particulièrement gênées quand elles doivent passer des examens paracliniques ou subir des traitements qui leur demandent de dénuder une ou plusieurs parties du corps, par exemple lors d'une mammographie.

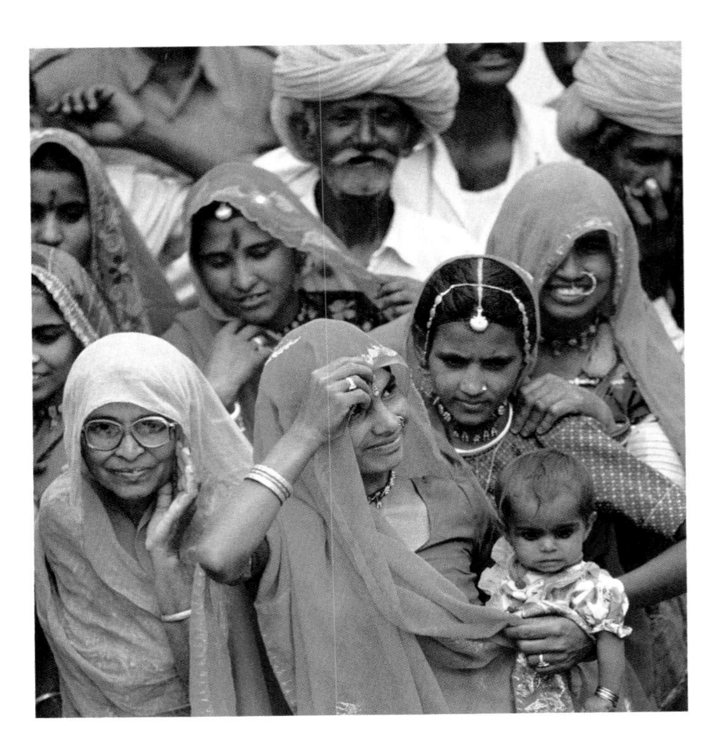

FIGURE 30-3 ■ Femmes hindoues vêtues de saris.
(Charlie Westerman/Getty Images.)

Croyances relatives à la naissance

Dans toutes les religions, la naissance d'un enfant constitue un événement majeur qui donne lieu à des célébrations. La plupart des religions prévoient des cérémonies rituelles particulières pour faire entrer l'enfant dans la communauté des croyants. Chez les musulmans, quand un enfant vient au monde, on lui récite l'appel à la prière dans le creux de l'oreille. Le septième jour après sa naissance, on donne un nom à l'enfant et on lui coupe une mèche de cheveux (Denny, 1993, p. 682).

Dans la religion chrétienne, la cérémonie du baptême a lieu peu de temps après la naissance de l'enfant pour confirmer qu'il est né dans une famille chrétienne et qu'il fait partie du corps de l'Église (Frankiel, 1993). Les parents chrétiens d'un nouveau-né gravement malade peuvent demander qu'il soit baptisé dès la naissance par une infirmière ou un médecin, à défaut d'un aumônier ou d'un prêtre.

Dans la religion juive, la circoncision rituelle est pratiquée le huitième jour suivant la naissance du petit garçon ; elle symbolise le lien religieux entre le prophète Abraham, ses descendants et leur dieu. Une fois la circoncision effectuée par le *mohel*, un spécialiste chargé de cette tâche, l'enfant reçoit son nom. Les filles reçoivent leur nom dans la synagogue le jour du sabbat suivant leur naissance (Fishbane, 1993).

Pour aider les familles à s'acquitter de leurs obligations religieuses, l'infirmière doit connaître leurs besoins dans ce domaine ainsi que ceux de leurs enfants nouveau-nés. Cette connaissance s'avère particulièrement cruciale si l'enfant est gravement malade ou en danger de mort. En effet, certaines personnes croient que les enfants décédés avant que les rites religieux entourant la naissance n'aient pu être pratiqués ne peuvent pas intégrer la communauté des croyants.

Croyances relatives à la mort

Nos convictions spirituelles et religieuses jouent un rôle important dans la manière dont nous abordons les grands événements de l'existence, notamment la mort. Nombreux sont les gens qui pensent que les défunts transcendent la vie terrestre pour atteindre un monde meilleur ou un état de bien-être.

Certaines religions prévoient des rituels spéciaux pour les jours qui précèdent et qui suivent la mort. L'observance de ces rituels s'avère généralement d'un grand réconfort pour le mourant et pour son entourage. Certains d'entre eux sont pratiqués du vivant de la personne : prières particulières, chants, psalmodies, lecture de textes sacrés. Dans la religion catholique romaine, le prêtre administre aux personnes très faibles ou sur le point de mourir le sacrement des malades (l'onction des malades, autrefois appelée « extrême-onction » ou « derniers sacrements »). À l'approche de la mort, les musulmans demandent que leur corps ou leur tête soit tourné vers la Mecque (Denny, 1993).

Selon la tradition juive, les morts doivent être enterrés dans les 24 heures suivant leur décès, sauf le jour du sabbat. Les proches doivent faire la shiva, c'est-à-dire se réunir, s'asseoir sur des chaises basses et recouvrir les miroirs de noir pour que les invités se concentrent essentiellement sur la mémoire du disparu plutôt que sur leur propre personne. Les bouddhistes tibétains lisent le *Livre tibétain des morts* dans les sept jours suivant le décès pour préserver l'âme du défunt des mondes infernaux. Les hindous incinèrent le corps dans les 24 heures pour libérer l'âme de tout attachement terrestre.

Si la personne se trouve au stade terminal de sa maladie, Griffith (1996) préconise à l'équipe de soins de l'hôpital de l'interroger, ainsi que son entourage familial, sur les rites post-mortuaires propres à sa religion et à sa culture. Dans certaines traditions religieuses, le corps du défunt ne doit pas être touché par une personne qui n'est pas de la même confession. Chez les musulmans (Denny, 1993) et chez les juifs (Fishbane, 1993), un membre de la famille ou un représentant d'une société spécialisée dans les rites funéraires baigne le corps du défunt juste après le décès. Les objets et les symboles religieux doivent être traités avec grand respect et placés près du corps (Griffith, 1996). Pour aider la famille à traverser cette épreuve, l'infirmière pourra lui assurer un cadre propice à l'observance de ses rituels mortuaires traditionnels.

! ALERTE CLINIQUE *Avant d'exprimer ses propres convictions ou de partager ses pratiques religieuses ou spirituelles, l'infirmière doit se poser les questions suivantes :*

- *Qu'est-ce qui me pousse à parler de mes croyances et de mes pratiques ? Ce faisant, est-ce que je réponds vraiment aux besoins de la personne que je soigne ?*
- *Mes soins de nature spirituelle se fondent-ils sur une évaluation spirituelle exacte de la personne ?*
- *Suis-je en train de profiter de la vulnérabilité de la personne ?*
- *Est-ce que je présente mes convictions, mes pratiques religieuses et spirituelles de manière à laisser à la personne la possibilité de m'indiquer qu'elle préférerait que je m'en abstienne ?*
- *Les soins de nature spirituelle que je prodigue à la personne renforcent-ils ma relation thérapeutique avec elle, ou risquent-ils au contraire de la détériorer ?* ■

Santé spirituelle et démarche systématique dans la pratique infirmière

La démarche systématique dans la pratique infirmière s'articule selon les étapes suivantes : collecte des données, analyse, planification, interventions et évaluation. Cette démarche s'applique à la santé physique et mentale, mais également à la santé spirituelle.

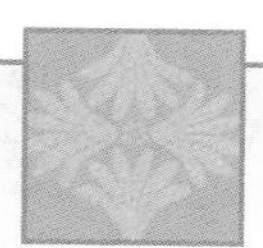

DÉMARCHE SYSTÉMATIQUE dans la pratique infirmière

Collecte des données

L'infirmière recueille l'information relative aux convictions spirituelles de la personne par l'analyse de ses antécédents généraux (orientation religieuse) lors de la collecte des données, par l'observation clinique du comportement de la personne, de ses propos, de son humeur, etc. Elle ne doit jamais considérer à priori que la personne se plie à toutes les pratiques de la religion dont elle se réclame.

Anamnèse

Lorsqu'une personne est admise dans un établissement de soins, l'infirmière procède à une collecte des données qui comprend des questions sur ses convictions et pratiques spirituelles. Taylor (2002) propose une approche en deux temps. Tout d'abord, les infirmières posent une ou deux questions d'ordre général à toutes les personnes, par exemple : « Quelles sont les croyances ou les pratiques spirituelles importantes pour vous en cette période de maladie ? » ; « Quel soutien aimeriez-vous que l'équipe soignante vous apporte sur le plan spirituel ? » À l'issue de cette première étape, seules les personnes qui expriment des difficultés spirituelles ou qui sont soumises à un risque de détresse spirituelle doivent faire l'objet d'une évaluation plus poussée. Celle-ci pourra être ciblée en fonction du problème spirituel détecté à l'étape précédente.

L'infirmière doit évaluer en continu le niveau de bien-être spirituel de la personne. Une évaluation spirituelle plus approfondie pourra être faite, une fois que la relation sera solidement établie entre l'infirmière et la personne soignée ou la personne qui s'occupe d'elle. L'évaluation spirituelle sera d'autant plus aisée et efficace que l'infirmière se sera montrée sensible et chaleureuse envers son interlocuteur depuis le début de leur entretien.

L'encadré *Entrevue d'évaluation* propose un certain nombre de questions qui pourraient être posées à la personne à l'occasion de l'évaluation spirituelle. Stoll (1989) recommande aux infirmières d'interroger la personne sur les thèmes suivants : sa conception de la divinité, les sources d'espoir et d'encouragement auxquelles elle puise, ses pratiques et rituels religieux, son point de vue sur la possibilité d'une corrélation entre les convictions spirituelles et la santé.

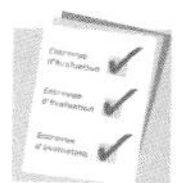

ENTREVUE D'ÉVALUATION

Spiritualité

- **Certaines pratiques religieuses sont-elles particulièrement importantes pour vous ? Si oui, lesquelles ? Pouvez-vous me les décrire et m'en parler ?**
- **En quoi votre séjour dans cet établissement de soins pourrait-il entraver la mise en œuvre de ces pratiques religieuses ?**
- **Quel soutien votre foi vous apporte-t-elle ? Quel rôle joue-t-elle dans votre vie, particulièrement en ce moment ?**
- **Que pourrais-je faire pour vous appuyer spirituellement ? Par exemple, aimeriez-vous que je vous lise votre livre de prières ?**
- **Aimeriez-vous recevoir la visite de votre conseiller spirituel ou de l'aumônier de l'établissement de soins ? Quels sont vos espoirs et vos sources de réconfort en ce moment ? Qu'est-ce qui vous redonne courage devant les épreuves de la vie ?**

Évaluation clinique

Différents facteurs peuvent révéler à l'infirmière les orientations spirituelles et religieuses de la personne, ses sources de réconfort et de courage, ses préoccupations ou sa détresse (Shelley et Fish, 1988 ; Sumner, 1998), par exemple :

1. *Environnement.* La personne a-t-elle placé ou fait placer dans sa chambre une Bible, une Torah, un Coran ou autre livre de prières ou de culte, des médailles pieuses, un rosaire, une croix, une étoile de David ou des cartes de prompt rétablissement de nature religieuse ? Reçoit-elle des fleurs ou des bulletins d'information religieux d'une église ou d'un autre regroupement spirituel ?
2. *Comportement.* La personne semble-t-elle prier ou lire des textes religieux avant les repas ou à d'autres moments de la journée ? Fait-elle des cauchemars, souffre-t-elle de troubles du sommeil ou manifeste-t-elle de la colère envers des représentants religieux ou une divinité ?
3. *Propos.* La personne parle-t-elle de Dieu ou d'une puissance supérieure, de prière, de foi, de l'église, de la synagogue ou du temple, d'un chef spirituel ou religieux ou d'autres sujets relatifs à la religion ? S'informe-t-elle sur les visites de l'aumônier de l'hôpital ou d'autres représentants du clergé ? Ses propos témoignent-ils d'une peur de la mort, d'un questionnement sur le sens de la vie, d'un conflit intérieur relatif à ses convictions religieuses, d'une interrogation sur sa relation avec le divin, de questionnements sur le but de l'existence, le sens de la douleur ou sur les implications morales ou éthiques des traitements ?
4. *Attitude et état affectif.* La personne semble-t-elle esseulée, déprimée, furieuse, angoissée, agitée, apathique ou préoccupée ?
5. *Relations interpersonnelles.* Qui rend visite à la personne ? Comment la personne réagit-elle à ces visites ? Reçoit-elle de temps à autre la visite d'un ministre du culte ou autre représentant spirituel ou religieux ? Quelles relations la personne entretient-elle avec les autres personnes hospitalisées et avec le personnel infirmier ?

Voir également les signes du bien-être et de la détresse spirituels aux pages 704 et 705.

Analyse

Les perturbations spirituelles constituent parfois un diagnostic infirmier, mais elles peuvent aussi se révéler la cause (le facteur étiologique) d'autres problèmes.

Perturbations spirituelles comme diagnostic infirmier final

NANDA (2004) distingue trois diagnostics infirmiers relatifs à la spiritualité : *Détresse spirituelle* ; *Motivation à améliorer son bien-être spirituel* ; et *Risque de détresse spirituelle*.

- La *Détresse spirituelle* est une « perturbation de la capacité de ressentir et d'intégrer le sens et le but de la vie à travers les liens avec soi-même, les autres, l'art, la musique, la nature ou une force supérieure » (p. 64). L'encadré *Diagnostics infirmiers, résultats de soins infirmiers et interventions* présente des illustrations cliniques de ce diagnostic infirmier.
- Le diagnostic infirmier *Motivation à améliorer son bien-être spirituel* repose sur la constatation que certaines personnes réagissent à l'adversité avec plus de maturité et de ressources spirituelles que d'autres.
- NANDA (2004) définit le *Risque de détresse spirituelle* comme un « risque de perturbation de l'harmonie intérieure en regard de la vie et de l'univers qui transcende l'être et favorise la division du soi » (p. 66). Ce diagnostic peut s'appliquer par exemple aux personnes qui ne présentent encore aucun signe de perturbation spirituelle mais qui pourraient en développer si l'infirmière n'intervient pas.

Détresse spirituelle comme facteur étiologique

La détresse spirituelle peut avoir des effets négatifs sur d'autres dimensions du fonctionnement humain et donner lieu, par conséquent, à des diagnostics infirmiers secondaires. Elle doit alors être considérée comme le facteur favorisant. On trouvera ci-dessous quelques exemples :

- *Peur,* reliée aux interrogations entourant le devenir de l'âme après le décès et au manque de préparation à la mort prochaine
- *Diminution chronique* ou *situationnelle de l'estime de soi,* reliée à l'incapacité à se conformer aux préceptes de sa propre foi
- *Habitudes de sommeil perturbées,* reliées à la détresse spirituelle
- *Stratégies d'adaptation inefficaces,* reliées à la perte de la foi religieuse et au sentiment d'être abandonné de Dieu
- *Conflit décisionnel,* relié à une incompatibilité entre le plan de traitement et les convictions religieuses

Planification

À l'étape de la planification, l'infirmière détermine les interventions à mettre en œuvre pour aider la personne ayant un problème de santé à atteindre cet objectif global : trouver ou retrouver le bien-être spirituel et, par conséquent, la sérénité, la satisfaction et la force spirituelle (voir l'encadré *Diagnostics infirmiers, résultats de soins infirmiers et interventions*).

La planification des interventions se rapportant aux besoins spirituels de la personne doit viser au moins l'un des objectifs suivants :

- Aider la personne à s'acquitter de ses obligations religieuses.
- L'aider à utiliser plus efficacement ses ressources intérieures afin d'aborder sa situation actuelle d'une manière plus adéquate.
- L'aider à établir ou à maintenir une relation personnelle dynamique avec un être suprême (une puissance supérieure) afin d'y puiser force et courage dans les circonstances difficiles.
- L'aider à trouver un sens à l'existence et à sa situation actuelle.
- L'aider à garder ou à reprendre espoir.
- Lui fournir des ressources spirituelles auxquelles elle n'aurait pas accès autrement.

Interventions

Plusieurs types d'interventions permettent à l'infirmière d'aider la personne ayant un problème de santé à trouver ou à retrouver le bien-être spirituel, notamment : (a) lui procurer le soutien d'une présence active ; (b) favoriser le maintien de ses pratiques religieuses ; (c) l'aider à prier ; (d) la mettre en communication avec un conseiller spirituel.

Présence active

La **présence active** consiste à simplement être là, concrètement présente – à accompagner la personne. La présence active compte au nombre des compétences que doivent maîtriser les infirmières chevronnées (Zerwekh, 1997). Pettigrew (1990) décrit quatre caractéristiques de la présence active :

- Être enracinée dans l'instant présent.
- Être totalement disponible, mobiliser toutes les dimensions de soi à l'écoute de l'autre.
- Écouter en restant parfaitement consciente de bénéficier, ce faisant, d'un grand privilège.
- Être là d'une manière qui soit significative pour l'autre.

Fredriksson (1999) souligne que la présence active est un don de soi de l'infirmière à la personne, une manière de conserver envers elle une attitude de parfaite vigilance. Par conséquent, il ne suffit pas d'écouter attentivement ; il faut aussi accorder toutes les dimensions de son être à la personne, c'est-à-dire lui accorder tout « l'espace intérieur » dont on dispose.

Il existe différents degrés de présence. Osterman et Schwartz-Barcott (1996) définissent quatre façons pour l'infirmière d'être présente aux personnes qu'elle soigne :

- Présence passive : l'infirmière est présente physiquement, mais non en esprit ; elle n'accorde pas son attention à la personne.
- Présence active partielle : l'infirmière est présente physiquement et elle effectue quelques tâches pour la personne, mais la relation qu'elle a avec elle reste superficielle (voire inexistante).
- Présence active entière : l'infirmière est présente mentalement, affectivement et physiquement, et elle focalise toute son attention sur la personne.
- Présence active transcendante : l'infirmière est présente physiquement, mentalement, affectivement et spirituellement auprès de la personne ; cette forme de présence active va nécessairement au-delà des individus concernés (communication transpersonnelle), les fait évoluer et transforme leur relation.

Quand la médecine ne peut plus rien pour la personne et, en particulier, qu'elle s'avère impuissante à soulager ses souffrances,

DIAGNOSTICS INFIRMIERS, RÉSULTATS DE SOINS INFIRMIERS ET INTERVENTIONS

Détresse spirituelle

COLLECTE DES DONNÉES	*DIAGNOSTICS INFIRMIERS : DÉFINITION*	EXEMPLES DE RÉSULTATS DE SOINS INFIRMIERS [N° CRSI/NOC] : *DÉFINITION*	INDICATEURS	INTERVENTIONS CHOISIES [N° CISI/NIC] : *DÉFINITION*	EXEMPLES D'ACTIVITÉS CISI/NIC
Huguette Émond, 72 ans, pleure en égrenant son rosaire. Elle déclare qu'elle n'a pas pu se confesser depuis qu'elle est entrée à l'hôpital et qu'elle a peur de mourir avant que ses péchés lui aient été pardonnés. Elle ajoute qu'elle ne veut pas voir l'aumônier de l'hôpital, mais plutôt le prêtre qu'elle a l'habitude de voir, dont la paroisse est à plus de 40 km de l'établissement. Son dossier indique qu'elle est catholique romaine.	*Détresse spirituelle*, reliée à l'incapacité à pratiquer ses rites spirituels (confession auprès du prêtre de sa paroisse) : *Perturbation de la capacité de ressentir et d'intégrer le sens et le but de la vie à travers les liens avec soi-même, les autres, l'art, la musique, la nature ou une force supérieure à soi.*	Bien-être spirituel [2001] : *Expressions d'une unité harmonieuse avec soi-même, autrui, une puissance supérieure, la vie, la nature et l'univers qui apportent transcendance et force intérieure.*	Modérément perturbés : • Relations avec des représentants religieux. • Participation à des rites et cérémonies religieux. • Prières.	Soutien spirituel [5420] : *Aide à une personne pour qu'elle se sente en harmonie et en contact avec une puissance supérieure.*	• Guider la personne vers un conseiller spirituel de son choix. • Encourager la personne à assister aux offices religieux à la chapelle de l'établissement, si elle le désire. • Encourager le recours à des ressources spirituelles si la personne le désire. • Fournir les objets spirituels désirés suivant les préférences de la personne.
Jean-Claude Ayotte, 42 ans, est au stade terminal d'une maladie corollaire au sida. Généralement très replié sur lui-même, il pose néanmoins la question suivante à l'infirmière : « Qu'est-ce que j'ai fait à Dieu pour qu'il me punisse ainsi ? » L'infirmière remarque la présence de livres religieux sur sa table de chevet.	*Détresse spirituelle*, reliée à la crise que représentent la maladie et l'imminence de la mort : *Perturbation de la capacité de ressentir et d'intégrer le sens et le but de la vie à travers les liens avec soi-même, les autres, l'art, la musique, la nature ou une force supérieure à soi.*	Dignité devant la mort [1303] : *Maintien du contrôle et du bien-être de la personne en fin de vie.*	En grande partie : • Discute des expériences spirituelles. • Discute des inquiétudes spirituelles. • Partage ses sentiments à propos de la mort.	Soutien spirituel [5420] : *Aide à une personne pour qu'elle se sente en harmonie et en contact avec une puissance supérieure.*	• Être disponible pour écouter les sentiments exprimés par la personne. • Être ouverte aux sentiments exprimés par la personne au sujet de la maladie et de la mort. • Utiliser les techniques de clarification des valeurs afin d'aider la personne à clarifier ses croyances et ses valeurs, si nécessaire. • Encourager le recours à des ressources spirituelles si la personne le désire.

la présence active constitue souvent la meilleure intervention que l'infirmière puisse mettre en œuvre – et parfois, la seule. La présence active de l'infirmière apporte généralement beaucoup de réconfort aux personnes qui se sentent démunies, impuissantes et vulnérables. Au lieu de se demander quoi dire ou quoi faire, l'infirmière doit simplement s'efforcer d'être pleinement là (Taylor, 2002).

Appui aux pratiques religieuses

L'évaluation permet à l'infirmière de déterminer l'orientation et les pratiques religieuses de la personne. L'infirmière doit ensuite déterminer lesquelles de ces pratiques sont susceptibles d'influer sur les soins infirmiers. Nous avons vu précédemment dans ce chapitre que les convictions de la personne entourant la naissance, la mort, la tenue vestimentaire, l'alimentation, la prière, les symboles sacrés, les livres sacrés et les fêtes religieuses peuvent avoir un impact sur les soins et autres interventions. L'encadré *Conseils pratiques – Appui aux pratiques religieuses* indique les moyens que l'infirmière peut mettre en œuvre pour aider la personne à maintenir ses pratiques spirituelles habituelles. L'encadré 30-3 décrit les rapports aux soins de santé de plusieurs religions.

Aide à la prière

Pour prier, il faut éprouver un sentiment d'amour, se sentir relié à l'univers ou à une puissance supérieure. La prière présente de nombreux avantages pour la santé et elle favorise souvent la guérison (Dossey, 1996). Elle constitue l'occasion de parler à quelqu'un (une puissance supérieure), d'exprimer son amour et sa foi, de trouver la sérénité et de se sentir relié à quelque chose de plus grand que soi.

La personne peut opter pour la prière individuelle ou participer à des prières de groupe avec sa famille, ses amis ou des membres du clergé. La responsabilité principale de l'infirmière à cet égard consiste à procurer à la personne un cadre paisible et une intimité suffisante pour la prière. L'équipe de soins doit dans certains cas adapter l'horaire de ses interventions à celui des prières.

La maladie peut empêcher la personne de prier. En effet, l'anxiété, la peur, le chagrin, le désespoir et le sentiment de culpabilité et d'isolement constituent souvent des entraves aux relations en général – et en particulier, à la relation avec le divin. Dans de telles situations, la personne peut demander à l'infirmière de prier avec elle. L'infirmière pourra le faire uniquement si elle s'est entendue au préalable à ce sujet avec la personne elle-même ainsi qu'avec les personnes qui l'entourent pour prier.

Il existe différentes manières de prier. La façon dont les gens prient reflète leur personnalité. Les introvertis préfèrent être seuls pour s'adresser au divin et leurs prières rendent compte de leurs grandes capacités d'introspection. À l'inverse, les prières des extravertis renvoient souvent à leurs relations avec autrui et peuvent s'exprimer à haute voix, parfois de manière très originale. Les prières des personnes particulièrement émotives évoquent généralement des impressions et des émotions, alors que celles des personnes plus rationnelles accordent souvent une part plus grande aux idées et à la logique.

L'infirmière doit prêter une attention particulière et prendre toutes les dispositions nécessaires pour que la personne puisse prier dans les meilleures conditions possibles. Par exemple, elle peut prévoir une période de calme pendant laquelle la personne ne risque pas d'être dérangée; soulager les symptômes douloureux ou angoissants susceptibles de la gêner dans ses prières; lui apporter les objets dont elle a besoin (rosaire, chapelet, vêtements ou livre de prières, etc.).

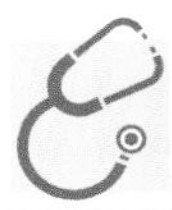

CONSEILS PRATIQUES

Appui aux pratiques religieuses

- Établissez une relation de confiance avec la personne afin de pouvoir discuter ouvertement de ses pratiques et préoccupations religieuses et d'être ensuite en mesure de régler avec elle les éventuelles difficultés dans ce domaine.
- Si vous n'arrivez pas à cerner exactement les besoins spirituels de la personne, demandez-lui en quoi l'équipe infirmière peut l'aider à mieux vivre sa spiritualité. Ne vous fiez jamais à des hypothèses ou à des préjugés quand vous intervenez auprès d'une personne.
- Ne parlez pas de vos propres convictions spirituelles à la personne, sauf si elle vous le demande expressément. Même dans ce cas, déterminez si cette information vous concernant peut améliorer la relation thérapeutique entre la personne et vous, ou si elle risque au contraire de la détériorer.
- Informez la personne et son entourage familial sur le soutien spirituel offert dans votre établissement: chapelle, salle de méditation, services d'aumônerie, etc.
- Quand la personne veut prier, méditer, lire ou accomplir tout autre rite ou activité spirituelle, prenez les dispositions nécessaires pour qu'elle ait le temps, l'intimité et le confort voulus pour le faire.
- Respectez les objets religieux de la personne et veillez à ce qu'ils soient en sécurité: icônes, amulettes, vêtements, bijoux, etc.
- Si la personne le souhaite, organisez la visite d'un conseiller spirituel ou d'un membre du clergé. Le cas échéant, travaillez en collaboration avec l'aumônier de l'établissement de soins.
- Préparez l'environnement de la personne en vue des rites spirituels et des visites des membres du clergé. Par exemple, placez une chaise à son chevet pour le visiteur; établissez un espace privé pour cette rencontre ou pour la pratique des rites.
- Communiquez avec la diététiste pour que les contraintes alimentaires religieuses de la personne soient respectées. Si votre établissement ne peut pas répondre aux besoins de la personne dans ce domaine, suggérez à sa famille de lui apporter des plats. (La plupart des religions prescrivent certaines règles alimentaires: végétarisme; abstinence d'alcool; etc.)
- Familiarisez-vous avec les religions, les pratiques spirituelles et les cultures de la ville ou du quartier dans lequel vous travaillez.
- Rappelez-vous que vous n'avez pas à prendre part aux pratiques religieuses de la personne pour l'aider à vivre sa spiritualité: vous pouvez très bien soutenir ses pratiques spirituelles sans pour autant vous y plier.
- Si vous êtes mal à l'aise avec certaines pratiques religieuses, demandez l'aide d'une autre infirmière.
- Toutes les interventions spirituelles doivent être mises en œuvre dans le respect des directives de l'établissement de soins de santé.

ENCADRÉ 30-3

Quelques religions et leurs rapports aux soins de santé

Adventistes du septième jour – Évitent les traitements non indispensables le samedi (jour du sabbat). Le sabbat commence le vendredi au coucher du soleil et se termine le samedi au coucher du soleil. Ce jour-là, les adventistes du septième jour préfèrent se consacrer aux activités paisibles, familiales et enrichissantes pour l'esprit. Sont souvent végétariens. Ne fument pas et ne consomment pas d'alcool ni de boissons contenant de la caféine.

Anglicans, épiscopaliens, catholiques romains – Apprécient généralement de pouvoir recevoir l'eucharistie (la communion) administrée par un membre du clergé ou l'un de ses représentants laïcs. Ce sacrement, qui commémore la mort de Jésus, consiste à manger du pain et à boire du vin (ou du jus de raisin). Le prêtre doit marquer le front du fidèle avec des cendres le mercredi des Cendres (40 jours avant Pâques); il ne faut pas lui laver le front ensuite. Le carême s'étend du mercredi des Cendres à Pâques et consiste à jeûner, au moins partiellement.

Bouddhistes – Sont parfois végétariens. Accordent une place importante à la méditation; elle peut être facilitée par l'encens, l'utilisation d'un point focal visuel, la maîtrise de la respiration, le chant, etc.

Catholiques romains – Le sacrement des malades (l'onction des malades, autrefois appelée « extrême-onction » ou « derniers sacrements ») doit être administré aux personnes gravement malades. L'équipe doit cependant être consciente que la personne peut alors craindre que ce rite n'annonce à coup sûr sa mort prochaine.

Hindous – Ne mangent généralement pas de bœuf; sont même souvent végétariens. Accordent une importance extrême à l'hygiène et à la propreté. Ont de nombreuses préférences ou prescriptions alimentaires, par exemple: consommer uniquement des produits frais ou cuits à l'huile.

Juifs – Maintiennent dans certains cas une alimentation strictement ou partiellement casher: pas de porc ni de fruits de mer; pas de mélanges de viande et de produits laitiers; etc. Observent le sabbat à des degrés variables: les juifs orthodoxes évitent ce jour-là de voyager dans des véhicules, d'écrire, d'allumer les lumières ou de se servir d'appareils électriques, etc.

Mormons (Église de Jésus-Christ des saints des derniers jours) – Évitent l'alcool, la caféine et le tabac. Préfèrent porter des sous-vêtements conformes à leur religion. Si nécessaire, l'équipe organisera une cérémonie de bénédiction (dirigée par un ministre du culte).

Musulmans – S'habillent sobrement et évitent la nudité. Si possible, l'établissement de soins désignera une infirmière pour prodiguer des soins aux femmes et un infirmier pour prodiguer des soins aux hommes. L'équipe procurera à la personne l'assistance nécessaire pour ses cinq prières quotidiennes. Elle l'aidera par exemple lors des ablutions rituelles ou de l'adoption de la position de prière. Elle autorisera la famille et l'imam (chef religieux) à appliquer les directives musulmanes de mise en terre à la mort de la personne. Les musulmans ne mangent pas de porc. Les enfants, les femmes enceintes, les personnes âgées et les personnes ayant des problèmes de santé sont dispensés du jeûne diurne pendant le mois du ramadan.

Scientistes chrétiens – Rejettent souvent la médecine occidentale, préférant s'en remettre à des praticiens religieux ou laïcs de l'Église scientiste chrétienne.

Témoins de Jéhovah – Rejettent l'utilisation de la plupart des produits sanguins. L'équipe soignante doit donc évaluer la possibilité de recourir à d'autres traitements.

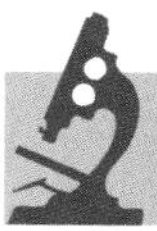

RÉSULTATS DE RECHERCHE

Conflits spirituels associés aux prières relatives au cancer

Une équipe de chercheurs a réalisé une étude qualitative portant sur 30 personnes atteintes de cancer afin de déterminer les caractéristiques des prières des personnes souffrant d'une maladie potentiellement mortelle: modalités, heures ou circonstances, objet, résultats. Comme les personnes qui ont participé à cette étude ont fait indirectement allusion dans leurs réponses à des conflits spirituels générés par la prière, l'équipe a procédé à une seconde analyse des données de ces personnes lors d'entrevues approfondies. Les données recueillies ont permis de cerner plusieurs préoccupations d'ordre spirituel chez les personnes qui prient relativement à leur maladie. Les chercheurs ont notamment relevé les faits suivants:

- Les personnes s'interrogent sur leurs prières non exaucées.
- Elles hésitent à supplier Dieu dans leurs prières.
- Elles aspirent à abandonner l'issue de leur maladie à Dieu, mais elles éprouvent aussi une réticence à le faire.
- Elles s'interrogent sur la nature de Dieu, par exemple: « Dieu est-Il capable de me guérir ? »; « Le souhaite-t-Il ? »
- Elles se demandent comment un dieu aimant et puissant peut autoriser la douleur et s'interrogent sur le sens de la souffrance.
- Elles marchandent avec Dieu pour obtenir une faveur, par exemple vivre suffisamment longtemps pour connaître un petit-enfant qui va naître bientôt.
- Elles doutent de l'efficacité des prières.
- Elles s'interrogent sur leur valeur personnelle et sur leurs qualités spirituelles.
- Elles se demandent si elles prient « bien ».

Ces travaux s'ajoutent aux recherches antérieures portant sur l'efficacité de la prière comme stratégie d'adaptation pour les malades. Ces personnes peuvent croire à la prière et prier assidûment; mais elles peuvent aussi entretenir en même temps des doutes importants sur la prière ou, à tout le moins, s'interroger à son sujet. L'infirmière doit se montrer sensible à ces conflits spirituels et apporter aux personnes qu'elle soigne tout le soutien voulu dans ce domaine.

Source: « Spiritual Conflicts Associated with Praying about Cancer », de E. J. Taylor, F. H. Outlaw, T. Bernardo et A. Roy, 1999, *Psycho-Oncology,* 8, p. 386-394.

Mise en communication avec un conseiller spirituel

Il est parfois préférable de confier les soins spirituels de la personne et de son entourage à d'autres intervenants. Le cas échéant, l'infirmière pourra mettre en contact la personne avec l'aumônier de l'établissement de soins. Si elle travaille à domicile ou dans la communauté, elle doit dresser la liste des ressources spirituelles disponibles. Elle pourra pour ce faire consulter les répertoires des organismes locaux de services, les bottins téléphoniques, les annuaires religieux recensant les conseillers spirituels ainsi que les services offerts par les communautés religieuses. La plupart des conseillers religieux interviennent auprès de leurs fidèles, même si ceux-ci n'appartiennent pas à la même communauté. Par exemple, un prêtre pourra venir en aide à une personne hospitalisée ou soignée à domicile même si elle ne relève pas de sa paroisse.

Il est parfois indispensable de mettre la personne ayant des problèmes de santé en communication avec un spécialiste des questions religieuses si cette personne souffre de détresse spirituelle. L'infirmière et le conseiller religieux doivent alors travailler de concert pour répondre aux besoins constatés. Par exemple, la personne peut refuser pour des motifs religieux une intervention médicale indispensable. Dans ce cas, l'infirmière incitera la personne, son médecin et son conseiller spirituel à examiner ensemble la situation et à envisager si possible d'autres formes de traitement. Le rôle principal de l'infirmière consiste ici à fournir à la personne toute l'information dont elle a besoin pour prendre une décision éclairée, puis à l'appuyer dans cette décision. Voir l'encadré *Conseils pratiques – Conflits entre les valeurs spirituelles de l'infirmière et de la personne ayant des problèmes de santé : démarche de résolution*.

Évaluation

À cette étape, l'infirmière recueille les données qui lui permettront de déterminer si les objectifs de la personne ont été atteints, et ce, à la lumière des résultats escomptés mesurables définis lors de la planification. Voir le *Plan de soins et de traitements infirmiers*.

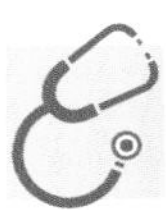

CONSEILS PRATIQUES

Conflits entre les valeurs spirituelles de l'infirmière et de la personne ayant des problèmes de santé : démarche de résolution

- Déterminez les hypothèses et les convictions spirituelles ou religieuses qui permettent à la personne d'expliquer sa maladie et ses réactions. Posez-lui par exemple les questions suivantes : Qu'est-ce qui a provoqué votre maladie [ou votre détresse spirituelle] selon vous ? Quelles sont les conséquences [spirituelles] de votre maladie sur vous ? Comment se développe-t-elle ? Que faudrait-il faire, selon vous, pour guérir votre maladie [ou votre détresse spirituelle]? Quels soucis [préoccupations spirituelles] votre maladie suscite-t-elle en vous ? Comment abordez-vous ces interrogations ?
- Expliquez en termes simples à la personne votre point de vue sur la cause (ou la signification) de sa maladie et sur les meilleurs moyens de la traiter (ou de vivre avec elle).
- Comparez vos deux points de vue en compagnie de la personne.
- Déterminez d'une manière objective l'incidence de vos parcours religieux et culturels respectifs sur vos croyances et vos convictions.
- Invitez la personne à vous poser des questions sur votre point de vue, votre façon de penser.
- Appuyez la personne dans ses convictions et pratiques salutaires (à partir de votre point de vue).
- Prenez les dispositions nécessaires pour que la personne puisse conserver les convictions et les pratiques qui influent de façon positive sur son état de santé.
- Si certaines convictions et pratiques de la personne représentent un risque pour elle, proposez-lui des solutions de rechange sans toutefois tenter de modifier son système de croyances sous-jacent – dans la mesure du possible.
- Mobilisez les membres de la famille et les conseillers spirituels de la personne pour en faire vos alliés thérapeutiques.

Source : « Spirituality, Culture, and Cancer Care », de E. J. Taylor, 2001, *Seminars in Oncology Nursing, 17*(3), p. 197–205.

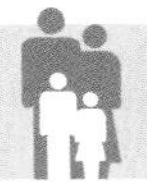

LES ÂGES DE LA VIE

Personnes âgées

ÉTEINT	ÉTAT D'ESPRIT	INSPIRÉ
(Spiritualité très faible)		(Spiritualité rayonnante)

La spiritualité peut se comparer aux stades du développement d'un individu en ceci qu'elle dépend de ses expériences vécues, de ses capacités d'adaptation, de ses appuis sociaux et, surtout, de son système de croyances. Les personnes âgées vivent des changements et des pertes innombrables. Si elles n'ont pas une spiritualité forte qui les soutient, elles peuvent facilement perdre espoir et sombrer dans la dépression. À l'inverse, si elles ont une spiritualité riche, elles sont généralement animées d'un grand élan de vie et deviennent une source d'inspiration pour leur entourage, malgré les épreuves qu'elles vivent ou qu'elles ont vécues.

Quand elle détermine les objectifs de ses interventions et qu'elle établit son plan de soins et de traitements infirmiers, l'infirmière doit tout mettre en œuvre pour aider la personne à maintenir ou à retrouver un état d'esprit optimal. Pour ce faire, elle pourra procéder de la façon suivante :

- Rester présente auprès de la personne, lui témoigner de l'acceptation et l'écouter réellement.
- Reconnaître les ressources intérieures de la personne, par exemple ses capacités d'adaptation, son sens de l'humour, son enthousiasme, sa détermination, son autonomie, son optimisme, son courage.
- Aider la personne à laisser une trace, un héritage, en racontant sa vie ou des anecdotes ou en les enregistrant à l'intention de sa famille et de ses amis.

- Encourager la personne à exprimer sa créativité par les arts, la musique, l'écriture ou autre. La création nourrit l'imaginaire et contribue à régénérer le corps, l'esprit et l'âme.
- Définir des moyens d'aider la personne à garder le contact avec la nature et à conserver sa capacité d'émerveillement. Le passage des saisons, l'éclosion des fleurs au printemps, les phases de la lune, les migrations des oiseaux et l'immuabilité des étoiles dans le ciel témoignent de l'ordre de l'univers même dans les pires moments de perte et de chaos personnel.
- Animé d'une spiritualité rayonnante, l'être humain trouve ou retrouve l'espoir, comprend la signification et le but de l'existence et l'apprécie dans toute sa beauté.

Source : *The Transparent Self,* de S. Jourard, 1971, London : D. Van Nostrand.

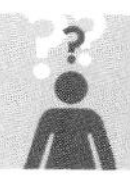

EXERCICES D'INTÉGRATION

Thomas, 32 ans, a reçu plusieurs culots sanguins à la suite d'un accident de voiture survenu 10 ans auparavant. Les médecins ont diagnostiqué chez lui le syndrome d'immunodéficience acquise (sida) il y a cinq ans. Thomas est actuellement hospitalisé pour une pneumonie et une diarrhée grave. Il est très malade et très découragé. Alors que vous lui prodiguez les soins nécessaires, Thomas vous fait la déclaration suivante : « Il vaudrait mieux que je meure tout de suite. De toute façon, je ne guérirai jamais. Mes parents étaient méthodistes mais moi, je n'ai jamais été très religieux. C'est peut-être pour ça que je suis puni maintenant. »

1. Thomas déclare qu'il n'a jamais été « très religieux ». Cela signifie-t-il qu'il n'a pas de vie spirituelle ? Justifiez votre réponse.
2. Quelles sont les données indiquant que Thomas souffre peut-être de détresse spirituelle ?
3. Quels effets la maladie peut-elle exercer sur les convictions spirituelles ? sur les convictions religieuses ?
4. Quels seraient les avantages d'une évaluation spirituelle pour vous ainsi que pour Thomas ?

Voir l'appendice A : Exercices d'intégration – Pistes de réflexion.

PLAN DE SOINS ET DE TRAITEMENTS INFIRMIERS

Détresse spirituelle

COLLECTE DES DONNÉES		*DIAGNOSTIC INFIRMIER*	RÉSULTATS DE SOINS INFIRMIERS [N° CRSI/NOC] ET INDICATEURS*
Anamnèse Simone Hurtubise, une auxiliaire familiale de 60 ans, est hospitalisée et se remet d'une mastectomie radicale du sein droit. Son médecin lui a expliqué hier que les tests avaient révélé la présence de métastases et que, par conséquent, son pronostic n'était pas très bon. Ce matin, l'infirmière la trouve en larmes. Mme Hurtubise lui déclare qu'elle a mal dormi et qu'elle a perdu l'appétit. « Pourquoi Dieu me fait-il cela ? demande-t-elle à l'infirmière. C'est peut-être parce que j'ai péché. En effet, cela fait des années que je ne suis pas allée à l'église et que je n'ai pas parlé à un prêtre. Est-ce qu'il y a une chapelle dans l'hôpital ? Je voudrais y aller pour prier. J'ai très peur de mourir et je sais que cela va m'arriver bientôt. »	**Examen physique** Taille : 1,65 m (5 pi 5 po) Poids : 67 kg (147 lb) Température : 36,6 °C Pouls : 88 bpm Respirations : 22/minute Pression artérielle : 146/86 mm Hg Grand pansement chirurgical de la paroi thoracique et de la région axillaire côté droit : sec et intact Léger œdème à la main et au bras droits **Examens paracliniques** Numération des globules rouges : $3,5 \times 10^{12}$/L Hémoglobine (Hb) : 10,5 mmol/L Hématocrite (Ht) : 0,35	*Détresse spirituelle,* reliée à un sentiment de culpabilité et à l'impression d'être éloignée de Dieu, ainsi qu'en témoignent la question « Pourquoi Dieu me fait-il cela ? », les demandes d'information sur les possibilités de prier dans la chapelle, l'insomnie et le manque d'appétit.	Bien-être spirituel [2001], manifesté par les indicateurs suivants, non perturbés : • La personne s'entretient avec un chef spirituel de sa confession. • Elle prie et ses prières lui procurent beaucoup de réconfort. • Elle se sent reliée aux autres et peut leur faire part de ses pensées, sentiments et convictions.

PLAN DE SOINS ET DE TRAITEMENTS INFIRMIERS (SUITE)

Détresse spirituelle (suite)

INTERVENTIONS INFIRMIÈRES [N^O CISI/NIC] ET ACTIVITÉS CHOISIES*	*JUSTIFICATION SCIENTIFIQUE*
Soutien spirituel [5420]	
• Être ouverte aux sentiments exprimés par Mme Hurtubise au sujet de la maladie et de la mort.	*Cette réceptivité incite la personne à exprimer ses peurs et ses préoccupations et lui montre qu'il est important d'affronter les problèmes au lieu de les fuir.*
• Aider Mme Hurtubise à exprimer sa colère d'une façon convenable et à la soulager par des moyens appropriés.	*La colère peut être une source d'énergie et son expression, un immense soulagement – à condition qu'elle soit constructive.*
• Utiliser les techniques de clarification des valeurs afin d'aider Mme Hurtubise à clarifier ses croyances et ses valeurs.	*Les conflits de valeurs mènent souvent à l'indécision et à la confusion. En clarifiant ses convictions et ses valeurs, la personne pourra fonder ses décisions sur les valeurs, y compris spirituelles, qui lui tiennent le plus à cœur.*
• Manifester de l'empathie à l'égard des sentiments de Mme Hurtubise.	*Les soins de nature spirituelle peuvent exercer un impact direct sur la rapidité et la qualité de la convalescence et de la guérison; ils peuvent aussi redonner espoir à la personne et, le cas échéant, l'aider à trouver un sens à sa mort ou à l'accepter plus sereinement.*
• Faciliter la pratique de la méditation, de la prière et d'autres traditions et rites religieux.	*Les besoins spirituels sont parfois ignorés ou traités d'une manière trop superficielle. L'infirmière doit défendre les intérêts de la personne – en l'occurrence, reconnaître et faire respecter ses besoins spirituels.*
• Assurer à la personne une présence active entière ou transcendante.	*La présence thérapeutique de l'infirmière procurera beaucoup de réconfort à la personne et atténuera son sentiment d'être seule ou abandonnée – une crainte très fréquente chez les mourants.*
Clarification des valeurs [5480]	
• Créer un climat d'acceptation et exempt de jugement.	*Une telle atmosphère resserrera les liens entre l'infirmière et la personne, ce qui leur permettra de mieux communiquer et d'exprimer plus librement leurs pensées et leurs sentiments.*
• Poser les questions appropriées pour aider Mme Hurtubise à réfléchir sur la situation et sur ce qui lui importe personnellement.	*Bien ciblées, les questions aideront la personne à comprendre l'origine de ses sentiments et impressions et à définir ses valeurs personnelles susceptibles d'influer sur sa situation actuelle et sur ses décisions futures.*
• Inciter la personne à dresser la liste des valeurs qui orientent ses comportements dans les moments d'épreuve.	*Cette liste aidera la personne à établir le bilan de ses comportements passés et à clarifier ainsi ses valeurs et ses convictions. Les valeurs s'acquièrent en grande partie au fil de l'expérience vécue.*
• Aider Mme Hurtubise à voir jusqu'à quel point ses valeurs sont en conformité ou en conflit avec celles des membres de sa famille et des personnes significatives.	*Les décisions et les actions de la personne peuvent être contraires à ses propres valeurs si elle cherche à faire plaisir aux autres plutôt qu'à être heureuse elle-même.*

ÉVALUATION

Les résultats escomptés ont été obtenus. Mme Hurtubise a reçu plusieurs fois la visite d'un prêtre. Elle consulte les Écritures chaque jour et puise beaucoup de réconfort dans la lecture du livre des Psaumes. « Dieu est miséricordieux, dit-elle. Il m'aidera à supporter mes souffrances. »

* Les résultats, interventions et activités présentés ici sont simplement des exemples de ceux qui sont proposés par les systèmes CRSI/NOC et CISI/NIC. Ils doivent être personnalisés en fonction du cas de chaque personne.

SCHÉMA DU PLAN DE SOINS ET DE TRAITEMENTS INFIRMIERS

Détresse spirituelle

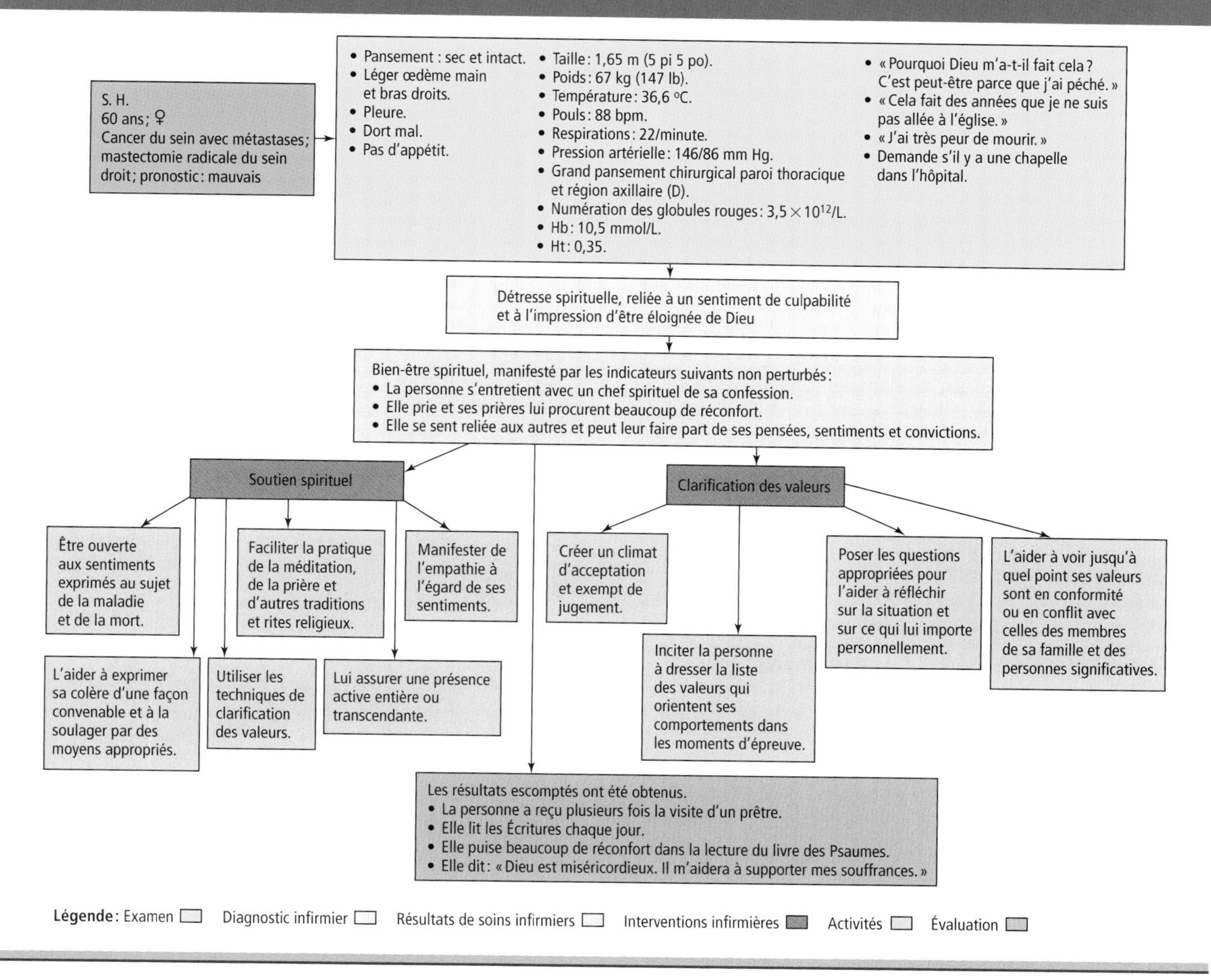

S. H.
60 ans; ♀
Cancer du sein avec métastases; mastectomie radicale du sein droit; pronostic: mauvais
• Pansement : sec et intact.
• Léger œdème main et bras droits.
• Pleure.
• Dort mal.
• Pas d'appétit.
• Taille: 1,65 m (5 pi 5 po).
• Poids: 67 kg (147 lb).
• Température: 36,6 °C.
• Pouls: 88 bpm.
• Respirations: 22/minute.
• Pression artérielle: 146/86 mm Hg.
• Grand pansement chirurgical paroi thoracique et région axillaire (D).
• Numération des globules rouges: 3,5 × 10¹²/L.
• Hb: 10,5 mmol/L.
• Ht: 0,35.
• « Pourquoi Dieu m'a-t-il fait cela? C'est peut-être parce que j'ai péché. »
• « Cela fait des années que je ne suis pas allée à l'église. »
• « J'ai très peur de mourir. »
• Demande s'il y a une chapelle dans l'hôpital.
Détresse spirituelle, reliée à un sentiment de culpabilité et à l'impression d'être éloignée de Dieu
Bien-être spirituel, manifesté par les indicateurs suivants non perturbés:
• La personne s'entretient avec un chef spirituel de sa confession.
• Elle prie et ses prières lui procurent beaucoup de réconfort.
• Elle se sent reliée aux autres et peut leur faire part de ses pensées, sentiments et convictions.
Soutien spirituel
Être ouverte aux sentiments exprimés au sujet de la maladie et de la mort.
Faciliter la pratique de la méditation, de la prière et d'autres traditions et rites religieux.
Manifester de l'empathie à l'égard de ses sentiments.
L'aider à exprimer sa colère d'une façon convenable et à la soulager par des moyens appropriés.
Utiliser les techniques de clarification des valeurs.
Lui assurer une présence active entière ou transcendante.
Clarification des valeurs
Créer un climat d'acceptation et exempt de jugement.
Inciter la personne à dresser la liste des valeurs qui orientent ses comportements dans les moments d'épreuve.
Poser les questions appropriées pour l'aider à réfléchir sur la situation et sur ce qui lui importe personnellement.
L'aider à voir jusqu'à quel point ses valeurs sont en conformité ou en conflit avec celles des membres de sa famille et des personnes significatives.
Les résultats escomptés ont été obtenus.
• La personne a reçu plusieurs fois la visite d'un prêtre.
• Elle lit les Écritures chaque jour.
• Elle puise beaucoup de réconfort dans la lecture du livre des Psaumes.
• Elle dit: « Dieu est miséricordieux. Il m'aidera à supporter mes souffrances. »
Légende: Examen Diagnostic infirmier Résultats de soins infirmiers Interventions infirmières Activités Évaluation

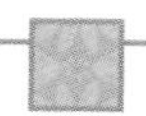

RÉVISION DU CHAPITRE

Concepts clés

- Pour prodiguer des soins spirituels aux personnes ayant des problèmes de santé, l'infirmière doit d'abord établir avec elles une solide relation de confiance.
- Toute personne a le droit de recevoir des soins qui tiennent compte de ses valeurs spirituelles et religieuses personnelles.
- Les pratiques et les convictions spirituelles sont extrêmement personnelles. C'est pourquoi l'infirmière doit respecter le droit de la personne à conserver ses convictions spirituelles, à les exposer à autrui ou à les tenir secrètes.
- L'infirmière doit être consciente de ses propres croyances spirituelles afin de se sentir à l'aise pour aider les personnes à mieux vivre leur spiritualité.
- Les besoins spirituels des personnes et de leur entourage se manifestent souvent d'une manière exacerbée dans les périodes de maladie. Les convictions spirituelles peuvent aider la personne et son entourage à accepter la maladie et à se préparer à son issue.
- La détresse spirituelle est une perturbation dans le système de croyances ou de valeurs qui procurent la force, l'espoir

et le sens de la vie. Plusieurs facteurs peuvent causer la détresse spirituelle ou y contribuer, par exemple les problèmes physiologiques, les inquiétudes quant aux traitements, les préoccupations conjoncturelles. La détresse spirituelle peut se manifester par différents comportements, notamment la dépression, l'anxiété, l'autodévalorisation, la peur de la mort.

- Pour aider les personnes à maintenir leurs pratiques religieuses, l'infirmière doit cerner les besoins de ces personnes associés aux fêtes religieuses, aux livres sacrés, aux symboles sacrés, aux prières et à la méditation, aux restrictions et prescriptions alimentaires et vestimentaires ainsi qu'aux rituels relatifs à la guérison, à la naissance et à la mort.
- Idéalement, avant de procéder à l'évaluation spirituelle de la personne, l'infirmière doit d'abord établir une bonne relation avec elle. Elle pourra ensuite l'interroger sur plusieurs aspects de sa spiritualité : sa conception de la divinité ou de la force créatrice, ses sources d'espoir, de réconfort et de force, l'importance des pratiques et des rituels religieux dans sa vie, le rapport qu'elle perçoit entre la santé et les convictions spirituelles.
- L'infirmière peut mettre en œuvre différentes interventions pour favoriser le bien-être spirituel de la personne : lui assurer une présence active, l'aider à maintenir ses pratiques religieuses, prier avec elle si nécessaire, la mettre en communication avec un conseiller religieux.

Questions de révision

30-1. Une personne âgée qui vit dans votre établissement cherche à trouver un sens à sa vie. Laquelle de ces interventions vous semble la plus justifiée ?
a) Examiner la personne pour voir si elle ne souffre pas de dépression.
b) Diagnostiquer la détresse spirituelle et l'inscrire au dossier de la personne.
c) Occuper la personne au moyen d'activités sociales.
d) Déterminer en compagnie de la personne le genre de trace ou d'héritage qu'elle aimerait laisser.

30-2. L'épouse de la personne que vous soignez vous demande de prier pour elle. Étant donné que vous croyez personnellement au pouvoir de la prière, quelle réponse lui donnerez-vous en premier lieu ?
a) « Voulez-vous que j'appelle l'aumônier pour qu'il prie avec vous ? »
b) « Je sais que la foi occupe une place importante dans votre vie. Dans la mienne aussi. »
c) « Sur quoi aimeriez-vous que mes prières portent ? »
d) « N'est-il pas merveilleux d'avoir un dieu avec lequel nous pouvons partager nos soucis ? »

30-3. La personne que vous soignez éprouve des douleurs intenses que les analgésiques ne peuvent pas soulager. Vous décidez de lui assurer une présence active entière. Qu'est-ce que cela signifie ?
a) Une présence physique.
b) Une présence physique avec une certaine attention mentale envers la personne.
c) Une présence physique, mentale et affective.
d) Une présence physique, mentale, affective et spirituelle.

30-4. « Le cancer, c'est la plus belle chose qui me soit arrivée ! s'exclame la personne que vous soignez. Depuis que je l'ai, j'apprécie beaucoup mieux la vie. » À quel diagnostic de NANDA correspond cette affirmation ?
a) *Détresse spirituelle.*
b) *Risque de détresse spirituelle.*
c) *Motivation à améliorer son bien-être spirituel.*
d) *Déni.*

30-5. Une personne mourante vous déclare : « Ce qui me rend la mort si difficile, c'est que je ne sais pas où je vais aller après. Selon vous, qu'est-ce qui arrive quand on meurt ? Où va-t-on ? » Laquelle des questions ci-dessous l'infirmière devrait-elle se poser pour évaluer les soins spirituels prodigués à cette personne ?
a) La personne a-t-elle été satisfaite des réponses qui lui ont été fournies ?
b) La relation entre l'infirmière et la personne qu'elle soigne s'est-elle avérée efficace du point de vue thérapeutique ?
c) La personne comprend-elle bien toutes les croyances entourant la vie après la mort ?
d) La personne a-t-elle été mise en communication avec un aumônier ?

Voir l'Appendice B : Réponses aux questions de révision.

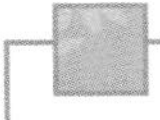

BIBLIOGRAPHIE

En anglais

Andrews, M. M., & Hanson, P. A. (2003). Religion, culture, and nursing. In M. M. Andrews & J. S. Boyle (Eds.), *Transcultural concepts in nursing care* (4th ed., pp. 432–502). Philadelphia : Lippincott.

Burkhardt, M. A., & Nagai-Jacobson, M. G. (2002). *Spirituality : Living our connectedness.* Albany, NY : Delmar.

Carpenito, L. J. (2002). *Nursing diagnosis : Application to clinical practice* (9th ed.). Philadelphia : Lippincott.

Carson, V. B. (1989). *Spiritual dimensions of nursing practice.* Philadelphia : Saunders.

Coward, D. D. (1990). The lived experience of self-transcendence in women with advanced breast cancer. *Nursing Science Quarterly, 3*(4), 162–169.

Denny, F. M. (1993). Islam and the Muslim community. In H. Byron Earhart (Ed.), *Religious traditions of the world* (pp. 603–713). New York : HarperSanFrancisco.

Dossey, L. (1996). *Prayer is good medicine. How to reap the benefits of prayer.* New York : HarperCollins.

Dossey, L. (1999). Healing and the nonlocal mind : Interview by Bonnie Horrigan. *Alternative Therapies in Health and Medicine, 5*(6), 85–93.

Ellison, C. W. (1983, April). Spiritual well-being : Conceptualization and measurement. *Journal of Psychology and Theology, 11,* 330–340.

Fishbane, M. (1993). Judaism : Revelation and traditions. In H. Byron Earhart (Ed.), *Religious traditions of the world* (pp. 373–484). New York : HarperSanFrancisco.

Fowler, J. W. (1981). *Stages of faith development : The psychology of human development and the quest for meaning.* San Francisco : Harper & Row.

Frankiel, S. S. (1993). Christianity : A way of salvation. In H. Byron Earhart (Ed.), *Religious traditions of the world* (pp. 484–601). New York : HarperSanFrancisco.

Fredriksson, L. (1999). Modes of relating in a caring conversation : A research synthesis on presence, touch, and listening. *Journal of Advanced Nursing, 30,* 1167–1176.

Gill, S. D. (1987). Prayer. In M. Eliade (Ed.), *The encyclopedia of religion* (pp. 489–492). New York : Macmillan.

Griffith, J. K. (1996). *The religious aspects of nursing care.* Vancouver, BC : Author.

Halstead, M. T., & Hull, M. (2001). Struggling with paradoxes : The process of spiritual development in women with cancer. *Oncology Nursing Forum, 28,* 1534–1544.

Johnson, M., Maas, M., & Moorhead, S. (2000). *Nursing outcomes classification (NOC)* (2nd ed.). St. Louis, MO : Mosby.

Joint Commission on Accreditation of Healthcare Organizations. (2000). *Hospital accreditation standards.* Oakbrook, IL : Author.

Jourard, S. (1971). *The transparent self.* London : D. Van Nostrand.

Martsolf, D. S., & Mickley, J. R. (1998). The concept of spirituality in nursing theories : Differing world-views and extent of focus. *Journal of Advanced Nursing, 27,* 294–303.

McCloskey, J. C., & Bulechek, G. M. (2000). *Nursing interventions classification (NIC)* (3rd ed.). St. Louis, MO : Mosby.

Mickley, J. R., & Cowles, K. (2001). Ameliorating the tension : Use of forgiveness for healing. *Oncology Nursing Forum, 28,* 31–38.

Moadel, A., Morgan, C., Fatone, A., Grennan, J., Carter, J., Laruffa, et al. (1999). Seeking meaning and hope : Self-reported spiritual and existential needs among an ethnically diverse cancer patient population. *Psycho-Oncology 8,* 378–385.

Moschella, V. D., Pressman, K. R., Pressman, P., & Weissman, D. E. (1997, Spring). The problem of theodicy and religious response to cancer. *Journal of Religion & Health, 36*(1), 17–20.

Murray, C. K. (1998). Say a little prayer. *Nursing, 28*(6), 55.

NANDA International. (2003). *NANDA nursing diagnoses : Definitions and classification 2003-2004.* Philadelphia : Author.

O'Brien, M. E. (1999). *Spirituality in nursing : Standing on holy ground.* Sudbury, MA : Jones & Bartlett.

Osterman, P., & Schwartz-Barcott, D. (1996). Presence : Four ways of being there. *Nursing Forum, 31*(2), 23–30.

Pargament, K. I. (1997). *The psychology of religion and coping.* New York : Guilford.

Pettigrew, J. (1990). Intensive nursing care : The ministry of presence. *Critical Care Nursing Clinics of North America, 2,* 503–508.

Pilch, J. J. (1988, May/June). Wellness spirituality. *Health Values, 12,* 28–31.

Plotnikoff, G. A. (2000). Should medicine reach out to the spirit ? Understanding a patient's spiritual foundation can guide appropriate care. *Postgraduate Medicine, 108*(6), 19–21.

Poloma, M. M., & Gallup G. H., Jr. (1991). *Varieties of prayer : A survey report.* Philadelphia : Trinity Press International.

Reed, S. (1991). *Spirituality.* Paramus, NJ : Salesiana Publishers.

Shelley, J. A., & Fish, S. (1988). *Spiritual care : The nurse's role* (3rd ed.). Downers Grove, IL : Inter Varsity Press.

Sherwood, G. D. (2000). The power of nurse-client encounters : Interpreting spiritual themes. *Journal of Holistic Nursing, 18*(2), 159–175.

Stephenson, C. (1991). The concept of hope revisited for nursing. *Journal of Advances in Nursing, 16,* 1456–1461.

Stoll, R. T. (1989). The essence of spirituality. In Carson, V. B. (Ed.), *Spiritual dimensions of nursing practice.* Philadelphia : Saunders.

Sulmasy, D. P. (2001). Addressing the religious and spiritual needs of dying patients. *Western Journal of Medicine, 175*(4), 251–254.

Sumner, H. (1998, January). Recognizing and responding to spiritual distress. *American Journal of Nursing, 98,* 26–31.

Taylor, E. J. (1998). Caring for the spirit. In C. C. Burke (Ed.), *Psychosocial dimensions of oncology nursing care.* Pittsburgh : Oncology Nursing Press.

Taylor, E. J. (2001). Spirituality, culture, and cancer care. *Seminars in Oncology Nursing, 17*(3), 197–205.

Taylor, E. J. (2002). *Spiritual care : Nursing theory, research, and practice.* Upper Saddle River, NJ : Prentice Hall.

Taylor, E. J., & Outlaw, F. H. (2002). Use of prayer among persons with cancer. *Holistic Nursing Practice, 16*(3), 46–60.

Taylor, E. J., Outlaw, F. H., Bernardo, T., & Roy, A. (1999). Spiritual conflicts associated with praying about cancer. *Psycho-Oncology, 8,* 386–394.

Ulanov, A., & Ulanov, B. (1983). *Primary speech : A psychology of prayer.* Atlanta, GA : John Knox Press. (Classic.)

Van Dover, L. J., & Bacon, J. M. (2001). Spiritual care in nursing practice : A close-up view. *Nursing Forum, 36*(3), 18–28.

Vardey, L. (1996). *God in all worlds.* Toronto : Vintage Canada.

Westerhoff, J. (1976). *Will our children have faith ?* New York : Seabury Press.

Wilkinson, J. M. (2000). *Nursing diagnosis handbook with NIC interventions and NOC outcomes* (7th ed.). Upper Saddle River, NJ : Prentice Hall Health.

Zerwekh, J. V. (1997). The practice of presencing. *Seminars in Oncology Nursing, 13,* 260–262.

En français

Carpenito, L. J. (2003). *Manuel de diagnostics infirmiers,* traduction de la 9e édition, Saint-Laurent : Éditions du Renouveau Pédagogique.

Johnson, M. et Maas, M. (dir.). (1999). *Classification des résultats de soins infirmiers CRSI/NOC*, Paris : Masson.

McCloskey, J. C. et Bulechek, G. M. (dir.). (2000). *Classification des interventions de soins infirmiers CISI/NIC,* 2e éd., Paris : Masson.

NANDA International. (2004). *Diagnostics infirmiers : Définitions et classification 2003-2004,* Paris : Masson.

OBJECTIFS D'APPRENTISSAGE

Après avoir étudié ce chapitre, vous pourrez:

- Distinguer le stress selon qu'il est vu comme un stimulus, une réponse ou une transaction.
- Décrire les trois phases du syndrome général d'adaptation proposées par Selye.
- Définir les indicateurs physiologiques, psychologiques et cognitifs du stress.
- Définir les quatre niveaux de l'anxiété.
- Définir les comportements liés aux mécanismes de défense.
- Analyser les différents types d'adaptation et les stratégies correspondantes.
- Définir les principaux volets de l'évaluation du stress et des stratégies d'adaptation de la personne.
- Énoncer les diagnostics infirmiers se rapportant au stress.
- Décrire les interventions infirmières qui aident à diminuer le stress et à mieux le gérer.

CHAPITRE 31

STRESS ET ADAPTATION

Adaptation française:
Lyne Cloutier, inf., M.Sc.
Professeure, Département des sciences infirmières
Université du Québec à Trois-Rivières

Le stress est un phénomène universel qui n'épargne personne. Ainsi, les parents parleront du stress qu'ils subissent à cause de leurs enfants; les travailleurs, du stress de la vie professionnelle; les écoliers et les étudiants, de celui des travaux et des examens. Le stress peut être causé par des circonstances positives ou négatives: une jeune femme peut être stressée par les préparations de son mariage alors qu'un diplômé peut l'être tout autant lorsqu'il s'apprête à relever les défis de son premier emploi.

Il est important de définir le stress, parce que c'est une réaction qui nous aide à appréhender la personne en tant qu'être réagissant d'une manière globale (physiquement, mentalement et spirituellement) à toutes sortes de changements qui jalonnent son quotidien.

MOTS CLÉS

Adaptation, 731
Agent stressant, 724
Anxiété, 728
Choc, 726
Colère, 728
Consultation en situation de crise, 738
Contrechoc, 726
Dépression, 728
Épuisement, 726
Épuisement professionnel, 738
Fardeau des proches aidants, 732
Intervention en situation de crise, 737
Mécanismes d'adaptation, 731
Mécanismes de défense, 729
Modèle du stimulus, 725
Peur, 728
Réaction d'alarme, 726
Résistance, 726
Stratégies d'adaptation (mécanismes d'adaptation), 731
Stress, 724
Syndrome général d'adaptation (SGA), 726
Syndrome local d'adaptation (SLA), 726
Théorie transactionnelle du stress, 727

Définition du stress

Le **stress** est un ensemble de réactions de l'organisme à toute modification qui vient perturber son équilibre habituel. Un **agent stressant** (qu'on appelle aussi « stresseur ») est un stimulus qui agresse l'organisme, le mettant en état de stress. En réponse à un agent stressant, nous déployons des *stratégies d'adaptation* (*réactions d'adaptation*; *réponses adaptatives*; *mécanismes d'adaptation*).

Sources de stress

Il existe d'innombrables sources de stress. On peut distinguer les agents stressants internes et externes ou encore, développementaux et situationnels. Les *agents stressants internes* sont générés par l'organisme (par exemple, cancer ou dépression). Les *agents stressants externes* viennent de l'extérieur (par exemple, déménagement, décès d'un proche, pressions exercées par les pairs). Les *agents stressants développementaux* sont prévisibles, car ils surviennent à des moments bien précis au cours du développement de la personne. En effet, à chaque stade de son développement, la personne doit accomplir certaines tâches (voir le tableau 31-1) pour pouvoir prévenir ou diminuer le stress. Les *agents stressants situationnels* sont imprévisibles et peuvent perturber l'équilibre de la personne à tout moment de sa vie. Ils sont tantôt positifs, tantôt négatifs. En voici quelques exemples :

- Décès d'un membre de la famille
- Mariage ou divorce
- Naissance d'un enfant
- Nouvel emploi
- Maladie

L'ampleur que prendra l'effet positif ou négatif de ces événements dépend dans une certaine mesure du stade de développement de la personne. Ainsi, la mort de l'un des parents peut être un événement plus stressant pour un enfant de 12 ans que pour un adulte de 40 ans.

TABLEAU 31-1

Exemples de tâches et d'agents stressants qui surviennent pendant les différentes étapes du développement

Stade du développement	Tâches qui génèrent du stress
Enfance	Commencer l'école. Établir des relations avec les autres enfants et prendre sa place dans le groupe. Régler les problèmes de rivalité avec les autres enfants.
Adolescence	S'adapter aux changements physiques. Établir des relations comportant une attirance sexuelle. Acquérir de l'autonomie. Choisir un métier ou une profession.
Début de l'âge adulte	Se marier. Quitter le domicile familial. Gérer les problèmes domestiques. Entreprendre une carrière. Poursuivre ses études. Élever ses enfants.
Âge mûr	Accepter les changements physiques qui accompagnent le vieillissement. Maintenir son statut social et son niveau de vie. Aider ses enfants devenus adolescents à acquérir de l'autonomie. S'adapter au vieillissement de ses propres parents.
Vieil âge	Accepter le déclin de la santé et des capacités physiques. Changer de domicile. S'adapter à la retraite et à la diminution du revenu. Affronter la mort du conjoint et des amis.

Effets du stress

Le stress peut avoir des conséquences physiques, affectives, intellectuelles, sociales et spirituelles. Ses effets sont généralement de plusieurs ordres à la fois, car le stress touche la personne dans son intégralité. Physiquement, le stress peut perturber l'homéostasie. Sur le plan émotif, la personne stressée éprouve souvent des sentiments négatifs ou adopte des comportements autodestructeurs. Intellectuellement, le stress peut diminuer les capacités de perception et de résolution de problèmes. Les relations sociales risquent de pâtir du stress. Spirituellement, il n'est pas rare que le stress ébranle les convictions et les valeurs de la personne. Enfin, le stress peut provoquer ou aggraver de nombreuses affections (figure 31-1 ■).

Modèles du concept de stress

Les modèles du concept de stress aident l'infirmière à déterminer les agents stressants qui interviennent dans une circonstance particulière et à prévoir les réactions de la personne à cet égard. Ces modèles font référence à différents cadres conceptuels lui permettant également d'aider la personne à renforcer ses capacités d'adaptation et à modifier ses réponses nuisibles ou inadaptées. Les trois principaux modèles de stress sont le modèle du stimulus, le modèle de réponse et le modèle transactionnel.

Modèles du stimulus

Selon les **modèles du stimulus,** le stress est défini comme un stimulus, un événement ou un ensemble de circonstances qui provoquent des réactions physiologiques ou psychologiques susceptibles d'accroître la prédisposition d'une personne à la maladie. Dans des travaux désormais classiques, Holmes et Rahe (1967) attribuent une valeur numérique à 43 changements ou événements pouvant jalonner l'existence. Cette échelle des événements stressants sert à évaluer les répercussions des bouleversements vécus depuis peu de temps par une personne, comme un divorce, une grossesse ou la retraite. Dans cette optique, tous ces événements sont considérés comme stressants, qu'ils soient positifs ou négatifs.

D'autres chercheurs ont proposé ensuite leurs propres échelles. Il importe cependant de les utiliser avec discernement, car l'intensité du stress associé à un événement donné varie

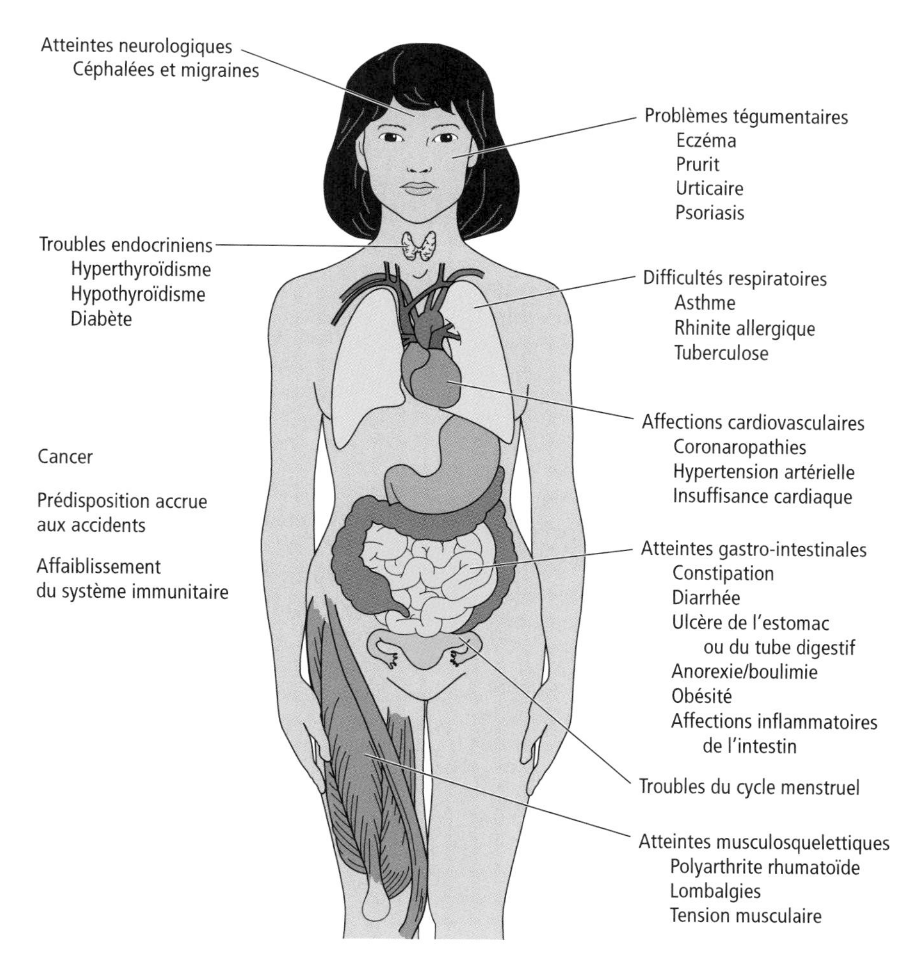

FIGURE **31-1** ■ Quelques problèmes de santé pouvant être causés ou aggravés par le stress.
(Source : *Health and Wellness : A Holistic Approach,* 7e éd. (p. 44), de G. Edlin, E. Golanty et K. M. Brown, 2002, Boston : Jones & Barlett.)

considérablement d'une personne à l'autre. Par exemple, le divorce peut fortement traumatiser certaines personnes, mais ne causer qu'une anxiété légère à d'autres. En outre, bon nombre des échelles proposées ne tiennent pas compte de l'âge, du statut socioéconomique, ni de la culture, ou n'ont pas été validées par rapport à ces paramètres.

Modèles de réponse

Le stress peut également être considéré comme une réponse. Ainsi, Selye (1956, 1976) le définit comme une réaction non spécifique de l'organisme à n'importe quelle demande de l'environnement. Pour Schafer (2000), le stress est un état d'activation du corps et de l'esprit en réponse aux sollicitations.

Le stress, tel que défini par Selye, se caractérise par un enchaînement de réactions physiologiques qui constituent le **syndrome général d'adaptation (SGA)** ou *syndrome de stress*. Pour distinguer la cause du stress de la réponse au stress, Selye (1976) propose la notion d'*agent stressant* (ou stresseur) pour définir tout facteur (événement, agent) qui agresse l'organisme et provoque une rupture de l'homéostasie. Le stress étant donc une réponse, on ne peut l'observer qu'à travers les modifications organiques qu'il provoque. Cette réponse (le syndrome de stress ou SGA) se manifeste par la sécrétion de certaines hormones du stress et, donc, par des changements dans la structure et dans la composition chimique de l'organisme. Les organes touchés par le stress sont notamment les organes digestifs, les glandes surrénales et les organes lymphatiques. Quand la personne est soumise à un stress prolongé, ses glandes surrénales s'hypertrophient, ses organes lymphatiques (le thymus, la rate et les ganglions lymphatiques) s'atrophient et des ulcères sont susceptibles de se former sur la paroi de l'estomac.

En plus de s'adapter globalement (adaptation générale), l'organisme peut réagir au stress localement, c'est-à-dire que la réponse ne se manifeste qu'au niveau d'une partie du corps ou d'un seul organe. On parle dans ce cas-là de **syndrome local d'adaptation (SLA)**. L'inflammation est une forme de SLA. D'après Selye (1976), le SGA et le SLA comptent trois phases : alarme, résistance et épuisement (figure 31-2 ■).

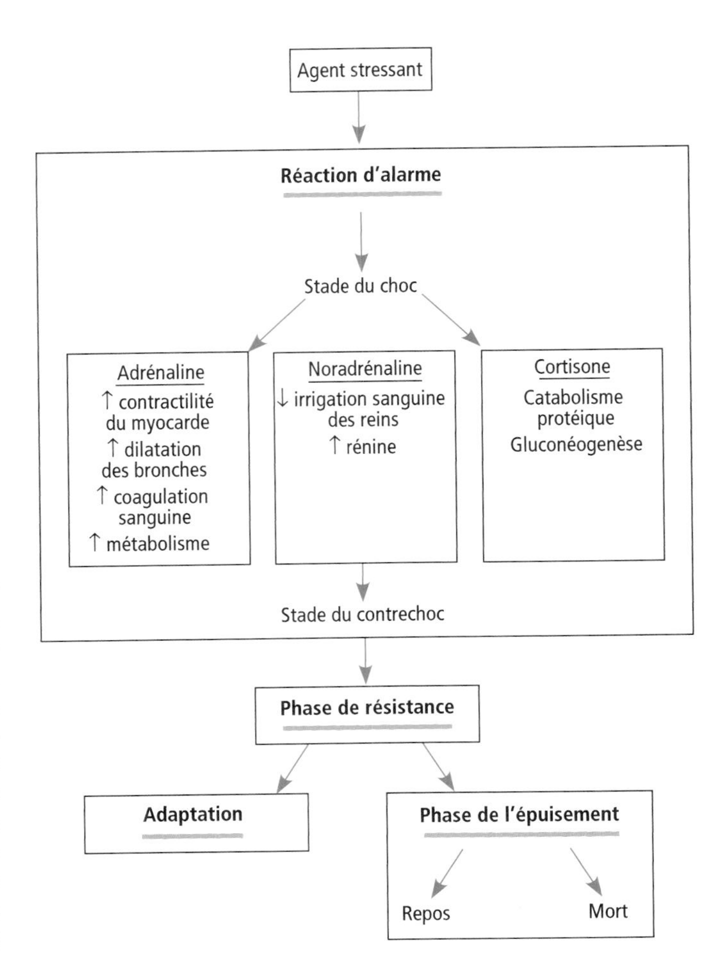

FIGURE 31-2 ■ Les trois phases de l'adaptation au stress : la réaction d'alarme, la résistance et l'épuisement.

RÉACTION D'ALARME

La première réponse d'adaptation au stress est la **réaction d'alarme**, qui mobilise les défenses de l'organisme. Selye (1976) subdivise cette phase en deux stades : le choc et le contrechoc.

À l'étape du **choc**, la personne peut percevoir l'agent stressant d'une manière consciente ou inconsciente. Dans les deux cas, son système nerveux autonome est activé et déclenche la libération d'importantes quantités d'adrénaline et de cortisone. La personne est alors prête à fuir ou à lutter. Cette réaction de lutte ou de fuite est de courte durée ; elle dure en général de 1 minute à 24 heures.

Le second stade de la réaction d'alarme est le **contrechoc**. À ce stade, les changements organiques qui se sont produits au stade du choc s'inversent. Par conséquent, c'est au stade du choc que la personne est la plus apte à réagir.

PHASE DE RÉSISTANCE

La seconde phase du SGA et du SLA est celle de la **résistance** ; c'est pendant cette phase que l'organisme cherche à s'adapter. En d'autres termes, il tente de composer avec l'agent stressant et d'exposer à cette agression la plus petite région corporelle capable de le tolérer.

PHASE DE L'ÉPUISEMENT

La troisième phase est celle de l'**épuisement**. Elle intervient lorsque l'organisme ne peut plus maintenir les stratégies d'adaptation mises en œuvre durant la phase de résistance, tous les moyens utilisés pour s'adapter à l'agent stressant étant épuisés. Si l'adaptation n'a pas permis de surmonter le stress, celui-ci peut affecter l'organisme tout entier. À la fin de cette phase, ou bien l'organisme peut se reposer et retourner à la normale ou bien il risque la mort. L'issue de cette phase dépend en grande partie des ressources énergétiques adaptatives que la personne possède, de l'intensité du stress et des ressources adaptatives externes (par exemple, l'oxygène).

Le syndrome général d'adaptation, tel que Selye l'a défini en 1976, représente une série de réactions physiologiques au stress de l'organisme tout entier (voir la figure 31-2). L'agent stressant active le système nerveux sympathique qui, à son tour, stimule l'hypothalamus. Celui-ci sécrète des hormones de libération de la corticotrophine (CRH : corticolibérine). Sous l'effet de la CRH, le lobe antérieur de l'hypophyse sécrète de la corticotrophine (ACTH). Durant une période de stress, la médullosurrénale, quant à elle, sécrète de l'adrénaline et de la noradrénaline, à la suite de l'activation du système nerveux sympathique. Parmi les réactions physiologiques déclenchées par les sécrétions d'adrénaline, les plus notables sont les suivantes :

1. Élévation de la contractilité du myocarde (tachycardie), entraînant l'élévation du débit cardiaque (augmentation de l'amplitude du pouls) et un apport sanguin accru aux muscles volontaires.
2. Dilatation des bronches, ce qui augmente la consommation d'oxygène (augmentation de la fréquence et de l'amplitude respiratoire).
3. Mobilisation accrue des mécanismes de coagulation sanguine.
4. Accélération du métabolisme cellulaire.
5. Accélération de la mobilisation des graisses pour accroître les réserves énergétiques et pour synthétiser d'autres éléments indispensables à l'organisme.

Les principaux effets de la noradrénaline sont la diminution de l'irrigation sanguine des reins (donc une diminution du débit urinaire) et l'augmentation des sécrétions de rénine. La rénine stimule la production de l'angiotensine qui, par son effet vasoconstricteur sur les artérioles, entraîne une élévation de la pression artérielle. Au total, tous ces effets hormonaux des surrénales permettent à la personne affectée par le stress de fournir des efforts physiques bien plus importants qu'en temps normal.

Modèles transactionnels

Les modèles dits « transactionnels » du stress s'appuient sur les travaux de Lazarus (1966). Celui-ci reproche aux théories qui définissent le stress comme un stimulus ou comme une réponse de ne pas tenir compte des variations individuelles. En effet, ces modèles n'expliquent pas pourquoi certaines personnes seulement réagissent au stress d'une manière efficace, ni pourquoi certaines autres (mais pas toutes) peuvent s'y adapter pendant un laps de temps plus long.

Lazarus reconnaît que certaines demandes et pressions de l'environnement causent du stress chez la plupart des gens. Il souligne cependant que toutes les personnes ou tous les groupes ne réagissent pas de la même façon aux agents stressants (leur sensibilité et leur vulnérabilité ne sont pas les mêmes) ni ne les interprètent de la même façon. Devant une affection, par exemple, telle personne pourra réagir par le déni ; telle autre, par l'anxiété ; telle autre encore, par la dépression. Pour expliquer les différences notées chez différentes personnes se trouvant dans des situations comparables, Lazarus prend en considération les processus cognitifs qui interviennent entre l'agression et la réaction à celle-ci, mais aussi les facteurs qui influent sur ces processus. Contrairement à Selye, qui s'intéresse essentiellement aux réactions physiologiques, Lazarus intègre dans sa théorie du stress les réponses psychologiques.

La **théorie transactionnelle du stress** de Lazarus fait appel à un ensemble de stratégies cognitives, affectives et d'adaptation ou de *coping* qui émanent de la relation dynamique, mutuellement réciproque et bidirectionnelle que la personne entretient avec son environnement. La personne et son environnement sont indissociables : chacun d'eux influe sur l'autre et est déterminé par lui. Selon cette théorie, le stress est provoqué par une demande interne ou externe, égale ou supérieure aux capacités d'adaptation de la personne ou du système social (Monat et Lazarus, 1991). Les stratégies d'adaptation ou de *coping* sont les moyens par lesquels un individu tente de composer avec les changements qu'il perçoit dans son environnement.

Indicateurs du stress

Les indicateurs du stress se répartissent en trois catégories : physiologiques, psychologiques et cognitifs.

Indicateurs physiologiques

C'est notre perception de l'agent stressant qui détermine notre réponse au stress. L'activation des fonctions neurologiques et endocriniennes provoque les signes et les symptômes physiologiques du stress. On trouve à l'encadré 31-1 la liste de ces signes et symptômes.

Indicateurs psychologiques

Le stress se traduit par différentes manifestations psychologiques, notamment l'anxiété, la peur, la colère, la dépression, les mécanismes inconscients de défense. Certaines de ces réactions d'adaptation s'avèrent très utiles ; d'autres constituent plutôt un obstacle, selon les circonstances et selon le laps de temps pendant lequel il faut les maintenir.

ENCADRÉ **31-1**

Signes et symptômes du stress

- Quand l'organisme est exposé à une menace sérieuse, les pupilles se dilatent pour améliorer la perception visuelle.
- La diaphorèse s'intensifie pour contrebalancer l'élévation de la température corporelle causée par l'accélération du métabolisme.
- La fréquence et l'amplitude de la pulsation cardiaque augmentent pour permettre un acheminement plus efficace des nutriments et des déchets du métabolisme.
- La peau pâlit à la suite de la constriction des vaisseaux sanguins périphériques, provoquée par la noradrénaline.
- La sécrétion de minéralocorticoïdes stimule la rétention de sodium et d'eau, ce qui accroît le volume sanguin.
- La respiration devient plus rapide et plus profonde à cause de la dilatation des bronches.
- Le débit urinaire baisse.
- La bouche devient parfois sèche.
- Le péristaltisme ralentit, ce qui provoque parfois constipation et flatulences.
- Devant une menace importante, la vivacité d'esprit augmente.
- La tension musculaire s'intensifie afin de préparer l'organisme à la réaction de lutte ou de fuite.
- La glycémie s'élève à cause de la gluconéogenèse et de la sécrétion accrue de glucocorticoïdes.

ANXIÉTÉ

L'**anxiété** est une réaction courante au stress. Elle se caractérise par un sentiment de malaise ; elle engendre l'appréhension, la terreur, des prémonitions de danger et une impression de totale impuissance devant une menace imminente ou plus lointaine, mais jamais clairement définie, qui semble peser sur l'individu lui-même ou sur ses proches. L'anxiété peut être éprouvée au niveau conscient, subconscient ou inconscient. Elle se distingue de la peur par les quatre caractéristiques suivantes :

- Contrairement aux facteurs qui provoquent la peur, ceux qui suscitent l'anxiété ne sont pas toujours faciles à reconnaître.
- L'anxiété est générée par un événement prévu ou redouté, mais toujours futur. La peur naît d'un danger (réel ou perçu) présent.
- L'anxiété est une sensation vague ; la peur est une sensation concrète.
- L'anxiété provient de conflits psychologiques ou émotionnels ; la peur repose sur des paramètres physiques et psychologiques distincts.

! ALERTE CLINIQUE *Lorsque l'anxiété est de légère à modérée, elle favorise l'adoption de comportements visant un but précis. Elle constitue à cet égard une stratégie d'adaptation efficace. Ainsi, l'anxiété légère peut inciter les étudiants à revoir plus sérieusement leurs notes de cours avant l'examen. Par contre, l'anxiété grave produit souvent des effets destructeurs.* ■

On distingue quatre niveaux d'anxiété.

1. L'anxiété légère induit une vigilance légèrement supérieure à la normale, ce qui accroît les perceptions, favorise l'apprentissage et stimule les capacités productives. La plupart des gens en bonne santé éprouvent à l'occasion une telle anxiété, qui peut prendre la forme d'une légère inquiétude qui les incite à poser des questions, à s'informer.
2. L'anxiété modérée amène l'état de vigilance à un stade un peu supérieur : la personne est tendue, nerveuse, soucieuse. Ses capacités de perception se restreignent. Elle se concentre sur un aspect particulier de la situation et s'intéresse moins aux activités et aux paramètres périphériques.
3. L'anxiété grave consume presque toute l'énergie de la personne touchée ; elle exige une intervention ciblée. Les perceptions de la personne sont encore moins claires qu'au stade précédent. Incapable de percevoir la réalité telle qu'elle est, la personne ne se concentre plus que sur un détail particulier de la situation anxiogène.
4. La panique est un degré d'anxiété à tel point insupportable que la personne n'a plus aucune emprise sur les événements. Elle est beaucoup plus rare que les autres formes d'anxiété. Les perceptions peuvent être altérées au point que la personne a une vision complètement distordue de la réalité.

On trouve au tableau 31-2 les indicateurs de ces niveaux d'anxiété.

PEUR

La **peur** est un sentiment d'appréhension provoqué par un danger possible ou imminent, la douleur ou une autre menace perçue. La peur peut être éveillée par un événement passé, par une menace immédiate ou par un danger futur. L'objet de cette peur peut être réel ou imaginaire. Par exemple, une étudiante en sciences infirmières peut éprouver de la peur à l'idée qu'elle va bientôt devoir effectuer une intervention clinique. Elle peut avoir peur de faire un geste maladroit qui risque de nuire à la première personne qu'elle devra soigner ou redouter que celle-ci refuse d'être soignée par une étudiante.

COLÈRE

La **colère** est un état émotionnel caractérisé par un sentiment d'animosité ou de mécontentement extrême. Certaines personnes se sentent coupables quand elles sont en colère, car, tout au long de leur enfance, on leur a dit qu'il ne fallait pas se fâcher, que la colère était répréhensible. Il faut savoir toutefois que la colère peut être exprimée verbalement d'une manière qui reste acceptable. Elle doit alors être considérée comme une émotion positive et comme un signe de maturité affective, car, dans ce cas, elle favorise la croissance, l'épanouissement et des échanges fructueux.

L'expression verbale de la colère peut être le signe d'un malaise psychologique ou d'un appel à l'aide pour surmonter le stress. Par contre, l'*hostilité* est un acte d'opposition manifeste qui engendre des comportements nocifs et destructeurs. L'*agression* est une attaque injustifiée ou un acte ou un comportement blessant, destructeur ou menaçant. La *violence* est le recours à la force physique pour blesser, exploiter ou faire mal. La colère exprimée verbalement se distingue de l'hostilité, de l'agression et de la violence – mais, si elle n'est pas contenue, elle peut déboucher sur la violence et la destruction.

L'expression verbale de la colère est constructive si elle répond à certains critères : la personne fâchée doit exposer à son interlocuteur son état d'esprit et bien lui expliquer ce qui l'exaspère ou la met en colère. Cette clarté de la communication permet d'extérioriser la colère de sorte que l'interlocuteur puisse en prendre conscience et, peut-être, la comprendre et l'apaiser. L'expression de la colère permet de « se vider le cœur » et empêche l'escalade des sentiments de rancune ou d'hostilité.

DÉPRESSION

La dépression est une réaction très courante à des événements jugés écrasants ou négatifs. La **dépression** se caractérise par un sentiment profond de tristesse, de désespoir, de découragement ; par l'impression de ne rien valoir, d'être vide. Elle touche chaque année des millions de Nord-Américains. Les signes et les symptômes de la dépression ainsi que sa gravité varient grandement selon la personne touchée et selon l'événement déclencheur. Les symptômes affectifs de la dépression sont notamment l'épuisement, la fatigue extrême, la tristesse, le sentiment d'être vide ou engourdi. Au nombre des signes comportementaux de la dépression figurent l'irritabilité, le manque de concentration, la difficulté à prendre des décisions, la perte de la libido, les pleurs fréquents, les troubles du sommeil et le repli sur soi. Les signes physiques de la dépression sont en particulier la perte d'appétit, la perte de poids, la constipation, les

TABLEAU 31-2

Indicateurs du niveau d'anxiété

Catégorie d'indicateurs	Niveau d'anxiété			
	Légère	**Modérée**	**Grave**	**Panique**
Modification de l'expression orale	Propension à poser un plus grand nombre de questions	Voix chevrotante et plus aiguë	Propos difficiles à comprendre	Propos parfois complètement incompréhensibles
Changements dans l'activité motrice	Légère agitation Insomnie	Tremblements, tics, fébrilité Tension musculaire accrue	Activité motrice accrue, incapacité de se détendre Expression du visage qui traduit l'angoisse	Activité motrice accrue, agitation Tremblements, coordination motrice très déficiente
Modification des perceptions et de l'attention	Agitation et vigilance accrues Tentatives d'adaptation par l'apprentissage	Diminution du champ de l'attention Capacité de concentration maintenue, mais attention sélective Légère diminution des capacités d'apprentissage	Incapacité de se concentrer ou de maintenir l'attention Propension à se laisser distraire Détérioration importante des capacités d'apprentissage	Réactions imprévisibles Exagération ou distorsion des perceptions Incapacité de comprendre, d'apprendre et de fonctionner
Changements respiratoires et cardiovasculaires	Aucun	Légère accélération de la fréquence et de l'amplitude respiratoire et cardiaque	Tachycardie, hyperventilation	Dyspnée, palpitations, suffocation, sensation d'oppression dans la poitrine ou douleurs thoraciques
Autres changements	Aucun	Légers symptômes gastriques (impression d'avoir l'estomac noué)	Maux de tête, étourdissements, nausées et vomissements	Pressentiment d'un danger imminent Paresthésie, diaphorèse excessive

Sources : *Nursing Diagnosis : Application to Clinical Practice,* 9e éd., de L. J. Carpenito, 2001, Philadelphie : Lippincott ; *Mental Health Nursing,* 5e éd. (p. 273), de K. L. Fontaine et J. S. Fletcher, 2003, Upper Saddle River (New Jersey) : Pearson Education, Inc.

maux de tête et les étourdissements. La plupart des gens connaissent de brefs épisodes de dépression à la suite d'un événement particulièrement stressant, par exemple la mort d'un être cher ou la perte d'un emploi. Par contre, la dépression prolongée doit être prise très au sérieux et traitée.

MÉCANISMES DE DÉFENSE

Les **mécanismes de défense** sont des mécanismes inconscients d'adaptation ou, pour paraphraser Sigmund Freud (1946), des mécanismes mentaux qui se développent quand la personnalité tente de se défendre, d'établir des compromis entre des impulsions contradictoires ou d'atténuer des tensions internes. Les mécanismes de défense sont mis en œuvre par l'inconscient pour prémunir la personne contre l'anxiété. Ils peuvent être à cet égard considérés comme des précurseurs des mécanismes d'adaptation conscients qui aideront en fin de compte à résoudre le problème à l'origine du stress. Comme certaines réponses verbales ou motrices, les mécanismes de défense atténuent la tension. On trouve au tableau 31-3 la description de ces mécanismes et des exemples de bonnes et de mauvaises stratégies d'adaptation.

Indicateurs cognitifs

Les réponses rationnelles au stress, comme la résolution de problèmes, la structuration, la maîtrise de soi, la répression et le fantasme, portent le nom d'indicateurs cognitifs. La *résolution de problèmes* consiste à analyser à fond une situation menaçante et à mettre en œuvre une démarche précise pour aboutir à une solution. Au cours de ce processus, la personne évalue le problème ou la situation, le définit ou l'analyse, dresse le bilan de ses possibilités d'action, choisit celle qui lui semble la plus adaptée, la met en œuvre, puis détermine si la solution retenue a donné le résultat escompté.

La *structuration* consiste à modifier les circonstances de sorte que l'événement redouté ne se produise pas. Par exemple, l'infirmière peut structurer un entretien de façon à ne poser à la personne qu'elle évalue que des questions fermées et directes. La structuration s'avère productive dans certains cas. Ainsi, les personnes qui voient leur dentiste deux fois par an pour leur examen de routine afin d'éviter des problèmes dentaires graves recourent, ce faisant, à une forme productive de structuration.

La *maîtrise de soi* est l'adoption d'une attitude ou d'une expression faciale sereine ou déterminée destinée à montrer

TABLEAU 31-3

Mécanismes de défense

Mécanisme de défense	Exemple(s)	Utilité/But
Compensation : dissimulation d'une faiblesse par la mise en valeur d'une qualité plus avantageuse ou par un exploit dans un domaine moins menaçant.	Un garçon trop petit pour jouer au football devient l'étoile de l'équipe de course à pied de son école.	La compensation permet à la personne de surmonter ses faiblesses et de réussir malgré elles.
Déni : refus de reconnaître des réalités jugées inacceptables en les refoulant dans l'inconscient.	Bien qu'elle sache que son père est atteint d'un cancer généralisé, une femme continue d'organiser une réunion familiale prévue dans six mois.	Le déni aide la personne à se protéger pendant un certain temps de toutes les répercussions d'un événement traumatisant.
Déplacement : transfert d'une charge affective de son objet ou de sa personne véritable sur un élément substitutif.	Lors d'une dispute conjugale, un homme se fâche tellement qu'il frappe une porte pour se décharger de l'agressivité qu'il ressent envers sa femme.	Le déplacement permet de transférer des émotions négatives sur un objet ou sur une personne représentant un danger moindre.
Identification : processus par lequel un individu se constitue sur le modèle d'une personne respectée ou redoutée, en vue d'atténuer sa propre anxiété.	Une jeune diplômée à qui l'on confie un poste de confiance adopte les comportements d'un professeur qu'elle admirait particulièrement.	L'identification permet à l'individu de ne pas s'autodévaloriser.
Intellectualisation : mécanisme de résistance permettant de traiter un problème difficile ou douloureux en termes rationnels et généraux afin de s'épargner les émotions désagréables qu'il devrait en principe susciter.	Une personne venant de perdre son père dans un accident de voiture déclare : « De toute façon, il n'aurait pas voulu vivre handicapé. »	L'intellectualisation protège de la douleur causée par un événement traumatisant.
Introjection : forme d'identification consistant à intérioriser des normes et des valeurs qui peuvent même aller à l'encontre des normes et des valeurs habituelles.	« Il faut toujours dire la vérité, même si tu risques d'être punie », explique un enfant de 7 ans à sa petite sœur. Il a intériorisé cette valeur prônée par ses parents et son enseignante.	L'introjection aide l'individu à éviter la punition et les représailles sociales. Elle joue un rôle particulièrement important dans la consolidation du surmoi de l'enfant.
Minimisation : refus de reconnaître la portée de son propre comportement.	Un homme déclare : « Ma femme raconte des histoires ! Je n'étais quand même pas ivre au point de ne pas pouvoir conduire… »	La minimisation aide la personne à atténuer sa responsabilité dans le cas d'un comportement inacceptable.
Projection : rejet sur autrui ou sur les circonstances de la responsabilité de ses propres lacunes, erreurs, désirs et pensées inacceptables.	Une femme dont l'enfant doit redoubler accuse l'enseignant d'être incompétent et le tient ainsi pour responsable de l'échec de l'enfant.	La projection permet de nier ses propres lacunes et erreurs. Elle préserve donc l'image de soi.
Rationalisation : justification d'un comportement irrecevable par le recours à une logique douteuse et à des motifs socialement acceptables mais qui, en fait, ne sont pas à l'origine du comportement en question.	Une mère donne une bonne fessée à son jeune enfant, puis rationalise son geste en se disant que, de toute façon, la couche a amoindri la douleur.	La rationalisation aide l'individu à accepter son incapacité de concrétiser ses buts ou de se comporter conformément aux normes.
Formation réactionnelle : attitude psychologique affichée pour cacher un désir refoulé, et adoptée en réaction contre celui-ci.	Bien qu'un cadre supérieur en veuille à son patron de faire appel à un cabinet de consultants pour réorganiser son service, il affirme qu'il trouve l'idée formidable et se montre excessivement poli et coopératif.	La formation réactionnelle permet à la personne d'extérioriser ce qu'elle ressent d'une manière qui soit acceptable.
Régression : retour à un niveau de fonctionnement antérieur, plus confortable, comportant moins de responsabilités.	Un adulte hurle et trépigne de colère parce qu'il n'obtient pas ce qu'il veut. Un homme atteint d'une grave affection refuse de faire des efforts et se laisse laver et nourrir par l'infirmière.	La régression permet de retourner à un stade du développement où la personne avait besoin d'être rassurée et prise en charge et où elle l'acceptait volontiers.

Mécanisme de défense	Exemple(s)	Utilité/But
Refoulement : processus mental par lequel des pensées, des émotions et des désirs qui seraient insupportables sont réprimés dans l'inconscient.	Ayant vu son meilleur ami mourir dans un accident de voiture, un adolescent perd tout souvenir des circonstances de cet événement tragique.	Le refoulement protège la personne des effets dévastateurs d'un événement traumatisant jusqu'à ce qu'elle possède les ressources nécessaires pour l'affronter.
Sublimation : mécanisme inconscient par lequel des pulsions primitives, agressives ou sexuelles se transforment en conduites dirigées vers des buts et des objets acceptables sur le plan social.	Une personne ayant une libido exacerbée s'investit dans un mouvement religieux prêchant l'abstinence.	La sublimation permet à la personne d'éviter les comportements irrationnels et impulsifs.
Substitution : remplacement d'un objet hautement valorisé, inacceptable ou inaccessible, par un autre moins valorisé, moins acceptable ou plus accessible.	Une femme voudrait épouser un homme qui ressemble en tous points à son défunt père, mais se contente d'un soupirant qui lui ressemble physiquement.	La substitution permet à la personne d'atteindre certains objectifs en s'évitant le plus possible les frustrations et les déceptions.
Annulation rétroactive : conduite visant à effacer par la parole ou par un geste des pensées, des impulsions ou des actes que la personne se reproche et qu'elle souhaite réparer pour atténuer son sentiment de culpabilité.	Un père gifle son enfant et lui offre un cadeau le lendemain. Un enseignant fait passer à ses étudiants un examen trop facile, puis établit un barème de notation si strict qu'il est pratiquement impossible d'obtenir une bonne note.	L'annulation rétroactive permet de se sentir moins coupable et de réparer ses erreurs.

Source : *Mental Health Nursing*, 5e éd. (p. 11-12), de K. L. Fontaine et J. S. Fletcher, 2003, Upper Saddle River (New Jersey) : Pearson Education, Inc. Traduit et reproduit avec l'autorisation de Pearson Education, Inc.

qu'on domine la situation. Devant une menace, la maîtrise de soi peut s'avérer utile si elle rassure et prévient ainsi les débordements de panique, les décisions hasardeuses et les gestes contre-productifs. Poussée à l'extrême, elle peut cependant retarder la résolution des problèmes et empêcher la personne de recevoir ou d'accepter l'aide de ses proches qui peuvent la juger, à tort, parfaitement capable de se débrouiller, voire froide, indifférente ou distante.

La *répression* est le rejet volontaire et conscient d'un sentiment ou d'une pensée : « Je n'ai pas envie de m'en occuper aujourd'hui. Je le ferai demain. » Cette réaction atténue passagèrement le stress, mais elle ne règle pas le problème. Si la personne ignore son mal de dents et fait semblant qu'il n'existe pas parce qu'elle craint de souffrir pendant les traitements, elle n'obtiendra jamais un véritable soulagement de ses symptômes.

Le *fantasme* (ou *rêve éveillé)* est une production de l'imagination par laquelle le moi cherche à échapper par des faux-semblants à l'emprise de la réalité. En imagination, la personne voit tous ses vœux et désirs comblés ou alors, elle « réécrit l'histoire » en lui donnant une issue plus heureuse. Elle peut ainsi reconsidérer les faits sous un angle moins menaçant, régler ses problèmes quotidiens et faire des projets d'avenir. Par exemple, une femme qui attend les résultats de sa biopsie mammaire peut imaginer que le chirurgien lui dira : « Rassurez-vous, vous n'avez pas le cancer. » Les fantasmes peuvent être utiles, s'ils permettent de résoudre le problème auquel on est confronté. Par exemple, la femme de notre exemple précédent pourra se dire : « Même si le médecin m'annonce que j'ai le cancer, il n'y aura pas de quoi désespérer s'il me dit que je peux être traitée. » Le fantasme peut par contre s'avérer destructeur et contre-productif quand on y recourt pour fuir la réalité.

Adaptation

L'**adaptation** est l'aptitude à modifier un comportement pour résoudre un problème ou pour accepter une situation nouvelle. Les **stratégies d'adaptation** (ou **mécanismes d'adaptation)** sont un ensemble de réactions innées ou acquises par lesquelles un individu modifie son comportement pour répondre aux changements qui surviennent dans son environnement ou pour surmonter un problème. Pour Folkman et Lazarus (1991), l'adaptation est l'effort cognitif et comportemental que fournit l'individu pour répondre à des demandes externes ou internes qu'il considère comme étant égales ou supérieures à ses ressources (p. 210).

On distingue deux catégories de stratégies d'adaptation : celles qui visent à régler le problème et celles qui visent à apaiser des tensions de nature affective. Les *stratégies d'adaptation visant la résolution des problèmes* sont celles que l'individu déploie pour améliorer sa situation en y apportant des modifications ou en prenant d'autres mesures concrètes. Les *stratégies d'adaptation visant l'apaisement d'une tension de nature affective* regroupent les actes et les pensées qui atténuent le sentiment de malheur ; elles n'améliorent pas la situation concrètement, mais elles aident l'individu à se sentir mieux.

Les stratégies d'adaptation peuvent aussi se classer selon leur portée dans le temps. Les *stratégies d'adaptation à long terme* peuvent être constructives et réalistes. Par exemple, la personne qui confie son problème à ses proches afin de mieux cerner sa situation et de s'en sortir utilise une stratégie d'adaptation à long terme.

D'autres stratégies qui s'inscrivent dans le long terme sont celles qui visent à apporter un changement positif au mode de vie : adopter une alimentation saine, faire régulièrement de l'exercice physique, maintenir un bon équilibre entre le travail et les loisirs, prendre des décisions dans l'optique de régler le problème et non sous le coup de la colère ou d'une autre réaction négative.

Les *stratégies d'adaptation à court terme* peuvent atténuer passagèrement le stress de manière à le rendre tolérable mais, en définitive, elles n'aident pas vraiment la personne à affronter la réalité efficacement. Elles peuvent même s'avérer nuisibles ou destructives. Voici quelques exemples de stratégies à court terme : consommer de l'alcool ou de la drogue, croire aveuglément que tout finira par s'arranger, céder aux autres pour éviter les manifestations de colère.

Les stratégies d'adaptation varient considérablement d'une personne à l'autre et sont souvent déterminées par la perception de l'événement stressant. En gros, trois stratégies d'adaptation sont envisageables : modifier l'agent stressant, s'y ajuster ou l'éviter. La personne peut modifier sa stratégie d'adaptation chaque fois qu'elle réexamine sa situation. Quelles que soient les circonstances, on a toujours le choix entre au moins deux manières de s'adapter. Certaines personnes privilégient l'évitement, d'autres prennent les problèmes à bras-le-corps, d'autres encore recherchent constamment de nouvelles informations ou s'en remettent à leurs croyances religieuses.

Les stratégies d'adaptation peuvent être efficaces ou inefficaces. Les *stratégies d'adaptation efficaces* aident la personne à prendre en charge les événements stressants en atténuant le plus possible la détresse causée par les difficultés de parcours. Les *stratégies d'adaptation inefficaces (contraignantes ou inadaptées)* risquent d'infliger une détresse indue à la personne concernée et à ses proches ou à celles qui sont touchées d'une quelconque façon par l'événement stressant. La documentation en sciences infirmières établit généralement une distinction entre les stratégies d'adaptation efficaces et inefficaces. Même si la stratégie d'adaptation adoptée par une personne ne semble pas toujours très appropriée, l'infirmière doit se rappeler que l'adaptation est toujours intentionnelle.

L'efficacité des stratégies d'adaptation dépend de plusieurs paramètres, notamment :

- Le nombre, la durée et l'intensité des agents stressants.
- Les expériences antérieures de la personne.
- Les réseaux de soutien social auxquels elle peut faire appel.
- Les caractéristiques personnelles de la personne.

Si les agents stressants persistent trop longtemps, ils peuvent entraver les capacités d'adaptation de la personne et accroître sa prédisposition à une affection. Les personnes qui doivent s'occuper d'un membre de leur famille à domicile sont soumises à la longue à une forme bien particulière de stress, qui porte le nom de **fardeau des proches aidants**. Ce stress provoque généralement des réponses telles que la fatigue chronique, les troubles du sommeil et l'hypertension artérielle. Le stress prolongé peut aussi provoquer la dépression. Quand les stratégies d'adaptation ou les mécanismes de défense (voir le tableau 31-3) ont perdu toute efficacité, la personne est exposée à des problèmes interpersonnels, à des difficultés professionnelles ainsi qu'à une détérioration marquée de sa capacité de répondre à ses besoins fondamentaux (voir le tableau 31-4).

TABLEAU 31-4 **Exemples d'effets du stress sur les besoins fondamentaux de l'être humain**

Besoins	Exemples
Besoins physiologiques	Modification des habitudes d'élimination Modification de l'appétit Modification des habitudes de sommeil
Besoin de se sentir en sécurité	Nervosité ; sentiment d'être menacé Fixation sur les agents stressants, aux dépens des mesures de sécurité
Besoin d'aimer et besoin d'appartenance	Isolement ; repli sur soi Dépendance excessive Blâme rejeté sur autrui, jugé responsable de tous les problèmes
Estime de soi	Incapacité d'établir des relations avec autrui Propension à surinvestir le travail Multiplication des tentatives pour attirer l'attention
Réalisation de soi	Tendance à ne se préoccuper que de ses propres problèmes Manque d'emprise sur soi et sur les événements Incapacité d'accepter la réalité

DÉMARCHE SYSTÉMATIQUE dans la pratique infirmière

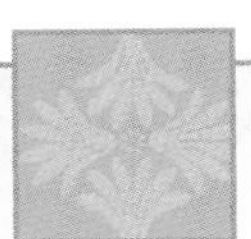

Collecte des données

L'infirmière doit toujours évaluer le stress et les mécanismes d'adaptation de la personne en deux étapes : (a) l'anamnèse ; (b) l'examen physique destiné à déceler des indicateurs de stress (ongles rongés, nervosité, fluctuations du poids, etc.) et des problèmes de santé causés ou aggravés par le stress (par exemple, eczéma ou asthme). Pendant l'anamnèse, l'infirmière doit interroger la personne sur les facteurs de stress et les événements stressants qu'elle considère comme les plus importants dans sa vie, sur les principaux signes et symptômes que le stress provoque chez elle et sur les stratégies d'adaptation qu'elle déploie habituellement. Dans le cadre de l'examen physique, l'infirmière observera les manifestations verbales, motrices, cognitives et physiques du stress. Elle se rappellera cependant que si les stratégies d'adaptation cognitive sont efficaces, le stress peut ne pas provoquer des signes et des symptômes cliniquement manifestes.

L'infirmière doit en outre s'intéresser aux tâches que la personne doit accomplir pour bien se développer sur les plans psychologique et physique (voir les chapitres 21 à 23). Tout être humain passe par plusieurs stades développementaux de la petite enfance à la vieillesse et doit réaliser les tâches correspondant à chacune de ces étapes. S'il néglige l'une de ces tâches, s'il ne résout pas les problèmes qui en découlent, son niveau de stress augmentera à mesure qu'il avancera en âge. Par exemple, si le bébé n'apprend pas dès le tout début de sa vie à faire confiance aux personnes qui l'entourent, cette méfiance risque de l'accompagner tout au long de son existence, d'entraver ses relations, et même de provoquer des dysfonctions, un surcroît de stress et la mise en œuvre de stratégies d'adaptation inefficaces. La connaissance des tâches développementales aide l'infirmière à mieux cerner les agents stressants qui pèsent sur la personne et sa façon d'y répondre. (voir le tableau 31-1). L'encadré *Entrevue d'évaluation – Stress et modalités d'adaptation* donne quelques exemples de questions permettant de recueillir des données sur le stress que subit une personne et sur les stratégies d'adaptation qu'elle met en œuvre.

Analyse

Les diagnostics infirmiers de NANDA se rapportant au stress et à l'adaptation sont notamment les suivants (par ordre alphabétique):

- *Anxiété:* Vague sentiment de malaise, d'inconfort ou de crainte accompagné d'une activation du système nerveux autonome; sa source est souvent non spécifique ou inconnue pour la personne. Sentiment d'appréhension généré par l'anticipation du danger. Il s'agit d'un signal qui prévient d'un danger imminent et qui permet à l'individu de réagir devant la menace.
- *Conflit décisionnel (Préciser):* Incertitude quant à la ligne de conduite à adopter lorsque le choix entre des actes antagonistes implique un risque, une perte ou une remise en cause des valeurs personnelles.
- *Déni non constructif:* Tentative consciente ou inconsciente d'une personne de désavouer la connaissance ou la signification d'un événement afin de réduire son anxiété ou sa peur, au détriment de sa santé.
- *Inadaptation à un changement dans l'état de santé:* Incapacité de modifier son mode de vie ou ses comportements en adéquation avec un changement dans l'état de santé.
- *Peur:* Réponse à la perception d'une menace consciemment identifiée comme un danger.
- *Stratégies d'adaptation inefficaces:* Incapacité d'évaluer correctement les facteurs de stress, de décider ou d'agir de manière appropriée ou de se servir des ressources disponibles.
- *Stratégies d'adaptation défensives:* Système d'autodéfense contre tout ce qui semble menacer une image positive de soi, se traduisant par une surestimation systématique de soi.
- *Stratégies d'adaptation familiale compromises:* Le soutien, le réconfort, l'aide et l'encouragement que fournit habituellement une personne affectivement importante (membre de la famille ou ami) sont compromis, inefficaces ou insuffisants. La personne n'a donc pas suffisamment de soutien pour prendre en charge le travail d'adaptation qu'exige son problème de santé.
- *Stratégies d'adaptation familiale contraignantes:* Comportement de la personne affectivement importante (ou autre) qui rend celle-ci et la personne soignée incapables d'accomplir efficacement le travail d'adaptation nécessaire aux problèmes de santé.
- *Syndrome d'inadaptation à un changement de milieu:* Perturbations physiologiques ou psychosociales résultant d'un changement de milieu.
- *Syndrome post-traumatique:* Réponse inadaptée et prolongée à un événement traumatique et accablant.
- *Tension dans l'exercice du rôle de l'aidant naturel:* Difficulté à exercer le rôle de soignant naturel.

L'encadré *Diagnostics infirmiers, résultats de soins infirmiers et interventions* donne des exemples d'applications cliniques de ces diagnostics de NANDA, ainsi que les interventions (CISI/NIC) et les résultats de soins infirmiers (CRSI/NOC) correspondants.

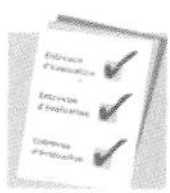

ENTREVUE D'ÉVALUATION

Stress et modalités d'adaptation

- **Sur une échelle de 1 à 10, comment situeriez-vous le stress que vous subissez dans chacun des domaines suivants? (1 = très faible; 10 = extrêmement élevé)**
  - a) Maison
  - b) Études, travail
  - c) Situation financière
  - d) Maladie récente ou perte d'un être cher
  - e) Santé personnelle
  - f) Responsabilités familiales
  - g) Relations avec les amis
  - h) Relations avec les parents ou les enfants
  - i) Relations conjugales ou amoureuses
  - j) Hospitalisation récente
  - k) Autres (préciser)
- **Depuis combien de temps êtes-vous exposé à ces agents stressants?**
- **Comment abordez-vous les situations stressantes, en général? Si la personne ne décrit pas avec précision ses réactions habituelles, proposez-lui les pistes de réponse suivantes.**
  - a) Je pleure.
  - b) Je me mets en colère.
  - c) Je parle à quelqu'un. (À qui?)
  - d) Je me replie sur moi.
  - e) Je cherche à contrôler les gens et les événements.
  - f) Je vais faire une promenade ou un autre exercice physique.
  - g) J'essaie de trouver une solution.
  - h) Je prie.
  - i) Je ris, je plaisante ou je fais des blagues.
  - j) Je médite ou je me sers d'autres techniques de relaxation, par exemple le yoga ou la visualisation.
- **De quelle façon vos façons de faire vous aident-elles? De quelle façon vous nuisent-elles?**

DIAGNOSTICS INFIRMIERS, RÉSULTATS DE SOINS INFIRMIERS ET INTERVENTIONS

Stress et difficultés d'adaptation

COLLECTE DES DONNÉES	DIAGNOSTICS INFIRMIERS : *DÉFINITION*	EXEMPLES DE RÉSULTATS DE SOINS INFIRMIERS [Nº CRSI/NOC] : *DÉFINITION*	INDICATEURS	INTERVENTIONS CHOISIES [Nº CISI/NIC] : *DÉFINITION*	EXEMPLES D'ACTIVITÉS CISI/NIC
Daniel Joly, un comptable de 67 ans, a fait un infarctus. « J'ai très peur, dit-il. Mon père est mort d'une crise cardiaque à l'âge de 68 ans. J'ai peur, mais je ne pense pas pouvoir arrêter de fumer ni commencer à faire de l'exercice et à changer mon alimentation. »	*Inadaptation à un changement dans l'état de santé : Incapacité de modifier son mode de vie ou ses comportements en adéquation avec un changement dans l'état de santé.*	Acceptation de son propre état de santé [1300] : *Adaptation à sa situation de santé.*	Importants : • Reconnaissance de la réalité de la situation de santé. • Témoignage d'estime de soi positive. • Clarification des valeurs.	Consultation psychosociale [5240] : *Utilisation d'une approche centrée sur les besoins, les difficultés ou les sentiments d'une personne et de ses proches afin d'améliorer ou de soutenir leur capacité d'adaptation, leur capacité à résoudre des problèmes ainsi que leurs relations interpersonnelles.*	• Adopter une attitude empathique, cordiale, empreinte de sincérité. • Fournir une information appropriée aux besoins. • Utiliser des techniques visant à faciliter la réflexion et la clarification des idées pour amener la personne à mieux exprimer ses inquiétudes.
Sonia Paquin, 33 ans, est mère de trois enfants. Elle vient de reprendre le travail après avoir consacré huit ans à sa famille. « Je suis extrêmement fatiguée depuis que j'ai recommencé à travailler, dit-elle. Je n'arrive pas à entretenir ma maison comme je le devrais, et je ne suis presque jamais avec les enfants. Je suis trop fatiguée pour aller faire les courses et pour assister aux parties de base-ball de mon fils. Tout le monde m'aide, et personne ne se plaint. Mais je ne peux pas m'empêcher de penser qu'ils préféreraient que je sois encore à la maison pour faire des gâteaux et jouer avec les enfants. Je crois que je ne dors pas bien et j'ai très souvent mal à la tête. »	*Conflit décisionnel* (Stress émotionnel et physique causé par le conflit entre les responsabilités professionnelles et familiales) : *Incertitude quant à la ligne de conduite à adopter lorsque le choix entre des actes antagonistes implique un risque, une perte ou une remise en cause des valeurs personnelles.*	Prise de décision [0906] : *Capacité à choisir entre deux ou plusieurs options.*	Souvent démontrés : • Cerne les options. • Détermine les ressources nécessaires pour étayer chaque option. • Effectue des choix entre les options.	Aide à la prise de décision [5250] : *Information et soutien à fournir à une personne qui doit prendre une ou des décisions relatives aux soins nécessaires à sa santé.*	• Renseigner la personne sur les différentes options ou solutions. • Aider à peser les avantages et les inconvénients de chacune des possibilités. • Inciter la personne à formuler ses objectifs concernant les soins.

Planification

L'infirmière établit son plan de soins et de traitements en fonction de l'état de santé de la personne (par exemple, sa capacité de reprendre le travail), de son niveau d'anxiété, des ressources dont elle dispose, de ses mécanismes d'adaptation, de ses particularités socioculturelles et de son appartenance religieuse. Dans la mesure du possible, elle établira ce plan en collaboration avec la personne soignée et les membres de sa famille. Si elle possède peu d'expérience de travail auprès des personnes souffrant de stress, l'infirmière pourra consulter une collègue plus expérimentée pour élaborer un plan de soins et de traitements individualisé. Par ailleurs, en collaboration avec la personne, elle définira des objectifs en vue d'améliorer ou de modifier les réponses habituelles aux agents stressants.

Les objectifs généraux des interventions infirmières en vue de diminuer le stress sont les suivants :

- Éliminer ou atténuer l'anxiété.
- Améliorer la capacité de la personne de s'adapter aux circonstances ou aux événements qui la stressent.
- Renforcer sa capacité d'exercer correctement ses rôles.

On trouvera également à la fin du présent chapitre un *Plan de soins et de traitements infirmiers* et un *Schéma du plan de soins et de traitements infirmiers* indiquant des interventions (CISI/NIC) et des activités choisies.

Planification des soins à domicile

Les personnes qui souffrent de stress ont parfois besoin de soins infirmiers continus ou du soutien des services communautaires pour améliorer leurs capacités d'adaptation. Pour déterminer les interventions et le suivi indispensables, l'infirmière doit faire le point sur la manière dont la personne et sa famille se sont adaptées au stress par le passé et reconnaître les agents stressants qui les touchent actuellement. On indique à l'encadré *Évaluation pour les soins à domicile – Stress et adaptation* les données à recueillir pour planifier les soins à domicile et pour évaluer le suivi.

ÉVALUATION POUR LES SOINS À DOMICILE

Stress et adaptation

PERSONNE ATTEINTE DE STRESS

- Connaissances : compréhension de la nature des agents stressants
- Stratégies d'adaptation courantes : efficacité des stratégies d'adaptation courantes et volonté d'apprendre de nouvelles techniques de gestion du stress
- Capacités d'autosoin : ressources physiques, affectives, sociales et financières permettant d'atténuer ou d'éliminer les agents stressants
- Attentes à l'égard de l'exercice des rôles : perception du besoin de reprendre les rôles antérieurs et analyse des agents stressants inhérents à ces rôles

FAMILLE

- Connaissances : compréhension de la nature des agents stressants auxquels est soumise la personne et de l'influence de ces agents sur les proches
- Stratégies d'adaptation familiales : efficacité des stratégies d'adaptation des membres de la famille et des autres proches et volonté de ces personnes d'apprendre de nouvelles techniques de gestion du stress
- Perception des rôles : perception des membres de la famille et des autres proches de la nécessité que la personne reprenne ses rôles familiaux et professionnels antérieurs
- Disponibilité et compétences du réseau de soutien : sensibilité de l'entourage aux besoins physiques et affectifs de la persone ; capacité de l'entourage à la soutenir dans son cheminement

COMMUNAUTÉ

- Ressources : accessibilité et connaissance des sources possibles d'assistance pour la gestion du stress, par exemple, massothérapeute, psychothérapeute, psychologue, groupe de soutien, etc.

Interventions

Bien que le stress fasse partie intégrante de la vie quotidienne, il n'en reste pas moins une expérience personnelle. Ainsi, une situation donnée peut être très stressante pour telle personne, et ne constituer qu'un désagrément mineur pour telle autre. De plus, les stratégies de réduction du stress fonctionnent plus ou moins bien selon la personne en cause. Pour choisir le type d'intervention qui correspondra le mieux à la personne, l'infirmière doit donc tout d'abord déterminer d'une manière précise ses besoins et ses réactions.

Stratégies d'amélioration de la santé

L'infirmière peut proposer différentes stratégies de gestion du stress, par exemple, faire de l'exercice, mieux s'alimenter, se reposer suffisamment, gérer son temps d'une manière plus efficace.

! ALERTE CLINIQUE *Nombreux sont les gens qui affectionnent un ou des aliments particuliers. Ils consomment ces aliments pour se réconforter.* ■

EXERCICE PHYSIQUE. Pratiqué régulièrement, l'exercice améliore la santé physique et émotionnelle. Sur le plan physiologique, il procure notamment les bienfaits suivants : augmentation du tonus musculaire ; amélioration de la fonction cardiorespiratoire ; baisse ou stabilisation du poids. Sur le plan psychologique, l'activité physique présente les avantages suivants : atténuation des tensions ; sentiment de bien-être ; détente. En général, les lignes directrices sur la santé recommandent de faire de l'exercice pendant 30 à 45 minutes, au moins trois fois par semaine.

ALIMENTATION. Pour rester en bonne santé et pour augmenter la résistance au stress, il est indispensable de bien manger. Les personnes qui souhaitent atténuer les effets négatifs du stress (par exemple, irritabilité, hyperactivité, anxiété) devront éviter les excès de caféine, de sel, de sucre et de matières grasses, mais aussi les carences en vitamines et en minéraux. On trouvera au chapitre 45 des recommandations sur une alimentation saine et équilibrée.

REPOS ET SOMMEIL. Le repos en général, et le sommeil en particulier, sont revitalisants et aident à mieux gérer le stress. Pour aider la personne à se reposer et à dormir suffisamment, l'infirmière doit parfois prendre des mesures visant à augmenter le bien-être (par exemple, des anxiolytiques ou des somnifères) ou lui enseigner des techniques de relaxation et d'apaisement. (Voir plus loin les techniques de relaxation.)

GESTION DU TEMPS. Les personnes qui savent bien gérer leur temps sont généralement moins stressées que celles qui le gèrent mal, car elles ont le sentiment d'avoir plus d'emprise sur leurs horaires. Quand une personne se sent écrasée par ses responsabilités, l'infirmière peut l'aider à classer ses différentes tâches par ordre de priorité et, si possible, à trouver des moyens d'alléger les exigences que lui imposent les différents rôles qu'elle doit exercer. Par exemple, les mères qui travaillent pourront envisager de confier certaines tâches ménagères aux membres de leur famille ou engager quelqu'un pour l'entretien ménager. Pour bien gérer son temps, il faut aussi savoir limiter les sollicitations de l'entourage en se rappelant qu'il n'est pas toujours possible de toutes les satisfaire. L'infirmière pourra aider la personne à définir les sollicitations de l'extérieur auxquelles elle peut répondre sans s'imposer un trop grand stress et celles qu'elle devrait ignorer complètement ou en partie. Pour mieux gérer son temps et ne pas se sentir débordée, la personne pourra se fixer chaque jour ou chaque semaine un laps de temps réservé à certaines tâches bien précises. Les stratégies de gestion du temps doivent tenir compte des responsabilités de la personne et des tâches qui lui tiennent à cœur, mais aussi l'aider à établir des objectifs réalistes à cet égard. Par exemple, l'infirmière devrait amener la personne à se demander si elle peut à la fois garder sa maison toujours propre et jouer tous les jours avec ses enfants; s'il lui est impossible de mener à bien ces deux objectifs, elle devra déterminer lequel est celui qui lui tient le plus à cœur. Les personnes qui se sentent à court de temps doivent passer en revue les différentes activités de leur vie et les classer en trois catégories, selon leur véritable importance : souhaitables; plutôt nécessaires; absolument indispensables. Elles pourront ensuite se fixer des objectifs moins contraignants et définir des attentes plus réalistes envers elles-mêmes.

Soulagement de l'anxiété

Dans son travail quotidien, l'infirmière doit souvent prendre des mesures concrètes pour soulager le stress et l'anxiété de la personne. Par exemple, elle peut l'inciter à inspirer profondément avant de lui administrer une injection. Elle peut aussi décrire les interventions auxquelles elle sera soumise et les sensations qu'elles peuvent entraîner ou lui faire un massage pour l'aider à se détendre. Elle peut enfin proposer son appui à la personne et à sa famille pendant une affection. L'infirmière doit savoir qu'il est parfois nécessaire d'agir vite pour éviter que l'anxiété ne se propage. En effet, elle est « contagieuse » et peut facilement contaminer l'entourage : les membres de la famille, les autres personnes soignées qui se trouvent dans son entourage, les professionnels de la santé. Nous présentons à l'encadré 31-2 des recommandations d'ordre général qui pourront aider les personnes anxieuses ou stressées à se détendre.

Soulagement de la colère

Les infirmières ont souvent du mal à composer avec la colère que peuvent manifester les personnes qu'elles soignent, et ce, pour deux raisons :

- Il est bien rare qu'une personne déclare ouvertement qu'elle est fâchée ou qu'elle donne les raisons de sa contrariété. Elle aura plutôt tendance à refuser les traitements, à injurier le personnel hospitalier, à le menacer ou à le critiquer d'une manière

ENCADRÉ 31-2

Recommandations concernant le soulagement du stress et de l'anxiété

- Écoutez attentivement; essayez de comprendre le point de vue de la personne sur sa situation.
- Créez une ambiance où la personne se sent en confiance; faites-lui sentir que vous l'écoutez. Montrez-vous empathique.
- Déterminez si la personne est capable de prendre part à l'élaboration du plan de soins et de traitements. Proposez-lui différentes possibilités d'action, mais sans lui offrir trop de choix pour ne pas la submerger.
- Si nécessaire, restez auprès de la personne pour la rassurer; ainsi, elle se sentira en sécurité et aura moins peur.
- Diminuez autant que faire se peut les agents stressants qui l'entourent : réduisez les bruits; limitez le nombre de personnes lui rendant visite si elle est d'accord; si possible, faites le nécessaire pour que ce soit toujours la même infirmière qui lui prodigue des soins.
- Le cas échéant, prenez les mesures de prévention du suicide qui s'imposent.
- Adressez-vous à la personne de façon claire, en utilisant des mots simples.
- Aidez la personne à accomplir les tâches suivantes :
  a) Définir les situations qui provoquent ou accroissent son anxiété et dresser la liste des manifestations de l'anxiété les plus courantes chez elle.
  b) Le cas échéant, exprimer verbalement ses sentiments, ses perceptions ou ses craintes.
  c) Cerner ses forces et ses atouts.
  d) Définir ses mécanismes habituels d'adaptation et établir la distinction entre les mécanismes efficaces et inefficaces.
  e) Élaborer de nouvelles stratégies de gestion du stress, par exemple : exercice physique, massages, détente progressive, etc.
  f) Dresser le bilan des ressources et des réseaux de soutien à sa disposition.
- Donnez les renseignements suivants :
  a) Il est essentiel de faire de l'exercice, d'avoir une alimentation équilibrée et de bénéficier d'un bon repos et d'un sommeil réparateur pour régénérer ses forces et pour renforcer ses capacités d'adaptation.
  b) Plusieurs groupes peuvent venir en aide, selon les besoins : Alcooliques anonymes; Association troubles anxieux du Québec (ATAC), services de prévention du suicide, groupes de soutien pour les parents; Direction de la protection de la jeunesse.
  c) Il existe des programmes didactiques qui peuvent aider la personne à mieux gérer son temps ou à s'affirmer auprès de son entourage; elle peut aussi s'inscrire dans un groupe de méditation pour apprendre à mieux se détendre.

excessive et brutale. Ses revendications traduisent rarement la véritable cause de son exaspération.

- Cette colère peut effrayer ou irriter l'infirmière. Celle-ci risque alors de réagir d'une manière qui exacerbe la susceptibilité de son interlocuteur et peut même le rendre violent. Dans de telles circonstances, l'infirmière a souvent tendance à se comporter de manière à soulager son propre stress plutôt que celui de la personne soignée.

Voici les stratégies que proposent Fontaine et Fletcher (1999) pour aider l'infirmière à composer avec la colère de la personne soignée :

- Définir et comprendre la manière dont on réagit habituellement aux sentiments de colère et à leur expression.
- Accepter le fait que la personne a le droit de se sentir fâchée ; ses sentiments sont bien réels et ne doivent pas être minimisés ou ignorés.
- S'efforcer de comprendre la signification de cette colère.
- Demander à la personne la raison de sa colère : les facteurs qui la déclenchent ou l'exacerbent.
- Aider la personne à se « réapproprier » sa colère : ne pas se considérer comme responsable de ses émotions.
- La laisser parler de son irritation.
- L'écouter et agir le plus calmement possible.
- Une fois la discussion terminée, prendre le temps de faire le point sur ses émotions et sur ses réactions en en parlant à des collègues.

L'infirmière a le devoir de s'assurer que la personne en colère et celles qui l'entourent sont en sécurité. Elle doit connaître les règlements de l'établissement et savoir comment appeler le personnel de sécurité ou les autres membres de l'équipe soignante lorsqu'elle se sent menacée ou qu'une autre personne est en danger.

! ALERTE CLINIQUE *Si elle se sent menacée par une personne en colère, l'infirmière doit se retirer immédiatement ou demander de l'aide.* ■

Utilisation des techniques de relaxation

On peut recourir à différentes techniques de relaxation pour retrouver sa tranquillité d'esprit, relâcher les tensions et contrecarrer la réaction de lutte ou de fuite inhérente au SGA (voir plus haut). L'infirmière peut enseigner ces techniques et encourager la personne qu'elle soigne à y recourir chaque fois qu'elle se trouve dans une situation stressante, par exemple : (a) pendant le travail de l'accouchement ; (b) après une intervention chirurgicale, pour soulager la douleur ; (c) avant et pendant une intervention douloureuse. Des cassettes ou des vidéos de relaxation sont offerts dans la plupart des grands magasins ou des librairies. Nous avons indiqué au chapitre 14 plusieurs techniques de relaxation, notamment :

- Exercices de respiration
- Massages
- Relaxation progressive
- Visualisation
- Rétroaction biologique
- Yoga
- Méditation
- Toucher thérapeutique
- Musicothérapie
- Humour et rire

Intervention en situation de crise

La *crise* est un état de déséquilibre aigu, limité dans le temps, déclenché par un stress situationnel, développemental ou sociétal. La personne en crise est passagèrement incapable de s'adapter au stress au moyen de ses stratégies habituelles de résolution de problèmes. En général, elle perçoit sa situation d'une manière distordue et ne possède pas les ressources et les mécanismes d'adaptation dont elle aurait besoin dans les circonstances. On indique à l'encadré 31-3 les caractéristiques communes à toutes les crises.

L'**intervention en situation de crise** est une intervention de courte durée qui aide la personne à : (a) traverser la crise jusqu'à sa résolution ; (b) revenir à son niveau de fonctionnement antérieur. Cette intervention est destinée autant à la personne en crise qu'à celles qui l'entourent. Les interventions d'urgence ne relèvent pas d'une équipe spécialisée. Les personnes susceptibles d'intervenir dans les cas de crise peuvent être des infirmières, des médecins, des psychologues, des travailleurs sociaux, mais aussi des policiers, des enseignants et des conseillers scolaires, entre autres.

Puisqu'elle donne lieu à un état de déséquilibre pratiquement insupportable, la crise est nécessairement de courte durée. Il faut savoir toutefois que les personnes qui affrontent une crise seules ont moins de chances de s'en sortir efficacement que celles qui bénéficient d'un bon soutien dans ces moments difficiles. En d'autres termes, l'aide d'autrui augmente les chances de trouver une issue positive à la crise. Souvent, les crises offrent à la personne même ou à sa famille une occasion importante de croissance et de changement.

Les étapes habituelles des interventions infirmières sont très similaires à celles de l'intervention d'urgence. Dans son évaluation,

ENCADRÉ

Caractéristiques communes des crises 31-3

- Toutes les crises sont soudaines. En général, la personne n'a pas conscience des signes avant-coureurs – même si son entourage voit parfois la crise « arriver ». La personne ou les membres de sa famille ont l'impression qu'ils ne sont pas suffisamment préparés à faire face à l'événement ou au traumatisme.
- Que cette perception soit réaliste ou non, la personne en crise a généralement le sentiment que cet événement met sa vie en danger.
- Les communications avec les proches sont coupées.
- La personne en crise se sent éloignée de ses proches et des lieux qu'elle connaît bien.
- Toutes les crises reposent sur une perte, qu'elle soit réelle ou perçue. La personne en crise ressent douloureusement la perte d'un objet ou d'une personne ; elle peut avoir perdu l'espoir, sentir qu'un rêve ne peut se concrétiser ou qu'elle doit renoncer à un projet qui lui tient particulièrement à cœur.

l'infirmière doit s'intéresser en tout premier lieu à la personne et au problème qu'elle vit et recueillir des données à son sujet, tout comme au sujet de ses stratégies habituelles d'adaptation, de l'événement qui a déclenché la crise, de son réseau de soutien, de sa perception de la crise et de sa capacité de prendre en charge le problème. Ces données aideront l'équipe soignante à prendre des décisions futures sur le moment propice à l'intervention, sur le mode d'intervention qui s'impose et sur les personnes qui devront intervenir. Les diagnostics infirmiers sont déterminés par la manière dont la personne concernée perçoit l'événement et par la réponse qu'elle y apporte. Quand une personne est en état de crise, les diagnostics infirmiers les plus courants sont ceux que nous avons cités précédemment dans ce chapitre, auxquels s'ajoutent notamment : *Risque de violence envers soi*; *Risque de violence envers les autres*; *Syndrome du traumatisme de viol*; *Perte d'espoir*.

La planification de l'intervention d'urgence doit reposer sur une évaluation exacte et complète de la situation et être élaborée en collaboration avec la personne en crise et avec ses proches.

L'intervention comporte la consultation d'urgence et les visites à domicile. La **consultation en situation de crise** vise à résoudre les problèmes immédiats. Elle peut s'adresser à des personnes, à des groupes ou à des familles. Cette intervention se fait principalement au moyen d'entretiens téléphoniques avec des bénévoles aidés par des conseillers professionnels. Ces lignes d'urgence sont généralement accessibles 24 heures sur 24; elles garantissent l'anonymat aux personnes qui appellent et leur permettent de se familiariser avec la démarche de demande d'aide. Les bénévoles suivent généralement un protocole indiquant les renseignements qu'ils doivent obtenir pour évaluer la nature et la gravité de la crise. Leur objectif est de planifier des actions ciblées en vue d'assurer un soulagement immédiat et, le cas échéant, un suivi à plus long terme.

Gestion du stress des infirmières

Les infirmières ne sont pas à l'abri du stress et de l'anxiété. Chez elles, le stress et l'anxiété sont générés autant par les personnes soignées que par les conditions de travail (en plus de leur situation personnelle) : manque de personnel, lourdeur croissante de la clientèle soignée, besoin de s'adapter à des horaires de travail qui changent souvent, obligation d'assumer des responsabilités sans y être suffisamment préparée, manque de soutien de la part des superviseurs et des collègues, visites à domicile dans des maisons où l'ambiance est déprimante, soins aux mourants, etc. La plupart des infirmières relèvent d'une manière efficace les défis émotionnels et physiques que comporte leur travail. Il arrive néanmoins qu'elles se sentent écrasées par l'ampleur de leurs tâches et qu'elles souffrent d'**épuisement professionnel**, un syndrome complexe de comportements qui s'apparente à la phase de l'épuisement du syndrome général d'adaptation. Il se caractérise par une extrême fragilité émotionnelle et physique, une attitude et une image de soi négatives et un sentiment d'impuissance et de désespoir.

Pour prévenir l'épuisement professionnel, l'infirmière pourra mettre en œuvre les mêmes techniques de gestion du stress qu'elle recommande aux personnes qu'elle soigne. Mais tout d'abord, elle doit prendre conscience de son stress et rester attentive à ses réactions susceptibles d'annoncer une détérioration de son état d'esprit, par exemple, sentiment d'être submergée, fatigue extrême, explosions de colère, symptômes physiques, consommation accrue de café, de tabac ou de drogues. Une fois qu'elle aura fait le point sur les agents stressants et qu'elle connaîtra bien ses réactions habituelles, l'infirmière déterminera les situations qui suscitent en elle les réactions les plus vives et prendra des mesures pour prévenir le stress ou l'atténuer. Ces quelques exemples l'aideront à trouver une stratégie efficace à cet égard :

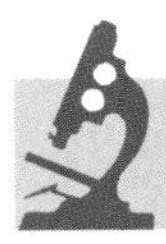

RÉSULTATS DE RECHERCHE

Stratégies de soulagement de l'anxiété préopératoire

De nombreux chercheurs ont analysé la mise en œuvre des stratégies de réduction du stress chez les personnes qui doivent subir une intervention chirurgicale. Certaines de leurs études montrent que l'abaissement du niveau de stress améliore les chances de récupération. Par ailleurs, les publications scientifiques montrent que les gens ont tendance à réutiliser les stratégies d'adaptation qui se sont avérées utiles par le passé. Une étudiante en sciences infirmières (Grieve, 2002) a interrogé 150 personnes qui se trouvaient dans une unité de chirurgie d'un jour pour comprendre ce qu'elles ressentaient avant l'intervention; elle a aussi observé l'utilisation que le personnel infirmier faisait des techniques de réduction du stress. La plupart des personnes ressentaient de l'anxiété devant l'intervention, notamment à cause de l'anesthésie et de la perte de conscience qu'elle suppose. Certaines personnes ont dit qu'elles utilisaient des stratégies d'adaptation actives (par exemple, recueillir des renseignements), mais la plupart recouraient à des stratégies d'évitement (par exemple, elles essayaient de penser à autre chose), et ce, d'autant plus que leur niveau d'anxiété était élevé. Les deux techniques de réduction de l'anxiété les plus utilisées par les infirmières étaient le détournement de l'attention (par la conversation ou la musique) et la transmission d'informations.

Implications : La chercheuse conclut qu'il existe une corrélation entre les stratégies habituelles d'adaptation des personnes qui doivent subir une intervention chirurgicale et les stratégies mises en œuvre par le personnel infirmier. Elle ajoute cependant que les infirmières ne sont pas suffisamment conscientes du fait que les stratégies d'adaptation utilisées par les personnes en attente de l'intervention peuvent changer en fonction de l'intensité de leur anxiété. Elle se dit inquiète de constater que les infirmières n'ont pas toujours le temps de déterminer le mode d'adaptation de ces personnes et risquent ainsi de continuer à les informer au lieu de les divertir.

Source : D'après « Day Surgery Preoperative Anxiety Reduction and Coping Strategies », R. J. Grieve, 2002, *British Journal of Nursing, 11*, p. 670-673, 676-678.

- Prévoir un programme quotidien de relaxation et s'accorder des moments de détente lui permettant de s'engager dans des activités visant à réduire les tensions (par exemple, lire, écouter de la musique, prendre un bain, méditer, etc.).
- Suivre un programme régulier d'exercices physiques pour canaliser l'énergie négative.
- Étudier les techniques d'affirmation de soi afin de surmonter son sentiment d'impuissance dans ses relations avec autrui. Apprendre à dire non quand c'est nécessaire.
- Apprendre à accepter les échecs – les siens et ceux des autres – et à les transformer en occasions d'apprentissage constructives. Reconnaître le fait que la plupart des gens font de leur mieux. Apprendre à demander de l'aide, à dire à ses collègues ce qu'elle ressent, mais aussi à soutenir ses collègues dans les moments difficiles.
- Accepter ce qui ne peut pas être changé. Dans chaque circonstance, il y a des limites qu'il faut respecter. Si les politiques et les règlements de l'établissement sont générateurs de stress, prendre part à l'élaboration de projets constructifs visant à les améliorer.
- Former des groupes professionnels de soutien pour mieux aborder, ensemble, les sentiments négatifs et les angoisses qui émergent en milieu de travail.
- Faire partie d'organismes professionnels spécialisés pour régler les problèmes survenant en milieu de travail.
- Si nécessaire, consulter un spécialiste pour y voir plus clair.

Évaluation

À la lumière des résultats de soins infirmiers définis à l'étape de la planification, l'infirmière recueillera les données nécessaires pour déterminer si les objectifs ont été atteints. On trouve dans l'encadré *Diagnostics infirmiers, résultats de soins infirmiers et interventions* et dans le *Plan de soins et de traitements infirmiers* des exemples de résultats de soins infirmiers avec les indicateurs correspondants et les interventions infirmières.

Si les buts fixés n'ont pas été atteints, l'infirmière, la personne soignée et, le cas échéant, son entourage analyseront les raisons de cet échec, puis modifieront le plan de soins en conséquence. Il faudrait se poser, par exemple, les questions suivantes :

- Comment la personne perçoit-elle son problème ?
- Existe-t-il des problèmes sous-jacents qui n'ont pas été cernés au départ ?
- De nouveaux agents stressants ont-ils émergé, entravant les stratégies d'adaptation ?
- Les stratégies d'adaptation existantes étaient-elles suffisantes pour obtenir les résultats de soins infirmiers ?
- Quel est le point de vue de la personne sur l'efficacité des nouvelles stratégies d'adaptation ?
- A-t-elle mis correctement en œuvre les nouvelles stratégies d'adaptation ?
- Fait-elle bon usage des ressources à sa disposition ?
- Les membres de la famille et les autres proches lui procurent-ils un soutien adéquat ?

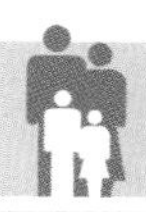

LES ÂGES DE LA VIE

ADULTES D'ÂGE MÛR

- Les adultes d'âge mûr sont souvent considérés comme la « génération sandwich » : ils s'occupent de leurs enfants et de leurs petits-enfants, mais aussi de leurs parents, qui vieillissent et dont la santé est chancelante. Ces activités prennent tant de temps et minent leur énergie au point qu'ils peuvent rarement s'occuper d'eux-mêmes. L'infirmière doit être consciente de ce phénomène et proposer aux personnes d'âge mûr des ressources et des techniques susceptibles d'alléger leur fardeau.

PERSONNES ÂGÉES

- Les personnes âgées subissent d'innombrables pertes et changements. Ces blessures sont cumulatives et peuvent, à terme, générer un stress extrême : la personne âgée a le sentiment d'étouffer sous le poids des épreuves. De nombreux agents stressants peuvent affliger les personnes âgées : altération de leur état de santé, déclin de leurs capacités fonctionnelles, perte d'autonomie, nécessité de quitter leur foyer, disparition de proches, obligation de prendre soin du conjoint ou d'un ami malade, etc. La plupart des personnes âgées ont relevé des défis d'importance dans leur jeunesse et ont acquis graduellement des stratégies d'adaptation efficaces. L'infirmière peut les aider à utiliser leurs stratégies et à les évaluer mais aussi, si nécessaire, à en acquérir de nouvelles. Le réseau de soutien social formel et informel peut souvent aider la personne âgée à accepter les changements et à diminuer le stress.
- Différentes stratégies d'adaptation s'offrent aux personnes âgées : programmes d'exercice physique ; techniques de relaxation ; participation à des activités de groupe ; alimentation saine et repos suffisant ; activités créatives permettant de s'exprimer, par exemple, peinture, musique et tenue d'un journal intime. Le cas échéant, l'infirmière aidera la personne âgée à trouver les ressources auxquelles elle a accès dans sa communauté. Il faut en tout premier lieu qu'elle considère la personne âgée comme un individu à part entière, différent de tous les autres, possédant une expérience de vie unique et des besoins qui lui sont propres et qui évoluent à mesure qu'elle avance en âge.

PLAN DE SOINS ET DE TRAITEMENTS INFIRMIERS

Stratégies d'adaptation inefficaces

COLLECTE DES DONNÉES		*DIAGNOSTIC INFIRMIER*	RÉSULTATS DE SOINS INFIRMIERS [N° CRSI/NOC] ET INDICATEURS*
Anamnèse Reine Soucy, 55 ans, quatre enfants, est hospitalisée à cause d'un cancer du sein. Elle doit subir prochainement une mastectomie radicale modifiée. Mme Soucy a toujours été en bonne santé, jusqu'à ce qu'elle découvre une bosse au sein droit, il y a trois semaines. La perspective de cette intervention chirurgicale l'angoisse autant qu'elle angoisse son mari. « Je n'arrive pas à me faire à l'idée que l'on va m'enlever un sein », confie Mme Soucy à l'infirmière. « Vais-je encore pouvoir me regarder dans le miroir après ça ? » M. Soucy a dit à l'infirmière que Mme Soucy boit beaucoup d'alcool depuis que le diagnostic de cancer a été établi, et qu'elle néglige ses responsabilités domestiques. Elle pleure tout le temps et elle est convaincue qu'elle ne pourra pas continuer de faire son travail de dessinatrice de mode.	**Examen physique** Taille : 1,64 m (5 pi 5 po) Poids : 58 kg (158 lb) Température : 37 °C Pouls : 88 bpm Respirations : 16/minute Pression artérielle : 142/88 mm Hg **Examens paracliniques** Radiographie thoracique : négative Hémogramme et analyse d'urine : dans les limites normales	*Stratégies d'adaptation inefficaces,* reliées à un sentiment profond de vulnérabilité, généré par la perspective de la mastectomie, ainsi qu'en témoignent les propos de Mme Soucy (qui se dit incapable de faire face à la situation), sa consommation excessive d'alcool et son incapacité d'exercer son rôle au foyer.	Stratégie d'adaptation (coping) [1302], manifestée par les indicateurs suivants, souvent démontrés : • Détermine les modes d'adaptation efficaces et inefficaces. • Exprime un sentiment de maîtrise. • Signale une diminution des sentiments négatifs. • Modifie son style de vie si nécessaire. Soutien social [1504], manifesté par les indicateurs suivants, importants : • Montre la volonté de demander de l'aide si nécessaire. • Témoigne du soutien psychologique donné par autrui.

INTERVENTIONS INFIRMIÈRES [N° CISI/NIC] ET ACTIVITÉS CHOISIES*	*JUSTIFICATION SCIENTIFIQUE*
Amélioration de la capacité d'adaptation [5230]	
• Établir un climat d'acceptation.	*Pour nouer une relation thérapeutique avec la personne et pour l'appuyer dans sa démarche de réflexion, il est indispensable d'établir d'abord un bon contact avec elle. Une ambiance où règnent la confiance et la compassion l'aidera à mieux cerner ses problèmes et à exprimer ses sentiments plus librement.*
• Informer régulièrement Mme Soucy sur le diagnostic, le traitement et le pronostic.	*Ces renseignements donnent à la personne une base solide pour analyser ses sentiments et les différentes stratégies d'adaptation qu'elle peut déployer. Les personnes soumises à un stress intense ont souvent du mal à comprendre les faits, et il est important de les leur répéter souvent et de les expliquer clairement afin qu'elles puissent tirer des conclusions justes et prendre des décisions éclairées. Les données concrètes contribuent généralement à soulager le stress.*
• Évaluer l'adaptation de Mme Soucy aux changements de son image corporelle, si nécessaire.	*L'altération de son image corporelle constitue sans doute un problème important pour cette personne. Pour mettre en œuvre des interventions thérapeutiques efficaces, l'équipe soignante doit analyser attentivement cette dimension. Très souvent, les stratégies d'adaptation changent quand on réexamine la situation sous un autre angle.*
• Tenter de comprendre le point de vue de Mme Soucy dans une situation stressante.	*L'expression des émotions atténue généralement l'impact de l'agent stressant. Elle améliore les interactions thérapeutiques entre la personne et l'équipe soignante.*
• Organiser les activités de façon à promouvoir l'autonomie de Mme Soucy.	*Ces activités aident la personne à mieux s'assumer, lui donnent le sentiment qu'elle maîtrise les événements et améliorent l'estime de soi.*

Stratégies d'adaptation inefficaces (suite)

INTERVENTIONS INFIRMIÈRES [N° CISI/NIC] ET ACTIVITÉS CHOISIES*	*JUSTIFICATION SCIENTIFIQUE*
• Analyser les stratégies d'adaptation déjà utilisées par Mme Soucy.	*L'analyse des stratégies d'adaptation actuelles et passées aide la personne et l'infirmière à consolider les stratégies efficaces, à cerner les stratégies inefficaces et à déterminer des compétences nouvelles, mieux adaptées à la situation actuelle. Cette analyse permet également de déceler le risque de gestes autodestructeurs.*
• Encourager Mme Soucy à exprimer ses sentiments, ses perceptions et ses craintes.	*Les discussions franches et chaleureuses permettent de cerner les facteurs déclenchants et aggravants.*
• Encourager Mme Soucy à reconnaître ses forces et ses habiletés.	*La personne sera ainsi mieux outillée pour élaborer des stratégies efficaces d'adaptation reposant sur ses forces et sur ses expériences antérieures. Ce bilan améliore l'image de soi et les capacités de gestion du stress.*
• Encourager Mme Soucy à envisager les changements de rôle de façon réaliste.	*Les personnes soumises à un stress important perçoivent souvent la réalité d'une manière distordue ou entretiennent des attentes excessives. En demandant à Mme Soucy de décrire ses rôles, l'infirmière l'aide à se fixer des objectifs réalistes.*
• Fournir des moyens constructifs d'évacuer les mouvements de colère et d'hostilité.	*Au lieu de se laisser miner par des émotions négatives, la personne pourra canaliser son surcroît d'énergie et adopter des comportements constructifs.*
• Favoriser l'utilisation de mécanismes de défense appropriés à la situation.	*Le déni peut s'avérer thérapeutique pendant un moment, car il aide la personne à intégrer le problème et à atténuer ses tensions. À terme, cependant, le déni ainsi que d'autres mécanismes de défense semblables s'avèrent contre-productifs.*
Élargissement du réseau de soutien [5440]	
• Évaluer le degré de soutien familial.	*Le bilan des interactions familiales permettra de cerner les réseaux de soutien sur lesquels la personne peut compter, ainsi que les éventuelles carences à ce chapitre.*
• Déterminer les obstacles au recours à des systèmes de soutien.	*Il est possible que la personne dispose de réseaux de soutien adéquats, mais qu'elle ne les utilise pas ou qu'elle les utilise mal.*
• Faire participer la famille, les personnes significatives et les amis aux soins et à la planification.	*En appuyant la personne dans sa démarche d'acceptation des changements physiques qu'elle a subis, l'entourage l'aide à faire face à la situation nouvelle et à s'y adapter.*
• Expliquer aux proches l'aide qu'ils peuvent apporter.	*Les membres de la famille et les amis sont souvent prêts à aider, mais ils ne savent pas toujours comment faire. En définissant avec l'entourage des stratégies précises (par exemple, féliciter Mme Soucy et l'encourager pendant sa rééducation), l'infirmière lui permettra d'aider celle-ci à accepter les changements que son état de santé lui impose.*
• Proposer à Mme Soucy de se joindre à un groupe d'entraide pour les personnes atteintes du cancer du sein.	*Les groupes d'entraide s'avèrent très utiles pour répondre à des besoins qui ne peuvent pas être satisfaits autrement, pour briser l'isolement social et pour faciliter la réappropriation d'une image de soi positive.*

ÉVALUATION

L'objectif relatif à l'adaptation n'a pas été atteint. Après l'intervention chirurgicale, Mme Soucy s'est repliée sur elle-même. Pendant les soins, elle est restée passive et détournait le regard quand on retirait son pansement. Elle a refusé d'apprendre à manipuler la sonde de drainage de la plaie et n'a pas voulu parler de ce qu'elle ressentait ni de ses projets d'avenir. Comme les femmes qui ont subi une mastectomie ne sont en général hospitalisées que pendant quelques jours, il est possible que Mme Soucy ait simplement besoin d'un peu plus de temps pour s'adapter à sa situation. Il faut continuer à l'informer et à se montrer disponible pour l'écouter quand elle sera prête à exprimer ses sentiments. L'objectif de soutien social a été atteint en partie. Mme Soucy accepte que son mari lui prodigue des soins directs et qu'il la soutienne moralement et affectivement. L'équipe a consulté une travailleuse sociale et a décidé de garder Mme Soucy 24 heures de plus que prévu. Celle-ci a accepté que la travailleuse sociale contacte un groupe d'entraide pour les personnes atteintes du cancer du sein et qu'elle demande aux responsables de ce groupe de l'appeler.

* Les résultats, interventions et activités présentés ici sont simplement des exemples de ceux qui sont proposés par les systèmes CRSI/NOC et CISI/NIC. Ils doivent être personnalisés en fonction du cas de chaque personne.

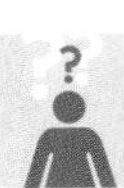

EXERCICES D'INTÉGRATION

1. Si Mme Soucy avait pu opter pour la chirurgie mammaire conservatrice, moins visible que la mastectomie, les diagnostics infirmiers et les résultats de soins infirmiers seraient-ils les mêmes ? Justifiez votre réponse.
2. Le stress subi par cette personne s'apparente-t-il plutôt à un modèle du stimulus ou à un modèle de réponse ? Pourquoi ?
3. Alors que vous prodiguez des soins à Mme Soucy, elle se met soudain très en colère et vous lance : « Vous n'y comprenez rien ! Vous n'avez jamais vécu ça, vous ! » Comment réagissez-vous ?
4. Selon l'évaluation qui a été faite de ce cas, pensez-vous que Mme Soucy est en crise ? Sur quels paramètres vous appuyez-vous pour arriver à cette conclusion ? Selon cette conclusion, quelles modifications devraient être apportées au plan de soins et de traitements de cette personne ?
5. Indiquez la manière dont Mme Soucy pourrait utiliser les mécanismes de défense décrits aux pages 730 et 731. Le mécanisme de défense choisi permet-il une adaptation efficace ou inefficace ?

Voir l'appendice A : Exercices d'intégration – Pistes de réflexion.

SCHÉMA DU PLAN DE SOINS ET DE TRAITEMENTS INFIRMIERS

Stratégies d'adaptation inefficaces

R. S.
55 ans ♀
Diagnostic : cancer du sein.

- Bosse au sein découverte il y a trois semaines. Personne très anxieuse ; pleure souvent.
- Selon son mari, elle boit beaucoup d'alcool et néglige ses responsabilités familiales depuis le diagnostic.
- Taille : 1,64 m (5 pi 5 po).
- Poids : 58 kg (158 lb).
- Température : 37 °C ; pouls : 88 bpm ; respirations : 16/minute ; pression artérielle : 142/88 mm Hg.
- Radiographie thoracique : négative ; hémogramme et analyse d'urine : dans les limites normales.

Stratégies d'adaptation inefficaces, reliées à un sentiment profond de vulnérabilité généré par la perspective de la mastectomie (ainsi qu'en témoignent les propos de Mme Soucy, qui se dit incapable de faire face à sa situation, sa consommation excessive d'alcool et son incapacité d'exercer son rôle au foyer familial)

Soutien social – manifesté par :
- Montre la volonté de demander de l'aide si nécessaire.
- Témoigne du soutien psychologique donné par autrui.

Élargissement du réseau de soutien
- Évaluer le degré de soutien familial.
- Déterminer les obstacles au recours à des systèmes de soutien.
- Faire participer la famille, les personnes significatives et les amis aux soins et à la planification.
- Expliquer aux proches l'aide qu'ils peuvent apporter.
- Proposer à Mme Soucy de se joindre à un groupe d'entraide pour les personnes atteintes du cancer du sein.

Résultat de soins infirmiers atteint en partie.
- Mme Soucy accepte que son mari lui prodigue des soins directs et qu'il la soutienne moralement et affectivement.
- Une travailleuse sociale a été consultée ; l'équipe a été convaincue de garder Mme Soucy à l'hôpital 24 heures de plus.

Stratégie d'adaptation (coping) – manifesté par :
- Détermine les modes d'adaptation efficaces et inefficaces.
- Exprime un sentiment de maîtrise.
- Signale une diminution des sentiments négatifs.
- Modifie son style de vie si nécessaire.

Amélioration de la capacité d'adaptation
- Informer régulièrement Mme Soucy sur le diagnostic, le traitement et le pronostic.
- Organiser les activités de façon à promouvoir l'autonomie de Mme Soucy.
- Établir un climat d'acceptation.
- Analyser les stratégies d'adaptation déjà utilisées par Mme Soucy.
- Évaluer l'adaptation de Mme Soucy aux changements de son image corporelle, si nécessaire.
- Tenter de comprendre le point de vue de Mme Soucy dans une situation stressante.
- Favoriser l'utilisation de mécanismes de défense appropriés à la situation.
- Fournir des moyens constructifs d'évacuer les mouvements de colère et d'hostilité.
- Encourager Mme Soucy à envisager les changements de rôle de façon réaliste.
- Encourager Mme Soucy à reconnaître ses forces et ses habiletés.
- Encourager Mme Soucy à exprimer ses sentiments, ses perceptions et ses craintes.

Résultat de soins infirmiers non atteint.
- Après l'intervention chirurgicale, Mme Soucy s'est repliée sur elle-même. Pendant les soins, elle est restée passive et détournait le regard quand on retirait son pansement.
- Elle a refusé d'apprendre à manipuler la sonde de drainage de la plaie et n'a pas voulu parler de ce qu'elle ressentait ni de ses projets d'avenir.

Légende : Collecte des données ☐ Diagnostic infirmier ☐ Résultats de soins infirmiers ☐ Interventions infirmières ☐ Activités ☐ Évaluation ☐

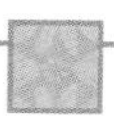

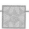

RÉVISION DU CHAPITRE

Concepts clés

- Le stress est un état de tension physiologique et psychologique qui touche la personne dans sa globalité, c'est-à-dire dans ses dimensions physiques, émotionnelles, intellectuelles, sociales et spirituelles.
- Selon les modèles d'évaluation du stress, celui-ci peut être considéré comme étant un stimulus, une réponse ou une transaction.
- Le syndrome général d'adaptation (SGA) est une réaction multisystémique au stress qui se manifeste en trois étapes : réaction d'alarme, résistance, épuisement.
- Le syndrome local d'adaptation (SLA) est une réponse physiologique localisée qui se déroule, tout comme le SGA, en trois étapes. Par exemple, la réaction inflammatoire est un SLA.
- Il existe des indicateurs physiologiques, psychologiques et cognitifs qui rendent compte du stress. Les indicateurs physiologiques traduisent une activité neurologique et endocrinienne accrue.
- Les indicateurs psychologiques du stress les plus courants sont les suivants : l'anxiété, la peur, la colère et la dépression. L'anxiété, la réaction la plus commune au stress, peut être légère, modérée ou grave ; elle peut même aller jusqu'à la panique. Les mécanismes de défense tels que le déni, la rationalisation, la compensation et la sublimation protègent la personne de l'anxiété.
- Les indicateurs cognitifs (ou réponses rationnelles au stress) sont notamment la résolution de problèmes, la structuration, la maîtrise de soi, la répression et les fantasmes.
- Les stratégies d'adaptation permettent de composer avec le stress. Elles varient considérablement d'une personne à l'autre. Elles peuvent cibler le problème ou les émotions, être de courte ou de longue durée, et s'avérer efficaces ou inefficaces.
- L'efficacité des stratégies individuelles d'adaptation dépend du nombre des agents stressants en présence, de leur durée et de leur intensité, des expériences passées, des réseaux de soutien disponibles et des caractéristiques de la personne.
- Le stress prolongé et les stratégies d'adaptation inefficaces empêchent la satisfaction des besoins fondamentaux de la personne et peuvent compromettre sa santé physique et mentale.
- La collecte des données sur le stress se fait en deux temps : l'anamnèse (pour déterminer les agents stressants perçus par la personne et leur durée, et pour explorer les stratégies d'adaptation mises en œuvre) et l'examen physique (pour relever les indicateurs physiques du stress).
- Les interventions infirmières auprès des personnes stressées visent les objectifs suivants : favoriser l'adoption de stratégies d'amélioration de la santé (exercice physique, alimentation saine, repos, sommeil réparateur, bonne gestion du temps) ; atténuer l'anxiété ; apaiser la colère ; enseigner des techniques de relaxation ; et, si nécessaire, intervenir d'urgence (en cas de crise).
- Puisque, dans sa pratique, l'infirmière est confrontée à de nombreux agents stressants émanant des personnes soignées et du milieu de travail, les infirmières sont exposées à l'anxiété et à l'épuisement professionnel. Comme les personnes qu'elles soignent, les infirmières doivent prendre des mesures de réduction du stress.

Questions de révision

31-1. Plusieurs personnes hospitalisées dans votre unité depuis longtemps viennent de mourir. Lequel de ces énoncés décrit la stratégie d'adaptation la plus inefficace en l'occurrence ?

a) Vous parlez longuement à vos collègue des décès qui viennent de survenir.
b) Vous vous occupez de mille et une choses et ne pensez pas à ces décès avant plusieurs jours.
c) Vous vous portez volontaire pour faire des heures supplémentaires pendant plusieurs semaines.
d) Plusieurs infirmières organisent une rencontre avec l'infirmière clinicienne spécialisée en oncologie pour parler des décès qui viennent de survenir.

31-2. Une infirmière voudrait aider une personne âgée de 50 ans à définir les stratégies d'adaptation efficaces qu'elle a mises en œuvre dans le passé afin de lui faire mieux accepter le fait qu'elle doit commencer à prendre de l'insuline pour traiter le diabète. Lequel des agents stressants ci-dessous s'apparente le plus à celui auquel est exposée cette personne ?

a) Une entrevue d'embauche.
b) La mort d'un animal domestique alors que la personne était encore adolescente.
c) Le divorce demandé par sa conjointe.
d) La nécessité de porter des verres correcteurs à partir de l'âge de 30 ans.

31-3. Deux personnes ayant subi un accident de voiture présentent des blessures similaires. Selon le modèle transactionnel, le stress subi à la suite de cet accident serait

a) très différent d'une personne à l'autre, selon ses caractéristiques personnelles et son expérience passée.
b) très similaire, car ces personnes ont été exposées au même stimulus.

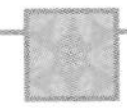

RÉVISION DU CHAPITRE (SUITE)

Questions de révision (suite)

c) très similaire sur le plan de la réaction d'alarme physiologique.
d) très différent, selon leurs ressources externes et leurs réseaux de soutien respectifs.

31-4. Lequel des symptômes ci-dessous évoque le stress chez une personne qui a l'air calme ?
a) Pupilles rétrécies.
b) Vaisseaux sanguins périphériques dilatés (plaques rouges sur le cou).
c) Hyperventilation.
d) Fréquence cardiaque ralentie.

31-5. Les parents d'un enfant hospitalisé viennent d'apprendre qu'il a la leucémie. Le père poursuit ses activités professionnelles habituelles, rend rarement visite à l'enfant et demande quand il pourra reprendre l'école. Des diagnostics infirmiers indiqués ci-dessous, lequel est le moins susceptible de s'appliquer au père ?
a) *Déni non constructif.*
b) *Tension dans l'exercice du rôle de l'aidant naturel.*
c) *Peur.*
d) *Stratégies d'adaptation familiale compromises.*

Voir l'appendice B : Réponses aux questions de révision.

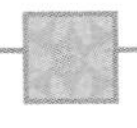

BIBLIOGRAPHIE

En anglais

Carpenito, L. J. (2001). *Nursing diagnosis : Application to clinical practice* (9th ed.). Philadelphia : Lippincott.

Edlin, G., Golanty, E., & Brown, K. M. (2002). *Health and wellness : A holistic approach* (7th ed.). Boston : Jones & Bartlett.

Folkman, S., & Lazarus, R. S. (1991). Coping and emotion. In A. Monat & R. S. Lazarus (Eds.), *Stress and coping* (3rd ed.). New York : Columbia University Press.

Fontaine, K. L., & Fletcher, J. S. (2003). *Mental health nursing* (5th ed.). Upper Saddle River, NJ : Pearson Education, Inc.

Freud, S. (1946). *The ego and the mechanisms of defense.* New York : International Universities Press.

Garbee, D. D., & Gentry, J. A. (2001). Coping with the stress of surgery. *Association of Operating Room Nurses Journal, 73,* 946–951.

Gates, D. M. (2001). Stress and coping : A model for the workplace. *AAOHN Journal, 49,* 390–398.

Gold, J., & Thornton, L. (2001). Simple strategies for managing stress. *RN, 64*(12), 65–68.

Grandinetti, D. A. (2002). Two ways to beat stress. *RN, 65*(3), 4–7.

Grieve, R. J. (2002). Day surgery preoperative anxiety reduction and coping strategies. *British Journal of Nursing, 11,* 670–673, 676–678.

Holmes, T. H., & Rahe, R. H. (1967). The social readjustment rating scale. *Journal of Psychosomatic Research, 11,* 213–218.

Johnson, M., Maas, M., & Moorhead, S. (Eds.). (2000). *Nursing outcomes classification (NOC)* (2nd ed.). St. Louis, MO : Mosby.

Lazarus, R. S. (1966). *Psychological stress and the coping process.* New York : McGraw Hill.

Lynch, S. M., & George, L. K. (2002). Interlocking trajectories of loss related events and depressive symptoms among elders. *The Journals of Gerontology, 57B,* S117–125.

Martin, P., Long, M. V., & Poon, L. W. (2002). Age changes and differences in personality traits and states of the old and very old. *The Journals of Gerontology, 57B,* 144–152.

McCloskey, J. C., & Bulechek, G. M. (Eds.). (2000). *Nursing interventions classification (NIC)* (3rd ed.). St. Louis, MO : Mosby.

McGowan, B. (2001). Self reported stress and its effects on nurses. *Nursing Standard, 15*(42), 33–38.

Monat, A., & Lazarus, R. S. (Eds.). (1991). *Stress and coping* (3rd ed.). New York : Columbia University Press.

NANDA International. (2003). *NANDA nursing diagnoses : Definitions and classification 2003-2004.* Philadelphia : Author.

Review anxiety and mood disorders. (2002). *Nursing, 32*(6), 76–77.

Reynaud, S. N., & Meeker, B. J. (2002). Coping styles of older adults with ostomies. *Journal of Gerontological Nursing, 28*(5), 30–36.

Richardson, C., & Poole, H. (2001). Chronic pain and coping : A proposed role for nurses and nursing models. *Journal of Advanced Nursing, 34,* 659–667.

Schafer, W. (2000). *Stress management for wellness* (4th ed.). Stamford, CT : International Thomson Publishing.

Selye, H. (1956). *The stress of life.* New York : McGraw-Hill.

Selye, H. (1976). *The stress of life* (revised ed.). New York : McGraw-Hill.

Walters, K. L., & Simoni, J. M. (2002). Reconceptualizing Native women's health : An "indigenist" stress coping model. *Journal of Public Health, 92,* 520–524.

Wu, C., Lee, Y. Y., Baig, K., & Wichaikhum, O. (2001). Coping behaviors of individuals with chronic obstructive pulmonary disease. *Medsurg Nursing, 10,* 315–320.

Zook, R. (1998). Learning to use positive defense mechanisms. *American Journal of Nursing, 98*(3), 16B, F, H.

En français

Bloom, S. R. (2002). Le chagrin des infirmières, *L'Infirmière du Québec, 9*(4), 45-49.

Cousineau, P. (2004). Y a-t-il des schémas précoces inadaptés prédisposant à l'anxiété ?, *Santé mentale au Québec, 29*(1), 53-60.

Dugas, M., Leblanc, R., Savard, P. Gaudet, A. et Turcotte, J. (2004). Le trouble d'anxiété généralisée : ça se passe dans la tête ?, *Le Clinicien, 19*(4), 105-111.

Gauthier, P.-A. (2000). L'épuisement professionnel chez les infirmières en soins palliatifs et celles œuvrant auprès de patients atteints de maladie terminale, *L'Infirmière canadienne, 1*(4), 4-9.

Johnson, M. et Maas, M. (dir.). (1999). *Classification des résultats de soins infirmiers CRSI/NOC*, Paris : Masson.

Macrez, P. et Bonner, P. (2004). Comprendre l'épuisement professionnel des soignants, *Revue de l'infirmière, 100,* 9-22.

McCloskey, J. C. et Bulechek, G. M. (dir.). *Classification des interventions de soins infirmiers CISI/NIC*, 2e éd., Paris : Masson.

Morneau, L. (2002). Le travail est-il pour vous source de plaisir, de souffrance ou d'épuisement ?, *Le Médecin du Québec, 37*(3), 121, 124-125.

NANDA International. (2004). *Diagnostics infirmiers : Définitions et classification 2003-2004*, Paris : Masson.

Zullino, D., Khazaal, Y. Hättenschwiler, J. et Borgeat, F. (2004). Comment s'expriment physiologiquement l'hypervigilance et l'hyperréactivité décrites cliniquement pour l'anxiété ?, *Santé mentale au Québec, 29*(1), 23-32.

PARTIE 7 Promotion de la santé psychosociale

OBJECTIFS D'APPRENTISSAGE

Après avoir étudié ce chapitre, vous pourrez :

- Décrire les différents types de pertes et leurs causes.
- Présenter plusieurs théories définissant les stades du deuil.
- Définir les symptômes cliniques du deuil et du chagrin.
- Énoncer les facteurs qui déterminent les réactions au deuil et à la perte.
- Indiquer les mesures qui facilitent le processus du deuil.
- Analyser les signes cliniques de l'imminence de la mort et ceux du décès avéré.
- Décrire dans leurs grandes lignes quelques-uns des articles des chartes et des lois relatives aux différents aspects de la question, tels que le respect de l'autonomie et de la dignité humaine, le droit à l'intégrité, le mandat en cas d'inaptitude.
- Décrire les responsabilités légales de l'infirmière par rapport au décès des personnes et à l'égard de différentes problématiques, telles que les directives préalables, l'ordonnance de ne pas réanimer, l'euthanasie, la déclaration de décès, l'autopsie, l'enquête médico-légale et le don d'organes ou de tissus humains.
- Indiquer les mesures à prendre pour aider les personnes à mourir dans la dignité.
- Décrire le rôle de l'infirmière auprès de la famille du mourant et des autres personnes qui s'occupent de lui.
- Expliquer les soins que l'infirmière doit prodiguer à la dépouille.

CHAPITRE 32

PERTE, DEUIL ET MORT

Adaptation française :
Sophie Longpré, inf., M.Sc.
Professeure, Département des sciences infirmières
Université du Québec à Trois-Rivières

Tout le monde doit affronter un jour ou l'autre la perte, le deuil et la mort. Divers changements peuvent ainsi nous faire perdre des relations auxquelles nous tenions : déménagement dans une autre ville, séparation, divorce, mort d'un parent, d'un conjoint ou d'un ami. Certaines personnes doivent faire le deuil de rôles qu'elles ont joués, par exemple quand leurs enfants quittent la maison ou qu'elles prennent leur retraite après avoir travaillé toute leur vie dans la même entreprise. Les cambriolages et les catastrophes naturelles qui nous font perdre des objets auxquels nous étions attachés suscitent parfois des sentiments proches de ceux qui entourent la mort d'un être cher. Les guerres et les révolutions peuvent aussi nous obliger à faire le deuil de nos idéaux, par exemple la sécurité, la démocratie ou la liberté.

Dans le contexte clinique, l'infirmière rencontre des hommes et des femmes affligés par le déclin de leur santé, la perte d'un membre ou d'un organe, une affection en phase terminale, l'imminence de la mort (la leur ou celle d'un proche).

MOTS CLÉS

Autopsie, 763
Chagrin, 747
Chagrin anticipé, 747
Chagrin (ou deuil) dysfonctionnel, 747
Coroner, 763
Décès neurologique (mort cérébrale), 759
Déclaration de décès, 763
Deuil, 747
Dialogue, 765
Directives préalables (directives de fin de vie), 759
Entrepreneur de pompes funèbres (directeur de funérailles), 772
Euthanasie (suicide assisté), 762
Linceul, 772
Lividité cadavérique (*livor mortis*), 771
Mandat en cas d'inaptitude, 760
Médecin légiste (expert médicolégal), 763
Mort, 759
Mort cardiorespiratoire, 759
Mutisme partagé, 765
Mutisme unilatéral, 765
Ordonnance de ne pas réanimer (ordre de non-réanimation), 761
Perte, 746
Perte anticipée, 746
Perte réelle, 746
Perte ressentie, 746
Refroidissement cadavérique (*algor mortis*), 771
Rigidité cadavérique (*rigor mortis*), 771
Rituels du deuil, 747
Soins de fin de vie (soins palliatifs), 769
Testament biologique (testament de vie), 759

L'infirmière qui travaille en soins à domicile ou en milieu communautaire intervient régulièrement auprès de personnes souffrant de pertes liées à une crise personnelle (divorce, séparation, etc.) ou à une tragédie collective (incendie, verglas, inondation, etc.). Quel que soit le contexte dans lequel elle travaille, l'infirmière doit donc bien comprendre l'importance que revêtent le chagrin et le sentiment de perte, et développer sa capacité à venir en aide aux personnes endeuillées.

L'infirmière travaille en outre auprès de personnes mourantes, de leur famille, de proches aidants et d'autres personnes qui en prennent soin. La mort peut toucher un fœtus (mort anténatale), un adolescent victime d'un accident de la route ou une personne âgée qui succombe à une affection chronique. Il est important que l'infirmière possède de solides connaissances sur toutes les dimensions de la mort : juridiques, éthiques, religieuses ou spirituelles, biologiques et personnelles. Elle doit en outre prodiguer des soins compétents, sensibles et rassurants à toutes les personnes touchées.

Perte et chagrin

La **perte** est l'anomalie, l'indisponibilité ou la disparition (réelle ou redoutée) d'un bien ou d'un avantage particulièrement valorisé par la personne. On peut ainsi perdre son image corporelle d'autrefois, un être cher, un sentiment de bien-être, un emploi, des biens personnels, des convictions ou son estime de soi. Une affection et une hospitalisation entraînent souvent des pertes de natures diverses.

La perspective de la mort et la mort elle-même représentent des pertes majeures, tant pour la personne concernée que pour son entourage. Même si nous savons tous que la mort est inhérente à la condition humaine et est donc inévitable à plus ou moins long terme, son imminence peut toutefois inciter certaines personnes à approfondir la connaissance qu'elles ont d'elles-mêmes et des autres. La mort est même parfois considérée comme la dernière occasion qui s'offre au mourant de pouvoir vivre des instants significatifs et épanouissants. Les gens qui subissent une perte s'interrogent en général sur le sens de cette épreuve. La plupart des chercheurs estiment d'ailleurs qu'il faut attribuer au malheur une signification pour s'en sortir. Soulignons néanmoins que les personnes qui ne cherchent pas à donner de sens particulier à leurs souffrances n'en sont pas déséquilibrées pour autant ; par ailleurs, les gens qui trouvent un sens à l'adversité ne considèrent pas forcément cette interprétation comme une finalité, mais la voient plutôt comme une étape dans leur cheminement (Davis, Wortman, Lehman et Silver, 2000).

Typologie des pertes

On répartit les pertes en deux grandes catégories, selon qu'elles sont réelles ou perçues comme telles par une personne. Ces deux types de pertes peuvent être vécus par anticipation. Une **perte réelle** se caractérise par le fait qu'elle peut être reconnue par d'autres personnes. La **perte ressentie** (ou *perte perçue*) est vécue par la personne, mais les autres ne peuvent pas en vérifier l'existence. Les pertes psychologiques sont souvent de l'ordre de la perception, c'est-à-dire qu'elles ne sont pas directement vérifiables. Par exemple, une femme qui quitte son travail pour se consacrer à ses enfants peut avoir le sentiment de perdre son indépendance et sa liberté. La **perte anticipée** (ou *perte par anticipation*) est vécue avant que survienne l'événement qui en sera la cause effective. Par exemple, une femme dont le mari est mourant peut vivre une perte anticipée par rapport à sa mort prochaine.

On divise également les pertes en deux autres catégories : circonstancielles et développementales. La perte d'un emploi, la mort d'un enfant et la détérioration de ses capacités fonctionnelles, attribuable à une blessure ou à une affection aiguë, constituent des *pertes circonstancielles*. À l'inverse, les pertes qui surviennent au cours du développement normal de l'individu sont appelées *pertes développementales* ; on peut, dans une certaine mesure, les prévoir et s'y préparer. Il peut s'agir du départ de ses enfants du foyer parental une fois qu'ils sont devenus adultes, de sa mise à la retraite ou de la mort de parents âgés.

De très nombreuses causes peuvent provoquer des pertes : (a) la disparition d'une dimension du soi – une partie du corps, une fonction physiologique ou une caractéristique psychologique ; (b) la disparition d'un objet du milieu de vie ; (c) l'abandon, volontaire ou non, du milieu habituel ; (d) le départ ou la mort d'un être cher.

DIMENSIONS DU SOI

La perte d'une dimension du soi, même non évidente, altère toujours l'image corporelle que la personne a d'elle-même. Par exemple, si des marques de brûlures au visage sont bien visibles, il n'en va pas de même pour l'ablation d'une partie de l'estomac ou la disparition de la capacité à éprouver des sentiments. Les répercussions de ces pertes sur la personne dépendent en grande partie de l'atteinte qu'elles portent à son image corporelle.

Les capacités mentales et physiques se modifient considérablement dans le vieil âge. L'image de soi s'en trouve fragilisée. En général, la vieillesse est l'étape de la vie qui occasionne le plus de pertes – emploi, activités habituelles, indépendance, santé, amis et famille.

OBJETS DU MILIEU DE VIE

La perte d'objets du milieu de vie comprend : (a) la perte d'objets inanimés considérés comme importants, par exemple la disparition d'une somme d'argent ou l'incendie de la résidence familiale ; (b) la perte d'objets animés (êtres vivants), par exemple un animal de compagnie.

MILIEU HABITUEL

Les personnes qui s'éloignent de leur milieu et du réseau social qui leur procurent depuis toujours un sentiment réconfortant de sécurité peuvent vivre cette séparation comme une perte. Ainsi, les enfants ressentent souvent une sensation de perte la première fois qu'ils quittent la maison pour aller à l'école. Les étudiants qui quittent le foyer pour fréquenter l'université vivent aussi une perte.

ÊTRES CHERS

Qu'elle soit causée par une affection, le divorce, la séparation ou la mort, la perte d'un être cher entraîne souvent des perturbations majeures. De plus, certaines affections provoquent des anomalies de la personnalité telles que la famille et les amis ont le sentiment d'avoir « perdu » la personne concernée, alors même qu'ils continuent de la fréquenter ou de lui rendre visite.

La mort d'un être cher représente une perte totale et permanente. Dans la société nord-américaine, on a beaucoup tendance à nier la mort, à l'escamoter. Les gens ont souvent du mal à parler de la mort et à fréquenter des mourants. En tant que société, nous recourons d'ailleurs sans hésiter à des mesures extraordinaires pour préserver la vie ou la prolonger.

Chagrin, deuil et rituels du deuil

Le **chagrin** (ou *affliction*) est constitué de l'ensemble des réactions suscitées par l'impact affectif de la perte. Il se manifeste dans les pensées, les sentiments et les comportements liés à la peine et à la détresse. Le **deuil** constitue la réponse subjective de la personne qui vient de perdre un être cher. Les **rituels du deuil** correspondent aux processus comportementaux qui permettent à la personne endeuillée d'atténuer ou d'éliminer l'affliction. Ils dépendent en général de la culture, des croyances spirituelles et des coutumes. L'affliction et les rituels du deuil peuvent accompagner non seulement la mort d'un être cher, mais aussi toute perte. Le chagrin est un processus essentiel au maintien d'une bonne santé mentale et physique. Il permet à la personne éprouvée de faire graduellement face à la perte pour finir par l'intégrer à sa réalité. Le chagrin est aussi un processus social : il est plus sain de l'exprimer et de le vivre en compagnie d'autres personnes.

Comme le deuil peut avoir des effets dévastateurs sur la santé, il est important de vivre sainement l'affliction. Celle-ci peut provoquer divers symptômes : angoisse, dépression, perte de poids, difficultés de déglutition, vomissements, fatigue extrême, maux de tête, étourdissements, évanouissements, vision trouble, éruptions cutanées, sudation excessive, perturbations du cycle menstruel, palpitations, douleurs dans la poitrine ou dyspnée. Les personnes endeuillées peuvent également constater des changements dans leur libido, leur pouvoir de concentration ou leurs habitudes liées à l'alimentation, au sommeil, aux activités et à la communication.

Bien que le deuil constitue généralement une certaine menace pour la santé, le chagrin sainement vécu peut amener la personne endeuillée à réévaluer ses points de vue et ses valeurs, à réorienter ses projets ainsi qu'à développer sa sensibilité et son ouverture d'esprit. Il arrive que la douleur causée par la perte ne disparaisse jamais complètement, même si elle s'atténue au fil du temps.

TYPOLOGIE DU CHAGRIN

La réaction d'affliction peut être brève ou anticipée, sans pour autant être considérée comme anormale. Le *chagrin abrégé* est sincère, mais de courte durée. La brièveté de l'affliction peut s'expliquer par le fait que l'objet perdu n'était pas d'une importance cruciale pour la personne ou qu'il a été remplacé assez vite par un autre objet jugé équivalent. Le **chagrin anticipé** est vécu avant l'arrivée de l'événement affligeant. Ainsi, la femme qui pleure son mari gravement malade, alors qu'il n'est pas encore mort, vit une partie de son chagrin par anticipation. Une jeune fille peut s'affliger à l'avance des cicatrices que laissera sur son corps l'opération chirurgicale qu'elle doit subir. Dans ces cas-là, comme la plupart des symptômes normaux du chagrin se manifestent avant l'événement, la réaction de la personne pourra être abrégée au moment où la perte sera bel et bien réelle.

Le *chagrin dissimulé* survient quand la personne ne peut pas exprimer son sentiment de perte à son entourage. Il est généralement lié aux événements dont on ne peut pas parler parce qu'ils sont socialement inacceptables, par exemple le suicide, l'avortement, l'abandon d'un enfant aux fins d'adoption. La fin de relations tenues secrètes peut également provoquer un chagrin dissimulé.

Le chagrin n'est pas toujours vécu sainement. Il peut notamment être inhibé ou ne jamais se résorber. Cette affliction pathologique est le **chagrin** (ou **deuil**) **dysfonctionnel**. Plusieurs facteurs peuvent favoriser l'apparition d'un tel chagrin, par exemple une perte traumatique antérieure ou les circonstances de la perte actuelle. Les entraves culturelles ou familiales à l'expression de la souffrance peuvent également causer la dysfonction ou l'aggraver.

Le *chagrin non résolu* est d'une longueur et d'une intensité inhabituelles. On le reconnaît aux mêmes signes que le chagrin normal, mais la personne endeuillée a du mal à exprimer sa souffrance et elle peut nier la perte ou la pleurer bien au-delà du délai généralement observé. Le *chagrin inhibé* se caractérise par l'absence des symptômes normaux de l'affliction et leur remplacement par d'autres effets, par exemple somatiques.

Les comportements suivants peuvent être le signe d'un deuil dysfonctionnel :

- La personne endeuillée ne montre aucun signe de tristesse ; par exemple, une veuve ne pleure pas aux funérailles de son mari ou n'assiste pas à son enterrement.
- La personne endeuillée refuse de se rendre sur la tombe du disparu et d'assister aux services commémoratifs (même si ces coutumes font partie intégrante de sa culture).
- La personne endeuillée présente systématiquement des symptômes à la date anniversaire de la perte ou à l'occasion d'événements importants, tels que les anniversaires de naissance ou de mariage et la fête de Noël.
- La personne endeuillée développe un sentiment persistant de culpabilité et son estime de soi se détériore de façon importante.
- La personne endeuillée continue de chercher le disparu longtemps après la mort de ce dernier. Dans certains cas, elle peut même envisager de se suicider pour le retrouver.
- Un événement relativement mineur déclenche les symptômes de l'affliction chez la personne endeuillée.
- Longtemps après la mort de l'être cher, la personne endeuillée s'avère incapable d'en parler sereinement ; par exemple, sa voix se brise et les larmes lui montent aux yeux.
- Après la période normale d'affliction, la personne endeuillée présente des symptômes physiques analogues à ceux du disparu.
- Ses relations avec ses amis et parents se détériorent après la mort de l'être aimé.

Après la disparition d'un être cher, plusieurs facteurs peuvent entraver la résolution du chagrin :

- Les sentiments ambigus éprouvés envers le disparu – intenses, mais à la fois positifs et négatifs.
- La conviction de devoir « serrer les dents », se montrer fort ; la crainte de perdre ses moyens devant son entourage, de s'effondrer.
- Le cumul de pertes simultanées (par exemple, la personne perd toute sa famille en même temps) et le sentiment d'être écrasé par cette douleur.
- L'investissement affectif très important envers le disparu : la personne endeuillée refuse de vivre son chagrin pour ne pas affronter la réalité de la perte.
- L'incertitude de la perte (par exemple, l'être cher est porté disparu et on ne sait pas s'il est encore en vie).
- L'insuffisance du réseau de soutien.

Stades du deuil et du chagrin

De nombreux chercheurs et chercheuses ont décrit les stades du chagrin en général et du deuil en particulier. La plus connue est sans doute Elisabeth Kübler-Ross (1969), qui distingue cinq stades dans l'évolution du deuil ou du chagrin : le déni, la colère, le marchandage, la dépression et l'acceptation (voir le tableau 32-1).

Engel (1964) avait d'abord distingué trois stades dans l'évolution du chagrin : le choc et le refus ; la prise de conscience ; la restitution et la guérison. Le tableau 32-2 présente l'évolution du chagrin selon tous les travaux d'Engel. Il la divise maintenant en six étapes : l'état de choc et l'incrédulité ; la prise de conscience ; la restitution ; la résolution de la perte ; l'idéalisation ; l'issue.

Quant à Sanders (1998), il divise le deuil en cinq stades : l'état de choc ; la prise de conscience ; la conservation et le retrait ; la guérison ; la renaissance (voir le tableau 32-3).

Martocchio (1985) distingue cinq stades dans le chagrin : l'état de choc et l'incrédulité ; la mélancolie et la révolte ; l'angoisse, la désorganisation et le désespoir ; l'identification avec le deuil ; la réorganisation et le rétablissement. Selon cet auteur, le processus du deuil ou du chagrin ne répond pas à des normes ni à une chronologie précise. Les moyens utilisés par la personne endeuillée pour intégrer la perte subie ainsi que l'efficacité de ses stratégies d'adaptation dépendent de son cheminement individuel, de son tempérament et d'autres caractéristiques personnelles. Par conséquent, les personnes touchées par une perte commune ne résolvent pas leur chagrin selon le même parcours ni au même rythme, même si elles se soutiennent mutuellement dans cette épreuve.

Un auteur prolifique sur le sujet, Rando (1984, 1986, 1991, 1993, 2000), propose trois stades de réaction au chagrin : l'évitement, la confrontation et l'adaptation. Le stade de l'évitement décrit par Rando est analogue aux trois stades du déni, de la colère et du marchandage de Kübler-Ross ainsi qu'au stade de l'état de choc et de l'incrédulité d'Engel. La confrontation constitue l'étape la plus difficile à vivre pour la personne endeuillée. L'adaptation est un retour graduel à la normale : la personne reprend peu à peu ses activités habituelles, se sent de mieux en mieux et commence à prendre du recul par rapport à la perte subie.

MANIFESTATIONS DU DEUIL ET DU CHAGRIN

Quand une personne subit une perte, l'infirmière doit évaluer l'état de cette personne et des membres de sa famille pour déterminer à quel stade du deuil ou du chagrin chacun se trouve. Sur le plan physiologique, les personnes qui vivent une perte (réelle ou anticipée) présentent une réaction de stress. L'infirmière peut mesurer les signes cliniques de cette réaction.

Certaines manifestations de chagrin sont normales : expression verbale de la perte subie, pleurs, perturbation du sommeil, perte d'appétit, difficultés de concentration. Certaines manifestations sont cependant caractéristiques d'un deuil ou d'un chagrin dysfonctionnel : période de déni anormalement longue, dépression, symptômes physiologiques graves, pensées suicidaires.

Facteurs influant sur les réactions en cas de perte ou de deuil

Plusieurs facteurs déterminent nos réactions à la suite d'une perte ou de la mort d'un être cher : l'âge, l'importance de la perte, le milieu culturel, les convictions spirituelles, le sexe, le

TABLEAU 32-1

Stades du deuil et du chagrin selon Kübler-Ross : réactions de la personne endeuillée et interventions infirmières

Stade	Réactions comportementales de la personne endeuillée	Interventions infirmières
Déni	La personne touchée par l'épreuve refuse de croire à ce qui lui arrive. Elle s'avère incapable de faire face aux problèmes d'ordre pratique (par exemple, l'utilisation d'une prothèse après l'amputation d'une jambe). Dans certains cas, elle peut manifester une jovialité artificielle afin de prolonger cette étape de dénégation.	Réconfortez la personne endeuillée par vos paroles, sans l'encourager à persister dans le déni. Faites le point sur vos propres attitudes et comportements pour vous assurer de ne pas céder à la dénégation comme le fait la personne endeuillée.
Colère	La personne endeuillée et sa famille peuvent exprimer une colère assez vive envers l'infirmière ou le personnel de l'établissement, et ce pour des désagréments qui ne les dérangeraient pas en temps normal.	Aidez la personne endeuillée à comprendre que la colère constitue une réaction tout à fait normale aux sentiments de perte et d'impuissance. Évitez de riposter par un repli sur vous-même ou des représailles ; ne considérez pas cette colère comme une attaque personnelle. Efforcez-vous de répondre aux besoins qui suscitent l'irritabilité des personnes concernées. Instaurez des structures et des mécanismes de continuité qui sécuriseront la personne endeuillée et son entourage. Laissez la personne endeuillée exercer la plus grande maîtrise possible sur les différentes dimensions de sa vie.
Marchandage	La personne endeuillée tente de marchander pour éviter la perte. Elle peut éprouver des sentiments de culpabilité ou craindre d'être punie pour des fautes passées, réelles ou imaginaires.	Écoutez attentivement la personne endeuillée et incitez-la à s'exprimer pour la soulager de sa culpabilité et l'aider à évacuer ses craintes irrationnelles. Le cas échéant, proposez-lui un soutien spirituel.
Dépression	La personne endeuillée pleure la perte subie et tout ce à quoi elle doit renoncer du fait de cet événement. Elle peut se replier sur elle-même ou s'exprimer librement (par exemple, dresser le bilan des pertes subies antérieurement : revers de fortune, perte d'emploi, etc.).	Laissez la personne endeuillée exprimer sa tristesse. Instaurez une bonne communication non verbale avec elle : assoyez-vous paisiblement près d'elle, sans nécessairement chercher à engager la conversation. Montrez-lui votre sollicitude à l'aide de contacts physiques réconfortants.
Acceptation	La personne endeuillée s'habitue graduellement à l'idée de la perte. Elle peut dans certains cas se désintéresser de son environnement et de son entourage. Dans certains cas, elle peut souhaiter entreprendre des projets (par exemple, faire son testament, faire mettre en place une prothèse ou modifier son mode de vie).	Faites comprendre à sa famille et à ses amis que la personne endeuillée a moins besoin de contacts sociaux. Invitez la personne endeuillée à participer le plus activement possible à son programme thérapeutique.

niveau socioéconomique, l'efficacité du réseau de soutien, la cause de la perte ou de la mort de l'être cher. L'infirmière doit chercher à connaître ces facteurs et leur incidence sur la manière dont la perte est vécue par la personne et son entourage. Elle se rappellera néanmoins que ces facteurs (ainsi que leurs répercussions) varient considérablement d'une personne à l'autre.

ÂGE

L'âge détermine les capacités de compréhension et les réactions de la personne touchée par la perte. D'une manière générale, plus une personne a vécu d'événements douloureux, plus elle accepte les épreuves de la vie, les pertes et la mort.

Les proches ne meurent habituellement pas à intervalles réguliers. Il est par conséquent très difficile de s'y préparer. Les autres pertes qui jalonnent l'existence (par exemple, la mort d'un animal de compagnie, le départ d'un ami, le vieillissement ou la perte d'un emploi) peuvent cependant aider à acquérir des stratégies d'adaptation efficaces et à se préparer, dans une certaine mesure, aux pertes plus grandes, comme c'est le cas de la mort d'un être cher.

TABLEAU 32-2

Stades du deuil et du chagrin selon Engel

Stade	Réactions comportementales
État de choc et incrédulité	La personne endeuillée rejette l'idée de la perte. Elle éprouve peu de sentiments et se sent frappée de stupeur. Elle accepte la situation sur le plan intellectuel, mais la nie sur le plan affectif.
Prise de conscience	La personne endeuillée commence à accepter la réalité de la perte. Elle peut exprimer de la colère envers l'établissement de soins, les infirmières et son entourage.
Restitution	La personne endeuillée met en place les rituels du deuil (par exemple, elle s'occupe des funérailles).
Résolution de la perte	La personne endeuillée tente d'affronter le vide douloureux causé par la perte. Elle reste incapable de remplacer, par un nouvel objet d'amour, la personne, la chose ou l'animal perdu. Elle peut accepter l'instauration de relations plus étroites (donc marquées par une plus grande dépendance) avec les personnes qui la soutiennent. Elle pense beaucoup à la personne ou à l'objet perdu et raconte les souvenirs qu'elle en a.
Idéalisation	La personne endeuillée se forge des images « parfaites » (presque sans défaut) de la personne ou de l'objet perdu. Elle réprime tout sentiment négatif ou hostile envers la personne ou l'objet perdu. Dans certains cas, elle peut éprouver du repentir et de la culpabilité pour les indélicatesses qu'elle a pu commettre envers la personne disparue. Elle intériorise inconsciemment les qualités qu'elle admirait chez la personne ou dans l'objet perdu. Elle se rappelle désormais la personne ou l'objet perdu avec moins de tristesse. Elle commence à s'investir dans d'autres personnes ou objets.
Issue	Le comportement de la personne endeuillée dépend de plusieurs facteurs : importance de la personne ou de l'objet perdu en tant que source de soutien ; degré de dépendance envers la personne ou l'objet disparu ; nombre et nature des autres relations ; degré d'ambivalence envers la personne ou l'objet disparu ; nombre et nature des pertes et des deuils antérieurs (les effets des pertes tendent à s'additionner).

Source : « Grief and Grieving », de G. L. Engel, 1964, *American Journal of Nursing, 64*(9), p. 93-98.

Enfance. Les enfants n'appréhendent pas la perte et la mort de la même façon que les adultes et ne sont pas touchés de la même manière. La perte d'un parent ou d'une autre personne significative peut entraver le développement de l'enfant et même provoquer une régression. Pour aider les jeunes enfants à surmonter cette épreuve, il faut leur donner les moyens de reprendre leur développement affectif selon un cheminement et un rythme normaux.

Certaines personnes croient que les enfants n'ont pas autant besoin que les adultes de pleurer la mort de leurs proches. Dans une situation de crise, elles ont par conséquent tendance à écarter les enfants ou à chercher à les préserver de la douleur. Les enfants risquent alors d'être terrifiés, de se sentir seuls et abandonnés. Il faut absolument mettre en place des interventions judicieuses et ciblées auprès des enfants endeuillés, car les pertes qui surviennent dans l'enfance peuvent avoir des répercussions négatives très importantes sur les stades ultérieurs de l'existence.

Jeune âge adulte et âge mûr. À mesure que l'on avance en âge, les pertes se multiplient et s'intègrent au développement. Ainsi, les personnes d'âge mûr trouvent généralement la mort de leurs parents moins inacceptable que celle d'un adolescent. Certains chercheurs considèrent même que l'adaptation à la mort d'un parent âgé constitue une tâche développementale incontournable de l'âge mûr.

Les personnes d'âge mûr sont exposées à d'autres types de pertes. Elles peuvent, par exemple, subir une détérioration de leur état de santé ou de leurs fonctions corporelles, ou devoir renoncer à certains rôles. La manière dont l'adulte d'âge mûr réagit à ces épreuves dépend des pertes qu'il a déjà vécues, de son estime de soi et de l'efficacité (force et disponibilité) de son réseau de soutien.

Vieil âge. Les personnes âgées sont exposées à des pertes de toute sorte : déclin de la santé, de la mobilité, de l'autonomie ; disparition des rôles professionnels ; etc. La baisse des revenus personnels et l'adaptation du mode de vie qui s'ensuit peuvent aussi provoquer un sentiment de perte ou de deuil.

Chez la personne âgée, la mort du conjoint représente une perte majeure, surtout s'il s'agit d'un couple vivant ensemble depuis de nombreuses années. La capacité d'aborder cette perte varie beaucoup d'une personne à l'autre. Par ailleurs, les recherches indiquent que les problèmes de santé augmentent après la mort du conjoint, et ce, chez les hommes comme chez les femmes

TABLEAU 32-3

Stades du deuil et du chagrin selon Sanders

Stade	Description	Réactions comportementales
État de choc	La personne qui vient de perdre un être cher se sent désorientée ; elle a l'impression de vivre dans un monde irréel ; elle n'arrive pas à croire que cette perte est vraiment survenue. Très souvent, elle ne réussit pas à penser de façon logique. Ce stade peut durer de quelques minutes à plusieurs semaines.	Incrédulité Confusion mentale Agitation Impression d'irréalité Régression et sentiment d'impuissance et de vulnérabilité Tourment et angoisse Symptômes physiques : sécheresse de la bouche et de la gorge, soupirs, pleurs, baisse de la maîtrise musculaire, tremblements, perturbation du sommeil, perte d'appétit Symptômes psychologiques : obnubilation (trouble de la vigilance lié à la remémoration obsessionnelle du défunt) ; distanciation
Prise de conscience de la perte	Les amis et les membres de la famille reprennent leurs activités habituelles. La personne endeuillée mesure pleinement la perte subie.	Angoisse de la séparation Conflits Expression vive des besoins et désirs émotionnels Stress prolongé Symptômes physiques : pleurs, perturbation du sommeil Symptômes psychologiques : colère, culpabilité, frustration, honte, hypersensibilité, incrédulité et déni, rêves ambigus au sujet de la personne disparue, impression de la présence de la personne disparue, peur de la mort
Conservation et retrait	La personne endeuillée a besoin d'être seule pour se protéger et refaire ses forces physiques et émotionnelles. Elle ne bénéficie plus du même soutien social qu'au début, et elle peut éprouver du désespoir, de l'impuissance et de la vulnérabilité.	Symptômes physiques : faiblesse, fatigue, besoin accru de sommeil, affaiblissement du système immunitaire Symptômes psychologiques : repli sur soi, pensées et souvenirs obsessionnels, travail de deuil et, finalement, renaissance de l'espoir
Guérison : le moment décisif	À ce stade, la personne endeuillée n'envisage plus avec autant de détresse la perspective de continuer à vivre sans l'être cher ; elle apprend graduellement à vivre d'une manière plus indépendante.	Prise en charge de soi, retour de la maîtrise de soi Restructuration de l'identité Renoncement à certains rôles (par exemple, celui de conjoint, d'enfant ou de parent) Symptômes physiques : regain d'énergie, retour à un sommeil normal, rétablissement du système immunitaire, guérison physique Symptômes psychologiques : pardon, oubli, recherche de sens, espoir
Renaissance	La personne endeuillée apprend à se définir autrement, à assumer l'entière responsabilité d'elle-même et à vivre sans l'être cher disparu.	Stabilité fonctionnelle Revitalisation Prise en charge des soins personnels Symptômes psychologiques : solitude, comportements réactionnels à l'occasion des anniversaires, établissement ou rétablissement des contacts avec autrui

Source : *Grief : The Mourning After : Dealing With Adult Bereavement*, 2e éd., de C. M. Sanders, 1998, New York : John Wiley and Sons.

(Shahar, Schultz, Shahar et Wing, 2001). Comme la mort survient surtout chez les personnes âgées et que leur nombre augmente en Amérique du Nord, l'infirmière doit donc posséder une bonne connaissance des problèmes que le deuil peut provoquer dans le vieil âge.

IMPORTANCE DE LA PERTE

L'importance d'une perte dépend entièrement des perceptions de la personne qui la subit. Ainsi, certaines personnes éprouvent un immense sentiment de perte après leur divorce, alors que d'autres considèrent cet événement comme une perturbation relativement mineure. Plusieurs facteurs déterminent l'importance perçue de la perte :

- La place qu'occupait la personne, la fonction ou l'objet disparu.
- Le nombre et la portée des changements que la perte entraîne.
- Les convictions, les croyances et les valeurs de la personne touchée.

Les personnes âgées qui ont vécu de nombreuses épreuves tout au long de leur existence ne considèrent pas toujours les pertes anticipées (par exemple, la perspective de leur propre mort) comme particulièrement effrayantes ou négatives. Elles peuvent même faire preuve d'apathie plutôt que de réactivité par rapport à ces événements. Par ailleurs, certaines personnes âgées ont bien plus peur de perdre la maîtrise de leur vie ou de devenir un fardeau pour leur entourage que de mourir.

MILIEU CULTUREL

Le milieu culturel exerce une certaine influence sur les réactions aux pertes. La manière dont le chagrin s'exprime dépend des coutumes. À moins que l'individu fasse partie d'une structure familiale étendue, le chagrin reste généralement confiné à la famille nucléaire minimale. Dans ces circonstances, la mort d'un proche laisse un grand vide, car l'ensemble des rôles ne revient qu'à quelques personnes. Dans certaines cultures, à l'inverse, le noyau familial regroupe plusieurs générations de parenté élargie. Toutes ces personnes vivent soit dans la même maison, soit dans le même quartier ou la même ville. Dans ce cas, la mort d'un proche a un effet moins fort, car les rôles qui incombaient autrefois au disparu peuvent être rapidement pris en charge par les nombreux autres membres de la famille.

Certaines personnes estiment que le chagrin appartient au domaine privé et doit se vivre intérieurement, dans la solitude. Elles ont par conséquent tendance à réprimer l'expression de l'affliction et à ne pas discerner ni nommer distinctement les émotions. Les gens qui ont appris très jeunes à toujours « serrer les dents » et à toujours « se montrer courageux » ont souvent de la difficulté à exprimer leurs sentiments profonds et leur détresse devant une perte majeure.

Certains groupes culturels valorisent l'entraide, le soutien social et la libre expression du chagrin. Dans certaines communautés, les lamentations, les pleurs, la prostration et d'autres expressions flagrantes de la peine sont tout à fait acceptables et même encouragés. Dans d'autres communautés, on considère ces comportements comme excessifs et on privilégie une expression plus discrète, plus stoïque, du chagrin. Dans les groupes culturels caractérisés par des liens familiaux très forts, la famille procure à la personne endeuillée un soutien physique et affectif très important.

CROYANCES SPIRITUELLES

Les pratiques et les croyances spirituelles déterminent en grande partie la réaction de l'individu à la perte, mais aussi son comportement ultérieur. Dans la plupart des groupes religieux, on observe des coutumes et des rituels mortuaires bien précis. Ces traditions sont d'une importance capitale pour la personne et pour son entourage. Pour apporter aux personnes mourantes, à leur famille et à leurs amis un appui efficace à l'approche de la mort, l'infirmière doit bien comprendre les croyances et les pratiques qui leur sont propres.

SEXE

En Amérique du Nord, la répartition des rôles masculins et féminins définit en partie les réactions des hommes et celles des femmes devant une perte. Les hommes ont généralement appris à se montrer forts, à ne pas faire étalage de leurs sentiments en cas d'épreuve ou de deuil ; la société accepte davantage que les femmes manifestent leur peine par les larmes. Quand il perd sa femme, l'homme assume l'essentiel des rituels du deuil, mais il doit aussi réprimer ses émotions et réconforter ses enfants.

Le sexe de la personne détermine aussi les répercussions psychologiques des anomalies corporelles. Un homme pourra considérer ses cicatrices au visage comme des marques de virilité, alors qu'une femme trouvera que les siennes l'enlaidissent. Dans ce cas, seule la femme vivra ces marques comme une perte.

NIVEAU SOCIOÉCONOMIQUE

Le niveau socioéconomique définit généralement le réseau de soutien disponible en cas de perte majeure. Ainsi, les personnes qui perdent leur conjoint ou qui deviennent handicapées sont moins démunies si elles bénéficient d'un régime d'assurance ou d'un régime de retraite généreux. À l'inverse, quand les difficultés économiques s'ajoutent à la perte, le cumul des problèmes peut inhiber les réactions de la personne touchée et retarder ou empêcher son rétablissement.

RÉSEAU DE SOUTIEN

Les proches de la personne endeuillée sont généralement les premiers à détecter ses besoins émotionnels, physiques et fonctionnels et à lui prêter assistance dans ces trois domaines. Cependant, les gens sont souvent mal à l'aise devant les pertes qui touchent leur entourage et ils manquent d'expérience à cet égard. Il n'est donc pas rare que le réseau de soutien se retire et prenne ses distances au lieu de se resserrer autour de la personne endeuillée pour l'appuyer. Par ailleurs, même si l'entourage procure un appui important au moment de la perte, il doit souvent retourner assez vite à ses activités habituelles. Dans ce cas, le soutien à long terme n'est pas assuré. Enfin, la personne endeuillée n'est pas toujours capable d'accepter le soutien que son entourage lui offre au moment où il le lui offre.

CAUSE DE LA PERTE OU DE LA MORT

Le point de vue des personnes et de la société sur la cause de la perte ou de la mort détermine en partie les réactions des personnes touchées. Certaines affections sont considérées comme « respectables » et suscitent par conséquent de la compassion. C'est le cas des affections cardiovasculaires. D'autres maladies peuvent être vues comme repoussantes ou moins dignes de sympathie. Quand la perte ou la mort est considérée comme indépendante de la volonté de la victime, elle paraît souvent plus acceptable que si elle avait pu être évitée – par exemple, la mort d'un automobiliste qui conduisait en état d'ébriété. Les blessures et la mort survenant au cours des activités d'une personne qui jouit déjà de la considération générale (par exemple, la mort d'un policier dans l'exercice de ses fonctions) attirent le respect; par contre, si les circonstances sont liées à des activités illégales, on trouvera souvent qu'il s'agit d'un juste châtiment.

DÉMARCHE SYSTÉMATIQUE dans la pratique infirmière

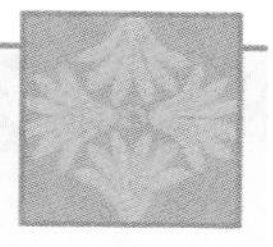

Collecte des données

Dans le cas des personnes qui viennent de subir une perte, on recueille les données selon trois volets principaux : (a) anamnèse ; (b) évaluation des ressources dont la personne dispose pour s'adapter à la perte ; (c) examen physique. Au moment des bilans de santé de routine, l'infirmière doit toujours interroger la personne sur ses pertes actuelles et passées. Elle analysera en outre la nature de ces pertes et leur importance pour la personne.

Si la personne subit actuellement une perte ou qu'elle en a vécu une récemment, l'infirmière lui posera des questions plus précises. Les personnes n'établissent pas toujours le lien de cause à effet entre leurs maux physiques et leurs réactions émotionnelles (par exemple, le chagrin lié à un deuil). L'infirmière doit donc interroger la personne pour détecter les stress qui pourraient être causés par les pertes. Si la personne indique qu'elle a vécu ou qu'elle vit actuellement des pertes majeures, l'infirmière analysera la manière dont cette personne aborde généralement les épreuves et dressera le bilan des ressources dont elle dispose pour s'adapter à la situation. Elle recueillera plusieurs éléments d'information pour établir le plan de soins et de traitements infirmiers, notamment : état de santé général ; autres facteurs personnels de stress ; traditions, croyances et rituels culturels ou spirituels entourant la perte, le deuil et le chagrin ; efficacité du réseau de soutien (voir l'encadré *Entrevue d'évaluation – Perte, deuil et chagrin*). Si l'infirmière constate que la personne vit un deuil dysfonctionnel, elle devra, dans certains cas, lui faire rencontrer un professionnel de la santé possédant de l'expérience dans le domaine. Quand l'examen physique révèle des signes et des symptômes physiques ou psychologiques graves, l'infirmière doit aussi mettre la personne en contact avec un spécialiste qui pourra répondre à ses besoins particuliers.

Analyse

Les diagnostics infirmiers suivants peuvent s'appliquer au deuil et au chagrin (NANDA, 2004) :

- *Deuil anticipé :* Réactions intellectuelles et émotionnelles par lesquelles les individus (familles, collectivités) entament, par un travail personnel, le processus de modification du concept de soi selon la perception de la perte potentielle.

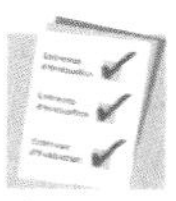

ENTREVUE D'ÉVALUATION

Perte, deuil et chagrin

PERTES ANTÉRIEURES

- Avez-vous déjà perdu une personne ou un objet particulièrement important pour vous ?
- Avez-vous déjà déménagé ?
- Comment avez-vous vécu votre entrée à l'école ? Votre départ de la résidence familiale ? Vos débuts sur le marché du travail ? Votre retraite ?
- Êtes-vous encore physiquement capable de faire tout ce que vous faisiez plus jeune ?
- Certains de vos proches ou d'autres gens très importants pour vous sont-ils décédés ?
- Pensez-vous subir des pertes importantes prochainement ?

Poser les questions suivantes si la personne a déjà vécu un deuil :

- Parlez-moi de (la personne disparue). Comment avez-vous vécu le fait de perdre (la personne disparue) ?
- Avez-vous alors éprouvé des difficultés pour dormir ? Pour manger ? Pour vous concentrer ?
- Quand c'est arrivé, qu'avez-vous fait pour vous sentir mieux ?
- Au moment de cette perte, avez-vous observé des pratiques spirituelles ou culturelles particulières ?
- Vers qui vous êtes-vous tourné quand vous vous sentiez trop bouleversé par (la perte) ?
- Combien de temps vous a-t-il fallu pour reprendre vos activités habituelles ?

Poser les questions suivantes si la personne vit actuellement une perte :

- Que vous a-t-on dit au sujet de (la perte) ? Y a-t-il autre chose que vous aimeriez savoir ou que vous ne comprenez pas ?
- Selon vous, quels sont les changements que (cette affection, cette intervention chirurgicale, ce problème) provoquera dans votre vie ? Comment pensez-vous que vous allez vivre sans (l'être ou l'objet perdu) ?
- Avez-vous déjà subi des pertes similaires ?
- Pensez-vous que cette perte puisse avoir certaines conséquences positives ? Si oui, lesquelles ?
- De quel genre d'aide pensez-vous avoir besoin ? Qui vous aidera à faire face à cette perte ?
- Y a-t-il dans votre entourage ou dans votre milieu des personnes ou des organismes qui pourraient vous aider ?

PERTES ACTUELLES

- Avez-vous des difficultés à dormir ? À manger ? À vous concentrer ? À respirer ?
- Ressentez-vous des douleurs ou d'autres problèmes physiques nouveaux ?
- Que faites-vous pour mieux vivre cette perte ?
- Prenez-vous des médicaments ou d'autres produits pour vous aider à faire face à cette perte ?

- *Deuil dysfonctionnel :* Réactions intellectuelles et émotionnelles prolongées et infructueuses par lesquelles les individus (familles, collectivités) tentent, par un travail personnel, de modifier le concept de soi fondé sur la perception de la perte.

Le deuil et le chagrin peuvent également donner lieu à d'autres diagnostics infirmiers :

- *Dynamique familiale perturbée :* Modification des relations familiales ou du fonctionnement familial. La perte exerce sur l'individu et sur sa famille un impact tel que les interactions et les rôles habituels s'en trouvent modifiés.
- *Stratégies d'adaptation inefficaces :* Incapacité d'évaluer correctement les facteurs de stress, de décider ou d'agir de manière appropriée ou de se servir des ressources disponibles. La personne éprouve d'importantes difficultés à situer la perte d'une manière exacte par rapport aux autres dimensions et activités de sa vie.
- *Risque de sentiment de solitude* : État subjectif d'une personne exposée au risque d'éprouver une vague dysphorie causée par la perte de certaines relations humaines.

L'encadré *Diagnostics infirmiers, résultats de soins infirmiers et interventions – Deuil et chagrin* fournit des exemples d'applications cliniques de certains de ces diagnostics infirmiers de NANDA et précise les résultats de soins infirmiers (CRSI/NOC) et les interventions (CISI/NIC) correspondants.

Planification

Dans le cas des personnes qui pleurent la perte d'une fonction corporelle ou d'une partie de leur corps, l'objectif général des soins doit être de les aider à s'adapter à ce changement et à consacrer leur énergie physique et émotionnelle à la réadaptation.

DIAGNOSTICS INFIRMIERS, RÉSULTATS DE SOINS INFIRMIERS ET INTERVENTIONS

Deuil et chagrin

COLLECTE DES DONNÉES	*DIAGNOSTICS INFIRMIERS : DÉFINITION*	EXEMPLES DE RÉSULTATS DE SOINS INFIRMIERS [N° CRSI/NOC] : *DÉFINITION*	INDICATEURS	INTERVENTIONS CHOISIES [N° CISI/NIC] : *DÉFINITION*	EXEMPLES D'ACTIVITÉS CISI/NIC
Ramón, âgé de 15 ans, souffre de mucoviscidose pulmonaire. Lui et sa mère, Teresa Jiménez, attendent un donneur compatible pour une transplantation cardiopulmonaire. « Nous avons été convoqués à l'unité de transplantation deux fois, indique Mme Jiménez, mais cela n'a pas fonctionné. Chaque fois, Ramón devient tout enthousiaste, mais il vit une grande déception par la suite. Je n'arrive plus à manger ni à dormir tellement je suis inquiète. Je ne sais pas ce que je ferai si la transplantation n'a pas lieu. Mon fils est tout ce qui me reste depuis que mon mari nous a quittés, il y a six ans. »	*Deuil anticipé : Réactions intellectuelles et émotionnelles par lesquelles les individus (familles, collectivités) entament, par un travail personnel, le processus de modification du concept de soi selon la perception de la perte potentielle.*	Travail de deuil [1304] : *Adaptation à une perte actuelle ou imminente*	Modérément • Maintient le milieu de vie. • Recherche le soutien social. • Progresse dans les étapes du deuil.	Aide au travail de deuil [5290] : *Soutien à apporter à une personne afin qu'elle assume son deuil à la suite de la perte d'une personne ou d'un objet importants pour elle.*	• Encourager la personne à discuter de ses expériences passées face au deuil. • Transmettre son acceptation de discuter du deuil. • Déterminer les sources de soutien dans la communauté. • Encourager les progrès réalisés durant le processus de deuil.

Deuil et chagrin (suite)

COLLECTE DES DONNÉES	*DIAGNOSTICS INFIRMIERS : DÉFINITION*	EXEMPLES DE RÉSULTATS DE SOINS INFIRMIERS [N° CRSI/NOC] : *DÉFINITION*	INDICATEURS	INTERVENTIONS CHOISIES [N° CISI/NIC] : *DÉFINITION*	EXEMPLES D'ACTIVITÉS CISI/NIC
La femme de Thomas Biron est morte il y a 14 mois à la suite de la rupture d'un anévrisme de l'aorte. Elle était âgée de 59 ans. M. Biron vit seul et n'a pas d'enfant. Il refuse de voir ses amis. Il se plaint de maux de tête fréquents, d'une incapacité à se concentrer dans son travail, d'un désintérêt complet envers la nourriture et d'insomnie matinale. Ces symptômes s'aggravent à l'approche de la date de l'anniversaire de naissance de sa femme et de celle de leur anniversaire de mariage. « Je n'ai toujours pas le courage d'aller sur sa tombe, dit M. Biron. Parfois, j'aimerais encore mieux mourir pour aller la retrouver de l'autre côté. »	*Deuil dysfonctionnel : Réactions intellectuelles et émotionnelles prolongées et infructueuses par lesquelles les individus (familles, collectivités) tentent, par un travail personnel, de modifier le concept de soi fondé sur la perception de la perte.*	Concentration [0905] : *Capacité de se focaliser sur un stimulus spécifique*	Souvent démontré • Maintient son attention. • Maintient sa concentration sans se laisser distraire.	Gestion de l'humeur [5330] : *Assurer la sécurité, la stabilisation d'une personne présentant des variations dysfonctionnelles de l'humeur.*	• Déterminer si la personne présente un risque pour sa sécurité ou celle d'autrui. • Aider la personne à maintenir un cycle veille-sommeil normal. • Donner l'opportunité de pratiquer des activités physiques. • Lui enseigner des compétences en prise de décisions. • Si nécessaire, lui procurer des services de psychothérapie ou le mettre en communication avec un spécialiste. • Aider la personne à surveiller de façon consciente son humeur.

Dans le cas des personnes qui pleurent la perte d'un être cher, l'objectif consiste à les amener à se rappeler cette personne sans douleur intense, à réinvestir leur énergie émotionnelle dans leur propre vie et à s'adapter à la perte actuelle ou imminente.

Planification des soins à domicile

Les personnes qui ont subi une perte (ou qui en anticipent une) ont parfois besoin de soins infirmiers à domicile pour s'adapter à cette épreuve. Pour établir la nature des soins de suivi, ainsi que le nombre et la fréquence des visites, l'infirmière déterminera le plus exactement possible la manière dont la personne et sa famille se sont adaptées aux pertes antérieures. Elle réévaluera également les capacités et les besoins de la personne afin d'assurer une préparation adéquate des soins à domicile. L'encadré *Évaluation pour les soins à domicile – Deuil et chagrin* dresse la liste des données à recueillir pour établir le plan des interventions à domicile et pour mener les évaluations de suivi.

Interventions

Plusieurs compétences professionnelles sont indispensables à l'infirmière pour faire face aux situations de perte et de chagrin : écouter attentivement, savoir garder le silence quand cela s'impose, poser des questions ouvertes et fermées, reformuler les propos de la personne, amener cette dernière à clarifier ce qu'elle ressent et résumer ses propos. Il est moins souhaitable de proposer des conseils et des recommandations à la personne, d'analyser ou d'interpréter la situation vécue par cette dernière ou de lui tenir des propos faussement rassurants. Pour maintenir l'efficacité de la communication avec la personne et son entourage, l'infirmière

ÉVALUATION POUR LES SOINS À DOMICILE

Deuil et chagrin

PERSONNE

- **Connaissances:** L'information que possède la personne sur les conséquences de la perte.
- **Capacité d'autosoins:** L'aptitude de la personne à prendre soin d'elle-même, compte tenu des anomalies de ses fonctions corporelles ou de son état de santé physique que la perte peut avoir causées.
- **Adaptation actuelle:** Le stade que la personne a atteint dans le processus de deuil.
- **Manifestations actuelles du chagrin:** Les signes et les symptômes normaux et anormaux; les comportements liés à la culture ou à la spiritualité.
- **Perception des rôles:** Le point de vue de la personne sur l'obligation qu'elle a (ou non) de reprendre ses rôles familiaux ou professionnels.

FAMILLE

- **Connaissances:** Les perceptions et les points de vue des différents membres de la famille par rapport à la perte.
- **Disponibilité et compétences des membres du réseau de soutien:** La sensibilité de l'entourage par rapport aux besoins physiques et affectifs de la personne; la capacité d'acceptation des membres de l'entourage.
- **Perception des rôles:** Le point de vue de la famille sur la nécessité pour la personne de reprendre (ou non) ses rôles familiaux et professionnels.

COMMUNAUTÉ

- **Ressources:** L'existence et l'accessibilité des ressources d'aide (par exemple, les groupes de soutien, les centres religieux ou spirituels, les services de conseils).

doit d'abord déterminer avec exactitude les paroles et les interventions dont ils ont besoin.

Les communications doivent être pensées en fonction du stade du deuil ou du chagrin auquel la personne se trouve. En effet, la manière dont une personne perçoit ce qu'on lui dit et la façon dont l'infirmière doit interpréter ce que la personne dit seront grandement différentes selon que celle-ci se trouve au stade de la colère ou de la dépression.

En plus de recourir à des compétences communicationnelles efficaces, l'infirmière doit planifier l'information et l'aide qu'il lui faudra donner à la personne et à sa famille pour leur faire franchir les différentes étapes du deuil.

Faciliter le travail de deuil

- Analyser les valeurs ethniques, culturelles, religieuses et personnelles de la personne et de sa famille par rapport à l'expression du chagrin, et respecter ces valeurs.
- Indiquer à la personne ou à la famille les étapes habituelles du deuil; souligner que certaines émotions et pensées sont normales (donc acceptables) et que les émotions labiles, la tristesse, la culpabilité, la colère, la peur et la sensation d'isolement se stabiliseront avec le temps et finiront par s'atténuer. L'anticipation des diverses réactions possibles peut contribuer à leur atténuation quand elles se produisent.
- Inciter la personne à s'exprimer et à partager son chagrin avec les personnes de son réseau de soutien. L'expression des sentiments renforce les relations humaines et facilite le travail de deuil.
- Indiquer aux membres de la famille des moyens qu'ils pourront utiliser pour inciter la personne à exprimer son chagrin – sans la bousculer, pour qu'elle « passe à autre chose », et sans lui imposer leur propre définition de la normalité des réactions devant l'épreuve. Si la personne est un enfant, encourager les membres de sa famille à faire preuve de franchise et de sincérité et à le laisser participer avec les autres aux activités entourant le deuil.
- Inciter la personne à reprendre ses activités normales selon un calendrier compatible avec le maintien d'une bonne santé physique et psychologique. Certaines personnes essaient de reprendre trop vite leurs habitudes. À l'inverse, une attente trop longue constitue parfois le signe d'un deuil dysfonctionnel.

Donner du soutien psychologique

- En plus d'appliquer les techniques de la communication thérapeutique, garder le silence quand il le faut et offrir à la personne une présence de qualité. Cette approche aide la personne à mieux cerner ses propres sentiments et lui montre que l'infirmière la respecte et compatit avec elle.
- Montrer à la famille et aux autres proches une compréhension de leur chagrin. Le réseau de soutien composé de la famille et des amis fait partie intégrante de l'univers de la personne.
- Proposer à la personne des choix qui favorisent son autonomie. Pendant cette période où son monde semble voler en éclats, elle doit constater qu'elle maîtrise encore certaines dimensions de son existence.
- Procurer à la personne et à son entourage une information axée sur les ressources disponibles dans la communauté: membres du clergé, groupes de soutien, spécialistes en conseil ou en accompagnement, etc.
- Proposer d'autres sources d'information ou d'assistance (par exemple, l'Association canadienne de soins palliatifs et l'Association québécoise de soins palliatifs).

À la fin du chapitre, le schéma *Deuil et chagrin* donne quelques exemples d'interventions infirmières pour différents stades du deuil.

Évaluation

Il est difficile d'évaluer l'efficacité des soins infirmiers prodigués aux personnes affligées ou endeuillées, car les pertes et les épreuves entraînent en général des conséquences durables sur leur vie et déclenchent un long cheminement. L'évaluation doit se fonder sur les objectifs définis par la personne et sa famille.

Les objectifs et les résultats escomptés dépendent de la perte subie et de la personne touchée. L'encadré *Diagnostics infirmiers, résultats escomptés et interventions – Deuil et chagrin* fournit des exemples d'objectifs et de résultats à viser dans le cas des personnes affligées ou endeuillées.

Si les objectifs n'ont pas été atteints, l'infirmière déterminera les raisons de cet échec. Pour ce faire, elle vérifiera la justesse des diagnostics infirmiers antérieurs en examinant à nouveau la personne et pourra faire la réévaluation en se posant les questions suivantes :

- Les comportements d'affliction de la personne correspondent-ils à un deuil dysfonctionnel ou à un autre diagnostic infirmier ?
- Les résultats escomptés sont-ils irréalistes par rapport aux délais prévus ?
- La personne est-elle soumise à des facteurs de stress supplémentaires dont on n'a pas tenu compte dans le premier bilan et qui pourraient entraver la résolution du deuil ?
- Les décisions du plan thérapeutique ont-elles été mises en œuvre d'une manière constante, compétente, cohérente et compatissante ?

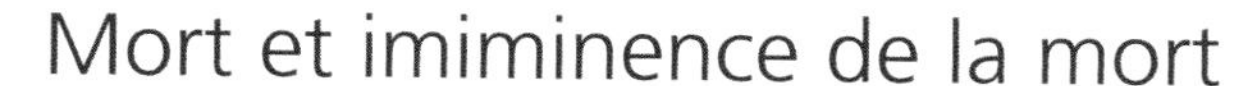

Mort et iminence de la mort

Chaque individu envisage la mort d'une manière personnelle. Cette conception se développe avec le temps – au fil de notre cheminement personnel, des pertes que nous subissons et de notre réflexion sur différentes notions abstraites et concrètes. En général, les enfants croient que la mort est un état temporaire ; les adultes savent qu'elle est irréversible et ils la craignent ; les personnes âgées trouvent parfois que la mort est préférable à une existence malheureuse, jalonnée de pertes et de détériorations successives de la qualité de vie. Le tableau 32-4 décrit des croyances caractéristiques des différents groupes d'âge. L'infirmière doit bien connaître ces stades du développement afin de comprendre les réactions des personnes devant l'éventualité de la mort.

Réactions à la mort et à son imminence

Que la mort nous touche personnellement ou qu'elle frappe une autre personne, les caractéristiques de l'épreuve ainsi que les conceptions individuelles qu'on entretient sur le sujet définissent nos réactions. Le point de vue sur les causes de la mort, les croyances spirituelles, l'accessibilité du réseau de soutien et d'autres facteurs liés au concept de la mort varient considérablement d'une personne à l'autre. On observe cependant certaines tendances qui ont permis aux chercheurs de discerner plusieurs stades dans les réactions (voir les tableaux 32-1 à 32-3).

La personne mourante et les membres de sa famille éprouvent des sentiments de chagrin dès l'instant où ils prennent conscience de la perte. Le diagnostic infirmier de *Deuil anticipé* comporte plusieurs traits particuliers : déni, culpabilité, colère, détresse, tristesse, modification des rapports sociaux et des modes de communication. Ces signes peuvent même inclure les pensées suicidaires, le délire et les hallucinations. Un diagnostic de *Peur* s'applique quand celle-ci résulte de la perception d'une menace consciemment étiquetée comme un danger (c'est-à-dire la mort d'une personne) et se manifeste par des signes très semblables à ceux du deuil et de l'affliction, notamment la tristesse, l'immobilité dysfonctionnelle, l'augmentation de la fréquence du pouls et de la fréquence respiratoire, la sécheresse de la bouche, l'anorexie, l'insomnie et les cauchemars. Le diagnostic de *Perte d'espoir* concerne un état subjectif dans lequel une personne voit peu ou ne voit pas de solutions ou de choix personnels valables et est incapable de mobiliser ses forces pour son propre compte – quand la mort devient inévitable et que la personne n'imagine pas pouvoir surmonter l'épreuve. L'infirmière peut observer dans ce cas les signes suivants : apathie, pessimisme et incapacité à prendre des décisions. Si la personne entrevoit des solutions à ses problèmes tout en ayant l'impression de l'inefficacité de ses actes, le diagnostic infirmier sera plutôt celui de *Sentiment d'impuissance*. Cette incapacité de maîtriser la situation actuelle peut se manifester par la colère, les comportements violents, l'agressivité, la dépression ou la passivité.

! ALERTE CLINIQUE *Les personnes qui ont perdu beaucoup d'êtres chers (par exemple, dans les communautés durement frappées par le sida) ne ressentent pas nécessairement les pertes ultérieures plus intensément ou moins intensément que les personnes qui ont perdu moins de proches.* ■

Les individus qui s'occupent de la personne mourante à titre professionnel (membres de l'équipe soignante) ou à titre personnel (famille et amis) sont tous touchés par l'imminence de la mort. Dans certains cas, un diagnostic infirmier de NANDA, *Risque de tension dans l'exercice du rôle de l'aidant naturel*, s'applique. L'obligation d'assurer de façon continue un soutien physique, économique, psychologique et social important au mourant peut représenter une source majeure de stress pour l'entourage. Comme il est très souvent impossible de prévoir combien de temps s'écoulera entre le diagnostic de phase terminale et la mort, les personnes qui entourent le mourant peuvent à la longue ressentir une fatigue extrême, sombrer dans la dépression ou éprouver un grand sentiment de vide. Elles doivent en outre consacrer beaucoup de temps et de ressources au mourant, et ce, au détriment de leurs autres proches et de leurs activités personnelles – ce qui peut leur faire éprouver de la colère et du ressentiment. Dans le cas d'une famille où règne habituellement une certaine harmonie, la mort peut amener l'infirmière à poser le diagnostic infirmier *Dynamique familiale perturbée*. Dans ce cas, la famille n'arrive plus toujours à répondre aux besoins physiques, affectifs ou spirituels de ses membres ; il peut se présenter des difficultés à maintenir de bonnes communications et à résoudre les problèmes.

Les professionnels de la santé, y compris les infirmières, sont aussi exposés à certains risques de tension dans l'exercice du rôle d'aidant à cause de leurs interactions répétées avec des personnes mourantes et leur famille. La plupart des infirmières qui travaillent en oncologie, aux soins palliatifs ou aux soins intensifs, à l'urgence ou dans un autre service à taux de mortalité élevé ont en général choisi ces affectations. Elles peuvent néanmoins éprouver un sentiment d'échec lorsqu'une des

TABLEAU 32-4

Conception de la mort selon l'âge

Âge	Croyances et attitudes
De la petite enfance à 5 ans	L'enfant ne comprend pas la notion de mort. Son expérience de la séparation détermine la manière dont il appréhendera plus tard la perte et la mort. Il croit que la mort est réversible, qu'elle se résume à une période de sommeil ou à une absence temporaire. Il considère l'immobilité et l'inactivité comme les principales caractéristiques de la mort.
De 5 à 9 ans	L'enfant comprend que la mort est définitive. Il est convaincu cependant que sa propre mort n'est pas inéluctable. Il associe la mort à l'agression ou à la violence. Il croit que les vœux, les désirs et certains actes (pourtant anodins) peuvent provoquer la mort.
De 9 à 12 ans	L'enfant comprend que la mort est l'issue inévitable de la vie. Il commence à appréhender sa propre mortalité; cette prise de conscience se manifeste par un intérêt accru pour la vie après la mort ou par la peur de mourir.
De 12 à 18 ans	L'adolescent craint la mort douloureuse et l'agonie. Il rêve parfois de défier la mort et, dans cette optique, il adopte des comportements à risque (par exemple, conduite dangereuse, toxicomanie, etc.). Il pense rarement à la mort et la considère plutôt dans ses dimensions religieuses et philosophiques. Il peut sembler concevoir la mort en adulte, mais il reste souvent incapable de l'accepter sur le plan émotionnel. Il garde certaines conceptions des stades de développement antérieurs.
De 18 à 45 ans	L'attitude du jeune adulte devant la mort dépend en grande partie de ses croyances religieuses et culturelles.
De 45 à 65 ans	L'adulte d'âge mûr accepte l'idée de sa propre mortalité. Il subit la mort de ses parents et de certains amis. Il éprouve à l'occasion une grande angoisse devant la mort. Cette angoisse de la mort diminue dans ses périodes de bien-être émotionnel.
65 ans et plus	La personne âgée redoute les maladies prolongées. Elle subit la mort de plusieurs amis et membres de sa famille. Elle attribue différentes significations à la mort (par exemple, la délivrance par rapport à la douleur; les retrouvailles avec ses proches disparus, etc.).

personnes qu'elle soigne meurt. De même qu'il est indispensable aux personnes affligées ou endeuillées, le réseau de soutien s'avère également crucial pour les professionnels de la santé qui subissent des pertes douloureuses.

Beaucoup de personnes considèrent la mort comme l'événement le plus tragique qui puisse survenir; elles n'aiment pas y penser ni en parler – surtout quand il s'agit de leur propre mort. Les infirmières n'échappent pas toujours à ce malaise. Pour s'occuper d'une manière efficace des personnes en phase terminale et de leur entourage, elles doivent prendre le temps d'analyser leurs propres sentiments à l'égard de la mort. Les infirmières que l'imminence de la mort met mal à l'aise ont tendance à empêcher les tentatives des personnes pour aborder le sujet. Elles recourent notamment aux techniques suivantes:

- L'infirmière change de sujet: « Il vaut mieux penser à quelque chose de plus réjouissant ! » « Vous ne devriez pas dire des choses comme ça. »
- Elle offre un faux réconfort: « Tout va bien se passer, vous allez voir ! »
- Elle nie la réalité: « Vous dites des bêtises… » « Vous allez tous nous enterrer ! »
- Elle fait preuve de fatalisme: « Il faut bien mourir un jour ou l'autre » « Le bon Dieu vient nous chercher à notre heure. »
- Par son attitude et ses paroles, elle empêche toute discussion: « La situation n'est pas aussi grave que vous le pensez. »
- Elle se montre froide, distante, et elle cherche même à éviter la personne.
- Elle organise les soins et aggrave ainsi les sentiments de dépendance et d'impuissance de la personne.

Les soins aux personnes mourantes ou endeuillées comptent parmi les responsabilités les plus complexes et les plus difficiles qui incombent à l'infirmière. Ils exigent notamment la mise en œuvre de toutes les compétences indispensables aux interventions globales sur les plans physiologique et psychosocial. Pour offrir des soins efficaces, l'infirmière doit avoir clairement conscience de ses propres conceptions et attitudes concernant les pertes, l'imminence de la mort et la mort elle-même. Ses points de vue et ses comportements ont en effet une incidence directe sur sa capacité à soigner la personne mourante ou endeuillée.

Décès : définition et signes cliniques

On définissait autrefois la **mort** à l'aide des signes cliniques suivants : cessation de la perception du pouls apexien (pouls apical ou choc de pointe), de la respiration et de la pression artérielle. Le décès était alors assimilé à la **mort cardiorespiratoire**. L'avènement des mécanismes artificiels de maintien de la respiration et de la circulation sanguine a toutefois rendu plus difficile la détermination de l'instant précis de la mort selon ces critères. L'Assemblée médicale mondiale a adopté en 1968 les critères suivants pour aider les médecins à déterminer le moment de la mort :

- Absence totale de réactions aux stimuli externes
- Absence de mouvements musculaires, en particulier ceux liés à la respiration
- Absence de réflexes
- Absence d'ondes cérébrales (encéphalogramme plat ou silence électrocortical)

Si la personne est placée sous respirateur artificiel, l'absence ininterrompue d'ondes cérébrales pendant au moins 24 heures constitue le signe de la mort. Ce n'est qu'à partir de ce moment-là que le médecin peut prononcer le décès. Les systèmes de maintien des fonctions vitales peuvent ensuite être débranchés.

La mort peut être également définie par le **décès neurologique (mort cérébrale)**. Celui-ci survient quand le cortex cérébral, le centre supérieur du cerveau, est définitivement détruit et qu'il y a arrêt total des fonctions cérébrales intégrées. L'activité cardiaque persiste, mais la fonction cérébrale est perdue à jamais, ainsi qu'en témoigne l'absence de réactions volontaires aux stimuli externes. Cet état se caractérise également par la disparition des réflexes céphaliques, l'apnée et la persistance du tracé isoélectrique de l'électroencéphalogramme (silence électrocortical) pendant au moins 30 minutes, et ce, sans que la personne soit en hypothermie ni intoxiquée par des dépresseurs du système nerveux central (Stedman, 2000). Pour les partisans de cette définition de la mort, l'individu se caractérise par son cortex cérébral, qui détermine la capacité de penser, l'action volontaire et le mouvement. Au pays, le Canadian Neurocritical Care Group a conçu un guide en six étapes afin de prononcer un diagnostic de décès neurologique (figure 32-1 ■).

Aspects juridiques du décès

Les lois en vigueur ainsi que les règlements de l'établissement de soins déterminent le rôle légal de l'infirmière en cas de décès d'une personne. Certaines lois au Québec régissent la prestation des soins de santé. Par exemple, les articles 3 à 78 de la *Loi sur les services de santé et les services sociaux* régissent les droits des usagers. L'article 17 de la *Loi sur le curateur public* traite des relations avec le majeur inapte. Finalement, les codes de déontologie des établissements, des médecins et des infirmières façonnent les actes et les soins de ces professionnels de la santé (voir le chapitre 5). Au Québec, les établissements acceptent les protocoles et les ordonnances de non-réanimation précisant la portée des mesures effractives de maintien de la vie qui sont autorisées. Quand la personne a accepté de donner ses organes après sa mort, les soins peuvent être compliqués par le fait que l'équipe infirmière et médicale doit déterminer les médicaments, les traitements et les équipements dont l'utilisation sera maintenue jusqu'au prélèvement des organes. La plupart de ces aspects juridiques de la mort suscitent un questionnement éthique majeur. Il est important que l'infirmière bénéficie du soutien des autres membres de son équipe pour déterminer les soins qui doivent être prodigués aux mourants et pour les mettre en œuvre.

DIRECTIVES PRÉALABLES

Les **directives préalables** (ou **directives de fin de vie**) permettent à toute personne d'indiquer les soins dont elle souhaite bénéficier advenant qu'elle soit incapable de prendre des décisions ou de les transmettre. Ces directives sont fondées sur la reconnaissance du droit à l'autonomie et à l'inviolabilité de la personne. L'autonomie, telle qu'elle est définie par Blondeau (1986), est la capacité de la personne de raisonner, de choisir et d'exercer sa volonté. L'article 7 de la *Charte canadienne des droits et libertés* et l'article 1 de la *Charte québécoise des droits et libertés de la personne* consacrent le droit à l'autonomie et le droit à l'intégrité pour tout individu. Le droit au respect de la dignité humaine est pour sa part consacré par l'article 4 de la *Charte québécoise des droits et libertés de la personne*. Par ailleurs, le *Code civil du Québec* précise que « toute personne est inviolable et a droit à son intégrité » (article 10) et que « nul ne peut être soumis sans son consentement à des soins, quelle qu'en soit la nature, qu'il s'agisse d'examens, de prélèvements, de traitements ou de toute autre intervention » (article 11). La personne concernée et sa famille éprouvent souvent des difficultés à déterminer d'avance les traitements et les soins de fin de vie désirés. Pour les rassurer, l'équipe soignante leur expliquera que les directives préalables ne sont pas irréversibles : la personne peut changer d'avis en tout temps. Ainsi, si elle a choisi de renoncer à la respiration assistée pendant la phase terminale, elle pourra se raviser ou prendre le temps de revoir sa décision si le cas se présente.

L'infirmière doit déterminer si la personne et sa famille possèdent une connaissance suffisante des mesures de maintien des fonctions vitales. Les personnes qui ne travaillent pas dans le milieu de la santé n'ont pas toujours une idée très claire des techniques permettant de garder vivants les êtres humains malades ou blessés. Elles peuvent alors fonder leurs décisions sur des impressions erronées. L'infirmière doit les informer et soutenir la personne dans ses décisions, quelles qu'elles soient.

On distingue deux sortes de directives préalables : le testament biologique et le mandat en cas d'inaptitude. Le **testament biologique** (ou **testament de vie**) énonce des instructions précises sur les traitements médicaux que la personne refuse d'avance (respiration assistée ou autre), advenant qu'elle ne puisse plus prendre de décisions – par exemple, si elle sombre dans un état végétatif prolongé ou qu'elle atteint la phase terminale de sa maladie et que la réanimation représente alors sa seule chance d'éviter la mort immédiate. Le testament biologique devrait en fait s'appeler *directives de fin de vie*. Au Québec comme dans le reste du Canada, le testament de vie n'est pas reconnu par la loi. Or, certains soutiennent que ce document est une disposition légale puisqu'il s'inscrit dans la continuité du consentement libre et éclairé et qu'il implique la participation

1 Pathologie connue et irréversible pouvant causer le décès neurologique

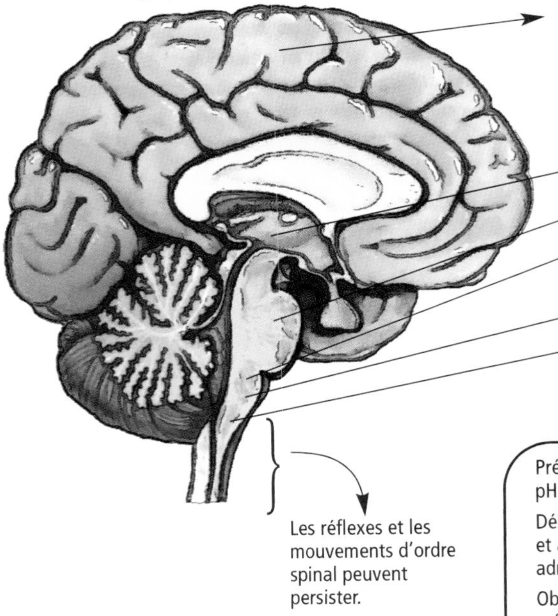

2 Coma profond « Glasgow 3 »
Absence de réponse aux stimuli, de mouvements anormaux (décortication, décérébration, dyskinésie) ou de convulsions

3 Absence des réflexes du tronc cérébral
- Réflexe pupillaire (mésencéphale)
- Réflexe cornéen (protubérance)
- Réflexes oculocéphalique et vestibulaire (jonction bulboprotubérantielle)
- Réflexe oropharyngé (bulbe supérieur)
- Réflexe respiratoire (bulbe)

Confirmé par test d'apnée

Les réflexes et les mouvements d'ordre spinal peuvent persister.

Test d'apnée

Préoxygéner avec FiO_2 100 % $\times$ 10-15 min. Faire une gazométrie. Commencer le test si pH 7,35 - 7,40 et $PaCO_2$ 40 $\pm$ 5 mm Hg.

Débrancher le patient du respirateur, placer un tube en T avec valve de PEEP à 10 cm H_2O et administrer FiO_2 à 10 L/min ou introduire un cathéter dans le tube endotrachéal et administrer FiO_2 à 6 L/min

Observer pendant 10 min : vérifier l'absence de mouvement respiratoire. Faire une gazométrie et rebrancher au respirateur.

Test positif si : $PaCO_2$ $\geq$ 60 mm Hg ou $\uparrow$ de 2 mm Hg/min
pH 7,28 ou moins
Absence de respiration

N.B. Si pathologie pulmonaire sévère (MPOC), demander l'avis d'un spécialiste. Si instabilité hémodynamique ou désaturation, arrêter l'examen.

4 Aucun facteur confondant :
hypotension, hypothermie centrale (<34 °C), barbituriques, curare,
désordres métaboliques et endocriniens sévères, état de choc systémique, neuropathie des nerfs crâniens, trauma à l'œil ou à l'oreille moyenne et/ou interne

5 Deux examens cliniques, par deux médecins (indépendants de l'équipe de transplantation), dont au moins un examen au centre de prélèvement.

N.B. :
- * Nourrissons $\geq$ 30 jours et < 1 an, il est recommandé de faire les deux examens à des moments différents.
- * Lors d'une atteinte cérébrale aiguë par ischémie/hypoxémie, un délai de 24 heures est recommandé avant de procéder à l'évaluation clinique du décès neurologique ou on peut effectuer un test auxiliaire.

Sources : « *Guidelines for the diagnosis of brain death* », par The Canadian Neurocritical Care Group (Drs M.A. Beaulieu, S. Seshia, J. Teitelbaum et B. Young) *Can J. Neurol. Sci.*, 1999, (*26*) 64-66 ; Conseil canadien pour le don et la transplantation, « De l'atteinte cérébrale grave au diagnostic du décès neurologique », du 9 au 11 avril 2003, Vancouver, B.C.

FIGURE 32–1 ■ Diagnostic du décès neurologique. (Source : Québec-Transplant, 2005. Copyright © 1999 Québec-Transplant. Tous droits réservés.)

de la personne à la planification de ses soins. Selon d'autres personnes, comme il n'est spécifiquement inclus dans aucune loi, il n'a aucune valeur sur le plan juridique. Le testament biologique est l'expression des volontés de la personne ; il peut donc être fait verbalement, dans la mesure où deux témoins sont présents.

Le **mandat en cas d'inaptitude** est un document qui doit être signé devant notaire ou témoin et qui permet à toute personne majeure et saine d'esprit de nommer un mandataire (par exemple, un membre de la famille ou une personne de confiance) qui verra à sa protection ou à l'administration de ses biens dans l'éventualité où elle deviendrait inapte à le faire (*Code civil du Québec*, article 2131). Le mandat en cas d'inaptitude pourrait contenir un article portant sur le consentement aux soins, semblable au suivant :

> *Si je ne suis pas en mesure de consentir aux soins requis par mon état de santé ou de les refuser, mon mandataire doit le faire à ma place. À cet égard, il doit agir dans mon seul intérêt et tenir compte, dans la mesure du possible et comme le prévoit la loi, des volontés que j'ai pu exprimer. Si mon mandataire est appelé à consentir à des soins, il doit prendre tous les moyens pour en décider de manière éclairée, y compris les discussions avec le médecin traitant et l'équipe soignante. Si mon mandataire consent aux soins proposés, c'est avec la*

conviction qu'ils seront bénéfiques et opportuns, et que les risques ne seront pas disproportionnés aux bienfaits escomptés.

Le mandat en cas d'inaptitude peut aussi inclure un article relatif aux volontés de fin de vie :

Dans toute décision relative aux soins requis en fin de vie, mon mandataire doit tenir compte des éléments suivants :

— *Mon opposition à tout moyen diagnostique et thérapeutique qui serait disproportionné aux bénéfices escomptés et qui ne ferait qu'accroître ou prolonger inutilement mes souffrances et mon agonie.*

— *Ma volonté de mourir dignement, tout en recevant les soins de soutien et de confort requis et une médication propre à soulager mes souffrances, même si celle-ci a pour effet indirect de hâter le moment de ma mort.*

Selon Beaudoin (2002), membre du Barreau du Québec, le mandat en cas d'inaptitude a certaines limites : entre autres, comme il s'agit d'un document écrit, il ne peut pas tenir compte du processus continu et évolutif de la maladie. Le document écrit est moins flexible que les volontés de la personne exprimées verbalement devant deux témoins. Le tableau 32-5 compare les principales caractéristiques du testament de vie et du mandat en cas d'inaptitude.

L'infirmière doit connaître les diverses lois ainsi que les politiques qui s'appliquent dans son établissement de soins. Les directives préalables doivent être signées en présence de deux témoins et l'intervention d'un avocat n'est pas obligatoire. L'infirmière doit, en toutes circonstances, défendre les intérêts de la personne et, notamment dans ce cas-ci, favoriser une discussion familiale saine sur les décisions entourant la fin de la vie. L'Association des infirmières et infirmiers du Canada (1994, 1998) propose un énoncé de politique et décrit le rôle de l'infirmière au sujet des directives préalables : il s'agit essentiellement de mettre en application certains articles du Code de déontologie. Au Québec, l'infirmière peut donc établir ses interventions en accord avec son code de déontologie, qui stipule, aux articles 29 et 30, que l'infirmière « doit agir avec respect envers la personne, son conjoint, sa famille et ses personnes significatives » et qu'elle « doit respecter, dans les limites de ce qui est admis dans l'exercice de la profession, les valeurs et les convictions personnelles de la personne ».

ORDONNANCE DE NE PAS RÉANIMER

Le médecin peut émettre une **ordonnance de ne pas réanimer** (ou **ordre de non-réanimation**) dans le cas d'une personne en phase terminale d'une affection irréversible ou sur le point de mourir. La rédaction de l'ordonnance de ne pas réanimer intervient en général quand la personne (ou, en son nom, son mandataire) exprime le désir de ne pas être réanimée si elle subit un arrêt respiratoire ou cardiaque. Le but de l'ordonnance de ne pas réanimer est d'éviter les réanimations inappropriées, futiles ou non désirées par la personne (Béland et Bergeron, 2002). Or, ces notions sont très subjectives. L'article 13 du *Code civil* précise que « lorsque les soins sont inusités, devenus

TABLEAU 32-5

Caractéristiques du testament de vie et du mandat en cas d'inaptitude

Testament de vie	Mandat en cas d'inaptitude
Document écrit, daté et signé devant témoin ou pouvant adopter d'autres formes d'expression (cassette vidéo). Non reconnu dans un texte de loi.	Document écrit, daté et signé devant deux témoins ou parfois devant un notaire. ■ Homologué par le tribunal. ■ Reconnu dans un texte de loi.
La personne exprime ses volontés de fin de vie au sujet des soins et des traitements en prévision d'une inaptitude à pouvoir le faire. Concerne quiconque donne un consentement substitué.	La personne désigne un mandataire qui décidera, au moment de l'inaptitude, des soins et des traitements tout en considérant les volontés de la personne (mandat).
Les volontés de fin de vie incluent généralement : ■ Un refus de traitement prolongeant artificiellement la vie. ■ Une demande de soins palliatifs.	Outre le fait de désigner un mandataire, la personne peut exprimer : ■ Ses volontés de fin de vie. ■ Des directives concernant : • la protection de sa personne. • et/ou l'administration de ses biens en cas d'inaptitude.
Son utilité repose sur : ■ Le désir de contrer l'acharnement thérapeutique. ■ Le désir d'inciter l'équipe soignante au respect du droit de la personne à décider par elle-même.	Son utilité repose sur : ■ Le désir de contrer l'acharnement thérapeutique. ■ La désignation d'un mandataire qui peut, en cas de doute sur l'adéquation des directives à la volonté réelle de la personne, tenir compte de son meilleur intérêt.

Source : « Le testament de vie et le mandat en cas d'inaptitude : des moyens de faire connaître ses volontés de fin de vie », de F. Cloutier, D. Moreau, N. Tremblay et D. Bouchard, 1999, *L'Infirmière du Québec, 7*(1), p. 18-22.

inutiles ou que les conséquences pourraient être intolérables pour la personne, le médecin a l'obligation d'obtenir un consentement de la personne pour les prodiguer », ce qui est contraire à l'idée qu'il faut toujours tenter de réanimer une personne à moins d'une recommandation contraire au dossier. Par ailleurs, nombreux sont les médecins qui hésitent à rédiger une ordonnance de ne pas réanimer quand la personne et les membres de sa famille (ou les membres de la famille entre eux) ne sont pas d'accord. L'ordonnance précise que l'objectif du traitement est d'assurer à la personne une mort paisible et digne et que la mise en œuvre de mesures complémentaires de maintien des fonctions vitales n'est pas de mise.

En la matière, voici quelques principes qui découlent des diverses lois, chartes ou codes de déontologie :

- Si la personne est apte à consentir, ses choix et ses valeurs doivent prévaloir en toutes circonstances, même s'ils sont en contradiction avec ceux de sa famille ou ceux de l'équipe soignante.
- Si la personne n'est pas apte à consentir, c'est le mandataire désigné par les directives préalables ou par le mandat en cas d'inaptitude qui doit prendre les décisions relatives aux traitements.
- La personne, les membres de sa famille, le ou les mandataires (s'il y a lieu) et l'équipe soignante doivent discuter explicitement de la conduite à tenir par rapport à la réanimation.
- L'ordonnance de ne pas réanimer doit être soigneusement rédigée et archivée puis régulièrement mise à jour en fonction de l'évolution de l'état de santé et des souhaits de la personne.
- L'ordonnance de ne pas réanimer occupe une place à part dans le plan de soins et de traitements. Elle n'implique en aucun cas que la personne renonce à d'autres types de soins, par exemple les interventions infirmières visant à maximiser le bien-être ou les traitements médicaux des affections chroniques mais non mortelles.
- Si la mise en œuvre d'une ordonnance de ne pas réanimer est contraire aux convictions personnelles de l'infirmière, celle-ci doit envisager un changement d'affectation.

Par ailleurs, le problème de la transmission de l'information est bien réel : il arrive encore malheureusement que des personnes soient prises en charge par des ambulanciers ou les équipes de réanimation en salle d'urgence alors qu'une ordonnance de ne pas réanimer a été rédigée.

Tout comme c'est le cas pour l'ordonnance de ne pas réanimer, il est aussi officiellement reconnu qu'une personne a le droit de refuser un traitement même si tout laisse supposer que ce refus de traitement entraînera éventuellement sa mort. Puisque aucun traitement ne peut être donné sans consentement, le droit de la personne de refuser un traitement dégage le corps médical des conséquences de ce refus. Au Québec, Nancy B., une jeune femme de 24 ans totalement paralysée à la suite du syndrome de Guillain-Barré, avait en vain demandé à deux reprises le retrait de son respirateur ; elle s'est finalement tournée vers la Cour supérieure du Québec afin de faire respecter ses volontés. Après avoir établi qu'en tant que personne apte à choisir elle ne pouvait être traitée sans son consentement, la Cour a autorisé l'ordonnance à cet effet en 1992. Même si une personne est dans l'impossibilité de faire officiellement une demande pour cesser un traitement, le médecin est autorisé, après consultation avec les membres de la famille, à mettre fin au traitement s'il n'entraîne aucun bénéfice pour la personne.

En général, ce sont les comités d'éthique des établissements qui se chargent de résoudre les conflits qui pourraient survenir entre la personne, sa famille et les professionnels de la santé ou entre les professionnels de la santé eux-mêmes. Il est important que les infirmières soient représentées dans ces comités afin que leurs points de vue soient entendus et qu'elles participent concrètement à l'élaboration des politiques relatives aux ordonnances de ne pas réanimer ou de cesser un traitement.

EUTHANASIE

L'**euthanasie** (ou **suicide assisté**) consiste à donner la mort d'une manière indolore à une personne souffrant d'une affection incurable ou particulièrement pénible. Quels que soient le degré de compassion, la qualité des intentions et les convictions morales qui peuvent être invoqués pour la justifier, l'euthanasie reste illégale au Canada. Elle peut mener à des accusations criminelles d'homicide ou à des poursuites civiles pour privation de soins ou prestation de soins inadéquats. Les progrès technologiques permettent maintenant aux professionnels de la santé de prolonger la vie humaine presque indéfiniment, et la société s'interroge de plus en plus sur la qualité de cette vie. Pour certaines personnes, il est tout à fait acceptable, voire souhaitable, de ne pas mettre en œuvre les techniques artificielles de maintien de la vie (ou de suspendre leur utilisation) auprès des personnes en phase terminale ou auprès des personnes touchées par un handicap incurable et apparemment incapables de mener une vie heureuse et signifiante. Il faut apporter une distinction entre le suicide assisté (euthanasie) et l'aide au suicide : dans le premier cas, la personne dont on cause la mort aurait été incapable de passer elle-même à l'acte ; dans le second cas, elle aurait pu le faire.

Quand la personne mourante souhaite déterminer le moment et les modalités de sa mort, le suicide assisté est dit « volontaire », mais demeure illégal. Aux États-Unis, l'État de l'Oregon a approuvé en 1994 la première loi sur l'euthanasie pratiquée par un médecin : *Death with Dignity Act*. Entrée en vigueur en 1997, cette loi permet aux médecins de prescrire une dose mortelle de médicaments à une personne. De 1998 à 2002, 129 personnes ont ainsi succombé à l'administration de médicaments obtenus aux termes de cette loi. Les règlements sur le droit à la mort reconnaissent légalement à la personne le droit de refuser des traitements.

Au Canada, la Cour suprême a tranché dans le cas de Robert Latimer en 2001, en le reconnaissant coupable de meurtre au deuxième degré et en le condamnant à une peine d'emprisonnement à vie, sans possibilité de libération conditionnelle avant 10 ans. M. Latimer soutenait avoir tué sa fille Tracy, âgée de 12 ans et quadriplégique, par compassion. Son avocat réclamait une « exemption constitutionnelle » afin de réduire la sentence, mais le plus haut tribunal du pays a refusé. Autrement, la décision aurait fait jurisprudence et aurait ainsi pu s'appliquer dans d'autres causes semblables. M. Latimer continue de soutenir qu'il n'est pas un criminel et qu'il n'a aucun regret.

DÉCLARATION DE DÉCÈS

La mort d'un proche entraîne diverses procédures légales. L'inscription du décès au registre de l'état civil du Québec est une étape importante pour simplifier toutes ces procédures. La **déclaration de décès** est donc obligatoire en vertu du *Code civil du Québec*. Elle établit le décès et permet d'obtenir un certificat de décès ou une copie de l'acte de décès.

À l'occasion d'un décès, le médecin et le directeur de funérailles interviennent l'un après l'autre. Tout d'abord, le médecin:

- Dresse le *constat de décès.*
- Remet les deux exemplaires du constat au directeur de funérailles qui prend en charge le corps de la personne décédée.

Ensuite, le directeur de funérailles:

- Remet au déclarant un exemplaire du constat; il lui remet aussi la déclaration de décès et l'aide à la remplir.
- Remplit et signe la partie de la déclaration concernant la disposition du corps.
- Transmet sans délai le constat et la déclaration de décès au directeur de l'état civil du Québec.

Une fois que le décès est inscrit au registre de l'état civil, le déclarant peut faire une demande de certificat de décès ou de copie d'acte de décès. Ce document est nécessaire, entre autres, pour les formalités relatives aux assurances. Le rôle de l'infirmière consiste essentiellement à renseigner la famille sur la déclaration et sur les démarches à effectuer.

AUTOPSIE

L'**autopsie** est l'examen du corps effectué après le décès et consiste à examiner les organes et les tissus corporels pour déterminer la cause exacte de la mort, pour mieux connaître une affection ou pour recueillir des statistiques. Quand le décès survient dans un établissement de soins, seul le médecin peut décider de procéder à une autopsie. Par exemple, même si la famille en fait la requête avec insistance, c'est le médecin qui en décide la pertinence. Au Québec, on ne pratique généralement pas d'autopsie quand on connaît la cause probable du décès.

Le médecin ou, dans certains cas, un membre du personnel hospitalier spécialement désigné a la responsabilité d'obtenir l'autorisation d'autopsie. Pour effectuer une autopsie (et prélever des tissus ou des organes), il faut en avoir obtenu l'autorisation de la personne avant son décès ou l'obtenir de son plus proche parent. En général, c'est la hiérarchie des liens familiaux qui détermine le plus proche parent qui signera l'autorisation: le conjoint survivant, les enfants adultes, les parents, la fratrie.

ENQUÊTE MÉDICOLÉGALE

L'enquête médicolégale vise à déterminer les causes ou les circonstances du décès. Quand la mort est accidentelle, par exemple, l'enquête définit les circonstances de l'accident et les responsabilités des personnes en cause. Elle est menée par un coroner ou un médecin légiste. Le **coroner** est un officier gouvernemental; il n'est pas forcément médecin. Par contre, le **médecin légiste** (ou **expert médicolégal**) possède un diplôme en médecine et aussi, très souvent, en pathologie ou en médecine légale. Les établissements de soins de santé désignent les membres de leur personnel chargés de signaler les décès au coroner ou au médecin légiste.

DON D'ORGANES OU DE TISSUS HUMAINS

Conformément à l'article 43 du *Code civil du Québec,*

> une personne majeure ou un mineur âgé de 14 ans et plus peut, dans un but médical ou scientifique, donner son corps ou autoriser sur celui-ci le prélèvement d'organes ou de tissus. Le mineur de moins de 14 ans le peut également, avec le consentement du titulaire de l'autorité parentale ou de son tuteur. Cette volonté est exprimée soit verbalement devant deux témoins, soit par écrit, et elle peut être révoquée de la même manière. Il doit être donné effet à la volonté exprimée, sauf motif impérieux.

La personne peut remplir un formulaire ou signer au verso de sa carte d'assurance-maladie. Elle peut révoquer le don d'organes en exprimant verbalement sa volonté de le faire en présence de deux témoins. L'infirmière peut faire office de témoin. Par ailleurs, l'article 44 du *Code civil* précise ce qui suit:

> À défaut de volontés connues ou présumées du défunt, le prélèvement peut être effectué avec le consentement de la personne qui pouvait ou aurait pu consentir aux soins. Ce consentement n'est pas nécessaire lorsque deux médecins attestent par écrit l'impossibilité de l'obtenir en temps utile, l'urgence de l'intervention et l'espoir sérieux de sauver une vie humaine ou d'en améliorer sensiblement la qualité.

Donc, en l'absence d'un document indiquant clairement les volontés de la personne dans ce domaine, les professionnels de la santé ont donc l'obligation d'évaluer avec l'entourage du donneur potentiel les possibilités de prélèvement d'organes ou de tissus. L'entourage doit consentir au prélèvement ou le refuser, selon ce qu'il sait de l'opinion que la personne avait sur le sujet.

Le nombre de personnes en attente d'une transplantation d'organe est presque toujours supérieur au nombre d'organes disponibles. Au Québec, le ministère de la Santé et des Services sociaux a officiellement mandaté l'organisme Québec-Transplant pour assurer la coordination des dons d'organes. Sa mission consiste à « coordonner et faciliter les activités reliées à l'identification, à l'attribution et au prélèvement des organes humains afin de contribuer à l'amélioration continue de la qualité des services offerts aux personnes nécessitant une greffe d'organe » (Québec-Transplant, 2005).

Pour faciliter la tâche aux infirmières dans le processus du don d'organes, Québec-Transplant a produit un algorithme qui leur est destiné (voir l'encadré 32-1).

Pratiques religieuses et culturelles relatives à la mort

Plusieurs traditions et pratiques culturelles ou religieuses entourant la mort et le deuil aident les proches à mieux traverser ces épreuves. L'infirmière est souvent présente tout au long du processus qui mène à la mort ainsi qu'au moment où elle se produit. En connaissant les traditions religieuses et culturelles de la personne et de sa famille, l'infirmière sera davantage en mesure de leur prodiguer des soins personnalisés, même si elle ne participe pas aux rituels mortuaires proprement dits.

Nombreuses sont les cultures dans lesquelles les gens préfèrent mourir paisiblement chez eux plutôt qu'à l'hôpital. Les membres de certains groupes ethniques peuvent demander à l'équipe

ENCADRÉ 32-1

L'infirmière et le processus du don d'organes

ALGORITHME DU DON D'ORGANE

Identification du donneur potentiel
↓
Soutien à la famille
↓
Vérification de l'admissibilité du donneur potentiel avec Québec-Transplant
↓
Diagnostic du décès neurologique
↓
Approche à la famille
↓
Maintien du donneur

CRITÈRES POUR LE DON D'ORGANE

- Personne de tout âge
- Dépendant du respirateur
- Décès neurologique anticipé ou déclaré
- Accord du coroner si nécessaire
- Consentement de la famille

Si arrêt cardio-respiratoire irréversible : Donneur de tissus (exemple, les yeux)

Source : Québec-Transplant, <http ://www.quebec-transplant.qc.ca/clinique.htm>.

soignante de ne pas révéler le pronostic à la personne mourante, estimant que tout souci devrait lui être épargné dans les derniers jours de sa vie. Dans d'autres cultures, la coutume veut qu'on transmette le pronostic à un membre de la famille (dans certains cas, un homme de préférence) afin que l'entourage familial puisse communiquer l'information avec tact à la personne – à moins qu'il ne décide de la lui cacher jusqu'à la fin. L'infirmière doit savoir qui appeler quand la mort est proche et quel moment choisir pour le faire.

Les croyances et les attitudes liées à la mort, à ses causes et à l'existence de l'âme varient aussi grandement d'une culture à l'autre. Dans certaines cultures, on distingue les « bonnes » morts des « mauvaises » (c'est-à-dire les morts non naturelles). Dans les communautés qui croient à la réincarnation, la mort peut paraître moins terrifiante si la personne s'est bien conduite toute sa vie, car elle aura alors de meilleures chances de mener une existence heureuse à sa prochaine incarnation.

La religion détermine aussi les croyances et les coutumes entourant la préparation du corps, l'autopsie, le don d'organes, la crémation (ou incinération) et les mesures de maintien des fonctions vitales. Ainsi, l'autopsie peut être interdite ou susciter de vives réticences, selon que la personne est chrétienne orthodoxe, musulmane, témoin de Jéhovah ou juive orthodoxe. Certaines religions prohibent le prélèvement de toute partie du corps et exigent que celui-ci reçoive une sépulture adéquate dans toute son intégrité (y compris tous les organes et les tissus). Le don d'organes est interdit chez les témoins de Jéhovah et les musulmans, mais les bouddhistes d'Amérique le considèrent comme un acte de compassion et l'encouragent. Les mormons, les chrétiens orthodoxes, les musulmans et les juifs interdisent ou déconseillent l'incinération. À l'inverse, les hindous préfèrent la crémation à l'enterrement ; idéalement, ils répandent ensuite les cendres dans une rivière sacrée. La plupart des religions approuvent les techniques de maintien des fonctions vitales ; cependant, certains groupes (par exemple, les scientistes chrétiens) recourent peu aux moyens médicaux de prolongement de l'existence, et les juifs s'opposent en général à la mise en œuvre de ces techniques si le cerveau a été endommagé d'une manière irréversible. En cas d'affection sans espoir de guérison, les bouddhistes peuvent autoriser l'euthanasie.

L'infirmière doit connaître les rituels mortuaires propres à la culture de la personne, par exemple en ce qui concerne l'accompagnement du mourant dans ses derniers instants, les chants psalmodiés au chevet du défunt et les rites de toilette et d'habillement de la dépouille, de mise en posture funèbre et d'enveloppement dans un linceul. Certains groupes culturels ont conservé leurs coutumes voulant que les membres de la famille du même sexe que le défunt lavent sa dépouille et la préparent en vue de la mise en terre ou de la crémation. Traditionnellement, les

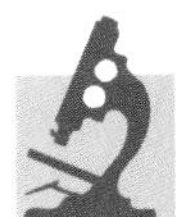

RÉSULTATS DE RECHERCHE

Nos aspirations par rapport à la fin de la vie changent-elles au fil des ans ?

Lockhart, Ditto, Danks, Coppola et Smucker (2001) ont invité 50 personnes âgées à évaluer la qualité de vie selon différents scénarios et leur ont demandé si elles préféreraient continuer de vivre ou mourir dans des situations telles que le coma, les douleurs chroniques importantes, la cécité, la surdité, un état grabataire, etc. Les personnes âgées ont rempli le même questionnaire 2 fois, à 5 à 16 mois d'intervalle. Fait étonnant : dans l'intervalle entre les deux questionnaires, de 25 à 30 % des répondants se sont ravisés par rapport à la qualité de vie et ont jugé que la plupart des scénarios les plus catastrophiques « valaient mieux que la mort », alors qu'ils avaient répondu l'inverse la première fois. Plus l'intervalle entre les deux questionnaires était long, plus les réponses s'inversaient.

Implications : Cette étude porte sur un échantillon restreint et devrait être reproduite auprès d'un groupe beaucoup plus nombreux pour donner des résultats fiables. Néanmoins, on peut en tirer deux conclusions importantes. Premièrement, l'infirmière ne doit jamais considérer comme immuable le point de vue exprimé par une personne âgée sur sa qualité de vie et sur son désir de continuer à vivre. Elle doit refaire régulièrement le point sur l'opinion et les préférences de la personne. Deuxièmement, on constate un lien direct entre ces points de vue et le recours aux directives préalables ou aux ordonnances de ne pas réanimer. Cette observation montre qu'il est indispensable de vérifier la validité de ces documents à mesure que le temps passe ou que l'état de santé de la personne évolue.

Source : « The Stability of Older Adults' Judgments of Fates Better and Worse Than Death », de L. K. Lockhart, P. H. Ditto, J. H. Danks, K. M. Coppola et W. D. Smucker, 2001, *Death Studies, 25*, p. 299-317.

musulmans orientent le corps vers la Mecque. L'infirmière doit s'informer auprès des proches pour déterminer les coutumes qu'ils souhaitent respecter et les responsables de leur application. Les vêtements mortuaires et les autres objets culturels ou religieux jouent souvent un rôle symbolique important dans les rites funéraires. Par exemple, les mormons portent généralement les vêtements qu'ils ont l'habitude de porter dans le temple. Certains groupes autochtones parent les défunts de vêtements et de bijoux sophistiqués, et ils les enveloppent dans des couvertures neuves avec de l'argent. L'infirmière doit s'assurer que tous les objets rituels qui se trouvent encore dans l'établissement de soins au moment de la mort seront remis à la famille ou envoyés à l'établissement funéraire.

DÉMARCHE SYSTÉMATIQUE dans la pratique infirmière

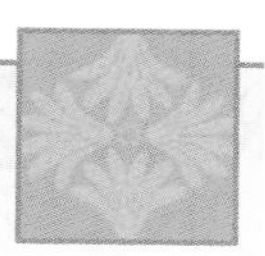

Collecte des données

Pour analyser avec justesse la situation de la personne mourante et de sa famille ainsi que pour formuler des diagnostics infirmiers exacts, l'infirmière doit tout d'abord définir la nature et l'étendue de l'information dont la personne et sa famille disposent.

En effet, cette information détermine en grande partie, d'une part, la qualité de la communication que l'infirmière pourra maintenir avec la personne et les autres membres de l'équipe soignante et, d'autre part, ses possibilités d'intervention dans le processus du deuil. En matière de communication, on distingue trois cas de figure : le mutisme unilatéral, le mutisme partagé et le dialogue.

Dans le contexte du **mutisme unilatéral**, la personne n'est pas informée de l'imminence de sa mort. La famille ne comprend pas toujours les causes de son affection et pense qu'elle va se rétablir. Le médecin estime qu'il vaut mieux ne pas annoncer le diagnostic ou le pronostic à la personne. Cette situation représente un dilemme éthique pour l'infirmière. Pour en savoir davantage au sujet des questionnements de cet ordre, voir le chapitre 5.

Dans le contexte du **mutisme partagé**, la personne, sa famille et les membres de l'équipe soignante savent que la mort est prochaine, mais personne n'en parle et tous s'efforcent même d'éviter le sujet. Dans certains cas, la personne s'interdit de parler de sa mort prochaine pour épargner à sa famille le désespoir que cette discussion susciterait. Elle peut aussi sentir un certain malaise chez les professionnels de la santé et s'abstenir par conséquent d'aborder le sujet avec eux. Si le mutisme partagé apporte à la personne un certain degré d'intimité et de dignité, il constitue en revanche un lourd fardeau, car celle-ci se prive ainsi de tout confident.

Dans le contexte du **dialogue**, la personne et son entourage savent que la mort est imminente et en parlent librement, même si cela leur est difficile. Ce dialogue permet à la personne de prendre ses dernières dispositions, de mettre ses affaires en ordre, voire, dans certains cas, de participer à la planification des rituels funéraires.

L'infirmière doit savoir que la formule du dialogue ne convient pas à tout le monde. Certains pensent que la personne en phase terminale est consciente de son état de santé même si elle n'en est pas directement informée. D'autres estiment au contraire qu'elle ignore tout de son état de santé jusqu'à la fin. Il est en fait très difficile de tracer une démarcation claire entre ce que la personne sait et ce qu'elle est prête à entendre ou à accepter.

L'infirmière doit interpréter d'une manière exacte les signes physiologiques de l'imminence de la mort. Abstraction faite des signes de la maladie, certains indices physiques particuliers annoncent que la mort est proche, notamment les suivants : diminution du tonus musculaire, ralentissement de la circulation sanguine, anomalies respiratoires, détérioration des perceptions sensorielles. L'encadré 32-2 dresse la liste des signes de l'imminence de la mort clinique.

Différents niveaux de conscience peuvent précéder la mort. Certaines personnes restent parfaitement alertes ; d'autres sont somnolentes, comateuses ou dans un état de stupeur. Il semble que l'ouïe soit le sens qui persiste le plus longtemps.

ENCADRÉ 32-2

Signes de l'imminence de la mort clinique

DIMINUTION DU TONUS MUSCULAIRE

- Détente des muscles faciaux (par exemple, la mâchoire inférieure peut s'affaisser).
- Difficultés d'élocution.
- Difficultés de déglutition et disparition graduelle du réflexe pharyngé.
- Diminution de l'activité du tractus gastro-intestinal, ce qui entraîne nausées, accumulation de flatuosités, distension abdominale et constipation, surtout si la personne est sous l'effet d'opioïdes.
- Possibilité d'incontinence urinaire et fécale attribuable à la diminution de la maîtrise des sphincters.
- Diminution des mouvements corporels.

RALENTISSEMENT DE LA CIRCULATION SANGUINE

- Diminution des sensations.
- Marbrures et cyanose des membres.
- Refroidissement cutané touchant d'abord les pieds, puis les mains, les oreilles et le nez. La personne peut cependant éprouver une sensation de chaleur si sa température corporelle est élevée.
- Ralentissement et diminution de l'amplitude du pouls.
- Diminution de la pression artérielle.

ANOMALIES RESPIRATOIRES

- Respiration rapide, superficielle, irrégulière ou anormalement lente ; inspiration et expiration bruyantes (râles agoniques) causées par l'accumulation de mucus dans la gorge ; respiration par la bouche et sécheresse des muqueuses buccales.

DÉTÉRIORATION DES PERCEPTIONS SENSORIELLES

- Vision floue.
- Anomalies du goût et de l'odorat.

À mesure que la mort approche, l'infirmière doit aider l'entourage amical et familial à se préparer à cet événement. Selon l'information dont son interlocuteur dispose, l'infirmière lui posera différents genres de questions pour déterminer le soutien dont il a besoin et dont il aura besoin après la mort. L'infirmière doit notamment déterminer les signes que la famille s'attend à constater au moment de la mort afin de lui procurer une information exacte à ce sujet – ni trop précise, ni trop vague. L'encadré *Entrevue d'évaluation – Personne mourante* fournit quelques exemples de questions à poser. Quand ils savent à quoi s'attendre, les membres de la famille sont généralement mieux à même de soutenir le mourant et les autres personnes de l'entourage. Ils peuvent en outre prendre des décisions plus éclairées quant à la manière dont ils veulent aborder la mort de leur proche. Par exemple, ils détermineront plus sereinement s'ils souhaitent voir la dépouille.

Analyse

Plusieurs diagnostics infirmiers peuvent s'appliquer à la personne mourante. Ils doivent être définis en fonction des données recueillies grâce à l'examen clinique. Les diagnostics infirmiers suivants sont très courants dans les heures, les jours et les semaines qui précèdent la mort : *Peur*, *Perte d'espoir*, *Sentiment d'impuissance*. De plus, il n'est pas rare que les diagnostics *Risque de tension dans l'exercice du rôle de l'aidant naturel* et *Dynamique familiale perturbée* s'appliquent aux membres de la famille du mourant.

L'encadré *Diagnostics infirmiers, résultats de soins infirmiers et interventions – Personnes mourantes* fournit des exemples d'applications cliniques de certains de ces diagnostics de NANDA, et précise les interventions (CISI/NIC) et les résultats de soins infirmiers (CRSI/NOC) correspondants.

Planification

Les principaux objectifs qu'il faut viser avec une personne mourante sont les suivants : (a) maintenir un niveau satisfaisant de bien-être physiologique et psychologique ; (b) l'aider à mourir dans la paix et la dignité – ce qui suppose notamment le maintien d'une certaine maîtrise de sa vie et l'acceptation de la détérioration de son état de santé. La *Charte des droits de la personne arrivée à la fin de sa vie* (encadré 32-3) peut être d'une grande utilité dans la planification de ces soins. Par ailleurs, l'infirmière a aussi un rôle important à jouer auprès de la famille et des proches de la personne mourante. L'encadré 32-4 énumère les articles de la *Charte des droits des membres de la famille d'une personne mourante.*

Planification des soins à domicile

La personne mourante a parfois besoin d'être aidée pour accepter le fait qu'elle dépend désormais des autres. Selon le cas, son état de santé peut exiger des soins légers ou, au contraire, une attention et des services constants. Les gens devraient planifier le déroulement de cette période de dépendance bien avant l'imminence de leur mort. Ils doivent notamment envisager les possibilités et les circonstances (manière et lieu) qu'ils souhaitent pour leur mort. Cette tâche peut toutefois rarement s'accomplir sans une aide compétente.

La capacité d'action des proches aidants ainsi que leur volonté d'accompagner le mourant déterminent en grande partie le lieu des derniers instants et de la mort elle-même – à domicile ou dans un établissement de soins de santé. Si la personne mourante préfère rester chez elle et que son entourage (familial ou autre) peut lui procurer les soins nécessaires pour atténuer ses symptômes, l'infirmière les mettra en communication avec des services de soins palliatifs. Les infirmières et le personnel du service choisi feront une évaluation complète des possibilités du domicile et des compétences des proches aidants.

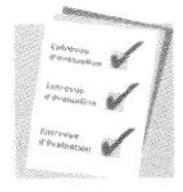

ENTREVUE D'ÉVALUATION

Personne mourante

Posez les questions suivantes au conjoint ou à tout autre proche :

- Avez-vous déjà été proche d'une personne mourante ?
- Vous a-t-on déjà expliqué ce qui se passe au moment de la mort ?
- Avez-vous des questions à poser sur ce qui se passe au moment de la mort ?
- Comment aimeriez-vous faire vos adieux à la personne mourante ?
- Que faites-vous pour traverser ces moments difficiles ? Comment prenez-vous soin de vous ?
- À qui pouvez-vous vous adresser pour obtenir de l'aide et du soutien en ce moment ?
- Y a-t-il quelqu'un que vous aimeriez que nous appelions maintenant ou au moment de la mort ?

Interventions

À l'égard d'une personne mourante, la principale responsabilité de l'infirmière consiste à assurer une mort paisible :

- Soulager sa solitude, sa peur et sa dépression.
- Préserver son sentiment de sécurité, sa confiance en soi, sa dignité et son estime de soi.
- L'aider à accepter les pertes subies.
- Lui procurer un bon niveau de confort physique.

Aider la personne à mourir dans la dignité

L'infirmière doit veiller à ce que la personne soit traitée avec dignité, c'est-à-dire avec égards et respect. Souvent, la personne mourante a le sentiment d'avoir perdu toute emprise sur son existence, voire sur la vie elle-même. Pour aider une personne mourante à mourir dans la dignité, l'entourage (y compris l'infirmière) doit préserver son humanité et respecter ses valeurs, ses convictions et sa culture. En présentant à la personne et à ses proches les différentes possibilités d'action qui s'offrent à eux, l'infirmière leur permet, au moins dans une certaine mesure, de reprendre la maîtrise d'une situation qui semble complètement leur échapper. La personne pourra choisir, entre autres, le lieu des soins (hôpital, domicile, unité de soins palliatifs), l'horaire des activités, le recours aux ressources en santé ainsi que le jour et l'heure des visites de la famille ou des amis.

Pour « partir en paix », les personnes tiennent en général à décider des événements qui précéderont leur mort. L'infirmière aidera le mourant à établir ses priorités physiques, psychologiques

DIAGNOSTICS INFIRMIERS, RÉSULTATS DE SOINS INFIRMIERS ET INTERVENTIONS

Personnes mourantes

COLLECTE DES DONNÉES	*DIAGNOSTICS INFIRMIERS : DÉFINITION*	EXEMPLES DE RÉSULTATS DE SOINS INFIRMIERS [N° CRSI/NOC] : *DÉFINITION*	INDICATEURS	INTERVENTIONS CHOISIES [N° CISI/NIC] : *DÉFINITION*	EXEMPLES D'ACTIVITÉS CISI/NIC
Karine Wu souffre de sclérose en plaques. Elle a tout le bas du corps paralysé à partir du cou. Elle demande qu'on l'aide à se suicider. Son esprit et ses capacités d'expression orale sont intacts. « Je ne veux pas finir comme ma sœur, dit-elle. Elle aussi avait la sclérose en plaques. Elle a terriblement souffert avant de mourir. Elle est devenue aveugle et muette. »	*Perte d'espoir : État subjectif dans lequel une personne voit pas ou peu de solutions ou de choix personnels valables et est incapable de mobiliser ses forces pour son propre compte.*	Qualité de vie [2000] : *Expression de satisfaction d'un individu à propos des événements de la vie courante*	Modérément perturbé • Est satisfait des relations intimes. • Est satisfait des capacités d'adaptation. • Est satisfait de l'influence de son humeur.	Insufflation d'espoir [5310] : *Stimulation à adopter une attitude constructive dans une situation donnée*	• Aider la personne et la famille à invoquer des raisons d'espérer. • Aider la personne à élargir son répertoire de mécanismes d'adaptation. • Aider la personne et la famille à revivre et à savourer des réalisations et des expériences passées. • Faciliter les rencontres entre la personne, la famille et les groupes d'entraide.
Jean-Pierre Ybert, âgé de 63 ans, est atteint d'un carcinome métastatique de l'intestin. Depuis quelques semaines, il observe une détérioration rapide de son niveau d'énergie, il se sent nauséeux et il a des ballonnements. Il est aussi de plus en plus amer à l'égard de la vie. « Je n'en ai plus pour longtemps, dit-il. Pourquoi les médecins ne me donnent-ils pas une bonne dose de morphine pour qu'on en finisse ? »	*Sentiment d'impuissance : Impression que ses propres actes seront sans effet; sentiment d'être désarmé devant une situation courante ou un événement immédiat.*	Participation aux décisions de santé 1606] : *Implication personnelle dans le choix et l'évaluation des options de soins*	Quelquefois démontré • Recherche d'information. • Définit des options possibles. • Identifie les soutiens disponibles pour obtenir les résultats escomptés.	Éducation : individuelle [5606] : *Planification, implantation et évaluation d'un programme d'éducation conçu pour répondre aux besoins particuliers de la personne*	• Déterminer la motivation de la personne à apprendre de l'information précise. • Fixer conjointement avec la personne des objectifs d'apprentissages réalistes. • Choisir le matériel didactique approprié. • Choisir de nouvelles méthodes et stratégies d'enseignement si les précédentes se sont avérées inefficaces. • Indiquer dans le dossier médical le contenu présenté, le matériel écrit fourni et la compréhension de l'information qu'a la personne ou ses comportements qui témoignent d'un apprentissage.

ENCADRÉ 32-3

Charte des droits de la personne arrivée à la fin de sa vie

En tant que personne arrivée à la fin de sa vie, j'ai les droits énumérés ci-dessous.

- Être traité comme une personne humaine à part entière tant et aussi longtemps que je vivrai.
- Vivre sans souffrance.
- Prendre part aux décisions qui me touchent et influent sur ma qualité de vie.
- Faire respecter mes décisions et mes choix, même s'ils sont contraires aux souhaits de mes proches.
- Être traité avec franchise et honnêteté, sans mensonges ni demi-vérités.
- Recevoir de façon suivie des soins médicaux et infirmiers, même si le traitement doit être modifié de manière à viser le confort plutôt que la guérison.
- Exprimer à ma façon mes sentiments et mes émotions face à la mort.
- Conserver l'espoir, même si le sens de ce terme peut évoluer au cours de ma maladie.
- Être soigné par des gens qui m'aident à conserver l'espoir, même si le sens de ce terme peut évoluer au cours de ma maladie.
- Approfondir mes préoccupations spirituelles et religieuses, et en discuter ouvertement, même si les personnes qui m'entourent ne les partagent pas.
- Recevoir des soins de personnes compatissantes, sensibles, bien renseignées, qui cherchent à comprendre mes besoins et à y répondre.
- Recevoir l'appui de mes proches (et qu'eux-mêmes se sentent appuyés) dans ma démarche pour apprendre à accepter la mort.
- Mourir dans la dignité.

Source : *Vos droits et ce que vous pouvez faire. Charte des droits des patients,* de l'Association canadienne de soins palliatifs, (page consultée le 18 août 2004), [en ligne], <http ://www.living-lessons.org/ francais/e.cando/e6.patient.rights_fr.html>.

ENCADRÉ 32-4

Charte des droits des membres de la famille d'une personne mourante

En tant que membre de la famille d'une personne qui va bientôt mourir, j'ai les droits énumérés ci-dessous.

- Goûter pleinement le fait d'être en bonne santé, sans me sentir coupable. Je ne suis pas responsable du fait qu'une personne que j'aime soit mourante.
- Choisir avec qui je veux parler de la maladie de mon proche. Je ne suis pas responsable du fait qu'une personne soit choquée par mon refus de répondre à ses questions.
- Comprendre ce qui se passe dans notre famille, même si je suis un enfant.
- Qu'on me dise la vérité, avec des mots que je peux comprendre, à propos de la maladie de mon proche, de son état et du pronostic du déroulement de sa maladie.
- Manifester mon désaccord ou ma colère, même si c'est à l'égard de la personne qui va mourir. La maladie n'empêche pas de demeurer un être humain.
- Ressentir ce que je ressens vraiment et non ce que l'on croit que je « devrais » ressentir.
- Répondre à mes propres besoins, même s'ils ne paraissent pas aussi vitaux que ceux de la personne qui va mourir. J'ai le droit de m'accorder du temps libre sans avoir le sentiment de manquer de loyauté.
- Aller chercher de l'aide extérieure pour la personne malade et pour les membres de la famille, si j'estime que nous ne sommes pas en mesure de faire face à la situation.
- Obtenir de l'aide pour moi, même si les membres de ma famille ont choisi de ne pas en demander.
- Conserver de l'espoir, quelle qu'en soit la forme. Personne n'a le droit de m'enlever mes raisons d'espérer.

Source : *Vos droits et ce que vous pouvez faire. Charte de droits des membres de la famille,* de l'Association canadienne de soins palliatifs, (page consultée le 18 août 2004), [en ligne], <http ://www.living-lessons.org/francais/e.cando/e7. family.rights_fr.html>.

et sociales. Le plus souvent, les mourants cherchent à préserver une certaine qualité de vie plutôt qu'à prolonger leur existence à tout prix. Ils doivent, dans certains cas, retrouver un sens à leur vie pleine de souffrances. Le rôle de l'infirmière consistera aussi à abonder dans le sens de la volonté et des espoirs de la personne.

Il est certes bien compréhensible que la plupart des gens n'aiment pas parler de la mort. Certaines mesures permettent néanmoins de faciliter les discussions sur le sujet, tant pour la personne que pour l'infirmière :

- Définir ses propres sentiments sur la mort, ainsi que leurs répercussions possibles sur ses relations avec la personne.
- Prendre conscience de ses craintes à l'égard de la mort et en discuter avec des amis, des collègues ou des consœurs.
- Agir en fonction des besoins de la personne. Ses peurs et ses croyances ne sont pas forcément les mêmes que celles de l'infirmière. Éviter d'imposer ses propres craintes et convictions à la personne ou à sa famille.
- Déterminer avec la personne et les membres de sa famille la manière dont ils abordent en général les situations stressantes. Devant l'imminence de la mort, nous recourons le plus souvent à nos stratégies habituelles d'adaptation. Par exemple, si la personne a toujours réagi au stress par le repli sur soi et la réflexion,

elle aura tendance à se réfugier dans la solitude pendant la phase terminale de sa maladie.

- Établir avec la personne une bonne communication et lui montrer que son bien-être est important et que tout sera fait pour lui venir en aide. Plusieurs stratégies de communication permettent à l'infirmière de montrer à la personne qu'elle est disposée à discuter de la mort avec elle :
  a) Décrire ce qu'elle constate : « Vous avez l'air triste. Aimeriez-vous parler de ce qui vous arrive ? »
  b) Préciser ses préoccupations : « J'aimerais savoir ce que vous ressentez et ce que je pourrais faire pour vous aider. »
  c) Montrer qu'elle est consciente de ses problèmes : « Cette situation doit être très pénible. Je voudrais vous aider à vous sentir mieux. »
  d) Établir des contacts physiques réconfortants et compatissants avec la personne. Lui toucher la main ou lui proposer un massage de détente. Cela l'incitera à exprimer ce qu'elle ressent.
- Déterminer ce que la personne sait de son affection et du pronostic.
- Répondre d'une manière franche et honnête à ses questions relatives à la mort.
- Prendre le temps de la réconforter, de l'écouter, de répondre à ses inquiétudes et à ses préoccupations.

Soins de fin de vie (ou soins palliatifs)

Le mouvement des soins palliatifs a été fondé par la D[re] Cecily Saunders à Londres (Angleterre) en 1967. La D[re] Sylvia Lack l'a ensuite fait connaître aux États-Unis. À Montréal, en 1974, l'Hôpital Royal Victoria fonde le premier service hospitalier universitaire de soins palliatifs en Amérique du Nord. En 1979, toujours à Montréal, l'Hôpital Notre-Dame fonde la première unité francophone de soins palliatifs dans le monde. Depuis, au Québec, on a mis sur pied d'excellents programmes de formation universitaire dans le domaine, parmi lesquels on trouve ceux du Centre d'études sur la mort et le deuil de l'Université du Québec à Montréal et le certificat en soins palliatifs de l'Université Laval à Québec donné en collaboration avec la Maison Michel-Sarrazin. En 1995, le Comité spécial du Sénat sur l'euthanasie et l'aide au suicide a proposé d'utiliser une expression plus « englobante », soit les *soins de fin de vie,* puisque les soins palliatifs sont souvent étroitement associés à certaines formes de cancer.

Les **soins de fin de vie** (ou **soins palliatifs**) regroupent les mesures de soutien et les soins médicaux et infirmiers prodigués à la personne mourante ou à sa famille. Leur objectif est d'aider la personne à mourir dans la paix et la dignité. Les soins de fin de vie reposent sur une conception globale de la personne et visent trois objectifs : améliorer la qualité de vie de la personne (plutôt que tenter de la guérir) ; soutenir la personne et son entourage familial tout au long du cheminement vers la mort ; enfin, appuyer les proches pendant le deuil. Dans cette optique, il est tout aussi important de répondre aux besoins de l'entourage familial que de fournir des soins à la personne elle-même. En général, comme l'état de santé de la personne se dégrade, l'équipe soignante doit accorder de plus en plus d'attention aux proches aidants pour veiller à ce qu'ils bénéficient des ressources et de l'appui nécessaires pour mieux traverser cette période de détérioration. En se réunissant régulièrement, l'équipe des soins palliatifs pourra faire le point sur l'évolution des besoins et déterminer les interventions à mettre en œuvre. Si les signes physiques sont généralement flagrants, les signes émotionnels et comportementaux sont plus subtils. Une bonne évaluation initiale et continue permet de détecter rapidement les modifications à apporter au plan d'intervention.

Les soins de fin de vie peuvent être donnés dans différents contextes, les plus courants étant le domicile et l'unité de soins. L'objectif de ces services consiste essentiellement à atténuer les symptômes et à soulager la douleur (voir l'encadré 32-5). En général, une personne peut bénéficier de soins palliatifs dès que le médecin certifie que son espérance de vie ne devrait pas dépasser six mois. Ces soins sont toujours prodigués par une équipe regroupant des professionnels de la santé et des intervenants d'autres milieux afin de fournir à la personne une gamme complète de services.

Satisfaire les besoins physiologiques de la personne mourante

Les besoins physiologiques de la personne mourante résultent du ralentissement des processus corporels et des déséquilibres homéostasiques. Plusieurs interventions sont envisageables : mesures

ENCADRÉ 32-5

Définition des soins de fin de vie (soins palliatifs) au Québec

Les soins palliatifs sont l'ensemble des soins actifs et globaux dispensés aux patients atteints d'une maladie avec un pronostic réservé.

Au cours de cette période de vie, les trois principes essentiels sont :

- **L'atténuation de la douleur ;**
- **Le soulagement des autres symptômes physiques ;**
- **La diminution des problèmes psychologiques, sociaux et spirituels.**

L'objectif des soins palliatifs est d'obtenir pour les patients et leurs proches la meilleure qualité de vie possible. Les soins palliatifs sont organisés et dispensés grâce aux efforts de collaboration d'une équipe interdisciplinaire incluant le patient et ses proches. La plupart des aspects des soins palliatifs devraient également être offerts plus tôt au cours de la maladie, parallèlement aux traitements curatifs.

Les soins palliatifs :

- **soutiennent la vie et considèrent la mort comme un processus normal ;**
- **ne hâtent ni ne retardent la mort ;**
- **atténuent la douleur et les autres symptômes ;**
- **intègrent les aspects psychologiques et spirituels des soins ;**
- **offrent un système de soutien pour permettre aux patients de vivre aussi activement que possible jusqu'à la mort ;**
- **offrent un système de soutien pour permettre aux proches de composer avec la maladie du patient et la période de deuil.**

Source : Association québécoise de soins palliatifs : Réseau de soins palliatifs du Québec, (page consultée le 23 août 2004), [en ligne], <http ://www.aqsp.org/ index.htm>.

d'hygiène personnelle, soulagement de la douleur, atténuation des difficultés respiratoires, aide pour les déplacements ou les changements de position, alimentation, hydratation et élimination, mesures de compensation des anomalies sensorielles (voir aussi le tableau 32-6).

Le soulagement de la douleur s'avère indispensable parce qu'il permet à la personne de garder une certaine qualité de vie et de maintenir ses activités quotidiennes, par exemple manger, bouger et dormir. Plusieurs médicaments ont été utilisés au fil du temps pour atténuer les souffrances vécues pendant la phase terminale d'une affection : morphine, héroïne, méthadone, etc. C'est en général le médecin qui détermine la posologie. On doit cependant tenir compte de l'opinion de la personne, car celle-ci connaît mieux que tout autre individu sa propre tolérance à la douleur et l'évolution de son état interne. Les médecins prescrivent le plus souvent des fourchettes de doses pour les analgésiques ; l'infirmière doit ensuite déterminer la quantité exacte et la fréquence d'administration. Comme la circulation sanguine des personnes mourantes tend à ralentir, les analgésiques sont administrés par voie intraveineuse, sublinguale, rectale ou transdermique plutôt que sous-cutanée ou intramusculaire. Les personnes auxquelles on administre des opioïdes doivent également bénéficier d'un protocole de traitement de la constipation causée par ces substances.

On discute souvent de la faim et de la soif qu'éprouvent les personnes en phase terminale, et ces aspects sont sujets à controverse. Or, plusieurs études démontrent essentiellement que c'est plutôt les inconvénients liés à la déshydratation, tels que la bouche sèche et enflammée, qui causent plus de désagrément, la sensation de la faim diminuant passablement. Il semblerait que ne pas remédier à une prise insuffisante d'eau et de nourriture (alimentation par voie intraveineuse ou nasogastrique) n'augmente pas la souffrance de la personne mourante, mais que des soins palliatifs et de bons soins de bouche sont des interventions adéquates à ce stade de la vie de la personne (Comité de bioéthique de l'Institut universitaire de gériatrie de Montréal, 1998).

TABLEAU 32-6

Besoins physiologiques des personnes mourantes

Dimension de l'état de santé	Soins infirmiers
Dégagement des voies respiratoires	Position de Fowler (personnes conscientes). Aspiration trachéale (personnes conscientes). Position latérale (personnes inconscientes). Oxygénation par voie nasale (personnes en hypoxie).
Bains et hygiène	Bains et changement fréquent des draps (sudation excessive et diaphorèse). Soins de la bouche au besoin (sécheresse buccale). Application généreuse de crème ou de lait hydratant (peau sèche). Préparations cutanées hydrofuges (personnes incontinentes).
Mobilité	Aide à la personne pour se lever régulièrement de son lit, si elle en est capable. Si la personne est grabataire, changement régulier de position. Oreillers et couvertures ou serviettes roulées pour soutenir la personne, au besoin. Légère élévation des jambes en position assise. Mise en œuvre d'un programme de prévention des plaies de pression (plaies causées par la pression sur une saillie osseuse) et atténuation, au besoin, de la pression exercée sur les différentes parties du corps.
Alimentation	Administration d'un antiémétique pour stimuler l'appétit. Incitation à prendre des aliments liquides (selon le degré de tolérance).
Constipation	Fibres alimentaires (selon le degré de tolérance). Laxatif ou émollient fécal, au besoin.
Élimination urinaire	Soins de la peau (incontinence urinaire ou fécale). Bassin de lit, bassin urinal ou chaise d'aisances à proximité. Sonnette d'appel à portée de main (pour l'utilisation du bassin de lit ou de la chaise d'aisances). Compresses absorbantes (personnes incontinentes) ; changement des draps, au besoin. Mise en place d'une sonde vésicale, au besoin. Entretien de la chambre : propreté, élimination des odeurs (dans la mesure du possible).
Perceptions sensorielles	Éclairage de la chambre adapté aux souhaits de la personne. Langage clair, sans murmure (ouïe intacte). Malgré la diminution des sensations tactiles, la personne continue de percevoir la pression des mains et des doigts. Application du protocole de soulagement de la douleur, selon les recommandations.

Prodiguer un soutien spirituel

Les personnes qui font face à la mort (la leur ou celle d'un proche) ont très souvent besoin de soutien spirituel. Toutes les personnes n'adhèrent pas à une foi ou à des convictions religieuses bien précises, mais la plupart cherchent un sens à leur existence – surtout si elles sont atteintes d'une affection mortelle à brève échéance.

L'infirmière doit veiller à ce que les besoins spirituels de la personne soient comblés – soit par ses propres interventions, soit par le recours à des personnes-ressources. Pour ce faire, elle doit être consciente de ses propres attitudes par rapport au questionnement spirituel et mesurer avec exactitude sa capacité à procurer à la personne l'appui dont elle a besoin dans ce domaine. Elle ne doit en aucun cas imposer ses propres convictions ; elle doit plutôt agir conformément aux besoins et aux antécédents religieux ou spirituels de la personne. Les compétences de communication s'avèrent d'une importance cruciale pour amener la personne à exprimer ses besoins et pour établir avec elle une relation de confiance et de soutien.

L'infirmière pourra notamment aider la personne dans les domaines suivants : expression de ses sentiments ; prières, méditation, lectures ; discussion avec des représentants du clergé ou des conseillers spirituels. Elle doit établir une relation interdisciplinaire efficace avec les spécialistes du soutien spirituel. Pour en savoir davantage sur le volet spirituel des soins, voir le chapitre 30.

Soutenir la famille

Pour soutenir les proches d'une personne mourante, l'infirmière doit en particulier instaurer une bonne communication thérapeutique qui leur permettra d'exprimer leurs sentiments. Quand la mort s'avère inéluctable, l'infirmière peut au moins assurer à la personne et à sa famille une présence réconfortante. Elle doit aussi les informer, leur expliquer ce qui se passe et ce qui va se passer. Soumis au stress intense de la perte et du chagrin, les membres de la famille n'assimilent pas toujours du premier coup l'information qui leur est fournie. Il convient donc de la leur répéter assez fréquemment. L'infirmière doit faire preuve à cet égard de beaucoup de calme et de patience.

L'équipe soignante devrait inciter les membres de la famille à prendre part aux soins corporels de la personne mourante – dans la mesure où ils le souhaitent et le peuvent. L'infirmière pourra notamment leur proposer de l'aider à donner le bain à la personne, de lui parler, de lui faire la lecture ou, simplement, de lui tenir la main. Elle ne peut cependant exiger de façon précise aucune intervention. Les proches qui sont incapables de rester en présence de la personne mourante ont également besoin du soutien de l'infirmière et des autres membres de la famille. S'ils veulent rester à proximité de la personne, on devrait leur proposer une aire d'attente adéquate.

Après la mort de la personne, l'équipe soignante incitera la famille à voir le corps. Les recherches prouvent en effet que ce dernier contact facilite le deuil. Les proches peuvent demander la permission de prendre une mèche de cheveux du défunt à titre de souvenir. S'ils le souhaitent, les enfants devraient également prendre part à ces adieux et aux autres activités entourant la mort.

! ALERTE CLINIQUE *La personne et son entourage peuvent employer des expressions très diverses pour évoquer la mort. Certaines sont sérieuses : trépasser, disparaître, décéder, rendre le dernier soupir, s'éteindre. D'autres sont parfois plutôt humoristiques : passer l'arme à gauche, manger les pissenlits par la racine, avoir les deux pieds dans la tombe, partir les pieds devant.* ■

Soins après la mort

La **rigidité cadavérique** (ou ***rigor mortis***) est le raidissement du corps, qui survient de deux à quatre heures environ après le décès. Elle est causée par un arrêt de la synthèse de l'adénosine triphosphate (ATP), ce qui entraîne la contraction des muscles. La rigidité cadavérique touche d'abord les muscles involontaires (cœur, vessie, etc.), puis la tête, le cou et le tronc et, en dernier lieu, les membres.

En général, la famille souhaite voir le corps. L'infirmière doit s'efforcer de donner au défunt une allure naturelle et détendue. Pour ce faire, elle placera la dépouille dans une position de repos, remettra en place ses prothèses dentaires s'il y a lieu et lui fermera les yeux et la bouche avant que le processus de raidissement ne commence. Généralement, la rigidité cadavérique diminue graduellement au cours des 24 heures qui suivent la mort et peut durer jusqu'à 96 heures.

Le **refroidissement cadavérique** (ou ***algor mortis***) est la baisse graduelle de la température du corps après la mort. À partir du moment où la circulation sanguine s'arrête et que l'hypothalamus cesse de fonctionner, la température corporelle baisse d'environ 1 °C par heure, jusqu'à atteindre la température ambiante. En même temps que le corps refroidit, la peau perd son élasticité et peut se rompre très facilement quand l'équipe soignante retire les bandages, les pansements et les bandes adhésives.

Une fois que la circulation sanguine est arrêtée, les globules rouges se brisent et libèrent l'hémoglobine, ce qui provoque une décoloration des tissus environnants. Cette **lividité cadavérique** (ou ***livor mortis***) se produit dans les zones déclives du corps.

Après la mort, les tissus se ramollissent et finissent par se liquéfier sous l'effet de la fermentation bactérienne. Plus la température ambiante est élevée, plus cette décomposition est rapide. Les cadavres sont généralement entreposés dans des lieux frais ou froids afin de retarder ce processus. L'embaumement est une mesure de prévention de la décomposition qui consiste à injecter des produits chimiques dans la dépouille pour détruire les bactéries en cause.

C'est souvent le personnel infirmier de l'établissement qui doit prodiguer à la dépouille les soins après la mort. On doit procéder à ces soins dans la plus stricte observation des politiques de l'établissement de santé. Comme les soins à donner aux cadavres sont en partie déterminés par les traditions religieuses, l'infirmière doit s'informer sur les convictions de la personne et les respecter le plus possible. Si l'entourage familial ou amical souhaite voir le corps, l'infirmière doit s'assurer que les lieux sont propres et paisibles, et veiller à ce que le défunt ait l'air naturel et détendu. Tous les équipements, les draps souillés et les fournitures médicales doivent être retirés de la chambre avant l'arrivée de la famille. On retire tous les tubes et toutes les sondes qui ne sont pas indispensables en vue d'un don d'organes : dans ce cas, on laisse les appareils de soutien en place afin de préserver la qualité des tissus ou des organes. Il est alors primordial pour l'infirmière de renseigner les proches au sujet du décès neurologique afin de leur éviter de croire que la personne est toujours en vie.

En général, la dépouille doit être couchée sur le dos, les bras le long du corps, les paumes vers le sol ou sur l'abdomen. On place un oreiller sous la tête et les épaules afin d'éviter l'accumulation de sang dans ces régions et la décoloration du visage. Les paupières doivent être tenues fermées pendant quelques secondes pour rester closes. Les prothèses dentaires sont généralement remises en place afin de donner une allure plus naturelle au visage. On doit ensuite refermer la bouche.

Il faut aussi nettoyer les parties souillées du corps. Il n'est cependant pas nécessaire de laver entièrement la dépouille. L'**entrepreneur de pompes funèbres** (ou **directeur de funérailles**) est un spécialiste chargé notamment de la toilette mortuaire. Des compresses absorbantes doivent toutefois être placées sous le défunt pour recueillir l'urine et les selles expulsées par le relâchement des sphincters. On doit revêtir la dépouille d'une chemise d'hôpital propre et lui brosser les cheveux. On lui retirera tous ses bijoux. Le drap du dessus doit être bien tendu et tiré de manière à couvrir la personne jusqu'aux épaules. On tamisera l'éclairage de la chambre et on y disposera des chaises pour accueillir la famille.

Une fois que les proches ont vu la dépouille, l'équipe doit non seulement laisser en place le bracelet, mais aussi placer une étiquette d'identification à un poignet et une autre au gros orteil du pied droit. Le corps est ensuite enveloppé dans un **linceul**, une grande pièce de plastique ou de coton dans laquelle on enroule le défunt. Une troisième étiquette d'identification est apposée sur la face extérieure du linceul. Le corps est ensuite emporté à la morgue, sauf si la famille a déjà demandé à un entrepreneur de pompes funèbres de le prendre en charge. L'infirmière doit manipuler le corps des personnes décédées avec respect et étiqueter les dépouilles d'une manière exacte. Toute brusquerie à l'égard du corps peut susciter de la détresse émotionnelle dans l'entourage. Toute erreur commise dans la rédaction des étiquettes peut causer des problèmes d'ordre légal, notamment si la dépouille est mal identifiée ou que les consignes de préparation pour les obsèques et l'enterrement ne sont pas respectées.

Évaluation

Pour mesurer le degré de concrétisation des objectifs relatifs à la personne, l'infirmière doit évaluer les résultats obtenus par rapport aux résultats escomptés établis à l'étape de la planification. Les activités ci-dessous peuvent s'inscrire dans cette stratégie d'évaluation.

- Écouter la personne pour déterminer ce qu'elle pense de la maîtrise qu'elle exerce sur les activités entourant l'imminence de sa mort, par exemple le soulagement de la douleur, la détermination des heures de visite, l'établissement des plans de traitements, etc.
- Observer les relations de la personne avec ses proches.
- Écouter la personne exprimer ses sentiments éventuels de désespoir et d'impuissance.

L'encadré *Diagnostics infirmiers, résultats de soins infirmiers et interventions – Personnes mourantes* fournit des exemples de résultats escomptés. L'encadré *Les âges de la vie – Personnes âgées* résume les besoins propres aux personnes âgées et à leur famille dans les jours ou les semaines précédant la mort.

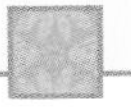

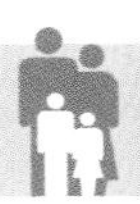

LES ÂGES DE LA VIE

Personnes âgées

La personne âgée mourante éprouve généralement le besoin de constater que sa vie a eu un sens. Pour l'y aider, sa famille et ses amis pourront, par exemple, l'inviter à raconter des anecdotes et des moments clés de son existence et enregistrer le tout sur cassette audio ou vidéo. Cette technique rassure la personne quant à la valeur et à l'intérêt de la vie qu'elle a menée et lui garantit que son entourage bénéficiera de l'expérience qu'elle a accumulée. Il est en général préférable de réaliser ces enregistrements en présence des enfants et des petits-enfants afin de faciliter la communication et d'apporter appui et réconfort à toutes les personnes présentes.

L'entourage a également besoin d'un soutien continu et d'une information constamment mise à jour sur l'état de santé de la personne mourante. Les interventions ci-dessous peuvent être envisagées pour aider les proches à mieux vivre ces moments difficiles :

- Si la personne a du mal à avaler, montrez-leur les moyens les plus indiqués pour la nourrir.
- Montrez-leur comment modifier la position de la personne et comment la déplacer en toute sécurité.
- Si la personne a du mal à s'exprimer verbalement ou à comprendre quand on lui parle, enseignez-leur comment utiliser d'autres techniques de communication.
- Indiquez-leur des méthodes non pharmacologiques de soulagement de la douleur.
- Expliquez-leur différentes mesures de réconfort (par exemple, les soins de la bouche, les changements de position fréquents).

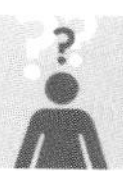

EXERCICES D'INTÉGRATION

Mme Govinda, âgée de 75 ans, a été admise à l'hôpital à la suite de plusieurs épisodes de pneumonie. Malgré l'administration massive d'antibiotiques, son état de santé s'est rapidement détérioré et Mme Govinda est morte soudainement une semaine après son hospitalisation. Son fils aîné vit dans la région. Il s'est souvent occupé de sa mère, il a pris les dispositions nécessaires pour les funérailles et s'est rendu au chevet de la défunte en compagnie de proches.
La disparition de sa mère a creusé un grand vide dans sa vie, et l'équipe soignante l'a vu pleurer à quelques reprises.
Il a cependant réussi à reprendre ses activités professionnelles dans la semaine suivant la mort. Le benjamin a eu beaucoup de mal à assister aux funérailles. Depuis la mort de sa mère, il éprouve des difficultés à dormir, à manger et à se concentrer. Il n'arrive pas à croire que sa mère est morte. Le deuxième fils n'a pas pleuré aux obsèques et n'a pas dit grand-chose à ses frères ni au reste de l'entourage familial. Vivant assez loin des deux autres, il est reparti chez lui et n'a pas établi beaucoup de contacts depuis la mort de sa mère. Il a repris le travail, mais il se sent très fatigué et manifeste des signes d'apathie.

1. D'après ces renseignements, à quel stade du deuil se trouve, selon vous, chacun des fils de Mme Govinda ?
2. Quels sont les facteurs qui ont pu déterminer les réactions des trois fils au décès de leur mère ?
3. Quels sont les signes, autres que physiques, qui auraient pu indiquer que la mort de Mme Govinda était imminente, même si elle est survenue de manière inattendue ?
4. Quel est le principal facteur à prendre en considération quand on doit décider d'administrer ou non des analgésiques à une personne mourante ?
5. Décrivez différents éléments qui peuvent influer sur les soins que l'infirmière prodigue à Mme Govinda et sur la relation qu'elle entretient avec elle.

Voir l'appendice A : Exercices d'intégration – Pistes de réflexion.

SCHÉMA

Deuil et chagrin

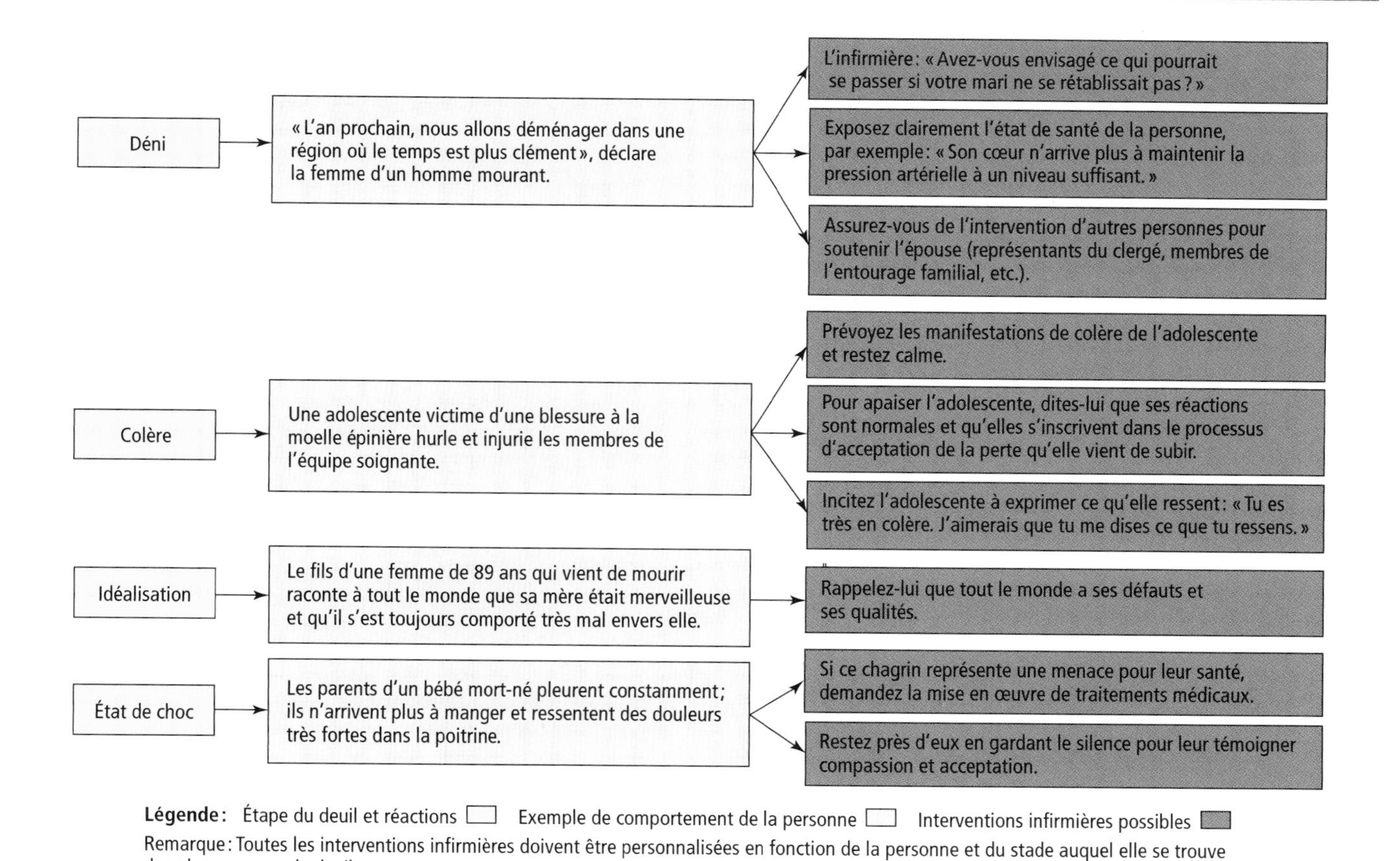

Légende : Étape du deuil et réactions ☐ Exemple de comportement de la personne ☐ Interventions infirmières possibles ■
Remarque : Toutes les interventions infirmières doivent être personnalisées en fonction de la personne et du stade auquel elle se trouve dans le processus de deuil.

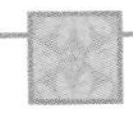

RÉVISION DU CHAPITRE

Concepts clés

- L'infirmière doit aider les personnes qu'elle soigne à affronter différentes sortes de pertes, par exemple : détérioration de l'image corporelle, disparition d'un être cher, dégradation de la qualité de vie, perte d'emploi.
- La perte, notamment la disparition d'un être cher ou la perte d'une partie du corps particulièrement valorisée, peut être d'une part circonstancielle ou développementale, et d'autre part réelle ou perçue ; elle peut être anticipée dans les deux cas.
- Le chagrin (en particulier le deuil) est une réaction émotionnelle subjective normale par rapport à une perte. Il est indispensable au maintien d'une bonne santé mentale et physique. Le chagrin permet à la personne endeuillée d'assimiler graduellement la perte subie et de l'intégrer à sa réalité.
- Pour bien comprendre les réactions et les besoins des personnes, l'infirmière doit connaître les différentes étapes du deuil et du chagrin ainsi que les facteurs qui déterminent les réactions aux pertes.
- La manière dont la personne réagit à la perte dépend en grande partie du stade de développement auquel elle se trouve, de ses ressources personnelles et de son réseau de soutien social.
- Les soins aux personnes mourantes ou endeuillées constituent l'une des responsabilités les plus complexes et les plus difficiles qui incombent à l'infirmière.
- L'attitude de l'infirmière envers la mort elle-même ou envers son imminence détermine en partie sa capacité de procurer des soins adéquats à la personne touchée et à son entourage.
- Dans tous les cas de perte, mais surtout quand il s'agit de la mort, l'infirmière doit considérer que l'ensemble de la famille de la personne a besoin de soins ciblés.
- L'infirmière doit avoir une idée très claire des responsabilités qui lui incombent par rapport aux aspects juridiques du décès des personnes : directives préalables, autopsie, déclaration de décès, ordonnance de ne pas réanimer, euthanasie (suicide assisté), enquête médicolégale, don d'organes, etc.
- Pour partir dans la paix et la dignité, la personne mourante a besoin d'une communication franche, d'un soutien physique ainsi que d'un appui affectif et spirituel. Il est important par ailleurs qu'elle garde une certaine emprise sur les événements qui précéderont sa mort.

Questions de révision

32-1. Parmi les types de chagrins suivants, lequel ne peut pas être considéré comme normal ou sain ?
a) Le chagrin abrégé.
b) Le chagrin anticipé.
c) Le chagrin dissimulé.
d) Le chagrin dysfonctionnel.

32-2. La famille d'une personne mourante vous explique que, dans sa culture, le défunt ne doit jamais être laissé seul jusqu'à l'enterrement. Or, le règlement de votre établissement stipule qu'après 18 h, si les établissements funéraires sont fermés, les dépouilles doivent être entreposées à la morgue jusqu'au lendemain. Comment l'infirmière doit-elle aborder cette situation ?
a) Elle explique avec tact la politique de l'établissement à la famille, puis elle l'applique.
b) Elle demande à la responsable des services infirmiers si une exception à la règle est possible.
c) Elle appelle le médecin de la personne pour lui demander conseil.
d) Elle fait transporter la dépouille dans une chambre vide et demande à un préposé de la veiller.

32-3. Une personne hospitalisée vient de mourir. Ses fils ont été prévenus et ont indiqué qu'ils arrivaient tout de suite. Le changement d'équipe s'effectue cependant avant leur arrivée. L'infirmière qui prend la relève n'a jamais rencontré la personne ni sa famille. Quelle serait la meilleure façon d'accueillir les proches à leur arrivée ?
a) « Je compatis de tout cœur à votre souffrance. »
b) « Je vais vous faire voir le corps. »
c) « Je ne connaissais pas votre père, mais je suis sûre que c'était une personne formidable. »
d) « Combien de temps voulez-vous rester avec votre père ? »

32-4. Lequel des énoncés suivants s'applique à une personne qui a établi une ordonnance de ne pas réanimer ?
a) La personne ne peut plus prendre aucune décision concernant ses propres soins de santé.
b) La personne et sa famille s'attendent à ce qu'elle meure dans les 48 heures.
c) L'infirmière continue de prodiguer à la personne les soins d'atténuation des symptômes et de soulagement de la douleur.
d) L'ordonnance de ne pas réanimer qui était en vigueur au moment d'une hospitalisation antérieure reste valide pour cette hospitalisation et pour les suivantes.

32-5. À quel âge commence-t-on à prendre conscience qu'on va mourir un jour ?
a) Avant l'âge de 5 ans.
b) Entre 5 et 9 ans.
c) Entre 9 et 12 ans.
d) Entre 12 et 18 ans.

Voir l'appendice B : Réponses aux questions de révision.

BIBLIOGRAPHIE

En anglais

Barbus, A. J. (1975). *The dying person's bill of rights.* Created at the workshop *The terminally ill patient and the helping person,* Lansing, MI, South Western Michigan Inservice Education Council.

Bonura, D., Fender, M., Roesler, M., & Pacquiao, D. F. (2001). Culturally congruent end-of-life care for Jewish patients and their families. *Journal of Transcultural Nursing, 12,* 211–220.

Cox, R., & Parkman, C. A. (2002). The end-of-life movement. *Continuing Care, 21*(2), 20–23, 30.

Davis, C., Wortman, C. B., Lehman, D. R., & Silver, R. C. (2000). Searching for meaning in loss : Are clinical assumptions correct ? *Death Studies, 24,* 497–540.

Engel, G. L. (1964). Grief and grieving. *American Journal of Nursing, 64,* 93–98.

Farella, C. (2001). Assisted suicide : What role for nurses ? *Nursing Spectrum, 2*(6), 12–13.

Ferrell, B. R., & Coyle, N. (Eds.). (2001). *Textbook of palliative care nursing.* Oxford : Oxford University Press.

Ferrell, B. R., & Coyle, N. (2002). An overview of palliative care nursing. *American Journal of Nursing, 102*(5), 26–32.

Fontana, J. S. (2002). Rational suicide in the terminally ill. *Journal of Nursing Scholarship, 34,* 147–151.

Freeborne, N., Lynn, J., & Desbiens, N. A. (2000). Insights about dying from the SUPPORT Project : The Study to Understand Prognoses and Preferences for Outcomes and Risks of Treatment. *Journal of the American Geriatric Society, 48,* S199–S205.

Furman, J. (2002). What you should know about chronic grief : Learn to deal with your own lingering emotions when a patient dies. *Nursing, 32*(2), 56.

Haynor, P. M. (1998). Meeting the challenge of advance directives. *American Journal of Nursing, 98*(3), 26–33.

Hellwig, K. (2000). A family lesson in dying. *RN, 63*(12), 32–33.

Johnson, M., Maas, M., & Moorhead, S. (Eds.). (2000). *Nursing outcomes classification (NOC)* (2nd ed.). St. Louis, MO : Mosby.

Kirk, K. (1998). How Oregon's Death with Dignity Act affects practice. *American Journal of Nursing, 98*(8), 54–55.

Kübler-Ross, E. (1969). *On death and dying.* New York : Macmillan.

Kübler-Ross, E. (1974). *Questions and answers on death and dying.* New York : Macmillan.

Kübler-Ross, E. (1975). *Death : The final stage of growth.* Englewood Cliffs, NJ : Prentice Hall.

Kübler-Ross, E. (1978). *To live until we say good-bye.* Englewood Cliffs, NJ : Prentice Hall.

Lockhart, L. K., Ditto, P. H., Danks, P. H., Coppola, C. M., & Smucker, W. D. (2001). The stability of older adults' judgments of fates better and worse than death. *Death Studies, 25,* 299–317.

Martocchio, B. C. (1985). Grief and bereavement : Healing through hurt. *Nursing Clinics of North America, 20,* 327–341.

Matzo, M., & Sherman, D. W. (Eds.). (2001). *Palliative care nursing : Quality care to the end of life.* New York : Springer.

McCloskey, J. C., & Bulechek, G. M. (Eds.). (2000). *Nursing interventions classification (NIC)* (3rd ed.). St. Louis, MO : Mosby.

Melvin, C. S., & Heater, B. S. (2001). Organ donation : Moral imperative or outrage ? *Nursing Forum, 36*(4), 5–14.

NANDA International. (2003). NANDA *nursing diagnoses : Definitions and classification 2003-2004.* Philadelphia : Author.

Norton, S. A., & Bowers, B. J. (2001). Working toward consensus : Providers' strategies to shift patients from curative to palliative treatment choices. *Research in Nursing and Health, 24,* 258–269.

Paice, J. A. (2002). Managing psychological conditions in palliative care. *American Journal of Nursing, 102*(11), 36–42.

Panke, J. T. (2002). Difficulties in managing pain at the end of life. *American Journal of Nursing, 102*(7), 26–33.

Poor, B., & Poirrier, G. P. (2001). *End of life nursing care.* Boston : Jones & Bartlett and the National League for Nursing.

Rando, T. A. (1984). *Grief, dying, and death.* Champaign, IL : Research Press.

Rando, T. A. (1986). *Loss and anticipatory grief.* Lexington, MA : Lexington.

Rando, T. A. (1991). *How to go on living when someone you love dies.* New York : Bantam.

Rando, T. A. (1993). *Treatment of complicated mourning.* Champaign, IL : Research Press.

Rando, T. A. (2000). *Clinical dimensions of anticipatory mourning : Theory and practice in working with the dying, their loved ones, and their caregivers.* Champaign, IL : Research Press.

Sanders, C. M. (1998). *Grief : The mourning after : Dealing with adult bereavement* (2nd ed.). New York : John Wiley & Sons.

Shahar, D. R., Schultz, R., Shahar, A., & Wing, R. R. (2001). The effect of widowhood on weight change, dietary intake, and eating behavior in the elderly population. *Journal of Aging and Health, 13,* 186–199.

Stedman, T. L. (2000). *Stedman's medical dictionary* (27th ed.). Philadelphia : Lippincott Williams & Wilkins.

Steinhauser, K. E., Christakis, N. A., Clipp, E. C., McNeilly, M., Grambow, S., Parker, J., et al. (2001). Preparing for the end of life : Preferences of patients, families, physicians, and other care providers. *Journal of Pain and Symptom Management, 22,* 727–737.

Stroebe, M., & Schut, H. (1999). The dual process model of coping with bereavement : Rationale and description. *Death Studies, 23,* 197–224.

Sulmasy, D. (2001). Addressing the religious and spiritual needs of dying patients. *Western Journal of Medicine, 175,* 251–254.

Tilden, V. P. (2000). Advance directives : Meaningful existence and appropriate care at the end of life. *American Journal of Nursing, 100*(12), 49, 51.

Tuten, M. (2001). A death with dignity in Oregon. *Oncology Nursing Forum, 28,* 58–65.

Valente, S. M. (2001). End-of-life issues. *Geriatric Nursing, 22,* 294–298.

van Baarsen, B. (2002). Theories on coping with loss : The impact of social support and self-esteem on adjustment to emotional and social loneliness following a partner's death in later life. *Journal of Gerontology, 57B,* S33–S42.

Zilberfein, F. (1999). Coping with death : Anticipatory grief and bereavement. *Generations, 23*(1), 69–74.

En français

Association canadienne de soins palliatifs. *Charte des droits des patients,* (page consultée le 24 août 2004), [en ligne], <http ://www.living-lessons.org/francais/e.cando/e6.patient.rights_fr.html>.

Association canadienne de soins palliatifs. *Droits des membres de la famille,* (page consultée le 24 août 2004), [en ligne], <http ://www.living-lessons.org/francais/e.cando/e7.family.rights_fr.html>.

Association canadienne de soins palliatifs. *La stratégie canadienne sur les soins palliatifs et les soins de fin de vie,* (page consultée le 24 août 2004), [en ligne], <http ://www.acsp.net/politique_publique/strategie_canadienne.htm>.

Association des infirmières et infirmiers du Canada. (1994). *Énoncé de politique : prise de position conjointe sur les directives préalables,* (page consultée le 24 août 2004), [en ligne], <http ://www.cna-nurses.ca/pages/policies/Directives%20prealables_septembre%201994.pdf>.

Association des infirmières et infirmiers du Canada. (1998). *Pour les infirmières autorisées canadiennes. Déontologie pratique. Directives préalables : le rôle de l'infirmière,* (page consultée le 19 août 2004), [en ligne], <http : //www.cna-nurses.ca/pages/ethics/ethics% 20in%20practice/Directives%20prealables_mai%201998.pdf>.

Beaudoin, L. I. (2002). Le Barreau du Québec expose ses positions au Comité sénatorial spécial. Euthanasie et aide au suicide, *Le journal du Barreau,* (page consultée le 24 août 2004), [en ligne], <http ://www.barreau.qc.ca/journal/vol33/no2/une.html>.

Béland, G. et Bergeron, R. (2002). Les niveaux de soins et les ordonnances de ne pas réanimer, *Le médecin du Québec, 37*(4), 105-111.

Belleau, D. et Paré, R. (2001). Respecter les volontés de fin de vie ; oui, mais comment ?, *L'infirmière du Québec, 8*(5), 42-43.

Blondeau, D. (dir.). (1986). *De l'éthique à la bioéthique : repères en soins infirmiers,* Chicoutimi : Gaëtan Morin.

Boisvert, C. (1998). L'accompagnement des mourants : l'expérience familiale, *L'infirmière du Québec, 5*(5), 23-25.

Carpenito, L. J. (2003). *Manuel de diagnostics infirmiers,* traduction de la 9e édition, Saint-Laurent : Éditions du Renouveau Pédagogique.

Cloutier, F., Moreau, D., Tremblay, N. et Bouchard, D. (1999). Le testament de vie et le mandat en cas d'inaptitude : des moyens de faire connaître ses volontés de fin de vie, *L'infirmière du Québec, 7*(1), 18-22.

Code civil du Québec. (1991, dernière modification le 1er juillet 2004). Institut canadien d'information juridique, (page consultée le 18 octobre 2004), [en ligne], <http ://www.canlii.org/qc/legis/loi/ccq/20040901/partie1.html>.

Comité de bioéthique de l'Institut universitaire de gériatrie de Montréal. (1998). Réflexion éthique sur les problèmes d'alimentation en milieu d'hébergement et de soins de longue durée, dans La faim et la soif chez les mourants : quelques aspects cliniques, *L'infirmière du Québec, 9*(2), 61-62, 2001.

Comité spécial du Sénat sur l'euthanasie et l'aide au suicide. (1995). *De la vie à la mort. Rapport final*, (page consultée le 24 août 2004), [en ligne], <http ://www.parl.gc.ca/english /senate/ com-f/euth-f/rep-f/lad-tc-f.htm>.

Curateur public du Québec. (2002). Les personnes représentées peuvent-elles faire leur testament ?, *Le point d'information, 1*(11), (page consultée le 24 août 2004), [en ligne], <http ://www.curateur.gouv.qc.ca/cura/pdf/LePointInfo-vol1-no11.pdf>.

Éducaloi. *Le testament de vie*, (page consultée le 24 août 2004), [en ligne], <http ://www.educaloi.qc.ca/LVD_Loi/F01A_Capsules/index.php3 ?no=213>.

Hacala, J.-D. et Gélinas, M. *Le testament biologique (directives de fin de vie)*, Réseau juridique du Québec, (page consultée le 24 août 2004), [en ligne], <http ://www.avocat.qc.ca/public/iitestamentbiologique.htm>.

Johnson, M., et Maas, M. (1999). *Classification des résultats de soins infirmiers CRSI/NOC*, Paris : Masson.

Lamy, O. (2004). Don d'organes, don de vie, *Perspective infirmière, 1*(3), 37-42.

McCloskey, J. C. et Bulechek, G. M. (2000). *Classification des interventions de soins infirmiers CISI/NIC*, 2e éd., Paris : Masson.

NANDA International. (2004). *Diagnostics infirmiers : Définitions et classification 2003-2004*, Paris : Masson.

Québec-Transplant. (2005). *Notre mission*, (page consultée le 2 février 2005), [en ligne], <http ://www.quebec-transplant.qc.ca/>.

Tortora, G. J., et Grabowski, S. R. (2001). *Principes d'anatomie et de physiologie*, Saint-Laurent : Éditions du Renouveau Pédagogique.

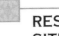

RESSOURCES ET SITES WEB

Association canadienne de soins palliatifs. <http ://www.acsp.net/debut.htm>.

Association québécoise de soins palliatifs. <http ://www.aqsp.org/>.

Québec-Transplant. <http ://www.quebec-transplant.qc.ca/index.html>.

EXERCICES D'INTÉGRATION – PISTES DE RÉFLEXION

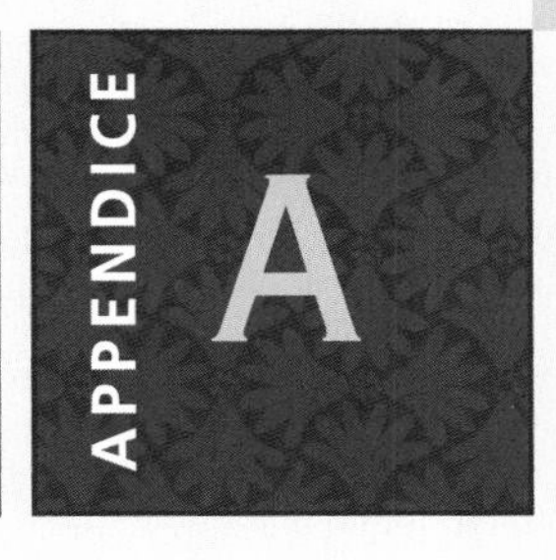

Chapitre 1 Les soins infirmiers d'hier à aujourd'hui

1. L'adoption par l'Assemblée législative du Québec de la *Loi modifiant le Code des professions et d'autres dispositions législatives dans le domaine de la santé* (L.Q. 2002, c. 33).
2. Le champ d'exercice de la profession a été actualisé, 14 activités professionnelles (L.R.Q., c. I-8, art. 36) ont été réservées aux infirmières et une disposition sur l'exercice par des infirmières habilitées de cinq activités réservées aux médecins (art. 36.1) a été ajoutée au texte de la loi (voir le chapitre 4).
3. Les *Perspectives de l'exercice de la profession d'infirmière* (OIIQ, 2004b).
4. Les personnes qui quittent les services de soins aigus pour retourner dans la communauté ont encore besoin de soins. Par ailleurs, la population est de plus en plus consciente des coûts des soins de santé.

Chapitre 2 Formation et recherche infirmières au Québec et dans le reste du Canada

1. a) Il est important de recueillir l'information suivante afin d'être en mesure de répondre adéquatement à Marie.
   - Quelles connaissances a-t-elle des soins infirmiers ? Connaît-elle une infirmière qui travaille actuellement dans le réseau de la santé ? Ses représentations mentales de l'infirmière et des soins infirmiers sont-elles basées sur les stéréotypes véhiculés par les médias ? Connaît-elle les différentes voies de formation pour devenir infirmière ?
   - A-t-elle été hospitalisée dernièrement ou a-t-elle eu à recevoir des soins à l'urgence ? Si oui, comment ces expériences influent-elles sur son choix de carrière ?
   - Quel est son niveau de formation scolaire ? A-t-elle suivi d'autres formations ?
   - Quels sont ses objectifs professionnels et combien de temps prévoit-elle investir dans sa formation ?
   - Quelle est sa situation financière ?
   - Y a-t-il un cégep à proximité de chez elle ? Une université ? Sinon, a-t-elle les moyens de se déplacer ?

   Les réponses à ces questions vont vous permettre d'obtenir des informations pertinentes qui vous guideront dans les réponses à donner.

   b) • Acquérir les habiletés à communiquer, les habiletés interpersonnelles et les habiletés psychomotrices.
   - Parfaire ses compétences en leadership et sa capacité à travailler en équipe.
   - Parfaire ses connaissances en sciences infirmières, en biologie, en sciences humaines et en sciences sociales.

   c) Réponse personnelle.

2. a) • Faire preuve d'esprit d'analyse dans les situations caractéristiques de la pratique.
   - Consulter des résultats de recherche susceptibles d'exercer une influence positive sur les soins infirmiers.
   - Aider les chercheuses à recueillir des données.
   - Discuter avec ses pairs des connaissances acquises par l'appréciation critique de travaux de recherche pertinents à sa pratique.

   b) • Un comité d'éthique a-t-il donné son approbation au projet ?
   - Comment l'étude bénéficiera-t-elle aux personnes ?
   - Qu'attend-on des participants à l'étude ?
   - En tant qu'étudiant en soins infirmiers, comment puis-je contribuer à cette étude ?

   c) • Jean doit lire l'information que les chercheuses vont remettre aux participants à l'étude.
   - Jean doit s'assurer que les chercheuses répondent aux questions des participants.
   - Jean doit indiquer aux participants comment entrer en communication avec les chercheuses ou comment se retirer de l'étude s'ils le souhaitent.

Chapitre 3 Pensée philosophique et soins infirmiers

1. Nous nous tournons vers la pensée philosophique chaque fois que nous vérifions le bien-fondé d'une observation dans notre pratique et que nous essayons de déterminer la meilleure façon d'agir dans une situation. La pensée philosophique nous incite à examiner les postulats et les croyances qui orientent notre pensée et qui ont une influence sur nos paroles et sur nos faits et gestes. La pensée philosophique nous aide à comprendre comment utiliser les concepts et comment leur donner un sens ; elle nous aide à évaluer les arguments que nous avançons pour défendre ou pour critiquer certaines façons de penser.
2. Les quatre concepts sont les suivants :
   - La *personne*, c'est-à-dire celle qui reçoit les soins infirmiers (il peut s'agir d'une seule personne, d'une famille, d'un groupe ou d'une communauté).
   - L'*environnement*, c'est-à-dire les conditions internes et externes qui influent sur la personne. L'environnement sous-entend aussi l'entourage, comme la famille, les amis et les proches.

- La *santé*, c'est-à-dire le degré de bien-être et de prédisposition à la santé de la personne.
- Les *soins infirmiers*, c'est-à-dire les attributs, les caractéristiques et les actions de l'infirmière qui prodigue des soins à la personne, en collaboration avec cette dernière.

Chapitre 4 Cadre juridique de la profession infirmière

1. Pour s'assurer que Mme Jiminez donne un consentement éclairé à l'intervention médicale, l'infirmière a les responsabilités suivantes:
   - Elle doit savoir en quoi consiste l'intervention.
   - Elle doit vérifier que Mme Jiminez est au courant des objectifs de l'intervention.
   - Idéalement, elle devrait assister à la conversation entre le médecin et Mme Jiminez. Elle doit garder à l'esprit que le consentement éclairé à une intervention médicale relève de la responsabilité du médecin; si le consentement ne lui semble pas éclairé, elle doit en aviser le médecin.
2. Avant de donner un consentement éclairé à une intervention médicale, la personne doit être pleinement informée par le médecin, y compris en ce qui concerne les risques encourus et les bienfaits escomptés. Le formulaire de consentement éclairé est une preuve que ce consentement a bel et bien été obtenu par le médecin. Dans le cas présent, le médecin n'a rien expliqué à Mme Jiminez et l'infirmière incite cette dernière à signer quand même le formulaire sans informer le médecin de la situation.
3. L'infirmière n'a pas un comportement approprié:
   - Elle incite Mme Jiminez à signer le formulaire sans lui donner les informations nécessaires pour le faire.
   - Elle explique les bienfaits de l'intervention à Mme Jiminez, mais elle ne lui parle pas des risques potentiels, sans compter qu'elle n'a peut-être pas toutes les connaissances médicales nécessaires pour le faire puisqu'il s'agit d'une intervention médicale et non infirmière.
   - Elle ne tient pas compte des inquiétudes exprimées par Mme Jiminez.
   - Elle n'explique pas à Mme Jiminez le déroulement de l'intervention et ne lui parle pas de son état postopératoire.
   - Elle ne demande pas au médecin si Mme Jiminez a été informée des risques potentiels de l'intervention.
4. L'infirmière doit tenir compte des facteurs suivants: barrières linguistiques, âge (par exemple, personne mineure ou adulte), capacité de décision, état de conscience (par exemple, désorientation ou sédation) et niveau de conscience.
5. Une voie de fait est une atteinte à l'intégrité de la personne. Or, l'accomplissement d'une intervention effractive sur une personne sans son consentement éclairé constitue une telle atteinte, peu importe que le formulaire de consentement ait été signé ou non. La signature d'une personne sur le formulair ne signifie pas obligatoirement que la personne a été informée adéquatement.

Chapitre 5 Valeurs, morale et éthique

1. Les valeurs personnelles sont souvent fondées sur des croyances et des attitudes, que celles-ci soient familiales, culturelles, religieuses ou autres. L'infirmière ne doit jamais présumer des valeurs personnelles de la personne. Elle doit plutôt s'en enquérir afin de les confirmer en discutant ouvertement avec la personne dans un climat de soutien.
2. Les valeurs et les décisions de la personne sont influencées par toutes sortes de facteurs: le soutien de sa famille, son expérience des soins de santé, l'importance qu'elle donne à la maladie (et à son pied), ses buts personnels. Le chirurgien possède des informations sur l'état de santé général de la personne, sur ses possibles antécédents chirurgicaux ainsi que sur les valeurs et les croyances personnelles de la personne en ce qui a trait aux conséquences d'une amputation. L'infirmière doit effectuer l'anamnèse si ce n'est déjà fait, puis l'analyser pour dégager les facteurs susceptibles d'influer sur les valeurs et les décisions de la personne. Elle doit aussi examiner les antécédents médicaux et les résultats de l'examen physique, puis recueillir les données manquantes auprès de la personne ou du chirurgien.
3. La responsabilité de l'infirmière consiste à s'assurer que la personne dispose de toutes les informations nécessaires pour prendre une décision éclairée. Ainsi, les informations que l'infirmière doit transmettre à la personne ne se limitent pas à sa santé physique; elles incluent tout ce qui peut aider la personne à prendre sa décision, par exemple ce que prévoit la police d'assurance pour les soins en phase aiguë ainsi que pour la réadaptation. Les croyances personnelles de l'infirmière quant à ce que la personne devrait faire ou ce que le chirurgien devrait recommander ne doivent pas l'empêcher d'assumer cette responsabilité.
4. Il est parfois difficile pour l'infirmière de trouver un terrain d'entente, car elle veut à la fois défendre les droits de la personne et ne pas interférer dans la relation entre le chirurgien et cette personne. Par ailleurs, la décision éclairée de la personne va parfois à l'encontre de la pratique médicale habituelle ou recommandée.
5. Le code de déontologie des infirmières ou la charte des droits de la personne peuvent aider l'infirmière à se rappeler les principes susceptibles d'orienter ses décisions lorsqu'un dilemme éthique se présente. Les décisions de l'infirmière doivent se baser sur une théorie éthique et des normes éthiques plutôt que sur son point de vue personnel.

Chapitre 6 Système de distribution des soins et des services de santé

1. Cette expression désigne la prestation de services à la personne de manière à faciliter le passage d'un milieu à un autre; autrement dit, il s'agit de la prestation ininterrompue de soins dans divers milieux.
2. La famille et les amis de Mme Dicaire peuvent lui fournir des services de soutien informel, comme faire les courses, l'aider à prendre soin des enfants et l'accompagner à ses rendez-vous.

Faites une recherche dans Internet pour trouver trois organismes de santé qui seraient susceptibles de venir en aide à Mme Dicaire, en supposant qu'elle habite dans votre localité.

3. L'infirmière peut s'assurer que Mme Dicaire reçoit à domicile les soins liés au drain ou elle peut montrer à Mme Dicaire comment s'occuper elle-même du drain. Elle peut lui fournir une liste d'organismes communautaires susceptibles de l'aider à prendre soin des enfants.

Chapitre 7 Soins de santé communautaire et continuité des services

1. On devrait accorder plus d'importance aux facteurs culturels et ethniques, de même qu'aux composantes spirituelles de la santé.
2. Les soins infirmiers communautaires exigent la connaissance de techniques de processus de groupe et de stratégies d'évaluation de la communauté, de même que des habiletés en enseignement de groupe.
3. Le milieu peut favoriser la santé par des facteurs positifs, comme un approvisionnement adéquat en denrées alimentaires et en eau saine, mais la présence de polluants dans le milieu risque de réduire la qualité de ces dernières.

Chapitre 8 Promotion de la santé

1. L'infirmière doit se rappeler, entre autres, les éléments suivants :
   - En écoutant attentivement la personne, on l'amène à vérifier sa compréhension de l'information transmise.
   - Il est important de bien faire comprendre à la personne qu'elle peut faire des choix et qu'elle a la maîtrise en la matière. C'est à elle de décider si elle veut agir et concentrer ses efforts sur un comportement donné.
   - Il faut évaluer la motivation à changer de façon continue, y compris dans ses aspects de l'importance accordée au changement et de la confiance en ses capacités de changer.
   - Les rechutes sont fréquentes : la personne revient alors à un stade antérieur du processus de changement de comportement.
2. Voici quelques exemples de questions pertinentes :
   - « Pourriez-vous me décrire une journée normale de votre vie et me dire la place que [le comportement] y occupe ? »
   - « Vous avez nommé la consommation de tabac, l'exercice, les habitudes alimentaires et la perte de poids. Aimeriez-vous discuter de l'un de ces sujets ou préférez-vous aborder un autre sujet ? » L'infirmière donne ainsi à la personne l'occasion de choisir le sujet le plus important pour elle au moment de l'entrevue.
   - « Lequel de ces comportements pouvez-vous le plus facilement envisager de changer ? »
   - « Il est parfois utile d'examiner le pour et le contre de [le comportement]. Pensez-vous que cela vous aiderait de le faire ? »
   - « Qu'est-ce qui vous préoccupe le plus au sujet de [le comportement] ? »
   - « Aimeriez-vous avoir plus d'information à propos de [le comportement] ? »
   - « Quel lien voyez-vous entre [le comportement] et [un autre comportement] ? »
3. M. Brien est au stade de contemplation, car il se demande s'il ne devrait pas changer et il est prêt à en parler. Les personnes qui ont atteint ce stade veulent changer, mais elles éprouvent une certaine résistance au changement. La prise de conscience est importante durant ce stade. Il faut déterminer si M. Brien veut de l'information et lui en donner, s'il y a lieu. On doit l'aider à prendre davantage conscience de son comportement et de ses motivations. Pourquoi veut-il changer ? Quels sont les avantages et les inconvénients du changement ?

Chapitre 9 Soins à domicile

1. Plusieurs aspects du rôle de l'infirmière sont identiques dans les deux cas. Certaines techniques comme l'administration de médicaments par voie intraveineuse comportent les mêmes étapes, mais il faut parfois les adapter parce qu'on manque d'une partie du matériel habituel. (On devra peut-être utiliser par exemple un crochet fixé à une porte à défaut de la tige à soluté classique.) L'infirmière en soins à domicile doit, par ailleurs, considérer la famille de la personne soignée comme faisant partie des intervenants, ce qui n'est pas le cas dans le contexte hospitalier.
2. La personne qui reçoit des soins à domicile bénéficie des droits reconnus aux personnes soignées dans un établissement de soins de santé, mais elle peut de surcroît exiger que les manières de soigner concordent avec son milieu culturel ; elle peut refuser les recommandations et les interventions de l'infirmière.
3. En matière de sécurité : tous les éléments du domicile ou des activités de la vie quotidienne qui favoriseraient la progression du diabète (par exemple, une température ambiante trop élevée ou trop basse) ou qui représenteraient un risque de blessures (comme une rampe d'escalier inadéquate). En matière de prévention des infections : le manque d'accès aux dispositifs indispensables à l'hygiène personnelle ; l'incapacité de participer au changement des pansements et au soin des plaies en raison d'une vision déficiente, d'un manque de dextérité ou de toute autre limitation physique. L'absence de soutien adéquat au proche aidant.
4. En plus de bénéficier du bien-être émotionnel associé au fait d'être chez soi, la personne soignée peut rester en contact avec plusieurs personnes et poursuivre certaines activités, par exemple des tâches comme le paiement des factures et le soin des animaux domestiques.

Chapitre 10 Informatique en soins infirmiers

Point de vue de la personne

- Le droit à la vie privée de la personne a été violé puisqu'elle n'a pas autorisé des gens qui ne lui fournissent pas directement des soins à examiner son dossier.
- La confidentialité a été violée puisque l'établissement n'a pas protégé l'information concernant cette personne,

le rapport de laboratoire étant resté affiché à l'écran d'un ordinateur.

- L'intégrité des données concernant cette personne a été assurée puisqu'on a ajouté dans le dossier une note corrigeant le résultat initial de l'épreuve de laboratoire.
- Comme le droit à la vie privée de la personne a été violé et que des gens ont pu avoir accès à son dossier sans restriction, l'établissement devrait revoir ses politiques en matière de sécurité de l'information et instaurer de nouvelles pratiques à cet égard, telle la nécessité de fournir un mot de passe pour avoir accès aux ordinateurs ou à certains dossiers.

Point de vue de l'infirmière

- L'infirmière a respecté la confidentialité et le droit de la personne à la vie privée en ne discutant pas avec sa collègue des informations contenues dans le dossier de santé électronique en question.
- L'intégrité des données est préservée par l'ajout d'une correction qui reflète l'état de santé réel de la personne.
- Des mesures de sécurité telles que l'emploi d'un mot de passe ne sont efficaces que si le personnel respecte les règlements, qui consistent par exemple à fermer tout dossier de santé électronique avant de s'éloigner de l'écran.

Point de vue de la collègue

- La collègue a violé le droit à la vie privée de la personne, qui s'attend à ce que toute information sur son état de santé soit communiquée uniquement aux personnes qui lui prodiguent directement des soins.
- Elle a contrevenu aux consignes de confidentialité en discutant de ce qu'elle avait lu à l'écran avec l'infirmière et les autres personnes assises à la table.
- N'ayant pas lu la totalité du rapport, elle n'a pas vu que celui-ci avait été corrigé. L'intégrité des données a cependant été respectée.
- Elle a eu accès au dossier de la personne sans avoir à fournir un mot de passe. Il ne s'agit pas d'un manque de sécurité informatique, mais d'une erreur humaine, car la dernière personne qui a consulté le dossier l'a laissé ouvert en quittant le terminal.

Chapitre 11 Conceptions de la santé et de la maladie

1. Jean a une attitude positive et se perçoit comme étant en bonne santé, alors que Joël a une attitude négative et pense qu'il est malade. Il s'agit ici de repérer et de comparer les données illustrant la dimension psychologique (concept de soi, relation entre le corps et l'esprit, approche émotionnelle de la santé) pour les deux personnes, puis de réfléchir à la façon dont les différences entre leurs perceptions peuvent se répercuter sur leur rétablissement et leur guérison.
2. Jean est probablement une personne ayant un lieu de contrôle « interne » parce qu'il a pris sa santé en charge en modifiant son régime alimentaire, en commençant un programme d'exercice et en s'efforçant de réduire son niveau de stress. Joël, quant à lui, est sans doute une personne ayant un lieu de contrôle « externe » parce qu'il ne réussit pas à prendre sa santé en main. Il croit peut-être que sa santé est essentiellement le jouet de forces extérieures sur lesquelles il n'a aucun pouvoir d'action.
3. Les données indiquent que, dans le cas de Jean, davantage de facteurs externes positifs interviennent (activités, travail, une épouse qui le soutient, par exemple).
4. La perception qu'a Joël de son affection et, par conséquent, sa capacité de réagir de façon positive sont peut-être minées par des antécédents familiaux de cardiopathie et par sa conviction qu'il présente des risques élevés et ne peut rien faire pour améliorer son état de santé. De plus, les obstacles qu'il perçoit (coût, temps, manque de soutien social) semblent entraver toute action. Enfin, peut-être suppose-t-il que les avantages du rôle de malade l'emportent sur ceux que comporterait la guérison.
5. Vérifier si Joël accorde de l'importance aux avantages que pourrait avoir le fait de cesser de fumer ; évaluer ses connaissances sur les effets du tabagisme et lui fournir l'information nécessaire ou corriger ses idées fausses ; manifester un intérêt sincère à Joël et renforcer positivement les changements qu'il entreprend ; lui permettre de prendre ses propres décisions et lui manifester confiance et respect. Plusieurs autres interventions sont possibles.

Chapitre 12 Santé de l'individu, de la famille et de la communauté

1. L'état émotionnel de la personne peut avoir un effet sur plusieurs problèmes de santé. S'il s'agit d'arthrite rhumatoïde, la personne peut avoir des crises lorsqu'elle est soumise à un stress. De plus, certains médicaments utilisés pour traiter l'arthrite peuvent provoquer des changements d'humeur et d'autres effets nocifs désagréables. Tout aspect d'un problème de santé ayant un effet sur le fonctionnement quotidien d'un membre de la famille se répercutera sur la capacité d'adaptation de tous les autres membres.
2. La famille est touchée parce que le rôle de Linda est remis en question. Les autres membres de la famille doivent peut-être assumer des tâches supplémentaires qui incomberaient habituellement à Linda. De plus, la réaction émotionnelle de Linda en ce qui concerne la maladie peut entraver sa capacité d'offrir le soutien psychologique nécessaire à ses enfants et à son conjoint et, par conséquent, plonger ces derniers dans une grande détresse.
3. Surmonter un problème de santé en tant que cellule familiale rapproche souvent les membres du groupe, même ceux qui semblent habituellement plus distants sur les plans physique ou émotionnel. Par contre, le stress, le coût et les responsabilités supplémentaires que doivent assumer les membres du groupe font partie des inconvénients lorsque survient un problème de santé dans la famille. La personne malade peut ressentir une profonde culpabilité en raison du surplus de travail que les autres doivent assumer. Les autres membres du groupe peuvent ressentir de la fatigue, être incapables de soutenir la personne malade ou simplement refuser de le faire.
4. Chaque membre de la famille existe comme élément d'un tout. Chacun d'entre eux entretient des relations avec les

autres et avec son environnement. La famille est devenue un système plus replié sur lui-même (avec des limites plus difficiles à franchir) qu'en temps normal puisque les parents souhaitent éviter de recourir aux ex-conjoints et de subir toute ingérence de leur part. Les systèmes biologiques de Linda fonctionnent peut-être mal, ce qui se répercute sur le fonctionnement de ses autres systèmes et de ceux de la famille. Par exemple, une rétroaction sous forme de douleur lui indiquera quels sont les types d'activités physiques qui lui conviennent le mieux et l'intensité avec laquelle elle pourra les pratiquer.

5. Le problème de santé de Linda est individuel et ne rend pas vraiment compte de la santé de la communauté (comme une affection contagieuse le ferait, par exemple). Linda et sa famille ont besoin d'une attention et de soins personnalisés, ce qui correspond exactement aux fonctions d'une infirmière en soins à domicile.

Chapitre 13 Culture et ethnicité

1. • La culture de Rachel est mixte, car ses valeurs, ses croyances, ses normes, ses habitudes de vie, ses décisions et ses actions sont influencées par la culture juive et par la culture italienne. Rachel est donc biculturelle, car elle a intégré à la fois les habitudes et les valeurs de sa mère juive et celles de son beau-père italien et catholique.
   • L'ethnicité de Rachel est marquée par ses origines juives (conscience d'appartenir à un groupe qui se différencie des autres par des repères symboliques), comme l'illustre le fait qu'elle observe à la fois les traditions juives et catholiques.
   • Née de parents juifs, Rachel est de race juive ; elle en a les caractéristiques biologiques et les traits génétiques.
2. Les valeurs culturelles déterminent souvent les interactions familiales et le rôle de chacun des membres de la famille ; l'infirmière doit donc déterminer qui a le « pouvoir » de prendre les décisions au nom de la personne et de décider du degré de participation de la famille aux soins. Sans indications claires sur les pratiques culturelles de Rachel, il sera difficile, voire impossible, de prodiguer à Rachel des soins adaptés à sa culture au cours de cette importante période de sa vie.
3. • L'évaluation culturelle est particulièrement importante pour Rachel en ce moment, d'une part pour la réconforter et, d'autre part, pour s'assurer qu'elle mourra dans le respect de ses croyances et de ses traditions.
   • Il est également important de bien connaître le réseau de soutien de Rachel, de préserver ou de respecter ses préférences culturelles et religieuses et d'offrir un soutien, aussi bien à Rachel qu'à sa famille, tout en faisant preuve de sensibilité et de compétence.
4. • L'infirmière risque de ne pas comprendre les habitudes ou les comportements d'une personne dont l'origine est différente de la sienne.
   • L'infirmière pourrait ne pas être en mesure de prodiguer des soins adaptés à la culture de la personne.

Chapitre 14 Approches complémentaires et parallèles en santé

1. Le nom de la personne, Tim Lee, laisse supposer qu'elle est d'ascendance asiatique (le cancer de l'estomac est plus courant chez les populations asiatiques que chez les autres groupes ethniques). Les parents de Tim ne parlent ni français ni anglais, leur culture d'origine n'est pas occidentale. Dans de nombreux peuples asiatiques, on a régulièrement recours à des ACPS pour rester en bonne santé. Souvent, les personnes atteintes d'un cancer qui ne réagissent pas aux traitements traditionnels recourent à des ACPS pour traiter l'affection ou en maîtriser les symptômes.
2. Le toucher thérapeutique, la rétroaction biologique, la prière, la musicothérapie, la méditation et d'autres ACPS du même genre pourraient certainement aider M. Lee à surmonter la douleur et même à augmenter son apport nutritionnel. Des plantes médicinales, remèdes homéopathiques et produits utilisés en médecine chinoise traditionnelle ne présentent aucun danger quand on les combine à des traitements occidentaux. Toutefois, l'infirmière devrait rechercher de plus amples informations à ce sujet.
3. L'infirmière pourrait feindre de n'avoir rien trouvé, mais ce serait ne pas tenir compte du risque d'interactions médicamenteuses nocives avec les médicaments que prend M. Lee. L'infirmière pourrait questionner M. Lee ou sa femme sur le contenu des sacs et ensuite chercher à en déterminer l'innocuité.
4. Selon que l'infirmière est en faveur du recours aux ACPS ou non, ses relations avec la personne et sa famille ne seront pas orientées de la même façon. L'infirmière doit prendre conscience de ses préjugés et veiller à prodiguer des soins professionnels, peu importe ses propres croyances. Elle doit rester ouverte et à l'écoute des croyances de la personne ; elle doit soutenir cette dernière dans son droit d'agir conformément à ses convictions.

Chapitre 15 Pensée critique et pratique infirmière

1. Sur quels faits cette hypothèse s'appuie-t-elle ? Quelles sont les autres explications possibles de l'état de cette personne ? Que pourrait en penser une autre infirmière ? Y a-t-il des faits qui mèneraient à une autre conclusion et si oui, lesquels ?
2. La confiance dans le raisonnement incite à croire que la pensée critique amènera des conclusions appropriées. Une attitude de confiance dans le raisonnement exige que l'on examine l'influence des émotions sur sa pensée et que l'on recoure à la logique pour tirer des conclusions. Indiquez de quelle manière vous considérez et mettez en pratique ces différents éléments.
3. Si la conclusion de l'infirmière est juste et qu'elle agit en conséquence, elle contribue à atténuer le problème de la personne grâce à une prompte intervention. La personne peut ainsi recevoir un traitement approprié, et l'infirmière peut élaborer un plan de soins et de traitements pour aider cette personne et sa famille à composer avec la situation. Si l'hypothèse de départ est fausse, l'infirmière ne peut arriver à la bonne conclusion ; elle perd donc son temps et l'état de la personne pourrait empirer. Cette situation engendrerait des frustrations, du gaspillage de ressources et diverses autres conséquences négatives.

4. L'infirmière pourrait demander ce qu'éprouve la personne à propos de sa retraite. Comme son épouse travaille toujours, elle pourrait aussi demander quelles sont les répercussions de cette situation. De plus, elle pourrait s'enquérir du rôle que pourrait jouer l'approche des Fêtes dans l'état de cette personne.

Chapitre 16 Collecte des données

1. Il est extrêmement important de se renseigner au moins sur les allergies, les affections concomitantes et les interventions chirurgicales antérieures de la personne.
2. Il faut obtenir en premier lieu des données sur la fonction musculosquelettique de la personne puisque c'est une affection touchant cette fonction qui motive son hospitalisation. Il est important également d'obtenir des données sur les fonctions cardiorespiratoire et tégumentaire, en raison de l'âge de la personne et de la période d'immobilité qui suivra l'intervention chirurgicale.
3. L'infirmière peut poser plusieurs questions pertinentes. Quoi qu'il en soit, ses questions devraient être ouvertes et inciter la personne à fournir le renseignement recherché. (Il serait inutile, par exemple, de demander à la personne où elle habite.) Voici un exemple de question appropriée : « Vous ne pourrez probablement pas rester seule à la maison à votre retour de l'hôpital. Quel genre d'aide pensez-vous avoir lors de votre retour à la maison ? »
4. La famille et les personnes significatives de son entourage, ses dossiers cliniques antérieurs ainsi que d'autres professionnels de la santé.

Chapitre 17 Analyse et interprétation des données

1. Insomnie, agitation, xérostomie, accélération du pouls et de la respiration, augmentation de la pression artérielle, courte durée d'attention.
2. Incertitude du pronostic, manque de connaissances sur la maladie et son traitement, et peur de la douleur.
3. *Stratégies d'adaptation inefficaces*, *Chagrin chronique*, *Détresse spirituelle*, *Sentiment d'impuissance*, *Inadaptation à un changement dans l'état de santé*, *Dégagement inefficace des voies respiratoires* ou *Mode de respiration inefficace*, *Deuil anticipé*.
4. Le diagnostic de cancer est peut-être exact, mais il s'agit d'un diagnostic médical. Un diagnostic infirmier décrit une réaction à un état de santé ou à un problème de santé. De plus, le facteur favorisant (tabagisme) n'est pas un problème que l'infirmière est apte à résoudre par des interventions autonomes.

Chapitre 18 Planification

1. L'infirmière présuppose que le plan de soins et de traitements type est assez détaillé et que les éléments d'individualisation qu'elle y apportera suffiront à le compléter.
2. Le dernier résultat escompté relié à *Anxiété* (soit « Exprime librement ses inquiétudes à propos de l'exercice de ses rôles professionnel et parental, et énumère les solutions possibles à ce problème ») et les ordonnances correspondantes. En effet, les rôles en question s'exercent à l'extérieur de l'établissement de soins.
3. L'infirmière doit prévoir un moment pour discuter du plan avec Mme Aquilini, en tête à tête ou en compagnie de membres de la famille ou de l'équipe de soins. Elle peut lui présenter le plan verbalement ou par écrit. L'infirmière peut amorcer la discussion au moment de confirmer le plan auprès de la personne ; elle peut aussi convenir avec la personne de la liste des problèmes, des diagnostics infirmiers, des objectifs de soins, des résultats escomptés et des interventions après lui avoir présenté les données de l'examen clinique.
4. L'infirmière peut omettre l'indication de temps si les politiques de l'établissement précisent la fréquence des interventions infirmières et que cette fréquence est appropriée au plan de soins et de traitements. De même, l'infirmière peut omettre la fréquence si elle doit exécuter l'intervention à chacune de ses interactions avec la personne (par exemple, « Rester calme et paraître confiante »).
5. Les diagnostics infirmiers reliés aux voies respiratoires sont souvent prioritaires, car ils décrivent des situations qui menacent la survie des personnes. Au moment de réviser l'ordre de priorité, l'infirmière doit tenir compte des nouveaux problèmes de même que des progrès vers l'atteinte des objectifs. Si l'état des voies respiratoires s'améliore, son niveau de priorité changera, et d'autres diagnostics monteront dans l'ordre de priorité.

Chapitre 19 Interventions et évaluation

1. Pour *Dégagement inefficace des voies respiratoires*, l'objectif général n'est pas atteint. La personne est capable d'une toux productive, mais il faut maintenir, en le modifiant, le plan de soins et de traitements infirmiers pour atteindre tous les objectifs. Pour *Anxiété*, l'objectif général est en grande partie atteint. Il est indiqué de poursuivre l'observation et la collecte des données.
2. Certains résultats ne sont pas accompagnés de nouvelles ordonnances infirmières parce que les interventions n'ont pas été correctement exécutées (et qu'elles sont encore nécessaires) ou parce qu'il faut attendre que leurs effets se manifestent.
3. Il pourrait être opportun de maintenir le diagnostic infirmier au cas où le problème réapparaîtrait. D'un autre côté, on peut obtenir les résultats qu'il reste à obtenir (la fréquence respiratoire, par exemple) au moyen d'interventions continues (comme l'enseignement) ou de plans reliés à d'autres diagnostics infirmiers.
4. Elles les trouvent dans la documentation des soins infirmiers (voir le chapitre 20).

Chapitre 20 Tenue de dossier

1. L'infirmière n'a pas indiqué la date ni écrit les heures selon le système international d'unités. Elle a porté un jugement sur la personne (utilisation du mot « plaignard »). Elle n'a pas fait preuve de complétude. (Que lui a dit la personne pendant les 20 minutes qu'elle a passées à l'écouter ? Cette information pourrait-elle servir à améliorer les soins ? L'infirmière a-t-elle pris la pression artérielle de la personne dans deux positions différentes

ou à deux moments différents ?) Elle ne dit rien sur les raisons pour lesquelles la personne a refusé le repas. Elle présuppose que la personne est tombée du lit. L'a-t-elle vue tomber ou l'a-t-elle trouvée par terre en entrant dans la chambre ? Enfin, l'infirmière ne démontre pas qu'elle structure sa tenue de dossier selon la démarche systématique.

2. Le dossier aurait dû être structuré selon la démarche systématique. Il aurait dû rendre compte des résultats de l'examen physique reliés aux caractéristiques déterminantes de la douleur. Il aurait dû indiquer les interventions exécutées pour soulager la douleur ainsi que les réactions de la personne à ces interventions. Il aurait dû également faire état de l'enseignement donné à la personne (le cas échéant) et des réactions de celle-ci.

3. 05-06-06 N° 1 Douleur.
   S : « Douleur vive comparable à un coup de poignard naissant dans le bas du dos et irradiant jusque dans la jambe gauche. »
   Évalue la douleur à 8 sur 10.
   « Je n'ai pas dormi la nuit dernière. »
   O : PA 210/90, P72, R18.
   Dernière dose reçue il y a 5 heures.
   A : Apparition de douleur en l'absence de la médication analgésique.
   P : Administrer les analgésiques prescrits.
   Appliquer un coussin chauffant dans le bas du dos.
   Placer la personne sur le côté, des oreillers derrière le dos.
   I : Analgésiques opioïdes administrés selon l'ordonnance.
   Coussin chauffant appliqué dans le bas du dos.
   Installé en décubitus latéral droit, avec des oreillers dans le dos.
   E : « Je me sens mieux. » (Après les interventions.)
   R : Ajouter au plan de soins et de traitements d'offrir des analgésiques jour et nuit q 4 h plutôt que prn.

4. 05-06-06 Douleur.
   D : « Douleur vive comparable à un coup de poignard naissant dans le bas du dos et irradiant jusque dans la jambe gauche. »
   Évalue la douleur à 8 sur 10.
   « Je n'ai pas dormi la nuit dernière. »
   PA 210/90, P72, R18.
   A reçu la dernière dose il y a 5 heures.
   Apparition de douleur en l'absence de la médication analgésique.
   A : Analgésiques opioïdes administrés selon l'ordonnance.
   Coussin chauffant appliqué dans le bas du dos.
   Installé en décubitus latéral droit, avec des oreillers derrière le dos.
   Ajouter au plan de soins et de traitements d'offrir des analgésiques jour et nuit q 4 h plutôt que prn.
   R : « Je me sens mieux » (après les interventions).

Chapitre 21 Croissance et développement

1. Benoît est au stade de la petite enfance (de 18 mois à 3 ans).
   - Sa principale tâche consiste à trouver l'équilibre entre l'autonomie, d'une part, et la honte et le doute, d'autre part.
   - À ce stade, les objectifs de l'enfant sont les suivants :
     – Exercer une maîtrise sans perdre l'estime de lui-même.
     – Apprendre à coopérer avec les autres.
     – S'affirmer.
   - Intervention de l'infirmière : Inviter M. Savard à offrir à Benoît des choix balisés.

2. Selon Piaget, Benoît se trouve au stade préopératoire.
   - Devant les exigences de son environnement, il adopte une approche égocentrique.
   - À cet âge, tout ce qui se rapporte à soi est significatif. L'enfant explore son environnement et acquiert rapidement le langage en associant des mots aux objets.
   - Intervention de l'infirmière : Laisser l'enfant explorer ce nouvel environnement (la clinique) en toute sécurité ; profiter de cette occasion pour lui enseigner le nom de l'équipement et des objets qui se trouvent dans la pièce.

3. Donner à M. Savard les conseils suivants :
   - Limiter les choix de l'enfant à ceux qui ne posent pas de danger pour lui.
   - Le laisser explorer tout en le surveillant.
   - Si l'enfant refuse de se tenir tranquille, essayer de le distraire ou le placer à l'écart (par exemples : le faire asseoir sur une chaise ou dans une pièce à part pendant une à deux minutes pour qu'il se calme).
   - Lui offrir un éventail d'expériences et de stimuli.

   Intervention de l'infirmière : Analyser les principes de la croissance et du développement en compagnie de M. Savard et élaborer un plan de comportement ciblé qui convienne à l'enfant et à sa famille.

Chapitre 22 Promotion de la santé, de la conception à la fin de l'adolescence

1. Selon son comportement, Brigitte est en train d'établir son identité et elle a besoin d'indépendance. Son groupe de pairs joue un rôle très important dans sa vie et lui procure un sentiment d'appartenance et de fierté ainsi que des possibilités nombreuses d'apprentissage social et de consolidation des rôles sexuels. L'infirmière devrait inviter Brigitte à faire le point sur son identité et son degré d'indépendance. Elle pourrait aussi lui demander de dresser la liste de ses objectifs et d'établir un plan pour les atteindre. Il faudrait aussi lui demander si elle se sent en sécurité dans son environnement familial et dans sa relation avec son petit ami.

2. Brigitte se situe au stade des opérations formelles ; elle peut penser au-delà du présent et au-delà du monde réel. Ce type de pensée exige logique, organisation et cohérence. Les adolescents de cet âge sont capables d'élaborer des raisonnements déductifs et d'envisager le futur. L'infirmière demandera à Brigitte de s'imaginer dans 10 ans. Que fait-elle ? Où vit-elle ? Vit-elle en couple ou seule ? Quel a été son parcours jusque-là ?

3. Dans un premier temps, il faut déterminer si Brigitte est enceinte en effectuant un test de grossesse. Si c'est le cas, l'infirmière explorera avec elle les sentiments que provoque cette nouvelle réalité. Il est primordial d'offrir à Brigitte un soutien empreint d'empathie et exempt de tout

jugement. L'infirmière l'invitera à parler à son petit ami et à sa famille afin de prendre une décision réfléchie quant à la poursuite de sa grossesse. Dans le but de lui offrir un suivi adéquat, l'infirmière proposera à Brigitte de fixer une autre rencontre afin de connaître sa décision et de lui présenter les possibilités de soins prénataux s'il y a lieu. Si Brigitte n'est pas enceinte, elle lui indiquera, ainsi qu'à son petit ami, les méthodes contraceptives qui s'offrent à eux. Dans un deuxième temps, elle incitera Brigitte à consulter régulièrement le médecin et le dentiste. Enfin, elle lui expliquera pourquoi il est important d'avoir une alimentation saine et lui indiquera les facteurs susceptibles de causer des problèmes nutritionnels.

Chapitre 23 Promotion de la santé chez l'adulte

1. Le terme *ostéoporose* signifie « os poreux ». Cette affection se caractérise par l'amincissement des structures osseuses, ce qui augmente considérablement le risque de fractures. Elle touche particulièrement les femmes âgées. L'infirmière peut expliquer le phénomène à la personne à l'aide de clichés radiographiques. Elle devra lui souligner le fait que cette affection est sérieuse, mais que des mesures préventives ainsi que des traitements peuvent être mis en œuvre pour préserver la santé des os.
2. La liste des facteurs de risque doit comprendre des paramètres physiques, notamment les suivants : ménopause précoce, ossature frêle, consommation de stéroïdes, polyarthrite rhumatoïde, antécédents familiaux de maladies, antécédents de fractures.
3. Les facteurs de risque modifiables sont notamment les suivants : tabagisme, alimentation pauvre en calcium, insuffisance de l'exposition au soleil (le rayonnement solaire accroît la quantité de vitamine D dans l'organisme), consommation excessive de caféine ou d'alcool, manque d'exercice physique.
4. La plupart des médicaments utilisés pour traiter l'ostéoporose diminuent la résorption des os, c'est-à-dire qu'ils permettent au moins de maintenir la masse osseuse à son niveau actuel. Certains de ces médicaments présentent toutefois d'importants effets secondaires gastro-intestinaux et peuvent augmenter le risque de formation de caillots sanguins. L'infirmière doit donc expliquer à la personne les effets secondaires possibles et lui indiquer qu'elle devra appeler le médecin sans tarder si elle présente des symptômes inhabituels. Dans le cas présent, puisque des médicaments expérimentaux lui sont prescrits, il est recommandé à la personne de passer une tomodensitométrie à intervalles réguliers pour mesurer l'efficacité du traitement.
5. Les mesures à envisager pour diminuer le risque de fracture sont notamment les suivantes : évaluation du domicile et détermination des mesures de sécurité à mettre en place, installation d'un éclairage adéquat dans les escaliers et les passages, port de chaussures bien ajustées et munies de semelles antidérapantes, retrait des tapis non fixés au sol, dégagement du sol en enlevant les fils (rallonges électriques, fils de téléphone ou de câble) susceptibles de faire trébucher la personne. Pour maintenir sa masse osseuse, la personne pourra augmenter sa consommation de calcium alimentaire et prendre des suppléments, entamer un programme d'exercices et prendre des médicaments pour prévenir l'aggravation de la déperdition osseuse.

Chapitre 24 Caring, compassion et communication thérapeutique

1. Le comportement non verbal de Mme Maltais laisse voir des changements, notamment dans la posture, dans l'expression du visage et dans une absence d'expression verbale. La communication non verbale de Mme Maltais exprime la peur, la déception, la perte, l'anxiété, un sentiment de désarroi et plus encore.
2. L'infirmière manifeste les attitudes de caring suivantes : elle s'assoit avec Mme Maltais, elle l'écoute et lui donne toute son attention. Elle a aussi des gestes compatissants : elle parle d'une voix douce, elle rassure, touche, propose sa présence et offre du café. De toute évidence, ces gestes de l'infirmière montrent un souci de caring et de réconfort puisque Mme Maltais consent à partager ses sentiments.
3. Lorsqu'une personne traverse des émotions éprouvantes, il importe de lui donner les renseignements essentiels et d'établir une relation d'aide qui inspire confiance. En outre, la communication efficace permet d'aider les familles à réduire le stress, à comprendre les options de traitement et à prendre des décisions judicieuses.
4. L'infirmière montre qu'elle écoute attentivement en s'assoyant avec Mme Maltais, en étant attentive autant à son langage verbal que non verbal, en respectant des pauses silencieuses et en lui accordant une attention soutenue. Ne pas interrompre la personne, tenir compte de la congruence entre son langage verbal et non verbal, l'encourager à parler, réfléchir avant de répondre, voilà quelques exemples parmi d'autres d'une écoute attentive.

Chapitre 25 Enseignement

1. Mme Loti semble préoccupée ; ce n'est probablement pas le moment idéal pour lui enseigner quoi que ce soit. Elle a besoin de temps pour accepter les mauvaises nouvelles qu'elle vient de recevoir et le fait que l'état de son cœur influera sur sa vie. Lorsqu'elle sera disposée à apprendre, elle pourra vous accorder toute son attention, poser des questions et manifester de l'intérêt.
2. L'évaluation des besoins permet d'obtenir des renseignements sur de nombreux facteurs qui influent sur l'apprentissage, et non uniquement sur les capacités cognitives. Il ne faut pas présumer que les personnes instruites possèdent tous les renseignements nécessaires pour prendre des décisions relatives à leur santé ou que les personnes moins instruites n'ont pas la capacité de comprendre.
   - Une évaluation des besoins permettra d'obtenir des renseignements, notamment sur les connaissances de Mme Loti à propos de son affection cardiaque, sur tous les facteurs culturels ou liés à la santé qui peuvent influer sur l'acceptation ou le rejet des changements nécessaires dans sa situation, sur la méthode d'apprentissage qu'elle préfère et sur le réseau de soutien dont elle dispose.

3. En utilisant votre évaluation des besoins d'apprentissage, estimez de quelle manière Mme Loti préfère apprendre.
   - Remettez à Mme Loti de la documentation pour qu'elle puisse la lire ou des vidéocassettes qu'elle pourra regarder.
   - Planifiez des séances d'apprentissage courtes plutôt que de longues séances fatigantes, utilisez du matériel pédagogique, répétez souvent l'information et favorisez l'apprentissage actif. Permettez à Mme Loti de prendre sa place.
4. Si Mme Loti est capable de choisir correctement les aliments qui doivent composer son régime, si elle est capable de bien planifier un programme d'exercice et si elle peut faire des suggestions visant à diminuer son niveau de stress, votre enseignement aura été efficace.
   - Ne confondez pas la non-observance du traitement avec un enseignement inefficace. Une personne peut décider de ne pas suivre le régime qui lui est prescrit, même si elle a parfaitement compris l'enseignement reçu.
5. Les méthodes d'enseignement peuvent être différentes selon le matériel disponible ; toutefois, les principes d'enseignement devraient demeurer les mêmes.
   - L'évaluation des besoins d'apprentissage reste utile, la réceptivité de la personne et sa motivation demeurent importantes et le retour sur les objectifs d'apprentissage constitue toujours un excellent critère d'évaluation.
   - L'apprenante et sa famille devraient avoir un plus grand pouvoir décisionnel sur le contexte d'apprentissage, notamment l'horaire, la durée et l'endroit.

Chapitre 26 Délégation, gestion et leadership

1. M. Carrier a les caractéristiques d'un leader démocratique (ou participatif). Il est très élogieux au sujet des capacités de son personnel à établir des objectifs et à prendre des décisions. Il favorise la contribution de chacun et il est ouvert aux nouvelles idées. Le style de leadership de Mme Turcotte est plutôt autocratique. Elle explique ses attentes et parle de la mise en place de ses programmes.
2. Peut-être n'êtes-vous pas certaine des caractéristiques qui vous plaisent le plus ? Réfléchissez aux aspects suivants : la manière dont ils exercent leur influence sur les autres, leur habileté à créer des liens, la liberté qu'ils accordent aux autres ou le contrôle qu'ils exercent, leur utilisation des divers styles de leadership (autoritaire, démocratique, laisser-faire, administratif), leur niveau d'énergie et leur créativité.
3. Les stratégies utiles pour faire face au changement comprennent notamment les suivantes : reconnaître qu'une certaine résistance au changement est normale, examiner les raisons qui motivent le changement, mettre l'accent sur les répercussions positives du changement, former un groupe de soutien et examiner les étapes du processus de changement (revoir les encadrés 26-5 et 26-6).
4. Tant en soins de première ligne qu'en soins infirmiers, l'infirmière peut déléguer des tâches à d'autres infirmières ou à un autre membre du personnel infirmier. Cependant, en soins intégraux, l'infirmière sur place prodigue généralement le plus de soins directs possible, elle a la responsabilité de superviser les soins 24 heures sur 24 et, par définition, elle délègue les soins au personnel des autres quarts de travail. Un système d'équipe nécessite qu'on nomme une équipe d'au moins deux intervenants pour soigner un groupe de personnes. Ces membres de l'équipe se partagent les soins à donner selon des affectations convenues à l'avance, affectations qui comprennent la délégation, par l'infirmière, de tâches appropriées.

Chapitre 27 Perception sensorielle

1. Depuis son arrivée dans l'unité des soins intensifs, Mme Daniel risque surtout la surcharge sensorielle. Elle est incommodée par le bruit des moniteurs et du respirateur, qu'elle pourrait de surcroît percevoir d'une manière déformée ou ne pas comprendre à cause des analgésiques. La douleur de Mme Daniel et son incapacité à communiquer peuvent également favoriser la surcharge sensorielle, car elles aggravent le sentiment d'impuissance et d'accablement.
2. Les manifestations de la surcharge sensorielle sont entre autres les suivantes : agitation, nervosité, confusion, désorientation, hallucinations, résistance au repos ou au sommeil. Les manifestations de la privation sensorielle sont notamment les suivantes : apathie, détachement affectif, dépression. Souvent, les manifestations de la privation sensorielle et de la surcharge sensorielle se confondent. L'infirmière doit par conséquent examiner la personne et dégager les facteurs qui accroissent le risque le plus grave du point de vue sensoriel.
3. Les interventions envisageables sont entre autres les suivantes : atténuer l'éclairage, réduire le plus possible le niveau de bruit (fermer les portes et les rideaux), appliquer des mesures de réconfort, expliquer tous les procédés, aider la personne à se repérer dans le temps, dans l'espace, par rapport aux personnes et aux situations, parler lentement et d'une voix douce, restreindre le nombre et la durée des visites.
4. Les personnes soignées à domicile sont aussi exposées à un risque de privation ou de surcharge sensorielle. La surcharge est à craindre si la personne vit parmi beaucoup d'autres ou dans un milieu bruyant et agité. À l'inverse, l'isolement social, le repli sur soi et la perte d'intérêt envers les activités habituelles sont à craindre si la personne vit seule, entretient peu de relations avec autrui et peu de communication avec ses proches. Les interventions au domicile et en unité de soins intensifs sont les mêmes et doivent dans les deux cas être adaptées aux besoins particuliers de la personne.

Chapitre 28 Concept de soi

1. À cet âge, les traits fondamentaux du concept de soi devraient être bien établis. L'accident n'exercera donc sans doute pas d'effet négatif de ce point de vue. En revanche, l'amputation pourrait altérer : son image corporelle, car elle modifiera la manière dont il voit son corps ; son identité personnelle, car il se considérait comme un athlète ; l'exercice du rôle en tant qu'étudiant et capitaine de l'équipe ; son estime de soi.

2. L'humeur sombre de Charles, son incapacité à regarder son moignon et son refus de parler du programme de rééducation constituent des indices importants d'une détérioration de l'estime de soi. Si ces comportements se maintiennent ou que de nouvelles réactions négatives se manifestent, l'estime de soi du jeune homme pourrait se détériorer encore plus. Étant incapable de faire face à l'amputation, le père de Charles le prive également d'un soutien potentiel important.
3. De nombreux facteurs peuvent intervenir : l'attitude de l'infirmière ; les compétences des différents intervenants et de l'équipe de rééducation ; le soutien de la famille et des amis ; la capacité de Charles à s'adapter à la situation nouvelle, à revoir ses objectifs et à utiliser les ressources dont il dispose. La présence de sa mère constitue certainement une source d'encouragement et de réconfort, sauf si elle incite ainsi son fils à accroître sa dépendance à son égard.
4. La personne âgée éprouve souvent plus de difficultés que le jeune adulte à s'adapter au changement. Comme elle craint la dépendance plus que les enfants, les adolescents ou les jeunes adultes, les pertes majeures telles que celle de Charles représentent chez elle un risque plus grand de détérioration de l'estime de soi. En outre, la personne âgée guérit et retrouve ses capacités moins rapidement qu'un jeune adulte, et cette « lenteur » à recouvrer la santé constitue souvent pour elle un facteur négatif (dont découle une aggravation de la dégradation de son estime de soi). Ces considérations mises à part, les interventions s'avèrent similaires d'un groupe d'âge à l'autre : soutien et encouragement, participation de la personne à ses propres soins, détermination de ses forces et de ses ressources, etc.
5. Parmi les autres groupes de personnes à risque, on compte : les personnes ayant une affection mentale chronique, celles souffrant d'un cancer, celles qui souffrent d'une affection faisant l'objet d'un stigmatisme social (sida, tuberculose, obésité, infection transmissible sexuellement) et celles qui présentent des altérations de la silhouette ou du physique (défigurement, par exemple).

Chapitre 29 Sexualité

1. La plupart des gens hésitent à discuter d'un sujet aussi intime avec des inconnus (par exemple, l'infirmière), à moins que leur interlocuteur (ou leur interlocutrice) leur fasse comprendre qu'il est tout à fait normal de s'interroger sur la sexualité et d'en parler. L'infirmière doit donner à la personne la « permission » d'exprimer ses préoccupations et l'assurer qu'elle ne sera pas dénigrée ni ridiculisée. Indiquez les avantages de la technique de la permission. Comment vous sentiriez-vous si vous deviez parler de votre propre sexualité à un inconnu ?
2. Plusieurs facteurs peuvent déterminer la capacité de l'infirmière à analyser les préoccupations sexuelles de la personne avec elle, par exemple, sa connaissance de sa propre sexualité et son degré d'aisance dans ce domaine ; son point de vue sur la normalité et l'acceptabilité de la sexualité (considère-t-elle qu'elle constitue une fonction humaine importante ou qu'il vaut mieux ne pas s'en occuper ?) ; sa connaissance de l'impact de la santé sur la sexualité ; et, d'une manière générale, ses compétences en communication.
3. Il existe un rapport direct entre la santé et le fonctionnement sexuel. En général, plus on est en santé, plus on a de désir sexuel et plus on est en mesure de bien fonctionner sexuellement.
   - La santé physique et mentale détermine le potentiel du fonctionnement sexuel.
   - Des affections telles que les affections cardiaques, l'hypertension, le diabète, l'insuffisance rénale, les lésions à la moelle épinière et les douleurs peuvent amoindrir le désir sexuel et diminuer la fonction sexuelle. Les troubles mentaux tels que la dépression peuvent également atténuer le désir.
4. L'infirmière doit réaliser une évaluation complète de la santé sexuelle de la personne afin de recueillir les données de base indispensables.
   - Les deux problèmes primaires de la personne devront être abordés : sa crainte de reprendre l'activité sexuelle et les effets du médicament antihypertenseur.
   - Les interventions spécifiques qui pourront être mises en œuvre sont les suivantes : informer la personne ; corriger l'information erronée sur laquelle elle se fonde ; indiquer à la personne qu'elle peut reprendre son activité sexuelle sans risque ; lui indiquer des positions sexuelles qui exigent moins d'énergie (si les relations sexuelles la fatiguent d'une manière excessive).
   - Consulter le médecin de M. Curry pour déterminer s'il serait possible de lui prescrire des antihypertenseurs moins susceptibles d'altérer la fonction sexuelle.

Chapitre 30 Spiritualité

1. Être religieux, c'est s'inscrire dans un système organisé de culte – par exemple, une église ou une synagogue. Thomas voulait peut-être simplement dire par là qu'il ne fréquente plus l'église méthodiste et qu'il ne se réclame pas d'une religion organisée.

   La spiritualité repose sur la croyance en une divinité et sur la relation établie avec elle : une puissance supérieure, la force de création, un être divin, une source infinie d'énergie telle que Dieu ou Allah. Une personne peut avoir une vie spirituelle très riche sans pour autant appartenir à un système organisé de culte. Thomas affirme qu'il n'est pas très religieux. Dans la description de son cas, rien ne permet cependant de conclure qu'il n'a pas de vie spirituelle. Au contraire, en déclarant que sa maladie est un châtiment, il montre qu'il croit en une puissance supérieure (qui le punit, en l'occurrence, pour n'avoir pas suffisamment fréquenté l'église).
2. Thomas déclare : « Il vaudrait mieux que je meure tout de suite » ; « Je ne guérirai jamais » ; « Je suis puni. » La détresse spirituelle de cette personne est causée à la fois par son état physiologique et par son inquiétude quant à ses manquements envers la religion.
3. Les convictions spirituelles et religieuses peuvent prendre plus d'importance dans les périodes d'épreuve. Frappées par la maladie, nombreuses sont les personnes qui retournent à leurs racines religieuses dans l'espoir qu'une intervention divine les guérira.
4. L'évaluation spirituelle serait d'une grande aide pour l'infirmière comme pour Thomas. Elle permettrait à

l'infirmière de s'informer sur la vie spirituelle de la personne, sur sa religion et sur l'étendue de sa détresse spirituelle. Elle lui permettrait ainsi d'élaborer des interventions ciblées qui pourront ensuite être mises en œuvre.

Pour Thomas, les avantages possibles de cette démarche consisteraient notamment, mais pas exclusivement, à l'aider : à puiser dans ses ressources intérieures d'une manière plus efficace pour affronter ses difficultés physiques et émotionnelles actuelles ; à trouver un sens à la vie et à reprendre espoir même s'il est actuellement très malade ; à accéder à des ressources spirituelles adéquates, par exemple des entretiens avec un ministre du culte.

Chapitre 31 Stress et adaptation

1. Il est difficile de déterminer si cette personne peut mieux s'adapter aux suites d'une chirurgie mammaire conservatrice, ou si son état d'esprit actuel reflète plutôt sa difficulté à faire face au diagnostic et à l'intervention chirurgicale. Sa réaction pourrait dépendre du volume de sa poitrine et de la taille de la tumeur à exciser. Chaque personne réagit différemment à des situations dans lesquelles elles n'ont pas la possibilité de dissimuler leur affection et à des affections qui ont une influence directe sur leur rôle (par exemple, dans le cas présent, le rôle de dessinatrice de mode).
2. Le stress de Mme Soucy s'inscrit dans le modèle du stimulus : le diagnostic, l'intervention chirurgicale et les conséquences du cancer constituent les stimuli du stress à l'origine des impacts physiques et émotifs (par exemple, l'incapacité d'exercer le rôle familial). Cependant, son stress s'inscrit également dans le modèle de réponse, car l'intervention chirurgicale et les autres traitements antinéoplastiques, auxquels s'ajoute la consommation d'alcool, vont infliger à cette personne un stress psychologique et physique.
3. L'infirmière devrait reconnaître qu'en effet elle ne peut pas savoir avec précision ce que ressent Mme Soucy (à supposer qu'elle n'ait pas elle-même subi une mastectomie). Elle devrait cependant lui expliquer qu'elle a soigné tout au long de sa carrière de nombreuses personnes atteintes d'affections graves, voire mortelles. L'infirmière pourrait proposer à cette personne de la mettre en contact avec d'autres femmes qui ont le cancer du sein ou qui l'ont eu, mais cette intervention serait destinée à répondre aux propos de la personne. L'infirmière doit d'abord répondre à la charge émotive que représentent les paroles de Mme Soucy : sa colère, sa frustration et son sentiment d'impuissance.
4. La soudaineté du diagnostic et l'intensité de la réaction de Mme Soucy (consommation d'alcool ; difficulté à exercer le rôle familial) traduisent un état de crise. À ces paramètres s'ajoute l'incapacité (ou le refus) de la personne d'exprimer ses sentiments et de prévoir le réseau de soutien dont elle aura besoin. Dans ces circonstances, l'équipe soignante doit manifester de l'empathie empreinte de fermeté dans les soins et dans les décisions. La personne pourrait en outre bénéficier d'une thérapie ou de conseils psychologiques.
5. Nombreuses sont les réponses qui pourraient convenir ici. La personne ne semble pas recourir au déni. Elle pourrait par contre faire appel à la projection pour tenter de trouver la cause de son cancer ; cette stratégie constituerait une adaptation inefficace à la situation car, en général, la cause du cancer du sein est inconnue.

Chapitre 32 Perte, deuil et mort

1. Le fils aîné se situe sans doute au stade de la prise de conscience. Il ressent pleinement la perte que représente la mort de sa mère, mais il arrive quand même à reprendre ses activités normales. Son frère cadet présente les caractéristiques du stade de conservation et de retrait. Il a besoin d'être seul, et il présente des symptômes physiques et psychologiques du deuil. Le benjamin est en état de choc. Il a du mal à croire que sa mère est véritablement morte et il présente plusieurs symptômes physiques.
2. Les facteurs susceptibles d'exercer une influence sur les réactions des fils sont notamment les suivants : le degré de proximité ou de conflit avec la mère ; le temps consacré à leur mère et les soins qu'ils lui ont prodigués ; l'importance de la mère dans la relation ; leurs convictions et leurs pratiques spirituelles ; le sentiment de culpabilité éprouvé par rapport à l'attention portée et aux soins prodigués à leur mère dans ses dernières années ou pendant sa maladie.
3. Les signes non physiques de l'imminence de la mort sont en particulier les suivants : la personne veut parler de la mort, elle évoque des souvenirs et dresse le bilan de sa vie, elle s'isole, devient pensive et se replie sur elle-même, elle laisse son entourage prendre en charge ses soins physiques, elle souhaite voir au plus vite les gens qu'elle aime.
4. Le principal facteur à considérer est la volonté de la personne mourante : si celle-ci souhaite que ses douleurs soient soulagées, ce désir doit primer sur les préférences et les craintes des membres de la famille (qui peuvent redouter, par exemple, que les analgésiques hâtent la mort). Si la personne mourante n'arrive plus à communiquer, l'équipe soignante doit prendre en considération le degré probable de sa souffrance actuelle et les désirs qu'elle a exprimés antérieurement. Le cas échéant, les directives préalables seront d'une aide précieuse à cet égard.
5. Si l'infirmière a connu plusieurs expériences positives par rapport à la mort ou si elle a déjà rencontré un cas analogue à celui de Mme Govinda, elle peut partager ses réflexions avec la famille. Elle doit cependant tenir compte des caractéristiques particulières de cette situation (perte soudaine ou prévisible, âge de Mme Govinda, liens entre les fils et leur mère, etc.) et de l'efficacité des structures de soutien pendant le deuil.

Chapitre 33 Signes vitaux

1. Vous devez déterminer ce qui préoccupe la personne. Est-ce parce que vous tombez à un mauvais moment ? Demandez-lui si on a déjà pris sa pression artérielle auparavant. Si c'est le cas, comment cela s'était-il déroulé ? Que se passera-t-il, selon elle, si vous prenez sa pression ?

- Expliquez les facteurs qui peuvent influer sur l'attitude des gens à l'égard de l'évaluation des signes vitaux (surtout les facteurs liés au milieu de soins proprement dit : établissement de soins de longue durée, hôpital, clinique, cabinet du médecin).

2. Chaque infirmière met au point sa propre stratégie visant à trouver une solution dans ce genre de situation. Vous devrez vous aussi inventer la vôtre, autrement vous n'aurez pas l'air sincère. En règle générale, cependant, expliquez la situation sans blâmer qui que ce soit. Par exemple, vous pourriez dire « Je n'ai pas pu entendre votre pression artérielle cette fois », plutôt que « Je n'ai pas encore beaucoup d'expérience, alors je n'arrive pas toujours à bien prendre la pression ».
   - Si vous êtes certaine que votre matériel fonctionne bien, vous pourriez reprendre la pression, mais par palpation plutôt que par auscultation ; vous serez ainsi en mesure de déterminer la présence du pouls périphérique avant de commencer.
   - Si vous avez peu d'expérience en ce qui concerne la mesure de la pression artérielle, vous pourriez demander à une autre infirmière de le faire à votre place cette fois-ci. Si vous disposez d'un stéthoscope d'enseignement, utilisez-le afin de pouvoir écouter la pression en même temps que l'autre infirmière.
   - Imaginez un jeu de rôles sur cette situation avec d'autres étudiants ou avec des amis. Essayez différentes réactions, jusqu'à ce que vous vous sentiez à l'aise et que la « personne soignée » ait confiance en votre façon de faire.
3. Lorsque vous prenez la pression artérielle d'une personne pour la première fois, vous devez comparer la valeur obtenue à la valeur mesurée antérieurement ou à la valeur escomptée. Il faut s'enquérir de la mesure la plus récente ; même si la pression artérielle de la personne est élevée, elle est peut-être plus basse que la dernière fois. Déterminez également les facteurs de stress ou les médicaments qui sont susceptibles d'influer sur la pression artérielle de la personne.
4. Le taux de saturation en oxygène est incompatible avec les autres signes vitaux. Pour commencer, assurez-vous que votre sphygmooxymètre fonctionne correctement et que vous l'avez appliqué correctement et au bon endroit.

Chapitre 34 Examen physique

1. Il faut effectuer un examen ciblé de la fonction neurologique, notamment évaluer l'état mental de la personne, ses fonctions motrice et sensitive, ainsi que ses réactions pupillaires. La personne a peut-être eu un accident vasculaire cérébral, ou alors un coup à la tête lorsqu'elle est tombée. L'examen de la fonction musculosquelettique est aussi une priorité étant donné que la personne peut s'être fracturé la hanche avant ou après sa chute ou s'être infligé une autre blessure. Chez l'adulte âgé qui semble être blessé, on doit également examiner l'enveloppe tégumentaire en raison du risque élevé de lésion cutanée et d'ecchymose. Il peut être également justifié de choisir d'examiner d'autres fonctions.
2. L'infirmière doit veiller à poser des questions ouvertes auxquelles il est impossible de ne répondre que par oui ou par non. Les questions ouvertes commencent souvent par des mots tels que « comment », « qu'est-ce que » ou « parlez-moi de ». Il faut aussi utiliser une bonne gestuelle de communication, par exemple se placer à la même hauteur que la personne et la regarder dans les yeux.
3. L'infirmière doit tout de même utiliser l'approche qui consiste à procéder de la tête aux pieds, mais il peut être préférable de faire toute la partie antérieure du corps en premier, puis d'aider la personne à se tourner pour l'examen de la partie postérieure. En fait, l'infirmière peut examiner les membres supérieurs et une bonne partie des membres inférieurs sans même tourner la personne. Il ne faut cependant pas omettre l'examen de la partie postérieure sous prétexte que cela incommoderait la personne. Il est extrêmement important de rechercher la présence de certaines données anormales, par exemple une consolidation du poumon ou une lésion cutanée.
4. Pour commencer, l'infirmière doit s'informer auprès des membres de la famille de la personne. Même si celle-ci vit seule, elle a peut-être des contacts réguliers avec ses enfants, ses petits-enfants ou d'autres membres de sa parenté. Il faut s'enquérir de l'endroit où la personne reçoit habituellement des soins de santé. Des voisins ou des organisations dont la personne fait partie (groupe paroissial, club social, etc.) peuvent aussi fournir quelques renseignements. Si la personne a un médecin, l'infirmière doit s'assurer qu'il a été avisé de l'admission de sa patiente et elle doit chercher à savoir si la personne l'a consulté récemment ou si le cabinet du médecin peut fournir des antécédents médicaux pertinents.

Chapitre 35 Asepsie

1. Par exemple, l'âge de Mme Cortez (le vieillissement s'accompagne d'un affaiblissement des défenses immunitaires), la déshydratation et les carences alimentaires (qui entraînent une réduction de la capacité à synthétiser des anticorps) et l'affection respiratoire chronique.
2. Il convient d'effectuer un examen de santé complet de la personne.
   - On devrait en particulier examiner l'état immunitaire de Mme Cortez, son affection chronique, l'exposition à des personnes potentiellement atteintes d'une infection, la prise de médicaments qui peuvent accroître la sensibilité à l'infection, le degré de stress et les antécédents d'infections de toute nature.
   - Évaluer l'état de la peau et des muqueuses, et vérifier si les signes vitaux de Mme Cortez indiquent la présence possible d'une infection.
   - Déterminer chez Mme Cortez les caractéristiques spirituelles, culturelles et intellectuelles susceptibles d'influer sur ses croyances et sa compréhension des choses ainsi que ses préférences en matière de soins et de pratiques.
3. L'application des pratiques de base ne suffirait pas à elle seule à prévenir la transmission de l'infection respiratoire dont souffre Mme Cortez (si elle est contagieuse) à d'autres personnes puisque ces pratiques n'ont pas été conçues

pour prévenir la transmission d'agents pathogènes par voie aérienne. En fait, les pratiques de base ne concernent pas les expectorations, les sécrétions nasales ou l'urine à moins qu'elles ne soient contaminées par du sang.

4. Selon le type de microorganismes qui causent l'infection des voies respiratoires dont souffre Mme Cortez, il peut être nécessaire d'appliquer des précautions additionnelles spécifiques. Seule la détermination du type de microorganismes permet de décider du genre de masque à porter et des autres précautions qui s'imposent.
   - Les interventions suivantes sont notamment susceptibles de prévenir la propagation des infections : se laver les mains minutieusement et régulièrement ; inciter les personnes à se couvrir la bouche avec un mouchoir de papier lorsqu'elles toussent ou éternuent ; jeter les mouchoir de papier souillés dans un récipient de chevet approprié ; s'assurer que l'équipement réutilisable est nettoyé ou stérilisé de façon adéquate ; manipuler le linge souillé de manière à prévenir la contamination croisée.
5. Vous devriez féliciter le membre du personnel infirmier pour s'être lavé les mains après avoir été en contact avec une personne. Cependant, vous devriez aussi lui suggérer d'améliorer sa technique : se laver les mains pendant au moins 10 secondes et fermer les robinets à l'aide d'une serviette en papier.

Chapitre 36 Sécurité

1. On ne devrait utiliser des mesures de contrôle, y compris les mesures de contention, qu'en dernier recours. En voici quelques raisons : selon les études, la contention ne prévient ni les chutes ni les blessures ; les mesures de contention restreignent la liberté de mouvement et l'autonomie de la personne, ce qui constitue une violation des droits ; elles peuvent intensifier l'état d'agitation de la personne ; elles peuvent causer des blessures (plaies de pression, déchirures de la peau, décès) ; elles peuvent nuire au traitement ; elles peuvent provoquer des problèmes de santé (par exemple, troubles de la circulation sanguine) ; elles sont une source d'embarras pour l'intéressé et ses proches.
2. Plusieurs facteurs pourraient compromettre la sécurité de M. Michaud. En voici quelques-uns :
   - M. Michaud a plus de 65 ans ; il a des antécédents de chute ; l'intervention qu'il a subie récemment pourrait restreindre sa mobilité ; il est possible que cette intervention ait affaibli M. Michaud ; les médicaments qu'il prend pourraient nuire à sa sécurité (par exemple, hypotenseurs, diurétiques, analgésiques).
   - M. Michaud pourrait reprendre ses activités normales avant d'avoir récupéré toutes ses forces.
   - Comme il devra préparer lui-même deux repas par jour, il pourrait avoir du mal à satisfaire ses besoins nutritionnels. Il court aussi davantage de risques de se blesser en préparant ses repas.
   - M. Michaud ne comprend peut-être pas les précautions à prendre pour assurer sa propre sécurité.
3. Il faudra évaluer les dangers que présente le domicile de M. Michaud. Voici quelques conseils à donner à M. Michaud pour améliorer sa sécurité à la maison :
   - Comme la majorité des blessures subies par les adultes sont liées à des chutes, prenez garde aux carpettes, à votre chat et à votre chien quand vous vous déplacez.
   - Faites installer des barres d'appui dans la salle de bain.
   - Éclairez bien toutes les pièces et installez des veilleuses.
   - Assurez-vous que les tapis sont en bon état et ne cirez pas les planchers de bois franc.
   - Installez des détecteurs de fumée s'il n'y en a pas déjà et vérifiez régulièrement les piles. Placez vos appareils téléphoniques dans des endroits facilement accessibles en cas d'urgence.
4. Dans la situation de M. Michaud, les points forts sont les suivants : cet homme est actif et autonome, tant sur le plan physique que sur le plan social ; les membres de sa famille sont très solidaires (son fils lui rendra visite tous les jours) ; M. Michaud a accès aux ressources locales ; sa maison est petite et tient sur un seul étage ; il possède deux animaux de compagnie ; il ne souffre d'aucune affection chronique qui risquerait de compromettre le processus de guérison.

Chapitre 37 Hygiène

1. Si on examine les indicateurs et les facteurs favorisants, on constate que peu de données étayent l'hypothèse selon laquelle la personne est incapable de prendre elle-même un bain et d'effectuer ses soins d'hygiène. Elle s'est manifestement occupée d'elle, elle est capable de marcher et elle ne présente pas de déficit physique.

   Les facteurs suivants influent sur les pratiques d'un individu en matière d'hygiène : la culture, la religion, le milieu, le degré de développement, l'état de santé, la quantité d'énergie et les goûts personnels.
2. Vérifier si des malaises ou la douleur, la fatigue, la gêne, les croyances culturelles ou les goûts personnels influent sur la décision de la personne de ne pas effectuer ses soins personnels.

   Voici quelques questions que l'on pourrait poser à la personne : « Êtes-vous mal à l'aise ? » « Êtes-vous plus fatiguée aujourd'hui qu'hier ? » « Préférez-vous attendre d'être de retour chez vous ? »
3. En général, il est essentiel de se laver et d'effectuer ses soins personnels pour les raisons suivantes : préserver l'intégrité de la peau et des muqueuses, réduire le risque d'infections, accroître le confort, favoriser un sentiment de bien-être et la relaxation, réduire au minimum les odeurs corporelles, activer la circulation, etc.

   Les soins personnels procurent à la personne notamment les avantages suivants : ils réduisent le risque d'infection de la plaie chirurgicale et accroissent le confort et la capacité de relaxation. Les soins buccodentaires réduisent le risque d'infection et permettent de mieux goûter les aliments.
4. Décrire à la personne plusieurs avantages que lui procurerait le fait de prendre un bain et d'effectuer ses soins personnels, en insistant sur la nécessité de prévenir les infections.
   - Offrir à la personne de l'aider et lui demander où elle préfère se laver : au chevet de son lit ou dans la salle de

bain. Rassembler ses articles de toilette et lui procurer l'intimité dont elle a besoin.
- S'assurer que la personne dispose d'eau chaude et de serviettes propres.
- Intervenir au besoin en se fondant sur les raisons énoncées par la personne pour justifier le fait qu'elle ne veut pas effectuer ses soins personnels (par exemple, les effets des analgésiques).

5. Il est possible de recueillir des informations et d'effectuer des évaluations pendant le bain. De plus, l'infirmière peut faire comprendre à la personne qu'elle a le temps de voir à son confort et qu'elle souhaite le faire.

Chapitre 38 Examens paracliniques

1. Examiner les causes possibles. Le doigt est-il en vasoconstriction par suite de la diminution du débit sanguin ? Cela aiderait-il de réchauffer le doigt avec un linge chaud et de demander à la personne de tenir la main penchée pour favoriser les effets de la gravité ? Vérifier si le matériel (par exemple, l'autopiqueur) fonctionne correctement. La technique utilisée était-elle la bonne ? Il arrive souvent qu'une infirmière novice n'exerce pas une pression suffisamment forte et n'appuie pas l'autopiqueur fermement contre la peau, ou encore qu'elle ne tienne pas l'instrument parfaitement perpendiculaire à la peau. On ne peut obtenir une ponction profonde et nette si l'on ne remplit pas ces deux conditions. Une fois que l'infirmière a compris pourquoi elle n'avait pas obtenu assez de sang, elle doit piquer un autre doigt pour prélever suffisamment de sang et obtenir une lecture exacte.
2. Les résultats de l'analyse de laboratoire suggèrent la présence d'une infection ainsi qu'une déshydratation. Il serait utile que l'infirmière puisse comparer le résultat de l'hématocrite (Ht) avec un résultat précédent afin de les comparer. Les interventions infirmières devraient concerner à la fois l'infection et la déshydratation : signes vitaux, vérification de la présence d'hypotension orthostatique, analyse et culture d'urine, interventions pour favoriser l'hydratation.
3. Tenir compte du fait que Mme Angers n'a pas gardé de liquides depuis trois jours. L'infirmière n'a pas de renseignements sur l'antibiotique prescrit (par exemple le mode d'administration et le type d'antibiotique). Or, ces renseignements peuvent être importants. Certains antibiotiques s'avèrent parfois néphrotoxiques. Avant d'entreprendre l'antibiothérapie, on doit obtenir un échantillon d'urine afin de détecter s'il y a choc cardiogénique ; autrement, les résultats risquent être faussés. Par conséquent, il faut, en priorité, installer la perfusion intraveineuse qui permettra de commencer à réhydrater la personne et aidera peut-être aussi à obtenir un échantillon d'urine. Ensuite, on doit obtenir l'échantillon d'urine. L'infirmière devra alors vérifier si la personne a besoin d'aide pour fournir un échantillon d'urine stérile ; en effet, puisqu'elle n'a ni mangé ni bu depuis trois jours, elle doit être très faible. Pour l'aider, l'infirmière doit peut-être l'installer sur un bassin et faire le nettoyage qui s'impose avant de recueillir l'échantillon. Finalement, la troisième priorité est l'administration de l'antibiotique. Toutes ces interventions doivent être effectuées rapidement et dans l'ordre puisqu'elles sont toutes très importantes.
4. La diminution de l'hématocrite illustre le fait que la personne était déshydratée et qu'elle commence à se réhydrater ; le premier résultat d'Ht était élevé en raison justement de l'hémoconcentration. Après la réhydratation, l'Ht est plus juste. Le nombre de leucocytes indique que l'infection régresse.
5. Évaluer les connaissances de la personne à propos de l'IRM et, si nécessaire, expliquer en quoi consiste l'examen : son but, la méthode, les avantages et les risques. Si la personne est claustrophobe ou si elle est incapable de rester immobile pendant l'examen, il faut administrer un sédatif. Expliquer qu'on utilisera un système de communication bidirectionnelle de manière à ce qu'elle puisse faire des commentaires et être sous supervision pendant l'examen. Expliquer qu'elle entendra des bruits assez forts pendant l'examen, mais qu'elle peut mettre des bouchons d'oreille si elle le désire. Inscrire à son dossier ses questions et l'enseignement prodigué. Si elle continue d'éprouver de l'anxiété, informer le médecin.

Chapitre 39 Administration des médicaments

1. Voici les principales différences entre une réaction allergique et des effets secondaires :
   - Les effets secondaires ne sont pas liés à une réaction allergique et ils ne produisent pas les mêmes symptômes que ceux provoqués par une allergie. Les réactions allergiques se manifestent notamment par des éruptions cutanées, du prurit, un œdème de Quincke, une rhinite, des larmoiements, des nausées et des vomissements ou de la diarrhée, une respiration sifflante ou de la dyspnée.
   - Une réaction allergique grave porte le nom de choc anaphylactique ; elle peut entraîner un collapsus respiratoire si un traitement d'urgence n'est pas immédiatement entrepris.
   - L'hypersensibilité à un médicament, ou allergie médicamenteuse, fait souvent partie des effets systémiques que décrivent les ouvrages traitant des médicaments.
2. En fait, M. Quirion peut présenter des allergies à n'importe quel médicament. Peut-être prend-il déjà un autre médicament sur ordonnance, ou consomme-t-il de l'alcool, du tabac ou des médicaments en vente libre susceptibles d'interagir avec un ou plusieurs médicaments qui lui ont été prescrits. Il se peut aussi qu'il souffre d'une affection qui restreint le type de médicaments qu'il peut prendre en toute sécurité, ou qu'il soit allergique à la pénicilline, etc.
3. Faire les évaluations suivantes :
   - Examiner et palper le site d'insertion intraveineuse afin de découvrir tout signe d'infection, d'infiltration ou de déplacement du cathéter.
   - Examiner la peau environnante afin de découvrir tout signe de rougeur, de pâleur ou d'œdème.
   - Palper les tissus environnants afin de voir s'ils sont froids et vérifier la présence d'œdème, ce qui indiquerait que le soluté s'infiltre dans les tissus.

- Prendre les signes vitaux de la personne à titre de données de référence, particulièrement sa fréquence respiratoire.
- Vérifier si la personne présente des allergies médicamenteuses.
- Vérifier la compatibilité des médicaments et du soluté.
- Vérifier l'action spécifique du médicament, ses effets secondaires, ses réactions indésirables, la dose normale, le moment idéal pour l'administrer et le moment de l'effet maximal de la morphine.
- Vérifier la perméabilité de la perfusion IV en évaluant le débit.

4. Il faut prendre les mêmes précautions avec les médicaments administrés par voie intraveineuse qu'avec les autres types de médicaments : vérification de l'identité de la personne, de la dose, de la voie d'administration, etc. Parmi les précautions additionnelles, mentionnons, sans toutefois s'y limiter, qu'il faut vérifier la compatibilité de l'antibiotique et de la solution intraveineuse, confirmer la stérilité du système et l'intégrité du sac de solution à médicaments, s'assurer qu'il n'y a pas d'air dans le dispositif de perfusion, désinfecter le point d'insertion de l'aiguille avant d'y insérer celle-ci et vérifier les antécédents pharmaceutiques de M. Quirion afin de rechercher d'éventuelles allergies.
5. Certains médicaments sont mieux absorbés lorsqu'ils sont administrés alors que l'estomac est vide, tandis que d'autres doivent être pris en même temps qu'un repas ou après, car ils peuvent irriter le tube digestif.

Chapitre 40 Intégrité de la peau et soins des plaies

1. Plusieurs indices laissent présager de la vulnérabilité de M. Saint-Jean aux plaies de pression, notamment son âge, le ralentissement de ses activités, sa perte de mobilité et son état nutritionnel (sa minceur par rapport à sa taille). En fait, il montre au niveau des hanches et du coccyx des plaies de pression au stade I.
2. L'infirmière doit évaluer dans quelle mesure M. Saint-Jean a subi une perte de sensibilité, juger s'il se rend compte de son incontinence, déterminer la fréquence de cette dernière, mesurer les intervalles entre les promenades (s'il peut se promener), établir son taux de protéines sériques afin de connaître son état nutritionnel et constater s'il est en mesure de pourvoir à ses besoins.
3. L'infirmière doit prendre les mesures suivantes, sans toutefois s'y limiter : lui servir des repas et des collations à valeur nutritive, et l'aider à manger, au besoin ; lui faire changer de position toutes les deux heures ; éviter la friction et le cisaillement lorsqu'elle le déplace ou qu'elle le change de position ; faire en sorte que sa peau demeure propre et sèche ; soulager sa peau des pressions subies en utilisant les surfaces de soutien indiquées et l'inciter à faire des activités ; lui expliquer les avantages propres à chacune de ces mesures. Par ailleurs, l'infirmière doit prendre en considération le coût de ces mesures et le temps nécessaire à un soignant pour accomplir les tâches appropriées ; elle doit établir l'ordre de priorité des mesures et expliquer à M. Saint-Jean les raisons de chacune.
4. Bien qu'aucune rupture de la peau ne soit manifeste, M. Saint-Jean présente les signes du stade I de plaies de pression. Or, si aucune intervention n'est tentée, ces plaies progresseront en augmentant le risque de rupture de la peau.

Chapitre 41 Soins périopératoires

1. Les facteurs de risque liés à la chirurgie de M. Teng sont les suivants : son âge (comme il a 77 ans, il court donc plus de risques que les jeunes adultes), son état respiratoire précaire (le risque de souffrir d'atélectasie ou d'infection pulmonaire postopératoire est plus grand), les médicaments (il prend peut-être des médicaments qui retardent la guérison, comme des corticostéroïdes).
2. L'un des inconvénients majeurs de l'anesthésie générale est qu'elle déprime les fonctions respiratoire et circulatoire ; le chirurgien et l'anesthésiste ont probablement choisi de ne pas aggraver inutilement l'état respiratoire de M. Teng. La préférence de la personne concernant le type d'anesthésie est aussi prise en compte dans le choix de l'anesthésie.
3. La préparation préopératoire qu'a reçue M. Teng devait porter, entre autres, sur les points suivants : l'enseignement préopératoire concernant la préparation à la chirurgie ; ce à quoi il faut s'attendre après la chirurgie ; les exercices de respiration profonde, les exercices de toux contrôlée et les exercices pour les jambes ; comment soutenir son abdomen lorsqu'il bouge ou qu'il tousse ; un bain ou une douche ; des bas de compression et une médication pour lui assurer une bonne nuit de repos avant la chirurgie.
4. Même si M. Teng a eu une rachianesthésie et qu'il est éveillé, on effectue les mêmes examens généraux afin de déceler tout problème actuel ou potentiel. Il n'aura pas à passer à travers les phases de réveil et ses réflexes ne seront pas touchés. On évaluera le retour de la sensibilité dans les membres inférieurs afin de déterminer l'effet restant de l'anesthésie. Le monitorage postopératoire dont il bénéficiera ne différera en rien de celui des autres personnes.
5. Les précautions supplémentaires à prendre sont, entre autres, les suivantes : une bonne hydratation pour remplacer les liquides perdus au cours de la chirurgie et du jeûne préopératoire ; le lever et l'ambulation précoces, pour maximiser l'amplitude pulmonaire et prévenir les infections pulmonaires ; les exercices de respiration profonde, pour que M. Teng puisse excréter le mucus et qu'on prévienne la stase des sécrétions dans les poumons ; la maîtrise de la douleur, pour qu'il puisse marcher et tousser plus efficacement ; les exercices pour les jambes, afin de prévenir la thrombose veineuse profonde.

Chapitre 42 Activité et exercice

1. Une dyspnée causée par un léger effort est un signe préoccupant ; son intolérance à l'activité s'accentuera s'il demeure immobile. Son œdème indique que le retour veineux est insuffisant, surtout si l'on tient compte du temps qu'il passe en position assise ; d'autres problèmes s'ensuivront.

2. Inspecter les lieux pour déceler tout obstacle éventuel, choisir un cadre de marche assez léger pour qu'on puisse le manipuler aisément, veiller à le régler à la bonne hauteur, s'assurer que les embouts sont en bon état et faire des exercices pour entretenir la force des mains et des bras.
3. L'obésité contribue certainement au problème et on devrait en tenir compte. Il faudra faire une évaluation pour déterminer depuis combien de temps M. Caillé a une surcharge pondérale et quelles sont ses habitudes alimentaires.
4. Il y a un rapport entre la santé physique et la santé émotionnelle ; la personne « désire » améliorer son état de santé.
5. En cas d'affection chronique, on peut mettre plus de temps à atteindre les résultats de soins infirmiers qu'en cas d'affection aiguë, parce que le problème persiste depuis longtemps. Il faut donc miser sur de modestes progrès. Il est souvent préférable de réviser les attentes à la baisse afin de ne pas décourager la personne avec des attentes trop élevées.

Chapitre 43 Sommeil et repos

1. Un journal permettrait de cerner les facteurs pouvant l'empêcher d'adopter ou de maintenir de bonnes habitudes de sommeil. Très souvent, les gens n'ont pas conscience du lien de cause à effet entre les activités qu'ils effectuent avant le coucher et la qualité ou la quantité de leur sommeil. Le journal aiderait aussi M. Hébert à mesurer avec plus de précision la durée exacte de ses périodes de sommeil et d'insomnie.
2. Parmi les autres données pouvant être utiles, on relève notamment : les activités effectuées habituellement juste avant le coucher ; le niveau de bruit ambiant ; les aliments et boissons consommés juste avant le coucher ; la consommation éventuelle de médicaments pour le sommeil ; l'horaire et le rituel de lever ; la consommation de tabac.
3. Recommandez à la personne de lire ou d'effectuer toute autre activité paisible avant de s'endormir (mais pas de regarder la télévision ni de faire du sport) ; de s'en tenir à un horaire régulier de lever et de coucher ; d'essayer différentes méthodes non pharmacologiques susceptibles de favoriser le sommeil ; etc.
4. Le dossier de M. Hébert indique que son insomnie est un trouble primaire du sommeil. Si c'était son bras blessé qui l'empêchait de dormir à cause de la douleur ou s'il souffrait du syndrome post-traumatique, ses perturbations du sommeil constitueraient un trouble secondaire du sommeil.
5. Les causes les plus fréquentes des perturbations du sommeil sont les suivantes : souffrance physique ; bruit ; fatigue intense ; modification des horaires de travail ; détresse émotionnelle ; consommation d'alcool et autres excitants ; tabagisme.

Chapitre 44 Soulagement de la douleur

page 1418

1. Il existe des données subjectives (évaluation du degré de douleur à 5) et des données objectives (signes vitaux, position, soutien de l'abdomen, position rigide) attestant que Mme Longval éprouve de la douleur. Cependant, on ne peut tirer aucune conclusion quant à l'intensité, au siège, à la qualité et à la fréquence de sa douleur.
2. Il serait incorrect de supposer que Mme Longval n'a besoin d'aucune intervention pour soulager la douleur. Les gens évaluent leur douleur en fonction de leurs expériences passées, de leur tolérance, de leurs valeurs ethniques et culturelles, etc. Il faut plutôt lui demander si elle sent qu'elle a besoin de mesures de soulagement.
3. Mme Longval éprouve vraisemblablement une douleur aiguë consécutive à l'intervention chirurgicale. Elle peut éprouver également une douleur viscérale plus ou moins intense, selon les manipulations pratiquées sur son intestin et ses vaisseaux sanguins abdominaux.
4. Plusieurs interventions pourraient être utiles : aider Mme Longval à changer de position, lui masser le dos, utiliser la stimulation cutanée, lui proposer des activités de diversion (lui faire écouter de la musique douce, par exemple), etc.
5. L'indicateur le plus fiable sera l'avis de la personne elle-même. L'infirmière peut aussi s'appuyer sur des données objectives comme les suivantes : une diminution du pouls, de la pression artérielle et de la fréquence respiratoire par rapport aux valeurs mesurées avant l'intervention ; l'observation de la personne calme ou endormie ; un teint rosé ; l'absence de nausée et de transpiration ; une expression détendue, etc.

page 1420

1. L'infirmière devrait tenter d'obtenir des renseignements sur les facteurs déterminants dans la perception de la douleur et la réaction à la douleur : hospitalisations antérieures ; expériences de douleur passées ; valeurs culturelles relatives à la douleur ; aidants naturels ; effets de l'environnement ; niveau d'anxiété et de stress.
2. L'ACP pourrait être bénéfique durant les quelques jours suivant l'intervention chirurgicale. Considérez la douleur comme le cinquième signe vital : évaluez-la chaque fois que vous mesurez les signes vitaux. Évaluez jusqu'à quel point M. Carrier a le sentiment de jouer un rôle dans le soulagement de la douleur.
3. L'ACP pourrait mieux soulager sa douleur. M. Carrier a besoin de sentir qu'il joue un plus grand rôle dans le soulagement de la douleur.
4. En plus d'administrer les analgésiques avant la toux et la respiration profonde, l'infirmière devrait :
   - Lui enseigner comment soutenir l'incision à l'aide d'un oreiller.
   - Souligner l'importance de la toux et de la respiration profonde et expliquer qu'elle désire qu'il se sente assez bien pour les pratiquer.
   - Évaluer si les analgésiques le soulagent suffisamment pour qu'il puisse les exécuter. Aurait-il besoin d'un opioïde et d'un non-opioïde ?
   - Demander s'il a déjà utilisé des techniques de relaxation ; évaluer s'il désire y recourir. Dans le cas contraire, lui demander ce qui pourrait le soulager.

Chapitre 45 Nutrition et alimentation

1. Les réserves adipeuses d'une femme sont plus élevées que celles d'un homme de stature équivalente. Mme Santini est âgée de 59 ans et elle commence certainement à constater certains changements dans la configuration de son corps ; elle n'a plus besoin d'un apport énergétique aussi important pour maintenir son poids-santé ; elle doit cependant continuer de consommer des nutriments en quantité suffisante. Comme elle vit seule, les repas ne constituent plus pour elle une occasion d'entretenir des contacts sociaux ; elle a par conséquent tendance à manger mal. Comme son nom est d'origine italienne, il faudrait chercher à savoir si sa culture influe sur ses opinions et ses croyances liées à l'alimentation et au poids.
2. Quelles étaient les habitudes alimentaires de Mme Santini avant la mort de son mari ? Quels sont les aliments qu'elle préfère et ceux qu'elle aime le moins ? Quel genre d'aliments grignote-t-elle ? Possède-t-elle les ressources financières nécessaires pour acheter des aliments de qualité ? Son cadre de vie lui permet-il de cuisiner et d'entreposer correctement les aliments ?
3. On pourrait faire de nombreuses recommandations à Mme Santini, notamment : s'occuper les mains quand elle regarde la télé (par exemple, tricoter) ; grignoter de préférence des aliments santé, tels que des bâtonnets de carottes ou de céleri ; ne pas garder d'amuse-gueule salés ni de sucreries à la maison.
4. Les tableaux de référence et les autres formules de calcul permettent de déterminer le poids-santé. Cependant, le poids normal dépend en fait de nombreux facteurs, impossibles à prendre en considération dans ces calculs : le niveau d'activité de la personne considérée, son IMC, la configuration de son corps, etc. Mme Santini a mentionné sa sveltesse habituelle et son ossature délicate ; on peut donc supposer qu'elle souhaite retrouver cette silhouette – dans la mesure du possible, compte tenu de son âge. L'infirmière ne doit pas indiquer de poids précis à atteindre. La détermination des objectifs doit se faire en collaboration avec la personne.

Chapitre 46 Élimination intestinale

1. Il faudrait s'informer du nombre de selles et de leur volume pour déterminer s'il s'agit réellement d'une diarrhée ou s'il y a présence d'un fécalome. Il faudrait ensuite évaluer le régime alimentaire, l'apport liquidien quotidien, l'apport quotidien en fibres, les activités quotidiennes, les médicaments et les autres facteurs pouvant être responsables de la constipation et, s'il y a lieu, d'un fécalome.
2. On peut effectuer un toucher rectal pour vérifier s'il y a un fécalome. On peut aussi administrer un lavement huileux, suivi d'un lavement évacuateur, d'un suppositoire ou d'un émollient. Si toutes ces mesures échouent, il faudra peut-être retirer manuellement le fécalome.
3. Il faudrait envisager des interventions favorisant une défécation régulière, notamment augmenter la consommation de liquides, observer un horaire régulier de défécation et respecter l'envie de déféquer. Afin d'inciter la personne à consommer davantage de fibres, l'infirmière lui fournira une liste d'aliments riches en fibres. Elle fera aussi l'inventaire des provisions de la personne et lui indiquera les aliments riches en fibres. L'infirmière pourra proposer à la personne de rencontrer ses voisines pour planifier des menus équilibrés, partager ses repas, etc., et la diriger vers un service de physiothérapie ou d'autres services pouvant l'inciter à entreprendre un programme d'exercice adapté aux personnes âgées, comme l'aquaforme.
4. L'usage chronique de laxatifs rendra Mme Brodeur encore plus sujette à la constipation et à la formation d'un fécalome en raison de la perte de tonus musculaire que la consommation de ces produits entraîne. Augmenter l'apport en fibres et la consommation de fruits et de légumes, entre autres mesures, est un moyen naturel beaucoup plus sûr pour traiter la constipation.

Chapitre 47 Élimination urinaire

1. La pollakiurie pourrait être un signe d'infection attribuable à d'autres causes que l'hypertrophie de la prostate. On ne fournit ici aucune donnée sur les autres problèmes de santé éventuels ni sur les médicaments qui pourraient être en cause. Une collecte exhaustive de données s'impose.
2. L'infirmière doit veiller à ce que la personne comprenne tout ce qui lui est proposé ainsi que les résultats escomptés. On doit toujours soupeser le résultat escompté par rapport au risque que représente l'intervention. Le type de chirurgie est-il considéré comme acceptable sur le plan culturel ? Même s'il n'est pas possible de connaître tous les détails relatifs à l'intervention, l'expérience montre qu'elle ne permet pas toujours d'obtenir le succès escompté. Comment la personne est-elle susceptible de réagir si les épisodes d'incontinence se poursuivent après l'intervention ?
3. Sauf contre-indication, le médecin observera souvent un protocole médical établi. S'il détermine que l'hypertrophie est grave et irréversible, la chirurgie pourrait se révéler le seul choix possible. Dans pareil cas, l'infirmière pourra se renseigner sur les autres traitements que le médecin aurait pu envisager, et expliquer à la personne pourquoi ils semblent moins indiqués qu'une intervention chirurgicale.
4. L'infirmière doit évaluer en profondeur si la personne comprend bien son état et les mesures éventuelles qui permettraient de réduire les conséquences que celui-ci aura sur les AVQ et sa qualité de vie. Si la personne montre qu'elle a bien évalué la situation et qu'elle a fait un choix éclairé, l'infirmière aura alors la responsabilité de l'appuyer en ce sens.

Chapitre 48 Oxygénation

1. L'examen physique révèle la présence de fièvre, l'utilisation des muscles accessoires, des bruits respiratoires surajoutés (ou adventices) et des expectorations jaunes. Toutes ces observations suggèrent qu'il ne s'agit pas simplement d'un mauvais rhume. L'infirmière aurait certainement supposé qu'il y avait une cause sous-jacente plus importante.

2. L'altération de l'état mental constitue un signe qui peut s'avérer très utile pour déterminer qu'une personne souffre d'hypoxie. De plus, une augmentation des fréquences respiratoire et cardiaque et un essoufflement marqué constituent des signes positifs d'une aggravation de la situation. Si ce n'est déjà fait, il faudrait commencer à surveiller de façon constante la saturation en oxygène, effectuer des évaluations fréquentes et avertir le médecin au besoin. L'infirmière devrait avoir à portée de main le matériel requis pour l'aspiration des sécrétions. Il pourrait être nécessaire de transférer la personne à un service de soins infirmiers qui s'occupe de cas plus graves.
3. On devrait toujours appliquer les précautions universelles de prévention des infections. L'infirmière devrait toujours porter des gants lorsqu'elle se trouve en contact avec les sécrétions de la personne. Elle devrait de plus porter un masque si la personne risque de lui tousser ou de cracher au visage par inadvertance, en raison d'une absence de contrôle.
4. Le masque facial pourrait incommoder la personne, faire en sorte qu'elle se sente confinée ou favoriser un sentiment de claustrophobie. Si elle ne le porte pas, il n'est d'aucune utilité. L'infirmière devrait discuter de l'utilisation du masque avec la personne et lui demander pourquoi elle l'enlève. S'il est impossible de modifier le masque en fonction des raisons que la personne invoque, l'infirmière doit le remplacer par des lunettes nasales et ajuster le débit d'oxygène en conséquence.
5. Mme Sicard a un mode de vie passablement stressant : elle travaille à plein temps en plus de suivre des cours et s'expose à des facteurs de stress physique non négligeables (une diète médiocre, et une consommation de tabac depuis plus de 20 ans). Au cours de l'enseignement préparatoire au congé, l'infirmière pourrait notamment examiner avec la personne lesquels de ces facteurs de risque pourraient entrer dans un plan de modification du mode de vie à court terme et à long terme.

Chapitre 49 Circulation

1. Cette personne présente une réduction de la circulation artérielle au niveau des pieds. Lorsque les tissus sont ischémiés, l'accumulation d'acide lactique provoque de la douleur. La douleur que mentionne Mme Papineau va de pair avec la *claudication intermittente*. Les facteurs de risque des affections vasculaires périphériques comprennent le tabagisme, une alimentation riche en lipides, l'obésité, la sédentarité, l'hypertension et le diabète.
2. L'*Irrigation tissulaire inefficace (périphérique)* et l'*Intolérance à l'activité* sont deux diagnostics infirmiers probables. Il se peut que la question de l'*Intolérance à l'activité* constitue la priorité pour l'infirmière, qui pourra probablement concevoir un plan de soins et de traitements infirmiers susceptible d'aider cette personne à mieux se déplacer et qui lui permettra d'améliorer sa qualité de vie. Les résultats escomptés et les interventions concernant l'*Irrigation tissulaire inefficace* mettront l'accent sur l'application d'un plan de traitements médicaux et de prévention des blessures. Il faut cependant se rappeler qu'un plan de soins ne peut être efficace sans une participation active de la personne. Si ce n'est pas le cas, l'examen des priorités ne peut être que suggéré.
3. Le plan de soins et de traitements infirmiers ne doit pas porter uniquement sur les aspects physiologiques ; il faut aussi tenir compte des aspects psychologiques, ce qui est toujours une tâche délicate. L'infirmière doit étudier les réactions de la personne à l'égard des recommandations qui lui sont faites. Si la personne ne les accepte pas, il faut essayer de trouver avec elle des solutions acceptables, par exemple réduire ses déplacements ou utiliser un fauteuil roulant.
4. Les bas de soutien (bas de compression) favorisent le retour veineux. Or, cette personne souffre d'une circulation artérielle compromise. Si les bas sont trop serrés, ils risquent de nuire au débit sanguin artériel vers les extrémités. Il faut expliquer cela à la personne de façon à ce qu'elle le comprenne.

Chapitre 50 Équilibre hydrique, électrolytique et acidobasique

1. Une arythmie peut être causée par l'hypokaliémie. Il s'agit d'une urgence, et l'infirmière doit aviser sans délai le médecin et l'infirmière responsable. Il se peut que des mesures d'urgence s'imposent. Lors de l'évaluation d'une arythmie, l'infirmière doit chercher à discerner des tendances. Il est important qu'elle prenne la pression artérielle, car ce signe vital constitue un indicateur de la fonction cardiaque et des effets de l'arythmie.
2. Le déficit de volume liquidien entraîne une hypertonie du compartiment vasculaire, ce qui expulse l'eau des cellules, neurones compris. Les symptômes neurologiques sont inhérents à la déshydratation cellulaire.
3. L'infirmière peut notamment lui proposer une boisson qu'elle apprécie ou qui soulage ses nausées. Elle peut également s'assurer que les boissons lui sont servies à la température appropriée, lui fournir des pailles et lui servir de petites quantités. Elle pourrait aussi lui donner un antiémétique, s'il est prescrit.
4. La pesée quotidienne est un moyen facile et rapide de vérifier l'équilibre hydrique. L'infirmière peut expliquer à Mme Charbonneau qu'une perte de 1 kg indique une perte liquidienne d'environ 1 L.

RÉPONSES AUX QUESTIONS DE RÉVISION

APPENDICE B

Chapitre 1 Les soins infirmiers d'hier à aujourd'hui

1. c) ; 2. b) ; 3. b) ; 4. a).

Évaluez votre réponse

1. Administrer un vaccin est une activité de prévention de la maladie. Quant aux activités **b** et **d**, elles sont reliées au processus thérapeutique.
2. Une infirmière clinicienne spécialisée est une experte dans un domaine de spécialité. L'infirmière sage-femme donne des soins prénataux aux femmes enceintes et dirige des accouchements considérés comme n'étant pas à risque de complications. Quant aux infirmières enseignantes, elles s'occupent principalement de la formation des futures infirmières. Pour leur part, les infirmières chercheuses se consacrent à l'avancement des connaissances par divers travaux d'érudition.
3. La débutante démontre une performance acceptable. La performante possède de 3 à 5 années d'expérience et a acquis une compréhension holistique de la situation de la personne soignée. L'experte, pour sa part, démontre, lors de nouvelles situations, de très grandes habiletés basées à la fois sur son intuition et sur une analyse rigoureuse de la situation clinique.
4. Toutes ces forces sociales auront un impact sur la profession d'infirmière, mais c'est le vieillissement de la population qui influera le plus sur l'offre de personnel infirmier par rapport à la demande de soins. Le vieillissement de la population contribuera à une augmentation du nombre de personnes âgées nécessitant des soins spécialisés. Le vieillissement des infirmières enseignant dans les collèges et les universités, dont une bonne partie pendront leur retraite, mettra en péril la formation des futures générations d'infirmières. De même, un grand nombre d'infirmières en exercice atteindront l'âge de la retraite, ce qui contribuera au déficit de main-d'œuvre infirmière. Un écart se creusera donc entre la demande et l'offre de services infirmiers.

Chapitre 2 Formation et recherche infirmières au Québec et dans le reste du Canada

1. c) ; 2. b) ; 3. a) ; 4. c) ; 5. d).

Évaluez votre réponse

1. La formation continue fait référence à une formation systématique qui permet de développer les habiletés psychomotrices de l'infirmière et d'approfondir ses connaissances. Les autres exemples d'activités permettent certes d'augmenter les connaissances de l'infirmière, mais elles sont moins formelles.
2. Le vécu de personnes atteintes d'une affection étant une expérience personnelle, la chercheuse devrait retenir une approche qualitative. En effet, ce type d'approche permet d'investiguer un phénomène à partir du point de vue de la personne qui le vit. Le constructivisme est une philosophie qui est souvent associée à une démarche qualitative. Quant au positivisme, il s'agit d'une philosophie associée à une démarche de type quantitatif ; l'approche quantitative ne convient pas à cet objet de recherche, car il est impossible de mesurer le phénomène étudié.
3. La recherche quasi expérimentale ou expérimentale est utilisée pour vérifier notamment l'influence d'une variable indépendante, c'est-à-dire qui est identique d'une personne à l'autre dans le projet de recherche, sur une variable dépendante, c'est-à-dire qui se modifie au cours de l'expérience. Dans la situation **a**, la chercheuse veut vérifier si un programme d'enseignement (variable indépendante) influe sur les habitudes de sommeil (variable dépendante). Il est possible de noter des changements dans les habitudes de sommeil avant et après le programme d'enseignement et de mesurer ces changements à l'aide de différents outils. Les autres réponses portent sur des expériences subjectives.
4. L'étude de la perception de mort imminente renvoie à une expérience subjective. De plus, la méthode d'investigation est le discours des personnes ayant subi ce type d'intervention. Les autres exemples font référence à des phénomènes qui peuvent être mesurés à l'aide d'outils standardisés.
5. Le droit à l'autodétermination signifie que la personne participant à un projet de recherche doit se sentir libre de contraintes et de pressions indues. Cet exemple ne permet pas de détecter si la personne a subi d'autres violations de ses droits.

Chapitre 3 Pensée philosophique et soins infirmiers

1. c) ; 2. b) ; 3. d) ; 4. a) ; 5. b).

Évaluez votre réponse

1. La théorie (**c**) est une hypothèse ou un système d'idées qu'on propose pour expliquer un phénomène donné. Un concept (**a**) est une idée abstraite ou une image mentale qui représente un phénomène. Les concepts traduisent les propriétés et le sens d'un objet, d'un événement ou d'une chose. Un cadre conceptuel (**b**) est un groupe de concepts apparentés. Il donne une vue d'ensemble ou une orientation générale qui schématise des pensées. Un paradigme

(**d**) est une manière de penser, fondée sur un ensemble de croyances, de valeurs et de postulats.

2. Un cadre conceptuel (**b**) est un groupe de concepts apparentés. Il donne une vue d'ensemble ou une orientation générale qui schématise des pensées. La philosophie (**a**) est une discipline scientifique qui pose des questions sur l'idée que nous nous faisons de notre expérience, de l'univers et des choses humaines, et qui explore ces questions pour tenter d'y répondre. Une théorie (**c**) est une hypothèse ou un système d'idées qu'on propose pour expliquer un phénomène donné. Un paradigme (**d**) est une manière de penser, fondée sur un ensemble de croyances, de valeurs et de postulats.
3. Un paradigme (**d**) est une manière de penser, fondée sur un ensemble de croyances, de valeurs et de postulats. Un concept (**a**) est une idée abstraite ou une image mentale qui représente un phénomène. Les concepts traduisent les propriétés et le sens d'un objet, d'un événement ou d'une chose. Un cadre conceptuel (**b**) est un groupe de concepts apparentés. Il donne une vue d'ensemble ou une orientation générale qui schématise des pensées. Les disciplines orientées vers la pratique disciplinaire (**c**) puisent dans les théories et les connaissances tant pour la recherche que pour l'avancement de cette pratique.
4. Les disciplines orientées vers la pratique disciplinaire puisent dans les théories et les connaissances tant pour la recherche que pour l'avancement de cette pratique. Elles s'intéressent en premier lieu à la performance et au rôle professionnel. Les disciplines qui ne sont pas centrées sur la performance ne sont donc pas orientées vers la pratique disciplinaire. On peut étudier la physique (**a**) sans toutefois appliquer dans la pratique les connaissances acquises. La psychologie (**b**), les soins infirmiers (**c**) et la gestion (**d**) sont axés sur la pratique disciplinaire.
5. Les concepts centraux du métaparadigme infirmier sont la personne, l'environnement, la santé et les soins infirmiers (**b**). Le processus infirmier, le diagnostic infirmier, la théorie infirmière et la recherche en soins infirmiers (**a**) sont des concepts liés à divers champs d'activité de l'infirmière. La collecte des données, l'analyse, la planification et l'évaluation (**c**) représentent quatre des cinq étapes de la démarche systématique dans la pratique infirmière. L'individu, la famille, le groupe ou la communauté (**d**) constituent la « personne » qui reçoit les soins infirmiers.

Chapitre 4 Cadre juridique de la profession infirmière

1. d) ; 2. d) ; 3. c) ; 4. b) ; 5. b).

Évaluez votre réponse

1. La *Cour d'appel* est la plus haute instance au Québec. S'il en va de l'intérêt national ou si la question porte sur un point de droit, il peut y avoir appel devant la *Cour suprême*, la plus haute instance au Canada.
2. Les dates charnières sont 1920, 1946, 1973, 1980 et 2002. Dès 1920, le législateur a reconnu les infirmières en protégeant leur exercice et en leur accordant le titre de « garde malade enregistrée ». En 1946, une autre loi obligeait les infirmières à devenir membre d'une association pour avoir le droit d'exercer. Puis, en 1973, le législateur a défini le cadre juridique de l'exercice infirmier. En 1980, des règlements sur la délégation d'actes médicaux et infirmiers ont été adoptés. Finalement, en 2002, la *Loi modifiant le Code des professions et d'autres dispositions législatives dans le domaine de la santé* a clarifié le rôle des infirmières en plus de légitimer les pratiques qui s'étaient développées en marge depuis 1973.
3. Les quatre éléments qui constituent les fondements de la responsabilité civile sont la capacité de discernement, le dommage, la faute et la causalité. La capacité de discernement est l'aptitude mentale qui permet à un individu d'évaluer les conséquences et la portée des actes. Le dommage est l'élément essentiel en vue d'obtenir une compensation financière. La faute est l'élément déterminant la responsabilité. La causalité est le lien qui doit démontrer que le dommage subi est la conséquence directe du comportement reproché.
4. La Chambre criminelle n'entend que les plaintes pour une infraction prévue au *Code criminel du Canada* (L.R.C., 1985, c. C-46). Lorsqu'une infirmière commet une infraction en vertu du *Code de déontologie des infirmières et infirmiers*, la plainte sera soumise à l'OIIQ, qui fera enquête. S'il y a lieu, la plainte sera ensuite entendue par le comité de discipline selon le processus prévu dans le *Code des professions*.
5. L'étudiante infirmière ne fait pas uniquement le suivi auprès de la professeure. Elle doit également le faire auprès de l'infirmière soignante. En effet, les soins prodigués et les personnes soignées demeurent sous la responsabilité de l'infirmière.

Chapitre 5 Valeurs, morale et éthique

1. a) ; 2. b) ; 3. a) ; 4. c) ; 5. d).

Évaluez votre réponse

1. Dans un dilemme éthique, les actes de l'infirmière doivent être basés sur des normes morales et éthiques. L'infirmière peut avoir des croyances personnelles très fortes, mais prendre ses distances par rapport à la situation nuit à la personne. Une équipe n'est pas toujours obligée de prendre des décisions ; de son côté, l'infirmière n'est pas obligée de se conformer aux désirs de la personne lorsqu'elle estime que ceux-ci peuvent avoir des conséquences négatives pour soi ou les autres.
2. Sur le plan éthique, l'infirmière est tenue d'agir dans le cas où elle sait qu'un autre soignant agit de manière risquée ou incompétente. Un grand nombre de pratiques médicales sont controversées, mais elles ne vont pas nécessairement à l'encontre de l'éthique. Bien que certains considèrent les grèves d'infirmières comme non éthiques, appuyer des employés en grève est une décision personnelle. Même si le fait pour une personne de se confier à une infirmière comporte certains éléments éthiques, cela ne constitue pas automatiquement un dilemme éthique.
3. L'autonomie est le droit de la personne (ou de son mandataire) de prendre ses propres décisions. Rappelez-vous

que l'infirmière est obligée de respecter la décision éclairée de la personne. Les parents peuvent modifier leur décision au fur et à mesure que le temps passe et que l'état de leur enfant (ou leurs sentiments) évolue. Cette situation n'est pas vraiment un cas de malfaisance (faire du mal) ou de bienveillance (faire du bien) étant donné que plusieurs éléments appartiennent aux deux. Si l'enfant semblait souffrir ou si on lui refusait un traitement efficace, ces principes pourraient s'appliquer. La justice (équité) s'applique généralement lorsqu'on doit comparer les droits d'une personne avec ceux d'une autre.

4. Dans la clarification des valeurs, on aide la personne à réfléchir aux facteurs qui influent sur ses croyances et ses décisions. Tout jugement de la part de l'infirmière qui constituerait un jugement sur la justesse ou la non-justesse des pensées ou des actes de la personne est une entrave à cette clarification.
5. Un des principaux rôles de la protectrice des intérêts de la personne est d'agir comme médiatrice entre les parties. Même si une personne compétente a le droit de décider pour elle-même et même si le médecin est d'accord, il est crucial de favoriser la compréhension et la coopération entre les membres de la famille. Une action en justice devrait représenter le dernier recours.

Chapitre 6 Système de distribution des soins et des services de santé

1. c) ; 2. b) ; 3. a) ; 4. c) ; 5. d).

Évaluez votre réponse

1. La prévention primaire correspond aux actions qui permettent de prévenir la maladie ou de la détecter précocement. Le traitement d'une maladie est de l'ordre de la prévention secondaire alors que la réadaptation relève de la prévention tertiaire.
2. Les Centres de santé et de services sociaux ont pour mission d'offrir à la population d'un territoire une gamme variée de services de première ligne. Les centres hospitaliers accueillent non seulement des personnes qui doivent être hospitalisées mais également des personnes qui consultent dans les cliniques externes ou à l'urgence. Depuis le virage ambulatoire, les centres hospitaliers offrent aussi des services de chirurgie d'un jour. Enfin, la réadaptation des personnes après un problème de santé ou une chirurgie commence en milieu hospitalier.
3. Le médecin omnipraticien qui pratique en clinique privée ou dans un groupe de médecine familiale est habituellement le premier professionnel de la santé qu'une personne consulte. Les autres professionnels interviennent généralement lorsque la consultation a donné lieu au diagnostic d'un problème de santé.
4. Les nouveaux traitements et médicaments sont l'un des facteurs importants dans la croissance des coûts de la santé au Canada et au Québec.
5. La gestionnaire de suivi systématique a comme principales responsabilités d'évaluer les besoins de la personne soignée ainsi que son domicile et son environnement ; de coordonner et de planifier les soins de la personne ; de collaborer avec les autres professionnels de la santé ; de surveiller les progrès de la personne ; d'évaluer les résultats des interventions.

Chapitre 7 Soins de santé communautaire et continuité des services

1. b) ; 2. c) ; 3. d) ; 4. a) ; 5. c).

Évaluez votre réponse

1. Il est important que la personne sache comment vont se poursuivre ses soins à son retour à domicile et qui va lui prodiguer des soins. Par ailleurs, la visite de l'infirmière des soins à domicile devrait permettre de faire une évaluation des habitudes de vie et des ressources de la personne et de son environnement. La réponse **b** permet de voir que la personne connaît les services de soins à domicile et accepte d'y recourir.
2. Le travail en équipe interdisciplinaire suppose que tous les partenaires, y compris la personne et sa famille, participent à la recherche des meilleures solutions en regard de la situation. Habituellement, les rencontres de l'équipe interdisciplinaire doivent être placées sous la responsabilité du professionnel de la santé qui a une vision globale de la situation. Une fois que le plan thérapeutique est déterminé, il peut être mis en œuvre par les différents membres de l'équipe interdisciplinaire.
3. Les responsables des différents comités qui ont étudié les systèmes canadien et québécois sont d'avis que les soins de santé primaires constituent une solution intéressante pour remédier à certains problèmes. Ils préconisent également que les infirmières praticiennes assument un rôle plus important dans la prestation des soins.
4. Les objectifs couramment cités en relation avec les soins de santé primaires sont : l'efficacité, la continuité, la qualité, la productivité, la réactivité et l'accessibilité.
5. L'infirmière doit remplir les conditions suivantes pour garantir la continuité des soins : inciter la personne et sa famille à participer à toutes les étapes (évaluation de la personne, planification, mise en application et évaluation des soins) de l'entrée et du congé au cours d'un changement de milieu ; collaborer et communiquer au besoin avec d'autres professionnels de la santé ; s'assurer que les services requis pour obtenir des résultats positifs sont disponibles et coordonnés de manière que les soins soient prodigués sans interruption.

Chapitre 8 Promotion de la santé

1. c) ; 2. b) ; 3. d) ; 4. a) ; 5. d).

Évaluez votre réponse

1. L'énoncé **a** correspond au stade de précontemplation ; l'énoncé **b**, au stade de préparation ; l'énoncé **d**, au stade de maintien.
2. La perception de l'efficacité personnelle (**b**) est la confiance en ses capacités d'obtenir les résultats escomptés. La réponse **a** correspond à la perception relative au manque de temps, aux inconvénients, aux coûts et à la

difficulté de réaliser une action. La réponse **c** correspond à la perception que la personne a des autres (comportements, croyances et attitudes). La réponse **d** renvoie à la perception que la personne a du milieu de vie, qui peut l'inciter ou la décourager dans sa tentative de changer de comportement.

3. La femme âgée de 50 ans dont le mari est décédé il y a un mois (**a**) présente le risque le plus élevé de contracter une affection dans un proche avenir : l'échelle de Holmes-Rahe attribue une cote de 100 au décès du conjoint, alors qu'elle assigne une cote de 50 à l'événement décrit en **a**, une cote de 47 à l'événement décrit en **b**, et une cote de 26 à l'événement décrit en **c**.
4. La réponse **b** décrit une stratégie utilisée pendant le stade de contemplation ; la réponse **c**, une stratégie utilisée pendant le stade de préparation ; la réponse **d**, une stratégie utilisée pendant le stade de maintien.
5. Le changement est un processus complexe. L'infirmière ne devrait donc pas baisser les bras ou supposer que la personne ne veut pas changer (**a**). Une approche rigoureuse risque d'intimider la personne, ce qui renforcera sa résistance ; cette approche ne donne de bons résultats qu'avec certaines personnes (**b**). L'objectif de l'enseignement est d'aider la personne à devenir en quelque sorte elle-même experte (**c**).

Chapitre 9 Soins à domicile

1. c) ; 2. a) ; 3. b) ; 4. a) ; 5. d).

Évaluez votre réponse

1. Bien que, depuis quelque temps, les établissements de soins de santé se montrent plus accueillants envers les familles, l'un des principaux avantages des soins à domicile est la présence et la participation de la famille et des proches. Il est possible d'appliquer des mesures curatives ou d'importance vitale aussi bien au domicile qu'à l'hôpital. L'infirmière en soins à domicile est capable de réagir devant des symptômes complexes, ce qui inclut les interventions visant à soulager la douleur. Toutefois, les responsabilités légales sont les mêmes qu'en établissement de soins de longue durée ou qu'à l'hôpital.
2. Dans le cas où l'état de la personne est stable, l'alimentation et le bain sont des tâches qui entrent dans les compétences d'une auxiliaire familiale. L'enseignement à la personne soignée en matière de médication, le réglage du débit d'oxygène et toute forme d'évaluation sont des tâches réservées aux infirmières.
3. L'infirmière doit encourager chez la personne soignée l'expression de ses sentiments et des raisons de son refus afin de clarifier tout malentendu et de chercher des solutions de rechange. Les interventions **a** et **c** n'aident nullement à déterminer les raisons du comportement de la personne. L'intervention **d** représente une menace et reflète une attitude paternaliste : la personne reste libre devant les recommandations qu'on lui fait.
4. S'il existe des risques pour la santé du proche aidant lui-même, c'est souvent un signe qu'il est surchargé. Il est souhaitable qu'il demande de l'aide ou s'informe de la façon dont il pourrait mieux aider la personne soignée. La tristesse associée à un pronostic défavorable est une réaction normale et prévisible, tant qu'elle ne mène pas à la dépression.
5. Il est indispensable qu'une infirmière de l'accueil des services à domicile du CSSS fasse une évaluation détaillée des besoins de la personne pour que le CSSS commence à fournir les soins. La protection d'une assurance n'est pas essentielle puisque la Régie de l'assurance maladie du Québec couvre les coûts des soins à domicile. Beaucoup de gens reçoivent des soins à domicile même sans l'accompagnement d'un proche aidant. Les problèmes de santé auxquels répondent les services de soins à domicile comprennent des affections chroniques ou aiguës et des affections qui nécessitent des mesures préventives ou curatives. Des soins palliatifs sont également fournis.

Chapitre 10 Informatique en soins infirmiers

1. d) ; 2. c) ; 3. d) ; 4. c) ; 5. a).

Évaluez votre réponse

1. La normalisation des données, à l'origine des classifications infirmières, permet aux infirmières de se doter d'un langage commun. Cette normalisation facilite aussi l'extraction des données, car chaque élément contenu dans les diverses classifications est codé et donc facilement interprétable par les ordinateurs. La possibilité d'extraire les données grâce à la normalisation permet le partage des données tout au long de la prestation des soins.
2. Les questions concernant l'accès à l'information (qui peut y avoir accès ?) que contiennent les dossiers de santé électroniques demeurent les plus importantes. Les ordinateurs coûtent de moins en moins cher et sont de plus en plus performants. Par ailleurs, grâce à divers logiciels spécifiquement conçus à cet égard, les données informatisées sont bien plus précises que les données obtenues manuellement. Enfin, en raison de la facilité avec laquelle il est possible de copier un dossier et d'en effectuer des copies de sauvegarde, les données électroniques jouissent d'une pérennité peu comparable.
3. Dans la mesure où les étudiants qui recourent à la formation à distance effectuent leurs travaux en ligne en fonction de périodes horaires différentes et qu'ils font la plupart de leur travaux sans être branchés au réseau Internet, il leur est plus difficile d'acquérir un sentiment d'appartenance à un groupe. Cependant, grâce aux partages de fichiers audio et vidéo ou à la vidéoconférence, ils peuvent voir leur établissement d'enseignement, leur professeur et leurs condisciples, profitant ainsi d'une communication interpersonnelle. Enfin, certains étudiants évoluent plus rapidement dans un système de formation à distance que dans une classe traditionnelle, tandis que d'autres nécessiteront plus de temps pour terminer leurs études dans un tel système.
4. Bien qu'il ne soit pas nécessaire d'utiliser l'ordinateur pour mener à bien toutes les étapes du processus d'une recherche, il demeure que l'analyse informatique des données quantitatives apporte rapidité et précision à l'étape de l'analyse des résultats.

5. Plusieurs sites Web reçoivent l'appui et le parrainage d'organismes reconnus tels que l'Institut national du cancer du Canada. Ils mettent souvent en ligne, les rendant ainsi accessibles, les résultats de recherches exhaustives. Cependant, chaque site est différent, et le médecin traitant doit absolument évaluer un site pour déterminer s'il est fiable, de même qu'il devrait évaluer les traitements proposés pour s'assurer qu'ils ne sont pas nocifs pour la personne et qu'ils sont en mesure de lui venir en aide.

Chapitre 11 Conceptions de la santé et de la maladie

1. c) ; 2. b) ; 3. a) ; 4. a) ; 5. d).

Évaluez votre réponse

1. La frustration est un exemple d'émotion. Le choix d'aliments sains est associé à l'aspect physique ; suivre des cours sur l'art d'être parent, à l'aspect intellectuel ; et s'inscrire à une ligue de quilles, aux aspects physique et social.
2. La mère assume le rôle de personne malade et s'attend donc à être dispensée de ses responsabilités habituelles. Dans le rôle de malade, la personne ne se considère pas comme responsable de son affection, contrairement à la personne obèse. Dans le rôle de malade, la personne s'efforce d'aller mieux, contrairement à l'homme qui ne se présente pas à ses rendez-vous de physiothérapie. L'attitude de la personne âgée ne correspond pas à ce qu'on attend d'une personne qui adopte le rôle de malade, à savoir faire appel à une aide compétente.
3. Mme Paradis a probablement des croyances sur la gravité de son affection, croyances qui influent sur ses actes. Toutefois, le modèle des croyances en matière de santé est le plus utile pour déterminer si les personnes concernées sont susceptibles de participer à des activités de promotion de la santé. Or, Mme Paradis est déjà passée à l'action. Le modèle clinique met l'accent sur les signes et les symptômes de l'affection, ce dont on ne parle pas ici. Le modèle fonctionnel renvoie à la capacité de la personne d'assumer son rôle ou d'accomplir son travail. Le modèle agent-hôte-environnement est axé sur la prévision de l'affection.
4. Il n'a pas été démontré que l'instruction était un facteur favorisant l'observance. Par contre, il y a de bonnes raisons de croire qu'une relation de confiance avec le professionnel de la santé, l'efficacité de la médication, si elle est démontrée, et une posologie moins complexe encouragent l'observance.
5. Même si elle n'est pas toujours possible, l'observation directe reste la méthode la plus efficace pour mesurer l'observance (par exemple, observer un héroïnomane prenant sa dose de méthadone). L'observance du traitement ne garantit pas toujours l'absence de complications, ni que les analyses de laboratoire rendront compte de l'administration adéquate des médicaments. De plus, les rapports ou les souvenirs de la personne sont parfois flous, même si cette dernière est convaincue de dire la vérité.

Chapitre 12 Santé de l'individu, de la famille et de la communauté

1. c) ; 2. d) ; 3. a) ; 4. b) ; 5. d).

Évaluez votre réponse

1. Le concept d'holisme suppose de tenir compte de tous les aspects de la vie de la personne et non pas uniquement de ses problèmes physiologiques. Même s'il est tout à fait pertinent de prévoir des soins à domicile, de se soucier de spiritualité et de proposer des ressources pour s'adapter à la situation, l'infirmière applique véritablement une vision holistique des soins lorsqu'elle examine, avec la personne, de quelles façons le problème de santé influe sur les multiples aspects de la vie de cette dernière.
2. Étant donné que le comportement de l'enfant entraîne un changement dans le comportement de la famille, on considère qu'il s'agit de rétroaction, et aussi d'un type de rétro-inhibition puisque plus l'enfant pleure, plus le père retarde son départ. D'une certaine façon, le comportement de l'enfant est également un stimulus parce qu'il est absorbé par le système (le père) puis traité par le centre de régulation (du père), ce qui mène le père à prendre une décision.
3. Les antécédents médicaux des partenaires de vie actuels de la personne constituent une information capitale du fait que nombre d'affections sont transmissibles ou d'origine environnementale. De plus, en donnant ce conseil, l'infirmière reconnaît la composition de la famille donnée par la personne interrogée. Les antécédents médicaux des parents biologiques sont également très importants et devraient toujours être indiqués.
4. Lorsqu'une personne se sent suffisamment forte, un besoin de niveau inférieur (comme le repos) peut être différé jusqu'à ce qu'un besoin de niveau supérieur (réussite, sécurité) soit satisfait. Il est très probable qu'aucune autre personne ne pourra répondre à ce besoin en ce qui concerne la personne en question ; les besoins de niveau inférieur devront être satisfaits, quoi qu'il arrive.
5. L'infirmière en santé communautaire mettra l'accent sur des activités qui exerceront une influence sur l'ensemble du groupe et des personnes touchées. Il s'agit donc de prévenir et de surveiller les maladies infectieuses, et de prendre les mesures qui s'imposent pour promouvoir la santé des multiples personnes concernées (par exemple, nourriture et abri). L'infirmière en soins à domicile travaille habituellement avec des personnes ou des familles, individuellement, et répond à leurs besoins précis, qui peuvent ressembler à ceux d'autres personnes ou familles, ou au contraire en être très différents.

Chapitre 13 Culture et ethnicité

1. c) ; 2. b) ; 3. c) ; 4. d) ; 5. c).

Évaluez votre réponse

1. Les statistiques montrent que la proportion de personnes qui sont nées à l'extérieur du Canada ou qui ont des parents d'origine ethnique autre que canadienne est de plus en plus importante. Le portrait démographique du

Canada et celui du Québec s'en trouvent transformés. Par conséquent, les infirmières sont appelées à intervenir auprès de personnes qui ont des valeurs, des croyances ainsi que des habitudes de vie différentes de celles mises de l'avant par la médecine occidentale.

2. La sensibilité culturelle implique que l'infirmière connaisse, au moins de manière minimale, les traditions de plusieurs autres cultures. De plus, elle doit avoir des attitudes d'ouverture envers les personnes des autres cultures qu'elle soigne. La réponse **a** est incorrecte, car la formation aux soins transculturels se donne habituellement aux deuxième et troisième cycles universitaires. Quant aux deux autres réponses, elles ont trait aux soins en général, ce qui n'est pas l'objet de la question.
3. L'infirmière doit indiquer à la personne soignée qu'elle est ouverte à lui prodiguer des soins qui sont en accord avec ses valeurs et ses croyances en matière de santé. La réponse **a** part d'un *a priori* à l'effet que les personnes de certaines cultures ne boivent pas d'eau froide. L'infirmière doit toujours vérifier les habitudes de la personne soignée. Il est intéressant de s'initier à la culture de la personne (**b**) mais, dans le contexte des soins qui lui sont prodigués, cette manière de faire n'est pas la plus appropriée. Finalement, la réponse **d** n'est pas correcte car elle démontre une fermeture aux manières de faire de l'autre. L'infirmière doit démontrer de la souplesse dans l'application des règlements des établissements de soins.
4. Une infirmière culturellement compétente connaît l'ensemble de la situation de la personne immigrante soignée. Elle a une connaissance de la situation de la personne avant son immigration, elle est en mesure de déterminer les facteurs de stress associés à la migration et elle est capable d'évaluer l'importance du choc culturel à l'arrivée dans le pays d'accueil.
5. La culture n'est pas associée à la dimension physique d'une personne. Elle n'est pas limitée à un groupe et n'est pas non plus un comportement appris lors de la socialisation.

Chapitre 14 Approches complémentaires et parallèles en santé

1. b) ; 2. d) ; 3. c) ; 4. a) ; 5. b).

Évaluez votre réponse

1. Les ACPS comprennent des thérapeutiques variées et d'origines culturelles diversifiées. Toutefois, certaines de ces approches sont interreliées et s'inscrivent dans un système de guérison plus vaste, comme la médecine chinoise traditionnelle. Les ACPS comprennent, entre autres, la chiropratique, la médecine chinoise traditionnelle, les thérapies par le toucher, la naturopathie et l'homéopathie. Dans certains cas, les traitements médicaux occidentaux sont certainement plus efficaces que les ACPS, mais ce n'est pas toujours vrai. Dans le cas de certaines affections, il est tout à fait sensé de recourir d'abord à une ACPS et, en cas d'échec, de passer ensuite à la médecine occidentale, plutôt que de procéder à l'inverse.
2. Il s'agit là de l'un des principaux problèmes quand une personne qui recourt à une ACPS ne se sent pas à l'aise pour en parler à son médecin. Il est vrai que l'infirmière peut soutenir la personne dans ses décisions relatives aux ACPS et que certaines thérapies liées aux ACPS peuvent être plus efficaces que des traitements occidentaux. Cependant, la principale raison pour laquelle l'infirmière doit poser ces questions au cours de l'anamnèse vise à protéger la personne contre les interactions médicamenteuses nocives qui pourraient survenir entre des plantes médicinales et des médicaments pharmaceutiques.
3. La personne *n'apprend pas à maîtriser consciemment* des processus physiologiques comme sa circulation sanguine, sa pression artérielle ou sa fréquence respiratoire. La personne apprend plutôt à se détendre, ce qui influe par la suite sur les processus physiologiques.
4. On ne maîtrise pas la respiration pendant la méditation. On se contente de l'observer. Atteindre un état de paix, favoriser la guérison et la relaxation, libérer la peur, l'anxiété et les doutes sont autant d'effets bénéfiques possibles de la méditation, mais l'objectif essentiel est de pacifier le psychisme et de se concentrer sur l'instant présent. Toutes les autres approches de la méditation sont qualifiées d'« instrumentales » (on s'y adonne pour produire l'effet recherché). En méditation, il n'y a pas de différence entre la pratique et l'objectif.
5. Selon la MCT, le yin, le yang, les pensées, les émotions et les relations sociales sont tous des éléments importants, mais les principes de cette approche reposent sur le flux du qi.

Chapitre 15 Pensée critique et pratique infirmière

1. b) ; 2. a) ; 3. d) ; 4. a) ; 5. d)

Évaluez votre réponse

1. L'infirmière a tiré une conclusion (probablement erronée) de faits insuffisants. L'ordonnance et la diarrhée sont des faits. Affirmer qu'on ne devrait pas administrer le laxatif parce qu'il aggraverait la diarrhée relève du jugement et de l'opinion. (Note : La pensée critique devrait pousser l'infirmière à examiner ses hypothèses et à recueillir des données supplémentaires avant de passer à l'action.)
2. L'infirmière doit être consciente d'un nombre important d'hypothèses en matière d'alimentation et devrait vérifier, par exemple, si la nourriture proposée est conforme aux habitudes culturelles de cette personne. Les réponses **b** et **c** équivalent à des conclusions non fondées sur des faits. En **d**, l'infirmière émet un jugement ou une opinion qui pourraient ne pas être exacts.
3. La pensée critique pousse l'infirmière à poursuivre sa recherche d'information jusqu'à ce qu'elle trouve une solution ou une réponse acceptable. S'incliner, trop se questionner ou douter de ses propres croyances, et sauter des échelons de la hiérarchie sont des réactions qui vont à l'encontre de trois des attitudes propres à la pensée critique, soit l'intégrité, le courage et la confiance dans le raisonnement.
4. La méthode scientifique est une technique de résolution de problèmes fondée sur la recherche. L'approche par tâtonnement et l'intuition ne comportent ni collecte de

données ni expérimentation. La démarche systématique suppose généralement que l'on procède à des interventions déjà expérimentées et provenant des résultats de la méthode scientifique.

5. Il est important, pour l'infirmière, d'anticiper les problèmes qui pourraient compromettre le plan d'action et d'être préparée à les surmonter. Le but visé doit être clair dès le départ et ne plus nécessiter de réflexion à cette étape. Il faut consulter la personne et sa famille au moment où on établit le but visé et les critères. Déterminer divers moyens d'atteindre les résultats visés équivaut à analyser les solutions possibles.

Chapitre 16 Collecte des données

1. a); 2. c); 3. b); 4. c); 5. d).

Évaluez votre réponse

1. L'étape de l'élaboration de diagnostics infirmiers est aussi appelée « analyse », car elle suppose qu'on détermine les implications des données.
2. À l'étape de la collecte des données, l'infirmière obtient, organise, valide et consigne des données. Elle émet des hypothèses à l'étape de l'analyse, fixe des objectifs à l'étape de la planification et consigne les soins apportés à l'étape des interventions.
3. Les données primaires proviennent de la personne, tandis que les données secondaires proviennent d'autres sources (dossier clinique, famille, etc.). Les données subjectives sont indirectes (rapportées ou reliées à une opinion), tandis que les données objectives sont mesurables et vérifiables (poids, œdème, etc.). Si le mari de la personne hospitalisée mentionnait que sa femme n'a pris qu'une rôtie et du thé dans la journée, il s'agirait d'une donnée secondaire objective (mesurée).
4. Pour amener une personne à exprimer ses sentiments, l'infirmière doit poser une question ouverte à laquelle il est impossible de répondre en un mot (**b**) ou par de l'information factuelle (**a**). La question portant sur la réaction de la famille (**d**) pourrait peut-être inciter la personne à parler de ses sentiments personnels, mais ce n'est pas le meilleur moyen d'y parvenir.
5. Les autres membres de l'équipe de soins peuvent utiliser des modèles théoriques très différents de ceux des infirmières. Le modèle théorique a un caractère contraignant; l'infirmière qui a recours à ce modèle ne peut pas tenir compte de tous les éléments importants de la collecte des données, car celui-ci lui laisse peu d'initiative. Contrairement au recours à la démarche systématique, l'utilisation d'un modèle théorique pour la collecte des données ne permet pas à elle seule de réaliser une collecte des données exhaustive.

Chapitre 17 Analyse et interprétation des données

1. b); 2. c); 3. a); 4. d); 5. a).

Évaluez votre réponse

1. À la deuxième étape de la démarche systématique, l'infirmière analyse les données tirées de la collecte des données et elle détermine les problèmes, les facteurs de risque et les forces de la personne avant de formuler un diagnostic. Le choix des interventions fait partie des étapes de planification et d'exécution de la démarche de soins infirmiers.
2. La pâleur, l'hypertension et la tachycardie pourraient être des caractéristiques déterminantes présentées par la personne, autrement dit des éléments qui justifient la formulation du diagnostic. Seule la malnutrition constitue un facteur causal.
3. Le problème doit être différent du facteur causal (tomber et s'effondrer sont synonymes). Le facteur causal ne doit pas être une caractéristique présentée par la personne (les vomissements sont un signe de nausées). Enfin, le diagnostic doit être précis et orienter le plan de soins et de traitements (la fatigue est, dans certains cas, la conséquence de la privation de sommeil, mais elle ne guide pas l'intervention).
4. Le S dans l'acronyme PES signifie « signes et symptômes ». Comme son appellation l'indique, le diagnostic en trois parties est plus long que le diagnostic en une ou deux parties. Tout diagnostic correctement formulé est précis, mais la forme PES rend compte du raisonnement de son auteure. Enfin, un diagnostic possible ne peut comprendre trois parties puisqu'il ne comprend ni signes ni symptômes.
5. Un problème est à traiter en collaboration (interdisciplinaire) lorsque la prévention ou le traitement du problème nécessite aussi bien des interventions médicales que des interventions infirmières. Un diagnostic infirmier est indiqué si les soins infirmiers suffisent à eux seuls à résoudre le problème. Enfin, un diagnostic médical est indiqué si seuls des soins médicaux peuvent résoudre le problème.

Chapitre 18 Planification

1. d); 2. a); 3. b); 4. c); 5. c).

Évaluez votre réponse

1. L'infirmière doit faire une planification initiale, car M. Leroux amorce un premier séjour dans l'unité d'orthopédie. Elle doit aussi effectuer une planification continue afin de déterminer les soins qui s'imposent pendant le quart de travail. La planification du congé est continue et doit s'amorcer dès l'admission.
2. Les plans de soins types et les protocoles sont destinés aux personnes pour lesquelles on a formulé des diagnostics infirmiers ou médicaux semblables. En règle générale, ils ne portent pas sur les horaires ni sur les besoins non médicaux des personnes. Les manuels de politiques et de procédures contiennent des renseignements relatifs à la conduite à tenir dans certaines situations. *Note :* Même les politiques d'un établissement de soins ne sont pas absolues. Chaque situation doit être analysée et abordée individuellement.
3. L'infirmière aurait besoin de données plus poussées pour établir l'ordre de priorité hors de tout doute. Cependant, la présence de nausées intenses au point d'inhiber l'apport de liquides par voie orale est le problème le plus susceptible d'entraîner des complications. Il dicte par conséquent

une intervention infirmière immédiate. Le degré de douleur n'a rien d'extrême compte tenu du laps de temps écoulé depuis l'intervention, et on peut supposer que les interventions visant à soulager la douleur sont efficaces. Le problème de constipation est presque anormal, mais l'infirmière pourrait se contenter pour l'instant d'un traitement par voie orale. Or les nausées rendent un tel traitement impossible. Les traitements plus envahissants, tels le lavement et le suppositoire, ne sont généralement pas administrés le premier jour suivant l'intervention chirurgicale. Le risque d'infection de la plaie existe, mais aucune donnée n'indique qu'il oblige à une modification du plan de soins et de traitements.

4. Le résultat escompté doit décrire l'opposé du problème. Les changements de position, l'application de lotion et l'utilisation d'un matelas de soutien constituent des interventions pouvant mener à l'obtention du résultat escompté.
5. Il existe peut-être des politiques relatives à la fréquence de la mesure des ingesta et des excreta, mais l'infirmière doit la préciser (par exemple, « toutes les 4 heures »). Par ailleurs, l'exercice de la pensée critique amènera l'infirmière à mesurer les ingesta et les excreta plus fréquemment qu'il est prescrit si l'examen physique donne des résultats anormaux.

Chapitre 19 Interventions et évaluation

1. c) ; 2. d) ; 3. a) ; 4. b) ; 5. b).

Évaluez votre réponse

1. L'infirmière procède d'abord à une nouvelle collecte des données pour établir si l'activité est toujours sûre et indiquée. Deuxièmement, elle détermine ses besoins en matière d'assistance. Troisièmement, elle exécute l'ordonnance. Enfin, elle documente son intervention.
2. Il n'est jamais acceptable de consigner une activité infirmière avant son exécution. En effet, bien des facteurs peuvent entraîner le report ou l'annulation d'une activité, et le fait de l'avoir notée à l'avance peut avoir de graves conséquences. Dans de rares situations, on peut tolérer que l'infirmière note les activités fréquentes ou habituelles après un certain temps, à la fin de son quart de travail ou toutes les 4 heures par exemple, plutôt que tout de suite après.
3. Les résultats escomptés et les indicateurs sont les critères en fonction desquels on évalue le plan de soins et de traitements infirmiers. Une personne peut atteindre un objectif même si les activités infirmières n'ont pas été exécutées ou n'ont pas été efficaces. Bien que, par définition, un résultat escompté corresponde à un changement quelconque dans l'état de la personne (comportement, connaissance ou attitude), le succès du plan de soins et de traitements infirmiers ne se mesure qu'en fonction de changements précis (résultats escomptés).
4. Il n'y a pas lieu de retirer ou de remplacer le diagnostic ni de modifier son ordre de priorité, car les facteurs de risque qui le justifient sont toujours présents.
5. Comme cette évaluation porte sur la *manière* dont les soins sont prodigués, il s'agit d'une évaluation des processus. Une évaluation des structures porterait sur le milieu (sur le fonctionnement du matériel, par exemple), tandis qu'une évaluation des résultats porterait sur les changements dans l'état des personnes (et révélerait par exemple si le degré de satisfaction varie selon le type de personne qui répond à l'appel). Une vérification consisterait en un examen d'un dossier ou d'un document.

Chapitre 20 Tenue de dossier

1. c) ; 2. a) ; 3. b) ; 4. d) ; 5. d).

Évaluez votre réponse

1. L'établissement de soins est propriétaire du dossier, mais la personne a le droit de le consulter et d'en obtenir une copie. L'établissement de soins peut cependant imposer des droits de copie et assujettir la consultation du dossier à certaines exigences comme la présence d'un représentant de l'établissement apte à répondre aux questions. Cependant, le professionnel peut en outre communiquer un renseignement protégé par le secret professionnel, en vue de prévenir un acte de violence, dont un suicide, lorsqu'il a un motif raisonnable de croire qu'un danger imminent de mort ou de blessures graves menace une personne ou un groupe de personnes identifiables.
2. Le plan de cheminement clinique convient surtout aux personnes ayant reçu un seul diagnostic. La réponse **b** est plausible, mais les personnes sont susceptibles d'avoir de nombreux besoins particuliers. Comme on ne connaît pas ces besoins, **a** constitue la *meilleure* réponse.
3. OV = ordonnance verbale ; gttes = gouttes ; OD = œil droit ; ac = avant les repas ; qd = tous les jours.
4. La réponse **d** est la plus complète. De nombreux auteurs déconseillent d'inscrire le mot *erreur*. Il est important d'inscrire son nom ou ses initiales à côté des mots *inscription erronée*.
5. L'inscription **d** est la meilleure, même si l'infirmière aurait dû consigner la réponse du médecin. L'inscription **a** est vague, car elle n'indique pas si l'infirmière a vu la personne tomber ou si elle l'a trouvée par terre en entrant dans la chambre. L'inscription **b** exprime un jugement envers la personne. Il aurait été préférable de décrire des signes et des symptômes comme « démarche chancelante », « parler inarticulé » et « haleine sentant l'alcool ». L'inscription **c** est vague et devrait plutôt se lire : « Ecchymose de 2 cm × 3 cm à mi-hauteur de la face interne de la cuisse. »

Chapitre 21 Croissance et développement

1. c) ; 2. d) ; 3. b) ; 4. b) ; 5. a).

Évaluez votre réponse

1. Les stades du développement surviennent toujours dans le même ordre, mais pas toujours aux mêmes âges. La durée et les impacts de chacun des stades varient également d'une personne à l'autre. Pour la réponse **a**,

le mot *exactement* est incorrect. La réponse **b** est incorrecte parce que l'ordre des stades est prévisible. En ce qui concerne la réponse **d**, il est vrai que chaque enfant est unique ; cependant, l'ordre des étapes du développement est le même pour tous et est donc prévisible.

2. L'analyse doit porter à la fois sur la croissance (paramètres physiques) et sur le développement (fonctions et aptitudes). La réponse **a** évoque uniquement la croissance. La réponse **b** évoque uniquement le développement. La réponse **c** indique simplement des facteurs environnementaux susceptibles d'influer sur la croissance et sur le développement.
3. La fille est une préadolescente. À ce stade, les pairs exercent une influence croissante sur le comportement de l'individu. Les développements physique, cognitif et social sont accélérés et les aptitudes de communication s'affinent. Les parents doivent laisser l'enfant consacrer du temps et de l'énergie à ses passe-temps et à ses activités scolaires, le féliciter pour ses réussites et l'aider à réaliser d'autres exploits. La réponse **a** est un jugement de valeur erroné, car la situation décrite n'est pas inhabituelle et ne témoigne en rien des difficultés familiales. En ce qui concerne la réponse **c**, il est en effet important d'offrir du soutien à l'enfant d'âge scolaire ; cependant, les parents risquent de susciter en lui colère et rancune s'ils l'obligent à rester à la maison. La réponse **d** correspond également à un jugement de valeur. Même si le phénomène est tout à fait normal pour une jeune fille de cet âge, ce commentaire n'est pas acceptable.
4. Au stade de l'enfant d'âge préscolaire selon Erikson, le principal défi psychosocial consiste à trouver un équilibre entre les initiatives et la culpabilité. L'enfant commence à évaluer son propre comportement et à mieux saisir l'impact de l'affirmation de soi sur son environnement. La réponse **a** est incorrecte parce que Fowler s'est intéressé au développement spirituel. Les théoriciens des réponses **c** et **d** ont étudié les adultes, et non les enfants.
5. Pour Piaget, ce stade est celui de l'intelligence intuitive et il se caractérise par les comportements suivants : la perspective égocentrique régresse, l'enfant pense à une chose à la fois, il intègre les autres à son environnement, ses mots expriment aussi des pensées. Pour Erikson, ce stade du développement est celui de la recherche de l'équilibre entre l'initiative et la culpabilité. L'enfant apprend en outre l'impact de la maîtrise qu'il cherche à exercer sur son environnement et de l'affirmation de soi. Il commence à évaluer son propre comportement. Pour Fowler, ce stade est celui de l'intuition–projection : les représentations et les croyances transmises par les personnes de confiance se mêlent aux expériences propres de l'enfant et aux produits de son imagination. Alertée de toutes ces notions théoriques, l'infirmière peut en conclure que cet enfant déploie une imagination normale et qu'il a besoin de se familiariser avec la machine : connaître son utilité et son fonctionnement grâce à des explications à sa portée. En ce qui concerne la réponse **b**, l'expression de l'imaginaire est tout à fait normale à cet âge et il serait contre-productif de qualifier les propos de l'enfant de « stupides », et de lui dire qu'il est « trop grand » pour avoir ce genre de comportement. La réponse **c** est incorrecte parce que les capacités langagières de l'enfant sont en plein développement et parce qu'il a besoin de comprendre le monde qui l'entoure. La réponse **d** est également incorrecte : en alimentant les peurs de l'enfant, l'infirmière risque d'attiser son angoisse et sa méfiance.

Chapitre 22 Promotion de la santé, de la conception à la fin de l'adolescence

1. b) ; 2. a) ; 3. c) ; 4. a) ; 5. a).

Évaluez votre réponse

1. La plupart des nouveau-nés ont la tête déformée par le modelage qui se produit au cours du passage dans la filière génitale. Ce phénomène est rendu possible par la présence des fontanelles (espaces membraneux situés entre deux surfaces articulaires des os du crâne) et par le chevauchement des sutures (espaces non ossifiés de la structure osseuse du crâne et constitués de tissus conjonctifs). Cette asymétrie disparaît en général dans la semaine qui suit la naissance. Réponse **a** – En s'allongeant sur le côté, la future mère atténue effectivement la pression qui s'exerce sur la tête du fœtus engagée dans la filière pelvienne ; cependant, la position assise ne contribue pas au modelage de la tête. Réponse **c** – Les futurs parents sont en effet exposés à un volume important d'information erronée ; cependant, il n'est pas forcément indispensable ni même souhaitable de rectifier ces faussetés sur-le-champ. Réponse **d** – Tous les bébés n'ont pas la tête déformée ; de même, il est important d'évaluer l'origine de l'asymétrie de la tête avant de mentionner aux parents que tout se corrige dans la première semaine de vie (par exemple, en présence de céphalhématome, cela peut prendre plusieurs semaines).
2. Les trottineurs aiment explorer leur environnement, mais ils ont besoin de le faire en présence d'une personne en qui ils ont confiance. Les parents doivent savoir que les enfants de cette tranche d'âge souffrent d'une forte angoisse de la séparation et que leur pire crainte est d'être abandonnés. Réponse **b** – Ce comportement est tout à fait normal chez le trottineur. Réponse **c** – L'enfant ne montre aucunement qu'elle est manipulatrice. Réponse **d** – Ce comportement ne témoigne pas d'une régression (retour à un stade antérieur du développement).
3. Certaines activités doivent être adaptées ou limitées pour que la blessure guérisse. Réponse **a** – Certaines activités doivent au contraire être limitées ou modifiées. Réponse **b** – Il est tout à fait irréaliste d'espérer contraindre un enfant d'âge préscolaire à rester assis en permanence. Réponse **d** – La bicyclette et la corde à sauter constituent des activités trop violentes dans ce cas, surtout au début de la convalescence.
4. Au stade des opérations concrètes, l'enfant passe dans ses interactions de l'égocentrisme à la coopération. Il comprend mieux les concepts associés aux objets. Il apprend à additionner et à soustraire et comprend les relations de cause à effet. Réponse **b** – Cette attitude est caractéristique de la phase préopératoire, car elle révèle une approche égocentrique reposant sur la pensée magique. Réponse **c** – Ce phénomène révèle que l'enfant

se trouve au stade des opérations formelles : il raisonne de manière déductive et peut envisager le futur. Réponse **d** – Cet apprentissage révèle simplement que l'enfant a atteint un certain stade de développement physique et moteur.

5. La formation des seins constitue souvent le premier indice visible de la puberté chez les filles ; cependant, le développement de la pilosité sur les grandes lèvres la précède dans certains cas. Réponse **b** – Chez les garçons, la poussée de croissance et les changements physiques majeurs et soudains commencent généralement entre 12 et 16 ans. La poussée de croissance des filles survient entre 10 et 14 ans. Réponse **c** – Les glandes eccrines sont réparties sur presque toute la surface du corps et sécrètent la sueur particulièrement riche en sel (chlorure de sodium) et en eau. Les glandes apocrines se développent aux aisselles, dans la région anale, dans la région génitale et dans les conduits auditifs externes ainsi qu'autour du nombril et de l'aréole des seins. Réponse **d** – Les principales causes de décès chez les adolescents sont les accidents de la route, le suicide, les homicides et les blessures non intentionnelles.

Chapitre 23 Promotion de la santé chez l'adulte

1. c) ; 2. b) ; 3. c) ; 4. b) ou d) ; 5. d).

Évaluez votre réponse

1. L'incidence du cancer du poumon augmente chez les femmes, probablement parce qu'elles sont de plus en plus nombreuses à fumer. Les autres cancers de la liste constituent des problèmes de santé très sérieux. Du point de vue strictement statistique, l'augmentation du nombre de cancers du poumon chez les femmes représente néanmoins une menace plus grave. La sensibilisation du public et les campagnes antitabac pourraient contribuer à réduire l'incidence du cancer pulmonaire.
2. Le deuil est une étape normale après le décès d'un être cher. Les comportements décrits dans les autres réponses sont les signes d'un deuil vécu normalement. Quand la personne se comporte d'une manière extrême et se néglige, c'est souvent parce qu'elle a du mal à s'adapter à la disparition de l'être aimé. L'infirmière doit alors évaluer le problème en profondeur et, le cas échéant, mettre en œuvre les différentes ressources dont la personne a besoin.
3. La plupart des personnes âgées subissent des changements dégénératifs de l'oreille qui se traduisent par une détérioration de leurs capacités auditives. Ces changements sont en général irréversibles. La déficience auditive causée par le vieillissement s'appelle la *presbyacousie*. La personne qui en est atteinte a du mal à entendre les fréquences élevées et perçoit mieux les voix graves. Les appareils auditifs ne conviennent pas à toutes les personnes présentant des déficiences de l'ouïe. Celles-ci doivent être examinées par un spécialiste qui déterminera si l'appareil peut leur être d'une quelconque utilité.
4. L'évocation des souvenirs du temps passé et les « bilans de vie » constituent des activités psychosociales tout à fait normales pour la personne âgée, surtout s'ils sont exprimés d'une manière positive. Ils permettent à la personne âgée de se rappeler ses réussites passées et le rôle qu'elle a joué dans la société, et ainsi d'améliorer son concept de soi. L'infirmière doit consulter un psychiatre gériatrique si elle constate des problèmes de comportement ou des troubles significatifs de la mémoire ; ce n'est cependant pas le cas ici. L'infirmière peut inciter la personne à prendre part à différentes conversations et activités, mais elle ne doit pas déprécier l'importance des anecdotes que cette dernière raconte.
5. Quand une personne atteinte de démence commence à s'agiter, l'infirmière doit tout d'abord diminuer la quantité et l'intensité des stimuli auxquels elle est exposée – mais elle ne doit pas la laisser seule. Pour apaiser cette personne, l'infirmière doit rester en sa compagnie, la distraire et la traiter d'une manière calme et délicate. Si l'infirmière touche la personne, elle doit le faire avec douceur afin de ne pas la surprendre ni l'effrayer.

Chapitre 24 Caring, compassion et communication thérapeutique

1. c) ; 2. b) ; 3. a) ; 4. a) ; 5. b).

Évaluez votre réponse

1. L'attitude non verbale qui consiste ici à toucher avec douceur a toute son importance. Parler d'une voix forte pourrait blesser la personne, lui donner des directives écrites ne serait probablement d'aucune utilité et l'absence d'expression faciale pourrait l'effrayer.
2. L'étude de la distance dans les relations.
3. Seule la réponse **a** illustre un comportement d'écoute ; les autres représentent des obstacles à l'écoute.
4. La bonne réponse réside dans le respect, qui permet de reconnaître le sentiment de la personne. Ce n'est pas l'authenticité que l'infirmière met en pratique ici puisque, avant d'être authentique, elle donne de l'information. Le réalisme consiste à donner un exemple précis. L'infirmière ne confronte pas la personne, elle la soutient en respectant ses sentiments.
5. La bonne réponse est l'inadaptation à un changement dans l'état de santé ; les attitudes décrites dans les autres réponses découlent de la situation.

Chapitre 25 Enseignement

1. b) ; 2. c) ; 3. b) ; 4. a) ; 5. c).

Évaluez votre réponse

1. La bonne réponse est **b**. Les réponses **a** et **c** relèvent du domaine psychomoteur et **d** relève du domaine cognitif.
2. Les réponses **a** et **b** indiquent des méthodes d'apprentissage passif. L'apprentissage est plus rapide et la personne mémorise mieux ce qu'elle apprend lorsqu'elle participe activement à l'apprentissage. À la réponse **d**, on favorise un apprentissage affectif, qui permet à la personne d'apprendre à s'adapter à son état chronique, ce qui est important. Cependant, la question porte sur l'apprentissage du nouveau régime adapté à l'état de Mme Dupuis.
La bonne réponse est **c**, car elle permet d'individualiser

l'apprentissage à partir des connaissances et du vécu de la personne tout en favorisant son engagement.

3. La bonne réponse est **b**. Puisque les parents sont présents, l'enfant ne vivra pas l'angoisse de la séparation. Le livre de conte pourra aider l'enfant à comprendre un peu mieux ce qu'est l'hôpital et l'amener à poser des questions. L'homme de la réponse **a** est préoccupé par son problème de santé. La femme de la réponse **c** est souffrante. Il serait préférable d'attendre que sa douleur ait suffisamment diminué avant de commencer l'enseignement ; il serait aussi utile de vérifier si la médication n'a pas d'effets sédatifs qui pourraient nuire à sa concentration. L'homme de la réponse **d** sera probablement fatigué à la suite de sa physiothérapie ; il faudra évaluer sa capacité d'attention.
4. Le test évoqué en **b** permet d'évaluer l'aptitude à la lecture et à l'écriture ; toutefois, la meilleure réponse est **a**. Aux réponses **c** et **d**, il faut faire participer d'autres personnes, alors qu'il est préférable de consulter d'abord le premier intéressé.
5. À la réponse **a**, le fait de ne pas connaître un médicament ne démontre pas un état de confusion ; il faudrait évaluer davantage l'état mental avant de formuler un tel diagnostic. La réponse **b** fait référence au fait que la personne entreprend des actions afin d'atteindre un meilleur niveau de santé ; ce diagnostic infirmier n'est pas mauvais, mais un autre, plus pertinent, préciserait davantage les interventions infirmières. À la réponse **d**, le diagnostic de *Non-observance* ne s'applique pas ici puisque ce n'est pas une question de non-observance mais plutôt de connaissances insuffisantes ; rien n'indique que la personne n'observe pas la thérapie médicamenteuse parce qu'elle ne connaît pas cette pilule jaune. La bonne réponse est **c** : cette personne a tout simplement des connaissances insuffisantes concernant ce médicament.

Chapitre 26 Délégation, gestion et leadership

1. a) ; 2. a) ; 3. b) ; 4. c) ; 5. d).

Évaluez votre réponse

1. La situation nécessite que le personnel soit dirigé. Le style démocratique pourrait provoquer une perte de temps en raison des discussions et de la participation du groupe à la prise de décision. Le leadership de type laisser-faire n'apportera ni le contrôle ni le sens des responsabilités nécessaires à la situation. Un leader administratif, qui mettrait l'accent sur les règlements et les politiques de l'organisation, pourrait ne pas prendre les décisions pertinentes.
2. Le leader transformationnel est créatif, il fait appel à la collaboration et cherche à rendre les autres plus autonomes. Les sous-groupes ou les groupes de travail sont parfois des structures sous-jacentes du partage de l'autorité. Le leader transactionnel utilise les récompenses et les incitatifs. Le leader situationnel adapte son approche au contexte.
3. Dans la réponse **a**, l'infirmière gestionnaire possède l'autorité, mais elle n'a pas l'obligation de rendre compte ; en **c**, elle a seulement la responsabilité ; en **d**, elle a la responsabilité et l'obligation de rendre compte. Ce n'est qu'en **b** que l'infirmière gestionnaire a l'obligation de rendre compte (évaluation du personnel), mais pas l'autorité (elle ne peut ni embaucher ni congédier des employés).
4. Un membre du personnel infirmier expérimenté sera capable d'effectuer de manière sécuritaire le transfert d'une personne, qu'un nouveau modèle de fauteuil roulant soit en cause ou qu'il s'agisse d'une personne âgée ; on n'a pas à tenir compte de ces détails (à moins qu'on ait omis de mentionner dans la question certaines caractéristiques relatives au nouveau fauteuil ou à la personne âgée). De plus, il n'y a aucune raison de penser qu'un congé ait diminué les compétences de l'employé. Cependant, une personne qui vient tout juste d'être opérée est, par définition, dans un état instable, et l'infirmière doit évaluer et superviser le premier transfert.
5. Bien qu'il soit utile de justifier un changement, il n'est pas essentiel de mettre l'accent sur les motifs, puisque la résistance est plus souvent d'origine émotive que rationnelle. L'infirmière gestionnaire qui a établi la nécessité d'un changement verra son autorité diminuée si elle agit de manière autocratique **(b)** ou renonce **(c)**. Par ailleurs, on peut espérer que les opposants et les partisans en arrivent à un compromis en discutant. L'infirmière gestionnaire doit être ouverte et prête à accepter des modifications justifiées.

Chapitre 27 Perception sensorielle

1. d) ; 2. c) ; 3. b) ; 4. b) ; 5. d).

Évaluez votre réponse

1. Quand une personne est hospitalisée d'urgence pour subir une opération chirurgicale, une quantité considérable de procédés l'attendent (prélèvements, radiographies, signature des formulaires, etc.), malgré la douleur et d'autres malaises. Il ne reste pas beaucoup de temps pour l'aider à se repérer dans ce contexte. Après l'intervention chirurgicale, la personne sera probablement souffrante et pourrait être transférée dans une unité de soins intensifs. Les réponses **a** et **b** renvoient plutôt à un risque de privation sensorielle ; la réponse **c**, à une activité courante chez les adolescents.
2. Le transfert dans un autre établissement peut entraîner une modification dans la quantité, l'intensité ou la nature des stimuli et, en outre, une diminution, une exagération, une déformation ou une perturbation des réactions aux stimuli. La réponse **a** ne convient pas puisque rien n'indique que la personne souffre d'une détérioration ancienne ou progressive de ses capacités intellectuelles ou de sa personnalité. La réponse **d** est incorrecte puisque le diagnostic infirmier *Opérations de la pensée perturbées* s'applique aux personnes incapables d'interpréter correctement les stimuli en raison d'une altération de leurs capacités cognitives (dans un cas de démence, par exemple).
3. Atteinte de paraplégie (paralysie du bas du corps), la personne ne peut éprouver ni douleur ni sensations désagréables. L'infirmière lui indiquera qu'elle doit se soulever, si possible toutes les dix minutes, en s'appuyant sur ses accoudoirs. La réponse **a** décrit un problème réel plutôt qu'éventuel. La réponse **c** renvoie simplement à une

personne qui porte des lunettes pour corriger sa vue. La réponse **d** correspond plutôt au diagnostic *Risque d'accident*.

4. Cette personne gagnerait à utiliser un dispositif qui active une lumière clignotante quand on sonne à sa porte. La réponse **a** se rapporte à la sécurité plutôt qu'à l'altération sensorielle. Les réponses **c** et **d** décrivent la manière dont la personne s'adapte à la détérioration de ses facultés sensorielles.
5. La réponse **d** est la seule qui permette à la personne de mieux se repérer dans l'espace et qui témoigne de respect envers elle.

Chapitre 28 Concept de soi

1. a) ; 2. c) ; 3. b) ; 4. a) ; 5. d).

Évaluez votre réponse

1. Sylvie ne perçoit pas correctement son image corporelle. L'identité personnelle tient au sentiment que l'on a d'être unique. Les attentes envers soi-même constituent des objectifs que l'on estime devoir atteindre. Les traits fondamentaux du concept de soi correspondent aux certitudes les plus vitales que l'on a à l'égard de sa propre identité.
2. Ces étudiants s'exposent à un risque de conflit de rôles, car tous leurs rôles exigent un déploiement important de temps, d'énergie et de compétences. L'ambiguïté du rôle résulte d'attentes floues. Les tensions dans l'exercice du rôle naissent du sentiment d'inadéquation par rapport au rôle. Le renforcement du rôle est une intervention infirmière.
3. La restauration de l'estime de soi constitue un objectif vague et non mesurable. L'enseignement est une intervention, non un résultat. L'atténuation des inquiétudes entourant l'altération de soi renvoie plus à l'image corporelle qu'à l'estime de soi.
4. La réponse **a** incite la personne à continuer de s'exprimer et à s'attarder aux dimensions plus positives de sa vie. La réponse **b** est méprisante et élimine toute possibilité de discussion. Les réponses **c** et **d** ne tiennent pas compte du contenu émotionnel des propos de la personne et ne l'aident pas à surmonter son sentiment d'inutilité et d'incompétence.
5. Pour affirmer son indépendance (au lieu de suivre l'avis général en toutes circonstances), il faut avoir résolu de manière efficace le dilemme que représente cette tâche de développement. L'incapacité à exprimer ses désirs est symptomatique d'un échec dans la résolution de la tâche « Autonomie/Honte et doute », caractéristique de la petite enfance (trottineurs). Les difficultés à travailler en équipe témoignent d'un échec de la résolution de la tâche « Compétence/Infériorité », associée à l'âge scolaire.

Chapitre 29 Sexualité

1. d) ; 2. a) ; 3. c) ; 4. b) ; 5. d).

Évaluez votre réponse

1. La sexualité est encore souvent entourée d'un grand sentiment de honte et de malaise. Les gens estiment généralement que les professionnels de la santé sont très bien informés sur le sujet ; la plupart auraient par ailleurs beaucoup de questions à poser et de préoccupations à soumettre au médecin ou à l'infirmière. Certaines femmes ont effectivement plus de facilité à parler de problèmes sexuels à d'autres femmes, mais les infirmiers peuvent tout à fait assurer les évaluations et les interventions auprès des personnes de sexe féminin.
2. Par ces propos, l'infirmière dénonce clairement le comportement de la personne auprès de la personne elle-même ; elle fixe ses propres limites mais elle tente aussi de comprendre ce que la personne essaie de lui dire implicitement. Ce n'est pas en réprimandant la personne, en la menaçant ou en ignorant ce qu'elle essaye de dire qu'elle la comprendra et qu'elle pourra résoudre le problème.
3. Les femmes assument encore l'essentiel des tâches ménagères et des soins des enfants. Les hommes n'ont pas le « droit » de porter des vêtements de femmes et la société ne les encourage guère à se montrer tendres. Les femmes sont censées exprimer ouvertement leurs émotions, voire avec une certaine exubérance.
4. Les antidépresseurs peuvent réduire le désir sexuel. Le traitement pourrait en effet accroître la satisfaction sexuelle de la partenaire s'il règle la dépression de la personne, mais cette intervention présente l'inconvénient de porter plutôt sur la partenaire que sur la personne elle-même. L'éjaculation rétrograde et l'hypersensibilité cutanée ne comptent pas au nombre des effets secondaires des antidépresseurs.
5. La réponse **d** montre à la personne qu'elle a été entendue et l'invite à exprimer ses sentiments d'une manière plus précise. La réponse **a** la rassure faussement. Réponse **b** : La personne peut évidemment parler à son médecin mais l'infirmière doit lui répondre, puisque c'est à elle qu'elle s'est adressée. La réponse **c** ne ferait qu'aggraver les problèmes d'image de soi de la personne et constitue un cas flagrant d'expression déplacée de l'opinion personnelle de l'infirmière.

Chapitre 30 Spiritualité

1. d) ; 2. c) ; 3. c) ; 4. c) ; 5. b).

Évaluez votre réponse

1. Les réponses **a** et **b** se rapportent à l'évaluation et au diagnostic et non à la planification. En ce qui concerne la réponse **c**, il ne suffit pas de trouver une activité à la personne pour l'aider à se sentir épanouie et à donner un sens à sa vie.
2. La première étape consiste à évaluer la situation. La réponse **a** pourrait être interprétée comme une manifestation de distance ou de froideur. La réponse **b** évoque les convictions personnelles de l'infirmière, ce qui n'est généralement pas indiqué dans le cadre de la relation thérapeutique. La réponse **d** ne convient pas à une personne qui vous demande de l'aide.
3. La réponse **c** est correcte d'après les notions étudiées dans le chapitre. La réponse **a** est fausse ; la réponse **b** décrit la présence active partielle ; la réponse **d** décrit la présence active transcendante.

4. Cette personne ne manifeste aucun signe de détresse spirituelle ni de risque de détresse spirituelle. Elle montre plutôt un potentiel d'amélioration de son bien-être spirituel, potentiel généré par la transformation qu'elle a vécue à l'occasion de sa maladie. La réponse **d** ne constitue pas un diagnostic valide.
5. Réponse **a :** la personne ne serait peut-être pas d'accord avec l'infirmière, mais pourrait néanmoins profiter grandement d'une discussion à cœur ouvert avec elle. Réponse **c :** rares sont les infirmières qui pourraient obtenir ce résultat ; en outre, il ne correspond pas au souhait de la personne. La réponse **d** pourrait indiquer que l'infirmière a contourné le problème et qu'elle n'a pas engagé de véritable discussion thérapeutique sur les interrogations de la personne ; le fait de mettre en communication la personne avec des représentants du clergé ne règle pas forcément tous les cas de détresse spirituelle.

Chapitre 31 Stress et adaptation

1. c) ; 2. d) ; 3. a) ; 4. c) ; 5. b).

Évaluez votre réponse

1. L'expression des sentiments (en tête-à-tête ou en groupe) et le divertissement pourraient constituer des stratégies efficaces d'adaptation. L'alourdissement de la charge de travail ne ferait qu'accroître le stress. En outre, si vous niez les difficultés que vous éprouvez à la suite de ces décès multiples, vous serez sans doute incapable de répondre aux besoins émotionnels des personnes auxquelles vous prodiguez des soins.
2. Le port de verres correcteurs constitue un autre exemple de mise en œuvre d'une stratégie visant à régler un problème chronique de santé. L'entrevue d'embauche est un facteur de stress situationnel très ponctuel. Les stratégies d'adaptation qui se sont avérées efficaces pendant l'adolescence ne sont plus nécessairement applicables dans la cinquantaine. Le divorce est un agent stressant au niveau du rôle et de la position sociale ; à ce titre, il diffère nettement d'un problème de santé.
3. Selon le modèle transactionnel, le stress est considéré comme éminemment personnel et très variable d'un individu à l'autre. La réponse **b** définit le stress comme stimulus et la réponse **c**, le stress comme réponse. Les ressources externes et le réseau de soutien constituent des facteurs aidant à déterminer le niveau de stress, mais ils ne tiennent pas compte des dimensions cruciales que constituent les paramètres personnels et internes.
4. En situation de stress, la respiration s'accélère, les pupilles se dilatent, les vaisseaux sanguins périphériques se contractent et la fréquence cardiaque s'élève.
5. Il est encore trop tôt pour diagnostiquer une *Tension dans l'exercice de l'aidant naturel*, d'autant plus que l'enfant est hospitalisé (il ne vit pas chez lui). Le *Déni* et la *Peur* sont des réactions très courantes devant des menaces de ce type. Par la difficulté qu'il éprouve à soutenir sa famille, le père déploie aussi des *Stratégies d'adaptation familiale compromises*.

Chapitre 32 Perte, deuil et mort

1. d) ; 2. b) ; 3. a) ; 4. c) ; 5. c).

Évaluez votre réponse

1. Le chagrin dysfonctionnel peut être non résolu, inhibé ou pathologique. Le chagrin abrégé est normal, mais, en moyenne, il est plus court que les autres types de chagrins. Le chagrin anticipé est vécu avant que la mort ou la perte survienne réellement ; il n'est toutefois nullement malsain. Le chagrin dissimulé fait partie de la vie intime ; il ne s'exprime pas publiquement.
2. Dans toute la mesure du possible, l'équipe soignante doit envisager la possibilité de faire exception au règlement de l'établissement afin de respecter les souhaits de la personne et de sa famille. Le médecin ne peut pas modifier le règlement. Le transfert de la personne et l'affectation d'un préposé constitueraient ici des décisions individuelles et unilatérales, inacceptables dans les circonstances, d'autant plus que cela suppose le recours à des ressources humaines affectées en principe à d'autres tâches.
3. Le premier énoncé (**a**) permet à l'infirmière de montrer d'une manière sobre et discrète qu'elle comprend le chagrin de la famille. Il faut éviter les propos qui pourraient paraître trop impersonnels (**b**), faussement réconfortants (**c**) ou brutaux (**d**). Il existe d'autres façons convenables d'accueillir les proches dans les mêmes circonstances.
4. L'ordonnance de ne pas réanimer porte uniquement sur la réanimation cardiorespiratoire et les autres mesures similaires de maintien des fonctions vitales. Elle n'a aucune incidence sur les autres soins. Si la personne est apte à consentir, elle peut décider des soins qui doivent lui être prodigués, y compris les soins qui sont liés à l'ordonnance de ne pas réanimer. La validité de ce document ne dépend aucunement du moment anticipé de la mort. Les établissements de soins exigent qu'une nouvelle ordonnance de ne pas réanimer soit présentée à chaque hospitalisation, car l'état de santé de la personne et son point de vue sur la mort peuvent avoir changé. Une fois que la personne est admise à l'hôpital, l'ordonnance reste en vigueur jusqu'à ce qu'elle soit modifiée ou jusqu'à ce qu'elle cesse d'être valide aux termes du règlement de l'établissement.
5. Jusqu'à l'âge d'environ cinq ans, les enfants pensent que la mort est réversible. De cinq à neuf ans, ils savent qu'elle est définitive, mais ils ne la considèrent pas forcément comme inéluctable. Entre 9 et 12 ans, l'enfant prend conscience du fait qu'il mourra un jour. Entre 12 et 18 ans, l'adolescent approfondit ses convictions et peut redouter la mort, bien qu'il fasse en général semblant de ne pas s'en inquiéter.

Chapitre 33 Signes vitaux

1. b) ; 2. c) ; 3. d).

Évaluez votre réponse

1. Cette température est plutôt basse, même pour le matin. Il serait préférable de savoir quelle est habituellement la température de la personne, qui est peut-être plutôt basse.

Selon les données du dossier à ce sujet, vous voudrez peut-être reprendre la température en utilisant un autre thermomètre pour vous assurer que le vôtre fonctionne correctement. Si tout marche bien, notez la température de la personne et vérifiez si elle ne souffre pas d'hypothermie.

2. Si le rythme cardiaque de la personne est irrégulier, le pouls apexien est le plus fiable et le plus révélateur. Si la personne est en état de choc, utilisez le pouls carotidien ou fémoral. On prend le pouls radial pour déterminer les changements orthostatiques de la fréquence cardiaque et pour vérifier les signes vitaux postopératoires chez les personnes dont le pouls est régulier.
3. La décision de remettre l'évaluation à plus tard peut sembler discutable. Il s'agit vraiment d'une situation qui fait appel au jugement et au sens critique. Il n'est probablement pas nécessaire de déranger la personne en lui demandant de mettre fin à sa conversation téléphonique, ni de perdre votre temps à attendre à son chevet qu'elle ait terminé son appel, sauf si la personne doit partir immédiatement pour subir ses examens et qu'il faut absolument vérifier la fréquence respiratoire avant d'effectuer ces examens. Étant donné que les respirations doivent être comptées pendant que la personne est au repos, vous ne pouvez pas vous contenter de les compter pendant que la personne fait une pause dans sa conversation téléphonique. Enfin, ce sont les règles en vigueur dans l'établissement qui déterminent si l'infirmière doit noter qu'elle remet l'évaluation à plus tard ou si elle n'inscrit rien avant d'avoir effectué l'évaluation en question.

Chapitre 34 Examen physique

1. b) ; 2. d) ; 3. a) ; 4. a) ; 5. b).

Évaluez votre réponse

1. Le tympanisme est perçu vis-à-vis de l'estomac (rempli d'air) ; l'hypersonorité n'est jamais une donnée normale ; la matité est perçue au-dessous (et non au-dessus) du dixième espace intercostal.
2. Pour la palpation de l'abdomen, du cœur et des seins, la personne doit être couchée sur le dos.
3. Pour que l'absence de bruits intestinaux soit considérée comme anormale, elle doit durer de trois à cinq minutes. Des bruits intestinaux continus sont perçus vis-à-vis de la valvule iléocæcale après les repas. Les bruits intestinaux sont beaucoup plus souvent irréguliers que réguliers.
4. Lorsqu'on perçoit le pouls pédieux, qui est plus distal que le pouls poplité, on peut conclure que la circulation artérielle dans la jambe est adéquate même si l'on n'a pas palpé le pouls poplité. La présence d'un pouls fémoral ne pourrait pas confirmer qu'il y a un débit artériel dans la région située sous ce point. Pour prendre la pression artérielle dans la cuisse, il faut avoir trouvé le pouls poplité. Étant donné que le pouls poplité donne des renseignements sur la circulation artérielle dans la jambe, l'infirmière devrait prendre le pouls distal avant de demander l'aide d'une autre infirmière.
5. L'acuité visuelle diminue souvent avec l'âge. Les poils du visage ont plutôt tendance à devenir plus rêches. L'odorat s'émousse. La fréquence et le rythme respiratoires devraient être réguliers au repos ; cependant, les deux peuvent changer rapidement à l'effort et, chez les personnes âgées, ils prennent davantage de temps à retourner aux valeurs de repos que chez les adultes plus jeunes.

Chapitre 35 Asepsie

1. b) ; 2. a) ; 3. c) ; 4. a) ; 5. d).

Évaluez votre réponse

1. En empêchant les microorganismes de quitter le réservoir, on préviendrait efficacement la propagation de l'infection à toute autre personne. Mais comme le réservoir est le porteur des microorganismes et qu'il s'agit d'une infection chronique, il est impossible d'éliminer le réservoir. On peut bloquer la porte d'entrée chez un hôte ou réduire la sensibilité de ce dernier, mais ces mesures sont efficaces pour un seul individu ; il est donc préférable de bloquer la porte de sortie du réservoir.
2. Le lavage systématique des mains, effectué régulièrement, constitue le moyen le plus efficace pour prévenir le transfert d'une substance potentiellement infectieuse. L'équipement de protection individuelle est indiqué dans les situations où les pratiques de base l'exigent et on applique les précautions additionnelles lorsqu'on sait qu'une personne souffre d'une affection transmissible. L'administration systématique d'antibiotiques n'est pas efficace et peut même s'avérer nocive, étant donné l'incidence des surinfections et l'apparition de nouvelles souches résistantes de microorganismes.
3. Les pratiques de base comprennent déjà toutes les précautions contre la transmission par contact, à l'exception de l'installation de la personne dans une chambre individuelle. C'est lorsqu'on travaille au-dessus d'une plaie stérile, et non d'une plaie infectée, qu'il est recommandé de porter un masque. Il n'est pas nécessaire d'utiliser un plateau-repas jetable, ni d'appliquer une technique stérile (ou l'asepsie chirurgicale) chaque fois qu'on est en contact avec la personne.
4. On utilise des lunettes de protection à plusieurs reprises, à moins qu'elles n'aient été très contaminées par des éclaboussures d'une substance infectieuse qu'il est impossible d'éliminer efficacement. On devrait utiliser une blouse une seule fois, puis la jeter ou la mettre à laver, selon le cas. On ne lave ni ne réutilise jamais un masque chirurgical ou des gants.
5. Il ne devrait pas être nécessaire de replier la partie du poignet qui a roulé vers l'intérieur. Le plus important, c'est de maintenir stérile la partie du gant qui recouvre les doigts et la main (qui serviront à effectuer l'intervention aseptique). La portion du gant qui a roulé vers l'intérieur est contaminée : l'infirmière ne doit donc pas la replier, ni demander à une collègue de le faire, car cette portion contaminée se trouverait alors tout à côté de la portion stérile.

Chapitre 36 Sécurité

1. b) ; 2. a) ; 3. c) ; 4. b) ; 5. d).

Évaluez votre réponse

1. La sécurité de la personne (la protéger et l'éloigner du danger) demeure toujours la priorité. La réponse **a** implique qu'il faut laisser la personne seule, ce qui n'assure pas sa sécurité. Les réponses **c** et **d** constituent des mesures importantes, mais on ne doit les prendre qu'après avoir secouru la personne.
2. La réponse **b** correspond à la principale cause de décès chez l'enfant d'âge scolaire. Les réponses **c** et **d** correspondent respectivement à la principale cause de décès chez la personne âgée et chez l'adolescent.
3. Laisser la lumière allumée dans les toilettes (**a**) est une mesure utile, mais elle n'empêcherait pas forcément la personne de tomber dans sa hâte de se rendre aux toilettes. L'infirmière n'est pas autorisée à différer l'administration de médicaments sans avoir consulté le médecin. La chaise d'aisances (**c**) répond de façon sécuritaire au besoin de la personne et c'est une mesure que l'infirmière peut prendre de son propre chef. Quant aux ridelles du lit (**d**), elles favorisent les chutes au lieu de les prévenir.
4. Le trottineur est actif et curieux, ce qui l'expose à des risques d'intoxication (par exemple, saturnisme, produits toxiques rangés sous l'évier ou dans un tiroir). Le risque de suffocation est bien réel, mais moindre que chez le nouveau-né et le nourrisson. On avertit d'ailleurs les parents de nouveau-nés et de nourrissons de bien garder en main le biberon pendant l'allaitement et de ne pas le caler contre un objet, de couper les aliments en petits morceaux et de choisir des jouets sans petits accessoires détachables. La réponse **b** correspond à la rubrique diagnostique générale sous laquelle sont classées les cinq sous-catégories de diagnostics. La réponse **d** s'applique à la personne alitée.
5. La contention (**a**) peut intensifier l'état d'agitation et de confusion de la personne et elle restreint son autonomie. La réponse **b** est une solution envisageable mais non réaliste. La réponse **c** ne correspond pas non plus à une solution réaliste, cette fois-ci pour l'infirmière. Le détecteur de mouvement (**d**) accroît le sentiment d'autonomie de la personne et signale à l'infirmière et aux autres membres du personnel infirmier que la personne a besoin d'aide. C'est la solution la plus réaliste ; en outre, elle offre l'avantage de favoriser la sécurité de la personne.

Chapitre 37 Hygiène

1. c) ; 2. c) ; 3. b) ; 4. a) ; 5. d).

Évaluez votre réponse

1. La description de la personne correspond aux indicateurs du degré de fonctionnement qualifié de semi-dépendant (voir le tableau 37-2).
2. On devrait allonger la personne sur le côté après avoir abaissé la tête du lit, car il y a un risque d'aspiration. L'absence du réflexe nauséeux indique à l'infirmière que la personne ne possède pas de moyen de défense naturelle, et qu'elle présente donc un risque élevé d'aspiration. Toutes les autres réponses correspondent à des évaluations que l'on devrait plutôt faire avant de donner un bain.
3. L'application de lotion contribuerait à hydrater la peau. Les lotions parfumées contiennent de l'alcool, qui assèche la peau. Faire tremper ses pieds fréquemment ou durant une longue période assèche également la peau. L'application d'une poudre pour les pieds est indiquée pour prévenir ou éliminer les odeurs désagréables. Le port de mi-bas risque de ralentir la circulation.
4. Vérifier qu'il y a bien une pile dans l'appareil de correction auditive. Mettre celui-ci en position ARRÊT et s'assurer que le volume est réglé au niveau le plus bas, car un volume trop élevé sera désagréable pour la personne. On nettoie une prothèse intraconque à l'aide d'un chiffon humide.
5. Le fait de préparer un lit de chirurgie et de le mettre à la hauteur maximale sont deux mesures qui facilitent le transfert de la personne de la civière au lit. Dans un lit fermé, la literie est tirée jusqu'à la tête du lit et placée sous les oreillers.

Chapitre 38 Examens paracliniques

1. b) ; 2. c) ; 3. b) ; 4. d) ; 5. c).

Évaluez votre réponse

1. La réponse **b** indique un résultat très bas qui peut mener au décès. Toutes les autres réponses indiquent des résultats normaux.
2. La réponse **a** est fausse puisqu'il faut éliminer la première miction. On utilise un récipient propre pour recueillir l'urine (**b**). C'est le genre de test effectué qui permet de déterminer s'il faut s'il faut réfrigérer le contenant (**d**).
3. L'examen mentionné dans la réponse **b** est une radiographie des reins, des uretères et de la vessie. Pour l'UIV et l'urographie antérograde, on injecte à la personne une substance de contraste. Pour la cystoscopie, on utilise un instrument muni d'un source lumineuse (cystoscope) que l'on insère dans l'urètre.
4. La réponse correcte est **d**. Les types d'examen dont il est question dans les autres réponses fournissent des renseignements d'ordre anatomique.
5. La réponse **a** fait référence à une biopsie du foie, **b** à une thoracentèse et **d** à une ponction lombaire. La bonne réponse est donc **c**.

Chapitre 39 Administration des médicaments

1. c) ; 2. d) ; 3a. d) ; 3b. a) ; 4. d) ; 5a. b) ; 5b. c) ; 5c. a) ; 5d. d).

Évaluez votre réponse

1. La réponse **a** signifie que le médicament doit être administré toutes les heures, la réponse **b**, deux fois par jour et la réponse **d**, chaque jour. Si l'on n'est pas certain du sens des abréviations, il est préférable de s'informer plutôt que de risquer de commettre une erreur.

2. Pour assurer la sécurité de la personne, l'infirmière aurait dû répondre **d**. Elle devrait écouter la personne et chercher à obtenir tout autre renseignement qu'elle pourrait lui fournir sur ce médicament, par exemple la posologie lorsqu'elle le prend à la maison. L'infirmière ne doit pas administrer le médicament pour le moment et doit dire à la personne qu'elle va d'abord vérifier le dossier. Elle ne doit pas non plus laisser le médicament à son chevet. Elle doit examiner le dossier afin de s'assurer que l'ordonnance du médecin concorde avec la feuille d'administration des médicaments. Elle doit vérifier les notes d'évolution du traitement inscrites par le médecin puisque celui-ci a peut-être décidé d'augmenter ou de réduire la dose. Elle doit également s'informer auprès du pharmacien ; en effet, la couleur et la forme des comprimés varient selon les compagnies pharmaceutiques qui les fabriquent. L'infirmière doit faire part de ses conclusions à la personne, qui appréciera qu'elle ait pris le temps de s'assurer qu'elle reçoit le médicament approprié. Même si cette vérification prend du temps, l'infirmière sera satisfaite de savoir qu'elle a évité une possible erreur dans l'administration d'un médicament.

3. a) La demi-vie est le temps à l'issue duquel la concentration du médicament a diminué de moitié dans l'organisme. Si la digoxine a une demi-vie de 36 heures, il faudra 1,5 jour ou 36 heures pour que sa concentration dans l'organisme soit de 50 %. La question mentionne une période de 24 heures, donc plus courte que la période de demi-vie, qui serait alors supérieure à 50 %.

   b) Il s'agit d'une question d'ordre mathématique :
   36 heures = 50 %
   72 heures = 25 %
   108 heures = 12,5 %
   144 heures = 6,25 %
   180 heures = 3,125 %
   180 heures ÷ 24 heures = 7,5 jours

4. La réponse est **d** puisqu'on ne donne aucune posologie pour cette ordonnance. Toutes les autres réponses indiquent le nom du médicament, la posologie, la voie et la fréquence d'administration.

5. a) La réponse est **b**. La quantité prescrite (5 mL) est trop grande pour être injectée dans un seul site. L'infirmière doit donc préparer deux injections de 2,5 mL chacune et utiliser une seringue de 3 mL. La longueur de l'aiguille dépend du développement musculaire de la personne, que l'infirmière doit évaluer. Dans le cas présent, d'après les renseignements fournis, la masse musculaire de la personne est normale. L'ordonnance précise que le médicament doit être administré par IM profonde ; l'aiguille employée mesurera donc 3,5 cm. Cela signifie aussi que le médicament devrait être administré dans la région la plus appropriée pour une IM – le muscle fessier antérieur, qui est le plus épais de tous les muscles fessiers. Le calibre de l'aiguille devant servir à une injection dans le muscle fessier antérieur peut varier de 20 à 23. L'infirmière doit aussi vérifier la viscosité du médicament à injecter. Une aiguille de petit calibre endommagera moins les tissus ; par ailleurs, si la solution est visqueuse, il faudra peut-être utiliser un calibre plus gros (par exemple, 20 ou 21).

   b) La réponse est **c**. Le type de seringue approprié pour administrer une injection sous-cutanée dépend du médicament à administrer. Comme le médicament n'est pas de l'insuline, on n'utilisera pas une seringue à insuline. Pour la plupart des injections sous-cutanées, on se sert d'une seringue de 2 mL ; la grosseur et la longueur de l'aiguille dépendent de la masse corporelle de la personne, de l'angle prévu pour l'injection et du point d'injection. Pour un adulte de poids normal, on utilise en général une aiguille de calibre 25 et de 2 cm de longueur, que l'on insère à 45°. Si l'infirmière peut pincer environ 5 cm de tissu au site d'injection, elle devrait alors administrer le médicament à un angle de 90°, afin qu'il atteigne le tissu sous-cutané.

   c) La réponse est **a**. On administre le test de tuberculine par injection intradermique. On utilise une seringue à tuberculine puisque la dose injectée sera d'environ 0,1 mL. L'aiguille doit être courte et fine pour ne pas atteindre le tissu sous-cutané ; elle doit être munie d'un biseau court, et être d'un calibre de 25 à 27 et d'une longueur de 0,5 à 1,5 cm.

   d) La réponse est **d**. Si l'infirmière tient compte uniquement de la quantité de médicament à injecter (0,5 mL), le muscle deltoïde constitue le meilleur site d'injection. Cependant, il est essentiel qu'elle connaisse et évalue la situation de la personne. Une personne âgée et amaigrie a probablement des muscles moins développés ou atrophiés. L'infirmière doit considérer le choix du muscle fessier antérieur pour effectuer l'injection, parce que ce dernier présente une masse musculaire plus importante que le muscle deltoïde.

Chapitre 40 Intégrité de la peau et soins des plaies

1. b) ; 2. a) ; 3. c) ; 4. a) ; 5. c).

Évaluez votre réponse

1. On considère qu'un adulte qui affiche un score de 18 ou moins encourt un risque et qu'il est indiqué de prévoir un horaire afin de le retourner dans son lit. Un score de 13 ou 14 indique un risque moyen, un score oscillant entre 10 et 12 traduit un risque élevé et un score de 9 ou moins, un risque très élevé.

2. Il faut prélever les échantillons devant servir à une culture dans une région propre de la plaie. Divers organismes sont présents dans un écoulement. En général, l'infirmière ne procède pas au débridement d'une plaie afin d'obtenir un échantillon. Dès lors que la personne reçoit des antibiotiques systémiques, l'intervalle qui en suit l'administration n'aura pas d'incidence marquée sur le taux de concentration d'organismes dans la plaie.

3. Les pansements hydrocolloïdes protègent les plaies peu profondes et entretiennent un milieu favorable à la cicatrisation. On emploie les pansements à fibres d'alginate en présence d'un écoulement abondant ; la compresse sèche

adhérera aux tissus de granulation. Un pansement est nécessaire afin de protéger la plaie et de favoriser la cicatrisation.

4. Il faut enlever le coussin chauffant. Après 30 minutes d'une application de chaleur ou de froid, les vaisseaux sanguins de la région touchée commenceront à montrer l'effet de rebond, soit le contraire de l'effet recherché.
5. Il faut changer de position les personnes immobiles et dépendantes au moins toutes les deux heures. Il faut signaler les rougeurs lorsque la peau ne retrouve pas sa teinte normale. On pourrait employer une peau de mouton afin de soulager la pression. L'eau tempérée et l'hydratation de la peau humide sont indiquées.

Chapitre 41 Soins périopératoires

1. c) ; 2. b) ; 3. d) ; 4. b) ; 5. c).

Évaluez votre réponse

1. La réponse **a** évalue l'état des liquides et des électrolytes ; la réponse **b**, l'état des reins ; la réponse **d**, l'état nutritionnel.
2. Le *deuil anticipé* est l'état vécu par un individu qui réagit à la perte appréhendée d'une personne ou d'une chose importante. La définition pour la réponse **a** est « une image mentale de soi perturbée » et se traduit souvent par des réactions négatives, comme la honte, la gêne, la culpabilité et le dégoût. La réponse **c,** la *peur*, se caractérise par des sentiments de crainte, de frayeur, d'appréhension ou de panique. L'*incapacité à s'adapter*, la réponse **d,** se traduit habituellement par une incapacité à exprimer sa détresse ou à demander de l'aide, par un emploi inapproprié des mécanismes de défense et l'incapacité de remplir les obligations inhérentes à son rôle.
3. La réponse **a** est incorrecte et ne répond pas aux nouvelles règles de l'American Society of Anesthesiologists (ASA) concernant le jeûne préopératoire. La réponse **b** est incorrecte, car on enseigne à la personne opérée comment tousser et exercer une contention sur l'incision afin de prévenir les complications. La réponse **c** est incorrecte parce que les anticoagulants font partie des médicaments dont on cesse l'emploi quelques jours avant la chirurgie pour éviter des pertes de sang postopératoires trop importantes.
4. Les signes et symptômes décrits évoquent une hypovolémie. La thrombose veineuse profonde (**a**) se manifeste par une rougeur, une chaleur et un œdème au membre. Une pneumonie d'aspiration (**c**) présente des signes et des symptômes respiratoires ainsi que de la fièvre. La déhiscence de la plaie (**d**) touche les caractéristiques de la plaie (en principe, l'infirmière ne voit pas la plaie couverte par un pansement chirurgical).
5. Les réponses **a** et **b** sont incorrectes parce qu'une personne opérée bénéficie de l'analgésie contrôlée par la personne (ACP) durant la période postopératoire initiale. Comme la douleur diminue habituellement à partir du deuxième ou du troisième jour après l'intervention, la réponse **d** n'est donc pas la meilleure.

Chapitre 42 Activité et exercice

1. b) ; 2. a) ; 3. a) ; 4. d) ; 5. c).

Évaluez votre réponse

1. Le fait d'écarter les pieds améliore la stabilité. Se pencher vers l'arrière fait dévier l'axe de gravité du polygone de sustentation. Contracter les muscles abdominaux et plier les genoux sont deux techniques utiles quand on veut déplacer des objets lourds.
2. Les exercices isotoniques améliorent le tonus musculaire. Les exercices isométriques et aérobiques améliorent l'endurance et les exercices isocinétiques accroissent le volume des muscles. Les exercices anaérobiques épuisent l'oxygène (ce qui n'est pas souhaitable).
3. Le fait que les signes vitaux ne reviennent pas à leur valeur initiale cinq minutes après un exercice indique une intolérance à l'activité à ce moment précis. Il s'agit d'un problème réel et non pas simplement d'un « risque ». Rien n'indique que la personne a besoin d'aide (mobilité réduite), ni qu'elle est immobile (syndrome d'immobilité).
4. Dans un premier temps, la personne s'assoit au bord du fauteuil ; elle s'y enfonce par la suite. On ne devrait jamais tenir le cou de l'infirmière parce que cela pourrait lui faire perdre l'équilibre et provoquer une blessure au cou. L'infirmière peut se balancer de l'avant vers l'arrière, et non l'inverse. Le fauteuil devrait être parallèle au lit.
5. Même si, dans la majorité des cas, on utilise des béquilles (ou une canne) en même temps que la jambe affaiblie, pour descendre un escalier, on n'avance d'abord que la jambe affaiblie. Tous les autres énoncés sont exacts.

Chapitre 43 Sommeil et repos

1. c) ; 2. a) ; 3. b) ; 4. c) ; 5. d).

Évaluez votre réponse

1. Le sommeil paradoxal s'accompagne d'une certaine agitation. En quantité excessive, il nuit en fait au repos et induit une dégradation du sommeil en général. La détente caractérise le stade I du sommeil lent. C'est au stade II que le sujet peut se réveiller facilement. On observe dans certains cas une baisse de la pression artérielle au stade III.
2. L'apnée du sommeil peut mener à des problèmes cardiaques comme des arythmies et une hausse de la pression artérielle. La déviation de la cloison nasale, la douleur thoracique et l'insomnie ne sont pas des effets de l'apnée du sommeil.
3. L'objectif doit être que la personne se sente reposée. Très souvent, les personnes âgées n'ont pas besoin de plus de six heures de sommeil par nuit. L'établissement d'un plan de résolution de tous les problèmes financiers de la personne n'est certainement pas réaliste. La personne devrait par ailleurs maintenir ses habitudes de sommeil, ne pas amorcer d'activités nouvelles avant d'aller se coucher et ne pas se mettre au lit plus tôt ou plus tard qu'à l'accoutumée.
4. L'infirmière doit verser l'huile de massage au creux de sa main, et non directement sur la peau de la personne. Elle

doit masser la personne à traits fermes et continus avec ses paumes pendant trois à cinq minutes environ.

5. On ne doit pas suspendre brutalement une consommation de somnifères qui dure depuis un certain temps, mais l'arrêter graduellement par tiers. Aucune recherche n'indique qu'une personne puisse être complètement incapable de se passer de somnifères ou que le sevrage en une fin de semaine puisse s'avérer efficace.

Chapitre 44 Soulagement de la douleur

1. c) ; 2. b) ; 3. a) ; 4. a) ; 5. d).

Évaluez votre réponse

1. Pendant la phase de transduction, la lésion tissulaire déclenche la libération de médiateurs biochimiques comme les prostaglandines. Or, l'ibuprofène inhibe la production de ces substances. Les médicaments adjuvants (**a**) agissent pendant la phase de modulation, car ils inhibent le recaptage de la noradrénaline et de la sérotonine. Les opioïdes (**b**) inhibent la libération de neurotransmetteurs, de la substance P en particulier, ce qui bloque la douleur au niveau de la moelle épinière pendant la phase de transmission. La diversion (**d**) est indiquée pendant la phase de perception, au moment où la personne devient consciente de la douleur. Ainsi, la musique, la visualisation et la télévision peuvent détourner l'attention de la personne de la douleur.
2. Il est important de mesurer les signes vitaux, d'autant plus que plusieurs experts considèrent maintenant l'intensité de la douleur comme le cinquième signe vital. De même, il est important de connaître le siège de la douleur. Cependant, **b** est la meilleure réponse, car de fréquentes évaluations de l'intensité de la douleur après une intervention chirurgicale permettent de soulager efficacement la personne. Les antécédents de douleur ne constituent pas une information importante dans un cas de douleur aiguë. La priorité, dans une telle situation, est d'évaluer l'intensité de la douleur. La personne est plus réceptive aux questions de l'infirmière une fois qu'elle a été soulagée.
3. Une évaluation de 6 sur une échelle de 1 à 10 indique une douleur intense et dicte une intervention immédiate.
4. Une importante somnolence indique un fort degré de sédation, ce qui peut être le signe avant-coureur d'une dépression respiratoire et dicte une intervention comme le signalement au médecin. Une fréquence respiratoire de 18 par minute est normale. Une légère somnolence peut indiquer une augmentation de la sédation, mais moins préoccupante qu'en **a**. Une évaluation de 1 ou 2 sur 10 témoigne d'un degré de douleur tolérable.
5. La perception de la personne et l'évaluation qu'elle fait de sa douleur sont les signes les plus importants, même si d'autres signes peuvent laisser croire qu'elle ne souffre pas. Une évaluation de 5 dicte l'administration de la dose maximale de morphine prescrite au besoin. Les interventions **a** et **c** ne correspondent pas à la perception ou à l'évaluation de la personne. L'intervention **b** ne serait pas indiquée non plus, car la recherche démontre que les cas de dépendance sont rares ; de plus, cette personne ne présente aucun signe de dépendance. L'infirmière lui fournirait donc une dose insuffisante.

Chapitre 45 Nutrition et alimentation

1. b) ; 2. d) ; 3. a) ; 4. c) ; 5. a).

Évaluez votre réponse

1. Un IMC supérieur à 30,0 témoigne d'une obésité de classe I, II ou III. Un IMC inférieur à 18,5 correspond à une insuffisance pondérale. Cette personne ne présente pas un risque nutritionnel : le problème est déjà présent, la malnutrition est avérée. Rien ne permet de conclure que cette personne a des *connaissances insuffisantes*.
2. Selon le *Guide alimentaire canadien pour manger sainement*, un adulte devrait consommer quotidiennement de 2 à 4 portions de produits laitiers, de 5 à 10 portions de légumes et de fruits, de 5 à 12 portions de produits céréaliers et 2 ou 3 portions de viandes et substituts.
3. Les œufs brouillés ne doivent pas figurer au régime alimentaire de la personne avant qu'elle ne soit autorisée à passer à un régime à texture molle. La crème-dessert, le jus de tomate et les bonbons durs sont par contre autorisés dans le contexte d'un régime alimentaire liquide.
4. Un pH inférieur à 6 indique que les sécrétions gastriques sont acides. Si la sonde se trouvait dans les voies aériennes de la personne, celle-ci aurait du mal à parler. Les haut-le-cœur ne sont pas rares au moment de l'insertion, mais ils n'indiquent nullement que la sonde a atteint l'estomac. L'écoulement des liquides dans la tubulure n'indique pas que la sonde est bien ou mal placée.
5. Pour que le liquide s'écoule bien, le sac doit être suspendu 30 cm au-dessus du point d'insertion de la sonde.
   Le gavage suivant doit être administré selon la politique de l'établissement de santé : moins de 100 mL, moins de 150 mL, selon la condition de la personne. Un résidu de 25 mL n'est pas suffisant pour supprimer le gavage suivant. La personne doit garder la position de Fowler pendant le gavage. Le produit doit être porté à température ambiante avant l'administration afin d'éviter les crampes et la diarrhée.

Chapitre 46 Élimination intestinale

1. a) ; 2. b) ; 3. d) ; 4. c) ; 5. b).

Évaluez votre réponse

1. Réprimer l'envie de déféquer de façon répétée peut provoquer la constipation, puisque le réflexe naturel disparaît et que les fèces s'accumulent dans le côlon.
   Cette habitude ne peut pas causer la diarrhée.
   Au contraire, étant donné que les fèces restent dans le côlon, la réabsorption de l'eau devient plus probable, ce qui durcit les fèces. Réussir à réprimer l'envie de déféquer indique que le sphincter est fort et qu'il n'y a donc pas de risque d'incontinence associée à la faiblesse du sphincter.
   La formation d'hémorroïdes accompagne l'assèchement prononcé des selles, ce qui provoque le besoin répété de forcer au moment de la défécation.

2. Les laxatifs salins peuvent être très irritants et ne sont pas recommandés en cas de constipation occasionnelle chez les personnes âgées. Par ailleurs, nombre de personnes âgées n'ont pas l'habitude d'aller à la selle tous les jours.
3. Pour nettoyer l'intestin distal, le rectum et l'anus, on utilise fréquemment une solution conditionnée pour lavement à faible volume. Les lavements huileux ont pour but de ramollir les fèces dures et d'expulser les flatuosités ; les lavements hauts à volume élevé servent à nettoyer le côlon transverse et le côlon ascendant.
4. Une stomie bien établie devrait avoir une teinte rose foncé, semblable à la couleur de la muqueuse buccale ; elle devrait faire légèrement saillie. Après le retrait du support adhésif, la peau située sous l'appareil pourra conserver une coloration rosâtre ou rougeâtre pendant un moment. Les fèces évacuées par une colostomie ascendante sont très liquides, celles d'une colostomie transverse le sont un peu moins et celles d'une colostomie descendante ou sigmoïdienne sont solides.
5. Une fois qu'on a déterminé la cause de la diarrhée et pris des mesures pour la traiter, les habitudes d'élimination de la personne devraient revenir à la normale. Il ne s'agit pas ici d'un cas d'allergie aux antibiotiques, mais d'une conséquence courante : les organismes intestinaux que le médicament n'a pas éliminés prolifèrent. L'administration d'antidiarrhéiques n'est pas normalement indiquée ; on ne devrait pas non plus en faire une consommation prolongée. La consommation accrue de fibres solubles, comme l'avoine et les pommes de terre, peut contribuer à l'absorption de l'excès de liquides, mais ce n'est pas le cas pour les fibres insolubles.

Chapitre 47 Élimination urinaire

1. d) ; 2. c) ; 3. b) ; 4. a) ; 5. c).

Évaluez votre réponse

1. La capacité de la vessie peut diminuer avec l'âge, mais le muscle s'affaiblit et peut aussi provoquer de la rétention. Les personnes âgées ne répriment pas le besoin d'uriner, mais peuvent éprouver de la difficulté à se rendre aux toilettes à temps. Avec l'âge, les reins concentrent l'urine de moins en moins efficacement.
2. Les antihistaminiques causent la rétention d'urine, et non pas l'incontinence. Le périnée peut devenir irrité sous l'action de l'urine. L'apport liquidien normal s'élève au moins à 1 500 mL par jour, et les personnes souffrant d'incontinence réduisent souvent leur consommation de liquides pour tenter de maîtriser les fuites. Les infections urinaires constituent un facteur pouvant contribuer à l'incontinence.
3. On doit examiner le pénis et le condom urinaire 30 minutes après l'installation du condom pour vérifier s'il n'est pas trop serré. On doit laisser un espace de 2,5 cm entre l'extrémité du pénis et le condom urinaire. Il faut changer le condom urinaire toutes les 24 heures ; la tubulure doit être fixée à la jambe ou raccordée à un sac qui se porte sur la jambe. On fixe la sonde à demeure sur le haut de la cuisse.
4. Si elle a été introduite dans le vagin, la sonde est contaminée et ne peut être réutilisée. La laisser en place permet d'éviter de confondre l'orifice du vagin et le méat urétral. Le fait de ne pas avoir réussi un cathétérisme à la première tentative n'indique pas qu'il faille faire appel à une autre infirmière ; toutefois, la présence d'une autre infirmière pourrait s'avérer utile pour bien repérer le méat urétral.
5. Prendre un bain peut accroître le risque d'exposition aux bactéries. Les autres énoncés révèlent une bonne connaissance des soins relatifs aux sondes à demeure.

Chapitre 48 Oxygénation

1. d) ; 2. c) ; 3. a) ; 4. c) ; 5. d).

Évaluez votre réponse

1. On appelle en effet « cyanose » la coloration bleuâtre des muqueuses. L'hypoxie se manifeste couramment par la pâleur de la peau. On ne peut confirmer l'hypoxémie que par la saturation du sang en oxygène, et la dyspnée correspond à la difficulté à respirer.
2. Une forte toux contribue au dégagement des voies respiratoires et au détachement des sécrétions. Il faut procéder aux exercices de respiration profonde et de toux au même moment. La toux contrôlée fatigue rapidement la personne. La respiration diaphragmatique avec lèvres pincées est une technique qu'utilisent les personnes atteintes d'une BPCO.
3. On ne doit administrer de l'oxygène qu'à un faible débit aux personnes souffrant d'une BPCO, soit généralement pas plus de 2 L/min.
4. On lubrifie un cathéter d'aspiration seulement avec de l'eau ou un lubrifiant hydrosoluble (la vaseline est à base d'huile). Il ne faut jamais aspirer pendant l'insertion du cathéter, car cela risque d'endommager les tissus. On hyperoxygène la personne durant quelques minutes seulement, avant et après l'aspiration, et cette intervention est réservée aux personnes intubées ou trachéotomisées.
5. L'utilisation appropriée d'un inspiromètre d'incitation consiste à prendre des inspirations lentes et régulières 5 à 10 fois de suite, à toutes les heures ou à toutes les deux heures. Seul l'embout buccal peut être lavé ou essuyé. Il ne faut pas immerger l'appareil dans l'eau.

Chapitre 49 Circulation

1. a) ; 2. c) ; 3. d) ; 4. c) ; 5. d).

Évaluez votre réponse

1. L'activité physique régulière favorise un fonctionnement cardiaque sain et améliore l'irrigation des tissus. Une meilleure irrigation des tissus peut également favoriser la perfusion rénale, mais ce n'est pas l'objectif le plus important. La réponse **c** est fausse, car ce sont les globules rouges qui transportent l'oxygène. L'activité physique favorise une meilleure ventilation pulmonaire mais n'a pas pour but de désobstruer les voies aériennes.
2. Le remplissage capillaire est l'évaluation du débit sanguin dans les capillaires et, par conséquent, de l'irrigation des

tissus. L'expansion symétrique de la poitrine permet d'évaluer la fonction respiratoire. Par ailleurs, l'exercice qui consiste à souffler contre résistance par la méthode des lèvres pincées est une technique utilisée pour venir en aide aux personnes atteintes d'une maladie pulmonaire obstructive.

3. Une fréquence cardiaque très rapide empêche les ventricules de se remplir complètement, ce qui abaisse le débit cardiaque. La réponse **a** représente un cas normal. L'activité physique augmente le retour veineux et la quantité de sang dans les ventricules avant la contraction; par conséquent, le cœur se contracte avec plus de force, ce qui accroît le volume systolique et le débit cardiaque au cours de l'exercice. La réponse **b** nous donne un débit cardiaque normal de 4 900 mL par minute. La formule est $DC = VS \times FC$, ce qui donne environ 5 L/min. En ce qui concerne la réponse **d**, les agents inotropes positifs (comme la digoxine) augmentent la contractilité du muscle cardiaque, amplifiant ainsi le volume systolique et, par conséquent, le débit cardiaque.
4. Les trois plus importants signes d'arrêt cardiaque sont l'absence de battements cardiaques, l'arrêt de la respiration (apnée) et l'absence de circulation, qui se traduit par la dilatation des pupilles.
5. Les appareils de pressothérapie intermittente favorisent le retour veineux des jambes. Ces appareils gonflent et dégonflent de façon intermittente des jambières entourant les jambes pour favoriser la circulation veineuse. En se gonflant et en se dégonflant alternativement, les jambières empêchent la stase veineuse dans les extrémités inférieures.

Chapitre 50 Équilibre hydrique, électrolytique et acidobasique

1. c); 2. d); 3. d); 4. a); 5. c).

Évaluez votre réponse

1. Le potassium et le phosphate sont les principaux ions du liquide intracellulaire. Le magnésium est aussi un important électrolyte du liquide intracellulaire, mais l'albumine se trouve dans le liquide extracellulaire (compartiment intravasculaire), où elle détermine la majeure partie de la pression osmotique colloïdale. Le calcium est surtout présent dans la fonction musculosquelettique. Le sodium et le chlorure sont d'importants ions du liquide extracellulaire. Enfin, le bicarbonate se trouve tant dans le liquide intracellulaire que dans le liquide extracellulaire.
2. Le potassium joue un rôle déterminant dans la régulation de la contraction musculaire et de la transmission de l'influx dans le cœur. Le magnésium ne faisait pas partie des choix de réponses, mais il intervient aussi dans la fonction cardiaque. Le sodium participe à la transmission des influx nerveux et exerce un effet important sur la régulation et la distribution du liquide extracellulaire.
Le chlorure intervient également dans l'équilibre du liquide extracellulaire, mais il joue aussi le rôle de tampon dans la régulation de l'équilibre acidobasique. Le calcium est un facteur de la formation des os et des dents, de la régulation des contractions musculaires et du maintien de l'autorythmicité cardiaque.
3. La personne manifeste des signes de déficit liquidien, tels un pouls rapide et de faible amplitude, une diminution de la pression artérielle, une hypotension orthostatique, un aplatissement des jugulaires et une diminution du débit urinaire. Cependant, la stabilité de son poids indique que le liquide se trouve encore dans son organisme. (Le poids est un bon indicateur de l'état hydrique.) La personne souffre par conséquent du syndrome du troisième compartiment. Si elle présentait un déficit de volume liquidien ou une déshydratation, son poids diminuerait. Il augmenterait en présence d'un excès de volume liquidien.
4. Un gain de poids de 1 kg équivaut à un gain de 1 L de liquide. Il s'agit d'une augmentation du volume total des liquides organiques et non d'un compartiment particulier.
5. Le débit urinaire de la personne s'établit à 25 mL par heure, ce qui est inférieur à la normale (30 mL par heure ou 0,5 mL par kilogramme par heure, soit 40 mL par heure dans le cas de cette personne). La perfusion rénale et la fonction rénale sont donc compromises. L'infirmière devrait aviser le médecin ou l'infirmière responsable.
Elle doit en outre continuer de mesurer les ingesta et les excreta, mais cette intervention revêt moins d'importance. La mise en place d'une sonde vésicale à demeure doit être prescrite par un médecin. Enfin, il pourrait être dangereux d'augmenter l'apport liquidien d'une personne qui présente un excès de volume liquidien et une insuffisance cardiaque.

APPENDICE C

DIAGNOSTICS INFIRMIERS

Activités de loisirs insuffisantes
Alimentation déficiente
Alimentation excessive
Allaitement maternel efficace
Allaitement maternel inefficace
Allaitement maternel interrompu
Angoisse face à la mort
Anxiété
Atteinte à l'intégrité de la peau
Atteinte à l'intégrité des tissus
Atteinte de la muqueuse buccale
Automutilation
Bien-être altéré*
Capacité adaptative intracrânienne diminuée
Chagrin chronique
Champ énergétique perturbé
Communication altérée*
Communication verbale altérée
Concept de soi perturbé*
Conflit décisionnel
Conflit face au rôle parental
Confusion*
Confusion aiguë
Confusion chronique
Connaissances insuffisantes (préciser)
Constipation
Débit cardiaque diminué
Déficit de soins personnels : effectuer les activités indispensables au maintien à domicile*
Déficit de soins personnels : s'alimenter
Déficit de soins personnels : se laver / effectuer ses soins d'hygiène
Déficit de soins personnels : se vêtir et/ou soigner son apparence
Déficit de soins personnels : utiliser les toilettes
Déficit de volume liquidien
Dégagement inefficace des voies respiratoires
Déni non constructif
Dentition altérée
Désorganisation comportementale chez le nouveau-né / nourrisson
Détresse spirituelle
Deuil*
Deuil anticipé
Deuil dysfonctionnel
Diarrhée
Difficulté à la marche
Difficulté lors d'un transfert
Diminution chronique de l'estime de soi
Diminution situationnelle de l'estime de soi
Douleur aiguë
Douleur chronique
Dynamique familiale perturbée
Dynamique familiale dysfonctionnelle : alcoolisme
Dysfonctionnement sexuel
Dysréflexie autonome
Échanges gazeux perturbés
Élimination urinaire altérée
Entretien inefficace du domicile
Enurésie de croissance*
Errance
Estime de soi perturbée*
Excès de volume liquidien
Exercice du rôle parental perturbé
Exercice du rôle perturbé
Fatigue
Habitudes de sommeil perturbées
Habitudes sexuelles perturbées
Hyperthermie
Hypothermie
Identité personnelle perturbée
Image corporelle perturbée
Inadaptation à un changement dans l'état de santé
Incontinence fécale
Incontinence urinaire à l'effort
Incontinence urinaire complète (vraie)
Incontinence urinaire fonctionnelle
Incontinence urinaire par besoin impérieux
Incontinence urinaire réflexe
Interactions sociales perturbées
Intolérance à l'activité
Intolérance au sevrage de la ventilation assistée
Irrigation tissulaire inefficace (préciser : cérébrale, cardio-pulmonaire, gastro-intestinale, périphérique, rénale)
Isolement social
Maintien inefficace de l'état de santé
Mécanismes de protection inefficaces
Mobilité physique réduite
Mobilité réduite au lit
Mobilité réduite en fauteuil roulant
Mode de respiration inefficace
Mode l'alimentation inefficace chez le nouveau-né / nourrisson
Motivation à améliorer l'exercice du rôle parental
Motivation à améliorer la dynamique familiale
Motivation à améliorer la prise en charge de son programme thérapeutique
Motivation à améliorer le concept de soi

Motivation à améliorer sa communication
Motivation à améliorer ses connaissances (préciser)
Motivation à améliorer ses stratégies d'adaptation
Motivation à améliorer son alimentation
Motivation à améliorer son bien-être spirituel
Motivation à améliorer son élimination urinaire
Motivation à améliorer son équilibre hydrique
Motivation à améliorer son sommeil
Motivation d'une collectivité à améliorer ses stratégies d'adaptation
Motivation d'une famille à améliorer ses stratégies d'adaptation
Nausée
Négligence de l'hémicorps
Non-observance (préciser)
Opérations de la pensée perturbées
Perceptivité du nouveau-né / nourrisson à progresser dans son organisation comportementale
Perte d'élan vital
Perte d'espoir
Peur
Prise en charge efficace du programme thérapeutique
Prise en charge inefficace du programme thérapeutique
Prise en charge inefficace du programme thérapeutique par la famille
Prise en charge inefficace du programme thérapeutique par une collectivité
Privation de sommeil
Pseudo-constipation
Réaction allergique au latex
Recherche d'un meilleur niveau de santé (préciser les comportements)
Respiration spontanée altérée
Rétablissement post-opératoire retardé
Retard de la croissance et du développement
Rétention urinaire
Risque d'accident
Risque d'alimentation excessive
Risque d'altération de la fonction respiratoire*
Risque d'atteinte à l'intégrité de la peau
Risque d'autodestruction*
Risque d'automutilation
Risque d'incontinence urinaire par besoin impérieux
Risque d'infection
Risque d'intolérance à l'activité
Risque d'intolérance au sevrage de la ventilation assistée
Risque d'intoxication
Risque de blessure en périopératoire
Risque de chute
Risque de constipation
Risque de contagion*
Risque de croissance anormale
Risque de déficit de volume liquidien
Risque de déséquilibre de volume liquidien
Risque de désorganisation comportementale chez le nouveau-né / nourrisson
Risque de détresse spirituelle
Risque de diminution situationnelle de l'estime de soi
Risque de dysfonctionnement neuro-vasculaire périphérique
Risque de dysréflexie autonome
Risque de fausse route (risque d'aspiration)
Risque de perturbation dans l'exercice du rôle parental
Risque de perturbation de l'attachement parent-enfant
Risque de réaction allergique au latex
Risque de retard du développement
Risque de sentiment d'impuissance
Risque de sentiment de solitude
Risque de suffocation
Risque de suicide
Risque de syndrome d'immobilité
Risque de syndrome d'inadaptation à un changement de milieu
Risque de syndrome post-traumatique
Risque de température corporelle anormale
Risque de tension dans l'exercice du rôle de l'aidant naturel
Risque de trauma
Risque de violence envers les autres
Risque de violence envers soi
Risque du syndrome de mort subite du nourrisson
Sentiment d'impuissance
Stratégies d'adaptation défensives
Stratégies d'adaptation familiales compromises
Stratégies d'adaptation familiales invalidantes
Stratégies d'adaptation inefficaces
Stratégies d'adaptation inefficaces d'une collectivité
Syndrome d'inadaptation à un changement de milieu
Syndrome d'interprétation erronée de l'environnement
Syndrome du traumatisme de viol
Syndrome du traumatisme de viol : réaction mixte
Syndrome du traumatisme de viol : réaction silencieuse
Syndrome post-traumatique
Tension dans l'exercice du rôle de l'aidant naturel
Thermorégulation inefficace
Trouble de la perception sensorielle (préciser : visuelle, auditive, kinesthésique, gustative, tactile, olfactive)
Troubles de la déglutition
Troubles de la mémoire

---

*Les diagnostics suivis d'un astérisque sont tirés de Carpenito (2003).

Sources : *Diagnostics infirmiers : Définitions et classification 2003-2004*, de NANDA International, 2004, Paris : Masson ; *Manuel de diagnostics infirmiers*, traduction de la 9e édition, de L. J. Carpenito, 2003, Saint-Laurent : Éditions du Renouveau Pédagogique.

TAXINOMIE DE LA CISI/NIC

APPENDICE D

Niveau 1	Niveau 2
Domaines	**Classes (précédées d'une lettre pour faciliter les renvois)**
1. Physiologique de base Soins qui aident au fonctionnement physique.	***A. Gestion des activités et de l'exercice*** Interventions visant à organiser ou à aider l'activité physique et la dépense/économie d'énergie. ***B. Gestion de l'élimination*** Interventions visant à établir et à maintenir une élimination intestinale régulière et un rythme d'élimination urinaire, et à prendre en charge les complications inhérentes à une altération de ces rythmes. ***C. Gestion de l'immobilité*** Interventions visant à prendre en charge une restriction des mouvements corporels et ses séquelles. ***D. Aide à la nutrition*** Interventions visant à modifier ou à maintenir l'état nutritionnel. ***E. Promotion du confort physique*** Interventions visant à promouvoir le confort grâce à l'emploi de techniques physiques. ***F. Facilitation des soins personnels*** Interventions visant à prodiguer ou à aider à réaliser des activités habituelles de la vie quotidienne.
2. Physiologique complexe Soins qui aident à la régulation homéostasique.	***G. Gestion hydroélectrolytique et acido-basique*** Interventions visant à réguler l'équilibre hydroélectrolytique et acido-basique et à prévenir les complications. ***H. Gestion des médicaments*** Interventions visant à faciliter la survenue des effets désirés des agents pharmacologiques. ***I. Fonction neurologique*** Interventions visant à optimiser les fonctions neurologiques. ***J. Soins périopératoires*** Interventions visant à prodiguer des soins avant, pendant et immédiatement après une intervention chirurgicale. ***K. Fonction respiratoire*** Interventions visant à favoriser la perméabilité des voies aériennes et les échanges gazeux. ***L. Gestion de la peau et des plaies*** Interventions visant à maintenir ou à restaurer l'intégrité des tissus. ***M. Thermorégulation*** Interventions visant à maintenir la température du corps dans les limites de la normale. ***N. Perfusion tissulaire*** Interventions visant à optimiser la circulation du sang et des fluides vers les tissus.

Niveau 1	Niveau 2
Domaines	**Classes (précédées d'une lettre pour faciliter les renvois)**
3. Comportement Soins qui aident au fonctionnement psychosocial et qui facilitent les modifications du style de vie.	***O. Thérapie comportementale*** Interventions visant à renforcer ou à promouvoir des comportements souhaités ou à modifier des comportements indésirables. ***P. Thérapie cognitive*** Interventions visant à renforcer ou à promouvoir des fonctions cognitives souhaitées ou à modifier des fonctions cognitives indésirables. ***Q. Amélioration de la communication*** Interventions visant à faciliter l'émission et la réception de messages verbaux et non verbaux. ***R. Aide aux stratégies d'adaptation*** Interventions visant à aider quelqu'un à construire sur ses propres points forts, à s'adapter à un changement de sa fonction ou à atteindre un niveau de fonctionnement supérieur. ***S. Éducation de la personne*** Interventions visant à faciliter l'apprentissage. ***T. Promotion du bien-être psychologique*** Interventions visant à promouvoir le bien-être en ayant recours à des techniques psychologiques.
4. Sécurité Soins qui aident à la protection contre les dangers.	***U. Gestion de la crise*** Interventions visant à apporter une aide immédiate et à court terme lors de crises psychologiques et physiologiques. ***V. Gestion du risque*** Interventions visant à mener des actions de réduction des risques et à poursuivre la surveillance des risques dans la durée.
5. Famille Soins qui soutiennent l'unité familiale.	***W. Soins liés à la naissance des enfants*** Interventions visant à aider à la compréhension des modifications psychologiques et physiologiques liées à la naissance des enfants et à permettre l'adoption de stratégies d'adaptation. ***Z. Éducation d'un enfant*** Interventions visant à faciliter l'éducation d'un enfant. ***X. Soins relatifs au cycle de vie*** Interventions visant à faciliter le fonctionnement de l'unité familiale et à promouvoir la santé et le bien-être de ses membres tout au long de leur vie.
6. Système de santé Soins qui permettent une utilisation efficace du système de soins de santé.	***Y. Médiation au sein des systèmes de santé*** Interventions visant à faciliter l'interface entre la personne / famille et le système de santé. ***a. Gestion du système de santé*** Interventions visant à procurer les services de délivrance de soins et à les améliorer. ***b. Gestion de l'information*** Interventions visant à faciliter la communication entre les professionnels de la santé.
7. Collectivité Soins qui favorisent la santé de la collectivité.	***c. Santé communautaire*** Interventions visant à promouvoir la santé de la collectivité entière. ***d. Gestion des risques communautaires*** Interventions visant à détecter et à prévenir les risques pour la santé de la collectivité entière.

Sources : *Classification des interventions de soins infirmiers CISI/NIC*, 2e éd., (p. 66-67), de J. C. McCloskey et G. M. Bulechek (dir.), 2000, Paris : Masson ; *Nursing Interventions Classification (NIC)*, 3e éd., (p. 90-91), de J. C. McCloskey et G. M. Bulechek (dir.), 2000, St. Louis, Missouri : Mosby.

APPENDICE E

ÉCHELLE D'ÉVALUATION EMPLOYÉE DANS LA CRSI/NOC

Nº Échelle					
1	Extrêmement perturbé	Fortement perturbé	Modérément perturbé	Légèrement perturbé	Non perturbé
2	Écart extrême par rapport aux normes	Écart important par rapport aux normes	Écart modéré par rapport aux normes	Écart léger par rapport aux normes	Aucun écart par rapport aux normes
3	Est totalement dépendant	A besoin de l'aide d'une personne et d'aides techniques	A besoin de l'aide d'une personne	A besoin d'aides techniques	Est complètement autonome
4	Aucune amplitude	Amplitude limitée	Amplitude modérée	Amplitude importante	Amplitude totale
5	Pas du tout	Faiblement	Modérément	En grande partie	En très grande partie
6	Inadéquat	Peu adéquat	Modérément adéquat	Largement adéquat	Tout à fait adéquat
7	Plus de 9	7-9	4-6	1-3	Aucun
8	Intense	Important	Modéré	Limité	Aucun
9	Aucune	Limitée	Modérée	Importante	Totale
10	Aucune	Faible	Modérée	Importante	Totale
11	Jamais positive	Rarement positive	Parfois positive	Souvent positive	Toujours positive
12	Très faible	Faible	Modérée	Forte	Très forte
13	Jamais démontré	Rarement démontré	Quelquefois démontré	Souvent démontré	Constamment démontré
14	Sévère	Importante	Modérée	Légère	Aucune
15	Absence de preuve	Peu probable	Probable	Très probable	Incontestable
16	Retard majeur par rapport à la normalité	Retard important par rapport à la normalité	Retard modéré par rapport à la normalité	Retard léger par rapport à la normalité	Aucun retard par rapport à la normalité

Source : *Classification des résultats de soins infirmiers CRSI/NOC,* (p. 54-63), de M. Johnson et M. Maas (dir.), 1999, Paris : Masson.

APPENDICE F

ABRÉVIATIONS, SYMBOLES, PRÉFIXES ET SUFFIXES COURANTS

Abréviations

A

AA	Amplitude articulaire
AAA	Amplitude articulaire active
AAP	Amplitude articulaire passive
AAS	Acide acétylsalicylique
AB	Avant-bras ; antibiotique
abd.	Abdomen
ABD	Avant-bras droit
ABG	Avant-bras gauche
ac	Avant les repas
ACP	Analgésie contrôlée par la personne
ad	Jusqu'à
AD	Oreille droite
ad lib	À volonté
adm.	Admission
AEG	Atteinte de l'état général
AINS	Anti-inflammatoire non stéroïdien
AL ; AS	Oreille gauche
AM ; am ; a.m.	Avant-midi
amp.	Ampoule
A / N	Au niveau
ant.	Antérieur
AOC	Artériopathie oblitérante chronique
APT	Alimentation parentérale totale
aq	Eau
AS ; AL	Oreille gauche
ATCD	Antécédents
AU	Chaque oreille
AVC	Accident vasculaire cérébral
AVD	Activités de la vie domestique
AVQ	Activités de la vie quotidienne
Ax.	Axillaire

B

BB	Bébé
B_1 ; B_2	Bruits cardiaques normaux
B_3 ; B_4	Bruits cardiaques anormaux
BD	Bras droit
BG	Bras gauche
bid	Deux fois par jour
BPCO	Bronchopneumopathie chronique obstructive
bpm	Battements par minute
brady.	Bradycardie

C

$\overline{c}$	Avec
°C	Celsius
C + A	Culture et antibiogramme
c.-à-d.	C'est-à-dire
cal	Calorie
caps	Capsule
c.a.s.	Cuillère à soupe
c.a.t.	Cuillère à thé
c.a.T.	Cuillère à table
cc	Pendant les repas
CC	Avec correction ; en mangeant, avec nourriture
CEPI	Candidate à l'exercice de la profession infirmière
Chol.	Cholestérol
chir. ; Chx	Chirurgie
cm	Centimètre
co	Comprimé
CO_2	Gaz carbonique

D

D (5 %)	Dextrose (5 %)
DA	Dossier antérieur
Db	Diabète
DC	Débit cardiaque
DCD	Décédé
DDM	Date des dernières menstruations
DID	Diabète insulinodépendant
Die	Une fois par jour
dil	Dilué
dlr ; doul.	Douleur
DNID	Diabète non insulinodépendant
DRS	Douleur rétrosternale
Dx	Diagnostic

E

E^+	Électrolytes
ECG	Électrocardiogramme
e.g. ; ex.	Exemple
élix.	Élixir
exp.	Expiration
ext.	Externe ; extérieur

F

FAD	Feuille au dossier
FC	Fréquence cardiaque
FID	Fosse iliaque droite
FIG	Fosse iliaque gauche
Flex.	Flexion
FR	Fréquence respiratoire
fs.	Feuille spéciale
FSC	Formule sanguine complète
Fx	Fracture

G

g	Gramme
GB	Globule blanc
glyc.	Glycémie
gluc.	Glucose
GR	Globule rouge
gr	Grain
gr. sang	Groupe sanguin
gte	Goutte

H

h ; hre	Heure
H_2O	Eau
HAIV	Hyperalimentation intraveineuse
Hb	Hémoglobine
HCO_3^-	Bicarbonates
HD	Hypocondre droit
HIV	Virus du sida
hs	Au coucher
Ht	Hématocrite
HTA	Hypertension artérielle

I

IC	Insuffisance cardiaque
ICT	Ischémie cérébrale transitoire
ID ; id	Intradermique
id. ; idem	La même chose
I/E	Ingesta / excreta
i.e.	C'est-à-dire
IM	Intramusculaire ; infarctus du myocarde
IMC	Indice de masse corporelle
Inf.	Infirmière
ins.	Inspiratoire
int.	Intérieur ou interne
IO	Intraoculaire
IR	Intrarectal ; insuffisance respiratoire ; insuffisance rénale
IRM	Imagerie par résonance magnétique
irr.	Irrégulier
ITS	Infection transmissible sexuellement
IV	Intraveineux
IVRS	Infection des voies respiratoires supérieures

K

K	Potassium
Kcal	Kilocalorie
KCL	Chlorure de potassium
kg	Kilogramme
Kj	Kilojoule

L

L ; l	Litre
liq.	Liquide
LID	Lobe inférieur droit
LIG	Lobe inférieur gauche
LM	Lobe moyen
LN	Lunette nasale
LR	Lactate Ringer
LSD	Lobe supérieur droit
LSG	Lobe supérieur gauche

M

max.	Maximum
MCAS	Maladie cardiaque artériosclérotique
MCV	Maladie cardiovasculaire
Md	Médecin
MEC	Mise en charge
mg	Milligramme
MI	Membres inférieurs
MID	Membre inférieur droit
MIG	Membre inférieur gauche
Min.	Minute
mL	Millilitre
mm Hg	Millimètre de mercure
MS	Membres supérieurs
MSD	Membre supérieur droit
MSG	Membre supérieur gauche
Mvnt	Mouvement
MV	Murmure vésiculaire

N

N°	Nausée
Na	Sodium
NaCl	Chlorure de sodium
nb	Nombre
NG	Nasogastrique
NPO	Rien par la bouche (*nil per os*)
NS	Normal salin
NVD	Nausées, vomissements et diarrhée

O

O_2	Oxygène
OAP	Œdème aigu du poumon
OD	Œil droit
OL ; OS	Œil gauche
Ong	Onguent
OU	Chaque œil, les deux yeux
OV	Ordre verbal

P

PA	Pression artérielle
$PaCO_2$	Pression partielle du gaz carbonique dans le sang
pans.	Pansement
PaO_2	Pression partielle de l'oxygène dans le sang
Pap (test)	Test de Papanicolaou
pc	Après les repas
PDSB	Principes pour le déplacement sécuritaire des bénéficiaires
Pls ; P	Pouls
PM ; pm ; p.m.	Après-midi
PO ; po ; per os	Par la bouche
Post-op.	Postopératoire
Pré-op.	Préopératoire
PRN ; prn	Au besoin
PT	Temps de prothrombine
PTT	Temps de céphaline

Q

q	Chaque
qh	Chaque heure
q2h	Chaque deux heures
qAM	Chaque matin
qd ; die	Chaque jour
qid	Quatre fois par jour
QID	Quadrant inférieur droit
QIG	Quadrant inférieur gauche
qod	Chaque deux jours ; un jour sur deux
qq	Quelque
QSD	Quadrant supérieur droit
QSG	Quadrant supérieur gauche

R

R	Rectal
R ; resp.	Respiration ; respiratoire
RC	Rythme cardiaque
RCR	Réanimation cardiorespiratoire
Rdvs	Rendez-vous
Rég.	Régulier
R-OH	Alcool
RSS	Régime sans sel
R_x	Ordonnance ou traitement
RX	Radiographie ; rayon-X

S

s	Sans
SaO_2	Saturation en oxygène
Sat.	Saturométrie
SC	Sans correction
SC ; sc	Sous-cutanée
SL	Sublingual
SNA	Système nerveux autonome
SNC	Système nerveux central
SNP	Système nerveux périphérique
SNV	Signes neurovasculaires
sol	Solution
s.op.	Salle d'opération
SS	Sans symptôme
STAT ; stat	Immédiatement
supp.	Suppositoire
susp.	Suspension
SV	Signes vitaux

T

T°	Température
TA	Tension artérielle
tachy.	Tachycardie
teint.	Teinture
tid	Trois fois par jour
tjrs	Toujours
TVP	Thrombose veineuse profonde
Tx	Traitement

U

U	Unité
µg ; mcg	Microgramme

V

V°	Vomissements
Vag	Vaginal
Vfs	Voir feuille spéciale
VIH	Virus de l'immunodéficience humaine
VM	Ventimask
VR	Voie respiratoire
VRI	Voie respiratoire inférieure
VRS	Voie respiratoire supérieure

Symboles

Abréviation	Description
≈	Approximatif, presque, environ, peu différent de
↑	Augmenté
c̄	Avec
♥	Cardiaque
#	Chiffre, nombre
↓	Diminué
=	Égal
≤	Inférieur ou égal à
<	Inférieur, plus petit que
@ - Ad.	Jusqu'à, environ
m̂	Même
(-)	Négatif, moins, il manque
Ⓝ	Normal
/	Par
✠	Pas de manœuvre extraordinaire (pas de code)
Ø	Pas de, rien, sans, nil
±	Plus ou moins
+	Plus, positif, implique l'excès
R_x	Prescription
s̄	Sans
♀	Sexe féminin
♂	Sexe masculin
>	Supérieur à
≥	Supérieur ou égal à

Quelques préfixes courants

a ; an	Absence
brady	Lent
cardio	Cœur
céphal	Tête
cérébro	Cerveau
di	Deux
dys	Difficulté
micro	Petit
novo	Nouveau
ocul	Œil
ophtalmo	Œil
ostéo	Os
oto	Oreille
péri	Autour
pneumo	Poumon
poly	Plusieurs
post	Après
pré	Avant
quadri	Quatre
sub	Sous
supra	Au-dessus de
sus	En dessous de
tachy	Vite

Quelques suffixes courants

algie	Douleur
cèle	Hernie
ectasie	Dilatation
ectomie	Ablation
ectopie	Hors de sa place
esthésie	Sensibilité
graphie	Examen
ite	Inflammation
logie	Étude
lyse	Destruction
phagie	Manger
phasie	Langage
plégie	Paralysie
pnée	Respiration
ptysie	Cracher
scopie	Examen
stomie	Abouchement
tonie	Tonus musculaire

Sources : *Ma petite mémoire*, 3e éd., de A. Amyot, 1999, Pierrefonds : Plume au vent ; *Pharma-fiches*, 3e éd., de B. Cloutier et N. Ménard, 2001, Boucherville : Gaëtan Morin ; *Lexique des abréviations médicales*, de HMR, 2003, Montréal : Direction des soins infirmiers ; *Terminologie médicale et étymologies*, 3e éd., de G. Laurendeau, M. Fernandes et N. Poirier, 2001, OKA : CPPA.

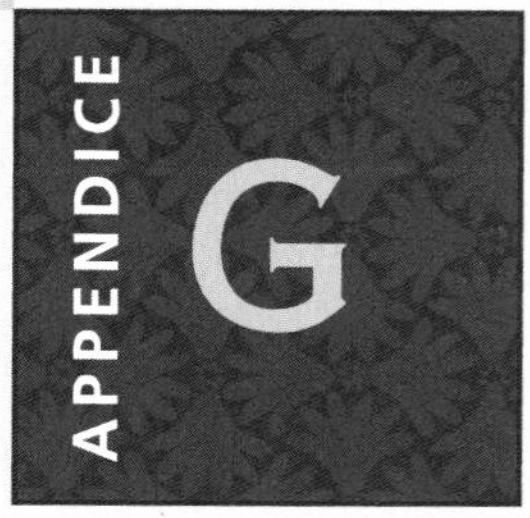

OUTIL PUSH

Outil PUSH (Pressure Ulcer Scale for Healing) pour l'évaluatin des plaies de pression

Nom de la personne : ____________________ N° : ____________

Siège de la plaie : ____________________ Date : ____________

INSTRUCTIONS :
Observez et mesurez la plaie de pression. Évaluez la plaie en fonction de sa superficie, de l'exsudat et du type de tissu. Notez un score pour chacune de ces caractéristiques. Additionnez les scores pour obtenir un score global. En comparant les scores globaux obtenus au cours d'une période de temps, vous aurez une indication de l'amélioration ou de la détérioration de l'état de la plaie.

	0	**1**	**2**	**3**	**4**	**5**	**Score**
Longueur sur largeur	0 cm²	< 0,3 cm²	0,3 – 0,6 cm²	0,7 – 1,0 cm²	1,1 – 2,0 cm²	2,1 – 3,0 cm²	
		6	**7**	**8**	**9**	**10**	
		3,1 cm² – 4,0 cm²	4,1 – 8,0 cm²	8,1 – 12,0 cm²	12,1 – 24,0 cm²	> 24 cm²	
Quantité d'exsudat	**0**	**1**	**2**	**3**			**Score**
	Aucun	Léger	Modéré	Abondant			
Type de tissu	**0**	**1**	**2**	**3**	**4**		**Score**
	Fermé	Tissu épithélial	Tissu de granulation	Escarre	Tissu nécrotique		
							Score global

Longueur sur largeur : Mesurez la longueur totale (de la tête aux pieds) et la largeur totale (d'un côté à l'autre) au moyen d'une règle en centimètres. Multipliez ces deux mesures (longueur × largeur) pour obtenir une estimation de la superficie en centimètres carrés (cm²). **Attention :** N'essayez pas de deviner la taille de la plaie. Utilisez toujours une règle en centimètres et utilisez la même méthode chaque fois que vous mesurez la plaie.

Quantité d'exsudat : Évaluez la quantité d'exsudat (écoulement) présent après le retrait du pansement et avant l'application d'un agent topique sur la plaie.

Type de tissu : Cette catégorie concerne les types de tissus présents dans le lit de la plaie. Donnez un score de 4 s'il y a du tissu nécrotique. Donnez un score de 3 s'il y a une escarre, mais pas de tissu nécrotique. Donnez un score de 2 si la plaie est propre et contient du tissu de granulation. Une plaie superficielle qui est en train de s'épithélialiser obtient un score de 1. Lorsque la plaie est fermée, donnez un score de 0.

- 4 – **Tissu nécrotique :** tissu noir, brun ou ocre qui adhère fermement au lit de la plaie ou à ses bords ; peut être plus ferme ou plus souple que la peau de la région.
- 3 – **Escarre :** tissu jaune ou blanc qui adhère au lit de l'ulcère en filaments ou en amas ; peut aussi être mucinoïde.
- 2 – **Tissu de granulation :** tissu rose ou rouge, brillant, humide et granuleux.
- 1 – **Tissu épithélial :** dans les plaies superficielles, nouveau tissu rose ou brillant (peau) qui croît à partir des bords de la plaie ou sous forme d'îlots dans la plaie.
- 0 – **Fermée :** la plaie est complètement recouverte d'épithélium (nouvelle peau).

Source : PUSH Tool – Version 3.0, 1998, © National Pressure Ulcer Advisory Panel.

Glossaire

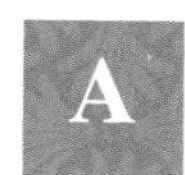

A

Abouchement Orifice créé dans la paroi abdominale par la stomie.

Absorption Processus par lequel un médicament passe dans le sang.

Accessibilité Critère de la *Loi canadienne sur la santé* en vertu duquel un accès raisonnable aux services hospitaliers, médicaux et de chirurgie buccale assurés est garanti aux résidents d'une province ou d'un territoire.

Accommodation Mécanisme de changement par lequel les processus cognitifs d'une personne acquièrent suffisamment de maturité pour lui permettre de résoudre des problèmes jusque-là insolubles pour elle.

Accoutumance Forme de dépendance psychologique légère.

Acculturation Intégration, souvent forcée, des valeurs, des attitudes, des croyances ou des habitudes d'un groupe social dominant.

Acide Substance qui libère des ions hydrogène.

Acide gras insaturé Acide gras qui peut fournir plus d'atomes de carbone qu'il n'en possède.

Acide gras monoinsaturé Acide gras contenant une liaison double.

Acides aminés essentiels Acides aminés que l'organisme ne peut pas produire et qu'il doit obtenir par ingestion de protéines alimentaires.

Acides aminés non essentiels Acides aminés produits par l'organisme.

Acides gras Unités structurales fondamentales de la plupart des lipides composées de chaînes de carbone et d'hydrogène.

Acides gras polyinsaturés Acides gras contenant au moins deux liaisons doubles.

Acides gras saturés Acides dont tous les atomes de carbone sont saturés d'hydrogène.

Acides gras trans Acides gras polyinsaturés transformés en acides gras saturés par hydrogénation.

Acidose État qui résulte d'une augmentation de l'acide carbonique sanguin ou d'une diminution du bicarbonate sanguin; pH sanguin inférieur à 7,35.

Acidose métabolique Déficience d'ions bicarbonate dans l'organisme par rapport à la quantité d'acide carbonique; pH inférieur à 7,35.

Acidose respiratoire (hypercapnie) État caractérisé par un excès de dioxyde de carbone dans l'organisme.

Action communautaire pour la santé Efforts entrepris par des personnes, des groupes cibles et des communautés pour donner suite aux priorités en santé locale et accroître la maîtrise des déterminants de la santé.

Action politique Interventions dont le but est d'influer sur les décideurs qui élaborent des politiques ayant une incidence sur les conditions de santé et de bien-être de l'ensemble de la population.

Activité physique Mouvement corporel produit par les muscles squelettiques, qui requiert une dépense énergétique et qui a des avantages progressifs pour la santé.

Activités Actes infirmiers spécifiques nécessaires pour réaliser les interventions ou les ordonnances infirmières.

Activités réservées Ensemble d'opérations ou d'interventions qui doivent être réalisées dans le cadre d'un champ d'exercice de la profession.

Activités réservées à l'infirmière Dans le cadre de l'exercice infirmier, ensemble de 14 activités réservées à l'infirmière en raison notamment de leur complexité et de leur caractère effractif.

Acuité visuelle Capacité de l'œil de discerner les détails dans une image.

Acupression (digitopuncture) Technique selon laquelle le thérapeute exerce une pression à l'aide de ses doigts sur des points spécifiques de l'organisme, semblables à ceux qui sont utilisés en acupuncture et dans le massage shiatsu.

Acupuncture Technique qui vise à restaurer l'équilibre et à libérer le flux du qi afin d'aider le corps à se guérir.

Adaptation Processus qui consiste à changer pour répondre à des conditions nouvelles, changeantes ou différentes.

Adhésion Acceptation d'un régime de vie ou d'un traitement, ou engagement de le respecter.

Adolescence Période durant laquelle une personne atteint la maturité physique et psychologique et acquiert une identité personnelle.

Aérobie Qui nécessite la présence d'oxygène.

Aérosol-doseur Petit contenant sous pression renfermant un médicament que la personne absorbe au moyen d'un embout nasal ou buccal.

Afébrile Qui ne présente pas de fièvre.

Affectation Fait, pour une personne, de transférer à une autre personne de niveau hiérarchique inférieur ou égal la responsabilité d'une activité de même que l'obligation de rendre compte du résultat.

Affection (maladie) Anomalie détectable de la fonction normale d'un tissu.

Affection aiguë Apparition soudaine de symptômes qui s'atténuent assez rapidement.

Affection transmissible (maladie transmissible) Affection provoquée par un agent pathogène transmissible, que ce soit par contact direct ou indirect, par vecteur, par véhicule ou par voie aérienne.

Agent stressant Facteur producteur de stress ou perturbateur de l'équilibre du corps.

Agents de changement Personnes ou groupes qui amorcent un changement ou qui aident d'autres personnes à apporter des changements à leur vie ou au système.

Agents pathogènes transmissibles par le sang Microorganismes qui sont à l'origine d'infections virales comme l'hépatite B, l'hépatite C et le sida.

Agglutinine Anticorps spécifique formé dans le sang.

Agglutinogène Substance qui agit comme antigène et qui stimule la production d'agglutinine.

Agnostique Personne qui doute de l'existence de Dieu ou d'un être suprême ou qui croit que l'existence de Dieu n'est pas prouvée.

Agoniste Médicament qui interagit avec un récepteur pour produire une réaction.

Alcalose État qui résulte d'une augmentation du bicarbonate sanguin ou d'une diminution de l'acide carbonique sanguin; pH sanguin supérieur à 7,45.

Alcalose métabolique Excès d'ions bicarbonate dans l'organisme par rapport à la quantité d'acide carbonique; pH supérieur à 7,45.

Alcalose respiratoire État caractérisé par une déficience de dioxyde de carbone dans l'organisme.

Algohallucinose Sensation douloureuse perçue dans une partie du corps absente ou paralysée à la suite d'une lésion médullaire.

Alimentation à la demande Mode d'alimentation selon lequel on nourrit le nouveau-né chaque fois qu'il manifeste sa faim.

Alimentation entérale (gavage) Alimentation administrée par l'injection directe de la nourriture dans le système gastro-intestinal.

Alimentation parentérale ([AP], alimentation parentérale totale [APT], hyperalimentation intraveineuse [HAIV]) Alimentation administrée par voie intraveineuse.

Alitement Confinement au lit (repos complet) ou confinement avec permission d'utiliser une chaise d'aisances ou d'aller à la salle de bain.

Allergie médicamenteuse Réaction immunologique à un médicament.

Alopécie Chute des cheveux.

Ambiguïté du rôle Non-clarté des attentes associées à un rôle; la personne ne sait pas quoi faire ni comment faire ses tâches et est incapable de prédire la réaction des autres.

Amblyopie Acuité visuelle réduite d'un œil.

Amélioration de la qualité Engagement d'une organisation envers un processus d'amélioration continue de l'ensemble de ses opérations dans le but de répondre aux attentes et aux résultats attendus par les personnes et de les dépasser.

Amplitude du mouvement articulaire (AMA) Mouvement maximal accompli par une articulation.

Amplitude du pouls Force du pouls; poussée exercée par le sang à chaque battement.

Ampoule Tube de verre renfermant une dose unitaire d'un médicament.

Anabolisme Processus par lequel des substances simples sont transformées par les cellules de l'organisme en substances plus complexes (par exemple, tissus d'édification, bilan azoté positif, synthèse des protéines).

Anaérobie Qui vit seulement en l'absence d'oxygène.

Analgésie contrôlée par la personne (ACP) Méthode interactive de soulagement de la douleur qui permet à la personne de s'administrer elle-même des doses d'analgésiques.

Analgésie préventive Administration d'analgésiques avant une intervention effractive afin de traiter la douleur avant qu'elle n'apparaisse.

Analgésique adjuvant Analgésique qui accroît les effets des autres analgésiques ou qui possède ses propres propriétés.

Analgésique agoniste Agoniste complet, c'est-à-dire médicament opioïde qui se lie étroitement à des sites récepteurs mu, ce qui produit une inhibition maximale de la douleur, un effet agoniste.

Analgésique agoniste-antagoniste Médicament agoniste-antagoniste qui peut agir comme un opioïde et soulager la douleur (effet agoniste) si on l'administre à une personne qui n'a pris aucun opioïde pur.

Analgésique agoniste partiel Analgésique qui a un effet de plafonnement, car il n'active que partiellement les récepteurs mu.

Analyse critique Série de questions que l'on peut appliquer à une situation ou à un concept particuliers pour en dégager l'information et les idées essentielles et pour éliminer celles qui sont superflues.

Andragogie Art et science visant à aider les adultes dans leur apprentissage.

Andropause (climatère masculin) Diminution de l'activité sexuelle chez l'homme.

Anémie Diminution du nombre d'érythrocytes dans le sang ou de leur teneur en hémoglobine.

Anémie ferriprive Forme d'anémie causée par un apport insuffisant en fer pour la synthèse de l'hémoglobine.

Anesthésie de surface (topique) Anesthésie appliquée directement sur la peau et les muqueuses, les plaies à vif, les blessures et les brûlures.

Anesthésie épidurale (péridurale) Injection d'un agent anesthésique dans l'espace épidural.

Anesthésie locale (par infiltration) Injection d'un agent anesthésique dans une partie précise du corps pour des interventions chirurgicales mineures.

Anesthésie locorégionale intraveineuse (bloc de Bier) Anesthésie utilisée le plus souvent pour des interventions au bras, au poignet ou à la main.

Anesthésie par bloc nerveux (par blocage nerveux) Injection d'un agent anesthésique dans un nerf, près d'un nerf ou dans un petit groupe de nerfs qui desservent une région déterminée du corps.

Anesthésie rachidienne (rachianesthésie) Anesthésie provoquée par l'injection d'un agent anesthésique dans l'espace sous-arachnoïdien entourant la moelle épinière; aussi appelée anesthésie sous-arachnoïdienne.

Anesthésie régionale Interruption temporaire de la transmission des influx nerveux en provenance ou en direction d'une région donnée du corps; la personne perd ainsi toute sensation dans cette région, mais demeure consciente.

Angiographie Intervention diagnostique qui permet l'examen visuel radiographique du système vasculaire après injection d'un produit de contraste.

Angle manubriosternal (angle de Louis) Jonction entre le corps du sternum et le manubrium; point de départ pour situer les côtes antérieures.

Angoisse de la séparation Peur et frustration du jeune enfant lorsqu'il est séparé de ses parents.

Anions Ions qui portent une charge négative; incluent le chlorure (Cl^-), le bicarbonate (HCO_3^-), le phosphate (HPO_4^{2-}) et le sulfate (SO_4^{2-}).

Ankylose Perte de mobilité d'une articulation.

Anorexie Perte ou diminution de l'appétit.

Anorexie mentale Maladie qui se caractérise par l'incapacité ou le refus de manger, une perte de poids rapide et l'émaciation chez une personne qui continue par ailleurs de se trouver grosse.

Antagonistes purs (spécifiques) Médicaments qui n'ont pas d'action pharmacologique propre, mais qui inhibent ou bloquent l'action d'un agoniste.

Anthélix Courbe antérieure du bord supérieur du pavillon.

Anticorps (immunoglobulines) Immunoglobulines qui font partie des protéines plasmatiques de l'organisme et qui défendent surtout contre les phases extracellulaires des infections bactériennes et virales.

Antiflatulents Médicaments qui favorisent la coalescence des bulles de gaz et facilitent leur évacuation par éructation ou leur expulsion par l'anus.

Antigène Substance capable de déclencher la formation d'anticorps.

Anti-inflammatoire non stéroïdien (AINS) Médicament qui soulage la douleur en agissant sur les terminaisons nerveuses périphériques pour inhiber la formation des prostaglandines qui tendent à rendre les nerfs sensibles à la douleur ; produit des effets analgésiques, antipyrétiques et anti-inflammatoires ; inclut l'aspirine et l'ibuprofène.

Antiseptique Agent qui inhibe la croissance de certains microorganismes.

Anurie Incapacité des reins de produire de l'urine, ce qui entraîne une absence totale de miction ou un débit urinaire inférieur à 100 mL par jour chez un adulte.

Anuscopie Examen visuel du canal anal.

Anxiété État mental de malaise, d'appréhension ou de peur qui accroît le niveau d'activation causé par une menace imminente ou anticipée envers soi ou envers ses proches.

Aphasie Toute incapacité ou difficulté à s'exprimer oralement ou par écrit ou de comprendre le langage parlé ou écrit, due à une affection ou à une lésion du cortex cérébral.

Apnée Absence totale de mouvements respiratoires.

Apnée du sommeil Cessation périodique de la respiration pendant le sommeil.

Appareils de surveillance Appareils électroniques qui signalent qu'une personne cherche à bouger ou à sortir de son lit.

Apports nutritionnels de référence (ANREF) Évaluation de l'alimentation d'une personne selon quatre composantes : les besoins moyens estimés (BME), les apports nutritionnels recommandés (ANR), les apports suffisants (AS) et les apports maximaux tolérés (AMT).

Apprentissage Progrès dans la disposition ou dans la capacité d'un individu qui persiste pendant une période de temps et que la croissance seule ne peut expliquer.

Approche céphalocaudale Examen physique pendant lequel l'examinatrice procède de la tête aux pieds.

Approche communautaire Approche qui se concentre sur les soins de santé primaires et les partenariats avec le milieu communautaire.

Approche par programme Ensemble de moyens coordonnés afin d'atteindre des objectifs déterminés par les besoins de la clientèle.

Approche populationnelle Approche utilisée auprès de différents sous-groupes ou de certaines populations.

Approches complémentaires et parallèles en santé (ACPS) Thérapeutiques ne faisant pas partie du système dominant de prise en charge de la santé et de la maladie.

Aromathérapie clinique Utilisation calculée d'huiles essentielles pour obtenir des résultats précis et mesurables.

Artères coronaires Réseau de vaisseaux qui composent la circulation coronaire.

Artériosclérose Détérioration du tissu élastique et musculaire des artères, qui est remplacé par du tissu fibreux.

Arythmie Pouls dont le rythme est irrégulier.

Ascite Accumulation de liquide dans la cavité péritonéale.

Asepsie Absence d'agents pathogènes ; méthode qui vise à prévenir l'infection ou la contamination du matériel utilisé pour les soins.

Asepsie chirurgicale (technique stérile) Ensemble des pratiques visant à maintenir un espace ou un objet exempt de tout microorganisme.

Asepsie médicale Ensemble des pratiques visant à circonscrire un microorganisme donné dans une zone donnée et à réduire le nombre, la croissance et la propagation des microorganismes.

Aspiration des sécrétions Aspiration faite au moyen d'un cathéter relié à une source d'aspiration et à un régulateur d'aspiration.

Assimilation Processus par lequel l'intelligence accueille un problème qui déborde les schèmes de pensée déjà acquis ; processus par lequel un individu s'identifie fortement à la société d'accueil et délaisse les valeurs et les croyances de sa société d'origine.

Assurance responsabilité (assurance responsabilité civile professionnelle) Assurance qui protège l'infirmière contre les fautes ou les négligences professionnelles qu'elle pourrait commettre.

Astigmatisme Courbure inégale de la cornée qui empêche la convergence des rayons verticaux et horizontaux sur la rétine.

Atélectasie Réduction de la ventilation associée à une accumulation obstructive de sécrétions dans une région déclive d'une bronchiole.

Athée Personne qui dénie l'existence de Dieu.

Atrophie Fonte ; diminution de volume d'un organe ou d'un tissu vivant.

Attitudes Disposition mentale qui se compose de différentes croyances ; comportent habituellement une idée négative ou positive à l'égard d'une personne, d'un objet ou d'une idée.

Auditif Lié à l'audition.

Auscultation Technique consistant à écouter les bruits produits par les organes du corps à l'aide d'un stéthoscope.

Autoantigène Antigène qui appartient à l'organisme d'une personne.

Autonomie (autodétermination) État d'indépendance et d'autodirection, sans contrôle extérieur, qui permet de prendre ses propres décisions.

Autopsie Examen post mortem du corps qui vise à déterminer la cause du décès et à en savoir plus sur le processus morbide.

Autorégulation Mécanismes homéostasiques qui sont automatiques chez une personne en santé.

Autorité Pouvoir accordé par une organisation pour diriger le travail des autres ; droit d'agir.

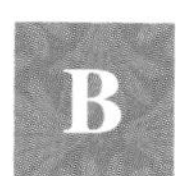

B_1 Premier bruit cardiaque produit lorsque les valvules auriculoventriculaires (valvules AV) se ferment, c'est-à-dire juste avant la contraction ventriculaire.

B_2 Second bruit cardiaque, plus intense et plus court que B_1, produit lorsque les valvules sigmoïdes se ferment, c'est-à-dire lorsque les ventricules ont chassé le sang dans l'aorte et dans les artères pulmonaires, au début de la relaxation ventriculaire.

Baccalauréat en sciences infirmières Programme universitaire qui comporte entre 90 et 108 crédits.

Bactéricide Qui tue les bactéries.

Bactérie Microorganisme infectieux le plus répandu.

Bactériémie Présence de bactéries dans le sang.

Bactéries pyogènes Bactéries qui produisent du pus.

Bactériocines Substances produites par certaines flores normales (par exemple, entérobactéries) et qui peuvent être mortelles pour des souches bactériennes apparentées.

Bain à des fins d'hygiène Bain donné principalement pour des raisons d'hygiène.

Bain de siège Bain servant à laver la région pelvienne d'une personne.

Bain thérapeutique Bain administré pour ses effets physiques, par exemple pour adoucir la peau ou traiter une partie du corps (notamment le périnée).

Baisse du désir sexuel (inappétence sexuelle, anaphrodisie, trouble du désir sexuel) Absence persistante ou récurrente de pensées sexuelles ou manque complet d'intérêt pour l'activité sexuelle.

Bandage (bande) Bande de tissu utilisée pour envelopper une partie du corps.

Base (alcali) Qui possède une faible concentration d'ions hydrogène et peut accepter des ions hydrogène dans une solution.

Bassin hygiénique Récipient servant à recueillir les urines et les fèces.

Besoin d'apprentissage Désir ou demande d'une personne d'apprendre une chose qu'elle ignore.

Bien-être Perception subjective d'équilibre, d'harmonie, de vitalité.

Bien-être spirituel Sensation de paix intérieure et sentiment de vivre une vie qui a un but et un sens ; ce sentiment est enraciné dans les valeurs spirituelles ou les croyances religieuses.

Bienfaisance Obligation morale de faire du bien ou d'accomplir des gestes qui bénéficient aux personnes et à leurs proches.

Bienveillance Devoir de ne pas causer de tort.

Bilan alimentaire complet Liste exhaustive des aliments liquides et solides consommés.

Bilan alimentaire des 24 heures Liste complète des aliments et des boissons consommés pendant une période de 24 heures.

Bilan azoté Mesure du degré d'anabolisme et de catabolisme des protéines ; résultat net de l'apport et de la perte d'azote.

Bilan hydrique Formulaire d'enregistrement systématique indiquant les quantités et les voies de l'apport et de la déperdition hydrique.

Biochimie sanguine Tests effectués sur le sérum sanguin.

Bioéthique Règles ou principes éthiques qui régissent la bonne conduite à l'égard de la vie.

Biopsie Ablation et examen d'un tissu de l'organisme.

Biorythmes Rythmes intérieurs qui semblent commander divers processus biologiques.

Biseau Partie oblique au bout de l'aiguille.

Boulimie Compulsion irrépressible qui incite une personne à manger de grandes quantités de nourriture pour ensuite se purger en se faisant vomir ou en prenant des laxatifs.

Bradycardie Pouls anormalement lent, inférieur à 60 battements par minute.

Bradypnée Fréquence respiratoire anormalement lente, habituellement inférieure à 10 respirations par minute.

Bruits de Korotkoff Les cinq bruits artériels produits par le sang dans l'artère à chaque contraction ventriculaire.

Bruits respiratoires surajoutés ou adventices Bruits respiratoires anormaux ou acquis.

Bruits surajoutés (adventices) Bruits qui se produisent lorsque l'air passe dans des voies respiratoires rétrécies ou remplies de liquide ou de mucosités, ou lorsque le revêtement de la plèvre est enflammé.

Brûlure Blessure causée par une exposition excessive à un agent d'origine thermique, chimique, électrique ou radioactive.

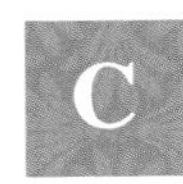

Ça Source de toutes les pulsions instinctives et inconscientes.

Cadence Nombre de pas à la minute.

Cadre conceptuel Groupe de concepts apparentés.

Cadre intermédiaire Cadre qui supervise un certain nombre de cadres subalternes et qui est responsable des activités dans les services qu'il supervise.

Cadre subalterne Cadre dont la responsabilité est de diriger le travail du personnel non cadre ainsi que les activités quotidiennes d'un groupe de travailleurs donné.

Cadre supérieur Gestionnaire dont la principale responsabilité est de formuler des objectifs et d'établir des plans stratégiques.

Calibre Diamètre de la canule de l'aiguille.

Canaux semi-circulaires Canaux situés dans l'oreille interne ; renferment les organes de l'équilibre.

Candidate à l'exercice de la profession d'infirmière Statut de l'étudiante qui a terminé son programme de formation et obtenu un diplôme donnant ouverture au permis de l'OIIQ.

Canule (tige) Partie de l'aiguille formée d'un petit tuyau creux rattaché à l'embase ; tube creux que l'on insère dans une cavité ou un conduit, souvent assorti d'un trocart durant l'insertion.

Capacité vitale Quantité maximale d'air qui peut être expirée après une inhalation profonde.

Caractères sexuels primaires Organes vitaux pour la reproduction, comme les testicules, le pénis, le vagin et l'utérus.

Caractères sexuels secondaires Caractéristiques physiques qui différencient l'homme de la femme, mais qui ne sont pas directement liées à la reproduction.

Caractéristiques de la respiration Aspects de la respiration qui diffèrent de l'eupnée, par exemple l'effort requis pour respirer et le bruit respiratoire.

Caractéristiques déterminantes Signes et symptômes qui doivent exister pour confirmer un diagnostic infirmier.

Cardex Nom commercial d'une méthode de classement qui utilise des fiches pour organiser et enregistrer de façon concise les données relatives aux personnes soignées et aux activités infirmières quotidiennes, en particulier les données relatives aux soins, qui changent fréquemment et qui nécessitent une mise à jour.

Carie dentaire Une des deux affections dentaires les plus répandues ; habituellement associée aux dépôts de plaque et de tartre.

Caring Aspect essentiel de la pratique infirmière ; idéal moral de l'infirmière qui non seulement soigne, mais nourrit l'intention et la volonté de le faire ; s'appuie sur un ensemble de valeurs universelles dont la bienveillance, l'ouverture à l'autre, l'amour de soi et des autres.

Casher Aliment préparé selon la loi judaïque.

Catabolisme Réactions chimiques qui dégradent des substances complexes en substances plus simples (par exemple, dégradation d'un tissu, décomposition des protéines).

Cataracte Opacification du cristallin de l'œil ou de la capsule du globe oculaire.

Cathéter veineux central Cathéter habituellement inséré dans la veine subclavière ou jugulaire, et dont l'extrémité distale repose dans la veine cave supérieure juste au-dessus de l'oreillette droite.

Cathéter veineux central introduit par voie périphérique Cathéter inséré dans la veine céphalique ou dans la veine basilique de la fosse cubitale droite, tout juste au-dessus ou au-dessous de l'espace antébrachial (pli du coude).

Cations Ions de charge positive ; incluent le sodium (Na^+), le potassium (K^+), le calcium (Ca^{2+}) et le magnésium (Mg^{2+}).

Centre d'automatisme primaire Principal stimulateur du cœur.

Centre de chirurgie ambulatoire Établissement où l'on pratique des interventions chirurgicales qui ne nécessitent pas d'hospitalisation.

Centre de gravité Point correspondant au centre de toute la masse corporelle.

Centre de jour Centre qui offre une programmation diversifiée d'activités thérapeutiques, individuelles et de groupe : physiothérapie, séances d'exercices, activités de stimulation et de mémoire, suivi infirmier et suivi de la médication, ateliers de cuisine, de peinture et de motricité fine, etc.

Centre de régulation Centre qui traite les stimuli afin qu'ils soient utiles pour le système qui les a absorbés.

Centre d'hébergement et de soins de longue durée (CHSLD) Centre dont la mission est d'offrir, de façon temporaire ou permanente, des services d'hébergement, d'assistance, de soutien, de surveillance ainsi que des services psychosociaux, infirmiers, pharmaceutiques, médicaux et de réadaptation aux personnes en perte d'autonomie fonctionnelle ou psychosociale, principalement les personnes âgées, qui ne peuvent plus demeurer dans leur milieu de vie naturel.

Centre thermorégulateur Groupe de neurones de la région antérieure de l'hypothalamus qui régule la température corporelle.

Centres de santé et de services sociaux (CSSS) Centres nés de la fusion de centres locaux de services communautaires (CLSC), de centres d'hébergement et de soins de longue durée (CHSLD) et, dans la majorité des cas, d'un centre hospitalier. Le CSSS agit comme assise du réseau local de services (RLS), assurant l'accessibilité, la continuité et la qualité des services destinés à la population du territoire local ; il crée des couloirs de services avec, d'une part, les centres hospitaliers, les centres de réadaptation et les centres de protection de l'enfance et de la jeunesse, et, d'autre part, avec les établissements privés.

Certification Processus volontaire et périodique par lequel un groupe spécialisé et organisé atteste que les compétences d'une infirmière dans sa spécialité satisfont aux normes établies par l'AIIC.

Cérumen Cire de l'oreille qui lubrifie et protège le conduit.

Chagrin Ensemble des réactions suscitées par l'impact affectif de la perte.

Chagrin anticipé Chagrin vécu avant l'arrivée de l'événement affligeant.

Chagrin (deuil) dysfonctionnel Chagrin ou deuil n'étant pas vécu sainement : il peut notamment être inhibé ou ne jamais se résorber.

Chaise d'aisances Structure portative semblable à une chaise et servant de toilettes.

Champ de compétence Ce qui définit une profession et la décrit de façon générale en faisant ressortir la nature et la finalité de sa pratique professionnelle et ses principales activités. Le champ d'exercice de la profession infirmière est décrit dans la *Loi sur les infirmières et les infirmiers*.

Champ stérile Zone spécifique considérée comme libre de microorganismes.

Champ visuel Espace qu'une personne peut voir lorsqu'elle regarde droit devant elle.

Changement non planifié Changement fortuit qui survient sans l'influence d'un individu ou d'un groupe.

Changement planifié Tentative délibérée faite par un individu, un groupe ou une organisation pour modifier son propre *statu quo* ou celui d'une autre organisation ou situation.

Charte d'Ottawa pour la promotion de la santé Charte qui s'appuie sur la *Déclaration d'Alma-Ata* portant sur les soins primaires ; on y adopte une perspective globale de l'examen des déterminants de la santé et on y précise les conditions indispensables à la santé.

Chéloïde Cicatrice hypertrophique qui contient une quantité anormale de collagène.

Cheminement critique Démarche ou outil interdisciplinaire servant à gérer les soins prodigués à une personne.

Chimiotactisme Processus par lequel les leucocytes sont attirés par les cellules atteintes.

Chiropratique Terme provenant d'un mot grec signifiant « fait à la main » et désignant un traitement qui consiste à corriger la colonne vertébrale et les articulations. La chiropratique suppose que le maintien de l'alignement de la colonne et des articulations favorise le flux d'énergie dans tout l'organisme, y compris les systèmes nerveux, circulatoire, respiratoire, gastro-intestinal et limbique.

Chirurgie majeure Chirurgie qui comporte de grands risques pour diverses raisons, notamment sa complexité ou sa durée ; des pertes de sang importantes peuvent se produire, de même que des complications postopératoires.

Chirurgie mineure Chirurgie qui comporte peu de risques, souvent pratiquée dans un service de chirurgie d'un jour.

Chirurgie non urgente (élective) Traitement choisi par le médecin pour soigner une affection qui ne met pas la vie de la personne en danger ou pour améliorer le bien-être et la qualité de vie de la personne.

Chirurgie urgente Chirurgie pratiquée sans délai afin de préserver une fonction ou la vie de la personne.

Choc (phase de) Première étape de la réaction d'alarme où l'agent stressant est perçu consciemment ou inconsciemment par la personne.

Choc apexien (choc de pointe) Zone de la pointe du cœur où le pouls apexien est le plus clairement audible et palpable.

Choc culturel Trouble qui survient en réaction à la transition d'un milieu culturel à un autre.

Cholestérol Lipide qui ne contient pas d'acide gras mais qui possède plusieurs des propriétés chimiques et physiques d'autres lipides.

Chordotomie Section chirurgicale qui oblitère la sensation douloureuse et thermique sous la portion spinothalamique de la voie antérolatérale sectionnée ; habituellement pratiquée pour la douleur dans les jambes et le tronc.

Chyme Produits de la digestion qui quittent l'estomac par l'intestin grêle et passent par la valve iléocæcale.

Cicatrice Tissu fibreux, assez ferme, qui résulte du rétrécissement du tissu de granulation et de la contraction des fibres de collagène.

Cicatrisation par deuxième intention Cicatrisation d'une plaie où les tissus de surface ne sont pas rapprochés et qui présente une perte importante de tissu ; formation excessive de tissu de granulation et de tissu cicatriciel.

Cicatrisation par première intention Cicatrisation d'une plaie dont les bords ont été rapprochés ; occasionne peu ou pas de perte de tissus et une granulation minimale.

Cicatrisation par troisième intention Cicatrisation d'une plaie ouverte qui a fait l'objet d'un drainage temporaire.

Cinquième signe vital Évaluation de la douleur.

Circonférence brachiale (périmètre brachial) Mesure de la graisse, des muscles et des os du bras.

Circonférence musculaire brachiale (périmètre musculaire brachial) Estimation de la masse maigre du corps (ou réserves musculaires squelettiques).

Clairance de la créatinine Épreuve utilisant l'urine et les niveaux de créatinine sériques des 24 dernières heures pour déterminer le débit de filtration glomérulaire, un indicateur sensible de la fonction rénale.

Clarification des valeurs Processus par lequel un individu définit ses propres valeurs.

Classification des interventions de soins infirmiers (CISI/NIC) Taxinomie des interventions infirmières comprenant trois niveaux : les domaines, les classes et les interventions proprement dites.

Classification des résultats de soins infirmiers (CRSI/NOC) Systématisation des résultats de soins infirmiers visés par les interventions infirmières.

Client Personne qui reçoit les conseils ou les services d'une personne qualifiée pour le faire.

Cochlée Structure de l'oreille interne, en forme de coquillage, qui est essentielle à la transmission du son et à l'audition.

Codage Processus qui consiste à choisir des signes ou des symboles spécifiques (codes) pour transmettre un message (par exemple, le langage, les mots, le ton et les gestes).

Code Appel d'urgence en cas d'arrêt cardiaque ou respiratoire.

Code de déontologie Énoncé officiel des idéaux et des valeurs d'un groupe ; ensemble de principes éthiques qu'ont en commun les membres d'un groupe, qui reflètent leurs jugements moraux et qui servent de normes aux actes professionnels.

Code de déontologie des infirmières et infirmiers Règlement dont les dispositions décrivent l'ensemble des devoirs et des obligations d'application morale propres à la profession.

Code des professions Loi-cadre du système professionnel qui s'applique à l'ensemble des ordres et qui s'accompagne de 25 lois particulières conférant aux membres de chacun des ordres le droit exclusif d'exercer leurs activités dans un champ professionnel.

Cohérence de l'héritage culturel Concept décrivant dans quelle mesure le mode de vie d'une personne rend compte de sa culture tribale.

Colère État émotionnel qui se caractérise par un sentiment subjectif d'animosité ou de déplaisir marqué.

Collagène Protéine contenue dans le tissu conjonctif ; substance protéique blanchâtre qui donne aux plaies une résistance à la traction.

Collecte des données Formulaire rempli par l'infirmière lors de l'admission de la personne dans l'unité de soins ; processus consistant à recueillir, organiser, valider et consigner les données au sujet de l'état de santé d'une personne.

Collectivité Ensemble de personnes ayant une caractéristique commune.

Colloïdes Substances telles que des grosses molécules protéiques qui ne se dissolvent pas tout de suite dans une solution vraie.

Colonisation Présence d'organismes dans les sécrétions ou les excrétions du corps, dans lesquels certaines souches bactériennes deviennent partie intégrante de la flore normale sans toutefois causer d'affection.

Coloscopie Examen visuel de l'intérieur du côlon à l'aide d'un coloscope.

Colostomie Abouchement du côlon à la paroi abdominale.

Comité de discipline Comité de l'Ordre des infirmières et infirmiers du Québec chargé de toute plainte déposée contre un membre de l'Ordre pour une infraction aux dispositions du *Code des professions*, de la *Loi sur les infirmières et les infirmiers* et des règlements de cette dernière.

Comité d'inspection professionnelle Comité de l'Ordre des infirmières et infirmiers du Québec ayant pour mandat de surveiller l'exercice de la profession par les membres de l'Ordre.

Common law (droit commun) Ensemble de principes qui émanent de la jurisprudence.

Commotion électrique (choc électrique) Choc qui se produit lorsqu'un courant électrique traverse le corps pour se rendre dans le sol ou que de l'électricité statique s'accumule dans le corps.

Communauté Groupe de personnes qui partagent certains aspects de leur vie quotidienne ; système social structuré de personnes vivant à l'intérieur d'un espace géographique précis.

Communication Processus bilatéral qui comporte un émetteur et un récepteur de messages.

Communication congruente Communication dans laquelle les aspects verbaux et non verbaux d'un message concordent tout à fait.

Communication non verbale Communication autre que verbale, notamment par des gestes, des attitudes et des expressions faciales.

Communication sur la santé Démarche de mise en relation de personnes ou de groupes qui ont un intérêt certain pour la santé.

Communication thérapeutique Processus interactif entre une infirmière et une personne ; aide cette dernière à maîtriser un stress temporaire, à côtoyer d'autres personnes, à s'adapter aux réalités inchangeables et à surmonter les blocages psychologiques qui empêchent la réalisation de soi.

Communication verbale Communication qui utilise la parole ou l'écriture.

Communicatrice Rôle de l'infirmière qui consiste à déterminer les problèmes de la personne et à les communiquer verbalement ou par écrit aux autres membres de l'équipe soignante.

Compassion Attitude qui consiste à soutenir la personne soignée et ses proches devant la détresse et les multiples effets de la maladie.

Compensateur Qui vise à maintenir l'équilibre.

Compensation Mécanisme de défense qui fait qu'une personne remplace une activité par une autre qu'elle préférerait faire ou ne peut pas faire ; processus destiné à corriger les déséquilibres acidobasiques.

Compétence culturelle Connaissance, utilisation et reconnaissance de la culture de l'autre pour résoudre un problème.

Complétude Caractère de ce qui est complet ; se dit d'une information consignée au dossier d'une personne.

Compliance pulmonaire Élasticité des poumons.

Comportement de personne malade Mécanisme d'adaptation correspondant à la façon dont la personne décrit, surveille et interprète ses symptômes, prend des mesures correctives et recourt au système de soins de santé.

Comportement moral Façon de percevoir les exigences nécessaires pour vivre en société et de se conduire par rapport à ces exigences.

Comportements en matière de santé Comportements qu'une personne adopte pour comprendre son état de santé, pour maintenir une santé optimale, pour prévenir la maladie et les blessures, et pour parvenir à son plein potentiel physique et mental.

Compresse Morceau de gaze que l'on applique comme pansement sur une plaie ouverte.

Compte rendu d'entretien Rapport textuel d'une conversation entre l'infirmière et la personne soignée ; peut être enregistré ou écrit et comporte également toutes les interactions non verbales.

Concept de soi global Ensemble des perceptions et des convictions ou croyances qu'une personne entretient sur elle-même, ainsi que des attitudes qui en découlent.

Concepts Idées abstraites ou images mentales d'un phénomène ou de la réalité.

Conciliation Lorsqu'une plainte a été déposée contre une infirmière, mesure prise si la protection du public n'est pas compromise et que l'enquête du syndic n'a révélé aucun acte dérogatoire.

Conduction Transfert de chaleur d'une molécule à une autre par contact direct.

Conduit auditif externe Partie de l'oreille externe.

Confiance Capacité de pouvoir compter sur quelqu'un sans être envahi par trop de doutes ou de questions à son sujet.

Confidentialité Principe qui exige que les renseignements fournis par la personne ne soient pas divulgués sans son consentement.

Conflit de rôles Conflit qui naît des tiraillements entre des attentes opposées ou incompatibles entre elles.

Conjonctivite Inflammation de la conjonctive bulbaire et palpébrale.

Connaissances Résultat d'une synthèse de l'information visant à déterminer les relations qu'entretiennent des phénomènes donnés.

Conscience Capacité de percevoir les stimuli environnementaux et les réactions du corps et d'y réagir adéquatement par la pensée et l'action.

Conscience culturelle Reconnaissance consciente et informée des différences et des similarités entre divers groupes culturels ou ethniques.

Conscience incarnée Désigne le fait que les souvenirs, les pensées et les processus régissant les comportements sont inscrits dans toutes les parties du corps.

Conseil interprofessionnel du Québec Organisme reconnu en vertu du *Code des professions* comme organisme-conseil auprès de l'autorité gouvernementale ; tous les ordres professionnels y sont représentés.

Consentement éclairé Autorisation que donne une personne pour accepter un traitement ou une intervention en toute connaissance de cause.

Consentement explicite Acceptation qu'une personne donne clairement (verbalement ou par écrit) au sujet de traitements ou d'interventions.

Consentement implicite Autorisation non verbale que donne une personne pour indiquer qu'elle accepte le traitement ou l'intervention.

Consentement libre et éclairé Autorisation que donne une personne pour accepter un traitement ou une intervention en toute connaissance de cause ; contrat entre la chercheuse et le participant.

Consignation Action d'inscrire des données dans le dossier d'une personne.

Consommateur Individu, groupe ou communauté qui utilise un service ou un produit.

Constipation Passage de selles petites, sèches et dures ou absence de selles pendant une période prolongée.

Consultation en situation de crise Thérapie axée sur la résolution de problèmes immédiats concernant des individus, des groupes ou des familles en crise.

Contact direct Transfert immédiat de microorganismes d'une personne à une autre par le toucher, une éclaboussure, une morsure, un baiser ou des relations sexuelles.

Contact indirect Transfert de microorganismes qui s'effectue soit par véhicule, soit par vecteur.

Contention Mesure de contrôle qui consiste à empêcher ou à limiter la liberté de mouvement d'une personne en utilisant la force humaine, un moyen mécanique ou en la privant d'un moyen qu'elle utilise pour pallier un handicap.

Contexte d'intervention non planifiée Intervention réalisée en réponse à un comportement inhabituel et par conséquent non prévu qui met en danger de façon imminente la sécurité de la personne et celle d'autrui.

Contexte d'intervention planifiée Utilisation de mesures de contrôle dans une situation donnée, par exemple dans le cas d'une désorganisation comportementale récente, susceptible de se répéter et pouvant comporter un danger réel pour la personne elle-même ou pour autrui.

Continuité des soins Coordination des services de soins de santé fournis par un professionnel de la santé aux personnes qui passent d'un établissement de soins à un autre et d'un professionnel de la santé à un autre.

Contractilité Capacité inhérente des fibres du muscle cardiaque de se raccourcir ou de se contracter.

Contractions haustrales Mouvement de va-et-vient du chyme dans les haustrations.

Contracture Raccourcissement permanent d'un muscle.

Contrechoc Second stade de la réaction d'alarme, au cours duquel les changements organiques qui se sont produits au stade du choc s'inversent.

Convection Dispersion de la chaleur par déplacement d'air.

Coordination Processus qui permet de vérifier la réalisation d'un plan et d'en évaluer les résultats.

Cor Forme de kératose causée par le frottement et la pression qu'une chaussure exerce sur le pied.

Coroner Fonctionnaire qui n'est pas nécessairement médecin ; nommé ou élu pour enquêter sur les causes d'un décès.

Corps-esprit (corps-psyché) État global qui intègre le corps, le psychisme et l'esprit.

Créatine kinase (CK) Enzyme libérée dans le sang durant un infarctus du myocarde.

Créatinine Déchet azoté qui est excrété dans l'urine.

Créativité Pensée qui entraîne l'évolution de nouvelles idées et de nouveaux produits.

Crépitants Bruits surajoutés entendus lors de l'auscultation pulmonaire et traduisant la présence de liquide (sécrétions, sang ou pus) dans les alvéoles ; les crépitants peuvent être fins ou rudes.

Crépitation Sensation de craquement ou de grincement palpable ou audible produit par le mouvement de l'articulation.

Cristalloïde Sel qui se dissout rapidement dans une solution vraie.

Croissance Changement physique accompagné d'une augmentation de taille.

Croyances Interprétations ou conclusions qu'une personne considère comme vraies.

Croyances en matière de santé Concepts qu'une personne considère comme vrais au sujet de la santé.

Culture Combinaison de différentes caractéristiques abstraites, telles que les valeurs, les croyances, les attitudes et les coutumes, qu'un groupe de personnes partagent et se transmettent de génération en génération ; méthode de laboratoire qui consiste à faire croître des microorganismes dans un milieu approprié.

Culture matérielle Objets (par exemple, vêtements, objets d'art, objets rituels, ustensiles de cuisine) et façon de les utiliser propres à une groupe particulier.

Culture non matérielle Ensemble des valeurs, des croyances, des normes et des comportements propres à un groupe particulier ; mode de vie, façon de voir et de communiquer qui donne à une personne une manière d'être avec les autres.

Cyanose Coloration anormale de la peau et des muqueuses causée par une diminution de l'oxygène dans le sang.

Cyphose Déviation de la colonne vertébrale où la convexité formée par les vertèbres T1 à T8 est anormalement accentuée vers l'extérieur.

Cystoscope Instrument muni d'une lumière et permettant d'examiner l'intérieur de la vessie.

Cystoscopie Examen visuel de la vessie au moyen d'un cystoscope.

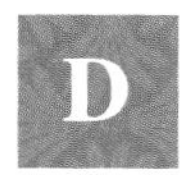

Dacryocystite Inflammation du sac lacrymal.

Débit cardiaque (DC) Volume de sang éjecté par le cœur à chaque contraction ventriculaire.

Débitmètre expiratoire de pointe Appareil servant à mesurer le débit aérien, c'est-à-dire la vitesse à laquelle l'air circule dans les voies aériennes.

Débridement Retrait des tissus infectés et nécrosés d'une plaie.

Dec-Bacc en formation infirmière intégrée Programme de formation infirmière intégrée qui s'échelonne sur cinq ans ; l'étudiante s'inscrit au programme collégial de soins infirmiers à temps complet, y suit sa formation pendant trois ans et poursuit ses études à l'université pendant deux ans.

Décès neurologique (mort cérébrale) État où le cortex et le tronc cérébral, siège des fonctions mentales supérieures, sont irréversiblement détruits.

Déclaration de décès Document qui établit le décès et permet d'obtenir un certificat de décès ou une copie de l'acte de décès.

Décodage Intégration du message perçu dans les connaissances ou l'expérience emmagasinées par le récepteur, suivie d'une clarification du sens.

Décubitus dorsal Position dans laquelle la personne repose sur le dos, la tête et les épaules légèrement surélevées par un petit oreiller.

Décubitus latéral Position dans laquelle la personne est allongée sur l'un des côtés du corps.

Décubitus ventral Position dans laquelle la personne repose sur l'abdomen, la tête tournée sur le côté.

Défécation Expulsion de selles du rectum et de l'anus.

Défenses non spécifiques Défenses du corps qui protègent la personne contre les microorganismes, quelle que soit l'exposition antérieure à ces microorganismes.

Défenses spécifiques (immunologiques) Fonctions immunitaires dirigées contre certaines souches de bactéries, de virus, de champignons et d'autres agents infectieux.

Déficit de volume liquidien Perte d'eau et d'électrolytes du liquide extracellulaire dans des proportions semblables.

Déficit sensoriel Déficience totale ou partielle d'un organe sensoriel.

Déhiscence Rupture partielle ou complète d'une plaie suturée.

Délai d'action Temps écoulé entre l'administration d'un médicament et le moment où celui-ci produit son effet.

Délégation d'actes Fait, pour une personne, de transférer à une autre la responsabilité de l'exécution d'une activité tout en conservant l'obligation de rendre compte du résultat.

Demande de services interétablissements (DSIE) Outil informatisé d'échange d'information clinique conçu pour les demandes de services d'un établissement à l'autre ou dans un même établissement.

Démarche Façon dont une personne marche.

Démarche systématique dans la pratique infirmière Méthode rationnelle et systématique pour la planification et la prestation des soins infirmiers.

Démence Déficit global de la fonction cognitive qui est habituellement progressif et qui peut être permanent ; entrave les activités sociales et récréatives normales.

Demi-vie du médicament Temps nécessaire pour que la concentration d'un médicament dans l'organisme diminue de moitié par rapport au moment de son administration.

Démographie Étude de la population, notamment les statistiques sur la répartition selon l'âge et le lieu de résidence, la mortalité et la morbidité.

Densité urinaire Indication de la concentration de l'urine.

Dénutrition (sous-alimentation) Apport nutritionnel insuffisant pour combler les besoins énergétiques quotidiens en raison d'une déficience de l'ingestion de nourriture, de la digestion ou de l'absorption.

Dépendance physique Dépendance causée par des changements biochimiques dans les tissus de l'organisme, particulièrement dans le système nerveux.

Dépendance psychologique Lien émotionnel avec un médicament qu'une personne consomme dans le but d'éprouver un sentiment de bien-être.

Dépression Sentiment de tristesse et de découragement, souvent accompagné par des changements physiologiques tels qu'une diminution de la capacité de fonctionner.

Déshydratation Perte d'eau sans perte importante d'électrolytes.

Désinfectants Agents qui détruisent les agents pathogènes autres que les spores.

Désir Phase du cycle de la réponse sexuelle qui se caractérise par une attirance sexuelle consciente.

Déterminants de la santé Catégories pouvant être associées à des facteurs personnels, sociaux, économiques et environnementaux ; peuvent comprendre des facteurs de risque et des facteurs de protection.

Détresse spirituelle Perturbation des croyances ou du système de valeurs qui procurent habituellement force et espoir à la personne et qui donnent un sens à sa vie.

Détrusor (muscle vésical, musculeuse) Couches de muscle lisse de la vessie.

Deuil Processus de résolution du chagrin.

Développement Capacité de fonctionnement croissante d'une personne, liée à la croissance.

Développement cognitif Manière dont une personne apprend à penser, à raisonner et à utiliser la langue.

Développement du rôle Aspect du développement qui comporte la socialisation dans un rôle particulier.

Développement moral Processus d'apprentissage servant à faire la différence entre le bien et le mal, entre ce que l'on doit faire et ne pas faire.

Diagnostic Énoncé ou conclusion sur la nature d'un phénomène.

Diagnostic infirmier actuel Diagnostic qui décrit un problème présent au moment de la collecte des données, fondé sur la présence de signes et de symptômes et confirmé cliniquement par la présence de caractéristiques essentielles.

Diagnostic infirmier de syndrome Diagnostic infirmier associé à un ensemble d'autres diagnostics.

Diagnostic infirmier de type risque Jugement clinique relatif à la présence de facteurs de risque selon lequel une personne, une famille ou une communauté est plus susceptible de présenter un problème de santé.

Diagnostic infirmier possible (potentiel) Diagnostic posé lorsque les données sur un problème de santé sont incomplètes ou imprécises.

Diagnostics infirmiers Jugements cliniques posés par l'infirmière au sujet des réactions de la personne, de sa famille ou de son entourage à l'égard de problèmes de santé réels ou potentiels, et qui permettent de déterminer les interventions infirmières susceptibles de produire les résultats attendus dont l'infirmière doit rendre compte.

Dialogue Contexte dans lequel la personne mourante et son entourage savent que la mort est imminente et en parlent librement.

Dialyse Technique par laquelle des liquides et des molécules traversent une membrane semi-perméable selon les principes de l'osmose.

Diapédèse Migration des globules sanguins à travers la paroi d'un vaisseau sanguin.

Diarrhée Défécation de selles liquides et fréquentes.

Diastole Période durant laquelle les ventricules se relâchent.

Diffusion Mouvement de gaz ou de particules d'une zone où la pression ou la concentration a une valeur donnée vers une zone de plus faible pression ou concentration.

Direction Fonction de gestion qui consiste à communiquer les tâches à accomplir et à fournir de l'aide et de la supervision.

Directives préalables (directives de fin de vie) Variété de documents légaux ou non qui permettent à une personne d'indiquer les soins qu'elle désire recevoir dans l'éventualité où elle serait incapable de communiquer ses préférences à cet égard.

Disaccharides Sucres composés de molécules doubles.

Discrimination Traitement inégal de personnes et de groupes selon des critères comme la race, l'ethnie, le sexe, la classe sociale ou l'atypie (manque de conformité par rapport à un groupe donné).

Discrimination tactile Capacité de ressentir une stimulation en un ou deux points par une pression sur la peau.

Discussion Exploration orale non structurée d'un sujet par deux professionnels de la santé ou plus et visant à définir un problème ou à établir des stratégies pour le résoudre.

Distribution Transport d'un médicament du site d'absorption vers le site d'action.

Diurétique Agent qui accroît la sécrétion d'urine.

Diversité culturelle Fait d'être différent ou état correspondant à cette différence.

Documentation des soins infirmiers Activité essentielle de la pratique infirmière consistant à consigner l'ensemble de l'information relative aux soins infirmiers de la personne dans son dossier, qu'il soit informatisé ou non.

Domaine affectif Domaine des sentiments, dont les différentes catégories indiquent l'intensité de la réaction émotionnelle d'une personne à des tâches ; inclut les sentiments, les émotions, les intérêts, les attitudes et les appréciations.

Domaine cognitif Domaine de la pensée ; compte six aptitudes mentales et processus de réflexion, notamment le savoir et la compréhension ; est en relation avec l'analyse, la synthèse et l'évaluation.

Domaine psychomoteur Domaine de l'adresse, de la dextérité ; comprend, par exemple, les habiletés motrices nécessaires pour donner une injection.

Données Éléments d'information ; observations brutes isolées qui n'ont pas fait l'objet d'une interprétation.

Données objectives (signes, données directes) Données observables, pouvant être mesurées ou vérifiées en fonction d'une norme reconnue.

Données subjectives (symptômes, données indirectes) Données perceptibles seulement pour la personne concernée et ne pouvant être décrites ou vérifiées que par elle.

Doses analgésiques équivalentes Doses d'un analgésique différent de celui qui a été prescrit initialement mais ayant les mêmes effets thérapeutiques ; un analgésique équivalent est souvent utilisé pour contrer les effets indésirables d'un autre analgésique ; des tableaux d'équivalences existent.

Dossier Document écrit ou informatisé dans lequel on consigne de façon formelle et légale les progrès de la personne.

Dossier clinique Document officiel, à caractère légal, qui constitue la preuve des soins prodigués à la personne.

Dossier de santé électronique Recueil longitudinal de renseignements sanitaires concernant une personne, que des professionnels de la santé ont saisis ou acceptés, se trouvant stockés sur un support électronique.

Dossier informatisé Dossier permettant à l'infirmière d'accéder aux données, d'ajouter de nouvelles données, de créer et de réviser des plans de soins et de traitements infirmiers et de rendre compte des progrès de la personne.

Dossier médical informatisé Dossier contenant des données démographiques sur la personne, le diagnostic médical et des informations détaillées relatives aux évaluations et aux interventions des professionnels de la santé effectuées au cours d'une période de soins et dans un même établissement de santé.

Dossier orienté vers la source Dossier dans lequel chaque personne ou chaque service fait des annotations dans une section séparée de la feuille de surveillance de la personne.

Dossier orienté vers les problèmes Compte rendu où les données concernant la personne sont consignées en fonction du problème de la personne plutôt qu'en fonction de la source d'information.

Dossier personnel de santé Copie d'un dossier médical informatisé remise à la personne, qu'il soit imprimé ou électronique.

Douleur Toute sensation désignée comme de la douleur par la personne qui l'éprouve, au moment où elle dit l'éprouver.

Douleur aiguë Douleur qui dure seulement pendant la durée du rétablissement prévu (moins de six mois), quels que soient son intensité et son mode d'apparition (soudain ou progressif).

Douleur chronique Douleur prolongée, habituellement récurrente ou persistant plus de six mois, et nuisant au fonctionnement normal.

Douleur cutanée Douleur qui émane de la peau ou d'un tissu sous-cutané.

Douleur irradiante Douleur ressentie à sa source ainsi que dans les tissus environnants.

Douleur irréductible Douleur qui résiste au traitement ou au soulagement.

Douleur neuropathique Douleur provenant d'une perturbation du système nerveux périphérique ou central, associée ou non à un processus continu de détérioration des tissus.

Douleur projetée (ou référée) Douleur dont la source perçue est différente de la source réelle.

Douleur somatique profonde Douleur qui provient des ligaments, des tendons, des os, des vaisseaux sanguins et des nerfs.

Douleur viscérale Douleur produite par la stimulation des récepteurs de la douleur situés dans la cavité abdominale, le crâne et le thorax.

Drain de Penrose Drain flexible en caoutchouc.

Drainage postural Évacuation par gravité des sécrétions des différents segments du poumon.

Drogue Substance qui engendre une dépendance, comme l'héroïne, la cocaïne et les amphétamines.

Drogues illicites Drogues vendues dans la rue.

Droit à l'autodétermination Droit des personnes de se sentir libres de toute contrainte, coercition ou influence indue relativement à leur participation à une étude.

Droit civil Droit qui régit les litiges, tels les fautes professionnelles et les préjudices qui touchent un individu ou un bien et qui ne constituent pas une menace pour la société.

Droit pénal Droit portant sur les comportements et les actions qui constituent une menace pour la sécurité.

Durée Longueur d'un son (son long ou court).

Durillon Masse kératosique formée par un épaississement de l'épiderme.

Dynamique de groupe Forces qui déterminent le comportement du groupe et les relations entre les membres du groupe.

Dysfonction érectile (impuissance) Incapacité à atteindre ou à maintenir une érection suffisante pour être satisfait sexuellement et pour satisfaire son ou sa partenaire.

Dysménorrhée Règles douloureuses.

Dysphagie Difficulté ou incapacité d'avaler.

Dyspnée Respiration difficile ou laborieuse.

Dysurie Miction douloureuse ou difficile.

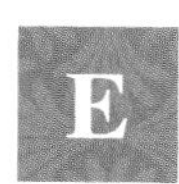

Ébouillantage Brûlure occasionnée par un liquide très chaud ou par de la vapeur.

Écart Objectif non atteint dans la prestation de soins ; anomalie qui se répercute sur les soins planifiés ou les réactions de la personne aux soins prodigués.

Écart type Mesure de dispersion la plus utilisée ; moyenne des écarts par rapport à la moyenne arithmétique d'une série statistique ; habituellement noté *S*.

Échantillon Segment de population visé par la collecte des données.

Échocardiographie Épreuve non effractive qui utilise les ultrasons pour faire l'examen visuel des structures du cœur et pour évaluer la fonction ventriculaire gauche.

Échographie Utilisation des ultrasons pour produire l'image d'un organe ou d'un tissu.

Écocarte Diagramme ayant pour but de démontrer visuellement les liens entretenus par la personne avec sa famille et son entourage.

Écoute attentive Écoute active qui sollicite tous les sens, par opposition à une écoute passive n'utilisant que l'oreille.

Ectoderme Couche externe de tissu formée au cours de la seconde semaine de vie embryonnaire.

Éducation pour la santé Méthodes servant à fournir des occasions d'apprentissage de connaissances, d'attitudes et de comportements favorables à la santé ; méthode qui favorise les échanges entre le savoir populaire (la population) et le savoir professionnel (les intervenants).

Effet cumulatif Effet croissant obtenu par l'administration de doses répétées d'un médicament ; survient lorsque le rythme d'administration dépasse le rythme de son métabolisme ou de son excrétion.

Effet idiosyncrasique Effet différent, inattendu ou individuel d'un médicament par rapport à l'effet habituellement escompté ; occurrence de symptômes imprévisibles et inexplicables.

Effet inhibiteur Diminution de l'effet d'un ou de plusieurs médicaments.

Effet potentialisateur Augmentation de l'effet d'un ou de plusieurs médicaments.

Effet secondaire Effet non souhaité d'un médicament ; habituellement prévisible, il peut être inoffensif ou potentiellement dangereux.

Effet synergique Effet des médicaments qui agissent en stimulant l'activité enzymatique ou la production d'hormone.

Effet thérapeutique Premier effet recherché d'un médicament et, par conséquent, raison pour laquelle le médicament est prescrit.

Efficacité Mesure de la qualité ou de la quantité des services fournis.

Efficience Mesure des ressources utilisées pour assurer la prestation de soins infirmiers.

Effleurage Technique de massage par effleurements.

Éjaculation Expulsion de liquide séminal et de sperme.

Éjaculation précoce Incapacité de l'homme de retarder son éjaculation suffisamment pour satisfaire son ou sa partenaire.

Éjaculation retardée Difficulté ou incapacité à éjaculer dans les temps habituellement observés.

Électrocardiogramme (ECG) Tracé de l'activité électrique du cœur.

Électrocardiographie Enregistrement graphique de l'activité électrique du cœur.

Électroencéphalogramme (EEG) Tracé de l'activité électrique du cerveau.

Électrolytes Substances chimiques qui produisent une charge électrique et qui peuvent conduire un courant électrique lorsqu'elles se trouvent dans l'eau ; ions.

Électrostimulation transcutanée (TENS) Application d'une stimulation électrique de faible intensité directement sur une région douloureuse, sur un point d'acupression, le long du nerf périphérique qui parcourt la région douloureuse ou le long de la colonne vertébrale.

Embase Partie de l'aiguille à laquelle s'adapte la seringue.

Embole Caillot de sang qui s'est détaché.

Embout Partie de la seringue qui s'ajuste à l'embase de l'aiguille.

Emmétropie Réfraction normale qui permet aux yeux de converger l'image sur la rétine.

Empathie Capacité de comprendre ce que l'autre vit et de lui communiquer que l'on comprend ses sentiments ainsi que le comportement et l'expérience qui y sont associés.

Emphysème Affection pulmonaire chronique qui se caractérise par une dilatation et une distension des alvéoles.

Empowerment Postulat fondé sur la croyance que les personnes et les groupes possèdent ou sont en mesure d'acquérir les capacités leur permettant d'effectuer les transformations nécessaires pour favoriser leur bien-être.

Enclume Os de l'oreille moyenne.

Endocarde Membrane qui tapisse l'intérieur de la cavité cardiaque et ses annexes.

Endoderme (entoderme) Couche interne de l'embryon dont le développement donne l'intestin primitif et la vésicule ombilicale.

Endogène Qui provient de l'intérieur.

Énoncé d'évaluation Énoncé composé d'une conclusion et d'une justification.

Enseignement Ensemble structuré d'activités qui favorise l'apprentissage.

Ensemble de valeurs Toutes les valeurs, qu'elles soient personnelles, professionnelles ou religieuses, auxquelles une personne adhère.

Entrepreneur de pompes funèbres (directeur de funérailles) Personne qui s'occupe du corps après le décès.

Entrevue Communication ou conversation planifiée dont le but est d'obtenir ou de donner de l'information, de circonscrire les problèmes qui préoccupent l'infirmière et la personne, d'évaluer le degré d'un changement, d'enseigner, de donner du soutien ou encore de prodiguer des conseils ou un traitement ; sert notamment à établir l'anamnèse de la personne lors de son admission.

Entrevue directive Entrevue fortement structurée visant l'obtention de renseignements particuliers.

Entrevue non directive Entrevue au cours de laquelle l'infirmière laisse la personne décider de l'objectif, du sujet et du rythme des échanges ; axée sur l'établissement d'un rapprochement.

Énurésie Incontinence d'urine ; passage involontaire d'urine chez un enfant une fois que celui-ci est propre.

Énurésie nocturne Miction involontaire pendant la nuit.

Enzymes Catalyseurs biologiques qui accélèrent les réactions chimiques.

Épicarde Péricarde viscéral qui adhère à la surface du cœur et en forme le feuillet externe.

Épistémologie Étude de la nature du savoir.

Épreuve de l'effort (ECG à l'effort) ECG servant à évaluer la réaction d'une personne à un travail cardiaque accru pendant l'exercice.

Épuisement (phase d') Troisième étape du syndrome d'adaptation lorsque l'adaptation faite à la deuxième étape ne peut être maintenue.

Épuisement professionnel Syndrome complexe de comportements que l'on peut associer au stade d'épuisement du syndrome d'adaptation, plus général ; sensation envahissante qui peut entraîner l'épuisement mental et physique, une attitude et une image de soi négatives ainsi que des sentiments d'impuissance et de désespoir.

Équilibre État de stabilité.

Équilibre sensoriel Seuil d'éveil optimal ; niveau de vigilance confortable.

Érythème Rougeur associée à différentes éruptions.

Érythrocytes Globules rouges.

Escarre Nécrose tissulaire épaisse causée par une brûlure, par un contact avec un agent corrosif ou par une mortification du tissu associée à une interruption de l'irrigation sanguine, à une invasion bactérienne et à la putréfaction.

Espace personnel Distance qu'une personne souhaite conserver dans ses interactions avec les autres.

Espoir (espérance) Concept multidimensionnel qui réside dans la perception d'attentes et de buts réalistes, la motivation à atteindre ces objectifs, l'anticipation des résultats, l'établissement de liens de confiance et de relations interpersonnelles, la confiance en ses ressources internes et externes, ainsi que la détermination de tendre vers l'avenir.

Estime de soi globale Affection ou respect qu'une personne se porte dans son ensemble.

Estime de soi spécifique Acceptation ou approbation d'une personne envers une partie précise d'elle-même.

Établissement d'un ordre de priorité Regroupement des diagnostics infirmiers selon leur priorité : élevée, moyenne ou faible.

État de mal épileptique Crises convulsives à répétition.

État de santé Santé d'une personne à un moment donné.

Étendue Mesure de variabilité qui représente la différence entre la valeur la plus élevée et la valeur la plus basse dans une distribution de résultats.

Éthique Ensemble de règles et de principes qui dictent la bonne conduite sur le plan moral.

Éthique infirmière Questions éthiques soulevées dans la pratique infirmière.

Ethnicité Conscience d'appartenir à un groupe qui se distingue des autres par ses repères symboliques (culture, biologie, territoire) ; repose sur les liens établis au cours d'un passé commun et sur l'intérêt ethnique perçu.

Ethnicité biculturelle Assimilation de deux cultures, de deux modes de vie et de deux systèmes de valeurs.

Ethnocentrisme Tendance à considérer comme supérieures les valeurs et les croyances du groupe ethnique auquel on appartient par rapport à celles d'autres cultures.

Ethnométhodologie Méthode servant à décrire un phénomène culturel du point de vue des personnes qui partagent la culture étudiée.

Ethnorelativité Capacité d'apprécier la richesse des autres cultures et d'en respecter les points de vue.

Étiologie Relation de cause à effet entre un problème et les facteurs de risque ou facteurs associés.

Étrier Os de l'oreille moyenne.

Étude phénoménologique Étude qui vise à comprendre un phénomène, à en saisir l'essence du point de vue de ceux et celles qui en font ou en ont fait l'expérience.

Eupnée Respiration normale, non laborieuse.

Euthanasie (suicide assisté) Actes qui permettent de provoquer la mort d'une personne atteinte d'une maladie incurable ou extrêmement souffrante.

Euthanasie active Mesures qui causent directement le décès de la personne avec ou sans son consentement.

Euthanasie passive Non-utilisation ou retrait des mesures de maintien de la vie afin de permettre à une personne de mourir.

Évaluation Activité continue et planifiée qui permet à la personne et aux professionnels de la santé de comparer les résultats escomptés avec les résultats obtenus.

Évaluation des processus Partie de l'assurance de la qualité qui est axée sur la façon dont les soins sont donnés.

Évaluation des résultats Évaluation portant sur les changements vérifiables dans l'état de santé de la personne qui résultent des soins infirmiers.

Évaluation des risques pour la santé Évaluation servant à indiquer les risques qu'encourt une personne de contracter une affection ou d'être blessée au cours des dix prochaines années.

Évaluation des structures Évaluation de l'environnement où les soins sont prodigués.

Évaporation Perte continue d'humidité provenant des voies respiratoires, des muqueuses de la bouche et de la peau.

Éviscération Extrusion des organes internes.

Exacerbation Phase d'une affection chronique où les symptômes réapparaissent après une période de rémission.

Exactitude Qualité des données d'un dossier qui expriment des faits ou des observations et non des opinions ou des interprétations.

Examen des fonctions Examen physique pendant lequel l'examinatrice procède fonction par fonction.

Excès de poids (embonpoint, surpoids, surplus de poids, surcharge pondérale) Excès correspondant à un indice de masse corporelle de 25 à 29,9.

Excès de volume liquidien Rétention d'eau et de sodium dans des proportions semblables dans le liquide extracellulaire.

Excitation/plateau Phase du cycle de la réponse sexuelle qui se caractérise par la vasodilatation.

Excoriation Perte des couches superficielles de la peau.

Excrétion Processus par lequel les métabolites et les médicaments sont éliminés de l'organisme.

Exercice Mouvement corporel planifié, structuré et répétitif, spécifiquement destiné à améliorer ou à maintenir un ou plusieurs éléments de l'aptitude physique.

Exercice du rôle Mesure de la pertinence des comportements de la personne par rapport aux attentes qui pèsent sur elle dans le cadre de son rôle.

Exercice infirmier Pratique professionnelle qui consiste à évaluer l'état de santé d'une personne, à déterminer et à assurer la réalisation du plan de soins et de traitements infirmiers, à prodiguer les soins et les traitements infirmiers et médicaux dans le but de maintenir la santé, de la rétablir et de prévenir la maladie, ainsi qu'à fournir les soins palliatifs.

Exercices aérobiques Activité durant laquelle l'organisme absorbe une quantité d'oxygène égale ou supérieure à celle qu'il dépense.

Exercices anaérobiques Activité durant laquelle les muscles n'ont pas accès à suffisamment d'oxygène issu de la circulation sanguine.

Exercices d'amplitude des mouvements articulaires actifs Exercices isotoniques qui consistent à bouger chaque articulation dans toute son amplitude, en étirant au maximum tous les groupes musculaires dans chaque plan de l'articulation.

Exercices d'amplitude des mouvements articulaires passifs Exercices que l'infirmière exécute et qui consistent à bouger chacune des articulations de la personne dans toute son amplitude, ce qui permet d'étirer au maximum tous les groupes musculaires dans chaque plan.

Exercices isocinétiques (contre résistance) Exercices qui font intervenir une contraction musculaire ou une tension contre une force résistante.

Exercices isométriques (statiques) Exercices qui provoquent la tension d'un muscle contre une résistance externe immobile qui ne change pas la longueur du muscle ou qui ne produit pas de mouvement articulaire.

Exercices isotoniques (dynamiques) Exercices qui produisent une tension musculaire constante et un raccourcissement du muscle qui entraîne sa contraction et le mouvement actif.

Exhalation (expiration) Mouvement des gaz qui sortent des poumons vers l'atmosphère.

Exogène Qui provient de l'extérieur.

Exophtalmie Protrusion des globes oculaires accompagnée d'une élévation des paupières supérieures.

Expectorations Sécrétions muqueuses des poumons, des bronches et de la trachée.

Expectorer Tousser en expulsant des mucosités ou d'autres matières.

Exposition professionnelle Exposition cutanée, oculaire, muqueuse ou parentérale avec du sang ou toute autre matière potentiellement contaminée qui peut survenir dans le cadre des activités professionnelles d'un employé.

Exsudat Substance, par exemple un liquide ou des cellules, qui s'échappe des vaisseaux sanguins durant le processus inflammatoire et qui se dépose dans ou sur un tissu.

Exsudat purulent Exsudat composé de leucocytes, de restes de tissus liquéfiés ainsi que de bactéries vivantes et mortes.

Exsudat sanguinolent Exsudat contenant une grande quantité de globules rouges.

Exsudat séreux Substance inflammatoire composée de sérum et dérivée du sang et des membranes séreuses du corps, par exemple le péritoine, la plèvre, le péricarde et les méninges ; a une apparence aqueuse et contient peu de cellules.

Exsudat sérosanguinolent Exsudat composé de liquide clair et teinté de sang.

Externat en soins infirmiers Travail d'une étudiante infirmière à titre d'externe dans un établissement de santé (du 15 mai au 31 août et du 15 décembre au 20 janvier) après qu'elle a terminé sa deuxième année de formation et que l'Ordre des infirmières et infirmiers du Québec a confirmé son admissibilité à l'externat.

Extinction Incapacité de percevoir le toucher sur un côté du corps lorsque deux endroits symétriques du corps sont touchés simultanément.

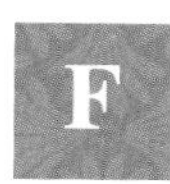

Facteur d'écoulement (débit d'écoulement) Nombre de gouttes par millilitre de solution administrées à l'aide d'une chambre compte-gouttes donnée.

Facteur de protection Ressources internes et externes qui protègent la santé des individus.

Facteurs de risque Facteurs qui rendent une personne vulnérable à l'apparition d'un problème de santé.

Faisceau auriculoventriculaire (faisceau de His) Branches droite et gauche des voies de conduction ventriculaire.

Famille Unité de base de la société, qui comprend les individus, de sexe masculin ou féminin, enfants ou adultes, légalement apparentés ou non, génétiquement apparentés ou non, qui sont considérés comme les proches d'une personne.

Famille élargie Famille qui inclut la parenté proche de la famille nucléaire (par exemple, grands-parents, tantes, oncles).

Famille nucléaire Famille composée des parents et de leurs enfants.

Fardeau des proches aidants Forme de stress subi par les personnes qui doivent s'occuper d'un membre de leur famille à domicile.

Fasciculations Mouvements fins, rapides et saccadés touchant habituellement un petit nombre de fibres musculaires.

Fébrile Qui a rapport à la fièvre ; fiévreux.

Fécalome Masse ou accumulation de selles durcies dont la consistance ressemble à du mastic et qui se trouve dans les replis du rectum.

Fèces (selles) Déchets du corps et matière non digérée éliminés par l'intestin.

Fête religieuse Événement soulignant l'observance d'un précepte religieux.

Feuille de surveillance Feuille sur laquelle l'infirmière note certaines données comme les signes vitaux, l'équilibre liquidien ou les médicaments administrés ; a souvent la forme d'un tracé.

Fibres de conduction cardiaque (fibres de Purkinje) Fibres des voies de conduction ventriculaire qui se terminent dans le muscle ventriculaire et stimulent sa contraction.

Fibrine Protéine insoluble formée par le fibrinogène lors de la coagulation du sang.

Fibrinogène Protéine plasmatique qui est convertie en fibrine lorsqu'elle est libérée dans les tissus et qui, avec la thromboplastine et les plaquettes, forme un réseau enchevêtré faisant office de barrière pour protéger une zone de l'organisme.

Fiche de médicaments Formulaire d'enregistrement systématique qui indique diverses données relatives à l'ordonnance et à la prise de médicaments.

Fidélité (fiabilité) Degré de constance avec lequel un instrument mesure un concept ou une variable.

Fièvre Température corporelle élevée.

Fièvre constante Température corporelle qui varie peu mais qui demeure constamment au-dessus de la normale.

Fièvre intermittente Température corporelle caractérisée par une succession de périodes de fièvre et de périodes normales ou sous-normales.

Fièvre récurrente Fièvre qui se caractérise par l'alternance de périodes fébriles de quelques jours avec des périodes afébriles de un ou deux jours.

Fièvre rémittente Fièvre qui se caractérise par de fortes fluctuations de températures (plus de 2 °C) sur une période de 24 heures.

Filtration Processus par lequel du liquide et des solutés traversent ensemble une membrane d'un compartiment à un autre.

Fiole Petite bouteille de verre ou de plastique scellée par un bouchon de caoutchouc et renfermant un médicament liquide ou en poudre.

Fissures Crevasses profondes provoquées par la sécheresse et le fendillement de la peau.

Fixation Immobilisation ou incapacité de la personnalité de passer au prochain stade de développement à cause de l'anxiété.

Flasques Se dit des muscles qui manquent de tonus musculaire.

Flatulence Présence de quantités excessives de gaz dans l'estomac ou les intestins.

Flatuosités Gaz ou air normalement présent dans l'estomac ou les intestins.

Flore microbienne normale Microorganismes dont la présence est normale sur la peau, sur les muqueuses, dans l'arbre respiratoire et dans le tube digestif.

Foi Façon active d'être en relation avec l'autre, dans laquelle on investit engagement, croyance, amour et espoir.

Fonctions autonomes Domaine des soins de santé propre à la profession infirmière, séparé et différent de la gestion médicale.

Fonctions selon une ordonnance Au regard des diagnostics médicaux, thérapies et traitements qui sont prescrits par le médecin et que l'infirmière doit exécuter.

Fontanelles Espaces membraneux non ossifiés entre les os du crâne du nouveau-né et qui rendent possible le modelage de la tête lors de l'accouchement.

Force de cisaillement Mélange de friction et de pression qui, appliqué à la peau, endommage les vaisseaux sanguins et les tissus.

Formation à distance Mode d'enseignement permettant de recevoir une formation à domicile ou sur les lieux de travail.

Formation continue Activités d'apprentissage organisées accomplies par l'infirmière après sa formation de base.

Forme PES Les trois éléments essentiels des énoncés diagnostiques, incluant la description du problème, l'étiologie du problème, et les caractéristiques déterminantes ou regroupements de signes et de symptômes.

Formulaire d'enregistrement systématique Forme de notes d'évolution servant à documenter les activités d'intervention.

Formule sanguine complète (FSC, hémogramme) Analyse d'échantillons de sang veineux ; comprend la mesure de l'hémoglobine et de l'hématocrite, la numération érythrocytaire, la leucocytémie, l'étude des constantes globulaires et la formule leucocytaire.

Fosse triangulaire Dépression de l'anthélix.

Fractures pathologiques Fractures qui surviennent de manière spontanée.

Frémissement Sensation de tremblement comme celui produit par le ronronnement d'un chat ou l'eau circulant dans un tuyau d'arrosage.

Fréquence cardiaque (FC) Nombre de battements par minute.

Friction Frottement ; force qui s'oppose à un mouvement.

G

Gale Infestation contagieuse causée par un arachnide, le sarcopte de la gale.

Gastrostomie Abouchement de l'estomac à la paroi abdominale.

Gastrostomie percutanée endoscopique (GPE) Introduction d'un cathéter d'alimentation à travers la peau et les tissus sous-cutanés jusqu'à l'estomac.

Gaz sanguins artériels Désignent un échantillon de sang artériel qui permet d'évaluer l'oxygénation, la ventilation et l'équilibre acidobasique.

Gencives Muqueuses recouvrant la racine des dents.

Générativité Volonté de « passer le flambeau » à la génération suivante et de la guider dans ses choix.

Génogramme Diagramme de la famille comprenant au moins trois générations.

Genre Identité sexuelle des personnes, d'un point de vue personnel ou social plutôt que strictement biologique.

Géragogie Processus qui consiste à stimuler et à favoriser l'apprentissage chez les personnes âgées.

Gestion de cas (suivi systématique de clientèles) Méthode de prestation de soins infirmiers selon laquelle l'infirmière est responsable d'une charge professionnelle dans le continuum des soins de santé.

Gestion des risques Mise en place d'un système de réduction des risques pour les personnes et le personnel soignant.

Gestion participative Approche qui favorise la prise de décision par l'ensemble des membres du groupe.

Gestion publique Critère de la *Loi canadienne sur la santé* en vertu duquel une autorité publique sans but lucratif doit gérer les régimes d'assurance-maladie provinciaux et territoriaux.

Gestionnaire Personne qui occupe un poste au sein d'une organisation lui accordant le pouvoir d'orienter et de diriger le travail d'autres personnes.

Gestionnaire de cas ou de suivi systématique Infirmière qui travaille avec l'équipe de soins multidisciplinaire pour mesurer l'efficacité du plan de gestion de cas et évaluer les résultats.

Gingivite Rougeur et tuméfaction des gencives.

Glandes apocrines Glandes sébacées situées principalement dans les régions axillaires et anogénitales ; commencent à fonctionner à la puberté sous l'influence des androgènes.

Glandes eccrines Petites glandes sudoripares disséminées presque partout sur le corps.

Glandes sébacées Glandes qui sont actives sous l'influence des hormones androgènes tant chez les hommes que chez les femmes et qui sécrètent du sébum.

Glandes sudoripares (sudorifères) Glandes du derme qui sécrètent la sueur.

Glaucome Altération de la circulation de l'humeur aqueuse qui entraîne une augmentation de la pression intraoculaire.

Glomérule Bouquet de vaisseaux capillaires entouré par la capsule de Bowman.

Glossite Inflammation de la langue.

Glycéride Lipide le plus courant, qui se compose d'une molécule de glycérol pour un à trois acides gras.

Glycogène Principal glucide stocké dans l'organisme, surtout dans le foie et les muscles.

Glycogenèse Processus de formation du glycogène.

Graisses Lipides qui sont solides à température ambiante.

Grief Plainte faite par un employé, un syndicat ou un employeur au sujet d'un conflit, d'un différend, d'une controverse ou d'un désaccord en rapport avec les conditions d'emploi.

Groupe Deux personnes ou plus qui partagent des besoins et des objectifs communs.

Groupe de pairs Groupe très important qui a un certain nombre de fonctions : sentiment d'appartenance, fierté, socialisation et rôles sexuels. La plupart des groupes de pairs possèdent des modes de comportements acceptables bien définis et déterminés par le sexe masculin ou féminin ; à l'adolescence, les groupes de pairs changent avec l'âge.

Groupe ethnique Groupe dont les membres partagent un patrimoine culturel et social commun, transmis de génération en génération.

Gustatif Qui a rapport au sens du goût.

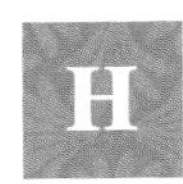

Habiletés cognitives Habiletés intellectuelles qui comprennent la résolution de problèmes, la prise de décision, la pensée critique et la créativité.

Habiletés interpersonnelles Ensemble des activités verbales et non verbales que la personne utilise pour communiquer directement avec les autres.

Habiletés techniques Habiletés « pratiques » comme celles qui sont requises pour manipuler du matériel, faire une injection ou déplacer une personne.

Habitudes en matière d'activité et d'exercice Ce que fait d'ordinaire une personne dans ce domaine (exercice, activité physique et loisirs).

Haustrations Poches qui se forment dans le gros intestin lorsque les muscles longitudinaux sont plus courts que le côlon.

Hébergement alternatif Hébergement qui se situe à mi-chemin entre le domicile et le CHSLD.

Hébergement temporaire Programme d'hébergement offert par les CHSLD, ce qui permet le maintien dans la communauté de personnes en perte d'autonomie, qui demeurent à domicile grâce au soutien de leur entourage.

Hélix Courbe postérieure du bord supérieur du pavillon.

Hématocrite Proportion des globules rouges (érythrocytes) par rapport au volume sanguin total.

Hématome Accumulation de sang dans un tissu, un organe ou un espace, causée par une rupture de la paroi d'un vaisseau.

Hémoglobine Dans les globules rouges, partie rouge qui transporte l'oxygène.

Hémoglobine A_{1C} Désigne un examen de laboratoire qui mesure la glycémie liée à l'hémoglobine.

Hémoptysie Présence de sang dans les expectorations.

Hémorragie Perte excessive de sang du système vasculaire.

Hémorroïdes Veines distendues dans le rectum.

Hémostase Arrêt d'une hémorragie.

Hémothorax Accumulation de sang dans la cavité pleurale.

Henderson, Virginia En 1966, elle fut l'une des premières infirmières modernes à définir les soins infirmiers.

Hernie Saillie d'un segment d'intestin dans la paroi inguinale ou le canal inguinal.

Hippocratisme digital Élévation de la face proximale de l'ongle et ramollissement du lit unguéal.

Hirsutisme Développement excessif de la pilosité.

Holisme Théorie selon laquelle la nature tend à rapprocher les choses pour former des organismes complets, considérés comme des ensembles et non comme la somme de leurs parties.

Homéopathie Méthode thérapeutique non traditionnelle selon laquelle la maladie réside dans la maladie elle-même ; par conséquent, le traitement se fait avec des quantités extrêmement diluées des mêmes substances qui produiraient, à une concentration plus élevée, les symptômes de la maladie.

Homéostasie État d'équilibre des liquides, des électrolytes, des acides et des bases de l'organisme.

Homéostasie psychologique Équilibre ou sensation de bien-être émotionnel ou psychologique.

Hôpital de jour Établissement qui offre pour des périodes temporaires des services d'évaluation et des soins médicaux et psychosociaux ainsi que des traitements de réadaptation.

Hôte affaibli Personne qui présente un risque élevé d'infection.

Huiles Lipides qui sont liquides à température ambiante.

Humidificateur Instrument qui ajoute de la vapeur d'eau à l'air inspiré.

Humour En soins infirmiers, fait d'aider une personne à percevoir, à apprécier et à exprimer ce qui peut être drôle, amusant ou ridicule afin qu'elle puisse établir des relations avec les autres, dissiper ses tensions, libérer sa colère, faciliter son apprentissage ou faire face aux sensations douloureuses.

Hygiène Ensemble des soins que s'administre une personne et qui comprend le bain, l'hygiène corporelle générale et le soin qu'elle apporte à son apparence.

Hyperalgésie Sensibilité extrême à la douleur.

Hypercalcémie Excès de calcium dans le plasma sanguin.

Hypercapnie Accumulation de dioxyde de carbone dans le sang.

Hyperchlorémie Excès de chlorure dans le plasma sanguin.

Hyperémie Augmentation localisée du débit sanguin.

Hyperémie réactive Mécanisme enclenché par l'organisme afin de prévenir les plaies de pression.

Hyperkaliémie Excès de potassium dans le plasma sanguin.

Hypermagnésémie Excès de magnésium dans le plasma sanguin.

Hypermétropie Réfraction anormale qui fait que les rayons lumineux convergent derrière la rétine ; hyperopie.

Hypernatrémie Excès de sodium dans le plasma sanguin.

Hyperoxygénation Administration d'oxygène au moyen d'un ballon de réanimation manuel ou d'un ventilateur ; augmente l'apport d'oxygène (habituellement à 100 %) avant l'aspiration et entre deux aspirations.

Hyperphosphatémie Excès de phosphate dans le plasma sanguin.

Hypersomnie Sommeil excessivement prolongé.

Hypersonorité Son fort qui se fait entendre sur un poumon emphysémateux.

Hypertension Pression artérielle anormalement élevée ; pression systolique supérieure à 140 mm Hg et (ou) pression diastolique supérieure à 90 mm Hg.

Hyperthermie Température corporelle très élevée (par exemple, 41 °C).

Hypertonique Se dit d'une solution qui a une osmolalité plus élevée que celle des liquides corporels.

Hypertrophie Augmentation de volume d'un muscle ou d'un organe.

Hyperventilation (hyperventilation alvéolaire) Respirations très profondes et rapides.

Hypervolémie Augmentation anormale du volume sanguin.

Hypnose État de conscience modifié dans lequel la personne est concentrée et où la distraction est minimale ; utilisée pour maîtriser la douleur, modifier des fonctions physiologiques et changer des habitudes de vie.

Hypocalcémie Insuffisance de calcium dans le plasma sanguin.

Hypochlorémie Insuffisance de chlorure dans le plasma sanguin.

Hypokaliémie Insuffisance de potassium dans le plasma sanguin.

Hypomagnésémie Insuffisance de magnésium dans le plasma sanguin.

Hyponatrémie Insuffisance de sodium dans le plasma sanguin.

Hypophosphatémie Insuffisance de phosphate dans le plasma sanguin.

Hypotension Pression artérielle anormalement basse ; pression systolique inférieure à 100 mm Hg chez l'adulte.

Hypotension orthostatique Diminution de la pression artérielle lorsque la personne passe de la position couchée ou assise à la position debout.

Hypothermie Abaissement de la température corporelle centrale sous la limite inférieure de la normale.

Hypotonique Se dit d'une solution qui a une osmolalité inférieure à celle des liquides organiques.

Hypoventilation Respirations très superficielles.

Hypovolémie Diminution anormale du volume sanguin.

Hypoxémie Insuffisance d'oxygène dans le sang.

Hypoxie Insuffisance d'oxygène dans l'organisme.

Identification Perception de soi qui se constitue sur le modèle d'une autre personne.

Identité culturelle Sentiment acquis par un membre appartenant à un groupe ethnique.

Identité personnelle Conscience qu'une personne a des caractéristiques qui la rendent unique, lesquelles évoluent tout au long de la vie.

Identité sexuelle Image de soi en tant qu'homme ou en tant que femme ; comporte une caractérisation biologique et repose sur des dimensions sociales et culturelles.

Iléostomie Abouchement de l'iléum (section distale du petit intestin) à la paroi abdominale.

Iléus paralytique Interruption temporaire de l'élimination intestinale.

Image corporelle Idée qu'une personne a de sa taille, de son apparence et du fonctionnement de son corps ou d'une partie de son corps.

Image de soi sexuelle Manière dont la personne se considère en tant qu'être sexuel.

Imagerie mentale (visualisation) Application de l'usage conscient de la puissance de l'imagination avec l'intention de déclencher une guérison biologique, psychologique ou spirituelle.

Imagerie par résonance magnétique (IRM) Technique non effractive de visualisation consistant à placer la personne dans un champ magnétique.

Imagination Partie importante de la vie de l'enfant d'âge préscolaire, qui est doté d'une imagination active qu'il exploite en jouant.

Imitation Conduite qui consiste à copier les comportements et les attitudes d'une autre personne.

Immatriculation Enregistrement obligatoire des étudiantes en soins infirmiers à l'ordre professionnel.

Immobilité Restriction prescrite ou inévitable du mouvement dans tout domaine de la vie d'une personne.

Immunité Résistance spécifique de l'organisme à l'infection ; peut être active ou passive.

Immunité active Résistance de l'organisme à l'infection ; l'organisme hôte produit ses propres anticorps en réponse à des antigènes naturels ou artificiels.

Immunité à médiation cellulaire Réponse immunitaire déclenchée par le système des lymphocytes T.

Immunité humorale Défense liée à la présence d'anticorps ; repose sur les lymphocytes B et sur la médiation des anticorps produits par les lymphocytes B.

Immunité passive (immunité acquise) Résistance du corps à une infection pour laquelle l'hôte reçoit des anticorps naturels ou artificiels produits par une autre source.

Immunité spécifique Fonctions immunitaires dirigées contre certaines souches de bactéries, de virus, de champignons et d'autres agents infectieux.

Inconscient Vie mentale qui se déroule à l'insu de la personne.

Incontinence fécale Perte de la capacité de maîtriser volontairement l'évacuation des gaz et des fèces par le sphincter anal.

Incontinence urinaire Incapacité temporaire ou permanente du muscle sphincter externe de freiner le débit urinaire de la vessie.

Indicateurs Données subjectives ou objectives que l'infirmière peut observer directement.

Indice d'Apgar Indice servant à évaluer le nouveau-né.

Indice de masse corporelle (IMC) Indice qui indique si la masse d'une personne est appropriée à sa taille.

Indice globulaire Indications sur le volume, le poids et la concentration d'hémoglobine des globules rouges.

Indisposition Sensation ou état subjectif dans lequel une ou plusieurs des dimensions de la personne (physique, émotionnelle, intellectuelle, sociale, développementale ou spirituelle) sont perçues comme étant diminuées.

Infarctus du myocarde (IM) Interruption de l'irrigation d'une partie du myocarde provoquée par l'artériosclérose ou un caillot sanguin ; entraîne la nécrose et la mort du tissu cardiaque.

Infection Invasion et prolifération de microorganismes dans des tissus.

Infection aiguë Infection qui apparaît généralement de manière soudaine ou qui dure peu de temps.

Infection chronique Infection lente, qui dure très longtemps, parfois des mois ou des années.

Infection généralisée Infection qui survient quand des agents pathogènes se disséminent et atteignent différentes parties du corps.

Infection iatrogène Infection qui découle directement d'une épreuve diagnostique ou d'un procédé thérapeutique.

Infection locale Infection limitée à la partie du corps où se trouvent les microorganismes.

Infection nosocomiale Infection associée à la prestation de soins dans un établissement de santé.

Inférences Interprétations ou conclusions que l'infirmière formule à partir d'indicateurs.

Infirmière en service externe Infirmière qui aide les infirmières en service interne ainsi que les chirurgiens durant les interventions chirurgicales.

Infirmière en service interne Infirmière qui assiste le chirurgien.

Infirmière première assistante en chirurgie Infirmière qui apporte une aide clinique et technique au chirurgien ; elle peut effectuer, par exemple, la suture des fascias, des tissus sous-cutanés et de la peau, et manipuler un laparoscope.

Inflammation Réaction tissulaire de défense non spécifique et locale à une lésion ou à la destruction de cellules.

Influence Stratégie informelle utilisée pour obtenir la coopération des autres sans exercer d'autorité formelle.

Information Données qu'on a interprétées, organisées et structurées de manière qu'elles prennent un sens.

Informatique en soins infirmiers Intégration des technologies de l'information et de la communication aux soins infirmiers.

Ingestion Acte d'absorber des aliments.

Inhalation (inspiration) Action d'inspirer ; apport d'air ou d'autres substances dans les poumons.

Injection intradermique (ID) Injection d'un médicament dans le derme.

Injection intramusculaire (IM) Injection d'un médicament dans le tissu musculaire.

Insomnie Incapacité d'avoir un sommeil en quantité suffisante ou de qualité adéquate.

Inspection Examen visuel, c'est-à-dire effectué à l'aide du sens de la vue.

Inspiromètre d'incitation Appareil servant à mesurer le volume d'air inhalé.

Insuffisance cardiaque Incapacité du cœur de maintenir les besoins des tissus en oxygène et en nutriments ; apparaît généralement après un infarctus du myocarde, mais peut également être due à un surmenage chronique du cœur.

Intégralité Critère de la *Loi canadienne sur la santé* en vertu duquel les provinces ou les territoires doivent prodiguer tous les services de santé assurés fournis par les hôpitaux, les médecins ou les dentistes.

Intégrité des données Collecte, stockage et transmission des données de manière à en préserver l'exactitude et l'intégralité.

Intensité Force d'un bruit (fort ou faible).

Interaction médicamenteuse Interaction bénéfique ou néfaste d'un médicament avec un autre médicament.

Interprète Individu qui sert d'intermédiaire entre deux personnes qui parlent une langue différente et qui doit traduire sans ajouter ni omettre des renseignements, déformer ou reformuler le message.

Intervention en situation de crise Processus d'aide de courte durée qui consiste à aider une personne à sortir d'une situation de crise et à retrouver son fonctionnement d'avant.

Intervention infirmière Traitement fondé sur le jugement clinique et les connaissances de l'infirmière et que celle-ci applique pour améliorer l'état de la personne.

Interventions Étape de la démarche systématique dans la pratique infirmière qui consiste à accomplir et à documenter les activités.

Interventions autonomes Activités que l'infirmière est autorisée à amorcer en se basant sur ses connaissances et ses compétences.

Interventions en collaboration Actions que l'infirmière accomplit de concert avec d'autres membres de l'équipe de soins, tels les physiothérapeutes, les travailleurs sociaux, les diététistes et les médecins, en collaboration avec la personne et ses proches.

Interventions selon une ordonnance Activités que l'infirmière accomplit à la suite d'une ordonnance médicale, sous la surveillance du médecin et conformément à des méthodes spécifiées.

Intitulé (énoncé diagnostique) Énoncé utilisé pour formuler un diagnostic infirmier; extrait de la taxinomie standardisée de NANDA.

Intolérance au lactose Incapacité de digérer le lait d'origine animale et ses dérivés en raison d'une déficience en lactase.

Intradermique Se dit d'une injection effectuée dans le derme, sous l'épiderme.

Intramusculaire Se dit d'une injection effectuée dans un muscle.

Intrathécale (rachidienne) Se dit d'une injection effectuée dans le canal rachidien.

Intraveineuse Se dit d'une injection effectuée dans une veine.

Introjection Assimilation des attributs d'une autre personne.

Intuition Compréhension ou apprentissage d'une chose sans l'utilisation consciente du raisonnement.

Ions Atomes ou groupe d'atomes qui transportent une charge électrique positive ou négative; électrolytes.

Irrigation (lavage) Lavage ou rinçage d'une cavité, d'un organe ou d'une plaie avec une solution particulière, médicamentée ou non.

Irrigation tissulaire Passage de liquides à travers un organe ou une partie du corps.

Irrigation vésicale Technique de rinçage de la vessie par instillation d'une solution spécifique.

Ischémie Insuffisance de l'apport sanguin due à une obstruction de la circulation dans la partie atteinte.

Isolement Mesure de contrôle qui consiste à confiner une personne dans un lieu d'où elle ne peut sortir librement pour un temps déterminé.

Isotonique Se dit d'une solution qui a la même osmolalité que les liquides corporels.

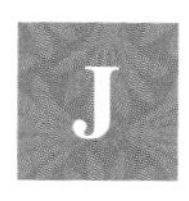

Jéjunectomie percutanée endoscopique (JPE) Introduction d'un cathéter d'alimentation à travers la peau et les tissus souscutanés jusqu'au jéjunum.

Jéjunostomie Abouchement du jéjunum à la paroi abdominale.

Journal alimentaire Bilan détaillé des portions de tous les aliments et de tous les liquides consommés par la personne au cours d'une période donnée, habituellement de trois à sept jours.

Justice Équité.

Justification scientifique Énoncé du principe sur lequel repose le choix d'une intervention infirmière.

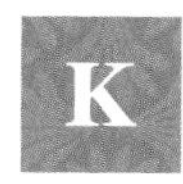

Kilojoule (kJ) Unité du système international (système métrique) qui désigne la quantité d'énergie requise pour qu'une force de 1 newton (N) déplace 1 kg de masse sur une distance de 1 m.

Kinesthésique (proprioceptif) Qui permet la conscience de sa posture et du mouvement des parties du corps.

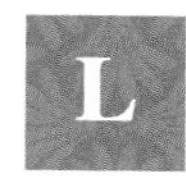

Lanugo Poil ou duvet fin et laineux sur les épaules, le dos, le sacrum et le lobe des oreilles du fœtus.

Lavement Solution introduite dans le rectum et le côlon sigmoïde pour éliminer les selles ou les gaz.

Laxatif Médicament qui stimule l'activité intestinale et favorise l'élimination fécale.

Leader Personne qui motive d'autres personnes à travailler ensemble pour atteindre un but commun.

Leader administratif Leader qui ne fait confiance à personne; s'appuie plutôt sur les directives et les règlements pour prendre les décisions.

Leader autocratique (autoritaire) Leader qui prend les décisions pour le groupe.

Leader charismatique Leader dont le style se caractérise par la relation affective qui l'unit aux membres du groupe.

Leader de type laisser-faire (non directif ou permissif) Leader qui reconnaît les besoins du groupe en matière d'autonomie et d'esprit de discipline; croit à l'approche non interventionniste.

Leader démocratique (coopératif ou participatif) Leader qui favorise les discussions et les prises de décision collectives.

Leader formel Leader choisi par une organisation, laquelle lui confie officiellement l'autorité de prendre des décisions et d'agir.

Leader informel Leader qui n'est pas désigné officiellement, mais qui, en raison de son ancienneté, de son âge, de son charisme ou de ses habiletés particulières, est choisi comme leader par le groupe.

Leader situationnel Leader qui adapte son style de leadership en fonction des capacités des employés, de sa connaissance de la nature des tâches à accomplir et de sa sensibilité au contexte ou à l'environnement dans lequel ces tâches seront accomplies.

Leader transactionnel Théorie contemporaine du leadership fondée sur l'échange de ressources comme récompense de la loyauté et de l'accomplissement.

Leader transformationnel Leader qui favorise la créativité, la prise de risque, l'engagement et la collaboration en permettant au groupe de participer à la vision de l'organisation.

Leadership infirmier Leadership dont les objectifs sont l'amélioration de l'état de santé des individus et des familles, l'accroissement de l'efficacité et du degré de satisfaction des collègues de travail ainsi que l'amélioration des attitudes et des attentes des citoyens ou des législateurs à l'égard de la profession infirmière.

Leadership partagé Théorie contemporaine du leadership qui reconnaît des capacités de leadership à chaque membre d'un groupe professionnel et qui suppose que le leadership nécessaire émergera de la résolution des problèmes auxquels le groupe se heurte.

Leucocytes Globules blancs.

Leucocytose Augmentation du nombre de globules blancs.

Libido Pulsion ou désir axé sur l'activité sexuelle.

Lieu de contrôle Concept découlant de la théorie sociale cognitive et permettant de déterminer dans quelle mesure une personne considère qu'elle peut exercer une maîtrise sur sa santé.

Ligne de gravité Ligne verticale imaginaire traversant le centre de gravité du corps.

Limite (d'un système) Ligne réelle ou imaginaire qui permet de distinguer un système d'un autre système ou de son environnement.

Linceul Grand morceau de tissu ou de plastique utilisé pour envelopper le corps après le décès.

Lipides Substances organiques grasses et insolubles dans l'eau, mais solubles dans l'alcool ou l'éther.

Lipoprotéines Composés solubles faits de différents lipides et d'une protéine.

Liquide extracellulaire Liquide se trouvant à l'extérieur des cellules de l'organisme.

Liquide interstitiel Liquide dans lequel baignent les cellules et qui comprend la lymphe.

Liquide intracellulaire Liquide se trouvant à l'intérieur des cellules de l'organisme.

Liquide intravasculaire Plasma.

Liquide transcellulaire Compartiment de liquides extracellulaires; comprend les liquides suivants: cérébrospinal, péricardique, pancréatique, pleural, intraoculaire, biliaire, péritonéal et synovial.

Lithiase rénale (calculs urinaires) Concrétions pierreuses qui se forment dans les reins et qui peuvent migrer dans les uretères et la vessie.

Lividité cadavérique (*livor mortis*) Décoloration de la peau causée par la décomposition des globules rouges; survient après la cessation de la circulation sanguine; apparaît dans les régions déclives du corps.

Lobule Lobe de l'oreille.

Loi modifiant le* Code des professions *et d'autres dispositions législatives dans le domaine de la santé Loi qui offre un nouveau cadre définissant le champ d'exercice et de nouvelles activités réservées aux infirmières; cette loi clarifie le rôle des infirmières dans les équipes soignantes, en plus de légitimer des pratiques qui s'étaient développées en marge durant les 30 années précédentes.

Loi sur la santé publique Loi qui encadre l'ensemble des actions en santé publique: surveillance de l'état de santé de la population, promotion de la santé, prévention de la maladie et protection de la santé.

Loi sur les infirmières et les infirmiers Loi qui définit l'exercice infirmier et la pratique infirmière.

Lordose Courbure physiologique du rachis lombaire, qui se creuse vers l'avant.

Loyauté Fidélité aux ententes et aux promesses.

Lymphocytes T Cellules spécialisées qui interviennent lors de la réponse immunitaire à médiation cellulaire.

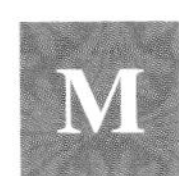

M

Macération Atrophie ou ramollissement d'un solide par trempage; souvent utilisée pour décrire les changements dégénératifs suivis d'une possible désintégration.

Macrominéraux Minéraux dont la dose à prendre est supérieure à 100 mg.

Macrophages Gros phagocytes.

Maîtrise du rôle Accomplissement des fonctions d'un rôle qui satisfait les attentes de la société.

Maladie iatrogénique Affection causée involontairement par une thérapie médicale.

Malformations du tube neural (MTN) Malformations du fœtus telles que le spina bifida, l'anencéphalie et l'encéphalocèle.

Malnutrition Trouble de la nutrition; apport nutritionnel insuffisant ou inadéquat aux cellules du corps.

Malnutrition protéinoénergétique Problème résultant d'une déficience à long terme de l'apport énergétique; se caractérise par une carence en protéines viscérales (par exemple, l'albumine), une perte de poids et une atrophie musculaire.

Mandat en cas d'inaptitude Document qui permet à toute personne majeure et saine d'esprit de nommer un mandataire qui verra à sa protection ou à l'administration de ses biens dans l'éventualité où elle deviendrait inapte à le faire.

Manœuvre de Credé Pression manuelle exercée sur la vessie pour pousser l'urine à l'extérieur des voies urinaires.

Manœuvre de Heimlich (poussée abdominale) Technique qui permet de dégager les voies respiratoires par l'expulsion d'un corps étranger.

Manœuvre de Valsalva Forte pression exercée lors de l'expiration, glotte fermée, ce qui augmente la pression intrathoracique et, par le fait même, perturbe le retour du sang veineux vers le cœur.

Manomètre Instrument servant à mesurer la pression d'un liquide ou d'un gaz.

Manque de sommeil Syndrome résultant de perturbations du sommeil.

Manubrium Partie supérieure du sternum qui se joint aux clavicules.

Marche Action de marcher; fonction naturelle pour la plupart des gens.

Margination Agrégation ou alignement de substances (par exemple, agrégation de globules blancs contre la paroi d'un vaisseau sanguin dans la réaction inflammatoire).

Marketing social Forme d'intervention utilisant les mêmes techniques qu'emploient les promoteurs de certains produits de consommation.

Marteau Os de l'oreille moyenne.

Massage thérapeutique (massothérapie) Massage qui détend les muscles tendus, libère l'acide lactique accumulé pendant l'exercice, améliore la circulation sanguine et lymphatique, étire et soulage les articulations ankylosées, soulage la douleur en libérant des endorphines et réduit la congestion.

Matité franche Bruit extrêmement mat produit par un tissu très dense, comme un muscle ou un os.

Maturité État maximal de fonctionnement et d'intégration; état correspondant au développement optimal.

Méat Ouverture, passage ou canal.

Mécanisme d'adaptation Moyen inné ou acquis de réagir au changement ou aux problèmes.

Mécanisme de défense Toute réaction qui sert à se protéger contre une chose physiquement ou psychologiquement nuisible; mécanisme mental qui se met en action quand la personne essaie de se défendre, de trouver un compromis entre ses pulsions conflictuelles et de soulager ses tensions internes.

Méconium Première matière fécale produite par le nouveau-né; s'étend habituellement sur une période de 24 heures après la naissance.

Médecin légiste (expert médicolégal) Médecin habituellement spécialisé en pathologie ou en médecine légale qui détermine la cause d'un décès.

Médecine chinoise traditionnelle (MCT) Médecine qui a cours depuis des milliers d'années et qui prend naissance dans un système complexe intégrant des théories médicales, des théories philosophiques et une longue tradition empirique documentée.

Médecine traditionnelle Ensemble des croyances et des pratiques liées à la prévention et à la guérison de la maladie, qui proviennent de traditions culturelles plutôt que d'une source scientifique moderne.

Médiane Valeur située exactement au milieu d'une série statistique ; sépare la série en deux groupes de valeurs égaux.

Médicament Substance qu'on administre dans le but d'établir un diagnostic, de guérir, traiter ou soulager un ou plusieurs symptômes, ou de prévenir une affection.

Médicaments auriculaires Médicaments qui s'administrent dans le conduit auditif externe sous forme d'irrigation ou d'instillation.

Médicaments ophtalmiques Médicaments qui s'administrent dans l'œil sous forme d'irrigation ou d'instillation.

Méditation Action de focaliser ses pensées ou de s'absorber dans la contemplation ou dans la réflexion sur soi.

Membrane alvéolocapillaire Endroit où se produit l'échange gazeux entre l'air du côté alvéolaire et le sang du côté capillaire ; les parois alvéolaires et capillaires forment la membrane pulmonaire.

Membrane du tympan (tympan) Membrane fibreuse qui sépare le conduit auditif externe de l'oreille moyenne.

Mémoire à court terme (mémoire récente) Mémoire où est entreposée l'information pour usage immédiat ; ce à quoi pense une personne à un moment précis.

Mémoire à long terme (mémoire ancienne) Mémoire où est entreposée l'information pour des périodes excédant 72 heures, habituellement des semaines et des années.

Mémoire sensorielle Perception momentanée d'un stimulus par les sens.

Ménarche Apparition des premières règles.

Ménisque Dôme en forme de croissant d'un manomètre au mercure.

Ménopause (climatère) Arrêt de la menstruation.

Menstruations (règles) Écoulements sanguins menstruels qui commencent à la puberté.

Mentor Personne expérimentée qui agit comme guide ou conseillère et qui assume la responsabilité de promouvoir le perfectionnement et l'avancement professionnel d'individus moins expérimentés.

Mésoderme Couche intermédiaire de tissu embryonnaire qui se forme pendant les trois premières semaines de la gestation.

Mesure des gaz du sang artériel Mesure servant à évaluer l'équilibre acidobasique et l'oxygénation du sang.

Mesures de contrôle Recours à la contention, à l'isolement et aux substances chimiques.

Mesures de dispersion (mesures de variabilité) Mesures des séries statistiques qui comprennent l'étendue, l'écart type et la variance.

Mesures de précaution en cas de crise convulsive Série de mesures prises afin de protéger la personne contre des blessures éventuelles lors d'une crise convulsive.

Mesures de remplacement (mesures alternatives) Mesures efficaces, efficientes et respectueuses de la personne, de son autonomie, de son environnement et de ses proches ; mesures préalables à l'utilisation d'une mesure de contrôle.

Mesures de tendance centrale Mesures des séries statistiques qui comprennent la moyenne, la médiane et le mode.

Métabolisme Somme de tous les processus physiques et chimiques grâce auxquels une substance vivante existe et se maintient, et par lesquels de l'énergie devient disponible pour l'organisme.

Métabolisme basal Dépense énergétique minimale requise pour maintenir les activités essentielles de l'organisme, comme la respiration.

Métabolisme d'un médicament (biotransformation) Processus par lequel l'organisme transforme un médicament en une forme moins active.

Métabolites Produits du processus de biotransformation.

Métaparadigme en sciences infirmières Terme provenant des mots grecs *meta*, qui signifie « ce qui dépasse », et *paradigma*, « exemple » ; modèle fondé sur quatre concepts théoriques des sciences infirmières : la personne, l'environnement, la santé et les soins.

Méthode APIE Méthode de documentation selon laquelle on regroupe les renseignements portés au dossier d'une personne en quatre catégories : analyse, problèmes, interventions et évaluation des soins infirmiers.

Méthode de gestion de cas Méthode de documentation qui vise la prestation de soins de qualité lors d'un séjour d'une durée déterminée.

Méthode des notes ciblées Méthode de documentation selon laquelle l'infirmière se concentre sur les soins et les besoins de la personne, sur ses problèmes et ses forces ainsi que sur l'évolution de sa situation de santé.

Méthode des notes d'exception Méthode de documentation selon laquelle l'infirmière note seulement les résultats anormaux ou importants, ou encore ceux qui s'écartent de la norme.

Méthode des notes narratives Méthode de documentation permettant de noter de façon continue et chronologique tous les événements, soins, traitements et autres interventions se rapportant à la personne.

Méthode des soins intégrés (méthode des cas) Modèle de distribution des soins infirmiers centré sur la personne.

Méthode fonctionnelle en soins infirmiers Modèle de distribution des soins infirmiers centré sur les tâches à accomplir.

Méthode scientifique Acquisition de connaissances par l'observation et l'expérience.

Méthode SOAPIER Méthode de documentation selon laquelle on consigne au dossier de la personne les données subjectives (S), les données objectives (O), l'analyse de la situation à partir des données recueillies (A), l'intervention planifiée devant les problèmes définis (P), les interventions (I), l'évaluation (E) et la révision (R).

Microminéraux (oligoéléments) Vitamines ou minéraux dont la dose à prendre est inférieure à 100 mg.

Miction Processus de vidange de la vessie.

Miction impérieuse Envie d'uriner irrépressible.

Migration Passage des leucocytes des vaisseaux sanguins aux espaces interstitiels des tissus endommagés.

Millimole Concentration de cations ou d'anions dans un volume donné de solution.

Minéraux Substances présentes dans les composés organiques sous forme de composés inorganiques et d'ions libres.

Mobilité Capacité de se mouvoir librement, facilement, de façon harmonieuse et délibérée dans l'environnement.

Mode Valeur la plus fréquente d'une série statistique.

Mode alimentaire Vogue de courte durée suivie par un nombre important de personnes et reposant sur la conviction que certains aliments possèdent des caractéristiques particulières.

Mode de vie Façon générale dont une personne vit.

Modelage Observation du comportement de personnes qui ont réussi à atteindre les buts que l'on vise soi-même, puis, par observation, acquisition de comportements ou de stratégies pour y parvenir aussi.

Modèle conceptuel Représentation d'un cadre conceptuel sous la forme d'une illustration ou d'un diagramme.

Modèle de pratique différenciée en soins infirmiers Modèle de distribution des soins infirmiers qui vise à fournir des soins de qualité à un coût abordable.

Modèle des événements de vie Échelle permettant d'évaluer les répercussions de certains événements sur la santé.

Modèle des partenaires de pratique Modèle de distribution des soins infirmiers qui repose sur l'association entre une infirmière autorisée expérimentée et une personne qui l'assiste sur le plan technique.

Modèle des soins infirmiers en équipe Distribution de soins infirmiers individualisés par une équipe de soins infirmiers que dirige une infirmière professionnelle.

Modèle des soins infirmiers intégraux Modèle de distribution des soins infirmiers qui met à profit les connaissances techniques et les habiletés de gestion de l'infirmière. L'infirmière en soins intégraux est la gestionnaire de premier niveau des soins prodigués aux personnes, avec toutes les responsabilités que cette tâche comporte.

Modèle des stades de changement de comportement (modèle transthéorique de changement de comportement, MTT) Modèle de changement de comportement élaboré par Prochaska, Norcross et DiClemente dans les années 1980 ; modèle qualifié de transthéorique ou de métathéorique, car il fait appel à plusieurs théories et comporte plusieurs construits.

Modèle des traditions en matière de santé Modèle en vertu duquel la santé est considérée comme un phénomène complexe comprenant trois aspects interdépendants, c'est-à-dire l'équilibre entre les dimensions corporelle, psychique et spirituelle de la personne.

Modèle du stimulus Modèle qui définit le stress comme un stimulus, un événement de la vie ou un ensemble de circonstances qui provoque des réactions physiologiques et psychologiques susceptibles d'accroître la vulnérabilité d'un individu à la maladie.

Modèles centrés sur la personne Modèles cliniques individualisés destinés à répondre aux besoins ponctuels, généraux ou spécialisés d'une personne.

Modèles communautaires Modèles cliniques qui reposent sur la responsabilité envers les communautés, l'accent mis sur la santé et le bien-être des communautés, l'offre de continuums globaux de services sans rupture et la reconnaissance explicite d'une gestion en contexte de ressources limitées.

Modèles communautaires intégrés Modèles servant à répondre aux besoins en matière de santé d'une population dans une région donnée et à appuyer le développement communautaire (par exemple, CLSC des régions rurales au Québec).

Modèles communautaires non intégrés Modèles servant à répondre aux besoins en matière de santé d'une population dans une région donnée et à appuyer le développement communautaire (par exemple, CLSC des zones urbaines au Québec).

Modèles de collaboration Modèles cliniques qui visent l'intégration par la coopération entre les partenaires.

Modèles de distribution des soins infirmiers Série de méthodes différentes d'organisation et de gestion de la distribution des soins infirmiers.

Modèles de gestion de la maladie Modèles cliniques centrés sur l'amélioration des processus cliniques pour assurer que les meilleures pratiques sont incorporées avec un minimum de variations.

Modèles de soins et services coordonnés Modèles cliniques qui valorisent la coordination et le temps consacré à la personne.

Modèles de soins et services intégrés Modèles cliniques qui font le lien entre les secteurs de la santé, les secteurs sociaux et les secteurs communautaires.

Modèles professionnels de contact Modèles qui ont pour but d'assurer aux personnes l'accessibilité aux services de première ligne (par exemple, cabinet d'un médecin ou cliniques médicales sans rendez-vous).

Modèles professionnels de coordination Modèles qui visent à fournir aux personnes des services médicaux en garantissant la continuité et la bonne coordination des services ; dans ce modèle, les médecins sont souvent payés selon le principe de la capitation.

Modulation de l'activité mentale Processus qui permet au cerveau, d'une part, de convertir des messages neuronaux (pensées, attitudes, sensations et émotions) en messagers moléculaires neurohormonaux et, d'autre part, de transmettre ces derniers à tous les systèmes physiologiques évoquant un état de santé ou de maladie.

Moi Instance psychique régie par le principe de réalité, qui gère les exigences pulsionnelles du ça en fonction des limites imposées par le réel, soit les circonstances sociales, physiques ou autres.

Monosaccharides Sucres composés de molécules simples.

Monothéisme Croyance dans l'existence d'un seul dieu.

Monoxyde de carbone (CO) Gaz très toxique, inodore, incolore et insipide ; l'exposition à ce gaz peut provoquer des maux de tête, des étourdissements, de la faiblesse, des nausées, des vomissements et une perte de la maîtrise musculaire ; l'exposition prolongée peut entraîner une perte de conscience, des lésions cérébrales et même la mort.

Moral Qui a rapport au bien et au mal.

Moralité Doctrine ou système indiquant ce qui est bien ou mal sur le plan du comportement, de la conduite ou de l'attitude.

Mort cardiorespiratoire Ensemble des signes cliniques classiques de décès : cessation du pouls apexien, de la respiration et de la pression artérielle.

Motivation Désir d'apprendre.

Mouvements de masse Puissante onde musculaire qui se déplace dans une bonne partie du côlon ; survient habituellement après les repas.

Moyenne Somme de toutes les valeurs d'une série statistique divisée par le nombre de valeurs ; habituellement notée $\overline{X}$ ou M.

Musicothérapie Science du comportement qui repose sur l'utilisation systématique de la musique pour produire un état de relaxation et les changements souhaités sur les plans émotionnel, comportemental et physiologique.

Mutisme partagé Contexte dans lequel la personne, sa famille et les membres de l'équipe soignante savent que la mort est imminente mais n'en parlent pas.

Mutisme unilatéral Contexte dans lequel la personne n'est pas informée de l'imminence de sa mort.

Mycètes Levures et moisissures.

Mydriase Dilatation exagérée de la pupille.

Myocarde Feuillet de la paroi cardiaque ; cellules du muscle cardiaque qui composent la principale partie du cœur et qui se contractent à chaque battement.

Myopie Réfraction anormale qui fait que les rayons lumineux convergent en avant de la rétine et que la personne voit moins bien les objets qui se situent loin d'elle.

Myosis Contraction exagérée de la pupille.

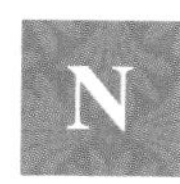

Narcolepsie Affection qui se caractérise par une envie irrépressible de dormir ou par des crises de sommeil pendant le jour.

Naturopathie Pratique centrée sur la nutrition, les herbes, l'homéopathie, l'acupuncture, l'hydrothérapie, la médecine physique, la relation thérapeutique et les chirurgies mineures.

Négligence Faute professionnelle qui se produit lorsqu'une infirmière administre un traitement à une personne qu'elle n'a pas suffisamment informée.

Négociation collective Processus décisionnel organisé que les représentants de l'employeur et les représentants du syndicat utilisent pour négocier les salaires et les conditions de travail.

Neuropeptides Messagers moléculaires composés d'acides aminés et produits dans différentes parties du corps.

Névrotomie Section d'un nerf périphérique ou crânien visant à soulager une douleur localisée.

Nightingale, Florence Considérée comme la fondatrice des soins infirmiers modernes, elle a contribué à développer la formation, la pratique et la gestion infirmières.

Niveau maximal Niveau supérieur de la concentration sérique thérapeutique.

Niveau minimal Niveau inférieur de la concentration sérique thérapeutique.

Nocicepteur Récepteur de la douleur.

Nociception Processus physiologique de perception de la douleur.

Nœud auriculoventriculaire Voies de conduction qui retardent légèrement la transmission de l'impulsion électrique des oreillettes vers les ventricules du cœur.

Nœud sinusal Principal mécanisme de régulation du cœur situé à la jonction de la veine cave supérieure et de l'oreillette droite.

Nom chimique Nom scientifique d'un médicament.

Nom commercial (marque de commerce déposée) Nom donné au médicament par le fabricant.

Nom générique Nom d'un médicament adopté d'un commun accord par les organismes de réglementation pharmaceutique.

Nom officiel Nom utilisé pour désigner un médicament dans les publications officielles.

Norme Règle, modèle, comportement ou mesure généralement acceptés.

Notes d'évolution Relevé descriptif des données relatives à la personne et des interventions infirmières appliquées, rédigé en phrases et en paragraphes.

Nutriment Substance organique ou inorganique contenue dans les aliments et dont le corps a besoin pour fonctionner.

Nutrition Somme de toutes les interactions entre un organisme et la nourriture qu'il ingère.

Nycturie Miction fréquente (deux fois ou plus) durant la nuit.

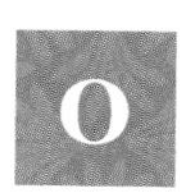

Obésité Excès de poids correspondant à un indice de masse corporelle de 30 et plus.

Objectifs de soins Ce qui devra être accompli par la personne grâce aux interventions infirmières.

Obligation de rendre compte (responsabilisation) Capacité et volonté d'assumer la responsabilité de ses actions et d'accepter les conséquences de ses comportements.

Obligation légale (obligation juridique) Lien de droit en vertu duquel une personne peut être contrainte de donner, de faire ou de ne pas faire quelque chose.

Observance Degré d'adéquation entre la conduite d'une personne (lorsqu'elle prend des médicaments, suit un régime ou change son mode de vie) et les conseils qu'elle a reçus en matière de santé ; adhésion à un traitement.

Œdème Excès de liquide interstitiel dans l'organisme.

Œdème qui prend le godet Œdème dans lequel une dépression qui dure plusieurs secondes se forme lorsqu'on applique une pression ferme des doigts sur la peau.

Office des professions du Québec Organisme qui dispose d'un pouvoir d'intervention et de recommandation auprès du gouvernement.

Olfactif Lié à l'odorat.

Oligurie Production d'une quantité anormalement faible d'urine par les reins.

Ongle incarné Ongle qui s'enfonce en croissant dans les tissus mous bordant le sillon latéral continu.

Ontologie Étude de la nature de l'être.

Ordonnance Prescription donnée à un professionnel par un médecin, un dentiste ou un autre professionnel habilité par la loi, ayant notamment pour objet les médicaments, les traitements, les examens ou les soins à prodiguer à une personne ou à un groupe de personnes, les circonstances dans lesquelles ils peuvent l'être de même que les contre-indications possibles.

Ordonnance collective Ordonnance s'adressant à un groupe de personnes.

Ordonnance de ne pas réanimer (ordre de non-réanimation) Ordonnance d'un médecin qui indique de ne prendre aucune mesure pour réanimer la personne en phase terminale ou atteinte d'une maladie irréversible dans l'éventualité d'un arrêt respiratoire ou cardiaque.

Ordonnance immédiate (STAT) Ordonnance qui indique qu'un médicament doit être donné immédiatement et à une seule reprise.

Ordonnance individuelle Ordonnance ne visant qu'une personne en particulier.

Ordonnance infirmière Demande d'exécuter les activités infirmières individualisées qui aideront la personne à atteindre les objectifs de soins établis.

Ordonnance non renouvelable Ordonnance qui ne peut être utilisée qu'une fois ; médicament devant être administré une fois à un moment particulier.

Ordonnance permanente Ordonnance permettant aux infirmières de procéder à des examens paracliniques, d'administrer et d'ajuster des doses de médicaments, d'effectuer des traitements médicaux à des groupes particuliers et d'entreprendre des mesures diagnostiques et thérapeutiques, sans attendre une ordonnance individuelle.

Ordonnance PRN Ordonnance qui autorise l'infirmière à donner le médicament lorsqu'elle juge que la personne en a besoin.

Oreillettes Chacune des deux cavités creuses de la partie supérieure du cœur.

Organisation Processus continu qui consiste à déterminer le travail à accomplir, à évaluer les ressources humaines et matérielles nécessaires, puis à décomposer la somme de travail en unités plus petites.

Organisation communautaire Organisation s'appuyant sur un processus éducatif qui vise à la fois les individus et les communautés.

Orgasme Phase du cycle de la réponse sexuelle qui constitue l'apogée involontaire de la tension sexuelle.

Orgelet Rougeur, œdème et sensibilité d'un follicule ciliaire et des glandes qui débouchent sur le bord des paupières.

Orientation sexuelle Attirance que l'on éprouve envers les personnes de l'autre sexe, du même sexe, ou des deux sexes.

Orthopnée Capacité de respirer uniquement en position verticale (assis ou debout).

Osmolalité Concentration de soluté dans une solution.

Osmolalité sérique Concentration de soluté dans le sang.

Osmolalité urinaire Concentration de soluté dans l'urine ; mesure plus exacte que la densité urinaire.

Osmose Passage d'un solvant à travers une membrane semiperméable, d'un endroit où la concentration de soluté est plus faible à un endroit où la concentration de soluté est plus élevée.

Osselets de l'ouïe Nom donné aux trois os de l'oreille moyenne, qui servent à la transmission du son, soit le marteau, l'enclume et l'étrier.

Ostéoporose Baisse de la densité osseuse.

Otoscope Instrument servant à l'examen des oreilles.

Oxyhémoglobine Composé d'oxygène et d'hémoglobine.

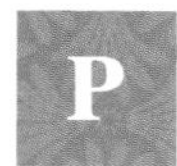

Pâleur Absence de coloration rouge dans la peau ; facilement détectable sur la muqueuse buccale.

Palpation Examen du corps à l'aide du sens du toucher.

Paracentèse abdominale Évacuation d'une accumulation de liquide de la cavité péritonéale.

Paradigme (vision du monde) Compréhension et hypothèses communes portant sur la réalité et le monde.

Parasites Microorganismes qui vivent aux dépens d'un organisme, à l'extérieur ou à l'intérieur de celui-ci.

Parasomnie Comportement éveillé qui apparaît durant le sommeil, par exemple le somnambulisme et l'énurésie (incontinence urinaire) nocturne.

Parodontite Inflammation de la gencive associée aux dépôts de plaque et de tartre.

Parodontopathie Affection des gencives ; principale cause de la perte des dents.

Parotidite Inflammation de la glande parotide.

Partenariat Partage négocié du pouvoir entre les professionnels de la santé et les partenaires (individus, communauté), dans le but d'augmenter la capacité de ces derniers à agir plus efficacement sur leur santé et leur bien-être.

Particularités culturelles Valeurs, croyances et comportements qui semblent relever d'une culture donnée.

Pathogénicité (pouvoir pathogène) Capacité de causer une affection ; un agent pathogène est un microorganisme susceptible de provoquer un problème de santé.

Patient Personne en attente d'un traitement et de soins médicaux ou qui est en train de les recevoir.

Pavillon Partie extérieure de l'oreille.

Pédagogie Discipline qui s'intéresse à l'apprentissage.

Pédiculose Infestation par des poux.

Pellicules Squames sèches ou huileuses provenant du cuir chevelu.

Pensée critique Processus intellectuel systématique qui consiste à conceptualiser, appliquer, analyser, synthétiser et évaluer, de manière active et judicieuse, l'information obtenue ou engendrée par l'observation, l'expérience, la réflexion, le raisonnement ou la communication, en vue de structurer ses croyances ou ses actions.

Pensée philosophique Pensée qui aide à mieux comprendre les valeurs, les croyances et les postulats qui nourrissent la réflexion et qui déterminent les paroles ainsi que les faits et gestes.

Perception Capacité d'interpréter l'environnement à l'aide des sens.

Perception sensorielle Organisation et interprétation d'un stimulus en information signifiante.

Percussion Méthode qui consiste à percuter la surface de la peau pour produire des sons audibles ou des vibrations palpables.

Percutanée Se dit de l'absorption à travers la peau.

Perfuseur de précision Petits contenants pour liquides fixés sous le perfuseur principal pour permettre l'administration d'un médicament par voie intraveineuse.

Perfusion sanguine Apport de sang aux membres.

Péricarde Membrane fibreuse à double couche qui enveloppe le cœur ; le feuillet pariétal sert à protéger le cœur et à le rattacher aux structures environnantes.

Période périopératoire Période qui comprend les phases préopératoire, peropératoire et postopératoire.

Période peropératoire Période qui débute lorsque la personne est transférée sur la table d'opération et qui se termine lorsqu'elle est admise à la salle de réveil.

Période postopératoire Période qui débute lorsque la personne est admise à la salle de réveil et qui se termine avec le retour à la santé.

Période préopératoire Période qui débute lorsque la décision de pratiquer une intervention chirurgicale est prise et qui se termine lorsque la personne est transférée sur la table d'opération.

Péristaltisme Mouvement ondulatoire produit par les fibres musculaires circulaires ou longitudinales de la paroi intestinale ; ce mouvement fait progresser le contenu de l'intestin.

Permanence Dans le dossier d'une personne, état des données, qui sont écrites de façon à ce qu'elles ne puissent pas être modifiées.

Perméabilité sélective Caractéristique des membranes cellulaires qui permettent aux substances de les traverser avec différents degrés de facilité.

Permis d'exercice Permis délivré par l'Ordre des infirmières et infirmiers du Québec à l'étudiante qui a réussi l'examen professionnel prévu au règlement et rempli toutes les conditions et modalités également prévues au règlement.

Personnalité Expression du soi intériorisé.

Personne soignée Personne qui reçoit des conseils, des services ou des soins de santé.

Personnel infirmier (PI) Membres du personnel qui ne sont pas des infirmières : brancardiers, infirmières auxiliaires, aides familiales, préposés aux bénéficiaires, etc.

Perspiration insensible Perte de liquide inapparente et non mesurable se produisant par la peau et les poumons (par la transpiration et la diffusion).

Perte Anomalie, indisponibilité ou disparition (réelle ou redoutée) d'un bien ou d'un avantage particulièrement valorisé par la personne.

Perte anticipée Sentiment de perte éprouvé avant la perte proprement dite.

Perte insensible d'eau Perte d'eau continue qui passe inaperçue.

Perte insensible de chaleur Perte de chaleur résultant de la perte insensible d'eau ; représente environ 10 % de la perte de chaleur basale.

Perte réelle Perte reconnaissable par les autres et pouvant survenir soit en réaction à un événement, soit par anticipation.

Perte ressentie Perte éprouvée par une personne, mais invérifiable pour autrui.

Pertes obligatoires Pertes liquidiennes essentielles au maintien des fonctions corporelles.

Peur Réaction émotionnelle à un danger réel et présent.

pH Mesure de l'alcalinité ou de l'acidité d'une solution ; mesure de la concentration des ions hydrogène.

Phagocytes Cellules qui ingèrent les microorganismes, d'autres cellules et les corps étrangers.

Phagocytose Processus où des cellules englobent des microorganismes, d'autres cellules ou des corps étrangers.

Pharmacie Art de préparer, de composer et de distribuer les médicaments ; endroit où l'on prépare et distribue les médicaments.

Pharmacien Professionnel de la santé titulaire d'une licence l'autorisant à préparer, conserver et remettre des médicaments.

Pharmacocinétique Étude de l'absorption, de la distribution, du métabolisme et de l'excrétion des médicaments.

Pharmacodépendance Dépendance qu'éprouve une personne envers un médicament ou une drogue, ou besoin qu'elle ressent d'en consommer.

Pharmacodynamie Étude de l'action d'un médicament sur la physiologie cellulaire.

Pharmacologie Étude de l'effet des médicaments sur les organismes vivants.

Pharmacopée Recueil officiel qui contient la liste des produits utilisés en médecine ; décrit les produits, les tests chimiques utilisés pour en établir la nature ainsi que les formules et les modes de préparation.

Philosophie Tentative de définir des phénomènes qui servent de base à des formulations théoriques.

Pic de concentration plasmatique (pic d'action) Niveau maximal de concentration plasmatique atteint avec une seule dose de médicament lorsque le taux d'élimination est égal au taux d'absorption.

Pic de fièvre Élévation rapide de la température au-dessus de la normale suivie d'un retour à la normale en quelques heures.

Placebo Toute forme de traitement qui produit un effet en raison de l'intention plutôt qu'en raison des propriétés chimiques ou physiques du traitement.

Placenta Organe en forme de disque aplati, très vascularisé, qui se forme habituellement dans la partie supérieure de l'endomètre de l'utérus ; assure les échanges nutritionnels et gazeux entre le fœtus et la mère.

Plagiocéphalie positionnelle Déformation et aplatissement de la tête chez le nourrisson.

Plaie de pression Lésion des tissus mous due à la compression entre deux plans durs, notamment l'os et le lit ; aussi appelée escarre de décubitus, lésion de pression, plaie de lit et plaie de décubitus.

Plaie fermée Atteinte des tissus sans lésion de la peau.

Plan de cheminement clinique Plan type élaboré par les membres de l'équipe interdisciplinaire, qui décrit les soins à prodiguer aux personnes pour lesquelles on a établi un diagnostic répandu et prévisible.

Plan de congé Processus qui consiste à planifier les besoins de la personne après sa sortie de l'établissement de soins.

Plan de soins et de traitements infirmiers formel Guide manuscrit ou informatisé qui présente de façon structurée l'information relative aux soins de la personne.

Plan de soins et de traitements infirmiers individualisé Plan adapté aux besoins précis d'une personne en particulier, c'est-à-dire aux besoins qui ne sont pas pris en considération dans le plan de soins et de traitements infirmiers type.

Plan de soins et de traitements infirmiers informel Ensemble des stratégies que l'infirmière envisage d'utiliser.

Plan de soins et de traitements infirmiers traditionnel Plan de soins conçu sur mesure pour répondre aux besoins uniques de la personne, auxquels le plan de soins type ne répond pas entièrement.

Plan de soins et de traitements infirmiers type (standardisé) Plan formel qui décrit les soins infirmiers à prodiguer aux personnes ayant des besoins communs.

Plan de soins multidisciplinaire Plan de soins élaboré par les membres de l'équipe multidisciplinaire.

Plan d'intervention interdisciplinaire Ensemble des interventions planifiées de façon concertée par les membres de l'équipe interdisciplinaire, en collaboration avec la personne et ses proches, en vue de répondre aux besoins de la personne au cours d'un épisode de soins, dans un même établissement et d'un établissement à l'autre.

Plan thérapeutique infirmier Ensemble des soins et des traitements infirmiers et des autres interventions déterminés par l'infirmière lors de l'évaluation initiale ou en cours d'évolution, auxquels s'ajoutent les soins et les traitements médicaux prescrits.

Planification Processus continu qui comporte l'évaluation d'une situation, l'établissement de buts et d'objectifs fondés sur une évaluation de la situation ou des tendances ainsi que l'élaboration d'un plan d'action qui définit les priorités, précise les responsabilités de chacun, fixe les échéances et décrit comment le résultat escompté sera atteint et évalué.

Planification du congé Processus qui consiste à prévoir les besoins de la personne après sa sortie de l'établissement de santé ainsi que les moyens d'y répondre.

Plantes médicinales Plantes utilisées pour prévenir et guérir les affections, et dont les propriétés sont reconnues.

Plaque dentaire Film invisible qui adhère à l'émail des dents; renferme des bactéries, de la salive ainsi que des morceaux de cellules épithéliales et de leucocytes.

Plasma Partie fluide du sang dans laquelle flottent les cellules sanguines.

Plateau Maintien de la concentration plasmatique du médicament pendant l'administration de doses successives.

Plessimètre Pendant la percussion, majeur de la main non dominante pressé fermement sur la peau de la personne examinée.

Pli cutané tricipital (PCT) Mesure servant à évaluer les réserves de tissu adipeux.

Pneumothorax Accumulation d'air dans l'espace pleural.

Poids-santé (poids normal) Poids optimal recommandé pour garder un état de santé optimal.

Point de jonction (piggyback) Dans une perfusion intraveineuse, type de dispositif en dérivation dans lequel un deuxième ensemble relie le second sac de solution à la tubulure du sac de solution intraveineuse principal au point de jonction principal, soit le point de jonction le plus haut.

Politiques Règles élaborées par une organisation pour régir la marche à suivre dans des situations qui se présentent fréquemment.

Pollakiurie Besoin fréquent d'uriner.

Pollution nocturne Orgasme et émission de sperme pendant le sommeil.

Polydipsie Sensation de soif exagérée qui peut entraîner un apport liquidien excessif.

Polyglobulie État d'une personne lorsque les valeurs de l'hémoglobine sont plus élevées que la normale.

Polygone de sustentation Base sur laquelle le corps repose.

Polymorphisme du médicament Variation de la réponse à un médicament en fonction de l'âge, du sexe, de la taille et de la constitution chimique de l'organisme.

Polypnée Accélération anormale de la respiration.

Polysaccharides Chaîne ramifiée composée de douzaines, et parfois de centaines, de molécules de glucose; amidon.

Polysomnographie Méthode permettant de mesurer objectivement le sommeil dans un laboratoire spécialisé.

Polythéisme Croyance en l'existence de plusieurs dieux.

Polyurie Production de grandes quantités d'urine par les reins en l'absence d'une augmentation de l'apport liquidien.

Ponction Prélèvement de liquide de l'organisme.

Ponction lombaire Opération qui consiste à prélever du liquide cérébrospinal à l'aide d'une aiguille insérée dans l'espace sous-arachnoïdien du canal vertébral, entre les troisième et quatrième vertèbres lombaires ou entre les quatrième et cinquième vertèbres lombaires.

Ponction veineuse Ponction d'une veine afin de prélever un échantillon de sang.

Porteur Personne ou animal qui abrite un agent infectieux donné, qui est une source potentielle d'infection, mais qui ne manifeste encore aucun signe clinique de la maladie.

Position de Fowler Position semi-assise utilisée pour les personnes alitées.

Position de Fowler haute Position dans laquelle la tête et le tronc de la personne sont élevés de 60° à 90°, les genoux fléchis ou droits.

Position de Sims Position se situant entre le décubitus latéral et le décubitus ventral.

Position dorsale Position dans laquelle la tête et les épaules de la personne ne sont pas surélevées.

Position du tripode Position debout qu'une personne doit adopter lorsqu'elle a des béquilles; les béquilles sont placées à environ 15 cm en avant du pied et à environ 15 cm de chaque côté, créant une base large pour le soutien.

Position orthopnéique Position dans laquelle la personne est assise dans son lit ou au bord du lit et utilise une table de chevet pour appuyer le haut de son corps afin de maintenir une expansion thoracique maximale.

Position semi-Fowler (position de Fowler basse) Position dans laquelle la tête et le tronc de la personne sont surélevés et forment un angle de 15° à 45°.

Postcharge Résistance à laquelle le cœur doit s'opposer pour propulser le sang dans la circulation.

Postulat Proposition donnée comme vraie et dont l'admission est nécessaire.

Pouls Poussée du flux sanguin dans une artère, créée par la contraction du ventricule gauche du cœur.

Pouls apexien Pouls central mesuré à l'apex du cœur.

Pouls apexien-radial Compte simultané des battements à l'apex et à l'artère radiale.

Pouls déficitaire Différence entre la fréquence du pouls apexien et la fréquence du pouls radial.

Pouls périphérique Pouls situé en périphérie du corps (par exemple, pied, poignet).

Poussée de croissance de l'adolescence Période de la puberté où des changements physiques marqués et soudains surviennent.

Pouvoir Capacité d'influer d'une quelconque manière sur une autre personne ou de provoquer un changement.

Pouvoir de coercition Pouvoir basé sur la peur d'une vengeance ou du retrait de privilèges.

Pouvoir de prééminence (pouvoir de l'expertise) Pouvoir basé sur le respect de ses capacités, de ses connaissances et de ses compétences.

Pouvoir de récompense Pouvoir fondé sur les primes qu'un dirigeant peut offrir.

Pouvoir de référence Pouvoir associé à l'admiration et au respect pour un chef en raison de son charisme et de sa réussite.

Pouvoir légitime Pouvoir associé à une autorité détenant un poste ou un rôle spécifique.

Pratique disciplinaire Exercice d'une profession (par exemple, pratique infirmière, enseignement, gestion).

Pratique fondée sur des résultats probants Approche où l'infirmière utilise les meilleurs résultats probants disponibles, tout en tenant compte des préférences des personnes, afin d'établir une conduite thérapeutique qui assure des soins efficaces et efficients.

Pratiques de base Mesures de prévention contre les infections s'appliquant à toutes les personnes hospitalisées, indépendamment du diagnostic ou de la possibilité d'un état infectieux.

Précautions additionnelles contre la transmission par contact Mesures visant à réduire l'exposition aux agents infectieux qui se transmettent facilement par contact direct avec la personne ou par contact avec des objets de son environnement.

Précautions additionnelles contre la transmission par gouttelettes Mesures visant à réduire l'exposition aux agents infectieux transmis par les gouttelettes en suspension dans l'air, dont le diamètre est supérieur ou égal à 5 μm.

Précautions additionnelles contre la transmission par voie aérienne Mesures visant à réduire l'exposition aux agents infectieux transmis par les gouttelettes en suspension dans l'air, dont le diamètre est inférieur à 5 μm.

Précautions applicables aux liquides organiques (PLO) Mesures de prévention générale contre les infections que l'on prend pour toutes les personnes, sauf celles qui sont atteintes d'une maladie transmissible par les gouttelettes en suspension dans l'air.

Précautions universelles (PU) Techniques utilisées avec toutes les personnes pour réduire le risque d'infection ; les précautions universelles comprennent les précautions applicables aux liquides organiques.

Préceptrice Infirmière expérimentée qui aide une infirmière novice à améliorer ses compétences et son jugement professionnels.

Prédisposition à la santé Attitude d'une personne à l'égard de sa santé et qui détermine son degré de bien-être.

Préjugé Croyance négative ou préférence généralisée à propos d'un groupe ; favorise les idées préconçues.

Prélèvement des urines d'une période déterminée Technique de prélèvement d'un échantillon d'urine pour divers tests liés à des problèmes de santé particuliers.

Prélèvement par miction spontanée (au hasard) Technique de prélèvement d'un échantillon d'urine pour les examens d'urine de routine.

Prélèvement par mi-jet (prélèvement stérile) Technique de prélèvement d'un échantillon d'urine pour les cultures d'urine.

Presbyacousie Perte de l'ouïe liée au vieillissement.

Presbytie Perte d'élasticité du cristallin, ce qui amène la perte de la capacité de voir les objets rapprochés.

Présence active Présence nécessitant les attitudes suivantes : être enraciné dans l'instant présent ; être totalement disponible, mobiliser toutes les dimensions de soi à l'écoute de l'autre ; écouter en étant conscient de bénéficier d'un grand privilège ; être présent d'une manière qui soit significative pour l'autre.

Pression Facteur déterminant du développement des plaies de pression.

Pression artérielle (PA) Mesure de la pression exercée par le sang lorsqu'il passe dans les artères.

Pression artérielle moyenne (PAM) Pression qu'exerce le débit sanguin sur les tissus au cours du cycle cardiaque.

Pression de filtration Dans un compartiment, pression qui provoque le déplacement de liquides et de substances dissoutes dans ce liquide vers l'extérieur du compartiment.

Pression diastolique Pression du sang contre les parois artérielles lorsque les ventricules du cœur sont au repos et que la valve aortique est refermée.

Pression différentielle Différence entre la pression systolique et la pression diastolique.

Pression hydrostatique Pression exercée par un liquide sur les parois du récipient qui le contient.

Pression intrapleurale Pression dans la cavité pleurale entourant les poumons.

Pression intrapulmonaire Pression à l'intérieur des poumons.

Pression osmotique Pression exercée par les solutés dans une solution ; pression requise pour arrêter le passage de l'eau à travers une membrane.

Pression osmotique colloïdale (pression oncotique) Force de traction exercée par les colloïdes, qui aident à maintenir la teneur du sang en eau.

Pression partielle Pression exercée par chaque gaz dans un mélange, selon sa concentration dans le mélange.

Pression systolique Pression du sang contre les parois des artères lorsque les ventricules du cœur se contractent.

Prévention primaire Activités axées sur la protection ou l'évitement de risques potentiels pour la santé.

Prévention secondaire Activités visant le diagnostic précoce et le traitement d'une maladie.

Prévention tertiaire Activités conçues pour redonner à une personne handicapée un niveau optimal de fonctionnement.

Prière Communication avec le divin et les entités spirituelles.

Prière d'intercession Prière offerte en faveur d'une personne.

Principe de l'information complète Droit fondamental qui signifie qu'on ne trompera pas la personne, que ce soit en ne divulguant pas toute l'information nécessaire au sujet de sa participation à l'étude ou en lui donnant une information fausse ou trompeuse.

Prise de décision Processus inhérent à la pensée critique, qui permet de déterminer les interventions qui favoriseront le plus l'atteinte d'un objectif.

Privation sensorielle Stimulation sensorielle insuffisante qui empêche une personne de fonctionner.

Procédés Conduites à tenir dans des situations fréquentes.

Processus mastoïde Saillie osseuse derrière l'oreille.

Productivité Dans les soins de santé, se mesure souvent en fonction de la quantité des ressources infirmières utilisées par personne soignée ou en fonction du nombre d'heures réellement consacrées à donner des soins par rapport au nombre d'heures prévues.

Profession Métier qui nécessite une formation supérieure ou qui exige des connaissances, des compétences et une préparation particulières.

Programme d'assurance de la qualité (AQ) Processus systématique et continu d'évaluation des soins donnés aux personnes et de promotion de l'excellence.

Programme national de santé publique Programme proposé en 2003 par le ministère de la Santé et des Services sociaux ; on y précise les activités à mettre en œuvre au cours des prochaines années afin d'agir sur les déterminants qui influent sur la santé, dans ses dimensions physique et psychosociale, de façon à favoriser la santé et à empêcher que surgissent ou se développent des problèmes de santé et des problèmes psychosociaux à l'échelle de la population québécoise.

Promotion de la santé Ensemble des activités qu'une personne accomplit pour rehausser son niveau de santé et de bien-être.

Propre Libre d'agents potentiellement infectieux.

Propriocepteurs Terminaisons nerveuses sensorielles sensibles au mouvement et à la position du corps.

Proprioception Conscience du mouvement et de la position du corps.

Protecteur des usagers en matière de santé et de services sociaux Au Québec, organisme ayant pour mandat de défendre les intérêts des personnes malades.

Protection de la santé (prévention de la maladie) Comportement motivé par le désir d'éviter activement la maladie, de la détecter précocement ou de maintenir son fonctionnement dans les limites d'une maladie.

Protectrice des intérêts de la personne Rôle de l'infirmière qui consiste à faire respecter les droits de la personne qu'elle soigne et à l'aider dans les situations où ses droits sont lésés.

Protéines complètes (protéines de haute valeur biologique) Protéines qui contiennent tous les acides aminés essentiels et de nombreux acides aminés non essentiels.

Protéines incomplètes (protéines de basse valeur biologique) Protéines auxquelles il manque au moins un acide aminé; habituellement dérivées des légumes.

Protéines partiellement complètes Protéines qui ne contiennent pas tous les acides aminés essentiels en quantité suffisante.

Protocole Document imprimé qui indique les activités qui concernent habituellement un groupe particulier de personnes.

Proxémie Étude de l'espace entre les gens au cours de leurs interactions.

Psychoneuro-immunologie Domaine qui étudie l'intégration du corps et de l'esprit, tout particulièrement les interactions entre le stress, le système immunitaire et la santé.

Puberté Première étape de l'adolescence, caractérisée par le développement des organes sexuels.

Pus Liquide épais accompagnant une inflammation et composé de cellules, de liquide, de microorganismes et de bactéries vivantes.

Pyorrhée Stade avancé de la parodontopathie, caractérisé par un ébranlement des dents atteintes et par une suppuration que l'on observe lorsqu'on presse la gencive.

Pyrexie Température corporelle anormale, fièvre.

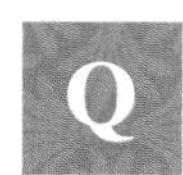

Qi (chi) Énergie vitale du corps.

Qualité Description subjective d'un son (par exemple, bruissement, sifflement ou gargouillement).

Question dirigée Question fermée qui dicte la réponse à la personne pendant une entrevue directive.

Question fermée Question à laquelle on peut répondre seulement par oui ou non, ou par un énoncé court et factuel.

Question neutre Question ouverte qui ne suggère aucune direction de réponse.

Question ouverte Question qui incite la personne à analyser, expliciter, clarifier ou illustrer ses pensées et ses sentiments.

Questionnement socratique Technique utilisée pour aller au-delà des apparences, poser et étudier des hypothèses, trouver les incohérences, examiner des points de vue multiples et distinguer ce que l'on sait de ce que l'on croit.

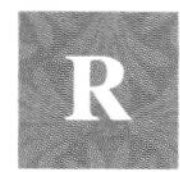

Race Groupe de personnes présentant des caractéristiques biologiques et des traits (ou marqueurs) génétiques communs.

Racisme Forme de discrimination liée à l'ethnocentrisme; selon les théories racistes, la race est le principal déterminant des traits de caractère et des habiletés d'un individu ou d'un groupe donné d'individus, et les différences raciales confèrent une supériorité inhérente à une race donnée.

Radiation Transfert de chaleur de la surface d'un objet à la surface d'un autre objet sans contact entre les deux objets.

Radiopharmaceutique Marqueur radioactif utilisé pour la scintigraphie.

Raisonnement déductif Raisonnement qui produit des observations spécifiques à partir de généralisations.

Raisonnement inductif Raisonnement qui exprime des généralisations à partir de données spécifiques.

Rapport Communication verbale, écrite ou informatisée qui vise à transmettre de l'information.

Rapport d'incident-accident Rapport dans lequel l'infirmière doit consigner tout accident ou incident susceptible d'entraîner des conséquences sur l'état de santé ou le bien-être de la personne.

Rapport de relève Rapport que les infirmières d'un quart de travail remettent aux infirmières du quart suivant.

Rapport téléphonique Rapport fait ou reçu par téléphone.

Rapprochement Rapport de compréhension entre l'infirmière et la personne.

Réactif Substance utilisée dans une réaction chimique pour détecter une substance spécifique.

Réaction à la douleur Réaction du système nerveux autonome ou réaction comportementale à la douleur.

Réaction anaphylactique Réaction allergique grave qui se produit immédiatement après l'administration d'un médicament.

Réaction d'alarme Réaction initiale de l'organisme au stress, laquelle stimule les défenses du corps.

Réaction hémolytique Réaction marquée par une destruction des érythrocytes transfusés et pouvant entraîner une atteinte rénale ou une insuffisance rénale.

Réactions indésirables Effets secondaires sérieux d'un médicament, qui justifient parfois l'interruption du traitement.

Récapitulatif de la fréquence de consommation des produits alimentaires Liste des groupes alimentaires ou des aliments précis consommés, accompagnés de la fréquence de consommation pendant une période donnée.

Réception sensorielle Processus de réception d'un stimulus de l'environnement.

Réceptivité Ensemble de comportements ou de signaux qui indiquent la motivation de l'apprenant à un moment précis.

Recherche appliquée Utilisation des connaissances existantes pour résoudre des problèmes concrets; recherche qui vise à trouver des solutions à des problèmes cliniques et à induire des changements dans la pratique des soins.

Recherche en sciences infirmières Étude systématique et objective de phénomènes (expériences, événements, circonstances) qui revêtent une importance pour les soins infirmiers.

Recherche fondamentale (recherche pure) Recherche qui sert à vérifier des théories, des lois scientifiques, des principes de base; la finalité de ce genre de recherche est d'accroître le savoir et non d'améliorer les pratiques.

Rechute Régression qui ramène la personne au stade de précontemplation ou de contemplation.

Réconfort Ensemble d'interventions infirmières qui sont basées sur les signes de détresse de la personne et qui visent le bien-être de celle-ci.

Reconstitution Technique au cours de laquelle on ajoute un solvant à un médicament en poudre avant de l'administrer.

Rectisigmoïdoscopie Examen visuel du rectum et du côlon sigmoïde.

Rectoscopie Examen visuel du rectum.

Réflexe Réponse automatique du corps à un stimulus.

Réflexe gastrocolique Augmentation du péristaltisme du côlon après l'arrivée de la nourriture dans l'estomac.

Réflexologie Traitement basé sur le massage du pied pour soulager des symptômes dans d'autres parties du corps.

Reflux Retour d'un liquide dans le sens opposé au sens physiologique.

Reflux urinaire Retour de l'urine vers la vessie.

Refroidissement cadavérique (*algor mortis*) Baisse graduelle de la température du corps après la mort.

Régénération Renouveau, nouvelle croissance et remplacement des cellules d'un tissu détruit par des cellules dont la structure ou la fonction est identique ou semblable.

Régime de textures adaptées Régime adapté aux besoins de la personne : aliments de texture liquide ou semi-liquide, en purée, hachés, mous ou durs.

Régime liquide strict Régime prescrit à court terme et ne comportant aucun aliment solide.

Régime progressif Régime mis en œuvre quand des changements sont à prévoir quant aux aspects suivants : appétit, capacité de mastication, de déglutition ou de digestion, tolérance envers certains aliments.

Régime semi-liquide Régime composé d'aliments solides ou semi-liquides.

Règles morales Prescriptions spécifiques régissant la conduite.

Régression Mécanisme de défense par lequel une personne adopte un ancien comportement sécurisant pour surmonter un malaise et une insécurité ; retour à un stade antérieur du développement.

Régurgitation Reflux, ou retour dans la bouche, d'aliments non digérés.

Reiki Mot japonais qui signifie « énergie vitale universelle ». Dans cette thérapie, la praticienne place ses mains sur la personne pour lui transmettre un flux d'énergie.

Reins, uretères et vessie Expression qui désigne l'examen radiologique évaluant la fonction urinaire.

Relation contractuelle Relation qui varie d'un milieu de pratique à l'autre, qui peut ressembler à une relation indépendante ou employeur-employé.

Relation d'aide Relation thérapeutique entre l'infirmière et la personne ; processus axé sur la croissance qui vise essentiellement à aider la personne à mieux s'aider elle-même.

Relaxation progressive Technique selon laquelle la personne tend et relâche successivement des groupes musculaires précis et concentre son attention sur ce qu'elle ressent pendant chacune de ces phases afin de distinguer clairement ses sensations.

Religion Système de croyances, de pratiques et de valeurs ethniques relatives à des pouvoirs divins ou surhumains.

Rémission Dans une maladie chronique, période durant laquelle les symptômes diminuent ou s'estompent.

Rendre des comptes Capacité et disposition à assumer la responsabilité de ses actes et à accepter les conséquences de sa conduite.

Renforcement positif Expérience agréable telle que des éloges et des encouragements favorisant la répétition d'un comportement positif.

Réponse Énergie, matière ou information provenant d'un système à la suite du traitement des stimuli par le centre de régulation.

Repos Calme, relaxation sans stress émotionnel et sans anxiété.

Répression Mécanisme de défense où les pensées, les expériences et les impulsions douloureuses sont effacées de la conscience.

Réseautage Processus par lequel les gens d'une même profession tissent des liens pour communiquer, mettre en commun des idées et de l'information, s'apporter du soutien et se conseiller mutuellement.

Réseaux locaux de services (RLS) Ensemble de 95 réseaux, dont chacun se compose d'un nouvel établissement appelé centre de santé et de services sociaux (CSSS). Chaque réseau doit responsabiliser tous les intervenants afin qu'ils assurent de façon continue, à la population de son territoire, l'accès à une large gamme de services de santé et de services sociaux généraux, spécialisés et surspécialisés.

Réservoirs (sources) Sources de microorganismes.

Résistance (phase de) Deuxième étape du syndrome d'adaptation, qui concerne l'adaptation du corps.

Résistance périphérique (RP) Résistance qui s'oppose au débit sanguin en direction des tissus.

Résistance vasculaire (RV) Résistance opposée à l'écoulement du sang par les vaisseaux ; déterminée par la viscosité du sang, la longueur et le diamètre des vaisseaux sanguins.

Résolution Phase du cycle de la réponse sexuelle qui constitue le retour au calme.

Résolution de problèmes Processus consistant à recueillir des éléments d'information pour clarifier la nature d'un problème et suggérer des solutions possibles.

Respect de la vie privée Droit de tout individu de régir la transmission d'informations personnelles le concernant et liberté de refuser toute intrusion non justifiée dans sa vie privée.

Respiration Action de respirer ; processus qui comprend le transport de l'oxygène de l'atmosphère jusqu'aux cellules et le transport du dioxyde de carbone des cellules jusqu'à l'atmosphère.

Respiration costale (thoracique) Respiration qui sollicite les muscles intercostaux externes et les muscles accessoires tel le sternocléidomastoïdien.

Respiration de Biot Suite de respirations superficielles et irrégulières interrompues par des périodes d'apnée.

Respiration de Cheyne-Stokes Suite de respirations d'amplitude croissante et décroissante (de très profondes à très superficielles) entrecoupées de périodes d'apnée et souvent associées à une insuffisance cardiaque, à une hypertension intracrânienne ou à une lésion cérébrale.

Respiration de Kussmaul Hyperventilation associée à l'acidose métabolique, au cours de laquelle l'organisme essaie de compenser en expirant du dioxyde de carbone par une respiration rapide et profonde.

Respiration diaphragmatique (abdominale) Contraction et relâchement du diaphragme qui se produisent lors du mouvement vertical du diaphragme et que l'on peut observer par le mouvement de l'abdomen.

Respiration externe Échange d'oxygène et de dioxyde de carbone entre les alvéoles des poumons et le sang pulmonaire.

Respiration interne (cellulaire) Échange d'oxygène et de dioxyde de carbone entre le sang circulant et les cellules des tissus.

Responsabilité Obligation de mener une tâche à bien.

Responsabilité civile Responsabilité dont les quatre éléments suivants constituent les fondements : capacité de discernement, dommage, faute et causalité.

Responsabilité du fait d'autrui Doctrine en vertu de laquelle un employeur est tenu responsable sur le plan juridique des fautes professionnelles commises par un employé.

Résultats escomptés Ce qui devra être accompli par la personne grâce aux interventions infirmières.

Résultats statistiquement significatifs Résultats qui font état de changements attribuables à l'intervention.

Retard à la miction Hésitation ou difficulté dans le déclenchement de la miction ; souvent associé à la dysurie.

Retard staturopondéral Syndrome caractérisé soit par le fait que l'enfant se situe au-dessous du cinquième percentile de taille et de poids selon la courbe de croissance normale, soit par le fait qu'il régresse sur sa propre courbe de croissance.

Rétention urinaire Accumulation d'urine dans la vessie et incapacité de vider la vessie.

Rétraction élastique Tendance des poumons à se contracter en s'éloignant de la cage thoracique.

Rétroaction (*feedback*) Mécanisme par lequel une partie de la réponse du système est retournée vers le système comme stimulus ; information qui associe la performance d'une personne à un objectif souhaité ; réponse ou message que le récepteur retourne à l'émetteur au cours d'une communication.

Rétroaction biologique (*biofeedback*) Technique de gestion du stress qui consiste à maîtriser consciemment des processus corporels normalement considérés comme involontaires.

Rétroactivation Mécanisme qui amplifie ou fait augmenter le stimulus de départ.

Rétro-inhibition Mécanisme qui met fin au stimulus de départ ou réduit son intensité.

Révocation de l'immatriculation Révocation du droit de pratique pour l'une des raisons suivantes : renvoi d'un établissement d'enseignement, conduite contraire à l'éthique en milieu clinique, condamnation criminelle, narcomanie, alcoolisme, troubles d'ordre physique ou psychologique incompatibles avec l'exercice des soins infirmiers, tout acte dérogatoire à la dignité de la profession.

Rhizotomie Section d'une racine nerveuse antérieure ou postérieure entre le ganglion et le cordon ; habituellement effectuée sur la racine du nerf cervical pour soulager la douleur de la tête et du cou.

Rien par la bouche (NPO) Mention apparaissant sur une ordonnance lorsque la personne ne peut rien prendre par voie orale, y compris la médication.

Rigidité cadavérique (*rigor mortis*) Raidissement du corps après le décès.

Risque de préjudice Exposition à une atteinte possible qui dépasse les situations de la vie quotidienne ; peut être d'ordre physique, affectif, légal, financier ou social.

Rituels du deuil Processus comportementaux qui permettent à la personne endeuillée d'atténuer ou d'éliminer l'affliction.

Rôle Ensemble des attentes quant à la façon dont une personne doit s'acquitter de ses fonctions.

Rythme du pouls Caractéristiques des intervalles entre les battements cardiaques.

Rythme respiratoire Caractéristiques des intervalles entre deux cycles respiratoires.

S

Salive Liquide clair sécrété par les glandes salivaires dans la bouche ; parfois appelée crachat.

Salle de réveil (salle postanesthésique) Salle où l'on transfère la personne après une intervention chirurgicale.

Sang occulte Sang microscopique.

Santé Équilibre de la personne, tant intérieur, sur le plan physique, mental et spirituel, qu'extérieur, sur le plan naturel, communautaire et métaphysique.

Santé communautaire Secteur dont les soins s'adressent à un groupe donné de la communauté, défini en fonction de frontières géographiques, d'un employeur, d'une commission scolaire ou d'un besoin ou d'une caractéristique de nature médicale.

Santé holistique Caractérise la personne considérée dans sa globalité ou sa totalité et la qualité générale de son mode de vie ; est constituée des composantes physiques, mentales, émotives et spirituelles de la santé, de même que de leurs interrelations.

Santé publique Secteur qui contribue à améliorer la santé, à prolonger la vie et à donner une meilleure qualité de vie à toute la population.

Santé sexuelle Intégration des dimensions somatiques, affectives, intellectuelles et sociales de l'être sexué qui favorise l'épanouissement personnel et l'enrichissement de la personnalité, de la communication et de l'amour.

Saturation en oxygène (SaO_2) Évaluation approximative de la teneur en oxygène dans le sang.

Savoir populaire Savoir qui se définit à partir de trois sources : une source non professionnelle (croyances et conceptions populaires de la santé et de la maladie), une source professionnelle (culture thérapeutique diffusée par les professionnels de la santé) et une source idiosyncrasique (savoir résultant des expériences personnelles de santé et de maladie).

Schéma Diagramme dans lequel les idées ou les données sont inscrites à l'intérieur de figures géométriques (cercles, rectangles, etc.) formant des ensembles reliés par des lignes ou des flèches représentant leurs rapports logiques.

Scintigraphie pulmonaire Enregistrement des émissions des radio-isotopes qui mesurent la circulation des gaz et du sang dans les poumons.

Sébum Sécrétion grasse et lubrifiante produite par les glandes sébacées de la peau.

Sécurité Politiques et technologies requises pour restreindre l'accès aux renseignements médicaux et en maintenir l'intégrité.

Sédation Dépression minimale du niveau de conscience durant laquelle la personne conserve la capacité de garder consciemment la perméabilité de ses voies respiratoires et de répondre de manière appropriée aux stimuli verbaux et physiques.

Sensation douloureuse Sensation ressentie lorsque le seuil de la douleur est atteint.

Sensibilité culturelle Reconnaissance et respect des comportements culturels de l'autre, dans le but de comprendre son point de vue.

Sepsie Présence d'organismes pathogènes ou de leurs toxines dans le sang ou les tissus de l'organisme.

Septicémie Affection qui survient lorsqu'une bactériémie entraîne une infection systémique.

Septum Séparation, par exemple entre les cavités cardiaques ou entre les deux côtés du nez.

Seringue à insuline Seringue semblable à une seringue hypodermique, mais calibrée spécialement pour l'insuline, c'est-à-dire divisée en unités d'insuline.

Seringue à tuberculine Seringue conçue à l'origine pour administrer la tuberculine, calibrée en dixièmes et en centièmes de millilitre.

Seringue hypodermique Sorte de seringue offerte en format de 2 mL, de 2,5 mL et de 3 mL, généralement calibrée en millilitres et en minimes.

Seuil de la douleur Quantité de stimulation douloureuse dont une personne a besoin pour sentir de la douleur.

Sexe Terme utilisé le plus couramment pour distinguer les hommes des femmes du point de vue biologique.

Sexualité Dimension dynamique de l'être humain qui évolue tout au long de la vie ; caractéristiques collectives qui différencient l'homme et la femme, leur constitution et leur vie sexuelle.

Signes vitaux (paramètres fondamentaux) Mesure des fonctions physiologiques : la température du corps, le pouls, la respiration et la pression artérielle ; peut inclure la douleur et la sphygmooxymétrie.

Socialisation Processus par lequel une personne est éduquée dans une culture et acquiert les caractéristiques de son groupe d'appartenance.

Soi idéal Concept qui correspond à ce que la personne pense qu'elle devrait être ou à ce qu'elle aimerait être.

Soins à domicile Soins prodigués au domicile de la personne.

Soins culturellement adaptés Soins de santé professionnels qui sont culturellement appropriés et compétents ; essentiels en cette ère de mondialisation.

Soins de fin de vie (soins palliatifs) Soins donnés dans les semaines ou les jours précédant la mort.

Soins de santé holistiques Système qui englobe toutes les composantes de la santé : la promotion de la santé, le maintien de la santé, l'éducation à la santé, la prévention de la maladie, les soins de rétablissement et de réadaptation.

Soins de santé primaires Soins de santé essentiels basés sur des méthodes pratiques scientifiquement reconnues et socialement acceptables ainsi que sur des technologies universellement accessibles aux individus et aux familles de la communauté, avec leur participation pleine et entière et à un coût que la communauté et le pays peuvent assumer à chaque étape de leur développement dans un esprit d'autonomie et de libre disposition.

Soins infirmiers à domicile Services et produits destinés aux personnes à domicile et nécessaires pour maintenir, rétablir ou favoriser leur bien-être physique, psychologique et social.

Soins infirmiers axés sur la famille Soins infirmiers qui considèrent la santé de la famille comme un tout en plus de viser la santé des membres individuels de cette famille.

Soins infirmiers dans la communauté Soins communautaires destinés expressément à une population ou à un groupe de la communauté ; des soins primaires, secondaires ou tertiaires peuvent être fournis à des groupes ou à des individus.

Soins infirmiers en santé communautaire Soins infirmiers qui s'adressent à une collectivité ou à un groupe donné de la communauté : les soins sont prodigués à des personnes ou à des groupes, et ils sont conçus en fonction des personnes qui doivent se déplacer entre différents milieux de soins.

Soins infirmiers holistiques Soins s'articulant autour de cinq groupes de valeurs fondamentales : philosophie et éducation holistiques ; éthique, théories et recherche holistiques ; soins personnels holistiques de l'infirmière ; communication holistique, environnement thérapeutique et diversité culturelle ; processus de soins holistiques.

Soins infirmiers palliatifs Soins fréquemment donnés aux personnes en phase terminale à leur domicile ; souvent considérés comme une sous-spécialité des soins infirmiers de santé publique.

Soins infirmiers transculturels Domaine des soins infirmiers centré sur l'étude et l'analyse comparées des différentes cultures et sous-cultures du monde, en ce qui a trait à l'empathie, aux soins infirmiers et aux valeurs, croyances et habitudes de comportement relatifs à la santé et à la maladie. Cette approche a pour but d'élaborer un ensemble de connaissances scientifiques et humanistes visant à prodiguer des soins infirmiers axés à la fois sur les spécificités et l'universalité culturelles.

Soins médicaux primaires Soins prodigués par un seul professionnel de la santé, soit le médecin.

Soins primaires (SP) Soins qui reposent sur des spécialistes ; ils impliquent une démarche descendante de la part des professionnels de la santé, qui conseillent les individus et les communautés sur ce qui est le mieux pour leur santé.

Solutés Particules dissoutes dans un liquide.

Solution de remplissage vasculaire Solution ayant pour fonction d'augmenter le volume sanguin après une perte de sang ou de plasma.

Solvant Liquide servant à la dissolution d'un liquide.

Sommeil Altération de la conscience qui réduit la perception et la réaction à l'environnement d'un individu.

Sommeil lent (SL) Sommeil profond et réparateur.

Sommeil paradoxal Période du sommeil caractérisée par des mouvements oculaires rapides.

Sonde nasoentérique Tube inséré dans une narine vers le nasopharynx jusqu'au tube digestif.

Sonde nasogastrique Tube inséré dans le nasopharynx jusqu'à l'estomac pour permettre un apport nutritif ou l'évacuation des sécrétions gastriques.

Sonde vésicale suspubienne Sonde insérée dans la paroi abdominale, au-dessus de la symphyse pubienne, jusqu'à la vessie.

Sonorité Bruit creux comme celui produit par des poumons normaux remplis d'air.

Souffle Bruissement produit par une turbulence du flux sanguin.

Souillé (sale, contaminé) Qui porte des microorganismes, y compris des agents pathogènes.

Soulagement de la douleur Ensemble des mesures destinées à éliminer la douleur ou à l'apaiser jusqu'à un niveau acceptable pour la personne.

Sous-culture Sous-groupe composé habituellement de personnes possédant une identité distincte, tout en appartenant à un groupe culturel plus grand.

Sous-cutanée (hypodermique) Se dit d'une injection effectuée dans les tissus sous-cutanés, juste sous la peau.

Sous-système Éléments d'un système.

Soutien à domicile Passage graduel du mode de prise en charge traditionnel, en établissement, au soutien dans le milieu de vie.

Spastiques Se dit des muscles dont le tonus musculaire est très élevé.

Sphygmooxymètre Appareil non effractif qui mesure la saturation en oxygène dans le sang artériel au moyen d'un capteur fixé au doigt.

Sphygmooxymétrie Mesure directe de la quantité d'oxyhémoglobine dans le sang artériel.

Spiritualité Croyance en un être suprême, en une force créatrice ou qui donne un sens à la vie, à une source infinie d'énergie ; relation avec cet être ou cette force.

Stade d'action Stade où une personne applique activement des stratégies cognitives et comportementales pour rompre d'anciens modes de comportement et en adopter de nouveaux ; ce stade nécessite un investissement de temps et d'énergie.

Stade de conclusion Stade où l'objectif est atteint : la personne est intimement convaincue que son problème initial ne présente plus ni tentation ni danger.

Stade de contemplation Stade au cours duquel une personne reconnaît avoir un problème, envisage sérieusement de changer des comportements inadaptés, recueille activement des informations et énonce des plans pour changer ses comportements dans un avenir proche.

Stade de maintien Période où la personne intègre dans son style de vie des modèles de comportement nouvellement acquis.

Stade de précontemplation Période durant laquelle la personne nie avoir un problème, croit que ce sont les autres qui ont un problème et, par conséquent, veut modifier le comportement des autres.

Stade de préparation Stade au cours duquel la personne prend la décision de changer et a l'intention d'entreprendre une action dans un délai rapproché.

Stade embryonnaire Stade de développement du fœtus qui commence le 15e jour après la conception et se poursuit jusqu'à la fin de la 8e semaine.

Stade fœtal Stade de développement du fœtus de la 9e semaine à la fin de la gestation.

Stagnation État de la personne qui n'assume pas les responsabilités inhérentes à l'âge mûr et qui souffre d'un ennui profond et d'une détérioration importante de sa qualité de vie.

Stase urinaire Arrêt ou ralentissement du flux urinaire.

Statistique descriptive Ensemble de méthodes qui permet de synthétiser une grande quantité de données.

Stéatorrhée Quantité excessive de gras dans les excréments ; peut révéler une mauvaise absorption de gras dans l'intestin grêle.

Stéréognosie Reconnaissance des objets par le toucher et la manipulation.

Stéréotypage Attitude qui consiste à déduire que tous les membres d'un groupe culturel ou ethnique sont semblables.

Stérilisation Processus qui détruit tous les microorganismes, y compris les spores et les virus.

Sternum Os plat, allongé, situé au milieu de la face antérieure du thorax, s'articulant avec les sept premières paires de côtes et, par son segment supérieur, avec les deux clavicules.

Stimulation de la moelle épinière (SME) Mise en place directement sur la moelle épinière d'une électrode dont le câble est relié à un appareil qui envoie des influx électriques.

Stimulus Information, matériel ou énergie qui entre dans un système.

Stomie Abouchement du tube digestif, du tractus urinaire ou des voies respiratoires à la peau.

Strabisme Déviation des yeux ; mouvement non coordonné des yeux.

Stress Événement ou ensemble de circonstances qui provoque une réaction perturbée ; perturbation causée par un stimulus ou un agent stressant négatif.

Stridor Bruit strident produit à l'inspiration et causé par la constriction des voies respiratoires supérieures.

Style de leadership Désigne les traits, les comportements, les motivations et les choix qui font qu'une personne influence efficacement d'autres personnes.

Submatité Bruit sourd produit par un tissu dense comme le foie, la rate ou le cœur.

Substance chimique Mesure de contrôle qui consiste à limiter la capacité d'action d'une personne en lui administrant un médicament.

Suffocation (asphyxie) Manque d'oxygène provoqué par l'arrêt de la respiration.

Suicide assisté Forme d'euthanasie active qui consiste à donner à la personne les moyens de mettre fin à ses jours.

Suppositoire Substances médicamenteuses solides en forme de cône qui s'insèrent dans le rectum, le vagin ou l'urètre.

Suppuration Formation de pus.

Suprasystème Système situé au-dessus d'un autre système.

Surcharge sensorielle Surabondance de stimulation sensorielle.

Surdité de perception (perte neurosensorielle) Surdité due à une atteinte de l'oreille interne, du nerf auditif ou du centre de l'audition situé dans le cerveau.

Surdité de transmission (perte conductive) Surdité due à l'interruption de la transmission du son à travers les structures de l'oreille externe et de l'oreille moyenne.

Surdité mixte Surdité qui combine une surdité de perception et une surdité de transmission.

Surfactant Agent tensioactif (par exemple, savon ou détergent synthétique) ; en physiologie pulmonaire, mélange de phospholipides sécrétés par les cellules alvéolaires dans les alvéoles et les voies aériennes, qui réduit la tension de surface des liquides pulmonaires et qui, par conséquent, contribue aux propriétés élastiques du tissu pulmonaire.

Surhydratation (déséquilibre hypoosmolaire, intoxication par l'eau) Gain d'eau supérieur au gain d'électrolytes.

Surmoi Conscience de la personnalité ; source des sentiments de culpabilité, de honte et d'inhibition.

Surnutrition (suralimentation) Apport énergétique qui excède les besoins quotidiens et qui entraîne un stockage d'énergie sous forme de tissus adipeux.

Surveillance de l'état de la peau Formulaire d'enregistrement systématique qui permet de consigner les résultats des examens de la peau.

Surveillance des signes vitaux Formulaire d'enregistrement systématique, présenté sous forme de graphique, qui indique les signes vitaux et d'autres données cliniques importantes.

Suture Technique utilisée pour coudre ensemble des tissus de l'organisme.

Sutures Lignes de jonction entre les os du crâne.

Sympathectomie Résection d'une partie du système sympathique du système nerveux central ; élimine des spasmes vasculaires, améliore le flux sanguin périphérique et contribue au traitement d'affections vasculaires douloureuses.

Synchronisation circadienne Phénomène qui fait que la personne est éveillée au moment où les rythmes physiologiques et psychologiques sont les plus actifs, et qu'elle est endormie au moment où les rythmes physiologiques et psychologiques sont les plus inactifs.

Syndic Personne chargée de faire une enquête, de rédiger un rapport et de prendre les mesures qui s'imposent lorsqu'une plainte écrite contre la conduite d'une infirmière ou sa pratique est soumise à l'Ordre des infirmières et infirmiers du Québec.

Syndrome de mort subite du nourrisson (SMSN) Décès soudain, inattendu et inexpliqué d'un enfant âgé de moins de un an, d'apparence saine et sans antécédent pathologique.

Syndrome du bébé secoué Résultat de secousses violentes assénées à un enfant par les épaules ou les bras et causant un coup de fouet cervical pouvant provoquer de graves lésions.

Syndrome du biberon Caries ou problèmes de dentition causés par le contact prolongé des dents avec le liquide sucré du biberon.

Syndrome du troisième compartiment Déplacement de liquides du compartiment vasculaire vers une région où ils sont difficilement accessibles comme liquides extracellulaires.

Syndrome général d'adaptation (SGA) Réaction d'excitation générale de l'organisme à l'égard d'un agent stressant, caractérisée par certains événements physiologiques et régie par le système nerveux sympathique.

Syndrome local d'adaptation (SLA) Réaction d'un organe ou d'une partie du corps au stress.

Système Ensemble d'éléments ou de composants identifiables qui interagissent entre eux.

Système d'aide à la décision Système qui analyse les données brutes et les anamnèses, et propose des diagnostics infirmiers et des recommandations d'interventions.

Système de drainage sous vide Drain relié à un appareil d'aspiration électrique ou à un appareil de succion portatif, comme le Hemovac ou le Jackson-Pratt.

Système de santé Ensemble des services de santé offerts par tous les professionnels de la santé.

Système de valeurs Chez un individu, organisation des valeurs sur un continuum en fonction de leur importance relative.

Système d'information de gestion (SIG) Système conçu pour faciliter l'organisation et l'utilisation des données servant à gérer une entreprise ou un service.

Système d'information hospitalier Programme de logiciels utilisé pour gérer les données concernant la personne ainsi que les données financières et administratives.

Système fermé Système qui n'échange pas d'énergie, de matière ou d'information avec son environnement.

Système ouvert Système où l'énergie, la matière et l'information entrent et sortent par les limites du système.

Système rénine-angiotensine-aldostérone Système mis en marche par les récepteurs spécialisés des cellules juxtaglomérulaires des néphrons du rein qui réagissent aux changements de la perfusion rénale.

Système tampon Système qui prévient les variations excessives du pH en captant ou en libérant des ions hydrogène.

Systèmes de doses unitaires (doses uniques) Médicaments injectables à usage unique qui se présentent sous la forme d'ampoules-seringues prêtes à l'usage ou de cartouches stériles préremplies, avec des aiguilles que l'on doit fixer à un système d'injection avant de les utiliser.

Systole Période pendant laquelle le ventricule se contracte.

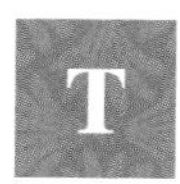

Tâches de développement Habiletés ou modes de comportement qui s'apprennent lors des différents stades du développement.

Tachycardie Pouls anormalement rapide, supérieur à 100 battements par minute.

Tachypnée Respiration anormalement rapide; habituellement supérieure à 24 respirations par minute.

Tactile Qui a rapport au toucher.

Tandem Dans une perfusion intraveineuse, type de dispositif en dérivation dans lequel on fixe un second sac de solution à la perfusion principale au point de jonction secondaire le plus bas.

Tartre dentaire Dépôt dur et visible de plaque et de bactéries mortes qui adhère au collet des dents.

Taux métabolique de base (vitesse du métabolisme basal) Vitesse à laquelle le corps doit métaboliser les aliments pour maintenir le niveau d'énergie d'une personne éveillée et au repos.

Taxinomie Système de classification ou ensemble de catégories, comme les diagnostics infirmiers, fondé sur un seul principe ou ensemble cohérent de principes.

Teigne du pied Pied d'athlète, causé par un mycète.

Télénursing Méthodes de pratique infirmière axées sur les personnes et fondées sur les télécommunications ou des moyens électroniques.

Télésanté Utilisation des technologies de l'information et de la communication pour la prestation de services de santé et la transmission d'information sur de grandes et de courtes distances.

Témoin expert Personne qui possède une formation avancée, une expérience ou des compétences dans un domaine particulier et qui est autorisée par un tribunal à offrir son opinion sur certains sujets.

Température centrale Température des tissus profonds de l'organisme (par exemple, de la cavité abdominale ou de la cavité pelvienne); se maintient à 37 °C environ.

Température corporelle Équilibre entre la chaleur produite par le corps et la chaleur perdue.

Température de surface Température de la peau, des tissus sous-cutanés et des tissus adipeux.

Temps de remplissage capillaire Temps nécessaire au retour du sang dans les vaisseaux périphériques après qu'on a exercé une pression pour l'éjecter; permet d'évaluer la circulation périphérique.

Teneur énergétique Quantité d'énergie qu'un aliment ou un nutriment procure à l'organisme.

Tension dans l'exercice du rôle État généralisé de frustration ou d'anxiété attribuable au stress lié à un conflit de rôle et à l'ambiguïté.

Tension dans l'exercice du rôle d'aidant naturel Stress physique, émotionnel, social et financier touchant les personnes qui s'occupent d'un proche à domicile.

Tératogène Qualité de tout élément (matière ou autre) pouvant perturber le développement cellulaire de l'embryon ou du fœtus.

Territorialité Concept de l'espace et des choses qu'une personne considère comme lui appartenant.

Test au gaïac Test visant à établir la présence de sang occulte.

Test de Denver II Test de dépistage utilisé pour évaluer les enfants de la naissance à six ans.

Test de Papanicolaou (test Pap) Méthode qui consiste à prélever un échantillon de cellules sur le col de l'utérus pour les analyser au microscope afin de détecter des cellules malignes.

Testament Déclaration dans laquelle une personne explique comment elle veut qu'on dispose de ses biens après sa mort.

Testament biologique (testament de vie, testament de fin de vie) Document qui stipule les traitements médicaux qu'une personne refuse d'avance de recevoir dans l'éventualité où elle serait incapable de prendre ces décisions.

Théorie Système d'idées proposées pour expliquer un phénomène donné (par exemple, théorie de la gravité).

Théorie ancrée Méthode ayant pour but d'examiner un processus et de générer une théorie à partir des données recueillies sur le terrain et auprès des personnes possédant une expérience pertinente.

Théorie béhavioriste de l'apprentissage Théorie qui étudie ce qui doit être enseigné, la reconnaissance immédiate des bonnes réactions et la gratification de celles-ci.

Théorie cognitive de l'apprentissage Théorie qui reconnaît différents niveaux développementaux pour les apprenants et qui reconnaît l'importance de la motivation et de l'environnement de l'apprenant.

Théorie de l'activité Théorie selon laquelle le maintien de l'activité physique et mentale à un niveau suffisant constitue le meilleur moyen de bien vieillir.

Théorie de la continuité Théorie selon laquelle l'être humain, en vieillissant, conserve ses valeurs, ses habitudes et ses comportements.

Théorie du désengagement Théorie selon laquelle le vieillissement entraîne un éloignement mutuel (désengagement) entre la personne âgée et son entourage.

Théorie humaniste de l'apprentissage Théorie qui met surtout l'accent sur les sentiments et les attitudes des apprenants, sur la nécessité pour la personne de déterminer ses besoins d'apprentissage et d'en assumer la responsabilité, ainsi que sur sa motivation à acquérir son autonomie et son indépendance.

Théorie transactionnelle du stress Théorie selon laquelle le stress est provoqué par une demande interne ou externe, égale ou supérieure aux capacités d'adaptation de la personne ou du système social.

Théories basées sur les conséquences (téléologiques) Éthique consistant à juger de la moralité d'une action.

Théories basées sur les principes (déontologiques) Théories axées sur les droits individuels, les devoirs et les obligations.

Théories basées sur les relations humaines (humanistes) Théories axées sur le courage, la générosité, l'engagement et le besoin de cultiver et de maintenir des relations.

Thérapies complémentaires Pratiques thérapeutiques qui ne font pas partie intégrante de la pratique médicale allopathique traditionnelle.

Thérapies corps-esprit Thérapies qui visent à équilibrer les pensées, les émotions ou la respiration.

Thermogenèse chimique Stimulation de la production de chaleur dans l'organisme par l'augmentation du métabolisme cellulaire causée par la libération accrue de thyroxine.

Thermorégulation Phénomène selon lequel la quantité de chaleur produite par l'organisme demeure égale à la quantité de chaleur perdue.

Thoracentèse Insertion d'une aiguille dans la cavité pleurale à des fins diagnostiques ou thérapeutiques.

Thrombose veineuse profonde (thrombophlébite) Inflammation d'une veine suivie de la formation d'un caillot.

Thrombus Masse solide de fraction sanguine dans le système circulatoire ; caillot.

Timbre transdermique Mode d'administration d'un médicament de nature topique ou dermatologique.

Tiques Petits parasites gris-brun qui piquent les tissus et sucent le sang ; peuvent transmettre plusieurs affections aux humains, dont la fièvre pourprée des montagnes Rocheuses, la maladie de Lyme et la tularémie.

Tissu de granulation Tissu conjonctif récent doté de nouveaux capillaires formés au cours du processus de cicatrisation.

Tissu fibreux (cicatriciel) Tissu conjonctif qui participe à la cicatrisation des plaies avec des tissus qui peuvent proliférer malgré une ischémie et une altération du pH.

Tolérance à l'activité Type et quantité d'exercice ou d'activités quotidiennes qu'une personne peut faire sans effets contraires, c'est-à-dire sans que cela nuise à sa santé ou à son bien-être.

Tolérance à la douleur Intensité et durée maximales de la douleur qu'une personne tolère.

Tolérance aux médicaments Réponse physiologique aux médicaments inférieure à la normale.

Tomodensitométrie (TDM) Technique radiographique sans douleur et non effractive ; plus sensible que la radiographie, elle permet de distinguer des différences minimes de densité des tissus.

Tomographie par émission de positrons (TEP) Examen radiologique non effractif qui consiste à injecter ou à faire inhaler un radio-isotope.

Tonalité (fréquence) Fréquence des vibrations (nombre de vibrations par seconde).

Toucher thérapeutique (TT) Méthode par laquelle de l'énergie est transmise ou transférée d'une personne à une autre dans le but de potentialiser le processus de guérison chez une personne malade ou blessée.

Tour de hanches Mesure prise au niveau de la symphyse pubienne et du renflement fessier maximal.

Tour de taille Mesure du tour de taille prise à mi-chemin entre la douzième côte et la crête iliaque.

Toxicité médicamenteuse Effets nocifs d'un médicament sur un organisme ou un tissu.

Toxicomanie Consommation inappropriée d'une substance, soit continuellement, soit périodiquement.

Tradition empiriste Paradigme en vertu duquel il n'existe qu'une seule réalité, indépendante de la connaissance que nous pouvons en avoir.

Tradition interprétative Paradigme en vertu duquel on ne peut pas mesurer les connaissances en se fondant sur une réalité unique et immuable.

Tragus Saillie cartilagineuse à l'entrée du conduit auditif.

Traits fondamentaux du concept de soi Certitudes les plus vitales à l'identité de la personne.

Transcendance Prise de conscience de l'existence d'une entité différente de soi ou supérieure ; quête et valorisation de cette entité supérieure, qu'il s'agisse d'un être, d'une force ou d'une valeur suprême.

Transduction de l'information Conversion (ou transformation) de l'information ou de l'énergie d'une forme en une autre.

Transférabilité Critère de la *Loi canadienne sur la santé* en vertu duquel les résidents qui déménagent dans une autre province ou un autre territoire sont couverts par le régime de leur province ou de leur territoire d'origine pendant toute la période d'attente imposée par la nouvelle province ou le nouveau territoire.

Transmission aérienne (transmission par voie aérienne, transmission par l'air) Transmission d'un agent infectieux par les gouttelettes ou la poussière en suspension dans l'air.

Transmission par vecteur Transmission d'un agent infectieux par l'intermédiaire d'un animal ou d'un insecte volant ou rampant.

Transmission par véhicule Transmission d'une substance qui sert d'intermédiaire dans le transport et la transformation d'un agent infectieux en hôte susceptible de pénétrer par une voie d'accès.

Transport actif Mouvement des substances à travers la membrane cellulaire contre un gradient de concentration.

Tremblement de repos Tremblement qui apparaît lorsque la personne est au repos et qu'elle diminue son activité.

Tremblement intentionnel Tremblement involontaire lors d'un mouvement volontaire.

Tremblements Agitation qui peut faire intervenir des groupes importants de fibres musculaires ou de petits faisceaux de fibres musculaires.

Triglycérides Substances qui contiennent trois acides gras ; constituent plus de 90 % des lipides dans les aliments et dans le corps humain.

Trigone Région triangulaire située à la base de la vessie délimitée par les ostiums des uretères et l'ostium interne de l'urètre.

Trimestre Chacune des trois périodes de trois mois qui marquent un changement développemental significatif chez la mère et chez le fœtus.

Trocart Instrument à bout pointu qui s'insère dans une canule et qui est utilisé pour percer les tissus du corps.

Trompe auditive (trompe d'Eustache) Partie de l'oreille moyenne qui relie celle-ci au nasopharynx ; stabilise la pression de l'air entre l'atmosphère externe et l'oreille moyenne, ce qui prévient la rupture du tympan et les malaises causés par les variations de pression importantes.

Troponine Enzyme libérée dans le sang pendant l'infarctus du myocarde.

Trou auscultatoire Disparition temporaire des bruits normalement perçus sur l'artère brachiale lorsque la pression indiquée par le sphygmomanomètre est élevée et que les bruits réapparaissent à un niveau inférieur.

Trouble de l'excitation sexuelle Incapacité d'atteindre ou de maintenir un niveau adéquat de lubrification vaginale, ou atténuation marquée des sensations clitoridiennes et labiales.

Trouble de l'orgasme (trouble orgasmique, trouble orgastique, anorgasmie) Difficulté ou incapacité à atteindre l'orgasme malgré la stimulation et l'excitation.

Troubles primaires du sommeil Troubles du sommeil qui constituent le principal problème de la personne ; inclut l'insomnie, l'hypersomnie, la narcolepsie, l'apnée du sommeil et le manque de sommeil.

Troubles secondaires du sommeil Perturbations du sommeil qui découlent d'un autre problème clinique.

Troubles sexuels avec douleur Troubles entraînant des rapports sexuels douloureux, par exemple la dyspareunie, le vaginisme et les douleurs génitales.

Tubule Structure en forme de petit tube.

Tympanisme Bruit musical ou bourdonnant produit par exemple par un estomac rempli d'air.

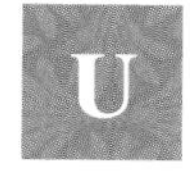

Unité de réadaptation fonctionnelle intensive (URFI) Unité dont le programme s'adresse aux adultes qui présentent une incapacité motrice significative et persistante après un accident de la route, une chute, un accident vasculaire cérébral, un anévrisme ou une maladie dégénérative.

Unité de soins palliatifs Unité qui accueille des personnes de la communauté franchissant les dernières étapes de leur vie.

Universalité Critère de la *Loi canadienne sur la santé* en vertu duquel tous les résidents assurés de la province ou du territoire ont le droit de bénéficier des services de santé assurés offerts par le régime d'assurance-maladie provincial ou territorial.

Universalité culturelle Points communs, liés aux valeurs, aux normes de comportement et aux modes de vie, que partagent différentes cultures.

Urée Substance qui se retrouve dans l'urine, le sang et la lymphe ; principal élément azoté du sang.

Urine résiduelle (résidu postmictionnel) Quantité d'urine qui reste dans la vessie après la miction.

Urographie antérograde Examen radiographique utilisé pour examiner le tractus urinaire : la substance de contraste est injectée directement dans un calice rénal à l'aide d'une ponction percutanée à l'aiguille.

Urographie intraveineuse Examen radiographique utilisé pour examiner le tractus urinaire : la substance de contraste injectée par intraveineuse est filtrée par les glomérules, puis elle passe dans les tubules rénaux, les uretères et la vessie.

Urographie rétrograde Examen radiographique utilisé pour examiner le tractus urinaire : la substance de contraste est injectée par cathétérisme urétéral.

Utilitarisme (utilité) Théorie éthique particulière basée sur les conséquences, selon laquelle une action juste est une action qui présente le plus d'avantages et le moins d'inconvénients pour le plus grand nombre de personnes. L'utilitarisme est souvent utilisé dans les décisions concernant le financement et la prestation des soins de santé.

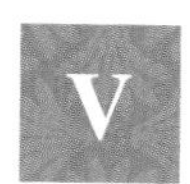

Valeur Chose considérée comme précieuse ; croyance à laquelle une personne accorde de l'importance.

Valeur nutritive Contenu en substances nutritives d'une quantité déterminée de nourriture.

Valeurs personnelles Valeurs sociétales ou culturelles intériorisées par l'individu.

Valeurs professionnelles Valeurs acquises au cours de la socialisation de l'infirmière grâce à la connaissance du code de déontologie, à ses expériences infirmières, au contact de ses enseignantes et au contact de ses pairs.

Validation Vérification des données afin de s'assurer qu'elles sont exactes et reposent sur des faits précis.

Validité Degré d'adéquation entre ce qu'un instrument mesure et ce qu'il est censé mesurer.

Valvules auriculoventriculaires Valvules situées entre les oreillettes et les ventricules du cœur ; la valvule bicuspide (ou mitrale) est à gauche, tandis que la valvule tricuspide est à droite.

Valvules semi-lunaires Valvules en forme de croissant situées entre les ventricules cardiaques et l'artère pulmonaire (valvule sigmoïde pulmonaire) et l'aorte (valvule sigmoïde).

Variance Valeur égale au carré de l'écart type.

Vasoconstriction Diminution du calibre (lumière) d'un vaisseau sanguin.

Vasodilatation Augmentation du calibre (lumière) d'un vaisseau sanguin.

Ventilation Mouvement de va-et-vient de l'air dans les poumons; processus d'inspiration et d'expiration.

Ventricule Chacune des deux cavités inférieures du cœur.

Véracité Principe moral qui exige de dire la vérité et non de mentir.

Vernix caseosa Pellicule protectrice qui recouvre la peau du fœtus; substance blanchâtre et crémeuse qui adhère à la peau et qui peut atteindre une épaisseur de 0,5 cm à la naissance.

Verrue plantaire Verrue modérément contagieuse qui apparaît sur la plante du pied; causée par le virus *Papovavirus hominis*.

Vessie neurogène Perturbation des mécanismes normaux d'élimination de l'urine; la personne ne sent pas que sa vessie est pleine et est incapable de maîtriser ses sphincters.

Vessie neurogène hypotonique (flaccide) Vessie dont les muscles sont affaiblis et lâches.

Vestibule Partie de l'oreille interne; contient les organes de l'équilibre.

Vibration Série de tapes vigoureuses appliquées sur le dos pour détacher les sécrétions épaisses.

Virulence Capacité de provoquer une affection.

Virus Agents infectieux constitués d'acide nucléique.

Viscéral Qui se rapporte à tous les grands organes internes du corps.

Viscosité sanguine Consistance du sang lorsque l'hématocrite dépasse 0,60 à 0,65.

Vision Image mentale d'un état futur possible et désirable.

Visuel Lié à la vue.

Vitamines hydrosolubles Vitamines que le corps ne peut emmagasiner et qu'il doit puiser dans le régime quotidien; comprennent la vitamine C et le complexe de la vitamine B.

Vitamines liposolubles Vitamines A, D, E et K, que le corps peut entreposer.

Vitiligo Plaques d'hypopigmentation de la peau provoquées par la destruction de mélanocytes.

Voie buccogingivale Administration d'un médicament placé et gardé contre les muqueuses du côté de la bouche jusqu'à dissolution complète.

Voie de fait Administration d'un traitement à une personne sans son consentement ou après un refus de sa part.

Voie orale Administration d'un médicament par la bouche (la personne avale le médicament).

Voie parentérale Toute forme d'administration d'un médicament autre que par voie orale ou respiratoire, et que l'on effectue notamment par une injection.

Voie sublinguale Administration d'un médicament placé et maintenu sous la langue jusqu'à dissolution complète.

Voie topique Administration d'un médicament au moyen de son application localisée sur une région déterminée du corps.

Volume courant Volume d'air qui est normalement inspiré ou expiré, soit environ 500 mL.

Volume systolique (VS) Quantité de sang éjectée à chaque contraction cardiaque.

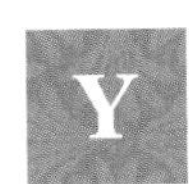

Yoga Union des pouvoirs du corps, du psychisme et de l'esprit qui vise une vie équilibrée; démarche fondée sur d'anciens enseignements qu'on trouve dans les textes spirituels hindous.

Sources des photographies et illustrations

Toutes les photographies et illustrations qui ne sont pas accompagnées d'une source et qui ne sont pas dans la liste ci-dessous ont été réalisées à la demande de Pearson Education/Prentice Hall Health, qui en détient les droits.

Elena Dorfman :

Figures 11-1 (Partie 3, photo du centre), 22-1, 22-2, 22-11, 22-14 (Partie 5, photo du centre), 23-1, 23-2, 23-3, 23-5, 24-5, 25-3, 33-6, 34-98, 35-3, 35-4, 35-5, 35-6, 35-19, 35-20, 37-29, 37-30, 38-5 a et b, 38-12, 39-10 a et b, 39-15, 39-21, 39-22 a, b et c, 39-24, 39-25, 39-32, 39-33, 39-34, 39-40, 39-54, 39-55, 40-8, 40-21, 40-22, 41-4, 41-5, 41-6, 41-7, 42-75, 42-78 a, 45-16, 45-21, 46-9, 46-11, 46-15, 48-11, 48-12, 48-24, 48-27, 50-15, 50-20, 50-21.

Jenny Thomas :

Figures 33-7, 33-8, 33-13, 33-38, 35-33, 35-34, 35-35, 35-36, 35-37, 36-14, 36-15, 36-17, 36-19, 37-1, 37-2, 37-31, 38-6, 39-30, 39-31, 39-43, 39-64, 39-65, 39-68, 39-69, 39-72, 39-83, 39-84, 40-13, 41-21, 42-53, 42-54, 42-77, 44-15, 46-10, 48-10, 48-13, 48-14, 48-28, 48-33, 48-37, 48-38, 49-7, 50-33.

Université du Québec à Trois-Rivières, Service des ressources pédagogiques et des médias, Claude Demers :

Figures 33-10, 33-11, 33-12, 33-14 (Partie 8, photo du centre), 33-15, 33-18, 33-19 b, f et g, 33-20, 33-21 a et b, 33-22, 33-23, 33-24, 33-27, 33-32, 33-33, 33-34 a et b, 33-37, 34-31, 34-32 a et b, 34-83 b, 37-11, 38-1, 38-2, 38-3, 38-4, 39-50, 39-53 a et b, 39-56, 39-63, 41-11, 41-26, 45-9, 48-5, 50-23, 50-24, 50-25, 50-26, 50-27, 50-28, 50-29, 50-30.

Les données des tableaux 13-1, 13-2 et 13-3 proviennent de Statistique Canada. Cette information est utilisée en vertu d'une permission du ministre de l'Industrie, à titre de ministre responsable de Statistique Canada. On peut obtenir de l'information sur la disponibilité de la vaste gamme de données de Statistique Canada par l'entremise des bureaux régionaux de Statistique Canada, de son site Internet à l'adresse <http ://www.statcan.ca> et de son numéro d'appels sans frais au 1-800-263-1136.

Index

A

B

C

E

F

H

I

M

N

O

P

Q

R

S

U

V

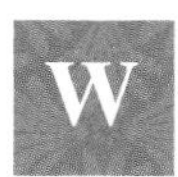
W

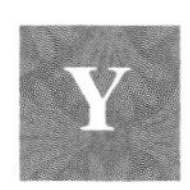
Y